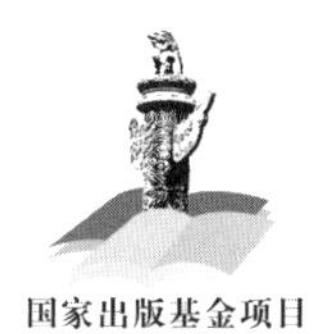

“十三五”国家重点出版物出版规划项目

本草纲目研究集成

总主编　张志斌　郑金生

本草纲目续编

一　序例

张志斌　郑金生　于大猛　编著

科学出版社
龍門書局
北京

内 容 简 介

本书是“本草纲目研究集成”丛书之一，收载李时珍所未能得见及李时珍之后至1911年以前的中国传统药物学相关内容，且采用《本草纲目》(此下简称《纲目》)原体例予以编次，故名之为《本草纲目续编》。以《神农本草经》为起点，此后大约每隔四五百年，本草学就会有一次集大成式的整理。《纲目》成书至今又历440余年，本书尝试再次对传统本草文献进行集大成式的整理，并仿《纲目》“分项说药”体例，尽量与《纲目》无缝对接，使古代传统药学资料源远流长。本书谓之“续编”，“续”的是《纲目》原有体例，“编”的却是《纲目》所无内容。为适应现代需求，本书严格规范出处标注，且根据《纲目》之后的本草发展及当今时代特点，对药物分类等内容做了若干修正。凡有异于李时珍之见者，用“【校正】”或者“编者按”的方式予以表达。各部总论之后新加“编者按”，说明本部药物计数结果及与《纲目》药数的比较，同时也简介对《纲目》同部药物取舍与迁移情况。本书共收药2583种，新增药1306种，另在《纲目》原有1547种药名之下，补入新增内容。全书字数达500万左右，附古代药图万余幅。

本书适合中医药研究教学与临床人员、文献研究者，以及《本草纲目》爱好者参阅使用。

图书在版编目（CIP）数据

本草纲目续编. 一，序例 / 张志斌，郑金生，于大猛编著. —北京：龙门书局，2019.4

（本草纲目研究集成）

国家出版基金项目 “十三五”国家重点出版物出版规划项目

ISBN 978-7-5088-5565-3

Ⅰ. ①本… Ⅱ. ①张… ②郑… ③于… Ⅲ. ①《本草纲目》 Ⅳ. ①R281.3

中国版本图书馆CIP数据核字（2019）第090063号

责任编辑：鲍 燕 曹丽英 / 责任校对：杨赛

责任印制：肖 兴 / 封面设计：黄华斌

科学出版社
龍門書局 出版

北京东黄城根北街16号

邮政编码：100717

http://www.sciencep.com

北京汇瑞嘉合文化发展有限公司 印刷

科学出版社发行 各地新华书店经销

*

2019年4月第 一 版 开本：787×1092 1/16

2019年4月第一次印刷 印张：50

字数：1 243 000

定价：288.00元

（如有印装质量问题，我社负责调换）

本草纲目研究集成

学术指导委员会

本草纲目研究集成

编辑委员会

总序

进入21世纪，面向高概念时代，科学、人文互补互动，整体论、还原论朝向融通共进。中医学人更应重视传承，并在传承基础上创新。对享誉全球的重大古医籍做认真系统的梳理、完善、发掘、升华，而正本清源，以提高学术影响力。晚近，虽有运用多基因网络开展证候、方剂组学研究，其成果用现代科技语言表述，对医疗保健具有一定意义。然而积学以启真，述学以为道，系统化、规范化，多方位、高层次的文献研究，当是一切中医药研究项目的本底，确是基础的基础，必须有清醒的认识，至关重要。

中医千年古籍，贵为今用。然古籍之所以能为今用，端赖世代传承，多方诠释，始能沟通古今，励行继承创新。深思中医学的发展史，实乃历代医家与时俱进，结合实践，对前辈贤哲大家之医籍、理论、概念、学说进行诠释的历史。诠释的任务在于传达、翻译、解释、阐明与创新。诠释就是要在客体（即被诠释的文本）框架上，赋予时代的精神，增添时代的价值。无疑，诠释也是创新。

明代李时珍好学敏思，勤于实践，治学沉潜敦厚。博求百家而不倦，确系闻名古今之伟大医药科学家，备受中外各界人士景仰。明代著名学者王世贞称其为“真北斗以南一人”，莫斯科大学将其敬列为世界史上最伟大的六十名科学家之一（其中仅有两位中国科学家）。其巨著《本草纲目》博而不繁，详而知要，求性理之精微，乃格物之通典。英国著名生物学家达尔文称之为“中国古代百科全书”。2011年《本草纲目》被联合国教科文组织列入“世界记忆名录”（同时被列入仅两部中医药古籍），实为中国传统文化之优秀代表。欲使这样一部不朽的宝典惠泽医林，流传后世，广播世界，更当努力诠释，整理发扬。此乃《本草纲目研究集成》丛书之所由作也。

中国中医科学院成立60年以来，前辈学者名医于坎坷中筚路蓝缕，负重前行，启迪后学，笃志薪火传承。志斌张教授、金生郑教授，出自前辈经纬李教授、继兴马教授之门下，致力医史文献研究数十年，勤勉精进，研究成果累累。2008年岁末，志斌、金生二位学长，联袂应邀赴德国洪堡大学，参与《本草纲目》研究国际合作课题。历时三年余，所获甚丰。2012年两位教授归国后，向我提出开展《本草纲目》系列研究的建议，令我敬佩。这是具有现实意义的大事，旋即与二位共议筹谋，欲编纂成就一部大型丛书，命其名曰《本草纲目研究集成》。课题开始之初，得到中医临床基础医学研究所领导的支持，立项开展前期准备工作。2015年《本草纲目研究集成》项目获得国家出版基金资助，是为课题顺利开展的良好机遇与条件。

中医药学是将科学技术与人文精神融合得最好的学科，而《本草纲目》则是最能体现科学百科精神的古代本草学著作，除了丰富的医药学知识之外，也饱含语言文字学、古代哲学、儒释道学、地理学、历史学等社会科学内容与生物学、矿物学、博物学等自然科学内容，真可谓是“博大精深”。要做好、做深、做精《本草纲目》的诠释研究，实非易事。在志斌、金生二教授具体组织下，联合国内中医、中药、植物、历史地理、语言文字、出版规范等方面专家，组成研究团队。该团队成员曾完成《中华大典》下属之《药学分典》《卫生学分典》《医学分典・妇科总部》，以及《海外中医珍善本古籍丛刊》《温病大成》《中医养生大成》等多项大型课题与巨著编纂。如此多学科整合之团队，不惟多领域知识兼备，且组织及编纂经验丰富，已然积累众多海内外珍稀古医籍资料，是为《本草纲目研究集成》编纂之坚实基础。

李时珍生于明正德十三年（1518）。他穷毕生之智慧财力，殚精竭虑，呕心沥血，经三次大修，终于明万历六年（1578）编成《本草纲目》。至公元2018年，乃时珍诞辰500周年，亦恰逢《本草纲目》成书440周年。志斌、金生两位教授及其团队各位学者能团结一心，与科学出版社精诚合作，潜心数年，将我国古代名著《本草纲目》研究推向一个高峰！此志当勉，此诚可嘉，此举堪赞！我国中医事业有这样一批不受浮躁世风之影响，矢志不渝于“自由之思想，独立之精神”的学者，令我备受鼓舞。冀望书成之时培育一辈新知，壮大团队。感慨之余，聊撰数语，乐观厥成。

中央文史研究馆馆员
中国工程院院士　王永炎

丙申年元月初六

总前言

《本草纲目研究集成》是本着重视传承，并在传承基础上创新之目的，围绕明代李时珍《本草纲目》(此下简称《纲目》)进行系统化、规范化，多方位、高层次整理研究而撰著的一套学术丛书。

《纲目》不仅是中华民族传统文化的宝典，也是进入“世界记忆名录”、符合世界意义的文献遗产。欲使这样一部宝典惠泽当代，流芳后世，广播世界，更当努力诠注阐释，整理发扬。本丛书针对《纲目》之形制与内涵，以“存真、便用、完善、提高、发扬”为宗旨，多方位进行系统深入研究，撰成多种专著，总称为《本草纲目研究集成》。

我国伟大的医药学家李时珍，深明天地品物生灭无穷，古今用药隐显有异；亦熟谙本草不可轻言，名不核则误取，性不核则误施，动关人命。故其奋编摩之志，穷毕生精力，编成《纲目》巨著。至公元2018年，乃李时珍诞辰500周年，亦恰逢《纲目》成书440周年。当此之际，我们选择《纲目》系列研究作为一项重点研究课题，希望能通过这样一项纯学术性的研究，来纪念伟大的医药学家李时珍。

为集思广益，本课题成员曾反复讨论应从何处着手进行具有创新意义的研究。《纲目》问世400余年间，以其为资料渊薮，经节编、类纂、增删、续补、阐释之后续本草多至数百。中、外基于《纲目》而形成的研究专著、简体标点、注释语译、外文译注等书，亦不下数百。至于相关研究文章则数以千计。尽管如此，至今《纲目》研究仍存在巨大的空间。诸如《纲目》文本之失真，严格意义现代标点本之缺如，系统追溯《纲目》所引原始文献之空白，《纲目》药物及药图全面研究之未备，书中涉及各种术语源流含义研究之贫乏，乃至《纲目》未收及后出本草资料尚未得到拾遗汇编等，都有待完善与弥补。

在明确了《纲目》研究尚存在的差距与空间之后，我们决定以“存真、便用、完善、提高、发扬”为宗旨，编撰下列各种学术研究著作。

1.《本草纲目导读》：此为整个丛书之“序曲”。该书重点任务是引导读者进入《纲目》这座宏伟的“金谷园”。

2.《本草纲目影校对照》：将珍贵的《纲目》金陵本原刻影印，并结合校点文字及校记脚注，采用单双页对照形式，以繁体字竖排的版式配以现代标点，并首次标注书名线、专名线。这样的影印与校点相结合方式，在《纲目》研究中尚属首创。此举旨在最大程度地保存《本草纲目》原刻及文本之真，且又便于现代读者阅读。

3.《本草纲目详注》：全面注释书中疑难词汇术语，尤注重药、病、书、人、地等名称。此书名为“详注”，力求选词全面，切忌避难就易。注释简明有据，体现中外现代相关研究成果与中医特色，以求便于现代运用，兼补《纲目》语焉不详之憾。

4.《本草纲目引文溯源》：《纲目》“引文溯源”方式亦为本丛书首创。《纲目》引文宏富，且经李时珍删繁汰芜，萃取精华，故文多精简，更切实用。然明人好改前人书，李时珍亦未能免俗，其删改之引文利弊兼存。此外，《纲目》虽能标注引文出处，却多有引而不确、注而不明之弊。该书追溯时珍引文之原文，旨在既显现李时珍锤炼引文之功力，又保存《纲目》引文之真、落实文献出处，提高该书的可信度，以便读者更为准确地理解《纲目》文义。

5.《本草纲目图考》：此书研究角度乃前所未有。该书将金陵本、钱（蔚起）本、张（绍棠）本三大系统药图（各千余幅）逐一进行比较，考释《纲目》药图异同之原委，及其与前后本草药图之承继关系，有助于考证药物品种之本真，弥补《纲目》原药图简陋之不足。

6.《本草纲目药物古今图鉴》：以《纲目》所载药物为单元，汇聚古代传统本草遗存之两万余幅药图（含刻本墨线图及手绘彩图），配以现代药物基原精良摄影，并结合现代研究成果，逐一考察诸图所示药物基原。该书药物虽基于《纲目》，然所鉴之图涉及古今，其便用、提高之益，又非局促于《纲目》一书。

7.《本草纲目辞典》：此书之名虽非首创，然编纂三原则却系独有：不避难藏拙、不抄袭敷衍、立足时珍本意。坚持此三原则，旨在体现专书辞典特色，以别于此前之同名书。所收词目涉及药、病、书、人、地、方剂、炮制等术语，以及冷僻字词典故。每一词条将遵循史源学原则，追溯词源，展示词证，保证释义之原创性。此书不惟有益于阅读《纲目》，亦可有裨于阅读其他中医古籍。

8.《本草纲目续编》：该书虽非诠释《纲目》，却属继承时珍遗志，发扬《纲目》传统之新书。该书从时珍未见之本草古籍及时珍身后涌现之古代传统医药书（截止于1911年）中遴选资料，撷粹删重，释疑辨误，仿《纲目》体例，编纂成书。该书是继《纲目》之后，对传统本草知识的又一次汇编总结。

9.《本草纲目研究札记》：这是一部体裁灵活、文风多样、内容广泛的著作。目的在于展示上述诸书在校勘、注释、溯源、考释图文等研究中之思路与依据。《纲目》被誉为“中国古代的百科全书”，凡属上述诸书尚未能穷尽之《纲目》相关研究，例如《纲目》相关的文化思考与文字研究等，都可以“研究札记”形式进入该书。因此，该书既可为本丛书上述子书研究之总“后台”，亦可为《纲目》其他研究之新“舞台”，庶几可免遗珠之憾。

10.《全标原版本草纲目》：属《本草纲目》校点本，此分册是应读者需求、经编委会讨论增加的，目的是适应读者购阅需求。将《本草纲目影校对照》的影印页予以删除，再次重订全部校勘内容，保留“全标”（即全式标点，在现代标点符号之外，标注书名线、专名线）、“原版”（以多种金陵本原刻为校勘底本、繁体竖排）的特色，而成此书。故在《本草纲目》书名前冠以“全标原版”以明此本特点。

最后需要说明的是，由于项目设计的高度、难度及广度，需要更多的研究时间。而且，在研究过程中，我们为了适应广大读者的强烈要求，在原计划8种书的基础上又增加了2种。为了保证按时结项，我们对研究计划进行再次调整，决定还是按完成8种书来结项，而将《本草纲目辞典》《本草纲目详注》两书移到稍后期再行完成。

本丛书学术指导委员会主任王永炎院士对诠释学有一个引人入胜的理解，他认为，诠释学的任务在于传达、解释、阐明和创新，需要独立之精神，自由之思想。本丛书的设计，正是基于这样的一种精神。我们希望通过这样可以单独存在的各种子书，相互紧密关联形成一个有机的整体，以期更好地存《纲目》真，使诠释更为合理，阐明更为清晰，寓创新于其中。通过这样的研究，使《纲目》这一不朽之作在我们这一代的手中，注入时代的血肉，体现学术的灵魂，插上创新的翅膀。

当然，我们也深知，《纲目》研究的诸多空白与短板，并非本丛书能一次全部解决的。在《纲目》整理研究方面，我们不敢说能做到完美，但希望我们的努力，能使《纲目》研究朝着更为完美的方向迈进一大步。

张志斌　郑金生

2018年12月12日

前言

《本草纲目续编》(以下简称《续编》)是“本草纲目研究集成”所含子书之一。本书基本按《本草纲目》原体例，收载李时珍所未能得见的及1911年以前的中国传统药物学相关内容。

古本草有两种书含《拾遗》二字。其中唐·陈藏器《本草拾遗》拾掇唐·苏敬《新修本草》之遗，清·赵学敏《本草纲目拾遗》拾掇明·李时珍《本草纲目》(以下简称《纲目》)之遗。本书亦拾掇《纲目》之遗，但因增收后世续出新资料，且采用《纲目》原体例予以编次，故名之为《本草纲目续编》。

《续编》的编纂，得益于中国传统本草文献编纂优良传统的启迪。这一优良传统表现在：

①不间断地总结药学发展所得，形成本草主流著作。②汲取儒家经学“注不破经，疏不破注”的学术传承法，在后人阐释己见时注重完整保留前人之说。这一传统沿袭2000余年，绵延不绝，使本草学术源流朗若列眉。这一过程宛如以《神农本草经》为珍珠内核，后世注说则如不断分泌的珍珠质，层层包裹于内核之外，最终形成层次分明的中国本草学硕大宝珠。

宝珠形成之初，采用朱墨分书、大小字分书的方式，后来增用文字、符号（如“【 】”）标示法，区分出自不同本草书的内容。这一方式由宋·唐慎微《证类本草》推向了高峰。书籍按时序层层包裹的体例，其利在前后有序，弊在实用时查找不便。于是李时珍起而变革，在按时序分辨诸书的基础上，采用“振纲分目”的“纲目”体例，“析族区类”，且分项（区分不同类别的学术内容）按时序列举前人论说，从而更深入广泛地发挥了保存清晰学术源流这一优良传统的优势。

从《神农本草经》(约公元元年前后）为起点，大约每隔四五百年，本草学就会有一次集大成式的总结。例如：

陶弘景《本草经集注》→唐慎微《证类本草》→李时珍《本草纲目》

（约公元500年前后）　（约公元1098～1108年）　（公元1578年）

从《纲目》成书至今，又过了440余年。再次对传统本草文献进行集大成式的整理，势在必行。编写《续编》就是尝试对此目标发动的一次冲击。

近40余年来，我国的药学事业有了长足的发展。《中药大辞典》《全国中草药汇编》《中华本草》等多种大型药学著作在总结发扬古代药学成就方面功勋卓著。这些书籍运用现代科学技术知识，在辨析药物基原、药理药化、临床验证等方面取得了前所未有的成就，已非任何个人的能力与经验所能企及。可以说，在整理发扬《纲目》考辨药物成就等方面，现代多学科专家已经走在了前面。

但在古代传统药学资料荟萃方面，还留有待补的空间。这方面现代大型专书已有《中国本草全书》（丛书）、《中华大典·药学分典》（类书）。前者重在本草单本书集刊，后者重在本草单味药类编。但《纲目》在类编药学资料方面已经深入到单味药的内部（即分项说药），也就是说不仅有药物"正名为纲"，还深入到"分项为目"，更深了一个层次。因此，若再仿《纲目》"分项说药"体例，将截止到1911年的本草资料予以荟萃类编，就有可能双璧相合，将2000多年来古代传统药学的文字资料接续连贯，畅通药学源流，为发掘古代药学宝库做好基础工作。这就是我们为什么选择从文献学角度编纂《续编》的思路。

要达到这一目的，必须解决两个问题。一是尽可能广泛收集李时珍未能得见的古代药学资料，二是处理好资料分类编纂，尽量与《纲目》无缝对接。

关于资料收集，又有李时珍生前未见及李时珍身后所出两大类。

李时珍编纂《纲目》取材广博，但他毕竟是一名地方医家，难免有见不到的书。加之近代以来，陆续有许多新的医药文献浮现或出土。例如新浮现的南宋·王介《履巉岩本草》（地方彩色药谱），李时珍仅从《卫生易简方》转引了其中少量文字材料，根本不知道这些材料原出何书，因此错把早就存在于《履巉岩本草》的药物作为《纲目》新出药。又如南宋王继先《绍兴本草》、陈衍《宝庆本草折衷》，对了解南宋本草发展具有非常重要的意义，李时珍也无从得见。即便是明代唯一的官修《本草品汇精要》，李时珍曾上京进入了太医院，但从未有文字资料证实他见过该书。如一些罕见流传的医药书籍与早期版本，也非李时珍所能得见，例如南宋本《大观本草》、元刻《政和本草》、宋·刘明之《图经本草药性总论》、元·尚从善《本草元命苞》、明·兰茂《滇南本草》、王文杰《太乙仙制本草药性大全》、皇甫嵩《本草发明》等数十种明以前的医药书，李时珍都无从得见。更遑论还有近现代出土或散落异域的早期医药资料（如《新修本草》的敦煌残卷与日藏卷子本残卷，《食疗本草》敦煌残卷……），李时珍如何能见到？这些《纲目》遗漏的明以前药学资料若不加搜求荟萃，岂不是极大的憾事！

李时珍《纲目》出版以后，激励了后世一大批本草学者"奋编摩之志"，涌现出230多种的本草学著作。这些本草学著作，除了有对《纲目》改编发挥之书外，也有很多拾遗、阐发的新著。例如明·李中立《本草原始》、缪希雍《本草经疏》、倪朱谟《本草汇言》、贾所学《药品化义》、清·赵学敏《本草纲目拾遗》、吴其濬《植物名实图考》等，也都迫切需要汇集与遴选其中新出的资料。

要收集整理上述李时珍未曾得见的本草资料，诚然艰难异常。好在《续编》的编纂班底，已花费20余年，编成了《中华大典·药学分典》，基本完成了资料收集的前期工作。但《药学分典》囿于《中华大典》特有的"经纬目"体例与类书性质，并不能替代《纲目》的"纲目"体系。

“纲目”体系分为三级：分类——以部为纲，以类为目；定种——基原为纲，附品为目；叙药——标名为纲，列事为目。按此体系，则大能析族分类、物以类从，小能列事为目，分项说药。各药之下分释名、集解、正误、修治、气味、主治、发明、附方。按时序类列药学资料。从而能深入单味药内部，条理其学术发展源流。这一“纲目”体系，实践证明比明代《本草品汇精要》药分24项更为简洁实用。《纲目》不是类书，是一部本草学术著作，更贴近辨药与用药实际。在这一点上，其“纲目”体系有纯属类书的《中华大典·药学分典》所无法替代的优势。例如，《中华大典》要求“经目”分类体现时代特征，而用现代分类法整理古代药学资料，不免会留下某些死角，出现需要削足适履的窘境。为此，我们经过反复讨论，集思广益，决定《续编》应该继承《纲目》三级纲目的编纂体例。这一体例业已施用了400余年，可以解决编纂中许多棘手的问题。

仿照《纲目》体例看似省心，但绝不意味着省事。首先，我们要解决《纲目》引文与标注出处存在的引而不确、注而不明的缺陷，严格规范出处标注。关于出处标注，李时珍曾说过：“各以人名书于诸款之下，不没其实，且是非有归也。”也就是说标示出处，不埋没各家之说，且可明白诸家的是非得失。阅读出处详明的本草著作，宛如阅读脉络清晰的本草学史书，参观种色夺目的本草博物馆。反之则会令人晕头转向，降低古代资料的可信度。由于《续编》已经定位在荟萃类编李时珍未能得见的古代药物资料，因此，确保引文准确，可节略而不篡改，也是《续编》必须做到的事。

然而《续编》毕竟是现代著作，也不能泥古不化。为此，《续编》在仿效《纲目》体例的同时，根据《纲目》之后的本草发展及当今时代特点，作了若干修正。例如药物分类，《续编》计分火、水、土、金石、草、谷豆、菜、果、木、虫、鱼、介甲蛇蜥、禽、兽，共计14部，删除了《纲目》原有的“服器部”与“人部”。《纲目》原本虽然有附图，但其图乃仓促绘成，不尽如人意。为此我们又增补遴选了古代本草12000多幅插图，使之有裨发挥以图鉴药的作用。

《续编》虽然在体例等方面参照了许多《纲目》的旧例，类目与许多药名亦与《纲目》相同，但其中内容并不与《纲目》重复。即便同一药名之下，其内容也都是李时珍所未见之药学资料。换言之，从药名来看，《续编》有“旧药”与“新增药”之分，但无论新、旧药，其实际内容皆属《纲目》所未引。从编纂的角度来看，补入新增药相对要轻松一些，但处理《纲目》原有“旧药”名下的后世本草书，则需要耗费大量的精力，甄别删汰因袭重复之文，萃取具有新意之言。从这个角度来看，《续编》“续”的是《纲目》旧体例，“编”的却是《纲目》所无的新内容。

此外，虽然《续编》多引前人药物资料，但并非如宋代唐慎微编《证类》那样全无自家之见。《续编》的“历代诸家本草续补”一节，所收诸书目皆为《纲目》所无，且解说全为自撰。这一节的写法很类似《嘉祐本草·补注所引书传》，与《纲目·历代诸家本草》常大段引用前人原文小有不同。

又，本书对药物出典及分条等问题的意见，用“【校正】”或者“编者按”的方式来表达。例如“乌头”与“草乌头”二药，《神农本草经》已有“乌头”条，后世分化出“草乌头”，其名晚至宋代才出现。《纲目》将“乌头”作为“附子”条的子药，内容则为“川乌”。《纲目》的“乌头”却专门定义为“乌头之野生于他处者，俗谓之草乌头。”这就改变了《本经》“乌头”条本义，造成混乱，也与古代用药实际不符。南宋《宝庆本草折衷》最早将“附子”“川乌头”“草乌头”3药分立，这是符合用药实际的。后世《本草备要》等亦多将“草乌头”单立，现代《药典》《中华本草》均将附子、川乌、草乌分别立条。有鉴于此，《续编》将“乌头”仍从《本经》，独立成条，加【校正】注明即“川乌头”。又依据《宝庆本草折衷》，将“草乌头”单立条，并在【校正】中加注说明。

历代本草书计算所收药数，各有明确的标准，《续编》亦然。本书药物计数有自己的特点。书中各部总论之后，新加了“编者按”，说明本部药物计数及与《纲目》药数的比较，同时，也交代了对于《纲目》同部药物取舍与迁移情况。凡《纲目》已载之药物正名，为体现传承，作为旧条，尽量保留，计入《纲目》原有药物。但《纲目》“有名未用”“杂录”之类，时珍虽列入药物计数，其实际应用价值几近于零。故此类药物均加删汰，不计入《续编》药数。凡《纲目》未收，或仅作为单味药“附录”的药，《续编》中将其单独立条者，按历代本草旧例，均计作新增药物。依上述计数之法，《续编》共收药2583种。此数乍看起来比《纲目》原载1892种仅多数百种，但因取用《纲目》的药物仅1547种，故《续编》新增药已达1306种。其中67种属“新分条”（即《纲目》原附录药升格为独立药），1239种来自于唐、宋、元、明、清各代本草著作，均为《纲目》所无。

《续编》杀青之后，我们从文献角度将其与《纲目》比较，发现其中所收《纲目》之前、未被时珍见到过的本草著作每多精彩之论，亦多精美之图。但《纲目》之后的本草著作，以新增临床用药及药理发明之类的内容居多，关于释名、集解、性味、主治、附方等内容较少。清代能超出《纲目》辨药之论者，多集中在《本草纲目拾遗》《植物名实图考》《增订伪药条辨》等数种著作中。后世本草新增之药亦有精彩之处，但其论述均相对简单。由此可见，《纲目》在药物的基原辨析等方面，确实达到了古本草的巅峰。

《续编》字数已达500万，附图万余幅，从体量上已超过《纲目》一倍多。但本书只是一部从文献荟萃角度辅翼《纲目》之作。在考辨药物、广采博收百科资料等方面则远不如《纲目》之精深。即便是药学文献荟萃类编，也仍有许多不足之处。“本草纲目研究集成”丛书是国家出版基金项目，对项目内诸书的容量与完成时间都有硬性要求。因此对资料的取舍与遴选，我们还未能在有限的时间内做到尽善尽美。舍弃割爱的许多资料中也许还有遗珠璞玉，对此心怀忐忑，难以自安，衷心希望得到读者的谅解与批评指正。

张志斌　郑金生

2018年11月27日于北京

凡例

一、本书的编纂目的定位是继承与发展。即秉承《本草纲目》（以下简称“纲目”）编纂宗旨，广泛收集，拾遗补缺，对《纲目》所未囊括的1911年以前的传统本草知识予以系统地整理与总结。

二、1911年以前《纲目》未囊括的传统本草知识包括两大类，一为李时珍所未能得见的《纲目》成书以前的本草著作，二为《纲目》成书以后涌现出来的新增本草著作。换言之，一为《纲目》已收药物的未及内容，二为《纲目》未收的药物。本书对于前者，立足于对《纲目》原有药物知识的补充完善；对于后者，则多关注增补《纲目》所无的药物及相关内容。出处则均仿照《纲目》方式，标注于药名之后。

三、考虑到古代鉴定药物比较粗放，故确定药物正名，基本遵从首出文献，较为冷僻的药名，加括号说明（即：XX）。并按照古代用药习惯，只要同等入药的同属近缘植物，一般仍归于一名之下，不以现代分类学的种为标准。

四、本书每部总论之后加“编者按”，说明本部药物计数及与《纲目》药数的比较。药物数的统计方法，沿袭李时珍《纲目》之旧。凡《纲目》已载之药物正名，为体现传承，作为旧条，尽量保留，计入原有药物。但原本属“有名未用”“杂录”之类，时珍虽亦进入药物计数，但因原本内容不清，凡后世无发挥者，予以放弃，不计入药数。凡《纲目》未收，或原先仅作为附录，在《续编》中作为独立药条收入者，按时珍旧例，均计作新增药物。

五、由于各部的参考文献有太多的雷同。本书每部总论之后，省略原《纲目》所附在本部之后的参考文献附录。全部的参考文献附于书后。

六、本书沿袭《纲目》的纲目体系和分类系统，并针对现代用药特点略加改进。全书计分火、水、土、金石、草、谷豆、菜、果、木、虫、鱼、介甲蛇蜥、禽、兽，共14部。去掉了原《纲目》所有的“服器部”与“人部”及部下分类。其中少部分药物归入大致同科属、结构的药类，现已废弃不用者，不收。

七、每一药物之下仍标正名为纲，其他药名及其他药用部分均仿《纲目》的“纲目”体例处理。药物解说仍分8项，次第为：释名、集解、正误、修治、气味、主治、发明、附方。

1.【释名】：凡涉及药物名称、别名及定名依据者。这一项中实际上有两类表示方法：一是罗列别名（大字），一是说明别名出处及解释名义（小字）。

2.【集解】：凡涉及药物品种、形态、真伪、产地等内容者。其中或间或偶涉功效主治者，为不使文字断续杂乱，不予分割处理，一并归放此处。

3.【气味】：凡涉及气味、毒性、归经者。

4.【主治】：凡涉及功效、主治者。偶或涉及简单的药物用法。

5.【发明】：有关功效、主治、副作用、毒性、禁忌、配伍调节及相关注意等内容的发挥及说明。

6.【附方】：凡药物应用之方剂举例。按原时间顺序排列，除主治病证不按《纲目》受四字限制外，余按时珍旧例，凡主治病证名置处方之前用大字，药物组成、剂量、煎服法及相关说明文字等用小字。属引用者，出处用小字置处方之后。

7.【校正】：主要是对与《纲目》不同之处给出说明。根据《纲目》的体例：一般与主药名并列，在“校正”文字比较多，甚至有换行的情况，做另起段处理。

另如【修治】、【正误】、【附录】等项，内容相对明确，均仿《纲目》体制。

八、本书药品附图图名中的书名均采用简称，现将“全部图录书名序号简称表”附录于下。

附：药图来源书名简称一览表

序号	书名	简称
1	本草图经（政和本）	图经（政）
2	本草图经（绍兴本）	图经（绍）
3	履巉岩本草	履巉岩
4	备急灸法	灸法
5	本草歌括	歌括
6	饮膳正要	饮膳
7	救荒本草	救荒
8	滇南本草（务本堂本）	滇南
9	本草品汇精要	品汇
10	食物本草	食物
11	野菜谱（救荒野谱）	野谱
12	本草蒙筌	蒙筌
13	太乙仙制本草药性大全	太乙
14	茹草编	茹草
15	补遗雷公炮制便览	雷公
16	精绘本草图	精绘
17	三才图会	三才
18	本草原始	原始
19	金石昆虫草木状	草木状
20	野菜博录	博录
21	本草图谱	图谱
22	救荒野谱补遗	野谱补
23	本草汇言	汇言
24	本草汇	本草汇
25	本草纲目类纂必读	类纂
26	本草备要	备要

续表

序号	书名	简称
27	食物本草会纂	会纂
28	本草求真	求真
29	古今图书集成·草木典	草木典
30	古今图书集成·禽虫典	禽虫典
31	滇南本草图说	滇南图
32	草药图经	草药
33	植物名实图考	图考
34	草木便方	便方
35	本草简明图说	图说

九、本书把《纲目》之外的相关药图也作为传统本草知识，在各药之下随文收录。限于篇幅，这部分内容，根据是否原创及药图的精确程度，有所选择。

十、为节省篇幅，各种文献引用的内容（除附方外），均作接排。同一来源的同项内容，若来自于不同的段落，则加以省行符“○”后，予以接排。

十一、本书引用的资料均标明出处。出处名称均以书名或其简称为准，每一出处只有一个名称。同一作者的不同著作，则分别给出各书的准确书名。书后附参考文献，注明所有引文来源的作者、版本等信息。出处所在位置，或在引文之前，或在其后，均袭时珍旧例。

十二、本书采用简体横排，现代标点。考虑到所收资料多为古籍，因此仍然采用大小字的方法来处理版面。大小字的标示原则，仿《纲目》金陵本做法。

十三、限于篇幅，原书讹字、衍字、少用的异体字，本书径改不注。凡脱字，用“〔 〕”（六角符号）补出。

总目录

一　序例

二　火水土金石部

三　草部

四　谷豆菜果木部

五　虫鳞介禽兽部

附录

目录

序例一　书目　第一卷

序例二　用药　第二卷

序例三　药品辨制　第三卷

序例四　药性理论　第四卷

一 序例

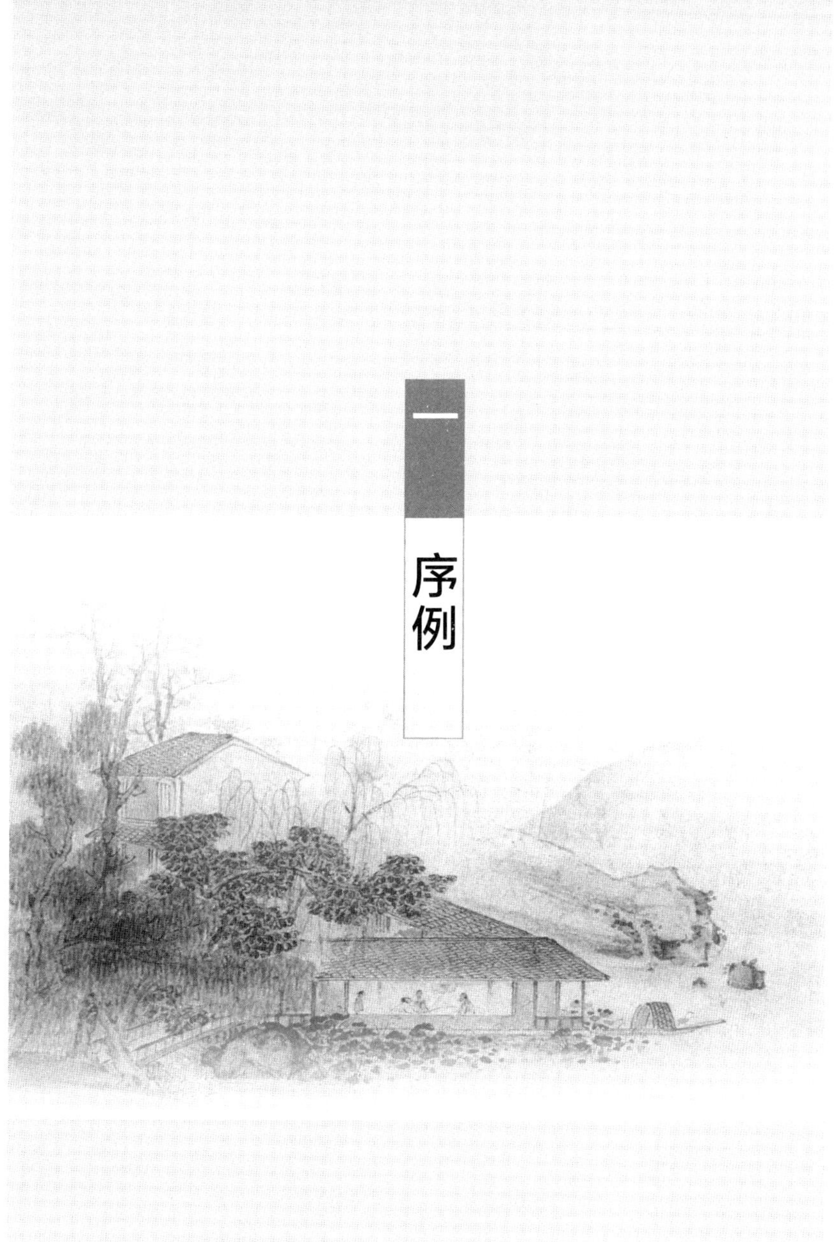

序例一　书目　第一卷

历代诸家本草续补

编者按　本书继《本草纲目·历代诸家本草》之后，撰“历代诸家本草续补”一章。该章主要收入李时珍未能得见而又有《本草纲目》未备内容之本草著作（截止于1911年）。《本草纲目·历代诸家本草》已有专论之本草著作，本章概不收录。

《绍兴本草》 全名《绍兴校定经史证类备急本草》，22卷（今仅存残本），南宋·王继先等奉诏校定。王继先为南宋初著名医官。谓前人本草或彼是此非，互相矛盾；或备录诸书，不断是非。故王氏等在校正《大观本草》之后，又在该书基础上，为诸药撰写简评，议论各药运用实况、药性义理等，冠以“绍兴校定”。陈振孙评曰：“每药为数语，辨说浅俚，无高论”，李时珍附和陈氏之说，然其并未见过此书。今考“绍兴校定”简短通俗，不拘旧说，每有新见。其书成后流传甚稀，国内除《永乐大典》《本草品汇精要》录其少量佚文外，未见其他医药书引用。日本则有数十种抄本存世。日抄本或19卷，或5卷不等，分类编排已非原貌，内容残缺。诸抄本所存药物相当于《大观本草》卷3至14，卷16至27之药，内有新增药6味。存图801幅。现代有影印本（底本为神谷克祯抄本）。另有辑校本，共辑得药物708味，“绍兴本草”378条。

《履巉岩本草》 3卷，南宋·王介撰绘于1220年。王介字圣与，号默庵。庆元间为内官太尉，兼善绘画。其所居之地草可药者甚多，能辨其名与用者有200余种。王氏手绘诸药之图，参以单方，编成图谱，以便随手可用。山中有堂，曰“履巉岩”，因以名书。全书载药206种，每药一图，今存彩图202幅。所载以山地植物药为多。略述诸药性味、功能、单方及别名等。其图乃写生绘成，精美准确，可考其大部分药物来源。其中有前代本草所无之品20余种。该书流传甚少，其药方尝为明《卫生易简方》摘录，后被《本草纲目》转引。该书明抄本至1947年始浮现于世。今有影印本及校注本。

《宝庆本草折衷》 20卷（今存14卷），宋·陈衍撰。该书初成于宝庆丁亥（1227），定稿于1248年。冠“宝庆”年号于书名前，乃示不忘其初。陈衍字万卿，浙江黄岩人。以医为业，暇时取《证类本草》，考古验今，兼采南宋诸家本草，去粗取精，而成此书。其书卷1-2为“序例萃英”，为药学总论。卷3为“名医传赞”和“释例外论”，记述11位前代医家及全书序例。卷4-20为各论。药物分类及编排顺序与《证类本草》相近，载药789味（今存523味）。每药正文先节取前人本草，后附“续说”，系作者自家见解或新增资料。卷20卷之末附有“群贤著述年辰”，为宋代本草著作解题。该书对考察南宋本草至关重要。今仅存元刻孤本，有影印本及校点本。

《本草元命苞》 9卷（今存5卷）。元·尚从善著，成书于1331年。尚氏为为太医，授成全郎上都惠民司提点。尚氏于读书之暇，摭取切于日用药品468品，编次成书。该书药物分部仿《大观本草》，然药品排列次序有所调整。各卷药物编有序号。每药条文不分项目，简述君臣使、性味、功效、主治、产地、采收、形态等，为节要本草。该书今存清抄残本（存卷5-9，含药288味）。现代有影印本。

《滇南本草》 为明清多种记载滇南药物之书的总称，不同传本卷次不一。题明·兰茂著。兰茂（约1397-1476）字廷秀，号止庵。云南嵩明县杨林千户所石羊山人。以授书行医为生。今存其《医门揽要》一书。或载其撰《滇南本草》，但至今未发现有明嘉靖以前署名兰茂之《滇南本草》。今存题名《滇南本草》各种传本，均为嘉靖及其以后之书。各版卷次、药数及内容不尽相同，且载有兰茂身后始传入中国之药。故今多认为兰茂虽着有《滇南本草》，然其书抄传过程中屡经后人增补，非兰茂所撰原书。今存《滇南本草》传本多达十余种，《植物名实图考》亦转载此书。较著名的有《滇南本草图说》（存卷3-12）题兰茂撰，后经滇南范洪抄录（1556），又经高宏业（1697）、朱景阳（1773）递抄，存药274种。又有《滇南本草》务本堂本（1887）3卷，收药458种，附有药图；《滇南本草》（《云南丛书》本）亦为3卷，收药276种。该书虽未见兰茂《滇南本草》原本，但今存多种同名之书均为研究滇南民间药物之重要书籍。上述《滇南本草图说》《滇南本草》（务本堂本）《滇南本草》（《云南丛书》本）现代均有影印本。

《本草品汇精要》 42卷。明·刘文泰等撰文，王世昌等画师绘图，书成于1505年。刘文泰为明弘治间太医院院判，领衔编撰该书。参编者以太医院医官为主，故其书与唐、宋官修本草重视广收相关资料、开展全国调查有所不同。该书以《证类本草》为资料主体，兼参《绍兴本草》《饮膳正要》等书。药物分部与《证类本草》多同，然各药正名之下，又分别参照《皇极经世》，注明所属小类（如植物药分“草、木、飞、走”4小类）等。其编写体例之创新处，在于将各药解说文字分作24项（名、苗、地、时、收、用、质、色、味、性、气、臭、主、行、助、反、制、治、合治、禁、代、忌、解、赝）。将药物的形态、产地、采收、性味、配伍、炮制、禁忌等依次而列，颇为方便检索相关内容。各项若有疑义，则加“谨按”予以辨析。然“谨按”条数不过150余条。全书载药1815，新增药不过数十味。其书为手抄，朱墨分书，配以彩色插图1367幅。其药图多数据《本草图经》墨线图敷色重绘，或略加改动。据统计新增图有667幅，其中写生图尤为精美。该书撰成之后，未曾刊行，流传极稀，明清医药界无人知晓。其书经王公大臣转绘后，曾被画家临摹作为艺术品流传。明代宫廷画家转绘的《补遗雷公炮制便览》《食物本草》均以该书之图为主要蓝本，再予增绘，形成新书。该书于20世纪中期逐渐为世人所知。今存弘治原本、清康熙赫世亨重绘本、安乐堂本，以及多种残抄本。现代有日本杏雨书屋影印弘治原本，《中国本草全书》影印清安乐堂本，此外还有校点简体本等。

《药性药略大全》 11卷。明·郑宁撰于1545年。郑宁（一名康宁），号七潭。初习儒无成，乃役志于医，撰《药性要略》。其书首卷为总论，此后9卷为药物各论。诸药分草木花卉、金石贝壤、人、虫豸禽兽4部。各部之下，或将功用、药名、药用部分、形态近似之药排在一起。共载药706味（按药用部位计），其中或有芜杂荒诞之品。各药条先引述主要功效，次列性味、归经、畏恶及药物形态、优劣、炮制、储藏等。或添己见，冠以“七潭云”。此书内容简要，多采金元医家之论，亦增添若干新资料及治疗用药经验。第11卷题名为“太医院经验捷效单方”，实则多摘引《证类本草》之方。此书中国失传，今从日本复制回归，有影印及校点本。

《药性粗评》 4卷，明·许希周辑纂，成书于1551年。许氏业儒，暇则好读医药书。以本草诸书浩瀚难记，“既不得其详，复不得其略”，遂改编本草。各药用骈语载其特长之效，且便诵读。骈语之下则详其别名、所生、所产、形态、优劣、性味功效、单方等。该书诸药分草木、玉石、禽虫、人四类，撰骈语506条，述药1000余种。此文人所编药书，读之简明易记，实用创见甚少。今存明嘉靖刻本，现代有影印本。

《本草发明》 6卷，明·皇甫嵩著。成书于1578年。皇甫嵩，号灵石山人。其祖、父业医，故皇甫嵩于习儒之暇，亦究心于医。谓本草书中，治病之说，类多繁衍。俾用药者，莫知取裁。故参订诸家本草，求其旨要，著为《本草发明》。该书卷一为总论，列述诸家药理之说。其余5卷，分草、木、果、谷、菜、玉（金）石、人、兽、禽、虫，议药633种。草、木等药物较多之部，以常用药为上部，讨论尤详；稀用奇品，列于下部。各药简述性味归经，于“发明”之下辨析药用要点，言某药专治某病，某药监某药，以及药物配伍运用等。清初汪昂《本草备要》将成，始见皇甫嵩《本草发明》，曰：“其书加倍于余，其用意颇与余同。始叹前人亦有先得我心者。”故此书与《本草备要》相似，皆为临床实用本草。该书有明刊本及日本抄本，现代有影印本及校点本。

《太乙仙制本草药性大全》 8卷。题“太乙仙人雷雷公炮制/江人冰鉴王文洁汇校”。刊于1582年。王文洁，字冰鉴，号无为子，生平不详。该书两层楼版式。上层名“本草精义”，载药947种；下层为“仙制药性”，载药味（含一药不同部位）1200余味。载药图959幅。诸药分为草、果、米、谷、菜、人、金玉、石、水、兽、禽、虫、鱼共13部。上下栏多数药物基本对应，内容则各有侧重，互不重复。上栏主要有药图、别名、形态、产地、品种、采集加工、反畏等内容；下栏注出君臣、性味、阴阳、归经、“赋云”（药性功效）、“主治”、“补注”（单方、作者意见等）、“太乙曰”（炮制法）等。该书资料以《证类本草》为主，兼采元明本草。其中若干药条下增添个人论说，新药甚少。其药多属示意图，画技拙劣，仅少数药图有一定参考价值。该书有明刻本，现代予以影印。

《茹草编》 4卷。明·周履靖编绘于1582年。周履靖，字逸之，号梅墟，别号梅巅道人。性甘淡而好古，著述甚众，多涉养生之道。其《茹草编》4卷中，多汇集前人有关茹草、餐英、采芝、烹葵等诗歌文记等，与救荒、食疗无关。其卷1、卷2载草物102种，每物一诗一图，兼注食法，类似王西楼《野菜谱》。其草物诗多为七言、四言，歌词清雅，但除采收、服用方法外，少与药学有关。此书有明末刻本，现代有影印本。

《本草纂要》 12卷。明·方谷撰，成书于1565年。方谷（1508-？）为杭州医官，得其父其祖之心传，兼参其个人用药心得，撰成此书。据方谷《医林绳墨》撰序年，则此书亦当在1584年前后。该书卷首有论2篇。首为“明经法制论”，荟萃各种理治大法；“用药权宜论”，论用药大法及药物炮制。书末附“药性赋”一篇。正文12卷，分草、木、果、谷、菜、人、金石、禽、兽、虫鱼诸部，载药179味。诸药解说不分项目，统为直叙。次第述药物之性味厚薄阴阳、良毒、归经、功效，尤重辨证用药，并载配伍用药法。所论诸药功效配伍，多为临证心得，甚切实用。该书今存明刻本及抄本。现代有影印本及校点本。

《药证类明》 2卷。明·张梓（隆阳）编。张氏生平不详。其书无序跋，据该书多录金元医家药性诸说，又经明·胡文焕校，故其书约成于金元以后，明万历以前。该书按病因、病位、病证分17门，次第为风、热、温、火、燥、寒、脏腑、血、痰、积聚、痛、汗、水、杂证、疮疡、眼目、妇人诸门。末附“药象通经门”（药性理论）、“法制门”（炮制）。共载药条703条。各门用药有重复，然药物内容不同。其论药突出药之主治，且用性味、归经及法象等药理说为之串解。每药聊聊数语，多取寇宗奭、成无己、张洁古、李东垣、王海藏、朱丹溪之说，未见作者个人新见。此书今仅存孤本，现代有影印本。

《补遗雷公炮制便览》 14卷（残存13卷）。明宫廷画师编绘于1591年。该书为彩色手绘本，无序跋及撰人姓氏。全书原载药物957种，彩图约1200幅。今实存药物905种，彩图1128幅。诸药分金石、草、木、人、兽、禽、虫鱼、果、米谷、菜共10部。诸药条大字文本，述性味主治，反恶畏忌。其后多缀以“雷公云”，言炮制事。药条之末或附七言药诗（全書有藥詩740余首），归纳功效主治。每药有插图1-2幅，绘药物形态及炮制场景。该书文字乃取自余应奎《补遗药性歌诀雷公炮制大全》（一名《补遗雷公炮制便览》。余氏书中药性功治文字摘自《证类本草》，药诗则为采辑明人药诗或自撰）、药图中的药物基原图多仿绘自《本草品汇精要》，炮制图多为新创。该书文字集取自前人，并画师所撰，无甚新意。其炮制图多依据《证类本草》所引《雷公炮炙论》文字记载，结合明代炮制实际想象绘图，是其特色。今存明万历辛卯（1591）手绘本，现代有考校本。

《药性会元》 3卷。明·梅得元撰，成书于1594年。梅得春，字符实，明万历年间人。通医，任幕僚期间曾救治疫病。该书载药物560味（非不同基原，乃临床所用药味），分草、木、菜、果、米谷、金、玉石、人、禽、兽、虫、鱼（附蛇类）12部。作者云其书可“统会杏林百氏之元”，故以名书。诸药除记载一般性味良毒、主治、配伍等外，或阐释其理。条末或简述形态优劣及炮制等。该书词简理约，兼述己之经验。其资料多出《证类本草》《汤液本草》《本草衍义补遗》，尤重丹溪药法。今存明刻本、清康熙抄本各一部，现代有影印及校点本。

《药鉴》 2卷。明·杜文燮编，成书于1598年。杜氏字汝和，号理所。生平不详。作者察病原、辨药力，撰成《药鉴》。该书卷1为药学杂论。首分寒热温平4性，简述244味药之功用。次录《本草蒙筌》所列诸药论，以明炮制、丸散等事。其后又选录反畏禁忌、六气主病、病机赋、脉病机要等论，以为入门须知。卷二选取常用药物137味，不分部类。各药简述性味功能，释其生效之理。论药能兼带论病，且不尚引证，多述作者个人用药经验及医案，且或出经效之方，非寻常摘抄前人之论者可比。今存该书明刻本及抄本，现代有影印本及校点本。

《本草真诠》 2卷（卷各3集）。明·杨崇魁编。书刊于1602年。杨氏字调鼎，号搜真子，儒而通医。其论药多引金元医家之言，尤重“运气之变，经络之详，阴阳之辨，升降浮沉之说”。故其书上卷用两集罗列运气及诸经引经药。第三集因袭《本草集要》述药法，按风、热、湿、燥等分12门，门下又按药物功效分若干小类。本集共载药1231种，简述各药功效。下卷3集，前两集为“诸品药性阴阳论”（以温、热、平、凉、寒五性类药）、“食治门”（以米谷、菜疏、果品、走兽、飞禽、虫鱼6类述药）。第三集杂取前人元明诸家药论，相当于药物总论。该书收药芜杂，分类多头，无甚新见，故其书流传不广。今存万历刻本，现代有影印及校点本。

《本草原始》 12卷。明·李中立著，成书于1612年。李氏字正宇，儒生，多才艺，博览群书。其时医者多不识药，李氏则取药肆易得之药，亲自绘成图形，核其名实，故以“原始”名书。该书以《本草纲目》为资料依托，收药508种（不计附品），分草、木、谷、菜、果、石、兽、禽、虫鱼、人共10部。古本草书一般突出性味功治，而将药物名实等率用小字。此书则重在“原始”，故其书各药之首，专用大字述其产地、形态、采收、命名等，且配有以药材为主的插图442幅，标出特征，或加解说。其图多源于写生，有益于鉴别药物真伪。自此书以后，本草书配以药材图者日众，甚便于医者认药。今存该书明清刻本，现代有影印及校点本。

《食物辑要》 8卷。明·穆世锡撰，成书于1614年。穆氏字予叔。少习儒，后以病废，从父习医。穆氏以饮食之系重，故广求古今食物诸书，采摭切要者，增补有实据者，编成此书。载药435味，分水、谷、菜、兽、禽、果、鱼、味八品。每药简述其主治用法。书后附饮食须知、同食相忌、孕妇忌食、服药忌食与月令摄养等饮食基础知识。其资料来源多据《本草纲目》，亦存有宋·娄居中《食治通说》数条佚文。今存明刻本，现代有影印本。

《药性解》 2卷。明·李中梓著，约成书于万历末年。李中梓（1588-1655），字士材，号念莪，明末清初名医。著述甚富。此书乃李氏早期著作，无原本存世，唯有经钱允治补注（1622）之《雷公炮炙药性解》流传。《四库全书总目提要》谓该书乃是坊刻托名。然此书补注本行世之时，李氏才30多岁，其名未盛。今考有多种旁证可证此书不伪。今传世的钱允治增补本6卷，共收药323味，分金石、果、谷、草、木、菜、人、禽兽、虫鱼共9部。各药简述性味、归经、主治等。后加按语，注解药性及用药特点，每出新见。此增补本有明清多种版本存世，亦有影印或校点本。

《上医本草》 4卷。明·赵南星辑。成书于1620年。赵南星（1550-1627），字梦白，号侪鹤居士。因大病缠绵，不能用药，遂取《本草纲目》所载饮食物调理获愈，始悟“饮食之于养生大矣。治之未病，在乎节饮食”。于是辑《本草纲目》中养生要品226种（内有数种药名重复），分作水、谷、造酿、果、菜、禽、兽、鳞、介、虫共10类。诸药条下简述其来源、性味、主治、宜忌等，附以单方。然此书述而不作，别无增补。今存明刻本，现代有影印本。

《金石昆虫草木状》 12册，原未分卷次。明·文淑绘，绘成于1620年。文淑（1595-1634）字端容，号寒山兰闺画史。为明代著名书画家文征明的玄孙女。承家学，善绘画。所绘《金石昆虫草木状》诸图，大多仿绘自《本草品汇精要》（所用《品汇》底本原缺卷2），故其图先后次序及分类亦同《品汇》。其中金石、草、木、虫等药图较多，又再分若干部分，共计27部分，故书志或著录为27卷。该书纯为药图，除目录及图名外别无文字。全书在1017种药物下出1315幅彩图，比《品汇》少54图，另新增2图（桑寄生、槲寄生）。少数摹绘《品汇》之图有小改变。如“五色芝、古铢钱、泰权等类，皆肖其设色，易以古图；珊瑚、瑞草诸种，易以家藏所有”（赵均序）。该书

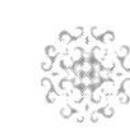

彩绘，图形精美。然多摹绘，少有创新。今有明彩绘孤本存世，现代有影印本。

《本草汇言》 20卷。明·倪朱谟编。初稿完成于1620年，是年汤国华为该书配图（多为药材图）。1624年倪元璐为该书撰序。清顺治二年（1645）该书家刻本开刻，此后倪洙龙曾为其父之书增删订补，约于康熙中期刻成初版。此后又将空版补充医方等，形成全书。该书最大特色在于作者采访同时代医药人士148人，汇录诸家药学言论，故名书为“汇言”。全书收药608种（不计附品），仿《本草纲目》分类法，但将金、石部列于草、木、服器部之后。诸药条先引述前人本草精要及附方，串编成文，次列采访所得同代诸家药论。此部分论说新见迭出，涉及临床用药、辨药、药理解说等多方面，学术价值甚高。该书无明刻本，唯有题“大清顺治乙酉仲冬重摹”之清初刻本存世。现代有影印本及校点本。

《炮制大法》 1卷。即明·缪希雍《先醒斋医学广笔记》（1622年）第4卷。或单行成书。该卷之末有缪氏弟子庄继光跋，云“旧《笔记》所刻止九十余种，今广至四百三十九种，一一皆先生口授，而予手录之”。诸药分水、火、土、金、石、草、木、果、米谷、菜、人、兽、禽、虫鱼共14部。诸药或取《雷公炮炙论》之炮制法，或取后世制药法，亦有部分条文全无炮制法。卷前及卷后若干炮制、制剂总论，如“雷公炮制十七法”“用药凡例”“煎药则例”“服药次序”“服药禁忌”等，多因袭明·罗周彦《医宗粹言》卷4“药性论下”之文。故该书之名似“炮制”专著，其内容实多拼凑摘录而成，多非原创，不成体系。今有明刻本《先醒斋医学广笔记》，及附刊于该书后的单行本。现代有影印本。

《本草经疏》 全名《神农本草经疏》。30卷。明·缪希雍（1546-1627）著。缪氏字仲淳，号慕台，为明著名医学家。博览群书，精于临证。尝费时30余年，约于万历末撰成本书。书成付梓，然书未刻成而原稿散落。天启甲子（1624年），朱汝贤收其残稿12卷，刻成《续神农本草经疏》。次年，缪氏检存稿重加修订整理，而成30卷全本《神农本草经疏》。该书名虽冠以“神农本草”，实非《神农本草经》之注释本。其书以《证类本草》为基础，载药495种。书前2卷“续序例”相当于总论，有论33篇，阐发临床用药原则，每多新见。各论28卷，分类与《证类》多同。每药解说分“疏”（阐发药性功治之理）、“主治参互”（列述配伍及实用方）、“简误”（提示用药易误之处）三项，将疏解经文和临床配伍用药紧密结合。该书对此后临床药学及药性理论发展影响甚大。今有明末初刻残本及改定本存世，现代有影印本及多种校点本。

《食治广要》 全名《蒲水斋食治广要》。8卷。明·应廖著，成书于1624年。应廖字石麟，幼因善病，而喜方术。尝摘日用饮食之间关系利害者，手录成帙。该书为为食治专著。载药348种，仿卢和、汪颖《食物本草》，分作8部（“味”部改作“酿”部）。药物则悉依《本草纲目》，而不将当时常食之物列入（如燕窝等）。诸药资料多取自《本草纲目》，且多摘其附方以利治疗。作者虽在少部分药条下加按语以畅其意，然新见解不多。今有明末刻本及现代校点本。

《分部本草妙用》 10卷，明·顾逢伯编，成书于1630年。顾氏字君升，号友七散人。作者幼习儒，因父病常与吴下诸明医交往，颇知医理。后弃儒业医。谓用药如用兵，故移兵书之理于医药，编纂是书，共载药560味。作者以“心肝脾肺肾，药之性也，各走其藏；寒温补泻平，药之能也，各效其灵”。将其书前5卷以五脏分部，“犹兵之有五部也”。卷6为“兼经”、卷7为“杂药”，“犹兵之有擅众长、堪令使者”。五脏各部下，又“按效归类”，设“寒温补泻平”五小类。自诩如此分类“井然不乱”。卷8-10则将日常饮食相关药物按谷、菜、果、兽、禽、水族、水、火、土分类。以上各部诸药条解说体例皆同，先述其性味畏忌佐使、形色炮制等。次列“主治”，列举主要功效。其后则加按语以评述该药特点。或引述前贤精论。此书分类别具一格，然不便检索。诸药解说简明，且时发己见，有裨实用，今有明刻本存世，现代有影印及校点本。

《本草征要》 2卷。为《医宗必读》(1637年)卷三、四。明·李中梓撰。李氏(参《药性解》)以本草太多，令人有望洋之苦；药性太少，有遗珠之忧。故以《本草纲目》为主，删繁去复，独存精要。采集精论，加按语以阐释个人新见。共收药361种，分草、木、果、谷、菜、金石、土、人、兽、禽、虫鱼共11类。每药虽聊聊数语，但大多能点拨用药要点，有裨临证。《医宗必读》清代版本甚多，今有多种校点本。

《仁寿堂药镜》 10卷。明·郑二阳辑，约成书于1638年或稍后。郑氏号潜庵居士，明万历末年进士，官至大中丞。郑氏谓医家之有本草，犹兵家之武艺花名册。因取诸名家本草精义，编成此书。共收药318味，分10部，每卷1部。次第为金石、木、谷、菜、果、禽、兽、虫、人、草部。书无总论，药不分项。每药择取李时珍及其以前诸家本草有关药物性味功治、产地、药理用药等内容，若干药物后亦加按语，以解疑误。今存明刻孤本，现代有影印及校点本。

《药镜》 4卷。明·蒋仪（仪用）撰。该书凡例载：“《医镜》之镌，骈车海内，今梓药性，仍以镜名。”蒋氏校刻《医镜》在崇祯辛巳（1641），则《药镜》之刻，大约同时。据此，《四库全书总目提要》谓蒋氏为正德甲戌（1514）进士，实误。该书为歌赋体本草书。共载药344种，按“温热平寒”四性分作四卷。每药述其药性功治、鉴别炮制等。卷四之后附《拾遗赋》(载药120种)、《疏原赋》(议病、药之原)、《滋生赋》(议滋养相关的水品、饮食等)。《四库全书总目提要》谓该书“词句鄙浅，徒便记诵而已”。今存明、清刻本，现代有影印本及校点本。

《救荒野谱补遗》 不分卷。题蒿莱野人辑。蒿莱野人即明末姚可成之号。姚氏将明·王磐（西楼）的《野菜谱》更名为《救荒野谱》。又另辑《救荒野谱补遗》，收救荒植物60种（草类45种、木类15种）。每种各绘一图，且仿《野菜谱》撰成歌词，或注出产地、采時及食法等。以上二書附刊于姚可成《食物本草》(22卷)之首。

《食物本草》 全名《备考食物本草纲目》。22卷，附刊1卷。该书托名元·李杲编辑，明·李時珍参订。据书中内容及姚可成小引，该书实为明·姚可成编，成书于1642年。该书取《本草纲目》重加编类删补，收载食物药1679种，次第分为水、谷、菜、果、鳞、介、蛇虫、禽、兽、味、草、木、火、金、玉石、土等部。其中水部有4卷，载各地名水、名泉654处，分别记其所在地区方位、水质特点及功效。卷首附刊明·王磐《救荒野谱》(即《野菜谱》)即姚可成辑《救荒野谱补遗》。然食药两用之品多取材于《本草纲目》，少有增益。该书存明末刻本，现代有影印及校点本。

《药品化义》 13卷附1卷。明·贾所学原撰，李延昰补订。贾氏字九如，明末人，生平不详。李延昰（1628-1697）字辰山、期叔，号寒村。1644年，李氏游苏中时得贾所学《药品化义》，遂将其所撰药论4篇，合为一卷，与贾氏书合刊。贾氏谓该书“书有字母、诗有等韵，乐有音律”，遂于卷1提出“药母”新说，以体、色、气、味、形、性、能、力为八法，又将此八法与人之脏象、药之法象沟通联络。此后载药物316味，分隶于13门（气、血、肝、心、脾、肺、肾、痰、火、燥、风、湿、寒）。各药以“药母”八法论述药之性、效。今有清抄本及铅印本，现代有影印及校点本。

《本草乘雅半偈》 13帙。明·卢之颐（约1598-1664）撰。卢氏字子由，号晋公、芦中人。其父卢复为当时名医。之颐得家传，勤于著述。尝撰《本草乘雅》。该书各药下分“覈、参、衍、断”4项，

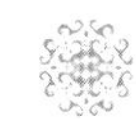

四数为“乘”。“雅”示解说正统，合乎经义。其书初刻于1644年。然因战乱，板帙散乱，经追忆重修，仅得其半，故改书名为“半偈”。该书首帙为义例、凡例、采录诸书大意。此后12帙，依次列述从《本经》《别录》、唐、宋、元、明诸家本草精选之药，共365味。各药在出典、气味、主治之后，分“覈”“参”两项。“覈”下叙述该药名实、产采、炮制、畏恶等，“参”下则为该药功效的理论推演。这两项为卢氏对该药的解说，也或参引寇宗奭、“先人”（卢复）、缪仲淳、王绍隆、李时珍等前贤之言。《四库全书总目提要》既指出该书有立名僻涩、收药拘牵、辞稍枝蔓之短，又称赞卢氏考据该洽、辨论明晰、选药颇严之长。今存该书清刻本及抄本多种，现代亦有影印及校点本。

《本草通玄》 因避讳或作《本草通元》。2卷。明·李中梓（1588-1655）撰，为李氏晚年之作。李氏此前已有两种本草著作传世，犹虑“未遑罄阐其幽，悉简其误”，故再加考订，扼要删繁，撰成此书。载药322味，分草、谷、木、菜、果、寓木、苞木、虫、鳞、介、禽、兽、人、金石14部。各药述其主要功效，兼议炮制之法、用药之误，要言不繁，颇多新见。书末附用药机要，亦为经验之谈。此药较李中梓《药性解》《本草征要》又更为精炼实用。今有清初单行本及清·尤乘《士材三书》本多种，现代有影印及校点本。

《本草汇笺》 10卷。清·顾元交纂，成书于1660年。顾氏字焉文。成年后曾随名医胡慎柔习医两年，然因牵挂举业，至清初已年40，仕途无望，遂以医为业。顾氏以《本草纲目》过于浩繁，《本草经疏》又莫可适从，故揽众书之长，详其本义，要其指归，“汇先后贤诸家之旨，行以一人之笔而自成一笺。务使观者悦心，读之爽口”，撰成《本草汇笺》。该书卷首“天元芥说”为运气诸说，书末“总略”为药学诸理论。正文10卷载药397种，或附以药图。诸药解说不分项目，首言其性效及治病之理，后附药物名实及诸家精论、实用方剂，颇切于临床用药。今有清刻本，现代有影印本及校点本。

《本草洞诠》 20卷。清·沈穆编，成书于1661年。沈氏精医药，且遍游海内，晚年服膺李时珍《本草纲目》，采其中精粹，旁参诸家书，编成《本草洞诠》。该书载药657种，大致按《本草纲目》分类法，分药为15类。各药条下不分项目，依次列述释名、性味、主治、性效解说等，文词简炼流畅。书末2卷为“用药纲领”，分24篇，解说药性理论及采药、辨药、用药、制药等内容。然全书以摘录编辑《本草纲目》为主，甚少新见。今存清初沈氏家刻本，现代有影印及校点本。

《本草述》 32卷。清·刘若金（1585-1665）编，成书于1664年。刘氏字云密。天启间进士，官至大司寇。入清后隐居著书，竭30年之力，撰成《本草述》。该书无序例总论。共载药498种。分部多同《本草纲目》。诸药之下，不分项目。统述产地、形态、采收、药性、主治、附方。除时珍之说外，亦明末清初罗周彦、缪希雍、卢复、卢之颐、李中梓、张三锡等诸家之说。刘氏并非医者，其议论宏博，尤好谈五行六化，然终因实践经验不多，或流于虚玄。今存清刻本数种，现代有影印本及校点本。

《本草汇》 18卷。清·郭佩兰撰，成书于1666年。郭氏字宜章，自幼多病，留意医药。及长习儒之余，好读医书，且与名医刘默生、沈郎仲等切磋医学，亦得李中梓指授，遂编成此书。该书参考《本草纲目》《本草经疏》最多，亦参楼英《医学纲目》、张景岳《类经图翼》等诸书相关之论。其书前八卷列脏腑经络图引、药学杂论、脏腑虚实标本用药式、用药宜忌、病机、百病主治药等，从不同角度归纳所当用药。亦绘有药图，以药材图为多。卷9-18始为药物各论，收药488味，分类多同《本草纲目》，然先后次序有所变更。各药先撰骈语数句，继而或选取诸家名论，或加“按”阐述己见，亦有可取之论。此书编纂法匠心独具，然面面俱到，反致冗沓。今存清刻本数种，现代有影印本及校点本。

《本草纲目类纂必读》 29卷。清·何镇类纂，成书于1672-1676年。何镇字培元，为江南何氏医学世家之后，著述甚多。此书类似医药丛书。其中与药学紧密相关者有29卷。卷首2卷为“图像传赞”与“序例”。此后《图说》11卷，《各症状主治药品》4卷，《本草药性发明》12卷。“图像传赞”多仿自《本草蒙筌·历代名医图姓氏》;《图说》之图多仿绘《本草原始》。其他则多类纂《本草纲目》之文。《本草药性发明》12卷是该书的主体，载药610种，节取《本草纲目》各药主治功效、药论附方等,然新见甚少。该书还有《何氏传效方》《附方济生邃论》18卷，然其重心皆不在药物。今有清刻本多种，卷数不同。现代有影印本。

《握灵本草》 10卷，清·王翃辑，成书于1636-1682年。王翃，字翰臣。少习儒，及长业医，所治多效。作者仿《删繁本草》之意，撰成此书。喻嘉言称赞作者“手握灵珠以烛照千古”，故以“握灵”名书。该书卷首为序例，节取《本草纲目》序例，别无增益。正文10卷，载药419种。补遗1卷载药190种。药物分类多同《纲目》。各药之下，以“主治”“发明”为主。其“发明”之下，叙述用药方法与药性机理、区别用药方法等。后附若干实用医方。全书简明浅近，可供入门之用。今有2卷清刻本存世，有清刻本存世。现代有影印本。

《本草备要》 4卷。清·汪昂撰，初版刊于1683年，后增订于1694年。汪昂（1615-1695？），字訒庵。壮岁弃儒，潜心编纂医书。以众多入门药性歌诀过于简略；《本草纲目》《本草经疏》又过于繁难，故祖述二书，再加增订，选取常用药品402味（后增至479味），述其要旨，分草、木、果、谷菜、金石水土、禽兽、鳞介鱼虫、人共8部。该书精选良药，各药突出良效，要言不烦。其释理医药结合，因药推原病因，因病辨析药性。书成之后，风行海内。今有多种清刻本，现代有影印本及校点本。

《本草新编》 5卷。清·陈士铎编，成书于1687年。陈氏字敬之，号远公，别号朱华子、大雅堂主人。少习儒，曾客居燕市（今北京），云得岐伯天师传授医理（近世或云其学其书乃名士傅青主所授）。著述甚富，《本草新编》为其一。该书谬列张机、岐伯仙师之序，凡例谎称其“书得于岐天师者十之五，得于长沙守仲景张夫子者十之二，得于扁鹊秦夫子者十之三。若铎鄙见，十中无一焉”。然凡例又坦言“本草善本，首遵《纲目》，其次则逊《经疏》。二书铎研精有素，多有发明”。其书正文论药未见荒诞处，且新见迭出，不袭前人言。该书5卷，以五音为名。载药272种，不分部类，大致按草、木、谷、菜、果、金石、兽、禽、虫、鱼、人排列。选药不问出处，唯取有效。论药不分项目，常设问自答，专论用药之理，陈说己之经验。问则尖锐直白，答者不避不藏，明晰流畅，多述用药经验。书中注重补剂，很少收录毒剧药。该书编辑、论述均特立独行，不屑抄袭；惟卷首托仙假圣，不合时宜。其书传世甚少，今存残稿本、清刻本，现代有影印及数种校点本。

《山公医旨》 5卷，明·施永图辑，成书于1691年前。施氏字山公。或考《嘉兴府志》（1721）所载施永图“字明台，由明经仕至凤泗道”。著《医方本草》《醒世恒言》诸书，即此书作者。该书卷2-5题书名为“山公医旨食物类”。载药574种，分水、五谷、蔬菜、果、禽、兽、鳞、介共8类。诸食药多取自《本草纲目》，其名之下，先以小字提其要（来源、形态、制法等），继以大字载“味”（性味良毒）与“治”（功效主治），末附选方。文字简练，颇切实用。该书卷1内容甚多，有脉诀、

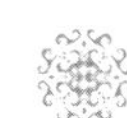

病机赋、辨症秘旨、药性赋、用药秘旨、食物要诀等。上述内容多摘抄前人书。卷前脉诀、病机、药性论说占篇幅甚多，掩盖其主体食药内容。其同里医者沈李龙取其书再加编辑，题书名《食物本草会纂》(1691)，后世屡加翻刻。今存该书清刻本，或题书名为《本草医旨食物类》《神方医旨食物本草》《山公医旨食物类》。现代有影印本。

《药性纂要》 4卷。清·王逊（1636-？）纂，成书于1694年。王氏字子律，号东圃。儒而兼医。作者以《本草纲目》浩繁，故纂集其要言而成此书。其药物分类与《纲目》同，所选近600种药亦出《纲目》，另新增数味（如神水、水中金、人皇豆、海参、喉结等）。各药解说不分项目，贯串成章。凡药物出产、性状、正误等略而不载，重在辑录诸家药性义理之辨，且能阐发作者个人用药经验，展示家传经验效方。然选药欠精，是其不足。今存稿本及清刻本，现代有影印本及校点本。

《本经逢原》 4卷。清·张璐（1617-1699）撰，成书于1695年。张氏字路玉，号石顽，为清初吴中名医，著《张氏医通》等书。张氏推崇《本经》，谓其所载主治乃药学之本源，且赞赏缪希雍能“开凿精义”。其书“疏《本经》之大义，并系诸家治法，庶使学人左右逢原”，因以“逢原”名书。然该书所收药物并非皆出《本经》，亦有后世所出之药。共选药784种，分32部，即《本草纲目》之“类”）。全书不设总论。诸药之下，简述药性功能主治，或载炮制、产地、鉴别等；然后在“发明”之下，详细阐释药效之理，用药之法，辨析同类药物功效之细微差别，颇多经验之谈。于配伍用药亦有诸多独到见解。论中还兼论药物来源、真伪优劣，与临证用药关系等，颇切实用。此书不尚空谈，辨药细致入微，故素为后世所重。今存清代刻本多种，现代有影印本及多种校点本。

《夕庵读本草快编》 6卷。清·浦士贞(1627-？)编，成书于1697年。浦氏字介公，业儒，但曾从其表叔李中梓习医，并结识武林（今浙江杭州）诸名医。后费时40年，撰成此书。该书“盖读《纲目》得其快而拈出之者也”，故名“本草快编”。全书载药371条，仿《纲目》分43类，在《纲目》的基础上撮要删繁，再加阐发。其论药不囿于单味药，或将同类药物作为一个总药条，条下再互相比较，突出各自功用特点。此书于节要之时，亦或加按语，纠谬指误，介绍用药经验。该书今存清抄本，现代有校点本。

《本草品汇精要续集》 10卷。清·王道钝等编，成书于1701年。王氏为太医院吏目。清康熙三十九年（1700），王氏与医士汪兆元奉诏校勘明·刘文泰《本草品汇精要》，多有删补订正。王氏等校勘中检得《品汇》之药较《本草纲目》少400余种，遂仿《品汇》体例，摘取《品汇》所无的《本草纲目》498种药，或按《品汇》旧例分24项，编成《本草品汇精要续集》(1701)。此《续集》虽出自官医之手，却别无新增资料及编者心得。其书后附以《脉诀四言举要》等。今存商务印书馆1936年刊行之本，现代亦有影印商务本者。

《修事指南》 1卷。清·张叡撰。成书于1704年。张氏为康熙间太医院使，谓后世冠以“雷公炮制”之名的书，多有名无实，遂纂辑此书。该书辑录炮制药物222种。核其其资料来源，多抄录自《本草纲目》“修治”项，别无新资料与实践所得经验。唯书前“炮制论”一篇，归纳炮制所涉方法、辅料等，尚有可取，余皆非作者所撰。今有清刻本及近代更名《制药指南》《国医制药学》诸书。

《本草崇原》 3卷。清·张志聪（1610-1680？）注释、高世栻（1637-1710前）纂集。该书由张志聪（号隐庵）创始，张殁，其弟子高世栻（士宗）集其成，故此书约成于1710年前数年，初刊于1767年。张志聪为钱塘名医，曾在康熙初建侣山堂于杭州胥山，招同志讲学，尤重诠释医学经典。此书即注释《本经》之作。书按三品分卷，载药230种，附品56种。其药物正文多摘录自《本草纲目》，真正属于《本经》的药物仅200余味，故此书并非真正意义的《本经》注本。各药体例可分三节：首为正文，录性味功治；次为小字注文，述药之来源形态等，末为阐释，解药效生成之理。其释药多"就《本经》释药性"、"以经解经"，多结合所主疾病产生机理以释药性，不采气味厚薄、引经报使等金元药理说。该书铨解详明，为清初本草尊经的代表作之一。今存《医林指月》丛书清刻本及单行本多种，现代有影印及校点本。

《生草药性》 一作《生草药性备要》。2卷。清・何谏撰。约成书于1711年或稍晚。何氏又名何克俭，字其年，号青萝道人。生平不详。自序云"康熙辛卯，从友延师，授其草性相传，博览药味合成之方"，撰成此书。该书为广东地方草药原始记录，共载草药311味，不分部类。每药仅列性味功治，或记别名，或述简单形态。其书文字虽简，然具有地方特色，多为本草中鲜活新资料。今存清末、民初多种刻本，现代有影印及校点本。

《得宜本草》 又名《绛雪园得宜本草》1卷。清・王子接集。成书于1732年。王氏字晋三，为苏州名医。著书数种，本书为其中之一。该书载药458种，按上中下三品三品分类，各品又分"遵经"、"补时用"两类，所谓"遵经"，但实际并非《本经》的注释。各药在药味归经之后，常用"得某药能有某效"的句式，介绍药物的简单配伍，故其书名为"得宜"。今存多种清刻本。现代有影印本及校点本。

《本草经解要》 4卷。托名清・叶天士著，实为清・姚球(1662？-1735)撰。成书于1724年。姚氏字颐真，号勾吴逋人。平生好《易》，名其堂为"学易草庐"。年14即业医，著《金匮玉函经解》，整理《周慎斋遗书》(1705)。所著《本草经解要》《景岳全书发挥》，被书商易以叶桂（天士）之名。该书载药174味，《本经》药居多（116味），兼及后世本草。其释药重在"药与疾相应"，结合脏腑功能、病因病机以解药物取效原委。陈修园谓此书"囿于时好，其立论多失于肤浅……间有超脱处"。其书对清代药学影响甚大。今有清刻本多种，现代有影印本及多种校点本。

《神农本草经百种录》 1卷。清・徐大椿(1693-1771)撰。成书于1736年。徐氏字灵胎，晚号洄溪老人，为清代名医，博学善思，勤勉严谨，所治多效，著述甚多。其药论多见于《医学源流论》，论药则集中在《神农本草经百种录》。该书取《本经》药100种，为之"辨明药性，阐发义蕴"，解释药效之所以然。《四库全书总目提要》赞其"凡所笺释，多有精意，较李时珍《本草纲目》所载发明诸条，颇为简要"，启发之功甚多。但也批评"大椿尊崇太过"，连"久服轻身延年"之类的方士之说也一一究其所以然，殊为附会。今有清刻本多种，现代有影印本及校点本。

《长沙药解》 4卷。清・黄元御（1705-1758）撰。成书于1753年。黄氏字坤载，号研农，别号玉楸子。早年习儒，因被庸医误治，致盲左目，遂发愤习医。黄氏治学尊经复古，奉岐伯、黄帝、秦越人、张仲景为"四圣"。且谓李时珍《本草纲目》纪载虽博，然多奇药。遂取张仲景方药笺疏之，而作《长沙药解》。该书收《伤寒论》《金匮要略》用药161种，不分部类。每药之下，先列该药性味归经，功用特点。次列仲景相关之方，详解方义。最后阐释该药生效之理，配合用药之法，兼及炮制、产地等与药效关系。其论药与论病、议方结合，时有新见，多纠谬说。故《四库全书总目提要》评曰："以药名药性为纲，而以某方用此药为目，各推其因证主疗之意，颇为详悉。"但其书名为"药解"，实多方解。且论药好侈谈五行运气、四象生成等，似涉蹈虚谈玄。

今存清刻本数种，现代有影印本及校点本。

《玉楸药解》 8卷。清·黄元御撰，成书于1754年。黄氏撰《长沙药解》之后，又收载张仲景书未载之药293味，分草、木、金石、果（附谷菜）、禽兽、鳞介虫鱼、人、杂类8部。各药之前同《长沙药解》，首列性味归经，功用特点。然后阐释药效生成之理，比较同类之药功效短长，评论前人本草记载之得失，针砭滥用、误用药物之时弊，颇多新见。间或论及品种来源、炮制方法等。其褒贬诸家本草，言辞激烈，时或偏激。故《四库全书总目提要》评曰："是书谓诸家本草，其议论有可用者，有不可用者，乃别择而为此书。大抵高自为之，欲驾千古而上之。故于旧说多故立异同，以矜独解。"今存清刻本数种，现代有影印本及校点本。

《本草从新》 6卷。清·吴仪洛撰，成书于1757年。吴氏字遵程。其家先世藏书甚多，故其自幼习儒时，就好博览医书。积40年读书之功力，著书数种。谓汪昂《本草备要》为当时脍炙之书，"独惜其本非歧黄家，不临证而专信前人，杂采诸说，无所折衷，未免有承误之失"。于是吴氏在《备要》基础上删补重订，"因仍者半，增改者半"，编成《本草从新》。该书仿《本草纲目》，将药物分11部52类。载药720种，较《备要》多275种，其中有燕窝、冬虫夏草等新药。对某些同类药的功效比较颇有见地，补充了较多的个人用药经验及产地、性状鉴别、品质等方面的新资料。所增药中，约有半数并非常用药，故其书行世后，虽也屡次重刻，但仍无法替代《本草备要》。今存该书刻本甚多，现代有影印本及校点本。

《得配本草》 10卷，清·严洁、施雯、洪炜合撰，成书于1761年。此3位作者均是姚江（今浙江余姚）人，皆于"文章之外，兼擅岐黄"。同乡行医，常经常切磋学问。因念"药之不能独用，病之不可泛治"，遂纂此书。该书仿《本草纲目》，分25部，载药655种（不计附品）。各药体例，突出"得配"（一般都在1-3味药相配），即药知方。故在简述药物的畏恶反使、主治之后，单立配偶诸药，言简意赅，甚便临证用药。其书辨析同类药物性效差别，尤多新见。各药条之末或附药物来源、炮制方法、怪症用药等，皆很实用。今存清刻本，现代有影印本及校点本。

《人参谱》 4卷。清·陆烜撰，成书于1766年。陆氏字子章，乾隆时人。其时人参药源紧缺，价格昂贵，贫家难以购得。陆氏遍检诸书近百种，广采人参史料，编为此书。书中次第述其释名、原产、性味、方疗、故实、诗文等，记载东北人参价格及当时有关人参的法律，又记西洋参的来源及与国产人参的异同，资料颇为丰富。然陆氏并非医药家，不谙药之真伪，不明上党参早已名是物非，是其不足。该书今有清刻本，现代有影印本。

《本草求真》 9卷，主治2卷。清·黄宫绣撰，成书于1769年。黄氏号锦芳，为宜黄县监生，尤热衷本草研究。其书正文9卷，载药520种，按功效分补类、收涩、散剂、泻剂、血剂、杂剂、食物7类，各类前有小引解释本类诸药施用范围与道理。各药之下不分项目，统而述之。次第论性味、功能及辨析用药之理与方法，俾令真处悉见，故以"求真"名书。其论药性，惟求理与病符，药与病对，其议药说理，以药之"气味形质"四字为本，以明药能取效之理。除药效外，亦兼论药之炮制、配伍用药等。另该书附刻"主治"2卷，设"脏腑病症主药""六淫病症主药"该书每药编以序号。书后附"卷后目录"（即索引），按草木虫鱼为序排列药名，注出序号，甚便检索。其书成之后，不胫而走，成为常用中药门径书。今存该书清刻本多种，现代有影印本及校点本。

《人参考》 1卷。清·唐秉钧撰。刊于1778年。唐氏字衡诠，练水（今广东潮阳）人，约生活在乾隆年间。该书虽只有几千字，但详细介绍人参辨伪、产地、市场规格、收藏、同有"参"

名的药物辨析等内容，翔实精当，是了解清代人参行市重要史料。该书传至日本，亦深受彼邦学者所重。今存清刻本数种，现代有影印本。

《脉药联珠药性考食物考》 8卷。清·龙柏撰。成书于1795年。龙柏字佩芳，号清霏子。少好读书，诗古文词、天文地理等无不通晓，尤邃于医。行医30余年，所治多效。作者倡“脉药联珠”法，即“先言脉理，因脉言症，因症治药”。此法用于编书，则“上言脉症，下联方药”。其所撰《古方考》《药性考》无不以四脉（浮沉迟数）为纲、下统方药，唯《食物考》不与脉相联。此三书合刻，名《脉药联珠合刻》。《脉药联珠古方考》（或简称《脉药联珠》）书前有脉理10篇，其后分三卷，以浮、沉、迟、数、奇经八脉为纲，下列所用诸方。《药性考》分4卷，以浮沉迟数四脉应用药品为卷名，每脉之下，又分草、藤、木、水、土、金、石、禽、兽、鳞、介、虫、人、服器、造酿等部，以统诸药。每药之下，以四言歌诀（大字）述其性效功用，下以小字补注配伍、产地、形态、炮制等。以上四脉所出药物或有重复，总计收药3148味（同一基原不同部位、炮制法均作一味），补遗193味。《食物考》不分卷，录“生民常食之品”1106味，补遗96味，分诸水、诸火、五谷、造食、油、造酿、蔬菜、百果、茶、禽、蓄、兽、鳞、介、盐15部，其述药仍同《药性考》。此书以脉统方、统药，虽属新说，但不合传统医药书之旧例。《药性考》每脉之下，再分草木虫鱼，叠床架屋，难以检索。其论药不按《本草纲目》之药“种”，而按处方所用之药“味”，故《药性考》《食物考》二书共计收药4545味。如此众多药味，各编四言歌，如此则不免药冗碍记，辞简害意。然此书中新补之药291味，内有较多外来药。后之赵学敏《本草纲目拾遗》从该书摘引新药数十味，足见此书并非单纯借前人资料编成歌诀之书也。今有清刻本数种，现代有影印本及校点本。

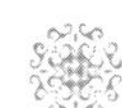

《本草经读》 全名《神农本草经读》。4卷。清·陈修园（1753-1823）撰，成书于1803年。陈氏名念祖，号慎修。少习儒，兼从祖父习医，又得泉州名医蔡茗庄之传。中举（1792年）尝官直隶威县（今属河北）知县。所著医书甚多。卸任归里后，从其原著《神农本草经注》6卷中再选切用药165味（其中《本经》药118味），编成《本草经读》。该书按上中下三品分类，再设附录，容纳后世所出诸药。其论药常将合仲景用药法与《本经》药性对照。又结合其个人用药经验，纠正时医用药之误。然其尊经太过，自诩其书所论“经中不遗一字，经外不溢一辞”，且妄贬李时珍、张景岳、李中梓等后世医家。其书流传甚广，今存清刻本多种，现代有影印本及校点本。

《本草纲目拾遗》 10卷。清·赵学敏撰，约成书于1765-1803年。赵氏字恕轩，乾隆、嘉庆间人。自幼习儒，偏好医药。著有《利济十二种》，今存其中的《本草纲目拾遗》，为拾《本草纲目》之遗余而作，故名。该书卷首除一般序例目录外，有“正误”一篇，纠正《纲目》错误34条。正文载药716种，附品205种，合计921种。其分部类大致同《纲目》，唯增加藤部、花部，删除人部。各药之下，不分项目，力求简便，故其论药无固定体例。赵氏所拾之遗，采录《纲目》以后之医药书、笔记、地志、国外药书等600余种（其中部分文献今已散佚）。书中所载采访人名不下200人。所增药品中以各地草药为多，亦收载了数十种外来药物，是为《纲目》之后增补药物最多的本草书。今存其稿本、清刻本多种。现代有影印本及校点本。

《调疾饮食辩》 6卷。清·章穆（约1743-1813）撰。成书于1813年或稍前几年。章氏字杏云。行医50余年，好研读古医籍。他认为“药饵之误辜在医，饮食之误辜在病人。而律以食医调食之旨，医者亦不得辞其责也”，故集饮食物653种，分为总类（水火油盐）、谷、菜、果、鸟兽、鱼虫共6类。卷首另有“述臆”（前言）、“发凡”“内经饮食宜忌”三篇，相当于总论。各饮食物之下，从《本草纲目》等书中摘取实用之言，又根据其个人经验，阐发饮食调养之理，且极力抨击民间某些饮食俗弊。该书论理详明，颇多独特见解。今有清刻本，现代有影印本及校点本。

《草药图经》（1827年） 1卷。清·莫树蕃撰，成书于1827年。莫氏字琴冈，古闽（今福建闽侯）人。道光间德丰（字庭）命莫氏协助他编辑《集验简易良方》。莫氏遂深入乡间，访问土著耆老乡民，"素识其名而知其形状，曾于某证某方中所经用而奏效者"，得药60种，绘其形色，注明气味功效，集为《草药图经》。其中既有常用之药（但名称各异），亦有当地草药。此书曾作为《集验简易良方》卷三，亦有单行本。今存道光刻本，有影印本。

《本草正义》 2卷。清·张德裕撰，成书于1828年。张氏字钜标，号术仙，为鄞县医者，生平不详。作者谓古本草"种数颇繁，说不臻一"，且"孰宜孰忌，专主兼及，未有分晰"。因此撰成此书，"删其丛冗，究其专一。不以物品分门，而以攻补归列"。即采用功效分类法，将全书361种药物按甘温、甘凉、发散、气品等分12大类，以适合临床医家观览检索。其书每药之下，寥寥数语，除简述性味之外，只突出主要功用。如人参，仅言"大补元气，能回于无何有之乡。凡病涉虚而致者，无往不利，不必冗而备述其功"。所载多类此，文虽简而甚便用，然新意不多。今存清刻本，现代有影印本及校点本。

《本经疏证》 12卷。清·邹澍（1790-1844）撰。费时6年，撰成于1837年。邹氏字润安，晚号闰庵。家贫苦读，博览群书，隐于医。著书十余种。其中本草3种。《本经疏证》为第一种。该书"取《本经》《别录》为经，《伤寒论》《金匮要略》《千金方》《外台秘要》为纬，交互参证而组织之，务疏明其所以然之故"。即取《本经》《别录》为主，兼及早期医方所用药共173种，疏其文而证其解。每药先列其原文，次引后世书有关该药来源之论说，末为邹氏自家论说。其论药将《本经》《别录》所载药性与时代相近之古方运用互为参证，辨析入微。其书论药数量虽少，然每药之论甚多，甚或"篇中每缘论药，竟直论方，并成论病"，使论药落到治病之实处。今存清刻本，现代有影印本及校点本。

《本经续疏》 6卷。清·邹澍撰。邹氏（参上《本经疏证》）完成《本经疏证》（1837年）之后，应其侄邹豫春之请，选常用药142种，再加疏证。诸药注疏体例一同《本经疏证》，惟选药更为宽泛。今存清刻本，现代有影印本及校点本。

《本经序疏要》 8卷。清·邹澍撰。成书于1840年。邹氏（参上《本经疏证》）在完成《本经疏证》《本经续疏》之后，仍然觉得《本经》《别录》药与张仲景书中的治病用药没有承接好，因此立志研究古代病证与其所用药之间的关系。邹氏认为陶弘景《本草经集注》中的"诸病通用药"篇（后世归纳名）是注《本经》而得，乃"《本经》与医经、经方连络交会处"。此篇在《证类本草》中经宋代本草学家增补之后内容更为全备。因此邹氏取《证类》卷二所存"诸病通用药"为之疏要。其方法是在该篇诸病所列当用药名下，保留诸药原有的注（药性、君臣使、主治），再将药名下原缺主治者予以补齐。最后在该病最后添加个人论说，详细阐释该病与立法用药的机理。故该书的"本经序"乃指《证类本草》序例中的"诸病通用药"。经邹氏注疏之后，此篇"病名既得原委，药味遂可别择。循证求病，因病得药，从药检宜"。古来如此深入注疏"诸病通用药"者，至今唯有邹澍一人。其书今存清刻本，现代有影印本及校点本。

《植物名实图考》 38卷。清·吴其濬（1789-1846）撰，刊于1848年。吴氏字瀹斋，号雩娄农，别号吉兰。1817年中状元，官至兵部侍郎，两广、云、贵、闽、晋等省巡抚或总督等职。性好研究植物，每到一处，则留心当地所产植物，并亲手绘图。1841-1846年间，吴氏将所得资料汇成《植物名实图考》《植物名实图考长编》二书。《图考》收载植物1708种（“又一种”之类均计入正名内），分12类：谷、蔬、山草、隰草、石草、水草、蔓草、芳草、毒草、群芳、果、木。有墨线图1805幅，其中约1500幅为写生图。由于该书是植物书，故一般植物条下，并非每条都有医药内容，重在记录该植物的出处、产地、形色习性、别名，或简述其性味、用途等。作者经常添加按语，冠以“雩娄农曰”。按语所论涉及面极广，考古证今。其手绘之图已类似科学绘图，形态生动，比例准确，且注意描绘花果等细部，对鉴定植物具有非常高的学术价值。近现代植物学家常依据此书确定其中文名称。其书虽非医药书，但有裨于药物考订，故一般将此书视为本草著作。今存清刻本及近代石印本，现代有影印本及数种校点本。

《本草求原》 27卷。清·赵其光纂辑增补。刊于1848年。赵氏字寅谷，冈州（今广东新会）人。生平不详。作者谓其书“号曰《本草求原》，非夸也，道其实也。所以明刘、徐、叶、陈四家之注，一皆疏解《本经》主治之原。予则求原于四家，为之增其类，补其义，以无失古圣前贤先后同揆之原”。此四家即清代刘若金《本草述》、徐大椿《神农本草经百种录》、姚球（托名叶天士）《本草经解要》、陈修园《神农本草经读》。作者取此四家之长，阐发己见，增补若干名医方论及验方。其书载药900余种，仿《本草纲目》分类法编排。各药解说不分项目，以药性功治为主。又于功治之下，附注义理及当用之药及方。赵氏虽多采清代四家解经之说，然所收药物，所论范围，均远超《本经》所载之药、四家所言之义。如其中人参一味，即广采古今中外之资料，予以评述。所增新药以岭南草药为多，补充新方、新说甚多，为清代后期本草佳作。今存清代刻本，现代有影印本及校点本。

《随息居饮食谱》 1卷。清·王士雄撰。成书于1861年。王氏字孟英，号随息居士等，为清末名医，著述甚富。咸丰年间江西兵燹，王氏归隐原籍，画饼思梅，纂《随息居饮食谱》。该书载饮食品320余种，分水饮、谷食、调和、蔬食、果食、毛羽、鳞介7类。每品简介功效宜忌，附以腌藏调制诸法。其中亦涉及烟草、鸦片，王氏极力陈述其害。今有清刻本及石印本多种，现代亦有影印及校点本。

《本草汇纂》 3卷附一卷。清·屠道和（1803-？）撰，成书于1863年。屠氏字燮臣，业儒，1847年科举不中，即转而业医。晚年撰《医学六种》，其中有《本草汇纂》《药性主治》《分类主治》3书。《本草汇纂》载药500余味，按功效（平补、温补、补火、滋水等）分30余类。采集20余种本草精义，汇成此书。各药不分项目，采用语录式体裁，汇集药物特性、良效、实用方法、宜忌、药品真伪优劣、炮制等内容，资料丰富，少赘语繁词。书后附录“日食菜物”130余种，简述功用及宜忌。又附《脏腑主治药品》，以脏腑为纲，下列各种主治功效，分别出示所用药名。另《药性主治》一书，取主治病证名111种，各名下罗列所用药名。《分类主治》一书则列举功效、治则30则（与《本草汇纂》多同）。每一名目下，论其应用机理，其下列举所用众药名。卷末附《毒物》一篇。今存《医学六种》清刻本。现代有影印本及校点本。

《草木便方》 4集。清·刘善述撰，刘士季辑刊于1870年。刘善述精于医学，著《耄寿医著》，其中涉及川东草药甚多，然稿成即逝。其子刘士季亦精医，取其数十年读书临证之所得，与其父所著编为《草木便方》。该书前2集为草药性，收草药508种。后2集为药方。其前集每药附一图，画技虽劣，然多能体现植物特点。与图对应的文字采用七言歌诀，述药之性味功用。此书为稀见的四川民间医家所撰地方本草，颇能反映川中所产药物种类。今有清刻本，现代有影印本及校点本。

《本草纲目易知录》 8卷。清·戴葆元（约1815-1887）编，成书于1885年。戴氏字心田，一字守愚。其先世及族人多有业医者，然戴氏医名最盛。该书取《本草纲目》《本草备要》为底本，选药1208种（亦有新增之品），增删其文而成《本草纲目易知录》。其药物分类与《纲目》多同。各药性味功治经过提炼，简明扼要。小字附注相关药方。某些药物之下，附以“葆按”，即作者所加按语，提示要点，或附述作者所治医案。书末附《万方针线易知录》，即该书附方索引。今存该书清刻本，现代有影印及校点本。

《本草便读》 2卷。清·张秉成辑，成书于1887-1898年。张氏字兆嘉，习医20余年，购本草书数十家，朝夕研究。谓《本草备要》《本草从新》固能由博返约，但不易记诵。于是将药物确实能取效之性味功用，编为歌诀。历数年集得药物580种，仿《本草纲目》予以分类。每种药编成韵语数联，“止论其性味主治确切不移者”。若有意义未尽者，又另增小字注，提示用药要点、炮制、形态、宜忌等。分类仿《本草纲目》。卷首列《用药法程》，即药性总论。该书甚便初学记诵，故其书虽晚，流传甚广。今存清刻本及近代石印本，现代有影印本及校点本。

《本草问答》 2卷。清·唐宗海（1847-1897）撰。成书于1893年。唐氏字容川，1889年中进士。以医名世，为近代著名中西医汇通派医家，著述甚多，《本草问答》为其中之一。该书设问答近60条，故以名书。其中张伯龙发问，多针对中医传统药理，以及某一类药物的性质运用等。唐氏作答，解释中药传统理论（如气味、物理相感、气分血分等），比较中西医药之短长。其中还涉及辨别药物之方法，以及探讨具体药物（如人参、黄芪、肉桂等）的运用，兼及药物产地、炮制、升降、引经等内容。其中或用西法解释中药之性，不免牵强。今有清末石印或铅印本，现代有影印本及校点本多种。

《增订伪药条辨》 4卷。清·郑奋扬（1848-1920）著，曹炳章增订，成书于1901年。郑奋扬，字肖岩。晚清秀才。家世为医，自幼闻得药界有以伪乱真，以贱抵贵之事，故留心蒐集药物辨伪资料。其书将成，又得其堂弟郑翥如、表弟郭叔雅提供的70余种伪药鉴别经验，集为一书。该书共载药110种，不涉及临床用药，唯以辨伪为主题。各药既介绍正品的特征，又指出伪品作伪的方法、破绽等，皆为经验之谈。此书撰成后未曾出版，后仅曹炳章补订为，更名《增订伪药条辨》，内容更加丰富。近代有铅印本，现代有校点本。

《本草思辨录》 4卷。清·周岩（1832-1905？）著，成书于1904年。周氏字伯度，号鹿起山人，乃清末越中耆宿。晚年研读医书，谓“辨本草者，医学之始基”，故撰《本草思辨录》。该书卷首“绪说”，评论中西医学及当时中西医流行书之得失，力主深研中医经典，维护中医药基本理论。其书论药128味。各药条文殊无体例，只是将其研究张仲景及后世诸家医方的心得写成笔记，置于各药条下。此书论药注意将方、药互相印证，在解析方剂中所用药物时辨析药性，而非从药物的性味归经推导药性功用。其论药方式多切实用，与众不同，每多新见解。今有该书的清末刻本及民国间排印本，现代有有影印及校点本。

引据古代医药书目

晋·陶弘景《本草经集注》
（题）汉·张仲景《五脏论》
唐·孙思邈《千金要方》
唐·孙思邈《千金翼方》
唐·孟诜、张鼎《食疗本草》
唐·侯宁极《药谱》
宋·王怀隐《太平圣惠方》
宋·唐慎微《证类本草》
宋·庞安时《伤寒总病论》
宋·杨天惠《彰明附子记》
宋·寇宗奭《本草衍义》
宋·赵佶敕编《圣济总录》
宋·赵佶《圣济经》
宋·郭思《千金宝要》
宋·张永《卫生家宝方》
宋·许叔微《伤寒发微论》
宋·张锐《鸡峰普济方》
宋·刘昉《幼幼新书》
宋·王继先《绍兴本草》
宋·程迥《医经正本书》
宋·朱端章《卫生家宝产科备要》
金·刘完素《素问病机气宜保命集》
南宋·郭坦《十便良方》
金·张元素《医学启源》
金·张元素《洁古珍珠囊》
南宋·刘信甫《活人事证方》
南宋·刘明之《图经本草药性总论》
南宋·王介《履巉岩本草》
南宋·闻人规《痘疹论》
南宋·张杲《医说》
南宋·闻人耆年《备急灸法》
金·张从正《儒门事亲》

元·李杲《内外伤辩惑论》
元·马宗素《刘河间伤寒医鉴》
南宋·陈自明《妇人大全良方》
元·王好古《阴证略例》
南宋·陈衍《宝庆本草折衷》
李杲《脾胃论》
李杲《兰室秘藏》
南宋·陈文中《小儿痘疹方论》
南宋·陈自明《外科精要》
元·僧继洪补编《岭南卫生方》
元·李杲传，罗天益编《东垣试效方》
（题）元·滕伯祥《走马牙疳真方》
元·罗天益《卫生宝鉴》
元·周天锡《本草诗诀》
元·曾世荣《活幼口议》
元·胡仕可《本草歌括》
元·王好古《医垒元戎》
元·左斗元《风科本草治风药品》
元·王好古《汤液本草》
元·汤弥昌《平江路新建惠民药局记》
元·李云阳《用药十八辨》
元·忽思慧《饮膳正要》
元·尚从善《本草元命苞》
元·吴瑞《日用本草》
元·齐德之《外科精义》
元·萧璜鸣《伤寒用药说》
元·朱震亨《局方发挥》
元·朱震亨《格致余论》
元·朱震亨《本草衍义补遗》
元·黄石峰《秘传痘疹玉髓》
元·佚名《珍珠囊》
元·徐彦纯《本草发挥》
元·李汤卿《心印绀珠经》
（题）元·李东垣《药性赋》
明·王履《医经溯洄集》
明·刘纯《医经小学》

明·朱棣《普济方》
明·佚名《银海精微》
明·朱棣《救荒本草》
明·周礼《医学碎金》
明·徐凤石《秘传音制本草大成药性赋》
明·许宏《金镜内台方议》
明·释景隆《慈济方》
明·戴思恭《推求师意》
明·陶华《伤寒家秘的本》
明·陶华《伤寒证脉药截江网》
明·陶华《杀车槌法》
明·陶华《伤寒明理续论》
明·陶华《伤寒琐言》
明·董宿、方贤《奇效良方》
明·兰茂《滇南本草》
明·熊宗立《医学源流》
明·寇平《全幼心鉴》
明·程玠《松厓医径》
明·王纶《本草集要》
明·周恭《医说续编》
明·钱大用《活幼全书》
明·滕弘《神农本经会通》
明·刘全备《注解药性赋》
明·刘文泰《本草品汇精要》
宋·陈自明著，明·薛己删注《外科精要》
明·虞抟《苍生司命》
明·虞抟《医学正传》
明·蔡维藩《痘疹方论》
明·汪机《石山医案》
明·汪机《痘治理辨》
明·韩悉《韩氏医通》
明·俞弁《续医说》
明·李汛《石山居士传》
明·吴球《诸症辨疑》
明·薛己《外科心法》
明·王西楼著，姚可成补《救荒野谱》

明·叶文龄《医学统旨》
明·方广《古庵药鉴》
明·陈桷《外科理例·续题》
明·许希周《药性粗评》
明·郑宁《药性要略大全》
明·万全《痘疹格致要论》
明·彭用光《体仁汇编》
明·王纶著，薛己补注《明医杂著》
明·沈之问《解围元薮》
明·杨慎《药市赋》
明·卢和，汪颖《食物本草》
明·贺岳《医经大旨》
明·罗必炜《医方药性》
明·罗必炜《医方捷径》
明·徐春甫《古今医统大全》
明·陈嘉谟《本草蒙筌》
明·方谷《本草纂要》
明·宁源《食鉴本草》
明·赵金《医学经略》
明·缪存济《识病捷法》
（题）宋·窦汉卿撰，明·窦梦麟续增《疮疡经验全书》
明·周礼《医圣阶梯》
明·王文洁《太乙仙制本草药性大全》
明·周之干《周慎斋遗书》
明·孙一奎《医旨绪余》
明·孙一奎《赤水玄珠》
明·葆光道人《秘传眼科龙木论》
明·支秉中《痘疹秘要》
明·杜大章《医学钩玄》
明·李梴《医学入门》
明·龚信《古今医鉴》
明·张四维《医门秘旨》
明·皇甫嵩《本草发明》
明·李时珍《本草纲目》
明·李时珍《本草纲目》
明·李时珍《本草纲目》

明·翁仲仁《痘疹金镜录》
明·吴文炳《医家赤帜益辨全书》
（题）明·薛己《本草约言·药性本草》
明·周履靖《茹草编》
明·余应奎《补遗本草歌诀雷公炮制》
明·徐春甫《医学指南捷径六书》
明·张梓《药证类明》
明·龚廷贤《万病回春》
明·陈楚良《武林陈氏家传仙方佛法灵寿丹》
明·方有执《伤寒论条辨·本草抄》
明·佚名《医方药性·草药便览》
明·佚名宫廷画师《补遗雷公炮制便览》
明·佚名画师转绘《精绘本草图》
明·李诩《戒庵老人漫笔》
明·孟继孔《幼幼集》
明·杨盛明《本草药性》
明·梅得春《药性会元》
明·杜文燮《药鉴》
明·叶云龙《士林余业医学全书》
明·郑泽《墨宝斋集验方》
明·佚名《痘疹宝鉴》
明·万邦孚《万氏家抄济世良方》
明·王肯堂《郁冈斋笔麈》
明·王肯堂《肯堂医论》
明·王肯堂《疡科证治准绳》
明·王肯堂《伤寒证治准绳》
明·杨崇魁《本草真诠》
明·袁学渊《秘传眼科七十二症全书》
明·涂坤《百代医宗》
明·郑全望《瘴疟指南》
明·芮经、纪梦德《杏苑生春》
明·李中立《本草原始》
明·罗周彦《医宗粹言》
明·张懋辰《本草便》
明·龚廷贤《寿世保元》
明·聂尚恒《活幼心法》

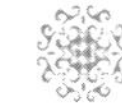

明·陈实功《外科正宗》
明·傅懋光《医学疑问》
明·吴文炳《药性全备食物本草》
明·程式《程氏医彀》
明·穆世锡《食物辑要》
明·卢复《芷园臆草题药》
明·沈德符《万历野获编》
明·赵南星《上医本草》
明·武之望《济阴纲目》
明·文俶《金石昆虫草木略》
明·许兆桢《医四书·药准》
明·焦竑《焦氏笔乘》
明·焦竑《焦氏笔乘·续集》
明·蔡正言《苏生的镜》
明·缪希雍授，庄继光录《炮炙大法》
明·李中梓《药性解》
明·鲍山《野菜博录》
明·沈应旸《明医选要济世奇方》
明·缪希雍《先醒斋广笔记》
明·张鹤腾《伤暑全书》
明·龚居中《万寿丹书》
明·应麐《食治广要》
明·王应遴《答朝鲜医问》
明·倪朱谟《本草汇言》
明·张介宾《类经》
明·张介宾《宜麟策》
明·缪希雍《本草经疏》
明·张介宾《景岳全书·本草正》
明·姚可成《食物本草》
明·翟良《痘科类编释意》
明·翟良《治痘十全》
明·陈文治《疡科选粹》
明·孙志宏《简明医彀》
明·顾逢柏《分部本草妙用》
明·陈长卿《伤寒五法》
明·陈司成《霉疮秘录》

明·孟笨《养生要括》
明·黄承昊《折肱漫录》
明·岳甫嘉《医学正印种子编》
明·孙文胤《丹台玉案》
明·李中梓《医宗必读·本草征要》
明·周淑祜，周淑禧《本草图绘》
明·郑二阳《仁寿堂药镜》
明·吕献策《痘疹幼幼全书》
明·蒋仪《药镜》
明·傅仁宇《审视瑶函》
明·吴有性《温疫论》
明·李中梓《删补颐生微论》
（题）宋·高德因撰，明·高梦麟编《医学秘奥》
明·佚名《异授眼科》
明·喻昌《寓意草》
明·龚居中《百效内科全书》
明·徐谦《仁端录痘疹》
明·萧京《轩岐救正论》
明·汪绮石《理虚元鉴》
明·王象晋《三补简便验方》
明·裴一中《裴子言医》
明·施永图《本草医旨·食物类》
明·贾九如《药品化义》
明·王者瑞《随身备急方书》
明·孙光裕《血症全集》
明·卢之颐《本草乘雅半偈》
明·潘楫《医灯续焰》
明·李中梓《本草通玄》
明·王梦兰《秘方集验》
明·王子固《眼科百问》
明·喻昌《医门法律》
明·喻昌《喻选古方试验》
清·钱谦益《牧斋有学集》
清·顾元交《本草汇笺》
清·沈穆《本草洞诠》
清·沈时誉《医衡》

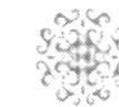

清·丁其誉《寿世秘典·类物》
清·谈金章《诚书痘疹》
清·蒋示吉《医宗说约》
清·张志聪《侣山堂类辩》
清·刘云密《本草述》
清·祁坤《外科大成》
清·何镇《本草纲目类纂必读》
清·郭章宜《本草汇》
（题）清·尤乘《尤氏喉科秘书》
清·尤乘《食鉴本草》
清·尤乘《寿世青编》
清·丘克孝《隘村医诀》
清·史树骏《经方衍义》
清·汪琥《痘疹广金镜录》
清·罗美《古今名医汇粹》
清·郭志邃《痧胀玉衡》
清·释传杰《疠疡全书》
清·朱本中《饮食须知》
清·蒋居祉《本草择要纲目》
清·闵钺《本草详节》
清·何其言《养生食鉴（增补食物本草备考）》
清·刘璞《医学集要》
清·王翃《握灵本草》
清·程履新《程氏易简方论》
清·汪昂《本草备要》
清·吴楚《宝命真诠》
清·萧埙《女科经纶》
清·李世藻《元素集锦》
清·王凯《痧症全书》
清·王逊《药性纂要》
清·单南山《胎产指南》
清·比利时·南怀仁《吸毒石原由用法》
清·陈士铎《本草新编》
清·沈李龙《食物本草会纂》
清·顾靖远《顾氏医镜》
清·李熙和《医经允中》

清·冯兆张《冯氏锦囊秘录杂症大小合参》
清·冯兆张《冯氏锦囊秘录杂症痘疹药性主治合参》
清·陈士铎《洞天奥旨》
清·夏鼎《幼科铁镜》
清·张璐《本经逢原》
清·宋麟祥《痘疹正宗》
清·汪启贤等《食物须知》
清·李文来《李氏医鉴》
清·景日昣《嵩厓尊生全书》
清·陈治《证治大还》
清·泰西·石铎琭《本草补》
清·浦士贞《夕庵读本草快编》
清·高世栻《医学真传》
清·张志聪、高世栻《本草崇原》
清·王道纯《本草品汇精要续集》
清·张叡《修事指南》
清·程云鹏《慈幼新书》
清·陈梦雷《古今图书集成·草木典》
清·陈梦雷《古今图书集成·禽虫典》
清·钱峻《经验丹方汇编》
清·钱潢《伤寒溯源集》
清·何谏《生草药性备要》
清·潘为缙《专治血症良方》
清·朱纯嘏《痘疹定论》
清·亟斋居士《亟斋急应奇方》
清·王三尊《医权初编》
清·刘汉基《药性通考》
清·杨陈允《眼科指掌》
清·褚人获《坚瓠秘集》
清·姚球《本草经解要》
清·高鼓峰《四明心法》
清·魏鉴《幼科汇诀直解》
清·周垣综《颐生秘旨》
清·尤怡《医学读书记》
清·叶盛《古今治验食物单方》
清·阎纯玺《胎产心法》

清·程国彭《医学心悟》
清·王子接《得宜本草》
清·程国彭《外科十法》
清·叶大椿《痘学真传》
清·修竹吾芦主人《得宜本草分类》
清·赵瑾叔撰、陆文谟补《本草诗》
清·徐大椿《神农本草经百种录》
清·李言恭《医学秘籍》
清·朱鑰《本草诗笺》
清·王维德《外科证治全生集》
清·张琰《种痘新书》
清·黄庭镜《目经大成》
清·张叡《医学阶梯》
清·沈懋官《医学要则》
清·谢玉琼《麻科活人全书》
清·方肇权《方氏脉症正宗》
清·何梦瑶《医碥》
清·黄元御《长沙药解》
清·黄元御《玉楸药解》
清·李文炳《仙拈集》
清·陈奇生《痘科扼要》
清·徐大椿《医学源流论》
清·吴仪洛《本草从新》
清·张宗良《喉科指掌》
清·汪绂《医林纂要探源》
清·赵学敏《串雅外编》
清·顾世澄《疡医大全》
清·严洁等《得配本草》
清·唐千顷《增广大生要旨》
清·董维岳《痘疹专门秘授》
（题）清·徐大椿《药性切用》
清·陆烜《人参谱》
清·徐大椿《慎疾刍言》
清·张志聪、高世栻《本草崇原》
清·王如鉴《本草约编》
清·黄宫绣《本草求真》

清·徐大椿、徐爔《征士洄溪府君自序》
清·张銮《痘疹诗赋》
清·沈金鳌《要药分剂》
明·兰茂撰，清·范洪等抄补《滇南本草图说》
清·唐黉《外科选要》
清·唐秉钧《人参考》
清·李文培《食物小录》
清·佚名《轩辕逸典》
清·鲁永斌《法古录》
清·俞廷举《金台医话》
清·杨璇《伤寒温疫条辨》
清·许豫和《许氏幼科七种·橡村痘诀》
清·许豫和《许氏幼科七种·小儿诸热辨》
清·许豫和《许氏幼科七种·怡堂散记》
清·许豫和《许氏幼科七种·散记续编》
清·许豫和《许氏幼科七种·橡村治验》
清·刘奎《松峰说疫》
清·罗国纲《罗氏会约医镜》
清·林玉友《本草辑要》
清·汪汲《解毒编》
清·唐大烈《吴医汇讲》
清·龙柏《脉药联珠食物考》
清·龙柏《脉药联珠药性考》
清·刘常彦《医学全书》
清·佚名《眼科总经药论》
清·韦协梦《医论三十篇》
清·吴瑭《温病条辨》
清·吴瑭《医医病书》
清·黄宫绣《锦芳太史医案求真初编》
清·黄岩《医学精要》
清·李炳《辨疫琐言》
清·叶廷荐《救急备用经验汇方》
清·范在文《卫生要诀》
清·陈修园《神农本草经读》
清·赵学敏《本草纲目拾遗》
清·郑承瀚《重楼玉钥续编》

清·齐秉慧《齐氏医案》
清·齐秉慧《痘麻医案》
清·齐秉慧《齐氏家传医秘》
清·齐秉慧《痢证汇参》
清·佚名《咽喉脉证通论》
清·蔡恭《药性歌》
清·王学权《重庆堂随笔》
清·吴世铠《本草经疏辑要》
清·顾锡《银海指南》
清·刘松岩《目科快捷方式》
清·黄凯钧《橘旁杂论》
清·严龙图《痘疹衷要全书》
清·黄凯钧《药笼小品》
清·黄凯钧《上池涓滴》
清·章穆《调疾饮食辩》
清·王龙《本草纂要稿》
清·胡廷光《伤科汇纂》
清·包永泰《图注喉科指掌》
清·钱一桂《医略》
清·孙德润《医学汇海》
清·佚名《眼科秘本》
清·熊庆笏《中风论》
清·江涵暾《笔花医镜》
清·张九思《审病定经》
清·贺大文《方脉指迷》
清·莫树蕃《草药图经》
清·吴钢《类经证治本草》
清·张德裕《本草正义》
清·张琦《本草述录》
清·顾以惔《药达》
清·周贻观《周氏秘珍济阴》
清·张曜孙《产孕集》
清·翁藻《医钞类编·本草》
清·翁藻《医钞类编·痘麻》
清·杨时泰《本草述钩元》
清·曹禾《疡医雅言》

清·黄兑楣《寿身小补》
清·黄元吉《医理发明》
清·陈启运《痘科摘要》
清·异真道人《跌损妙方》
清·邹澍《本经序疏要》
清·王世钟《家藏蒙筌》
清·邹澍《本经续疏》
清·邹澍《本经疏证》
清·朱楚芬《痘疹集成》
清·邹岳《外科真诠》
清·孙德钟《活人一术初编》
清·佚名《寿世医窍》
清·姚澜《本草分经》
清·包诚《十剂表》
清·叶桂《本草再新》
清·邹承禧《辨证求是》
清·奎瑛《素仙简要》
清·岳昶《药性集要便读》
清·廖云溪《药性简要》
清·罗绍芳《医学考辨》
清·何本立《务中药性》
清·陈定泰《医谈传真》
清·安怀堂主人《青囊辑便》
清·吴其浚《植物名实图考》
清·蕴真子《赛金丹》
清·沈善谦《喉科心法》
清·王锡鑫《眼科切要》
清·赵术堂《医学指归》
清·冉敬简《医诗必读》
清·赵其光《本草求原》
清·李文荣《知医必辨》
清·佚名《锦囊药性赋》
清·文晟《新编六书·药性摘录》
清·叶志诜《神农本草经赞》
清·龚自璋、黄统《医方易简新编》
清·周钺《香远居医学举要》

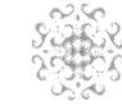

清·刘序鹓《增删喉科心法》
清·王德森《市隐庐医学杂著》
清·刘东孟传《本草明览》
清·王孟英《归砚录》
清·莫枚士《研经言》
清·张仁锡《药性蒙求》
清·佚名氏著，钱沛补《治疹全书》
清·陆以湉《冷庐医话》
清·翁藻抄《分经本草》
清·周茂五《易简方便医书》
清·王孟英《随息居饮食谱》
清·石寿棠《医原》
清·凌奂《本草害利》
清·王孟英《随息居重订霍乱论》
清·费伯雄《医醇剩义》
清·姚俊《经验良方全集》
清·屠道和《本草汇纂》
清·屠道和《分类主治》
清·吴师机《理瀹骈文》
清·严燮《医灯集焰》
清·湛德芬《医宗会要》
清·陆以湉《冷庐杂识》
清·徐炳章《一囊春》
清·双泰《痘疹简明编》
清·佚名氏撰，陆懋修、冯汝玖校注《本草二十四品》
清·黄岩《秘传眼科纂要》
清·石寿棠《温病合编》
清·王西林《温病指南》
清·郑寿全《医理真传》
清·黄钰《本经便读》
清·刘善述、刘士季《草木便方》
清·熊煜奎《儒门医宗》
清·刘仕廉《医学集成》
清·田绵淮《本草省常》
清·王燕昌《王氏医存》
清·苏氏辑，严炯订《秘传痘麻纂要》

清·李纪方《白喉全生集》
清·许廷佐《喉科白腐要旨》
清·佚名《天宝本草》
清·李厚堃、曹伯玉《诸症赋》
清·朱耀荣《三指捷编》
清·吴达《医学求是》
清·华埙《痧麻明辨》
清·刘鸿恩《医门八法》
清·张学醇《医学辨正》
清·谈鸿鋆《药要便蒙新编》
清·赵晴初《存存斋医话稿》
清·雷丰《时病论》
清·龙之章《蠢子医》
清·程曦、江诚、雷大震《医家四要》
清·戴葆元《本草纲目易知录》
清·黄光霁《本草衍句》
清·戈颂平《神农本草经指归》
清·潘宗元《分经药性赋》
清·陆懋修重订《重订理虚元鉴》
清·徐士銮《医方丛话》
清·陈其瑞《本草撮要》
清·黄廷爵《黄氏青囊全集秘旨》
清·陆懋修《文十六卷》
清·寄湘渔父《喉证指南》
清·高承炳《本草简明图说》
清·张秉成《本草便读》
清·与樵山客《平法寓言》
明·兰茂撰，清·高喧校补《校补滇南本草》
清·释心禅《一得集》
清·陈珍阁《医纲总枢》
清·周学海《读医随笔》
清·马文植《马培之医案》
清·孔胤《脉症治三要》
清·养晦斋主人《医家必阅》
清·唐宗海《本草问答》
清·高奉先《医宗释疑》

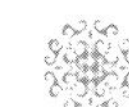

清·李桂庭集《药性诗解》
清·罗越峰《疑难急症简方》
清·陈明曦《本草韵语》
清·徐延祚《医粹精言》
清·任锡庚《医宗简要》
清·黄彝鬯《药性粗评全注》
清·庆恕《医学摘粹》
清·徐延祚《医医琐言》
清·徐延祚《医意》
清·吴汝纪《每日食物却病考》
清·过铸《增订治疗汇要》
清·王苳臣撰，韩鸿补编《本草择要类编》
清·陈葆善《白喉条辨》
清·仲昴庭《本草崇原集说》
清·丁肇钧《见症知医》
清·宝辉《医医小草》
清·郑奋扬著，曹炳章注《增订伪药条辨》
清·毛祥麟《对山医话》
清·何景才《外科明隐集》
清·康应辰《医学探骊》
清·周岩《本草思辨录》
清·黄皖《黄氏医绪》
清·唐成之《药方杂录》
清·佚名《双燕草堂眼科》
清·黄传祁《医学折衷劝读篇》
清·杜钟骏《管窥一得》
清·方仁渊《倚云轩医案医话医论》
清·沈金鳌撰，刘鹗补正《要药分剂补正》
清·永宁外史《九龙虫治病方》
清·王德宣《医学启蒙辑览》

引据古代文史百家书目

战国间 · 孔安国传《尚书》
战国间 ·《战国策》
先秦 ·《礼记》
汉 ·《尔雅》
汉 · 刘安《淮南子》
汉 · 司马迁《史记》
汉 · 刘向《列仙传》
汉 · 班固《汉书》
汉 · 佚名《武威汉代医简》
汉 · 许慎《说文解字》
晋 · 张华《博物志》
晋 · 嵇含《南方草木状》
晋 · 葛洪《抱朴子内篇》
南北朝 · 范晔《后汉书》
南北朝 · 沈约《宋书》
南北朝 · 郦道元《水经注》
南北朝 · 魏收《魏书》
唐 · 欧阳询《艺文类聚》
唐 · 李延寿《南史》
唐 · 房玄龄等《晋书》
唐 · 魏征等《隋书》
唐 · 长孙无忌、房玄龄等《故唐律疏议》
唐 · 李延寿《北史》
唐 · 姚思廉《梁书》
唐 · 题唐玄宗《唐六典》
唐 · 张鷟《朝野佥载》
唐 · 梅彪《石药尔雅》
唐 · 刘肃《大唐新语》
宋 · 柳宗元《柳宗元集》
宋 · 李肇《唐国史补》
宋 · 李翱《何首乌录》
宋 · 郑处诲《明皇杂录》

宋·段成式《酉阳杂俎》
宋·李匡乂《资暇集》
宋·刘昫《旧唐书》
宋·孙光宪《北梦琐言》
宋·王溥《唐会要》
宋·王溥《五代会要》
宋·薛居正等《旧五代史》
宋·李昉等《太平广记》
宋·李昉《太平御览》
宋·乐史《太平寰宇记》
宋·王钦若《册府元龟》
宋·宋敏求《唐大诏令集》
宋·邵雍《皇极经世书》
宋·欧阳修《新五代史》
宋·庞元英《文昌杂录》
宋·高承《事物纪原》
宋·龚鼎臣《东原录》
宋·朱长之《吴郡图经续记》
宋·司马光《涑水记闻》
宋·沈括《梦溪笔谈》
宋·沈括《梦溪补笔谈》
南宋·方勺《泊宅编》
南宋·王钦臣《王氏谈录》
南宋·王辟之《渑水燕谈录》
南宋·题苏轼《格物粗谈》
南宋·题苏轼《物类相感志》
南宋·题孔平仲《续世说》
南宋·张耒《明道杂志》
南宋·徐竞《宣和奉使高丽图经》
南宋·张邦基《墨庄漫录》
南宋·庄绰《鸡肋编》
南宋·蔡绦《铁围山丛谈》
南宋·邵伯温《河南邵氏闻见前录》
南宋·郑樵《通志·昆虫草木略》
南宋·孟元老《东京梦华录》
南宋·江少虞《宋朝事实类苑》

南宋·姚宽《西溪丛语》
南宋·佚名《宋大诏令集》
南宋·李焘《续资治通鉴长编》
南宋·曾敏行《独醒杂志》
南宋·韩彦直《橘录》
南宋·周密《癸辛杂识》
南宋·高文虎《蓼花洲闲录》
南宋·董弅、陈公亮《严州图经》
南宋·陆游《老学庵笔记》
南宋·周辉《清波杂志》
南宋·洪迈《夷坚志》
南宋·陈鹄《西塘集耆旧续闻》
南宋·许洪《指南总论》
南宋·陆游《避暑漫抄》
南宋·史安之、高似孙《剡录》
南宋·叶绍翁《四朝闻见录·丙集》
南宋·赵汝适《诸蕃志》
南宋·张世南《游宦纪闻》
南宋·赵与时《宾退录》
南宋·俞文豹《吹剑录外集》
南宋·元好问《续夷坚志》
南宋·周密《志雅堂杂抄》
南宋·周密《齐东野语》
南宋·吴自牧《梦粱录》
元·胡祗遹《紫山先生大全集》
元·脱脱《金史》
元·脱脱《宋史》
明·宋濂《元史》
明·朱元璋《大明律》
明·叶子奇《草木子》
明·王行《半轩集》
明·许浩《复斋日记》
明·王锜《寓圃杂记》
明·徐溥、刘健《大明会典》
明·陆粲《庚已编》
明·官修《明实录》

明·何乔远《闽书·南产志》
明·凌迪知《万姓统谱》
明·余继登《典故纪闻》
明·周晖《金陵琐事》
明·谢肇淛《五杂俎》
明·朱国祯《涌幢小品》
明·刘若愚《酌中志》
明·刘若愚《酌中志》
明末清初·徐树丕《识小录》
清·佚名(张怡)《谀闻续笔》
清·谈孺木《枣林杂俎》
清·黄山采药翁《农经酌雅》
清·顾景星《白茅堂集》
清·褚人获《坚瓠余集》
清·褚人获《坚瓠续集》
清·褚人获《坚瓠二集》
清·王士禛《池北偶谈》
清·吴震方《岭南杂记》
清·刘献廷《广阳杂志》
清·屈大均《广东新语》
清·杨宾《柳边纪略》
清·王士禛《香祖笔记》
清·吴澄《不居集》
清·张廷玉《明史》
清·徐本等《大清律例》
清·杭世骏《道古堂文集》
清·张泓《滇南新语》
清·嵇璜、刘墉《清朝通典》
清·纪昀《阅微草堂笔记》
清·赵翼《檐曝杂记》
清·吴德旋《初月楼续闻见录》
清·姚衡《寒秀草堂笔记》
清·梁绍壬《两般秋雨盦随笔》
清·王端履《重论文斋笔录》
清·梁章钜《浪迹丛谈》
清·梁章钜《浪迹续谈》

清·梁章钜《浪迹三谈》

清·姚元之《竹叶亭杂记》

清·王泰林《西溪书屋夜话》

清·蒋超伯《南漘楛语》

清·何梦瑶撰，僧互禅增补《乐只堂人子须知韵语》

清·毛祥麟《墨余录》

清·郭柏苍《闽产录异》

清·萨英额《吉林外记》

清·平步青《霞外攟屑》

清·俞樾《茶香室丛钞》

清·俞樾《茶香室续钞》

清·李伯元《南亭笔记》

民国·赵尔巽《清史稿》

附　采集诸家本草药品总数

本书收药凡2853种。火部29种、水部56种、土部62种、金石部168种、草部1132种、谷豆部105种、菜部187种、果部196种、木部385种、虫部135种、鳞部149种、介部66种、禽部83种、兽部100种。

《本经》349种。土部1种、金石部45种、草部164种、谷豆部7种、菜部13种、果部10种、木部45种、虫部30种、鳞部6种、介部8种、禽部3种、兽部17种。

《别录》208种。水部2种、土部2种、金石部23种、草部51种、谷豆部18种、菜部21种、果部22种、木部24种、虫部10种、鳞部7种、介部5种、禽部11种、兽部12种。

梁·陶弘景《本草经集注》1种。木部1种。

三国魏·吴普《吴普本草》1种。草部1种。

南朝刘宋·雷敩《炮炙论》1种。兽部1种。

唐·孙思邈《千金要方》2种。菜部2种。

唐·苏敬《唐本草》113种。土部3种、金石部15种、草部35种、菜部6种、谷豆部3种、果部13种、木部23种、虫部1种、鳞部2种、介部3种、禽部2种、兽部7种。

唐·甄立言《药性论》2种。草部1种、谷豆部1种。

唐·孟诜《食疗本草》17种。草部1种、谷豆部3种、菜部4种、果部1种、鳞部6种、禽部2种。

唐·陈藏器《本草拾遗》315种。火部1种、水部28种、土部25种、金石部19种、60种、谷豆部11种、菜部15种、果部20种、木部33种、虫部27种、鳞部26种、介部10种、禽部25种、兽部15种。

唐·萧炳《四声本草》1种。草部1种。

五代·陈士良《食性本草》2种。菜部1种、果部1种。

五代·李珣《海药本草》14种。草部2种、谷豆部1种、果部1种、木部6种、虫部1种、介部3种。

宋人大明《日华子》21种。金石部7种、草部6种、菜部2种、果部2种、木部1种、虫部1种、鳞部1种、禽部1种。

蜀·韩保昇《蜀本草》5种。菜部1种、木部2种、介部1种、兽部1种。

宋·刘翰、马志《开宝本草》111种。土部1种、金石部8种、草部37种、谷豆部3种、菜部7种、果部20种、木部15种、虫部2种、鳞部11种、介部2种、兽部5种。

宋·掌禹锡《嘉祐本草》72种。水部4种、金石部10种、草部16种、谷豆部2种、菜部9种、果部2种、木部6种、鳞部2种、介部7种、禽部13种、兽部1种。

宋·掌禹锡《图经本草》58种。金石部2种、草部42种、谷豆部2种、菜部4种、木部2种、虫部2种、介部2种、禽部1种、兽部1种。

宋·唐慎微《证类本草》15种。土部1种、金石部1种、草部3种、菜部1种、果部4种、木部2种、虫部2种、兽部1种。

宋·寇宗奭《本草衍义》1种。兽部1种。

宋·王继先《绍兴本草》3种。金石部2种、菜部1种。

宋·王介《履巉岩本草》47种。草部39种、菜部3种、果部1种、木部4种。

宋·陈衍《宝庆本草折衷》4种。草部3种、谷豆部1种、介部1种。

元·李杲《用药法象》1种。草部1种。

元·忽思慧《饮膳正要》13种。谷豆部2种、菜部2种、果部3种、禽部2种、兽部4种。

元·尚从善《本草元命苞》1种。谷豆部1种。

元·李云阳《用药十八辨》1种。鳞部1种。

元·吴瑞《日用本草》13种。草部2种、谷豆部1种、菜部3种、果部3种、鳞部1种、介部2种、兽部1种。

元·朱震亨《本草衍义补遗》2种。土部1种、草部1种。

明·朱棣《救荒本草》45种。草部29种、菜部5种、果部4种、木部7种。

明·兰茂《滇南本草》89种。草部63种、菜部9种、果部2种、木部12种、介部2种、兽部1种。

明·滕弘《神农本经会通》2种。谷豆部1种、兽部1种。

明·俞弁《续医说》1种。谷豆部1种。

明·许希周《药性粗评》3种。土部1种、木部2种。

明·刘文泰《本草品汇精要》8种。金石部2种、草部2种、菜部1种、木部2种、兽部1种。

明·汪机《本草会编》3种。草部1种、果部1种、虫部1种。

明·王西楼《救荒野谱》5种。草部1种、谷豆部4种。

明·郑宁《药性要略大全》4种。草部1种、木部3种。

明·卢和《食物本草》23种。水部3种、草部1种、谷豆部4种、菜部3种、果部1种、禽部9种、兽部2种。

明·罗必伟《医方药性》67种。草部38种、谷豆部2种、菜部5种、果部4种、木部18种。

明·陈嘉谟《本草蒙筌》1种。草部1种。

明·宁源《食鉴本草》4种。谷豆部1种、菜部1种、鳞部1种、兽部1种。

明·王文洁《太乙仙制本草药性大全》8种。土部1种、金石部3种、虫部1种、介部2种、兽部1种。

明·张四维《医门秘旨》3种。草部2种、木部1种。

明·皇甫嵩《本草发明》1种。草部1种。

明·李时珍《本草纲目》249种。火部10种，水部7种、土部18种、金石部10种、草部41种、谷豆部15种、菜部13种、果部27种、木部21种、虫部31种、鳞部25种、介部7种、禽部7种、兽部17种。

明·李中立《本草原始》2种。草部1种、介部1种。

明·周履靖《茹草编》1种。菜部1种。

明·穆世锡《食物辑要》8种。谷豆部1种、菜部1种、果部1种、虫部1种、鳞部1种、禽部3种。

明·鲍山《野菜博录》1种。草部1种。

明·应廛《食治广要》1种。谷豆部1种。

明·倪朱谟《本草汇言》6种。火部1种、草部2种、果部1种、木部1种。

明·吴文炳《药性全备食物本草》3种。水部2种、介部1种。

明·姚可成《食物本草》69种。火部4种，水部4种、金石部2种、草部4种、谷豆部4种、菜部5种、果部5种、木部1种、虫部1种、鳞部36种、介部2种、兽部1种。

明·孟笨《养生要括》1种。菜部1种。

明·蒋仪《药镜》1种。草部1种。

清·何其言《养生食鉴》12种。草部1种、菜部1种、果部1种、虫部1种、鳞部7种、介部1种。

清·张璐《本经逢原》2种。草部1种、兽部1种。

清·王逊《药性纂要》1种。木部1种。

清·何谏《生草药性备要》129种。草部73种、菜部3种、果部1种、木部51种、虫部1种。

清·吴仪洛《本草从新》11种。草部6种、果部1种、木部1种、虫部1种、介部2种。

清·王子接《得宜本草》1种。菜部1种。

清·汪绂《医林纂要探源》16种。火部3种、草部1种、菜部1种、木部2种、虫部1种、鳞部3种、介部2种、禽部1种、兽部2种。

清·严洁《得配本草》2种。草部2种。

题清·徐大椿《药性切用》5种。草部4种、木部1种。

明·兰茂撰，清·范洪等抄补《滇南本草图说》64种。草部42种、菜部10、果部3种、木部6种、虫部1种、鳞部2种。

清·张泓《滇南新语》2种。草部1种、木部1种。

清·李文培《食物小录》3种。菜部2种、果部1种。

清·赵学敏《本草纲目拾遗》245种。火部10种，水部6种、土部5种、金石部19种、草部101种、谷豆部13种、菜部12种、果部20种、木部25种、虫部18种、鳞部9种、介部1种、禽部2种、兽部4种。

清·叶桂《本草再新》4种。土部1种、草部2种、兽部1种。

清·吴其浚《植物名实图考》216种。草部164种、谷豆部2种、菜部9种、果部9种、木部32种。

清·赵其光《本草求原》16种。草部8种、菜部1种、木部4种、虫部1种、鳞部1种、禽部1种。

清·刘善述《草木便方》62种。土部1种、草部30种、菜部1种、果部5种、木部22种、鳞部1种、介部2种。

清·田绵淮《本草省常》2种。菜部2种。

清·莫树蕃《草药图经》12种。草部7种、木部5种。

明·兰茂撰，清·高暄等抄补《校补滇南本草》44种。草部33种、菜部4种、果部6种、木部1种。

清·郑奋扬著，曹炳章注《增订伪药条辨》1种。木部1种。

序例二　用药　第二卷

本草论说

本草总论

《说文解字·艸部》：药，治病艸。从艸，乐声。

《太平圣惠方》卷二：夫济时之道，莫大于医。去病之功，无先于药。人居五行四气，病生暑湿风寒。药分三品七情，性有温平冷热。凡于行用，不得差殊。庶欲立方，便须凭据。疗之合理，病无不痊。若自昧新陈，莫分真假，用之偏僻，使之稀疏，着以别名，求于奇异，未谙体性，妄说功能。率自胸襟，深为造次。是以医不三世，不服其药，斯言信有之矣。岂不慎思者哉！又不得用土地所无，贵价难市。珠珍诸宝，稀罕所闻，縱富贵而无处搜求，设贫下而寡财不及，或于远邦求药，或则确执古方，不能变通，稽于致辩，病既深矣，药何疗焉？由是医者，必须舍短从长，去繁就简，卷舒有自，盈缩随机，斟酌其宜，增减允当。察病轻重，用药精微，则可谓上工矣。

《本草衍义·序例上》：本草之名，自黄帝、岐伯始。其《补注·总叙》言，旧说《本草经》者，神农之所作，而不经乎。《帝纪》元始五年，举天下通知方术本草者，所在轺传，遣诣京师，此但见本草之名，终不能断自何代而作。又《楼护传》称，护少诵医经、本草、方术，数十万言，本草之名，盖见于此。是尤不然也。《世本》曰：神农尝百草，以和药济人，然亦不着本草之名，皆未臻厥理。尝读《帝王世纪》曰：黄帝使岐伯尝味草木，定《本草经》，造医方，以疗众疾；则知本草之名，自黄帝、岐伯始。其《淮南子》之言，神农尝百草之滋味，一日七十毒，亦无本草之说。是知此书，乃上古圣贤具生知之智，故能辨天下品物之性味，合世人疾病之所宜。

《医说·百药自神农始》：《世本》曰：神农和药济人，则百药自神农始也。《世纪》或云：

伏羲尝味百草，非也。梁·陶弘景《本草》序曰：神农氏，王天下宣药，疗疾以拯夭伤。《高氏小史》曰：炎帝尝百药以治病，尝药之时，百死百生。《帝王世纪》曰：炎帝尝味草木，宣药疗疾，着《本草》四卷，至梁陶弘景，唐李世绩等注叙为二十卷。皇朝开宝中重校定。仁宗嘉祐中命掌禹锡等，集类诸家叙药之说，为《补注本草》。《唐书·于志宁传》志宁云：班固惟记黄帝《内外经》，不载《本草》，齐《七录》乃称之。世谓神农尝药，黄帝以前文字不传，以识相付，至桐雷乃载篇册。然所载郡县，多汉时张仲景、华佗窜记其语。梁·陶弘景此书应与《素问》同类，其余多与志宁之说同也。《事物纪原》。

《医经溯洄集·神农尝百草论》：《淮南子》云：神农尝百草，一日七十毒。予尝诵其书，每至于此，未始不叹夫孟子所谓尽信书则不如无书。夫神农，立极之大圣也，闵生民之不能以无疾，故察夫物性之可以愈疾者，以贻后人，固不待乎物物必尝而始知也。苟待乎物物必尝而始知，则不足谓之生知之圣也。以生知之圣言之，则虽不尝亦可知也。○设使其所知果有待乎必尝，则愈疾之功，非疾不能以知之。其神农众疾俱备而历试之乎？况污秽之药不可尝者，其亦尝乎？且味固可以尝而知，其气、其性、其行经、主治及畏恶反忌之类，亦可以尝而知乎？苟尝其所可尝，而不尝其所不可尝。不可尝者既可知，而可尝者亦不必待乎尝之而后知矣。谓其不尝不可也，谓其悉尝亦不可也。然《经》于诸药名下，不着气性等字，独以味字冠之者，由药入口，惟味为先故也。○又药中虽有玉石虫兽之类，其至众者，惟草为然，故遂曰尝百草耳，岂独尝草哉？夫物之有毒，尝而毒焉有矣，岂中毒者日必七十乎？设以其七十毒偶见于一日而记之，则毒之小也，固不死而可解。毒之大也则死矣，孰能解之？亦孰能复生之乎？先正谓《淮南》之书多寓言，夫岂不信？

《医经小学》卷一："医学指南总诀"二首，并出《玉匮密钥》。○不读本草，焉知药性？专泥药性，决不识病。假饶识病，未必得法。识病得法，工中之甲。能穷《素问》，病受何气，便知用药，当择何味。○不诵十二经络，开口动手便错。不通五运六气，检遍方书何济。经络明，认得标；运气明，认得本。求得标，只取本，治千人，无一损。

《医圣阶梯》卷一：无病服药，如壁里安柱，有何不可？曰：药势有所偏胜，令人脏气不平，无疾不可饵也。人只知补之为利，而不知补之为害。无故求益生之祥，病反生焉。况五谷为养，五肉为充，五菜为资，五果为助。谷肉菜果，养充资助，多食之则损脾胃，伤元气。药乃攻邪之物耳，岂可多服乎？

《医门秘旨》卷三：南北地气辨或问曰：人言东南气热，可服寒药；西北气寒，须服温药。然今东南之俗，胡椒、姜、桂，人常食之不见生病，而北京士夫畏食胡椒辛热之物，何也？曰：东南虽热，然地卑多湿；西北虽寒，然地高多燥，辛热食药却能助燥故耳。治病用药，须识此意。

《五杂组》卷一一：神农尝百草以治病，故书亦谓之《本草》。可见古之入药者，不过草根木实而已。其后推广，乃及昆虫。然杀众物之生以救一人之病，非仁人之用心也。况医之用及昆虫，又百中之一二乎？孙思邈道行高洁，法当上升，因着《千金方》，中有水蛭、蝼蛄，为天帝所罚。故能却而不用，亦推广仁术之一端耳。

《医宗粹言》卷四：吴文正公序《医方大成》曰：以一药治一病者，本草也；以数药治一证者，医方也。医方祖于本草，而其合数药为一方也。大抵处方要在合宜而用，不可务取品味数多，过制越此，反为不效矣。

《轩岐救正论》卷六：药为病设。若人元气充实，真阴恬静，饮和可资摄养，何必别假丹剂，鼓溢气血，奔突散漫，而为揠助之患。每见有无故而服参、耆、归、术、苁蓉、骨脂，滋益脾肾之药，暴致血衄胀满，成不可解之疾者。窃谓病者，身之贼也。药，治病之兵也。朝廷不得已而用兵，人有病而始用药。病实者尚虞骤补，病虚者更畏妄攻，药其可漫尝乎？〇噫！治病与治国一也。久病而服误剂，犹青苗之厉法。无病而轻服药，乃黩武之危图，均害民也，伤生也。

《本草汇笺·总略》：药之所主，止说病之一名。假令中风，乃有数十种；伤寒证候，亦有二十余条。更复就中求其数例，配证合药。病之变状，不可一概言之。所以医方千卷，犹未尽其理。春秋已前，及和缓之书蔑闻，而道经略载扁鹊数法，其用药犹是《本草》家意。至汉淳于意及华佗等方，今时有存者，亦皆条理。药性惟张仲景一书，最为众方之祖。又悉依《本草》，但其善诊脉，明气候，以意消息之尔。至于刳肠剖臆，刮骨续筋之法，乃别术所得，非神农家事。自晋代以来，有张苗、宫泰、刘德、史脱、靳邵、赵泉、李子豫等一代良医，其贵胜阮德如、张茂先、裴逸民、皇甫士安及江左葛洪、蔡谟、殷仲堪诸名人等，并研精药术，宋有羊欣、元徽、胡洽、秦承祖，齐有尚褚澄、徐文伯、嗣伯群从兄弟，疗病亦十愈八九，各有所误。用方观其指趣，莫非《本草》者，或时用别药，亦循其性度，非相踰越。《范汪方》百余卷，及葛洪《肘后》，其中有细碎单行经用者，或田舍试验之法，或殊域异识之传，如藕皮散血，起自庖人。牵牛逐水，近出野老。面店酸齑，乃是下蛇之药。路边地菘，而为金疮所秘。此盖天地间物，莫不为天地间用。触遇则会，非其主对矣。颜光禄亦云道经仙方，服食断谷，延年却老，乃至飞丹炼石之奇，云腾羽化之术，莫不以药道为先。用药之理，一同本草，但制御之途，小异世法。今庸医处疗，皆耻看本草，或倚约旧方，或闻人传说，便揽笔疏之，以此表奇，其畏恶相反，故自寡昧，而药数远僻，分两参差，不以为疑。偶而值瘥，则自信方验，旬月未瘳，了不反求诸己。虚构声称，自贻伊谴矣。其五经四部，军国礼服，少有乖越。止于事迹非宜耳，至于汤药，一物有缪，便性命及之。千乘之君，百金之长，可不深思戒惧耶？

《古今名医汇粹·用药总论》：东庵曰：药品多端，理可融会。性不过寒、热、温、凉，味不过辛、甘、酸、涩、苦、咸六种而已。寒者凝滞，热者宣行，温者热之次，凉者寒之轻，酸则必收，涩则必固，苦则必降，辛则必散，咸能润下，甘能缓中。香燥者其性窜烈，多服则耗气。滋润者其性濡湿，多服则伤脾。消导者其性甚劣，多服则破气。推荡者其性迅烈，多服则伤阴。渗泄者其性下流，多用则走泄。诸凡种种，可以类推。是能于去病之功，但用之不宜偏务；推有补益之品，久服多服不妨，但不宜呆补。以行滞分消之品，用之则万全而无弊矣。

《冯氏锦囊秘录·杂症大小合参》：药论概用药之弊也，始于执流而忘源，信方而遗理，泥成方之验，不解随人活泼，胶章句之迹，未能广会灵通。王太仆曰：粗工褊浅，学问未精，以热攻寒，以寒疗热，治热未已，而冷疾顿生，攻寒日深，而热病更起；热起而中寒尚在，寒生而外热不除；欲攻寒，则惧热不前；欲疗热，则思寒又止；岂知脏腑之源，有寒热温凉之主哉！夫药有君臣佐使，逆从反正，厚薄轻重，畏恶相反，未得灵通，而漫然施疗，许学士所谓猎不知兔，广络源野，术亦疏矣。君为主，臣为辅，佐为助，使为用，制方之原也。逆则攻，从则顺，反则异，正则宜，治病之法也。必热必寒，必散必收者，君之主也。不宣不明，不受不行者，臣之辅也。能受能令，能合能公者，佐之助也。或击或发，或劫或开者，使之用也。破寒必热，逐热必寒，去燥必濡，除湿必泄者，逆则攻也。治惊须平，治损须温，治留须收，治坚须溃者，从则攻也。○要知一身所犯，病情虽多，而其源头，只在一处，治其一，则百病消，治其余，则头绪愈多，益增别病。盖古今亿万人之形体虽殊，而其相传相成之脏腑、阴阳则一，百病之害人虽异，而治法不外乎气血虚实之间，虚实既明，而寒热亦在其中。正强邪盛者，亟祛邪以保正，正弱邪强者，亟保正以御邪，务使神气勿伤，长有天命。盖岐黄仁术，原重生命以治病，故每重本而轻标，何今之人，徒知治病而不顾生命，每多遗本顾末，不惟不胜治，终亦不可治也。故能于虚实、寒热、邪正处灼然明辨，则益心之阳，寒亦通行，强肾之阴，热亦痊可。发舒阳气，以生阴精，滋养阴精，以化阳气，或养正而邪自除，或驱邪而正始复，或因攻而为补，或借补为攻，治千万种之疾病，统不出乎一理之阴阳。苟临症狐疑，不知所重，姑以轻和之剂，以图万一之功，昔有直入之兵，焉望捷得之效？因循待毙，亦何异于操刃杀人！此皆不求至理，徒守成方者之误也。

《医学阶梯》卷二：本草总论本草始于神农，世多失考。后固有《图经本草》《大观本草》《蒙筌》《本草元始》《必读》诸本草，而注释本草、考订药品，颇甚详细。但不若《本草纲目》更明且备也。始以《本经》为纲，继以《别录》为目，又着之以发明，辑之以附方，考订诸本草，穷究诸药物，重者删之，缺者补之，而分部编类，条条有法。自《本经》三百六十五种而始，以至一千八百九十二种而止，其分为十六部，编为五十二卷。增药五百余种，辑方一万余零。通称时珍《本草》为万世不朽之书。但今人畏难苟安，反云《纲目》书繁，不免望洋而叹，不知李子时珍著解本草，原非好为愽观自炫于世。凡考药品，各有门数。如草、木、果、菜、谷部，但逐渐参考，久则诸性可自识也。如鳞、介、兽、虫、禽部，考订采摘，不过有数几种，而金石部用者则有限也。至火、土、水、人部，燮阴阳而全五行，其用微妙，然亦载在《纲目》，不待远索也。且万物非生于阴，即产于阳，不成于五行之生，即败于五行之克。而况一草一木，岂不尽阴阳五行之理？先将本草统论大纲，而后药性详解，请再参焉。

《医学源流论》卷上：本草古今论本草之始，仿于神农，药止三百六十品。此乃开天之圣人，与天地为一体，实能探造化之精，穷万物之理，字字精确，非若后人推测而知之者。故对症施治，其应若响。仲景诸方之药，悉本此书。药品不多，而神明变化，已无病不治矣。迨其后，药味日多，至陶弘景倍之，而为七百二十品。后世日增一日。凡华夷之奇草逸品，试而有效，医家皆取而用之，代有成书。至明李时珍，增益唐慎微《证类本草》为《纲目》，考其异同，辨其真伪，原其生产，集诸家之说，而本草更大备。此药味由少而多之故也。至其功用，则亦后人试验而知之，故其所治之病益广。然皆不若《神农本草》之纯正真确。故宋人有云：用神农之品无不效，而弘景所增已不甚效，若后世所增之药则尤有不足凭者。○至张洁古、李东垣辈，以某药专派入某经，则更穿凿矣，其详在治病不必分经络藏府篇。故论本草，必以神农为本，而他说则必审择而从之。更必验之于病而后信。

《知医必辨·杂论》：凡人有病，如锁错鐄；医者治病，如以钥开锁。不善开锁，虽极用力而锁不开，甚且将锁损坏。铜匠善开锁，只须铜线一根，轻轻一拨，而锁自开。故不善治病者，虽用重剂，而病不解，甚且加增；善治病者，只须一药，即可得效。初学治病，当自审其能治则治，否则以待善治者，不可未识病情，孟浪用药，将人损坏，虽有善者，未如之何！夫锁可损也，人亦可损乎哉？

本草用药源流论

《战国策·楚四》卷一七：有献不死之药于荆王者，谒者操以人。中射之士问曰："可食乎？"曰："可。"因夺而食之。王怒，使人杀中射之士。中射之士使人说曰："臣问谒者，谒者曰可食，臣故食之。是臣无罪，罪在谒者也。且客献不死之药，臣食之而王杀臣，是死药也。王乃杀无罪之臣，而明人之欺王。"王乃不杀。

《艺文类聚·药》卷八一：东方朔曰：武帝好方士。朔曰：陛下所使取神药者，皆天地之间药，不能使人不死。独取死人药、天上药，能使人不死耳。上曰：天何可至？朔曰：臣能上天。既辞去，出殿门复还。曰：今臣上天，似谩诞者，愿得一人为信验。上即遣方士与朔俱期三十日而返。朔等辞而行，日日过诸侯传饮，方士昼卧，朔遽呼之曰：若极久不应我，何耶？今者属从天上来。方士大惊，乃具以闻。上问朔，朔曰诵天上之物，不可称原。上以为面欺，诏朔下狱。问之左右，方提去。朔啼泣对曰：使须几死者再。上曰：何也？朔对曰：天公问臣下，方人何衣？臣对曰：衣虫。虫何若？臣对曰：虫喙类马，色邠邠类虎。天公大怒，以臣为慢使。使下问还报，名曰蚕天公，乃出臣。今陛下苟以为诈，愿使人上天问之。上大惊曰：善。欲以喻我止方士也。〇皇甫谧《高士传》曰：韩康字伯休，京兆灞陵人，常采药名山，卖于长安市口，不二价。三十余年时，女子从康买药，守价不移。女子怒曰：公是韩伯休耶？乃不二价。康叹曰：我本避名，今女子皆知有我，何用药为？乃遁入灞陵山中。

《千金要方·用药》卷一：古人用药至少，分两亦轻，差病极多；观君处方，非不烦重，分两亦多，而差病不及古人者，何也？答曰：古者日月长远，药在土中，自养经久，气味真实，百姓少欲，禀气中和，感病轻微，易为医疗。今时日月短促，药力轻虚，人多巧诈，感病厚重，难以为医。病轻用药须少，痾重用药即多。此则医之一隅，何足怪也。又古之医者，自将采取，阴干、暴干，皆悉如法，用药必依土地，所以治十得九。今之医者，但知诊脉处方，不委采药时节。至于出处土地，新陈虚实，皆不悉，所以治十不得五六者，实由于此。夫处方者，常须加意，重复用药，药乃有力。若学古人，徒自误耳。将来学者，须详熟之。

《本草衍义·序例中》：夫用药如用刑，刑不可误，误即干人命；用药亦然，一误即便隔生死。然刑有鞫司，鞫成然后议定，议定然后书罪。盖人命一死，不可复生，故须如此详谨。今医人才到病家，便以所见用药。若高医识病知脉，药又相当，如此，即应手作效。或庸下之流，孟浪乱投汤剂，逡巡便致困危。如此杀人，何太容易！

《素问病机气宜保命集·本草论》：流变在乎病，主治在乎物，制用在乎人。三者并明，则可以语七方十剂。宣、通、补、泻、轻、重、涩、滑、燥、湿，是十剂也。大、小、缓、急、奇、偶、复，是七方也。是以制方之体，欲成七方十剂之用者，必本于气味生成而成方焉。〇其寒、热、温、凉四气者，生乎天。酸、苦、辛、咸、甘、淡六味者，成乎地。气味生成，而阴阳造化之机存焉。是以一物之中，气味兼有。一药之内，理性不无。故有形者谓之味，无形者谓之气。若有形以无形之治，喘急昏昧乃生。无形以有形之治，开肠洞泄乃起。〇有生之人，形精为本。故地产养形，形不足者，温之以气。天产养精，精不足者，补之以味。形精交养，充实无亏，虽有苛疾，弗能为害。故温之以气者，是温之以肺。补之以味者，是补之以肾。〇圣人发表不远热，攻里不远寒。

辛甘发散为阳，酸苦涌泄为阴。故辛散、酸收、甘缓、苦坚、咸软，随五脏之病证，施药性之品味，然后分奇、偶、大、小、缓、急之制也。故奇偶者，七方四制之法。四制者，大、小、缓、急也。所谓气有多少，病有盛衰。治有缓急，方有大小。故大小者，君一臣二，奇之制也。君二臣四，偶之制也。君二臣三，奇之制也。君二臣六，偶之制也。又曰：奇方云君一臣二，君二臣三。偶方云君二臣四，君二臣六。所以七方者，四制之法。奇偶四制，何以明之？假令小承气、调胃承气为奇之小方也，大承气、抵当汤为奇之大方也，所谓因其攻下而为之用者如此。桂枝、麻黄为偶之小方，葛根、青龙为偶之大方，所谓因其发而用之者如此。○虽《本草》曰：上药一百二十种为君，应天，中药一百二十种为臣，应人，下药一百二十种为使，应地。若治病者，特谓此三品之说，末也。《经》所谓有毒无毒，所治为主，适其小大为制也。故主病者为之君，佐君者为之臣，应臣者为之使，非上中下三品之谓也。王注曰：但能破积愈疾，解急脱死，则为良方，非必要以先毒为是，后毒乃非。有毒为是，无毒为非，必量病轻重大小之常也。帝曰：三品何谓也？岐伯曰：所以明善恶之殊贯也。是以圣人有毒无毒，服自有约。故病有新久，方有大小。有毒无毒，宜合常制矣。

《宝庆本草折衷·序例萃英上》卷一：唐谨微序例，此谨微纂集诸家之文也。述陶隐居序凡三章。其一章：本草旧称《神农本经》，以神农氏宣药疗疾，以拯夭伤之命，惠彼群生，恩流含气。民到于今赖之。此书应与《素问》同类，黄帝又与岐伯等讲明五运六气，三部九候，荣卫经络，砭刺俞穴，以成《内经素问》也。但后人多更修饰之尔。其二章：今庸医处疗，皆耻看《本草》。或倚约旧方，或闻人传说，或遇其所忆，便揽笔疏之。其畏恶相反，分两参（初金切）差（初宜切），亦不以为疑脱。或偶尔值差，则自信方验；若旬月未瘳，则言病源深结，了不反求诸己。虚驾声称，多纳金帛。非惟在显宜责，固将居幽贻谴矣。其三章：晋时有一才人原阙姓氏，欲刊正《周易》及诸药方，先与祖讷共论。祖云：辨释经典，纵有异同，不足以伤风教；至于汤药小小不达，便致寿夭所由，则后人受弊不小，何可轻以裁断？○又述：开宝复位序凡一章。《三坟》之书，神农预其一。百药既辨，《本草》存其录。旧经世所流传，别录互为编纂。至梁·正白先生陶景，以《别录》参《本经》，朱墨杂书，朱书即今白字。又考功用，为之注释。逮唐参校补证，然而载历年祀。朱字墨字，无本得同。乃讨源于别本，定为印板。以白字为神农所说，墨字为名医所传。白字、墨字，尝以数本比对，颇有舛互。今《折衷》总作墨字，以防抄刻舛互之弊也。○又述：嘉祐补注总叙凡一章。两汉以来，名医益众。张机、华佗辈，始因古学，附以新说，通为编述，《本草》由是见于经录。○又述：图经序凡一章。昔唐永徽中年号也删定《本草》，复有《图经》相辅而行。图以载其形色，经以释其同异。而明皇御制，又有《天宝单方药图》，皆所以叙物真滥。二书散落殆尽，又诏命编述，复广药谱之未备，图地产之所宜。○寇宗奭序例凡三章。其一章：本草之名，自黄帝、岐伯始。其旧说元始五年前汉年号，举天下通知方术本草者，轺诣京师。此但见本草之名，终不能断自何代而作。又《世本》曰：神农尝百草，以和药济人，亦不着本草之名。尝读《帝王世纪》曰：黄帝使岐伯尝味草木，定《本草经》，则知本草之名，自黄帝、岐伯始。其《淮南子》言：神农尝百草，一日七十毒，亦无本草之说。○新集：伪蜀韩保升序云：药有玉石、草木、虫兽，而直云本草者，为诸药中草类最多也。○论曰：神农尝草，以识性味之用，而本草之名尚闭也。至黄帝使岐伯尝草，以定《本草经》，经定而名显矣。然名虽由岐伯而显，其道端自神农而倡。故梁《七录》及嘉祐赐名，竟谓之《神农本草》，不言岐伯，所以尊倡道之祖也。

其二章：上古圣贤，具生知之智，故能辨天下品物之性味，合世人疾病之所宜。后之贤智，从而和之者，又增广其品至一千八十二名，《补注本草》称一千八十二种，然一种有分两用者，有三用者。其种字为名字，于义方允。名字，今《折衷》又改作条字。可谓大备。其三章：茈音柴胡条云：注释本草，一字亦不可忽，盖万世之后，所误无穷耳。

《活幼口议·议投药》卷二：水有浅涸而可深，山有颓荒而可林，地有倾陷而可固，物有损益而可珍。药有贵贱，人有尊卑，心存至理，追究弗迷。然其贵贱，长幼婴孩，所患疾病，异端传变。异证者，受气禀赋，资质厚薄故也。由是根不固而体不备，气不充而志不宁。贵者则骄多，贱者则劳盛。骄多即胚胎而得之，劳盛乃孕育而招之。凡儿气受之不实，或芘荫之有余，月期过满，或看承之有亏，所袭刚柔而然，犹抱虚实而已。从生成应有别，假造亦无违，察贵贱各体，其根较长幼，皆循其理。凡疗小儿，非以一体之谓，不可同常之见。所言投药者，或用投之于简，的也。投之久练，纯热也。投之穷研，精粹也。

《全幼心鉴》卷一：天地之大德曰：生生者，人之所同乐也。人之一身，不幸于有病，有病不得已而请医。为医者当自存好心，彼之病犹己之病。药契天，不敢以一毫客气，勿问贫富贵贱，则与善药专以救人为念，以慕尊生乐道之意，造物者自佑之以福。〇医士自当始终尽其在我无愧于好生之心，则尽善尽美。

《松厓医径》卷首：古人方，固有为一病而设者，亦有数处用者，如四君子汤，可以补气，可以调气，又可以降气，凡涉于气证者，皆可用之。四物汤，可以补血，可以调血，又可以止血，凡涉于血证者，皆可用之。前辈云：肝肾同归于一治。愚谓心肺亦当同归于一治。有如八味丸之类，既可以补肾，又可以补肝。金花丸之类，既可以治心，亦可以治肺。肾也，肝也，心也，肺也，既可以通治。而脾也，独不可以通治乎？脾居中州，贯乎四脏，故善治四脏者，未有不治乎脾。此承气汤之类，又能治四脏之邪者，为是故也。引而伸之，触类而长之，无不如是。故此一书，皆摘人所常用之方，互可相通者，填注于各证之下，编成序次，使人易于披阅。或病证时有出入，又当以意消息，互相假借而用可也。

《医说续编·用药》卷三：凡治病用药，以前人方论未可者，切不可孟浪，须沉潜思绎千条万绪，必求气之所在而取之，不过格物致知之功，久久自入穷通变化之妙丹溪。

《续医说·无病服药》卷四：浙人柯敬仲、陈云峤、甘从化三人，自恃禀气强盛，预防痈疽之患，皆好服防风通圣散，每日须进一服以为快。其后三人不及中寿之年，无病暴亡。噫！岂非好服凉药太过，销铄元气，急无所救者欤？欲求益生，反致殒命。嗟夫！张洁古有云：无病服药，乃无事生事，可不戒哉！

《韩氏医通·绪论章》卷上：飞霞子曰：天地万物，气成形也。不位不育，病之时也。人之养气，践形而致中和者，医之道也。失而至于针砭药饵，第二义矣。《易》无妄九五曰：无妄之疾，勿药有喜。孔子曰：无妄之药，不可试也。此最上义也。得医之最上义者，气之冲，神之化，皆此身之真息以踵也。卢扁指竖子，华陀剖肠腑，白玉蟾呵瞖痈，药饵云乎哉？针砭云乎哉？〇神农尝百草，虽非经见，理或有之。轩岐尹咸多古书，要难尽信。《周礼》大司巫掌医卜，则医之为道也，技焉尔矣。秦汉以前，有说无方。故《内经》诸书，郑重诊缕，亦多累世附会窜杂之言。汉魏而下，有方无说。非无说也，言愈多而理愈晦也。自张戴李诸君子出，立法分类，原病处方，而后经旨灿然。丹溪朱彦修乃能集名医之大成，尊《素》《难》如六经，以诸子为羽翼，医之为技，庶乎其显著矣。今之日诸书充栋，学者望洋，安得起群公而就正删述一番，有经有传有史，俾医道不沦于远泥，而有以达中和极致之功，然后为快邪。〇阅古方，必如亲见其人禀赋与当时运气风土，始可以得作者之意。有可为典要者，处方之起剂也。有一时权衡者，处方之参考也。全在真知药性，灼见病情。予每以夜央跏坐，为人处方，有经旬不能下笔者。〇病如橐，方如龠。万龠一橐，反为橐害矣。世有经验一方，而递相偶中者，遂不自审度而轻用之，何也？君臣佐使之外，有一标使。如剂中合从辛以达金，则取引经一味，辛者倍加之，故其效速。〇处方正不必多品。但看仲景方，何等简净。丹溪谓东垣多多益善，岂医固有材邪！

《医家赤帜益辨全书》卷三：本草单方上古用药最简，以其药治某病，单方一味，故其力专，其效速。甚者用君臣佐使四味，谓之全方，至矣。何今世之医专尚药品众多，以冀获效。殊不知品味多则药混，而对症之力浅，故效迟也。而本草每药之条下，专治某病，可集一本，用之辄有奇效，学者不可不知也。

《戒庵老人漫笔》卷五：论医大抵医者不尽人之性，不能知病，不尽物之性，不能知药，不尽己之性，则亦莫知人物之性之所由来也。今之医者，每分血气痰之证，而药鲜奏功。〇用药之法，补则俱补，泻则俱泻，无并行之理。天下之物，与我同体，故五色、五声、五味、五香、七情，莫非一气之所为，故皆可以为药，眼耳鼻舌身意，皆可以受药也。使万物非吾一体，何能益于吾身？且如革声健脾，金声通肺，黑色养目，红白伤明，论梅生津，思秽作呕，哀而泪，愧而汗，怒而热，畏而寒，病与医之故皆可识也。《本草》载药必曰性气味，未有用气者，何也？不知气之灵，无所不为也。

《杏苑生春》卷一：药味专精凡药昆虫、草木产之有地，根、叶、花、实采之有时，失其地则性味有异矣，失其时则气味不全矣。又况新陈之不同，精粗之不等，倘不择而用之，其不效者，医之过也。《经》曰：司气备物，气味之精专也。〇是以修合药剂，须要物得其地，采得其时，新陈合宜，用无不效。反畏之物，性不相□□而用之，岂无乖争？药之入口，生死系焉，为工者慎之无忽，实为医道之幸焉。故治病者，必明六化，分治五味五色，所生五脏所宜，乃可以言盈虚病生之绪也。谨候气宜，无失病机，其主病何如，言采药之岁也。司岁备物，则无遗主矣。先岁物何也，天地之专精也。专精之气，药物肥浓，又于使用当其正气味也。五运主岁，不足则物薄，有余则物精，非专精则散气，散气则物不纯，是以质同而异等，形质虽同，力用则异也。气味有厚薄，性用有躁静，治化有多少，力化有浅深，此之谓也。

《五杂俎》卷一一：今《本草》中，禽兽昆虫，巨细必载，大自虎狼、鹳鹤，小至蚊蚋、蜂蚓，无不毕备，遂令杀生以求售者日盈于市。余见山东蒙阴取蝎者，发巨石，下探其窟穴，计以升斗，以火逼死，累累盈筐。此物不良，死固不足惜，然藏山谷中者，何预人事？而取之不休，亦可悯也。至于虾蟆、龟蛇之属，皆灵明有知，而刲肠剔骨，惨酷异常。又其大者，针鹿取血，剥驴为胶，即可以长生不死。君子不为也，而况未必效乎。

《宜麟策·药食论方》：种子之方，本无定轨，因人而药，各有所宜。故凡寒者宜温，热者宜凉，滑者宜涩，虚者宜补，去其所偏，则阴阳和而生化着矣。今人不知此理，而但知传方，岂宜于彼者，亦宜于此耶？且或一人偶中，而不论宜否，而遍传其神，竞相制服，又岂知张三之帽，非李四所可戴也？

《类经·气味类》卷一一：天食人以五气，地食人以五味《素问·六节脏象论》。〇本篇帝以天地阴阳之化为问，而伯独以草为对，因发明五气五味之理。观者但谓其言草，而不知人生所赖者惟此，故特明其义，诚切重之也。〇虽轩岐之教，初未尝废恬憺虚无、呼吸精气之说，然而缓急之宜，各有所用。若于无事之时，因其固有而存之养之，亦足为却病延年之助。此于修养之道而有能及其妙者，固不可不知也。至于疾病既成，营卫既乱，欲舍医药而望其邪可除，元可复，则无是理也。亦犹乱世之甲兵，饥馁之粮饷，所必不容已者，即此药也。孰谓草根树皮，果可轻视之哉？然余犹有说焉，按史氏曰：人生于寅。朱子曰：寅为人统。夫寅属三阳，木王之乡也，而人生应之，其为属木可知矣。至察养生之用，则琼浆玉粒，何所生也？肥鲜甘脆，何所成也？高堂广厦安其居，何所建也？布帛衣裘温其体，何所制也？然则草木之于人也，服食居处，皆不可以顷刻无也，无则无生矣。而人之属木也，果信然否？第以谷食之气味，得草木之正；药饵之气味，得草木之偏。得其正者，每有所亏；钟其偏者，常有所胜。以所胜而治所亏，则致其中和而万物育矣。此药饵之功用，正所以应同声，求同气，又孰有更切于是而谓其可忽者哉？是以至圣如神农，不惮其毒而遍尝以救蒸民者，即此草根树皮也。何物狂生，敢妄肆口吻，以眇圣人之道乎！病者闻之曰：至哉言也，谨奉教矣。言者闻之，乃缩颈流汗而不敢面者许久焉。余观本篇之言，知岐伯之意正亦在此，因并附之，用以彰其义云。

《颐生微论·宣药论》卷一：七方十剂慨自用药之弊也，始于执流而忘源，信方而遗理。将有剂已大谬，犹悬悬而计效。方或偶当，反忽忽而自疑。病已药伤，尚嫌处剂之轻；功本将臻，乃欲更端以治。泥成方之验，不解随人活泼；胶章句之迹，未能广会灵通。如斯愚昧，皆由格理之功疏，而寻源之学浅也。王太仆曰：粗工褊浅，学未精深，以热攻寒，以寒疗热，治热未已，而冷疾已生。攻寒日深，而热病更起，热起而中寒尚在，寒生而外热不除。欲攻寒，则惧热不前；欲疗热，则思寒又止。岂知脏腑之源，有寒热温凉之主哉？夫药有君臣佐使，逆从反正，厚薄轻重，畏恶相反，未得灵通，而慢然施疗。许学士所谓猎不知兔，广络原野，术亦疏矣。君为主，臣为辅，佐为助，使为用，制方之原也。逆则攻，从则顺，反则异，正则宜，治病之法也。必热必寒，必散必收者，君之主也。不宣不明，不受不行者，臣之辅也。能受能令，能合能公者，佐之助也。或击或发，或劫或开者，使之用也。破寒必热，逐热必寒，去燥必濡，除湿必泄者，逆则攻也。治惊须平，治损须温，治留须收，治坚须溃者，从则顺也。热病用寒药，而导寒攻热者必热，如阳明病发热，大便硬者，大承气汤、酒制大黄热服之类也。寒病用热药，而导热去寒者必寒，如少阴病下利，服附子、干姜不止者，白通汤加人尿、猪胆之类也。塞病用通药，而导通除塞者必塞，如胸满烦惊，小便不利者，柴胡加龙骨、牡蛎之类也。通病用塞药，而导塞止通者必通，如太阳中风下利，心下痞硬者，十枣汤之类也。

《药品化义》卷首：用药救生，道在乎危微之介，非神圣不能抉其隐微。后之君子，将以仁寿为己任，舍博综无由矣。昔在神农，辟本草四卷，药分三品，计三百六十五种，以应周天之数。察寒热温平，分君臣佐使，救生民之夭枉，医药之祖鼻也。尝读《淮南子》云，神农尝百草，一日七十毒，未始不叹所谓尽信书则不如无书之说也。夫神农立极之大圣，以生知之圣，固不待物物而尝。使其果有待乎必尝，则须患是病而后服其药。神农岂极人世之苦，历试某药之治某病乎？设其七十毒偶见于一日而记之，则毒之小也犹不死而可解，毒之大也将必死矣，又孰有神农者而解之乎？甚矣！《淮南子》之好寓言也。六朝陶弘景，增汉魏以来名医所用药三百六十五种，并为七卷，谓之《名医别录》。分别科条，区畛物类，可谓勤矣。惜其防葵、狼毒，妄曰同根；钩吻、

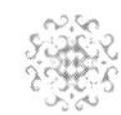

黄精，连为同类。岂闻见缺于殊方，而诠释泥于独学乎？北齐徐之才增饰《雷公药对》凡二卷，使古籍流传，亦其力也。刘宋时雷敩著《炮炙论》，胡洽居士重加定述，药凡三百种，为上中下三卷。其性味炮炙、熬煮修治之法多古奥，别成一家者欤。唐高宗命司空英国公李绩等修陶隐居所著《神农本草经》，增为七卷，世谓之《英公唐本草》，颇有增益。显庆中，右监门长史苏恭重加订注，帝复命太尉赵国公长孙无忌等二十二人与恭详定，增药一百一十四种，分为玉石、草、木、人、兽、禽、虫、鱼、果、米谷、菜、有名未用十一部，凡二十卷，目录一卷，别为《药图》二十五卷，《图经》七卷，共五十三卷，世谓之《唐新本草》。自谓《本经》虽缺，有验必书；《别录》虽存，无稽必正，良有以也。开元中，三元县尉陈藏器以《神农本经》虽有陶、苏补集之说，然遗漏尚多，故别为序例一卷，拾遗六卷，解分三卷，总曰《本草拾遗》，而世或讥其怪僻。不知古今隐显亦异，如辟虺雷、海马、胡豆之类，皆隐于昔而用于今；仰天皮、灯花、败扇之类，皆所常用者，非此书收载，何从稽考乎？肃、代时人李珣著《海药本草》，独详于偏方，亦不可缺也。李含光、甄立言、殷子严皆有《本草音义》，初学之所藉乎。蜀主孟昶命翰林学士韩保升等取《唐本草》参较增补注释，别为《图经》，凡二十卷，世谓之《蜀本草》。其图说药物形状，详于陶、苏矣。宋开宝六年，命尚药奉御刘翰、道士马志等九人取唐蜀本草详校，仍取陈藏器《拾遗》诸书相参，刊正别名，增药一百三十三种，马志为之注解，翰林学士卢多逊等刊正。七年，复诏志等复位，学士李昉等看详，凡神农者白字，名医所传者墨字别之，并目录共二十一卷，如败鼓皮移附于兽皮，胡桐泪改从于木类。或讨源于别本，或传效于医家。下采众议，几于聚腋成裘矣。仁宗嘉祐二年，诏光禄卿直秘阁掌禹锡、尚书祠部郎中秘阁校理林亿等同诸医官修本草，新补八十二种，新定一十七种，通计一千八十二条，谓之《嘉祐补注本草》，共二十卷，校修之功勤矣。仁宗又诏天下郡县图上所产药物，用唐永徽故事，专命太常博士苏颂撰述，凡二十一卷，谓之《图经本草》。考证详明，但图与说不无矛盾，或有图无说，或有说无图，或说是图非，此其疏漏耳。徽宗大观二年，蜀医唐慎微取《嘉祐补注本草》及《图经本草》、陈藏器《本草》、孟诜《食疗本草》，旧本所遗者五百余种，附入各部，并增五种。仍采《雷公炮炙》及《唐本草》、《食疗》、陈藏器诸说收未尽者，附于各条之后。又采古今单方，并经史百家之书有关药物者亦附之，共三十一卷，名《证类本草》，上之朝廷，改名《大观本草》。政和中，复命医官曹孝忠校正刊行，故又谓之《政和本草》。慎微貌寝陋而学该博，使诸家本草及各药单方不致沦没者，咸其功也。开宝中，日华子大明序集诸家本草，所用药各有寒温性味、华实虫兽为类，其言功用甚悉。政和中，医官通直郎寇宗奭以《补注图经》及《图经》二书，参考事实，核其情理，援引辨正，名《本草衍义》，宜东垣、丹溪所尊信也。但以兰花为兰草，卷丹为百合，抑千虑之一失乎？金易州张元素，言古方新病各不相能，乃自成家法，辨药之气味阴阳厚薄、升降浮沉补泻、六气、十二经及随证用药之法，立为主治秘诀、心法要旨，谓之《珍珠囊》，诚《灵》《素》之羽翼也。后人翻成韵语，谓之东垣著者，谬矣。惜乎止论百品，未及遍评。或者贵精不贵多乎？元真定李杲，祖洁古《珍珠囊》，增以用药凡例、诸经向导、纲要活法，而著《用药法象》，有青出于蓝之意。补医学教授王好古著《汤液本草》二卷，取本草及张仲景、成无己、张洁古、李东垣之书，间附己意，亦本草之附庸欤。朱震亨因寇氏《衍义》之义，而推衍之近二百种，多所发明。胡粉之为锡粉，胡亦泥于旧说乎？明代嘉靖末，祁门医士陈嘉谟，依王氏《集要》，部次集成。每品具气味、产采、治疗、方制，创成对语，便于诵习，名曰《蒙筌》，诚称其实。楚府奉祠蕲州李时珍著《本草纲目》五十二卷，列为一十六部，部各分类，类凡六十。标名为纲，列事为目，增药三百七十四种。其搜罗百代，访采四方，尊为本草之大成，当无愧也。天启时，海虞缪希雍取《本草纲目》，节其紧要者，著《本草经疏》。诠次有功，亦晚近之师匠也。黄帝时臣桐君《采药》二卷，魏吴普著《吴氏本草》一卷，唐郑虔著《胡本草》七卷，竟已失传。李当之著《李氏药录》三卷，仅散见吴氏、陶氏本草，皆足惜也。又如唐孙思邈《千金食治》，同州刺史孟诜著《食疗本草》，张鼎又补其不足者八十九种，并旧为二百二十七条，凡三卷。南唐陪戎副尉剑州医学助教陈士良著《食性本草》十卷，元海宁医士吴瑞著《日用本草》八卷，明正德时九江知府江陵汪颖著《食物本草》二卷，盖厘东阳卢和之旧本而成也。嘉靖时京口甯原著《食鉴本草》，皆切于饮食，本《周礼》食医之义而撰述。古惟有淮南王《食医》一百二十卷，崔浩《食经》九卷，竺宣《食经》十卷、《膳馐养疗》二十卷，昝殷《食医心鉴》三卷，娄居中《食治通说》一卷，陈直奉《亲养老书》二本，并有食治诸方，此其流亚不可废也。他如洪武初周定王著《救荒本草》四卷，乃念旱涝民饥而设。宣德中，宁献王著《庚辛玉册》二卷，以备丹炉学者留供淹博，胡可少乎？至如唐兰陵处士萧炳，取本草药名上一字，以平上去入四声相从，以便讨阅，著《四声本草》四卷；润州医博士兼节度随军杨损之，删去本草不急及有名未用之类，著《删繁本草》五卷；宋哲宗元佑中，阆中医士陈承合《本草图经》二书为一，间缀数语，著《本草别说》。明洪武时，山阴徐彦纯取张洁古、李东垣、王海藏、朱丹溪、成无已数家之说，著《本草发挥》三卷；宏治中，礼部郎中慈溪王纶取本草常用药品及洁古、东垣、丹溪所论序例，略节，著《本草集要》八卷。嘉靖中，祁门医士汪机惩王氏《集要》不收草木形状，乃削古本草上中下三品以类相从，菜谷通为草部，果品通为木部，并诸家序例，编为二十卷，皆不能有所发明。零星臆度，存而不论可也。嗟乎，昆虫草木至繁，虽历代群贤穷收博采，亦未能尽，学者洵能熟读深思，由博反约，则于用药救生之道，庶几不负先贤于医之道，思过半矣。

《轩岐救正论·草药》卷六：无知愚民，每每擅一二单方草药，为能立奏殊功，且复省费，谁不悦从。但此须村里，坚刚异禀，别具一副耐毒肠胃者，用之极验。若元气稍虚，误服旋倾。目击者屡矣，书此为戒。

《裴子言医》卷一：药有偶中而病愈者，有误中而病愈者，未可居功于不疑。当猛然省，翻然悔，惶悚无地，则学日长而识日高。

《医灯续焰·病家须知》卷二一：病家有三种陋习。一者听信师巫，广行杀戮，祷赛鬼神，而医药反若可缓，煎调漫托匪人。二者不明药理，旦暮更医，致使源流不清，臧否淆溷，乱投杂剂，罔知适从。三者自命知医，胶持意见，妄为加减，以掣医人之肘。有此三弊，虽仓扁无以见其能矣。善养者知之。

《寓意草·先议病后用药》卷一：从上古以至今时，一代有一代之医，虽神圣贤明，分量不同，然必不能舍规矩准绳，以为方圆平直也。故治病必先识病，识病然后议药，药者所以胜病者也。识病则千百药中任举一二种，用之且通神。不识病则歧多而用眩。凡药皆可伤人，况于性最偏驳者乎？迩来习医者众，医学愈荒，遂成一议药，不议病之世界，其夭枉不可胜悼。〇《灵枢》《素问》《甲乙》《难经》，无方之书，全不考究，而后来一切有方之书，奉为灵宝。如朱丹溪一家之言，其《脉因症治》一书，先论脉，次因，次症，后乃论治，其书即不行。而《心法》一书，群方错杂，则共宗之。又《本草》止述药性之功能，人不加嗜。及缪氏《经疏》兼述药性之过劣，则莫不悬之肘后。不思草木之性，亦取其偏，以适人之用，其过劣不必言也，言之而弃置者众矣。曷不将《本草》

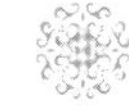

诸药尽行删抹，独留无过之药五七十种而用之乎？其于《周礼》令医人采毒药以供医事之旨，及历代帝王恐《本草》为未备，而博采增益之意，不大刺谬乎？欲破此惑，无如议病精详，病经议明，则有是病，即有是药，病千变，药亦千变，且勿论造化生心之妙，即某病之以某药为良，某药为劫者，至是始有定名。若不论病，则药之良毒、善恶，何从定之哉？可见药性所谓良毒、善恶，与病体所谓良毒、善恶不同也。而不知者，必欲执药性为去取，何其陋耶？故昌之议病，非得已也。昔人登坛指顾，后效不爽前言。聚米如山，先事已饶硕画。医虽小道，何独不然？昌即不能变俗，实欲借此榜样，阐发病机，其能用不能用，何计焉？

《本草汇·药不可治众疾》卷二一：人有贵贱少长，病当别论。病有久新虚实，理当别药。盖人心不同，脏腑亦异，脏腑既异，乃以一药治众病，其可得乎？故仲景曰：又有土地高下不同，物理刚柔飧居亦异，且有长幼老壮气血盛衰之不同，临病之功，宜须两审。

《医经允中》卷二一：《本草》一书，广收博采，比他本较详备者，不过欲人知某药某物有益于人，某药某物有损于己，使知趋避，不致罹疾病夭枉之害焉耳。读者毋以其杂而寡要也。

《嵩厓尊生全书·治病用药宜活论》卷四：内伤症治以寒凉，此庸鄙不足言者也。间有名手，又专主甘温，除却补中归脾、六味等汤丸，更无他技，不效，则曰病剧，难措也。此不明于活治者也。设使内伤，元气尚强，何妨暂投清快之剂？即本原已惫，若久用甘温不效，倘少佐之以辛，而邪火自散，所以为养正祛邪之助也。若寒病久用热药，何妨稍为凉解；热病久用寒药，何妨暂为温理。在明理者自酌之耳。

《医权初编·论用药效否当责之元气强弱》卷上：夫药者，所以治病也。其所以使药之治病者，元气也。故元气之壮者，得病皆系有余，少服驱邪消伐清凉之剂，元气易于运行，其效立见。弱者，虽得外感痢疟、疮疡、伤食之症，皆当以补益为本，兼以治标之药，使元气得以运行药力，以治其病也。若舍本而竟治其标，非徒无益，必元气愈伤，立见危殆矣。

《不居集》卷一九：勿药须知：《大藏经》曰，救灾解难，不如防之为易。疗疾治病，不如避之为吉。今人见左，不务防之，而务救之；不务避之，而务药之。譬之有国者，不能励治以求安，有身者不能保养以全寿。是以圣人求福于未兆，绝祸于未萌。人能静坐持照，察病有无。心病心医，治以心药，奚俟卢扁，以瘳厥疾。若使病积于中，倾溃莫遏，萧墙祸起，恐非金石草木可攻也。

《不居集》卷二〇：卫生种子：好服温热之人，多讲采补之说。近见时下名医，专讲此术，以媚富贵，美其名曰卫生，曰种子，不过为淫秽之方技，结欢于内外，以售其不通之医。医虽不善，亦见亲狎，乃出耀于闾里，则必盛行矣。而害道戕生，可胜诛耶？〇服药长生：世人服丸药以图长生，固已惑矣。甚者恃服补药，以纵其欲，则惑之甚者也。〇峻厉猛药：方士惯用峻厉丸药，或草头药，不顾人之体质，能任不能任，总以霸剂取效于目前，图一时之快，不知剥削真元，损伤根本，气血日坏，渐变虚劳之症。

《目经大成·品药制方治病解》卷上：万物皆药也。利而行之，无有窒碍，方书之所以作也。是故阴中阳、阴中阴、阳中阴，阳中阳，品药之性也。君为主，臣为辅，佐为助，使为用，制方之旨也。逆则衰，从乃制，经以时，权得中，治病之法也。辛甘味薄为阳，辛甘则发散，味薄则通，阴中阳也；酸苦味厚为阴，酸苦则收降，味厚则泄，阴中阴也；味咸气薄为阴，味咸则滋利，气薄则和解，阳中阴也；味淡气厚为阳，味淡则渗泄，气厚则温热，阳中阳也。必热必寒，必固必散，君之主也；不宣不明，不授不行，臣之辅也；或劫或和，或发或补，佐之助也；能升能降，能合能开，使之用也。殛暴须夺，破留须行，溃坚须攻，除湿须泄，逆则衰也。热病用寒药，而导寒攻热者必热，阳明病发热大便硬者，大承气汤，酒制大黄热服之类也；寒病用热药，而导热去寒者必寒，少阴病下利，服附子干姜不止，白通汤加人尿猪胆汁之类也；塞病用通药，而导通除塞者必塞，胸满烦惊，小便不利，柴胡加龙骨牡砺汤之类也；通病用塞药，而导塞止通者必通，太阳中风，下利，心下痞硬，十枣汤之类也，从乃制也。惊者平之，劳者温之，散者收之，损者益之，经以时也；治远以大，治近以小，治主且缓，治客以急，权得中也。《易》曰：同声相应，同气相求，水流湿，火就燥，本乎天者亲上，本乎地者亲下，物各从其类也。为其从类，乃依类品药，缘药制方，按方治病，荡荡平平，与物皆春，功其成也。

《医学阶梯》卷一：常人好药论：药有延年之效，药有辟谷之功，药有生人之力，药有杀人之祸。药得中正则乍服无妨，久服不碍。慎不可喜新厌旧，错纵药饵，以致汤液改为丹丸，而丹丸改为汤液也。又如好服烈药而壮阳者，有好服暖药而种子者，有好服乌须黑发者，有好炼服食而希飞升者，妄言不一，取祸非细也。〇病人不信药论：昔人有云：不药得中医。丹家又云：服药不若忌口。二者是愤激之言，乃愚人遂蒙惑终身，且当药不药，当食不食，竟致束手待毙。曷不思忌口与不药之旨乎？夫过食得伤，不如少食。误药致损，不如勿药。此修养家格言，庸医辈良论何得不别？庸良不知节戒，宁信俗不信医乎？况上古无病而服药，圣人不治已病治未病，何今人见病而不信医药也？或有天性不善服药者，或有轻命而重财者，或有惜费而窃取丹丸者，或有假作聪明而自误者，种种诸弊，不堪悉数。惟愿学者毋以讳疾忌医之言，甘心待死，亦不得以射利之心，必欲强而服药。仁人君子之心，无所不可。

《医学阶梯》卷二：偏药论：药以疗其病也。而用药者，存乎其人。苟不明寒凉壮热，金石香燥，峻补克伐，孰知中庸之法耶？大凡寒凉则伤胃口，壮热则涸肾水，金石则伤脾土，香燥则助火邪，峻补则壅遏邪气，克伐则耗散真元。如斯等类，可与知者言，难为不知者道也。即如黄柏、知母、黄连、犀角，俱寒凉之类。附子、肉桂、吴萸、干姜，俱壮热之类；丹砂、石膏、玉屑、金屑，俱金石之类；缩砂、木香、豆蔻、半夏，俱香燥之类；人参、黄芪、当归、白术，俱峻补之类；芒硝、大黄、枳实、槟榔，俱克伐之类。故能救死回生者，必不出斯药之范围也。然而施之有法，用之有术，调齐之道，古人未尝不详且备矣。余每见今人用药，非偏于温热，即偏于寒凉，非偏于峻补，即偏于克伐，以致无益反损，皆由见之偏尔，不得不为业医者正告之也。〇僻药论：知药最易，精药则难，而用药则尤难。古人设药，原为疗疾，非好异也。是故因病用药，因药用意，有对症而下药者，有用隔二隔三之法者，有因药配合得宜者，有因方加减得法者，有用古方取验者，有采今方而合局者，间亦愈用愈奇，要必有得心应手处，岂故为喜新厌常，不与人以测度乎？凡诸日用之药，犹之饮食之常，不过取其温厚和平，并不是耳未常闻，目未常见之药。若不闻不见之药，以之邀一时之名犹小，而以之致杀人之害实大。投之于轻病已非其道，而况加之于重病，其何异于执刃而往耶？〇良药论：药有功效，审量用之则善矣。古分上、中、下三品，大约以平淡为良，如参、耆、术、草、芎、归、芍、地，语云果子药尔。殊不知平淡中，亦有不平淡者，人不当补气，而用参、芪，反加饱闷。不当养血，而用芎、归，多致走散真气。不当健脾，而用术、草，不免有制水中满之患。不当滋阴，而用芍、地，必致有寒凉脾胃之咎。又如人参消阴，黄芪闭气，白术伤肾，甘草满中，当归滑肠，川芎暴亡，芍药酸收，熟地泥膈，生地寒胃，此所谓平淡中而不平淡者，在于用之得宜耳。阳愈旺，不用参、耆，则不致消阴闭气。脾胃兼虚，术、草并用，则不致制水中满。脾胃不实，不用当归，则不致润滑肠胃。养血不用川芎，则不致久服暴亡。中寒新产，不轻投芍药，则不致酸寒收敛，而伐生生之气。胸中饱闷，熟地姜制，则不致泥隔。中气虚寒，生地酒洗，则不致妨胃。总之，良药种种，功多过少，用者十之七八，不用者十之一二也。昔人有言薛立斋偏于温补，张子和利于克伐。不识子和一生无补剂成功，立斋一生无攻剂获验乎？药性不明，用之不善，非诬子和，即诬立斋。立斋、子和自若也，奈何重诬药哉？〇毒药论：药之为功大矣，药之为害亦不小。夫药原为救人，非为害人。苟不明药有良毒，不且为药饵误乎？昔神农尝药，一日遇七十毒，则药之良与不良，厥有旨哉。尝考《本草》，甘草能安和七十二种石，一千二百草，可见金石草木，某某无毒，某某有毒也。但其间有本性毒者，有他性而致毒者，有毒药而行良法者，亦有良药而经毒手者。种种确论，良药与毒药，曷不类而推之。附子有毒，童便、姜制，未尝壮火食气。黄连有毒，姜汁、吴茱萸拌炒，又何尝反从火化。南星有毒，牛胆套之，不止逆流挽舟。半夏有毒，姜汁制之，不见毒之为害也。昔人有以良药饵疾者，亦有以毒药克病者，总在人之善用与不善用尔。如参、芪之类，何曾有毒，设不当服参、芪而误用者，未尝不死。硝、黄之类，未曾无毒，设垂死当用硝、黄者，又何尝不生。即此两说，良药中久服损寿，毒药中多服延年，固亦有之矣。大凡知药无论小毒大毒，有毒无毒，在辨法与用法而已，不得概言有毒，弃而不用，亦不得因其毒，而故用之。中庸之法难得也，中庸之道难言矣夫。〇大药论：古之大药，所谓上池水也。可以疗疾，可以延年。今之大药，所谓刀圭匕也，可以生人，可以杀人。予每检《本草》，人参无毒，附子有毒，芒硝轻身耐老，大黄不饥延年，如斯之类，余并存其说。工医者，非精于药性，即善于用法。有时人参分许尚不可用，有时数钱至数两者，有时附子分许以至钱许，有时钱许以至两许者，有时黄连分余乃至钱余者，有时石膏数钱乃至数两者，有时麻黄止许三五分者，有时桂枝竟用三五钱者，有时肉桂竟用一二钱者，有时干姜竟有三五钱者，有时犀角止用分许、钱许者，有时羚羊角竟用二三钱者，有时沉香止用分许者，有时郁金竟用二三钱者，有时胆星竟用三五钱者，有时牛黄止许一二分者，有时巴豆竟用一二粒者，有时粟壳止许一二分者，有时辰砂止许分许者，有时硫黄竟用两许者，有时龟板膏止许钱许者，有时鹿角胶钱许以至两许者，有时秋石只用匙许者，有时回龙汤竟动碗许者，有时鳆鱼汁止许数匙者，有时鸡矢醴许饮数斤者，有时芦茹止许数分者，有时乌贼骨竟用数钱者，有时草果止许分许、钱许者，有时肉果竟有数钱、数两者，有时五味子数粒以至数十粒者，有时五倍子数分以至数钱者，有时三七分许以至钱许者，有时红花钱许以至两许者，有时金屑止可分许者，有时琥珀竟用钱许者，有时滑石数钱以至数两者，有时海石分许以至钱许者，有时虻虫、水蛭止许钱许者，有时商陆、牵牛分许者，有时青盐分许以至钱许者，有时仙茅数钱以至数两者，有时海肾一对以至数对者，有时黄精、茯苓数钱、数两、数斤以至数十斤者，有时黑豆数升以至数斗者，有时何首乌不计斤者，有时紫河车一具以至数具者，有时饴糖数钱以至数两者，有时灯心数十寸以至数分者，有时生姜数片、数钱乃至数两者，有时浮麦数勺以至数升者。大药种种，论其大概，补益不出参、耆，克伐不外硝、黄，温热不出桂、附，寒凉不外芩、连，表汗多用麻、桂，行水间用商、牵，收敛用五味、五倍，软坚用青盐，压惊用金、珀，定神用辰砂，补阳用鹿角霜，益阴用龟板膏，降火滋阴用真秋石，返本还元用回龙汤，壮阳用仙茅、海肾，益羸瘦用羊肉、紫河车，道家服食用黄精、茯苓，黑发乌须用料豆、何首乌，抑胃经假火用煅过石膏，补命门真阳用久制硫黄，大毒用去油巴豆，疗休息痢用陈年粟壳，风痰暴壅用陈胆星，痰迷心窍用真牛黄，疗心风用犀角，止癫痫用羚羊角，开胸膈用郁、贝，抑有余气用沉木香，益肝用鳆鱼汁，血枯用芦茹，消膨胀用鸡矢醴，疗产劳用乌贼骨，止血用川三七，去恶血用红兰花，定心用灯心草，建中用白饴糖，止汗用空头小麦，发散用带皮生姜，此其大较也。若乃变而通之，或用或否，攻邪者或藉以存真，守中者或更以却敌，务求有功，不致贻害，则在精于方药者自得之，非含毫吮墨之所能尽也。〇生灵药：论古人用药，惟在草木果菜诸部上参考。今人用药，好在鳞介兽虫诸部上搜寻。曷不从本草二字，顾名思义耶。且十六部中，草、木、果、菜、谷十居七八，鳞、介、兽、虫、禽十中不得一二。鳞部之有龙骨、乌贼鱼之类，介部之有牡蛎、鳆鱼、龟、鳖甲之类，兽部之有牛黄、狗宝、虎骨、鹿茸、羚羊、犀角之类，虫部之有水蛭、虻虫、僵蚕、全蝎之类，药中所必须者，岂能尽行摈斥，顾一部《本草》，取用何穷，虫鱼鸟兽，不得已而用者，什常不得一二焉。若使用之日甚则生灵含冤日深，采之者非急于死取，即急于生摘，如活腐鹿茸，生则虎掌，计取牛黄、狗宝，硬锯犀角、羚羊，悬掉蟾酥，笼络鸡矢，活捣僵蚕，枯炙全蝎，痛搳蜣螂，枉烹乌贼，闷死蝙蝠，躁杀蜘蛛，苛用水蛭，殃及虻虫，禽兽遭殃，昆虫受害，不惟残物类之生，抑且伤天地之和。孙真人云：杀生求生，去生更远。生灵之药，可不慎诸？况贪夫嗜利，无论禽兽之自死与败死者，一概收取售肆，药或失真，用亦无效，其又奚取焉？

《医学要则·不按本草不明性味沉浮》卷一：本草始创神农，后有《图经本草》。至商·伊尹作《汤液本草》，明轻清重浊，晰阴阳升降，十二经表里之宜，复有《食疗本草》《本草拾遗》《证类本草》《日华子诸家本草》《本草衍义》《日用本草》《本草发挥》《衍义补遗》《食物本草》《证治本草》《本草会韵》《本草会编》《本草集要》《本草蒙筌》，以前诸家之作虽多，药品未为广博，评论涉略不为备悉，无如明纪。李濒湖《本草纲目》广收博采，备细敷陈，即如毫无用处之品，亦然详明注释，且每味必有别号几种，出于何处为上，何处为次，何处为下，又必发明其性之寒热温平，味之甘淡咸酸，气之浮沉，阴阳所属，通何脏腑，何症所宜，复加已前各名家用入何方，治何证候，计有数万余种，历历备载，其博览遍察，一段苦功，若非宏才大略，焉能臻此。然欲以医道自居，以仁寿己任，非博综无由也。若本草不明，不知其性味升降，朦然浮沉，未觉经络，误施脏腑错配，症之轻者反重，而重者致危而死，则曰非医不力也，命也，恒心何在！非惟不能济众，而反害众，乌得为仁术也？是以潜心修习者，务须熟玩精通，深明奥理，而临症拟方，即随手挥成，则升降有法，补泻得体，药到病去，何快如之。

《方氏脉症正宗·补泻温凉要得宜》卷四：如补者，补其不足也。夫人身中之病，因气血偏胜而发焉。诚气血调和，斯人无恙。似物之长短不齐，当截长以补短，则形相侔也。是气虚者，宜拟类补气汤，改正四君子汤以补气。是血虚者，宜拟类补血汤，改正四物汤以补血。若血虚补气，而气虚补血，是截短以补长，非为有益于物，而反损物也。果是气血两虚者，方用八珍之味，斯不过十中之无一耳。如果肾虚者，宜拟类补肾汤，改正六味地黄汤以滋之。此二汤者，误用于气虚下陷者，反戾也。〇如泻者，泻其有余也。然干燥闭结，因热邪迫血分之有亏。宜补血为本，兼用大黄、芒硝而下之，不过一二剂即止，恐下多则亡阴，仍养血以配气。又有湿症者，常使腹内胀满，坚硬不消，本因气分之弱，致寒湿相连，停留为害。宜补气为本，兼用商陆、牵牛、管仲、大戟而行之，必推痰冻而出，亦只一二剂即止，仍补气以配血，或气血两调之。〇如温者，温燥寒邪也。若风寒之邪，入筋骨脏腑之深，亦因气分之弱，不能充御皮肤，故邪乘间而入。宜补气为本，兼用二活、防风、紫苏、肉桂、附子、干姜、吴萸，以散燥之，亦不过六七剂即止，接以八珍汤调其气血。药过发散，有亡阳之患。药过温燥，则伤阴分，引虚火之上炎，而虚损致也。

○如凉者，清其热也。但热邪之入，则伤血分，久则干燥。宜补血为本，兼用石膏、黄连、栀子、黄芩以清之，亦不过二三剂即止，仍以养血配气，微热者兼分利之。

《医学源流论·药误不即死论》卷上：古人治法，无一方不对病，无一药不对症。如是而病犹不愈，此乃病本不可愈，非医之咎也。后世医失其传，病之名亦不能知，宜其胸中毫无所主也。凡一病有一病之名，如中风，总名也。其类有偏枯、痿痹、风痱、历节之殊，而诸症之中，又各有数症，各有定名，各有主方。又如水肿，总名也。其类有皮水、正水、石水、风水之殊，而诸症又各有数症，各有定名，各有主方。凡病尽然。医者必能实指其何名，遵古人所主何方，加减何药，自有法度可循。乃不论何病，总以阴虚阳虚等笼统之谈概之，而试以笼统不切之药。然亦竟有愈者。或其病本轻，适欲自愈。或偶有一二对症之药，亦奏小效。皆属误治。其得免于杀人之名者，何也？盖杀人之药，必大毒，如砒鸩之类，或大热大寒，峻厉之品。又适与病相反，服后立见其危。若寻常之品，不过不能愈病，或反增他病耳，不即死也，久而病气自退，正气自复，无不愈者。间有迁延日久，或隐受其害而死。更或屡换庸医，遍试诸药，久而病气益深，元气竭亦死。又有初因误治，变成他病，辗转而死。又有始服有小效，久服太过，反增他病而死。盖日日诊视，小效则以为可愈，小剧又以为难治，并无误治之形，确有误治之实。病家以为病久不痊，自然不起，非医之咎，因其不即死，而不之罪。其实则真杀之而不觉也。○汤药不足尽病论：《内经》治病之法，针灸为本，而佐之以砭石、熨浴、导引、按摩、酒醴等法。病各有宜，缺一不可。盖服药之功，入肠胃而气四达，未尝不能行于脏腑经络。若邪在筋骨肌肉之中，则病属有形，药之气味不能奏功也。故必用针灸等法，即从病之所在，调其血气，逐其风寒，为实而可据也。况即以服药论，止用汤剂，亦不能尽病。盖汤者，荡也，其行速，其质轻，其力易过而不留，惟病在荣卫肠胃者，其效更速。其余诸病，有宜丸、宜散、宜膏者，必医者预备，以待一时急用，视其病之所在，而委曲施治，则病无遁形。故天下无难治之症，而所投辄有神效。扁鹊、仓公所谓禁方者是也。若今之医者，只以一煎方为治，惟病后调理则用滋补丸散，尽废圣人之良法。即使用药不误，而与病不相入，则终难取效。故扁鹊云：人之所患，患病多；医之所患，患道少。近日病变愈多，而医家之道愈少，此痼疾之所以日多也。○医必备药论：古之医者，所用之药皆自备之。《内经》云：司气备物，则无遗主矣。当时韩康卖药，非卖药也，即治病也。韩文公《进学解》云：牛溲、马勃、败鼓之皮，俱收并蓄，待用无遗，医师之良也。今北方人称医者为卖药先生，则医者之自备药可知。自宋以后，渐有写方不备药之医，其药皆取之肆中，今则举世皆然。夫卖药者不知医，犹之可也。乃行医者竟不知药，则药之是非真伪，全然不同，医者与药不相谋，方即不误，而药之误多矣。又古圣人之治病，惟感冒之疾，则以煎剂为主，余者皆用丸散为多。其丸散，有非一时所能合者。倘有急迫之疾，必须丸散，俟丸散合就，而人已死矣。又有一病止须一丸而愈，合药不可止合一丸。若使病家为一人而合一料，则一丸之外，皆为无用。惟医家合之，留待当用者用之，不终弃也。又有不常用，不易得之药，储之数年，难遇一用，药肆之中，因无人问，则亦不备。惟医者自蓄之，乃可待不时之需耳。至于外科所用之煎方，不过通散营卫耳。若护心托毒，全赖各种丸散之力，其药皆贵重难得。及锻炼之物，修合非一二日之功，而所费又大，亦不得为一人止合一二丸。若外治之围药、涂药、升药、降药，护肌腐肉，止血行瘀，定痛煞痒，提脓呼毒，生肉生皮，续筋连骨；又有熏蒸烙灸，吊洗点溻等药，种种各异，更复每症不同，皆非一时所能备，尤必须平时豫合。乃今之医者，既不知其方，亦不讲其法；又无资本以蓄药料，偶遇一大症，内科则一煎方之外，更无别方；外科则膏药之外，更无余药。即有之，亦惟取极贱极易得之一二味，以为应酬之具，则安能使极危、极险、极奇、极恶之症，令起死回生乎？故药者，医家不可不全备者也。

《慎疾刍言》：用药医道起于神农之著《本草》，以一药治一病。但一病有数症，统名为病，如疟、痢之类；分名为症，如疟而呕吐、头疼，痢而寒热、胀痛之类。后之圣人取药之对症者，合几味而成方，故治病必先有药而后有方。方成之后，再审其配合之法，与古何方相似，则云以某方加减。并非医者先有一六味、八味、理中等汤横于胸中，而硬派人服之也。至其辨症用药之法，如有人风、寒、痰、食合而成病，必审其风居几分，寒居几分，痰食居几分，而药则随其邪之多寡以为增减。或一方不能兼治，则先治其最急者。所以无一味虚设之药，无一分不斟酌之分两也。

《金台医话·用药贵勇敢》：凡用药，固贵谨慎，尤贵果断。盖有是病，则有是药，又不可过于畏葸而不敢用也。如果病气皆实，则凡三承气等汤，皆可用以下之，所谓实者泻之是也。如果症属虚寒，则凡八味、理中等药，皆可用以治之，所谓寒者热之是也。所谓有病则病受之，何虞之有？此又贵于见真识定，勇敢果决，不必畏首畏尾，迟疑自误也。

《许氏幼科七种·散记续编·用药相机》：凡用药，疑而勿用，忌而勿用，药非自备不用，与议不合不用。疑者，审症未决，药宜从轻，峻利之剂不用。忌者，病人自言某药素不合不敢服，可易者易之，可去者去之。药非自制，恐有陈腐不真之弊。与议不合者，有一是必有一非，高者请辞，下者偏执，未有行伍不和而能克敌者。〇药有不合用者，时辈往往轻使。予见其误甚多，举以示后，非欲后人全不用，用时须斟酌，勿任意轻使耳。〇予前集所戒者，木通、厚朴、九制胆星及细辛、炮姜、白附、款冬等味，二十年来，希有合用者，其间惟木通、厚朴二味，偶一用之。然必泻湿满，乃用厚朴，表症已除，里热未泄者，乃敢用木通。至于胆星一味，不惟九制者不用，即制一二次者亦不用，以南星大毒之药，握之则手麻，尝之则舌麻，行十里许舌乃回施之，婴幼肤浅之病，与保赤之义悖矣。〇药之淡者，葳蕤、石斛。葳蕤虽淡，甘平滋润，补而不滞。石斛之淡，中有涩味，用之不能去病，只能留病。且六霍产者甚希，肆中木斛，长二三尺，味全涩，予故弃而不用。或言河间地黄饮子用石斛，用其味之涩乎？汪赤厓云：地黄饮子之功，不在石斛，后世存而不去者，犹古帖之存败笔也。

《温病条辨·万物各有偏胜论》卷六：无不偏之药，则无统治之方。如方书内所云某方统治四时不正之气，甚至有兼治内伤、产妇者，皆不通之论也。近日方书盛行者，莫过汪讱庵《医方集解》一书，其中此类甚多，以其书文理颇通，世多读之而不知其非也。天下有一方而可以统治四时者乎？宜春者即不宜夏，宜春夏者更不宜秋冬。余一生体认物情，只有五谷作饭，可以统治四时饿病，其他未之闻也。在五谷中尚有偏胜，最中和者莫过饮食，且有冬日饮汤，夏日饮水之别。况于药乎！得天地五运六气之全者，莫如人，人之本源虽一，而人之气质，其偏胜为何如者。人之中最中和者，莫如圣人，而圣人之中，且有偏于任，偏于清，偏于和之异。千古以来不偏者，数人而已。常人则各有其偏，如《灵枢》所载阴阳五等可知也。降人一等，禽与兽也；降禽兽一等，木也；降木一等，草也；降草一等，金与石也。用药治病者，用偏以矫其偏。以药之偏胜太过，故有宜用，有宜避者，合病情者用之，不合者避之而已。无好尚，无畏忌，惟病是从。医者性情中正和平，然后可以用药，自不犯偏于寒热温凉一家之固执，而亦无笼统治病之弊矣。

《医医病书·医者有好用之药有畏用之药论》：医者之于药也，不可有丝毫成见。不可有好用之药，有好用之药，必有不当用而用者，病人死于是矣。不可有畏用之药，有畏用之药，必有当用而不用者，病人又死于是矣。修齐治平，以端好恶为主，孰谓医家不当如是耶？呜呼！可惧哉！

《橘旁杂论·用药如用兵》卷上：医之用药，如将之用兵。热之攻寒，寒之攻热，此正治也。因寒攻寒，因热攻热，此因治也。子虚者补其母，母虚者益其子。培东耗西，增水益火。或治标以救急，或治本以湔缓。譬如兵法，声东击西，奔左备右，攻其所不守，守其所不攻。冲其虚，避其实，击其惰，远其锐。兵无常势，医无常形。能因敌变化而取胜者，谓之神明；能因病变化而取效者，谓之神医。

《知医必辨·杂论》：病之生也，百出不穷，治法总不外乎阴阳五行四字。天以阴阳五行化生万物，医以阴阳五行调治百病。要之，五行之生克，仍不外乎阴阳。阴阳即血气之谓也，气为阳，血为阴也。气血即水火之谓也，气为火，而血为水也。气无形，而血有形，气附血以行，血无气亦不能自行。无阴则阳无以生，无阳则阴无以化，阴阳和而万物生焉。人生一小天地，阴阳必得其平。医者偏于用凉，偏于用温，皆不得其正也。

《香远居医学举要·论药》：近今之药，皆非当初出于本生之土，气味俱薄，又不得古人所采的原种，药犹是而种已非山泽中所自产，性力皆劣。古之药系医家自备随带，故称医者，为卖药先生。今之药取之市肆，药之种类多殊，贵贱不一，或以近似者代之，洋货充之。且古者以司岁备物，如君相二火司岁则收附子、姜、桂之热类，太阳寒水司岁则收大黄、芩、连之寒类，盖以主岁之气助之，令物之功力更倍。中古已不然，只代以炮制法，如制附子曰炮助其热，黄连制以水浸助其寒之类，后人识见不及，每用相反之药制之，背谬已甚。始自《雷公炮制》，要知此系宋时人，非黄帝时之雷公也。只如地黄、杞子，取其润降，炒松则上浮，炒炭则枯燥。附子、干姜取其辛烈，炮淡则平缓，炮黑则温和。及参、贝、陈皮、盐水、枳实之类，欺人太甚。至于黄耆生用则托里发汗，炒用则补气止汗；枣仁生用令人不睡，炒熟则令人睡；麦门冬不去心令人烦，桑白皮不炒大泻肺气，此相沿之陋，为识者笑。夫药亦皆天地所生，而其体与人悬殊，其性即所生之理也，其气味自枝、叶、花、梗、根、实以及动物各品，俱得天地之偏，各有所主。而人因六淫七情，致气伤形瘁，藉其偏者以补救之。故欲救人，当每药透澈其所以然之妙。但《本草经》所列上品，多系补养之药，观其俱有久服二字可知。然久而增气，夭之由也。如黄连苦寒，苦极反化热之类。若用以补正，必先知病之有分有合，合者邪正混居，岂可用补分者？邪正相离，有虚有实，实处泻而虚处补，兼用无碍。然用之亦仅入疏理药中，且断不用腻滞敛涩之品，斯庶不以生人者杀人矣。〇当日神农著《本草经》，既未得采药睹形，而即明其性质，又不得每药亲试，而深识其功能，计药无多，而所投必效，岂非与造物相为默契，断非后人智虑所能及者乎？至用药味数，古方较少于今，分两又较轻，一方不过二三味、四五味，多至八味、九味、十味，间或有之，其一两核之今码只二钱零，一升只二合，况一剂有分三服，不必尽剂者，且有煎几沸，急火煎，缓火煎，先煎后入，或搅，或泡，或渍，用新汲水、甘澜水、地浆水等法，汤药外又宜于丸、散、膏、丹者，以上各有服法，或空腹，或食后，或临卧，或热服，或冷服等不一，服后将息，并饮食、举动、禁忌，病痊之后亦然。后人不能遵循合度，徒仗药力，取效难矣。

《研经言·药验论》卷一：凡中病之药，服后半日许，可验其当否者，大法有三：一则药到病除。如《灵枢》不得卧，用半夏、秫米，覆杯即卧，及他方所云一剂知、二剂已者是也。一则服药后别生他病，非药之祟，正是病被药攻，拒之使然。如《伤寒论》太阴病服桂枝汤反烦，风湿相搏服术附汤其人如冒状者是也。一则服药后所病反剧，非药之误，正是以药攻病，托之使然。如《证类本草》成讷《进豨莶丸方表》云：臣弟欣患中风五年，服此丸至二千丸，所患愈加，不得忧虑，服至四千丸必得复，至五千丸当复丁壮是也。第一验人所易知。其第二验恒易令人疑惑，自非识病辨脉确有把握，必将改易方法，以致转辗贻误者有之。若第三验则必訾之议之，因而弃之矣。然数十年目见耳闻，第三验最多，如伤寒初起及疟痢方盛之时，投以中病之药，往往增剧。第二验次之，第一验最少。世人狃于第一验之快，而欲以概其余。噫！此事真难言哉。

《冷庐医话·慎药》卷一：药以养生，亦以伤生，服食者最宜慎之。秀水汪子黄孝廉同年焘，工诗善书，兼谙医术。道光乙未，余与同寓都城库堆胡同，求其治病者踵相接。丙申正月，汪忽患身热汗出，自以为阳明热邪，宜用石膏，服一剂，热即内陷，肤冷泄泻神昏，三日遽卒。医家谓本桂枝汤证，不当以石膏遏表邪也。嵊县吴孚轩明经鹏飞，司铎太平，壬寅六月科试，天气大热，身弱事冗，感邪遂深。至秋仲疾作，初起恶寒发热，病势未甚，绍台习俗，病者皆饮姜汤，而不知感寒则宜，受暑则忌也，服二珓，暑邪愈炽，遂致不救。又有不辨药品而致误者，归安陈龙光业外科，偶因齿痛，命媳煎石膏汤服之，误用白砒，下咽腹即痛，俄而大剧，询知其误，急饮粪清吐之，委顿数日始安，犹幸砒汤仅饮半珓，以其味有异而舍之，否则殆矣。○世俗喜服热补药，如桂、附、鹿胶等，老人尤甚，以其能壮阳也，不知高年大半阴亏，服之必液耗水竭，反促寿命。余见因此致害者多矣。

《医学集成》卷一：用药如用兵古人云不为良相，当为良医，此何以说？盖良医保命治病，无异于良相保主克贼。间尝论之，国家无事，内安外宁，如人天君泰然，百体从命，元气充实，外患不侵。倘元气稍亏，急宜培补。如嗣主闇弱，宜辅弼多贤。仓廪空虚，宜储财节用。务使君明臣良，民殷国富，始无境内之忧也。设不幸而蛮夷窃发，扰乱边疆，如人偶为风寒外侵，一汗可愈。使纯用补药收敛，是谓关门逐贼，贼必深入。夫贼既深入，为良相者必先荐贤保主，然后兴兵讨贼。如善医者，必先审胃气，然后用药攻邪。更不幸而兵围城下，粮绝君危，惟有保主出。冀良相之区画筹谋，良相之陈善辟邪，何异良医之延年却病。

《王氏医存·慎药》卷八：老弱人皆表虚易汗。凡麻黄、羌活、独活、荆芥、防风、白芷、细辛，一切发汗之药，固当慎用。然补虚方中常有桂枝、肉桂、升麻、干姜，凡属宣扬疏达之性，皆能发汗。又如当归能温血，血温则汗出，得川芎更易汗矣。又脾虚则易泻，凡大黄、芒硝、二丑、巴豆，一切攻下之药固当慎用。然补虚方中常有二冬、二地、知母、莲子，凡属阴寒油湿滑润之性，皆能致泻。又降香、沉香、山查、麦芽、枳壳、苏子等，皆能破气。若用此而无固气之药，则气虚更易汗泻也。故有不发表而汗，不攻下而泻，甚有汗脱、泻脱者，此类是也。然则见为不宜汗，则当留心于能汗之药，见为不宜泻，则当留心于能泻之药。盖立方大非易事也。老人表邪未尽散，热痰未尽消，实火未尽清等证，须于应用方中，酌加清补一二味，以固其本。

《医学辨正》卷一：药治风寒暑湿不能治七情论：天食人以五气，地食人以五味。故风寒暑湿之有余不足，皆能令人病，所谓外感是也。外感之症，用气味相胜之药以治之，用之得当，其效如神。若内伤七情，则非草根树皮之药所能治，病得于喜怒悲忧恐，则当求其生克以治之，专持医药，则难脱体。如因忧愁而病者，一逢喜事即愈，所谓人逢喜事精神爽者是也。○药可治病不可常服论：上古之世，茹毛饮血，无所谓疾病。自燧人氏钻木取火之后，人得熟食，而疾病生矣。故神农尝百草，轩岐著《内经》，立法以治之，扶偏救弊，非令人常服也。《至真大要论》云：

增气而久，夭之由也。明示人不可服补药以增气。后世惑于《本草》久服延年之说，喜参、耆而恶硝、黄，服人参不起者不识人参之误用，反说用人参而不起，可以告无罪于天地矣。更有富贵之家，无病服药，以为保养。药不对症，固无足论，即使对症，如阴亏服六味地黄丸、琼玉膏之类，其初未尝不好，服至阴阳相平，即要停止。若一直服去，必致受其害而后已。人乳乃精血所化，气味甘寒，《本草》云汉张苍服人乳寿过百岁，此指阳旺之人而言。若阳虚之人，非但不能延年，转恐致疾。世人惑于以人补人之说，每服人乳以为调养。余见病后服人乳而丧命者屡矣，此皆《本草》不分寒热之误也。饮食乃人之根本，脾胃有病，则不能食。他经有病，脾胃无恙，则仍能食。不能食必治令能食而后已，此治病之道也。近来医家，不问脾胃有病无病，谆谆以不食为戒，往往饿损胃气，以成不起。余亲见小儿之饿死者，不知凡几。至于大人病中禁食，及至病退胃虚贪食以伤身者，亦复不少。不究其病中禁食，饿捐胃气，反谓其贪食致死，病中倘能稍进饮食，病退自不致贪食复病。如果脾胃有病，彼自不食，何待禁耶？不揣其本，一味以不食为戒，岂治病之法哉？所谓病中禁忌，不过病中少食，及热病忌温，寒病忌凉而已。今人不问寒热，统忌生冷，试问方中何以有凉药耶？

《存存斋医话稿》卷一：学医犹学奕也，医书犹奕谱也。世之善奕者，未有不专心致志于奕谱，而后始有得心应手之一候。然对局之际，检谱以应敌，则胶柱鼓瑟，必败之道也。医何独不然？执死方以治活病，强题就我，人命其何堪哉？○特有一种以草药治病者，辗转传授，谬称秘方，仅识其形状气色之草药，采而用之，在用者自己，尚不能举其名，而且先揉捣之，使人莫能辨识，故神其说以惑人。治或得效，则群相走告，诧为神奇。后凡遇是病，以为业经试验之方，放胆用之而不疑，一服未效，再服三服。殊不知效于此者，未必效于彼，以病有浅深，体有强弱，证有寒热虚实，断不能执一病之总名，而以一药统治之也。且草药之用，往往力专而性猛，药病偶或相当，其奏功甚捷，一不相当，亦祸不旋踵。深愿世之明哲保身者，守未达不敢尝之训，万弗以性命为试药之具。并辗转劝诫，俾共知用药治病，虽专门名家，尚须详细体察，讵可轻服草药，存侥幸之心，致蹈不测之祸哉。

《脉症治三要·统论方药》卷一：丹溪之语，用药每以兵论，旨哉，斯言乎！夫药病之相搏，即将敌之交锋也。胜负决于俄顷之间，存亡系于呼吸之际，锋刃相投，毫厘莫爽。甚哉，药之难用，方之难制也。药之所以难用者，以其气味之差殊，故辨之宜早。所谓将帅贵识夫士卒之情者也。方之所以难制者，以其合并之纷纠，故统之欲联，所谓士卒贵知将帅之意者也。○大约古之方也，其类少；今之方也，其类多。古之方也，其品寡；今之方也，其品繁。古之方也，其分数重；今之方也，其分数轻。古之方也，其气味之性统而合；今之方也，其气味之性支而散。此无他其识大病症之原委也，或未必如古人之定其察。夫脉理之阴阳也，或未必如古人之真，故矢无虚发，惟后羿之巧为然。而一以当百，非光武之英莫与也。余又尝静观夫一身之所具，与夫诸方之所施，而拟诸其形容，如吾之饮，有时而当夫火酒峻酿者焉，啜未下咽，而暖气已透夫腰脐，赤色随彰于颜色，是则湿热入胃之蒸也。今汤散既煎，滓质俱化，惟辛香之气，苦咸之味，浑融洋溢，与夫火酒峻酿，冰浆洌泉，类相同也。其咽未下，而遽遍周身，唇方沾而遂达颜面，倏忽变更，与火酒之饮，冰浆之啜，亦犹相类也。故善了悟者，即此而可知养夫中气者之为急焉。盖运化之神，最先必由脾胃也。夫熟得而越夫津要，又可知辨夫阴阳者之当的焉。盖气味之行，瞬息而至遍体也，夫孰得而御其劲悍，又可知制夫方药，其品数之简且重者之为妙焉。盖邪气入身，横行窃据，

即专力竭才，犹惧其弗敌矣。若品泛则气轻，数少则味淡，又安能以孱弱之群兵，而探渠魁之虎穴也？凡此皆病夫折肱之后，浪漫之疑。不敢蓄藏，聊笔以请正大方。

《医家必阅·用药惧谤之弊》:《周礼》采毒药以供医事，以无毒之品可以养生，不可以胜病。予每见今医选数十味无毒之药供用，以免谤议。假称王道，不知者以为稳妥，躭误病人，莫此为甚。盖明医用药，不论有毒无毒，审其病之当用者用之，常起死于芩连姜附，活人于参术硝黄。无奈俗人反生疑谤，或言芩连苦寒败胃，或言姜附热毒伤阴，或言参术补起虚火，或言硝黄泻伤元气。此皆不经之谬说，大拂有道之婆心。是用平常药者，反为得计矣。然世俗可欺，而冥冥之中决不宥也。予劝医者，宁可受人之谤，定存活人之心，切不可误人性命，而博稳妥之名。又药有当用不当用，宜多宜少者。就甘草一不嫌其多，酒客中满、呕吐之人，皆不宜用，即一二分亦不可。何今之医家，凡药方中一概甘草三分，深为可笑！

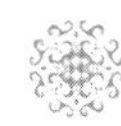

《本草问答》卷上：问曰：神农以《本草》名经，而其中多及金石，递于禽兽、昆虫，何也？答曰：草木最多，故以为主名。但草木虽备五行，然其得甲乙之气较多，于人之五脏六腑气化，或未尽合，故又济之以金石、昆虫。而禽兽血肉之品，尤与人之血肉相近，故多滋补，比草木、昆虫、金石之品更为见效。草木植物也，昆虫动物也，动物之攻利尤甚于植物，以其动之性本能行，而又具攻性，则较之植物本不能行者，其攻更有力也。

《医粹精言·服药既得寐》卷一：凡治病者，服药既得寐，此得效之征也。正以邪居神室，卧必不安。若药已对证，则一匙入咽，群邪顿退，盗贼甫去，民即得安。此其治乱之机，判于顷刻。药之效否，即此可知。其有误治乱投者，反以从乱，反以助疟，必致烦恼懊侬，更增不快。知者见机，当以此预知之矣。

《医意·不药为中医》卷二：医者意也，药者疗也。医不能活人，虽熟读《金匮》《玉函》之书无益也。药不能中病，虽广搜橘井杏林之品无当也。在昔《集验》之论伤寒，则曰伤寒症候难辨，慎勿轻听人言，妄投汤药。《济众》之论瘟疫，则曰瘟疫不俱于肜，古方今多不验，弗药无妨。又如养葵所著，嵩厓所辑，谓咳嗽吐衄未必成瘵也，服四物、知、柏之类不已，则瘵成矣。所谓非痨而治成痨是也。胸腹痞满，未必成胀也。服山查、神曲之类不已，则胀成矣。面浮胕肿，未必成水也。服泄气渗利之类不已，则水成矣。气滞痞塞，未必成噎也。服青皮、枳壳之类不已，则噎成矣。不独此也，《千金》云消渴三忌酒色盐，便不服药亦可。汉卿云：痘疹诸症，以不服药为上。谚曰：服药于未病。此摄生之旨，甚言疾之可以不药也。

《医医琐言·本草》卷上：本草妄说甚多，不足以征也。然至考药功，岂可废乎？宜择其合于仲景法者用之。至如延龄长生，补元气，美颜色，入水不溺，白日见星，殊不可信也。其非炎帝书也，不待辩而明矣。后世服食家说搀入《本经》，不可不择焉。

《对山医话》卷三：中医用药，惟凭气味以扶偏制胜，乃今药肆所售，竟有形似而实非者，倘非常品，必亲尝而后用之。盖投药如遣将，若未知其人之性情贤否而任之，鲜不偾事。忆昔在乡近镇有王某，病火腑秘结，便阻五十余日，余用更衣丸，以未效而疑之。幸病家细心，服时留取数枚以示，余尝之，味甚甘。骇曰：是丸仅用芦荟、朱砂二味，取其苦滑重镇；今味反甘，乃伪耳。因书方令自合，一服即通。知乡间药肆，其不可靠有如此者。昔人言用药有三忌，谓从未经验、臭秽猛毒、气味异常也。知此三者，庶可驱使草木耳。

《医学探骊·用药论》卷二：若用药必先诊视脉象，再详察形症轻重强弱，而后始选药立方，一剂可保身安。此同然之理也。况医生之方，本为治病而立，非为冠冕好看。今市廛之小药肆，如阿胶、牛黄、羚羊、犀角、琥珀、水安息、白花蛇之类，多非地道之药，有其名而无其实，虽似是而实则非。倘必用此药，可于发行处沽买。若真知其无有，立方时可以他药代之。一方用药不过数味，苟信笔开去，服之不效，遂推诿药料之不真，医生竟欲以此为借口。夫祛寒清热之药，不一而足，医生操用药之权，仔细思之，病之不效，果谁之咎欤？惟医生用药，当以诊视为先，务指下明白，胸中雪亮，立方自不至失之差谬。如脉理不清，诊视终是模糊，不敢用凉药清热，复不敢用温药祛寒，选一平妥汤头为君，再加几味平和之药为佐。此方虽不能去疾，亦自不能添病。若无关紧要之症，服之固然无妨，一遇伤寒传变之症，以平淡之方，优游贻误，致令病势日盛，正气日衰，牵延至于莫救。所谓庸医杀人者，不必在过用峻剂也。想山药、扁豆乃田家之风味，芡实、莲子又筵席之珍馐。诸如此类，饱食可以充饥，饮汤何能止饿？此不过为无病之人，欲资保养，与之立方，研末，炼蜜为丸，每服若干，藉以为茶点之用耳。以之保养则可，以之疗疾则不可。然亦非谓主治立方，尽宜用猛烈之品也。夫古人单方可以济世，一药可以活人。凡虫、鱼、鸟、兽、动、植、飞、潜，万物之中，皆可为人效用。韩文公云牛溲、马勃、败鼓之皮，兼收并蓄，其谓之何哉？因病施治，精于诊视，自必精于选择，虽朽腐皆可化为神奇焉。

《本草思辨录·绪说》：徐洄溪、陈修园，皆尊信《本经》与仲圣之至者。徐谓神农为开天之圣人，实能探造化之精，穷万物之理。仲圣诸方，悉本此书。药品不多，而神明变化，已无病不治。又其所著《百种录》，自谓探本溯源，发其所以然之义。所著《伤寒论类方》，自谓于方之精思妙用，一一注明，发其所以然之故。陈谓药性始于神农，不读《本草经》，如作制艺不知题在《四书》。仲圣集群圣之大成，即儒门之孔子。又其所著《本草经读》，自谓透发其所以然之妙，求与仲圣书字字吻合。今按二家之书，于《本经》皆止顺文敷衍，于仲圣方皆止知大意。徐虽较胜于陈，而不能实践其言则一也。

《医学折衷劝读篇·备药治病论》卷下：古者药不市卖，皆医者自采而备之。所称卖药之人，即医人也。昌黎以牛溲、马勃兼收待用为药师之良，可见唐世医人，犹自备药。自宋以后，始有写方不备药之医。今则举世皆然，取药市肆。药之真伪是非，全不过问。方即不误，而药之误也多矣。况古人治病，惟感冒专用煎方，余病多用丸散。兼有用膏摊贴者。其药或贵重难得，或一时难成，断非仓卒之间所能修合。设遇急证重证，必须丸散，彼病者岂能忍死以待合药乎？至外治之方，外科之药，种种各异，非平时合就，何以待不时之需？且膏丸治病，一人所服无多，病家仅制少许，则不便施功。修合一料，则所余甚多，置之无用。惟医家平日博考其方，讲求其法，畜药待乃用，可随证奏功。今之医者不知有此等方，偶知一二，既惜资本，又自知不善运用，恐成虚掷。故内科则煎方外无方，外科则膏药丹药之外，仅畜极贱极易得之药数品，以为通套应酬之具。一遇深痼奇险之大证，束手坐视，无所能为，惟杜凑不补不攻、不寒不热之方，以幸功而诿过。所以今时不治之证，可治者十七，真不治者不过十三，皆由医有煎方而无丸散，有内治而无外攻，敷衍迁延，以致于死。

本草用药杂说

《史记·秦始皇本纪》：丞相李斯曰：〇臣请史官非秦记皆烧之。非博士官所职，天下敢有藏《诗》、《书》、百家语者，悉诣守、尉杂烧之。有敢偶语《诗》《书》者弃市。以古非今者族。吏见知不举者与同罪。令下三十日不烧，黥为城旦。所不去者，医药卜筮种树之书。若欲有学法令，以吏为师。制曰：可。

《抱朴子内篇·至理》：越人救虢太子于既殒，胡医活绝气之苏武，淳于能解颅以理脑，元化能刳腹以浣胃，文挚愆期以瘳危困，仲景穿胸以纳赤饼。此医家之薄技，犹能若是，岂况神仙之道，何所不为？夫人所以死者，诸欲所损也，老也，百病所害也，毒恶所中也，邪气所伤也，风冷所犯也。今导引行气，还精补脑，食饮有度，兴居有节，将服药物，思神守一，柱天禁戒，带佩符印，伤生之徒，一切远之，如此则通，可以免此六害。今医家通明肾气之丸，内补五络之散，骨填枸杞之煎，黄耆建中之汤，将服之者，皆致肥丁。漆叶青蓁，凡弊之草，樊阿服之，得寿二百岁，而耳目聪明，犹能持针以治病。此近代之实事，良史所记注者也。

《宝庆本草折衷·序例萃英上》卷一：叙业医之道旧文计十三章，新集十段。〇唐谨微序例述陶隐居序凡四章。其一章：医者，意也。古之所谓良医者，盖善以意量得其节也。〇其二章：谚云，俗无良医，枉死者半。拙医疗病，不如不疗。其三章：但病亦别有先从鬼神来者，则宜以祈祷祛（丘于切）禳却也。〇其四章：《论语》云：人而无常，不可以作巫医。所以医不三世，不服其药。见《礼记》。九折臂者，及成良医。《楚辞》云：九折臂而成医兮。注谓：人九折臂，更历方药，乃成良医。盖谓学功须深也。今之承藉者，多恃衒名价，不能精心研习。虚传声美，闻风竞往。自有新学该明，而名称未播，贵胜多不信用，委命虚名，谅可惜也。〇寇宗奭序例凡七章。其一章：夫人之生，以气血为本。人之病，未有不先伤其气血者。世有童男室女，积想在心，思虑过当，多致劳损。男则神色先散，女则月水先闭，盖愁忧思虑则伤心，心伤则血逆竭，血逆竭故神色先散而月水先闭也。火既受病，不能荣养其子，故不嗜食。脾既虚则金气亏，故发嗽。嗽既作，俟五脏传遍，卒不能死，然终死矣。此一种，于诸劳中最为难治。若自改易心志，用药扶接，如此则可得九死一生。〇其二章：夫治病有八要。八要不审，病不能去。其一曰虚，五虚是也；脉细，皮寒，气少，泄利前后，饮食不入，此为五虚。二曰实，五实是也；脉盛，皮热，腹胀，前后不通，闷瞀，此五实也。三曰冷，脏腑受其积冷是也；四曰热，脏腑受其积热是也；五曰邪，非脏腑正病也；六曰正，非外邪所中也；七曰内，病不在外也；八曰外，病不在内也。既先审此八要，参之六脉，审度所起之源，继以望闻问切，按《难经》云：望而知者，谓之神；闻而知者，谓之圣；问而知者，谓之工；切脉知者，谓之巧。盖能知其病也。岂有不可治之疾也。夫不可治者，有六失：失于不审，失于不信，失于过时，失于不择医，失于不识病，失于不知药。六失之中，有一于此，即为难治。新集：《史记·扁鹊传》云：病有六不治：骄恣不论于理，一也；轻身重去声财，二也；衣食不能适，三也；阴阳并，藏气不定，四也；形羸不能服药，五也；信巫不信医，六也。〇其三章：矧又医不慈仁，病者猜鄙，二理交驰，于病何益？由是言之，医者不可不慈仁，不慈仁则招祸；病者不可猜鄙，猜鄙则招祸。〇其四章：病人有既不洞晓医药，复自臆度，如此则九死一生。或医人不识其病，或以财势所迫，占夺强治，此医家、病家，不可不察也。〇其五章：凡人少、长、老，其气血有盛、壮、衰三等。故岐伯曰：少火之气壮，壮火之气衰。盖少火生气，壮火散气。况复衰火？故治法亦当分三等。其少日服饵之药，于壮老之时，皆须别处之。〇其六章：凡为医者，须略通古今，粗守仁义，绝驰骛音务能所之心，专博施救拔之意。如此则心识自明，神物来相，又何必戚戚沽名，齪齪求利也。〇其七章：诊病之道，观人勇怯、骨肉皮肤，能知其情，以为诊法。若患人脉病不相应，医者不免尽理质问。病家见所问繁，还为医业不精，往往得药不肯服，似此甚多。新集：《坡仙志林》论脉又号脉说云：脉之难明，古今所病也。病字谓有所不足也。至虚有盛候，而大实有羸状。差之毫厘，疑似之间，便有死生祸福之异。士大夫多秘所患求诊，以验医之能否，使索病于溟漠，辨虚实冷热于疑似之间。医不幸而失，莫之悟也。吾求医必先尽告以所患，使医知之，然后求之诊。虚实冷热，先定于中，则脉之疑似，不能惑也。〇许洪注《局方・总论》凡一章。夫济时之道，莫大于医；去疾之功，无先于药。疗之合理，病无不痊。用之偏僻，著以别名。如用半夏，称其别名水玉之类。又贵价难市，希罕所闻。纵富贵而无处搜求，设贫下而寡财不及。或于远邦求药，或则确执古方，不能变通，稽于致办。病既深矣，药何疗焉？由是医者必舍短从长，去繁就简，随机斟酌，增减允当。察病轻重，用药精微，可谓上工矣！

《续医说》卷一〇：番药西域回纥部挦思干城产药十余种，皆中国所无，疗疾甚效。曰：阿只儿，状如苦参，治马鼠疮，妇人损胎及打扑内伤，用豆许咽之自消。曰：阿息儿，状如地骨皮，治妇人产后胞衣不下，又治金疮脓不出，嚼碎，傅疮上即出。曰：奴哥撒儿，形似桔梗，治金疮及肠与筋断者，嚼碎，敷之自续。回纥有虫如蛛，毒中人则烦渴，饮水立死，惟过醉葡萄酒，一吐则解。《马氏日钞》。

《诸症辨疑》卷五：余观倒仓一法，不出丹溪先生《心要》，而得之西域异人之法门。人误录于劳瘵吐血条下，岂不妄耶？且劳瘵咳血，真阴亏损，脏腑脾胃虚弱，津液枯竭，不宜吐泻，况斯患与积气停痰治不相同。传写讹矣，深可疑哉。

《医经大旨》卷四：《药戒》无病服药辨谚曰：无病服药，如壁里安柱。此无稽之说，为害甚大。夫天之生物，五味备焉。食之以调五脏，过则生疾。故《经》云：阴之所生，本在五味。阴之五宫，伤在五味。又曰：五味入胃，各归其所喜攻。酸先入肝，辛先入肺，苦先入心，甘先入脾，咸先入肾。久则增气，气增而久，夭身之由也。夫五味口嗜而欲食之，必是裁制，勿使过焉。至于五谷、五果、五畜、五菜，气味全而食之补精益气。倘用之时，食之不节，犹或生病，况药力攻邪之物，无病而可服哉？《圣济经》曰：彼修真者，敌于补差。轻饵药石，阳剂刚胜，积若燎原，为消狂痈疽之属，则天癸竭而荣涸。阴剂柔胜，积若凝水，为洞泄寒冰之属，则真火微而卫散。一味偏胜，一脏偏伤。一脏既伤，四脏安得不病乎？故洁古老人云：无病服药，乃无事生事。此千古不易之论，后人当以为龟鉴耳。

《杏苑生春》卷二四：问曰：医不三世，不服其药。《礼记》谓父子相承，宋潜溪谓习通《脉经》《本草》《针灸》三世之书者，子今从何是欤？曰：圣贤谓世次相承意，其父子授受，习诸脉药病候之惽伪，而无妄误之失。宋公谓徒恃世医，不究历代经书，昧乎医之义理，必有庸谬之祸。又《难经》云：色、脉、皮肤三者，知一为下工，知二为中工，知三为上工。据之于理，当两存焉。

《本草经疏・祝医五则》卷一：凡人疾病，皆由前生不惜众生身命，竭用人财，好杀鸟兽昆虫，好棰楚下贱，甚则枉用毒刑，加诸无罪。种种业因，感此苦报。业作医师，为人司命，见诸苦恼，当兴悲悯。详检方书，精求药道，谛察深思，务期协中。常自思惟，药不对病，病不对机，二旨或乖，则下咽不返。人命至重，冥报难逃。勿为一时衣食，自贻莫忏之罪于千百劫。戒之哉！宜惧不宜喜也。〇凡为医师，当先读书。凡欲读书，当先识字。字者，文之始也。不识字义，宁解文理？文理不通，动成窒碍。虽诗书满目，于神不染，触途成滞，何由省入？譬诸面墙，亦同木偶。望其拯生民之疾苦，顾不难哉？故昔称太医，今曰儒医。太医者，通天地人者也；儒医者，读书穷理，本之身心，验之事物，战战兢兢，求中于道。造次之际，罔敢或肆者也。外此则俗工耳，不可以言医矣。〇凡为医师，先当识药。药之所产，方隅不同则精粗顿异，收采不时则力用全乖。又或市肆饰伪，足以混真。苟非确认形质，精尝气味，鲜有不为其误者。譬诸将不知兵，立功何自？医之于药，亦犹是耳。既识药矣，宜习修事。《雷公炮炙》，固为大法。或有未尽，可以意通。必期躬亲，勿图苟且。譬诸饮食，烹调失度，尚不益人，反能增害，何况药物关乎躯命者也？可不慎诸！〇凡作医师，宜先虚怀。灵知空洞，本无一物。苟执我见，便与物对。我见坚固，势必轻人；我是人非，与境角立。一灵空窍，动为所塞，虽日亲至人，终不获益。白首故吾，良可悲已！执而不化，害加于人。清夜深思，宜生丑耻。况人之才识，自非生知，必假问学。问学之益，广博难量。脱不虚怀，何由纳受？不耻无学，而耻下问。师心自圣，于道何益？苟非至愚，能不儆省乎！〇医师不患道术不精，而患取金不多。舍其本业，专事旁求。假宠贵人，冀其口吻，以希世重。纵得多金，无拔苦力。于当来世，岂不酬偿？作是惟思，是苦非乐。故当勤求道术，以济物命。纵有功效，任其自酬，勿责厚报。等心施治，勿轻贫贱。如此则德植厥躬，鬼神幽赞矣。〇上来所祝五条，皆关切医师才品道术，利济功过。仰愿来学，俯从吾祝，则进乎道而不囿于技矣。讵非生人之至幸，斯道之大光也哉！

《涌幢小品》卷二五：景皇帝御医徐枢有名。帝尝问药性迟速。对曰：药性犹人性，善者千日而不足，恶者一日而有余。人以为药谏云。

《折肱漫录》卷一：药者，人生之大利大害也。不遇良医，不如不药，不药而误也悔，药而误也亦悔，然不药之悔小，误药之悔大。〇病者所忌，自酒色、劳役、饮食及一切例禁外，所大忌者有二：认病为真，终朝侘傺，一也；求速效而轻用医药，二也。予病中守戒甚严，独犯此二者，以是久而不痊，慎之哉！

《裴子言医》卷二：四十年前之人，虽多服久服当归、地黄、门冬、知母等湿润之药，不见有伤脾之患。今时之人则不必多服久服，而食减胸膨、肌浮肠滑之证旋接踵焉。噫嘻！是岂养血滋阴之法，仅可行于四十年之前，而不可行于四十年之后邪？非也！世风衰而真元薄也。鸡、豚、牛、羊之余，食蔬者有几？瓜、梨、橘、藕之余，食粟者有几？醇浆、奶酪之余，食羹者有几？其助则姜、桂、椒、莳，其和则油、盐、酰、酱，尝而煎、炒、烧、炙，异而脯、腊、脍、糁、醉、酢、蒸、酥，与凡百巧为滋味，以佐长夜之豪觞。富贵之家，斯已滥矣。市井之辈，靡有止焉。且也，义命之理茫然，怨慕之心横起。趋利趋名，视昔孰冷而孰热？患得患失，视昔孰淡而孰浓？世故纷挠，晨昏竞出。酬应之间，视昔孰劳而孰逸？至有素风为砺，恬退自分之人，则又世网弥天，人情叵测，而忧思惊怖之怀，更不知其孰多而孰少也。如是而欲求脾胃元气之不薄于今日，则戛戛乎难之矣。而谓当归、地黄、门冬、知母等湿润之药，可恣投而勿顾乎？

《香祖笔记》卷九：田纶霞少司徒为诗文好新异。康熙壬午谢病归，浃岁卧疴。医立方以进，辄嫌其俗，易他名始服之，如以枸杞为天精，人参为地精，木香为东华童子之类，其癖好新奇如此。

《本草经解要附余·考证》：药有五行、金、木、水、火、土，即五行。五气、香、臭、臊、腥、膻。五色、青、赤、黄、白、黑。五味、酸、苦、甘、辛、咸。五性、寒、热、温、凉、平。五用。升、降、浮、沉、中。凡使用，别阴阳补泻，酌君臣佐使，不待言矣。凡作汤液，用水各别，火欲缓，恒令小沸，利汤欲生，补汤欲熟。凡用诸香、诸角、丹砂、芒消、蒲黄、阿胶等，须另研，俟汤熟去渣，纳入和服，加酒亦然。凡服药，疾在胸膈以上者，食后服；在心腹以下者，食先服；在四肢血脉者，宜空腹而在旦；在骨髓者，宜饱满而在夜。凡云等分者，多寡相等。云方寸匕者，匕匙也，匙挑药末不落为度，正方一寸也。刀圭者，寸匕十之一也。一钱匕，匕大如钱者。五匕，将五铢钱取药，仅当五字不落，盖一钱之半，又云一字是也。一撮者，四刀圭也。

《痘学真传·钱陈药异同论》卷一：治痘之祖，首出宋孝子仲阳钱乙，所著有《伤寒指微》，论婴儿百篇。仲阳，钱塘人也。钱塘地气温暖，专本《内经》诸痛痒疮皆属心火之说，故多用寒凉，少用温补，每用黄连解毒汤、白虎汤，似与刘河间偏寒凉之见相同。厥后张洁古、王海藏咸宗之。后有文秀陈文中出，所著有《幼幼新书》《病原方论》。文秀，宿州人也，宿州土寒地厚，每主温补，未出之时，悉用十一味木香散，已出之时，悉用十二味异攻散，其意归重于太阴一经。盖以手太阴肺主皮毛，足太阴脾主肌肉，肺恶寒，脾恶湿，故取丁香、官桂以治肺之寒，木香、香附以治脾之湿。钱陈两师之见，各极其妙，无如天下后世之昧于医者，偏泥其方，而利害各半矣。至越中丹溪翁立中和之论，用中和之药，举世遂误为矫文秀之偏，而归重于仲阳者，皆以苦寒为痘中必用之药。殊不知痘疮虽属心火，却与诸疮不同。诸毒初未成形，可解散而愈；已成形未成脓，又可不成脓而愈。痘发五脏，必藉气血送出皮肤，运化之而成脓，收靥之而成痂，其可内消而愈乎？可不成脓而愈乎？故诸疮以解毒清火为主，而痘疮以气血运化为主。气血能送毒以灌浆结痂则生，不能则死。故痘身热则出，出齐热退，浆行又热，浆足热退，浆回又热，痂结热退。若专用寒凉，则血凝气滞，毒内攻矣，此专于寒凉者不可也。近世因其不可，而参、附温补之说行矣。独不思太阴肺经气所主焉，何乃反用木香散，令其肺气荡泄，则乌乎有制毒之功，又有丁香、附子大热之剂，以攻其清轻之体；且人身一水也，而有二火，痘疮尤火症也，专用大热，是犹甑中无水添薪，则汤气焉得而上蒸乎？况痘疮之发，无不由感触而起者，故其本体虽虚，若有杂症，急宜随症调治，俟客症已退，方可治本也。如惊食未消，寒暑未解，可乱投耶？况症之误于寒者，其害缓，正其治，尚可补救；若误于热者，其害速，顷刻难支，此专于辛热者不可也。若然，则钱陈水火乎，俱不可宗乎？是又不然。独不思钱曰疮疹始出未有他证不可下，陈曰若无他症不宜服药，是同一主见也。钱曰痘疹属阳，故春夏为顺，陈曰遇春而生发，至夏而长成，是同一喜好也。钱曰恶寒不已，身冷出汗，耳骫反热者，乃肾气太旺，脾虚不能制；陈曰其疮痒，寒战咬牙，乃脾胃肌肉虚，是同一归重于脾也。钱曰惟用温凉药治之，是钱亦用温补；陈曰如六七日身壮热，不大便，与三味消毒散，微利则住，是陈亦用凉泻。钱曰更看时日，陈曰须分表里虚实，是二师之见，究非一偏。然继二师之统，寒热攻补，随症施治，无太过，无不及，三百年中惟丹溪翁一人耳。谁谓偏寒而不可宗，致抹煞翁之大旨耶！

《清朝通典》卷五〇：群祀：顺治元年定祀先医之神之礼。每岁春二月、冬十一月上甲日，致祭先医于太医院署之景德殿，殿中安奉太昊伏羲氏神位于正中，炎帝神农氏神位于左，黄帝轩辕氏神位于右。东配句芒、风后，西配祝融、力牧。东庑僦贷季、天师岐伯、伯高、少师、太乙雷公、伊尹、仓公、淳于意、华陀、皇甫谧、巢元方、药王韦慈藏、钱乙、刘完素、李杲。西庑鬼臾区、俞跗、少俞、桐君、马师皇、神应王扁鹊、张机、王叔和、抱朴子葛洪、真人孙思邈、启元子王冰、朱肱、张元素、朱彦修。均东西向，以礼部堂官一员主祭，太医院堂官二员分献。

《橘旁杂论·三折肱医不三世不服其药辨》卷上：《左传》云，三折肱知为良医也。从未有人注及三折肱之意。予谓：古之医者，自备药笼至病家诊治后，向笼取药，或君臣未配，或轻重失宜，取而复置，置而复取，总以郑重为事，此为三折肱也。又《礼记》云：医不三世，不服其药。后注者，多以世业之谓，非也。医必父而子，子而孙，如是其业则精，始服其药。若传至曾元，更为名医矣！其间贤者不待言，其不肖者若何？因其世业，而安心服其药。设为所误，生死攸关，虽愚者不为也。况医道可通仙道，远数十百年，偶出一豪杰之士，聪明好学，贯微彻幽。然而上世并非医者，舍是人而必求所谓三世者，有是理乎？凡医者必读上古《神农本草》、黄帝《素问》《灵枢经》及仲景《伤寒论》三世之书，方为有本之学，从而服药，庶无误人。三世者，三世之书也。汉儒谓《神农本草》、黄帝《素问》、元女《脉诀》，为三世之书。聊记以质博学之君子。

《医略·勿药论》卷一：病有天作之灾，有自作之灾，有人作之灾。天作之灾，风寒暑湿燥火，六淫是也。自作之灾，七情六欲、饮食男女、劳倦内伤是也。人作之灾，庸医是也。其人作之灾，较天作之灾、自作之灾为尤酷，何也？夫雨旸燠寒风，五者咸若各以其时，元气流行，太和祥洽，乃无病之天也。人身一小天，天无病而人身亦无病。忽焉而风而寒，而暑湿，而燥火，气之不正，即天有时而病，人感之而亦病。此不必治。越数日而寒消暑退，风恬火息，湿者收而燥者润，何待治之耶？自作之灾，如情志拂郁，酒色过度，饮食不调，劳倦不节，以致脏腑内伤。苟能自知樽节爱养，病即自愈，又何待治之耶？惟人作之灾，如庸医者，罔识脉理，不辨症候，读《药性赋》，熟《汤头歌》，以为糊口计，辄尔悬壶，草菅人命。且有坊肆购医方一二种，见某方治某病，强记数药，即跃跃欲试，亦竟有服之而愈，转相称述，流毒愈广。致有轻病变重，重病变死者，不可胜纪。故余谓天作之灾、自作之灾，犹可以不治治之。人作之灾，治之以致不治，其祸为尤烈也。余欲作《勿药论》久矣。《易》曰：无妄之疾，勿药有喜。《内经》曰：圣人治未病，不治已病。谚曰：有病不治，常得中医。世安得上医，则何如勿药之犹为中医乎？《记》有之：医不三世，勿服其药。此汉儒拘牵之论。窃谓义犹未尽。盖斯道父不能传之子，师不能传之弟，必其人有绝伦之聪明，加以十年二十年之学力，而又以临证多者为更优，三折肱为良医。三世未必即良医也。然此言亦犹知自爱之道，今世士大夫并不深究医之学问若何，或偶治轻浅症，尚无大咎。或出入缙绅家，必为能事，即以性命之重付托。治之而愈，更奉之如神。治之而死，亦委之于命，或云病本不治。良可叹也！嗟嗟！轩岐不再出，洞垣之技，世无其人。其间容亦有彼善于此者，譬之围棋，高一着有一着之见，而低一着者无由知之。譬之登楼，上一层有一层之见，而下一层者无由知之。则庶几慎选良医，苟无其人，宁守勿药之说，勿为人灾所中，则幸甚。昔《鲁论》记夫子一则曰疾病，再则曰疾病，初不闻其服药。康子馈之，不敢尝也。他日门人又记子之所慎，疾与战并重。夫战，危事也。圣人不得已而用之。故余非知医者，惟勿药一言，为深知医之流极，而进苦言之药也云尔。

《审病定经·医药二误论》卷上：是集所录医药之误，却见不少，并非虚语。亦非闲话。试看伤寒百病门中，予尝叹世之坏病。命虽终于天年，然亦未有不误于医药者也。夫终于天年，纵有卢扁复出，岂得再生？若误于医药，先贤岂无济生之术。予观汉儒张仲景著《伤寒论》，创立三百九十七法之条，大开六经法门，辨明经证，并剖晰阴阳，谓内有是病，外必有是证，证应何经，

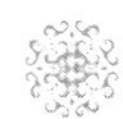

即用何经之方法而治。由此观之，而知先贤有神圣工巧之术，有岐黄灵变之诀，条条是路，着着是法，处方用药，一毫不苟。若今之病，误于医者，皆由不宗《伤寒》，未得其诀，但凭一证，守定成方，脉候欠审，辨证不详，一切粗疏遗漏，辄投方药，其不至杀人者几希。吾固曰病有误于医者如此。若病误于药者，皆由药室不顾性命，惟利是图，如方斟剂，不管病之轻重，但顾钱之多寡，价足照单制配，价少减药伪代，并将方之君臣颠倒，违古炮制。似此既误于医，复误于药，两相为误，服此而不死者，盖亦寡矣。吾固曰病有误于药者又如此。凡此二误，亦非医药两家之独咎也，始由病家不察医之良庸，不识药之真伪，但见是医便治，是药便服，安得有不自误？夫病者，岂不为医药病三家同误乎？予窃悯之久矣。夫古之为人子者，不可以不知医，并不可以不识药。今录此诀，指示其误，愿我同人有志于活人者，必当以济世为心，更当以此医药二误之杀人为戒耳。

《医谈传真·本草亲尝》卷二：本草始自神农亲尝百草而著《本经》，共三百六十五味，分上、中、下三品。后代梁之陶隐君《别录》倍之，为七百三十种。迨唐宋以后，旁搜遍录，推而广之，为一千七百四十六种。明之李时珍《本草纲目》合订修增而为一千八百七十一种。于是病有万变，药无渗漏，美矣善矣。究之粪土、沙泥，莫不可以为药。识其本源，三百六十余种不为少，不识其本源，虽倍一千八百七十一种，亦未能尽。何者？治病者，药之气味，非物之渣滓也。仲景一百一十三方，用本草只九十一种耳，而诸法悉备，何在多耶？予因详考诸药之所产及气味性功，惟见《本草纲目》太多，欲简之以便医学，更创一分门别户之图，庶几用力少而成功多也。共选二百七十五味。

《冷庐医话·质正》卷五：《曲礼》云：医不三世，不服其药。郑氏注云：慎物齐也。孔氏疏云：凡人病疾，盖以筋血不调，故服药以治之，其药不慎于物，必无其征，故宜戒之。择其父子相承至三世也，是慎物调齐也。又说云：三世者，一曰《黄帝针灸》，二曰《神农本草》，三曰《素问脉诀》。又云《夫子脉诀》。若不习此三世之书，不得服食其药。然郑云慎物齐也，则非为《本草》《针经》《脉诀》，于理不当，其义非也。按此，则所谓三世者，注疏因主父子相承之说也，近世有专主通于三世之书，而以三世相承为俗解之误，殆未读注疏耳，且经书文义虽古，而辞无不达，既谓通于三世之书，何以不明言之，而曰医不三世？故作此不了语，以炫惑后世乎？

《蠢子医》卷一：学医真诠学医第一看药性，有了药性心有定。某药入某经，某药治某病。或是温，或是凉，与某症相称；或是补，或是泻，与某症相应。各药各有温凉补泻理，各经各有寒热虚实症。看得到时药分明，此中早已有把柄。学了药性学脉理，学了脉理方有用。某经是真虚，某经是真实，用某药相应；某经是真寒，某经是真热，用某经相称。各经各有虚实寒热理，各药各有温凉补泻性。看得到频率分明，任凭病来如明镜。有了明镜有把柄，一下笔时便入圣。不靠汤头歌，不任人家命。病端虽夹杂，病脉总清净。药方虽更变，药性总周正。君臣佐使无参差，便是医中之快捷方式。即有天师再临凡，亦难寻找方中病。学医者，每多药性不熟，脉理不精，果能心如明镜？洞悉某药与某病相称，某脉与某症相应，则治病自不难矣。侄金门谨志。

《蠢子医》卷二：山中之药能壮筋骨（服壮之人宜用山中物件骨力坚），穿山跳涧他无难。人生软弱不能行，得了此味便立痊。虎骨能硬猴骨软，软硬适宜最便便。鹿角属阳龟属阴，阴阳相济最娟娟。花蛇乌蛇除阴湿，鹰爪羚羊能透穿。纵有补气补血药，不得此味总不坚。我今敬劝司命者，必须山经读一篇。○水中之物能眠阳（虚痨之人宜用水中之物能眠阳），虚痨之人宜细尝。蒲藕清脆真肥齿，菱（菱角）芡（鸡头子）甘淡堪润肠。荸荠、地梨（荸荠之类）共为粉，紫菜白菜并煮汤。海马海狗能兴阳，恐恣游子之邪荡。海蛤海龙能滋肾，独助修士以行藏。（年幼学生，坏此症者不少，沙土炒焦为末，黄酒下，其功不在紫河车下。）再吃龙骨以固本，再饮鳖头以垂囊。（沙土炒焦，黄酒下。）庶息后起之相火，即返固有之元阳。

《医方丛话·草药疗病当慎》卷七：村民多采草药疗病，或致殒命者有之。盖草药多有相似者，似是而非，性味不同，愚民不能别，一概与人服之，不至于误者寡矣。尝观《本草》，云山阳有草，其名曰黄精，饵之可以长生。山北有草，其名钩吻，入口即死。盖此草相类，而性善恶不同如此。

《医粹精言》卷二：私僻单方及草头方子，服之亦尝愈病。但有不愈者，不惟不愈，且益变。是乃见似为真，妄拟妄逞，轻信轻试之误也。愿有识者达而尝之，则效否有理可评，授受无诡幻之设矣。

《对山医话》卷四：夏子益曰：天地山川树木，皆有脂。此系阴阳气化之余，结而成髓。饮天脂者，成上仙；地脂成地仙，山川树木之脂，寿俱无量。《鬼谷子语仙录》云：取天脂须于危峰绝顶，人迹罕到之处，置金盘盛明珠，每于寅卯之交往探，有清露即倾去，得浆色白，芳香不散，味极清甘者，是也。地脂于地脉流行聚合之处，从土涌出，不收仍入地。大抵天地之脂，每六十年一泄。山脂即钟乳之类，钟乳乃石之汗液，脂其髓也。水脂出大海中，高喷百丈，还落水中，介类吞之得为神。树脂数千年老树，枯而复荣者再，始有脂，能化婴儿，游行不定，颇不易得。《方镇编年》载高展为井州判官，一日见砌间沫出，以手撮之，试涂一老吏面上，皱皮顿改，颜色如少。展问承天道士，曰：此名地脂，食之不死。展乃发砖，已无有矣。○国朝康熙间，顺德有民入山樵采。忽闻树顶有儿啼声，仰视，见古木上有气缕缕如烟，飞鸟过之皆堕，斫视其中有人，状类凝脂，问之不应，拂之则笑。一同伴曰：此名树脂，非恶物也。遂蒸食，食已觉热，寻浴溪中，肉尽溃裂而死。余谓仙佛之书，大都渺茫，固不足信。凡异常之物，智者不食。信然！

《黄氏医绪》卷一：神农尝草，原以金石酷烈有毒，而血肉往往伤生。后世金石，专取性味平正，而制伏之法，考究特详。除硫黄毒能损骨，余亦无多流弊。至血肉诸品，则有甚至采生折割者，虽皆势不获已，而揆诸圣人立法初心，已大有闲。时方乃有以人心、人肝、人胆、人骨、人血入药者，读《孟子》兽相食，且人恶之之语，能无毛骨耸然？兹于此类，概屏弗录。唯砒石大毒，而有时不得不资用少许者，仍在制伏得法，乃可无害。若人胞、爪甲、齿发，则皆已见割弃之物，亦无禁焉。

《管窥一得·中西药性论》：西医合信氏诋中药为淡薄无用，且谓五气五味五色入胃即化各走五脏之说，纯属空言。是说也，盖不知中药之功用，妄加诋毁，又何足怪？夫中医自神农尝百草，一日而遇七十五毒之后，著为《本经》，垂训后世，成效昭著。厥后陶弘景之《别录》，晋唐以来，代有所增。自有明及清而大备。虽牛溲、马勃、猴结、羊哀，莫不一一搜罗，载于各家本草之中。其中泛而不切者固不能免，而效验彰彰者实难更仆数也。若概诋为无用，未免厚诬。

《倚云轩医案医话医论·〈本草纲目〉未载新出药品》：李时珍《本草纲目》载药一千八百余味，搜索弥遗。自神农已来，未有多于此者。世递迁而药递变，今有其名而无其药者，已十二三。而《纲目》所未载，近世新出者，亦不少矣。如猴枣、金果兰、吕宋果、苏萝子、胖大海等。其海外西国之药，不预焉。按猴枣，乃猴伤于猎，自采药草治愈而成疤。以后再为人获，疤中有物，如石子圆润光结，名曰猴枣。能清凉解毒。亦犹牛黄、狗宝难得。苏萝子和脾舒肝，开郁结之气。胖大海味辛微苦，温散肺风而治咳嗽。吕宋果产吕宋，性味功用未详，俟考。

《清稗类钞·艺术类》：太医院处方太医院医官恭请圣脉，皆隔别分拟，而又不得大有歧异。医官患得罪，乃推一资格稍长者为首，凡用药之温凉攻补，皆此人手持钮珠某粒为记，各医生皆视为趋向。又所开之方，必须精求出处，故诸医拟方，必用《医宗金鉴》，以其不能批驳也。至次日复诊，照例不能复用旧方，又不得多改，惟酌改药两三品，方为合格，故复诊数次，即与初方宗旨迥不同矣。

用药大法

用药大法概论

《黄帝内经素问·五常政大论篇》：岐伯曰：寒热燥湿，不同其化也。故少阳在泉，寒毒不生，其味辛，其治苦酸，其谷苍丹。阳明在泉，湿毒不生，其味酸，其气湿，其治辛苦甘，其谷丹素。太阳在泉，热毒不生，其味苦，其治淡咸，其谷黅秬。厥阴在泉，清毒不生，其味甘，其治酸苦，其谷苍赤，其气专，其味正。少阴在泉，寒毒不生，其味辛，其治辛苦甘，其谷白丹。太阴在泉，燥毒不生，其味咸，其气热，其治甘咸，其谷黅秬。化淳则咸守，气专则辛化而俱治。故曰：补上下者从之，治上下者逆之，以所在寒热盛衰而调之。故曰：上取下取，内取外取，以求其过。能毒者以厚药，不胜毒者以薄药。此之谓也。气反者，病在上，取之下；病在下，取之上；病在中，傍取之。治热以寒，温而行之；治寒以热，凉而行之；治温以清，冷而行之；治清以温，热而行之。故消之削之，吐之下之，补之泻之，久新同法。帝曰：病在中而不实不坚，且聚且散，奈何？岐伯曰：悉乎哉问也！无积者求其藏，虚则补之，药以祛之，食以随之，行水渍之，和其中外，可使毕已。帝曰：有毒无毒，服有约乎？岐伯曰：病有久新，方有大小，有毒无毒，固宜常制矣。大毒治病，十去其六，常毒治病，十去其七，小毒治病，十去其八，无毒治病，十去其九，谷肉果菜，食养尽之，无使过之，伤其正也。不尽，行复如法。必先岁气，无伐天和，无盛盛，无虚虚，而遗人夭殃；无致邪，无失正，绝人长命。

《千金要方·处方》卷一：夫疗寒以热药，疗热以寒药，饮食不消以吐下药，鬼疰蛊毒以蛊毒药，痈肿疮瘤以疮瘤药，风湿以风湿药。风劳气冷，各随其所宜。○雷公云：药有三品，病有三阶。药有甘苦、轻重不同；病有新久、寒温亦异。重热腻滑、咸酢药石、饮食等，于风病为治，余病非对。轻冷粗涩、甘苦药草、饮食等，于热病为治，余病非对。轻热辛苦、淡药、饮食等，于冷病为治，余病非对。其大纲略显其源流，自余睹状可知。临事制宜，当识斯要。

《指南总论·论处方法》卷上：夫处方疗疾，当先诊知病源，察其盈虚而行补泻。辨土地寒暑，观男女盛衰，深明草石甘辛细委，君臣、冷热，或正经自病，或外邪所伤，或在阴、在阳，或在表、在里。当须审其形候各异，虚实不同，寻彼邪由，知疾所起。表实则泻表，里实则泻里，在阳则治阳，在阴则治阴。以五脏所纳之药，于四时所用之宜，加减得中，利汗无误，则病无不瘥矣。若不洞明损益，率自胸襟，畏忌不分，反恶同用，或病在表而却泻里，病在里而却宣表，在阴则泻阳，在阳则泻阴，不能晓了，自昧端由，病既不瘳，遂伤员者，深可戒也。故为医者，必须澄心用意，穷幽造微，审疾状之深浅，明药性之紧缓，制方有据，与病相扶，要妙之端，其在于此。〇凡疗诸病，当先以汤荡除五脏六腑，开通诸脉，理顺阴阳，令中破邪，润泽枯朽，悦人皮肤，益人气力，水能净万物，故用汤也。若四肢病久，风冷发动，次当用散，散能逐邪，风气湿痹，表里移走，居无常处，散当平之。次当用圆，圆药者，能逐风冷，破积聚，消诸坚癥，进美饮食，调和荣卫，能参合而行之者，可谓上工。故曰：医者，意也。大抵养命之药则多君，养性之药则多臣，疗病之药则多使，审而用之，则百不失一矣。

《宝庆本草折衷》卷二：夫汤剂元散，生灵之司命也。死生寿夭，伤寒之瞬息也。岂以试为言哉？盖与其躁暴而多虞，宁若重敌而无失。矧神医如张锐，疗一伤寒，诊脉察色，皆为热极，煮承气汤，欲饮复疑，至于再三，如有掣其肘者，始持药以待。病者忽发颤悸，覆绵衾四五重始稍定，有汗如洗，明日脱然。使其药入口，则人已毙矣！由此观之，若屠氏之探试，真后学之龟鉴欤！

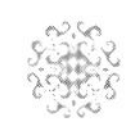

《脾胃论·用药宜禁论》卷上：凡治病服药，必知时禁、经禁、病禁、药禁。〇夫时禁者，必本四时升降之理，汗、下、吐、利之宜。大法春宜吐，象万物之发生，耕耨科斫，使阳气之郁者易达也。夏宜汗，象万物之浮而有余也。秋宜下，象万物之收成，推陈致新，而使阳气易收也。冬周密，象万物之闭藏，使阳气不动也。〔《经》云〕：夫四时阴阳者，与万物浮沉于生长之门，逆其根，伐其本，坏其真矣。又云：用温远温，用热远热，用凉远凉，用寒远寒，无翼其胜也。故冬不用白虎，夏不用青龙，春夏不服桂枝，秋冬不服麻黄，不失气宜。如春夏而下，秋冬而汗，是失天信，伐天和也。有病则从权，过则更之。〇经禁者，足太阳膀胱经为诸阳之首，行于背，表之表，风寒所伤则宜汗，传入本则宜利小便。若下之太早，必变证百出，此一禁也。足阳明胃经，行身之前，主腹满胀，大便难，宜下之，盖阳明化燥火，津液不能停，禁发汗、利小便，为重损津液，此二禁也。足少阳胆经，行身之侧，在太阳、阳明之间，病则往来寒热，口苦胸胁痛，只宜和解。且胆者，无出无入，又主发生之气，下则犯太阳，汗则犯阳明，利小便则使生发之气反陷入阴中，此三禁也。三阴非胃实不当下，为三阴无传，本须胃实得下也。分经用药，有所据焉。〇病禁者，如阳气不足，阴气有余之病，则凡饮食及药，忌助阴泻阳。诸淡食及淡味之药，泻升发以助收敛也；诸苦药皆沉，泻阳气之散浮；诸姜、附、官桂辛热之药，及湿面、酒、大料物之类，助火而泻元气；生冷、硬物损阳气，皆所当禁也。如阴火欲衰而退，以三焦元气未盛，必口淡淡，如咸物亦所当禁。〇药禁者，如胃气不行，内亡津液而干涸，求汤饮以自救，非渴也，乃口干也，非温胜也，乃血病也。当以辛酸益之，而淡渗五苓之类，则所当禁也。汗多禁利小便，小便多禁发汗。咽痛禁发汗利小便，若大便快利，不得更利。大便秘涩，以当归、桃仁、麻子仁、郁李仁、皂角仁，和血润肠，如燥药则所当禁者。吐多不得复吐，如吐而大便虚软者，此上气壅滞，以姜、橘之属宜之；吐而大便不通，则利大便，上药则所当禁也。诸病恶疮及小儿癍后大便实者，亦当下之，而姜、橘之类，则所当禁也。又如脉弦而服平胃散，脉缓而服黄耆建中汤，乃实实虚虚，皆所当禁也。人禀天之湿化而生胃也，胃之与湿，其名虽二，其实一也。湿能滋养于胃，胃湿有余，亦当泻湿之太过也。胃之不足，惟湿物能滋养。仲景云：胃胜思汤饼，而胃虚食汤饼者，往往增剧，湿能助火，火旺郁而不通主大热。初病火旺不可食，以助火也。察其时，辨其经，审其病，而后用药，四者不失其宜，则善矣。

《活幼口议·议下药》卷二：下者有先有后，或先利而后补，或先补而后利，或先扶表，次救里，或先救里，后解表。如此者众，举隅而言之。用药得其中，轻重得其所，是谓下药。毋恣意，毋致缓，毋仓皇，毋竞利，毋勉强，毋疑惑。或得或失，利害有之。利则侥幸以全其功，害则尽世不可言也。凡为医士用药，不可妄知，不容无知，不可执见，毋徇众见，主医裁药，明识俱见，按脉对证，心无亏弊。

《伤寒用药说》：夫今之医，不阅方书，不察脉理，临症茫然。当解而不解，当吐下而不吐下，畏首畏尾，颠倒错乱，助病日深。殊不知医乃司命，其可轻忽如此？大抵病之轻浅者，即为和解。深重者，即便攻击。故曰用药之时，胆欲大而心欲小。毋使君臣失职，佐使不当，反嫁疾焉。

《医经小学》卷五：肝胆由来从火治，三焦包络都无异。脾胃常将湿处求，肺与大肠同湿类。肾与膀胱心小肠，寒热临时旋商议。恶寒表热小膀温，发热表寒心肾炽。

《全幼心鉴》卷一：用药法用药之法，不可僻执古方，当加减药末，细辨冷热，精辨玄微，使令子母相得，切忌妄自施为，误投圆散，顷刻反恶，以致不救，伤残性命，痛切伤心，得不自责。如雄黄、牙硝、石英、南鹏、丹砂之类不可火煎，川乌、半夏、附子、郁金、南星不生服。精专至诚，依方修制，疗疾则随手而愈矣。

《续医说》卷四：用药有权震泽王文恪公云：今世医者，率祖李明之、朱彦修，其处剂不出参、术之类，所谓医之王道也，信知本者矣。然病出于变，非参、术辈所能效者，则药亦不得不变。可变而不知变，则坐以待亡；变而失之毫厘，则反促其死，均之为不可也。故曰：可与立，未可与权。药而能权，可谓妙矣。明之、彦修未尝废权也。世医师其常，而不师其变，非用权之难乎《震泽文集》？

《本草发明》卷一：治病有逆从反正之法：《经》曰，逆者正治。逆病气而正治。以寒攻热，以热攻寒也。从者反治。谓热因寒用，寒因热用，塞因塞用，通因通用。伏其所主，而先其所因。其始则同，其终则异。可使破积，可使溃坚，可使气和，可使必已。热因寒用，如热物冷服，下嗌之后，冷体既清，热性便发，病气随愈，醇酒冷饮之类是热因寒用也。又病热者，寒攻不入，恶其寒胜，热乃消除，从其气则热增，寒攻之则不入，如豆豉诸冷药，酒浸温服之，酒热气同，固无违忤。酒热既尽，寒药已行，从其服食，热便随散，此寒因热用也。如下气虚乏，中焦气壅，腹胀满甚，食已转增，欲散满，恐下愈虚，若补虚，则中满甚，法宜疏启其中，峻补其下，少服反滋壅，多服则宣通，中满自除，下虚斯实，此塞因塞用也。如大热内结，注泄不止，以寒下之，结散利止；又如寒凝内，久下利溏泄，愈而复发，绵历岁年，以热下之，寒去利止，此皆通因通用也。投寒以热，凉而行之；投热以寒，温而行之，始同终异，诸如此等反治之道斯其类。○论治寒热病求其所属：帝曰，有病热者，寒之而热；有病寒者，热之而寒，二者皆在热，新病复起，奈何？岐伯曰：诸寒之而热者，取之阴；热之而寒者，取之阳，所谓求其属也。诸寒之而热，谓病热者投寒药，而反热也。取之阴，言益火之源，以消阴翳。诸热之而寒，谓病寒者投热药，而反寒也。取之阳者，言壮水之主，以制阳光。故曰求其属也。其指水火也，属犹主也，谓心肾也。求其属者，言水火不足，而求于心肾也。火之原者，阳气之根，即心是也。水之主者，阴气之根，即肾是也。粗工但知以寒治热，而不知热之不衰者，由乎真水之不足；徒知以热治寒，而不知寒之不衰者，由乎真火之不足；不知真水火不足，泛以寒热药治之，非惟藏府习热药反见化干，其病而有者弗去，无者复至矣。故治热未已而冷病已生，攻寒日深而热病更起热。而中寒尚在，起寒生而外热不除，岂知藏府之源有寒热温凉之主哉。夫取心者不必齐以热，取肾者不必齐以寒，但益心之阳，寒亦通行，强肾之阴，热之犹可。苟不明真水火于寒热之病有必胜必制之道，但谓药未胜病，愈投愈盛，卒至殒灭，而莫之悟也。

《药鉴·用药之法》卷一：寒者热之，热者寒之。微者逆之，甚者从之。坚者削之，客者除之。劳者温之，结者散之。涩者行之，燥者润之。损者益之，惊者平之。逸者行之，上者下之。逆者正治，从者反治。〇风则肝，法春木，酸生之道也。失常则病矣，风淫于内，治以辛凉，佐以甘辛，以甘缓之，以辛散之。暑则心，法夏火，苦长之道也。失常则病矣，热淫于内，治以咸寒，佐以甘苦，以咸甘收之，以苦发之。湿则脾，法中央土，甘化之道也。失常则病矣，湿淫于内，治以酸热，佐以咸寒，以苦燥之，以淡泄之。燥则肺，法秋金，辛收之道也。失常则病矣，燥淫于内，治以苦温，佐以甘辛，以辛润之，以苦下之。寒则肾，法冬水，咸藏之道也。失常则病矣，寒淫于内，治以甘热，佐以苦辛，以辛发之，以苦坚之。〇病机赋明药脉病机之理，识望闻问切之情。药推寒热温凉平和之气，辛甘淡苦酸咸之味。升降浮沉之性，宣通补泻之能。脉究浮沉迟数滑涩之形，表里寒热虚实之应。药用君臣佐使，脉分老幼肥瘦。老人脉濡，小儿脉数，瘦者脉大，肥者脉细。病有内伤外感，风寒暑湿燥火之机。治用宣通补泻，滑涩湿燥重轻之剂。外感异于内伤，外感有余，内伤不足。寒证不同热证，直中之邪为寒，传经之邪为热。外感宜泻，内伤宜补。寒证可温，热证可清。外感风寒宜分经而解散，内伤饮食可调胃以消镕。胃肠主气司纳受，阳常有余。脾阴主血司运化，阴常不足。胃乃六腑之本，能纳受水谷，方可化气液。脾为五脏之本，能运化气液，方能充荣卫。胃气弱，则百病生，脾阴足，而诸邪息。调理脾胃，为医中之王道，节戒饮食，乃却病之良方。病多寒冷郁气，气郁发热。寒为风寒外感，昼夜发热。冷为生冷内伤，午后发热。或出七情动火，火动生痰。有因行藏动静以伤暑邪，或是出入雨水而中湿气。亦有食饮失调而生湿热，或有房劳过度以动相火。制伏相火要滋养其真阴，祛除湿热须燥补其脾胃。外湿宜表散，内湿宜淡渗。阳暑可清热，阴暑可散寒。寻火寻痰，分多分少而治。究表究里，或汗或下而施。风寒则汗之，谓温散也。生冷则下之，谓渗利也。痰因火动，治火为先。火因气生，理气为本。治火轻者可降，重者从其性而升消。理气微则宜调，甚则究其源而发散。实火可泻，或泻表而或泻里，指外感也。虚火宜补，或补阴而或补阳，指内伤也。暴病之谓火，怪病之谓痰。寒热燥湿风五痰有异，温清燥润散五治不同。有因火而生痰，有因痰而生火。或郁久而成病，或病久而成郁。金水木火土五郁当分，泄折达发夺五治宜审。郁则生火生痰而成病，病则耗气耗血以致虚。病有微甚，治有逆从，微则逆治，以寒药治热，以热药治寒。甚则从攻，以寒药治热佐以热药，以热药治寒佐以寒药。病有标本，治有缓急。急则治标，缓则治本。法分攻补，虚用补而实用攻。少壮新邪专攻是则，老衰久病兼补为规。久病兼补虚而兼解郁，陈癥或荡涤而或消溶。积在肠胃，可下而愈。块居经络，宜消而痊。妇人气滞血瘀，宜开血而行气。男子阳多乎阴，可补阴以配阳。气病血病二症宜分，阳虚阴虚两般勿紊。气病阳虚，昼重夜轻，自子至巳为阳。血病阴虚，昼轻夜重，自午至亥为阴。阳虚生寒，寒生湿，湿生痰，阳为气为真火。阴虚生火，火生燥，燥生风，阴为血为真水。阳盛阴虚则生火，火逼血而错经妄行。阴盛阳虚则生寒，寒滞气而周身浮肿。阳虚畏外寒，阳气虚不能卫外，故畏外寒。阴虚生内热，阴气虚不能配血，故生内热。补阳补气用甘温之品，滋阴滋血用苦寒之流。调气贵用辛凉，气属阳无形者也。气郁则发热，宜用辛凉之药以散之。和血必须辛热，血属阴有形者也。血积则作痛，宜用辛热之药以开之。气阳为血阴之引导，血阴乃气阳之依归。阳虚补阳，阴虚滋阴。气病调气，血病和血。阴阳两虚惟补其阳，阳生而阴自长。气血俱病只调其气，气行而血自随。小儿纯阳而无阴，老者多气而少血。

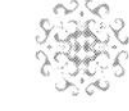

肥人气虚有痰，宜豁痰而补气。瘦者血虚有火，可泻火以滋阴。膏粱无厌发痈疽，燥热所使。淡薄不堪生肿胀，寒湿所积。北地耸高宜清热而润燥，南方卑下可散湿以温寒。奇、偶、复、大、小、缓、急，七方须知，初、中、末三治要察。初则发攻，中则调和，末则收补。寒因热用，热因寒用。通因通用，塞因塞用。通因通用者，通其积滞而下焦自然开密也。塞因塞用者，塞其下流，而上焦自然开豁也。风能胜湿，湿能润燥。辛能散结，甘能缓中。淡能利窍，苦能泄逆。酸以收耗，咸以软坚。升、降、浮、沉则顺之，寒、热、温、凉宜逆也。病有浅深，治有难易。初感风寒，乍伤饮食，一药可愈。旧存痃癖，久患虚劳，万方难疗。临病若能三思，用药终无一失。略举众疾之端，俾为后学之式。

《杏苑生春》卷一：用药中病不必尽剂治寒以温，治热以凉。盖温药频施，必至于烦躁。哄热凉药频施，必至于呕恶沉寒。又如当汗当下，逐水发吐之剂，皆是一时攻邪，岂宜再服？故皆中病即已，不必尽剂。古人有用寒远寒，用热远热，又有通因通用，塞因塞用，所贵酌量权度，一毫无过用焉，是为活法。

《明医选要济世奇方·用药枢机》卷首：尝闻用药如用兵，而世分王伯之辨，此何以说也。大抵用正则王，用奇则伯，用之得其当则似伯而实王，用之失其当则虽王而亦伯。今夫药之温凉寒热言其性，甘酸辛苦辨其味，浮沉升降异其施，补泻收散殊其用，此各司治病之功者也。果孰为王，孰为伯乎？曰：尝观茯苓、当归、芍药、陈皮等剂，性质平和，用虽未当，亦不为害，诚药中之王道也。假若芩、连之大寒，姜、附之大热，参、芪之大补，三棱、莪术之大耗，硝、黄、巴豆、牵牛之大泄，性皆猛狠，未易轻试者也。苟纵巨胆而妄投之，祸不旋踵矣。譬之五伯之兵，惟恃强力以图幸功，而不顾殒身亡国之祸也。曰是不然。夫用峻利之药而取祸者，非药之伯也。用之者，伯之耳。脉症不明，方术倒置，有以致之也，岂药之故哉？人徒见当归、芍药、茯苓、陈皮等剂无甚得失，遂目之为王道，然不知非所用而用，则病邪不解，而终至于危亡矣，安得为王耶？至于大寒、大热、大补、大泻之药，人见其用之不当，取祸反掌，遂畏其为伯，不知脉症精明，施之允当，则以峻利之剂，回生于危迫之沉疴，真若三代之兵，惟恐其来苏之少后也，何为伯哉？世之医者，不辨药性，不精脉理，如当用和平者，而谬投以猛烈之剂，是以斧斤伐山木，以杀僇扰良民也，宁无伯功之害乎？如遇危迫之际，当用峻利者，而猥守和平之剂，是犹舞干羽于七雄角逐之前，修文教于五胡乱华之日也，宁非王道之误乎？然药无王伯，医有得失，症有缓急，而用有君臣，脉有轻重，而机有操纵，此又不可不知也。如气血两病者，而气分重于血分，则宜以气药为主，而以血药佐之。如调血为急，则以理气佐之可也。如内外两病者，而内伤重于外感，则宜以滋补药为主，而以驱散佐之。如散外为急，则以补内佐之可也。如寒以火郁，则当开其内郁之火，而以温药兼解其寒。如热以寒闭，则当祛其外感之寒，而以凉药兼消其热。此其君臣佐使、先后缓急之间，诚有枢机在，而昧是者，可得为医哉？

《本草经疏·治法提纲》卷一：阴阳、寒热、脏腑、经络、气血、表里、标本先后、虚实缓急。○病在于阴，毋犯其阳；病在于阳，毋犯其阴。犯之者，是谓诛伐无过。病之热也，当察其源：火苟实也，苦寒、咸寒以折之；若其虚也，甘寒、酸寒以摄之。病之寒也，亦察其源：寒从外也，辛热、辛温以散之；动于内也，甘温以益之，辛热、辛温以佐之。○《经》曰：五脏者，藏精气而不泻者也，故曰满而不能实。是有补而无泻者，其常也。脏偶受邪，则泻其邪，邪尽即止。是泻其邪，非泻脏也。脏不受邪，毋轻犯也。世谓肝无补法，知其谬也。六腑者，传导化物糟粕者也，故曰实而不能满。邪客之而为病，乃可攻也。中病乃已，毋尽剂也。〇病在于经，则治其经；病流于络，则及其络。经直络横，相维辅也。病从气分，则治其气：虚者温之，实者调之。病从血分，则治其血：虚则补肝、补脾、补心，实则为热、为瘀，热者清之，瘀者行之。因气病而及血者，先治其气；因血病而及气者，先治其血。因证互异，宜精别之。〇病在于表，毋攻其里；病在于里，毋虚其表。邪之所在，攻必从之。受邪为本，现证为标；五虚为本，五邪为标。譬夫腹胀由于湿者，其来必速，当利水除湿，则胀自止，是标急于本也，当先治其标。若因脾虚，渐成胀满，夜剧昼静，病属于阴，当补脾阴；夜静昼剧，病属于阳，当益脾气。是病从本生，本急于标也，当先治其本。举一为例，余可类推矣。〇病属于虚，宜治以缓。虚者精气夺也。若属沉痼，亦必从缓。治虚无速法，亦无巧法。盖病已沉痼，凡欲施治，宜有次第，故亦无速法。病属于实，宜治以急。实者，邪气胜也。邪不速逐，则为害滋蔓，故治实无迟法，亦无巧法。此病机缓急一定之法也。

《折肱漫录》卷一：方书言治病者，衰其大半而止，不可过剂，过则反伤元气。大凡以药攻病者，去其大半，即宜养正气，而佐以祛邪，正气充，则邪气自尽。若必欲尽去其邪，而后补正，将正气与邪气俱尽而补之，难为力矣。予少不知此理，每为人言所误。王节斋论治痰，谓中焦之痰，胃亦赖其所养，难以尽去，去尽则胃虚而难治，亦同此理。常闻庸医有祛邪务尽之语，大是误人。

《医宗必读·辨治大法论》卷一：病不辨则无以治，治不辨则无以痊。辨之之法，阴阳、寒热、脏腑、气血、表里、标本先后、虚实缓急七者而已。〇阴阳者，病在于阴，毋犯其阳；病在于阳，毋犯其阴。谓阴血为病，不犯阳气之药，阳旺则阴转亏也；阳气为病，不犯阴血之药，阴盛则阳转败也。〇寒热者，热病当察其源，实则泻以苦寒、咸寒，虚则治以甘寒、酸寒，大虚则用甘温，盖甘温能除大热也。寒病当察其源，外寒则辛热、辛温以散之，中寒则甘温以益之，大寒则辛热以佐之也。〇脏腑者，《经》曰：五脏者，藏精而不泻者也。故有补无泻者，其常也，受邪则泻其邪，非泻藏也。六腑者，传导化物糟粕者也，邪客者可攻，中病即已，毋过用也。〇气血者，气实则宜降、宜清，气虚则宜温、宜补。血虚则热，补心、肝、脾、肾，兼以清凉；血实则瘀，轻者消之，重者行之。更有因气病而及血者，先治其气；因血病而及气者，先治其血。〇表里者，病在于表，毋攻其里，恐表邪乘虚陷入于里也；病在于里，毋虚其表，恐汗多亡阳也。〇标本先后者，受病为本，见证为标；五虚为本，五邪为标。如腹胀因于湿者，其来必速，当利水除湿，则胀自止，是标急于本，先治其标，若因脾虚渐成胀满，夜剧昼静，当补脾阴，夜静昼剧，当补胃阳，是本急于标，先治其本。〇虚实者，虚证如家贫室内空虚，铢铢累积，非旦夕间事，故无速法；实证如寇盗在家，开门急逐，贼去即安，故无缓法。以上诸法，举一为例，余可类推，皆道其常也。或证有变端，法无二致，是在圆机者神而明之。

《本草通玄·用药机要》卷下：医之神良，识病而已；病之机要，虚实而已。虚甚者必寒，实甚者必热，然常病易晓，变病难知。形衰神惫色夭，脉空而知其虚；形盛神鼓色泽，脉强而知其实，不待智者决也。至实有羸状，误补益疾；大虚有盛候，反泻含冤。阳狂与阴燥不同，蚊迹与发瘢有别，自非洞烛玄微者，未易辨也。〇居养有贵贱，年齿有老少，禀赋有厚薄，受病有久新，脏腑有阴阳，情性有通滞，运气有盛衰，时令有寒暄，风气有南北。六气之外客不齐，七情之内伤匪一，不能随百病而为变通，乃欲执一药而理众病，何可得也！故曰：用古方治今病，譬犹拆旧料改新房，不再经匠氏之手，其可用乎？明于此者，始可与言医也矣。

《医门法律》卷一：下品烈毒之药，治病十去其六，即止药。中品药毒次于下品，治病十去其七，即止药。上品药毒，毒之小者，病去其八，即止药。上、下、中品，悉有无毒平药，病去其九，即当止药，此常制也。〇有毒无毒，所治为主，适大小为制也。〇但能破积愈疾，解急脱死，则为良方。非必以先毒为是，后毒为非；无毒为非，有毒为是。必量病轻重、大小而制其方也。

《本草汇·治病察机》卷一：《本草》云：欲疗病，先察其源，先候病机，五脏未虚，六腑未竭，血脉未乱，精神未散，服药必活。若病已成，可得半愈。病势已过，命将难全。

《医学读书记》卷下：方法余论治外感，必知邪气之变态；治内伤，必知脏腑之情性。治六淫之病，如逐外寇，攻其客，毋伤及其主，主弱则客不退矣。治七情之病，如抚乱民，暴其罪，必兼矜其情，情失则乱不正矣。〇营道者，知其雄，守其雌。制方者，知其奇，守其正。〇攻除陈积之药，可峻而不可驶，宜专而不宜泛。驶则急过病所，泛则搏击罕中，由是坚垒如故，而破残已多，岂徒无益而已哉？〇母之与子，气本相通。母旺则及其子，子旺亦气感于母。故《删繁论》云：肝劳病者，补心气以益之。余藏皆然。则不特虚则补其母一说已也。〇阳与阴反，然无阴则阳不见矣。邪与正反，然无正则邪不显矣。是以热病饮沸汤而不知热，痿痹手足反无痛者，阴盛而无与阳忤，正衰而不与邪争也。如是者，多不可治。

《许氏幼科七种·散记续编·用药有法》：古言用药如用兵，予谓用药如用人，务识其人之心腹可使，而后用之。茫茫大地，人山人海，何能尽识。一部《纲目》，药味数千，何能尽用。古人经验之方，亲尝气味，识其性而尝用者，十中不过一二。我识其性者，我用之。彼识其性者，彼用之。众人所共识者，众人共享之。彼不识其性而妄用，其失在彼。彼识其性而我未之尝、未之试者，断不敢从彼。不敢从彼者，未知彼果识其性与否也。我识其性，我真识其性，屡试而不败吾事，然后置诸囊中。如仲景之桂枝、麻黄，用作风寒两解。东垣之升、柴、羌、独，可佐参、芪而得力。丹溪之知、柏用作补阴以配阳，河间善攻而有地黄饮子，则知其攻之非妄也。子和善吐下，见误补之伤人，力行三法，有卓识也。庸工认症不真，妄施良毒，何异用人不实？如果见症不差，药病相当，虽毒药可使也。

《许氏幼科七种·橡村治验·用药须知》：欲知用药，先须识药，不识形色气味，何由知所使？〇识得形色气味，并须识药之真伪，及收采之时、修治之法，而药之性，始与吾心相感，乃能用之而不疑。〇形色，药之体也；气味，药之用也。药之取效，气味为重。羌、独、藁本、荆芥、薄荷，以气用者也。芩、连之苦，乌梅之酸，食盐之咸，国老之甘，以味用者也。椒、桂、大黄，气味俱厚，惟善用者，能收奇功。〇六淫外侵，以仲景法治之，仲景之用参、附，所以驱邪也。七情内结，以东垣法治之，东垣之用升、柴，所以辅正也。举此推之可也。〇药为我用，则参、附可使驱邪，升、柴可使辅正。我为药用，则参、耆益气，归、芍养血而已。

《罗氏会约医镜·用药之法》卷二：《经》曰：塞因塞用，通因通用，寒因热用，热因寒用，用热远热，用寒远寒。不无义理，宜明析之。脾虚作胀，治以参术。脾得补而能运化，则胀自消，所谓塞因塞用也。伤寒挟热下利，中有燥屎，用承气汤下之乃安，所谓通因通用也。寒因热用者，药本寒也，而反佐之以热药一二味，或寒药热服。热因寒用者，药本热也，而反佐之以寒药一二味，或热药冷服，俾无拒格之患。所谓必先其所主，而伏其所因也。用热远热，用寒远寒者，如寒病宜投热药，热病宜投寒药，仅使中病即止，勿过用焉。过用则反为药伤矣。如前诸法，前贤既已指示，后人宜为会悟。

《医理发明》卷一：论用药无过缓：夫人之受病也，有轻重焉，有近远焉。而医为治病主司，诚能诊脉时务必审其病之轻重，问其日之近远，用药服药，可易见效。若不审其病之重轻，日之近远，概以些些之药服之，药不胜病，终难奏功。病者不能深信，医者亦枉其劳，欲求重病久病之愈，岂可得哉？诚能于诊脉时认真审的其脉，实在病重者，即量其病而用大剂，使药能胜病，病虽重虽久，亦可陆续见效而全。〇论治病无太急：夫药者，治病也。若医诊的其脉，果立方无差，虽有十分之病，而用七分之药，使药能治病，其病自可渐退，正气不致大伤，亦可易于调养，又不能转变他病，以致误人性命。倘见症不真，以十分之药，治三分之病，药过于病，不惟不愈其病，必过伤其气血，症未愈而他病生，即医能挽回，亦大费踌躇矣。〇论治病用药合式：夫病者，以药愈也。有是病而用是药，药到而症自减。若有是病而无是药，不惟药到病不减，而服药反更增其病矣。是故医之治病也，务于诊脉时小心详审脉之虚实表里，因症立方，使药进症退。切不可执己之见，好用某药，好用某方，症药不对，服之不但不效，必多致误人性命。慎之慎之！

《素仙简要·素仙法则》卷上：原夫补气自然生血，气药过于血药，反至销铄真阴。补血不能生气，补阴过于补阳，亦能克害元神。痰随气上，降痰先须利气。痰生脾弱，化痰先要实脾。一水不补，则二火不息。元气不充，则邪气不消。逐痰太过，必致伤脾。泻火太过，必致伤胃。脾伤则肿胀泄泻，胃伤而寒呕不食。开气用温药，顺其性也。更有气盛上冲，非寒不制。泻火用凉药，制其性也。如其火极上炎，非热不堕。火壅咽喉，不宜下逐。气滞腰膝，犹可升提。脾虚而肺必亏，补脾须兼补肺。心弱而脾必病，养心当兼养脾。风从上始，用汗剂而平者，此风因雨静之意。湿从下起，投风药而愈者，此湿以风干之理。水利而渴消，若欲治渴，尤忌逐水。气清则血生，若欲理气，当禁补血。春夏主乎寒凉，秋冬济于温热。伐实补虚，引经为要。修方进药，禁忌宜知。大黄、芒硝，一切克伐之剂，利于西北，勿骤施于东南寒弱之人。苍术、半夏，诸凡香烈之药，宜于东南，勿轻加于西北风燥之地。其间气运不齐，未可执一而论。男子须养阴降火，妇女要理气调经。辛苦之人病，清利为先。膏粱之子病，滋补为上。治久病先扶元气，攻急症暂伐余邪。治病不顾真元，非探本之论。用药不虑将来，岂明理之儒。此又功用之要旨，不可不知也。

《医原·用药大要论》卷下：《易》曰：立天之道，曰阴与阳；立地之道，曰柔与刚。草木虽微，其气味有阴阳之分，体质有刚柔之别，一物一太极也。古人论药性，多言气味，少言体质。盖以地之刚柔，即天之阴阳所化，言阴阳而刚柔即在其中。后人不悟此理，每每误用。春山先生谓病有燥湿，药有燥润。凡体质柔软，有汁有油者，皆润；体质干脆，无汁无油者，皆燥。然润有辛润、温润、平润、凉润、寒润之殊，燥有辛燥、温燥、热燥、平燥、凉燥、寒燥之异，又有微润、甚润、微燥、甚燥之不同。大抵润药得春、秋、冬三气者多，得夏气者少；燥药得夏、秋、冬三气者多，得春气者少。燥药得天气多，故能治湿；润药得地气多，故能治燥。药未有不偏者也，以偏救偏，故名曰药。试举其大略言之，辛润如杏仁、牛蒡、桔梗、葛根、细辛、前胡、防风、青蒿、紫菀、百部、当归、川芎、桃仁、红花、茺蔚子、白芷、鲜石菖蒲、远志、鲜郁金、蜀漆、僵蚕、芥子、莱菔子、苏子、薤白、生姜、豆豉、葱白、芹菜汁、韭汁之类。温润如党参、高丽参、黄芪、甜冬术、苁蓉、枸杞、山萸、菟丝、芦巴、巴戟天、桑椹、金樱子、五味子、桂圆、大枣、胡桃、鹿茸、鹿角、鹿胶、羊肾、海参、淡菜、紫河车、坎气之类。大抵温润一类，气温，得天气多；质润，得地气多。受气比他类较全，且味多带甘，秉土之正味，治阴阳两虚者，颇为合拍。平润如南北沙参、东洋参、熟地、首乌、芍药、玉竹、百合、沙苑、柏子仁、酸枣仁、甜杏仁、冬瓜仁、麻仁、亚麻仁、黑脂麻、乌梅、蜂蜜、饴糖、阿胶、燕窝、猪肤、鸭汤、人乳之类。凉润如干地黄、元参、天麦冬、西洋参、鲜石斛、女贞子、银花、菊花、鲜桑叶、蒲公英、知母、荷叶、竹沥、竹茹、竹叶、淡竹叶、芦根、白茅根、怀牛膝、川贝母、枇杷叶、瓜蒌、花粉、海藻、昆布、柿霜、紫草、白薇、梨、藕、蔗汁、荸荠汁、露水、龟板、鳖甲、牡蛎、决明、文蛤、海浮石、童便之类。寒润如石膏、鲜地黄、犀角、羚羊角、蚌水、猪胆汁之类。辛燥如羌独活、苏叶、荆芥、薄荷、藿香、佩兰、香茹、木香、香附、麻黄、桂枝、牵牛、芫花之类。温燥如苍术、厚朴、半夏、半夏虽燥，其质尚滑。南星、蔻仁、砂仁、益智仁、破故纸、山楂、青陈皮、槟榔之类。燥热如附子、肉桂、干姜、肉桂、桂枝、干姜质虽微润，究竟气厚。炮姜、吴萸、椒目之类。平燥如茯苓、琥珀、通草、苡仁、扁豆、山药、山药体微燥，而精尚多。甘草、神曲、炒谷芽、猪苓、泽泻、川牛膝、萆薢、茵陈、防己、豆卷、蚕砂、车前子、海金砂车前子精汁颇多，但其性走泄。海金砂质微燥。二者在利水药中，尚不甚伤阴。之类。凉燥如连翘、栀子、霜桑叶、丹皮、地骨皮、钗石斛、滑石、寒水石、柴胡、升麻、蝉退、钩藤、槐米、枳壳、枳实、葶苈子之类。寒燥如黄连、黄芩、黄柏、木通、苦参、金铃子、龙胆草、大黄、元明粉、大戟、甘遂之类。本草体质，大略如此。然既详其体质，又须辨其气味。大抵气薄者多升、多开；味厚者多降、多阖。辛甘发散为阳，主升；酸苦涌泄为阴，主降。温者多开，寒者多阖。泻者多开，补者多阖。辛苦、辛酸之味多开，酸咸之味多阖。辛能散、能润，又能通津行水；苦能燥、能坚，又能破泄。酸能收之；咸能软之，又能凝之；甘得土之正味，甘药皆无毒。同开则开，同阖则阖，缓中之力独多；淡得天之全气，淡薄无味象天，寓有清肃之燥气，故功专渗湿。上升于天，下降于泉，渗湿之功独胜。若夫水族，如龟板、鳖甲诸品，禀干刚之气，得坎水之精，体刚质柔，味咸而淡，能攻坚软坚，能燥湿清热，能滋阴潜阳，一药三用，阴虚夹湿热者、血燥结块者，用之尤宜。独是草木受气多偏，味难纯一，一药多兼数味，或先苦后辛、后甘，或先甘后辛、后苦，总以味偏胜者为主，味居后者为真，但须平昔亲尝，方能不误。春山先生从邵子元运之说，谓古今药性，未能画一，如今之元会世运，正当燥火司天，故燥病独多，万物亦从之而变燥，金味辛，火味苦，故药味多变苦辛。愚按：元运之说，似难尽凭，而地气不同，确有可据。如论中所辨麦冬本甘，今甘中带辛，杭产者辛味犹少，川产者辛味较多。钗斛本淡，今霍山产者，地近中州，味仍甘淡，川产者，味淡微苦，广西、云南产者，味纯苦而不甘，以广西、云南居中州西南之边陲，得燥火之气独胜也。所辨实皆不爽，不独时地不同，即种植亦异。如高丽人参，气本微湿，今用硫黄拌种，则温性较胜。如此类推，不可枚举。至用药之法，须知用意。

《医宗释疑·用药须知法》卷一：病犹贼也，药犹兵也，医犹帅也。不善用兵，不可以为帅。不善用药，不可以言医。药分四相，有毒者半。金、石、草、木，性各不同，用之不善，岂不夭人，长命者几希矣。夫虚者补之，用补不善则重虚。实者泻之，用泻不善则重实。凉剂不善用，热从中生。热剂不善用，寒从外起。此病未去，彼病复生。二地补肾阴，苦寒则败脾。桂附益相火，辛热则伤肺。参术补脾胃，甘温生中满。芩连泻火热，寒凉伤正气。有益于此，必损于彼。多服苦寒，久而增气。多服辛热，久而畏寒。久补则气馁，久泻则致痞。过寒生热，过热生寒，过犹不及，物极则反。此无他用之不善也，而善用者，岂然乎？有通因通用者，热逼暴注反泻之，热去则泻止。有涩因涩用者，虚郁胀满反补之，气化则胀消。有热因热用者，浮阳上越反温之，窝暖阳自回。有寒因寒用者，热深发厥反攻之，热去则不厥。假病所以反用也。有相佐而用者，防风佐黄耆，补气于周身。枳实佐大黄，去积而能通。竹沥佐姜汁，通行经络。葱白佐麻黄，能发腠理。相佐功力益大也。有相治而用者，白芍治麻黄发表不伤气，茯苓治熟地补阴不泥滞，姜汁治黄连清胃不寒中，甘草治大黄攻里不伤脾，相治以安其乱也。有相兼而用者，用阳必兼阴，无阴则亢害。用补必兼泻，无泻则泥滞。用升必兼降，无降则厥逆。用散必兼敛，无敛则耗气，相兼以补其偏也。有相须而用者，人参无甘草，白术无陈皮，犹门户之无枢。黄柏无知母，故纸无胡桃，犹水母之无虾，相须而不可离也。有相得而用者，黄耆本固表，得僵蚕而去虚风。当归本活血，得香附而补肝气。人参调荣卫，得茯苓而清虚热。黄连泻君火，得枳实而化痞满。相得而从其化也。以寒治热，温而行之。以热治寒，凉而行之。以凉治温，暖而行之。以温治凉，清而行之。行之以达病情也。治邪勿失正，治阴勿失阳，治表须连里，治里勿犯表，勿伐天和，勿犯司气，勿实实，勿虚虚，勿太过不及，勿立二主，用法千变，善与不善而已。善用药者，人参可使其攻毒，大黄能令其止泄。不善用药者，参耆足以败脾胃，芩连能以生燥热。故用必有法，法必有律，有法有律，是之为善。

诸家用药法论

《本草衍义·序例上》卷一：夫人之生，以气血为本，人之病，未有不先伤其气血者。世有童男室女，积想在心，思虑过当，多致劳损，男则神色先散，女则月水先闭。何以致然？盖愁忧思虑则伤心，心伤则血逆竭，血逆竭，故神色先散，而月水先闭也。火既受病，不能荣养其子，故不嗜食。脾既虚，则金气亏，故发嗽，嗽既作，水气绝，故四肢干。木气不充，故多怒。鬓发焦，筋痿。俟五脏传遍，故卒不能死，然终死矣。此一种于诸劳中最为难治，盖病起于五脏之中，无有已期，药力不可及也。若或自能改易心志，用药扶接，如此则可得九死一生。举此为例，其余诸劳，可按脉与证而治之。

《本草衍义·序例中》卷二：凡人少、长、老，其气血有盛、壮、衰三等。故岐伯曰：少火之气壮，壮火之气衰。盖少火生气，壮火散气，况复衰火，不可不知也。故治法亦当分三等。其少，日服饵之药，于壮老之时，皆须别处之，决不可忽也。世有不留心于此者，往往不信，遂致困危，哀哉！

《本草衍义·序例下》卷三：夫八节之正气，生活人者也；八节之虚邪，杀人者也。非正气则为邪，非真实则为虚。所谓正气者，春温、夏热、秋凉、冬寒，此天之气也。若春在经络，夏在肌肉，秋在皮肤，冬在骨髓，此人之气也。在处为实，不在处为虚。故曰，若以身之虚，逢时之虚邪不正之气，两虚相感，始以皮肤、经络，次传至脏腑；逮于骨髓，则药力难及矣。如此则医家治病，正宜用药抵截散补，防其深固而不可救也。又尝须保护胃气。举斯为例，余可效此。

《医学启源·治法纲要》卷下：失常之理，则天地四时之气，无所运行。故动必有静，胜必有复，乃天地阴阳之道也。〇大法曰：前人方法，即当时对证之药也。后人用之，当体指下脉气，从而加减，否则不效。

《痘疹论》：用药不执一者何？前辈言老人之病必先助火，以其阴盛而阳微，当预温之。治小儿当先泻火，谓其阳多而阴少，须用导引，勿令生热。然或有老而实，幼而虚者，此又当随时变通。又五实当泻，谓身热、脉大、大小便不利、能食、闷瞀，为五实之证。五虚当补，谓身寒、脉细、不食、前后利、汗出，为五虚之证。或曰：用利药者，候大小秘而利，则利之愈；用温药者，候大小便利而温，则温之愈。二者合利而利，合温则温也。其或外证合利，大小便已自利，何必利？合温，大小便既自温，何必温？大抵治病最嫌阴阳偏胜。用药者，但令阴阳不偏，则是常有生意。又况小儿脏腑娇脆，易寒易热，易虚易实，尤难调和，所以用药不可执一也。

《医说·老人疾患》卷八：常见世人治年高之人疾患，将同年少乱投汤药，妄行针灸，以攻其疾，务欲速愈。殊不知上寿之人，血气已衰，精神减耗，危若风烛，百疾易攻，至于视听，不至聪明，手足举动不随，其身体劳倦，头目昏眩，风气不顺，宿疾时发，或秘或泄，或冷或热，此皆老人之常态也。不须紧用针药，务求痊差，往往因此别致危殆。且攻病之药，或汗或吐，或解或利，缘衰老之人，不同年少。年少之人真气壮盛，虽汗吐转利，未至危困。其老弱之人，若汗之则阳气泄，吐之则胃气逆，泻之则元气脱，立致不可救，此养老之大忌也。大体老人药饵，止是扶持之法，只可用温平顺气，进食补虚中和之药治之，不可用市肆赎买，它人惠送，不知方味及狼虎之药与之服饵，切宜审详。若身有宿疾，或时发动，则随其疾状，用中和汤药，调顺三朝五日，自然无事。惟是调停饮食，依食医之法，随食性变馔治之，此最为良也（《养老奉亲书》）。

《儒门事亲·推原补法利害非轻说》卷二十七：《原补》一篇，不当作。由近论补者，与《内经》相违，不得不作耳。夫养生当论食补，治病当论药攻。然听者皆逆耳，以予言为怪。盖议者尝知补之为利，而不知补之为害也。论补者盖有六法：平补，峻补，温补，寒补，筋力之补，房室之补。以人参、黄芪之类为平补，以附子、硫黄之类为峻补，以豆蔻、官桂之类为温补，以天门冬、五加皮之类为寒补，以巴戟、苁蓉之类为筋力之补，以石燕、海马、起石、丹砂之类为房室之补。此六者，近代之所谓补者也。若施之治病，非徒功效疏阔，至其害不可胜言者。《难经》言东方实，西方虚，泻南方，补北方。此言肝木实而肺金虚，泻心火，补肾水也。以此论之，前所谓六补者，了不相涉。试举补之所以为害者：如疟，本夏伤于暑，议者以为脾寒而补之，温补之则危，峻补之则死；伤寒热病下之后，若以温辛之药补之，热当复作，甚则不救，泻血；血止之后，若温补之，血复热，小溲不利，或变水肿霍乱吐泻；本风湿暍合而为之，温补之则危，峻补之则死；小儿疮疱之后，有温补之，必发痈肿焮痛；妇人大产之后，心火未降，肾水未升，如黑神散补之，轻则危，甚则死；老人目暗耳聩，肾水衰而心火盛也，若峻补之，则肾水弥涸，心火弥盛；老人肾虚，腰脊痛，肾恶燥，腰者，肾之府也，峻补之则肾愈虚矣；老人肾虚无力，夜多小溲，肾主足，肾水虚而火不下，故足痿，心火上乘肺而不入脬囊，故夜多小溲，若峻补之，则火益上行，脬囊亦寒矣！老人喘嗽，火乘肺也，若温补之则甚，峻补之则危；停饮之人不可补，补则痞闷转增；脚重之人不可补，补则胫膝转重。男子二十上下而精不足，女人二十上下而血不流，皆二阳之病也。时人不识，便作积冷极惫治之，以温平补之。夫积温尚成热，而况燔针于脐下，火灸手足腕骨。《内经》本无劳证，由此变而为劳，烦渴咳嗽，涎痰肌瘦，寒热往来，寝汗不止，日高则颜赤，皆以为传尸劳，不知本无此病，医者妄治而成之耳！

《宝庆本草折衷·序例萃英中》卷一：叙服食禀受之土旧文计十四章，新集六段。〇唐谨微序例述陶隐居序凡四章。其一章：疗寒以热药，疗热以寒药。饮食不消，以吐下药。先用消散等药，未可遽然吐下。鬼疰蛊毒，以毒药。痈肿疮瘤，以疮药。风湿以风湿药，各随其所宜。其二章：按药性一物兼主十余病者，取其偏长为本，复应观人之虚实补泻，男女老少，苦乐荣悴，乡壤风俗，并各不同。褚澄南朝宋人，仕齐为侍中。疗寡妇尼僧，异乎妻妾，是达其性怀所致也。新集：许叔微云：昔宋褚澄疗师尼寡妇，别制方，盖此二种鳏居，独阴无阳，欲心崩一作萌而多不遂，是以阴阳交争，乍寒乍热，全类温疟，久则为劳。论曰：许君申褚氏之说者，是或然之事，而未必皆然也。若其人之砥节砺行，偶乎疢（丑刃切）疾，证似而非者，要当循常以为治，不可囿此二说也。其三章：病在胸膈以上者，先食后服药；病在心腹以下者，先服药而后食。病在四肢血脉者，宜空腹而在旦；病在骨髓者，宜饱满而在夜。其四章：王公贵胜，合药悉付群下。其中好药贵石，无不窃换。巧伪百端，虽复监检，终不能觉。以此疗病，固难即效，如斯并是药家之盈虚，不得咎医人之浅拙也。〇掌禹锡按徐之才等序凡一章。凡有十种，是药之大体，如宜可去壅，即姜、橘生姜、橘皮之属是也；泄可去滞，即通草、防已之属是也；补可去弱，即人参、羊肉之属是也；泄可去闭，即葶苈、大黄之属是也；轻可去实，即麻黄、葛根之属是也；重可去怯，即磁石、铁粉之属是也；涩可去脱，即牡蛎、龙骨之属是也；滑可去着，即冬葵、榆皮之属是也；燥可去湿，即桑白皮、赤小豆之属是也；湿可去枯，即紫石英、白石英之属是也。属者，类也。谓药类繁多，约此二十药为例，宜触类而长之。〇长（张丈切），只如此体，皆有所属。此属者，谓治疗之所属，犹如联任，各有统属也。用者审而详之，则靡所遗失矣。〇《补注并图经》序凡一章。良医之不能以无药愈疾，犹良将不能以无兵胜敌也。兵之形易见，善用者能以其所以杀者生人；药之性难穷，不善用者，返以其所以生者杀人。吁！可畏哉！新集：《褚氏遗书》云：即褚澄也。用药如用兵。善用兵者，徒有车之功；善用药者，姜有桂之效也。〇许洪注《局方·总论》凡四章。其一章：夫处方疗疾，当诊知病源，察其盈虚，而行补泻。辨土地寒暑，观男女盛衰；深明草石甘辛，细委君臣冷热。澄心用意，穷幽造微。其二章：夫药有君臣佐使，人有强弱虚实。或宜补宜泻，或可汤可元，加减不失其宜，药病相投必愈。凡药势与食气不欲相逢。食气消即进药，药气散而进食，即得五脏安和。其三章：凡服汤，欲得稍热服之，则易消下；若冷则呕吐不下，若太热则伤人咽喉。汤必须澄清，若浊则令人心闷不解。中间相去如步行十里久，即再服。若太促者，前汤未消，后汤来冲，必当吐逆。仍问病者腹中药消散否，乃更进服。其四章：凡饵汤药后，其粥食肉菜，皆须大热。大热则易消，与药相宜。若生则难消，复损药力。仍须少食菜。亦少进盐醋，亦不得苦心用力及喜怒。是以疗病，用药力为首，不在食治。将息得力，大半于药。新集：《善善录》云：唐柳公度年八十，有强力。人问其术，对曰：吾平生未尝以脾胃熟生物、暖冷物也。论曰：夫咀梨以解热止消渴，嚼甜瓜以敌暑、通拥气，及饮藕汁破产后之血闷，皆有是病服是药，各有主对，故不忌乎生冷，难以例论也。

《刘河间伤寒医鉴·论好用寒药》：守真云，大凡治病，必先明此寒暑燥湿风火六气，最为要也。故曰其治病之法，以寒治热，以热治寒，以清治温，以湿治燥，乃正治之法也。又云：逆治，所谓药气逆病之气也，其病轻微，则当如此治。其病重，当从反治之法。其反治者，亦名从治，所谓从顺于病之气也。是故《经》曰：以热治热，以寒治寒。治热非谓病气热甚，更以热性之药治之。本是寒性之药，反热佐而服之。所谓病气热甚，药气反寒，病热极甚，而拒其药寒，寒攻不入，寒热相争，则其病转加也。故用寒药，反热佐而服之，令药气与病气不相违忤。其药性寒，热服下咽之后，热体既消，寒性乃发，由是病气随愈。其余皆仿此。然正治之法，犹君刑臣过，逆其臣性而刑之矣，故热病不甚，治之以寒，逆其病气而病自除矣。反治之法，犹臣谏君非，顺其君性而说之，其始则从，其终则逆，可以谏君失其邪而归于正也。《素问·至真要大论》云：寒者热之，热者寒之。从者逆之，顺者从之。

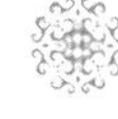

《卫生宝鉴·用药无据反为气贼》卷二：北京按察书吏李仲宽，年踰五旬，至元己巳春，患风证，半身不遂，四肢麻痹，言语蹇涩，精神昏愦。一友处一法，用大黄半斤，黑豆三升，水一斗，同煮豆熟，去大黄，新汲水淘净黑豆，每日服二三合，则风热自去。服之过半，又一友云：通圣散、四物汤、黄连解毒汤相合服之，其效尤速。服月余，精神愈困，遂还真定，归家养病。亲旧献方无数，不能悉录。又增瘖哑不能言，气冷手足寒。命予诊视，细询前由，尽得其说。予诊之，六脉如蛛丝细。予谓之曰：夫病有表、里、虚、实、寒、热不等，药有君臣佐使、大小奇偶之制，君所服药无考凭，故病愈甚，今为不救，君自取耳。未几而死。有曹通甫外郎妻萧氏，六旬有余，孤寒无依，春月忽患风疾，半身不遂，语言蹇涩，精神昏愦，口眼㖞斜，与李仲宽证同。予刺十二经井穴，接其经络不通，又灸肩井、曲池。详病时月，处药服之，减半。予曰：不须服药，病将自愈。明年春，张子敬郎中家见行步如故。予叹曰：夫人病全得不乱服药之力。由此论李仲宽乱服药，终身不救。萧氏贫困，恬憺自如获安。《内经》曰：用药无据，反为气贼，圣人戒之。一日，姚雪斋举许先生之言曰：富贵人有二事反不如贫贱人，有过恶不能匡救，有病不能医疗。噫！其李氏之谓欤。

《汤液本草》卷二：察病轻重凡欲疗病，先察其源，先候其机。五脏未虚，六腑未竭，血脉未乱，精神未散，服药必效。若病已成，可得半愈；病势已过，命将难存。自非明医听声察色至于诊脉，孰能知未病之病乎？

《局方发挥》：相火之外，又有脏腑厥阳之火，五志之动，各有火起。相火者，此《经》所谓一水不胜二火之火，出于天造。厥阳者，此《经》所谓一水不胜五火之火，出于人欲。气之升也，随火炎上升而不降，孰能御之。今人欲借丹剂之重坠而降之，气郁为湿痰，丹性热燥，湿痰被劫，亦为暂开，所以清快。丹药之法，偏助狂火，阴血愈耗，其升愈甚。俗人喜温，迷而不返，被此祸者，滔滔皆是。○投以辛凉，行以辛温，制伏肝邪，治以咸寒，佐以甘温，收以苦甘，和以甘淡，补养阴血，阳自相附。阴阳比和，何升之有。先哲格言，其则不远，吾不赘及。

《本草发挥·治法纲要》卷四：以热治热法。《经》云：病气热甚而与寒药交争，而寒药难下，故反热服，顺其病势，热体既去，寒性乃发，病热除愈。则如承气汤，寒药反热服之者是也。寒病亦同法也。凡治病者，必求其所在，病在上者治上，病在下者治下。故中外、藏府、经络皆然。病气热，则除其热。病气寒，则除其寒。六气同法，泻实补虚，除邪养正，平则守常，医之道也。

《医说续编·用药》卷三：面黑白用药不同。凡面黑者不可多用黄芪，以其本气实而又补之也。面白者不可多用发散，以其本气虚而又亏之也。面白人不可多饮酒，以酒耗血故也《心法》。

《石山医案》附录：辨《明医杂著·忌用参耆论》。按汝言王公撰次《明医杂著》，其中有曰，若酒色过度，伤损肺肾真阴，咳嗽、吐痰、衄血、咳血、咯血等症，此皆阴血虚而阳火旺也，宜甘寒之药，生血降火。若过服参耆等甘温之药，则死不可治。盖甘温助气，气属阳，阳旺则阴愈消故也。又云：咳嗽见血，多是肺受热邪，气得热而变为火，火盛而阴血不宁，从火上升，治宜滋阴泻火，忌用人参等补气之药。又撰次《本草集要》云：人参入手太阴而能补火，故肺受火邪、咳嗽及阴虚火动、劳嗽、吐血者忌用之，误用多致不救。予常考其所序，固皆本之丹溪。然丹溪予无间然矣，而王氏未免有可议者。○丹溪曰：治病必分血气，气病补血，虽不中病，亦无害也；血病补气，则血愈虚散矣。此所以来王氏阳旺则阴愈消之说也。丹溪又曰：补气用人参，然苍黑人多服之，恐反助火邪而烁真阴。此所以又来王氏咳嗽见血，多是火盛阴虚，忌用人参补气之论。而《集要》复有人参补火，肺受火邪、劳嗽、吐血等症忌用人参之戒也。○夫王氏之言虽出丹溪，但过于矫揉，而又失之于偏也。不曰误服参耆多致不救，则曰多服参耆死不可治，言之不足，又复申之，惟恐人以咳嗽、失血为气虚，不作阴虚主治也。篇末虽曰亦有气虚咳血之言，又恐人因此言复以咳嗽、失血为气虚，故即继之曰但此症不多尔。是以愈来后人之惑，凡遇咳血，虽属气虚，终以前言为主，而参耆竟莫敢用也。殊不知丹溪立法立言活泼泼地，何尝滞于一隅？于此固曰血病忌用参耆，于他章则又曰虚火可补，参、术、生甘草之类；又曰火急甚者，兼泻兼缓，参术亦可，是丹溪治火，亦未尝废人参而不用。王氏何独但知人参补火，而不知人参泻火邪？丹溪又曰：阴虚喘嗽，或吐红者，四物加人参、黄柏、知母、五味、麦门冬。又曰：好色之人元气虚，咳嗽不愈，琼玉膏；肺虚甚者，人参膏。凡此皆酒色过伤肺肾。咳嗽、吐血症也，丹溪亦每用人参治之而无疑，王氏何独畏人参如虎耶？叮咛告戒，笔不绝书。宜乎后人印定耳目，确守不移，一遇咳嗽血症，不问人之勇怯，症之所兼，动以王氏借口，更执其书以证，致使良工为之掣肘，病虽宜用，亦不敢用，惟求免夫病家之怨尤耳。病者亦甘心忍受苦寒之药，纵至上吐下泻，去死不远，亦莫知其为药所害。兴言及此，良可悲哉！

《诸症辨疑·膏粱藜藿治不同论》卷四：或问：富贵之人得病用药而罔效，贫贱之人药用及时而即痊，药一也，而功之成否异焉，何也？盖富贵之人逸安而心劳，厚味而多欲，外感少而内伤多，故药罔效；贫贱之人日以形劳，动荡血脉；夜以心安多睡，故药少而效速矣。或有贫者得病日深，服药无效者，何耶？其间聪明苦困，思想无穷，反甚前者。所以膏粱之腹与藜藿之不同矣。抑且备急丸、化铁丹、神佑丸不可施与城郭之人，慎其内伤多故也。倘有前症，亦宜详切，不可误投前药，为害不浅。

《本草纂要·明经法制论》卷首：观本草寒热温凉偏胜之气，辛酸甘苦咸淡之味，补泻平治主佐之法，表里虚实气血之论，俱在医以明之，察其形症，诊其脉息，分其表里，辨其虚实，别其阴阳，然后定其用方，择其加减，依经旨而推之，其病未有不瘥也耶。是故甘入脾，酸入肝，咸入肾，苦入心，辛入肺，此五脏所入之味也。然而调治之法，辛主散，酸主收，甘主缓，苦主坚，咸主软，此调治之法也。设若主治之法，辛甘发散为阳，酸苦涌泄为阴，淡味渗泄为阳，咸味濡泄为阴，轻之清者亲乎上，重之浊者本乎地，气之胜者取乎气，气之微者取乎味，气味全无难以取，自有性质取乎配，此主治之大法也。然而用治之法，以寒治寒，以热治热，名曰正治；以寒治热，以热治寒，名曰反治。寒因热用，热因寒用，通因通用，塞因塞用；发表不远热，攻里不远寒；形不足者补之以气，精不足者补之以味；急则治其标，缓则治其本；木郁达之谓之吐，令其条达也；火郁发之谓之汗，令其疏散也；土郁夺之谓之下，令其无壅碍也；金郁泄之谓渗泄，解表利小便也；水郁析之谓疏通，抑其冲逆也。此其用治之大法也。设或施治之法，近者奇之，远者偶之，汗者不可以奇，下者不可以偶，补上治上治以缓，补下治下治以急，急则气味厚，缓则气味薄，此施治之大法也。设或服治之法，凡用补剂不可骤，骤则助气盛；凡用下剂不可缓，缓则下必难。气之急者宜与缓，缓则气自下，气之呕者莫与急，急则呕返出。发散之药宜热顿，热顿频服邪自退；治火之药宜缓寒，缓寒徐服火难盛；治气之药阳分服，治血之药阴分用；在上之病食后服，在下之病食前应，此服治之大法也。设若理治之法，风从汗泄，以之而发散驱风，则风自解；风从火化，以之而疏泄其风，则火自衰；风自热生，以之而通畅热郁，则热自清；风能胜湿，以之而燥湿行风，则湿自除。又有热从汗解，发汗可以清热。热自虚生，补虚而热亦自平；热自火生，非苦寒治热不退；热自阴虚，非滋阴治热不清；日晡潮热，非壮阳治热不退；往来寒热，非和解治热不清。热能耗液，清热而燥亦自止；风能胜湿，驱风而燥不自生。设或湿之为症，湿从水化，湿热而生水湿，湿自土生，水湿而聚阴凝，阴凝之症，宜以燥湿可也，湿热之病，亦以清热可生。如其火之为病，君火从其心，相火从其肾，阴火从其补，阳火从其泻，虚火从其补，实火从其泻，此理治之大法也。设若正治之法，风则散之，寒则温之，暑则清之，湿则燥之，燥者润之，火者泻之；热者凉之、寒之、清之；表者发之、清之、实之、升之、攻之；里者实之、下之；半表半里宜和解之；虚则补之，实则泻之；饮食不能健运宜消导之，以辛散之；气之闭者宜以散之，以甘缓之；气之急者宜以缓之，以酸敛之、收之；气之虚者宜以收之；气之散者宜以敛之，以苦泄之；气之实者宜以泄之，以酸软之；气之坚者宜以软之。郁者开之，气之郁者宜以开之；淡者渗之，谓渗泄湿也；苦者下之，谓下气也；下者上之，谓升提也；上者清之，谓清头目也；积者破之，如癥瘕积聚，破积是也；劳者温之，损者温之，温能除大热故也；轻清可以上升，重浊可以下降；清阳实四肢，浊阴走五脏；清阳发腠理，浊阴归六腑；阴中之阳发升上，阳中之阴利泄下，阳中之阳大温中，阴中之阴腹可通，阴中之阳清头目，阳中之阴利小便，此理治之大法也。设若五脏所宜之法，心苦缓，急食酸以收之；肝苦急，急食甘以缓之；脾苦湿，急食甘以燥之；肺苦气上逆，急食苦以泻之；肾苦燥，急食辛以润之。肝欲散，急食辛以散之；心欲软，急食咸以软之；脾欲缓，急食苦以缓之；肺欲收，急食酸以收之；肾欲坚，急食苦以坚之，此五脏所宜之法也。设若所食之宜，咸走血，血病毋多食咸；苦走骨，骨病毋多食苦；辛走气，气病毋多食辛；酸走筋，筋病毋多食酸；甘走肉，肉病毋多食甘。又曰：多食咸，则脉凝泣而变色；多食苦，则皮槁而毛拔；多食辛，则筋急而爪枯；多食酸，则肉胝而唇揭；多食甘，则骨痛而毛落。此所食可否之法也。设若六淫所胜，各有平治。风淫于内，治以辛凉，佐以苦甘，以甘缓之，以辛散之；热淫于内，治以咸寒，佐以甘苦，以酸收之，以苦发之；湿淫于内，治以苦热，佐以酸淡，以苦燥之，以淡泄之；火淫于内，治以咸冷，佐以苦辛，以酸收之，以苦发之；燥淫于内，治以苦温，佐以甘辛，以苦下之，以甘润之；寒淫于内，治以甘热，佐以苦辛，以咸泻之，以辛润之，以苦坚之。风淫所胜，平以辛凉，佐以苦甘，以甘缓之，以酸泻之；热淫所胜，平以咸寒，佐以苦甘，以酸收之；湿淫所胜，平以苦热，佐以酸辛，以苦燥之，以淡泄之；火淫所胜，平以咸寒，佐以苦甘，以酸收之，以苦发之；燥淫所胜，平以苦温，佐以酸辛，以苦下之；寒淫所胜，平以辛热，佐以苦甘，以咸泻之，此六淫所胜，各有平治也。设若五运之主客，木位之主，其泻以酸，其补以辛，厥阴之客以辛补之，以酸泻之，以甘缓之；火位之主，其泻以甘，其补以咸，少阴之客以甘泻之，以酸收之；少阳之客以咸补之，以甘泻之，以咸软之；土位之主，其泻以苦，其补以甘，太阴之客以甘补之，以苦泻之，以甘缓之；金位之主，其泻以辛，其补以酸，阳明之客以酸补之，以辛泻之，以苦泄之；水位之主，其泻以咸，其补以苦，太阳之客以苦补之，以咸泻之，以苦坚之，以辛润之，是故客胜则泻客补主，主胜则泻主补客，随其缓急而治之。又有东垣引经之药，不得不记，实有益于十二经之见症也，实有备于十二经之脉络也。故曰：小肠膀胱属太阳，藁本羌活是本乡，三焦胆与肝包络，少阳厥阴柴胡强，大肠阳明并足胃，干葛白芷升麻当，脾经少与肺部异，升麻兼之白芍详，少阴心经独活主，肾经独活加桂良，通经用此药为使，岂有何病到膏肓。又有《本经》十法，不可不知：宣可以去壅，通可以去滞，补可以去弱，泄可以去闭，轻可以去实，重可以去着，燥可以去湿，湿可以去枯，寒可以去热，热可以去寒，此所谓十法也。又言其制，君一臣二制之小也，君一臣二佐五制之中也，君一臣二佐九制之大也。寒者热之，热者寒之，微者逆之，甚者从之，坚者削之，客者除之，劳者温之，结者散之，留者攻之，燥者濡之，急者缓之，散者收之，损者益之，逸者行之，惊者平之，上之下之，摩之浴之，开之发之，适事为故，此《内经》之大法也。自始至终不可舍其理，不可废其论，不可徒其读，务必用心于寒热温凉偏胜之气，辛酸甘苦咸淡之味，复审其补泻平治佐宜之法，明其表里虚实气血之论，诚为有学之明医也。谷尝求羲农，读《内经》，观《本草》，访《汤液》，考《图经》，辨《证类》，学东垣、丹溪选择用治，效雷公法制修炼，以百十余味君臣佐使之药，合诸家治病之用法，足以痊百病，愈百疾，故纂之于首，名之曰《本草纂要》，使后之医者近而易至，简而易闻，可为初学之阶梯也，故叙之于便览尔。

《周慎斋遗书·用药权衡》卷四：用药如用兵，医之有方法，如兵之有军法也。医用药而无准绳，犹将之用兵而无纪律也。凡用药须择一味为主帅，其余分佐使而驱用之。治上必达下，下病必升举，法固然也。若治病无法，虽轻病亦不宜措手。如有邪固宜攻邪，攻邪而邪不退者，因正气虚，不能胜邪故也，必要扶正为主，正气足，邪自然不能藏匿，求路而出矣。然又必顺其开窍，令邪得有出路，而其出无难矣。如补中益气汤加羌活、防风，头痛加川芎、蔓荆子，使邪从汗散；若自汗表虚，邪因虚入，补中正法，无如缓治最宜，或补中，或保元，加桂枝、白芍，因表虚也。故正气未虚，邪气独盛，邪在于表，当却邪而存正，作伤寒治之；若病久则不可用此法。寒热往来，仲景用小柴胡汤，黄芩清肺，柴胡行表，半夏豁痰，甘草和中是矣。又用人参者，何为肺虚也？内热见渴，病在上焦，加麦冬、干葛；热而不渴，是未达也，加猪苓、木通。五苓散散表之里药，白术、茯苓各一钱五分，猪苓、泽泻各二钱，四味是矣，又用肉桂者何？是暑热之药，能行表里，热饮通表，水调达下，烦渴饮水过多，水入则吐，心中痰湿在内，即当利之。五苓用肉桂，补中用升麻，当知其为引使通达之妙也。潮热，病在上焦，宜表；病在中焦，宜理；病在下焦，宜升不宜降，宜缓不宜急，使血气归于中道，斯无偏胜之患。〇诸药方有用气留味者，有用味留气者。如补中益气汤，用之入阳分以补气，黄耆、当归气厚者宜重用，人参、白术味厚者次之，升麻、柴胡升散，陈皮破滞，俱于气不利，用之宜最少。故味先而气后，后至者成功，是为用味留气。用之入阴分以补血，人参、白术味厚者宜重用，黄耆、当归气厚者次之，升麻、柴胡提气，陈皮行气，俱于血有益，用之不妨多。张东扶曰：提气所以有益于血者，阳生则阴长也。行气所以有益于血者，气行则血生也。故气先而味后，后至者成功，是为用气留味。自余诸方，大约仿此而已。补中益气汤升麻、柴胡升提走表，黄耆、陈皮气药，余皆血药。

《秘传眼科龙目总论·点眼药诀》卷一：凡点眼之药，多用脑、麝之类，通入关窍毛孔，易至引惹风邪。点眼之时，宜向密室端坐，然后用铜箸点少许药放入眼内。点毕，以两手对按鱼尾二穴，次合眼良久，候血脉稍定，渐渐放开。若是夜卧用药，则又不拘此法也。或向当风去处，或是点罢即开，则风邪乘入，血脉涩滞难散，疾势愈切，切须留意。

《药鉴·脉病机要》卷一：医有王佐，法有反正。难辨必辨，难明必明。其明以理，其辩以因。治从其先，机握其神，迟硬两见。附子兼行姜、桂，实数双形。大黄必佐连、芩，调胃承气，治痢下之迟滑。鹿茸、官桂救浮数之无根，气虚血衰，别软弱之相似。有汗无汗辩疾紧之雷同，紧似疾而硬，其象曰寒。疾似紧而软，其象曰风。血衰软大如绵，气虚微弱似空。术附敛浮数无力之劳倦，知柏救沉数有力之劳蒸。里和表病，汗之则愈。表和里病，下之则痊。沉实不差，可以再下。浮紧不差，可以再汗。寸紧，虽闭勿下。尺迟，虽热勿汗。浮沉迟而且濡，表里寒湿之生料。上下滑而且数，内外热燥之通圣。阴盛于内者格阳，阳盛于内者格阴。厥而怔忡者水，怔忡

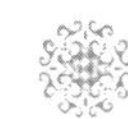

而厥者虚。阳明狂言有不数之脉，少阴下利有当通之机。便难便易，喘而不卧者燥屎。腹痛腹胀，小便反易者血禁。欲吐不吐，必泻欲泻，不泻必疼。妇人气滞，先开其血。男子多阳，急配其阴。老人以扶阳为主，小儿以启脾为圣。难生脐筑之愁痛，不治温热之脉沉。奇哉偷关之法，壮哉提蓬之能。实母三，虚母二，此是条目。虚先微，实先甚，此是纲领。

《本草经疏》卷一：论天地风气渐薄，人亦因之渐弱，用药消息亦必因之而变，不可执泥古法，轻用峻利。夫人在气交之中，其强其弱，卒莫逃乎天地之气明甚。是以上古之人，度百岁乃去，今则七十称古稀矣。身形长大，常过七尺，今则世鲜六尺之躯矣。其寿数精神，既已渐减，则血气脏腑，亦应因之渐薄，乃天地之风气使然，有非人力所能挽回者。又况时丁末造，众生识昏见陋，五欲炽然，难解难遏，斲丧戕贼，日惟不足，于是疾病丛生，虚多实少。临证施治，多事调养，专防克伐，此今日治法之急务也。设使病宜用热，亦当先之以温；病宜用寒，亦当先之以清。纵有积滞宜消，必须先养胃气；纵有邪气宜祛，必须随时逐散，不得过剂，以损伤气血。气血者，人之所赖以生者也。气血一亏，则诸邪辐辏，百病横生。世人之病，十有九虚。医师之药，百无一补。宁知用药之误，则实者虚，虚者死，是死于医药，而非死于疾病也。其慎其难，属诸司命。临证之顷，宜加战兢。勉之哉！毋执已见而轻人命也。〇论上盛下虚本于肾水真阴不足人身以阴阳两称为平，偏胜则病，此大较也。水不足则火有余，阴既亏则阳独盛。盖阴阳之精，互藏其宅，是阴中有阳，阳中有阴也。故心，火也，而含赤液；肾，水也，而藏白气。赤液为阴，白气为阳。循环往复，昼夜不息，此常度也。苟不知摄养，纵恣情欲，亏损真阴，阳无所附，因而发越上升，此火空则发之义，是周身之气，并于阳也。并于阳则阳盛，故上焦热而咳嗽生痰，迫血上行而为吐衄，为烦躁，为头痛，为不得眠，为胸前骨痛，为口干舌苦，此其候也。阳愈盛则阴愈虚，阴愈虚则为五心烦热，为潮热骨蒸，为遗精，为骨乏无力，为小水短赤，丹田不暖，则饮食不化，为泻泄，为卒僵仆，此其候也。治之之要，当亟降气，当益阴精。气降即阳交于阴，是火下降也。精血生即肾阴复，是水上升也。此既济之象，为坎离交也。坎离交，即是小周天。至此则阴阳二气复得其平矣，病何自而生哉？

《本草汇言·吐汗下三法》卷二〇：按仲景《伤寒论》用吐汗下三法，而张子和《儒门事亲》一书，发挥甚畅。盖谓治病之要，在于却邪，邪去则正自安。若非吐汗下，则邪无出路，何自而去？庸医用补，是关门养寇也。直谓圣人只有三法，无第四法，其论颇卓。李东垣谓饮食劳倦，内伤脾胃，亦能使人发热恶寒，此与外感风寒之证颇同而实异。外感风寒乃伤其形，内伤脾胃乃伤其气。伤其形为有余，伤其气为不足。有余者泻之，不足者补之。其论主于升阳益胃，取洁古枳术丸之义，而立补中益气汤一方，以发脾胃之气，升腾而行春令。此发前人所未发也。朱丹溪谓：天不足西北，地不满东南。西北之人，阳气易降；东南之人，阴火易升。苟不知此而徒守升阳之法，将见下焦丹田之气，日渐虚乏。于是上盛下虚，有升无降之病作矣！其论主于滋补阴气，与刘守真之用凉剂以降心火、益肾水为主，大致相同。迨至明朝王宇泰辈，则谓气为阳，血为阴，人之一身，形骸精血皆阴也，而通体之温者，阳气也。一生之活者，阳气也。五官五藏之神明不测者，阳气也。及其既死，形固存而气则去，此以阳气为生死也。天之大宝，只此一轮红日；人之大宝，只此一息真阳。孰谓阳常有余，阴常不足，而欲以苦寒之物，伐阳而益阴乎？其论主于温补阳气。以上诸家，皆原本《内经》之旨，而各成其是者也。夫古今之运气不齐，南北之风土亦异。人之藏府，万有不同，人之疾病，亦万有不同。学者深维乎《内经》之理，而融会乎诸家之论，临证切脉，不执古法。实邪在表里者，当用吐汗下三法。阳气下陷者，则当升阳益胃。阴虚火炽者，则当滋养阴气。脾肾虚寒者，则当温补阳气。善法水者，以水为师；善治病者，以病为师。斯其庶几矣乎！

《医学正印种子编·男科》：服药节宜。男子以阳用事，从乎火而主动，动则诸阳生。女子以阴用事，从乎水而主静，静则诸阴集。故治男子毋过热以助其阳，治女人毋过寒以益其阴。古人以黄柏、知母之类每用于男子，而干姜、艾叶之类恒施于妇人，良有以也。男女阴阳自然之体，若六气迭侵于外，七情交战于中，饮食致伤其中州，房劳亏损其元气，发为诸病，又不可执一而治。况如近世情欲太早，或男精未通而御女，或女经始至而近男，譬如荄之木质原柔脆，根本既薄，枝叶必衰，岂能蕃衍乎？故男女嗣续稍迟，虽无疾病，尤当保护。何者？男子阳动之体，惟虑合而易失，未获中其肯綮，女子阴静之质，多苦交而勿孕，不能遂其生成，故精清流而不射，皆为精气不足，白淫、白带、月信愆期，皆为血气不调，则预为调养，不可不得节宣之法。是以在男则用中和之剂，收固真阴以为持久之计，在女则用温经之药，鼓作微阳以为发育之基。间有男女虚寒，而纯用热药，实热而纯用寒凉者，此又对症立方，节宣之所不可偏废者也。窃怪今之疗求子者，治妇人而寒热兼济者有之矣，至治男子而专用热药，徒取亢阳用事快一时之乐，久之而精血耗散，祸乃叵测。每见缙绅中惑此，有尿血数升，不旬日而毙者，有发肾痈囊毒而毙者，有发肺痈及翻胃膈噎而毙者，种种不可枚举，非徒无益，而又害之，不可不谨也。余特著《经验良方》，并斟酌温凉补泻之剂，对症之虚实寒热，而考订之，庶为广嗣者之一助云。

《医宗必读·用药须知〈内经〉之法论》卷一：用药之难，非顺用之难，逆用之难也；非逆用之难，逆用而与病情恰当之难也。今之医师，知以寒治热，以热治寒，以通治塞，以塞治通。热者热之无遗，寒者寒之无遗而已矣。独不闻诸经曰：塞因塞用，通因通用，寒因热用，热因寒用，用热远热，用寒远寒。则又何以说也？盖塞因塞用者，若脾虚作胀，治以参术，脾得补而胀自消也。通因通用者，若伤寒挟热下利，或中有燥屎，用调胃承气汤下之乃安；滞下不休，用芍药汤通之而愈也。寒因热用者，药本寒也，而反佐之以热；热因寒用者，药本热也，而反佐之以寒。俾无拒格之患，所谓必先其所主，而伏其所因也。用热远热，用寒远寒者，如寒病宜投热药，热病宜投寒药，仅使中病而已，勿过用焉，过用则反为药伤矣。

《轩岐救正论》卷三：甘遂、大戟、巴豆、牵牛、芫花、葶苈、阿魏、商陆、姜黄、郁金之数药者，禀性毒烈，敷功峻悍，诸家每矜其能奏效俄顷。又云必惟大积大聚，用之相宜。嗟乎！此说误世不小。若积与聚，何以大称。夫人元气壮盛，脾气得运，饮食入胃，随纳随化，何有停留作祟乎？及其渐衰也，脾失转输，物入为患，伤于五藏，则有伏梁、息贲、痞满、肥气、奔豚之积。妨于七情，则有虚肿实胀、噎膈反胃、癥瘕之病。故元气微虚，则积为微积，元气大虚，则积为大积，是积聚之大小，由乎气虚之微甚也。治法断须养正缓图则可全生。每有轻用前药，而速其死者，比比也。虽舟车丸、罗破饮、万应丸诸方，固宜于西北形气壮实之人，愚以为形气既云壮实，何以有此病恙？况风气日漓，赋禀渐薄，恐今之西北，非昔之西北也，亦须斟酌耳。试举一二以证其谬。岁甲申冬，里人曾云宇继室，年踰四旬，素郁怒，居十载，神思为病。忽一日因行经暴怒，血上溢，兼致鼓胀。初延一老医，投散气药，不瘥。且渐笃，再延余治。余曰：此乃藏病，得之数年，今始显发，丹溪鼓胀论可鉴也。脉已洪短，与病相逆矣。须峻补脾原，功以渐致，不半载不瘥。议用六君加姜、桂，倍人参、术。彼惧增胀，死不敢服。因改投金匮肾气丸，服一月，血逆已止，胀虽如故，未见增剧。为药力未到，须宁耐耳。不信，别请一医。恃有神丹，谓旦夕可愈。果投一药，下咽半晌，而即胀消便泄，进食静睡，精神快爽，举家钦以为神，愿掷百金奉寿，而尤刺余之迂缓尠识也。及察前剂，乃阿魏、姜黄、甘遂、葶苈、穿山甲、牵牛、玄胡之属。过数日，症仍作，仍投前药，亦仍随手而愈，独气困怠耳。不三朝夕，喘满不堪，再投而漫不应，日甚一日，未及旬而殁。又余从舅曾六海长子，亦因素郁患前症。余曰：此病治本称难，但广费珍药，又非舌耕清儒所能办，当奈何？未几有进以草药者，彼悦捷法，信而服之。饭许，大号数声而死。呜呼！病从何生，药从何治，如此盲妄，矜功顷刻，杀人转盼，谁之咎也！

《裴子言医》卷二：久病后不可恣投以药，且无论药之谬，即对病者亦不可不慎。何也？人之元气以胃气为本，胃气又以谷气为本。久病之人，与谷气久疏，则所喜者食物，所恶者药物，理之自然也。此际正当以食物投其所好，以养胃气。胃气旺则元气亦旺，不补之中有至补者在，何用此佛意之物妨碍胃气邪？《素问》曰：得谷者生，失谷者死。未尝曰得药者生，失药者死也。矧药之攻疾，犹刑罚之除残；食之养生，犹德教之治平也。疾已而犹药之，不几于刑罚治平同类而用邪？今之医者，不明此理，每遇病久乍痊，必谓气血两虚，还须大补。其药不外当归、地黄、枸杞、故纸、山药、苁蓉、参、耆、苓、术等类，不煎则丸，恣投无惮。有服之而饮食反减者，有服之而作泻作呕与肿满者，甚至膈胀不能食而反生他证者。名为补人，而实害人。

《眼科百问》卷下：第一百零八问：点药有何妙法？答曰：当择其药之精善者，多用乳汁和之，用茶匙倾入眼中，或吸入絮桶倾亦可，盖金、银、铜、象牙等簪，将眼皮反向外，抹药到眼皮上，令其自合，恐眼中屈曲之处，有到有不到者，不如乳汁和药，入眼无一处不到也。更恐手力重浊之人，点之不妙，反能损目也。不如乳汁和药，倾入眼中，每日三次，任其红肿痛楚，一日全愈。

《医宗说约》卷一：病在上而求诸下：凡病头病目痛，耳红腮肿，咽喉肿痛，一切上焦等症，除清凉发散正治外，更有三法。大便结，脉沉实者，用酒蒸大黄三钱，加入本汤中微下之，名釜底抽薪之法。大便如常，脉无力，用牛膝、车前引下之，名引火归原之法。如大便泄泻，脉沉，足冷者，宜六味地黄丸加牛膝、车前、肉桂，足冷甚者加熟附子，是冷极于下而迫其浮火上升也，名导龙入海之法。若不知此，不免头痛医头之诮也。一同学年二十余岁，患腮肿，医以清凉散火之剂不效，一夜舌忽肿塞口，命在须臾，叩门求救。予诊其脉微细而数，大便四五日不行矣。微数虽属虚火，而便结又已属实。予用百草霜吹舌上，内用酒蒸大黄五钱，肉桂一钱，引火下行，一剂而愈。〇病在下而求诸上：凡治下焦病，用本病药不愈者，须从上治之。如足痛足肿，无力虚软，臁疮红肿，用木瓜、米仁、牛膝、防己、黄柏、苍术之品不愈者，定是中气下陷，湿热下流，用补中益气升提之。若足软能食而不能行，名曰痿症，宜清肺热。如治泄泻，用实脾利水之剂不效，亦用升提补中益气，去当归，加苍术、炮姜，脉迟再加故纸、肉蔻。如治下痢，日数行，寸口脉滑者，宜吐之。如治溺血，用凉血利水不效，宜清心莲子饮，清心复不止，再加升麻、柴胡。如治大便下血，用地榆、侧柏、槐花、棕灰、蒲黄、荆芥、血余、阿胶等件不效者，若兼泄泻，再诊其脉，如右关微细或数大无力，是脾虚不能摄血，宜用六君子加炮姜；若右关沉紧，是饮食伤脾不能摄血，予制沉香末子甚验；若右寸洪数，大便如常，是实热在肺，热之流通，传于大肠，宜清肺热，用麦冬、花粉、玄参、枯芩、桔梗、五味、枳壳之类。如小便闭，用五苓、车前、瞿麦不效者，药加清肺药，桑皮、桔梗、玄参之类；脉虚口渴者，用生肌散加灯心、木通之类，《经》云气化则能出矣。若上部脉滑，有痰，是痰壅于上，如玉漏之上窍塞而下窍闭也，宜用二陈四君煎大剂顿服，鹅翎探吐之。一徐万寿，枫江人，年二十余岁，七月中下血不止，通医不效，至十月初，屡次昏晕，事急矣。求治于予，予诊之，右寸独得洪数，是必实热在肺，传于大肠也。用麦冬、花粉、桔梗、玄参、黄芩、山栀、五味、沙参，服数剂而愈。

《侣山堂类辩·寒热补泻兼用辩》卷下：夫治病有专宜于寒者，热者，补者，泻者，又宜寒热补泻之兼治用者。如伤寒有附子泻心汤，用大黄、芩、连、附子寒热之并用者；有柴胡加龙骨牡蛎汤，以人参、大黄、黄芩、姜、桂，补泻寒热之并用者；《金匮》有大黄、附子细辛汤，有大黄、干姜、巴豆之备急丸。此皆先圣贤切中肯綮之妙用，当参究其所用之因，而取法之。今时有用凉药而恐其太凉，用热药而恐其太热，是止知药之寒热，而不知病之邪正虚实也。然亦有并用寒热补泻而切当者，反为不在道者笑之。〇开之曰：寒热补泻兼用，在邪正虚实中求之则得矣。

《本草汇·三法五治》卷二：三法者，初、中、末也。初治之道，法当猛峻，缘病得之新暴，感之轻，得之重，当以疾利之药急去之。中治之道，法当宽猛相济，为病得之非新非久，当以缓疾得中，养正去邪相兼治之，仍依时令消息，对证增减为妥。末治之道，法当宽缓，谓药性平善，广服无毒，惟能安中养血气，盖为病久，邪气潜伏，故以善药养正而邪自去。五治者，和、取、从、折、属也。一治曰和，假令小热之病，当以凉药和之。和之不已，次用取。二治曰取，为热势稍大，当以寒药取之。取之不已，次用从。三治曰从，为势既甚，当以温药从之，为药气温也，味随所为，或以寒因热用，味通所用；或寒以温用，或以汗发之。不已又再折。四治曰折，为病势极甚，当以逆制之，制之不已，当以下夺之。下夺不已，又用属。五治曰属，为求其属以衰之，缘热深陷在骨髓，无法可出，故求其属以衰之。《经》曰：陷下者衰之。夫衰热之法，所云火衰于戌，金衰于辰之类是也。或有不已，当广其法而治之。

《程氏易简方论·用药机要》卷一：补气用参、芪，气主煦之也。补血须归、地，血主濡之也。然久病积虚，虽阴血衰涸，但以参、芪、术、草为主者，《经》所谓无阳则阴无以生，是以气药有生血之功，血药无益气之理。夫气药甘温，法天地春生之令，而发育万物。况阳气充则脾土受培，转输健运，由是食入于胃，变化精微，不特洒陈于六府，而气至抑且和调于五藏而血生，故曰气药有生血之功也。血药凉润，法天地秋肃之令，而凋落万物，且粘滞滋润之性，在上则泥膈而减食，在下则滑肠而易泄，故曰血药无益气之理也。每见俗医疗虚热之症，往往以四物汤或同知母、黄柏而投之，脾土受伤，上呕下泻，至死不悟，幽潜沉冤，悔何及矣！

《元素集锦·戒律》：予所处之方药，味皆相近，而轻重不同，君臣佐使各异，故所治之病，即有不同矣。有病予药味之少者，岂知《经》云：无毒治病，十去其九。药可不择而用与？予固不惟善择方，且善择药耳。夫五经之书，岂有异文哉？然而其文已至矣。

《医经允中·药不执方》卷一：《内经》云：凡治病必先度其形之肥瘦，以调其气之虚实。实则泻之，虚则补之。无问其病，以平为期。此数语，实治病之大纲领也。夫天地之道，不外阴阳五行，而人身一小天地，亦岂有外于阴阳五行？故阴阳和，和则无病。病者，阴阳之偏胜也。药者，各走经络，非补即泻，阴阳之偏者也。治病者，因脏腑之偏胜，而以补泻之药救正之，使之适得其平而止，则起死回生，全在和平其脏腑，岂有执一定之方，可以应无穷之症者？如拘执程方，但于疑似之际，似某症，则以某汤主之；或内寒而外热，尚用白虎、青龙；或上盛而下虚，即用十全、四物，致虚虚实实，损不足而益有余，不致杀人者鲜矣。但能审脉之浮沉迟数，辨症之寒热虚实，如某经虚寒，即以某经温补之药治之；某经实热，即以某经寒泻之药治之。凡补泻寒温，一随经络之偏胜，而行所无事。总之，因病以立方，断不执方而治病，又何病之不可愈？

何方之可执哉？或者曰无作聪明乱旧章，圣贤已戒之矣。子识见虽高，未必超于刘李张朱之上也。不遵古方，岂非刚愎自用乎？愚意不然。夫轩岐、仲叔，医家之孔孟程朱也，刘李张朱，犹儒家之韩柳欧苏也。使为良医者，治病用药必遵古方而不变，则为名士者作文，用古必当抄袭雷同，一字而不可易也。有是理乎？况刘李张朱，其书咸在，亦各抒所见，求当乎理而已，未常张之同乎刘，朱之同乎李也。使程方可执，仲景而后可无书矣，何刘李张朱之多赘也？且千百年来，时异势殊，不知几经变易矣。使古名医而至今存，犹然执此数方也，亦断无是理矣。总之，禹稷颜子易地皆然，使愚生数百年之前，用药自与古人同，使古人生于今之时，用药断未必与己异也。但师其意，不拘其迹可也。或又曰：子之用药，不遵古方是矣，但所用之药，止此数味，岂今人之病皆相似耶？而不知非然也。夫千百人之面目各异矣，未常外于五官也。用药者之君臣佐使各异矣，未常外于五脏也。治病者，但各随经络，即于庸常之药，配合轻重之间，神而明之，斯善矣。若恶庸常而求珍异，是不特舍正路，而出邪径，且必欲乘牛车而入鼠穴矣。吾不解其意也。柳柳州有云：蜀之南恒雨少日，日出则犬吠。当今之时，而不用古方，亦蜀之日也，其不为庸恶讪笑者几希。

《冯氏锦囊秘录·杂症大小合参·制方和剂治疗大法》卷一：《灵枢》曰，人之血气精神者，所以奉生而周于性命者也。经脉者，所以行血气，营阴阳，濡筋骨，利关节者也。卫气者，所以温分肉，充皮肤，肥腠理，司开合者也。志意者，所以御精神，收魂魄，适寒温，和喜怒者也。是故血和则经脉流行，营复阴阳，筋骨劲强，关节清利矣。卫气和则分肉解利，皮肤谓柔，腠理致密矣。志意和则精神专直，魂魄不散，悔怒不起，五脏不受邪矣。寒温和，则六腑化谷，风痹不作，经脉通利，肢节得安矣。故虚实者，诸病之根本也。补泻者，治疗之纲纪也。《经》曰：邪之所凑，其气必虚。凡言虚者，精气夺也；凡言实者，邪气胜也。是故虚则受邪，邪客为实。《经》曰邪气盛则实，精气夺则虚者，此耳。倘邪重于本，则以泻为补，是泻中有补也。本重于邪，则以补为泻，是补中有泻也。且升降者，病机之要括也。升为春气，为风化，为木象，故升有散之之义；降为秋气，为燥化，为金象，故降有敛之之义。如饮食劳倦，则阳气下陷，宜升阳益气；泻利不止，宜升阳益胃，郁火内伏，宜升阳散火。因湿洞泄，宜升阳除湿，此类宜升之之也。如阴虚则水不足以制火，火空则发而炎上，其为证也，咳嗽多痰，吐血鼻衄，头疼齿痛，口苦舌干，骨蒸寒热，是谓上热下虚之候，宜用麦冬、贝母、枇杷叶、白芍药、牛膝、五味子之属以降气，气降则火自降，而气自归元，更又益之以滋水添精之药，以救其本，则诸症自瘳，此类宜降之之也。更有塞因塞用者，如脾虚中焦作胀，肾虚气不归源，以致上焦逆满，用人参之甘，以补元气，五味子之酸，以收虚气，则脾得健运，而胀自消，肾得敛藏，而气自归，上焦清泰，而逆满自平矣。通因通用者，如伤寒挟热下利，或中有燥粪，必用调胃承气汤下之乃安。伤暑滞下不休，得六一散清热除积乃愈，然治寒以热，治热以寒，此正治也。如热病而反用热攻，寒病而反用凉剂，乃从治也。盖声不同不相应，气不同不相合，大寒大热之病，必能与异气相拒，善治者乃反其佐，以同其气，复令寒热参合，使其始同终异也。如热在下，而上有寒邪拒格，则寒药中入热药为佐。《内经》曰：若调寒热之逆，冷热必行，则热药冷服，下膈之后，冷体既消，热性随发。寒在上，而上有浮火拒格，则热药中入寒药为佐，下膈之后，热气既散，寒性随发，情且不违，而致大益，病气随愈，呕烦皆除，所谓寒因热用，热因寒用，使同声易于相应，同气易于相合，而无拒格之患。《经》曰：必先其所主，而伏其所因也。譬之人火可以湿伏，可以水灭。病之小者似之。大者则若龙雷之火，逢湿则焰，遇水益燔，太阳一照，火即自息，此至理也。用热远热者，是病本于寒，法应热治，所投热剂，仅使中病，毋令过焉，过则反生热病矣。用寒远寒者，是病本于热，法应寒治，所投寒剂，仅使中病，毋令过焉，过则反生寒病矣。故益阴宜远苦寒以伤胃，益阳以远辛散以泄气，祛风勿过燥，清暑毋轻下，产后忌寒凉，滞下忌敛涩。然天地四时之气，行乎六合之间，人处气交之中，亦必因之而感，春气生而升，夏气长而散，长夏之气化而软，秋气收而敛，冬气藏而沉。人身之气自然相通，其生者顺之，长者敷之，化者坚之，收者肃之，藏者固之，此药之顺乎天者也。春温夏热，元气外泄，阴精不足，药宜养阴；秋凉冬寒，阳气潜藏，勿轻开通，药宜养阳，此药之因时制用，补不足以和其气者也。然既戒勿伐天和，而又防其太过，所以体天地之大德也。昧者舍本从标，春用辛凉以伐肝，夏用咸寒以抑火，秋用苦温以泄金，冬用辛热以涸水，谓之时药。殊失《内经》逆圣之理，夏月伏阴，冬月伏阳，推之可知矣。然而一气之中，初同末异；一日之内，寒暖迥殊。且有乖戾变常之时，大暑之候，而得寒症，大寒之候，而得热症。证重于时，则舍时从证；时重于证，则舍证从时。六气太过为六淫，六淫致疾为客病，以其天之气从外而入也。七情动中为主病，以其人之气从内而起也。此用药权衡主治之大法，万世遵守之常经，虽圣哲复起，莫可变更也。然有性禀偏阴偏阳，又当从法外之治。假如性偏阴虚，虽当隆冬，阴精亏竭，水既不足，不能制火，阳无所依，外泄为热，或反汗出，药宜滋阴，设从时令，误用辛温，势必立毙。假如性偏阳虚，虽当盛夏，阳气不足，不能外卫其表，表虚不任风寒，洒淅战栗，思得热食，及御重裘，是虽天令之热，亦不足以敌真阳之虚，病属虚寒，药宜温补，设从时令，误用苦寒，亦必立毙。故变通合宜之妙，存乎其人。且人禀天地阴阳之气以有生，而强弱莫外乎天地之运气，当天地初开，气化浓密，则受气常强，及其久也，气化渐薄，则受气常弱。故上古之人，度百岁乃去，今则七十称古稀矣。盖天地风气渐薄，人亦因之渐弱，以致寿数精神，既已渐减，则血气脏腑，亦应因之渐衰。故用药消息，亦必因之渐变，不可执泥古法，轻用峻利。况时当晚季，嚣竞日深，戕丧斫贼，难解难遏，于是元气转薄，病疾丛生，虚多实少。临症施治，专防克伐，多事温补，痛戒寒凉，抵当、承气，日就减少；补中、归脾，日就增多，此今日治法之急务也。设使病宜用热，亦当先之以温；病宜用寒，亦当先之以清；纵有积滞宜消，必须先养胃气；纵有邪气宜祛，必须随时疏散，不得过剂，以损伤气血。气血者，人之所赖以生者也。气血充盈，则百邪外御，病安从来？气血一亏，则诸邪辐辏，百病丛生。世人之病，十有九虚，医师之药，百无一补，岂知用药一误，则实者虚，虚者死，是死于药，而非死于病也。且古人立方，既有照胆之朗识，复尽活人之苦心，有是病方下是药，分两多而药味寡，譬如劲兵，专走一路，则足以破垒擒王矣。后人既无前贤之识，见徒存应世之游移，分两减而药味多，譬犹广设攻治，以庶几于一遇，嗟呼！术虽疏而心更苦矣。品类既繁，攻治必杂，病之轻者，因循而愈，病之重者，岂能一得乎！然药虽有大力之品，终属草木之华，必藉人之正气为倚，附方得运行而获效，如中气馁极，虽投硝、黄，不能迅下也；荣阴枯槁，虽投羌、麻，不能得汗也；元阳脱尽，虽投热药不觉热也；真阴耗极，虽投寒药不觉寒也；正气重伤，虽投补药不觉补也。非医者立见不移，病人专心守一，焉有日至功成之益哉！

《李氏医鉴·治气三法药各不同论》卷一〇：一补气。气虚宜补之，如人参、黄耆、羊肉、小麦、糯米之属是也。二降气、调气。降气者即下气也，虚则气升，故法宜降，其药之轻者，如苏子、橘皮、麦冬、枇杷叶、芦根汁、甘蔗。其重者如番降香、郁金、槟榔之属。调者和也，逆则宜和，

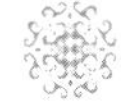

和则调也，其药如木香、沉水香、白豆蔻、缩砂蜜、香附、橘皮、乌药之属。三破气。破者损也，实则宜破，如少壮人暴怒气壅之类。然亦可暂不可久，其药如枳实、青皮、枳壳、牵牛之属。温气分之病，不出三端治之之法，及所主之药，皆不可混滥者也。误则使病转剧，世多不察，故表而出之。治血之法三各不同论血虚宜补之。虚则发热，内热治宜甘寒、甘平、酸寒、酸温，以益荣血，其药为熟地、白芍、牛膝、炙甘草、酸枣仁、龙眼肉、鹿角胶、肉苁蓉、甘枸杞、甘菊花、人乳之属。血热宜清之凉之。热则为痈肿疮疖，为鼻衄，为齿衄，为牙龈肿，为舌上出血，为舌肿，为血崩，为赤淋，为月事先期，为热入血室，为赤游丹，为眼暴赤痛。法宜酸寒、苦寒、咸寒、辛凉，以除实热，其药为童便、丹皮、赤芍、生地、黄芩、犀角、地榆、大小蓟、茜草、黄连、山栀、大黄、青黛、天冬、玄参、荆芥之属。血瘀宜通之。瘀必发热发黄作痛及作结块癖积。法宜辛温、辛热、辛平、辛寒、甘温，以入血通行，佐以咸寒，乃可软坚，其药为当归、红花、桃仁、苏木、桂、五灵脂、蒲黄、姜黄、郁金、京三棱、延胡索、花蕊石、没药、虫、干漆、自然铜、韭汁、童便、牡蛎、芒硝之属。盖血为荣，阴也，有形可见，有色可察，有症可审者也。病既不同，药亦各异，治之之法，要在合宜，倘失其宜，为厉不浅。

《证治大还·药理近考》卷上：补法：虚则补之，正气夺则虚。人参、黄芪、白术、甘草，补气药也，归、芍、地黄，补血药也，二门、知、柏、归、地，补阴药也，附子、苁蓉、鹿胶、菟丝，补阳药也。精不足者，补之以味。乃天地生成之味，非烹饪调和之味也。如羊肉、黑豆之类。黑瘦人肠胃时燥，口干渴，发须枯悴，肌肤不泽，筋骨疼，夜甚。是阴血虚，津液不足，当用润剂，燥药宜禁。四物、二冬、花粉为主。肥白人行则气促，腠理不密，自汗时出，四肢倦怠，属气虚有湿痰，宜燥剂，忌润剂，必以参、术、芪、草，益气为主。产后气血大亏，大补为主，须分气血。今人止以四物增减，倘脾胃弱而气不足者，宁不戕人？老人亦以补养为主，有外感，补中益气，加芎、苏、羌、防等解散，邪去热净而止。内伤饮食，参、术补脾，兼以消导。痰火咳嗽，加化痰药。冬月先发散。一切病后，疮疽后，有外感及内伤者，悉从此法，助正伐邪，不伤气血，可保无虞。禀赋怯弱人、脉弱无力、年高、产后、胎前同法。五虚：脾虚者，心腹饱胀，不能运化饮食，四肢痿弱，怠惰嗜卧，九窍不利，面黑痿黄。补中益气增减，以甘补之是也，大忌克伐。心虚者，两寸微洪，善悲怔忡，口干烦闷不宁。古用泽泻炒盐，以咸补之。不若人参、茯神、柏子仁、菖蒲为佳，补心丹最的。一说虚则补其母，陈皮、生姜。肝虚者，目无所见，耳无所闻，善恐，如人将捕之。筋痿不用。阴痿，面青白，脉弦细无力。古方用陈皮、生姜，以苦补之。大抵肝气常有余，肝血常不足，古方补母，用熟地黄、黄柏及钱氏地黄丸，是滋阴血也。肺虚者，鼻塞不利，少气自汗，喘咳，面色淡白，毛焦落，久病产后及疮肿出脓后，发喘是也。必用人参、麦冬、五味，甘益气，酸补肺也。钱氏补肺阿胶散中，有甘草、兜铃、糯米，正合此义，第不若生脉散多效尔。肾有二水，中有火，枯藁秘结，小便淋涩，相火上炎，两尺洪大，梦遗，盗汗，耳鸣，是天乙真水不足。当滋阴，六味地黄丸之类。两尺微弱而涩，四肢痿厥，腰膝酸痿，食少及不消化，腰似折，小腹痛，是元阳虚惫，真火微也。人参、枸杞、菟丝、桂、附、鹿茸、鹿胶之类。曰气、曰血、曰精、曰津液，一或不足，当先理脾胃。若脾胃不和，食少，不能生化精血，纵加峻补，不能成功。昧者但知四物养血，谓参、术不可用，庸之甚矣。大抵邪之所凑，其气必虚，木必先腐，而后虫生。墙壁坚固，贼自难入。医家若不审脾胃元气精血，妄加克伐，涉虚之人，鲜有不致于危者。余家世业医，目击其弊，特为拈出，明哲幸谅之。〇泻法：实则泻之，邪气盛则实。六淫客邪，外感七情，饮食内伤，为痰为火，为痈为积，或汗而散，或吐而达，或下而涤，或刺以决之，或灸以劫之，使邪气早退，正气得复，是泻法不得妄谈也。谨录于下。《内经》曰：辛甘发散为阳。凡味辛药则散，桂枝、麻黄、干姜、生附，辛热发汗药也，大寒湿客于表者用之。羌、独、芷、朴、苍术、芎、苏，辛温药也，感冒轻者用之。石膏、薄荷、黄芩、升麻、葛根，辛凉药也，内外热盛者用之。〇汗法：熏蒸、渫洗、熨烙、针刺、砭射、导引、按跷，诸解表者，皆汗法也。风寒客于人，使人毫毛毕直，皮肤闭而为热，头痛恶寒，四肢拘急，脉浮而紧，是为表症，宜辛以散之，得汗而解。冬月麻黄汤，他时大羌活汤增减。咳嗽，寒包热者同法。湿流关节，身痛脉沉，当取微汗。风湿相搏，一身尽痛，不可大汗。胃虚过食冷物，抑遏阳气于脾土之中，蒸蒸发热，升阳散火汤，火郁发之也。风热拂郁于表，或成疹班，或生疮疥，一切目痛齿痛，痛风腿痛，湿痰流注，疮疽初起，四肢拘急，恶寒发热，悉宜取汗，败毒散加减最稳。小儿痘疹、痧同。中酒当出汗，古方用葛花解酲是也。北人冒寒，头痛寒热，用有力人将病者两手，极力揉按至手指尖，以针或磁石砭去恶血即愈，即前砭针取汗法也。伤寒过经热不止，或发汗不彻，用紫苏煎汤，取一大壶置被中接汗，内服辛凉药，即出。〇吐法：引涎，涎取嚏追。凡上行者，皆吐法也。在上者，因而越之。人脉有力，强健者宜吐。食滞中脘，胀闷恶心，头痛郁热，有如伤寒，寸口脉滑盛，急以盐汤探吐。中风，痰涎壅盛，不能言语，不遗尿，脉滑实有力者，稀涎散吐之。小水不通，痰滞胸膈，不得下降，升柴二陈二术汤探吐。气虚秘者，补中益气汤，先服后吐。妊娠转胞，小水不通，参、芪、术煎服探吐。肝气郁结，心下中脘痛闷，脉细结，不下食者，萝卜子煎汤探吐。湿痰痛风，用杉木煎汤吐。癫痫，痰涎上潮，小儿惊风，脉滑人健而实者，三圣散吐之。伤寒三四日，邪传胸膈，懊憹不得眠，是实烦也，瓜蒂散或栀子豆豉汤吐之。风痰头痛，百法不应，久之则伤目，瓜蒂散或青黛散搐鼻吐之。暴嗽，风涎上涌，咽塞不利，茶调散吐之。疟久不止，心中胀闷，脉滑实者，四兽饮吐之。膏粱人多食生鲙，因而生虫，胀痛发呕，面上白班，时作时止，藜芦散吐之。久患胁痛，胸膈不快，噎食不下，独圣散加蝎稍半钱吐之。筋挛急痛，体厚，湿痰盛者，神应散吐之。偏枯痰盛，追风散吐之。头风后，有目疾，有半明，可救者，防风散吐之。胸膈满，背痛或臂疼，可用祛风汤吐之，后服乌药散。厉风疮癣恶疮，三圣散吐之，后服苦参丸。一切暴厥，中气中风，脉沉实滑数有神，不省人事，不遗尿者，用神圣散鼻内灌之，吐出涎立醒。破伤风，牙关紧急，角弓反张，亦用神圣散吐之。豆豉、栀子、芽茶、苦参、芩、连、瓜蒂，吐胸中之热痰。矾、盐酸咸，吐膈上之顽痰。轻粉、郁金、桔梗，吐胸中之郁结痰。乌头尖、附子尖，吐胸中之寒痰。皂角、蝎稍吐胸中之风痰。丹溪取吐法，先以布搭膊，勒肚腹，于不通风处行之。探吐，将鹅翎桐油浸二三日，却以皂角洗净，晒干待用。逆流水和药，取吐佳。凡药升上者，皆可吐，如防风、桔梗、芽茶、山栀、川芎、萝卜子，以姜汁、醋少许，瓜蒂散少许，入虀汁温服，以鹅翎于喉中探，即吐。吐食积痰用萝卜子五合，油炒，擂入浆水，滤汁，入桐油、白蜜少许，旋旋半温服下，以鹅翎探。虾汁引涎法，见中风门。肥人湿痰盛，益气散，虀汁调吐。〇吐药：桔梗芦、人参芦、虚人用此。艾叶、末茶、瓜蒂、附子尖、藜芦、砒，此数味皆自吐，不用探法。

《医权初编·论小儿用药当预为补计》卷上：夫老人血气枯槁，得病易致变虚，人所共知。至于小儿，专门幼科，以为纯阳之体，且多痰滞，合成丸散，百无一补，甚则杂以巴霜、牵牛之类，始终以之。殊不知小儿血气未充，柔脆之极，最易变虚，较老人更甚也。虚症用补，固不待言，至于一切实症，亦当预为补计。纵有余邪未清，即当补泻兼施。若直待补期方补，恐有措手不及之患矣。至于痘疹，有始终不用温补者，另有专门，不在此论。

《不居集》卷二〇：病轻药重：丸者，缓也，难奏赫赫之功。或病轻而药重，攻之太急，补之太骤，初服一月半月，精神倍加，饮食倍进，痛苦顿减，累奏奇功，人以为喜。吾恐其进锐者，其退速，不克终剂，而有他变也。何则？人之有疾，譬如屋歪斜，将欲垈之，必须缓缓用力，中立垈止，不可太过，若急欲正之，只知一面用力猛勇，一往无前，屋东坍亦必西塌矣。服丸药者，何以异于是？〇意贵圆通：丸者，缓也，圆也。丸方之制，意要圆通，不可执滞。视其脏腑，调其阴阳，圆会变通，自有一定不易之理。若心无主宰，杂乱繁多，补泻兼施，寒热互用，自以为处方得宜，用意周密。殊不知不揣其本，见症医症，诚恐诛无过，伐有功，不虚而虚，不损而损矣。

《目经大成·点服之药用须适宜说》卷上：眼科之药，外治曰点，内治曰服。有点而不服，有服而不点，有点服并行，此何以故？盖病分内外，治有轻重。内症已成，外象都无，不必点，惟以服药为主。假初起轻发，不过微邪，邪退之后又为余邪，点固可消，服药夹攻亦可。若内病方殷，外症又险，必须标本合理，故点服俱行。夫药所以补偏救弊，非不得已，二者都可不必。今人喜点恶服，或癖服毁点，一皆见之偏也。总之，本重于标，点维从轻。所谓止其流者，莫若浚其源；伐其枝者，莫若断其根；扬汤止沸，不如釜底抽薪。标重于本，服维从轻。所谓物秽当浣，镜垢须磨。汗液盐卤，着刀剑必锈，不经磨砺，焉能利用。一执己之肤见，则标本遂乱，标本乱而病能愈者，未之有也。谚云：伐标仍审本，顾本勿忘标。主内失外谓之痴，治内失外谓之愚。内外兼理，是为良医。

《医学源流论》卷下：发汗不用燥药论。驱邪之法，惟发表攻里二端而已。发表所以开其毛孔，令邪从汗出也。当用至轻至淡，芳香清冽之品，使邪气缓缓从皮毛透出，无犯中焦，无伤津液，仲景麻黄、桂枝等汤是也。然犹恐其营中阴气，为风火所煽，而消耗于内，不能滋润和泽，以托邪于外。于是又啜薄粥，以助胃气，以益津液，此服桂枝汤之良法。凡发汗之方，皆可类推。汗之必资于津液如此。后世不知，凡用发汗之方，每专用厚朴、葛根、羌活、白芷、苍术、豆蔻等温燥之药，即使其人津液不亏，内既为风火所熬，又复为燥药所烁，则汗从何生？汗不能生，则邪无所附而出，不但不出邪气，反为燥药鼓动，益复横肆；与正气相乱，邪火四布，津液益伤，而舌焦唇干，便闭目赤，种种火象自生，则身愈热，神渐昏，恶症百出。若再发汗，则阳火盛极，动其真阳，肾水来救，元阳从之，大汗上泄，亡阳之危症生矣。轻者亦成痉症，遂属坏病难治。故用燥药发汗而杀人者，不知凡几也。此其端开于李东垣，其所著书立方，皆治湿邪之法，与伤寒杂感无涉。而后人宗其说，以治一切外感之症，其害至今益甚。况治湿邪之法，亦以淡渗为主，如猪苓、五苓之类，亦无以燥胜之者。盖湿亦外感之邪，总宜驱之外出，而兼以燥湿之品，断不可专用胜湿之药，使之内攻，致邪与正争，而伤元气也。至于中寒之症，亦先以发表为主，无竟用热药以胜寒之理，必其寒气乘虚陷入，而无出路，然后以姜附回其阳，此仲景用理中之法也。今乃以燥药发杂感之汗，不但非古圣之法，并误用东垣之法。医道失传，只此浅近之理不知，何况深微者乎？〇攻补寒热同用论。虚症宜补，实证宜泻，尽人而知之者。然或人虚而症实，如弱体之人，冒风伤食之类；或人实而症虚，如强壮之人，劳倦亡阳之类；或有人本不虚，而邪深难出；又有人已极虚，而外邪尚伏。种种不同。若纯用补，则邪气益固；纯用攻，则正气随脱。此病未愈，彼病益深，古方所以有攻补同用之法。疑之者曰：两药异性，一水同煎，使其相制，则攻者不攻，补者不补，不如勿服。若或两药不相制，分途而往，则或反补其所当攻，攻其所当补，则不惟无益，而反有害，是不可不虑也。此正不然。盖药之性，各尽其能，攻者必攻强，补者必补弱，犹掘坎于地，水从高处流下，必先盈坎而后进，必不反向高处流也。如大黄与人参同用，大黄自能逐去是坚积，决不反伤正气；人参自能充益正气，决不反补邪气。盖古人制方之法，分经别脏，有神明之道焉。如疟疾之小柴胡汤，疟之寒热往来，乃邪在少阳，木邪侮土，中宫无主，故寒热无定。于是用柴胡以驱少阳之邪，柴胡必不犯脾胃；用人参以健中宫之气，人参必不入肝胆。则少阳之邪自去，而中土之气自旺，二药各归本经也。如桂枝汤，桂枝走卫以祛风，白芍走荣以止汗，亦各归本经也。以是而推，无不尽然。试以《神农本草》诸药主治之说细求之，自无不得矣。凡寒热兼用之法，亦同此义，故天下无难治之症。后世医者不明此理，药惟一途。若遇病情稍异，非顾此失彼，即游移浮泛，无往而非棘手之病矣。但此必本于古人制方成法，而神明之。若竟私心自用，攻补寒热，杂乱不伦，是又杀人之术也。○补药可通融论。古人病愈之后，即令食五谷以养之，则元气自复，无所谓补药也。黄农、仲景之书，岂有补益之方哉？间有别载他书者，皆托名也。自唐《千金翼》等方出，始以养性补益等各立一门。遂开后世补养服食之法。以后医家，凡属体虚病后之人，必立补方，以为调理善后之计。若富贵之人，则必常服补药，以供劳心纵欲之资；而医家必百计取媚，以顺其意。其药专取贵重辛热为主，无非参、术、地黄、桂、附、鹿茸之类，托名秘方异传。其气体合宜者，一时取效；久之必得风痹阴涸等疾，隐受其害，虽死不悔。此等害人之说，固不足论。至体虚病后补药之方，自当因人而施，视脏腑之所偏而损益之。其药亦不外阴阳气血，择和平之药数十种，相为出入，不必如治病之法，一味不可移易也。故立方只问其阴阳脏腑，何者专重而已。况膏丸合就，必经月经时而后服完。若必每日视脉察色，而后服药，则必须一日换一丸方矣。故凡服补药，皆可通融者也。其有神其说，过为艰难慎重，取贵僻之药以可以却病长生者，非其人本愚昧，即欲以之欺人耳！

《慎疾刍言·治法》：凡病只服煎药而愈者，惟外感之症为然，其余诸症，则必用丸、散、膏、丹、针、灸、砭、镰、浸洗、熨、溻、蒸、提、按摩等法，因病施治。乃今之医者，既乏资本，又惜功夫，古方不考，手法无传，写一通治煎方，其技已毕。而病家不辞远涉，不惜重聘，亦只求得一煎方，已大满其愿。古昔圣人穷思极想，制造治病诸法，全不一问，如此而欲愈大症痼疾，无是理也。所以今人患轻浅之病，犹有服煎药而愈者，若久病大症，不过迁延岁月，必无愈理也。故为医者，必广求治法，以应病者之求。至尝用之药，一时不能即合者，亦当预为修制，以待急用，所谓工欲善其事，必先利其器，奈何欲施救人之术，而全无救人之具也。

《食物小录·序》：《素问》云：五谷为养，五菜为充，五果为助，五畜为益，皆养生者不可一日缺也。然五方所产之物各异，性味之良毒不同，养生者则又不可不知。故《经》云：病有三因，有内因、外因、不内外因。外因者，由六气之所感；内因者，由不节饮食之所伤。为能慎寒暑，节饮食，则外不能感而内不能伤，又奚病之有？由此观之，则却病延年之功未尝不自饮食始也。予之录是篇者，亦不过欲养生者，和食饮，知良毒，别宜忌，慎调摄，以当卫其生耳。然物理之性味各异，而诸书之注释不同。余不揣固陋，采择诸家之长，集为《食物小录》。

《金台医话》：凡大寒大热之药，必要有凭有据，而后可用，切不可以意度之。药所以补偏而救弊也，寒药所以治热，热药所以治寒，中病即止，勿过用也。若夫大苦大寒，与大燥大热之药，尤宜斟酌慎用。如热病必要有热症热脉，寒病必要有寒症寒脉，内外相符，确凿可据，而后始可用以治之，自无不瘳。若无确凭确据，而但以意揣度之，则害人不浅。以大寒大热之药，其力最悍，

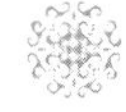

极易坏事。苟非脉与症对，皆有确凭确据，则断不可轻用。此医中之最要紧语也。独怪夫世之不读书者，每执一己偏见，私心自用，或好寒凉，知、柏、硝、黄任用，或好燥热，桂、附、硫黄妄投，造次孟浪，欲其不杀人也，难矣，故再三致戒焉。

《许氏幼科七种·散记续编·药误思救》：凡救药误，一经诊视，须要心平气和，不动声色，视其所误浅深，总以人命为重，善药承之，缓言慰之。若嫉之太甚，使闻者生谗，则病危矣。误服汗剂，如麻黄、桂枝、羌、独、藁本，汗出脉弱，人困倦者，只须四君加黄芪、姜、枣，徐徐救之。汗多气喘，脉大，目直，有亡阳之象者，归脾去木香、远志，加熟地、附子急救之。误下欲脱者，五味异攻加粳米同煎，徐徐与服，以救胃气。再视其病之所在，依法治之。误服白虎、芩、连，亦以五味异攻加粳米，和其胃气，胃气回，再依法治。不可急投辛热药，冷热交攻，胃中必不能受。误服桂、附、炮姜，津液必伤，伤之轻者，参麦汤。若速进姜、附，唇舌焦黑如铓者，最难救。每以大剂养阴，生地、丹皮、麦冬、料豆、甘草，少加人参以生津，料豆、甘草能解桂、附之毒也。误服参、芪、熟地等剂，胸闷食少，和胃行滞，不难通畅。寒热虚实，倒行逆施，病势加重者，视其所误，为之把正，犹有门路可寻。若茫然无知，乱杂无伦之方，致伤胃气者，但与和胃而已。更有宿构丸散，见病略有相似者，动辄乱投，方底圆盖，如何得合，使救误者无处捉摸，更属可怜。病家知医者少，半解者强以为知，每于受误之后，始知悔悟，思质老成。故予迩年来熟筹救误之法，救之早，十中尚全五六，药重误深，不能救矣。

《医论三十篇·寒热补散互相为用》：偏寒偏热，偏补偏散，乃猝遇勍敌偏师制胜之奇兵，非前茅虑无，中权后劲，百战百胜之善陈也。草木之性，正而醇者，为五谷，为蔬菜。偏而疵者，为药物。《周礼》聚毒药以其医事，盖言慎也。故良医制方，寒热互用，补散兼施，视其病而增减之，监其药而匡扶之，补偏救弊为符节之合，影响之应。譬若六辔在手，虽载驰载骤，必严其衔橛，谨其磬控，不敢以轻心掉之，不敢以躁气乘之，庶范我驰驱，不至有覂驾之虞，陷淖之失矣。〇好用凉散，不胜则变速而祸小，胜则变迟而祸大。东坡谓好兵之祸，不胜则变速而祸小，胜则变迟而祸大。余谓好用凉散者亦然。药之有温补，犹天有雨露，国有德礼。药之有凉散，犹天有电雷，国有兵刑。风雨露雷，无非至教。然试观一岁之中，雨露广乎？风雷多乎？政刑特以助德礼之穷，而兵尤不得已而后用。奈何医病与医国同功，而曰以凉散之药，戕贼斯人之真气乎？曷为不胜则变速而祸小？凉药为小人，温药为君子。君子之过，千人皆见。小人之过，浸灌而滋润。故用热药而误者，其效立睹。用凉药而误者，无形可指。幸而元阳尚旺，误用寒凉，阴与阳斗，必有辗转不宁之处，病者有所畏而不敢服，医者有所惧而不敢用，所谓小惩而大诫，改过不吝也。曷为胜则变迟而祸大？元阳本虚，甘受荼毒而不觉，而病者因虚火暂退，姑息养安，不知暗伤。元气本实先拨，迨至脾胃日弱，饮食日少，寒凉之害层见迭出，始悟向者服药之误，已噬脐靡及矣。然则寒凉竟不可用乎？而又非也。当热毒肆虐之时，其伏也如地雷之深藏，其发也如硝磺之迅速，若非峻利苦寒，何以解燔灼而救糜烂。但中病即止，不可过剂，否则始为热中，而卒为寒中者有之，可不慎欤！

《齐氏家传医秘·八卦定六脉用药辨》卷上：巽为风，属厥阴风木。木旺于东，肝属乙木，故脉应左关。其脉弦，其色青，其味酸，酸入肝。白芍和肝，山萸补肝。二味性酸，酸以收敛营血。离为火，属少阴君火。火旺于南，心属丁火，故脉居左寸。其脉洪，其色赤，其味苦。黄连味苦，苦能泻心热。菖蒲苦香，引入心经。舌乃心苗，口舌生疮，用菖蒲一钱、黄连二钱。孤军深入，效如桴鼓。乾为天，属辛金。金旺于西，肺属辛金，脉应右寸。其脉浮，其色白，其味辛。麻黄味苦，发肺邪。杏仁味辛，下肺气。甘草味甘，缓肺急。石膏味甘，清肺热。此乃仲景麻杏甘石汤，治足太阳传手太阴肺经之妙方。又桔梗开提，桑皮泻热。坎为水，属癸水。水旺北方，肾属癸水，脉应两尺。其脉沉，其色黑，其味咸寒。六味丸补水，附桂补火，水火既济，以生脾土，土为万物之母，其利溥矣。坤为地，属阳明胃，中土。艮为山，属太阴脾，湿土。土无定位，寄居西南，脉应右关，阳明脉大，太阴脉缓。其色黄，其味甘，参、芪、术、草，甘温之品，培补后天。八味丸补脾母，归脾汤补胃土。脾胃两伤者，朝服归脾汤，晚服八味丸，培补先天。

《银海指南·用药法》卷二：夫病有虚实寒热之殊，故药有补泻温凉之别。若虚中挟实，实中挟虚，寒因热化，热因寒化，上寒下热，上热下寒，其症种种不同，则临证用药之法不可不知。昔韩之嫂，口舌唇皆疮，或至封喉，下部虚脱，白带如注。医或投凉剂，解其上，则下部疾愈甚；或投热剂及以汤药熏蒸，其下则热，晕欲绝。曰：此亡阳症也。以盐煮附子为君，制以薄荷、防风，佐以姜、桂、芎、归，水煎后，入井冰冷，与之。未尽剂即少瘥。或问其故。曰：真对真，假对假。上乃假热，故以假冷之药从之；下乃真寒，故以真热之药反之。斯上下和，而病解矣。此治假热真寒之法也。张锐治蔡鲁公孙妇，产后次日大泄，而喉闭不入食。众医曰二疾若冰炭，虽司命无如之何。张曰：无忧也。取药数十粒，使吞之，咽喉即通，下泄亦止。鲁公奇之。张曰：此于《经》无所载，特以意处之。向者所用药乃附子理中丸，裹以紫雪耳。方喉闭不通，非至寒之药不为用，既下咽则消释无余，其得至腹中者，附子力也，故一服而两疾愈。此寒热并治之法也。罗谦甫治一妇，肝脾郁结，午前用补中益气汤下六味丸，午后用逍遥散下归脾汤。此气血并治之法也。谦甫又治一妇，肝脾气滞，与归脾汤下芦荟丸。此补泻兼施之法也。薛新甫治一妇，怒气伤肝，气血俱虚，朝用逍遥散，夕用归脾汤。又治一妇，郁怒伤肝脾，朝用归脾汤，夕用逍遥散。盖一则肝阴大损，故先用逍遥以达木性，次用归脾以补其土，使木不能克制。一则脾土既为肝木所克，故先用归脾以扶衰敌强，次用逍遥以疏其气，使木性得畅，土不复克。此治标治本先后次序之法也。李东垣治息贲伏梁，诸丸初令服二丸，一日加一丸，二日加二丸，加至大便微溏为度。再从二丸加服，周而复始，俟积消大半而止，盖恐病浅药深，转伤正气，故必逐渐增添，此由少加多之法也。李士材制阴阳二积之剂，补中数日，然后攻伐，不问积去多少，再与补中，待其神旺，则复攻之，屡攻屡补，以平为期。此攻补迭用之法也。余本各法以治目疾，应手辄效。尝治沈某目红壅肿，眵泪如脓，口干唇燥，小便赤涩。此一水不能胜五火也。第降其火，则水不即生，第滋其水，则火不遽息。乃以六味作汤，下青宁丸，火清而水亦壮。又姚某右目为苗叶刺伤，白障满泛，疼痛不止。当以活血为本，治气为标。乃朝用四物汤加苏木、红花、乳香、没药、虫以行其血，夕用沉香越鞠丸以通其气。又干某痘后，两睥生癣。此因虚郁热停滞脾胃，当以扶脾为本，清热为标。乃朝用六君子去甘草，加升麻、望月砂、杏仁以健脾润肺，夕用清目散以泻火。又李某两目赤障，昼则时痛时止。此阳不和也。乃朝用香砂六君子以和其阳，然上焦郁气未通，再用搐鼻碧云散以达其气。又马某两目赤翳，夜则时痛时止，此阴不和也。余用补肝散合四物汤以和其阴，然浮火上升，不可不降，再用熟地、附子捣烂涂涌泉穴，以降其浮游之火。

《橘旁杂论》卷上：医不尽药石。医者，意也。其术不尽于药石，故古人有泥丸蓑草，可以济人之语。苏耽橘井，食叶饮泉即愈，岂专药石也？此在医者有恒，能真心济世，不逐声利之间，则虽祝由，可以已病。以我正气，却彼邪气，德行所积，随施随验，固非常理可测。若只专计刀

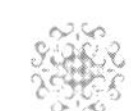

锥之利，己心不正，安能却邪？虽已试之方，珍异之药，或未必能有神明助乎？其间非可摈之为妄语也！〇治重疾须用重药。病当危急时，非峻重之剂，不能救百中之一二。今之医者，皆顾惜名誉，姑以轻平之方，冀其偶中，幸而不死，则曰是我之功；不幸而死，则曰非我之罪。恐真心救世，不应如此也。真心救世者，必慨然以生死为己任。当寒即寒，当热即热；当补即补，当攻即攻。不可逡巡畏缩，而用不寒不热，不补不攻，如谚所谓不治病不伤命之药。嗟乎！既不治病，欲不损命，有是理耶？倘于此认不的确，不妨阙疑，以待高明。慎勿尝试，以图侥幸，庶不负仁者之初心也。

《医略·反佐》卷一：岐伯曰：微者逆之，甚者从之。又曰：逆者正治，从者反治。注谓：微小之热，折之以寒；微小之冷，折之以热。甚大寒热，则必能与异气相格，是以反其佐以同其气，复令寒热参合，使其始同终异也。黄帝问：反治何谓？岐伯曰：热因寒用，寒因热用，必伏其所主，而先其所因。其始则同，其终则异。王注谓：大寒内结，当治以热。然寒甚格热，则以热药冷服，此热因寒用也。如大热在中，以寒攻治则不入，以热攻治则病增，乃以寒药热服。此寒因热用也。愚按：反而曰佐、曰从，则必有君而后佐之，有正而后从之，非尽反也。未有寒病纯治以寒，热病纯治以热之为从者反治也。景岳《反佐篇》有云：火极似水者，宜反也。寒极反热者，宜反也。夫火极似水，正宜治火；寒极反热，正宜治寒。此热者正治，非反也。必异气相格，则反以佐之，其义始明。仲景四逆汤用冷服及加猪胆汁汤，皆反佐以取之。即《经》所谓治寒以热，凉而行也。〇景岳《十问篇》有云：凡阳邪虽盛而真阴又虚，不可因其火盛喜冷，便云实热。盖其内水不足，欲得外水以济。水涸精亏，真阴枯也。尝治伤寒垂危重症，每以峻补之剂浸冷与服，或以冰水、参、熟地、附子等剂，相间迭进，然必其干渴燥结之甚者乃可。愚按：此等治症，亦反佐之意。但须细察脉候，慎勿轻进，生死在反掌间也。

《医学汇海》卷一：用药权变。岐伯曰：寒因热用，热因寒用，塞因塞用，通因通用，此为权变，不可不知。如硝黄大寒之药，乘热服之，则是寒因热用也。姜、桂大热之药，候冷服之，则是热因寒用也。胀满之症而补中，则是塞因塞用也。泻痢之症而退滞，则是通因通用也。知此可以行权矣。〇滋其化源凡病以热治寒，而寒弥甚；以寒治热，而热反炽者。盖不知五脏之性，当因其类而取之，所谓滋其化源也。如心实生热寒之不退者，宜急滋肾，肾水滋，则热将自除矣。又如肾虚生寒热之不消者，宜补其心，心火降，则寒将自除矣。《经》所云：益火之源，以消阴翳；壮水之主，以制阳光。此之谓也。

《方脉指迷·指明用药不遵〈内经〉之迷》卷一：从来用药之难，非顺用之难，逆用之难也。非逆用难，逆用而与病情恰当之难也。独不思《内经》塞因塞用，通因通用，寒因热用，热因寒用，用热远热，用寒远寒之说乎？盖塞因塞用者，如脾虚作胀，肾虚气不归源，用人参之甘以补元气，五味之酸以收虚气，则脾得健运而胀自消，肾得敛藏而气自归，上焦清泰而逆满自平矣。通因通用者，如伤寒挟热自利，或中有燥粪，用调胃承气汤下之乃安；伤暑滞下不休，用六一散消之乃愈。寒因热用者，药本寒也，而反佐以热。热因寒用者，药本热也，而反佐以寒。俾无拒格之患，《经》所谓必先其所主，而伏其所因也。用热远热者，是病本于寒，法应热治，所投热剂，仅使中病，毋令太过，过则反生热病矣。用寒远寒者，是病本于热，法应寒治，所投寒剂，仅使中病，勿令太过，过则反生寒病矣。他若益阴宜远苦寒以伤胃，益阳宜远辛散以泄气，驱风勿过燥，清暑毋轻下，产后忌寒凉，滞下忌收涩，如此种种，非通达乌足以语此？彼庸夫俗子，目不阅轩岐之典，规尺寸之利以自肥，因而伤残于世者比比矣，可胜叹哉！

《类经证治本草》：飞来子曰：胃病虚寒宜辛甘，忌苦。实热宜苦淡，忌甘。西周氏曰：肥人气虚生寒，寒生湿，湿生痰。瘦人血虚生热，热生火，火生燥。此得之为外。其中藏腑为病，亦有寒温燥热之殊，不可不知。《玉匮密钥》曰：肝藏由来同火治，三焦包络都无异。脾胃常将湿处求，肺与大肠同湿类。肾与膀胱心小肠，寒热临时旋商议。又曰：气血偏胜而成病，故以药偏胜之气，以此之偏济彼之偏，而使之平，此用药之功也。药优于伐病，而不优于养生；食优于养生，而不优于伐病。

《医学考辨·将相兼资论》卷一一：症有全由正虚者，温之补之，譬如阴阳燮理驯致升平也。症有全由邪实者，攻之逐之，譬如元老壮犹剪除凶恶也。有正虚而邪亦微者，或微用驱邪之品，先去其邪，而后议补；或即于补正之中，微兼逐邪之品，均无不可也。惟正虚而邪亦实者，药不峻则邪不服。药过峻，则正愈伤，而邪愈不服。势不得不攻补并行，将相兼资焉。如体虚而感重寒者，古人有再造散，参、芪、羌、防、细辛并用之例。有体虚而得疟疾者，古人有加味常山饮，人参、当归、常山、草果、山甲并用之例。有体虚而得大便闭塞者，古人有黄龙汤，人参、熟地、硝黄并用之例。有体虚而得痹症者，古人有八珍汤，加苍术、威灵仙、穿山甲之例。有体虚而得血积者，古人有八珍汤送下手拈丸、失笑丸之例。有体虚而中寒痰者，古人有参、附、姜、夏浓煎，灌吐之例。有体虚而得热痢者，古人有参连饮之例。夫既有精锐之师以克敌于外，又有经体之德以安抚于内，将焉往而不利哉？即古云正虚邪实，或先补之，而后攻之；或暂攻之，而随补之，均未若兹之计虑周而运用神也。

《赛金丹·用药宜忌录要》卷上：盖闻药能治病，亦能杀人，知其宜，尤贵知其忌。即如补方之制，补其虚也。气虚者宜补其上，人参、黄芪、白术之属也。精虚者宜补其下，熟地、枣皮、枸杞之属也。阳虚者宜补而兼暖，桂、附、干姜之属也。阴虚者宜补而兼清，门冬、芍药、生地之属也。至于调和元气，阴虚而精血亏损者，忌利小水，四苓、通草汤之属也。肺热干咳者，忌用辛燥，细辛、芎、归、香附、半夏、白术、苍术之属也。阳虚于上，忌消耗，陈皮、砂仁、木香、槟榔之属也。阳虚于下，忌沉寒，黄柏、知母、栀子、木通之属也。大便溏泻者，忌滑利，二冬、牛膝、苁蓉、当归、柴胡、童便之属也。表邪未解者，忌收敛，五味、枣仁、地榆、文蛤之属也。气滞者忌闭塞，黄芪、白术、薯芋、甘草之属也。经滞者忌寒凝，门冬、生地、石斛、芩、连之属也。火在上者不宜升，寒在下者不宜降；火动者忌温暖，血动者忌辛香；汗动者忌苏散，补动者忌耗伤，此和剂用药之概也。若夫伤寒，峻散者，麻黄、桂枝；平散者，防风、荆芥、紫苏；温散者，细辛、白芷、生姜；凉散者，柴胡、甘葛、薄荷。羌活、苍术，能走经去湿；升麻、川芎，能举陷上行。邪浅者忌峻散之属，气弱者忌雄悍之属，热多者忌温燥之属，寒多者忌清凉之属。热渴烦燥者，喜甘葛，而呕恶者忌之；寒热往来者，宜柴胡，而泄泻者忌之。寒邪在上者，宜升麻、川芎，而内热炎升者忌之。至若轻清者，宜以清上，黄芩、石斛、连翘、花粉之属也；重浊者宜以清下，黄柏、栀子、龙胆、滑石之属也。性力之厚者，能清大热，石膏、黄连、芦荟、苦参、豆根之属也；性力之缓者，能清微热，丹皮、玄参、贝母、石斛、童便之属也。以攻而用者，去癃闭之热，大黄、芒硝、木通、茵陈、猪苓、泽泻之属也；以补而用者，去阴虚枯燥之热，生地、芍药、二冬、梨浆、细甘草之属也。详用热之法，干姜能温中，亦能散表，呕恶、无汗者宜之。肉桂能行血，善达四肢，血滞多痛者宜之。吴茱萸善暖下焦，腹痛泄泻者极妙。肉豆蔻可温脾胃，

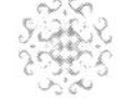

渗泄滑利者最奇。胡椒温胃和中，其类近于荜拨。丁香止呕行气，其暖过于豆蔻。故纸性降善闭，故纳气定喘，止带浊、泄泻。附子性行如酒，故无处不到，能救急回阳。审用攻之法，凡攻气、攻血、攻痰、攻积，真实者攻之未及，可以再加；微实者攻之太过，每因致害。思用固之法，固肺、固肾、固表、固肠，当固不固，则沧海亦将竭；不当固而固，则开门揖盗也。可不慎欤？再如半夏、南星，化痰堪用，津液枯者忌之。木香、乌药调气治疼，气虚者忌之。巴戟、仙茅、羊藿、胡桃，皆能补肾，命火炽者忌之。附子性悍，独任为难，必得熟地、人参、炙草以制之，然阴分虚者大忌。多汗者忌姜，姜能散也。失血者忌桂，桂动血也。气短、气怯者忌故纸，故纸降气也。况药有八反，孕有宜忌，倘若误用，人命所关，尤当审慎。大凡气香者，多不利于气虚症。味辛者，多不利于见血症。上虚者忌降，下虚者忌泄。上实者忌升，下实者忌秘。诸动者再动即散，诸静者再静即灭。欲表散者，须远酸寒。欲降下者，勿兼升散。甘勿施于中满，苦勿施于假热，辛勿施于热燥，咸勿施于伤血。酸木最能克土，脾胃虚者少设。阳中还有阴象，阴中复有阳诀，知宜知避，不可胶柱鼓瑟，使能通此元微则医理何难透澈？

《知医必辨·论初诊用药》：初诊立方，宜小其制，不及可以补进，太过恐挽救为难也。如遇伤寒，似可以用麻黄汤而姑用羌、防。江南无正伤寒，麻黄汤甚不合用。昔陶节庵制九味羌活汤以代麻黄汤，煞有苦心。知人伤于寒则病热，于方中特少加生地、黄芩以预防之，真良法也。然予思初受寒邪，芩、地究虑其早，往往去芩、地，加当归、赤芍，兼加二陈以和畅阳明，使痰不生而邪无所踞，寒颇易解而热亦不甚，似亦刍荛之一得。遇阴虚不能化汗者，当归用至八钱，一汗而解。曾医李青原著有成效。此等运用，学者宜知。至于伤风，亦不必骤用桂枝。南方之风气柔弱，非比北方之风气刚劲，只须苏、杏、二陈加防风钱许可解。如果头痛项强，伤及太阳，不见有汗，则羌、防亦可稍加。如果畏风兼畏寒，则桂枝亦可加用，但不宜多耳。至于时邪症候，乃天地六淫之气，非尽寒邪，亦非尽热邪也。如受风寒，则按上法治之。如受暑，则多从口鼻而入，侵及心胞，三阳之药全不合用，宜清暑益气汤、六一散或生脉散，于医书暑门内参酌而用之。惟暑能伤气，不可妄用温散；暑能伤阴，不可妄用刚燥也。如受热则所谓阳邪，不同暑乃阴邪也。故受暑必有汗，而受热必无汗；受暑则心中懊侬，受热则神情烦躁。人参白虎汤、天生白虎汤服之，一汗而解。有治之已迟，热入心胞者，则犀角地黄汤在所必用。诊此须分晰明白，切不可暑、热混为一门也。若夫长夏伤于湿，有宜燥者，有宜利者。但长夏受湿，往往兼暑，暑伤气，暑伤阴，专于燥、利，又恐转伤阴气，湿更难化。昔人以补中益气汤调理脾胃，湿自不能困脾；以六味地黄汤治下焦湿热，而湿热因养阴而化。此皆治其本也。若先治其标，则五苓散、四苓散、平胃散、小分清饮、渗湿汤，皆可相宜而用。要之，湿有未化热者宜燥；渐化热者宜湿热兼治，古方所以有二妙、三妙也；湿有全化热者，则宜专治其热。今人总言曰湿热，而不分此三等治之，所以鲜效也。至于冬伤于寒，春伤于风，夏伤于暑，秋伤于湿，此《内经》之言也。而喻西昌增为长夏伤于湿，秋伤于燥，实有至理，足补《内经》之缺。常见秋分以前，或暑气未尽，即湿气亦未尽，秋分以后，暑湿俱退，金风拂拂，燥火侵人，肺不耐燥，故生咳嗽，喻氏清燥救肺汤实可获效。乃柯韵伯以为多事，此不过欲抹煞前人，自诩高明耳！即其伤寒注释之书，何能如喻氏之深入而显出？吾辈宜宗喻氏，即秋燥一层，毋庸疑议，庶可备六淫之气，而详审时邪之病也。但用药之道，宜小其制，得效乃渐加增。李士材云：将欲用凉，先之以清；将欲用热，先之以温。后人万不及前人，安得任意妄用乎？至于大寒、大热之药，尤宜谨慎。寒药如水，热药如火。譬如一卷书，错落水中，急急捞起，难免破烂矣；错落火中，急急救起，难免枯焦矣。病人之脏腑，岂堪破烂、枯焦乎？若夫用下，更宜慎之又慎。六淫之邪，如风寒便闭，腹痛拒按，热邪传里，神糊谵语，可以用下，然非瘟疫，亦下不可早。至暑湿亦可用下乎？戴北山《瘟疫明辨》，较胜于吴又可《瘟疫论》。然其书止辨气一条，谓瘟疫必作尸气，不作腐气，可见时邪、瘟疫之分，而其余所论，则皆时邪也，何不云时邪明辨而曰瘟疫明辨耶？其最误人者，谓下法至少用三剂，多则有一二十次者。人之肠胃无血肉，不得已而用下，未尝不伤气血，下至一二十次，岂不邪正俱亡耶？戴北山究治何人，具有成效，并无医案，而为此妄言，其害不更胜于吴氏耶？今之医者，轻率用下，往往以此为辞。现有乡医某姓，在城悬壶，好用下法，屡次误事，每以下迟下少为说。予亲见李氏子出麻，被其再下而死，而犹执戴氏之说以为辨，岂不深可痛恨哉！予此篇真可谓之明辨，我后人宜细玩之，切忌之，毋负老人苦心也。

《研经言·用药论》卷一：药性有刚柔：刚为阳，柔为阴，故刚药动，柔药静。刚而动者其行急，急则迅发而无余，其起疾也速，其杀人也亦暴；柔而静者其行缓，缓则潜滋而相续，其起疾也迟，其杀人也亦舒。无识者，好为一偏，其害不可胜言。而中立者，因有牵掣之说焉。岂知柔者自迟，不能强之使速；刚者自速，不能强之使迟。迟速并使，迟者必让速者以先行，下咽之后，但见阳药之行阳，不见阴药之行阴。若病宜于阳，则阴药初不见功，而反酿祸于阳药已过之后；若病宜于阴，则阴药未及奏效，而已显受夫阳药反掌之灾。是以中立者亦谬也。总之，对病发药，斯为行所无事。〇凡药能逐邪者，皆能伤正；能补虚者，皆能留邪；能提邪出于某经者，皆能引邪入于某经。故麻、桂发表，亦能亡阳；苓、泻利水，亦能烁津。于此知无药之不偏矣。惟性各有偏，故能去一偏之病。若造物生药，概予以和平之性，何以去病乎？夫亦在驭之而已，驭之能否全在医者识症有定见。俾逐邪者，辨其正之虚不虚，而邪去正自复；补虚者，知其邪之尽不尽，而正胜邪难干。斟酌轻重之间，分别后先之次，神明于随症用药四字，方法之能事毕矣。何必朋参、耆而仇硝、黄哉！

《冷庐医话·用药》卷一：许允宗治王太后病风不能言，以防风、黄耆煎汤数斛，置床下熏蒸，使口鼻俱受，此夕便得语。陆严治徐氏妇产后血闷暴死，胸膈微热，用红花数十斤，大锅煮汤，盛木桶，令病者寝其上熏之，汤气微，复进之，遂得苏，此善师古法者也。李玉治痿，谓病在表而深，非小剂能愈，乃熬药二锅，倾缸内稍冷，令病者坐其中，以药浇之，踰时汗大出立愈，则又即其法而变化之。医而若此，与道大适矣。〇世人袭引火归源之说以用桂、附，而不知所以用之之误，动辄误人。今观秦皇士所论，可谓用桂、附之准，特录于此。赵养葵用附、桂辛热药，温补相火，不知古人以肝肾之火喻龙雷者，以二经一主乎木，一主乎水，皆有相火存其中，故乙癸同源。二经真水不足，则阳旺阴亏，相火因之而发，治宜培养肝肾真阴以制之。若用辛热摄伏，岂不误哉？夫引火归源而用附、桂，实治真阳不足，无根之火，为阴邪所逼，失守上炎，如戴阳阴躁之症，非龙雷之谓也。何西池曰：附、桂引火归源为下寒上热者言之，若水涸火炎之症，上下皆热，不知引此火归于何处？此说可与秦论相印证。龙雷之火，肝肾之真阴不足，肝肾之相火上炎，水亏火旺，自下冲上，此不比六淫之邪天外加临，而用苦寒直折，又不可宗火郁发之，而用升阳散火之法，治宜养阴制火，六味丸合滋肾丸及家秘肝肾丸地黄、天冬、归身、白芍、黄柏、知母，共研细末，元武胶为丸。之类是也。〇病有上下悬殊者，用药殊难。《陆养愚医案》有足以为法者，录之。陆前川素患肠风便燥，冬天喜食铜盆柿，致胃脘当心而痛，医以温中行气之药

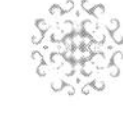

疗其心痛，痛未减而肠红如注，以寒凉润燥之药疗其血，便未通而心痛如刺。陆诊其脉，上部沉弱而迟，下部洪滑而数，曰此所谓胃中积冷，肠中热也。用润字丸三钱，以沉香衣其外，浓煎姜汤送下二钱，半日许，又送一钱，平日服寒凉药一过胃脘，必痛如割，今两次丸药，胸膈不作痛，至夜半大便行极坚而不甚痛，血减平日十之六七，少顷又便一次，微痛而血亦少，便亦不坚，清晨又解溏便一次，微见血而竟不痛矣。惟心口之痛尚未舒，因为合脏连丸，亦用沉香为衣，姜汤送下，以清下焦之热而润其燥，又用附子理中料为散，以温其中，饴糖拌吞之，以取恋膈，不使速下，不终剂而两症之相阻者并痊，此上温下清之治法也。卢绍庵曰：丸者，缓也，达下而后镕化，不犯中宫之寒。散者，散也，过咽膈即销镕，不犯魄门之热。妙处在于用沉香、饴糖。

《分类主治》：温中。人身一小天地耳。天地不外阴阳五行，以为健顺。人身不外水火气血，以为长养。盖人禀赋无偏，则水以附火，火以生水。水火既足，则气血得资而无亏缺不平之憾矣。惟其禀有不同，赋有各异。则或水衰而致血有所亏，火衰而致气有所歉，故必假以培补，俾偏者不偏，而气血水火自尔赡养而无病矣。第其病有浅深，症有轻重，则于补剂之中，又当分其气味以求。庶于临症免惑。如补之有宜于先天真火者，其药必燥必烈，是为补火之味。补有宜于先天真水者，其药必滋必润，是为滋水之味。补有宜于水火之中而不敢用偏胜之味者，其药必温必润，是为温肾之味。补有宜于气血之中而不敢用偏胜之味者，其药必甘必温，是为温中之味。补有宜于气血之中而不敢用过补之药者，其药必平必淡，是为平补之味。是合诸补以分，则于补剂之义已得其概。又按万物惟温则生，故补以温为正也。万物以土为母，甘属土，故补又以甘为贵也。土亏则物无所载，故补脾气之缺陷，无有过于白术；补肝气之虚损，无有过于鸡肉。补肺气之瘦弱，无有过于参耆。补心血之缺欠，无有过于当归。是皆得味之甘而不失其补味之正也。其次补脾之味，则有如牛肉、大枣、饴糖、蜂蜜、龙眼、荔枝、鲫鱼，皆属甘温。气虽较与白术稍纯，然蜂蜜、饴糖则兼补肺而润燥，龙眼则兼补心以安神，荔枝则兼补营以益血。惟有牛肉则能补脾以固中，大枣则能补脾以助胃，鲫鱼则能补土以制水也。且予尝即补脾以思其土之卑监而不平者，不得不藉白术以为培补。若使土干而燥，能勿滋而润乎？是有宜于山茱、黄精、猪肉之类是也。土湿而凝，能勿燥而爽乎？是有宜于白蔻、砂仁之属是也。土润而滑，能勿涩而固乎？是有宜于莲子、芡实、肉蔻之属是也。土郁而结，能勿疏而醒乎？是有宜于木香、甘松、藿香、菖蒲、胡荽、大蒜之属是也。土浸而倾，能勿渗而利乎？是有宜于茯苓、扁豆、山药、鲫鱼之属是也。土郁而蒸，能勿清而利乎？是有宜于薏苡仁、木瓜、白鲜皮、蚯蚓、紫贝、皂白二矾、商陆、郁李之属是也。土寒而冻，能勿温而散乎？是有宜于干姜、附子之属是也。土敦而阜，能勿通而泄乎？是有宜于参、耆、甘草之属。凡此属补脾之味，然终不若甘温补脾之为正耳。○平补。精不足而以厚味投补，是亏已在于精而补不当用以平剂矣。气不足而以轻清投补，是亏已在于气而补亦不当用以平剂矣。惟补气而于血有损，补血而于气有损，补上而于下有碍，补下而于上有亏，其症似虚非虚，似实非实，则不得不择甘润和平之剂以进。如萎蕤、人乳，是补肺阴之至平者也。山药、黄精、羊肉、猪肉、甘草，是补脾阴之至下者也。柏子仁、合欢皮、阿胶，是补心阴之至平者也。冬青子、桑寄生、桑螵蛸、狗脊，是补肝肾阴之至平者也。燕窝、鸽肉、鸭肉，是补精气之至平者也。但阿胶、人乳，则合肝肾与肺而皆润，合欢则合脾阴五脏而皆安。山药则合肺肾而俱固，桑螵蛸则能利水以交心。至陈仓米能养胃以除烦，扁豆能舒脾以利脾，皆为轻平最和之味。余则兼苦兼辛兼淡，平虽不失而气味夹杂，未可概作平补论耳。○补火。按李时珍云：命门为藏精系胞之物，其体非脂非肉，白膜裹之，在脊骨第七节两肾中。此火下通二肾，上通心肺，贯脑，为生命之原，相火之主，精气之府。人物皆有，生人生物，皆由此出。又按汪昂谓人无此火，则神机灭息，生气消亡。赵养葵谓火可以水折，惟水中之火不可以水折。故必择其同气，招引归宅，则火始不上浮而下降矣。此火之所由补也。第世止知附、桂为补火之最，硫黄为火之精，此外毫不计及，更不知其桂、附因何相需必用，讵知火衰气寒而厥，则必用以附子；火衰血寒腹痛，则必用以肉桂。火衰寒结不解，则必用以硫黄；火衰冷痹精遗，则必用以仙茅。火衰疝瘕症偏坠，则必用以胡巴；火衰气逆不归，则必用以沉香。火衰肾泄不固，则必用以补骨脂。火衰阳痿血瘀，则必用以阳起石。火衰风冷麻痹，则必用以淫羊藿。火衰风湿疮痒，则必用以蛇床子。火衰脏寒虫生，则必用以川椒。火衰气逆呃起，则必用以丁香。火衰精涎不摄，则必用以益智。至于阳不通督，须用鹿茸以补之。火不交心，须用远志以通之。如窍不开，须用钟乳石以利之。气虚喘乏，须用蛤蚧以御之。精滑不禁，须用阿芙蓉以涩之。皆当随症酌与，不可概用。若使水火并衰，及或气陷不固，阴精独脱，尤当切禁。否则祸人反掌。〇滋水。冯楚瞻曰：天一生水，故肾为万物之原，乃人身之宝也。奈人自伐其源，则本不固而劳热作矣。热则精血枯竭，憔悴羸弱，腰痛足酸，自汗盗汗，发热咳嗽，头晕目眩，耳鸣耳聋，遗精便血，消渴淋沥，失音喉疮，舌燥等症，莫不因是悉形。不滋水镇火，无以制其炎烁之势。愚按：滋水之药品类甚多，然终不若地黄为正。盖地黄性温而润，色黑体沈，可以入肾滋阴，以救先天之精。至于气味稍寒，能佐地黄以除骨蒸痞疟之症，则有龟板、龟胶，胶则较板而更胜矣。佐地黄补肌泽肤以除枯涸之症者，则有人乳、猪肉，肉则较乳而有别矣。佐地黄以通便燥之症者，则有火麻、胡麻，胡麻则较火麻而益血矣。至于水亏而目不明，则须佐以枸杞。水亏而水不利、胎不下，则有佐于冬葵子、榆白皮。水亏而风湿不除，则有佐于桑寄生。水亏而心肾不交，则有佐于桑螵蛸、龟板。水亏而阴痿不起，则有佐于楮实。水亏而筋骨不健，则有佐于冬青子。水亏而精气不足，则有佐于燕窝。水亏而血热吐血，则有佐于干地。水亏而坚不软，则有佐于食盐。水亏而虚怯不镇，则有佐于磁石。水亏而气不收及血不行，则有佐于牛膝。水亏而噎隔不食，则有佐于黑铅。但黑铅为水之精，凡服地黄而不得补者，须用黑铅镇压，俾水退归北位，则于水有补。然必火胜水涸，方敢用此以为佐。若水火并衰，则又当佐性温以暖肾脏，否则害人不轻。〇温肾。肾虚在火，则当用辛用热。肾虚在水，则当用甘用润。至于水火并衰，则药虽兼施，惟取其性温润与性微温，力端入肾者，以为之补。则于水火并亏之体，自得温润调剂之宜矣。按地黄体润不温，因于火日蒸晒而温，实为补血补肾要剂，其药自属不易。然有肝肾虚损，气血凝滞，不用杜仲、牛膝、续断以通，而偏用肉桂、阳起石以燥。风湿内淫，不用巴戟天、狗脊以温，而偏用淫羊藿、蛇床子以燥。便结不解，不用肉苁蓉、锁阳以温，而偏用火麻、枸杞、冬葵子以润。遗精滑脱，不用菟丝子、覆盆子、山茱萸、胡桃肉、琐琐葡萄等药以收，而偏用粟壳、牡蛎等药以进。软坚行血，不用海狗肾温暖以润，而偏用青盐、食盐咸寒以投。补精益血，不用麋茸、鹿胶、犬肉、紫河车、何首乌等药以温，而偏用硫黄、沉香等药以胜。鬼疰蛊毒，不用獭肝温暖以驱，而偏用川椒、乌梅以制。凡此非失于燥而致阴有所劫，即失于寒而致火有所害，岂温暖肾脏之谓哉？噫！误矣。〇温涩。收者，收其外散之意；涩者，涩其下脱之意。如发汗过多，汗当收矣。虚寒上浮，阳当收矣。久嗽亡津，津当收矣。此皆收也。泄利不止，泄当固矣。小便自遗，遗当固矣。精滑不禁，精当固矣。《十剂篇》云：涩可去脱，牡蛎、龙骨之属是也。凡人气血有损，或上升而浮，下泄而脱，若不收敛涩固，无以收其亡脱之势。第人病有不同，治有各异。

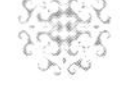

阳旺者阴必涸，故脱多在于阴。阴盛者阳必衰，故脱多在于阳。阳病多燥，其药当用以寒。阴病多寒，其药当用以温。此定理耳。又按温以治寒，涩以固脱，理虽不易，然亦须分脏腑以治。如莲子肉、豆蔻，是治脾胃虚脱之药也。故泄泻不止者，最宜莲须，是通心交肾之药也，为心火摇动、精脱不固者最佳。补骨脂，琐琐葡萄、阿芙蓉、没石子、沉香、芡实、石钟乳、胡桃肉、灵砂，是固肾气之药也，为精滑肾泄者最妙。但补骨脂则兼治肾泻泄，葡萄则兼起阳兴痘，阿芙蓉则端固涩收脱，没石子、沉香则端降气归肾。芡实则兼脾湿并理，石钟乳则兼水道皆利。胡桃肉则兼肠肺俱润，灵砂则合水火并降也。他如菟丝、覆盆，性虽不涩而气温能固。木瓜酸中带涩，醒脾收肺有功。乌梅敛肺涩肠，诃子收脱止泻，清痰降火。赤石脂固血久脱。治虽不一，然要皆属温涩固脱药耳。惟有禹余粮、柿蒂，性属涩平，与体寒滑脱之症微有不投，所当分别。○寒涩。病有寒成，亦有热致。寒成者固当用温，热成者自当用寒。如五棓子、百草煎，其味虽曰酸涩，而性实寒不温，为收肺虚火浮之味，故能去嗽止痢，除痰定喘。但百草煎则较棓子而鲜收耳。牡蛎性端入肾，固脱化痰软坚，而性止端入肾而不入肝。龙骨入肝敛气，收魂固脱，凡梦遗惊悸，是其所宜，而性不及入肾。各有专治兼治之妙耳。至于粟壳，虽与五棓入肺敛气涩肠相似，而粟壳之寒则较棓子稍轻，粟壳之涩则较棓子更甚。故宁用粟而不用棓也。粳米气味甘凉，固中除烦，用亦最妙。若在蛤蜊粉，气味咸冷，功专解热化痰固肺。及秦皮性亦苦寒，功端入肝除热，入肾涩气，亦宜相其热甚以行，未可轻与龙骨、牡蛎、粟壳微寒之药为比也。○收敛。酸主收，故收当以酸为主也。然徒以酸为主，而不兼审阴阳虚实以治，亦非得乎用酸之道矣。故酸收之药其类甚多，然大要性寒而收者，则有白牡蛎、粟壳、五棓子、百花煎、皂白二矾，其收兼有涩固，而白芍则但主收而不涩耳。性温与涩而收者，则有五味、木瓜、乌梅、诃子、赤石脂等味。但五味则专敛肺归肾，涩精固气。木瓜则专敛肺脾，乌梅则专敛气涩肠，诃子则专收脱止泻，清痰降火，赤石脂则专收脱止血也。若在金樱，虽为涩精要剂，然徒具有涩力而补性绝少。山茱萸温补肝肾，虽为收脱固气之用，而收多于涩。不可不分别而异施耳。○镇虚。虚则空而不实，非有实以镇之则易覆矣。虚则轻而易败，非有实以投之则易坠矣。故重坠之药，亦为治病者所必需也。然用金石诸药以治，而不审其气味以别，亦非治病通活之妙。故有热者宜以凉镇，如代赭石、珍珠之治心肝二经热惊，辰砂之清心热，磁石之治肾水虚怯，龙骨、龙齿之治肝气虚浮是也。有寒者宜以热镇，如云母石之能温中去怯，硫黄之能补火除寒、通便定惊是也。寒热俱有者，宜以平镇，如禹余粮、金银箔、铁粉、密陀僧之属是也。但禹余粮则兼止脱固泄，金银箔则兼除热祛风，铁粉则兼疗狂消痈，皆借金性平木。密陀僧则兼除积消热涤痰也。同一镇坠而药品气味治用各自有别，其不容紊如此。然要若病有外邪,不可轻投,令寒邪得镇而愈固耳。○散寒。凡病伤于七情者宜补，伤于六淫者宜散宜清。伤于七情者宜补，则补自有轻重之分、先天后天之别。伤六淫者宜散，则散自有经络之殊、邪气之异。如轻而浅者，其邪止在皮毛，尚谓之感，其散不敢过峻。至若次第传变，则邪已在于经，其散似非轻剂可愈。迨至愈传愈深，则邪已入不毛，其邪应从下夺，又非散剂所可愈矣。是以邪之本乎风者,其散必谓之驱,以风善行数变,不驱不足御其奔迅逃窜之势也。邪之本于寒者，其散止谓之散，以寒凝结不解，不散不足启其冰伏否塞之象也。邪之得于雾露阴寒之湿者，其邪本自上受，则散当从上解而不得以下施。邪之渐郁而成热者，其散当用甘平辛平，而不可用辛燥。至于邪留于膈，欲上不上，欲下不下，则当因高而越，其吐之也必宜。邪固于中，流连不解，则当从中以散，其温之也必便。若使邪轻而感，有不得用峻烈之药者，又不得不用平淡以进，俾邪尽从轻散，而不至有损伤之变。此用散之概也。又按阴盛则阳微，阳盛则阴弱。凡受阴寒肃杀之气者，自不得不用辛热以治。惟是邪初在表，而表尚有表中之表，以为区别。如邪初由皮毛而入太阳，其症必合肺经并见，故药必先用以麻黄，以发太阳膀胱之寒。及或佐以杏仁、生姜入肺，并或止用桔梗、紫苏、葱管、党参入肺之味以进，但杏仁则专入肺散寒，下气止喘，生姜则端入肺辟恶止呕，葱管则端入肺发汗解肌，桔梗则端入肺开提肺中风寒，载药上浮。党参可以桔梗、防风伪造，则其气味亦即等于防风、桔梗，以疏肺气。至于细辛、蔓荆，虽与诸药同为散寒之品，然细辛则宣肾家风寒，蔓荆则除筋骨寒湿，及发头面风寒，皆非太阳膀胱专药及手太阴肺经药耳。他如白蔻、荜拨、良姜、干姜、川椒、红豆蔻气味辛热，并熏香气味辛平，与马兜铃、白石英、冬花、百部气味辛温，虽于肺经则治，然终非入肺端品，所当分别以异视者也。〇驱风。风为阳邪，寒为阴邪。风属阳，其性多动而变。寒属阴，其性多静而守。故论病而至于风，则症变迁而莫御；论药而至于风，则其药亦变迁而莫定矣。如肝属风，病发于风，则多由肝，见症乃有风不在肝而偏在于肌肉之表，症见恶风自汗，当用桂枝以解其肌。风在太阳膀胱，症见游风攻头，当用以羌活。症见一身骨痛，当用以防风。症见风攻巅顶，当用以藁本者，有如此矣。且有风在少阴肾经，症见伏风攻头，当用以独活。症见口干而渴，当用以细辛。与风在骨髓，症见痰迷窍闭，当用以冰片。风在皮肤骨髓，症见惊痰疥癞，当用以白花蛇。风在关节，症见九窍皆闭，当用以麝香。症见风湿痹痛，当用以茵芋。风在经络，症见疮疡痈肿之当用以山甲，症见痰涎壅塞之当用以皂角，风在十二经络，症见顽痹冷痛之当用以威灵仙，风在肠胃，症见恶疮肿毒之当用以肥皂，风在阳明胃经，症见诸头面诸疾之当用以白附、白芷者，又如此矣。更有风热在肺，症见鼻塞鼻渊之当用以辛夷，症见目翳眩晕之当用以甘菊，症见恶寒发热、无汗而喘之当用以杏仁，症见痈肿疮毒之当用以牛蒡，症见喘嗽体重之当用以白前者，又如此矣。至于风已在肝，而症又挟有湿，则如秦艽既除肠胃湿热，又散肝经风邪，浮萍既入肝经散风，复利脾经之湿，海桐皮以疗风湿诸痛，豨莶草以治麻木痛冷，苍耳子以治皮肤疮癣、通身周痹，巴戟、狗脊、寄生以强筋骨之类。而萎蕤、萆薢、茵芋、白芷、白附之偕风湿而治，可类推矣。风已在肝，而肝症见有热成，则如全蝎之治胎风发搐，钩藤之治惊痫瘛疭，蝉退之治皮肤瘾疹，薄荷之治咽喉口齿，石楠叶之能逐热坚肾，决明子、木贼、蕤仁之治风热目翳之类。而辛夷、冰片、牛蒡之偕风热以理，又可思矣。风病在肝，而症见有风痰，则有如南星之散经络风痰，天麻之治肝经气郁虚风，川芎之散肝经气郁之类。而麝香之偕痰气并理，又可思矣。风病在肝，而症见有风痛，则有如蛇退之能杀蛊辟恶，蜈蚣之能散瘀疗结之类。而山甲、草乌、牛蒡、肥皂之偕风毒以理，又其余矣。风病在肝，而症见有寒湿之症，则有宜于蔓荆、僵蚕、五加皮、乌附尖之类，但其功用治效则有殊矣。风病在肝，而症见有骨痿不坚之症，则有宜于虎骨、虎胶之类，但其气味缓急则有间矣。至于风病在肝而症见有肌肤燥热，则不得不用荆芥以达其肤而疏其血风。病在肝而症见有疮疥目赤，则不得不用蒺藜以散其风而逐其瘀风。病在肝而症见有湿热燥痒，则不得不用芜荑以泄其湿。要皆随症审酌，以定其趋。但其理道无穷变化，靡尽其中旨趣，在于平昔细为体会，有非仓卒急迫所能得其精微也。〇散湿。《经》曰：半身以上，风受之也。半身以下，湿受之也。然有湿不下受而湿偏从上感，则湿又当上治。盖湿无风不行，如风在上，则湿从风以至者，则为风湿。是风是湿，非散不愈也。湿值于寒，寒气栗裂，其湿由寒至者，则为寒湿。是寒是湿，亦非由散不除也。且有好食生冷，留滞肠胃，合于雨露感冒，留结不解，随气胜复，变为寒热。以致头重如裹，皮肉

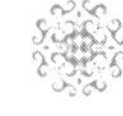

筋脉皆为湿痹，则不得不从开发以泄其势。然散湿之药不一，而止就湿而言散者，如苍术之属是也。有因风温而言散者，如白芷、羌活、独活、防风、寄生、萎蕤、秦艽、巴戟、狗脊、灵仙、海桐皮、豨莶草、苍耳子、萆薢、茵芋之属是也。有就寒湿而言散者，如五加皮、天雄、蔓荆子、僵蚕、细辛之属是。有兼风热而言散者，如芜荑之属是。有就热湿而言散者，如香薷之属是。有就痰湿而言散者，如半夏之属是。至湿而在胸腹，症见痞满，宜用川朴以散之。湿在肌肉，症见肤肿，宜用排草以洗之。湿在肠胃，挟风而见拘挛痹痛，宜用秦艽以除之。湿在筋骨，而见头面不利，宜用蔓荆子以治之。此皆就表就上受湿论治，故以散名。若使湿从下受，及已内入为患，则又另有渗湿、泻湿诸法，而非斯药所可统而归之也。〇散热。热自外生者，宜表宜散。热自内生者，宜清宜泻。热自外生而未尽至于内者，宜表宜散。热自内成而全无表症者，宜攻宜下。凡人感冒风寒，审其邪未深入，即当急撤其表，俾热从表解，不得谓热已成，有清无散，而不用表外出也。第热之论乎散者，其法不一。有止解热以言散者，如升麻之升诸阳引热外出，葛根之升阳明胃气引热外出，柴胡之升少阳胆热外出，淡豆豉之升膈热外出，夏枯草之散肝热外出，野菊花之散肝肺热中出也。有合风热以言散者，如辛夷能散肺经风热，冰片能散骨蒸风热，木贼能散肝胆风热，蕤仁、决明子、炉甘石、薄荷能散肺经风热也。有合湿热而言散者，如芜荑能散皮肤骨蒸湿热，香薷能散肺胃心湿热是也。有解风火热毒而言散者，如蟾蜍、蟾酥之能升拔风火热毒外出是也。有解血热而言散者，如石灰能散骨肉皮肤血热，谷精草能散肝经血热也。至于热结为痰，有藉吐散，如木鳖则能引其热痰成毒结于胸膈而出，瓜蒂则能引其热痰结于肺膈而出，胆矾则能引其风热之痰亦结在膈而出也。若使表症既罢，内症已备，则又另有法在，似无庸于琐赘。吐散。邪在表宜散，在里宜攻，在上宜吐，在中下宜下，反是则悖矣。昔人谓邪在上，因其高而越之，又曰在上者涌而吐之是也。但吐亦须分其所因所治以为辨别。如常山、蜀漆，是吐积饮在于心下者也。藜芦、皂白二矾、桔梗芦、皂角，是吐风痰在于膈者也。生莱菔子是吐气痰在于膈者也。乌附尖是吐湿痰在于膈者也。胡桐泪是吐肾胃热痰上攻于肠而见者也。栀子、瓜蒂是吐热痰聚结于膈而成者也。磁石是吐寒痰在于膈者也。至于膈有热毒，则有木鳖、青木香以引之。痰涎不上，则有烧盐以涌之。但吐药最峻，过用恐于元气有损。况磁石、木鳖尤属恶毒，妄用必致生变，不可不慎。〇温散。热气久积于中，自当清凉以解。寒气久滞于内，更当辛温以除。故温散之味，实为中虚寒滞所必用也。然中界乎上下之间，则治固当以中为主，而上下亦止因中而及。是以温以守内而不凝，散以行外而不滞。温散并施而病不致稍留于中而莫御矣。第不分辨明晰，则治多有牵混而不清。如缩砂密、木香、香附、干姜、半夏、胡椒、吴茱萸、使君子、麦芽、松脂，皆为温中行气快滞之味。然缩砂密则止暖胃快滞，木香则止疏肝醒脾，香附米则止开郁行结，活血通经，半夏则止开痰逐湿，干姜则止温中散寒，胡椒则止温胃逐痰除冷，吴茱萸则止逐肝经寒气上逆肠胃，使君子则止燥胃杀蛊，麦芽则止消谷磨食，松脂则止祛风燥湿，而有不相兼及者也。至于温中而兼及上，则有如荜拨之散胸腹寒逆，藿香之醒脾辟恶，宽胸止呕，菖蒲之通心开窍，醒脾逐痰，元胡索之行血中气滞、气中血滞，安息香之通活气血，各有专司自得之妙。温中而兼及下，则有如益智之燥湿逐冷温肾缩泉，蛇床子之补火宣风燥湿，蒺藜之祛肝肾风邪，大小茴之逐肝肾沈寒痼冷，各有主治独得之趣。温中而兼通外，则有草果之温胃逐寒辟瘴辟疟，苏合香、樟脑、大蒜、山柰、甘松、排草之通窍逐邪杀鬼，白檀香之逐冷除逆以引胃气上升，良姜、红豆蔻之温胃散寒，艾叶之除肝经沈寒痼冷以回阳气将绝，胡椒之通心脾小腹，解恶发痘，烟草之通气爽滞，解瘴除恶，白芥子之除胁下及皮里膜外之风痰，石灰之燥血止血散血，乌药之治气逆胸腹不快，各有其应如响之捷。温中而至通上彻下，则有如丁香之泄胃暖胃，燥肾止呃，川椒之补火温脏，除寒杀虫，各有气味相投之宜。若使温中独见于上，则有如草豆蔻之逐胃上之风寒，止当心之疼痛，熏草之通气散寒，解恶止痛，其效俱不容掩。且温中而独见于上下，则有如薤之通肺除痹，通肠止痢，其效又属不泥。其一温中而气味各殊，治效各别，有不相同如此。然予谓温中之味，其气兼浮而升，则其散必甚。温中之味其气必沈而降，则其散甚微。温中其气既浮，而又表里皆彻，则其散更甚，而不可以解矣。是以丁香、白蔻之降，与于草豆蔻、白檀之升，绝不相同。即与缩砂密之散，木香之降，亦且绝不相似。姜气味过散，故止可逐外寒内入，而不可与干姜温内同比。藿香气味稍薄，故止可除臭恶呕逆，而不可与木香快滞并议。乌药彻上彻下，治气甚于香附，故为中风中气所必需。薤白气味辛窜，行气远驾木香，故为胸痹肠滞所必用。凡此是温是散，皆有义理。错综在人细为体会可耳。平散。药有平补，亦有平散。补以益虚，散以去实。虚未甚而以重剂投之，其补不能无害。实未甚而以重剂散之，其散更不能无害矣。如散寒麻黄，散风桂枝，散湿苍术，散热升葛，散暑香薷，散气乌药，皆非平者也。乃有重剂莫投，如治风与湿，症见疥癣周痹，止有宜于苍耳子；症见瘙痒消渴，止有宜于蚕砂；症见麻木冷痛，止有宜于豨莶；症见肤痒水肿，止有宜于浮萍；症见目翳疳蚀，止有宜于炉甘石，皆能使其风散湿除。又如治风与热，症见目翳遮睛，烂弦胞肿，止有宜于甘菊、蕤仁、木贼；症见风热蒸腾，肾阴不固，止有宜于石南叶，皆能使其风熄热退。又如治寒与热，症见咳嗽不止，止有宜于冬花；症见头面风痛，止有宜于荷叶；症见肺热痰喘，声音不清，止有宜于马兜铃；症见寒燥不润，止有宜于紫白石英；症见肝经郁热不散，止有宜于夏枯草；症见风寒湿热脚气，止有宜于五加皮；症见风寒痰湿，止有宜于僵蚕，皆能使其寒热悉去。至于治气，则又只用橘皮之宣肺燥湿，青皮之行肝气不快，神曲之疗六气不消，槟榔、大腹皮之治胸腹疫胀，白及之散热毒而兼止血，野菊花之散火气痈毒，疔肿瘰疬目痛，青木香之除风湿恶毒气结，皆能使其诸气悉消。凡此药虽轻平，而用与病符，无不克应，未可忽为无益而不用也。〇泻湿。泻湿与渗湿不同。渗湿者受湿无多，止用甘平轻淡，使水缓渗，如水入土，逐步渗泄，渐渍不骤。泻湿者受湿既多，其药既须甘淡以利，又须咸寒以泻，则湿始从热解，故曰泻湿。然泻亦须分其脏腑。如湿在肺不泻，宜用薏苡仁、黑牵牛、车前子、黄芩、白微之类。但薏苡仁则治水肿湿痹，疝气热淋，黑牵牛则治脚气肿满，大小便秘，黄芩则治癃闭、肠澼、寒热往来，车前子则治肝肺湿热，以导膀胱水邪，白微则治淋痹，酸痛，身热肢满之为异耳。如湿在于脾胃不泻，宜用木瓜、白鲜皮、蚯蚓、白矾、寒水石之类。但木瓜则治霍乱泄泻转筋，湿热不调，白鲜皮则治关窍闭塞，溺闭阴肿，蚯蚓则治伏热鬼疰，备极热毒，白矾则能酸收涌吐，逐热去沫，寒水石则能解热利水之有别耳。如湿在于脾胃不清，宜用扁蓄、茵陈、苦参、刺猬皮之类。但扁蓄、苦参则除湿热杀虫，茵陈则能除湿热在胃，刺猬皮则治膈噎反胃之不同耳。如湿在心不化，宜用灯心、木通、黄连、连翘、珍珠、苦楝子之类。但灯草则治五淋伏热，黄连则治实热湿蒸，木通则治心热水闭，连翘则治痈毒淋毒，珍珠则治神气浮游，水胀不消，苦楝子则治热郁狂燥，疝瘕蛊毒之有分耳。若在小肠湿热而见淋闭茎痛，则有海金沙以除之；溺闭腹肿，则有赤小豆以利之；娠妊水肿，则有赤茯苓以导之；膀胱湿闭而见水肿风肿，则有防己以泄之；暑湿内闭，则有猪苓以宣之；小便频数，则有地肤子以开之；水蓄烦渴，则有泽泻以治之；实热炽甚，则有黄蘗以泻之；暑热湿利，则有滑石以分之。他如肾有邪湿，症见血瘀溺闭，则有宜于琥珀、海石矣。症见水气

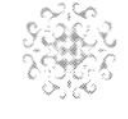

浮肿，则有宜于海蛤矣。症见痔漏淋渴，则有宜于文蛤矣。而寒水石、苦参之能入肾除湿，又自可见肝有邪湿，症见惊痫疫疟，则有宜于龙胆矣。症见风湿内乘，小便痛闭，则有宜于萆薢矣。而连翘、珍珠、琥珀之能入肝除湿，又自可推。凡此皆属泻湿之剂也。至于水势澎湃，盈科溢川，则又另有法在，似不必于此琐赘云。〇泻水。泻水者，因其水势急迫，有非甘淡所可渗，苦寒所可泻。正如洪水横逆，迅利莫御，必得极辛极苦极咸极寒极阴之品，以为决渎，则水始平。此泻水之说所由起也。然水在人脏腑，本自有分。即人用药以治水势之急，亦自有别。如大戟、芫花、甘遂，同为治水之药矣，然大戟则泻脏腑水湿，芫花则通里外水湿，甘遂则泻经隧水湿也。葶苈、白前，同为入肺治水剂矣，然葶苈则合肺中水气以为治，白前则搜肺中风水以为治也。商陆入脾行水，功用不减大戟。故仲景牡蛎、泽泻用海藻、海带、昆布，气味相同，力专泄热散结软坚，故瘰疬瘕疝，隧道闭塞，其必用之。蝼蛄性急而奇，故能消水拔毒。田螺性禀至阴，故能利水以消胀。续随子下气至速，凡积聚胀满诸滞，服之立皆有效。紫贝有利水道通瘀之能，故于水肿虫毒目翳用之，自属有功。至于瞿麦泻心，石韦清肺，虽非利水最峻，然体虚气弱，用亦增害，未可视为利水浅剂而不审实以为用也。〇下气。气者人身之宝，周流一身，顷刻无间。稍有或乖，即为病矣。治之者惟有保之养之，顺之和之，使之气常自若。岂有降伐其气而使不克自由哉。然河间谓人五志过极皆为火，丹溪谓人气有余便是火，则是气过之极，亦为人身大患也。是以气之虚者宜补，气之降者宜升，气之闭者宜通，气之郁迫者宜宽，气之郁者宜泄，气之散者宜敛，气之脱者宜固，气之实而坚者则又宜破宜降宜下而已。盖气之源发于肾，统于脾，而气之出由于肺，则降之药每出于肺居多，而肾与脾与肝止偶见其一二而已。如马兜铃非因入肺散寒清热而降其气乎？苏子非因入肺宽胸消痰、止嗽定喘而下其气乎？杏仁非因入肺开散风寒而下其气乎？枇杷叶非因入肺泻热而降其气乎？葶苈非因入肺消水而下其气乎？桑白皮非因入肺泻火利水而通其气乎？旋覆花非因入肺消痰除结而下其气乎？栝蒌、花粉非因入肺消痰清火而下其气乎？续随子非因入肺而泻湿中之滞乎？枳壳非因入肺宽胸开膈而破其气乎？枳实降气则在胸膈之下，三棱破气则在肝经血分之中，赭石则入心肝二经，凉血解热，而气得石以压而平。郁李则入脾中下气，而兼行水破瘀。山甲则破痈毒结聚之气，而血亦消。荞麦则消肠中积滞之气，炒熟莱菔子则下肺喘而消脾滞。至于沉香、补骨脂，是引肾真火收纳归宅，黑铅是引肾真水收纳归宅，皆能下气定喘。凡此皆属降剂，一有错误，生死反掌。治之者可不熟思而详辨乎？〇降痰。痰之见病甚多，痰之主治不少。如痰之在于经者，宜散宜升。痰之在于上者，宜涌宜吐。痰之在中在膈，不能以散，不能以吐者，宜降宜下。此降之法所由起也。第降有在于肺以为治者，如栝蒌、贝母、生白果、杏仁、土贝母、诃子之属是也。有在胸膈以为治者，如硼砂、礞石、儿茶之属是也。有在心肝以为治者，如牛黄之属是也。有在肝胆以为治者，如全蝎、鹤虱之属是也。有在皮里膜外以为治者，如竹沥之属是也。有在脾以为治者，如密陀、白矾之属是也。有在肾以为治者，如沉香、海石之属是也，但贝母则合心肝以为治，射干则合心脾以为理，皆属清火清热，降气下行。惟白矾则收逐热涎，或从上涌，或自下泄，各随其便。至于痰非热成，宜温宜燥，宜收宜引，则又在人随症活泼，毋自拘也。〇泻热。《内经》帝曰：人伤于寒而传为热，何也？岐伯曰：寒气外凝内郁之理，腠理坚致，玄府闭密，则气不宣通。湿气内结，中外相薄，寒盛热生。观此则知热之由作，悉皆外邪内入而热，是即本身元阳为邪所遏，一步一步而不得泄，故尔变而为热耳。然不乘势以除，则热更有进而相争之势。所以古人有用三黄石膏及或大小承气，无非使其热泻之谓。余按热病用泻，考之方书，其药甚众。然大要在肺则止用以黄芩、知母。在胃则止用以石膏、大黄、朴硝。在心则止用以黄连、山栀、连翘、木通。在肝则止用以青黛、龙胆。在肾则止用以童便、青盐。在脾则止用以石斛、白芍。此为诸脏泻热首剂。至于在肺，又有他剂以泻。盖以热邪初成未盛，则或用以百合、百部、马兜铃。毒气兼见，则或用以金银花、牛蒡子。久嗽肺痿，则或用以沙参。脚气兼见，则合用以薏苡仁。咽疮痔漏，则或用以柿干、柿霜。热挟气攻，则合用以牵牛。三焦热并，则或用以栀子。烦渴而呕，则或用以竹茹。热而有痰，则或用以贝母。热而气逆不舒，则或用以青木香。热而溺闭，则或用以车前、石韦。久嗽兼脱，则或用以五棓子、百草煎。乳汁不通，则或用以通草。若更兼有血热，则又当用生地、紫菀。此泻肺热之大概也。在胃又有他剂以泻。盖以热兼血燥，犀角宜矣。毒盛热炽，绿豆宜矣。中虚烦起，粳米宜矣。暑热渴生，西瓜宜矣。时行不正，贯众宜矣。疫热毒盛，人中黄、金汁、雪水宜矣。咽疮痔漏，柿蒂、柿干宜矣。便结不软，玄明粉宜矣。乳痈便闭，漏芦宜矣。蛊积不消，雷丸宜矣。热盛呃逆，竹茹、芦根宜矣。肠毒不清，白头翁、刺猬皮宜矣。口渴不止，竹叶宜矣。若更兼有血热，则又宜于地榆、槐角、槐花、苏木、三漆、干漆。此泻胃热之大概也。而大肠热结，仍不外乎硝、黄、白头翁、黄芩、绿豆、蜗牛、生地之药矣。在心又有他剂以泻，则或因其溺闭而用瞿麦、木通，气逆而用赭石，痰闭而用贝母、天竺黄，暑渴而用西瓜，精遗而用莲须，抽掣而用钩藤，咳嗽而用百合，疝瘕而用川楝。与夫血热而更用以犀角、射干、童便、血余、红花、辰砂、紫草、生地、郁金、桃仁、茜草、苏木、丹参、没药、莲藕、益母草、熊胆等药，又可按味以考求矣。此泻心热之大概也。在肝又有他剂以泻，则如肝经气逆，宜用赭石以镇之。肾气不固，则用石南叶以坚之。溺闭不通，则用车前子以导之。痰闭不醒，则用牛黄以开之。目翳不明，则用秦皮、空青、蒙花、石燕、青葙子、石决明以治之。咳嗽痰逆，则用前胡以降之。蛊积不消，则用芦荟以杀之。湿郁惊恐，宜用琥珀以镇之。神志昏冒，宜用枣仁以清之。若使热在于血，其药众多。大约入肝凉血，则有赤芍、赭石、蒲公英、青鱼胆、红花、地榆、槐花、槐角、侧柏叶、卷柏、无名异、凌霄花、猪尾血、紫草、夜明砂、兔肉、旱莲草、茅根、蜈蚣、山甲、琥珀、芙蓉花、苦酒、熊胆之类。入肝破血，则有莪术、紫贝、灵芝、紫参、益母草、蒲黄、血竭、莲藕、古文钱、皂矾、归尾、鳖甲、贯众、茜草、桃仁之类。入肝败血，则有三漆、虻虫、虫、螃蟹、瓦楞子、水蛭、花蕊石之类。皆当审实以投。此泻肝热之大概也。而泻胆热之味，又岂有外空青、铜绿、铜青、熊胆、胆矾、前胡等药者乎？在肾又有他剂以泻，如龙胆、防己，为肾热盛、溺闭者所宜用也。秋石为肾热盛、虚咳嗽、溺闭者所必用也。寒水石为肾热盛、口渴水肿者所必用也。地骨皮为肾热盛、有汗骨蒸者所必用也。食盐为肾热盛、便闭者所必用也。琥珀、海石，为肾热盛、血瘀溺秘者所必用也。若使热在于血，则药亦不出乎童便、地骨皮、血余、银柴胡、蒲公英、生牛膝、旱莲草、赤石脂、自然铜、古文钱、青盐之类。而泻膀胱热结，其用猪苓、泽泻、地肤子、茵陈、黄蘖、黄芩、龙胆、川楝子药者，又可按其症治以考求矣。此泻肾热之大概也。脾热须药无多，惟有脾经血热，考书有用郁李、射干、紫贝、姜黄、莲藕、皂矾、蚯蚓。然亦须辨药症以治。要之，治病用药，须当分其脏腑。然其是上是下，毫微之处，未可尽拘。如药既入于肺者，未有不入于心；入于肝者，未有不入于脾；入于肾者，未有不入于膀胱。且药气质轻清者上浮，重浊者下降，岂有浮左而不浮右，重此而不重彼者乎？但于形色气味重处比较明确，则药自有圆通之趣，又奚必拘拘于毫芒间互为较衡，而致局其神智者乎？〇泻火。赵养葵曰：真火者，立命之本，为十二经之主。肾无此则不能以作强，

而技巧不出矣。膀胱无此则三焦之气不化，而水道不行矣。脾胃无此则不能腐水谷，而五味不出矣。肝胆无此则将军无决断，而谋虑不出矣。大小肠无此则变化不行，而二便闭矣。心无此则神明昏，而万事不应矣。治病者，的宜以命门真火为君主而加意。以火之一字观此，则火之不宜泻也，明矣。而丹溪又言：气有余便是火。使火而果有余，则火亦能为害，乌在而不泻乎？惟是火之所发，本有其基。药之所生，自有其治。气味不明，则治罔不差。如大黄是泻脾火之药，故便闭硬痛，其必用焉。石膏、茅根是泻脾胃之药，口渴燥热，其必用焉。黄芩、生地是泻肺火之药，膈热血燥，效各呈焉。火盛则痰与气交窒，是有宜于栝蒌、花粉。火盛则水与气必阻，是有宜于桑白皮。火盛则骨必蒸，是有宜于地骨皮。火盛则三焦之热皆并，是有宜于栀子。火盛则肺化源不清，是有宜于天冬、麦冬。火盛则必狂越燥乱，是有宜于羚羊角。火盛则气必逆而嗽，是有宜于枇杷叶。火盛则必挟胃火盛气上呃，是有宜于竹茹。此非同为泻肺之药乎？黄连、犀角，是泻心火之药也，燥热湿蒸，时疫班黄，治各著焉。火盛则小肠必燥，是有宜于木通、灯草。火盛则喉必痹而痛，是有宜于山豆根。火盛则目必翳而障，是有宜于熊胆。火盛则心必烦燥懊侬，是有宜于栀子。火盛则口必渴而烦，是有宜于竹叶。火盛则肺失其养，是有宜于麦门冬。火盛则血必妄沸，是有宜于童便、生地。火盛则忧郁时怀，是有宜于萱草。此非同为泻心之药乎？至于青黛、胆草，号为泻肝之火，然必果有实热实火者方宜。若止因火而见抽掣，则钩藤有难废矣。因火而见目障，则熊胆其莫除矣。因火而见骨蒸，则青蒿草其必须矣。因火而见惊痫骨痛，则羚羊角其必用矣。因火而见口舌诸疮，则人中白其以进矣。因火而见时症斑毒喉痹，则大青其极尚矣。因火而见痰热往来，则黄芩其必用矣。此非同为泻肝之用乎？而胆火之必用以胆草、大青、青黛者可思。若在肾火，症见骨蒸劳热，不得不用黄柏。症见咽痛不止，不得不用元参。症见杨梅恶毒，不得不用胡连。症见头目不清，痰涎不消，不得不用茶茗。症见火留骨节，不得不用青蒿草。症见无汗骨蒸，不得不用丹皮。此非同为泻肾药乎？而膀胱火起之必用以人中白、童便，及三焦火起之必用以青蒿草、栀子者，又自可验。诸火之泻，当分脏腑如此。但用而不顾其病症之符脏气之合，则其为祸最速，可不深思而长虑乎？〇平泻。平泻者，从轻酌泻之意也。凡人脏气不固，或犯实邪，不泻则养虎贻患，过泻则真元有损，故仅酌其微苦微寒、至平至轻之剂以进。如泻脾胃虚热，不必过用硝黄，但取石斛轻淡以泻脾，茅根以泻胃，柿蒂以敛胃蕴热邪，粳米、甘米甘凉以固中而已。泻肺不必进用黄芩、知母，但用沙参清肺火热，百部除肺寒郁，百合清肺余热，薏苡仁清肺理湿，枇杷叶清肺下气，金银花清肺解毒而已。泻肝不必进用胆草、青黛，但用鳖甲，入肝清血积热，消劳除蒸；旱莲草入肝，青蒿草清三焦阴火伏留骨节。白芍入肝敛气，钩藤入肝清热除风而已。泻心不必黄连、山栀，但用麦冬清心以宁肺，连翘清心以解毒，竹叶清心以涤烦，萱草清心以醒忧利水，郁金入心以散痰，丹参入心以破血而已。泻肾不必进用黄柏、童便、知母，但用丹皮以除无汗骨蒸，地骨皮以除有汗骨蒸而已。至于调剂阴阳则或用以阴阳水，止嗽消渴解毒则或用以荠苨，散瘀行血则或用以蒲黄、没药、苦酒，开郁则或用以木贼、蒙花、谷精草而已。凡此虽属平剂，但用之得宜，自有起死回生之力，未可忽为浅尝已也。〇凉血。血寒自当用温，血热自当用凉。若使血寒不温，则血益寒而不流矣。血热不凉，则血益结而不散矣。故温血即为通滞活瘀之谓，而凉血亦为通滞活瘀之谓也。第书所载凉血药味甚多，然不辨晰明确，则用多不合。如血闭经阻，治不外乎红花。毒闭不解，治不外乎紫草。此定法也。然有心胃热极，症见吐血，则又不得不用犀角。心脾热极，症见喉痹，不得不用射干。肝胃热极，症见呕吐血逆，不得不用茅根。

肠胃热极，症见便血，不得不用槐角、地榆。心经热极，症见惊惕，不得不用辰砂。且痈肿伤骨，血瘀热聚，无名异宜矣。毒盛痘闭，干红晦滞，猪尾血宜矣。目盲翳障，血积上攻，夜明沙、谷精草、青鱼胆宜矣。瘀血内滞，关窍不开，发余宜矣。肝木失制，呕血过多，侧柏叶宜矣。火伏血中，肺痈失理，凌霄花宜矣。肝胃血燥，乳痈淋闭，蒲公英宜矣。至于肠红脱肛，血出不止，则有炒卷柏可治。血瘕疝痹，经闭目赤，则有赤芍药可治。诸血通见，上溢不下，则有生地黄可治。心肾火炽，血随火逆，则有童便可治。肝肾火起，骨蒸血结，则有童便可治。其他崩带惊痫，噎膈气逆之有赖于代赭石；湿热下注，肠胃痔漏之有赖于刺猬皮；血瘀淋滴，短涩溺痛之有赖于琥珀；心肝热极，恶疮目翳之有赖于龙胆；齿动须白，火疮红发之有赖于旱莲草，亦何莫不为通瘀活血之品？但其诸药性寒，则凡血因寒起，当知所避慎，不可妄见血闭而即用以苦寒之味以理之也。〇下血。血为人身之宝，安可言下？然有血瘀之极，积而为块。温之徒以增热，凉之或以增滞。惟取疏动走泄、苦寒烈毒之品以为驱逐，则血自尔不凝。按书所载破血下血药类甚众，要在审症明确，则于治方不谬。如症兼寒兼热，内结不解，则宜用以莪术、桃仁、郁金、母草以为之破，取其辛以散热、苦以降结之意也。瘀气结甚，则宜用以班蝥、干漆以为之降，取其气味猛烈、得以骤解之意也。寒气既除，内结滋甚，则宜用以丹参、郁李、没药、姜黄、三七、紫菀、紫参、贯众以为之下，取其苦以善降、不令内滞之意也。寒气既除，瘀滞不化，则宜用以蒲黄、苏木以为之疏，取其气味宣滞、不令郁滞之意也。至有借食人血以治血，则有虻虫、水蛭可用。借其咸味，引血下走，则有茜草、血竭、瓦楞、紫贝、虫、鳖甲可取。借其质轻、灵活不滞，则有莲藕、花蕊石可投。借其阴气遍布可解，则有螃蟹、蚯蚓可啖。借其酸涩咸臭以解，则有皂矾、五灵脂可入。惟有苦温而破，则又更有刘寄奴等味。但刘寄奴、自然铜、古文钱、三七、血竭、没药、䗪虫则于跌仆损伤而用，蚯蚓则于解毒而用，丹参则于血瘀神志不安而用，水蛭、虻虫、桃仁则于蓄血而用，花蕊石则于金疮血出而用，五灵脂、益母草、蒲黄则于妇人血滞而用，茜草则于妇人经闭不解而用，瓦楞子则为妇人块积而用，班蝥则为恶疮恶毒而用，郁金则为血瘀胞络、痰气积聚而用，莪术则为血瘀积痛不解而用，郁李仁则为下气行水破血而用，干漆则为铲除老血虫积而用，紫贝则为血虫水积而用，贯众则为时行不正而用，鳖甲则为劳热骨蒸而用，紫参则为血痢痈肿而用，姜黄则为脾中血滞而用，苏木则为表里风起而用，皂矾则为收痰杀虫除湿而用，生藕则为通调津液而用也。至于班蝥、干漆、三七、水蛭、虻虫、䗪虫、螃蟹、瓦楞子、花蕊子，尤为诸剂中下血败血之最。用之须当审顾，不可稍有忽略，以致损人元气于不测也。〇杀虫。病不外乎虚实寒热，治不外乎攻补表里。所以百病之生，靡不根于虚实寒热所致，即治亦不越乎一理以为贯通，又安有杂治芜剂之谓哉？惟是虚实异形，寒热异致，则或内滞不消而为传尸鬼疰，外结不散而为痈疽疮疡。在虫既有虚实之殊、寒热之辨，而毒亦有表里之异、升降之别。此虫之所必杀，而毒之所以必治也。至于治病用药，尤须审其气味冲和，合于人身气血相宜为贵。若使辛苦燥烈，用不审顾，祸必旋踵。谨于杂剂之中，又将诸药之品另为编帙，俾人一览而知，庶于本草义蕴，或已得其过半云。又按：虫之生，本于人之正气亏损而成。体实者，其虫本不易生，即生亦易殄灭。体虚者，其虫乘空内蓄，蓄则即为致害，害则非易治疗。考之方书所载，治虫药品甚多，治亦错杂不一。如黄连、苦参、黑牵牛、扁蓄，是除湿热以杀虫也。大黄、朴硝，是除热邪以杀虫也，故其为药皆寒而不温。苍耳子、松脂、密陀僧，是除风湿以杀虫也，故其为药稍温而不凉。川椒、椒目，是除寒湿水湿以杀虫也，故其为药温燥而不平。苏合香、雄黄、阿魏、樟脑、蛇退，是除不正恶

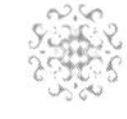

气以杀虫也，故其为药最辛最温。水银、银朱、轻粉、铅粉、黄丹、大枫子、山茵陈、五棓子、百草煎，是除疮疥以杀虫也，故其为药寒热皆有。紫贝、桃仁、干漆、皂矾、百草霜，是除血瘀以杀虫也，故其药亦多寒热不一。厚朴、槟榔，是除热满瘴气以杀虫也，故其为药苦温而平谷虫。鹤虱、使君，是除痰食积滞以杀虫也，故其为药又温而又寒。獭肝之补肝肾之虚以杀虫也，故其药味寒而气温。至于榧实则能润肺以杀虫，乌梅则能敛肺以杀虫，百部则能清肺散热以杀虫，皆有不甚寒燥之虞。且虫得酸则止，凡乌梅、五棓子等药，非是最酸之味以止其虫乎？得苦则下，凡大黄、黄连、苦楝根、芦荟、苦参，非是至苦之药以下其虫乎？得辛则伏，凡川椒、雄黄、干漆、大枫子、阿魏、轻粉、樟脑、槟榔，非是最辛之味以伏其虫乎？得甘则动，凡用毒虫之药，必加甘蜜为使，非是用以至甘之味以引其虫乎？至于寒极生虫，可用姜附以为杀。虫欲上出，可用藜芦上涌以为杀。热闭而虫不下，可用芫花、黑牵牛以为杀。虫食龋齿，可用胡桐泪、莨菪、韭子、蟾酥以为之杀。虫食皮肤而为风癣，可用川槿皮、海桐皮以为杀。九虫阴蚀之虫，可用青葙子、覆盆叶以为之杀。痨瘵之虫，可用败鼓心、桃符板、虎胫骨、死人枕、獭爪、鹳骨以为之杀。但用多属辛苦酸涩，惟使君子实治虫，按书偏以甘取，义实有在，自非精于医道者所可与之同语也。〇发毒。《内经》曰：营气不从，逆于肉里，乃生痈肿。又曰：诸痛疮痒，皆属心火。又观丹溪有言：痈疽皆因阴阳相滞而生。则是痈疽之发，固合内外皆致，而不仅于肉里所见已也。但其毒气未深，等于伤寒邪初在表，其药止宜升发，而不遽用苦寒，俾其毒从外发。若稍入内为殃，则毒势缠绵不已，而有毒气攻心必死之候矣。予按发毒之药，品类甚多。有三阳升麻、柴、葛、姜、防、白芷、荆芥、薄荷、桔梗等药，何一不为发毒散毒之最？山甲、皂角等，何一不为驱毒追毒之方？至于蜈蚣则能驱风通痰散结，蛇退则能驱风辟恶，野菊花则能散火逐气，王不留行则能行气宣滞，皆为祛散恶毒之剂。外有蟾酥、蟾蜍力能透拔风邪火毒，象牙力能拔毒外脱，枫香力能透毒外出，人牙力能入肾推毒，胡桐泪力能引吐热毒在膈，轻粉、黄丹、银朱力能制外痈疽疮疥，蝼蛄、蓖麻力能通水开窍，拔毒外行。若在芙蓉花，则药虽属清凉而仍兼有表性，是以用此以为敷毒箍毒之方。余则治毒之剂，审其性有苦寒之味者，应另列于解毒之中，不可入于发毒剂例。俾人皆知毒从外发，不得竟用内药内陷云。〇解毒。毒虽见症于外而势已传于内，则药又当从内清解。故解毒亦为治毒之方所不可缺也。第人仅知金银花、牛蒡子、甘草为解毒之品，凡属毒剂，无不概投。讵知毒因心热而成者，则有黄连、连翘可解；因于肺火而成者，则有黄芩可解；因于肝火而成者，则有胆草、青黛、蓝子可解；因于肺火肺毒而成者，则有石膏、竹叶、大黄可解；因于肾火而成者，则有黄柏、知母可解。且毒在于肠胃，症见痈疽乳闭，宜用漏芦以通之。症见消渴不止，宜用绿豆煮汁以饮之。症见肠癖便血，宜用白头翁以解之。症见时行恶毒，宜用金汁、人中黄以利之。至于杨梅，症见多属肝肾毒发，宜用土茯苓以清之。喉痹咽痛，多属痰火瘀结，宜用射干以开之。心肾火炽，宜用山豆根以熄之。鬼疰瘰疬，溃烂流串，多属经络及脾毒积，宜用蚯蚓以化之。口眼㖞斜，痈肠痔漏，多属经络肠胃毒发，宜用牛黄以治之。乳痈乳岩，多属肝胃热起，宜用蒲公英以疗之。恶疮不敛，多属心肺痰结，宜用贝母以除之。无名疔肿，恶疮蛇虺，瘰疬结核，多属痰结不化，宜用山慈姑以治之。毒势急迫，咳嗽不止，多属中气虚损，宜用荠苨以缓之。他如痈肿不消，宜用米醋同药以治。热涎不除，积垢不清，有用皂白二矾以入。痈疽焮肿，胸热不除，有用甘草节以投。皆有深意内存，不可稍忽。若在班蝥、凤仙子恶毒之品，要当审症酌治，不可一毫稍忽于其中也。〇毒物。凡药冲淡和平，不寒不热，则非毒矣。即或秉阳之气为热，秉阴之气为寒，而性不甚过烈，亦非毒矣。至于阴寒之极，燥烈之甚，有失冲淡和平之气者，则皆为毒。然毒有可法制以疗人病，则药虽毒而不得以毒称。若至气味燥迫，并或纯阴无阳，强为伏制，不敢重投者，则其为毒最大，而不可以妄用矣。如砒霜、硇砂、巴豆、凤仙子、草乌、射罔、钩吻，是热毒之杀人者也，水银、铅粉、木鳖、蔄蔄，是寒毒之杀人者也，蓖麻、商陆、狼牙，是不寒不热，性非冲和，寓有辛毒之气，而亦能以杀人者也。然予谓医之治病，凡属毒物，固勿妄投，即其性非毒烈，而审顾不真，辨脉不实，则其为毒最大而不可以救矣。况毒人之药，有所共知，人尚知禁。若属非毒，视为有益，每不及防。故余窃见人病，常有朝服无毒之药而夕即见其毙者，职是故也。因附记以为妄用药剂一戒。

《医理真传·用药弊端说》卷一：用药一道，关系生死，原不可以执方，亦不可以执药，贵在认证之有实据耳。实据者何？阴阳虚实而已。阴阳二字，万变万化，在上有在上之阴阳实据，在中有在中之阴阳实据，在下有在下之阴阳实据。无奈仲景而后，自唐宋元明以逮本朝，识此者固有，不识此者最多。其在不识者，徒记几个汤头，几味药品，不求至理，不探玄奥，自谓知医，一遇危症，大海茫茫，阴阳莫晓，虚实莫辨，吉凶莫分，一味见头治头，见脚治脚，幸而获效，自夸高手。若不获效，延绵岁月，平日见识用尽，方法使完，则又借口曰病入膏肓，药所难疗。殊不知其艺之有未精也。医不执方药，在平日求至理而探玄奥。一得上中下阴阳实据，用药即不误人。病家知此理法，延医入门，以此审其高下，决其从违，《万病回春》立说之功不浅。此先医医，而后医病家，具见良工心苦。更有一等病家，略看过几本医书，记得几个汤歌、药性，家人稍有疾病，又不敢自己主张，请医入门，开方去后，又或自逞才能，谓某味不宜，某味太散，某味太凉，某味太热，某味或不知性，忙将《本草备要》翻阅，看此药能治此病否，如治与病合则不言，不与病合则极言不是，从中添减分两，偶然获效，自矜其功。设或增病，咎归医士。此等不求至理，自作聪明，每每酿成脱绝危候。虽卢缓当前，亦莫能治，良可悲也。学养兼到之医，方能识此火候，太非易易。更有一等富贵之家，过于把细，些小一病，药才入口，稍有变动，添病减病，不自知也。又忙换一医，甚至月延六七位，每每误事。不知药与病有相攻者，病与药有相拒者，岂即谓药不对证乎？何不多延数时，以尽药力之长哉？予观古人称用药如用兵，有君臣，有佐使，有向导，有缓攻，有急攻，有偷关，有上取，有下取，有旁取，有寒因寒用、热因热用、塞因塞用、通因通用诸法，岂非知得药与病有相拒相斗者乎？予愿富贵之家，不可性急，要知病系外感，服一三道发散药，有立见松减些者；气滞食滞腹痛卒闭之症，服行气消导开窍之品，有片刻见效者。若系内伤虚损日久，误服宣散、清凉、破气、滋阴等药，酿成咳嗽白痰，子午潮热，盗汗骨蒸，腹胀面肿，气喘等症，又非三五剂可见大功。所以古人治病，有七日来复之说，或三十剂、五十剂，甚至七八十剂，始收全功者矣。最可怪者，近之病家，好贵恶贱，以高丽参、枸杞、龟、鹿、虎胶、阿胶、久制地黄、鹿茸等品，奉为至宝，以桂、麻、姜、附、细辛、大黄、芒硝、石膏等味，畏若砒毒。由其不知阴阳虚实至理，病之当服与不当服耳。病之当服，附子、大黄、砒霜皆是至宝。病之不当服，参、耆、鹿茸、枸杞都是砒霜。扪虱而谈，其言侃侃，有旁若无人之概。无奈今人之不讲理何？故谚云：参、耆、归、地治死人无过，桂、附、大黄治好人无功。溯本穷源，实由于不读仲景书，徒记几个幸中方子，略记得些各品药性，悬壶于市，外着几件好衣服，轿马往来，目空一世，并不虚心求理，自谓金针在握。仔细追究，书且点不过两篇，字且画不清几个，试问尚能知得阴阳之至理乎。东家被他桂、附治死，西家被他硝、黄送命，相沿日久，酿成此风。

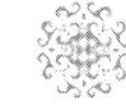

所以病家甘死于参、耆、归、地之流，怕亡于姜、附、硝、黄之辈，此皆医门之不幸，亦当世之通弊也。淋漓尽致。予愿业斯道者，务将《内经》、《难经》、仲景《伤寒》、《金匮》、孙真人《千金翼》诸书，与唐宋金元、朱张刘李，并各后贤医书，彼此校量，孰是孰非，更将予所著《医理真传》，并此《医法圆通》，留心讨究，阴阳务求实据，不可一味见头治头，见咳治咳。总要探求阴阳盈缩机关，与夫用药之从阴从阳变化法窍，而能明白了然。医学骨髓，尽此一语，学者潜心。经方、时方，俱无拘执，久之法活圆通，理精艺熟，头头是道，随拈二三味，皆是妙法奇方。

《儒门医宗》后集卷二：人身之阴阳，血气司之，其要必发源于真水真火。惟秉赋无偏，则水以附火，火以温水，水火足而一身之气血有以相资，阳生阴长，乃无缺陷不平之憾。无如秉赋不齐，则或水衰而致血有所亏，或火衰而致气有所损，气血亏损，即精竭而神敝，故不得不假以补助。万物惟温则生，故补以温为正。土为万物之母，脾胃属土而喜甘，故补更以甘为上。盖凡药入胃，必先藉脾气以为之健运，脾胃治则中气立，左旋右转，四象亦因之以治。若滥用苦寒，必先伤脾胃，脾胃伤而不能运布，即有他经对证药，亦无用矣。此补剂之所以必重中气，多从甘温，或间用甘凉，而苦寒非所贵也。至实热证不忌苦寒者，以有病当之也。按：虚证宜补，而补须对证。有在卫者，有在营者，有在肌肤者，有在筋骨者，有在脏腑者，有分各腑各脏之经络者。肺虚有宜补肺气者，有宜补肺液者。心、肝、脾虚有宜补气者，有宜补血者。而心又有宜静而敛心神者，有宜重而镇心怯者。补肝之义，《内经》与仲景似异而实同。《内经》云：以辛补者，所以助其用也。仲景云：补用酸者，所以益其体也。肾虚有宜补精者，有宜补气者，有宜补水者，有宜补火者。此五脏补剂之大略也。顾五脏，应五行，更有以子母相生为补者。《经》曰：虚则补其母，实则泻其子。又曰：子能令母实，则隔二隔三之治，所当知也。即五脏以推六腑，彼此可以参会。总而计之，或在气分，或在血分，或在精神，又或宜兼达菀，或宜兼举陷，或宜兼开发，或宜兼敛涩，或从急，或从缓，或温剂，或凉剂，或燥剂，或润剂，俱须分别其见证何所因，何所属，何为标，何为本。若审证未的，即投方不应矣。外有虚中兼实者，或补而后泻，或泻而后补，或补泻兼施间用。又有阴阳疑似者，补阳须防其胜阴，补阴须防其损阳，或泻阳有以助阴，或泻阴有以扶阳，是在临证之能达其变也。

《王氏医存·药宜中病而止》卷四：弱人服补药，病愈而药未止，犹可缓也。壮人服发汗攻下消克等药，每次中病即止，不止则反伤之矣。如儿痘未形宜发散，恐儿气弱不足送毒出外，则加升麻以宣扬之。若痘见点，则忌升麻。再用则痘壳薄而易破。若痘浆未足，宜人参补之，鹿茸催之。若浆已足而误用参茸，则疼胀难靥。若色紫不起，则少加生地清之。多用则迫其温和，又不起矣。若干紫不起，脾胃热极，宜酌用大黄。若浆足而误用大黄，中气下陷而浆立回矣。凡发表药视升麻例，收涩清凉药视生地例，温燥药视补药例，湿润滑腻药视大黄例。儿痘视此，他病同慎。痘证清热，须留热三分，以助柔嫩之元阳，使浆得温气以起胀。老弱久病等人患实热用清凉之药，亦须留热三分，以养既衰之元阳。医者理也，试观此等人实热病，能如少壮人病之剧态乎。

《王氏医存·汗下相因》卷一五：表邪初感无汗而大便结者，发得汗出，大便自利。又日久里热盛，舌苔黄黑，大便结而汗不出者，下得粪出，汗亦自解。〇虚弱人表证日久勿再散膏粱人、虚弱人感冒十余日而身热鼻塞、头疼肢冷、痰咳之类未愈者，乃气血郁滞也。但宜宣郁开滞自愈，不可再散。

《蠢子医·霸药亦不可少》卷二：吾谓天师药甚霸，纵有二竖亦不怕。其实药味甚平和，和风甘雨连九夏。一切大毒药，并未绕笔下。但具翻山倒海力，不得不谓霸，天师之霸原是假，后学之霸乃真霸。一切攻伐大毒药，往往用之若食蔗。（毒药得炮制之法，亦不毒矣，治病最有力。）岂是后学好奇异，如今世道人心甚可诧。不用此药便不灵，用得此药回造化。如今之人多呃逆，不用此药不能下。如今之人多喉闭，不用此药不能下。如今之人多塞胸，不用此药不能下。如今之人多癥结，不用此药不能下。如今之人多瘰疬，不用此药不能下。如今之人多石淋，不用此药不能下。如今之人多鬼窟，不用此药不能下。有此奇奇怪怪症，必用奇奇怪怪药，安能舍此不用罢。吾尝立方时，必兼此味作舟驾。虽有堂堂正正药，舍了此味不神化。譬如由基射伯棼，只在当面那一诈。譬如关帝斩蔡阳，只在背后那一叱。如此一点药，（不必多用，一点就到。）也最灵，也最捷，好似神龙飞火射。今日谨告小后主，莫谓江东无小霸。凡用霸道毒药，其势不得不然，非有过人之识，脉理分明，病原参透，不可妄加。至炮制药时，尤要遵古今良法，百倍其功，转极毒之品，成极平之性，否则恐致误事。孙镇川谨识。毒药按法炮制，最有奇功，篇中言呃逆等症，每因气郁所致，用此药则气血周流，上下贯通，病自愈矣。非病症察明，勿妄投。

《蠢子医》卷三：治病须要兼风药。治病须要兼风药，不兼风药不合作。人之姿质本五行，（金木水火土，皆是实的。）人之运气由六合。（风寒暑湿燥火，皆是虚的。）六气皆以风为本，一呼一吸通橐钥。我初治病不谓然，往往置之于高阁。孰知人在天地间，无非大造所磅礴。况属肝木原是贼，每于人身肆狂虐。《素问》皆是大圣人，尤于此处言凿凿。（风者，百病之长也。《素问》曾屡言之。）试看一切虚寒症，加上风药便绰约。（荆芥、防风、羌活、独活之类。一则能升提，二则能挥霍。）再看一切实火症，加上风药便引却。（前胡、柴胡、升麻之类。一则能发散，二则能开拓。）我今始知风药为最灵，不用风药总脱略。譬如做文章，之乎者也为关钥。譬如炼仙丹，嘘嘻咨咦为鼓橐。始知从前治病理，不得精微皆糟粕。以后要读《南华》《道德经》，元空妙理为上着。〇治病风药断不可少。人生治病皆有偏，一切细密难周全。我初治病脉清楚，虚实寒热得真传。一看虚实寒热症，便将温凉补泻诠。至于一切除风药，全不置念在心间。间有受风甚显然，始加发表四五钱。中年悟澈五运六气理，始知人生受病风为先。以后治病开方子，必于风药加检点。寒症便须苍（苍术）麻（麻黄）羌（羌活）防（防风）用，热症即将二胡干葛添。只因一身之病皆由气，气若到时风自钻。必加此味始通灵，好如熊经鸱顾在眼前。必加此味始有力，好如抽坎填离在心间。可知妙手空空尔，登场傀儡一线牵。治病岂必在实际，八万毫毛皆能宣。但置风药三两味，便是虚医到身边。〇症杂药杂，有先后递用者。病杂药亦杂，必与合处见精佳。亦有病杂药亦杂，必与分处见权拿。虽然一付药，有合有分始无差。我尝治一伤寒症，见了药水便肠滑，平素不论补泻药，一入肚中便泻出。汗从何处发？且是肝经滞而热，不得破药不合法。如此病疾甚别致，纵有仙人亦难去治他。我用参（党参）术（白术）苓（云苓）草（甘草）三生引，（方见首卷。）细辛白芷共升麻。俟他浑身汗出后，再加金丹破肝家。（加入煎药汁中。）只是一药分补泻，有先有后便堪夸。可知君子时中理，一用药时自知嘉。

《重订理虚元鉴·理虚用药宜忌》卷四：黄柏、知母忌用。凡治虚劳之证，当分已成未成二候。《丹溪心法》有云：虚损吐血，不可纯用苦寒，恐致相激，只宜琼玉胶主之。此就已成虚劳者言之也。其所用大补丸用黄柏一味，三补丸用芩、连、柏三味，滋阴百补丸并用知、柏二味，此就未成虚劳者言之也。《经》曰：少阴之客，苦以补之。又曰：水位之主，其补以苦。盖此以苦补肾之法，惟丹溪知之。丹溪而后，则一遇咳嗽、吐血而早用此二味，则其误甚矣。及其已成虚劳，则咳嗽、吐血皆因虚所致，而仍用此二味，则其误益甚矣。此时之火，则虚火也，相火也，阴火也。即丹溪所谓虚火可补，人参、黄耆之属是也。今余亦就已成之虚劳言之。夫相火寄于肝肾之间，出入于甲胆，听命于心君。君火明则相火伏。若君火不明，则相火烈焰冲天。上感清虚之窍，耳聋鼻干、舌痛口苦、头晕身颤，天突急而淫淫作痒，肺叶张而咳嗽频频。当斯时也，惟有清气养营，滋方寸灵台之雨露，以熄膻中烦焰，庶几甲胆、乙肝之相火不扑而自灭。盖以阴火为龙雷之火，起于九泉之下。每遇寒水阴曀，其焰愈腾。惟得阳光一照，自然消灭。此三火者，皆无当于知、柏之降火滋阴者也。况当虚劳既成，则黄柏适以伤胃，知母适以滑脾。胃伤则饮食不进，脾滑则泄泻无度。一脏一腑，乃生人之本。《经》云：得谷者昌，失谷者亡。又曰：阳精上奉其人寿，阴精下降其人夭。今以苦寒伤胃，岂非失谷者亡乎？以冷滑泄脾，岂非下降者夭乎？用此二味者，意在滋阴，而不知苦寒下降最易亡阴。阴亏而火愈炽。意在清金，而不知中土既溃，金源遂绝。金薄而水益衰，吾未见其利，徒见其害耳。大凡虚劳之人，未有不走脾胃而死者，则皆不善用知、柏故也。岂丹溪之过哉！〇丹皮、地骨皮宜用。夫黄柏、知母，其为倒胃败脾之品，固宜黜而不录矣。然遇相火既灼，甚至烁石流金之际，又将何以处此？曰：丹皮、地骨皮平正纯良，用代知、柏，固有成而无败也。丹皮禀水气而制火，得金味以平肝。地骨皮除有汗之蒸，清骨间之热。骨皮者，枸杞之根。枸杞为补肾要药。然以其升而实于上，故但能温髓助阳。虚劳初起，相火方炽，不敢骤用。若其根则伏而在下也，以其为根也，故能资真阴之水。以其为皮也，故能滋肺叶之枯。凉血清骨，除热退蒸，其功用较丹皮更胜。且其味本不苦，不致倒胃。质本不濡，不致滑脾。有知、柏之功而无其害，最为善品。〇桑白皮宜用。二皮之外，又有桑根白皮，清而甘者也。清能泻肝火之有余，甘能补肺气之不足。且其性润中有燥，为三焦逐水妙剂。故上部得之，清火而滋阴。中部得之，利湿而益土。下部得之，逐水而散肿。凡虚劳证中，最忌喘肿二候。金逆被火所逼，高而不下，则为喘。土卑为水所侮，陷而失堤，则为肿。喘者为天不下济于地，肿者为地不上交于天。故上喘下肿，天崩地陷之象也。是证也，惟桑皮可以调之。以其降气也，故能清火气于上焦。以其折水也，故能奠土德于下位。奈何前人不知，谓无纯良之性，用之当戒。不思物性有全身上下纯粹无疵者，惟桑之与莲。乃谓其性不纯良，有是理乎？〇柴胡、前胡酌用。柴胡升清调中，平肝缓脾，清热散火，理气通血。出表入里，黜邪辅正。开满破结，安营扶卫。凡藏府经络，无所不宜。当虚劳初起，或有外感时邪，固为必需之品。至于七情所结，浸淫郁滞，有待宣通，舍此秉性纯良之柴、前二胡，更无有出其右者矣。故每用些少以佐之，然后专用清源补敛之品，乃为十全。即当其调理之时，中间或撄或感，亦必间用柴、防、葛根等味清澈之，然后再用补敛，庶免关门捉贼之患。但其性升散，用当中病即止耳。再有女人抑郁伤阴之证，必当选用。盖多郁则伤元气，柴胡平肝散郁，功最捷也。后人因陈藏器一言，忌用柴胡，遇内伤而兼外感之证，将反用麻黄、紫苏辈以散之耶？〇苏子不必用。白前宜用。虚劳而至，火既乘金，气高不降。治宜平其火而已，不必下其气也。彼杂证之喘急而气高者，有三子养亲之说，而医者混取以治劳，以为得真苏子下之，则气可平而火可降，喘可定而痰可消。而不知其病之复也，必增剧矣。白前为平喘之上品。凡掇肚抬肩，气高而急，能坐不能卧，能仰不能俯者，用此平之，取效捷而元气不伤，大非苏子可比。〇桔梗宜用。夫肺如华盖，居最高之地。下临五藏，以布治节之令。其受病也，以治节无权，而致气逆火升，水涎上泛，中州湿滞，五藏俱乖。惟桔梗禀至清之气，具升浮之性，兼微苦之味，升中有降，清中有补。至清故能清金，升浮故能载陷，微苦故能降火。其升中有降也，以其善清金，金清自能布下降之令。其清中有补也，以其善保肺，肺固自能为气血之主。实为治节君主之剂，不但引经报使而已。且其质不燥不滞，无偏胜之弊，有十全之功。服之既久，自能清火消痰，宽胸平气，生阴益阳，功用不可尽述。世之医者，每畏其开提发散而不敢投于补剂之中，没其善而掩其功，可惜也！〇泽泻宜用。肺金为气化之源，伏火蒸灼，则水道必淤，淤则金气不行而金益病。且水停不流，则中土濡湿，而奉上无力。故余治劳嗽吐血之证，未有不以导水为先务者。古人每称泽泻有神禹治水之功，夫亦尝究其命名之义矣。盖泽者，泽其不足之水。泻者，泻其有余之火。惟其泻也，故能使生地、白芍、阿胶、人参，种种补益之品，得其前导则补而不滞。惟其泻也，故但走浊道，不走清道，非若猪苓、木通、腹皮等味之削阴破气，直走无余。要知泽泻一用，肺脾肾三部咸宜。所谓功同神禹者，此也。故方于六味丸用之，功有四种，《颐生微论》论之极详，庸医不察，视为泻阴削伐之品，殊谬！〇茯苓宜用。又有谓茯苓善渗，凡下元不足者忌之。亦非也！夫茯苓为古松精华蕴结而成，入地最久，得气最厚。其质重，其气清，其味淡。重能培土，清能益金，淡能利水。惟其得土气之厚，故能调三部之虚。虚热虚火，脾虚痰湿，凡涉虚者皆宜之。以其中和粹美，非他迅利克伐者比也。盖金气清肃，自能开水之源。土地平调，自能益气之母。三脏既理，则水火不得凭凌，故一举而五脏均调。又能为诸阴药之佐而去其滞，为诸阳药之使而宣其道。补不滞涩，泄不峻利，精纯之品，无以过之。乃治虚劳者，久已与泽泻同弃，殊为良药惜矣！〇生地宜用。初病审用。世人以生地为滞痰之物而不敢用，是不知痰之随证而异也。杂证之痰，以燥湿健脾为主。伤寒之痰，以去邪清热，交通中气为主。惟虚劳之痰，独本于阴虚血少，火失其制，上克肺金，金不能举清降之令，精微不彻于上下，滞而为痰。治宜清肺则邪自降，养血则火自平。故余于清金剂中，必兼养营为主。营者血也，阴者水也，润下之德也。清金而不养营，如吹风灭火，火热愈逆，烈焰愈生。兼以养营，则可引水制火，沾濡弥漫，烟氛自熄。故桑、桔、贝母之类，清金之品也。归、地、丹皮之类，养营之品也。而养营剂中，又以生地为第一。以生地治杂证之痰，则能障痰之道，能滞化痰之气，且反能助痰之成。若加之虚劳剂中，则肺部喜其润，心部喜其清，肾部喜其滋，肝部喜其和，脾部喜其甘缓而不冷不滑。故凡劳嗽吐血，骨蒸内热之剂，必无遗生地之理。惟劳嗽初起，客邪未清，痰嗽方盛，却忌生地泥滞。至于内热蒸灼，金受火刑，非生地之清润以滋养化源，则生机将绝矣。若因畏其滞而始终不用，乃是不明要义也。〇当归审用。夫当归之养营，以佐清金也，尚矣。然其味未免于辛，其性未免于温。虽有养血之功，究是行血之品。故治血证者，宜待血势既定，君相二火咸调，然后以此大补肾水，自可收功。若执当归命名之义，谓能使气血各得其归，不顾血证新久而用之，亦有误处。〇人参审用。人参大补元气，而在阳补阳，在阴补阴。《本经》主补五藏，以五藏属阴也。故补气必用人参，补血须兼用之。古法血脱益气，盖阳生则阴长，阴长血乃旺。若独用补血药，血无自而生也。后世不察，概谓人参补火。夫火与元气不两立，正气胜则邪气退。若人参既补元气，而又补邪火，则是反复之小人矣，又何能与苓、术、甘草为四君子耶？故惟脉见弦强紧实，滑数洪盛，长大有力，或右手独见脉实者，此皆郁火内实，自不可用。若浮而芤濡，虚火迟缓无力，沉而迟涩，弦细微弱无力者，皆可用也。古人治劳，莫过于葛可久。其独参汤、保真汤，未尝废人参而不用，盖可知矣。总之右手虚大而嗽者，虽有火邪，此为肾水不足，虚火上炎，乃刑金之火，非肺金自有之火，正当以人参救肺，保其阴液。但须多用，方始得力。若少用，必反增胀满，此又不可不知也。〇麦冬、五味子酌用。治肺之道，一清一敛一补。故麦冬凉，五味

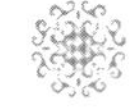

敛，人参补，三者肺怯之病不可缺一者也。然麦、味之清敛固有道焉。盖虚劳初起，亦由外感而来。故初治必兼柴、前以疏散之。若不分病之新久而骤清、骤敛、骤补，则肺必满促不安，邪气濡滞，久而不彻。此非药之为害，实用方之不的耳。若夫疏解之后，邪气既清，元气已耗，则当急用收敛清补为主。舍此三物，更何求焉？况五味不但敛肺为功，兼能坚固心肾，为虚劳必用之药。乃用之不当者，反咎五味之酸，引痰致嗽，畏而弃之。不知病至伏火乘金，金气耗越之际，除却此味，更有何药可使之收敛耶？〇黄芪宜用。余尝说建中之义，谓人之一身，心上肾下，肺右肝左，脾胃居于中。黄芪之质，中黄表白，黄入脾，故能补中。白入肺，故能实表。虚劳之证，气血既亏，中外失守。上气不下，下气不上。左不维右，右不维左。得黄芪甘温益气之品，主宰中州。中央旗帜一建，而五方失位之师各就其列，此建中之所由名也。故劳嗽久久失气，气不根于丹田，血随气溢。血既耗散，气亦飞扬。斯时也，虽有人参回元气于无何有之乡，究不能固真元于不可拔之地。如欲久安长治，非任黄芪不可。盖人参之补迅而虚，黄芪之补重而实。故呼吸不及之际，芪固不如参。若夫镇浮定乱，返本还元，统气摄血，实表充里，其建立如墙壁之不可攻，其节制如将令之不可违，其饶裕如太仓之不可竭，其御邪扶正如兵家之前旌中坚后劲，不可动摇，种种固本重任，参反不如芪。每见服参久久，渐至似有若无。虽运用有余，终是浮弱，不禁风浪。若以黄芪为墙垣，以白术作基址，中气得补，可至风雨不畏，寒暑不侵。向来体弱者，不觉脱胎换骨，诚有赖于此也。除虚劳初起，气火方盛，心肺虽失其和，脾胃犹司其事，此时只宜养营为主。黄芪微滞，尚宜缓投。若久病气虚，肺失其制，脾失其统。上焉而饮食渐难，下焉而泄泻并作。此时若不用黄芪以建中，白术以实土，徒以沉阴降浊之品，愈伤上奉升腾之用，必无济也。〇白术宜用。虚劳初治，未有不以清金为第一义者。而清金之品，生地、阿胶、丹皮、白芍之外，又有如麦冬之能清心，元参之能降火，为虚劳所必需。然有一种中土素弱之人，脾胃不实，并麦冬亦微恶其冷，元参亦且嫌其寒。久久渐妨饮食，渐陷中气。于斯时也，又宜以培土调中为主，而虚证内培土之剂，止有黄芪、白术、茯苓、山药四味，有功无过。夫虚劳之培土也，贵不损至高之气。故二陈之燥，平胃之烈，固有不可。即如扁豆、薏仁，力虽亦能健脾，犹未免于走血。且即四味之中，茯苓、山药虽极冲和，然无峻补回生之力。惟此芪、术二种，不独有益于土部，且能培土以生金而至高之部，胥有赖也。或谓术性微燥，于虚证似当缓投。然却喜其燥而不烈，有合于中央之土德。且补土自能生金，正如山岳之出云蒸雾，降为雨露，以濡万物，而何病燥之有哉？缪仲醇谓其燥能伤阴，殊不知伤阴者，乃苍术而非白术，固不得以治敦阜者，治卑监也。因一言而废之，而病近收功之际，失此培土之药，浮火终不归根。甚矣！立言之难也。〇陈皮偶用。杂证之有胸膈气滞，皆由于寒湿侵胃。故用陈皮之辛以利之，诚为至当。乃世医不察虚劳、杂证之分，但见胸口气滞，辄以陈皮理气。不知陈皮味辛而性燥，辛能耗肺气之清纯，燥能动阴虚之相火。本以理气，气反伤矣。惟清金之久，化源初动，脾气未健，胃口渐觉涎多，可少加陈皮以快之。使中宫一清，未为不可。又或脾胃濡弱，湿注溏泄，亦可暂用数剂以理之。然亦去病则已，不宜常用。〇桂圆审用。龙眼大补心血，功并人参，然究为温热之品。故肺有郁火，火亢而血络伤者，服之必剧。世医但知其补，而昧于清温之别，辄投之虚劳病中，心血衰少，夜卧不安之人。殊不知肺火既清之后，以之大补心脾，信有补血安神之效。若肺有郁伏之火，服之则反助其火。或正当血热上冲之时，投此甘温大补之味，则血势必涌溢而加冲。不可不慎也！〇杞子酌用。虚劳之施治有次序。先以清金为主，金气少肃，即以调脾为之继。金土咸调，则以补肾要其终。故初治类多用元参、麦冬，渐次芪、术，终治杞子、牛膝、龟、鹿胶之类，功收一旦。凡属阴虚，未有不以此为施治之节者也。然杞子之性太温，若君火未明，相火方炽，肺叶张举之时，龙雷鼓动之后，投此则嗽必频，热必盛，溺必涩，血必涌溢而不可止，未可泥于杞子性凉之说也。○青皮、枳壳不可用。虚劳之治，曰清金，曰安神，曰培土，曰调肝，曰益肾，而惟补之一字，彻乎终始。故火亦补，痰亦补，滞亦补，三焦、五藏、六府、十二经络，无所往而不宜补者。乃有谬妄之流，一见中气塞滞，不究虚实，便用青皮、枳壳以伐之。不知虚劳治气，与杂证不同。其滞也不可以利之，其高也不可以下之，其治满也不可以破之。陈皮、苏子，已不当用，况青、枳乎？

《平法寓言·论用药》卷八：邪之传化，五藏六府，无所不至，故其出见，亦不拘于何经，而总之达于皮毛则一也。在六府者不必轻，在五藏者不必重，但视脉象何如耳。俗所谓变证者，不可拘其方，以变证同而所以至于变者，每相反也，不知脉故也。俗所称死证者，尤不可信其说。以死证见，而所以救其死者，鲜能用也，亦不知脉故也。表实而不敢发，里实而不敢攻，阳虚而不敢补气，阴虚而不敢补血，即知之矣。一用而不敢复进，轻用而不敢重投，亦知犹不知耳。虽然知之，岂易言哉？即如世俗所用加减葛根汤，亦罕明其所以用之之故，知其故者，可以驱敌出境，而制之不敢复犯矣。必也先清其本源，次去其邪僻。纲明纪立，而后乃可与有为。相火为主帅，肌肉为偏裨，皮毛为门户，气为精悍，血为辎重。葛根以达肌肉，升麻以达皮毛，芍主收敛，使血气不能泛驰，草主调和，使血气无所阻滞，所谓坚甲利兵，而制梃可挞者也。天下事可与立者，乃可与权，操纵之以为治，鼓舞之以尽神。或为表实，或为里实，或为阳虚，或为阴虚，各随见证，以酌应加之药，各因脉象以定轻重之宜，断未有听命于客邪而不能自振者也。惟审势而不疑其破格，故转败而亦可以为功，虽然知之，岂易言哉！

《一得集·补药不宜轻服论》卷上：《内经·四气调神》为摄生之本，五谷为养，五菜为充，五果为助，五畜为益。饮食有节，不可过也，过食即有偏胜之患。是故多食咸则脉凝泣而色变，多食苦则皮槁而毛落，多食辛则筋急而爪枯，多食酸则肉胝而唇揭，多食甘则骨痛而发落。此五味之所伤也。而人之所赖以生者谷也。万物之性，中正和平者，亦莫如谷。故人虽百年而不厌其常食也。上古治病之法，病去则调养以谷味，未尝病后而峻补之者。张仲景为立方之祖。观《伤寒论》及《金匮》二书，其方皆是治病，补剂之方甚少。后贤惟张子和得之，病去则教人以糜粥调养，与《内经》之旨不相违悖。而补方之盛行者，则始于张景岳、赵养葵。动辄参、耆、归、地，而薛立斋宗之。后世徒震其名，以为信然，效之者误人无算。观其治案中，无不以补中益气、逍遥散、归脾汤三方，通治百病，其余采用之方甚少，即此便可知矣。盖风寒暑湿四时之气，其中于人也，则曰邪气。人在气交之中，其能免乎？而风则伤卫，寒则伤营，暑则伤气，湿则伤人皮肉筋骨，内伤于脾胃。是四气之伤人也，在表则恶寒发热，在里则四肢困倦，类乎内伤之虚象，即灯结煤而暗之义，前已详论之矣。若外邪正盛，或病初愈而邪未尽，误投补剂，必至邪与正为互，如油入面，莫能去之，致成终身之疾，可慨也！识者鉴及于此，是以有不服药为中医之说。宁使五谷调养，既可省费，亦无弊窦也。

《读医随笔·敛降并用》卷五：凡治痢疾，用白芍、槟榔、木香、黄连者，此数药皆味极苦涩，性极沉降者也。因痢疾是湿热邪毒，旁渍肠胃细络夹膜之中，苦涩之味能吸而出之，随渣滓而俱下矣。故里急后重用此等药，攻下秽涎而病愈者，肠胃络膜之浊气泄尽也。若用大黄、芒硝，伤正留邪，每至不救；若用粟壳、乌梅，固脱留邪，多成休息，得其一而遗其一也。钱仲阳治小儿惊痫，轻粉、巴豆、牵牛并用，一敛一泄，即摄取痰涎而驱下之也。古方此类甚多。〇敛散并用凡欲发汗，须养汗源，非但虑其伤阴，亦以津液不充，则邪无所载，仍不得出也。故桂枝汤中用芍药，或更加黄芩；麻黄汤中用杏仁，或更加石膏。匪但意清内热，以为胃汁充盈，邪乃有所附而聚，聚乃可驱之使尽耳！故《伤寒论》有发热自汗而病不愈，以桂枝汤先其时发汗则愈者，充其荣，则卫不能藏奸也。张石顽曰：凡患温热，烦渴不解，往往得水，或服黄芩、石膏等寒药，浃然汗出而解者，肠胃燥热，力不胜邪，寒清助胃生津故也。凡辛散之剂，佐用甘酸，皆此义也。小青龙之五味子，大青龙之石膏，桂枝汤之白芍，最可玩味。

《医意·用药之法》卷二：各症皆有用药大法，今举气血以见。例如治气有四法，气虚宜补，参、芪、术、草；气升宜降，轻用苏子、橘红、乌药、杷叶，重用降香、沉香。气逆宜调，木香、陈皮、香附、白蔻仁、砂仁。气实宜破，枳壳、枳实、青皮、厚朴、槟榔之类。又治血亦有数法，血虚宜熟地、当归、杞子、萸肉、鹿胶，血热宜生地、芍药、阿胶，大热宜犀角、栀子，血瘀宜桃仁、红花、苏木、丹皮，血瘀而痛，宜没药、乳香、灵脂，血滞宜丹参、益母草，血陷宜升麻、川芎、白芷，血滑宜乌梅、五倍、白及、发灰，血燥宜柏子仁、苁蓉，血寒宜干姜、官桂。气虚不生血、不摄血宜参、芪、术、草。引血归经用当归。失血不能引气归元，用炮姜、炙草。止血用黑药，如黑荆芥、炒蒲黄、炒灵脂之类。表散之药，太阳风用桂枝，寒用麻黄，阳明用葛根，少阳用柴胡，太阴苍术，少阳细辛，厥阴川芎，此分经者也。麻黄峻散寒邪，桂枝解肌缓散。防风、荆芥、紫苏，平散。细辛、白芷、生姜，温散。柴胡、干葛、薄荷，凉散。苍术、羌活，走经去湿而散。升麻、川芎，能举陷上行而散。此性味之别也。又麻黄无葱不汗，山栀无豉不吐不宣，大黄非枳实不通，芫花非醋不利，附子无干姜不热。又附子走而不守，得干姜则守而不走。竹沥非姜汁，何以行经？蜜导非皂角，何以通结？此配法也。又大黄同白术用则入心，同生姜捣用则不直下，同滑石用则走小便，亦配法也。又巴豆同黄连用不烈，同大黄用反不泻。南星得防风则不麻，斑毛以猪油炒则不毒，半夏泡透则不伤胎，此制法也。又黄连治火君药，略炒以从邪。实火，硝水炒；假火，酒炒；虚火，醋炒；痰火，姜汁炒；气滞痛，吴萸水炒；血瘀痛，干漆水炒。亦制法也。诸药皆有配制法，果皆配制得宜，一药可抵两药用。医书各有详注，宜详审之。至若某方治某病之类，兹不复赘矣。然审症用药，此中大有本领。如伤寒吐衄，有宜用犀角地黄汤者，有宜用麻黄汤者，此表里之别也。伤寒发狂，有宜用大承气者，有宜用海藏参、芪、归、术、陈、甘者，此虚实之分也，全在识症，不可忽也。

《医粹精言·药治变通法》卷三：大黄同附桂用，是温下法。《叶氏医按》痢门，姚颐真用大剂肉苁蓉配姜附，是即温下法化为温滑法。泻心汤姜连并用，是苦辛开降法。马元仪《印机草》中干姜同栝蒌用，是即苦辛开降法化为辛润开解法。栝蒌润燥开结，荡热涤痰，为胸膈热郁之圣药。其性濡润，谓之滑肠则可，若代大黄作下药用则不可。章虚谷有蒌仁辨，言之甚详。

《医粹精言·用药轻重须视胃气》卷四：药气入胃，不过借此调和气血，非入口即变为气血，所以不在多也。有病人粒米不入，反用腻膈酸苦腥臭之药，浓煎大碗灌之。即使中病，尚难运化，况与病相反，填塞胃中，即不药死，亦必塞死。小儿尤甚。此洄溪徐氏目击心伤，所以《慎疾刍言》有制剂之说也。即余屡言用药治病，先须权衡胃气，亦此意也。乃医家病家，往往不达此理，以致误药伤生，可慨已！洄溪一案，备录于后，足为世鉴焉。郡中朱姓有饮癖，在左胁下，发则胀痛呕吐。始发甚轻，医者每以补剂疗之，发益勤而甚。余戒之曰：此饮癖也。患者甚多，惟以清饮通气为主，断不可用温补。补则成坚癖，不可治矣。不信也。后因有郁结之事，其病大发，痛极呕逆，神疲力倦。医者乃大进参附，热气上冲，痰饮闭塞，其痛增剧，肢冷脉微。医者益加参附，助其闭塞。饮药一口，如刀箭攒心，哀求免服。妻子环跪泣求曰：名医四人合议立方，岂有谬误？人参如此贵重，岂有不效？朱曰：我岂不欲生？此药实不能受。使我少缓痛苦，死亦甘心耳。必欲使我痛极而死，亦命也。勉饮其半，火沸痰壅，呼号宛转而绝。大凡富贵人之死大半皆然，但不若是之甚耳。要知中病之药，不必入口而知，闻其气即喜乐欲饮。若不中病之药，闻其气即厌恶之。故服药而勉强苦难者，皆与病相违者也。《内经》云：临病人问所便。此真治病之妙诀也。若《尚书》云：药不瞑眩，厥疾不瘳。此乃指攻邪破积而言，非一例也。

《医意》卷二：熏药法。熏药法治风气痛，用川乌、草乌、千年健、降香、闹杨花、钻地风、陈艾、麝，卷纸筒糊紧，乌金纸包，燃熏病处，痛则病出。〇药纸熏法。硫黄五两，化开，入银朱、朱砂、明雄三钱，川乌、草乌二钱半，生大黄、黄柏一钱，麝一分，搅匀，倾纸上，再盖一纸，压扁。每纸一寸，裁取十块。点着，放粗草纸上移熨，治风气闪挫，热透自愈。

《医医小草·精义汇通》：滋腻妨中运，刚烈动内风。滋腻如天冬、麦冬、熟地、生地、石斛、萎蕤、人参、阿胶、百合、蜂蜜、甘草、大枣、麻仁、文蛤、花粉、菊花、小麦、鸡黄、蚕砂、首乌之敛阴，刚烈如吴萸、丁香、川椒、干姜、肉桂、附子、硫黄、苍术、巴豆、草果之动阳，乃一时救急之药，非常病可久任之品。妨中运者，以土喜燥而恶湿。动内风者，以木喜水而憎火也。〇辛热耗营液，温补实遂络。外感发表，辛药固不可少，如麻黄、苏叶、葛根、升麻、羌活之散气，桂枝、柴胡、荆芥、当归、川芎之行血，各有奇功。误用耗液，多变痉厥。内伤托里，温药亦未可废，如白术、黄芪、饴糖之补脾，杜仲、菟丝、故纸之补肾。非无幸中，第过用阻络，定患药癖。二者皆能助邪而益病，主用者不可不慎。〇苦寒伤生气，咸润蔽太阳。热在气分宜甘寒，在血分宜苦寒，尽人而知。据时令言，春温，秋燥，甘寒用处甚多，惟夏外阳内阴，则宜苦以燥湿，寒以胜热。然胃阳素虚者，自不可过投。而《金匮·吐衄篇》三黄泻心汤云：治心气不足，西昌谓培生气而坚脏。诚然！何医只知有倒胃之弊哉？其药如大戟、甘遂、葶苈、防己、知母、大黄、黄芩、黄连、栀子、丹皮、青黛、木通、苦参、龙胆草、鸦胆子之类是苦寒，虽有清实热之益，弊与滋腻同，不再赘。咸寒如鳖甲、蟹壳、僵蚕、蝉蜕、蛇皮、蜣螂、水蛭、虫、海藻、紫葳、文蛤、牡蛎、秋石、戎盐、人中白、肉苁蓉、桑螵蛸、元明粉之属，软坚，清燥，却风火，攻宿血，非无捷效，用之过当，心阳蒙蔽，而神明为之不灵，精血为之日削矣，司命者尤当急知之。〇外感忌酸收，内症戒消导。酸收如枣仁、榴皮、五味、乌梅、诃黎勒、罂粟花、宣木瓜、山茱萸，涩可固脱是也。设有一毫外感，令邪永无出路。即系内伤吐血、咳嗽之证，反致成劳。观仲景用乌梅，必用川椒；用五味，必用干姜；用麦冬，必用半夏；用枣仁，必用川芎，其意深矣。内伤之证，有阳亏于外者，有阴虚于内者。彼茱萸、茯苓、泽泻、滑石、瞿麦、石韦之利溺，牵牛、芒硝、大白、大青、大黄之滑肠，切勿乱投。即兼有外感，则麻、桂发汗，瓜蒂、皂角探吐，更宜酌用。《伤寒》有云亡血家不可发汗，疮家亦不可汗，湿家不可下，是其例也。乃暴病忌参、术、黄芪、熟地，沉疴忌枳、朴、桃仁、山楂，亦可类推。合观四节，可审用药之法。〇二妙不尽妙，四神亦非神。苍术、黄柏，一生一熟，偶方中之小剂，湿热证之妙方，所以二妙命名。究竟治湿重于热者则妙，若热重湿轻，当加入知母、地榆较妥，而风湿寒湿，终非其治也。故纸、豆蔻、吴萸、五味，四药合丸，治食后脾泄、五更肾泄神效。殊不知脾肾之泄，有命火虚者，有肝火炽者，徒以为神，即有增病速死之神矣。可知方书中随意命方者，如八珍、十全、固本、保真之类，不得以其名目好看而妄投不计。但四君子扶脾，谁谓不善？以治脾虚，可称君子。若遇胃实，何异小人？盖方无论平奇，要在对证。○白虎固金佳，青龙驱水捷。虎啸风生，其热自平，凡火刑肺胃，当推白虎第一。若火在肝肾，即芩连阿胶鸡子黄汤、白头翁汤之证治，此方未能胜其任。胃有实邪，粳米又宜减之。而小青龙，桂枝开天，细辛通地，复有姜、夏、麻、草温中以散其外，芍药内助以托其邪，面面周到，无微不入，故洄溪谓为治寒水之神剂。发汗利水，并可补四逆、真武之不逮。然温邪咳嗽，误投必毙。大青龙发汗亦然。是二法乃一大寒大热之对子，泻心、四逆，庶堪比肩。○理中伤胃脂，逍遥劫肝阴。理中汤之醒脾，逍遥散之疏肝，洵为良方。然治气分不足则可，若以之治血虚之体，是增病而速毙。凡方皆利弊相因，彼偏用二方者，何徒知其利而不计其弊哉？○牛黄损离火，黑锡夺坎水。一清心中痰火，一摄肾下寒水，诚医家宜备之要药。然备以治仓猝闭证，则有无穷之益；误施于久延脱证，其害不可胜言。苏合香丸治气闭，大活络丹治中风，损益同此。合观四节，可以悟投方之机。○温寒须行气，清热要活血。气滞而后寒积，血壅而后热生。行气如旋覆、香附、陈皮、葱、薤等味，加入温药队中以散寒，其效倍捷。清热，苦寒、甘寒、咸寒诸药，大剂寒凉，必加入活血之品，如桃仁、丹皮、泽兰、茜草、刘寄奴、参三七等，乃无冰伏热邪之弊。此理本易知，惜医多不识，故特表而出之。○命方良有以，制剂岂徒然。方有膏、丹、丸、散、煎、饮、汤、渍之名，各有取义。膏取其润，丹取其灵，丸取其缓，散取其急，煎取其下达，饮取其中和，汤取其味以涤荡邪气，渍取其气以留连病所。而君臣佐使，配合全在分量，如小承气用大黄为君，走中下焦血分，厚朴为君，即变而为中上焦气分之法。阳旦汤，桂枝为君，走太阳，芍药加倍，便入太阴。当归赤小豆散，赤豆为君，重在败毒，当归为君，重在理血。主之，佐之，轻之，重之，运用之妙，存乎一心，立方者讵可忽诸？

《外科明隐集》卷四：阳证不实勿用寒凉降药论。疮科之证，十中之数，九阴有余，一阳不足。医者每多按毒火之疑，而骤用清降凉消，克伐胃气之剂，岂知毒属阴，火属阳，毒愈盛而火愈虚，以致真阳之气不能敌邪，毒邪内攻，诸恶悉增。患至斯时，再遇明者，恐难得济。余每临证，先察内外之理，非外形红热疼肿，内情唇干发渴，二便秘结，脉实沉数，诸所稍有不实，决不敢轻用寒凉之剂。余投方药，经年不用军、消寒凉之药，亦未尝误证。虽言如此，终以前代之书，每将寒热均论为疑，或者前医多居南方，而南方多实热，北方多虚邪之不同，亦未可定。余言是否，后贤君子宜明鉴焉。

《医学折衷劝读篇·汤药不足尽病论》卷下：古人治病，首重针灸，而佐以砭石、熨浴、导引、按跷等法。汉唐医者，尚能兼通。宋元以还，针砭渐废。自明至今，殆于绝矣。世之医者，仅有汤药一途。通行方书，亦皆如此。病变多端，而方术简陋，医道所以日下，而痼疾所以日多也。即以药论，内治则有汤、有散、有酒、有丸、有膏，外治则有探喉、搐鼻、熨浴、熏贴诸法，止用汤剂，万不能尽切病情。《千金方》论引张仲景曰：欲疗诸病，先以汤荡涤五藏，开通诸脉，治道阴阳，破散邪气，润泽枯朽，悦人皮肤，益人气血，水能净万物，故用汤也。若四肢病久，风冷发动，次当用散。散能逐邪，风气湿痹，表里移走，居无常处者，散当平之。次当用丸。丸药者，能逐风冷，破积聚，消诸坚癖，进饮食，调和荣卫。能参合而行之者，可谓上工。东垣曰：汤者荡也，去久病用之。散者散也，去急病用之。丸者缓也，不速去、徐而治之也。陈修园曰：饮者日用一剂，煎成，如啜茶之法，时时饮之，不拘多少，服数与汤不同，于暑热最宜。案反胃服汤则止，亦以饮法为妙。是内服之方，固不容专恃汤剂矣。至于积聚有形之病，皮肤筋骨经络腠理之疾，则外治之法，收效更神。此外或以熏浴取汗，或以敷熨通气，或搐鼻以除脑患，或探喉以出痰涎。以及敷脐可通小便，蜜导可通大便，膏药可消痞块，可散风寒，暨疟痹瘫痪，淋疝水肿，头风脚气之伦，外治皆有良法。故《千金》《外台》载外治方甚多。今人除一煎方，绝无他技。即使用药不误，而缓急行止，未得其宜。中病之药，不能适至病所，虽有微效，必难成功。徐灵胎曰：凡病止服煎药而愈者，惟外感及轻浅之病为然。若久病大证，则必兼用丸散膏丹、砭灸、熏浴、熨溻、蒸提、按摩等法。今之医既无资本，又惜工夫，古书中种种治法，全不过问，只恃数首通套煎法。病家延医，亦止求一煎方，更不知有他。所以大证痼疾，不过迁延岁月，断无愈期。扁鹊云：人之所患患病多，医之所患患道少。诚哉，是言也！嗟乎！用药为治病之一端，服药则用药之一端，汤剂又服药之一端。以古方今，其偏全大小之相去，殆不啻九牛之一毛、沧海之一滴矣，又何怪夭札之遍天下哉！

四时脏腑经络用药

《圣济经·审剂篇》卷一〇：春夏温热，秋冬凉寒，气之常也。法四时之气以为治，则治寒以热，治热以寒，逆之以治其微。寒因热用，热因寒用，从之以导其甚。上焉以远六气之犯，中焉以察岁运之化，下焉以审南北之宜，合气之机不可失也。〔宋·吴禔注〕：阳始于春而盛于夏，阴始于秋而盛于冬，故春夏温热，秋冬凉寒，气之常也。气既不同，疾亦随异。斯有法四时之气以为治焉。治寒以热，济其寒也。治热以寒，济其热也，此之谓逆之以治其微。方寒之微，而热治之，治之不已，则寒格热而益加，故因热而用寒。方热之微，而寒治之，治之不已，则热格寒而益加，故因寒而用热。此之谓从之以导其甚。《至真要大论》曰：微者逆之，甚者从之。此之谓也。天有六气，阴阳异也。中有岁运，五纪异也。地有南北，方域异也。远其犯，察其运，审其宜，则寒热之治尤不可苟。通天下一气，则天也，运也，地也，无适而非气，气之机日运不已，其不可失者如此。

《汤液本草》卷二：天地生物有厚薄堪用不堪用，故治病者，必明六化分治，五味五色所生，五脏所宜，乃可以言盈虚病生之绪也。谨候气宜，无失病机。其主病何如，言采药之岁也。司岁备物，则无遗主矣。先岁物何也，天地之专精也，专精之气，药物肥浓，又于使用，当其正气味也。五运主岁，不足则物薄，有余则物精，非专精则散气，散气则物不纯。是以质同而异等，形质虽同，力用则异也。气味有厚薄，性用有躁静，治化有多少，力化有浅深，此之谓也。

诸家四时用药论

《内外伤辩惑论·四时用药加减法》卷中：肠胃为市，无物不包，无物不入，寒热温凉皆有之。其病也不一，故随时证于补中益气汤中，权立四时加减法于后：〇如夏月咳嗽者，加五味子（二十五个）、麦门冬去心（五分）。如冬月咳嗽，加不去根节麻黄（五分）。如秋凉亦加。如春月天温，只加佛耳草、款冬花（已上各五分）。〇若久病痰嗽，肺中伏火，去人参，以防痰嗽增益耳。食不下，乃胸中胃上有寒，或气涩滞，加青皮、木香（已上各三分）、陈皮（五分），此三味为定法。如冬月加益智仁、草豆蔻仁（已上各五分）。如夏月，少加黄芩、黄连（已上各五分）。如秋月，加槟榔、草豆蔻、白豆蔻、缩砂（已上各五分）。如春初犹寒，少加辛热之剂，以补春气之不足，为风药之佐，益智、草豆蔻可也。

《内外伤辨惑论·随时用药》卷下：假令夏月大热之时，伤生冷硬物，当用热药木香见睍丸治之，须少加三黄丸，谓天时不可伐，故加寒药以顺时令。若伤热物，只用三黄丸。何谓？此三黄时药丸也。〇假令冬天大寒之时，伤羊肉、湿面等热物，当用三黄丸治之，须加热药少许，草豆蔻之类是也，为引用又为时药。《经》云：必先岁气，无伐天和。此之谓也。余皆仿此。

《脾胃论·随时加减用药法》卷中：浊气在阳，乱于胸中，则满闭塞，大便不通。夏月宜少加酒洗黄蘗大苦寒之味，冬月宜加吴茱萸大辛苦热之药以从权，乃随时用药，以泄浊气之下降也。借用大寒之气于甘味中，故曰甘寒泻热火也，亦须用发散寒气辛温之剂多，黄蘗少也。清气在阴者，乃人之脾胃气衰，不能升发阳气，故用升麻、柴胡助辛甘之味，以引元气之升，不令飧泄也。〇堵塞咽喉，阳气不得出者曰塞，阴气不得下降者曰噎。夫噎塞迎逆于咽喉胸膈之间，令诸经不行，则口开目瞪，气欲绝，当先用辛甘气味俱阳之药，引胃气以治其本，加堵塞之药以泻其标也。寒月阴气大助阴邪于外，正药内加吴茱萸大热大辛苦之味，以泻阴寒之气。暑月阳盛，则于正药中加青皮、陈皮、益智、黄蘗，散寒气，泄阴火之上逆；或以消痞丸合滋肾丸。滋肾丸者，黄蘗、知母微加肉桂三味是也。或更以黄连，别作丸。二药七八十丸，空心，约宿食消尽服之，待少时以美食压之，不令胃中停留也。〇如食不下，乃胸中胃上有寒，或气涩滞，加青皮、陈皮、木香，此三味为定法。如冬天，加益智仁、草豆蔻仁。如夏月，少用，更加黄连。如秋月，气涩滞，食不下，更加槟榔、草豆蔻仁、缩砂仁，或少加白豆蔻仁。如三春之月，食不下，亦用青皮少、陈皮多，更加风药以退其寒，覆其上。如初春犹寒，更少加辛热，以补春气之不足，以为风药之佐，益智、草豆蔻皆可也。

《卫生宝鉴·春服宣药辨》卷一：戊申春，先师东垣老人论春月奉生之道。《月令》云：是月也，不可以称兵，称兵必天殃。毋杀孩虫胎夭飞鸟，毋伐山林。又云：祭先脾，孟春行冬令，则首种不入，行秋令则民大疫，故国有春分停刑之禁，十二经有取决于胆之戒。仲景云：大法春宜吐，故少阳证禁下，宜小柴胡汤和解之。少阳用事，万物方生，折之则绝生化之源，此皆奉生之道也。有假者反之，且春初服宣药者，乃伐天和而损脾胃，非徒无益而又害之。予因演先师之论，著为此论。

《本草发挥·论用药必本四时》卷四：凡用药若不本四时，以顺为逆。四时者，是春升、夏浮、秋降、冬沉，乃天地之升降浮沉。造化者，脾土中造化也。是为四时之宜。但言补之以辛甘温热之剂，及味之薄者诸风药是也，此助春夏之升浮者也。此便是泻秋收冬藏之药也。在人之身乃肝心也。但言之以酸苦寒凉之剂并淡味渗泄之药，此助秋冬之降沉者也。在人之身乃肺肾也。用药者，因此法度则生，逆之则死。纵令不死，危困必矣。

《医学碎金·六气用药补泻歌》卷三：太阳寒水宜甘热，阳明燥金用苦温。少阴少阳咸寒宜，太阴湿土苦热亲。厥阴风木辛凉治，六气之中用较真。不生暴过并苛疾，折郁滋源心要陈。

《本草集要·随时用药例》卷一：凡用药须看时令，如常用调理药，春加川芎，夏加黄芩，秋加茯苓，冬加干姜。如解肌发汗，春温月用辛凉药，川芎、防风、柴胡、荆芥、紫苏、薄荷之类；夏暑月用甘辛寒药，干葛、石膏、甘草、薄荷、升麻、柴胡之类；秋凉月用辛温药，羌活、防风、苍术、荆芥之类；冬寒月用辛热药，麻黄、桂枝、干姜、附子之类。若病与时违，不拘此例。如治湿，暑月温病、热病、疫疠病，不可用辛温热药，宜清凉辛甘苦寒之药，升麻、柴胡、干葛、薄荷、石膏、黄芩、黄连、甘草、芍药之类。如治咳嗽，春多上升之气，用川芎、芍药、半夏、黄芩之类；夏多火炎逼肺，用黄芩、山栀、桑白皮、石膏、知母之类；秋多湿热伤肺，用苍术、桑白皮、黄芩、防风之类；冬多风寒外来，用麻黄、桂枝、半夏、干姜、防风、羌活之类。若病与时违，不拘此例。如治泄泻，冬寒月用辛苦温药，干姜、缩砂、陈皮、厚朴之类；夏暑月暴注水泄，用苦寒酸寒药，黄连、山栀、茵陈、芍药之类。若病与时违，不拘此例。如伤冷食腹痛，或霍乱吐泻，虽夏暑月，可用辛热温中药，干姜、附子、缩砂、厚朴之类。如感风寒，肌表寒栗，或发热面赤，虽夏暑月，可用辛温解表药，生干姜、麻黄、桂枝、羌活、防风之类。如酒客病，或素有热症人，虽在寒冷月，可用清凉寒苦药，黄芩、黄连、干葛之类。

《注解药性赋·论四时六气用药权正活法》：客曰，春夏秋冬，人气顺应者，天道之自然。寒风暑湿，脏腑伤中者，人事之偶然。知其自然，顺正调之。知其偶然，以权制之。若能知权与正，则寒热温凉之时，表里虚实之病，汗吐下和之法，辛苦甘酸之剂，随时处用，则左右逢原矣。然为医不知权正，如子莫不知中也。苟知正而无权，不能泛应诸病，妄行权而失正，未免有伤真败乱之失，故正也，权也，行而适中病情而已。然正者，即《经》所谓用寒远寒，用热远热，用凉远凉，用温远温是也。权者，即《经》所谓有假者反常，与其发表不远热，攻里不远寒是也。然此《经》之义何如？客曰：知《经》义者，则治病其庶几乎。所谓用者，乃时候旺相之气，即春温夏热，秋凉冬寒，不违时者，天之用也。远者，乃人事作为之法，即药饮衣食，冬裘饮汤，夏葛饮水；春食凉，秋食温；随时而处者，人之道也。故时不可犯也。不可犯，何如？谓春气温，药食宜用凉，当远去其温。夏气热，药食宜用寒，不宜用热。秋气凉，则药食宜用温，不宜用凉。冬气寒，则药食宜用热，不宜用寒。是谓从天气则和者耶。若夏用热药，冬用寒药，以水济水，以火济火，此谓逆天气者，有病病增，无病病必生矣。可不敬畏而远之？此谓正也。然是则是矣，常见夏用热药，冬用寒药，往往治病捷愈，或者时亦可犯乎？客哂之曰：子不思矣。岐伯有言曰：天气反时，及客胜其主，则可犯。或如九夏寒甚为病，则可用热犯热。寒气不甚，则不可犯。且饮冷太过，中脘停寒，不用温药，何由克治？中病即止，过则与犯同。三冬热甚为病，则可用寒药犯寒。热气不甚，则不可犯。若积热于中，则用寒药除之，中病即止，是谓权也。又如春夏感暴风寒，邪在于表，则发表不远热。如宋人所制十神汤、香苏散之类，以行乎春；二香散、苏苓饮之类，以行乎夏。若冬伤乎寒，而致里证者，则攻里不远寒。如汉张长沙用诸承气之类也。况气动有胜复，不可不御也。六步之气于六位中，应寒反热，应热反寒，应温反凉，应凉反温，是谓步之邪胜也。差冬反温，差夏反冷，差秋反热，差春反凉，是谓四时之邪胜，胜则反其气以平之。反其气者，谓如差冬反温，则凉药可用。差夏反冷，则温药可行。差秋反热，则寒药可施。差春反凉，则温剂宜用。故《经》曰：无失天信，无逆气宜，无翼其胜，无赞其复，是谓至治。余悦。唯唯拜谢！

《诸症辨疑·春宣作下法误人说》卷四：今人春宣作下法，予考之，非也！春乃诸阳之所升，人病在头，故宜吐之，所以升因升用，此为主治。但胸中满闷停食，宿痰上壅，积热中脘，郁郁而痛，皆宜吐之。其有胎妇人气虚、气短，切宜慎之。余每见宣法误作下剂，讹也。

《医学统旨·用药必本四时》卷八：凡用药若不本四时，以顺为逆。四时者，是春升夏浮，秋降冬沉，乃天地之升降浮沉。化化者，脾土中造化也。是为四时之宜。但言补之以辛甘温热之剂，乃味之薄者，诸风药是也，此助春夏之升浮者也，此便是泻秋收冬藏之药也，在人之身乃肝心也。但言之以酸苦寒凉之剂，并淡味渗泄之药，此助秋冬之降沉者也，在人之身乃肺肾也。用药者，因此法度则生，逆之则死，纵令不死，危困必矣。

《本草发明·随时用药例》卷一：如感风寒，肌表寒栗，或发热面赤，虽夏暑月，可用辛温解表药。〇如酒客病，或素有热症人，虽寒冷月，可用清凉苦寒之药。黄芩、黄连、干葛之类，在所可用。愚谓冬月伤冷，虽素有热症者，亦当用辛温之药，岂宜寒药在所可用哉？此亦权宜之说，不必拘执。

《幼幼集·四时用药法》卷上：不问所病或温或凉，或热或寒，如春时有疾，于所用药内加清凉风药；夏月有疾，加寒凉之药；秋月有疾，加温气药；冬月有疾，加辛热之药；是不绝生化之源也。钱仲阳治小儿，深得此理。《内经》曰：必先藏气无伐天和，是为至治。又曰：无违时，无伐化。又曰：无伐生生之气。此皆常道用药之法。若反其常道而变生异症，则当从权施治。

《士林余业医学全书》卷三：《用药法则》从时变通春温宜用凉药，夏热宜寒，秋凉宜温，冬寒宜热。昼则从升，夜则从降，晴则从热，阴则从寒。然病与时逆，夏反用热，冬反用寒。如发表不远热，攻里不远寒，以其不住于中也。又如伤冷，虽夏月可用辛热。伤酒及素有热，虽冬月可用苦寒。然皆暂用也。

《医四书·药准》卷下：如酒客病，或素有热证，虽在寒凉月，可用清凉药，芩、连、干葛之类。盖病有因时制宜，亦有舍时从政，变而通之，在乎其人，不可执也。

《本草经疏》卷一：脏气法时并四气所伤药随所感论夫四时之气，行乎天地之间。人处气交之中，亦必因之而感者，其常也。春气生而升，夏气长而散，长夏之气化而软，秋气收而敛，冬气藏而沉。人身之气，自然相通。是故生者顺之，长者敷之，化者坚之，收者肃之，藏者固之。此药之顺乎天者也。春温夏热，元气外泄，阴精不足，药宜养阴；秋凉冬寒，阳气潜藏，勿轻开通，药宜养阳。此药之因时制用，补不足以和其气者也。〇然而一气之中，初中末异；一日之内，寒燠或殊。假令大热之候，人多感暑，忽发冰雹，亦复感寒。由先而感则为暑病，由后而感则为寒病。病暑者投以暑药，病寒者投以寒药。此药之因时制宜，以合乎权，乃变中之常也。此时令不齐之所宜审也。假令阴虚之人，虽当隆冬，阴精亏竭，水既不足，不能制火，则阳无所依，外泄为热，或反汗出，药宜益阴，地黄、五味、鳖甲、枸杞之属是已。设从时令，误用辛温，势必立毙。假令阳虚之人，虽当盛夏，阳气不足，不能外卫其表，表虚不任风寒，洒淅战栗，思得热食，及御重裘，是虽天令之热，亦不足以敌其真阳之虚。病属虚寒，药宜温补，参、耆、桂、附之属是已。设从时令，误用苦寒，亦必立毙。此药之舍时从证者也。假令素病血虚之人，不利苦寒，恐其损胃伤血。一旦中暑，暴注霍乱，须用黄连、滑石以泄之；本不利升，须用葛根以散之。此药之舍证从时者也。从违之际，权其轻重耳。至于四气所伤，因而致病，则各从所由。是故《经》曰：春伤于风，夏生飧泄。药宜升之、燥之，升麻、柴胡、羌活、防风之属是已。夏伤于暑，秋必痎疟。药宜清暑益气，以除寒热，石膏、知母、干葛、麦门冬、橘皮、参、苓、术之属是已。邪若内陷，必便脓血，药宜祛暑消滞，专保胃气，黄连、滑石、芍药、升麻、莲实、人参、扁豆、甘草之属是已。秋伤于湿，冬生咳嗽。药宜燥湿清热，和表降气保肺，桑白皮、石膏、薄荷、杏仁、甘草、桔梗、苏子、枇杷叶之属是已。冬伤于寒，春必病温。邪初在表，药宜辛寒、苦温、甘寒、苦寒，以解表邪，兼除内热，羌活、石膏、葛根、前胡、知母、竹叶、柴胡、麦门冬、荆芥、甘草之属是已。至夏变为热病，六经传变，药亦同前。散之贵早，治若后时，邪结于里，上则陷胸，中下承气，中病乃已，慎毋尽剂。勿僭勿忒，能事毕矣。〇以上皆四时六气所伤致病，并证重舍时，时重舍证，用药主治之大法，万世遵守之常经，圣哲复起，不可改矣。所云六气者，即风寒暑湿燥火是也。过则为淫，故曰六淫。淫则为邪，以其为天之气，从外而入，故曰外邪。邪之所中，各有其地：在表治表，在里治里，表里之间则从和解。病有是证，证有是药，各有司存，不相越也。此古人之定法，今人之轨则也。

《医宗必读·药性合四时论》卷一：尝论学者，不极天人之奥，不窥性命之元，辄开口言医，何怪乎其以人为试乎？寒热温凉，一匕之谬，覆水难收。始犹疗病，继则疗药，疗药之不能，而病尚可问哉？请以四时之气为喻。四时者，春温、夏热、秋凉、冬寒而已。故药性之温者，于时为春，所以生万物者也；药性之热者，于时为夏，所以长万物者也；药性之凉者，于时为秋，所以肃万物者也；药性之寒者，于时为冬，所以杀万物者也。夫元气不足者，须以甘温之剂补之，如阳春一至，生机勃勃也。元气不足而至于过极者，所谓大虚必挟寒，须以辛热之剂补之，如时际炎蒸，生气畅遂也。热气有余者，须以甘凉之剂清之，如凉秋一至，溽燔如失也。邪气盛满而至于过极者，所谓高者抑之，须以苦寒之剂泻之，如时值隆冬，阳气潜藏也。故凡温热之剂，均为补虚；凉寒之剂，均为泻实。大抵元气既虚，但有秋冬肃杀之气，独少春夏生长之机，然虚则不免于热，医者但见有热，便以凉寒之剂投之，是病方肃杀，而医复肃杀之矣！其能久乎？此无他，未察于虚实之故耳。独不闻丹溪有云：实火可泻，芩连之属；虚火可补，参芪之属。但知有火而不分虚实，投治一差，何异于入井之人，而又下之石乎？丹溪主于补阴者也，而犹以参、芪补虚人之火，人亦可以断然无疑矣。

《裴子言医》卷二：《素问》有所谓用寒远寒，用热远热之说者，论无病之尝也。所谓不远寒、不远热之说者，论无病之变也。今之人但知其尝，不知其变。时当夏令，不论有病无病，概不敢用桂、附、干姜，以犯司气之热；时当冬令，亦不论有病无病，概不敢用石膏、芩、连，以犯司气之寒。竟不思天令虽热，而受病在寒，即桂、附、干姜，亦所勿忌，乌得因其天令之热而远之？天令虽寒而受病在热，即石膏、芩、连，亦所勿忌，乌得因其天令之寒而远之？须知寒热之药，乃治寒热之病在人身者耳，非治天之寒热也。

《本草通玄》卷下：春宜辛温，薄荷、荆芥之类，以顺春升之气；夏宜辛热，生姜、香薷之类，以顺夏浮之气；长夏宜甘苦辛温，人参、白术、苍术、黄蘗之类，以顺化成之气；秋宜酸凉，芍药、乌梅之类，以顺秋降之气；冬宜苦寒，黄芩、知母之类，以顺冬沉之气。所谓顺时气而养天和也。〇春省酸增甘以养脾气，夏省苦增辛以养肺气，长夏省甘增咸以养肾气，此防其太过也。

《本草汇笺·总略·四季时令用药法》：焉文云：人身之阴阳，常随天地四时之气为升降，逆其气则病矣。然天地之气，亦有时而乖舛，虚者受之则亦病。是故有四时正令之药，有四时非令之药。非令者，生克胜复之变也。盖气有余则反凌，不及则反受下侮，上下倒置，病机错出矣。是故春气宜升，古人禁服白虎。秋气宜降，禁服柴胡。此特言其正令。若非令者，则固不然。脉法春宜带沉，夏宜带弦，秋宜带数，冬宜带涩。以阳动始于温，盛于暑。阴动始于清，盛于寒。春夏秋冬，各差其分。子母相仍，天道之常也。变亦自此生焉。医者不通天纪，不达时变，临症狐疑，举手便错。予壮时从游于衲师慎柔，因私淑慎斋先生之教，今采其随时所论方药，汇而成篇，为医学之坦途，治病之快捷方式。正如善奕家，平正坦直，井井有条，卒无能胜之者。庸手则杜撰欹曲，所向辄败耳。〇四时之令，春宜香苏。盖初春微阳，不宜过为发汗。以冬时阳气潜于九渊，人之阳则藏于肾，饮食七情之气，郁于胸中，故用苏、陈、附、草，开其滞气，使行阳气，以主生发之令。至春三月，冬令大泄，所谓火郁则达之，此时外实中虚，阳气荐上，多中咽喉之毒，又宜参苏饮，以人参保元，半夏化痰，甘草和中，桔梗、前胡去膈上之痰，陈皮开郁，枳壳、紫苏散寒下气，木香理气，先祛其邪。犹恐阴虚不能奉上，内有四物，使阴气自升，滋生元气。周慎斋。〇四时之令，皆有寒、热、温、凉，及时者为正令。若春宜温而反寒，为不及。春宜温而先热，为太过。宜温而寒，香苏散其正治也。如当春得正令，夏初及复嶚峭，其春初之令未除也，犹宜香苏散解之。倘春遇极温，即为太过，则口渴舌燥之症见矣。第发热不恶寒，谓之温病，此温令之过，宜照温病条治。四时各有时令之病，各有太过不及，以此类推。胡慎柔。〇若夏时四五六月，正当夏令，而寒气凛凛如春初之意，香苏犹不免耳。若当时小便赤、口渴等症见，此时令病也，宜五苓、清暑益气、十味香薷之类治之。若当时不热，至秋七八月，天气暑热，人患前症，仍以前汤治之，是治其不及之症，而调其不及之候也。胡慎柔。〇如春天正令温和，或风寒大作，即有感冒伤风寒之症。若五六月正令大热，或遇大雨逼热入家，即为受暑之症，宜清暑益气汤解之。胡慎柔。五苓散为四五六月时令之药，盖湿热盛，则三焦气不清，上咳下泻，中满等症作矣。猪苓清上焦，茯苓清中焦，泽泻清下焦，恐湿盛而脾不化，故用白术以健脾；然阳气不到，则湿不除，如日所不照处，湿不易干，用官桂之辛升至表，引表之阳气入里，里得阳气，而湿即行矣。周慎斋。〇脾当夏月，湿热为患，自受之则作泻痢，入于肝则寒热似疟，入于肺则为痰嗽。若腹中大痛，少用五苓，重加干姜，可代理中汤。微痛，重用五苓，少加干姜。痰嗽，五苓加半夏、五味，可代温肺汤。发疟，五苓加柴、芩。头痛，加芎、蔓。有宿食，加干姜、半夏，干姜温中化食，半夏醒脾也。汗多，五苓加小建中，汗多甚合黄芪建中。身热，加柴、葛；热甚加石膏。欲用五苓发表，则热饮走表，桂枝得令也。欲利小便，则冷饮达下，泽泻得令也。欲吐则温服，复饮热水数碗，探之便吐，猪苓得令也。一方之中，无穷变化如此。周慎斋。〇四五月间，湿热虽盛，犹正脾病，故宜五苓。若六七月湿热太甚，主气衰而客气旺，宜清暑益气。盖壬膀胱之水已绝于巳，癸肾水已绝于午，用甘草、参、芪、麦、味，大滋化源，令金旺生水，以救将绝之肾，黄柏清水之流，苍白术、泽泻上下分消其湿，升麻、干葛解表热，青、陈、神曲消湿热之痞满，而祛陈腐之气。周慎斋。〇五月火月，六月湿月，火旺则生湿，二者相并，肺金受克，则热伤气而痿倦之疾作矣。故设清暑益气汤，黄芪助肺，人参补元，甘草泻心火，则元气复而肺气清，湿热盛则胃气不清，故加苍术。湿热在中，而饮食不化，故加陈皮、青皮以开胸膈，加神曲以助消饮食，小便赤涩加泽泻以去下焦之湿，口渴加干葛以解肌热，又能接胃家津液，上润胃家。湿热盛则肾水受克，加黄柏以救肾。湿热盛则阳气遏而发热，加升麻以升阳，又走表以益阳，而门冬清心，五味子敛肺，皆所以救肺耳。胡慎柔。〇时至秋初，阳气下归，因夏间湿热之气尚留胸臆，而有痞满不宽之症，金不换正气散所宜急用也。湿去金清，则降下之令复。譬如主人久出，秽积户庭，须扫除洁清，以俟主人之回也。胡慎柔。〇冬月阳气下潜，里实表虚，寒邪易入，阳气难升，十神汤其要剂也。干葛、升麻、白芷升阳明之阳，紫苏、麻黄升太阳之阳，川芎升少阳之阳，阳升而寒自散矣。总之，治伤寒法，以扶阳为主，不外乎一升一降之道。如春时阳气尚微，饮食七情之气郁于胸膈，阳气不得上升，故用香苏散、香附、陈皮开豁胸膈，使阳气得以直上。夏间阳气在表，表实里虚，且长夏湿土用事，湿热相干，火土混杂，故用猪苓、茯苓、泽泻，上下宣通，佐以肉桂辛热之气，散动湿郁，接引阳气入里，令三物得以下达而成功。秋时阳气渐藏，肺金用事，以湿热内郁，阳难降下，故正气散藿香醒脾，厚朴温胃，紫苏、陈皮开豁胸膈，令阳气得以下潜也。今人殊昧此理，反用泄阳之剂，岂不谬哉。周慎斋。

《侣山堂类辩·四气逆从论》卷下：《经》云：升降浮沉则顺之，寒热温凉则逆之。谓春宜用升，以助生气；夏宜用浮，以助长气；秋时宜降，以顺收令；冬时宜沉，以顺封藏。此药性之宜顺四时者也。春气温，宜用凉；夏气热，宜用寒；秋气凉，宜用温；冬气寒，宜用热。此用气之宜逆四时者也。而病亦如之，然时气病气，又皆有常有变，知其常变，反其逆从，可以把握阴阳裁成造化矣。〇太阴阳明论三阴三阳者，天之六气也。五藏六府者，有形之五行也。胃属土，而阳明主秋令之燥。阳明者，胃之悍气，别走阳明，犹膀胱乃津液之府。而太阳之气为巨阳，五行六气之有别也。夫两阳合明，故曰阳明阳盛之气也。故胃土之气柔和，土主柔顺。而阳明之气燥热，是以阳明得中，见少阴之湿化，则阴阳相和矣。胃土得戊癸之合，则火土之气盛矣。故阳明之气，宜于和柔；胃土之气，宜于强盛。如火土之气弱，而又秉太阴之湿，则水谷不消，而为虚泄矣。此宜人参、橘皮、甘草、半夏之类以助胃，白术、苍术、厚朴、茯苓、姜、枣之类以益脾，甚者加附子以助癸中之火。若阳明悍热之气盛，而不得太阴之化，则阳与阴绝，渐能食而瘦矣。此又宜黄连、枳实之类以抑胃，芪、术、姜、枣之类以扶脾。易老、东垣以枳术丸为半补半消之法，皆不得五行六气之理、先圣立方之意。

《本草备要》卷首：风淫于内，治以辛凉，佐以苦甘，以甘缓之，以辛散之。风属木，辛属金，金能胜木，故治以辛凉。过辛恐伤真气，故佐以苦甘，苦胜辛，甘益气也。木性急，故以甘缓之。木喜条达，故以辛散之。热淫于内，治以咸寒，佐以苦甘，以酸收之，以苦发之。水胜火，故治以咸寒。甘胜咸，佐之所以防其过，必甘苦者，防咸之过，而又以泻热气作实也。热淫，故以酸收之；热结，故以苦发之。湿淫于内，治以苦热，佐以酸淡，以苦燥之，以淡泄之。湿为土气，苦热皆能燥湿，淡能利窍渗湿。用酸者，木能制土也。火淫于内，治以咸冷，佐以苦辛，以酸收之，以苦发之。相火，畏火也，故治以咸冷。辛能滋润，酸能收敛，苦能泄热，或从其性而升发之也。燥淫于内，治以苦温，佐以甘辛，以苦下之。燥属金，苦属火，火能胜金，故治以苦温。甘能缓，辛能润，苦能下，故以为佐也。寒淫于内，治以甘热，佐以苦辛，以咸泻之，以辛润之，以苦坚之。土能制水，热能胜寒，故治以甘热。苦而辛，亦热品也。伤寒内热者，以咸泻之；内燥者，以辛润之。苦能泻热而坚肾，泻中有补也。此六淫主治各有所宜，故药性宜明而施用贵审也。

《嵩厓尊生全书·四季时令用药谱》卷四：正月、二月初春，敛阳不宜过汗，宜香苏散。冬时阳气潜九渊，人之阳深藏于肾，饮食七情之气无阳以发之，郁于胸中，故用苏、陈、附、草开其滞气，使阳气上达，主生发之令。〇三月外实中虚，阳气荐上。宜四物参苏饮。此时冬令大泄，阳气上鼓，多中咽喉之毒，人参保元，半夏化痰，甘草和中，桔、前去膈上痰，枳、苏散寒下气，木香理气，四物使阴升奉阳。〇春宜温。反寒为不及，反热为太过。香苏散正治。有口干舌燥之症，但发热不恶寒，谓之温病。照温病条治。〇四月火热正令。病多便赤，口渴，此时令正病。宜五苓清暑益气，十味香茹之类。宜热，反寒是春初令未除。仍宜香苏散、参苏饮解之。〇五月正令大热。遇大雨逼热，人家即为受暑。宜清暑益气汤。〇六月正令湿热。病多上咳，下泻中满。宜五苓散。〇四月热月，五月火月，六月湿月，热火旺则生湿，湿盛亦生火热。三者相合，肺金受克，热伤元气，痿倦疾作。故用清暑益气汤。黄芪助肺，人参补元，甘草泻火，清肺复元。湿热盛伤胃，故加苍术；湿热胸不舒，故加青、陈；湿热食不化，故加神曲；便赤加泽泻；口渴加干葛解肌。

湿热克肾水，故加黄柏；湿热发热，加升麻升阳，麦冬清心，五味敛肺，皆以救肺也。〇夏三个月，湿热极胜，三焦气不清，上咳下泻，中满，故用五苓散。猪苓清上焦，茯苓清中焦，泽泻清下焦，恐湿盛而脾不化，故加白术以健脾。然阳气不到，则湿不除，如日所不照处，湿不易干，用官桂之辛升至表，引表之阳气入里，里得阳气而湿即行。〇夏多渴，不宜五苓。恐津液愈竭。然大渴引饮，是湿热在上焦，宜渗泻之，仍宜五苓散。〇长夏湿热中本脏脾土则为泻痢，宜五苓散加干姜。入于肝，则寒热似疟，五苓加柴、芩；头痛加芎、蔓。入于肺，则为痰嗽，五苓加半夏、五味。有宿食加干姜、半夏。干姜温中化食，半夏醒脾。汗多，五苓加小建中；汗多甚，合黄芪建中。身热，加柴、葛。热甚，加石膏。发表，五苓热饮。利便，五苓冷饮。〇七月秋初阳气下归。因夏湿热之气尚留胸臆，而有痞满不宽之症，宜金不换正气散。湿去金清，则降下之令复。譬如主人久出，秽积门庭，扫除俟主人之回。藿香、厚朴、紫苏、陈皮。〇秋初若湿热犹胜，便不宜五苓，宜清暑益气汤。盖夏之湿热盛，脾自作病也。若此时湿热太甚，主气衰，客气旺，壬膀胱水已绝于巳，癸肾水已绝于午，用甘、参、芪、麦、味，大滋化源，令金旺生水，以救将绝之肾，黄柏清水之流，苍白术、泽上下分消其湿，升、葛解表热，青、陈、曲消湿热之痞满，而祛陈腐之气；苓只能渗，不能滋矣。秋多痢。夏时阳气在表，太阴在里，纯阴无阳，生冷积而不化，积久成热，故作痢；不发于夏者，无阳则发不运，至秋则阳气入里，邪无所容也。宜温之开之，因势而导之。〇八月、九月金旺或伤风咳嗽，寒热，是金未旺，不能平木。宜温肺汤。细辛、五味、肉桂、干姜，脾肾药也。皆以温下，肾水温，气熏蒸上行，化为津液，是于水中补金。所谓云从地起，水从天降，金旺则能平木矣。〇十月、十一月、十二月阳气下潜，里实表虚，邪易入阳，气难升。宜十神汤，升、葛、芷、升阳明之阳。苏、麻、升太阳之阳。川芎，升少阳之阳。阳升而寒自散。〇四时治感冒法，以扶阳为主，不外乎一升一降之理。春用香苏，开豁胸中冬时郁窒之气，使阳气上升也。夏用五苓，为阳气在表，火土混杂，四苓上下通宣，肉桂辛散湿郁，接引阳气入里也。秋时阳宜降下，以湿热内郁不得降，正气散开豁胸膈，醒脾温胃，令阳气得以下潜也。昧者反欲泄阳，谬矣！

《本草从新·药性总义》：风淫于内，治以辛凉，佐以苦甘，以甘缓之，以辛散之。风为木气，金能胜之，故治以辛凉。过于辛，恐反伤其气，故佐以苦甘，苦胜辛，甘益气也。木性急，故以甘缓之。风邪胜，故以辛散之。热淫于内，治以咸寒，佐以甘苦，以酸收之，以苦发之。热为火气，水能胜之，故治以咸寒，佐以甘苦。甘胜咸，所以防咸之过也。苦能泄，所以去热之实也。热盛于经而不敛者，以酸收之。热郁于内而不解者，以苦发之。湿淫于内，治以苦热，佐以酸淡，以苦燥之，以淡泄之。湿为土气，燥能除之，故治以苦热。酸从木化，制土者也，故佐以酸淡。以苦燥之者，苦从火化也。以淡泄之者，淡能利窍也。火淫于内，治以咸冷，佐以苦辛，以酸收之，以苦发之。相火，畏火也，故宜治以咸冷。苦能泄火，辛能散火，故用以为佐。酸收苦发，义与上文热淫同治。燥淫于内，治以苦温，佐以甘辛，以苦下之。燥为金气，火能胜之，治以苦温，苦从火化也。佐以甘辛，木受金伤，以甘缓之，金之正味，以辛泻之也。燥结不通则邪实于内，故当以苦下之。寒淫于内，治以甘热，佐以苦辛，以咸泻之，以辛润之，以苦坚之。寒为水气，土能制水，热能胜寒，故治以甘热，甘从土化，热从火化也。佐以苦辛等义，如《藏气法时论》曰：肾苦燥，急食辛以润之。肾欲坚，急食苦以坚之，用苦补之，咸泻之也。此六淫主治，各有所宜也。

《方脉指迷·指明和剂不合四时之迷》卷一：学者苟不穷天人之故，窥性命之元，辄开口言医，何怪其以人为试乎？盖药有寒热温凉，原合天地四时之气。温者于时为春，所以生万物者也。热者于时为夏，所以长万物者也。凉者于时为秋，所以肃万物者也。寒者于时为冬，所以杀万物者也。然春气生而升，夏气长而散，秋气收而敛，冬气藏而沉。人身之气，自然相通，生者顺之，长者敷之，收者肃之，藏者固之，此药之顺乎天者也。春温夏热，元气外泄，阴精不足，药宜养阴。秋凉冬寒，阳气潜藏，勿轻开通，药宜养阳，此药之因时制用，补不足以和其气者也。况有乖戾变常之时，大暑之候而得寒证，大寒之候而得热症，证重于时，则舍时从症，时重于症，则舍症从时。六极太过为六淫，六淫致病为客病，以天时之气从外而入也。七情动中为主，病以人之气从内而起也。再有禀性偏阴偏阳者，又当从法外之治。假如性偏阴虚，虽当三冬阴精亏损，水既不足，不能制火，阳无所依，外泄为热，或反汗出，药宜滋阴。设从时合，妄用辛温，势必立毙。如性偏阳虚，虽当盛夏，阳气不足，不能外卫其表，表虚不耐风寒，洒淅战惕，思得热食，反衣重裘，虽天令之热，不敌真阳之虚，药宜温补。设从时令，误用苦寒，亦必立毙。且人禀天地阴阳之气，强弱亦随乎气运。上古之人寿逾百岁，今则七十称古稀矣。故用药消息，亦必因之而变，不可泥古，辄用峻厉。今时人心不古，元气转薄，虚多实少，临症施药，端防克伐，多从温补，痛戒寒凉，抵当、承气日就减少，补中、归脾日就增多，此今日治法之急务，用药之权衡变通合宜，则又存乎其人矣。

《医学集成》卷一：值年用药甲己之年丙作首，丙火生土，土喜干燥而恶水湿，药宜辛燥之品。乙庚之岁戊为头，戊土生金，金喜清肃而恶火燥，药宜滋润之品。丙辛之年从庚起，庚金生水，水喜温暖而恶寒凝，药宜温暖之品。丁壬壬上癸顺流，癸水生木，木喜条达而恶抑郁，药宜条达之品。戊癸翻从甲寅求，甲木生火，火喜升发而恶湿郁，药宜清凉之品。

《王氏医存》卷四：夏月用药法夏月热伤元气，凡感冒无汗之病宜发散者，不可过汗，防亡阳也，尤宜养阴以配阳。故发散方中不可无保津液之药，麦冬、白芍、石斛、乌梅之类是也。若大热证，须用雪水、梨汁、二冬、生地等药，因寒药亦忌燥也。

《蠢子医》卷二：夏秋之间用药不得不杂。病到夏秋甚是杂，虽老名医亦无法。一症常具温凉补泻理，汗吐下法不得不齐加。我尝遇此症，便用九里山前摆阵法。头痛如劈是少阴，细辛白芷得多加。心中嘈杂欲呕出，黄连滑石得多加。浑身大热汗不流，防风二活（羌活、独活）得多加。五内干燥不能忍，芩（黄芩）连（黄连）栀（栀子）柏（黄柏）得多加。不然先用六一牛黄（六一散，又加牛黄散。）去导吐，再用煎药更觉嘉。此症原由风木摇动无止息，所以寒火湿热乱翻花。只要立志去平贼，金丹和入（紫金丹和入渴药之中。）扫根芽。不是我心杂乱无主意，九里山旗樊哙拿。或用葱水煎，或用醋麸拓。内有清凉去解散，外用过热亦不差。纵有霸王作病神，不过乌江去看他。

诸家脏腑用药论

《宝庆本草折衷》卷二：《逢原纪略》记脾肾用药不同。《本事方》云：脾恶湿，肾恶燥。如硫黄、附子、钟乳、炼丹之类，皆刚剂，用以助阳。补接真气则可，若云补肾，则正肾所恶者。古人制方益肾，皆滋润之药，故仲景八味元，本谓之肾气元。又如肾沥汤之类，皆正补肾经也。又云：有人全不进食，服补脾药皆不验，此病不可全作脾虚。盖因肾气怯弱，真元衰劣，自是不能消化饮食。余于补骨脂续说论之矣。《李氏集验方》此是医麻痘方云：五更初，肾气必开。若一语言、咳嗽、口唾，即肾气复合。遇肾开时，进平补药，其功效胜寻常峻补之药矣。〇记养脾胃并吐逆。杨邦光《集验奇方》云：凡吐逆大作，不可强进汤药，须候气定，徐徐与之。若以汤药逼之，反吐旧食，愈增其苦，脾胃恶湿故也。常令以舌舐干药末少许，令含之。药既到胃，病势渐衰，逆气渐定。良久，又令吃干食，如此累验。余纲《选奇方》举孙兆云：补肾不若补脾，脾胃既壮，则能饮食，生荣卫，滋骨髓，益精血。《和剂局方》首云少不医劳，非不医劳也，只当调脾尔。别本《局方》增入此说。

《万病回春》卷一：肺脏补泻温凉药。补：人参、黄芪、天门冬、阿胶、紫菀、山药、五味子、麦门冬、瓜蒌、百部、白胶、沙参、马兜铃、白茯苓。泻：葶苈、防风、通草、枳壳、槟榔、桑白皮、泽泻、琥珀、赤茯苓、紫苏叶、枳实、麻黄、杏仁、萝卜子。温：干姜、生姜、肉桂、木香、白豆蔻、苏子、半夏、橘红、胡椒、川椒。凉：片芩、山栀、桔梗、石膏、枇杷叶、玄参、贝母、青黛、羚羊角、竹沥。本脏报使引经药：白芷、升麻、葱白。〇肺病饮食宜忌物：《甲乙经》曰：肺病者宜食黍、鸡肉、桃、葱。宜辛物，忌苦物。〇大肠补泻温凉药。补：粟壳、牡蛎、木香、莲子、肉豆蔻、诃子、倍子、龙骨、榛子、砂糖、糯米、石蜜、棕榈子。泻：大黄、芒硝、牵牛、巴豆、枳壳、枳实、桃仁、槟榔、葱白、麻子仁、续随子、榧实。温：人参、干姜、肉桂、吴茱萸、半夏、生姜、胡椒、丁香、糯米、桃花石。凉：条芩、槐花、黄连、大黄、胡黄连、栀子、连翘、芒硝、苦参、石膏。本腑报使引经药：葛根、升麻、白芷行上、石膏行下。〇胃腑补泻温凉药。补：白术、人参、黄芪、莲肉、炙甘草、芡实、山药、陈皮、半夏、糯米、蜂蜜、砂糖、白糖、荔枝、林檎、枣子、山查、麦芽、神曲。泻：大黄、硝石、牵牛、巴豆、枳实、厚朴、枳壳、三棱、莪术。温：附子、肉桂、干姜、生姜、丁香、木香、藿香、砂仁、益智、香附、川芎、胡椒、辛夷、肉豆蔻、白豆蔻、草豆蔻、吴茱萸、香薷、糯米、诸糖。凉：石膏、山栀、大黄、玄明粉、寒水石、黄连、生地黄、知母、黄芩、石斛、玉屑、连翘、滑石、葛根、芦根。本腑报使引经药：葛根、升麻、白芷行上、石膏行下。胃病饮食宜忌物：飞来子云：虚寒宜辛甘，忌苦；实热宜苦淡，忌甘。〇脾脏补泻温凉药。补：人参、白术、黄芪、炙甘草、山药、芡实、陈皮、酒芍、升麻少用、柴胡少用、南枣、枸杞、白茯苓、蜂蜜、砂糖、甘蔗、牛肉。泻：枳壳、枳实、巴豆、葶苈、青皮、大黄、山查、神曲、麦芽、防风。温：丁香、木香、干姜、生姜、附子、官桂、砂仁、豆蔻、川芎、益智、茱萸、胡椒、花椒、藿香、良姜、红豆、糯米、晚米、甜酒。凉：黄连、连翘、大黄、黄芩、寒水石、石膏、山栀、芒硝、西瓜、绿豆、苦茶、玄明粉。本脏报使引经药：升麻、酒浸白芍药。脾病饮食宜忌物：《甲乙经》曰：脾病者宜食粳米、牛肉，宜甘，忌酸。〇心脏补泻温凉药。补：人参、天竺黄、金屑、银屑、麦门冬、远志、山药、川芎、当归、羚羊角、红花、炒盐。泻：枳实、葶苈、苦参、贝母、玄胡索、杏仁、郁金、黄连、前胡、半夏。温：藿香、苏子、木香、沉香、乳香、石菖蒲。凉：黄连、牛黄、竹叶、知母、山栀、连翘、珍珠、芦根、玄明粉、贝母、犀角。本脏报使引经药：独活、细辛。心病饮食宜忌物：《甲乙经》曰：心病者宜食麦、羊肉、杏、韭，宜苦物，忌咸物。〇小肠腑补泻温凉药。补：牡蛎、石斛、甘草稍。泻：海金沙、大黄、续随子、葱白、荔枝、紫苏。温：巴戟、茴香、大茴香、乌药、益智仁。凉：木通、黄芩、滑石、黄柏、通草、山栀、车前子、茅根、猪苓、泽泻、芒硝。小肠报使引经药：藁本、羌活行上、黄柏行下。〇膀胱腑补泻温凉药。补：橘核、龙骨、续断、菖蒲、益智仁、黄芩。泻：芒硝、猪苓、泽泻、滑石、车前子、瞿麦、木通、萱草根。温：茴香、肉桂、乌药、沉香、荜澄茄、山茱萸。凉：黄柏、知母、防已、滑石、地肤子、石膏、甘草稍、生地黄。膀胱报使引经药：藁本、羌活行上、黄柏行下。〇肾脏补泻温凉药。补：知母、黄柏、生地黄、熟地黄、龟板、虎骨、覆盆子、牛膝少用、杜仲少用、锁阳、山药、鹿茸、枸杞、当归、肉苁蓉、山茱萸。泻：猪苓、泽泻、琥珀、苦茗、白茯苓、木通。温：附子、干姜、肉桂、沉香、破故纸、柏实、乌药、硫黄、钟乳、胡芦巴、白马茎、狗肉、阳起石、诸酒、鳗鱼、五味子、巴戟天。凉：黄柏、知母、生地黄、地骨皮、牡丹皮、玄参。肾脏报使引经药：独活、肉桂、盐、酒。肾病饮食宜忌物：《甲乙经》曰：肾病者宜食大豆、豕肉、粟、藿。宜咸物，忌甘物。〇心包络补泻温凉药。补：黄芪、人参、肉桂、苁蓉、胡芦巴、鹿血、菟丝子、沉香、故纸、狗肉、诸酒。泻：大黄、芒硝、枳壳、黄柏、山栀子、乌药。温：附子、干姜、肉桂、沉香、腽肭脐、川芎、益智、豆蔻、补骨脂、狗肉、茴香、硫黄、乌药、钟乳、柏子仁、烧酒。凉：黄柏、知母、黄连、黄芩、山栀、柴胡、石膏、滑石、腊雪、玄明粉、寒水石。心包络报使引经药：柴胡、川芎行上、青皮行下。〇三焦补泻温凉药。补：人参、黄芪、藿香、益智、炙甘草、白术、桂枝。泻：枳壳、枳实、青皮、萝卜子、乌药、神曲、泽泻。温：附子、丁香、益智、仙茅、荜澄茄、厚朴、干姜、茴香、菟丝子、沉香、茱萸、胡椒、补骨脂。凉：石膏、黄芩、黄柏、山栀、滑石、木通、车前子、龙胆草、地骨皮、知母。三焦报使引经药：柴胡、川芎行上、青皮行下。〇胆腑补泻温凉药。补：辣菜、鸡肉、乌梅、当归、山茱萸、酸枣仁、五味子、诸酒、胡椒。泻：柴胡、青皮、黄连、白芍、川芎、木通。温：干姜、生姜、肉桂、陈皮、半夏。凉：黄连、黄芩、柴胡、竹茹、龙胆草。胆腑报使引经药：柴胡、川芎行上、青皮行下。〇肝脏补泻温凉药。补：木瓜、阿胶、沙参、橘核、酸枣仁、青梅、薏苡仁、山茱萸、猪肉、羊肉、鸡肉、诸酒、诸醋。泻：柴胡、黄连、白芍、川芎、黄芩、青皮、青黛、龙胆草。温：木香、肉桂、吴茱萸、杨梅、桃子、杏子、李子。凉：黄连、黄芩、龙胆草、车前子、胡黄连、柴胡、草决明、羚羊角。肝脏报使引经药：柴胡、川芎行上、青皮行下。肝病饮食宜忌物：《甲乙经》曰：肝病者宜食豚犬肉、李、韭。宜酸物，忌辛物。

《士林余业医学全书·用药法则》卷三：五脏升降浮沉之诀肝主春，于时自子至卯，为阴中之阳。阴中之阳薄味尔，风药应之，如羌、防、升、葛之类。味辛补酸泻，气温补凉泻。心主夏，于时自卯至午，为阳中之阳。阳中之阳厚之至，热药应之，如乌、附、姜、桂之类。味咸补甘泻，气热补寒泻。肺主秋，于时自午至酉，为阳中之阴。阳中之阴薄气使，燥药应之，如苓、泽、木通之类。味酸补辛泻，气凉补温泻。肾主冬，于时自酉至子，为阴中之阴。阴中之阴乃厚味，寒药应之，如大黄、芩、连之类。味苦补咸泄，气寒补热泻。脾主长夏湿化。味甘补苦泻，气寒热温凉，各从其宜。

《秘传眼科七十二症全书·治五脏冷热虚实分经诀》：心虚则冷：主气不顺，宜顺，温心。用吴茱萸、肉桂、炒盐之类。肝虚则冷：主冷泪羞明，宜和肝气血。用夏枯、楮实、石斛、草决明之类。脾虚则冷：主睛疼，宜健脾补心。大枣、甘草、炒盐、白茯、知母、款冬花之类。肺虚则冷：主风寒气滞，宜顺气，润肺，滋阴。用五味、人参、贝母、玄参、黄柏之类。肾虚则冷：主生黑花，宜滋肾补虚，用枸杞、熟地、玄参、覆盆、菟丝等类。心实则热：主赤脉不散，宜凉脾，泻心火，泄脾气。用黄连、栀子、黄芩。肝实则热：主努肉侵睛，宜泻心凉肝。用白芍、柴胡、龙胆草等类。脾实则热：主睛疼，宜凉胃泻脾。用石膏、枳壳、厚朴、草决明、黄连、黄柏等味。肺实则热：主两睑生疮，宜凉肾。用桑白、桔梗、栀子、黄芩等。肾实则热：主睛疼纷花，宜凉肝。

用白芍、柴胡、龙胆草、黄芩、草决明等类。

《秘传眼科七十二症全书·温五脏六腑之寒》：温心用肉桂，温肝脾吴茱萸，温胃用生姜，温肺用麻黄，温肾白附子，温胆用川芎，温膀胱用桂枝，温大肠用白芷，温小肠用茴香，温心包络用黑附、川芎。○补五脏之虚：补心用炒盐，补肝陈皮、生姜，补脾甘草、大枣，补肺用五味子，补肾黄柏、熟地黄。○泻五脏之实：生甘草泻心之实，白芍泻肝之实，黄连、枳壳泻脾之实，桑白皮泻肺之实。肾无泻法，肾者肺之子，以泽泻泻之。

《本草经疏·五脏苦欲补泻论》卷一：五脏苦欲补泻，乃用药第一义。好古为东垣高弟，东垣得之洁古，洁古实宗仲景。仲景远师伊尹，伊尹原本炎黄。圣哲授受，百世一源，靡或少异。不明乎此，不足以言医矣。何则？五脏之内，各有其神。神各有性，性复各殊。故《素问》命十二官之名，厥有旨焉。盖形而上者，神也，有知而无质；形而下者，块然者也，五脏之体也，有质而无知。各各分断者也。肝藏魂，肺藏魄，心藏神，脾藏意与智，肾藏精与志，皆指有知之性而言，即神也。神也者，阴阳不测之谓也。是形而上者，脏之性也。惟其无形，故能主乎有形。故知苦欲者，犹言好恶也。违其性故苦，遂其性故欲。欲者，是本脏之神之所好也，即补也。苦者，是本脏之神之所恶也，即泻也。补泻系乎苦欲，苦欲因乎脏性。不属五行，未落阴阳，其神用之谓与！自虚则补其母已下，乃言脏体之虚实，始有补母泻子之法，斯则五行之性也。明乎此，斯可以言药道矣。

《本草汇言·气味补泻》卷二○：李濒湖曰：凡药补者，则于藏府皆补；泻者，则于藏府皆泻。分之则或补气，或补血；或泻气，或泻血。若昼夜之不同晷，水陆之不同涂也。细而分之，则气味之于藏府，各有补、各有泻。肝胆二经，温补凉泻，辛补酸泻。心、小肠、命门、三焦四经，热补寒泻，咸补甘泻。肺、大肠二经，凉补温泻，酸补辛泻。肾、膀胱二经，寒补热泻，苦补咸泻。脾、胃二经，温热补、寒凉泻，甘补苦泻。凡人之病，一经寒则一经热，一经实则一经虚。医者区别不精，混而施之，则有实实虚虚之患，而欲愈疾，难矣！

《医宗必读·苦欲补泻论》卷一：夫五脏之苦欲补泻，乃用药第一义也，不明乎此，不足以言医。如肝苦急，急食甘以缓之。肝为将军之官，其性猛锐，急则有摧折之意，用甘草以缓之，即宽解慰安之义也。肝欲散，急食辛以散之。扶苏条达，木之象也，用川芎之辛以散之，解其束缚也。以辛补之。辛虽主散，遂其所欲，即名为补。以酸泻之。如太过则制之，毋使踰分，酸可以收，芍药之属。虚则补之。陈皮、生姜之属。○心苦缓，急食酸以收之。缓者和调之义。心君本和，热邪干之则躁急，故须芒硝之咸寒，除其邪热，缓其躁急也。以咸补之。泽泻导心气以入肾。以甘泻之。烦劳则虚而心热，参、耆之甘温益元气，而虚热自退，故名为泻。虚则补之。心以下交于肾为补，炒盐之咸以润下，使下交于肾，既济之道也。○脾苦湿，急食苦以燥之。脾为仓廪之官，属土喜燥，湿则不能健运，白术之燥，遂其性之所喜也。脾欲缓，急食甘以缓之。稼穑作甘，甘生缓，是其本性也。以甘补之。脾喜健运，气旺则行，人参是也。以苦泻之。湿土主长夏之令，湿热太过，脾斯困矣，急以黄连之苦泻之。虚则补之。甘草益气，大枣益血，俱甘入脾。○肺苦气上逆，急食苦以泄之。肺为华盖之藏，相传之官，藏魄而主气者也。气常则顺，气变则逆，逆则违其性矣。宜黄芩苦以泄之。肺欲收，急食酸以收之，肺主上焦，其政敛肃，故喜收，宜白芍药之酸以收之。以辛泻之。金受火制，急食辛以泻之，桑白皮是也。以酸补之。不敛则气无管束，肺失其职矣，宜五味子补之，酸味遂其收敛，以清肃乎上焦。虚则补之。义见上句。肾苦燥，急食辛以润之。肾为作强之官，藏精，为水脏，主五液，其性本润，是故恶燥，宜知母之辛以润之。肾欲坚，急食苦以坚之，肾非坚无以称作强之职，四气遇湿热即软，遇寒冷则坚，五味得咸即软，得苦即坚，故宜黄檗。以苦补之。坚即补也，宜地黄之微苦。虚则补之。藏精之藏，苦固能坚，然非益精，无以为补，宜地黄、山茱萸。〇夫五脏者，违其性则苦，遂其性则欲。本脏所恶，即名为泻；本脏所喜，即名为补。苦欲即明，而五味更当详审。水曰润下，润下作咸。火曰炎上，炎上作苦。水曰曲直，曲直作酸。金曰从革，从革作辛。土爰稼穑，稼穑作甘。苦者直行而泄，辛者横行而散，酸者束而收敛，咸者止而软坚。甘之一味，可上可下，土位居中而兼五行也；淡之一味，五脏无归，专入太阳而利小便也。善用药者，不废准绳，亦不囿于准绳。如热应寒疗，投寒而火热反生；寒应热治，进热而沉寒转甚。此喜攻增气之害也。治寒有法，当益心阳；治热有权，宜滋肾水。此求本化源之妙也。益心之阳，寒亦通行；强肾之阴，热之犹可。此变化通神之法也。知此数者，其于苦欲补泻，无胶固之失矣。

《异授眼科》：五经虚。心虚：当归、生地。肝虚：柴胡、红花。脾虚：枣仁、白术、陈皮。肺虚：五味、麦冬。肾虚：苁蓉、熟地、杜仲、山萸、枸杞。肺热血盛：桑皮、丹皮。〇泻五经火。心火甘稍生地翘，独引黄连犀角超。肺火桑芩麦冬栀，芷引玄参杏石膏。脾火枳连生地芩，麻引黄甘用要勤。肝火尾荆赤柏明，柴引薄荷补姜陈。肾火熟地知泽柏，独活引经增大黄。胃火栀子膏干葛，补胃白术与生姜。补心远志茯苓盐，提肺升麻白芷桔。补肺车天五味参，补肝姜枸芍芎熟。补肾斛柏知芍煎，杜枸牛丝戟破蓉。宽肠芒硝壳大黄，宽小木通及羌活。泻膀胱芎羌活柏，泻三焦兮柴胡芩。

《本草通玄》卷下：《内经》曰：阴味出下窍，阳气出上窍。清阳发腠理，浊阴走五脏；清阳实四肢，浊阴归六腑。味厚为阴，薄者为阴中之阳；气厚为阳，薄者为阳中之阴。味厚则泄，薄则通。气薄则发泄，厚则发热。辛甘发散为阳，酸苦涌泄为阴。咸味涌泄为阴，淡味渗泄为阳。〇元素曰：附子气厚，为阳中之阳；大黄味厚，为阴中之阴。茯苓气薄，为阳中之阴，所以利小便，入太阳，不离阳之体也；麻黄味薄，为阴中之阳，所以发汗，入手太阴，不离阴之体也。肝苦急，急食甘以缓之甘草，以酸泻之芍药，实则泻子甘草。肝欲散，急食辛以散之川芎，以辛补之细辛，虚则补母地黄。心苦缓，急食酸以收之五味，以甘泻之参芪，实则泻子甘草。心欲软，急食咸以软之芒硝，以咸补之泽泻，虚则补母生姜。脾苦湿，急食苦以燥之白术，以苦泻之黄连，实则泻子桑皮。脾欲缓，急入甘以缓之甘草，以甘补之人参，虚则补母炒盐。肺苦气，急入苦以泻之诃子，以辛泻之桑皮，实则泻子泽泻。肺欲收，急食酸以收之芍药，以酸补之五味，虚则补母五味。肾苦燥，急食辛以润之知柏，以咸泻之泽泻，实则泻子芍药。肾欲坚，急食苦以坚之知母，以苦补之黄柏，虚则补母五味。夫甘缓、酸收、苦燥、辛散、咸软、淡渗，五味之本性，一定而不变者也。或补或泻，则因五脏四时而迭相施用者也。温、凉、寒、热，四气之本性也。其余五脏补泻，亦迭相施用也。此特洁古因《素问》饮食补泻之义，举数药以为例耳。学者宜因其意，而充广变通之。

《本草汇笺·总略·论脏腑虚实用药大法》：焉文云：前既推言草木之性以合脏腑，此又申明脏腑之性以合药性。盖草木之性，一定者也。脏腑之性，无定者。雨旸旱涝，能令草木枯槁萎顿，而不能违其性。七情外感，能令脏腑生克制变，而其性亦潜移。于是以一定之草木，治无定之脏腑，转移变化之妙，岂浅识冒昧者之所能测乎？〇脾本甘，故以甘补，欲缓，以甘缓之，缓即为补，此人所易知也。心本苦，宜以苦补，因其欲软，故又以咸补之。肾本咸，宜以咸补，因其欲坚，故又以苦补之。此为南北交。肺本辛，宜以辛补，因其欲收，故又以酸补之。肝本酸，宜以酸补，因其欲散，故又以辛补之。此为东西交。心肝二脏，以胜我者为补。肺肾二脏，以我胜者为补。盖心肝常有余，必使上有所制；肺肾常不足，必使下有所滋，而药理在其中矣。今人知用参、术、芪、草，而不知苦寒咸软之皆为补，岂不陋哉？〇盖天垂五气，主风、热、湿、燥、寒，在人五腑应之。地布五运，主木、火、土、金、水，在人五脏相应。古之至人，穷天地阴阳之道，以推脏腑体性，主所苦所欲、所宜所恶之论，所以洞彻病原，为用药制方、调治补泻第一要义。夫脏腑体本块然，神识虚灵，中含情性，是以一体各具一神，一神各具一性，性复各殊，违逆其性则苦而恶，从顺其性则欲而宜。调治之法，随性之顺逆，以为补泻。投其所欲，便谓之补；投其所苦，便谓之泻。补泻由于苦欲，苦欲因于脏性，故脏性为病因之本，医理之源，用药之根，据皆以是为准焉。〇肝脏：肝气喜疏散，郁遏则躁劲，躁劲易摧折，违其性矣。《经》曰：肝苦急，以甘缓之，宜用熟地、天麻，甘和者缓其劲，解其束缚，使遂其性。若劲急甚，当以山栀味苦者清其气。如妇人隐忧不发，多生肝火，以至劲急者，当用左金丸治之，使之平。观木之象，扶苏条达，以知肝之用，升发开展。故《经》曰：肝欲散，以辛散之，宜用川芎、丹皮苦辛者，散之清之，从顺其性，是即为补。所谓用辛，补肝也。若过于疏散，又当制之，宜用白芍微酸者收之，以平其性，是即为泻。凡涩味同乎酸，甚则以龙胆草之苦。涩者，调肝气之实，此皆谓用酸泻肝也。《尚书》云曲直作酸，肝木之味本酸，肝虚则脏性自见，常思酸以助之，用山茱萸体滋润味甘酸者，以酸走肝，而养肝血，如六味丸中用之是也。凡气以类感，在天为风，在人为肝类也。所以风独伤肝。故《经》云：肝恶风，风伤于阳，宜用柴胡等以疏表邪。至阳盛则筋热，手足筋急拘挛者，宜用黄芩等以凉内热。肝喜畅遂而和缓，如气滞不利，则拂郁为痞闷，为腹痛，为腰疼，宜用香附等开解之，如越鞠丸中用之是也。肝木温和，其化向荣，如木折则枝萎，萎枯则失荣，戴人所谓肝本温，虚则凉，宜熟地、天麻、当归、川芎、枣仁、柏子仁甘温之品，温养肝脏。总之，肝常宜清之，郁宜疏之，虚宜温之。〇心脏：心为君火，清宁则统周身之气，散乱则气消矣。故《经》曰：心苦缓，以酸收之。此缓字，当作散字义。宜用五味子、侧柏叶收其涣散，使神自清，而气旺矣。心本和平，人生役役，百炎焦心，心火燔灼，则为躁急，急则坚劲，故《经》曰：心欲软，以咸软之。如病狂等症，邪火炽盛，宜芒硝、玄明粉咸寒之品，降火清心，软其坚劲，是即为补，所谓用咸补心也。若非火炽，而但邪热者，宜黄连、石莲子味苦之药，清其劲，润其燥，平其性，又所谓以苦补心也。心为阳中之太阳，阳亢则害，外如暑蒸，形役热物，皆阳类也。故《经》曰：心恶热，热则脉浊，宜用香薷、竹叶、石斛微苦者，以清心而益心气。凡心静则神恬，用心太过，时觉惴惴焉不自安者，是血不足以养神也。宜用丹参、生地、麦冬以补心血。火政明曜，火衰则伏明，明灭则化冷，戴人所谓心本热，虚则寒。如心虚怯弱，宜茯神体重甘温者，镇伏心神，兼用枣仁炒香微温者，使香透心气，温补心神。若至虚甚，惊悸怔忡，少佐辰砂、肉桂分许，以热挽之。总之，心常宜敛之，热宜清之，虚宜暖之。苦志劳神之士，未有不耗心血。心血既亏，火易上炎，一经用心，即见面热咽痛，头晕心烦之症，大宜养血敛神，居常焚香，及松子、瓜仁辛辣之味，皆须禁用。甚则血少生痰，痰碍心窍，夜多梦魇惊跳，兼用远志、菖蒲，以去客痰。〇脾脏：脾象坤土，土本苦湿，而更苦燥，燥则万物槁，久燥成顽土。润则万物生，太润又泥泞。故《经》曰：脾苦湿，以苦燥之，宜白术微苦略辛者，以燥其湿。又即以苦润脾，须佐之以当归，取其体湿滋脾，辛香润燥，补中益气汤兼用之是也，燥之润之，脾斯旺矣。胃司纳受，脾司运化，助胃化食。若运动太过，则脾劳，须宽缓以少息，其体乃遂其性。故《经》曰：脾欲缓，以甘缓之，宜用人参、黄芪、甘草、茯苓甘温之品，缓其运动，以息脾气，是即为补，所谓用甘补脾也。若脾气散漫，不能收摄，而致泻者，宜用炒白芍微酸者，收复脾气之散。湿独伤脾，以气类相感也。故《经》曰：脾恶湿，若内伤生冷，或外感阴湿，致伤脾作泻者，宜用苍术辛温者，燥其湿则脾土自复。脾主四肢，若脾气不醒，四肢困倦，怠惰嗜卧，宜用神曲、山查以醒脾化食，兼用生地、麦冬，合健脾之剂，润肌肉而生精脉。脾原湿土之性，若湿去则土干，土干则燥坼，戴人所谓脾本湿，虚则燥。盖燥有二义，如天之秋气清肃，收敛而不凉，乃阴之稚，燥之渐也，非假火以蒸润之不能解，是以脾气虚，重则用熟附子，轻则用肉果、破故纸补火以助土，土回燥而成润，即所谓虚则补其母也。若脾土湿郁火生，火甚成燥，此如火熯之燥，又当以水润之，是以燥热重者，宜用黄连苦寒者导其热，所谓用苦泻脾也。燥热轻者，宜用石膏清凉者清其脾，泻黄散中用之是也。前后土燥之理，大相迥别，用寒用热，岂可混乎？总之，脾常宜燥之，郁宜导之，虚宜温之。〇肺脏：肺主气，司呼吸，气常则顺，变则逆上，违其性矣。故《经》曰：肺苦气上逆，以苦泄之，轻则用陈皮、枳壳利之，重则气热，用地骨皮、桑白皮清之。利之清之，使气顺下，皆泄之之意也。凡形寒饮冷则伤肺，故《经》曰：肺恶寒，若外感天气之寒，伤在皮毛，内受生冷之物，伤在肺脏。皆因寒则气滞，宜用辛热之药，发散疏解，是即为泻，所谓用辛泻肺也。金性刚而不屈，惟火镕之，而受其制，故曰：肺畏热，若虚烦不睡，燥热拂郁，宜山栀、黄芩苦寒者，以泄实火。若火甚则金枯，如咳嗽久者，兼用天门冬、麦门冬甘苦者润之，紫菀甘凉者滋之，则咳嗽自止。金体空虚则鸣，故肺叶多孔窍，郁遏则声嘶，壅闭则声哑，故曰：肺喜清，宜用款冬花、马兜铃，取其香以通窍，苦以利气润燥，声斯复矣。肺生气，气清则肺敛，敛则气顺而冲和，《经》曰：肺欲收，以酸收之。若肺受邪而嗽久者，肺叶斯张，先宜清利，后用白芍药收之，五味子敛之，使气有所管束，以遂其性，是即为补，所谓用酸补肺也。肺本清肃之府，金虚不能制木，木反生火以侮金，戴人所谓肺本清，虚则温，宜用沙参、石斛、甘菊轻清之剂，以去侮金之火，而肺金得全矣。然非土不能生金，更用茯苓、山药、百合、扁豆甘平之味，助脾土以养肺金，即子虚补母之义。肺出气也，肾纳气也。故肺金之气，夜卧则归藏于肾水之中，丹家谓之母藏子宫，子隐母胎。此脏名为娇脏，畏热畏寒，肾中有火，则金畏火刑，而不敢归，肾中无火，则水冷金寒，而不得归，或为喘胀，或为咳哕，或为不寐，或为不食，凡气从脐下逆奔而上者，此肾虚不能纳气归元也。勿从事于肺，或壮水之主，或益火之源，肺金向肾水中生矣。肺者，脏之盖也，位高而清虚，所以行荣卫，治阴阳，手足之曲折运动皆系焉，故足痿之症，有脉痿、筋痿、肉痿、骨痿，五脏之分，其因总由于肺。《经》曰肺热叶焦，发为痿躄是也。总之，肺常宜利之，热宜清之，虚宜敛之。〇肾脏：肾者，至阴也。至阴者，盛水也。水性润而忌燥，润则百脉流畅，燥则水不归元。故《经》曰：肾恶燥，以辛润之。若寒凝成燥，宜用熟附子辛热者蒸润之；火热成燥，宜用牡丹皮辛凉者清润之。两义迥别，皆所谓以辛润肾也。肾司闭藏，受五脏之精气而藏之。收藏坚固，肾精充满。故《经》曰：肾欲坚，以苦坚之。宜黄柏之苦以从其性，是即为补，所谓用苦补肾也。《经》曰：肾恶燥。有阳燥、阴燥之分。肾为水脏，内伤辛热之物，则水畏火克，用知母、石膏之甘寒，以治阳燥。外中阴寒之气，则物极必反，用干姜、生附子辛热之品，以治阴燥。此肾有客感之谓也。阴在下，阳之守也。阳在上，阴之使也。盖谓阴水伏于下，则阳火不焰上。若肾水衰微，虚火无依而上炎，为咽干口燥、面热之症，宜用六味丸料，壮水之主，以镇阳光，使肾元足而火自伏。肾政流衍，

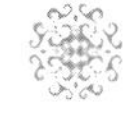

流衍成寒，水消涸即变热。戴人所谓肾本寒，虚则热，如纵欲耗精，真阴亏损，致发热咳嗽，宜用天冬、麦冬、生地黄、熟地黄、龟甲、枸杞子，沉阴重浊，粘腻濡润之剂，润肾滋阴，虚热自止。总之，肾常宜坚之，燥宜润之，虚宜滋之。足少阴为肾之经络，起于足下，从内股上行，以贯腰脊。故感寒气，或受湿蒸，以致腰腿软弱，或久泻久痢，宜用补骨脂、肉苁蓉、锁阳、巴戟性温者以暖之；甚则用虎胫骨、吴茱萸、肉豆蔻性热者以折之；此温热之药，用治肾经，又与肾脏了无干涉。要之，肾脏虚多热，肾经虚多寒，判然水火，不可误用。〇胆腑：胆壮盛则智生，胆虚怯则痰聚。胆气不舒，则善太息。胆受怖，则面青脱色。胆气伤，则时多惊悸。胆气热，则口苦舌干，嗜卧困倦，诸呕吐酸，暴注下迫，耳肿目痛。治法：郁宜开，惊宜平，热宜清，随症调治。胆属风，风和则清凉，狂则气冷。故曰：胆本凉，虚则寒。若志苦胆怯，虚烦不寐，法当温养，宜用炒香枣仁、煨软天麻性味甘温者，以温胆体。如胆经血少，必藉胃气和畅，谷气升腾，则胆之精气始发。总之，胆常宜清之，惊宜平之，虚宜温之。〇小肠腑：心与小肠为表里，若心经热，则移热于小肠，而小便短赤，宜泻小肠火，用苦寒者清之，导赤散是也。大小肠为传送，若气虚或饮食失宜，则分水失职，而小便并入大肠，宜利小肠水，用甘淡者渗之，五苓散是也。水火迥别，须当分治。小肠禀气心肾，能屈曲运行，传送溲溺。如心气亏，肾元薄，则传送失度。有气在小肠，则小便胀；血在小肠，则小便涩；热在小肠，则小便痛；须滋阴折阳，用紫菀、牛膝、枸杞、生地濡润之品，自能通利。小肠少气，气耗则虚寒。故曰：小肠本热，虚则冷。法当温养。若老年及乳母，但觉小水短数，即有病生，宜用人参、白术、茯苓、炙甘草、陈皮、白芍、牛膝、异功散加味，连进数剂，使小便如旧，则无病矣。防患于未形，此丹溪之良法也。总之，小肠常宜清之，热宜导之，虚宜温之。凡人脏病少，而腑病多。脏病缓，而腑病急。若腑不和，则壅滞而作痛，为病最急暴。故曰：脏病由腑结，腑通则脏安。所以诸病当治胃与大小肠、膀胱为要。大小肠回迭曲折，气血调和，则无腹鸣之患。如老年及病后、产后而脾弱，则血虚不能统气，气无所归依，运行成声，大宜补养，其鸣自已。〇胃腑：胃为中央土，禀命于脾，为一身之主宰。若思虑忧煎，及醇酒肥甘，或饥饱失时，多致耗血，血耗则气盛，气盛则成火，先自伤脾，客热相传，上刑二脏，熏灼心肺，下伤四腑，移热于大小肠，渗热于三焦、膀胱，致病多端。如吐血、噎膈、嘈杂、吞酸、黄疸、胃痛、关格诸症，原其因则本胃火为始。若饮食不节，损其胃气，不能克化，食后则昏沉欲睡，睡则食在傍，气暂得舒，是胃鲜升发之气而为郁热。故曰：胃本温，虚则热，如胃热重者，宜用黄连、山栀清之；胃热轻者，石膏、葛根疏之；兼以神曲、山查醒脾助胃，则胃升而食易化矣。饮食入胃，食以养阳，饮以养阴，阳主升而阴主降。若饮后遽觉脐下胀满，即欲小便，是胃之真气不输，致膀胱失约束之令，宜用人参、黄芪、白术、山药、茯苓，补中益气，佐炒黄柏以坚膀胱。胃本虚生热，又过食生冷，抑遏阳气，于脾土致病，四肢发热，或肌肤扪之烙手，宜用升阳散火汤，所谓火郁则发之也。胃属阳明经，多气多血，气凉则行，热则滞，血温则行，寒则滞。若胃热火炽，则气为滞，气滞则血亦凝，遂成痈毒。须清胃火为君，散血行气为佐。胃中伏火于气分，虽喜食而肌肉日削，是火积为患也。宜清火除积。胃中伏热于血分，多致嘈杂腹痛。常呕清水，是虫积为患也，宜追虫去积。人劳顿饥饱，伤胃气弱，精神短少，每虚火上行，独燎其面。《针经》曰：面热者，阳明胃病也。胃既病，则脾无所禀受，亦从而病。宜用酒制芩、连，上引至面，下泻胃火，并以白芍、川芎、葛根、薄荷、荆芥、甘草清之散之，则炎上之火自息。总之，胃常宜平之，热宜清之，虚宜导之。〇大肠腑：大肠本属燥，为七情所伤，或六气所感，怫郁不能宣散，遂变成热。热燥相并，必为壅塞，塞则便坚，便坚更生火炽。大肠与肺为表里，若大肠之火熏灼肺金，不生肾水，则肺、肾、肠、胃四部俱病，诸症蜂起。故肠燥之患，须当急治。尤宜分虚实，若大肠火炽，致大便实结，非咸不能软坚。《经》曰：热浮于内，治以咸寒，佐以苦辛，宜用芒硝为君，大黄为佐。若大肠枯燥，致大便虚结，法宜滋阴润燥，宜用沙参、天门冬、麦门冬、杏仁、紫菀为君，麻仁、秦艽为佐，自能宣通血气，而不推荡。大肠受寒湿则泻，泻久则气虚，气虚则化冷。故曰：大肠本燥，虚则寒，必为虚泻肠鸣，宜白术、茯苓、山药、芡实、薏仁、扁豆甘温之剂，补实大肠，实肠散是也。凡下部陈物不去，上部新物不纳。若大肠闭久燥结，宿垢坚阻不通，必致胀闷呕吐，吞酸嘈杂，嗳气，渐致噎膈上部之病，咎在大肠。《经》曰气反者病在上，取之下，此之谓也。总之，大肠常宜滋之，燥宜润之，虚宜温之。〇膀胱腑：膀胱最苦肺气虚，虚则气上逆，逆则溺短涩。若口渴而小便不通，病在上焦气分，须清肺脏，宜用茯苓、泽泻、车前淡渗之，以理水之上源。若痰塞肺窍，亦令便闭，当治上部之痰，而下便自利。膀胱属寒水，如水少渐至涸，涸竭则化热。故曰：膀胱本寒，虚则燥，为病在下焦血分，口不渴而小便不利。当泻膀胱，宜用知母、黄柏，少佐肉桂，以利水之下窍，通关散是也。膀胱与肾为表里，如纵欲伤精，思色火降，则膀胱癃闭，而尿管涩，或白浊而茎中痛，宜用天门冬、麦门冬、生地、熟地、枸杞、牛膝，滋阴补肾，膀胱自利。若实热而小水不利者，因大肠有宿垢燥结，则膀胱气闭不通，法宜下之，大便动而小便自行。总之，膀胱常宜利之，涩宜渗之，热宜清之。傅玉梁云：治病当先问二阴窍，盖前后二窍，是气血往来之道路，水火流通之门户，吃紧关头，疾病之征验处也。

《本草备要》卷首：人之五藏应五行，金木水火土，子母相生。《经》曰：虚则补其母，实则泻其子。又曰：子能令母实。如肾为肝母，心为肝子，故入肝者，并入肾与心；肝为心母，脾为心子，故入心者，并入肝与脾；心为脾母，肺为脾子，故入脾者，并入心与肺；脾为肺母，肾为肺子，故入肺者，并入脾与肾；肺为肾母，肝为肾子，故入肾者，并入肺与肝。此五行相生，子母相应之义也。

《本草从新·药性总义》：肝苦急，急食甘以缓之。肝为将军之官，其志坚，其气急，急则自伤，反为所苦，故宜食甘以缓之，则急者可平，柔能制刚也。肝欲散，急食辛以散之，以辛补之，以酸泻之。木不宜郁，故欲以辛散之。顺其性者为补，逆其性者为泻，肝喜散而恶收，故辛为补而酸为泻。心苦缓，急食酸以收之。心藏神，其志喜，喜则气缓，而心虚神散，故宜食酸以收之。心欲软，急食咸以软之，用咸补之，以甘泻之。心火太过则为躁越，故急宜食咸以软之。盖咸从水化，能相济也。心欲软，故以咸软为补。心苦缓，故以甘缓为泻。脾苦湿，急食苦以燥之。脾以运化水谷，制水为事，湿胜则反伤脾土，故宜食苦以燥之。脾欲缓，急食甘以缓之，用苦泻之，以甘补之。脾贵充和温厚，其性欲缓，故宜食甘以缓之。脾喜甘而恶苦，故苦为泻而甘为补也。肺苦气上逆，急食苦以泄之。肺主气，行治节之令，气病则上逆于肺，故急宜食苦以降泄之。肺欲收，急食酸以收之，用酸补之，以辛泻之。肺应秋气，主收敛，故宜食酸以收之。肺气宜聚不宜散，故酸收为补，辛散为泻。肾苦燥，急食辛以润之。开腠理，致津液，通气也。肾为水脏，藏精者也，阴病者苦燥，故宜食辛以润之。盖辛从金化，水之母也，其能开腠理致津液者，以辛能通气也。水中有真气，惟辛能达之，气至水亦至，故可以润肾之燥。肾欲坚，急食苦以坚之，用苦补之，以咸泻之。肾主闭藏，气贵周密，故肾欲坚，宜食苦以坚之也。苦能坚，故为补。

咸能软坚，故为泻。此五脏补泻之义也。

《本草求真·脏腑病症主药》卷一〇：人生疾苦，非属外感有余，即属内伤不足，然究其要，总不越乎脏气偏胜以为致害。盖人脏气不明，药性不知，无论病症当前，宜凉宜热，根蒂全然不晓，即其药之或功或过，亦不知其奚自而起矣！考之濒湖《纲目》，所论脏腑虚实标本药式，其间分门别类，补母泻子，与夫补气补血，非不既详且尽。但惜尚有未清之处，如白术不言能补脾气，反云能补肝气脾血。砂仁不言能温胃气，反云能补肾气。当归不言能补心血，反云能补命门相火。泽泻不言能除膀胱湿热，反云能补心气。没药、血竭不言能破肝血，反云能补肝血之类是也。且其所论三焦实火宜泻，则栀、连、芩、蘖似可指引，而书偏指麻黄、瓜蒂以为泻火之要。三焦实热宜解，则麻、桂、硝、黄似可列入，而书止举栀、连、芩、蘖为解热之剂，颠倒错乱，实不可解。以致后学漫无指归，是篇采集用药主治，皆从药中正理考核，不以反借反说敷衍，间有正论既抒，旁意应明，亦必疏畅殆尽，断不牵引混指，以致有误后学云。〇肝足厥阴乙木。肝属木，木为生物之始，故言肝者，无不比类于木。凡药色青味酸气臊性属木者，皆入足厥阴肝、足少阳胆，肝与胆相为表里，胆为甲木，肝为乙木。谓其肝气勃勃，犹于百木之挺植；肝血之灌注，犹于百木之敷荣。昔人云肝无补，非无补也。实以肝气过强，则肝血不足。补之反为五脏害，故以无补为贵。讵知肝气不充，是犹木之体嫩不振而折甚易。非不用以山茱萸、杜仲、续断、鸡肉壮气等药以为之补，乌能以制夭折之势乎？肝血既竭，是犹木之鲜液而槁在即。非不用以地黄、山药、枸杞以滋其水，肝以肾为子。《经》曰：虚则补母。当归、首乌、阿胶、菟丝、人乳以生其血，血燥则急。《经》曰：肝苦急，急食甘以缓之。其何以制干燥之害乎？肝气冷而不温，是犹木之遇寒而冻。非不用以肉桂、鹿茸以暖其血，川芎、香附、艾叶、吴茱萸以温其气，其何以制严寒之威，而抒发生之象乎？肝气郁而不舒，是犹木受湿热之蒸，历久必黄必萎。非不用以茯苓、赤苓、天仙藤以渗其湿，木香、香附、柴胡、川芎以疏其气，灵脂、蒲黄、归尾、鳖甲、桃仁、母草以破其血，其何以舒其郁而去其热乎？若使肝气既浮，而症已见目赤发热口渴，则宜用以龙骨、枣仁、白芍、乌梅、木瓜之类以为之收，是犹木气过泄，日久必有强直之害，不治不足以折其势也。木以敛为泻，《经》曰：以酸泻之。肝挟风热内侮，而症见有诸风眩晕，僵仆惊痫，则宜用以桂枝、羌活、乌附、荆芥、钩藤、薄荷、川芎以除其风，木喜条达，《经》曰：肝欲散，急食辛以散之，散即是补。故《经》又曰：以辛补之。黄芩、胆草、青黛、青蒿、前胡以泻其火，以除其热，红花、地榆、槐角、紫草、茅根、赤芍、生地以凉其血，甘草以缓其势，肝以心为子，《经》曰：实则泻其子。是犹木之值于风感厥厥动摇，日久必有摧折之势，不治不足以制其暴也。肝气过盛而脾肺皆亏，症见咳嗽喘满，惊悸气逆，则宜用以金银薄、青皮、铁粉、密陀僧、侧柏叶以平其肝，三棱、枳实以破其气，是犹木之丛林茂蔚，值此斧不可加，土不可载，日久必有深藏不测之虞，不如是不足以制其害也。凡此肝气之盛衰，实与木气之强弱如一。肝血之荣枯，实与木液之膏竭相等，使不比类以观，而但谓其肝盛宜制。呜呼，制则制矣！盍亦思其肝有虚怯，果能受此摧残剥落否耶？〇心手少阴丁火。心有拱照之明，凡命门之火与三焦分布之火，无不悉统于心而受其裁，故曰君火。凡药色赤味苦气焦性属火者，皆入手少阴心、手太阳小肠经。心与小肠为表里，小肠为丙火，心为丁火。第心无气不行，无血不用，有气以运心则心得以坚其力，有血以运心则心得以神其用，是以补心之气无有过于龙眼肉，补心之血无有过于当归、柏子仁、龟板、食盐。《经》曰：心欲软，急食咸以软之。心而挟有沉寒痼冷，则有宜于桂心之燥，及或加以延胡索、乳香、骨碎补、安息香之类，以为之却；心或散而不收，则有宜于五味子之酸以为之敛。《经》曰：心苦缓，急食酸以收之。又按五味子虽属肺肾专药，然亦具有苦性，可以通用。心而挟有痰湿，则有宜于半夏、茯神、灯心、萱草以为之渗；心而挟有内湿内热，则有宜于代赭石、木通、瞿麦、牛黄、天竺黄、连翘、山栀、西瓜、黄连、辰砂、百合、郁金、莲须、贝母、钩藤、珍珠、土贝母、川楝子之属以为之泻。心而挟有血瘀不解，则有宜于丹参、没药、郁金、桃仁、茜草、苏木、益母草、莲藕、童便、血余之属以为之破，以为之软。《经》曰：心欲软，急食咸以软之。又曰：以咸补之。至心挟有热邪内起，则有灯草、竹叶、熊胆、羚羊角、山豆根、童便、麦冬、萱草、生地、栀子、犀角、木通、黄连等药可选。心挟热痰内起，则有牛黄、贝母等药可用；心气不通，则有菖蒲、远志、桑螵蛸、熏香、雄黄、胡荽等药可进。盖心以通为主，心通则思无所窒，而运用灵，犹火必空而后发也。心又以气为要，气足则事历久而不堕，犹火必薪而始永也！心又以血为需，血足则心常存而不离，犹灯必膏继而后光也。合此三者以治，则心拱照自若，庶续咸熙，又何有病之克生乎？○脾足太阴己土。土有长养万物之能，脾有安和脏腑之德，取脾味甘配土，理适相合。凡药色黄味甘气香性属土者，皆入足太阴脾、足阳明胃经。脾与胃相表里，胃为戊土，脾为己土。是以古之治脾，每借土为比喻。盖谓脾气安和，则百病不生，脾土缺陷，则诸病丛起。张元素曰：五脏更相平也！一脏不平，所胜平之，故云安谷则昌，绝谷则亡，水去则营散，谷消则卫亡，神无所居，故血不可不养，卫不可不温，血温气和，营卫乃行，长有天命。《经》曰：土不及则卑监，当补之培之，治当用以白术之苦以补其缺。《经》曰：脾苦湿，急食苦以燥之。然有寒痰与食凝结胸口，滞而不消，则术又当暂停。如寒则有宜于干姜、生姜。痰则宜于半夏。滞则宜于砂仁、白蔻、木香之类。使犹用以白术，不更以增其滞乎？亦有补散兼施，但须看其邪气微甚，以酌因应权变之宜。火气内结而土燥涸不润，则土当以水制，如地黄、山药、枸杞、甘草之类。《经》曰：以甘补之。使犹用以白术，不更以增其燥乎？脾湿滑而不固，而症见有泄泻，则土当以涩制，如莲子、芡实、肉豆蔻之类。使徒用以白术，不更使脱难免乎？白术当兼涩药同投。土受偶尔寒湿不伸，而症见有呕吐恶心心痛，则土当以疏泄，如木香、甘松、藿香、菖蒲、大蒜、红豆蔻、胡荽之类。使犹用以白术，不更以增其窒乎？亦有白术与诸散药同用，须看邪微甚，以分先后治法。土因湿热内蒸，而症见有溺闭、便秘、脚痛、恶毒等症，则土当以清解，如白鲜皮、薏苡仁、木瓜、蚯蚓、紫贝、皂白二矾、商陆、郁李之类。使犹用以白术，不更以增其热乎？若使水胜于热，而症见有肿胀溺涩，日久必有浸淫倾覆之害，则治当以渗投，如茯苓、芡实、泽兰、扁豆、山药、浮萍、鸭肉、鲫鱼之类。使或用以白术，其何以止倾荡之势乎？土因寒气栗烈而冻，而症见有四肢厥逆不解，则药当以热投，如附子、肉桂、干姜之类。使仅用以白术，其何以除寒厥之症乎？如四逆汤、姜附汤之类。至于土敦而厚，土高而阜，是为热实内结，宜用苦寒以下，如枳实、大黄、朴硝之类。《经》曰：以苦泻之。使犹用以白术，不更使敦而至腹满莫救，使阜而致喘逆殆甚乎？脾土既亏，生气将绝，是犹土崩而解，治当用以升固，如参、耆、白术、甘草、升麻之类。《经》曰：脾欲缓，急食甘以缓之。使仅用以白术，而不合以参、耆以为升补，其何以固崩解之势乎？如补中益气汤之类。凡此虽非以补为要，而补脾之理，无不克寓，要使土气安和，不寒不热，不燥不湿，不升不降，不厚不薄，则于脏气适均，又奚必拘拘于所补为是而以不补为非哉？是可只其用补之妙法耳。《经》曰：脾苦湿，急食苦以燥之。如白术之类。脾欲缓，舒和意。急食甘以缓之。如甘草之类。以甘补之，甘缓脾，故以甘为补。以苦泻之。苦燥湿，故以苦为泻。○肺为清肃之脏，处于至高，不容一物，故《经》以此配金。谓其禀气肃烈，脏适与之相均也。凡药味辛色白气腥性属金者，皆入手太阴肺、手阳明大肠经。肺与大肠为表里，大肠为庚金，肺为辛金。惟是肺主于秋，秋主收而恶燥，故肺常以清凉为贵，犹之金气燥烈，忽得凉气以解，则金坚强不软，然使寒之过极，则铁精华尽失，必致受锈而败。肺虽以凉为贵，而亦恐其过寒，以致气不克伸，仍当治以温和，如燕窝、饴糖、甘菊、胡桃肉之类是也。若使胃气素虚，肺金失养，咳声渐少，步武喘鸣，与夫足痿莫行，是犹金之燥烈而痿，治当亟补肺阴，兼滋肾水，如补肺则当用以葳蕤、人乳、阿胶、胡麻、熟蜜、榧实之类，滋水则当用以枸杞、熟地、菟丝、山药之类是也。心火挟其相火上克于肺，则肺受烁之极，是犹金之被烁而镕，治当审其火势稍微，则当用以生地、栀子、天冬、麦冬、桑白皮、薏苡仁、百部、百合之类。火势与热稍甚，则当用以栝蒌、花粉、马兜铃、青木香、竹茹、黄芩之类是也。至于肺气久泄，逆而不收，是犹金之锋利太过，则当急为收藏，如粟壳、木瓜、乌梅、诃子、五味子、蛹粉之属是也。《经》曰：肺欲收，急食酸以收之，以酸补之。肺有寒痰与气内塞，而声不能以发，是为金实不鸣，治当相其所实以治，大约实在于寒，则有桔梗、麻黄、紫苏、葱管、党参、白蔻、生姜、熏香、马兜铃、紫白二英、红豆蔻、川椒、冬花、百部、丁香、杏仁等药可散。实在风湿痰热，则有甘菊、葳蕤、五棓子、百药煎、辛夷、牛子、白前、芫荑、皂角可解。实在于气不得降下，则有马兜铃、青木香、旋覆花、栝蒌、花粉、葶苈、苏子、枇杷叶、杏仁、莱菔子、补骨脂可降。《经》曰：肺苦气上逆，急食苦以泻之。实在肺气不宜宣通，则有熏香、安息香可去；实在肺气不得疏泄，则有丁香、冬花、牵牛、白前、橘皮、女菀可除。《经》曰：以辛泄之。实在中有湿热不得渗泄，则有黑牵牛、黄芩、石韦、车前子、通草、薏苡仁、葶苈可渗。若使肺气空虚，而肺自嗽不已，是为金空而鸣，肺气衰弱，而气不得上升以胜，是为金衰而钝，皆当用以人参、黄耆、桔梗以为振拔，或兼白术补土以生金。惟有肺气内伤，声哑不开，是为金破不鸣，治当滋水清肺，如熟地、山药、枸杞、阿胶、天冬、麦冬、人参之类，余则看症酌施。然要肺属娇脏，寒热皆畏，故治当酌所宜，而不可有过寒过热之弊耳！〇肾足少阴癸水。书曰：肾藏志，属水，为天一之源。凡色黑味咸气腐性属水者，皆入足少阴肾、足太阳膀胱经，肾与膀胱相表里，膀胱为壬水，肾为癸水。主听、主骨、主二阴。又曰：诸寒厥逆，皆属于肾。又曰：肾中之水则能行脊至脑而为髓海，泌其津液，注之于脉，以荣四末，内注脏府，以应刻数，上达皮毛为汗为涕为唾，下濡膀胱为便为液，周流一身为血。则是肾中之水，实为养命之原，生人之本。惟是肾无水养，则肾燥而不宁。水无火生，则水窒而不化。绣常即肾以思，其水之涸竭而不盈者，固不得不赖熟地、枸杞、山茱萸、菟丝以为之补。若使水寒而冻，火不生水，水反凝结如土如石，则补不在于水而在于火，是有宜于附、桂、硫黄、细辛之味矣！《经》曰：肾苦燥，急食辛以润之。水因食积寒滞而聚，则补不在于水，而先在于疏泄渗利，是有宜于茯苓、香砂、干姜之味矣。水因火衰而水上逆是谓之泛，水因水衰而水上逆是谓之沸。治当审其火衰则有宜于附桂加于地黄之内，火盛则有宜于知柏之苦。《经》曰：肾欲坚，急食苦以坚之。加于地黄之中，是皆补水之味矣。《经》曰：以苦补之。若使水郁而热不化而致症变多端，其在轻剂则有茯苓、桑螵蛸、土茯苓、乌贼骨以为之渗，重剂则有防己、木瓜、苦参、海蛤、文蛤、琥珀以为之泻，再重则有海藻、海带、昆布以为之伐。《经》曰：以咸泻之。此又以渗以泻为补者也。若使水藏于下而性反逆于上，是为肾气不藏，肝气佐使，审其气自寒成，当以枝核、乌药、沉香、补骨脂、硫黄、青皮、吴茱萸以为之治；气因热至，当以枳实、黑铅等药，以为之治。此又以降以破为补者也。若使肾气不充而水顺流而下，绝无关闭，症见遗尿、精滑、泄泻，则又当用补骨脂、覆盆、莲须、金樱子、山茱萸、龙骨、牡蛎、沉香、灵砂、秦皮、石斛、桑螵蛸、芡实、诃子、石钟乳、五味子、菟丝等药分别以治，《经》曰：肾欲坚，急食苦以坚之。使之以救其水而固其泄。《经》曰：以苦补之。此又以固为补者也。总之，治水之道，法不一端。然大要则在使水与火相称，而不致有或偏之为害耳！《经》曰：肾苦燥，指寒燥言。急食辛以润之。如细辛、附桂之类。肾欲坚，坚固则无摇荡之患。急食苦以坚之。如黄柏之类。以苦补之，火去而水自安，故以苦为补。以咸泻之。如海藻之类。〇命门：火居两肾之中，为人生命生物之源。但人仅知肾之所藏在水，而不知其两肾之中，七节之间，更有火寓。吴鹤皋曰：此火行于三焦，出入肝胆，听命于天君，所以温百骸，养脏腑，充九窍，皆此火也，为万物之父。故曰：天非此火不能生物，人非此火不能有生。此火一息，犹万物无父，故其肉衰而瘦，血衰而枯，骨衰而齿落，筋衰而肢倦，气衰而言微矣！此火衰之说也。是以补火之味，则有宜于附子、肉桂、鹿茸、硫黄、阳起石、仙茅、胡巴、淫羊藿、蛇床子、远志、蛤蚧、雄蚕蛾、川椒、益智、补骨脂、丁香之类。但须相其形症以施，不可一概妄投。若使火炎而燥，审其火自下起，则当以清为要，如丹皮、黄柏、知母、玄参、茶茗、胡连、青蒿草之属是也。火挟上见，则当兼心与肺同泻，如麦冬、黄连、栀子、知母、黄芩之类是也。火因水涸，则当滋水制火，如熟地黄、山茱萸、山药、枸杞之类是也。书曰：壮水之主，以镇阳光。至于火浮而散，此非肾火内炽，乃是阴盛于下，逼火上浮，宜用沉香、补骨脂、黑铅、硫黄、灵砂等药以为之降，牛膝、五味子以为之引。《经》曰：以酸收之。火空而发，则火不在于补，不在于清，惟在塞中以缓其势，则火自熄，如甘草、麦门冬、人参、五味子、合欢皮之类是也。火伏不发，则火已有告尽之势，其症必见恶寒厥逆，舌卷囊缩，唇甲皆青。在火因于寒郁不出，则当用以麻、细、升、葛解表之剂以为之发；因于热郁不出，则当用以三黄、石膏、知母清里之剂以为之发。《经》曰：以苦发之。若使泥以厥逆，而犹用以附桂峻补，是与操刀杀人无异，其为败也必矣。治之者可不审其所因，以定其治乎！〇三焦手少阳经。书曰：上焦如雾，中焦如沤，下焦如渎。又曰：三焦为相火之用，分布命门，主气升降出入，游行上下，总领五脏六腑营卫经络内外上下左右之气，号中清之府。上主纳，中主化，下主出，观此气虽分三，而实连为一气，通领上下，不可令有厚薄偏倚轻重之分矣！玩书所论三焦泻热，大约汗则宜于麻黄、柴胡、葛根、荆芥、升麻、薄荷、羌活、防风；吐则宜于瓜蒂、莱菔子、藜芦、食盐、栀、豉；下则宜于大黄、芒硝，此泻热之味也。所论泻火，大约上则宜于连翘、栀子、黄芩、黄连、生地、知母；中则宜于龙胆、青黛、白芍、石斛、石膏；下则宜于黄柏、知母、丹皮、青蒿草，此泻火之味也。至于所论补虚，大约上则宜于参、耆、桂心、当归、龙眼，中则宜于白术、炙草、淮山、首乌、山茱萸，下则宜于附、桂、硫黄、沉香、补骨脂、地黄、枸杞、菟丝子，此补虚之味也。盖此统领一身，名为决导之官，其气不可偏胜，偏则其病立见。三焦之药，不可混用，用则其害立生，明其三焦之义，以平三焦之气，则气上下适均，无轻无重，随遇而安，因地自得，又安有偏倚不平之憾者乎？汪昂曰：十二经中，惟手厥阴心包、手少阳三焦经无所主，其经通于足厥阴、少阳。厥阴主血，诸药入肝经血分者，并入心包；少阳主气，诸药入胆经气分者，并入三焦命门。相火散行于胆三焦心包络，故入命门者并入三焦。〇胆足少阳甲木。胆为中正之官，居于表里之界。凡邪由于太阳、阳明入于是经，自非麻、桂、升、葛并硝、朴、大黄之所可施，惟取柴胡辛苦微寒以引邪气左转上行，黄芩气味苦寒以清里邪未深，所以寒热往来，口苦耳聋，头痛，胁痛等症，

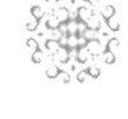

靡不用以柴胡为主。且肝开窍于目，肝与胆为表里，其色青，凡风热邪传于胆，未有不累于目，而致目赤障翳，其药必杂木贼同入，以其能散肝经风热也；又用空青、绿青、铜青、熊胆、青鱼胆、胆矾同入，以其能泻胆经热邪也。若使有热，而更见有痰气，症见身热咳嗽，则又当用前胡，而不可以柴胡治矣。盖柴胡性主上升，前胡性主下降，凡水亏血涸火起柴胡切忌。至于胆经有火，其泻亦不越乎胆草、大青、青黛，以其气味形色，皆与胆类，故即以此治胆可耳。若其胆气过寒，症见不眠，则又当用枣仁、半夏以温；胆气过怯，则又当用龙骨等药以镇。凡此皆当审视明确，则用自不致有所误。〇胃足阳明戊土。胃为水谷之海。凡水谷入胃，必赖脾为健运，盖脾得升则健，健则水谷入胃而下降矣！胃以得降为和，和则脾益上升而健运矣。但世仅知脾胃同为属土，皆宜升提补益，讵知太阴湿土得阳则运，阳明阳土得阴始安，故脾主于刚燥能运，而胃主于柔润能和也，是以胃气不协，治多宜于陈仓米、人乳、大枣以为之温，使之胃气冲和。尝以气不过胜为贵，若使胃气过润，则胃多寒不温，而血亦寒而滞，治当用以韭菜、炉甘石等药以为之理。炉甘石必兼目疾方用。胃湿不爽，当以白豆蔻、草蔻、草果、肉蔻、砂仁、丁香、檀香、益智、山柰、良姜、炮姜、使君、神曲、川椒、胡椒、大蒜、荜拨等药，以为之疏。胃有风湿不除，当以防风、秦艽、白芷以为之祛。胃有风痰内结，当以白附等药以为之散。胃有暑湿不清，当以香薷以为之解。胃有寒痰湿滞不消，当以半夏、肉蔻、草蔻、白蔻、砂仁、丁香、草果、檀香、益智、山柰、良姜、炮姜、使君、神曲、川椒、胡椒、大蒜、荜拨、红豆蔻以为之燥，以为之温。胃有湿热不化，轻则备有冬葵子、榆白皮、神曲、茅根、陈仓米、鸭肉、鲤鱼、萆薢等药可采，重则备有扁豆、白鲜皮、木瓜、苦参、茵陈、刺猬皮、白薇、寒水石、续随子、荛花等药可选。至于胃有积热及火，则有雪水、柿蒂、大黄、竹茹、竹叶、玄明粉、梨汁、西瓜、珍珠、白薇、芦根、犀角、粳米、石膏、柿干、柿霜、雷丸、朴硝、刺猬皮、茶茗，可以相症通治。胃有血热、血积，则有地榆、槐角、槐花、苏木、三七、干漆等药可凉可通。胃有毒气不消，则有土茯苓、漏芦、白头翁、金汁、绿豆、蜗牛、蒲公英、人中黄可选。他如胃热在经，止宜用以升葛以为之散，而不可妄清。胃有虫积，则当用以使君、干漆、五棓子、百药煎、阿魏、雷丸、谷虫、厚朴以为之杀。胃气内结不消，则有枳实、枳壳、荞麦等药以为之破。胃积不化，则有山楂、使君、砂仁、神曲、麦芽等药以为之消。胃气不开，则有烟草、通草、大蒜、雄黄以为之通。胃气窄狭，则有藿香、神曲等药以为之宽。胃散不收，则有木瓜以为之敛。胃虚不固，则有莲子、诃子、赤石脂、禹余粮、肉豆蔻、粟壳、乌梅、龙骨、粳米以为之涩。然此止就胃之补泻大概立说，至于临症施治，又当细为参考。喻嘉言曰：脾之土体阴而用阳，胃之土体阳而用阴，两者和同，不刚不柔，谷气营运行，水道通调，灌注百脉，相得益大，其用斯美。观此是真得乎论胃之要，而不失乎治胃之方也矣！〇大肠手阳明庚金。肠以通利为尚，与胃宜于降下之意相同，故凡肠闭不解，用药通调，亦当细为审量，不可一概混施。如肠枯而结，润之为便，凡胡麻、冬葵子、榆白皮、枸杞、花生、苁蓉肉、锁阳、油当归、蜂蜜等药，是即润之之剂也。肠冷而结，温之疏之为便，凡硫黄、巴豆、大蒜、葱白、川椒、半夏等药，是即温之疏之之味也。肠热而结，开之泻之为便，凡大黄、黄蘖、朴硝、食盐、猪胆汁，是即泻之开之之剂也。肠积不化，消之为便，凡荞麦、谷虫、硇砂、厚朴，是即消之之味也。肠毒不清，清解为便，凡绿豆、白头翁、蜗牛，是即解之之剂也。至于血积不除，则有干漆以破之。血热内结，则有石脂、地榆、槐角、槐花、刺猬皮以凉之。肠气不消，则有枳实、枳壳、荞麦、豆朴、陈皮以破之。肠虫内蚀，则有雷丸、谷虫、硇砂、厚朴、乌梅等药以杀之。外此肠风内炽，症见鲜血四射，则有皂角等药以祛之。湿热内积，症见蚀肛内痔，则有防己、白鲜皮、莲子、诃子、赤石脂、禹余粮、肉豆蔻、粟壳、乌梅以为之清，以为之收。气陷不举，则有升麻、干葛以为之升。但须辨其寒热及病与药相投以服，不可谓其宜用而即概为之治也。〇小肠手太阳丙火。小肠接于胃口之下，连于膀胱大肠之上，凡胃挟有寒热未清，靡不转入小肠以为之病，是以治此之药，亦不越乎治胃之法以推。且小肠与心相为表里，凡心或有寒热未清，皆得移入小肠。玩书有用小茴、橘核、荔枝，以治小肠之气者，是即寒气内入之意也。有用海金沙、赤小豆、木通、生地、赤苓、黄芩、川楝子、防己，以治淋闭不解者，是即热气内入之意也。有用冬葵子、榆白皮以治小便不通者，是即湿气内入之意也。凡此所因不同，治各有别，惟在深于医者之能知其所因而为之治耳！〇膀胱足太阳壬水。《经》曰：膀胱者州都之官，津液藏焉，气化则能出矣！《内景图说》曰：胃之下口，曰幽门。传于小肠，至小肠下口，曰阑门。泌别其汁，精者渗出小肠而渗入膀胱，滓秽之物则转入大肠。膀胱赤白莹净，上无入窍，止有下口，出入全假三焦之气化施行，气不能化，则关格不通而为病。入气不化，则水归大肠而泄泻；出气不化，则闭塞下窍而为癃肿矣。观此，膀胱州都出入，全在真气充足，故能化其津液，而不致有泄泻癃肿之患，是以小便不通，审其真气亏损。热症全无，须用肉桂以为之开，以肉桂味辛性热色紫，故能直入血分，补其真气而化液也。若使真气既微，寒气内结，而见疝痛等症，则于荔枝核最宜。如其是经非府，寒犯太阳膀胱，而见头痛发热恶寒无汗，则当用以麻黄，有汗则当用以桂枝；风犯太阳膀胱，而见头痛发热身痛，则又当用藁本、羌活、防风以治。以太阳本属寒水之经，不温不足以散之也。然过温则恐于热于火有助，故凡热盛而见闭溺等症，则有猪苓、泽泻、地肤子、茵陈、黄柏、黄芩、龙胆草、川楝子、田螺、滑石等药可采；火盛而见溺闭等症，则有人中白、童便可入。其余症非膀胱寒热，而见溺闭不解，则又当审别因，而不可仅于膀胱拘也。

《锦芳太史医案求真初编·阴阳二脏用药图说九》卷一：脏有偏阴偏阳，则病亦有偏阴偏阳。其偏于阳者，人多喜用凉药，其药本与病对而无可议，但用之至极，既于肾阴有损，复于肾阳有伤。凡知母、黄柏、防己、商陆、葶苈、牵牛、大戟、芫花、芦荟、甘遂、地肤子、轻粉险健等药，在初元气未离尚可施用，若至屡清屡下，元气已微，而妄用之，纵云脏阳，亦不宜投。且人所恃者，全在肾中一点真元之气，以为生养一身之地。其次又在胃腑，饮食通调，得谷运动，则能生气生血。若谷食不进，虽日用参、耆而气不壮，日服芎、归而血不生，徒滋壅滞。且肾过服克伐，则是生气已微，兹又用参提而上之，则下虚者益虚；肾水既虚，肾火亦衰，而脾或寒，或痰或湿或食无不坐踞中州，膈而不运，兹又兼用归、地实而滞之，则滞者愈滞，而食拒而不纳，其气与血永无再生之日。于是其脏之阳，因其药坏，而又转为阴矣。间有无知之辈，不急专一补火，温胃疏脾，而犹混杂归、地以投，岂知其火不补则阳不生，胃气不疏则食不进，食不进则生气生血之基已绝。故凡脏阳而用凉药，须审其病自内至，当先用滋用甘以治其源，如淮山、熟地、首乌、阿胶、龟板、麦冬、当归、枸杞之属。俾水盛而火自配，血补而气自平。病自外成，其体素属火燥，凡一切升、葛、麻、桂、细辛至辛至热之药，切勿轻进。止宜进用辛平、辛凉气味淡薄之药，以为疏发。以辛性能劫阴，辛能散气是也。若果气厚，因其骤寒而受，则麻、桂辛热止可暂投，病中而药即止，免其拔动内火。而又忌其凉药早用，以致引其外邪内入，流连不解，此偏于阳者，用药之当慎重如斯也。若在脏阴之病，其治犹宜慎焉。盖脏阴则火已微，火微则水必胜，水胜则脾必湿，其湿之微者，尚可用术以投，若湿之至极，痰饮内聚，火衰而下，阴气上乘于中，尽属寒见，而水谷入胃，滞而不消，以致上壅为汗，（此症医家误作气虚自汗，不通极矣。）而小便自尔闭塞不通，久留而赤，不知者又谓汗出而散，急宜进用人参福圆温补，而致中益壅滞，水不下行，小便赤涩，谓此是属火结，急用凉药以清，以致中益壅极，嗳饱呕吐，牵类而至，及至五心发热，更谓此属火，发汗益不止，并称此属热逼，一错百错。一派清凉，而食日见减少，谷绝而死。治此即宜洞见，火衰脾湿，急用附、桂以补火，俾寒不致上冲于脾，再用苓、半、香、砂以调中，不可早用甘草、白术以闭气。而药尤宜简净，如一不得，又杂归、芍以投，并宜多服久服为上。此治脏阴内症如斯。至其感受重寒，而用表药，原与阳脏者用表药不同，缘此火气既微，脾又湿见，其肺寒极，则寻常发表似非苏、薄可以即透，而麻、桂、升、葛、姜、附自可随其所见以为选用，此何又虑肺虚而悉去而不用也？若果外寒去矣，审其内寒又除，脾湿渐稀，则术又可渐进，术既进矣，而气又觉未充，则参与耆又可渐投。盖病原属肾火衰微，故治先由下，而渐及上，由阳及阴，由气及血。倘审症不真，一错百错，而病焉有见治之日乎？但今门外痴汉，多是遇病猜估，揆厥其由，总是识症不明，察脉不真，药性不晓，同流合污，随声附和，虽死无悔，而不自知其术甚疏有如是者矣。至于脏平病平之药，亦当顾其胃腑，不宜谷食有阻，以绝生机。

《上池涓滴》：人之五脏，通顺和调，则身康气适；稍有不善，则疾病生矣。或虚或实，实谓受邪。或寒或热，症见多歧，难以概举。凡摄生之士，虽非医者，于家人上下，补偏救弊，亦有所主持。姑将五藏致病之由，所见之症，应用何药，按藏分开。俾览之者，随其因而采用之。〇心宜恬淡，少思虑。遇逆境，即善自排解，固肾水以上交于心。若此者，病从何来？反之则为累矣。积累成虚，其病为怔忡，心气怯。吐血，心不主血。阳痿，心不交于肾。健忘，食物无味，语言颠倒，皆因气虚血少。宜用补药，枸杞、色赤入心补血。归身、补肝即虚补其母。枣仁、味酸敛心阳。茯神、味淡安心气。柏子仁、宁心益智。龙眼、补心血益智。莲肉、象心益心。人参，补肺气心气，通肺，故亦补心。如天王补心丹、养营汤、孔圣枕中丹、归脾丸，皆可用。开郁则陈皮、香附、石菖蒲、郁金、远志，必须之品。心乃虚灵之府，六淫不相干，其受邪者，乃心之经也，故诸泻心汤，治伤寒下早，痞满在心胸间也。其有面色青黑者，心气寒也，宜干姜、附子温之。心属火，热从火出，人遇拂逆之事，若心焦燥，则一切热病生矣。多汗，心主汗。夜卧不宁，心烦则少寐。手足心皆热，手足心应心。咽痛口干，咽不利，心脉系于咽，故见诸患。舌强，心开窍于舌。咳嗽，心火上炎。诸痈疮发背，心有郁火所致。寸脉溢出鱼际，火乘肺也。宜用凉药，黄连、苦泻心火。连翘、象心清心。灯心、竹卷心、以心清心。牛黄、入心清痰热。犀角、凉心。朱砂、镇而兼凉。甘草，以甘泻之。至宝丹，治热邪入心包络，神昏谵语，非此不为功。以上药味，虽分补泻温凉，然补中亦宜兼温凉之品，凉中须兼开利之药，又在圆机妙用耳。〇肝宜条达，戒郁怒，当拂逆而善自开释，以长养生气。若能如此，病安从来？反则为逆，逆之则伤肝。虚则病错忘不精，恐怖，魂神伤。目然，肝开窍于目，伤则不能受血而视。睡卧不宁，血不归肝，魂不守舍。阴缩，肝脉过阴器。筋挛，肝主筋，伤则筋无所荣。诸症宜补药，用归身、生地、白芍、养肝。炒牛膝、强筋。柏子仁、平肝悦神。杜仲、强筋补虚。阿胶、凉血益肝阴。黄精、枸杞子、养肝明目。狗脊、强筋骨。何首乌。益肝阴强筋。肝病而挟风火，则病眩晕癫厥，耳聋，肝阳上冒。咯血咳嗽，木火炎上，肝不藏血。瘛疭强直，肝受风邪。咽痛喉燥，肝脉循喉咙。目赤，肝火上升。诸症宜清火熄风，药用羚羊角、平肝清热。丹皮、清肝经血热。桑叶、清肝经气热。钩藤、平肝，除风热。薄荷、荆芥、驱风清热。甘菊、息风除热。稆豆皮、和肝阳。刺蒺藜、散肝风。秦皮，平肝除热。

如实热，黄连、龙胆草亦可配用。郁滞则病胃脘痛，吞酸呕吐，木凌胃。胁痛，肝脉布胁肋。左胁下结块如覆杯，肝郁所积。结核瘰疬，肝经火郁所致。疝气，肝脉绕阴器。妇人月闭等症，宜开郁散结，药用青皮、香附、陈皮、行气破滞。延胡索、郁金、止痛解郁。柴胡、解郁调经。夏枯草、解肝经郁热，治结核瘰疬要药。川楝子，治疝要药。他如川连、吴茱萸、三棱、蓬术等药须视其虚实寒热以用之。肝者，将军之官，其性刚烈，喜投柔剂。若香燥只可暂用，宜参以柔剂佐之，方无燥暴之患。如逍遥散、七味饮、左金丸、滋肾生肝饮等方，皆可选用。○脾居中州，宜健运。五味入胃，由脾布散。人能谨饮食，戒生冷，远潮湿，少思虑愁忧，若是患自可免，反之则生病矣。伤劳倦忧思，则病四肢怠惰，脾主四肢。肌肉痿黄，脾主肌肉。大便溏泄，饮食不化，脾不运动。或不时身热，宜用补药，党参、补中和脾。黄耆、补中益气。白术、健脾燥湿。炙草、甘能益脾。茯苓、淡渗调脾。扁豆、调脾和胃。怀山药、补脾调中。大枣，甘温健脾。如六君子、补中益气、参苓白术散等方均可选用。伤饮食则病腹痛胀满，痞闷不安，脾气滞碍。大便或闭或泄，里急后重，湿热郁结。噫气，脾土壅滞。痞气，脾之积。身热。营气不通。小儿疳积虫积，宜用消导运气之药，广皮、理气导滞。砂仁、快气醒脾。查肉、消食磨积。神曲、调中消食。枳实、枳壳、消胀利气。麦芽、谷芽、消食健运。厚朴、泻满除湿。槟榔、破滞、攻坚、杀虫。大黄，荡涤肠胃。如枳实导滞丸、木香槟榔丸、平胃散、保和丸等方，皆可选用。虫积，遇仙丹、追虫丸皆可效。伤暑湿，则病腹痛，泄泻下痢，脾伤饮食，暑湿为患。霍乱呕吐，暑湿扰中，阴阳错乱。宜用芳香逐秽清热之药，藿香、通上中二焦邪滞，快脾胃去恶气。厚朴、广皮、芳香逐秽。滑石、利湿去暑。川连、泻火去湿。黄芩、除脾家湿热。建曲、除脾家敦阜之气。苡仁、利湿健脾。泽泻、去湿热。砂仁壳，醒脾。如小半夏汤、益元散、黄连香薷散、二香散、香连丸等方，可选用。伤寒湿生冷，则病身重体痛如束，寒湿留着肌肉。下利纯清彻冷，生冷伤脾阳。畏寒，胃阳遏滞。腹痛不止，脾阳不运。足跗肿，寒湿着太阳经。呕吐清冷汁，生冷所伤，胃阳不舒。手足常觉不暖，脾阳不能四达。宜用温中驱湿之品，香薷、辛散能解结利湿。草蔻仁、暖胃健脾燥湿除寒。干姜、逐寒湿。白豆蔻、行气暖胃。良姜、去寒湿止痛。附子、逐寒通阳。肉桂、驱沉寒之物，温脾阳。苍术、燥胃强脾，逐寒湿。木瓜、利湿舒筋。羌活、散表胜湿。苏叶，散表驱寒。大顺散、五苓散、冷香饮子、浆水散等方，皆可选用。○肺为百脉所宗，气之源也。其体最娇，故又恶寒，又恶热，苦气上逆，人能慎风寒，远暑热，未寒先衣，渐暖渐脱，寡言养气，少食辛酸之物，若是者，病从何来？逆之则病生矣。虚则病不任风寒，肺应皮毛。喘促语言不续，肺气亏损。咳唾频频，水津不能四布。虚而有热，则病肺痿，肺液枯涸。百合病，手太阴虚热所致。失音，肺金伤损。干咳，咳血，皮毛憔悴。虚火烁肺。但虚宜补，人参、黄耆、大补肺气。蛤蚧、补肺定喘。白肺头、以肺补肺。五味子能收耗散之金。等类。虚而挟热，宜用滋养清金，北沙参、清补。麦冬、燕窝、大补肺阴。百合、象肺益肺。秫米、平补肺金。川贝、清肺消痰。款冬、润肺清痰。桑皮、泻肺清痰。地骨皮、治肺热出汗。马兜铃、清肺止嗽。花粉、桑叶，润燥清肺。如清燥救肺汤、四阴煎、人参固本丸、补肺阿胶散、泻白散等方，皆可选用。受邪则病哮喘，风寒之邪闭塞肺窍。畏风身热，鼻流清涕，皆受邪，肺气不宣。或咳嗽，为痧，为疹，为温热，为肺痈，其末也则为痒瘰疥疮，皆寒郁皮毛，肺气不宣以成诸症。有宜温散，有宜辛凉，视症以用之。温散如麻黄、肺有实邪最重者可用。桂枝、温经通营卫。苏叶、散寒。荆芥、白芷、羌活，温散。辛凉如薄荷、辛凉。石膏、色白，入肺能清气热。前胡、白前、治喉中水鸡声最妙。连翘、轻宣泻火。黄芩、苦清肺火。黑栀、泻火屈曲下行。竹叶，轻扬清肺。他如杏仁、辛散苦降。橘红、利气达表。旋覆花、降肺能消老痰。防风、宣肺去风。葶苈子、肺中水气膹急者，非此不能除。紫菀、润肺消痰。射干、泻火清痰。栝楼仁、清上焦热痰。通草、利水退热，色白入肺。马勃、消肿退热。桔梗。开提肺气。是皆治肺病之不可缺者。肾为人身之根本，宜闭藏，五藏受精，皆归藏于肾。人能戒淫欲，而不使有伤，病安从来？伤之则虚，虚久成损，其病腰脊痛，督脉贯脊属肾。遗精白浊，肾关不固。消渴，精液内亡。瞳子散大无光，瞳子属肾。骨蒸劳热，阴亏。骨酸痿厥，肾主骨。面如漆柴，黑色属水，肾藏伤则精枯故也。耳聋，肾窍通于耳。恐惧如人将捕之，肾在志为恐，肾气怯故也。呼吸不续，元海气虚故也。坐卧不宁，水亏不能养心所致。阴痿，肾阳虚。或口热舌干，齿痛咽痛。阴火上炎。诸症有宜补阴，有宜补阳。补阳则用破故纸、温补命门。附子、肉桂、回阳补肾。大茴香、暖丹田，补命门。巴戟天、强阴益精。菟丝子、温补三阴。覆盆子、益肾藏而固精。沙苑蒺藜、补肾益阴，治腰痛。胡芦巴、暖丹田去寒湿。锁阳、强筋益阳。杜仲、强筋充骨。韭子、补肝肾，助命门。阳起石、治精乏阴痿。雀卵、补阳益精。鹿茸，添精补髓，暖肾助阳。方如八味丸、右归饮、七宝美髯丹、黑地黄丸、巩堤丸等方可用。补阴药，宜用肉苁蓉、益髓强筋。续断、补肾理筋。生熟地黄、补肾养血。黄柏、泻相火。牡蛎、清热补阴。阿胶、滋肾补阴。元参、补水，泻无根之火。枸杞、滋肝益肾。狗脊、平补肝肾。玉竹、平补气血，去风湿。天冬、补水润燥。何首乌、益精坚肾，收敛精气。金樱子、涩精。女贞子、滋阴降火。胡麻、润五藏填精髓。黑大豆、固肾明目。磁石、重镇肝肾。海参、补肾益精。龟板、纯阴益肾。淡菜、咸补精血。秋石，滋阴降火。方如六味丸、左归丸、大补元煎、虎潜丸、天真丸、大补阴丸、龟鹿二仙胶等方可用。以上所论皆就本藏亏损所致，至于外因传感而病，不在此例。

《医学指归·本草脏腑虚实标本用药式》卷上：肺藏魄，属金，总摄一身元气，主闻，主哭，主皮毛。本病，脏腑之病。诸气膹郁，肺主气。诸痿，肺为五脏华盖，故五脏之痿皆属于肺。气短，咳嗽，上逆，同经。咳唾脓血，肺痈也。不得卧，肺藏魄也。小便数而欠，遗失不禁。同经。标病，经络之病。洒淅寒热，肺主皮毛。伤风自汗，肩背痛冷，臑臂前廉痛。治法解：《本经》所言补泻寒热，治病之法已该。但经以针言，后世针法失传，以用药代之。本草所论补泻寒热用药之式，正与经意相合，详注于后，以代治法解。○气实泻之。肺主气，实者，邪气之实也，故用泻。下分四法。泻子：水为金之子，泻膀胱之水，则水气下降，肺气乃得通调。泽泻入膀胱利小便。葶苈大能下气，行膀胱水。桑皮下气行水。地骨皮降肺中伏火，从小便出。除湿：肺气起于中焦，胃中湿痰凝聚，其气上注于肺，去胃中湿痰，正以清肺。半夏除湿化痰，和胃健脾。白矾爆湿追涎，化痰坠浊。白茯苓利窍除湿，泻热行水。薏苡仁甘益胃，土胜水，淡渗湿。木瓜敛肺和胃，去湿热。橘皮理气燥湿，导滞消痰。泻火：肺属金畏火。火有君相之别，君火宜清，相火有从逆两治，气实只宜逆治。粳米色白入肺，除烦清热。石膏色白入肺，清热降火。寒水石泻肺火、胃火，治痰热喘嗽。知母清肺泻火，润肾滋阴。诃子敛肺降火，泄气消痰。通滞：邪气有余，壅滞不通，去其滞气，则正气自行。枳壳破气行痰。薄荷辛能散，冷能清，搜肝气，抑肺盛。生姜辛温发表，宣通肺气。木香升降诸气，泄肺疏肝。厚朴辛温苦降，下气消痰。杏仁泻肺解肌，降气行痰。皂荚通窍吐痰，入肺、大肠。桔梗入肺泻热，开提气血，表散寒邪。苏梗下气消痰，祛风定喘。○气虚补之。正气虚，故用补。下分三法。补母：土为金母，补脾胃，正以益肺气。甘草补脾胃不足。人参益土生金，大补元气。升麻参芪上行。须此引之。黄芪壮脾胃，补肺气。山药入肺归脾，补其不足。润燥：补母是益肺中之气，润燥是补肺中之阴。金为火刑则燥，润燥不外泻火。泻实火则用苦寒，泻虚火则用甘寒。蛤蚧补肺益精，定喘止嗽。阿胶清肺滋肾，补阴润燥。麦冬清心润肺，强阴益精。贝母泻火散结，润肺清痰。百合润肺安心，清热止嗽。天花粉降火润燥，生精滑痰。天冬清金降火，滋肾润燥。敛肺：久嗽伤肺，其气散漫。或收而补之，或敛而降之，宜于内伤，外感禁用。乌梅敛肺涩肠，清热止泻。粟壳敛肺涩肠，固肾止嗽。五味子收敛肺气，消嗽定喘。白芍安脾肺，固腠理，收阴气，敛逆气。五倍子敛肺降火，生津化痰。○本热清之。清热不外泻火润燥，前分虚实，此分标本寒热，意各有注，故药味亦多重出。清金：清金不外滋阴降火，甘寒、苦寒，随虚实而用。黄芩苦入心，寒胜热。泻上焦、中焦实火。知母苦寒泻火。麦冬甘寒润肺。栀子苦寒泻心肺邪热。沙参甘寒补肺，滋五脏之阴。紫菀润肺泻火，下气调中。天冬甘苦大寒，清金降火。○本寒温之。金固畏火而性本寒冷，过用清润，肺气反伤。故曰形寒饮冷则伤肺。温肺：土为金母，金恶燥而土恶湿。清肺太过，脾气先伤，则土不能生金。故温肺必先温脾胃，亦补母之义也。丁香辛温纯阴，泄肺温胃。藿香快气和中，开胃止呕，入手足太阴。款冬花辛温纯阳，温肺理气。檀香调脾肺，利胸膈，引胃气上升。白豆蔻温暖脾胃，为肺家本药。益智仁燥脾胃，补心肾。砂仁和胃醒脾，补肺益肾。糯米甘温，补脾肺虚寒。百部甘苦微温，润肺杀虫。○标寒散之。不言标热者，肺主皮毛，邪气初入，则寒犹未变为热也。解表：表指皮毛，属太阳。入肌肤则属阳明，入筋骨则属少阳。此解表、解肌、和解，有浅深之不同也。麻黄辛温发汗，肺家要药。葱白外实中空，肺之药也。发汗解肌，通上下阳气。紫苏发表散寒，祛风定喘。

○大肠属金，主变化，为传送之官。本病脏腑之病大便闭结，泄痢下血，里急后重，疽痔，脱肛，肠鸣而痛。以上诸证，或虚或实，或寒或热，皆本腑病，补经所未备。标病经络之病齿痛，喉痹，颈肿，口干，俱同经。咽中如梗，咽非本经，脉入缺盆循胃脉外，近于咽。衄衄，目黄，手大指次指痛，俱同经。宿食发热，宿食在内，发热在外，故为标病。寒栗。同经。○治法解：肠实泻之。大肠主出糟粕，邪气有余，壅滞不通，则为实，故用泻。下分两法。热：热结于肠，大便不通，寒以下之。大黄荡涤肠胃，下燥结，去瘀热。芒硝润燥软坚，荡涤实热。芫花荡涤留癖饮食，寒热邪气。牵牛泻气分湿热，通大肠气秘。巴豆开窍宣滞，斩关夺门。郁李仁下气行水，破血润燥。石膏清热降火。气：气实则壅，行气破气，则滞自下。枳壳破气行痰，消痞胀，宽肠胃。木香泄肺气，实大肠，治泻痢后重。橘皮理气燥湿，下气消痰。槟榔泻气行痰，攻坚去胀，治大便气秘。○肠虚补。大肠多气多血，气血不足则虚，故用补，下分五法。气：补气不外下文升阳降湿二法。此所谓气，疑指风言。盖风为阳气，善行空窍，风气入肠，则为肠鸣、泻泄诸证。故药只举皂荚一味，正以其入肠而搜风也。皂荚辛温性燥，入肺、大肠，搜风除湿。燥：燥属血分，金被火伤，则血液枯燥，养血所以润燥也。桃仁行血润燥，通大肠气秘。麻仁润燥滑肠。杏仁润燥消积，通大肠气秘。地黄泻丙火，清燥金，补阴凉血。乳香消气活血，通十二经。松子治大便虚秘。当归补血润燥，滑大肠。肉苁蓉补精血，滑大肠。湿：土为金母，脾虚湿胜，则水谷不分，下渗于大肠而为泻泄。燥脾中之湿，所以补母也。白术补脾燥湿。苍术燥胃强脾，除湿散郁。半夏和胃健脾，除湿化痰。硫黄大热纯阳而疏利大肠，治老人虚秘。陷：清气在下，则生飧泄。胃中清阳之气陷入下焦，升而举之，如补中益气、升阳除湿之法是也。升麻升阳气于至阴，引甘温药上行。葛根轻扬升发，能鼓胃气上行。脱：下陷不已，至于滑脱，涩以止之，所以收敛正气也。龙骨涩肠固精。白垩涩肠止利。诃子收脱止泻，涩肠敛肺。粟壳敛肺涩肠。乌梅敛肺涩肠。白矾性涩而收，

燥湿止血。赤石脂收湿止血，同大小肠。禹余粮重涩固下。石榴皮涩肠止利泄。〇本热寒之。大肠属金，恶火。肺火下移大肠，每多无形之热，故宜寒之。清热：实热则泻，虚热则清。前言其实，此言其虚，省文也。秦艽燥湿散风，去肠胃热。槐角苦寒纯阴，凉大肠。地黄泻火清金，凉血止血。黄芩寒胜热，泻肺火。〇本寒温之。金寒水冷，每多下利清谷，故用温。温里：温里亦所以补虚，前补虚条中未之及，亦省文也。干姜去脏腑沉寒痼冷。附子大热纯阳，通十二经络，治一切沉寒。肉果涩大肠，止冷痢虚泻。〇标热散之。不言标寒者，邪入阳明，已变为热，且手阳明经脉在上，非寒邪所干。解肌：阳明主肌肉，已非在表，不可发汗，第用解肌之法。石膏体重泻火，气轻解肌。白芷散风除湿，通窍表汗，为阳明主药。升麻表散风邪，亦入手阳明。葛根开腠发汗，解肌退热。

〇胃属土，主容受，为水谷之海。本病，脏腑之病。噎膈反胃，有火则噎膈，无火则反胃。中满肿胀，同经。呕吐，声物俱出，胃寒热皆然。泻痢，湿热下行于肠。霍乱腹痛，脾胃俱病。消中善饥，同经。不消食，脾不为胃用。伤饮食，胃病累脾。胃管当心，痛支两胁。木克土，兼少阳病也。标病，经络之病。发热蒸蒸，身前热，身后寒，同经。发狂谵语，必兼登高弃衣诸证，身热四肢实，故属标病。咽痹，咽，胃系也。上齿痛，脉入齿。口眼㖞斜，脉挟口，且过睛明穴也。鼻痛鼽衄，同经。赤皻。脉起交頞。治法解：胃实泻之。胃主容受，然太实则中焦阻塞，上下不通，故用泻，下分二法。湿热：热盛则湿者化而为燥，故用下法。大黄荡涤肠胃，下燥结，去瘀热。芒硝润燥软坚，荡涤肠胃。饮食：重者用下，轻者用消。巴豆去脏腑沉寒，下冷积。神曲化水谷，消积滞。山查消食磨积，化油腻滞。阿魏入脾胃，消肉积。硇砂消食破瘀，治肉积。郁金下气破血。三棱破血消积。轻粉劫痰涎，消积滞。〇胃虚补之。土喜冲和，或热或寒，皆伤正气、耗津液，故用补，下分二法。湿热：气虚湿胜，湿胜热生，去湿即所以去热，热去而正气自生。苍术燥胃除湿。白术燥湿和中。半夏除湿化痰。茯苓渗湿行水。橘皮导滞消痰。生姜调中畅胃，开痰下食。寒湿：脾中之阳气不足，则胃中之津液不行，补阳乃以健脾，亦以燥胃，故寒去而湿出，乃能上输津液，灌溉周身。干姜逐寒邪，燥脾湿，除胃冷。附子补真阳，逐寒湿。草果健脾暖胃，燥湿祛寒。官桂补命门火，抑肝扶脾。丁香温胃补肾。肉果理脾暖胃，逐冷祛痰。人参补阳气，扶脾土。黄芪补中益气，壮脾强胃。本热寒之不言本寒者，治寒湿之法，已见上条也。降火：土生于火，火太过则土焦，降心火乃以清胃热。石膏足阳明经大寒之药。地黄苦寒入心，泻丙火。犀角泻心火，清胃热。黄连泻心火，厚肠胃。〇标热解之。邪入阳明则病在肌肉，寒变为热，故不言标寒。解肌：阳明主肌肉，邪及肌肉，已在不表，故用解不用发。升麻表散风寒，足阳明引经药。葛根入阳明经，开腠发汗。豆豉发汗解肌，调中下气。

〇脾藏志，属土，为万物之母，主营卫，主味，主肌肉，主四肢。本病，脏腑之病。诸湿肿胀，痞满，即经中腹胀，得后与气则快，不能卧，食不下诸证。噫气，同经。大小便闭，即水闭。黄疸，同经。痰饮，脾不为胃行津液。吐泻霍乱，脾胃同病。心腹痛，同经。饮食不化。脾不健运。标病，经络之病。身体胕肿，重困嗜卧，同经。四肢不举，脾主四肢。舌本强痛，足大趾不用，同经。九窍不通，脾为万物母，主营卫，脾病则诸脏俱病，九窍在外，故为标病。诸痉项强。脉行人迎，挟喉。〇治法解：土实泻之。脾胃俱为仓廪之官，而脾主运化，脾气太实，则中央枢轴不灵，故用泻，下分三法。泻子：金为土之子，土满则肺气壅遏，泻肺气所以消满。诃子泻气消痰，开胃调中。防风泻肺，散头目滞气。桑皮泻肺行水，下气消痰。葶苈下气行水，大能泻肺。吐：《经》云，在上者因而越之。痰血食积壅塞上焦，涌而去之，其势最便，故用吐法。胃实不言吐者，胃主容受，脾主消化，积虽在胃，而病生于脾也。豆豉能升能散，得盐则吐。栀子苦寒泻火，吐虚烦客热。萝卜子长于利气，能吐风痰。常山引吐行水，祛老痰积饮。瓜蒂吐风热痰涎，上膈宿食。郁金行气破血，轻扬上行，同升麻服能吐。萹汁吐诸痰饮宿食。藜芦吐上膈风涎。苦参泻火燥湿，祛风逐水。赤小豆行水散血，清热解毒。盐汤能涌吐。苦茶泻热清痰，下气消食，浓茶能引吐。下：下法不止去结除热，凡驱逐痰水皆是也。盖脾恶湿，脾病则湿胜，土不足以制水，每生积饮之证，故与肠胃、三焦下热结之法稍异。大黄泻血分实热，下有形积滞。芒硝荡涤实热，推陈致新。青礞石体重沉坠，下气利痰。大戟泻脏腑水湿。续随子下积饮，治水气。芫花去水气，消痰癖。甘遂泻隧道水湿。〇土虚补之。土为万物之母，而寄旺于四时。土虚则诸脏无所禀承，故用补。下分三法。补母：土生于火，益心火所以生脾土也。桂心苦入心经，益阳消阴。茯苓安心益气，助阳补脾。气：气属阳，阳气旺，则湿不停而脾能健运。人参大补元气，益土生金。黄芪补中气，壮脾胃。升麻升阳气，补卫气，脾胃引经药。葛根升胃气，兼入脾经。甘草补脾胃不足。陈皮调中快膈，脾胃气分之药。藿香入脾经去恶气。葳蕤补中益气，治风湿。砂仁和胃醒脾，快气调中。木香疏肝和脾，三焦气分药。扁豆调脾暖胃，消暑除湿。血：脾统血，喜温而恶寒。寒湿伤脾，则气病而血亦病。甘温益脾，则阳能生阴，所以和血而补血也，与他脏养血之法不同。白术甘温和中，同血药用则补血。苍术甘温辛烈，燥胃强脾。白芍泻肝安脾，为太阴行经药。胶饴温补脾，甘缓中。大枣甘温补中，入脾经血分。干姜辛温燥湿，能引血药入气分而生血。木瓜伐肝理脾，调营卫，利筋骨。乌梅酸涩而温，脾肺血分之药。蜂蜜甘温补中，调和营卫。〇本湿除之。不言寒热者，实兼寒热也，下分二法。燥中宫：脾恶湿，燥湿所以健脾。脾喜温，故只言寒湿，不言湿热，且湿去而热自除也。白术苦燥湿。苍术除寒湿。橘皮理气燥湿。半夏除湿化痰。吴茱萸燥脾除湿。南星燥湿除痰。白芥子温中开胃，利气豁痰。洁净府：水乃湿之原，行水乃以除湿，故治湿必利小便。木通通膀胱，导湿热。赤茯苓利湿热，赤胜于白。猪苓利湿行水。藿香去恶气则正气通畅，气化则小便利。〇标湿渗之。脾之经络受伤者，不止于湿。外感之湿中人，不止脾之一经。脾专言湿，举一以概其余也。以湿属脾，从其类也。开鬼门：湿从汗解，风能燥湿。葛根解肌开腠。苍术发汗除湿。麻黄辛温发汗。独活搜风去湿。以上所举四药，或入阳明、或入太阳、或入少阴，非专入脾经也。盖湿与热合，伤在肌肉，则用阳明药。湿与风合，伤在皮肤，则用太阳药。湿与寒合，伤在筋骨，则用少阴药。湿土于五行寄旺，故兼诸经药也。推之他经，湿在太阳，则用麻黄；湿在阳明，则用葛根、苍术；湿在少阴，则用独活。触类引伸，方得作者本旨，不可泥看，余仿此。

〇小肠主分泌水谷，为受盛之官。本病，脏腑之病。大便水谷利，小便短，小便闭，小便血，小便自利，大便后血，大肠主大便，膀胱主小便，而小肠兼主大小便，以分泌水谷也。小肠气痛，本腑病。宿食夜热旦止。以小肠为受盛之官。标病，经络之病。身热恶寒，手足太阳病同。嗌痛颔肿，同经。口糜，合胃经病，以脉循胃系也。耳聋。同经。〇治法解：实热泻之。小肠承胃之下脘，而下输膀胱，大肠实热则不能泌别清浊，故用泻，下分二法。气：气分有热，则水谷不分，行水即以导热。木通通大小肠，导诸湿热。猪苓利湿行水。滑石利窍渗湿，泻热行水。瞿麦降心火，利小肠，行水破血。泽泻利湿行水。灯草降心火，利小肠。血：热入血分，则血妄行，清热所以凉血止血。地黄泻丙火，凉血生血。蒲黄生行血，熟止血。赤茯苓入心、小肠，利湿热。栀子泻心肺邪热，下从小便出。丹皮泻血中伏火，凉血而生血。〇虚寒补之。小肠属火，化物出焉，虚

寒则失其职，故用补，下分二法。气：胃为小肠上流，胃气虚则湿流小肠而水谷不分，调补胃气，即以补小肠之气也。白术燥湿和中，益阳补气。楝实导小肠热，引心包相火下行。茴香开胃调中，疗小肠冷气。砂仁快气调中，通行结滞，入大小肠。神曲调中开胃，化水谷，消积滞。扁豆调脾暖胃，消暑除湿。血：血分寒虚，则多凝滞，补阳行气，所以活血而补血也。桂心辛走血，能补阳活血。胡索行血中气滞、气中血滞。〇本热寒之。不言本寒者，虚寒已见上条，省文也。降火：小肠与心为表里，心火太旺，往往下传于小肠，降心火所以清小肠之上流也。黄柏泻相火，补肾水。黄芩苦入心，寒胜热。黄连大苦大寒，入心泻火。连翘形似心，入心经气分而泻火。栀子泻心、肺、三焦之火。〇标热散之。阳邪中上，阴邪中下。手太阳经脉在上，非寒邪所能干，故止言标热。解肌：阳邪每多自汗之证，故不用发表，且小肠经专主上部，与足阳明解肌不同。藁本辛温雄壮，为太阳风药。羌活搜风发表。防风解表去风，主上焦风邪。蔓荆轻浮升散，主上部风邪。

《医学指归·本草脏腑虚实标本用药式》卷下：膀胱主津液，为胞之府，气化乃能出，号州都之官，诸病皆干之。本病，脏腑之病。小便淋沥，或短数，或黄赤，或白，或遗失，膀胱主小便，诸病皆本腑病。或气痛，本腑病。标病，经络之病。发热恶寒，太阳主表。头痛腰脊强，同经。鼻塞，内眦近鼻。足小趾不用。同经。〇治法解：实热泻之。膀胱主津液，实热则津液耗散，泻之所以救液也，下一法。泄火：水不利则火无由泄，行水所以泄火。滑石淡渗湿，寒泻热，下走膀胱而行水。猪苓除湿泻热，下通膀胱。〇下虚补之。膀胱气化乃出，或热或寒皆能伤气，气虚则下焦不固，故用补，下分二法。热：热在下焦，乃真水不足，无阴则阳无以化，宜滋肾与膀胱之阴。知母润肾燥而滋阴，为气分药。黄柏泻膀胱火，补肾水不足，为血分药。寒：虚寒则气结于下，或升或散，皆所以通其气；虚寒则元气不固，或温或涩，皆所以固其气。桔梗开提气血，载药上浮。升麻能升阳气于至阴之下。益智仁涩精固气缩小便。乌药辛温顺气，治膀胱冷气。萸肉固精秘气，缩小便。〇本热利之。不言本寒者，已见补虚条中，省文也。降火：水在高源，上焦有火则化源绝。清金泻火，亦补母之义。前虚热条中所载，乃正治法。此乃隔一治法，互文也。至行水泄火，惟实者宜之，已见前泻实条中，与此条有别。地黄苦寒泻火，入手足少阴。栀子泻心肺邪热，从小便出。茵陈寒胜热，苦燥湿，入足太阴经。黄柏泻相火，补肾水。丹皮入手足少阴，泻血中伏火。地骨皮降肺中伏火。〇标寒发之。不言标热者，寒邪中下，初入太阳，犹未变为热也。发表：太阳主表，寒邪入表，急宜驱之使出，故发汗之法，较解表尤重。麻黄辛温发汗，去营中寒邪。桂枝发汗解肌，调和营卫。羌活搜风胜湿，入足太阳经。防己通腠理，疗风水，太阳经药。黄芪无汗能发，有汗能止。木贼草发汗解肌，升散火郁风湿。苍术发汗除湿。

〇肾藏智，属水，为天一之源，主听，主骨，主二阴。本病，脏腑之病。诸寒厥逆，骨痿，同经。腰痛，腰冷如水，脏病及腑。足胻寒，水气下注。少腹满急，疝瘕，肾主下焦，少腹肾所治也。大便闭泄，吐利腥秽，水液澄澈，清冷不禁，肾主二阴。消渴引饮。火旺伤水。标病，经络之病。发热不恶热，真寒假热。头眩头痛，太阳经病，肾络所通。咽痛舌燥，脊股后廉痛。同经。命门，右肾为命门，为相火之原，天地之始。藏精，精化于气；生血，阳能生阴。降则为漏，升则为铅，铅乃北方正气，一点初生之真阳。一念之非，降而为漏；一念之诚，守而为铅。主三焦元气。本病，不言标病者，两肾经络皆同也。前后癃闭，肾主二阴，左肾病便闭，右肾病癃闭，有寒热之分。气逆里急，疝痛奔豚，病同左肾，满急疝瘕而有寒热之别。消渴，亦同左肾，而水虚、火虚不同。膏淋，淋病属小便，而膏淋则伤精。精漏精寒，命门主藏精。赤白浊，亦精道病。溺血崩中带漏。

命门主生血。○治法解：水强泻之。真水无所谓强也，膀胱之邪气旺则为水强，泻膀胱乃以泻水也。下分二法。泻子：木为水之子，水湿壅滞，得风火以助之，结为痰涎。控去痰涎，正所以疏肝而泄水也。牵牛逐水消痰，泻气分之湿热。大戟去脏腑水湿，泻肝经风火之毒。泻腑：膀胱为肾之腑，泻腑则脏自不实。泽泻利湿行水。猪苓利湿利水。车前子渗膀胱湿热，利小便而不走气。防己泻下焦血分湿热，为疗风水之要药。茯苓除湿泻热，下通膀胱。○水弱补之。肾为水脏，而真阳居于其中，水亏则真阳失其窟宅，无所依附，故固阳必先补水。补母：肺为肾之母，补肺金所以生肾水也。人参大补肺中元气。山药色白入肺，益肾强阴。气：火强则气热，火弱则气寒，寒热皆能伤气。补气之法亦不外泻火、补火二端。《内经》肾脏不分左右，本草虽分，究竟命门治法已该左肾中。知母泻火补水润燥，为肾经气分药。元参色黑入肾，能壮水以制火。破故纸补相火以通君火，暖丹田，壮元阳。砂仁辛温益肾，通行结滞。苦参泻火燥湿，补阴益精。血：血属阴，阴与阳相配，阳强则阴亏，无阳亦无以生阴，故滋阴温肾，皆所以益精而补血也，亦兼命门治法在内。黄柏泻火补水，肾经血分药。枸杞生精助阳，清肝滋肾。熟地黄滋肾水，补真阴，填骨髓，生精血。锁阳益精兴阳，补阴润燥。肉苁蓉入肾经血分，补命门相火。萸肉补肾温肝，强阴助阳。阿胶养肝滋肾，和血补阴。五味子敛肺滋肾，强阴涩精。○本热攻之。邪热入里，直攻肾脏，非如前补气条中用清热之法可以缓图者也，惟有急攻一法。下：热入肾脏，真水已亏，岂可攻下？而伤寒少阴条中，有用大承气汤下之者，以有口燥咽干之证，故属之少阴，其实乃少阴阳明也。热结于足阳明，则土燥耗水；热结于手阳明，则金燥不能生水。攻阳明之热，正所以救肾水也。况肾主二阴，泻腑所以通小便，攻下所以通大便。此亦泻实之法，补前条所未备。○本寒温之。北方水脏，加以寒邪，恐真阳易至消亡，故有急温一法。温里：温里亦不外下条益阳之法，但本非真阳不足，以寒邪犯本，急用温法。故所用皆猛烈之药，与下补火法大同小异。附子大热纯阳，逐风寒湿。干姜生逐寒邪而发表，炮除胃冷而守中。官桂益阳补气。治沉寒痼冷之病。白术苦燥湿，温和中。蜀椒发汗散寒，入命门补火。○标寒解之。寒邪直入阴分，然尚在经络，未入脏腑，故曰标寒。解表：寒邪入于少阴经络，虽在表未入于里，已与太阳之表不同。第可引之从太阳而出，不可过汗以泄肾经，故不言发表而言解表也。麻黄发表解肌，去营中寒邪、卫中风邪。细辛辛温，散风邪，乃足少阴本药。独活搜风去湿，入足少阴气分。桂枝发汗解肌，温经通脉。○标热凉之。寒邪入于骨髓，久之变而为热。以邪犹在表，故为标热。清热：热自内出，发热而不恶寒，不可发汗，故用清热之法。元参入肾补水，散无根浮游之火。连翘入心泻火，除三焦湿热。甘草生用泻火，炙用补中。入汗剂则解肌，入凉剂则泻邪火。猪肤治少阴下利咽痛。○火强泻之。火强非火实也，水弱故火强，火强则水愈弱，故泻法仍是补法。泻相火：肾火与水并处，水不足，火乃有余。滋阴即以泻火，所谓壮水之主以制阳光是也。黄柏泻相火，补肾水不足。知母润肾燥而滋阴。丹皮入足少阴泻伏火，凉血而生血。地骨皮泻肝肾虚热，凉血而补正气。生地黄滋阴退阳，入足少阴。茯苓行水泻热。元参色黑入肾，壮水以制火。寒水石除三焦火热。○火弱补之。火居水内，即坎中一画之阳，先天之本是也。弱则肾虚而真阳衰败，故宜补。益阳：肾中元阳不足，无以藏精而生血。故补火而不失之燥，则阳能配阴而火不耗水。即用燥药，亦必以滋肾之药佐之。益阳与温里所以不同，所谓益火之原以消阴翳是也。附子引补气药以复散失之元阳，引补血药以滋不足之真阳。肉桂入肝肾血分，补命门相火不足。益智仁补命门火不足，涩精固气。破故纸暖丹田，壮元阳。沉香入右肾命门，能暖精壮阳。川乌功同附子而稍缓，寒宜附子，风宜

乌头。硫黄补命门真火不足，性虽热而能通。天雄补下焦命门阳虚。乌药治厥逆之气。阳起石补右肾命门。茴香暖丹田，补命门不足。胡桃属水入肾，佐破故纸大补下焦。巴戟入肾经血分，强阴益精。丹砂同地黄、枸杞之类养肾。当归和血养血，治一切血证阴虚而阳无所附者。蛤蜊补肺润肾，益精助阳。覆盆益肾脏而固肾，起阳痿，缩小便。〇精脱固之。血生于阴而精化于阳，阳不能固则精不能藏，故固精属之右肾。涩滑：涩以止脱，涩之所以固之也。牡蛎涩以收脱，治遗精。芡实固肾涩精。金樱子固精气，入肾经。五味子收耗散之气，强阴涩精。远志能通肾气上达于心，治梦泄。萸肉固精秘气。蛤蚧与牡蛎同功。

〇心藏神，为君火。包络为相火，代君行令，主血，主言，主汗，主笑。本病，心包之病。诸热瞀瘛，心主火，火胜则目眩筋急。惊惑谵妄，烦乱，心藏神，心病则神乱。啼笑骂詈，与《经》言喜笑不休略同。怔忡，即心火病。健忘，心藏神。自汗，心主汗。诸痛痒疮疡。心主血，热伤血也。标病，经络之病。肌热，热在血分。畏寒战栗，热极似寒。舌不能言，心主言。面赤目黄，心烦热，胸胁满，痛引腰背肩胛肘臂。同经。〇治法解：火实泻之。心属火，邪气有余则为火实，故用泻，下分四法。泻子：土为火之子，泻脾胃之热，而心火自清。黄连苦寒泻心火。王海藏曰：泻心实泻脾也。大黄大泻血分实热，入足太阴、足阳明。气：火入上焦，则肺气受伤，甘温以益元气，而热自退，虽以补气，亦谓之泻火。火入下焦，则小肠与膀胱气化不行，通水道、泻肾火，正以导赤也。甘草生用泻火，入凉剂则泻邪热。人参大补元气，生亦泻火。赤茯苓泻热行水，入小肠气分。木通通小肠、膀胱，导湿热从小便出。黄柏沉阴下降，泻膀胱相火。血：火入血分则血热，凉血所以泻火。丹参色赤入心，破宿血，生新血。丹皮泻血中伏火，凉血而生血。生地黄泻心火，凉血而生血。元参壮水以制火。镇惊：心藏神，邪入心包则神不安。化痰清热，兼以重坠，亦镇惊之义也。朱砂泻心经邪热，镇心定惊。牛黄清心解热，利痰凉惊。紫石英重以去怯，入心肝血分。〇神虚补之。心藏神，正气不足则为神虚，故用补，下分三法。补母：木为火之母，肝虚则无以生火，故补心必先补肝。细辛辛温肝胆。乌梅味酸入肝。枣仁甘酸而润，专补肝胆。生姜肝欲散，辛散所以补肝。陈皮辛能散，入厥阴行肝气。气：膻中为气海，膻中清阳之气不足，当温以补之，即降浊升清，亦所以为补也。桂心苦入心，补阳活血。泽泻利湿热，湿热既降，则清气上行。白茯苓安心益气，定魄安魂。茯神开心益肾，安魂养神。远志苦泻热，温壮气，能通肾气，上达于心。石菖蒲辛苦而温，通窍补心。血：心主血，补心必先补血。生新去滞，皆所以为补也。当归苦温助心，为血中气药。熟地黄入手少阴、厥阴，生精血。乳香香窜入心，调气和血。没药通滞血，补心虚。〇本热寒之。不言本寒者，心虚则寒，上补虚条中已载，省文也。泻火：虚用甘寒，实用苦寒。泻火之法，不外二端。黄芩苦入心，寒胜热，泻实火。竹叶甘寒，泻上焦烦热。麦冬清心火，润肺燥。芒硝苦寒除热。炒盐泻热，润燥，补心。凉血：凉血亦不外泻火，但泻血中之火，则为凉血。生地黄入心泻火，平诸血逆。栀子色赤入心，泻心经邪热。天竺黄入心经，泻热豁痰。〇标热发之。不言标寒者，心经在上，非寒邪所能干。且心主血脉，邪入于脉，已非在表，有热无寒可知。散火：火郁则发之。升散之药，所以顺其性而发之，与解表、发表之义不同。甘草入汗剂则解肌。独活搜风去湿。麻黄发汗解肌，兼走手少阴。柴胡发表升阳，平少阴、厥阴邪。龙脑辛温，散热。

〇三焦为相火之用，分布命门元气，主升降出入，游行天地之间，总领五藏六腑、营卫经络、内外上下左右之气，号中清之府。上主纳，中主化，下主出。本病，脏腑之病。诸热瞀瘛，腑脏同病。暴病暴卒暴瘖，火性急烈也。躁扰狂越，谵妄惊骇，腑脏同病。诸血溢血泄，火盛则血热妄行。诸气逆冲上，火性炎上。诸疮疡，同脏病。痘疹瘤核。亦疮疡之类。三焦本病，上已详叙。以下六条，皆他脏他腑之病，诸经已载，此复详叙三焦条下者，以三焦总领五脏六腑、营卫经络，无所不贯故也。上上谓心肺胸膈上脘诸经。热则喘满，诸呕吐酸，胸痞胁痛，食饮不消，头上汗出。中中谓脾胃两经。热则善饥而瘦，解㑊，尺脉缓涩谓之解㑊。中满，诸胀腹大，诸病有声，鼓之如鼓，上下关格不通，霍乱吐利。下下谓肝肾大小肠膀胱诸经。热则暴注下迫，水液浑浊，下部肿满，小便淋沥或不通，大便闭结，下痢。上寒，三焦属火，火实则热，火虚则寒。则吐饮食痰水，胸痹，前后引痛，食已还出。中寒则饮食不化，寒胀，仅胃吐水，湿泻不渴。下寒则二便不禁，脐腹冷，疝痛。标病，经络之病。恶寒战栗，如丧神守，同本脏病。耳鸣耳聋，嗌干喉痹，同经。诸病胕肿疼酸，本经在手，但三焦为决渎之官，水道不行，下注而为胕肿。惊骇，惊必兼搐，证见手足，故属标病。手小指次指不用。同经。治法解：实火泻之。三焦属火，邪气有余则实，故用泻，下分三法。汗：实在表则发汗，亦兼诸经解表之法。麻黄足太阳，手少阴、阳明汗药。柴胡少阳汗药。葛根手足阳明汗药。荆芥足厥阴经汗药。升麻阳明、太阴汗药。薄荷足厥阴经汗药。羌活足太阳，足少阴、厥阴汗药。石膏足阳明、手太阴、三焦汗药。吐：实在上焦，则用吐法。瓜蒂吐风热痰涎，上膈宿食。食盐辛温能涌吐。齑汁酸咸吐痰饮宿食。下：实在中焦、下焦，则用下法。大黄大泻血分实热，下有形积滞。芒硝荡涤三焦肠胃实热。〇虚火补之。虚火谓火不足之证，即寒也，故温之所以为补。上焦：人参甘温补肺。天雄补下焦以益上焦。桂心苦入心。中焦：人参益土生金。黄芪补中益气。丁香温胃。木香和脾气。草果健脾暖胃。下焦：附子补命门相火。肉桂入肝肾血分，补命门相火。硫黄补命门真火不足。人参得下焦引药补三焦。沉香入命门，暖精壮阳。乌药治膀胱冷气。破故纸入命门，补相火。〇本热寒之。不言本寒者，虚火即寒，省文也。实火亦热，但前言泻法，此不用泻而用寒，则本热不必皆实火，泻热亦不止汗、吐、下三法也，参看具有精义。上焦：黄芩酒炒，上行泻肺火。连翘泻心火与心包火。栀子泻心肺热。知母上清肺金而泻火。元参散浮游之火。石膏色白入肺。生地黄泻心火。中焦：黄连为中部之使。连翘兼除手足少阳、手阳明湿热。生苄随他药能治诸经血热。石膏足阳明大寒之药。下焦：黄柏泻膀胱相火。知母泻肾火。生苄入手太阳、阳明，治溺血、便血。石膏兼入三焦。丹皮泻肝肾火。骨皮泻肝肾虚热。〇标热散之。三焦经脉在上，且少阳居表里之间，无所谓寒也，故不言标寒。解表：解表亦是汗法。但前通言诸经汗法，此则专指本经言。故前条首言麻黄而此条首言柴胡，不用麻黄也。柴胡少阳表药。细辛少阴本药，辛益肝胆，可通少阳。荆芥肝经表药，可通少阳。羌活肝经表药，可通少阳。葛根阳明表药，能升阳散火。石膏三焦表药。

〇胆属木，为少阳相火，发生万物，为决断之官，十一脏之主。主同肝。本病，脏腑之病。口苦，呕苦汁，善太息，同经。憺憺如人将捕状，胆气虚。目昏，肝主目。不眠，魂藏于肝，少阳与肝为表里。标病，经络之病。寒热往来，痁疟，胸胁痛，头额痛，耳痛鸣聋，瘰疬，结核，马刀，足小趾、次趾不用。俱同经。治法解：实火泻之。木旺生火，火有余则为实，故用泻。泻胆：相火有余则胆实，泻火所以泻胆也。龙胆草益肝胆而泻火。牛膝泻胆，除脑中热。猪胆泻肝胆之火。生蕤仁消火散热，治目赤肿痛。生酸枣仁生用酸平，疗胆热。黄连泻火益肝胆，猪胆汁炒。苦茶泻热消痰。〇虚火补之。肝肾亏弱，相火易虚，故用补。温胆：胆虚则寒，故宜温补，补气补血，所以温之也。人参甘温补气，正气旺则心肝静。细辛辛益肝胆。半夏补肝润肾，除湿化痰。

当归和血养血。炒蒺仁补肝明目。炒枣仁专补肝胆，炒熟疗胆虚不眠。地黄补阴生血。〇本热平之。不言本寒者，已具温胆条中，省文也。除火：泻胆条中亦多降火之药，但火兼虚实，前言其实，此兼言其虚。黄芩泻实火，仲景柴胡汤用为少阳里药。黄连解见前条。芍药泻肝火，能于土中泻木。连翘除少阳气分实热。甘草入凉剂则泻邪火。镇惊：肝藏魂，有热则魂不安而胆怯，重以止怯，所以镇之也。黑铅镇心安神。水银主天行热疾，安神镇心。〇标热和之。不言标寒者，少阳半表，所主在筋，邪入于筋，较肌肉更深，则寒变为热。和解：和法较解肌更轻。柴胡足少阳表药。芍药泻肝火，入肝经血分。黄芩足少阳里药。半夏发表开郁。甘草入汗剂则解肌。

〇肝藏血，属木，胆火寄于中，主血，主目，主筋，主呼，主怒。本病，脏腑之病。诸风肝主风木。眩运，风火之象。僵卧强直，惊痫，诸风火上炎，筋脉受伤之证。两胁肿痛，胸肋满痛，肝脉贯膈布胁肋，肿痛、满痛似属标病，但肝为雷火，诸逆冲上，皆属于火，则胸胁作痛皆火逆为之也，况经脉伏行之地，在内不在外，故属之本病之类。疝痛，标病中有疝、小腹肿痛，而此列之本病，以腹中作痛，皆得名之为疝，非必下连睾丸也。癥瘕，血积为癥，气聚为瘕。女人经病。血室属于肝经。标病，经络之病。寒热疟，同经。头痛吐涎，脉上额，会于巅。目赤，脉上连目系。面青，脉行颊里。多怒，怒必外见辞色，故为标病。耳闭，少阳脉入耳中，肝之表也。颊肿，脉行颊里。筋挛，肝主筋。卵缩，丈夫疝，脉绕阴器。女人少腹肿痛，阴病，脉抵小腹。〇治法解：有余泻之。肝实则为有余，故用泻，下分五法。泻子：心为肝之子，泻心火所以泻子也。甘草泻丙火。行气：肝主血，而气者所以行乎血，气滞则血凝，行血中之气，正以行血也。香附血中气药，调气开郁。川芎行气散瘀，血中气药。瞿麦破血利窍。牵牛泻气分湿热，通下焦郁遏。青皮入肝胆气分，破气散血。行血：血凝滞不行则为实，旧血不去则新血不流，破血乃所以行血也。红花入肝经，破瘀活血。鳖甲色青入肝，治血瘕经阻。桃仁厥阴血分药，泄血滞，生新血。莪术入肝经血分，破血消积。三棱入肝经血分，破血消积。穿山甲专能行散，入厥阴通经。大黄大泻血分实热，下积通经。水蛭逐恶血、瘀血，破血癥、积聚。虻虫破血积坚痞癥瘕。苏木入三阴血分，破瘀血。丹皮破积血，通经脉。镇惊：邪入肝经，则魂不安而善惊。逐风热、坠痰涎，皆所以镇之也。雄黄得正阳之气，入肝经气分，泻肝风。金箔金制木，重镇怯，治肝胆风热之病。铁落平肝去怯，治善怒发狂。珍珠泻热定惊，镇心安神。代赭石镇虚逆，治血热。夜明砂泻热散结。胡粉坠痰消胀。银箔镇心明目，去风热颠痫。铅丹坠痰去怯。龙骨收敛浮越之正气，安神镇惊。石决明除肝经风热。搜风：肝主风木，故诸风属肝。搜风之法于肝经独详。羌活搜肝风。荆芥入肝经，散风热。薄荷搜肝风，散风热。槐子入肝经气分，疏导风热。蔓荆子散上部风邪。白花蛇透骨搜风。独活搜肝去风。皂荚搜风泄热。乌头大燥，去风。防风搜肝去风。白附子去头面游风。僵蚕治风化痰。蝉蜕除风热，治皮肤。〇不足补之。肝虚则为不足，故用补，下分三法。补母：肾为肝之母，故云肝无补法，补肾即所以补肝也。枸杞清肝滋肾，益气生精。杜仲甘温，补肾。狗脊平补肝肾。熟地黄滋肾水，补真阴。苦参燥湿胜热，补阴益精。萆薢固下焦，补肝虚。阿胶养肝滋肾，和血补阴。菟丝子强阴益精，平补三阴。补血：血宜流通而恶壅滞。补血之中，兼以活血，乃善用补者也。当归和血补血，为血中气药。牛膝益肝肾，生用破恶血。续断补肝肾，宣通血脉。白芍药补血泻肝。血竭散瘀生新，和血圣药。没药通滞血，补肝胆。川芎补血润燥，散瘀通经。补气：木性条达，郁遏之则其气不扬。辛以补之，所以达其气。天麻辛温，入肝经气分，益气强阴。柏子仁滋肝明目，肝经气分药。苍术升气散瘀。菊花去风热明目。细辛辛散风热，补益肝胆。密蒙花润肝明目。决明入肝经，除风热。谷精草辛温，去风热，入厥阴肝经。生姜辛温散寒，宣气解郁。〇本热寒之。不言本寒者，不足即为虚寒。温补之法已见上条，省文也。泻木：木中有火，泻木亦不外泻火。但酸以泻木，咸以泻火。泻中有补，与下泻火攻里有虚实之分，与上补母补气血又有寒温之辨。芍药酸泻肝，大补肝血。乌梅酸敛肺，补金以制木。泽泻咸泻肾火，起阴气。泻火：苦寒泻火，亦是泻其有余。但不用攻伐，止用寒凉，亦是和解之法。黄连泻肝胆火，猪胆汁炒。龙胆草益肝胆而泻火，除下焦湿热。黄芩泻少阳相火。苦茶泻热下气。猪胆泻肝胆火。攻里：行血亦用大黄，是行血亦攻里。但攻里不必行血，故另立攻里一条。皆所以泻实火也。大黄入肝经血分，下燥结而去瘀热。〇标热发之。肝主筋，在肌肉之内。邪入肝经，寒变为热，故不言标病。和解：肝之表，少阳也，故用少阳和解之法。柴胡少阳表药。半夏辛散，发表开郁。解肌：邪入筋而用解肌法，解肌而用太阳发表药。盖邪已深入，引之从肌肉而达皮毛也。桂枝发汗解肌。麻黄发汗解肌。

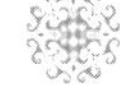

《新编六书·药性摘录·常用药物》卷六：心部手少阴。补心将：龙眼肉补气血，兼入脾胃。补心次将：枣仁炒熟，研，收胆虚热，治不眠；远志去骨，兼入肾，补火通心；当归补血；柏子仁去油，养血安神；茯神导心痰湿；莲肉补脾涩气兼入肾；龟板炙研，滋肾通心；蒸藕补心兼实肠。泻心猛将：黄连大泻心火实热，兼入胃脾；木通泻心、小肠湿热；犀角清胃大热，兼凉心血；山豆根清心降火，利咽；桃仁破血通瘀，兼入肝；瞿麦大泻心热，利水；郁金入心肝，散瘀通滞。泻心次将：连翘清心火，泻湿热；辰砂水飞，清心热，镇惊安神；栀仁泻心肺热邪，屈曲下行；莲心清心火；生莲藕入心、脾血分，消瘀清热；益母草入心包、肝，逐瘀生新；车前子见凉肝；灯心泻心火以消水；红花入肝，凉血通瘀；羚羊角泻肝火，兼清心肺；丹参兼入肝，破血瘀，安神志；川贝母清肺心热痰；钩藤清心热，除肝风；天竺黄泻心热；淡豆豉兼入肺，升散膈上热邪；紫草入心包、肝，凉血解毒。凉心将：鲜生地兼肝、胃，清热凉血，消瘀；麦冬去心用，清心肺火；淡竹叶清胃凉心，止渴除烦。温心将：桂心温血分寒，除冷止痛；石菖蒲宣气通窍，逐痰，醒脾胃；延胡索行心肝血中气滞，气中血滞。〇肝部足厥阴。补肝猛将：枸杞滋肾水，滑肠胃；五味子敛气归肾，涩精固气；乌梅敛肝胆气，涩肠伏虫；鸡肉温中补虚，亦动肝气。补肝次将：山茱萸涩精固气，兼入肾；菟丝子见下温胃；制首乌兼滋肾，益肝血；当归补心血；白芍入血敛气分；鳖甲醋炙，研，泻血分积热，治痨嗽；阿胶补血，润心肾；木瓜舒筋敛肺，兼入脾；冬青子强筋健骨，兼补肾；沙苑蒺藜见补肾；牛膝生活血，酒蒸补肝肾。泻肝猛将：郁金见泻心；桃仁兼心，破血通瘀；莪术泻气分之血；青黛大泻实火，散火郁；青皮下气发汗，散痰消痞。泻肝次将：荆芥散气分风邪，兼血分疏泄；香附胆兼肺，开郁散滞，活血通经；赤芍泻血热，通瘀；木香疏肝醒脾，利胃快滞；柴胡见泻胆；延胡索见温心；佛手顺气利痰；丹参见泻心；益母草见泻心；密蒙花泻肝热，治青盲；钩藤清心热，治肝风；白蒺藜入肝、肺、肾，散风邪，治目；前胡降肝胆外感风邪，痰火实结；川芎散肝气；蝉蜕散肝风热，兼治皮肤疮疥；木贼表散肝胆风，治目翳，兼下部诸血热；草薢除肝风，祛胃湿。凉肝猛将：龙胆草见下泻胆；胡黄莲大泻脏腑、骨髓淫火热邪。凉肝次将：薄荷兼入肺，疏风热；蒲黄生用宣瘀通滞，炒黑止血。青葙子散风热，明目；石决明除热消翳；甘菊除风养肺，滋肾明目；夏枯草散阴中结热，治瘰疬及目珠夜痛；赤芍泻血热；青蒿清肝肾三焦阴火，伏留骨节；羚羊角泻肝火，兼清心肺；车前子清肝肺风热，导膀胱；生地掘起即清热，凉血消瘀；蒲公英见凉胃。温肝猛将：肉桂去粗，除血分寒滞，补命门火；吴茱萸逐肝经寒气上逆，兼脾、肺、肾、膀胱；胡椒见下温胃；骨碎补破瘀逐血，入肾补骨；桂枝卫表，除风邪解肌；细辛入肾散风寒，勿多用。温肝次将：菟丝子兼补脾肾气。陈艾叶除沉寒痼冷，回阳气，兼入脾、肾；杜仲温补肝气，达于下部筋骨气血，兼补肾；续断温肾补肝，散筋骨血滞；山茱萸温补肝肾，涩精固气；大茴香除沉寒痼冷，兼入肾、膀胱、小肠；小茴功力稍逊。荔枝核散寒滞，兼入肾、小肠；黑姜止血妄行，祛血郁；制南星散筋络风痰，兼入脾胃；谷精草散结通血，明目；海螵蛸入肝活血，入肾除寒逐湿；五加皮见下温肾；伏龙肝兼入脾，调中止血，逐湿；红砂糖导血通瘀。韭活血通瘀。○脾部足太阴。补脾猛将：白术土炒。补脾气，燥湿；羊肉补脾阴，丰肌泽肤。补脾次将：山药补脾阴，兼肺肾；扁豆折碎，炒，补脾除湿，兼肺胃；苡仁清肺热，除脾湿；大枣补脾胃气血；莲子补脾涩气，兼心肾；炙甘草补中气，和药性；黄精九制，补脾阴；茯苓渗脾肺湿伏，肝胃水邪。泻脾猛将：莱菔子生吐气痰，熟下气定喘兼入肺；枳实面煨，见下泻；扁蓄除湿热，杀虫。泻脾次将：神曲散气调中，温胃化痰，逐水消滞；麦芽兼入胃，消谷食，除胀满实症；山查消食磨肉，伐胃戕脾；枳壳见下泻胃；郁李仁下气行水，破瘀，兼入膀胱、大肠；厚朴散湿满，兼入胃；大腹皮散无形胸膈膨胀；陈皮宣肺气，燥脾湿，兼入大肠；槟榔治胸膈瘴疠膨胀；白芷散风热，见泻胃；葛根见凉胃。凉脾猛将：大黄入胃、大肠，下气攻滞；黄芩入心、脾、肺，兼入大肠、膀胱，清上、中、下三焦火热与湿；瓜蒌见下泻肺。凉脾次将：黄柏见下凉肾；栀子仁见泻心；知母见下凉肺；金银花见下凉肺；武夷茶凉胃肾火；石斛见凉肾凉胃；生莲藕见泻心。温脾猛将：熟附子补命门火，逐冷厥；干姜温中散寒，兼入胃；肉豆蔻去油，燥脾温胃，涩肠；草果面煨，止胃脘寒痛，治瘴疠寒疟；制苍术升阳散湿，发汗除郁。温脾次将：木香疏肝醒脾，快滞利胃；煨姜暖脾胃；乌药治气逆胸腹不快；木瓜醒脾胃经络之滞，收脾肺耗散之气；藿香兼脾胃，止恶宣胸，止呕；益智仁去壳，补火降气，归肾；砂仁温脾胃，快滞，兼入肺、肾、大小肠；艾叶见温肝；川椒去合口，补火温藏，除寒杀虫；白蔻仁温脾胃，散肺分寒滞；芜荑兼肝，燥脾，杀虫，散皮肤湿热；制半夏散湿痰，入胃、胆兼心；焦麦芽炒，温胃消食；莲子肉补脾涩气，兼入心、肾；使君子见下温胃。○肺部手太阴。补肺猛将：黄耆兼入脾，熟用补气，生用托表；人参去芦，补元气，兼入脾。补肺次将：百合清心肺余热；燕窝补胃润肺，滋肾；阿胶补肝血，润心肺肾；山药补脾阴，兼入肺肾；党参宣肺寒，清肺；沙参制肺火熏蒸；麦冬去心，清心肺火；五竹参补肺阴，止嗽，入肝、肾，除风湿；苡仁清肺热，除脾湿。泻肺猛将：葶苈泻肺停水，兼膀胱；麻黄发寒，治膀胱无汗；白芥子除胁下皮里膜外风痰；栝蒌仁除热痰，清火；桔梗载药上行，疏肺风寒，兼心胃；升麻升阳散湿，兼脾胃大肠；胆星散筋络风痰，兼肝脾；苏子宣寒下气。泻肺次将：紫苏疏寒下气，兼心脾；淡豆豉升散膈上热邪，兼心。牛蒡清肺风热；柿蒂治郁热呃逆；山栀仁见泻心；杏仁研用，散气分风寒，下气除喘；前胡见泻肝；紫菀泻血热痨嗽；僵蚕兼肝胃，除散风寒痰湿；枳壳见泻胃；竹茹见下凉肺；贝母去心，清肺心痰热；桑白皮泻肺火，利水通气；白前搜肺中风水；茯苓渗湿；青木香散毒泄热，可降可吐；车前子见凉肝；通草通乳，利水清肺。凉肺猛将：石膏兼脾胃，清胃热，解肌发汗；竹沥治皮裹膜外燥痰；黄芩见凉脾；马兜铃清热降气，除痰。凉肺次将：天冬清肺火，以清肾燥；知母治肺伏热邪及膀胱肾湿热；麦冬去心，见凉心；地骨皮入肺降火，入肾凉血，治有汗骨蒸；榧子润肺，消积杀虫；薄荷疏风热，兼入肝；花粉除痰清火，止渴；金银花清肺热，解痈毒；海石散上焦积热，软下焦积痰；甘菊去风明目，养肺滋肾；竹茹清肺凉胃，解烦除呕；枇杷叶去毛，泻肺降气；石韦去肺热，利水；栝蒌仁除痰，清火降气，兼入脾胃。温肺猛将：麻黄发寒，治膀胱无汗；南星除筋络风痰；五味子敛肺归肾，涩精固气。温肺次将：苏梗除肺寒，下气稍缓；款冬疏肺宣寒，除热痰咳嗽喘渴，肺痈；藿香见温脾；制半夏散湿痰，温脾温胆；川椒去合口，见温脾温肾。辛夷散风热，治久寒鼻渊；生姜发表除寒，止呕开郁；饴糖温润，兼入脾；葱宣寒发汗，解肌，兼入肝。香附见泻肝。〇肾部足少阴。补肾猛将：熟地滋真水，兼补五脏真阴；枸杞滋水补肝，滑肠；五味子敛肺归肾，涩精固气。补肾次将：干地兼心脾，凉血滋阴；巴戟天补肾阴，去风湿；制首乌益肝血，兼滋肾；杜仲补肝肾气，健筋骨；炙龟板滋肾通心；女贞子补水滑肠；桑螵蛸滋肾利水，交心；芡实利脾湿，固肾气；磁石补水镇怯，火煅，醋淬，水飞；沙苑蒺藜炒，益精强肾。泻肾猛将：猪苓除膀胱血分湿热；独活散肾伏风头痛，并两足湿痹。泻肾次将：泽泻见泻膀胱；知母治肺热邪，祛膀胱、肾湿热；赤茯苓泻湿热；元参制肾经浮游之火攻于咽喉；青蒿清肝肾三焦阴火伏留骨节；土茯苓见下泻胃。凉肾猛将：朴硝入肠胃，消脏腑热邪实结；苦参兼脾胃，清热除湿，杀虫；胡黄连大泻脏腑骨髓淫火热邪；元明粉泻肠胃实热。凉肾次将：鲜生地清热，凉血消瘀；丹皮兼心肝，消肾经血分实热，治无汗骨蒸；银柴胡入肾凉血，除胃热，治肝痨骨蒸；黄柏大泻肾火及除膀胱湿邪；地骨皮甘草水洗，见凉血；海石兼肺，散上焦积热，软下焦积痰；石斛入脾，除虚热，入肾涩元气。温肾猛将：故纸温肾逐冷，涩气止脱；鹿茸入命门，补精暖血，兼入肝强筋骨；熟附子补命门火，逐冷厥；肉桂补命门火，见温肝；淫羊藿兼入肝，补命门火，逐冷散风；远志补火通心气，去骨，甘草水浸。温肾次将：山茱萸温补肝肾，涩精固气；菟丝子兼脾，温肾补肝，止遗固脱；骨碎补破瘀逐血，补骨；海螵蛸见温肝；陈艾叶兼肝脾，见温肾；胡桃肉补命门，涩精固脱；大茴香见温肝；杜仲见补肝补肾；续断见温肝；沉香兼脾，补火降气，归肾；益智仁见温脾；韭菜兼入肝、肠，活血通滞；五加皮除风寒湿脚气；川椒去合口，见温脾；鹿角胶益阴强精，活血；肉苁蓉酒浸，去内膜，滋肾，润大肠燥；锁阳功同苁蓉；细辛散肾风寒，兼入肝胆，勿过用一钱；乌药胃肾兼脾、肺、膀胱，治气逆胸腹不快；荔枝核见温小肠。〇胃部阳明。补胃猛将：黄芪入肺，熟补气，生托表；白术见补脾；大枣补脾胃气血。补胃次将：扁豆去壳，炒，打碎，山药炒，见补脾；龙眼肉见补心；红枣力逊大枣；炙甘草补气；陈仓米养胃除烦；蜂白蜜熟用和胃润肺，生用通肠结。泻胃猛将：朴硝见凉肾；枳实面煨，开胸，宽肠下气；白芥子见泻肺；厚朴散湿满，兼入脾；大黄下气攻滞，兼脾、大肠；莱菔子见泻肺；瓜蒌见泻肺；神曲散气消滞，余见泻肺；雷丸除湿消积，杀虫，兼入大肠；元明粉泻胃肠实热。泻胃次将：苏梗疏寒下气，兼入肺；通草清肺利水，通乳；枳壳肺兼大肠，除胸膈以上滞气；麦芽消谷食，除胀满实症；白芷兼肺、大肠，散胃风热，治眉棱骨痛及右角痛；升麻升阳散热，兼脾、肺、肠；槟榔见泻脾；大腹皮见泻脾；僵蚕散风寒痰湿，兼肺脾；土茯苓消火除湿。凉胃猛将：犀角清胃大热，兼凉心血；石膏清胃热，解肌发汗，兼入脾肺。凉胃次将：天花粉除痰清火，止渴，兼入肺；葛根升阳发汗，解肌，兼脾；香薷散三伏湿热，脾心；绿豆清肠胃热毒；石斛入脾除虚热，入肾涩元气；草薢祛肝风，除胃热；知母见凉肺；淡竹叶清脾胃，凉心，止渴除烦；竹茹清胃凉心热，解烦除呕；柿蒂治郁热呃逆；柿霜清肺胃热，利咽；芦根入肺兼心，泻胃中热呕；茵陈治湿热发黄，兼泻膀胱；梨汁泻肠胃热结；五谷虫漂，治肠胃滞气，食积；蒲公英消胃热，凉肝血，治乳痈乳岩；茶茗清脾胃热，泻肾；银柴胡见凉肾。温胃猛将：干姜温中，散寒泄；丁香泄肺温胃，暖肾，止寒呃；木香疏肺醒脾，快滞利胃；肉豆蔻去油，燥脾温胃，涩肠；益智仁去壳，研，见温脾；草果见温脾；

胡椒温胃降寒，逐水；大蒜兼脾，宣郁逐寒，辟恶；良姜温胃散寒，除寒泄。温胃次将：藿香见温脾；砂仁见温脾；白蔻仁见温脾；制半夏见温脾；煨姜暖胃脾；乌药见温肾；川椒去合口，见温脾；川厚朴散脾胃湿满；使君子温脾燥胃，杀虫除积；韭菜活血通滞。○膀胱补膀胱即补肾之药。肾气化，则小便自行。太阳。泻膀胱猛将：羌活兼肝肾，散游风头痛，兼散骨节风湿；麻黄兼肺，发寒，治膀胱无汗；防己除湿利水，泻下焦血分湿热；木通见泻心；葶苈大泻肺热，利水；猪苓除血分湿热，兼泻肾。泻膀胱次将：独活见泻肾伏风；防风兼肠胃，为风药通用；蒲黄见凉肝；前胡见泻肝；藁本治风犯巅顶头痛；泽泻泻气分湿热；川楝子兼心包、小肠，泄热邪，治热疝；蔓荆子兼胃肝，治巅顶痛，脑鸣及骨节间寒湿，虚症禁用；葱兼入肺肝，宣寒发汗，解肌；赤苓泻湿热，兼小肠。凉膀胱猛将：龙胆草见泻胆；甘遂入脾、胃、肺、肾、膀胱，大泻经隧水湿，虚症禁用。凉膀胱次将：车前子清肝肺风热，以导膀胱水邪；黄柏见凉肾；茵陈兼胃，治湿热发黄火症；地肤子佐泻血分湿热，利小便淋闭；滑石降上中下湿热。温膀胱猛将：吴茱萸见温肝；肉桂去粗，见温肝温肾。温膀胱次将：乌药见温胃温肾，小茴盐水炒，见温肝大茴香下。○胆部少阳。补胆猛将：乌梅入肝，敛气涩肠，伏虫。补胆次将：熟枣仁兼入肝心，治不眠。泻胆猛将：桔梗见泻肺；青皮见泻肝；荷叶升阳散瘀。泻胆次将：柴胡升阳解肌和表，治寒热往来，见有胁痛，耳聋，口苦咽干等症；秦艽除肠胃湿热，兼除肝胆风邪，止痹除痛；香附兼肝肺，见泻肝；川芎见泻肝；木贼入肝，表散风热，治目翳，兼下部诸血热；前胡见泻肝。凉胆猛将：龙胆草大泻肝胆实火热邪，兼除膀胱湿热。凉胆次将：青蒿见泻肾；槐实除血热，散结清火，兼入胃、大肠、肝、胆。温胆猛将：肉桂去粗，补命火，除血分寒滞；细辛散肾风寒，兼入肝胆，勿过用。温胆次将：山茱萸见温肝温肾；制半夏散湿痰，疗不眠。余见温肺。○大肠部。补大肠猛将：淫羊藿见温肾；粟壳敛肺，涩肠固肾。补大肠次将：肉豆蔻温脾胃，涩肠；诃子肉兼入胃，收脱止泄，仍降痰火，除滑；百合见补肺；莲子肉见补脾；韭菜活血通滞。泻大肠猛将：大黄入脾胃，下热攻滞；桃仁见泻心；雷丸见泻胃；朴硝见凉肾；火麻仁兼脾胃，去壳研，润燥结。升麻脾胃，兼大肠，升阳散热；紫草见泻心；皂角煅存性，润大肠燥结。泻大肠次将：秦艽兼肝胆，见泻胆；旋覆花入心包、肝，凉血解毒，利便；郁李仁入脾兼膀胱，下气，行水破血；杏仁兼肺胃，见泻胃；白芷散风热，余见泻胃；大腹皮入胃，散无形胸膈膨胀；梨汁、槟榔见凉胃；五谷虫漂，入肠胃，消食积。凉大肠猛将：黄芩见凉脾；黄柏见泻肾；元明粉泻肠胃实热。凉大肠次将：地榆兼肝胃，清下焦血热；知母见泻肺泻肾；槐花除血热，散结清火；连翘见泻心；生红蜜通肠结。○小肠部。补小肠猛将：鲜生地清热泻火，凉血消瘀，兼心肝肾。泻小肠猛将：木通泻心、小肠湿热；通草见泻肺；瞿麦大泻心热，利水。泻小肠次将：海金沙利小肠血分湿热；川楝子兼心包、膀胱，泄热邪，治热症；苡仁见补脾；赤芍见凉肺；灯草泻心火以消水；赤茯苓泻血分湿热；赤小豆利湿热，温小肠；橘核治小肠疝气；小茴香盐水炒，见温肝大茴注；荔枝核兼入肝肾，散滞辟寒，去壳研。○三焦部。补三焦猛将：淫羊藿兼肝肾，补命门火，逐治散寒；熟黄芪补肺气，实腠理。补三焦次将：胡桃肉温补命门，涩精固气。泻三焦猛将：青皮见泻肝；木香见泻肝温胃。泻三焦次将：柴胡见泻胆；香附见泻肝。凉三焦次将：栀子仁见泻心；麦冬去心，见凉心；黄柏见凉肾；青蒿见泻肾；连翘见泻心；地骨皮甘草水洗，见凉肺凉肾。○心包络与心相附，包络之病皆心病也。言心不必更言包络矣。

《西溪书屋夜话》：肝气、肝风、肝火，三者同出异名。其中侮脾乘胃，冲心犯肺，挟寒挟痰，本虚标实，种种不同，故肝病最杂而治法最广。姑录大略于下。一法曰疏肝理气：如肝气自郁于本经，两胁气胀，或痛者，宜疏肝。香附、郁金、苏梗、青皮、橘叶之属。兼寒加吴萸，兼热加丹皮、山栀，兼痰加半夏、茯苓。一法曰疏肝通络：如疏肝不应，营气痹窒，络脉瘀阻，兼通血络。如旋覆、新绛、归须、桃仁、泽兰叶等。一法曰柔肝：如肝气胀甚，疏之更甚者，当柔肝。当归、杞子、柏子仁、牛膝。兼热加天冬、生地，兼寒加苁蓉、肉桂。一法曰缓肝：如肝气甚而中气虚者，当缓肝。炙草、白芍、大枣、橘饼、淮小麦。一法曰培土泄木：肝气乘脾，脘腹胀痛。六君子汤加吴萸、白芍、木香，即培土泄木之法也。温中疏木，黄玉楸惯用此法。一法曰泄肝和胃：肝气乘胃，即肝木乘土。脘痛呕酸，二陈加佐金丸，或白蔻、金铃子，即泄肝和胃之法也。一法曰泄肝：如肝气上冲于心，热厥心痛，宜泄肝。金铃、延胡、吴萸、川连。兼寒加椒、桂。寒热俱有者，仍入川连，或再加白芍。盖苦辛酸三者为泄肝之主法也。一法曰抑肝：肝气上冲于肺，猝得胁痛，暴上气而喘，宜抑肝。如吴萸汁炒桑皮、苏梗、杏仁、橘红之属。肝风一症，虽多上冒巅顶，亦能旁走四肢。上冒者阳亢居多，旁走者血虚为多。然内风多从火出，气有余便是火。余故曰肝气、肝风、肝火，三者同出异名，但为病不同，治法亦异耳。一法曰熄风和阳，即凉肝：如肝风初起，头目昏眩，用熄风和阳法。羚羊、丹皮、甘菊、钓钩、决明、白蒺藜，即凉肝是也。一法曰熄风潜阳：如熄风和阳不效，当以熄风潜阳，如牡蛎、生地、女贞子、元参、白芍、菊花、阿胶，即滋肝是也。一法曰培土宁风：肝风上逆，中虚纳少，宜滋阳明，泄厥阴。如人参、甘草、麦冬、白芍、甘菊、玉竹，即培土宁风法，亦即缓肝法也。一法曰养肝：如肝风走于四肢经络牵制或麻者，宜养血熄风。生地、归身、杞子、牛膝、天麻、制首乌、三角胡麻，即养肝也。一法曰暖土以御寒风，如《金匮》《近效》白术附子汤，治风虚头重眩苦极，不知食味，是暖土以御寒风之法，此非治肝，实补中也。肝火燔灼，游行于三焦，一身上下内外皆能为病，难以枚举。如目红颧赤，痉厥狂躁，淋闭疮疡，善饥烦渴，呕吐不寐，上下血溢皆是。一法曰清肝：如羚羊、丹皮、黑栀、黄芩、竹叶、连翘、夏枯草。一法曰泻肝：如龙胆泻肝汤、泻青丸、当归龙荟丸之类。一法曰清金制木：肝火上炎，清之不已，当制肝，乃清金以制木火之亢逆也。如沙参、麦冬、石斛、枇杷叶、天冬、玉竹、石决明。一法曰泻子：如肝火实者，兼泻心。如甘草、黄连，乃实则泻其子也。一法曰补母：如水亏而肝火盛，清之不应，当益肾水，乃虚则补母之法。如六味丸、大补阴丸之类，亦乙癸同源之义也。一法曰化肝：景岳治郁怒伤肝，气逆动火，烦热胁痛，胀满动血等症，用青皮、陈皮、丹皮、山栀、芍药、泽泻、贝母，方名化肝煎，是清化肝经之郁火也。一法曰温肝：如肝有寒，呕酸上气，宜温肝。肉桂、吴萸、蜀椒。如兼中虚胃寒，加人参、干姜，即大建中汤法也。一法曰补肝：如制首乌、菟丝子、杞子、枣仁、萸肉、脂麻、沙苑蒺藜。一法曰镇肝：如石决明、牡蛎、龙骨、龙齿、金箔、青铅、代赭石、磁石之类。一法曰敛肝：如乌梅、白芍、木瓜。此三法，无论肝气、肝风、肝火，相其机宜，皆可用之。一法曰平肝：金铃、蒺藜、钩藤、橘叶。一法曰散肝：木郁则达之，逍遥散是也。肝欲散，急食辛以散之，即散肝是也。一法曰搜肝：外此有搜风一法。凡人必先有内风，而后外风，亦有外风引动内风者。故肝风门是每多夹杂，则搜风之药亦当引用也。如天麻、羌活、独活、薄荷、蔓荆子、防风、荆芥、僵蚕、蚕蜕、白附子。一法曰补肝阴：地黄、白芍、乌梅。一法曰补肝阳：肉桂、川椒、苁蓉。一法曰补肝血：当归、川断、牛膝、川芎。一法曰补肝气：天麻、白术、菊花、生姜、细辛、杜仲、羊肝。

《儒门医宗》后集卷一：五脏补泻受金伤，以甘缓之。金之正味，以辛泄之也。结燥不通，

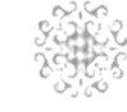

则邪实于内，故当以苦下之。寒淫于内，治以甘热，佐以苦辛，以咸泻之，以辛润之，以苦坚之。此六淫所治，各有所宜也。寒为水气，土能制水，热能胜寒，故治以甘热。甘从土化，热从火化也。佐以苦辛等义，如《藏气法时论》曰：肾苦燥，急食辛以润之。肾欲坚，急食苦以坚之。用苦补之，以咸泻之也。

《医学集成·五脏补泻凉散》卷一：补心：龙眼、当归、柏子仁。泻心：灯草、车前、竹叶心。凉心：黄连、犀角、川贝母。散心：半夏、香薷、菖蒲、椒。补肝：荔枝、鸡肉、酸枣皮。泻肝：连翘、白敛、龙胆奇。凉肝：生地、侧柏、赤芍药。散肝：苍耳、木贼并蒺藜。补脾：炙草、西砂、蔻、白术。泻脾：山查、郁李及神曲。凉脾：紫贝、鲜皮、薏苡仁。散脾：松脂、排草、橘红、朴。补肺：官燕、饴糖与参耆。泻肺：石韦、苦杏、生桑皮。凉肺：生地、紫菀、野菊花。散肺：麻黄、葱白、紫苏宜。补肾：鹿茸、枸杞、巴戟天。泻肾：防、杞、秋石并食盐。凉肾：丹皮、骨皮与黄柏。散肾：附子、细辛极妙焉。

《本草问答》卷下：问曰：六淫外感之药，既得闻矣，而七情之病生于脏腑内者，药当如何？答曰：上所论之，脏腑气化，盖已略备，病虽发于七情，又岂离乎六经，会而通之可也。〇问曰：外感内伤，古既分门，至今岂可缺论？七情内生之疾，用药自当有别，尚求一一剖示之。答曰：理止一贯，而病或百出，岂能缕陈？今子既请问无已，不得不举其大略也。可遵丹溪之法，分血、气、痰、郁四字，以赅举之。然血气二者，予于卷首已详论矣，故吾不欲再议焉。〇问曰：血气二者虽前文以论，然前系通外感内伤而言，今单论内伤，则不得不再详血气，请再为弟子申论之。答曰：血者肾中之津液，上于胃，与五谷所化之汁并腾于肺，以上入心化为赤色，即成血矣。心象离卦，汁液入心，象离内之阴爻；化为赤血，象离外之阳爻，故血者阳中之阴，水交于火即化为血也。西医谓血有铁气，用铁酒补血。余按铁本水金之性，当属肾经，血有铁气即是肾水交于火而为血也。然或水气交于心，而心火不能化之则亦不能生血，故仲景复脉汤既用胶、地以滋水，而又用桂枝以助心火，洵得生血之法。西药用铁水必造作酒服，亦以酒属阳能助心火也。西医知其当然，但未明所以然，今为指出血所生化之理，乃知当归正是补血药。其味辛温，火也，其汁油润，水也，一物而具二者，是水交于火所化之物也，恰与血之生化相同，故主补血。川芎辛温，得火之气味，而无汁液，故但能助火以行血，而不能生血也。地黄有汁液，不辛温，故但能益水液，滋血之源，而不能变化，以成赤色。桂枝色赤，入心助火，正是助其化赤之令。丹皮色赤，味苦泻火，即能泻血。白芍味苦，能泻血，其色白，故又能行气分之水。红花色能生血而味苦，又能泻血。桃花红属血分，仁在核中，又象人心，味苦有生气，是正入心中能行血、能生血，心中血液中含灵光，即神也。神为血乱，则颠狂乱语，以行气者入心导之，则远志、菖蒲、麝香皆能开心窍，而丹皮、桃仁、干漆皆能去心血。又有痰迷心神者，不在此例。血竭乃树脂注结而成，气香散，故能散结血。乳香、没药亦树脂，象人血又香散，故行血。蒲黄生于水中，其花黄色而香，是属气分，不属血分也。其能止血者，盖以气行则血行，火交于水而化气，气着于物还为水，气行于血中，而包乎血外，故行血赖于行气，而行气即是行水。白茅根利水行气，故能行血也。凡吐血必咳痰，痰为气分，盖必气逆水升，然后引出其血也。故用川贝、杏仁降气行痰，气降则血降矣。气滞血瘀，寒热身疼，女子经闭不通，亦当行血中之气。香附、灵脂、元胡、郁金、川芎、乳香、降香为主，胎血下漏，必先漏水，以其水气先行而后血行，气即水也，宜升麻、参、芪以升补之，苎麻根以滋之。苎根汁本白而能转红色，故生血，是水交于火化血之义也。藕节亦然，藕生于水，而上发花，花秉火色，是水上交于火之象，藕汁能转红色，又是火化为血之象，藕汁之气化与人血之气化相同，所以清火而化瘀血。盖清火之药是水交于火也，故能止血，芩连是矣。补火之药是火能化水也，故能行血，姜、艾是也。〇问曰：发名血余，今拔其发，根下微有白水而无血，何也？答曰：此理最微，知发之生化，即知血之原委矣。人身之血由后天饮食之汁入心化赤，循冲任下入胞宫与先天肾水相交，于是化而为精，由肾系入背脊，循行而上入脑，遂化为髓以生骨。故人死皮肉化而骨不腐，盖皮肉或单秉气而生，则遇阴则化；或单秉血而生，则遇阳即化。惟骨由精髓而生，兼秉气血之全，故不腐化。所以补骨必补髓，而补髓又在补精。鹿茸为气血之最强，通肾脉故补精髓以强骨，地黄、黄芪气血双补，皆能化精以补髓也。牛骨髓、猪脊髓皆是以髓补髓。夫补髓先补精，精为气血所化，肾气丸、菟丝子等药，皆气血双补能化精者也。精化为髓，而脑髓中有寒，则用附子、细辛，从督脉上脑以治之，由气分而入脑也。脑髓中有风有热，则用羚羊、犀角、吴萸、薄荷、荆芥、天麻、黄柏、青蒿、苍耳子以治之。从厥阴肝脉由血分而上脑，此则脑髓之治法。吾子虽以治之，未问及，然髓是气血合化者，今与子论，血合气之理，故并论之。髓中藏精，主记事，心神上合于髓精，乃能知识用事。故髓气不清，则神亦乱，颠狂其多病。此髓不足，则知识不强，治法可以上引经之药，以类求之矣。夫骨秉气血二者，故不腐化，毛发亦入土不腐化，盖血生于后天，属任脉下交胞宫，合气化精则生髓，若夫气则生于先天肾中者也。气生于先天，属肾脉下交胞宫，合血变精，达于冲任二脉，化而上行循经脉，则绕唇而生须，充皮毛则生周身之毛，随太阳经上头则生头发，应肝之部位则生腋下前后阴之毛。人之面部、额上属肺，目属肝，眉居目上，正当肝肺交界处，肝生血，肺主气，血气相交是以生眉毛。总见毛发者，血随气化之物也，故发名血余，以其秉血而生也。拔其发，根下止有白水，水者气也，是气化其血之验也。然则毛发亦秉气血之全，故不腐化，制发为药，可以补血以其为血之余也，又能利下水以其为气所化也。《本经》言仍自还神化，此四字无人能解，不知神者心所司，谓发之性能还于心为神，复能化血，以下交于水，相为循环也。草木亦然，阳木遇阴则化，阴木遇阳则化，惟棕象人之毛发，亦入土不腐化。盖草木亦有气血，秉天者为气，秉地者为血，棕象毛发，而秉草木气血之全，阴阳合化之所生，故不腐化。且棕之性与发略同，功能利水，又能止血。此可知血气相合之理矣。其他治血化气之药，皆可从此类推。

诸家经络用药论

《医学碎金》卷三：手足三阴三阳用药补泻歌。太阳膀胱少阴肾，苦补咸泻要均认。气寒补兮热泻之，此是先师一言定。阳明大肠太阴肺，酸补辛泻皆须记。气寒补兮湿泻之，用药之时宜仔细。足阳明胃太阴脾，甘补辛泻谁能知。寒热温凉宜补泻，便须用药从其宜。太阳小肠少阴心，咸补甘泻须当寻。气热补兮寒用泻，二般调治值千金。少阳胆兮厥阴肝，补用辛兮泻用咸。气宜温补别无法，请均仔细莫易看。此是先贤训经旨，后来学者潜心观。〇十二经泻火用药歌。十二经中皆有火，问均何药泻何经。黄连泻心并肝胆，更有柴胡肝胆并。黄蘗膀胱知母肾，三焦大肠肺用芩。芍药蠲脾石膏胃，木通能泄小肠清。三焦正治柴胡的，手足阴阳仔细评。〇诸经疼痛用药歌。人患风湿对医陈，便将羌活治其因。川芎医脑藁巅顶，芍药同消腹内疼。脐下青皮黄蘗好，腰间杜仲是其真。茱萸治心胃草蔻，胁用柴胡更绝伦。甘草稍蠲茎里痛，枳壳应消气刺身。血刺疼兮何可疗，惟有当归一味能。〇诸经气血用药歌。消元元来枳术宜，痞寒用去白陈皮。腹中窄狭施苍术，补气人参可用之。破死血兮桃仁好，活血当归用最奇。更有川芎生补血，玄胡调血甚堪施。木香调气为头药，破滞青皮枳壳宜。

《药性要略大全》卷一：泻诸经火邪用药例。黄连麦冬泻心火，栀子黄芩泻肺火，白芍生地泻脾火，柴胡黄连泻肝胆火，知母黄柏泻肾火，木通赤茯苓泻小肠火，黄芩连翘泻大肠火，柴胡黄芩泻三焦火，黄柏泻膀胱火。〇散诸经寒邪用药例。桂心、当归散心寒，麻黄、干姜泻肺寒，吴茱萸、干姜散脾胃之寒，吴茱萸、当归散肝寒，生姜、川芎散胆寒，细辛、黑附子散肾寒，茴香、玄胡散小肠寒，白芷、秦艽散大肠寒，黑附子、川芎散三焦寒，麻黄桂枝散膀胱寒，黑附子、川芎散心包络之寒。〇治诸经头痛要药。少阳头痛用柴胡，往来寒热是也。太阳头痛用羌活，恶风寒是也。阳明头痛用白芷，自汗发热是也。太阴头痛用半夏、苍术，痰实、体重、腹痛是也。少阴头痛用细辛，阴阳不行、手足寒厥是也。厥阴头痛用川芎、吴茱萸。人虚头痛用黄芪、当归。巅顶痛用藁本，眉棱痛用白芷、羌活。

《洞天奥旨·疮疡不必随经络用药论》卷四：疮疡之生，宜分经络，既有经络，乌可不分哉？吾以为不必分者，以疮疡贵在去其火毒，不必逐经逐络而用药也。以疮疡之生有经络之分，而用药之妙，单以消火毒为主，以火毒去而疮疡自失，经络不必分而自分也。试思解火毒之药，不外金银花与蒲公英之类，若必随经随络而分之，亦凿之甚矣，用药胡可杂哉？〇铎又曰：疮疡之生，不在一处，若不分经络，则五脏七腑何以清？头面手足何以辨？不识不知，何所据以治痛痒哉？虽金银花、蒲公英之类，皆可散消火毒，然无佐使之药引之以达于患处，亦不能随经而入之。是经络之药不可不用，亦不可竟用之耳。

《医学秘籍·十二经病脉合考用药汇剂》卷下：药性所入之经，乃寒热温凉，升降补泻，均在其中。〇心病手少阴经心气不足，左寸浮滞细代。或健忘怔忡，心神恍惚，迷惑畏惧，常多惊。用甘草、人参、桂心、远志、茯神、生姜补之。心血不足，左寸沉部虚弱。或狂言不寐，心烦不安，口舌生疮，舌蹇难言，盗汗不止，多笑自喜。用生地、丹参、当归、枣仁、柏仁、元肉补之，红花少用，亦能生血。心火盛，左寸浮洪，甚则数促实大，中沉亦然。或狂乱昏迷，疮疡痛痒，坐卧不安，舌干赤裂，失血吐衄。用黄连、生地、牛黄、天竺黄、皮硝、栀子、连翘、莲子心泻之。心神散乱，左寸浮散。言语错乱，梦魂飘荡，无事言有见神见鬼，乍静乍动。用五味子收之，龙骨、朱砂、珍珠、琥珀镇而安之。心气郁而不舒，左寸浮小而短。抑郁忧愁，若有所亡而不可得。用石菖蒲、木香、麝香散之。痰入心，左寸滑而实。狂言妄语，昏不知人。用牛黄、橘皮、贝母、半夏降之。败血入心，左寸牢实而涩。神昏不语，或为狂乱，心中刺痛。用血竭、琥珀、生地、郁金、丹参、丹皮、赤芍、桃仁、三七、乳香、没药、红花破之。风入心，左寸浮动。或舌战难言，或舌痒，或自觉心跳动。用细辛、荆芥、全蝎驱之。水上凌心，左寸弦迟，或缓或紧，或伏不出。心动不安，如水在心。用茯苓、桂心逐之。寒气入心，左寸紧迟而结。内自寒燥，战兢不宁。用干姜、桂心温之。如有他病，他脉相兼，则兼用他药，后皆仿此。〇肝病足厥阴经肝气不足，左关浮滞濡细代，无力举动。多自惊而不寐，或胁肋痛欲人按，多怒不已，失血不止，头目眩晕而痛，动则更甚。用甘草、人参、天麻、枸杞补之。肝血不足，左关沉部弱虚。失血不止，夜则发热，盗汗，目眩不明，口渴筋急，肋痛，腰足痛，妇人经少。用当归、白芍、熟地、枸杞、何首乌、五味、熟牛膝、柏仁、枣仁、枣皮、菟丝补之。肝火盛，左关浮洪，甚则数促实大。目痛筋疼，口渴，痢疾，发热盗汗，小儿急惊，吐衄下血，妇人血崩。用生地、黄连、龙胆草、羚羊角、丹皮、熊胆、苦茶、地骨皮清之。肝气散乱，左关浮散。多惊畏，寐多梦。用代赭石镇之。肝气郁而不升，左关沉伏，迟短而小。发热恶寒，无汗，常不乐，头眩，目不明。用柴胡、川芎、羌活、木香升之。肝气滞而不行，左关短而涩。四肢不舒，筋急而结，腹痛气结，少腹胸肋胀满，痢疾疝痛，饮食减少。用木香、青皮、香附行之。肝受风，左关浮弦而实。发热自汗恶风，抽搐，头顶痛。用：防风、荆芥、茶叶、薄荷、细辛、羌活、钩藤、牙皂、全蝎、僵蚕、苏叶、夏枯草、天麻驱之。肝因受风，而木旺侮脾土，则右关亦弦，下利青色，吐青绿水。用沉香、肉桂、防风、羌活、柴胡醋淬、铁水、杭芍、炙草以平之。痰入肝，左关滑实。胁下痞硬而痛。用半夏、青皮、胆南星、枳实、牛黄、礞石降之。败血在肝不行，左关沉牢涩实。腹中有积块硬痛，吐下血块，痛仍不消，寒热如疟。用赤芍、桃仁、三棱、莪莲、桃奴、皮硝、大黄、虫、水蛭、生地、虻虫、当归尾、川芎、丹皮、肉桂、干姜、血竭、五灵脂、阿魏、红花、苏木破而行之。轻则龟板、鳖甲、乳香、没香消之。水凌肝，左关沉弦而缓，或伏。身困，吐青水，筋急腹痛。用大戟、芫花逐之。肝受寒，左关紧迟，或伏或结。腹痛坚硬，腰曲难伸。用吴萸、肉桂、干姜温之。因而侮土，右关亦弦迟紧结。下利青水，吐青绿水，治法同此温之。〇脾病足太阴经脾气不足，右关浮濡代细。饮食不消，口澹无味，身倦欲卧，有时发热，有时腹满喜按，微恶寒，下利清谷。用人参、白术、炙草、炙耆、藊豆、山药、黄精、饴糖补之。脾受湿，右关缓或弦。下利清溏，水谷相兼，有时发热，头重而眩，有时恶寒，口流清水，或吐水。用苍术、白术、茯苓导之。甚则四肢肿，以甘遂逐之。因时生痰兼饮者，用半夏、橘皮逐之。脾火盛，右关浮洪，甚则数促实大。口干而渴，身腹大热，大便难。用土炒川连、生地、大黄、皮硝泻之。因热生痰，用黄连、半夏逐之。脾寒，右关沉伏紧迟，或结。腹硬而痛，或下利清谷，手足冷，口中气冷。用干姜、肉桂温之。脾气滞而不行，右关短涩沉伏。头晕腹胀，微痛，下利失气，饮食不思。用木香、厚朴、枳实、陈皮、香附行之。抑而不升，以升麻、柴胡升之。败血壅脾，右关牢涩沉实。腹中有积块痛，寒热如疟，口干身困，妇人经不至，或下紫血。用赤芍、桃仁、归尾、川芎、乳香、没药、郁金破之。甚则用酒烧、大黄、皮硝下之。风入脾，右关浮弦。手足肌肉有时自动，甚则抽搐，下利青色。用桂枝、柴胡、防风驱之。〇肺病手太阴经肺气不足，右寸浮滞代细。喘咳气促，淅沥恶风，多自悲泣。用人参、黄芪、甘草、山药、百合、白术、蛤蚧补之。肺津不足，右寸沉弱而虚。喘咳气粗，心烦不安，鼻干音哑，皮毛枯滞，面色不润。用阿胶、五味、麦冬、天冬、沙参、花粉补之。肺火盛，右寸浮洪，或数促实大。喘咳口渴，痰稠带血，甚则吐衄血。用黄芩、天冬、麦冬、桑皮、连翘、栀子、贝母、花粉清之。因而生痰，用贝母、橘皮、旋覆花破之。肺受寒，右寸迟紧而沉结。毛竖皮绉，喘咳不已，恶寒战栗，胸中刺痛，呕吐水沫。用白蔻、干姜、紫菀、款冬花、百部、藿香温之。肺气上逆，右寸浮大而滑。喘咳胸满，咽下气阻，上冲不下。用：前胡、苏子、磁石、诃子、沉香、灵砂降之。肺气壅滞而不行，右寸沉伏而实，或涩。胸中胀满微痛，呼吸难通。用：陈皮、枳壳、桔梗、木香利之。因而水停不化则生饮喘满流涎，轻用茯苓、杏仁、半夏导之；重则喘而胸肿用：葶苈、白牵牛下之。败血入肺，右寸沉涩牢实。呼吸难，喘咳引胸痛，或咳出紫血。用郁金、川芎破之。既破，用兜铃、阿胶止之。肺受风，右寸浮大而弦实。喘咳音粗重，皮毛恶风。用苏叶、麻黄绒、葛根、薄荷驱之。〇肾病足少阴经肾中命门真火不足，尺虚小微代，或弱或短或滞。小便自遗不

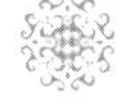

禁，大便子时后作泻，精寒阳痿，手足冷，心中寒战，与腹脐冷痛。用人参、盐炒黄耆、补骨脂、胡芦巴、巴戟天、肉桂、大茴香、附子、枸杞、鹿茸、蛤蚧、韭子、胡桃仁、丁香、沉香、硫黄、杜仲、蕲艾温而补之。肾中真水不足，左尺浮散而沉弱虚代细微。遗精消渴，口燥咽干，身热骨痛，身躁不宁，妇人血崩，或经闭不孕。用熟地、黄柏、知母、鹿茸、龟板、肉苁蓉、枸杞、菟丝、阿胶补之。肾中客水不行，左尺沉弦伏结。白浊，小腹胀，或肿两足。用车前、泽泻行之，甚则黑牵牛逐之。肾中精血滞而不行，两尺沉牢而涩。或为白带，或为血崩，少腹内有积块疼痛，小便淋痛。用：牛膝、琥珀、沉香、龟板破之。肾受风寒，两尺浮弦。少腹急痛，妇人下清血水。用川乌、细辛散而温之。〇包络病手厥阴经，亦名膻中。包络为心之府，内伤之病，初起心不受而先伤包络。法宜治之，以培其主，主旺而奴自安矣。外感之邪，先入包络，久乃入心，宜早治之，使不入心。大法与心病同治。心络脉在左手，心脉之浮部轻手取之，而皮上即应手者，为包络有病。否则无病。然较诸荣部稍沉，以荣脉在左寸皮面，包络脉在皮中肉外也。肉中则为心之浮矣。包络气虚血虚，一切病俱以心病治法治之，已详于心病中。古人已言之，兹故不赘。〇胆病足少阳经胆为肝之府，内伤之病，肝不受，先伤胆，宜先治肝，肝旺而胆自安矣。外感之病，先入胆，久乃入肝。宜早治胆，使不入肝。兹乃专以外感论之，以内伤之法已详于肝病中也。胆受风寒，初在经络，渐乃入肝之本府。其脉在左关浮部，皮下肉外浮弦，或紧或迟。在经则寒热往来，诸疟症皆然。用生姜、柴胡温而散之。入胆之府，则风寒变而生痰转热矣。今详其脉症如左。胆火盛，则浮洪或数，生痰则滑而实。喜呕，口苦，痰火相兼也。宜黄连、半夏。耳聋目眩，火盛也，宜黄芩。咳则火上冲肺也，宜五味敛之。口渴，火溢于胃也，宜花粉清之，甚则目多热，结核，耳痛，火旺之极也，宜猪胆汁、炒黄连、酒芩泻之，竹茹、竹沥清之。痰盛同此。或用黄连、半夏合用之。〇胃病足阳明经胃为脾之府，内伤之病，脾初不受，先伤于胃。宜先治脾，脾旺则胃自安矣。外感之病先入胃，饮食不止伤胃，久乃伤脾。宜早治胃，使不伤脾。内伤之法已详于脾病中，外感之邪与饮食之伤，兹特详之。胃受风寒，初受经络，渐乃入胃之本府。其脉在右关，皮下肉上浮弦，或迟或紧。在经则发热自汗，额眉头痛，背恶寒。用升麻、葛根、生姜散之。入胃之府，则呕吐青黄痰沫，下利涎痰，寒则水谷相兼，用防风、升麻、葛根平之，炮姜、藿香、丁香温之。胃火盛，右关浮洪，或数促而大。口渴喜冷，发热自汗，不恶寒，心烦不宁，大便硬，或不通，或下利清水而小便难，色黄，口大渴，或谵狂昏不知人。轻用知母、石膏、竹叶、生地清之，重用黄连、皮硝、大黄下之。胃伤食不化，右关浮实而滑，或沉而牢实涩大。腹满硬痛，肌热，自汗，头痛。用枳实、厚朴、草果、槟榔、麦芽、山查、神曲、广皮化之。因而口渴，用大黄、皮硝下之。如伤生冷之食，用巴豆、干姜下之。以其不渴，故知也。食化下后，乃用补之以养胃之药，有热口渴，用人参、白术、山药、扁豆、薏仁、芡实、莲子、黄连，补而生津以止渴。有寒腹痛，用人参、白术、炙草、肉桂、干姜、丁香、白蔻补而温之。胃有蓄血，右关沉涩而牢。狂谵头汗身热，大便反易而黑，用桃仁、虻虫、大黄、皮硝下之。胃气不行，因而水停不化，右关浮缓，或沉缓而伏。口吐清水，下利清水，或有水声在腹内自鸣，轻用苍术、茯苓导之，重用甘遂逐之。若湿热久而生虫，时痛时止，亦吐清水，用雄黄、乌梅、吴萸、花椒制之。胃气下陷，右关沉伏。不思饮食，或下利，小便多，用升麻、薄荷升之。〇小肠病手太阳经小肠与心相表里，然小肠之上口，即胃之下口，仍本乎胃之气血者也。胃属土，而心属火，则小肠乃土中有火之物，其运谷食，以入大肠者，火之力也；其分利水以入膀胱者，土之功也。火不足则不能运谷食，土不足则不能分利。然火太盛则土燥而血虚，不能分利水矣。土太过则气滞而食凝，亦不能运谷食矣。此太过不及之病，为小肠之正病，今特详之。小肠脉在左尺，皮内肉外，与膀胱脉不异，以二府之气相通，故可不分也。此病则彼亦病，第所从来有心胃肾之分耳。如心移热于小肠，而火太盛，其脉浮洪或数促，则小便赤而难，或病或溺血，宜先清心火，乃用木通、泽泻、滑石、车前、栀子、赤苓、生地以泻之。如心移热于小肠，而火不足，其脉浮紧，或濡或迟或结，则谷食内滞，为下利完谷不化，以气滞而无火也，用肉桂、丁香、沉香、附子、干姜温之。如土不足，因胃弱所致，其脉浮弦，或虚或细数，则水不外泄，而走入大肠，下利寒水，清白色，腹痛，宜先补胃，乃用肉桂、沉香、木香、茴香，温而开窍，以分其水。如土太燥，以胃热所致，其脉浮洪或数促，则谷食不化，留滞生热，而为热痢赤色，大便后血，用大黄、黄连、金银花、槐角、皮硝泻之，亦先攻其胃热也。兼有风燥者，则下血清淡，宜加荆芥、防风。兼湿变热者，则血与水谷杂下，如苍术、黄柏，皆胃受风湿因而生热，以传本者也。一因心病，一因胃病，二者其病之本也。〇大肠病手阳明经大肠为肺之府，气禀乎金。然亦自胃而来，亦不离乎土之气，且与肾相近，则又因乎肾以为病，此大肠之病，言此三因也。因乎肺者，肺气滞则上窍不通，而下窍亦闭，肺津干燥，则大肠不润，而传化大便必不顺利。因乎胃者，胃热则金为土中之火所制，而大便燥结。胃寒则水谷不化，而下利寒滑，无土亦不能生金，自然泻出胃所传本之原物也。因乎肾者，肾开窍于二阴，肾火太旺，则无阴津以润大肠，而大便涩滞，肾火虚则关门不固，而滑脱不禁，子时后作泻。此三因者，治其本，而大肠自安。其法已见于肺、胃、肾病中，其大肠自病，则专治之。大肠燥热，其脉在右尺，皮内肉外必浮洪，或数促实大。为大便燥结，或下血痢，热病脓血相兼，小腹痛，用大黄、皮硝下之。因风燥而生热者，用牙皂、白芷、荆芥、防风加而用之。因湿生热，加苍术、炒黄柏、防已利之。热久血结，加桃仁、牛膝、生地、郁金破之。大肠虚寒，脉浮紧或迟，下利清冷，白痢寒病，失遗不禁，用肉蔻、诃子、补骨脂、肉桂、干姜温之。大肠气滞不行，脉浮短而涩，或反沉滑。下痢，里急后重，用枳壳、厚朴、木香、桔梗、槟榔利之。大肠气虚下陷，脉沉细而短，为脱肛，为遗失不觉之病，用升麻、葛根、柴胡升之。因热者加地榆、五加敛之，因寒者以诃子、粟壳收之。〇膀胱病足太阳经膀胱为肾水之府，气禀乎水。然自小肠传化水来，则又因小肠以为病者有之。但水不化，入膀胱而下走大肠，乃小肠之病，非膀胱之病。惟水在膀胱，自胀满而不出，或遗尿不禁、淋闭者，为膀胱之病也。其本在肾，肾水足则膀胱自传送无病。肾水不足，则气闭而热。肾火不足，则水泛不固，而尿不禁也。治法以养肾为本，使肾中水火既济，则自无膀胱之病也。其本府之病，则可专制之。膀胱气滞热郁，如小便胀满不行，其脉在左尺浮部，与小肠位同，必浮数，或滑或反沉伏。用猪苓、滑石、车子、木通利之。如小便数而少，欲去而艰难，为淋闭，亦以此法利之。如小便常遗失不禁不自知者，以肉桂、附子补肾中之火，人参固气，加升麻、桂枝升之。如湿热流注，而为白浊者，以牛膝、防已、茵陈利之。热而尿黄者，以栀子、茵陈利之。以上府病。膀胱经病，则为伤寒中风，荣卫病。盖膀胱之经络，为周身之外藩，其大经上入头顶，故伤寒中风，俱头项强痛，恶寒恶风发热也。中风则鼻鸣自汗，伤寒则喘而无汗。若其经为荣卫之交，风伤卫，其脉在右寸，皮面必浮缓。寒伤荣，其脉在左寸，皮面上必浮紧。以其经病，尚不入府，则病在荣卫也。中风用桂枝汗之，伤寒用麻黄为主汗之，自愈。若二邪相合，则合用之。而加石膏以清热，其相助之法，详于《伤寒论》中。若水停膀胱，则为入府，利其小便可也。若血结膀胱，小便利而少腹痛，用桃仁、大黄、皮硝破之可也。〇三焦手少阳经

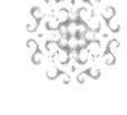

三焦不在五藏六府之内，而在十二经之中，乃肾中真火命门之府，与膀胱相对配者也。然非上中下三焦，乃上中下三焦之根本，其形在内肾之下，系是一团白膜，上承肾藏，下开精窍，在妇人则为子宫所系，在男子则为精宫所藏，下出精门，与膀胱之窍相依，而在大肠之前，此男子精门之原也。下生子宫，而出为产门，则妇人之所以受胎处也。诊其脉在右尺命门浮部，与大肠脉位相同。妇人受胎，则其脉必有力，但男左女右有别，虽不独诊此，而此脉先见，则为有胎，久而分男女，则以左右尺之更为有力者分男女也。其为病，在男子则遗精疼痛，或强中，或阳痿，其本在肾，以治肾为主。在妇人则血崩，或赤白带，或经闭，或损胎，或不能受胎，其病亦同在肾。而所由来者，又多惟五藏。别无他病，乃责在三焦。而专治之，盖上焦、中焦、下焦乃此。三焦之枝苗，或升肾中之精气以养五藏六府，或摄引五藏六府之气血而入肾，以化为精血，以益其真气，故此三焦为上中下三焦之根蒂，而为肾之府也。古名决渎之官是也。今以本病言之，男子精滑不固，而阳先痿者，先补命门真火，用龙骨、莲须、五味、牡蛎涩之。如不梦而失精，多属火盛。非临房而滑阳事先痿之比，不可补火，宜制其肾火，而乃用此涩之。若强中不痿，乃肾水大虚，宜补肾水。若茎中痛，乃阴虚火炽，亦宜制其火。如痛而似有所阻滞，乃败精内结，宜牛膝、琥珀、沉香、麝香、皮硝破之。妇人胞中血滞，因而为崩为带，或经闭不通，不能受胎者，其少腹必有硬痛之处，用牛膝、桃仁、麝香、皮硝、血竭、沉香、琥珀下之。若无硬痛，则非血结，乃肾虚也，宜补其本，其咎不在三焦也。附：上中下三焦其脉上焦在两寸，中焦在两关，下焦在两尺。上焦病责在心肺，中焦病责在肝脾，下焦病责在两肾。上中下三焦，俱气滞血滞，则责在手少阳之三焦，而仍以治肾为本，兼治他藏。按：外科之病，皆在上中下三焦，而所因乃在藏府，故不言外科之病。〇上所论列对症下药之法，大旨不外于此。其有篇中所未备之异症，则当以脉参之，以症之相近者通之，亦不出此论所载之理也。察其致病之由，不外乎此，则按其药而用之。盖百变之病，虽难逆睹，而内伤七情，外感六淫，与此伤之饮食，抑折伤损，已备于论中矣。至于药物之不常用者，虽不尽载，而比类以通之，则亦可加而用之，以助本药之力。但须审其药之为补为泻，为寒为热，能入某经，主气主血，主升主降，乃与论中所及之药相近，方可用也。但此论治病之法，止言本藏府之病，所谓见病医病，直入本藏府者也。若兼有他经藏府之病，则宜兼用之。如心气不足，用人参、甘草、桂心、远志、茯神、生姜之类，是但心气之不足也。倘或兼有肝血不足之病，则又宜兼当归、白芍、熟地、枸杞等类，按其症而用之可也。如此则可以类推。又如一藏府中而兼二三病，则亦宜兼用之，如心血不足，而又有败血入心，则补血破血之药兼用之。按其两条之病，而审其孰轻孰重，如血不甚虚，而败血多，则补者少用，破者多用。如血本太虚，而败血少，则补者多用，破者少用。如本藏府之病只有一条，而无他病，则不必兼他病之药，恐夹杂而不效也。如病在一藏，而他藏无病，亦不必用他藏之药，恐引入他藏，亦不效也。惟正虚之甚者，或补其母以生本藏，或补其子，以免再泄本藏。或制其克本藏者，此补法之宜相兼也。然亦须以补本藏者为君，而其他为佐。邪实之甚者，或泻其母，以清其源；或泻其子，以导其流；或安其本藏之气血，而后泻其邪；此得法之宜兼者也。然亦须以泄其本藏之邪为君，而其他为臣，是则神而明之，变而通之者矣。能与人规矩，此对症下药之。规矩也，不能使人巧，则又恐人之固执而不化也。然所谓巧者，亦不出乎规矩之内，善用规矩则巧矣。至于论中连载所用之药，多寡不一，非一定全用也。病之轻者，用其一二。病之重者，多用数味。且其分两轻重之间，亦必有君臣佐使焉，亦在临机变化矣。

《眼科总经药论》卷下：心经要药。黄连：酒炒。泻心肝火、肝胆火，厚肠胃，去肠之湿热，止目痛，明目。栀子：炒黑，味苦，凉。佐黄连泻心火、肺火、小肠火、胃火，凉心肾，去郁热，明目。黄芩：酒炒，凉。泻心火，清阳明经火，去肝火，亦泻肺火，活血，去诸热。治头目热壅，白睛肿痛。枯芩泻肺退热痰，实则凉大肠；条芩清三焦火。连翘：去心梗，味苦温。清心火，泻无根火，治上充头目，退肿痛。甘菊：去蒂，凉。清心退肿，止泪，疏风散热，明目。薄荷：味温。退心血，消肿，清六阳风火，解毒，散风邪热，明目，破血。麦冬：去心，味甘，寒。清心，除肺热，解烦渴，明目，生津，补劳虚，热不侵。柴胡：除身心热，泻肝胆火，发散风寒，为厥阴头痛。在肌主气，在脏调经。犀角：性寒。解心火，去风除昏，去翳膜，化血止痛。羚羊角：寒。镇肝心，去风热，清头目肝肺。知母：酒炒，性寒。润心肺，滋阴降火，泻肾火。肾无实，不可泻。牛蒡子：炒，凉心，去风去翳。〇肝经要药。白芍：性寒。泻肝火，补肾消肿，生新血，退热止痛，明目，清肺伐肝，血虚腹痛。龙胆草：性寒。泻肝火，去白翳，治昏盲，去红赤，止热泪，睛痛。青葙子：性凉。除肝火，去风退翳，明目，去皮肤热。柴胡：泻肝火。草决：性凉。泻肝气，除热，去翳明目，退肝热。黄芩、蔓荆：性凉。除邪止泪，清头目，疏风止痛。大黄：酒蒸，晒干，性寒。下行，沉也。凉肝清肺，退血热，破诸经之积热，治头目壅热，痛如针刺。有解围破阵之功，一服诸火下降，而除痛消肿。细辛：味辛。温散太阳风寒头痛，止肝风目泪。石斛：补肾肝虚，平胃气，治盲目。楮实子：性寒。补肝益气，补肾，明目退肿。夏枯草：性凉。补肝，散郁火热结，去风退翳，止泪明目，散血。款冬花：洗肝明目。〇脾胃经要药。石膏：性寒。泻胃火，除阳明头目热壅胀痛，凉胃清肺。元参：寒去胃火，散无根浮游之火。补肾，去风消肿，补虚明目。朴硝：性寒。泻胃中实热，消肿去翳，散血行血，止泪，通大肠。地肤子：性凉。去胞热，去风，利膀胱热，明目。黄柏草决明前胡寒：开胃，明目，治风寒，宁嗽，消痰，清肺除热。厚朴：宽脾胃，清痰清脾。甘草：和胃化痰，补气。炙则温补，生则泻火解毒。白茯苓温：掺温痰，开胃，去肾邪，补虚益气，生津。〇肺经要药。葶苈子：凉。通肺经，消肿痛，明目消痰。桑白寒：消肺火，退肿，补虚。石膏、前胡、栀子、羚羊角、桔梗：性温。消肺活血，消痰利膈宽胸，载诸药不致下行。槟榔：性温。泻肺火，消风降气。枳壳：性温。清肺宽气，去风利痰，泻肝火，消肿宽肠。天门冬：性寒。治肺热，润肝心。引熟地至新补处。五味子：性温。润肺，健脾胃，滋阴除热。上荣于目，消烦渴，补虚明目，生津。人参：性温。润心肺，明目，去虚热，止渴，助脾胃气虚。内障陷翳不起，或胀破过多，两目愈昏。贝母：性寒。润肺清痰，治盲目。〇肾经要药。枸杞：性温。滋肾水，益阴明目，去风。地骨皮：治虚劳寒热。川牛膝：性寒。补肾填精，散血行血。元参、白芷、白茯苓、熟地：性温。滋肾补虚，补血虚，治虚补，治血虚目昏、盲目。当归：性温。全用养血，身活血，尾破血，治血之君药，佐芩、连则凉，佐姜、桂则热。菟丝子：性平。补肾，益精气，荣肌肤，明目。磁石□□□七次：性寒。滋阴，生肾水，降火明目。人参、黄芪：蜜炙性温。敛偷汗，补气虚，佐人参全功。肉苁蓉：酒洗去盐、甲膜，焙干。性温。滋肾不足，补阴壮水，除昏，补精血，明目。覆盆子：炒研，性温。补肾益精，滋荣于目。茯神：性平。镇心安神，明目。黄柏、知母、柏子仁：去油，炒。性温。同血药用，益心肾，安神明目。川椒：热炒去汁，研。滋阴气，年高气弱，肾虚目昏可用。东垣云：用之于上，退两目之翳膜；用之于下，除六腑之寒邪。椒目：温。除湿热，治盗汗，利渗有功。所以温热不行，目自明也。桃仁：苦甘，寒。红花佐之则行血破血，藕节佐之则止血。

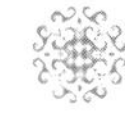

《医论三十篇·用补不识其经不得其法》：虚者补之，此理之显而易见者。然补有效有不效，何也？一在补之不识其经，一在补之不得其法。何谓不识其经？病在于此，而药补于彼，甚至金虚而误补其火，火铄金而金益破。水虚而误补其土，土塞水而水益涸。痿躄，肺热症也。肺经受热，其叶焦垂，不能统摄一身之气，故四肢软弱而成痿，法宜滋阴清热，实其子而泻其仇，则肺振而气复。譬如大旱之时，苗槁头垂，时雨骤沛，勃然而兴。乃误认为阳亏之症，恣用桂、附热药，火益炽而金破矣。噎膈，胃槁症也。血液衰耗，胃脘干槁，槁在上者，水饮可行，食物难入，名曰噎塞。槁在下者，食虽可入，良久复出，名曰反胃。法宜养荣散淤，则胃液生而槁可通。譬如河浅泥淤，舟滞难行，引渠导源，以济往来。乃误认为脾虚之症，恣用术、耆燥药，土益旺而水涸矣。何谓不得其法？病重而药轻，杯水难救车薪之火。病轻而药重，真气不能运行，而药尽化痰，谚云胶多不粘，是也。更有以温为补，以清为补，而补中兼散，补中兼消，必须斟酌病情，不失铢累，方为上工。至若虚不受补，则元阳已败，命如累卵，虽有扁鹊，亦未如之何也已矣。

《齐氏家传医秘·分经用药引经歌》卷上：小肠膀胱属太阳，麻桂羌活藁本商。大肠和胃阳明是，葛根白芷升麻当。三焦胆归少阳腑，表用柴胡里用芩。太阴肺联脾脏位，姜术芩草扁豆陈。心肾俱尊少阴主，附桂故纸用必灵。包络配肝厥阴终，柴芍吴萸川椒能。慧拟六经用药法，课徒熟读自通神。

《寿世医窍》卷上：【足太阳膀胱经药二十六味】○桂枝：辛，温。壮营气，行血中之气，和太阳脉络，而及十二经之脉络，透邪出表。伤寒太阳表症用佐麻黄，盖寒气伤营，血必凝泣，不能化汗，故用以透其营气，和其血脉，助麻黄辛扬以开卫气之表，而后汗出。此真伤寒之治法也。长沙于太阳症中又出风伤卫一条，盖风为阳邪，不能伤血，秪入卫气之表，互相激博，则毛孔易开。已有汗出，所以邪之不去者，以营气不外行，卫气之力孤，不能送邪外出耳。得桂枝以鼓舞营气，则营卫合力，邪即溃散。故曰有汗能止也。余详营气下。○羌活：辛，温。发表，行太阳脉络，兼行十二经脉络。凡风寒感冒，现太阳表证者，加姜、枣以和营卫，用之即散，稍重者佐桂枝可也。○防风：辛甘，微温。兼行脾胃二经。为去风胜湿要药。治太阳表症而主在上部。凡项痛背疼较重者，用佐羌活最良。余详肺经下。○麻黄：大能表散风邪，乃实伤寒之要药也。如伤寒在里不可用，若误用汗之则死。轻扬发汗，太阳为主，而兼及肺肾，表症中惟真伤寒用之。亦须先煮一二沸，去其浮沫，而后无害。麻黄汤中必用杏仁者，正恐发扬太过，肺叶上翻也。○木通：小便不利，而热在气分者，同泽泻用。○车前子：小便不利，而热在血分者宜之。以上二味，皆小肠专药，而及于膀胱者也。○槐米：即槐花之未开者。肝肾有热毒传入经络，移入膀胱之经络，血结火闭，因而腑中亦热，小便不利者，服之则小便利，而血中之火亦出矣。此杨梅未现，疳疮未发时药。详载《景岳全书》。○芦荟：大寒，大苦。亦肝经血分解毒药，功用与槐花同，但其力甚大，用之不过二三剂则止。即下疳症中之芦荟丸也。○泽泻：引药下行，《经》曰：除湿止渴。本腑利水之主药，渗淡下泄，送肾气以入膀胱，则膀胱之气动而水利矣。久服伤肾。○元参：反藜芦。清肾火以滋阴，肾足则膀胱之阴足。小便不利而兼燥者宜之。○瞿麦：精管有热，因而溺管不利而成淋症，用以通精管，则溺管亦开，主在血分。○扁蓄：与瞿麦功效略同，主在气分。○海金沙：善利水，伤寒热狂，小肠膀胱血分药也。精管血瘀，妇人子宫之下口血瘀，移热于溺管而为膏淋血淋者，宜之。○淫羊藿：壮肾经阳气，直从精管透入膀胱，使下焦司出之气盛，而小便利，无损于肾气。故本草曰化小便也。虚寒而闭者宜之。○巴戟天：去其心，则中空似管，故既通精管，复通溺管。壮阳气以泄阴凝之水，所谓气化则能出者也。○硝石：浊精败血积于膀胱之腑，用硝石、矾石化而通之，此长沙之妙理。后人有曰硝石滑石散，是不明毒药攻病之理，点金成铁矣。详《医门法律》。○猪苓：功专利水。其渗泄下行之性，甚于泽泻，故五苓散用之。但小便不利而虚者，当求之气化，不仅以一利为事也。○葡萄：膀胱有下口，无上口，小肠之水至此不下者，用葡萄坠之则下。○椒目：膀胱虽无上口，而有窍孔，窍孔闭塞者，椒目辛烈可以通焉。虚寒而闭塞者宜之。○陈皮：欲其速，去白。欲其缓，留白。宽膀胱腑中气滞气实而小便者不利，可助五苓之力。○破故纸：辛而降，气虚短少用，或不必用。温补肝肾而能固气，肝肾之气固，则膀胱之气固矣。○鹿茸：督脉阳虚，则肾气泄而小便过多。鹿茸补督脉之阳，故亦缩小便。○桑螵蛸：固肾与膀胱两经之气。其味浓厚，兼可秘膀胱之窍孔，故大止小便。《胎产秘书》：治产后脬破，小便不止者，同猪脬用之。则其兼补膀胱之形可知矣。○杜仲：壮肾添精，敛下焦散漫之气，故治腰痛速效。固肝气，收敛下焦散漫之气，故亦微止小便，非专药也。注之，以恐小便闭滞之虚证而久误用之。○韮菜子：其味秽浊，与久积之溺相似，故入膀胱而止小便。夫秽浊之气，即膀胱之火也，火即阳气也。至于虚寒之极，则全无阳气，其溺清长无气矣。韮子助其秽气，即助其阳气也。气固而温，止小便之功在桑螵蛸上，故巩堤丸用之为君。○天花粉：即瓜蒌根。古人只书瓜蒌根，今则多书其别名，仍从俗书。膀胱者，主藏津液者也。或因气虚，或因火迫，或因寒凝，或因湿郁，则津液不化，不能外布于脉络。况其脉络在表，与本腑甚远，每致津液不到，筋燥而成痉症。痉者，强也，项强而直，不能转盼也。长沙以桂枝瓜蒌汤主之。盖天花粉润膀胱以生津液，又能流动，得桂枝运行于经络，强者柔，燥者濡，痉症愈矣。详载《医门法律·痉症篇》《临症指南》《景岳全书》，皆可参酌。他书中书痉为痓，病名且不识，安知病机，无怪其邪说纷纷也。

【足阳明胃经药五十二味】○葛根：凡散药多辛热，独葛根甘凉。解温热疫疾，或温疟，或疹，表有热者，所当用此。其用之要有二：一主阳明在经之表邪，目痛，眉棱骨痛，用以发散；一主痢疾下陷之邪，用以鼓舞上行。伤寒阳明表症，葛根汤法详《尚论篇》。瘟疫则于达原引中加之，痢症详《医学心悟》。○白芷：与葛根同为阳明经表药。但葛根性凉，白芷性温。凡感冒寒邪，见阳明表症，而觉满面紧痛，鼻流清涕如水者，可用为葛根之佐，取效最速。○人参：反藜芦。阴虚火盛者暂忌。胃为水谷之海，后天托命之源，生精华，化糟(泊)〔粕〕，全赖气机以运之。但人参健运之药，不久留于胃，必佐以米，藉稼穑之味以维系之。胃气虚而兼寒者，佐干姜。气虚而兼阴虚者，佐玉竹、饴糖。兼热者佐黄芩。○川乌：反白及、白敛、半夏、瓜蒌、贝母。补胃阳，较附子稍觉和平。亦须照制附子之法制之。凡胃阳虚而作吐作泻者，皆宜。详载《临症指南》吐泻两篇。○玉竹：胃阴虚必生内热，孤阳燔烁，血液益耗，以致肌肉消瘦，大便干燥。再进白术，多致不救。当用以养阴，佐以饴糖、生甘草、麦冬等类。若肝火乘虚入胃者，更佐以菊花、女贞等类。○大枣：缓中益肾，补胸中氤氲之气。久病不食，用以佐人参，则胃气复而食进。大病受劳，胃气急乱，用以佐甘草，则气定神复。余详营气下。○饴糖：滋阴补液，治幽门干燥。凡胃中阴阳两虚者，用佐人参、白术最妙。余详营气下。○石斛：清虚火，除湿热，升清降浊，有从容分解之妙。凡大便粘腻，小便黄短，而作郁热者，皆胃之清浊不分也，用之最宜。○黄芩：虚而滑泄者忌用。清胃中气分之热。凡热痢热淋，胃实吐血，皆须用之。同葛根用则散，同麦芽、木通用则泄，合三消散即小承气汤也。○桑白皮：胃中上脘火盛，必致肺气壅实，审有口臭便结，即病在胃也。当同石斛、黄芩、枳壳、麦芽用之，胃气降，肺气亦通矣。〇枳壳：破气止呕，反胃霍乱，虚者酌用。其力横行，能宽胃气。盖胃气壅闭，流行之机阻，而食减痰生，一得宽展，则气机调畅，食消痰化矣。〇黄连：性极寒苦，惟寒病后，积食复感大热发狂，用生二钱，佐大黄三钱，枳实二钱，名三品将军汤。清实热，凉气凉血，解毒。同枳壳清中脘，同人中黄清下脘。凡夏月热痢，秽浊熏蒸，肠胃顷刻腐烂，散之不及，下之毒气不去，必须用之。黄连治痢之义如此，非不论虚实，见痢即用黄连也。胃为水谷之海，多气多血，饮食之热生于胃，外来之热聚于胃，胃主中焦之气，胃气热则中焦之气热，膈上无不热矣。变症迭生，当审病源，由内生者佐苦寒泄之，由外来者佐辛寒散之。〇人中黄：瘀热陷入胃之下脘，与秽浊之物合即发牙疳。或伤寒瘟疫日久失下，其邪与秽合，必用人中黄引凉药，乃能解散，以秽引秽也。牙疳佐黄连，攻下佐大黄。〇大黄：伤寒瘟疫传里之邪，应下之症，详载各书杂症中之应下者。如火积血郁当佐山查、紫草，火盛痰壅佐胆星、礞石。火盛气壅，治在气分，不得已而用作向道，引火下泄，不专以大黄为主也。其功甚大，其祸甚烈，不可恣意妄用以杀人，亦不可执而不用以误人也。〇芒硝：孕妇忌服，堕胎甚速。咸寒走血，涤荡热邪，下行甚速。大承气汤用之，以佐大黄之不及也。〇枳实：其力下行，破胃气坚实，引胃气入肠甚速，故承气汤用以为佐。然其力刚猛，推墙倒壁，虚症而误用，为祸胜于硝、黄矣。〇莱菔子：辛，温。气食停滞成鼓胀者，非用此不及破也。虚而误用，伤人反掌。消积聚，下实痰，和胃下气，大伤肺胃之气，用须斟酌。〇白芥子：温中利气，豁寒痰，分清水谷，导积滞下行。其性温和，虽破气而无大伤，不同莱菔子之猛烈。治寒痰可佐半夏，治胃寒满闷可佐参、术。〇紫草：用此者总不出于凉血滑血之性。如脾气虚者，误用作泻。胃主肌肉，凡伤寒瘟疫日久失下，火留胃中，染及血分，流于经络，浸于肌肉，即《瘟疫论》之所谓主客交也，汗之下之，皆不能及病处，惟有重用紫草，同蝉蜕、穿山甲等，直透入胃之细络，使血送毒出，发斑而愈。其所以主小儿痘疮者，亦此义也。气寒而动血，同大黄用，领血分之热自大肠出。〇桃仁：用此者用其破血，逐淤血。若血枯经闭，不可妄用，不可以过期而为淤也。胃为肠之上源，凡实热便结便黑，皆胃血之先瘀也。胃为冲脉之本，凡血热经来过期，亦胃血之先瘀也。统用桃仁以佐当归，其性下行，开通幽门。凡胃血不和之病，皆宜用之。〇良姜：浮，辛热。胃中逆冷，呕吐清水，恶心，气寒肠痛，用之甚效。专治胃脘寒痛，俗所谓心痛者，即胃脘痛也。与香附同服。方见《本草备要》良姜下。〇香附：其味辛而动。阴虚燥热者，酌而用之。胃脘痛而用肝经气分之药者，盖胃连宗筋，宗筋发于肝，肝气不和，则宗筋不运，胃脘之气郁而作疼矣。与木瓜所主略同，但木瓜所主者暂病，香附所主者久病也。〇山查：消肉食，化瘀血，善降浊气。〇神曲：助胃气以腐熟水谷，和中快气化痰，能布散胃气。〇麦芽：孕妇少用，亦善落胎。消谷食，其性直下，能利大便，其布散胃气之功，与神曲同也。〇陈皮：反胃嘈杂胀满，呕吐恶心，皆当用为佐使。宽胃之上脘滞气，燥湿化寒痰，佐半夏用。同杏仁则开贲门，同麻仁则开幽门，以蜜浸之，善治食管之粘腻。〇半夏：大辛、微苦，温。堕胎，孕妇胃不和而呕吐不止，加姜炒，但用无防。阴虚血症最忌。化寒痰，和胃气，治中满不饥，不寐。《金匮要略》治不寐，用半夏秫米汤，盖阳维气满，胃气不和，阳不能交于阴，故不寐。秫米入阳维脉，引半夏以降之，阳维脉降，则阴维来交，二脉皆终于胃之气络，二脉之阴阳适平，斯胃气和矣。胃气和，斯中焦之气和，于是包络之气亦和，心君不扰，乃得安眠。〇生姜：助胃阳，佐半夏以化寒痰，正治也。佐胆星、竹沥以化热痰，从治也。痰既热，必粘而坚，凉药岂能骤入，故佐以生姜之辛温，而后成劈坚导凝之功。〇附子：辛甘，大热。反瓜蒌、贝母、白及、白敛、半夏。孕妇忌服，下胎甚速。理中汤之义，已详脾经矣。胃腑而需附子者，惟寒痰壅闭，欲吐不出，用以助阳气，化之使出。其余虚寒之症，寒结下原，逼火于上，胃中多热，不宜以甘草等药留之于胃也。〇川贝母：反乌头。本肺经化热痰药。然痰生于胃，即曰治痰，未有不入胃者。气清而降，凡胃之下脘浊气犯上脘清气者，用之有分清降浊之功。〇蒌仁：反乌头。治痰与贝母同义，能引肺气入于胃，由胃而下泄。〇竹沥：生津清热，化热痰。盖热痰结于胃，胃阴必涸，故涩而难吐，得竹沥之清润，则腑润痰滑，易于吐出矣。〇胆星：丹溪曰：凡风痰虚痰在胸膈，使人癫狂及痰经络四肢、皮里膜外者，非此不达不行。治胃中实热实痰，痰之由肝火生者，宜之。〇牛黄：忌常山。孕妇少用。热气久郁，津液尽变为痰，胃中空虚，孤阳扰乱，内风将生者，非牛黄之大苦，何以化坚痰？非牛黄之极寒，何以清亢热？〇旋覆花：由肺入胃，由胃入肝，化痰消水，止呕吐，利小便，泄肝络浊气上冲。〇赭石：本肝经药，专治肝气犯胃，痰涎上涌，取其镇坠也。《临症指南》用之以治反胃，其法甚良。所主皆胃家病，故列于此。〇吴茱萸：肝之阴邪犯胃作呕者，同木瓜、半夏用之，亦抑木扶土之义。治法详《临症指南》。〇火麻仁：润燥生津，开幽门，治大便燥结。余详大肠下。〇肉苁蓉：阴中有阳，助命门相火以生脾土，润燥和血，治大便干燥不下。其味温而多液，功力远胜麻仁。但气虚之人，大便偶干，恐一润而不复实矣。〇白石英：关格一症，《医门法律》《医学心悟》两书言之最精。大旨由五志厥阳之火内燔真阴，其火由各脏生，胃悉受之，以致血液皆耗，其胃口出入之路为火所焚，先肿后枯，病在贲门者食不能入，病在幽门者食入复吐，在上口曰关，在下口曰格。治以燥烈破气诸药，其死尤速。当以润枯生津为主。《十剂》曰：润可去枯，白石英、紫石英之属是也。当用为君，初起佐以五脏之清润药，如麦冬、天冬、女贞、元参、黄芩等药。且关格症无不大便结者，麻仁尤所急需，久而各脏火息，则只用清胃生津之药，如玉竹、饴糖、竹沥、蜂蜜等类，加以归、地，佐以另饮牛乳，多所保全。而又必以有形引之，在上用猪肚上口，在下用猪肚下口，或煮汤煎药，或焙焦，用些微与药同煎，量病之新久可也。〇土茯苓：梅毒有用轻粉劫治，而不知其性烈，入阳明，疮虽干愈，然毒气窜入经络，成痼疾。土茯苓能解之。见本草。胃主肌肉，杨梅疮乃肉里之毒，非仅皮肤间事也。实胃家病，主以土茯苓者，因其味极淡，始能解极秽之毒。治法惟《金鉴》为最详。〇赤石脂：味涩，气敛。堵幽门之气下泄，固下焦气分，涩肠胃，实漏窍，治久泻久痢。长沙有桃花汤，治便血不愈。叶氏有堵截阳明法。〇禹余粮：其味尤涩，以佐赤石脂之不逮。侯氏黑散治风，亦取用二味，本《内经》善塞其空之义。盖空窍塞，则风无可穿之隙而自息矣。详《医门法律·中风篇》。〇糯米：桃花汤之取用糯米者，盖久虚之肠胃空无一物，借赤石脂之涩，留米于中，渐留渐多，则胃渐实，而泻渐止矣。〇肉豆蔻：苦辛，温。其能固大肠，肠固则元不失，脾气健。故曰调脾胃虚冷，实非补虚药也。气温而固，味厚而涩，暖胃化食，涩肠止泻。产后虚痢，无论后重之轻重，饮食之多寡，皆宜早用之。六七日内，恶露未净时，合茯苓同用。八九日恶露将净，渐加白术、熟地。恶露大净，加参、芪。升麻：升举胃气，合陷者举之之义。治久泻久痢、脱肛等症，东垣补中益气汤所主者，只此数症。其他下原虚损者，概非所宜。〇石膏：此实阳明经要药，欲其速生用，欲其缓煅用。若非实火，而误用之，败阳，害人非浅。辛凉发散，去胃之实热由经而出，伤寒阳明症，本经传本腑，里邪未实，大渴大汗，脉长洪而数，白虎汤其效如神也。〇防己：泄胃中水积，治脚气水肿。热佐川萆薢，寒佐肉桂。〇鲤鱼鳞：引胃中积饮下行甚速，妊妇足肿腿肿，小便赤短不利者宜之。〇木瓜：胃连宗

筋，宗筋发于肝，肝气上逆，则宗筋硬，胃中流行之机阻，多作呕吐。用木瓜降之，肝气平，斯胃气和矣。扶土而土不郁，泻木而木无伤，真良药也。○虎肚：治反胃如神。盖真反胃，必瘀痰败血壅于下脘，脂膏瘀厚，塞幽门不通。用虎肚者，所以伤其脂膏，化其瘀血也。下脘空则幽门开，上反止矣。○妇人发：用鸡子大一团，猪脂二两，煎化，治妇人阴吹如神。详见沈天樛注《金匮要略》。

【足少阳胆经药六味】○柴胡：伤寒少阳症口苦耳聋，发寒热作呕，脉弦而数，小柴胡汤主之。外散之药，秪柴胡一味，其余皆和解之药。盖邪至少阳，已属深入其腑，无出入之路，其经行身之侧，阳气难周，非如阳明、太阳之脉络近表，而又多气多血，易于送邪外出也。故必加半夏之和，人参之助，而后柴胡之力始能领邪出外。小柴胡汤之大意如此。本经之病未尽而已传入胃者，则用大柴胡汤。至瘟疫之邪入少阳者，由膜原而来，于达原饮中加之。兼里症者，时用大柴胡汤，非小柴胡汤所主也。久痢乃阳气下陷，主以小柴胡汤，以伸少阳生发之气，则痢自止。《医门法律》主柴胡，《医学心悟》主葛根，各有妙义，而不能无异词。盖新痢宜葛根，胃阳初陷，一得鼓舞上行则止。久痢宜柴胡，为日既久，邪气深入至阴，非柴胡之由下达上者，不能举之。两书之成法，彰彰可考，业医者幸勿再为丹溪所误也。疟症乃阴阳不和而相争，主以柴胡，寒多者佐温，热多者佐凉。《医门法律》畅发其理，虽病变百端，总不出《临症指南》也。臌胀由太阴之气闭，亦由少阳之气不升。盖少阳处太阴之下，少阳气闭，则太阴机阻，故舒发少阳为治胀之要机。凡伤寒感冒，未入少阳，而先用柴胡，引邪入内，是为大禁。柴胡治虚劳之说，景岳先生辨之详矣，无须再譬。独怪市井之业医者，见妇人癥瘕及阴虚阳虚小腹疼痛等症，开口便曰肝气，举手即用逍遥散，殊不知癥由阴结血聚，瘕由阳虚不运，《内经》明指为任脉连肝之病。即肝阴虚之小腹掣疼，不外甘温柔养；阳虚之小腹胀满，不外辛温宣补，岂一逍遥散所能包举乎？青皮、香附之耗血破气，姑不具论，即以柴胡言之，胆气一升，肝气随之犯胃，是助其呕吐酸苦，以防饮食也；挟浊阴之气而上巅，是助其头痛也；泄散营气，是助其虚汗也；连服数剂，胆虚心惊，是助其惊悸不眠也。以无甚大痛之人，而置之死地，犹不惊悟，必至杀数十人，其名始败，而后无敢延之者。天道好还，彼必身罹惨报。所可悯者，死者不能复生矣。《易》曰：勿药有喜。其义可深思矣。○青蒿：苦、微辛，寒。能除阴分之伏热。得少阳之气最早，其气微凉，专入少阳而达表。遇温热症，可佐柴胡之不逮。○春梅花：得少阳之气，较青蒿更早，其气清香，香则入脾，舒木之气，开土之郁，为治臌胀之要药。尝遇臌症，百药不效，用以代茶，十日而痊，后随用之，以活数人。谨记于此，以俟高明之裁夺。是南方之红梅，正月开者，慎勿以腊梅混之也。○翘摇：即豌豆嫩苗。发少阳之气，过于柴胡、青蒿。通行经络，其气寒，其味润，专主瘅疟。瘅疟者，有热无寒也。法见《本草纲目》。○枣仁：肝胆有热者勿用。温胆气，收散漫之气。胆虚而惊怯不眠者宜之。余详心经下。○白蒺藜：散肝风而泻肺气。本肝经药而入胆，温补胆气。

【足太阴脾经药十九味】○香薷：夫暑者，热与湿合者也。热者，夏月司令之阳火；湿者，中央土气，合以时行之大雨，所谓土润溽暑者也。热而兼湿，故其气重浊，其中人也，必先入脾，盖脾为阴土，从其类也。香薷凉能清热，辛能外散，苦能下泄，其气轻扬，能举重浊而出于外，为治暑之要药。后人纷纷聚讼，或曰治暑，或曰不治暑，徒乱人意耳。○厚朴：孕妇忌服，堕胎。脾居中央，为人身之枢机。脾为暑闭，则上下之机阻血凝气壅，成霍乱搅肠等症。霍乱者，胃之气血闭塞。搅肠者，肠之气血闭塞也。轻者上吐下泻，尚有出路。重者不吐不泻，瘀血将攻心矣。

厚朴入脾，辛散苦泄，其气厚而长，故能奏功。非如他药之入腹未久，药力顿减也。当佐以陈香圆、香薷、桃仁、红花等药。法载《医学心悟》。杂症中，凡脾气困者，皆宜稍用之，佐补佐散佐攻，各随引药，无所不宜。〇陈香圆：虽理上焦之气，性味中和，单用多用，能损正气。香气烈于厚朴，苦味峻于厚朴，故治脾为暑闭霍乱搅肠痧等症，取效尤速。《医学心悟》用之深得气味之理。〇藿香梗：脾苦困，藿香梗之气香体空，能运动之，调达之。佐白术则补而不泻，佐苍术则燥而不枯，佐熟地则滋而不腻，同香薷散暑甚速，同茯苓利水最捷，不寒不热，脾家良药。〇砂仁：辛温香窜，性燥，血虚火炎者不可用。醒脾快气，助脾阳入胃，以消食化痰。久服伤阴破气，膏粱者宜之，藜藿者忌之。〇苏梗：虚而气滞者，合补药用之。醒脾快气，经络中有滞气者宜之。热气郁滞，佐黄芩；寒气郁滞，佐砂仁。助茯苓大能利水，降逆气。脾虚者不宜。〇苍术：苦辛，温。脾喜燥恶湿，苍术为去湿之主药。海滨潮湿之区，疟痢吐泻等症，多寒湿者，用之最宜。佐黄芩退湿热甚速。西北风高土厚，燥症较多，即有微湿，不过停饮所致，利水则湿自除，不同外来湿淫之邪非苍术不愈也。大能伤阴，用须斟酌。〇藿香叶：脾与胃连，开窍于口。凡一切暑湿山岚瘴气，及久阴晦气中人，从口入胃，必移于脾，脾气受困，恹恹不运，其人食减神昏，重则吐泻。藿香之辛香，最能遂之。乃脾家御侮之药。得姜更良。藿香正气散之义如此。〇茯苓：益脾助阳，利水除湿，同参、术、熟地用则补，同车前、泽泻用则利。渗泄过甚，亦能伤阴。〇白术：脾苦湿，急食苦以燥之。脾属土，甘以补之。白术，苦能去湿，甘能补土。得人参大助脾阳，得熟地大养脾阴，故为健脾之主药。脾健则运，而后胃之饮食能消也。〇菟丝子：辛温而不燥，强阴益精。大便燥结者忌之。本草言入肝、脾、肾三经，然味甘色黄，入脾居多。甘能养阴，微辛能调气，气和阴足，则燥火自息，故治消渴如神也。其茎蔓生而中多津液，故其子善通各经。凡脾与肝、肾、心、肺不交者，佐以各经药用之。〇山药：补脾助阳，功用略同白术，其力十不及一。遇脾虚而阴亏，胃气郁者，不受白术，可以山药代之。同人参用，则参力归脾，其功亦大也。〇熟地：脾虽喜燥恶湿，然孤阳无阴，燥火内燔，其祸尤烈。《景岳全书》论之最详。土湿如泥不生，土燥如飞尘亦不生，其义精矣。熟地味甘，为补脾阴之要药。〇当归：能行血，补中有动，动中有补，乃补血之要药。补血当用其身。脾喜健运，赖血之流通。熟地补血而不能运动，则当归在所必需。大便滑泄者忌之。〇附子：孕妇忌服，下胎甚速。反贝母、瓜蒌、白及、白敛、半夏。伤寒有太阴寒症，中寒有直中太阴者，非附子无以回阳，理中汤是也。〇枳壳：脾经气郁，则胃气亦郁，失其化机，饮食不消，而食渐少矣。用以开解，所谓土郁夺之也。虚而兼闷者，佐白术用。〇黄芩：清脾热，随茯苓、藿香清气分。随山药、归、地，清血分。脾热作痢，脾热闭结，脾热便血溺血，脾热胎动不安，皆宜用之。〇大黄：大寒。推陈，走而不守，如真虚假实误用，伤生反掌。脾热必移于胃，胃热亦多连脾，土郁夺之，原兼脾胃而言。凡郁结之热，积聚之热，连脾者多；伤寒瘟疫传胃之热，连脾者少。用药之法，于承气中多用厚朴，即泻脾之热矣。燥热佐黄芩，湿热佐苍术。〇茵陈：清热除湿利水，为治黄疸之主药。初起湿热郁蒸，便闭心烦，溺赤者，同大黄、栀子用。热稍减，同栀子、黄芩、苍术用。体渐虚，同白术、茯苓用。日久变为阴黄，脾阳将绝，则不可用，只以补火实土为主。妙义见《金匮要略》，治法详《景岳全书》。

【足少阴肾经药十六味】附命门药十味。命门在两肾之中，有形无脉络，故附于肾。〇熟地：凡真阴亏损，或发热焦渴，或为痰、为喘、为呕吐，或虚火载血，或阳浮而狂，或阴脱而神散，皆阴之症。肾属水，真精血之所化。真阴之精，亦赖阳气以生也。熟地味重补阴，味甘补血，气

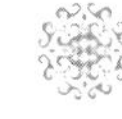

温能借阳以化阴，故为补肾滋阴之主药。○沙苑子：形似肾，故入肾。味重补阴，气偏凉，归左肾阴水。气固而重，能固肾气，以免上冲。○枸杞子：合熟地用最妙。味厚而甘，入肾补血以生精。色红，归右肾阳水。○骨碎补：肾主骨，骨痿骨软，皆肾气虚也。骨碎补大补肾气，故治骨病。凡肾气虚，或下泄，或上冲，皆须用之，与熟地分主气血也。○泽泻：利水，故过用久服，亦能耗阴。利膀胱，清湿热，肾与膀胱为表里，膀胱气开，则肾气亦开，湿热可去。八味丸用之，领桂、附之余热下行，所以不上犯也。○淫羊藿：壮肾气，通精管，治阳痿。余功详膀胱经下。○巴戟天：滋阴补阳，通精管，能使肾气外通于肝，内通于膀胱，前通任脉，后通督脉，虚寒闭塞者所急须也。余详膀胱经下。○猪腰：真精内竭，脏象枯痿，非草根树皮骤能润养，以形补形，为引药，取效甚速。偏热者宜之。○羊腰：与猪腰同义。偏寒者宜之。○桑螵蛸：固肾气，秘精，治遗精、精滑等症。余详膀胱经下。○磁石：其气味甚重，先入肺，后入肾，能使肺气纳于肾。凡肾气冲肺作喘作嗽，吐血衄血，皆宜用之。虚热上冲佐龟版，虚寒上冲佐肉桂，总不离熟地也。○龟版：阳气飞腾，或退劳热，合熟地用之最妙。其性寒，善消阳气，阳虚误用，受害非小。孤阴无阳之物，治孤阳无阴之病。凡肾阴竭绝，阳气飞腾者，用之使阴潜于下，有以维乎阳，则阳气亦藏，无飞腾浮动之患矣。○五味子核：核似肾，性温气固，大能收敛肾气。治遗精白浊及妇人阴吹等症。○细辛：反藜芦。过服散真气。少阴伤寒症药，随麻黄领邪出外。寒盛阳虚者，必佐附子，阳气回乃能送邪出外也。伤寒本寒邪入少阴寒水之经，故必辛热猛峻之药，始克有济。○麻黄：本伤寒太阳表药，邪入少阴，必须佐细辛领邪出表。详见《伤寒论》少阴症，当详究《尚论篇》及《条辨》，必少阴阴症悉具，而后可用细辛汤。设阳症而误投，杀人甚速。○元参：反藜芦。滋阴壮水，凡虚热肾阴枯涸者，佐熟地用之最良。其气寒而辛，能散在经浮游之火。○命门。核桃：命门在两肾之中，包藏真火，所谓七节之间中有小心是也。其形曲屈，药骤难入。核桃仁其形与之同，性亦温补，故青娥丸用之引药最速。详见《本草纲目》。○黑铅：凡命门真火虚极，孤阳必尽腾于上，肺胃极热不温，则殆温之药未及下，肺胃先焚矣。故用黑铅合桂、附为丸，性极重坠，形复坚硬，下行如奔，过肺胃时，其药未化，不至燎原。及入命门，药力尚未甚减，乃能引火归原。详见《医门法律》。○肉桂：堕胎须知，动血者忌用。肉桂阳中有阴，用补命门之火，不至大烁肾水。火虚未甚者，佐熟地用之。凡虚寒肾气闭，肝气结，小便不利者，当遵八味丸。虚寒肾气泄，肝气散，小便过多者，当遵右归丸。○附子：下胎甚速。反白敛、白及、半夏、瓜蒌、贝母。阳气将绝，非附子无以挽回。然阳不离阴，非同熟地用，阳无以复。轻者八味丸，重者黑铅丸。命门用附子，其法如此。○破故纸：命门火衰未甚者，用代附子甚良。然其气辛浊，能使人发晕。其下行最速，大伤中气。详载《景岳全书》。以水煮二沸，再炒用之，则无此害矣。○鹿茸：命门为火之源，阳中有至阴。其中一点真血，乃人生托命之本，非同他脏之血易生易补也。草木之味骤难见功，故道家云：惟有斑龙顶上珠，能补玉堂关下血。同熟地用，其功甚捷。○丹皮：性凉而降，安伏上下君相火邪，八味丸用之，所以伏桂、附于下，不使上焰，以成引火归源之功。凡命门相火妄动，心烦、溺赤、遗精等症，皆宜之。○知母：苦寒。泻下焦有余之火，命门相火，即阴火也。如火不甚，用丹皮代之更妙。久服伤胃，令人作泻。性寒味重气降，先入肺，后由肺入肾。命门相火上焰者，得之即降，有以水泼火之象，不得已用之可也。○黄柏：知母治焰上之火，如火燔心肺，用以降于命门之界则止。黄柏治下溢旁流之火，如火燔肝肾及脾，能使之入膀胱，由小便泄出则安。兼可清下焦气分之热。○龟版：命门相火大炽，知母所不能降，黄柏所不能清者，得龟版则阴长阳消，火气自伏。只可骤用，长服有灭火之患。

【足厥阴肝经药二十八味】〇何首乌：大补肝气，亦微滋肝阴，气涩而固，能敛肝、固肝、伏肝，凡肝气虚泄太过，皆宜之。风火内生，上焰心脾者，同女贞子、阿胶等敛而滋之。阴寒上犯，同吴茱萸敛而温之，温之即伏之也。怒气过盛，火气上腾者，同白芍、铁落敛而泻之镇之。佐寒佐热，无所不宜。惟肝主疏泄，若郁结而肝气不舒，则当遵木郁达之之旨，不可用也。近人好用青皮，伐人肝气，多致散漫将绝，以何首乌救之最良。〇阿胶：肝为刚脏，一失所养，则其气上犯，阴虚者作风作火；犯及心肺而作眩晕，阳虚者变寒变胀；犯及脾胃而作吐泻。统宜阿胶以柔之。盖味本濡润，又得金以制木之义也。〇鸡子黄：纯阴之味，而无寒凉之患，最养下原之阴。功先入肝，凡肝虚风火上升者，同女贞子、阿胶用之，息风降火如神。〇黑芝麻：木生于水，肝阴赖肾阴以生。黑芝麻润而多液，治肝燥血枯最良。〇女贞子：肝肾两脏滋阴之药，生肾水以养肝木，其功在肝。凡肝经血虚阴虚作热者，悉主之。欲内敛者，同何首乌用。欲外达者，同钩藤用。〇菊花：欲其清火，用白菊为良。欲其在脏养血者，用大黄菊，非小朵野菊花也。清肝气，和肝血，其性清润，而行动在脏能透俞，在经能散火，为治肝风眩晕之要药。欲其入经散火者生用，欲其在脏养血者蒸用。佐钩藤、当归，治血虚火烁，筋失所养，两手搐搦之病，甚良。〇白芍：反藜芦。入肝经血分，酸寒下泄，为泻肝之主药。治火旺血瘀之症，非滋养药也。肝寒而虚者误投之，则生气伐尽，多致不可复救。产后用之敛瘀归脏，虚者即死，壮者血结小腹，为终身累。世方以为补血之药，恣意用之，市井中人，无足深责，读书明理之士，毋可不戒哉？〇木瓜：味酸液厚，其气下行，泻肝而能和肝，佐当归和血，佐香附顺气，此下行之药。凡肝气郁而不升，宜钩藤、天麻症者，则非所宜。余详胃经下。〇乌梅：表邪未解者，大忌。味酸入肝，能平肝之逆气。与木瓜所主略同，但木瓜送肝气至足，乌梅则伏其气至肝而止为不同耳，亦能入胃生津止渴。〇羚羊角：功专舒筋。其气凉而动，故能散火。其味厚而甘，故能养血，筋舒血和火散，则风无不息，故曰息风之要药。〇钩藤：清肝气，和肝血，入俞中以散火，通瘀而解郁，能送火由经而散，又能引血以养筋，筋舒火散，而风息矣。治肝风眩晕、两手搐搦极效。〇川芎：反藜芦。微辛甘，温。火壅于上当避，多服久服，散真气。肝得辛则补，补者，畅茂条达之也。凡郁结之甚，气伏不升者，佐天麻用之。又能引血上行，炒黑，同川续断、艾叶用之，止崩止漏。盖崩漏皆肝之藏血泄动而不归经，不仅责冲脉也。〇天麻：一名定风草。补肝气，和筋中之血而舒筋，为治肝风之要药。但其性温，虚热而血不养筋者，须同钩藤用之。杜仲：入肝肾命门，气温而固补肾火，以生肝经阳气，肝寒而虚、散漫不收者宜之。温暖之味，能镕化熟地，成阴阳既济之功。余详冲脉下。〇当归：辛温。补中有动，血中之要药。肝血虽主藏，然不可无活泼之象，不和则或结而为症，或为冲脉下行之血激动，一涌而出，或内热生风，两手搐搦，当归皆不少也。〇熟地：用此当蒸制极透为妙。血虚而寒者，同肉桂、杜仲用。血虚而热者，同女贞子用。血虚而散漫决裂者，同何首乌用。血虚而不流动者，同钩藤、当归用。寒热风火，攸往咸宜。汪讱庵有熟地不同何首乌用之论，何不明气味之理也？气血不能相离，血虚而气散者，用熟地不用首乌，则气何以收？用首乌而不用熟地，则血何以生？血不生则气无所附丽，一去而不复返矣。即前两药，大有关于肝虚之症，不敢为前贤讳也。〇吴茱萸：温而降，降而泄，专入肝经气分。凡沉寒痼冷之痛，用之以领肉桂最良。妇人产后受寒，腹痛绕脐者，不敢用肉桂，恐其动血，以吴茱萸、小茴香同用可也。同天麻散在经之寒气，同熟地温脏里之凝血，同巴戟天助下焦司出之气，功难悉数也。〇肉桂：堕胎须知。同杜

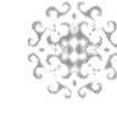

仲、吴茱萸则温肝，治沉寒痼冷之病。然亦必同熟地用，不然则辛烈烁阴，脉络干枯，寒气不散，寒热相击，变症迭出，不可不慎也。○龙胆草：大苦大寒。泻肝经实热之邪，主气分。○胡黄连：大苦大寒。泻肝经实热之邪，主血分。○香附：阴虚燥热而多汗者，不可用。辛以开郁气，苦以泄逆气。入血中之气，在经透经，在脏透俞。主气郁血结等症，亦兼入冲脉，引血下行。余详冲脉下。○夏枯草：理肝气，养肝血，开郁气，舒脉络，引血以养筋，为瘰疬之专药。○桃仁：以鳖甲引入肝中，则破在肝之瘀血。○鳖甲：忌苋菜、鸡子。破血滋阴，直入肝之腠里。凡血聚于内，邪留于内，非此不能达也。○五灵脂：气血不足，无淤血者，服之大损真气。破血之功，猛于鳖甲。凡血癥血痹，皆肝血凝聚所致。新血不和，日裹日大，郁为阴火，发烧发渴，肌肤渐枯者，非此不能破也。○青皮：大破肝气。凡肝木过盛，克脾犯肺，作嗽作呕，小腹青筋暴起，木瓜、乌梅之力所不及者，可偶用之。○葱管：大能透肝中之俞，俞中气不流通，则聚而成瘕，得葱管领香附以行之，则气解而瘕散矣。因寒者多，或可稍佐吴茱萸。○猪肝经俞：俞者，肝里之筋管，其中空虚，在脏则为俞，出外则为经，即所谓脉也。肝肺其形大，故有俞。引药入俞，莫妙于猪肝之俞，以形引形也。

《寿世医窍》卷下：【手太阴肺经药三十六味】○百合：清金润肺，从容下降，治虚劳咳嗽。佐人参则补气，佐熟地、沙参则补血。佐发散治嗽药，则不伤津液，能化肺之津液，洒陈于六腑。功用甚大，莫以其性缓而忽之。肺有百络，所以洒陈津液于各脏各腑也。百合病者，无处不病，言邪气之泛滥也。主以百合者，盖百合有百瓣，能行肺之百络，以布散药味于周身也。○人参：反藜芦。虚火盛者勿用。肺主气，气生于肺。人参无所不补，而先入肺也。○黄耆：气虚不能外达，用此托表而汗之。又治血崩血淋，肠红带浊，《经》云气固而下陷自除也。炙用补胸中大气，亦先补肺气，而后荫及大气也。秖能中守，不及人参之健运，虚而滞满者慎用。其性微升，虚而喘者禁用。余详卫气下。○北沙参：反藜芦。色白体轻，本草言补五脏之阴，其实入肺居多，纯肺阴虚者，当多服久服，佐凉佐补，无所不宜。○熟地：肺为多气少血之脏，真阴虚者，亦当补血。熟地本肝肾脾药，引以沙参、百合，可以留其味于上以滋肺也。○阿胶：养阴润燥，治俞中空虚，腹满气闷，养血和血，治血乱上行而作吐衄者。益周身之津液，滋肾水之化源。余功详他经下。○天冬：脾肾虚寒泄者，勿用。肺为阴脏而处阳位，最畏火克。凡肺阴干涸而作大热者，宜天冬之寒润。肺虚而热者，用佐人参最良。○麦冬：清金润肺降火，肺热连心而烦燥者，同竹叶、莲子心、柏子仁用。肺热而大肠燥结者，同黄芩、槐花用。性较天冬和平，火不甚旺者宜之。本肺经药而兼入心，留其心，则入心居多矣。○桑白皮：泻肺火，降肺气，止实热咳嗽。凡风温暑热等症，肺气壅实者，皆当早用，恐火升气涌，肺叶上翻也。又能降肺气，以利小便。盖水出高源，天水降而后沟渎通。其理详《医门法律》。○前胡：散风火，清肺气，降而能散，为风温咳嗽之要药。风火化痰，肺壅气闭者，同蒌贝用之。温邪固闭者，同桑叶用之。○川贝母：反乌头。开肺气，宽膻中之气。清肺火，化热痰。余详胃经下。○蒌仁：反乌头。清润滑利，开肺火，利热痰，润咽燥，生津养血。其余力能及大肠，治大便秘结。余详胃经下。○橘红：利气化痰，能透经络，发散药中佐之，驱邪较速。○胆星：孕妇不宜。清实火，降热痰，宽中快气。详载胃经下。○牛黄：孕妇少用。其为物，气血杂合而成，故能涤膜原膻中风痰盘踞之邪也。清实热，化热痰。详载胃经下。○半夏：孕妇忌服。若胃不和，少用无妨。若消渴烦热阴虚者，当避。化寒痰，开肺气。余详他经下。○陈皮：佐半夏以化寒痰，宽膻中之气，使之下行。佐人参、黄芪等药，则补而不滞。

然其性燥，肺阴虚者不宜。○生姜：阴虚内热者勿用。佐发散药，则邪易出。佐化痰药，则痰易利。在肺之功如此。○苏叶：反藜芦。辛香发散，专主肺经风寒，亦入太阳。盖太阳行身之表，而肺主皮毛，故发散之药，皆入两经。○荆芥：反鱼、蟹、驴肉。辛，温散，调血。本肝经药。其气上行，直通于肺，故外邪入肺之深者，非荆芥不能发之也。必佐防风、苏叶乃能外至肌表。○防风：辛温，本散。凡太阳上部风寒之邪，多移于肺，背疼项疼，而兼咳嗽者是也。防风本太阳药，而兼入肺，同苏叶、荆芥用良。○麻黄：苦辛，温。过发则亡阳。泄肺发表，有肺为寒气固闭而作喘者，危在旦夕，非麻黄、杏仁不能开泄。○白蔻仁：开肺气，升清降浊。佐半夏化寒痰甚良。○款冬花：气轻体松，故入肺。隆冬不凋，冲寒而茂，故散寒邪。凡肺经受寒咳嗽，鼻塞声重，胸背疼痛者，此为主药。若温邪而误用，则以热助热，肺伤而嗽不止。《本草备要》以为通治诸嗽，误矣。○紫菀：入肺经血分，活血透俞，降气止嗽。同款冬花则治外来之寒邪，同麦冬、枯芩则治内生之积热。因其凉血散火，故治肺痈。因其和血，故亦治肺痿。肺痈者，火盛血瘀也。肺痿者，肺热叶焦也。皆属大症。其理详《医门法律》，其法见《临症指南》，学者当遵此两书。○百部：肺中俞络最多，邪不易入，药亦不易入。若寒邪深入，咳嗽不止者，佐款冬、紫菀用之，以形相引也。其性有毒，用须去心，洗净，蒸三次，乃无害。○桑叶：凉散清肃，得金水之精华，滋阴退火，治风温咳嗽。详载《临症指南》。○丹参：反藜芦。入肺中血俞而破血。凡风寒风温咳嗽，而涎中带血者，皆邪入血俞，逼血而出。于止嗽散邪药中，加丹参、赤芍，则能领散邪之药入血俞，驱邪外出，血反俞中而不吐矣。○白及：反乌头。固肺气，养肺血，补肺形。治多年虚嗽，肺损吐血。新病咳嗽有外邪者，忌之。凡人吐血，血带粉红色者，肺烂也。宜白及、粳米，研末，常服。○葶苈：大黄泄血中之闭，葶苈能泄气闭。降肺气，泄实火，去热痰，驱水，所主皆实热之症。有不得不用者，故《十剂》与大黄并列。若虚人而误投，则死于转瞬间矣。○白石英：生津润枯，治肺痿第一要药。凡津液不足之症，皆所急需。山川精华之气结成，润而不寒，故《十剂》取为润枯之正药也。后人不明此理，反曰润药甚多，何必取此二种？岂知古人用药，洞悉天地阴阳之理，取天地之阴精，润人身之枯槁，有迥非草根树皮所能及者。不加领会，而反疑之，何也？○槟榔：泻胸中至高之气，除瘴气，解酒肉荤腥之毒，惟膏粱宜之。○马兜铃：多用则吐。清火降气，为定喘之要药。若初感外邪咳喘，非徒降气所能治，当佐以散药。不喘者不必用也。○磁石：入肺，使肺气纳于肾，治虚劳咳嗽之要药。已详肾经下。○五味子肉：敛肺气，生津液，肺虚散漫者宜之。虚人服之，肺气坚固，邪不易入。若已受邪，而再服之，留邪于内，祸不旋踵。○桔梗：专用降剂，不宜同用。本肾经药，能使肾气通于肺，而开气管，故治伤寒少阴症咽痛。肺与大肠为表里，肺气开，则大肠之气顺，故通大便。水出高源，肺气开，则膀胱之气化，故利小便。载药上行，故曰诸药之舟楫。凡外来温风暑气，咽喉痛满者，随各经之清散药用之。

【手阳明大肠经药十七味】○肉豆蔻：苦辛，温，涩。能固大肠，肠固则元气不走，实非补虚药也。温厚涩固之性，已详叙胃经矣。其力至大肠尚存，又能助大肠之阳气，蒸溏鹜为坚实，故为止虚泻之主药。○赤石脂：由胃入肠之性，与肉豆蔻同。而涩固过之，虚泄无度者得之，在胃一留，至肠再留，则时刻缓矣。以渐而缓，将复见生机也。余详胃经下。○附子：走而不守，无所不至。加肉豆蔻引之，其力亦至大肠，治虚寒滑泻将脱之元阳也。○山药：虚寒久泻，肠空无物，洞然而开者，以赤石脂和山药、莲子等为末服，则随粘随多，肠渐实而泻渐止。药有用其质者，此类是也。○秦艽：辛散而升，鼓舞大肠之气上行，久泻、久痢、便血，皆宜之。犹胃之

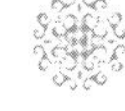

用葛根也。○黄连：夏月火毒热痢，同槐花用之，以防腐烂。又须佐以大黄，其毒始去。余详各经下。○升麻：升胃气，以及大肠之气，治脱肛之要药。虚而兼湿热者，佐以分清利水诸药。虚而下陷者，主以补中益气汤加秦艽。其他泻痢、便血、痔漏等症，概不可轻用。○大黄：承气汤之义，原兼肠胃。若大肠之火独胜者，佐以实黄芩、槐花。○蜣螂：伤寒瘟疫，日久失下，肠中津液为邪火燔烁，便结如石，坚燥硬干，攻以消黄，从旁化臭水而出，便仍不下。于承气汤中加焙焦蜣螂一个，顷刻即下，物理之自然也。○归身：虚而大便不通，不可攻者，同升麻、苁蓉，可通结燥。蒸用能润大肠，治大便燥结。○阿胶：有肺热移于大肠而燥者，最宜阿胶。又主肠枯作鸣，宛转泄气之症。○熟地：肠燥而痔漏肿痛，清之不效者，同槐花用之最良。盖大肠属金，最畏火烁，故痔漏皆阴虚之证也。治法当遵《景岳全书》。○肉苁蓉：滑润之性，由胃入肠，便之燥结于肠者，犹能润之出也。已详胃经下。○火麻仁：润肠之功，更多于在胃，故古人火麻仁而主肠燥之症也。○槐花：堕胎。清大肠气分之热，痔疮、便血、血痢等症，凡有火者，皆可用也。○地榆：炒黑，止大肠下注之血，血痢便血之要药。佐凉佐温，无所不宜。○熟艾叶：同阿胶、秦艽，治虚寒久痢，其气温而升，温则回阳，升则止脱。又助冲脉之气上升，冲脉升胃气亦升矣。

【手少阴心经药二十四味】○柏子仁：滋阴养血宁神，治血虚血热，不寐心烦，手心作热。止血热作汗，润小肠，治血热二便闭涩，止纷纭多梦，治心移热于肺，吐血衄血。凡病之虚而兼寒者，忌之。○莲子心：清热除烦，治心火上焰而不能下泄。凡霍乱暑症，及一切六淫之邪入心者，皆宜。能导热入小肠，治在气分。○苦参：反藜芦。清热散火，使火气由经而散。以上三药，柏子仁主血热，莲子心主气热，治在脏。苦参散热外出，治在经。各有所主，勿乱施也。○黄连：泻实火，解毒。凡一切瘟症、暑症、伤寒、阳邪入心及包络者，皆宜之。佐犀角则外散，佐木通、栀子则下泄。炒用，清膈上气热。详注胃经下。○龙眼肉：补心及包络中血，凡血虚无热者宜之。其味厚，补血甚速。其气壮，亦能助气。其形如包，故能安神。○茯神：人乳拌蒸，补阴甚妙。抱木而生，得静守之义，故入心安神。然其性渗利，血虚者不宜也。○樱桃：性热。其形如心，大补心火。味甘，亦能补血。所谓益火之源以消阴翳者，兼心火而言，不专指命门也。详见《东垣十书》。○益智仁：助阳气，散心及包络寒邪。凡沉寒痼冷之病，寒气侵心者，当佐以补药用之。○朱砂：定心安神，心火扰乱，多梦纷纭者宜之。○连翘：性凉，气轻扬。凡一切六淫之邪热气移入心与包络者，皆能解散，尤为痘科所宜。○灯心：导火下行，能引心热入小肠，由小便出。佐以竹叶，退暑最速。○百合：肺中阴虚火盛，移热于心者，当养肺阴，则心自安。○百部：心火盛，上焰于肺，而肺络闭塞，心火不能上达者，于凉散药中稍加之。○远志：痰火上实者当避。心气不降于肾，肾气不潮于心，心中孤阳扰乱，因而不寐，宜稍用之。其性毒，用须斟酌。○肉桂：引火归元之要药。孕妇忌服，善堕胎。命门相火不能上通于心者，宜稍用之。以龙眼肉引入心经。○龟版：肾之真阴虚，不能上潮于心，心肾不交者，宜合柏子仁用之。○吴茱萸：肝之阳气不能上通于心，以致阴盛阳虚，神昏多睡，精神不振，神魂不安者，宜合人参、龙眼肉稍用之。○女贞子：肝之阴气不能上潮于心，以致阳盛阴虚，烦燥不眠，夜半发渴者，宜合柏子仁用之。○酸枣仁：敛气安神，治虚烦不眠。热者佐柏子仁，寒者佐龙眼肉，气虚佐人参，血虚佐熟地。其功助胆，盖胆壮则心安，故专主不寐。○菟丝子：脾阳赖相火熏蒸，亦借心火健运，心脾不交则心火独盛而作郁热，用之以联心脾。○白术：益气补血，以人乳拌蒸最妙。脾虚子食其母，则心亦虚，心虚而用白术者，所谓去其所耗则自足也。○大黄：伤寒瘟疫邪火入心者，散之不及，清之无济，必佐大黄下之，犀角地黄汤是也。〇石菖蒲：行滞气、开心窍之要药。瘀痰败血闭塞心窍者，须用之。病在内，引之出外可也。病在外，引之入内不可也。〇丹皮：孕妇不宜。凉血敛血，退虚火，清营气热。凡心及包络火盛上焰，吐血衄血，及火气熏肺作嗽，并心移热于小肠溺血者，皆宜用之。

【手太阳小肠经药七味】〇木通：催生下胎。清小肠气分之热，领心火下泄，体虚而透，利小肠之气，气机和畅，斯化物之出，不失其节。欲其利水引入膀胱，欲其利便引入大肠。〇车前子：功专利水，领胃中之水入小肠，由小肠送入膀胱，以猪苓、泽泻接之则大利矣。然所主者，湿热之症耳。若阳气不运而闭者，则当求之本源，岂冷利之药所能奏功乎？〇川萆薢：其渗利之性，较泽泻稍缓。功主分清，能至小肠下口大肠膀胱之界，使水归膀胱，便归大肠，通利二便。又治水泻，盖水泻皆由不能分清，尽归大肠也。分之则小便利，而大便实矣。〇栀子：炒黑用，引肺火、心火、膻中之火从小肠出，与木通所主略同。木通主气分，栀子主血分也。〇小茴香：暖小肠，止虚冷作泻，脐腹疼痛。止小便过多，壮下焦阳气。下焦气起阑门下，即小肠之下口也。小肠之气温，下焦之阳壮矣。〇羌活：通脉络，散在经之滞气。盖小肠与膀胱连，故仍用太阳表药也。〇砂仁：血虚火痰者勿用。宽气散滞。同小茴香用，最散小肠之寒气。同车前、木通用，则分利尤速。余详胃经下。

【手厥阴心包络用药法】包络代心受病，即代心受药。凡入心者，皆先入包络，如郁金、连翘。去心则只入包络。不去心，则入心与（心与）包络也。余可类推。用药之要，已详叙图中矣。

【冲脉药十味】〇艾叶：温和煦育之性，能引冲脉之气上行，以止其下奔之势，故主治崩漏。凡经不及期而至者，皆可少用。必制之极熟，不然散气泄汗，血反不宁。取端阳插门之野艾，其叶似菊者，陈者愈佳。用其净叶，每四两，用水三茶杯，醋一茶杯，煮三炷香，俟水干，微炒用。蕲叶，是艾之别种，外科炙灸最良。若服之，则大能动汗而伤阴。〇阿胶：味厚而粘，厚则静血，粘则固血。与艾叶同用，大止崩漏。盖艾叶以升其气，阿胶以腻其血，则下奔之势自然暂缓，非强闭之谓也。〇蒲黄：炒黑，大能止血崩症之急者，用之以救一时之危，俟血既止，命既延，仍当求之本源，不仅以一止为事也。有舌胀满口，用生蒲黄末糁之则收，亦救急之法。故附录之。〇川续断：入冲脉血分。其味微涩，能止下奔之势，故治崩治漏。味虽涩，而不至闭血，诚良药也。〇鼠粪：酒炒用。透冲脉之气，引冲脉之血下行，瘀者能和，闭者能通，为经闭之要药。经期后至者，亦可少用。《纲目》下所附之古方，不欺人也。〇海螵蛸：大通冲任之血，破瘀润枯，为血枯经闭之要药。此正治也。长沙用主血崩之症，盖冲脉闭而不通，则离经之血外溢于肝，与肝之藏血互相冲击，因而决裂横流。开其正路，则血归经，而崩自止。后人疑之，遂使良药见弃，《纲目》注之而不信，犹可说也，叶氏用之而不信，是诚何心哉？〇紫石英：冲为血海，十二经之精华聚于胃，由胃布于冲脉之络，贯于冲脉而下。若冲脉干枯，则血至此而结，月信不下矣。久则成痨，即俗所谓干血劳也。以大剂紫石英，同归、地用之，以润以生，则血充而自下，何必取苏木、红花之攻破乎？夫苏木入肝，红花入心，与冲脉无干也。不学无术之辈，习闻为破血之药，故每遇经期不至之症，即坦然用之。亦有肝血一动经随之下者，亦有所下即肝血者，随深信不疑，戕人无已。更有仅读《景岳全书》之辈，谬指为寒，而用肉桂、附子，以致干者愈干，枯者愈枯，数月而死，犹不返躬自省，何忍心之甚耶？〇木香：泄冲脉之气下行，入大肠，治痢症之里急后重。详载《本草纲目》木香下。凡冲脉犯胃之病，皆宜之。〇泽兰：气凉而降血热，而经期后至者宜之。兼能利湿，去冲脉水气，导湿自小便出。〇冬葵子：滑胎。妊娠水肿，由腿而渐及腹，用五苓不效者，水在子宫也。冬葵子、茯苓利之，详载《金匮要略》。此治水之重者也。若轻者，则《胎产秘书》有鲤鱼汤一方，可以酌用。

【任脉药四味】〇龟板：任脉主阴，虽不可无阳以运之，更不可稍有火气，伤至阴之体。若火入其中，逆而上行，则衄血不止，以任脉连鼻故也。目之大眦红肿，亦当求之任脉，以其脉结于睛明穴故也。此皆指实火，统宜龟板。若小腹寒甚，督脉之阳不能下入任脉，反而上犯，逼为衄血者，则当用橘核、龟甲心，引肉桂、小茴香通其脉中之阳，则阳气下而衄止矣。杨梅结毒，主以护鼻，紫金丹以龟板为君，其主鼻衄明矣。详见《金鉴》。〇龟甲心：取龟甲正中之一线，以通任脉最速。治热症为正治，治寒症以引肉桂、小茴香，是反佐之法也。〇石决明：肝经药而入任脉，通气和血。〇橘核：《经》曰：任脉为病，男子内结七疝，女子带下瘕聚。本草橘核所主，皆疝瘕等症，其入任脉可知。引小茴香、吴茱萸等药，以治阴寒疝瘕等症，是为要药。

【督脉药三味】〇鹿角霜：鹿茸、鹿角胶附。通其气用鹿角霜，通其血用鹿角胶，气血两通而兼补用鹿茸。督脉主周身之阳气，一切疝瘕寒痰，伏饮沉寒(涸)〔痼〕冷之病，治脏治腑，其病似愈非愈者，皆奇经之阳气未开，肾胃之阳不复，当求之督脉，而冲脉、任脉连类及之。奇脉一开，则会阴穴至阴之地阳气流行，而后丹田不空不寒，诸病悉愈。《临症指南》于癥瘕寒疝门中用为要药，可领会也。〇桂枝：督脉附太阳而行，太阳之气动，则督脉之气亦动。然非寒凝过甚者，鹿角霜已能动之，不必外藉桂枝，恐其动液，转耗阴也。〇枸杞子：补右肾阳水，同鹿角胶滋督脉之阴，养筋中血。

【营气药九味】〇桂枝木：味甘而辛，气轻而柔，甘则能补，辛则能行。专补营气，盖营气起于中焦，桂枝中焦之药，营气濡润，桂枝和缓，甘能补，辛能微助，古人取为补营气之主药。小建中汤主症甚多，虚劳为最。疑而不敢用者，是不读《医门法律》，不能明长沙之旨也。〇甘草：反大戟、芫花、海藻、甘遂。桂枝虽主中焦，然其气动，得甘草之缓以守中，而后留桂枝于心脾胃之间，以成补营气之功。〇大枣：甘温和缓，养胃气以滋胃中之血，营气得之则生，更制伏桂枝之散性。〇饴糖：入胃养血生液，益血中之气。盖营气喜润恶燥，喜柔恶刚，得饴糖之温以助血则益生矣。合之为建中汤，建中者，藉稼穑甘之味，补胃扶中，生营气以布周身之经络，而乱者静，虚者复，犹王者之建中立极，居其所而众星拱之也。〇当归：取归身炒之，大补营气，加入建中汤内，名当归建中汤，以治营气之弱极者。然毋轻用，恐其偏胜也。〇人参：反藜芦。营气弱，不能随卫气以周流，于建中汤加人参，名人参建中汤，则气机盛而流布速，一二日间可配乎卫气矣，不必伐卫也。〇牡蛎：入血分。其性涩而缓，主营气太急、夜眠盗汗等症。夫自汗者，卫气之虚。盗汗者，营气之胜。随其重者，一敛一助，勿使偏胜，勿致过伐，斯得其当，岂一补中益气汤所能尽变乎？〇龙骨：入气分而不热，其气涩而固，主营气太急、自汗盗汗等症。〇白芍：反藜芦。酸敛而入血分，以治营气之太急。麻黄汤中用之，正恐其过汗以伤营也。

【卫气药四味】〇黄芪：生用温分肉，实腠里，即卫气之功用也。凡卫虚而作汗身寒，皆宜主之。加入小建中汤内，为黄芪建中汤，双补营卫。世人用炙黄芪，误矣。盖炙黄芪只主中气也。〇附子：卫气弱极，则失其慓悍之性，须附子之阳刚以助之，必用八味丸，意引附子入下焦，以生卫气，非理中汤加黄芪也。〇生姜：辛刚透络，助卫气外布，故发散药中用之，随三阳表药以开毛孔而发汗。盖皮肤为外廓，络脉所主，卫气司之，卫气开，而后营气乃化汗以出也。〇地骨皮：卫气胜，则身热。地骨皮入肾与膀胱气分，凉气退热而静肾气，肾气静则膀胱之气静，下焦之气亦静，而后慓者柔，悍者缓，卫气不能过胜，则身热退矣。推而广之，凡治下焦气分之热者，如丹皮等类，皆可以退卫气也。

《本草分经·通行经络》：【补】○人参：甘，温，微苦，大补肺中元气，其性主气，凡脏腑之有气者皆能补之。生阴血，亦泻虚火，凡服参不投者服山查可解，一补气一破气也。按：老山真参近时绝少，惟行条参，其性味与人参虽同，而力极薄。出关东。不论大小，但须全糙白皮为上，半糙者次之。若皮色微黄虽糙难辨，红熟者多伪，不可用。修条力甚薄，而其性横行手臂，指臂无力者服之有效。参须与修条相同，其力尤薄。参芦能涌吐痰涎，虚者用之以代瓜蒂，然亦能补气，未见其尽吐也。高丽参：气味略似人参，而性较温。初服似有力，数日后便不觉矣。野者不可得，种者愈大愈佳。东洋参：野者皮白，状类西洋参，而色香味无异人参，性则微凉。近皆种者，形似人参而性温，闻种时皆用硫黄故也。若以之代党参，较为轻清，非可代人参也。○黄精：甘，平，补气血而润，安五脏，益脾胃，润心肺，填精髓，助筋骨，除风湿。○大枣：甘，温，补中益气，滋脾土，润心肺，调营卫，通九窍，助十二经，和百药，脾病人宜食之。加入补剂与姜并行，能发脾胃升腾之气。风疾痰疾，俱非所宜。红枣功用相仿，而力稍逊。南枣不入药。生枣甘、辛，多食生寒热。○面：甘，温，补虚养气，助五脏，厚肠胃。北产陈麦良，新麦热。南产壅气，助湿热。○鹿肉：甘，温，补中，强五脏，通脉，益气力。○羊肉：甘，热，属火，补虚劳，益气力，开胃，壮阳道，能发痼疾及疮。羊胲，结成羊腹中者，治反胃。羊角明目杀虫。生羊血治血晕，解一切毒。○鳝鱼：甘，大温，补五脏，去风湿，能走经络。○淡菜：甘、咸，温，补五脏，益阳事，治虚劳，消瘿气。○人乳：甘、咸，纯阴，无定性，润五脏，补血液，清烦热，理噎膈，利肠。有孕之乳为忌乳，最有毒。○人气：治下元虚冷，日令童男女以时隔衣进气脐中，甚良。或身体骨节痹痛，令人更互呵熨，久久经络通透。○紫河车：甘、咸，温，大补气血，而补阴之功尤为极重，治一切虚劳损极，大有奇效，且根气所钟，必达元海。病由膀胱虚者，用之尤宜。清水洗至净白，用铅壶隔汤煮极烂，连汁入药。或煮略熟，文火焙干用。有胎毒者伤人，须以银器试之。【和】○甘草：味甘，通行十二经，解百药毒。生用气平，补脾胃，泻心火而生肺金；炙用气温，补三焦元气而散表寒。入和剂则补益，入汗剂则解肌，入凉剂则泻热，入峻剂则缓急，入润剂则养血，能协和诸药，使之不争。头涌吐，消上部肿毒。梢达茎中。○香附：辛香，微苦、微甘，通行十二经八脉气分，调一切气，能引血药至气分而生血，解六郁，利三焦，消积调经，乃治标之品，损气耗血。○连翘：见心和。○合欢皮：甘平，和血补阴，安五脏，和心志。盖心脾调和，则五脏自安矣。○芜荑：辛、苦，温，散满燥湿，化食杀虫，祛五脏、皮肤、肢节风湿，能疗鳖瘕虫痛。○海桐皮：苦，平，入血分，祛风去湿，杀虫，能行经络达病所，治牙虫癣疥。○乳香：苦，温，辛香善窜，入心，通行十二经，调气活血，去风舒筋，托里护心，香彻疮孔，能使毒气外出，消肿止痛生肌。○没药：苦，平，入十二经，散结气，通瘀血，消肿定痛生肌。○竹沥：甘、苦，寒，滑，清痰降火。行经络四肢、皮里膜外之痰，凡痰因风热燥火者宜之，姜汁为使。虚者与参同用，使人参固其经，竹沥通其络，则甘寒气味，相得益彰。○荆沥：甘平，开经络，除风热，化痰，行气血，为去风化痰之妙药。用牡荆，俗名黄荆，烧取沥。○广皮：见肺和。○枳椇子：甘，平，止渴，润五脏，解酒毒。按：葛根、葛花解酒毒，而发散不如枳椇。○菠菜：甘温而滑，利五脏，通血脉，开胸膈，下气调中，止渴润燥，根尤良。○荠菜：甘，温，利五脏，益肝和中。根益胃，明目。同叶烧灰，治痢。○白豆：甘，平，补五脏，暖肠胃，调中，助十二经脉，肾病宜食之。豆叶，利五脏、下气。豆腐，甘、咸，寒，清热散血，和脾胃，消胀满，下大肠浊气。〇酒：大热有毒，用为向导，可以通行一身之表，引药至极高之分。和血行气，逐秽，暖水脏，最能乱血动火，致湿热诸病。醇而无灰、陈者良。按：石灰能解酒酸，造酒家多用之。而有灰之酒伤人。烧酒，散寒破结，损人尤甚。〇灵砂：甘，温，养神志，安魂魄，通血脉，调和五脏。治上盛下虚痰涎壅盛，吐逆冷痛，杀精鬼，小儿惊吐，服之最效，为镇坠神丹也。硫黄合水银炼成。〇百沸汤：助阳气，行经络。半沸者饮之伤元气作胀。〇鹈鹕油：咸温滑，透经络，治聋痹、痈肿诸病，不入汤丸。〇蜂蜜：甘滑，生性凉清热，熟性温，补中润燥，解毒，调营卫，通三焦，安五脏，通便秘，止诸痛，和百药，与甘草同功。滑肠。同葱食害人。食蜜饱后食鲊，令人暴亡。〇黄蜡，甘淡微温，性涩，止痛生肌，续绝伤，止泻痢。【攻】〇大戟：苦、辛，寒，专泻脏腑水湿，逐血发汗，消痈通二便闭，泻火逐痰，其汁青绿亦能泻肝。阴寒善走，大损真气。紫色者上，白者伤人，须去骨用，中其毒者惟菖蒲能解之。〇甘遂：苦，寒，泻肾经及隧道水湿，直达水气所结之处，以攻决为用，治大腹肿满痞积，痰迷，去水极神，损真极速，面煨用。〇商陆：苦，寒，沉阴下行，与大戟、甘遂同功，疗水肿胀满，蛊毒恶疮。〇芫花：苦温，疗五脏水饮痰澼，治瘴疟，毒性至紧。虚者忌之。醋煮用。根疗疥。〇防己：大辛、苦，寒，入膀胱。去火邪，能行十二经，通腠理，利九窍，泻下焦血分湿热，疗风行水，降气下痰。性险而健，惟湿热壅遏及脚气病，凡下焦湿热致二阴不通者，用此治之。有二种，汉防己治水用，木防己治风用。〇鹤虱：苦，平，杀五脏虫，治蛔痛。〇巴豆：辛，大热大毒，峻下开窍宣滞，去脏腑沉寒积滞，治喉痹急症。生用急治，炒黑缓治，去油名巴豆霜。大黄、黄连、凉水、黑豆、绿豆汁能解其毒。〇苏木：甘、咸、辛，平，入三阴血分。行血去瘀，因宣表里之风。〇枳实：苦、酸，微寒，破气行痰，消痞止喘，利胸膈，宽肠胃。枳壳：性味功用与枳实同，惟实则力猛而治下，其泻痰有冲墙倒壁之功，壳则力缓而治上，能损胸中至高之气为异耳。〇角刺：辛，温，搜风杀虫，通窍溃痈，其锋锐直达病所。〇槟榔：苦、辛，温，能坠诸药下行，攻坚破胀消食，行痰下水散邪，杀虫醒酒，泻胸中至高之气至于下极，凡气虚下陷者宜慎用。〇轻粉：辛冷燥毒，劫痰涎，消积杀虫，善入经络，不可轻服，今人用治杨梅毒疮，能劫邪从牙龈出。然毒入经络筋骨，血液耗亡，多成痼疾，惟土茯苓能解其留毒。粉霜略同。〇虻虫：苦，寒，有毒，攻血，遍行经络，色青入肝，极能堕胎。〇穿山甲：咸，寒，性猛善窜，入肝胃，功专行散，能出入阴阳，贯穿经络，入营分以破结邪，直达病所。通经下乳，消肿溃痈，止痛排脓，和伤发痘，为风疟疮科要药。〇蕲蛇：甘、咸，温，性窜。内走脏腑，外彻皮肤，透骨搜风，截惊定搐，治风湿、瘫痪、疥癞。皮骨尤毒，宜去净。〇乌梢蛇：功用与蕲蛇同。无毒而力浅，大者力更减。【散】〇威灵仙：辛、咸，温，属木。宣疏五脏，通行十二经，行气祛风破积，治风湿痰饮诸病，性极快利，积疴不痊者服之有效。然大走真气耗血，用宜详慎。〇防风：见膀胱散。〇苍耳子：甘、苦，温，发汗散风湿，上通脑顶，下行足膝，外达皮肤，治头面诸疾，遍身瘙痒。去刺用。采根煎熬名万应膏，功用略同。〇冰片：辛香善走，体温用凉，先入肺传于心脾，而透骨通窍，散郁火，辟邪，消风化湿，风病在骨髓者宜之。若在血脉肌肉，辄用冰、麝，反引风入骨，莫之能出。〇葱白：辛散平。发汗解肌，通上下阳气而活血解毒，白冷青热，取白用。同蜜食杀人。青叶治水病足肿。〇白芥子：见肺散。〇麝香：辛温香窜，开经络，通诸窍，内透骨髓，外彻皮毛，搜风，治诸风、诸气、诸血、果积、酒积，辟邪解毒杀虫，风在肌肉者误用之，反引风入骨。用当门子尤胜。〇桑蚕：甘，温，有毒，祛风而走窜经络，其性与穿山甲相近，用以发痘大伤元气。桑虫矢功用略同。【寒】○牛蒡子：辛、苦，寒，滑。泻热散结，宣肺气，清喉理嗽，利二便，行十二经，散诸肿疮毒、腰膝滞气。根苦寒，治中风，贴反花疮。○青黛：咸，寒，泻肝，散五脏郁火，解中下焦蓄蕴风热，敷痈疮。○莙菜：甘、苦，凉，滑。利五脏，通心膈。捣汁治时行壮热，止热毒痢。○茭白：甘冷而滑，利五脏，去烦热。根名菰根，冷利甚于芦根。○白苣：苦，寒，利五脏，通经脉，开胸膈滞气，解热毒利肠。○莴苣：苦，冷，功同白苣，又能通乳汁，杀虫蛇毒。子下乳汁，通小便。○丝瓜：甘，冷，凉血解毒，除风化痰，通经络行血脉，消浮肿发痘疮。滑肠下乳，用筋。○木耳：甘，平，利五脏，宣肠胃，治五痔、血症。地耳甘寒，明目。石耳甘平，明目益精。○大麦：甘、咸，微寒，补虚除热，益气调中，实五脏，化谷食。大麦面平胃下气，消积凉血。小粉：甘，凉，和五脏，调经络，醋熬消痈疽、汤火伤。○绿豆：甘，寒，行十二经，清热解毒，利水和脾。功在绿皮，去皮即壅气。煮汤加蜜或盐，冷饮。粉扑痘疮溃烂。○元精石：咸寒而降，治上盛下虚，救阴助阳，有扶危拯逆之功。○人中黄：见胃寒。金汁：见胃寒。【热】○蕲艾：苦、辛，生温熟热，纯阳香燥，能回垂绝之元阳，通十二经，走三阴，而尤为肝脾肾之药，理气血，逐寒湿，暖子宫，止血温中，开郁调经，杀蛔，以之灸火，能透诸经而除百病。附子：辛、甘，大热纯阳，其性浮多沉少，其用走而不守，通行十二经，无所不至，能引补气药以复失散之元阳，引补血药以滋不足之真阴，引发散药开腠理，以逐在表之风寒，引温暖药达下焦，以祛在里之寒湿。治督脉为病，及一切沉寒痼冷之症。生用发散，熟用峻补。误服祸不旋踵。中其毒者，黄连、犀角、甘草煎汤解之，或用澄清黄土水亦可。○乌附尖吐风痰，治癫痫，其锐气直达病所。○侧子大燥，发散四肢，充达皮毛，治手足风湿。花椒：辛、苦，温，散寒燥湿，温中下气，利五脏，去老血，杀虫。干姜：辛，热，燥脾湿，开五脏六腑，通四肢关节，宣诸络脉，逐寒发表，温经定呕，消痰去滞，炒黄用。如与五味子同服，亦能利肺气而治寒嗽。炮姜：辛、苦，大热，除胃冷而守中，兼补心气，祛脏腑沉寒痼冷，去恶生新，能回脉绝无阳，又引血药入肝而生血退热，引以黑附则入肾祛寒湿。大蒜：辛热，通五脏，达诸窍，消食辟秽，去寒滞，解暑气，杀蛇虫毒。气味重浊，多食则昏目损神。捣敷治鼻衄不止，关格不通，亦能消水利便。如切片灼艾灸痈疽良，须用独头者佳。至百补俗说，不足信也。

《本草分经·手太阴肺》：【补】○人参：见通行补。高丽参：见通行补。珠参：苦，寒，微甘，补气降肺火，肺热有火者宜之。土参：甘，微寒，性善下降，补肺气，而能使清肃下行，凡有升无降之症宜之。洋参：苦，寒，微甘，补肺降火，虚而有火者宜之。北沙参：甘、苦，微寒，专补肺阴，清肺火，金受火刑者宜之。○南沙参功同，而力稍逊。○黄精：见通行补。○玉竹：甘，平，补气血而润，去风湿，润心肺，用代参地，不寒不燥，大有殊功。○黄芪：甘温升浮，补肺气，温三焦，壮脾胃，实腠理，泻阴火，解肌热，气虚难汗者可发，表疏多汗者可止。生用泻火，炙用补中，为内托疮痈要药，但滞胃尔。○白及：苦、辛，平，性涩入肺，止吐血，去瘀生新，肺损者能复生之，治跌打汤火伤及疮痈。○白芍：见肝补。○冬虫夏草：甘，平，补肺肾，止血化痰，治劳嗽。○五味子：性温，五味俱备，酸咸为多，敛肺补肾，益气生津，涩精明目，强阴退热，敛汗止呕，宁嗽定喘，除渴止泻。夏月宜常服之，以泻火而益金，北产者良。○大枣：见通行补。○胡桃：甘，热，通命门，利三焦，润肠胃，温肺补肾，润燥养血，佐破故纸大补下焦。然能动风痰、助肾火。皮性涩，若连皮用，则敛肺固肾涩精。油者有毒，能杀虫。壳外青皮压油，乌须发。○落花生：辛、甘，香，润肺补脾，和平可贵。○白糖：见脾补。○山药：见脾补。○米仁：见胃补。○粳米：甘，平，得天地中和之气，平和五脏，补益气血，入肺清热利便，晚收者性凉，尤能清热。北粳凉，南粳温，新粳热，陈粳凉，赤粳热，白粳凉，新米动气。米泔清热凉血利小便，用第二次者。○糯米：见脾补。○饴糖：见脾补。○磁石：见肾补。○燕窝：甘淡平，大养肺阴，开胃气，化痰止嗽，补而能清，一切病之由于肺虚不能清肃下行者，此皆治之。燕肉不可食，损人神气。○鸭：甘，平，微咸，入肺肾血分，补阴除蒸，利水化虚痰，毛白嘴乌老者良。热血解诸毒。蛋甘寒咸，除心膈热。○白鹤血：咸，平，益肺去风，补虚乏，益气力。○阿胶：甘，平，清肺养肝，补阴滋肾，止血去瘀，除风化痰，润燥定喘，利大小肠，治一切血病风病。大抵补血与液，为肺、大肠要药，伤暑伏热成痢者必用之。胃弱脾虚者酌用。化痰蛤粉炒，止血蒲黄炒。○猪肺：补肺治虚嗽。○羊肺：通肺气止咳嗽，亦利小便。羊乳：见大肠补。○蛤蚧：咸，平，补肺润肾，益精助阳，通淋定喘止嗽，气虚血竭者宜之，其力在尾，毒在眼，去头足，酥炙用。【和】○甘草：见通行和。郁金：辛、苦、微甘，轻扬上行，入心包、心、肺，凉心热，散肝郁，破血下气，治经水逆行、气血诸痛，耗真阴。○广木香：见三焦和。白豆蔻：辛，热。肺经本药。流行三焦，温暖脾胃，散滞气，消酒积，除寒燥湿，化食宽膨。○藿香：见脾和。○甘菊花：见肝和。○延胡索：见肝和。○旋覆花：辛、苦、咸，微温，入肺、大肠。下气行水，软坚消痰痞，通血脉，除噫气，绢包煎。根治风湿。叶治疮毒，止血。○砂仁：见脾和。○紫菀：辛、苦，温，性滑，润肺下气，化痰止渴，专治血痰，及肺经虚热，又能通利小肠。白者名女菀，紫入血分，白入气分。○款冬花：辛，温，润肺消痰理嗽，能使肺邪从肾顺流而出，治逆气咳血，主用皆辛温，开豁却不助火。○白蒺藜：见肝和。○佛耳草：微酸，大温肺气，止寒嗽，消痰，治寒热泄泻。○百部：甘、苦，微温，能利肺气而润肺，温肺治寒嗽，杀虫虱，伤胃滑肠。○白米饭草：甘，平，润燥补肺，和中益胃，治吐血咳嗽，熬膏用。○罂粟壳：酸，涩，平，敛肺涩肠固肾，宜治骨病，酸收太紧，易兜积滞。御米甘寒，润燥治反胃。鸦片酸涩温，止泻痢，涩精气。○松花：甘，温，润心肺，益气止血，除风，善渗诸痘疮、伤损、湿烂不痂。○松子：甘温而香，润肺燥，开胃，散水气，除诸风，治大便虚秘。○白檀香：辛，温，利气，调脾肺，利胸膈，兼引胃气上升。○乌药：辛温香窜，上入脾肺，下通膀胱肾，能疏胸腹邪逆之气，凡病之属气者皆可治，顺气则风散，理气则血调，故又治风疗疮，及猫犬百病。○诃子：苦温，酸涩，泄气消痰，敛肺涩肠。生用清金行气，熟用温胃固肠。○茯苓：见脾和。○琥珀：见肝和。○杏仁：辛、苦、甘，温，泻肺降气，行痰解肌，除风散寒，润燥，并解肺郁，利胸膈气逆，通大肠气秘，治上焦风燥，又能杀虫，消狗肉面粉积，去皮尖研用。如发散连皮尖研。双仁者杀人。叭哒杏仁甘平性润，止咳下气，消心腹逆闷。甜杏仁不入药。杏子酸热，有小毒损人。○乌梅：酸涩而温，入脾肺血分，涩肠敛肺，止血生津，止渴，安蛔，涌痰解毒。○白梅：酸涩、咸平，功用略同。兼治痰厥，喉痹，牙关紧闭，敷痈毒刀箭伤，多食则齿齼，嚼胡桃肉即解。○木瓜：见肝和。○广皮：辛、苦，温，入脾肺气分，能散能和，能燥能泻，利气调中，消痰快膈，宣通五脏，统治百病。入和中药留白，入疏通药去白，亦名橘红，兼能除寒发表。广产为胜，名广皮。陈者良，名陈皮。化州陈皮消伐太峻，不宜轻用。橘肉生痰聚饮。○佛手柑：辛、苦、酸，温，入肺脾，理气止呕，健脾，治心头痰水气痛。根叶同功。○榧子：甘，涩，平，杀虫消积，多食引火入肺，使大肠受伤。白果：甘、苦，涩，生食降浊痰，杀虫，熟食敛肺益气，定哮喘，缩小便，止带浊。壅气发疳，小儿多食白果，吐涎沫不知人，急用白鲞头煎汤，灌之可解。〇橄榄：甘涩，酸平，清肺开胃，下气利咽喉，生津醒酒解毒，治鱼骨鲠。核主治与橄榄同。仁甘平润燥。〇百合：甘，平，润肺宁心，清热止嗽，能敛肺气，利二便，止涕泪。〇云母：甘，平，入肺下气，治疟痢痈疽。〇白石英：甘、辛，微温，润肺去燥，利小便，实大肠，治肺痿咳逆。〇食盐：见肾和。〇露水：甘，平，润肺，解暑止消渴。〇僵蚕：咸、辛，平，气味轻浮，入肺肝胃，去风化痰，散结行经，能散相火逆结之痰及风热为病。蚕蛹治风退热，除蛔，疗小儿疳疾。猘犬咬者终身忌食。〇五倍子：酸涩，咸寒。敛肺降火，生津化痰，止血敛汗，治泄痢下血，散热毒，敛涩之功敏于龙骨、牡蛎。造酿作饼名百药煎，功用相同，治上焦心肺，痰嗽热温诸病尤为相宜。【攻】〇牵牛子：辛热属火，而善走入肺，泻气分湿热，达右肾命门，走精隧，通下焦郁遏，及大肠风秘气秘，利大小便，逐水消痰，杀虫，治肿满。有黑白二种，黑者力速，名黑丑。〇葶苈：辛、苦，大寒，性急力峻，下气破结，行膀胱水，除肺中水气膹急，通经利便。有甜苦二种，甜者力稍缓。〇南星：见肝攻。〇皂角：辛、咸，温，入肺肝大肠，性极尖利，通窍搜风，泄热涌痰，除湿去垢，破坚宣滞，散肿消毒，煎服取中段汤泡。〇青皮：见肝攻。〇大腹皮：见脾攻。【散】〇桔梗：苦、辛，平，入肺经气分，兼入心胃。开提气血，表散寒邪，清利头目咽喉，开胸膈滞气。能载诸药上浮，引苦泄峻下之剂，至于至高之分成功。〇防风：见膀胱散。〇前胡：见肝散。〇升麻：见脾散。〇白芷：辛温气厚，入肺胃大肠，通窍发表，除湿热，散风热，治头面诸疾。〇香茹：辛温主肺，解表清暑利湿，散皮肤蒸热，解心腹凝结。阴暑用之以发越阳气。阳暑忌用，热服作泻。〇薄荷：辛散升浮，体温用凉，发汗，能搜肝气而抑肺盛，宣滞解郁，散风热，通关窍。〇苏叶：辛温而香，入气分兼入血分，利肺下气，发表祛风，宽中利肠，散寒和血。苏子降气消痰，开郁温中，润心肺，止喘嗽，力倍苏叶。苏梗顺气安胎，功力和缓。〇鸡苏：辛烈微温。清肺下气，理血散热。〇麻黄：辛、苦，温，肺家专药，入膀胱兼走大肠心经。发汗解表，去营中寒邪，疏通气血，惟冬月在表真有寒邪者宜之，否则不可用。去根节制用。根节止汗。〇水萍：辛，寒，入肺，发汗祛风，行水消肿，其发汗胜于麻黄，不可轻用。〇桂枝：辛、甘，温，入肺膀胱，温经通脉，发汗解肌，调和营卫，使邪从汗出而汗自止，性能横行手臂，平肝而动血。桂花辛温，治牙痛，润发。桂叶洗发去垢。〇冰片：见通行散。〇辛夷：辛，温，入肺胃气分，能助胃中清阳上行通于头脑，温中解肌通窍，治九窍风热之病，去外皮毛用。〇生姜：见胃散。〇白芥子：辛温入肺，通行经络，发汗散寒，温中利气豁痰，痰在胁下及皮里膜外者，非此不行。煎太熟则力减。〇芥菜子：主治略同。芥菜辛热而散，通肺开胃，利气豁痰，久食发疮昏目。〇淡豆豉：苦，寒，发汗解肌，泄肺除热，下气调中，炒熟又能止汗。【寒】〇荠苨：甘，淡，微寒，利肺气，解药毒，亦治疮毒。〇川贝母：辛、甘，微寒，泻心火散肺郁，入肺经气分，润心肺，化燥痰。象贝母味苦，去风痰。土贝母大苦，外科治痰毒。〇黄芩：见心寒。〇知母：见肾寒。〇白前：辛、甘，微寒，降气下痰止嗽，治肺气壅实。〇麦冬：见胃寒。〇灯心：见心寒。〇漏芦：见胃寒。〇射干：苦，寒，泻实火，因而散血消肿，能化心脾老血、肝肺积痰，解毒，治喉痹咽痛，虚者忌用。〇天冬：甘、苦，大寒，入肺经气分，益水之上源，而下通肾，清金降火，润燥滋阴，消痰止血，杀虫，去肾家湿热，治喘嗽骨蒸，一切阴虚有火诸症。〇瓜蒌：见三焦寒。〇山豆根：见心寒。〇马兜铃：苦、辛，寒，清肺热，降肺气，兼清大肠经热，亦能行水，汤剂用之多吐。根涂肿毒。牛蒡子：见通行寒。〇车前子：见膀胱寒。〇通草：气寒味淡，入肺胃，引热下行，而又能通气上达，通窍利肺。〇马勃：辛平而

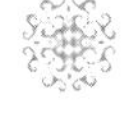

散，清肺解热，治喉痹咽痛。外用敷疮最为稳妥。〇石韦：见膀胱寒。桑皮：甘、辛，寒，泻肺火，散瘀血，下气行水，止嗽清痰。〇栀子：见心寒。〇地骨皮：甘淡而寒，降肺中伏火，除肝肾虚火，治肝风头痛，利肠，退骨蒸，走里而又走表，善除内热，亦退外潮，凡风寒散而未尽者，用之最宜。〇木芙蓉：辛平性滑，清肺凉血散热，止痛消肿排脓，治一切痈疽。〇竹茹：见胃寒。〇枇杷叶：苦，平，清肺和胃，下气而消痰降火，治肺蜜炙，治胃姜汁炙，刷去毛。蒸取汁名枇杷露，功用相同。〇柿：生柿甘冷，润肺清胃止嗽。干柿甘寒而涩，润肺宁嗽，涩肠消宿血。柿霜生津化痰，清上焦心肺之热为尤宜。柿蒂苦温，降气止呃逆。〇梨：甘，寒，微酸，凉心润肺，利大小肠，降火消痰，清喉润燥，兼有消风之妙，熟食滋阴。〇石羔：见胃寒。〇滑石：见膀胱寒。〇浮石：咸，寒，软坚润下，入肺止嗽，通淋，化上焦老痰，能消结核。〇羚羊角：见肝寒。〇石决明：见肝寒。〇童便：咸，寒，能引肺火下行从膀胱出，降火降血甚速，润肺清瘀，虽秽臭败胃，然较之过用寒凉之药，犹不若服此之为胜也。热服，或入姜汁，或入韭汁。【热】〇红豆蔻：见胃热注。〇丁香：见胃热。〇川椒：辛大热，入肺脾命门，发汗散寒，暖胃燥湿，消食除胀，通血脉行肢节，补命门火，能下行导火归元，安蛔，最杀劳虫。闭口者杀人，黄土能解其毒。微炒出汗，去黄壳取红用，亦名椒红。中其毒者，用凉水、麻仁浆解之。又解闭口椒毒，用肉桂煎汁饮之，或多饮冷水，或食蒜，或饮地浆水，俱可。椒目苦辛，专行水道，消水蛊。

《本草分经·足太阴脾》：【补】〇党参：甘，平，补中益气，和脾胃，性味重浊，滞而不灵，止可调理常病，若遇重症，断难恃以为治，种类甚多，以真潞党皮宽者为佳。〇黄芪：见肺补。〇黄精：见通行补。〇天生术：甘、苦，温，补脾和中燥湿，善补气，亦能生血，化胃经痰水，有火者宜生用。按：野术可代真参，而真野者极难得。〇种白术：健脾燥湿，止可调理脾胃常病。〇当归：见肝补。〇白芍：见肝补。〇菟丝子：见肾补。〇益智仁：辛，热，本脾药，兼入心肾，温燥脾胃，涩精固气，补心气命门之不足，又能开发郁结，使气宣通，温中进食，摄唾涎，缩小便。〇熟地：见肾补。〇枣仁：见心补。〇大枣：见通行补。〇龙眼肉：甘平而润，补心脾安神，治一切思虑过度劳伤，心脾及血不归脾诸症。〇落花生：见肺补。〇芡实：甘平而涩，补脾固肾，助气涩精，又能解暑热。〇白糖：甘，温，补脾缓肝，润肺和中，消痰治嗽，多食助热，损齿生虫。冰糖同。沙糖功用与白者相仿，和血则沙糖为优。〇甘薯：甘，平，益气，强肾阴，健脾胃。〇山药：味甘，性涩，补脾肺，清虚热，化痰涎，固肠胃，涩精气，兼能益肾强阴，而助心气。零余子甘温，功用强于山药。〇韭菜：见肾补。〇糯米：甘温，补脾肺虚寒，收汗涩二便，性甚粘滞而难化。〇籼米：甘，温，和脾养胃，益气温中除湿。〇米仁：见胃补。〇扁豆：见胃补。〇饴糖：甘，温，益气补中，缓脾润肺，化痰止嗽。〇鹭鸶：咸，平，益脾补气治虚瘦。〇牛肉：甘，温，属土补脾，益气安中止渴，老病自死者食之损人。白水牛喉治反胃肠结。〇猪肚：入胃健脾。〇狗肉：黄狗益脾，黑狗补肾。酸、咸，温，暖脾益胃而补腰肾，疗虚寒助阳事，两肾阴茎尤胜，孕妇食之令子哑。狗宝结成狗腹中者，攻反胃，理疔疽。屎中粟米起痘治噎。屎中骨治小儿惊痫。【和】〇甘草：见通行和。〇苍术：苦温，辛烈，燥胃强脾，发汗除湿，能升发胃中阳气，止吐泻逐痰水，辟恶气解六郁，散风寒湿治痿。〇泽兰：苦、甘、辛，香，微温而性和缓，入肝脾血分而行血，独入血海，攻击稽留，通经破瘀，散郁舒脾。省头草气香味辛性凉，入气分，调气生血养营，利水除痰治消渴，《经》所谓兰除陈气者，此也。马兰辛凉，功同泽兰，入阳明血分。〇广木香：见三焦和。〇砂仁：辛温香燥，和胃醒脾，快气调中，通行结滞，消食醒酒。治痞胀，散浮热。

得檀香、豆蔻入肺，得人参、益智入脾，得黄柏、茯苓入肾，得白石脂、赤石脂入大小肠。能润肾燥，引诸药归宿丹田，肾虚气不归元，用为向导，最为稳妥。〇白豆蔻：见肺和。〇藿香：辛、甘，微温，清和芳烈，入脾肺，快气和中，开胃止呕，去恶气，及上中二焦邪滞。〇草豆蔻：辛温香散，暖胃健脾，祛寒燥湿，辛燥犯血忌。〇延胡索：见肝和。〇甘松：甘温芳香，理诸气开脾郁，而善醒脾治恶气。〇半夏：见胃和。〇柏子仁：见心和。〇白檀香：见肺和。〇厚朴：见胃和。〇乌药：见肺和。〇阿魏：辛平，入脾胃，消肉积，去臭气杀虫，臭烈伤胃。西番木脂熬成，今以胡蒜白伪之。〇茯苓：甘淡平，白者入气分，益脾宁心渗湿，功专行水，能通心气于肾，入肺泻热而下通膀胱。赤茯苓入心小肠，专利湿热，余与白茯苓同。茯苓皮专行水。〇乌梅：见肺和。〇广皮：见肺和。〇佛手柑：见肺和。〇山查：酸、甘，微温，健脾行气，散瘀化痰，消肉积乳积，多食伐气，小者入药。核化食磨积，治疝催生。〇木瓜：见肝和。〇荷叶：苦，平，裨助脾胃而升发阳气，能散瘀血留好血。〇煨姜：辛，温，和中止呕，不散不燥，与大枣并用以行脾胃之津液而和营卫，最为平妥。〇麻仁：甘平滑利，缓脾润燥滑肠，治胃热便难，去壳用。〇谷芽：见胃和。〇蒸饼：见胃和。〇建曲：见胃和。〇甘澜水：甘，温，水性本咸而重，若扬之至千万遍，则轻而柔，故能益脾胃而不助肾气。〇九香虫：咸，温，治膈脘滞气，脾肾亏损，壮元阳。【攻】〇姜黄：苦、辛，温，性烈，入脾肝，理血中之气，专于破血散结通经，片子者能入手臂，治痹痛。〇草果：辛，热，破气除痰，消食化积，制太阴独胜之寒，佐常山截疟，煨熟用仁。〇南星：见肝攻。〇大黄：见胃攻。〇青皮：见肝攻。〇大腹皮：辛，温，泄肺和脾，下气行水，宽胸通肠，酒洗净，黑豆汤再洗，煨用。子辛温涩，与槟榔同功，而力稍缓。〇麦芽：甘，温，能助胃气上行，健脾宽肠下气，消食化积散结，祛痰善通乳，亦消肾气，炒用。〇红曲：甘，温，治脾胃营血，破血活血，燥胃消食，陈者良。【散】〇升麻：甘、辛、微苦，性升，脾胃引经药，亦入阳明肺、大肠经，而表散风邪，升散火郁，能升阳气于至阴之下，引甘温之药上行，以补卫气之散，而实其表，兼缓带脉之缩急，解药毒，杀精鬼。绿升麻治下痢。〇前胡：见肝散。〇防风：见膀胱散。〇葛根：见胃散。〇冰片：见通行散。【寒】〇黄连：见心寒。〇胡连：见心寒。〇黄芩：见心寒。〇白茅根：甘，寒，入心脾胃，凉血消瘀，除热行水，引火下降。针能溃脓，酒蒸服，一针溃一孔。花止血。〇白鲜皮：苦，寒，性燥入脾胃，兼入膀胱、小肠。除湿热，行水道，治风痹，疮癣。〇茵陈：见膀胱寒。〇射干：见肺寒。〇木通：见小肠寒。〇竹叶：见心寒。〇甘蔗：见胃寒。〇冬瓜：甘，寒，泻热益脾，利二便，消水肿，散热毒。子补肝明目。凡药中所用瓜子皆冬瓜子也。〇蚺蛇胆：苦、甘，寒，凉血明目，疗疳杀虫，主肝脾之病，又能护心止痛。蚺蛇肉极腴美，主治略同。【热】〇肉果：辛，温，气香，暖胃理脾，涩大肠止虚泻，面裹煨，去油用。〇红豆蔻：见胃热注。〇蕲艾：见通行热。〇乌头：即附子之母，功用与附子相同，而力稍缓，其性轻疏，能温脾，逐风治风疾者，以此为宜。〇桂心：辛、甘，大热，大燥，补阳，入心脾血分，活血，能引血化汗化脓，为内托疮疽之用。〇吴茱萸：见肝热。〇川椒：见肺热。〇干姜：见通行热。

《本草分经·手阳明大肠》：【补】〇栗：见肾补。〇牛乳：甘，微寒，润肠胃，补虚劳，解热毒。乳酥力稍逊，宜于血热枯燥之人。〇羊乳：补肺肾，润胃脘大肠之燥。〇猪肠：入大肠，治肠风血痔。油利肠润燥，散风解毒，杀虫滑产。〇阿胶：见肺补。【和】〇砂仁：见脾和。〇连翘：见心和。〇土茯苓：甘，淡，平，去阳明湿热，以利筋骨、利小便、止泄泻，治杨梅疮毒。误服轻粉成疾者，服此能去轻粉之毒。〇旋覆花：见肺和。〇榆白皮：甘平滑利，入大小肠膀胱，利诸窍，渗湿热，

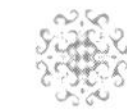

滑胎，下有形滞物，治嗽喘不眠。○诃子：见肺和。○杏仁：见肺和。○薤白：辛苦温滑，泄下焦大肠气滞，散血生肌，调中下气，取白用。○罂粟壳：见肺和。○赤石脂：甘，温，酸涩体重，固大小肠，直入下焦阴分，而固下收湿止血，催生下胞衣，为久痢泄澼要药。○禹余粮：甘平而涩胃大肠，血分重剂，固下治咳逆，下痢催生。○龙骨：见心和。【攻】○大黄：见胃攻。○皂角：见肺攻。○雷丸：苦，寒，入胃大肠，功专消积杀虫而能令人阴痿。○桃仁：见肝攻。○元明粉：辛、甘、咸，冷，去胃中实热，荡肠中宿垢，润燥破结，用代芒硝，性稍和缓。○芒硝：辛、咸、苦，大寒，峻下之品，润燥软坚，下泄除热，能荡涤三焦肠胃实热，推陈致新，治阳强之病，无坚不破，无热不除，又能消化金石，误用伐下焦真阴。○朴硝：性味功用与芒硝同，而尤为酷涩性急，芒硝经炼故稍缓。【散】○升麻：见脾散。○秦艽：见肝散。○白芷：见肺散。○麻黄：见肺散。【寒】○黄芩：见心寒。○白头翁：苦，寒，入胃大肠血分，坚肾凉血泻热。○漏芦：见胃寒。○鲜生地：见肾寒。○木通：见小肠寒。○山豆根：见心寒。○马兜铃：见肺寒。○蔷薇根：苦涩而冷，入胃大肠，除风热、湿热，杀虫。子名营实，酸，温，主治略同。○槐实：即槐角，苦寒纯阴，清肝胆，凉大肠，泻风热。槐花苦凉，泻热凉血，功同槐实，陈者良。○川楝根：见肝寒注。○柿：见肺寒。○梨：见肺寒。【热】○肉果：见脾热。○荜拨：见胃热。○吴茱萸：见肝热。○石硫黄：酸毒大热，补命门真火不足，而又能疏利大肠，暖精壮阳，杀虫疗疮，救危之药，服之多发背疽。○土硫黄辛热腥臭，止入疮药，不堪服食。

《本草分经·足阳明胃》：【补】○党参：见脾补。○黄精：见通行补。○黄芪：见肺补。○天生术：见脾补。○益智仁：见脾补。○甘薯：见脾补。○韭菜：见肾补。○米仁：甘淡微寒，而力和缓，益胃健脾，渗湿行水，清肺热，杀蛔。○扁豆：甘平中和，轻清缓补，调脾和胃，通利三焦，降浊升清除湿，能消脾胃之暑，专治中宫之病，炒则微温，多食壅气。叶治霍乱吐泻。○籼米：见脾补。○燕窝：见肺补。○野鸭：甘，凉，补中益气，平胃消食，大益病人，治热毒疗疮疖，能杀脏腹虫。○牛乳：见大肠补。○羊乳：见大肠补。○猪肚：见脾补。【和】○甘草：见通行和。○苍术：见脾和。○三七：甘、苦，微温，散瘀定痛，能损新血，治吐衄痈肿金疮杖疮，大抵阳明厥阴血分之药。○马兰：见脾和注。○砂仁：见脾和。○白豆蔻：见肺和。○草豆蔻：见脾和。○半夏：辛，温，体滑性燥，和胃健脾，兼行胆经，发表开郁，下气止呕，除湿痰，利二便，能行水气以润肾，燥和胃气而通阴阳，治一切脾湿之症。血家、渴家、汗家慎用，肺燥者不可误服，须制用，亦有造曲者。○土茯苓：见大肠和。○萆薢：甘、苦，平，入肝胃，祛风去湿，以固下焦，坚筋骨，凡阳明湿热流入下焦者，此能去浊分清，有黄白二种，白者良，名粉萆薢。○菝葜：主治与萆薢、土茯苓略同，似系一类数种也。○石斛：甘淡微咸微寒，清胃中虚热，逐皮肤邪热，虚而有火者宜之。味苦者名木斛，服之损人。○白米饭草：见肺和。○松子：见肺和。○厚朴：苦、辛，温，入脾胃，泻实满，散湿满，平胃调中，消痰化食，破宿血，散风寒，杀脏虫，治一切客寒犯胃，湿气侵脾之症。○白檀香：见肺和。○阿魏：见脾和。○木瓜：见肝和。○荷叶：见脾和。○煨姜：见脾和。○小茴香：辛，平，理气开胃，得盐则入肾，亦治寒疝。○八角茴香，又名舶茴香。辛、甘，平，功用略同。○麻仁：见脾和。○陈米：甘淡平，养胃去湿热，除烦渴利小便。○米露：用粳米舂极白，如蒸花露法蒸取汁，轻清善补，凡胃气极弱，不能进粥饮者，用之最宜。○谷芽：甘温而性不损元，健脾开胃，消食和中，下气化积，为健脾温中之圣药，炒用。○蒸饼：甘，平，和中养脾胃，消积滞，活血止汗，利三焦通水道，陈者良。

○建曲：甘，平，健脾暖胃，消食下气，化滞调中，逐痰积破癥瘕，除湿热止泻痢。○面神曲：辛、甘，温，开胃行气，调中化水谷，消积滞，治痰逆目痛。○禹余粮：见大肠和。○炉甘石：甘，温，胃经药，燥湿止血，消肿祛痰，金银之苗也，金能胜木，故为木疾之要药，制用。甘澜水：见脾和。○刺猬皮：苦，平，开胃气治胃逆，凉血。肉甘平，理胃气治反胃。脂滴耳聋。胆点痘后风眼。○僵蚕：见肺和。【攻】○大黄：大苦，大寒，入脾胃肝心包大肠血分，其性沉而不浮，其用走而不守，用以荡涤肠胃，下燥结而除瘀热，能推陈致新，治一切实热血中伏火，峻利猛烈，非六脉沉实者勿用，病在气分而用之，为诛伐无过。制熟稍缓，酒浸亦能上行除邪热。○王不留行：见奇经攻。○雷丸：见大肠攻。○甜瓜蒂：苦，寒，胃经吐药，能吐风热痰涎，上膈宿食，亦治湿热诸病。甜瓜性冷，解暑而损阳，凡瓜皆冷利，早青尤甚。○麦芽：见脾攻。○红曲：见脾攻。○元明粉：见大肠攻。○芒硝：见大肠攻。○朴硝：见大肠攻。○穿山甲：见通行攻。【散】○桔梗：见肺散。○升麻：见脾散。○秦艽：见肝散。○防风：见膀胱散。○白芷：见肺散。○葛根：辛、甘，平，入胃兼入脾，能升胃气上行，入肺而生津止渴，发汗解肌，散火郁，解酒毒药毒，治清气下陷泄泻，伤寒疟痢，太阳初病勿用，恐引邪入阳明也。升散太过，上盛下虚者慎之。葛花解酒毒尤良。○生葛汁大寒，解温病大热，治吐衄。○辛夷：见肺散。○生姜：辛，温，行阳分，宣肺气，畅胃口，散寒发表，解郁调中，开痰下食，能散逆气，为呕家圣药，又能消水气，行血痹，辟瘴气。姜汁辛温而润，开痰尤良。姜皮辛凉，和脾行水。【寒】○知母：见肾寒。○白茅根：见脾寒。○白头翁：见大肠寒。○白鲜皮：见脾寒。○白微：见奇经寒。○麦冬：甘、微苦，微寒，润肺清心，胃经正药，泻热生津，化痰止呕，治嗽行水。○漏芦：苦、咸，寒，入胃大肠，通肺小肠，泻热解毒，通经下乳，杀虫疗疮。茵陈：见膀胱寒。○大青：苦、咸，大寒，专解心胃热毒，治伤寒时疾阳毒，取茎叶用。○鲜生地：见肾寒。○芦根：甘，寒，和胃降火止呕，清上焦热，用逆水者。芦笋解鱼蟹河豚毒。○花粉：酸、甘、微苦，微寒。降火润燥滑痰，生津解渴行水，治胃热膀胱热，疗疮毒，虚热者宜之。○通草：见肺寒。○蔷薇根：见大肠寒。○栀子：见心寒。○竹茹：甘，微寒，开胃郁，清肺燥，凉血，除上焦烦热，兼清肝火，凉胎气。○笋：甘，微寒，利膈下气，化热爽胃，消痰而能损元。○枇杷叶：见肺寒。○石莲子：见心寒。○甘蔗：甘微寒，和中助脾，除热润燥消痰，能令胃气下行，利二便。○柿：见肺寒。○蒲公英：苦、甘，寒，入肾阳明经，泻热化毒，专治乳痈疔毒，亦为通淋妙品。○大豆黄卷：甘，平，除胃中积热，消水病胀满，破恶血，疗湿痹。○石羔：甘辛淡降，体重气轻，胃经大寒之药，兼入肺三焦气分，清热降火，发汗解肌，缓脾止渴，发斑疹，亦止中暑自汗，先煎。○犀角：苦、酸、咸，寒，清胃中大热，凉心泻肝，祛风利痰，解毒疗血，治惊狂斑疹诸症，能消胎气，角尖尤胜，磨汁用。○蟾蜍：辛凉微毒，入胃，退虚热，行湿气，治虫痫疽，疗疳。蟾酥，辛，温，有毒。治疔毒诸疳，能烂人肌肉。○人中黄：甘，寒，入胃。大解五脏实热，清痰火，消食积，甘草经粪浸者，或用皂荚。金汁：与人中黄同而更胜。【热】○肉果：见脾热。○荜拨：辛，热。除胃冷，祛痰，散阳明浮热。亦入大肠经，治泻痢，散气动火。○良姜：辛，热，暖胃散寒，下气止痛。子，温肺醒脾，能散寒燥湿。○白附子：辛、甘，大热纯阳，阳明经药，能引药势上行，治面上百病，祛风痰痹湿，此药无复真者。○丁香：辛，温。纯阳而燥，泄肺温胃，大能疗肾，壮阳事，治胃冷呕逆症。非虚寒勿用。○炮姜：见通行热。○大茴香：见命门热。○钟乳：甘，温，胃经气分药，补阳利窍，其气慓悍，能令阳气暴充，惟命门火衰者，可暂用之。

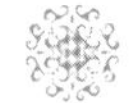

《本草分经·手少阳三焦》:【补】○炙甘草：见通行和注。○黄芪：见肺补。○蛇床子：辛、苦，温，强阳补肾，散寒祛风，燥湿杀虫，治男妇前阴诸疾，及子脏虚寒，疮癣风湿之病，为肾命三焦气分之药。○胡桃：见肺补。○扁豆：见胃补。○秋石：见肾补。【和】○广木香：辛、苦，温，三焦气分之药，能升降诸气，泄肺气，疏肝气，和脾气，治冲脉为病，及一切气病心疼。香燥，恐动火邪。○香附：见通行和。○白豆蔻：见肺和。○藿香：见脾和。○连翘：见心和。○萆薢：见胃和。○杏仁：见肺和。○枇杷：甘、酸，平，止渴利肺气，治上焦热，多食发痰热伤脾。○藕：生用甘寒，凉血散瘀，治上焦痰热。煮熟，甘平补益。○藕节涩平，止血消瘀，解热毒。○薤白：见大肠和。○蒸饼：见胃和。○百药煎：见肺和注。【攻】○牵牛子：见肺攻。○防己：见通行攻。○蜀漆：即常山茎叶，常山辛苦寒，性猛烈，引吐行水，祛痰饮截疟。蜀漆功用与常山同，而性轻扬，能散上焦之邪结。○青皮：见肝攻。○芒硝：见大肠攻。○朴硝：见大肠攻。○蓬砂：甘、咸，凉，除上焦胸膈痰热，柔五金，去垢腻，治喉痹、口齿诸病。【散】○防风：见膀胱散。【寒】○地榆：苦、酸，微寒，性涩。入下焦，除血热而止血，炒黑用。○梢行血。○黄连：见心寒。○胡连：见心寒。○黄芩：见心寒。○知母：见肾寒。○龙胆草：见肝寒。○青黛：见通行寒。○芦根：见胃寒。○瓜蒌：甘、苦，寒，润肺，清上焦之火，使热痰下降，又能荡涤胸中郁热垢腻，理嗽治痢，止渴止血滑肠。○近多用仁，名蒌仁，虽取油润，嫌浊腻尔。○木通：见小肠寒。○栀子：见心寒。○竹茹：见胃寒。○竹叶：见心寒。○天精草：苦、甘，凉，清上焦心肺之客热。○石花菜：甘咸大寒而滑，去上焦浮热，发下部虚寒。○石羔：见胃寒。○滑石：见膀胱寒。○浮石：见肺寒。

《本草分经·足少阳胆》:【补】○枣仁：甘润，生用酸平，专补肝胆。炒熟酸温而香，亦能醒脾，敛汗宁心，疗胆虚不眠。肝胆有邪热者勿用。【和】○川芎：辛温升浮，入心包肝，为胆之引经，乃血中气药。升阳开郁，润肝燥补肝虚，上行头目，下行血海，和血行气，搜风，散瘀调经，疗疮，治一切风木为病。○青蒿：见肝和。○连翘：见心和。○半夏：见胃和。○郁李仁：辛、苦、甘，平，性降。下气行水，补血润燥，得酒则入胆，去皮尖，治标之品，津液不足者慎用。○胆矾：酸涩辛寒，入胆经，性敛而能上行，吐风热痰涎，敛咳逆而散风木相火，杀虫。【攻】○青皮：见肝攻。【散】○秦艽：见肝散。○前胡：见肝散。○柴胡：苦，微寒，胆经表药，能升阳气下陷，引清气上行，而平少阳厥阴之邪热，宣畅气血，解郁调经，能发表，最能和里，亦治热入血室，散十二经疮疽。病在太阳者服之，则引贼入门，病入阴经者服之，则重虚其表，用宜详慎。○银柴胡专治骨蒸劳热、小儿五疳。【寒】○苦参：见肾寒。○黄芩：见心寒。○龙胆草：见肝寒。○槐实：见大肠寒。○桑叶：苦甘而凉，滋燥凉血，止血去风，清泄少阳之气热。○猪胆汁：见心寒。

《本草分经·手厥阴心包》:【补】○丹参：见心补。○生地：见肾补。【和】○川芎：见胆和。○郁金：见肺和。○延胡：见肝和。○连翘：见心和。○益母草：辛、微苦，微寒，入心包肝。消水行血，去瘀生新，解毒利二便，辛散滑利，并不补益。茺蔚子，活血调经明目，行中有补，血滞血热者宜之。○蒲黄：甘，平，入心包肝经血分，生用性滑，行血消瘀，祛心腹膀胱之热，疗疮肿，炒黑性涩，止血。【攻】○大黄：见胃攻。○茜草：酸、咸，温，入心包肝，行血通滞，无瘀者慎用。○紫葳花：甘、酸，寒，入心包肝，破血去瘀，能去血中伏火，治血热生风之症。【寒】○紫草：见肝寒。○丹皮：见肝寒。○木通：见小肠寒。○川楝子：见肝寒。○败酱：即苦菜，苦、咸，微寒，入心包肾，主暴热火疮疥痔，除痈肿结热风痹，为治肠痈之上药。○代赭石：见肝寒。

【热】○破故纸：见命门热。

《本草分经·足厥阴肝》：【补】○当归：辛、甘、苦，温，入心肝脾，治冲脉带脉为病，为血中气药，血滞能通，血虚能补，血枯能润，血乱能抚，使气血各有所归，散内寒，补不足，去瘀生新，润燥滑肠。治上用头，治中用身，治下用尾，统治全用。辛气太甚，如熬膏则去其辛散之气，专取润补之力。虚弱畏辛气者用之大妙。归须力薄，其气不升，且能宣络，不似归身之辛温上升也。○白芍：苦、酸，微寒，入肝脾血分，为肺之行经药，泻肝火，和血脉，收阴气，敛逆气，缓中退热。其收降之性，又能入血海，治一切血病，脾热易饥。赤芍泻肝火，散恶血，利小肠。白补而敛，赤散而泻。白益脾，能于土中泻木。赤散邪，能行血中之滞。○金毛狗脊：苦、甘，温。坚肾滋肝，益血养气，能除风寒湿。淫羊藿：见命门补。○熟地：见肾补。生地：见肾补。○枸杞子：甘，微温，滋补肝肾而润，生精助阳，去风明目，利大小肠。○续断：苦、辛，微温。补肝肾，通血脉，理筋骨，暖子宫，缩小便，止遗泄，破瘀血，治金疮折跌，补而不滞，行而不泄。○何首乌：苦、甘，温，补益肝肾，涩精气，养血，化虚痰，乌须发，消痈肿，疗疟痢。补阴而不滞不寒，强阳而不燥不热，为调和气血之圣药，久服延年。制用。○菟丝子：见肾补。○覆盆子：甘酸温而性固涩，补益肝肾，固精明目，起阳痿，缩小便。强肾无燥热之偏，固精无凝滞之害。叶绞汁，治目弦虫，除肤赤。○枣仁：见胆补。○杜仲：甘，温，微辛，入肝经气分，润肝燥补肝虚，又兼补肾，能使筋骨相着，补腰膝。○萸肉：见肾补。白糖：见脾补。○韭子：见肾补。○冬瓜子：见脾寒注。○胡麻：甘平，补肝肾，填精髓，润五脏，凉血益血，疗风解毒，滑肠。按：胡麻有四棱、六棱、七八棱之别，因地土肥瘠而然。八棱者名巨胜子，旧说胡麻即脂麻，脂俗作芝，而近时名家方论，胡麻与黑芝麻往往并用，则明是二物矣。芝麻功用略同，皮肉俱黑，徽州产者良。○麻油凉血生肌，滑胎疗疮。○亚麻，即壁虱胡麻，甘，微温，气恶不堪食，治大风疮癣。○鸡：甘温属木，补虚温中。动风，煮汁性滑而濡。乌骨鸡甘平，属水，能益肝肾，退热补虚，治肝肾血分之病。雄鸡冠血，治中恶惊忤，涂口眼歪斜。用老者。鸡蛋，甘，平，补益气血，散热止嗽、痢。哺鸡蛋壳，敷疮毒。蛋内白皮治久咳结气。鸡屎白微寒，下气消积，通利大小便，治蛊胀米症。○牛筋：补肝强筋，益气力续绝伤。○羊肝：青色者补肝明目。○胆苦寒，点目良。○阿胶：见肺补。○桑螵蛸：见肾补。○鳖甲：咸，寒，属阴。入肝补阴除热，散结软坚，治肝经血分之病，为疟家要药。鳖肉凉血补阴，治疟痢，忌苋菜，勿同食。○吐铁：甘、酸、咸，寒，补肝肾益精髓。【和】○三七：见胃和。○川芎：见胆和。○泽兰：见脾和。○郁金：见肺和。○广木香：见三焦和。○延胡索：辛、苦，温，入肺脾心包肝，能行血中气滞，气中血滞，活血利气，治诸痛，生用破血，酒炒调血。○青蒿：苦寒芬芳，入肝胆血分，除骨髓蒸热，阴分伏热，清暑解秽，明目。治鬼疰用子。○玫瑰花：气味甘平，香而不散，肝病用之多效，蒸露尤佳。○牛膝：见肾和。○甘菊花：甘、苦，微寒，能益肺肾，以制心火，而平肝木，祛风除热，明目，散湿痹。花小味苦者名苦薏，非真菊也。○益母草：见心包和。○萆薢：见胃和。○蒺藜：见胃和。○钩藤：甘、微苦，微寒。除心热，主肝风相火之病，风静火息，则惊痫、眩晕、斑疹诸症自平。祛风而不燥，中和之品，久煎则无力。○蒲黄：见心包和。○白蒺藜：辛、苦，温，散肝风而泻肺气，胜湿凉血破血，炒熟去刺，亦能补阴。○夏枯草：辛、苦，微寒。散肝经之郁火，解内热，散结气消瘿，治目珠夜痛，久服伤胃。○木蝴蝶：治肝气，诸书不载，近多用之，盖取木喜疏散，蝴蝶善动之意尔。○柏子仁：见心和。沉香：见命门和。○五加皮：辛、苦，温，顺气化痰，坚肾益精养肝，

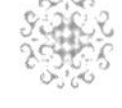

祛风胜湿，逐皮肤瘀血，疗筋骨拘挛，有火者勿服。○血竭：见心和。○琥珀：甘平，入心肝血分，又能上行，使肺气下降而通膀胱。从镇坠药则安心神，从辛温药则破血生肌，从淡渗药则利窍行水。亦治目疾。○橘叶：行肝气，治痈散毒，绞汁饮。○木瓜：酸涩而温，和脾理胃，敛肺伐肝，化食止渴，调营卫，利筋骨，去湿热，消水胀。气脱能收，气滞能和，酸收太甚，多食病癃闭。○荠菜：见通行和。○金：见心和。○银：见心和。○铁：辛，平，镇心平肝，定惊疗狂解毒。铁屑、铁精、铁锈、铁华，大抵皆借金气以平木坠下，无他义也。○针砂消水肿，散瘿瘤。○铜绿：酸，平，吐风痰，去风热，止金疮血，杀虫疗疳，损血，色青入肝，专主东方之病。○紫石英：见奇经和。○青盐：见肾和。○绛矾：入血分，能伐肝木而燥脾湿。○五灵脂：甘，温，纯阴，气味臊恶，入肝经血分，通利血脉。生用散血，炒用止血，除风杀虫，化痰消积，治气血诸痛一切血病。北地有鸟名号寒虫，此其屎也。酒飞去砂石用。○猪肝：入肝，诸血药中用之以为向导则可，若作膳常食，有损无益。○僵蚕：见肺和。○乌贼骨：咸，温，入肝肾血分，通血脉，祛寒湿，治血枯，涩泻痢。墨鱼肉酸平，益气通经。○龙骨：见心和。○龙齿：涩平，属木主肝，镇心安魂，治惊痫癫疾。○发：苦，平，入肝肾。兼能去心窍之血，补阴，凉血消瘀，治诸血病及惊痫。皂角水洗胎发尤良，能补衰涸。【攻】○莪术：辛、苦，温，主一切气，能通肝经聚血，破血行气，攻积通经。○三棱：苦，平，力峻，入肝经血分，破血中之气，散一切血瘀气结，消坚积。○姜黄：见脾攻。○红花：辛、甘、苦，温，入肝经，破瘀活血，润燥消肿，过用能使血行不止。○胭脂，活血解痘毒。绛纬略得红花之力，可以养血，而又借蚕丝以行经络，虚而血滞者用之最宜。○南星：辛、苦，温燥，入肝脾肺，治风散血，胜湿除风痰，性紧毒而不守，能攻积拔肿堕胎，得防风则不麻。制用。胆星，用黄牛胆汁和南星末，入胆中风干，功用同。○大戟：见通行攻。○大黄：见胃攻。○茜草：见心包攻。○紫葳花：见心包攻。○皂角：见肺攻。○桃仁：苦，平，微甘，缓肝气，泄血滞，通大肠血秘，治血燥经闭。热入血室，无瘀慎用。泡去皮尖，炒研。桃花苦平，专于攻决，下水除痰，消积聚，利二便，疗疯狂。千叶者勿用。桃叶苦平，杀虫发汗。桃子，辛、酸、甘，热，微毒，多食有热，生痈疖，有损无益。桃枭，苦，微温，辟邪。○青皮：辛、苦，温，沉降气烈，入肝胆气分，疏肝泻肺，破积消痰，最能发汗，引诸药至厥阴之分，兼入脾下饮食。○雄黄：辛，温，独入厥阴气分，搜肝气散肝风，能化血为水，燥湿杀虫解百毒。雌黄功用略同。熏黄最劣，不堪用。○礞石：甘咸重坠，入肝能平肝下气，为治顽痰结癖之神药，制用。花蕊石：酸，涩，平，专入肝经血分，能化瘀血为水，下死胎，止金疮出血。○夜明砂：辛，寒，肝经血分药，活血攻血，消积明目。○虻虫：见通行攻。○蜈蚣：辛温有毒，入肝，善走能散，去风杀虫，治脐风惊痫蛇症。○蝎：甘、辛，有毒，属木去风，治诸风眩掉，一切厥阴风木之病，去足焙用。蝎梢，蝎之尾也，功用相同，其力尤紧。○穿山甲：见通行攻。【散】○天麻：辛，温，入肝经气分，通血脉疏痰气，治诸风掉眩，煨用。○秦艽：苦、辛，燥湿散风活血，去肠胃湿热，疏肝胆滞气，治一切湿胜风淫之症。○前胡：辛、甘、苦，寒，畅肺理脾，解膀胱肝经热邪，性阴而降，功专下气，气下则火降而痰消，能除实热，专治肝胆经风痰。○柴胡：见胆散。○羌活：见膀胱散。○防风：见膀胱散。○荆芥：辛、苦，温，芳香升浮，入肝经气分，兼行血分，发汗散风湿，通利血脉，助脾消食，能散血中之风，清热散瘀，破结解毒，为风病血病疮家要药，风在皮里膜外者宜之。穗善升发，炒黑治血。○薄荷：见肺散。【寒】○苦参：见肾寒。○黄连：见心寒。○胡连：见心寒。○龙胆草：大苦，大寒，沉阴下行，入肝胆而泻火，兼入膀胱肾经，除下焦湿热，酒浸亦能外行上行。〇紫草：甘、咸，寒，性滑，入肝心包血分，凉血活血，通二便，或用茸，取其初得阳气，以发痘疮。〇丹皮：辛、苦，微寒，入心肾心包肝，善泻相火，功胜黄柏，和血凉血而生血去瘀，除热，退无汗之骨蒸。〇青黛：见通行寒。〇射干：见肺寒。〇车前子：见膀胱寒。〇槐实：见大肠寒。〇女贞子：甘、苦，凉，益肝肾，除火，纯阴至静，必阴虚有火者方可用。按：女贞、冬青，古作二种，实一物也。〇芦荟：大苦，大寒，凉肝镇心，功专清热杀虫，治惊痫湿癣。波斯国木脂也。〇密蒙花：甘而微寒，润肝燥，专治目疾。〇秦皮：苦，寒，性涩，除肝热，治风湿诸痹，止痢，解天蛇毒。〇蕤仁：甘，微寒，消风清热，和肝明目，破结痰，除痞气。川楝子：苦，寒，泻肝火，导小肠膀胱之湿热，因引心包相火下行，利小便，治疝，杀虫。去核用，川产良。根大苦，逐蛔，利大肠，治疮毒。〇地骨皮：见肺寒。〇老鼠刺：甘、微苦，凉，益肝肾，止渴祛风。〇竹茹：见胃寒。〇天竹黄：见心寒。〇朱砂：见心寒。〇代赭石：苦，寒，入肝与心包血分，除血热，养血，镇虚逆，制用。〇空青：甘、酸，寒，益肝明目，利水，真者绝少。〇犀角：见胃寒。〇牛黄：甘，凉，清心入肝，解热利痰，凉惊通窍，治痰热惊痫，胎毒诸病。中风入脏者，用以入骨追风，若中腑中经者，用之反引风入骨，莫之能出。犀牛之黄称犀黄，真者能透指甲，如非犀牛，功力远逊。〇羚羊角：苦、咸，寒，属木，入肝肺心。清肝祛风，泻邪热，散血下气，解毒。〇猪胆汁：见心寒。〇熊胆：见心寒。〇兔肝：泻肝热明目。〇蚺蛇胆：见脾寒。〇牡蛎：咸，微寒，涩，体用皆阴，入肝肾血分，软坚化痰，收脱敛汗，清热补水，固肠利湿，止渴。〇蛤粉：与牡蛎同功。蛤蜊肉咸冷解酒。文蛤兼能除烦利小便。〇石决明：咸，凉，除肺肝风热，治骨蒸疗疡疽，明目通淋。〇真珠：见心寒。【热】〇蕲艾：见通行热。〇肉桂：辛、甘，纯阳大热，入肝肾血分，补命门相火之不足，能抑肝风而扶脾土，引无根之火降而归元。治痼冷沉寒，疏通血脉。发汗，去营卫风寒。〇吴茱萸：辛、苦，大热，疏肝燥脾，温中下气除湿，去痰解郁，杀虫，开腠理，逐风寒，治冲脉为病，气逆里急，性虽热而能引热下行，利大肠壅气，下产后余血，汤泡去苦汁用。〇炮姜：见通行热。

《本草分经·手太阳小肠》：【补】〇生地：见肾补。〇猪脬：治疝气遗溺。【和】〇砂仁：见脾和。〇紫菀：见肺和。〇榆白皮：见大肠和。〇赤茯苓：见脾和注。〇赤小豆：见心和。〇赤石脂：见大肠和。〇鸡肫皮：甘，平，性涩，能除热，消水谷，通小肠膀胱，治泻痢崩带，食疟诸病，男用雌女用雄。【寒】〇白鲜皮：见脾寒。〇漏芦：见胃寒。〇瞿麦：苦寒而性善下，降心火，利小肠，逐膀胱邪热，破血利窍，决痈明目，通经治淋。〇灯心：见心寒。〇鲜生地：见肾寒。〇木通：辛、甘、淡，平，上通心包，下通大小肠、膀胱，降心火而因清肺热，导诸湿热由小便出，兼通大便，利九窍血脉关节，治上中下三焦火症，及脾热好眠。〇海金沙：甘寒淡渗，专除小肠膀胱血分湿热，治肿满通淋。〇车前草：见膀胱寒注。〇川楝子：见肝寒。〇梨：见肺寒。

《本草分经·足太阳膀胱》：【补】〇紫河车：见通行补。【和】〇乌药：见肺和。〇榆白皮：见大肠和。〇猪苓：苦、甘，淡，平，入膀胱肾，升而能降，利湿行水，与茯苓同而泄更甚，利窍发汗解湿热。〇茯苓：见脾和。〇琥珀：见肝和。〇鸡肫皮：见小肠和。〇蚕茧：甘，温，能泻膀胱相火，引清气上朝于口，止消渴，去蚕蛹用。【攻】〇葶苈：见肺攻。〇防己：见通行攻。【散】〇前胡：见肝散。〇羌活：辛、苦，性温，气雄，入膀胱，散游风，兼入肝肾气分，搜风胜湿，治督脉为病，周身百节痛。〇防风：辛、甘，微温，搜肝泻肺，散头目滞气，经络留湿，主上焦风邪膀胱经症，又为脾胃引经，去风胜湿之药，同葱白用能行周身。〇藁本：辛温雄壮，为膀胱经风药。寒郁本经头痛连脑者必用之。治督脉为病，脊强而厥，又能下行去寒湿。〇麻黄：见肺散。〇桂枝：见肺散。【寒】〇知母：见肾寒。〇龙胆草：见肝寒。〇白鲜皮：见脾寒。〇瞿麦：见小肠寒。〇茵陈：苦，寒，燥湿胜热，入膀胱经，发汗利水，以泄脾胃之湿热，治黄疸阳黄之君药。〇花粉：见胃寒。〇木通：见小肠寒。〇泽泻：甘、咸，微寒，泻膀胱及肾经火邪，利小便，功专利湿行水，治一切湿热之病，湿热除则清气上行，故又止头旋，能损目。〇海金沙：见小肠寒。〇车前子：甘，寒，清肺肝风热，渗膀胱湿热，利水而固精窍。车前草甘寒，凉血去热，通淋明目，能解肝与小肠之湿热，须取叶用。〇地肤子：甘、苦，寒，入膀胱除虚热，利水通淋，治疮疥。叶作汤浴，去皮肤风热丹肿，洗目除雀盲。〇石韦：苦、甘，微寒，清肺热以滋化源，通膀胱而利水湿，善能通淋。瓦韦治淋亦佳。〇黄柏：苦，寒，微辛，沉阴下降，泻膀胱相火，为足太阳引经药，除湿清热，退火而固肾。治瘫痿骨蒸，泻痢诸疮。尺脉有力者方可用。生用降实火，炒黑止崩带。酒制治上，蜜制治中，盐制治下。〇川楝子：见肝寒。〇滑石：淡寒滑，膀胱经本药，亦入肺清其化源，而下走膀胱以利水，通六腑九窍精液，除上中下三焦湿热，消暑降火，荡热渗湿。

《本草分经·手少阴心》：【补】〇黄精：见通行补。〇玉竹：见肺补。〇丹参：味苦气降，入心与包络，去瘀生新，调经补血，治血虚血瘀之症。〇当归：见肝补。〇益智仁：见脾补。〇生地：见肾补。〇枣仁：见胆补。〇大枣：见通行补。〇龙眼肉：见脾补。〇莲子：甘平而涩，能交心肾，安君相火邪，涩精气，厚肠胃。兼治女人一切血病。莲心苦寒，清心去热。〇黑豆：见肾补。〇猪心血：以心归心，以血导血，用作补心药之向导，义盖取此。〇龟板：见肾补。【和】〇甘草：见通行和。〇远志：苦、辛，温，入心能通肾气，上达于心，而交心肾，泄热行气散郁，利窍豁痰，兼治痈疽，去心用。〇郁金：见肺和。〇连翘：苦，微寒，性升。入心、心包而泻火，兼除三焦、大肠、胆经湿热，能散诸经血凝气聚，利水杀虫，为十二经疮家要药。多服减食。〇甘菊花：见肝和。〇钩藤：见肝和。〇石菖蒲：辛、苦，温，香而散，开心孔，利九窍，去湿除风，消痰积，治惊痫，疗热闭胸膈，解毒杀虫。多用独用，耗散气血。或用米泔浸，饭锅内蒸，则臻于中和矣。犯铁器令人吐逆。〇松花：见肺和。〇柏子仁：辛、甘，平，气香性润，透心脾，滋肝肾，养血止汗，除风湿。助脾药中，惟此不燥。〇合欢皮：见通行和。〇乳香：见通行和。〇血竭：甘、咸，平，性急，入心肝血分，散瘀生新，和血敛疮。〇安息香：辛香苦平，入心经，安神去祟，行血下气。安息，国名也。〇茯苓：见脾和。赤茯苓：见脾和注。茯神：主治与茯苓同，而入心之用居多，安魂养神，疗心虚惊悸。黄松节，即茯神心木，疗筋挛偏风，心掣健忘。〇琥珀：见肝和。〇莲须：见肾和。〇百合：见肺和。〇小麦：甘，微寒，养心止血，除烦利溲。浮小麦咸凉，止汗凉心退热。麸皮甘寒，与浮麦同性，醋拌蒸，熨滞气痹痛。面筋甘凉，解热和中。〇赤小豆：甘、酸，平，色赤入心，性下行而通小肠，行水散血，清热解毒，敷疮，通乳汁，下胞胎。最渗精液，不宜久服。〇相思子苦平，研服，能吐邪气及蛊毒。〇金：辛平有毒，镇心肝安魂魄，治惊痫风热之病。〇银：功用与金相同。〇食盐：见肾和。〇龙骨：甘，平，涩，入心肝肾大肠，能敛浮越之正气，涩肠益肾，安魂镇惊，固精止汗，定喘解毒，皆涩以止脱之义。龙齿：见肝和。〇发：见肝和。【散】〇桔梗：见肺散。〇细辛：见肾散。〇麻黄：见肺散。〇冰片：见通行散。【寒】〇黄连：大苦，大寒，入心泻火，镇肝凉血，燥湿开郁，能消心窍恶血，亦泻脾火，酒炒治上焦火，姜汁炒治中焦火，盐水炒治下焦火。〇胡连：性味功用并似黄连，治小儿潮热五疳，解吃烟毒。〇川贝母：见肺寒。〇黄芩：苦寒入心，胜热折火之本，泻中焦实火，除脾家湿热，为中上二焦之药，亦治邪在少阳往来寒热。中空者名枯芩，佐栀子泻肺火，中实者名条芩，泻大肠火。○白茅根：见脾寒。○丹皮：见肝寒。○麦冬：见胃寒。○瞿麦：见小肠寒。○灯心：甘淡微寒，降心火，利小肠，清肺热，通气止血利水。○大青：见胃寒。○鲜生地：见肾寒。○射干：见肺寒。○山豆根：大苦，大寒，泻心火以保肺金，去肺大肠之风热，消肿止痛，治喉齿疮痔诸疾，解药毒，疗人马急黄。○栀子：苦寒入心，泻心肺之邪热，使之下行由小便出，解三焦郁火，最清胃脘之血，内热用仁，表热用皮。○芦荟：见肝寒。○竹叶：辛淡甘寒，专凉心经，亦清脾气，清痰止渴，除上焦烦热。○天竹黄：甘，微寒。凉心去风热，利窍豁痰镇肝，功同竹沥而性和缓，治中风惊痫。南海大竹内黄粉也。○石莲子：苦，寒，清心开胃，去湿热。○梨：见肺寒。○黄丹：咸寒沉阴。内用镇心安魂，坠痰，消积杀虫。外用解热拔毒，去瘀长肉。○铅粉主治略同。○朱砂：甘，凉，体阳性阴，心经血分药，镇心而泻邪热，定惊清肝，祛风解毒，治癫狂，下死胎。多服令人呆闷。细研水飞，如火炼则有毒，服饵常杀人。或用原块辰砂，绵裹，入药同煎最妙。○犀角：见胃寒。○牛黄：见肝寒。○羚羊角：见肝寒。○猪胆汁：苦寒入心，胜热润燥，泻肝胆之火，兼能明目疗疳。醋和灌谷道，治大便不通。○象牙：甘，凉，清心肾之火，疗惊悸骨蒸，痰热疮毒。剉屑煎服。○熊胆：苦，寒，凉心平肝，明目杀虫，治惊痫涂痔。○缫丝汤：抑心火，治消渴。○真珠：甘、咸，寒，入心肝二经，镇心安魂，泻热坠痰，拔毒生肌。【热】○桂心：见脾热。○炮姜：见通行热。

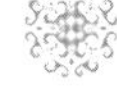

《本草分经·足少阴肾》：【补】○巴戟天：甘、辛，微温，入肾经血分。强阴益精，散风湿，去心用。○金毛狗脊：见肝补。○肉苁蓉：甘、酸、咸，温，入肾经血分，补命门相火，润五脏，益精血，滑肠，功用与琐阳相仿。草苁蓉力稍劣。○冬虫夏草：见肺补。○熟地：甘，微温，入足三阴经。滋肾补肝，封填骨髓。亦补脾阴，利血脉，益真阴，除痰退热止泻，治一切肝肾阴亏虚损百病，为壮水之主药。兼散剂亦能发汗，兼温剂又能回阳。按：制熟地宜九蒸九晒，盖多蒸则不滞，多晒则气温，水里阳生之义也。若一蒸便用，绝不见日，则与煎剂用生地何异？○生地：苦、甘，寒，沉阴下降，入心、肾、肝、心包、小肠。养阴退阳，凉血生血，治血虚内热，能交心肾而益肝胆，兼能行水，佐归身解火郁。○续断：见肝补。○枸杞子：见肝补。○沙苑蒺藜：苦，温，补肾强阴，固精明目。○何首乌：见肝补。○菟丝子：甘、辛，温，入肝脾肾，强阴益精，温而不燥，补卫气助筋脉，祛风进食，治精寒余沥。肾经多火者勿用。○五味子：见肺补。○覆盆子：见肝补。○桑葚：甘、酸，温，入肾补水，生津利水，乌须。○萸肉：酸，涩，微温，固精秘气，补肾温肝，强阴助阳而通九窍，兼能发汗，去核用。○杜仲：见肝补。○芡实：见脾补。○莲子：见心补。○栗：咸，温，厚肠胃，补肾气，能解羊膻。○甘薯：见脾补。○韭菜：辛，温，微酸，温脾益胃助肾，补阳固精气，暖腰膝，散瘀血，停痰，入血分而行气解毒。韭汁，胃脘上口有积血妨碍饮食者，此能除之，每用少许，频服久服甚效。韭子：辛、甘，温，补肝肾，助命门，暖腰膝。○胡麻：见肝补。○黑豆：甘寒，补肾镇心，明目，利水除热，去风活血，解毒利大便。马料豆尤补肾，料豆皮能止盗汗。○豇豆：甘、咸，平，补肾益气，理中健胃，和五脏，调营卫，生精髓，解鼠莽毒。豆为肾谷，宜此当之。○刀豆：甘，温，下气，益肾归元，温中，利肠胃，止呃逆。○磁石：辛咸冲和，能引肺气入肾补肾，除热去怯，通耳明目，制用渍酒良。○乌骨鸡：见肝补注。○鸭：见肺补。○雀：甘，温，壮阳，益精髓，缩小便。雀卵酸温，益精血，治男子阴痿，女人血枯。○禽石燕：甘，温，壮阳益气，补精髓，缩小便，浸酒服佳。○鹿角：咸，温，熬胶炼霜，功专滋补，益肾强骨，生精血，能通督脉。生用散热，行血辟邪，能逐阴中邪气恶血，治梦与鬼交。麋角功用相仿，而温性差减。鹿筋治劳损续绝。〇鹿茸：鹿精也，大补虚劳。〇牛髓：补中，填骨髓，炼用。〇羊乳：见大肠补。羊腰子：益精助阳。胫骨：入肾而补骨，烧灰擦牙良。〇猪肉：咸，寒，疗肾气虚竭，润肠胃，生精液。阳事弱者不宜食，能生湿痰，招风热。皮有毒，头肉尤甚。脑治头风，损阳道。蹄通乳汁。悬蹄甲治痰喘疮痔。尾血治痘疮倒靥。腰子咸冷而通肾，治腰痛耳聋。〇狗肉：见脾补。〇海狗肾：咸，热，固精壮阳，治阴痿精寒。〇桑螵蛸：甘、咸，平，入肝肾命门。益精气，固肾，治虚损遗浊，阴痿，通淋，缩小便。用桑树上者，若生非桑树，以桑皮佐之。〇鱼鳔：暖精种子。〇海马：甘，温，暖水脏，壮阳道，治气血痛，消瘕块。〇海参：甘，温，补肾益精，壮阳疗痿。〇龟板：咸寒至阴，通心入肾，补阴清热，治一切阴虚血弱之症。能通任脉。自死败龟良，熬胶更胜。龟尿走窍透骨，染须发，治哑聋。〇蛤蚧：见肺补。〇吐铁：见肝补。〇秋石：咸，平，滋肾水，润三焦，退骨蒸，软坚，为滋阴降火之药。煎炼失宜，反生燥渴之患。【和】〇远志：见心和。〇砂仁：见脾和。〇牛膝：苦、酸，平，入肝肾，能引诸药下行，散恶血，疗心腹痛，治淋堕胎，出竹木刺。酒浸蒸则甘酸而温，益肝肾，强筋骨。〇甘菊花：见肝和。〇猴姜：苦温。坚肾行血，治折伤骨痿，擦牙良。〇柏子仁：见心和。〇金樱子：酸涩平，固精秘气，治精滑，固肠，性涩而不利于气，熬膏则甘，全失涩味矣。〇乌药：见肺和。〇五加皮：见肝和。〇石楠叶：辛、苦，平，散风坚肾，利筋骨皮毛，为祛风通利之药。〇猪苓：见膀胱和。〇橘核：治疝痛、腰肾冷痛。〇莲须：甘平而涩，清心通肾，益血固精。〇小茴香：见胃和。〇罂粟壳：见肺和。〇铅：甘寒属肾，坠痰解毒，安神明目，杀虫而伤心胃。〇青盐：甘、咸，寒，入肝肾，助水脏，平血热，散肝经风热。功同食盐而更胜。〇食盐：甘、咸、辛，寒。补心入肾，泄肺润下，走血胜热，润燥软坚，通大小便，坚筋骨，涌吐醒酒，解毒杀虫。多食伤肺，损津血，动肾气，辟精关。〇九香虫：见脾和。〇桑寄生：苦、甘，坚肾和血，舒筋络，散风湿。〇乌贼骨：见肝和。〇龙骨：见心和。〇发：见肝和。【攻】〇甘遂：见通行攻。【散】〇独活：辛、苦，微温，气缓，入肾经气分。善搜伏风，兼能去湿，治头痛目眩，齿痛痉痹，疝瘕诸症。〇羌活：见膀胱散。〇细辛：辛温性烈，肾经本药，心经引经药，散风寒浮热，温经发汗，能行水气，以润肾燥，专治少阴经头痛，北产者良。【寒】〇元参：苦、咸，微寒，纯阴，入肾。泻无根浮游之火，凡相火上炎之症，用此壮水以制之。〇苦参：大苦，大寒，沉阴主肾，燥湿胜热，养肝胆，利九窍，祛风逐水，解毒杀虫。〇龙胆草：见肝寒。〇知母：辛、苦，寒滑，入肺肾二经气分。泻膀胱邪热，下焦有余之火，使相火不炎，肺金清肃，兼泻胃热，润燥滋阴，利二便，滑肠伤胃。〇丹皮：见肝寒。〇萹蓄：苦，平，利小便，去湿热，通淋杀虫。〇鲜生地：苦、微甘，大寒，入心肾，泻小肠丙火，亦清胃大肠火，平诸血逆，治热毒痢疾，肠胃如焚，瘟疫痘症，诸大热。〇天冬：见肺寒。〇旱莲草：甘、酸、寒，补肾固齿，凉血止血。〇泽泻：见膀胱寒。〇黄柏：见膀胱寒。〇女贞子：见肝寒。〇地骨皮：见肺寒。〇老鼠刺：见肝寒。〇蒲公英：见胃寒。〇败酱：见心包寒。〇猪肤：古注性寒味甘，治咽痛。猪，水畜也，其气先入肾，解少阴客热，肤者肌肤之义，宜用燖猪皮上黑肤也。按《仪礼》注云：肤，豕肉也，惟燖者有肤。燖字本作燂，训为火爇，又云火熟物也。据此则明是取猪肉火炙，而用其皮上烧焦之肤皮矣。乃有用生猪皮者，大谬。〇象牙：见心寒。〇牡蛎：见肝寒。〇蛤粉：见肝寒。【热】〇蕲艾：见通行热。〇丁香：见胃热。〇没石子：苦，温，入肾，涩精固气，强阴助阳，乌须发。〇原蚕蛾：气热，固精强阳，用雄者。

《本草分经·命门》:【补】○淫羊藿：辛香甘温，入肝肾，补命门，益精气，坚筋骨，治绝阳不兴,绝阴不产。○琐阳：甘,温。补阴益精,兴阳,润燥滑肠。○肉苁蓉：见肾补。○益智仁：见脾补。○蛇床子：见三焦补。○仙茅：辛热，助命火，益阳道，明耳目，补虚劳，暖筋骨，治失溺，心腹冷气，精寒者宜之，制用。○胡桃：见肺补。○韭子：见肾补。○阳起石：咸温。补命门，治阴痿精乏，子宫虚冷。真者难得。○鹿茸：甘、咸，温，补右肾精气，暖肾助阳，添精补髓健骨,治一切虚损,酥炙用。○麋茸功用相仿,温性差减。○桑螵蛸：见肾补。【和】○沉香：辛、苦，温，入右肾命门，暖精助阳温中，平肝下气而坠痰涎，降而能升，故又理气调中，阴虚者勿用，磨汁服。【攻】○牵牛子：见肺攻。【热】○破故纸：辛、苦，大温，入心包命门，补相火以通君火，暖丹田壮元阳，能纳气归肾。○附子：见通行热。○天雄：附子细长者为天雄，大燥回阳，补下焦肾命阳虚，逐风寒湿，为风家主药，发汗，又止阴汗。○胡卢巴：苦，温，纯阳，入命门。暖丹田,壮元阳。治肾脏虚冷,除寒湿。○肉桂：见肝热。○川椒：见肺热。○大茴香：辛，温，暖丹田补命门，开胃下食，调中止呕，治寒疝。○石硫黄：见大肠热。

《本草分经·奇经八脉》:【补】○当归：见肝补。○白芍：见肝补。○鹿角：见肾补。○牛髓：见肾补。○猪脊髓：补虚劳益骨髓,治脊痛除蒸。○龟板：见肾补。【和】○川芎：见胆和。○泽兰：见脾和。○广木香：见三焦和。○香附：见通行和。○紫石英：甘、辛，温，重镇怯润去枯，治心神不安，肝血不足。走冲任二经，暖子宫，疗女子血海虚寒不孕，火煅醋淬，研末水飞。【攻】○王不留行：甘、苦，平，阳明冲任血分之药。其性行而不住，通血脉，除风利便，治金疮痈疽，出竹木刺。桃仁：见肝攻。【散】○升麻：见脾散。○柴胡：见胆散。○羌活：见膀胱散。○藁本：见膀胱散。【寒】○白微：苦、咸，寒，阳明冲任之药，利阴气，清血热，调经。【热】○附子：见通行热。○吴茱萸：见肝热。

《医学辨正》卷二：肺经大肠经。【辛温】桂枝：气味辛，温。主上气咳逆，结气，喉痹吐吸，利关节，补中益气。细辛：气味辛，温。主咳逆上气，头痛脑动，百节拘挛，风湿痹痛，死肌，明目，利九窍。白芷：气味辛，温。主女人漏下赤白，血闭阴肿，寒热头风，目泪，肌肤润泽，金疮伤损。干姜：气味辛，温。主胸满，咳逆上气，温中，止血，出汗逐风湿痹，肠澼下利。生者尤良。川芎：气味辛，温。主中风入脑，头痛寒痹，筋挛缓急，金疮，妇人血闭无子。荆芥：气味辛，温。主寒热鼠瘘瘰疬，生疮，破积聚气，下瘀血，除湿疸。半夏：气味辛，温，有毒。主伤寒寒热，心下坚，胸胀，咳逆头眩，咽喉肿痛，肠鸣下气，止汗。豆蔻：气味辛，温。主温中消食，止泄，治精冷，心腹胀痛，霍乱，中恶鬼气冷疰，呕沫冷气。砂仁：气味辛，温。主虚劳冷泻，宿食不消，赤白泄痢，腹中虚痛，下气。香薷：气味辛，温。主霍乱腹痛吐下，散水肿。白芥子：气味辛，温。主发汗，胸膈冷痰。紫苏子、叶、梗：气味辛，温。散寒，开胃益脾，宽中消痰。乌药：气味辛，温。治中风，膀胱冷气，反胃吐食，宿食不消，泻痢。五灵脂：气味辛，温。主心腹冷痛，通利血脉，下女子月闭，治血气刺痛。胡椒：气味辛，温。暖胃快膈，下气，消寒痰食积，肠滑冷痢，阴毒腹痛，杀一切鱼、肉、鳖、蕈毒。巴豆：气味辛，热，有大毒。去藏府沉寒，破痰癖、血瘕气痞、食积、生冷硬物，水肿，泻痢，惊痫，口喎，耳聋，牙痛，喉痛喉痹，可升可降，为阴寒之要药。麝香：气味辛，温。主辟恶气，杀鬼精物，去三虫虫毒，寒疟，惊痫。蛇床子：气味辛，温。能去风温肾，治男子阳痿腰痛，疗阴湿恶疮疥癣。草果：气味辛，温。除寒气，消食，疗心腹疼痛，治瘴疠寒疟，呕吐泻痢胀满。皂角：气味辛，温，有小毒。善逐风痰，利九窍，通关节，治头风，杀诸虫，治咽喉痹塞肿痛，行肺滞，通大肠秘结，堕胎，破坚癥，消肿毒及风癣疥癞。烧烟熏脱肛肿痛。可为丸散，不入汤药。五加皮：气味辛，温。除风湿，行血脉，壮筋骨，明目，下气，治骨节四肢拘挛，两脚痹痛，阴痿，囊湿，疝气腹痛，女人阴痒。用以浸酒，可除寒湿诸病。木香：气味辛，温。主邪气，辟毒疫温鬼，强志，顺气和胃，止吐泻霍乱，散冷气，止心腹胁气痛。石菖蒲：气味辛，温。散风寒湿痹，除烦闷，咳上气，止心腹痛，霍乱转筋，通九窍，益心智。荜拨：气味辛，温。善温中下气，除胃冷，辟阴寒，疗霍乱。为末搐鼻，可解头风。薄荷：气味辛，温，兼凉。主散寒热。羌活：气味辛，温。主风寒所击，金疮止痛，奔豚，痫痉，女子疝瘕。葱白：气味辛，温。治风寒发汗。丁香：气味辛，温。主温脾胃，止霍乱。吴茱萸：气味辛，温，有小毒。温中下气，除湿血痹，逐风邪咳逆。蟾酥：味辛，麻，性热，有毒。主治发背，痈疽，疔肿，一切恶疮。【辛凉】石膏：气味辛，凉。主中风热，心下逆气，惊喘，口干舌焦，不能息，腹中坚痛，除邪鬼，产乳，金疮。葛根：气味辛，凉。主消渴，身大热，呕吐，诸痹。钩藤：气味辛、甘、微苦，微寒。主小儿风热，十二经惊痫。槟榔：气味辛涩而凉。主消谷，逐水，除痰癖，杀三虫伏尸，疗寸白。各书皆言其性温，又言其破气极速，气虚者非所宜。温能补气，既云破气，其凉可知。闽广人食鲜槟榔，以叶包石灰同吃，果系温性，何必又用石灰？余不敢以臆断。每见气虚之人食之不受，故改为辛凉。山药：气平，味甘兼辛。主伤中，补虚羸，除寒热邪气，补中益气力，长肌肉，强阴。冰片：气味辛，凉。散目热，去目中赤肤翳障，逐三虫，消五痔，疗一切恶疮聚毒，下疳痔漏疼痛。惟性雄力锐，宜于调敷，不宜于煎剂。假者系樟脑，性热。浮萍：气味辛，凉。主暴热身痒，下水气，胜酒，长须发，主消渴。葶苈子：气味辛，凉。主癥瘕积聚结气，饮食寒热，破坚逐邪，通利水道。丹皮：气味辛，凉，微苦。主寒热中风，瘈疭惊痫邪气，除癥坚瘀血留舍肠胃，安五藏，疗痈疮。芍药：气味辛，凉，微苦。主邪气腹痛，除血痹，破坚积，寒热疝瘕，止痛，利小便。常山：气味辛，凉。仿佛似槟榔。张景岳注为大苦寒有毒，岂古今药味不同耶？治温疟，热痰气结，狂痫癫厥。生铁：气味辛，凉。治癫狂，下气最速。前胡：气味辛，凉。清热消痰，喘咳呕逆，痞膈霍乱，明目安胎。磁石：气味辛，凉，咸。俗名吸铁石。耳聋，通关节，消痈肿，鼠瘘，颈核喉痛。轻粉：气味辛，凉，有毒。善治疮疖热毒。黄丹：气味辛，凉。镇心安神，除热毒。煎膏必用之药。升麻：味辛，微寒。主解百毒，辟瘟疫，喉痹口疮。

脾经胃经。【甘温】黄芪：味甘，气温。主痈疽久败疮，排脓止痛，大风癞疾，五痔鼠瘘，补虚，小儿百病。术：气味苦甘辛，温。主风寒湿痹，死肌，痉疽，止汗，消食。防风：气味甘，温。主大风，头眩痛，恶风，风邪，目盲无所见，风行周身，骨节疼痛。巴戟天：气味甘，微温。主大风邪气，阴痿不起，强筋骨，安五藏，补中，增志益气。阿胶：气味甘，温。主心腹内崩，劳极洒洒如疟状，腰腹痛，四肢酸痛，女子下血安胎。使君子：气味甘，温，有小毒。性善杀虫，治小儿疳积，小便白浊。凡大人小儿有虫病者，但于每月上旬，侵晨空腹食数枚，或即以壳煎汤咽下，次日虫皆死而出也。杜仲：气味甘，温。治腰膝酸痛，小便余沥，胎漏胎堕。龙骨：气味甘，平。主心腹鬼疰，精物老魅，咳逆，泄痢脓血，女子漏下，癥瘕坚结，小儿热气惊痫。赤石脂：气味甘，平。主黄疸，泄痢肠澼脓血，阴蚀下血赤白，邪气，痈肿疽痔，恶疮头疡疥瘙。核桃肉：气味甘，温。治虚寒咳嗽，腰脚痛。鹿茸：气味甘，温。主漏下恶血，寒热惊痫，益气强志，生齿。龙眼肉：气味甘，温。主五藏邪气，安志厌食，除蛊毒，去三虫。饴糖：味甘，气大温。主补虚乏。

大枣：气味甘，温。健脾，主心腹邪气，安中养胃，通九窍，助十二经气，和百药。【甘寒】党参：气味甘，微寒。主补五藏，安精神，定魂魄，止惊悸，除邪气，明目，开心益智。甘草：气味甘，平。主五藏六府寒热邪气，坚筋骨，长肌肉，倍气力，金疮尰解毒。地黄：气味甘，寒。主折跌绝筋，伤中，逐血痹，填骨髓，长肌肉。作汤除寒热积聚，除痹。生者尤良。麦门冬：气味甘，平。主心腹结气，伤中伤饱，胃脉绝，羸瘦短气。牛膝：气味甘，平。主痿痹，四肢拘挛，膝痛不可屈伸，逐血气，伤热火烂，堕胎。石斛：气味甘，平。主伤中，除痹，下气，补五藏虚劳，强阴益精。泽泻：气味甘，寒。主风痹，乳难，养五藏，益气力肥健，消水。薏苡仁：气味甘，微寒。主筋急拘挛不可屈伸，风痹，下气。车前子：气味甘，寒。主气癃，止痛，利水道，通小便，除痹。茯苓：气味甘，平。主胸胁逆气，忧恚惊邪恐悸，心下结痛，寒热烦满咳逆，口焦舌干，利小便。猪苓：气味甘，平。主痎疟，解毒蛊，利水道。枸杞：气味甘，寒。主五内邪气，热中消渴，周痹。桑白皮：气味甘，寒。主伤中，五劳六极羸瘦，崩中，绝脉。滑石：气味甘，寒。主身热泄澼，女子乳难，癃闭，利小便，荡胃中积聚。淫羊藿：气味淡，寒。主阴痿绝伤，茎中痛，利小便。天花粉：气味甘，寒，微苦。解热渴，消乳痈肿毒，痔瘘疮疖，排脓，生肌长肉。蒲黄：气味甘，寒。活血消瘀，通妇人经脉，止崩中带下，治儿枕气痛。金银花：气味甘，寒。善于化毒，故治痈疽肿毒疮癣，为疮毒之要药。土茯苓：气味甘，淡。治拘挛骨痛，恶疮痈肿。人乳：气味甘咸。主补五藏，令人肥健。牛乳：气味甘，寒。主补虚羸，止烦渴，润皮肤，养心肺，解热毒。竹茹：气味甘，寒。主呕啘吐血，崩中，解寒热。竹沥：气味甘，寒。疗暴中风，风痹，胸中大热，止烦闷消渴，劳复。绿豆：气味甘，寒。主丹毒，烦热风疹，药石发动，热气奔豚，消肿下气。梨：气味甘，寒。除客热，止心烦，消风热，除胸中热结，治热咳，止渴生津。蜜：气味甘，平。主心腹邪气，诸惊痫痓，安五藏诸不足，解热毒，和百药。

心经小肠经。【苦温】远志：气温，味苦。主咳逆伤中，补不足，除邪气，利九窍，益智慧，耳目聪明不忘，强志倍力。橘皮：气味苦辛，温。化寒痰，消食开胃。当归：气味苦，温。主咳逆上气，妇人漏中绝子，诸恶疮疡，金疮，排脓，止痛。麻黄：气温，味苦。主中风伤寒头痛，寒疟，发表出汗，止咳逆上气，除寒热，破癥坚积聚。杏仁：气温，味苦，有小毒。主咳逆上气，雷鸣，喉痹，下气，产乳，金疮，寒心奔豚。桃仁：气温，味苦。主瘀血血闭，癥瘕，杀小虫。厚朴：气温，味苦。主中风，伤寒头痛，惊悸，血痹死肌，去三虫，宽胀下气。续断：气温，味苦。主伤寒，补不足，金疮痈疡折跌，续筋骨，妇人乳难。何首乌：气温，味苦。主瘰疬，消痈肿，疗头目风疮，治五痔，止心痛，益气，黑髭发，亦治妇人产后及带下诸疾。益母草：气温，味苦。主明目，益气，除水气。高丽参：气温，味苦。补中益气。紫菀：气温，味苦。主咳逆上气，胸中寒热结气，去虫毒，痿躄，安五藏。乳香：气温，味苦。治霍乱，通血脉，消痈疽诸毒，托里护心，活血定痛，舒筋脉，疗折伤。煎膏，止痛长肉。没药：气温，味苦。破血散血消肿，疗金疮杖疮，诸恶疮，痔漏，痈肿癥瘕及堕胎、产后血气作痛，研烂，热酒调服。天南星：气温，味苦，有毒。主中风，治寒痰，利胸膈，下气，攻坚积，治惊痫，散血堕胎，疗金疮。【苦寒】大黄：气味苦，寒。主下瘀血，血闭风热，破癥瘕积聚，留饮宿食，荡涤肠胃，推陈致新，通利水谷，调中化食，安和五藏。黄连：气味苦，寒。主风热目痛，眦伤泪出，明目，肠澼腹痛下痢，妇人阴中肿痛。黄芩：气味苦，寒。主诸热黄疸，肠澼泄痢，逐水，下血闭，恶疮疽蚀，火疡。黄柏：气味苦，寒。主五藏肠胃中结热，黄疸肠痔，止泄利，女子漏下赤白，阴伤蚀疮。龙胆草：气味苦，寒。主骨间热，惊痫邪气，续绝伤，定五藏，杀虫解毒。丹参：气味苦，寒。主心腹邪气，肠鸣幽幽如走水，积聚，破症除瘕，止烦满。知母：气味苦，寒。主消渴热中，除邪气，肢体浮肿，下水，补不足。贝母：气味苦，寒。主烦热淋沥，邪气疝瘕，喉痹乳难，金疮风痉。苦参：气味苦，寒。主心腹结气，癥瘕积聚，黄疸，溺有余沥，除痈，明目止泪。栀子：气味苦，寒。主五内邪气，胃中热气，面赤，酒疱皶鼻，白癞赤癞，疮疡。枳实：气味苦，寒。主大风在皮肤中，如麻豆苦痒，除热结，止痢长肌肉，利五藏。连翘：气味苦，寒。主热结，鼠瘘瘰疬，痈肿恶疮瘿瘤，虫毒，排脓止痛，为疮家之要药。地骨皮：气味苦，寒。主骨蒸热，吐血，消渴。白头翁：气味苦，寒。治热毒血痢，温疟，鼻衄，秃疮，瘿疬疝瘕，血痔偏坠，明目，消疣。牛黄：气味苦，寒。主惊痫热盛，狂痓，除邪逐鬼。柴胡：气味苦，寒。治心腹肠胃中结气，饮食积聚，寒热邪气，推陈致新。秦艽：气味苦，寒。治风痹挛急，虚劳骨蒸。西洋参：气〔味〕苦，寒。治一切热症。元参：气味苦，寒。主腹中热积聚，女人产乳余疾，补肾水，令人明目。沙参：气味苦，寒。主血结惊气，除寒热，补中清肺。茵陈蒿：气味苦，寒。主风热结气，黄疸。甘菊花：气味苦，寒。主诸风头眩，肿痛，目欲脱，泪出。槐实：气味苦，寒。主五内邪气热，止涎唾，补绝伤，五痔，火疮，妇人乳瘕，五藏急痛。栝蒌实：气味苦，寒。主消渴身热，烦满大热，补虚安中，续绝伤。木通：气味苦，寒。主除脾胃热，通利九窍，血脉关节。甘遂：气味苦，寒，有毒。消癥坚积聚，逐痰，治癫狂噎膈痞塞。然性烈伤气，不宜妄用。大戟：气味苦，寒，有毒。性峻利，善逐痰，泻湿热胀满，破癥结，下恶血，攻积聚，通二便，疗温疟黄病及颈腋痈肿。气虚者不宜。

肝经胆经。【酸温】五味子：气味酸，温。主益气，咳逆上气，劳伤羸瘦，补不足。乌梅：气味酸，温。治虚劳，止肢体痛，偏枯不仁，死肌，去青黑痣，蚀瘜肉。木瓜：气味酸，温。疗腰膝无力，脚气，霍乱转筋，去湿消胀。酸枣仁：气味酸，温。安神补气。荔枝：气味酸甘，温。辟寒邪，治胃脘痛。金樱子：性温，味酸涩。疗脾泄下利，止小便，涩精气，止遗精。醋：气味酸，温。主消痈肿，破血晕，除症块坚积，治产后血晕，心痛咽痛。【酸凉】山查：气味酸，凉。散瘀化痰，消食磨积。青果：气味酸，凉而涩。清热生津，除烦醒酒，解河豚鱼毒。梨核：气味酸，凉。消痰降火。铜绿：气味酸，凉。治一切热毒恶疮。入膏散，不入汤剂。

肾经膀胱经。【咸温】附子：气味咸，温，有大毒。主风寒咳逆邪气，温中，金疮，破癥坚积聚，血瘕，寒湿痿躄拘挛，膝痛不能行步。肉苁蓉：气味咸，温。主五劳七伤，补中益气，除茎中痛。破故纸：气味咸，温。主五劳七伤，伤风虚冷，骨髓伤败，肾冷精流及妇人血气堕胎之病。阳起石：气味咸，温。治阳痿，子宫虚冷，腰膝冷痹，水肿癥瘕。鹿角霜、胶：味甘、咸，气温。补虚羸，益气力，填精髓，壮筋骨，长肌肉，悦颜色，疗吐血下血，尿精尿血，腰痛，一切阳虚之症，及妇人崩淋，赤白带浊，止痛安胎。海螵蛸：气味咸，温。疗妇人经枯血闭，血崩血淋，赤白带，及丈夫阴中肿痛，固精，令人有子。旋覆花：气味咸，温，有小毒。主结气，胁下满，惊悸，除水，去五藏间寒热，补中益气。【咸寒】犀角：气味辛咸，寒。主百毒虫疰，邪鬼瘴气，解钩吻、鸩羽蛇毒，除邪不迷惑魇寐，解大热，小儿惊风。羚羊角：气味咸，寒。主明目益精，去恶血注下，辟虫毒，起阴，恶鬼不祥，常不魇寐，疗邪热中风卒死，小儿惊悸。秋石：气味咸，寒。清五藏六府之热。白矾：气味咸，寒而涩。解毒，疗痈肿疔疮，喉痹，瘰疬，恶疮疥癣，去腐生新肉，为外科之要药。牡蛎：气味咸，寒。主温疟洒洒，惊恚怒气，除拘缓，鼠瘘，女子带赤白，强骨节，杀邪鬼。桑螵蛸：气味咸，平。主伤中，疝瘕，阴痿，益精生子，女子血闭，腰痛，通五淋，利小便水道。蚯蚓：味咸，性寒，有毒。能解热毒黄疸，消渴，利大小便，癫狂，喉痹，瘟疫，小儿急惊，一切热症。蝉退：味甘、微咸，微凉。疗风热，治小儿惊痫夜啼。白僵蚕：气味咸辛，平。主治小儿惊痫夜啼，去三虫，灭黑䵟，令人面色好，男子阴痒病。龟板：气味微咸，寒。治虚劳，阴火上炎，吐血衄血，肺热咳喘，消渴烦扰，热汗惊悸，谵语狂躁等症。鳖甲：气味咸，平。能消癥瘕坚积，疗温疟，除骨节间血虚劳热，妇人恶血漏下，小儿惊痫，班痘烦喘。石决明：气味咸，寒。治肝热目疾。

诸病用药

诸病用药概说

《证类本草》卷一《序例上》引北齐·徐之才《药对》：夫众病积聚，皆起于虚也。虚生百病。积者，五脏之所积；聚者，六腑之所聚。如斯等疾，多从旧方，不假增损。虚而劳者，其弊万端，宜应随病增减。古之善为医者，皆自采药，审其体性所主，取其时节早晚；早则药势未成，晚则盛势已歇。今之为医，不自采药，且不委节气早晚，又不知冷热消息，分两多少；徒有疗病之名，永无必愈之效，此实浮惑，聊复审其冷热，记增损之主尔。虚劳而头痛复热，加枸杞、萎蕤。虚而欲吐，加人参。虚而不安，亦加人参。虚而多梦纷纭，加龙骨。虚而多热，加地黄、牡蛎、地肤子、甘草。虚而冷，加当归、芎䓖、干姜。虚而损，加钟乳、棘刺、苁蓉、巴戟天。虚而大热，加黄芩、天门冬。虚而多忘，加茯神、远志。虚而惊悸不安，加龙齿、沙参、紫石英、小草，若冷，则用紫石英、小草；若客热，即用沙参、龙齿；不冷不热皆用之。虚而口干，加麦门冬、知母。虚而吸吸，加胡麻、覆盆子、柏子人。虚而多气兼微咳，加五味子、大枣。虚而身强，腰中不利，加磁石、杜仲。虚而多冷，加桂心、吴茱萸、附子、乌头。虚而劳，小便赤，加黄芩。虚而客热，加地骨皮、白水黄耆。（白水，地名。）虚而冷，用陇西黄耆。虚而痰，复有气，用生姜、半夏、枳实。虚而小肠利，加桑螵蛸、龙骨、鸡肶胵。虚而小肠不利，加茯苓、泽泻。虚而损、溺白，加厚朴。诸药无有一一历而用之，但据体性冷热，的相主对，聊叙增损之一隅。夫处方者宜准此。

《圣济总录·叙例·治法》卷三：汗下补泻，针灸汤醴，各有所宜。知其要者，一言而终。不知其要，流散无穷。善治病者，随其所宜，适事为故，然后施治，则病不足治。假令邪在皮肤，当汗而发之。其有邪者，渍形以为汗。中满内实者泻之，形精不足者补之。其高者因而越之，为可吐也；慓悍者，按而收之，为按摩也。脏寒虚夺者，治以灸焫；脉病挛痹者，治以针刺；血实蓄结肿热者，治以砭石；气滞痿厥寒热者，治以导引；经络不通，病生于不仁者，治以醪醴；血气凝泣，病生于筋脉者，治以熨药。而况治有先后，取标本不同者；法有逆从，用多少为制者。药性轻重，奇偶制度，必参其所用；土地风气高下不同，当随其所宜。诚能参合于此，为治疗之法，则万举万全矣。

《推求师意·药病须要适当》卷下：假如病大而汤剂小，则邪气少屈而药力已乏，欲不复治，其可得乎？犹以一杯水救一车薪火，竟不得灭，是谓不及。若症小而汤剂大，则邪气已尽而药力

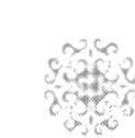

有余，欲不伤正，其可得乎？犹火炽昆岗，玉石俱焚，是谓太过。三者之论，惟中而已，过与不及，皆为偏废，然而太过尤甚于不及。盖失于姑息，邪复胜正者，只是劳而无益，犹可勉而适中；或失苛暴，则正气被伤，因而羸瘠者有之，危殆者有之，此所谓尤甚也，可不戒哉！尝考仲景于承气条下则曰：若更衣，止后服。于桂枝方下则曰：微汗漐漐乃佳，不可令如水淋漓。其旨深矣！

《奇效良方·病证未分所用药》卷六五：病有外同而内异，又有病中遇天气寒暑燥湿不同，感异气者，又有病中喜怒哀乐不节，病变异不常。书中无名者，仲景谓之目睛不了了，睛不和是也。目睛不了了，医未识其证也。了睛不和，用药不中，其病此外同而内异也。大抵治病多调适寒温，治热热去而不冷，治冷冷去而不热，阴不亏而阳不损，无不愈者。治风以治风药，治冷以治冷药，治劳治气，无非同治劳治气药。后人不能究其病之源流紧要，一概用四君子汤、参苓之类，药性温平，为不能知病之由。欲逃其差误，殊不知纵令病势弥漫，卒不能救，误人者多，不可不知。要之用和缓之药，各从其类而和缓，但不致刚烈尔。且防风、白术治漏风，川芎、当归治血风，川芎、荆芥治头风，独活、羌活治高风，天雄、附子治虚风，干姜、细辛治寒风，大黄、荆芥治热风，木瓜、天麻治筋风，各随虚实寒热而治之，何尝治风而不用风药，治冷而不用冷药？但令病去而不生他证为妙也。

《士林余业医学全书·用药法则》卷三：随病制宜。病在上宜升，病在下宜降。病在外宜浮，病在内宜沉。病寒则治以热，病热则治以寒。变化不一，故升降浮沉则顺之，所谓无伤岁气，勿伐天和也。寒热温凉则逆之，所谓调其气，使之平也。外感杂病，引经报使之药不可忽略。凡见病从某经而出，即用某经药引主药，始得力，未有不效者。

《本草经疏·论诸病惟虚与火为难治》卷一：《经》曰，精气夺则虚。又曰，邪之所凑，其气必虚。虚者，空也，无也。譬诸国内空虚，人民离散，则百祸易起，镇抚为难。非委任贤智，安靖休养以生息之，未可保其无事也。病之虚者，亦犹是已。医非明哲，孰能镇之以静？久而弗摇，卒成收合散亡，克复故物之功哉！是故《经》曰：不能治其虚，安问其余？盖言虚为百病之本，宜其首举以冠诸证也。〇夫火者，阳也，气也，与水为对待者也。水为阴精，火为阳气，二物匹配，名曰阴阳和平，亦名少火生气，如是则诸病不作矣。设不善摄养，以致阴亏水涸，则火偏胜。阴不足，则阳必凑之，是谓阳盛阴虚，亦曰壮火食气。是知火即气也，气即火也。故仙经谓：药即火，火即药，一而二，二而一者也。东垣亦曰：火与元气不两立。亦指此也。譬诸水性本流、本寒，过极则凝而不流，为层冰矣。解则复常，非二物也。盖平则为水火既济，当斯时也，火即真阳之气矣。及其偏也，则(即)积阳气而为火也，始与元气不两立，而成乖否之象矣。故戴人亦曰：莫治风，莫治燥，治得火时风燥了。言苟能解此，则已达阴阳水火之原，曲畅旁通，何施不可？正指火之变态多端，其为病也非一，了此则余皆可办。然学者非心领神会，讵足喻于斯乎？

《轩岐救正论·药随病施》卷六：先哲有云：用得其宜，虽乌、罔亦可奏功。不得其宜，至参、苓亦能为害。夫药何定施哉？昔有人患阳明胃腑证，法须承气，因误投参、术，几殆。后以他病阳虚发热，宜用参、术，却为前故，畏而不服，亦致留连增剧，是犹因噎废食者也。吁！同一药石耳，用之有宜，有不宜，而生死系之，益见病者须择好医耳。

《本草汇笺·总略》：论治病宜通本草之原（出王肯堂）。焉文云：大凡四民不就，以及羽流释子，不安本位者，咸窜业于医。通都之市，悬壶者载道。又时遭丧乱，士子耻就功名，亦往往藉医糊口。然大多浮猎脉经，略明物理，遽欲妄搀司命之责。至如《本经》、《别录》、甄权、李杲、日华诸书，暨昭代名家发明注疏等集，皆蔑焉罔闻，藐视轻忽，以为此其粗者耳。此于治病之本，先自茫昧，将何所挟持，以为缮生救死之术耶？予尝谓历代名医，俱各有得手处。近如王损庵，乃从《内经》得手，缪仲淳乃从《本草》得手。今观损庵之论本草，盖《内经》药理两造其极。仲淳《经疏》全旨，暨今贾九如《化义》之精奥，先生早以数语尽之。尝见有精于药理者，稍通经义，用药中病，即同游刃。假令《灵》《素》之书日攻，而藐弃《本草》为粗学，与之空谈，真能夺席。及夫临症，下手即讹。此犹为读书明理者言也，奚况绝无知识者乎？〇读《本草》有法，勿看其主治。曰：不看主治，又何以知药性也？曰：天岂为病而生药哉？天非为病而生药，则曰何药可治何病，皆举一而废百耳。草木得气之偏，人得气之全，偏则病矣。以彼之偏，辅我之偏，医学所由设也。读《本草》者，以药参验之，辨其味，察其气，观其色，考其以何时苗，以何时花，以何时实，以何时萎，则知其禀何气而生。凡见某病为何气不足，则可以此疗之矣。《灵枢·邪客篇》论不得卧者，因厥气客于脏腑，则卫气独卫其外，行于阳，不能入于阴，行于阳，则阳气盛，阳气盛，则阳跷满，不得入于阴，阴气虚，故目不瞑，治之以半夏汤。夏至而后一阴生，半夏苗其时，则知其禀一阴之气而生，所以能通行阴之道。五月阳气尚盛，故生必三叶，其气薄，为阳中之阴，故能引卫气从阳入阴。又其味辛，能散阳跷之满，故饮之而阴阳通，其卧立至。李明之治王善夫小便不通，渐成中满，是无阴而阳气不化也。凡利小便药，皆淡味渗泄为阳，止是气药，阳中之阴，所以不效。随处以禀北方寒水所化，大苦寒，气味俱阴者，黄柏、知母、桂为引使，为丸投之，溺出如涌泉。盖此病惟下焦真阴不足，故纯用阴中之阴，不欲干涉阳分，及上中二焦，故为丸又令服之多也。《本草》何尝言半夏治不得卧，黄柏、知母利小便哉？则据主治而觅药性，亦何异锲舟求剑也？

《医学源流论》卷上：病有不必服药论天下之病，竟有不宜服药者，如黄疸之类是也。黄疸之症，仲景原有煎方，然轻者用之俱效，而重者俱不效，何也？盖疸之重者，其胁中有囊以裹黄水，其囊并无出路，药只在囊外，不入囊中。所服之药，非补邪即伤正，故反有害。若轻病则囊尚未成，服药有效。至囊成之后，则百无一效。必须用轻透之方，或破其囊，或消其水，另有秘方传授，非泛然煎丸之所能治也。痰饮之病亦有囊，常药亦不能愈。外此如吐血、久痞等疾，得药之益者甚少，受药误者甚多。如无至稳必效之方，不过以身试药，则宁以不服药为中医矣。

《医论三十篇·病不虚不服药自解》：人之有元气，其犹天地之有橐钥乎。天气下降，地气上升，天地交而万物生。肾水上升，心火下降，心肾交而百病除。故气不虚不病，病不虚不剧，且病不虚不服药自解，邪正不两立，邪胜正则病，正胜邪则痊。麻黄、桂枝、大黄、芒硝，皆所以逐邪而匡正也。如果正气充实，偶感外邪，传经既遍，自徐徐而渐愈。譬如满朝正人，即有一二宵小，亦无地自容，敛身而退。古人所以有不服药得中医之说，愿病家之择能而使，愿医家之临事而惧，毋听浮言，毋逞私智，其亦体天地好生之德也与。

诸家诸病用药论

《证类本草·序例上》卷一：〔《本经》〕夫大病之主，有中风、伤寒，寒热、温疟，中恶、霍乱，大腹、水肿，肠澼、下痢，大小便不通，贲上气，咳逆呕吐，黄疸、消渴，留饮、癖食，坚积、癥瘕，惊邪、癫痫、鬼疰，喉痹、齿痛，耳聋、目盲，金疮、踒乌卧切折，痈肿、恶疮，痔瘘、瘿瘤；男子五劳七伤，虚乏羸瘦；女子带下、崩中，血闭、阴蚀；虫蛇蛊毒所伤。此大略宗兆，其间变动枝叶，各宜依端绪以取之。

《鸡峰普济方·虚劳用药》卷一：凡虚劳之疾，皆缘情欲过度，荣卫劳伤，致百脉空虚，五脏衰损，邪气乘袭，致生百疾。圣人必假药石以资血气，密腠理以御诸邪。肌肉之虚，犹物体之轻虚，如马勃、通草、蒲梢、灯心之属是也，非滋润粘腻之物以养之，不能实也。故前古方中鹿角胶、阿胶、牛乳、鹿髓、羊肉、饴糖、酥酪、杏仁煎、酒、蜜、人参、当归、地黄、门冬之类者，盖出此意。《本草经》云：补可去弱，羊肉、人参是也。所谓虚劳者，因劳役过甚而致虚损，故谓之虚劳。今人才见虚弱疾证，悉用燥热之药，如伏火金石、附子、姜、桂之类，致五脏焦枯，血气干涸而致危困，皆因此也。如虚而兼冷者，止可于虚劳方中加诸温热药为助可也，如此即不失古人之意。

《卫生家宝产科备要·产后诸证用药例》卷六:产后恶露或多或少，皆能令人晕闷，心烦满急。〇产后恶血攻心，则能令人眼生黑花，心闷欲绝。产后才觉恶心，头眩头昏，多涕唾，身如在舟车中，此是血晕之候也。便以猛醋烟熏，及服保生圆、胜金汤、百草霜散等治血药，则如熟干地黄、生姜、芸台子、当归、蒲黄凉、没药、桂心、延胡索、赤芍药、牡丹皮、牛膝、川芎、麒麟竭之类。〇产后恶血攻心，则荒言乱语，惊怕，或啼或笑，宜服金黄散、麒麟竭散等破恶血；养好血药则如琥珀、熟干地黄、当归、蒲黄凉、赤芍药之类；安心气则如远志、茯神、朱砂、麝香之类。〇产后恶血不绝，为自来经血虚损，或产时恶血出不尽，留滞腹中，先有宿冷，遂成淋沥不止，宜服保生圆等，如牡蛎、当归、熟干地黄、艾叶、阿胶、厚朴、干姜之类。性冷药不可服之。〇产后因恶物不下，或下不尽，心腹疼痛，烦闷，宜服千金散、地黄散、桃仁散、川芎散、胜金汤、保生圆等；又宜服桂心、当归、牛膝、牡丹皮、虎杖、蓬莪茂、延胡索、赤芍药之类。产后须常体问产妇，如所下恶物多，即不须再三进逐恶血药，恐气血益虚，烦闷晕乱，及生疾病；如觉比寻常少，或不行，则须急攻之。缘血随气上行，掩于心，故令烦闷而心满急。二者得失甚大，切在详审。产后大肠秘涩，此是产时走津液多，肠胃未和，乃常事也。切不可乱服通利药，但只依寻常服调气血药，及调粥食，常令温暖细软，依时渐进，不得失饥，亦勿伤饱。气血调和，则肠胃自然平复矣。〇产后体虚，切不可妄进汤药，如别无证候，但只与保生圆及调养气血等药。〇产后三日，起坐不得，眼见黑花，目或晕绝，全不见物者，是血气未安，运走五脏，奔注于肝故也。有不识者，呼为暗风，误矣！宜服黑散子。〇产后乍寒乍热及渴者，是产后虚羸，败血入心肺则热，入脾则寒。不识者呼为疟疾，误矣！宜服黑散子。〇产后四肢浮肿及寒热者，是产后败血流入五脏，五脏将满，流入四肢，停留日久，却还不得，乃化为水。有不识者，呼为水气，误矣！血与水气，状候不同，何以明之？水气喘而小便涩，血气渴而四肢沉，当细辩之。宜服黑散子。产后言语颠狂，乍见神鬼，时复寒热及渴者，是产后败血冲心，心不受触，既被蒸熏，心脏热极，遂生此疾。不识者，呼为风邪神祟，误矣！宜服黑散子。〇产后一腊，非时不语者，是败血上冲，陷入心孔中，既被蔽之，便致不语。宜服黑散子。〇产后遍身疼痛者，是百节开张，血疰结处，停留不散，结聚虚胀，是以疼痛。宜服黑散子，骨间败血即去。〇产后虽满月，血气不通，上气咳嗽，痰涎多者，经脉未还，便不忌，谨多食热面，壅结成疾，聚即成块，散即上冲，气急咳嗽，四肢虚热，心闷口干，睡梦多惊，四肢无力，盗汗心痛，月候不调，或成血症，环绕脐下，或即面赤，因变骨蒸，但多服黑散子即瘥。须急服之，此疾难理故也。○产后败血停在脾胃，食冲于胃，胃冲于气，气冲即不安，便当吐逆，胸胁俱胀。有不识者，呼为翻胃。但服黑散子，吐出恶物即瘥。

《医说·痢有赤白》卷六：凡人患痢，不问赤白，脉小身凉者易安，脉大身热者难差。患痢未有不腹痛者，皆缘有积也。暑积及热积多患赤痢，冷积多患白痢。亦有肠胃有风而患赤痢者，有冷热不调而患赤白痢者。暑积痢可用黄连阿胶元、绵煎散加滑石；白痢可用驻车元、感应元之类；冷热不调用戊己元、巴豆元子之类。绵煎散入滑石，治赤痢极有功。又有豆饮子加减亦有功，治诸般痢用之每有效。官局灵砂丹亦甚奇。此数药自夏及秋，皆不可阙也同上〔《医余》〕。

《医说·伤滞用药不同》卷七：人之脏腑，皆因触冒以成疾病。而脾胃最易受触，盖日用饮食，稍或过多则停积难化，冷热不调则吐呕泄痢，膏粱者为尤甚。盖口腹恣纵，不能谨节。近用消化药，或论饮食既伤于前，难以毒药反攻其后，不复使巴豆、硇砂等药，止用曲糵之类。不知古今立方用药各有主对，曲糵止能消化米谷。如肉食有伤，则非硇砂、阿魏等药不能治也。至于鱼蟹过伤，则须用橘皮、紫苏、生姜。果菜有伤，则须用丁香、桂心。水饮伤，则须用牵牛、芫花。固不可一概论也，必审其所伤之因，对用其药，则无不愈。其间轻重，则随患人气血以增之而已。又有一等虚人沉积，不可直取，当以蜡匮其药，盖蜡能粘逐其病，又可久留肠胃间，又不伤气，能消磨至尽也。又有脾气偏虚，饮食迟化者，止宜助养脾胃，则自能消磨，不须用克化药耳。病久成积聚癥瘕者，则须用三棱、鳖甲之类。冷成积者，轻则附子、厚朴，重则矾石、硫黄。瘀血结块者，则用大黄、桃仁之类。医者宜审详之《鸡峰方》。

《妇人大全良方·妇人咳嗽用温药方论》卷六：〔初虞世〕:《经》曰，微寒为嗽，寒甚为肠癖。古人立方治嗽，未有不本于温药，如干姜、桂心、细辛之属。以寒气入里，非辛甘不能发散。以此推之，未有不因寒而嗽也。又曰：热在上焦，因咳为肺痿。又实则为肺痈，虚则为肺痿。此人其始或血不足，或酒色滋味太过，或因服利药重亡津液，燥气内焚，肺金受邪，脉数发热，咳嗽脓血。病至于此，亦已危矣。古人立方，亦用温药，如建中之属。今人但见发热咳嗽，率用柴胡、鳖甲、门冬、葶苈等药，旋踵受弊而不知非，可为深戒！就使不可进以温药，亦须炒以汤丸，委曲调治，无为卤莽，致伤人命。治虚中有热，咳嗽脓血，口苦咽干，黄耆散。

《宝庆本草折衷·逢原纪略》卷二：记四病忌实补。张杲举《医余》云：一曰疟疾，二曰狂疾，三曰水气，四曰脚气，不可服暖药。如平平补药，亦须于本病上有益乃可。

《外科精要·疗痈疽发背首先用药及点灸要诀》卷上：凡人年四十岁已上，头项鬓颐背膂、腰胁间，或筋骨之上，所视不见之处，稍有疮疖，便不可轻易待之。若视之悠悠，以为常疾，每见由微至著，丧命者多矣。古人云：背无好疮，面无好痣者是也。宁可待之重，其疾轻，安不可待之轻，令疾愈重。又不可见此疾而隐讳，又不可见此疾而忧惶。有此疾者，但宜把定心神，即便依法施治，若不失次序，未有不安者也。最不可怆惶失序，错乱用药，又不可才吃四五服药，便责无效。况此疾积袭之久，四五服药安能奏功？大盖此疾真似虎狼，甚如强盗，才入于室，敌之不合其理，必致伤人。防之得理，迎刃而解。今之疡医，不言破阵诀要之药，遂使后学转乖迷途，怆惶失序，轻者必重，重者必死。凡有此病，未要辩问是痈是疽，是疮是疖，是虚是实，是冷是热，首先便服内托散，五七服，便止，不可多服。次服五香连翘汤，宣泄毒气，便以骑竹马取穴法炙之，此穴直是有起死回生之功。或隔蒜灸之，庶使毒气有路而出，不攻于内。假如强盗入室，窒塞其路而捉之，惟恐走了，必伤主而后已。又如遗漏，在法打破其屋，则火有路出而不伤其内；

若不打破其屋，火在内然，火焰出屋，内已坏矣。更灸足三里，引热就下，此皆良法。今此五香连翘汤方不一，仆比较之皆有不同。其中有用大黄者，盖大黄治痈疖之要药，所以孙真人治痈疽，方萌之时，首以单煮大黄汤以宣其毒气，或以车螯散追毒元首，用宣利之药，无使毒炽，此其大法。今时之人，但见宠妾稍众，以为作丧太过，又病者于心有愧，自谓内耗中干，致有此疾，遂令更服补助热性之药，投合病者之意宜矣，殊不知邪之所凑，其气必虚，留而不去，其病乃实。若一见此病而便投热药，转助毒气，可谓抱薪救火。《经云》：实实虚虚，损不足，益有余，如此死者，医杀之尔。古人云：痈疮未破，毒攻脏腑，一毫热药断不可用。痈疮已破，脏腑即亏，一毫冷药亦不可用，此是先后次第之要诀也。《至真要论》云：诸痛痒疮，皆属于心。又云：阳气凑袭，寒化为热，热盛则肉腐为脓。又云：大凡痈疮多生于膏粱之人何也？平日宠妾满前，温床厚被，未寒衣绵，未饥先食，无非饮醇酒，食鸡羊，啖油面，嗜炙煿，平日熏煮脏腑，色力太过，稍有不及，便服兴阳乳石狼虎之药以助之，取一时之快意，殊不知消渴、消中、消肾、痈疽发背者，自此而起。又因气字不顺而得之，即得斯疾，于心有慊，一毫冷药断不肯服，医者又不执术，只得徇情，首以十宣散投合其意，便以膏药敷贴其外，殊不知毒气方盛之时，外被傅药闭其毫孔，内服温药助其毒气，致令热毒之气无路发越，内攻脏腑，倾人性命，急如返掌。一有是证，便以骑竹马取穴法，只灸五七壮，不可多灸。使心脉流通，毒气有路发泄，或以蒜钱蒜饼于疽顶上灸之，亦使毒气有路发泄，不至内攻，更于足三里穴上灸五七壮，此乃引热就下故也详载第四五论中。愚今谨择内托散、又名万金散，又名托里散，方见第一只。五香连翘汤第二只、沉麝汤第三只，甚者追毒丸又名神仙万病解毒丸，第十七只。及漏芦汤，已上皆宣热拔毒之药。既灸之后，使毒气有路而出，服药之后，使毒气不伤其脏腑，然后玩味方论，或命医者商确疾证，依法调治，亦未晚也。若有烦热，口燥咽干，大府秘难，六脉沉实而滑，或洪数有力，便可投之以漏芦汤、大黄等药，或追毒元，为宣热拔毒之计；或有泻证，医者不可便归咎于药，以为张本之计。殊不知患痈疽之人，每有泄泻，皆是恶候，若疑似之间，但服内托散，次以五香连翘汤、沉麝汤，五七日之后，继之以国老膏、万金散、牛胶饮子、忍冬酒、柞木散、黄矾元、远志酒之类，皆可选用，以为破敌之需。已上诸方，不冷不热，不问老幼少壮，阴阳虚实冷热，多服为妙，自有奇功。所有前贤精妙方论，编集于后，以备检阅，次序门类，整然不紊，临病之际，若能子细玩味，详灼义理，依法治之，万不失一。

《兰室秘藏·半产误用寒凉之药论》卷中：妇人分免及半产漏下昏冒不省，瞑目，无所知觉，盖因血暴亡，有形血去，则心神无所养。心与包络者，君火、相火也，得血则安，亡血则危。火上炽，故令人昏冒；火胜其肺，瞑目；不省人事，是阴血暴去，不能镇抚也。血已亏损，往往用滑石、甘草、石膏之类，乃辛甘大寒之药，能泻气中之热，是血亏泻气，乃阴亏泻阳，使二者俱伤，反为不足。虚劳之病，昏迷不省者，上焦心肺之热也，此无形之热，用寒凉之药，驱令下行，岂不知上焦之病，悉属于表，乃阴证也，汗之则愈。今反下之，幸而不死，暴亏气血，生命岂能久活？又不知《内经》有说，病气不足，宜补不宜泻。但瞑目之病，悉属于阴，宜汗不宜下。又不知伤寒郁冒，得汗则愈，是禁用寒凉药也。分免半产，本气不病，是暴去其血，亡血补血，又何疑焉？补其血则神昌，常时血下降亡，今当补而升举之，心得血而养神不昏矣。血若暴下，是秋冬之令大旺，今举而升之，以助其阳，则目张神不昏迷矣。今立一方，补血养血，生血益阴，以补手足厥阴之不足也。

《岭南卫生方·继洪治瘴用药七说》卷上：夫人身本是四大假合，（四大乃地、水、火、风。

地即土，风即木。）阴阳和会。上焦属火而为阳，下焦属水而为阴，遇有上热下寒之疾，不能升降既济之，而反用药，实实虚虚，则水火解散而人身坏矣。继洪尝见柳教彭亮一日染瘴，身热而心烦，自以为实热，乘渴以冷水吞黄芩黄连丸，又取冷水以清胸膈。至日晡，小便渐多，更服黄芩汤，是夜连进十数服，小便愈数，次早热才退而逝去矣。盖下元为人身之根本。根本既虚，于身乎何有？且如小柴胡汤，今人但谓可用解热，曾知其所以用乎？古人惟用之以治足少阳胆经伤寒。胆无出入之道，非柴胡、半夏能和能解，则不可佐以黄芩。欲其峻快以宣泄之，复用人参，则又不得不存攻守之意也。倘或不当用而用之，鲜有不蹈教彭之辙者。〇瘴病多呕，盖本由饮食伤脾而得之，亦炎方之疾，气多上逆，故为呕、为痞、为头痛、为大便不通。所以治呕、治痞、治头痛之法，皆当斟酌以温利大便也。大约言之，治呕当以养胃汤、来复丹、治中汤、二陈汤选而用之。呕而寒热，藿香正气散。呕而膨胀，二陈汤下感应丸。呕而头痛，来复丹兼如圣饼子。若只胸膈不快，下虚中满，嘉禾散主之。李待制云：虽有蕴热，亦可冷服，是取其有升降之功，与瘴疾相宜也。虽无疾而气不快，心腹胀，身体倦，遇风寒则一身凛然，是为欲作瘴之兆，亦宜服嘉禾散、正气散、红丸子之类，使气顺食消，则外邪无自而入。若夫大便不通，切不宜峻用利药。或只须嘉禾散入少蜜煎，或宜三和散、感应丸。甚者蜜导法。气实者可用麻仁丸。小便多而大便秘者，谓之脾约，宜服脾约丸。但病久气虚，宜服宣利之剂，则不免困弱，须是精细饮食，加意将养，毋令之秘可也。〇《指迷方》云：冷瘴必不死，热瘴久而死，哑瘴无不死。此虽大略之言，然亦可以即此而知受病浅深也。哑瘴即热瘴之甚者。盖常人肺气入心则为音声。今瘴毒兜在胸臆，使脾气不通，涎迷心窍，故不能言也。此当疏气豁痰，清心解热。大便秘而脉按之实者，可以薄荷、槟榔、枳壳、沉香、青皮、茯神之类，斟酌为之通利。胸膈紧者，宜用青州白丸子，姜汁烂研咽下。若手足搐搦及成痰厥，宜服星香散。气虚者，宜附香饮及养正丹。又有非心肺郁闭，而惟舌根强木者，乃瘴毒中于心脾经所致。心之别脉系舌本，脾之脉连舌本散舌下，邪气入经络，故舌不转而不能言。此宜投正舌散及全蝎、麝香、南星、茯苓之类，大概治痰压热也。古人治哑瘴不立方，意在临时将息之，固不可拘执。〇医书云：人间之火，得木则炎，得水则伏，其疾之小者似之。神龙之火，得木则熸，得水则炎，疾之大者似之。乃谓疾之大者，非温凉补泻常法可以制治，故处方则有热因寒用，寒因热用。今人染瘴，重者或哑而不能言，或热而精神昏乱，生死一间，不谓之大病可乎？所以冷香汤、沉附汤、附子汤、冷汤等，虽主于温剂，复以凉药为佐使，更令冷服，乃热因寒用也。深有理焉，用者宜审之。〇朱肱论伤寒云：重阳必阴，重阴必阳，寒暑之变，物极则反。今瘴疾或始寒战而终大热，或连日极热而后作寒，正谓此也。但伤寒以不饮水为内寒，瘴疾内寒者也。亦饮水，甚则欲坐水中，取水以清其心胸，盖炎方受病，气专炎上，心肺焦熬，华盖干涸，所以多渴。若其脉浮而虚，按之无力，又或病当潮时脉浮洪，病不潮时脉微弱，其证则心烦躁，额上极热，面色多赤，头或痛或不痛，小便或多或赤，大便滑泄，腰腿沉重，两足不热，甚者寒厥或疼。误服凉药，则渴转甚，躁转急，此乃阴证以阳治之，当服丹砂、附子，及灸丹田、气海、足三里等穴，暖其下元，便阴阳交泰，而病自和解也。〇方书谓麻黄生中原，有麻黄之地，冬雪不积，麻黄能泄内阳故也。今深广无霜雪，皆如麻黄之地，阳气常泄，即此可知。人居其间，不劳麻黄而自汗，有病则不宜轻用麻黄，此理甚明。前辈诗云：四时常是夏，一雨便成秋。读此一联，不惟可见峤南天气，亦可触类以知乎人之病也。病者多热，才一经汗便翻然为冷，是岂宜轻汗耶？如五积散、破关散、金沸草散、九宝饮、小续命汤，虽用麻黄，各有主对，犹可

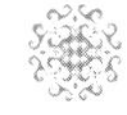

服之，亦不宜过。若正麻黄汤、青龙汤，则峤南不当遽用也。今人例用麻黄为发散之药，殊不知其力秖能驱我之内阳，以刼外寒也。故古今方书用治肺经咳嗽，以肺之性恶寒，肺为娇脏，易于感寒，乃宜用之。张仲景治足太阳经伤寒用麻黄，以太阳属膀胱，非汗不解。及用治足少阴经伤寒，盖少阴属肾，治法当自膀胱经去，皆所当用也。除此二脏腑之病，方书已自少用。况今深广不寒之地，瘴气交重，瘴病岂因感寒邪，不因感寒，不必用麻黄，又何不可？《南史》记范云初为陈武帝属官，武帝宠之，将有九锡之命在旦夕矣，云忽感伤寒之疾，恐不得预庆事。召徐文伯诊视，以实恳之曰：可便得愈乎？文伯曰：便愈甚易，只恐二年后不复起耳。云曰：朝闻道夕死犹可，况二年乎？文伯以火烧地，布桃叶设席，置云于上，顷刻汗解，扑以温粉。翌日愈，云甚喜。文伯曰：不足喜也。后二年果卒。夫取汗先期，尚促寿限，况不当用而用者乎？愚又尝亲见有染瘴者，上热下寒，腰足寒痛，自谓五积散证也。便倍加麻黄，多服覆汗，竟成重虚，虽服真武汤，亦莫能救。并赘于此，使用药者详审云。〇《摄生方》谓南方男子多瘠，而妇人多肥，男子多弱，妇人多力，此亦阳泄阴盛之验也。故本土妇人不甚染瘴。若北人入岭，又当论其气血何如。染瘴之治法，大略与男子同，更当兼以豁痰调气。寻常小小不快，秖用四七汤、二陈汤、小乌沉汤、枳壳散之类。或煎四物汤、木香调气散，或四物汤与参苏饮合煎，即茯苓补心汤。临病差排别换汤，便自应有效。又妇人来南方，间受头风脚气之疾，此所当先与疏气也。医书谓妇人性情执着，乃多喜怒，且闷闷于闺合中，莫由散释。医者用药，多本此焉。然治瘴疟，当不出此集中数方也。况胎前产后不幸而染瘴，固当秖用平和之剂以和解之。《本事方》抑阳助阴之说，堪为病后调补之。

《汤液本草·东垣先生〈用药心法〉》卷二：随证治病药品。如头痛，须用川芎。如不愈，各加引经药：太阳，川芎；阳明，白芷；少阳，柴胡；太阴，苍术；少阴，细辛；厥阴，吴茱萸。如顶巅痛，须用藁本，去川芎。如肢节痛，须用羌活，去风湿亦宜用之。如腹痛，须用芍药。恶寒而痛，加桂；恶热而痛，加黄蘗。如心下痞，须用枳实、黄连。如肌热及去痰者，须用黄芩。肌热亦用黄芪。如腹胀，用姜制厚朴。一本有芍药。如虚热，须用黄芪。止虚汗亦用。如胁下痛，往来潮热，日晡潮热，须用柴胡。如脾胃受湿，沉困无力，怠惰好卧，去痰，用白术。如破滞气，用枳壳，高者用之。夫枳壳者，损胸中至高之气，二三服而已。如破滞血，用桃仁、苏木。如去痰，须用半夏。热痰，加黄芩；风痰，加南星。胸中寒痰、痞塞用陈皮、白术，多用则泻脾胃。如腹中窄狭，须用苍术。如调气，须用木香。如补气，须用人参。如和血，须用当归，凡血受病者，皆当用当归也。如去下焦湿肿及痛，并膀胱有火邪者，必须酒洗防己、草龙胆、黄蘗、知母。如去上焦湿及热，须用黄芩，泻肺火故也。如去中焦湿与痛热，用黄连，能泻心火故也。如去滞气用青皮，勿多服，多则泻人真气。如渴者，用干葛、茯苓，禁半夏。如嗽者，用五味子。如喘者，用阿胶。如宿食不消，须用黄连、枳实。如胸中烦热，须用栀子仁。如水泻，须用白术、茯苓、芍药。如气刺痛，用枳壳，看何部分，以引经药导使之行则可。如血刺痛，用当归，详上下，用根梢。如疮痛不可忍者，用寒苦药，如黄蘗、黄芩，详上下，用根梢及引经药则可。如眼痛不可忍者，用黄连、当归身，以酒浸煎。如小便黄者，用黄蘗；数者、涩者，或加泽泻。如腹中实热，用大黄、芒硝。如小腹痛，用青皮。如茎中痛，用生甘草梢。如惊悸恍惚，用茯神。如饮水多，致伤脾，用白术、茯苓、猪苓。如胃脘痛，用草豆蔻。〇凡用纯寒纯热药，必用甘草，以缓其力也。寒热相杂，亦用甘草，调和其性也。中满者禁用。《经》云：中满者勿食甘。

《用药十八辨》〔见《秘传痘疹玉髓》卷二〕：四兽散。痘变于黑，用犬、豕、人、猫粪烧灰治之。

岂知痘畏避者，秽污之物。况猫屎人服，则耳聋，犬屎人服胫不消，但人中黄能解砒毒而不解痘毒。设立此方，非惟无益于世，抑且贻害于人。评曰：痘症从来怕秽氛，莫将人兽粪来侵。世人多少迷难悟，送尽飞花命丧阴。

《外科精义·用药增损法》卷上：古人用药，因病制宜，治不执方，随病增损。积聚补益，可用丸药，以从旧不改方增损。盖疮疽危要之际，证候多种，安有执方之论，固可临时加减，以从其法。只如发背、脑疽、恶丁、肿脓溃前后虚而头痛者，于托里药内加五味子；恍惚不宁加人参、茯苓；虚而发热者，加地黄、栝蒌根；往来寒热者，并潮热者，加柴胡、地骨皮；渴不止者，加知母、赤小豆；大便不通者，加大黄、芒硝；小便不通者，加木通、灯草；虚烦者，加枸杞子、天门冬；自利者，加厚朴；四肢厥逆者，加附子、生姜；呕逆者，加丁香、藿香；多痰者，加半夏并陈皮；脓多者，加当归、川芎；痛甚者，加芍药、乳香；肌肉迟生者，加白敛、官桂；有风邪者，加独活、防风；心惊怯者，加丹砂；口目瞤动者，加羌活、细辛。愚虽不才，自幼及老，凡治疮疽，常依此法加减用药，取效如神。后之学者宜细详焉。

《局方发挥》：或曰：妇人一门，无非经候、胎产、带下，用药温暖，于理颇通，吾子其无忘言乎？〇予曰：妇人以血为主，血属阴，易于亏欠，非善调摄者，不能保全也。余方是否，姑用置之，若神仙聚宝丹，则有不能忘言者，其方治血海虚寒，虚热盗汗，理宜补养，琥珀之燥，麝香之散，可以用乎？面色痿黄，肢体浮肿，理宜导湿，乳香、没药，固可治血，可以用乎？胎前产后，虚实不同，逐败养新，攻补难并；积块坚癥，赤白崩漏，宜于彼者，必防于此，而欲以一方通治乎？世人以其贵细温平，又喜其常服可以安神，去邪令人有子，殊不知积温成热，香窜散气，服者无不被祸，自非五脏能言，医者终不知觉，及至变生他病，何曾归咎此丹。余侄女，形色俱实，以得子之迟，服此药，背上发痈，证候甚危。余诊其脉散大而涩急，以加减四物汤百余贴，补其阴血，幸其质厚，易于收救。质之薄者，悔将何及？若五积散之治产后余血作痛，则又有不能忘言者，以苍术为君，麻黄为臣，厚朴、枳壳为佐，虽有芍药、当归之补血，仅及苍术三分之一。且其方中言，妇人血气不调，心腹撮痛，闭而不行，并宜服之。何不思产后之妇，有何寒邪？血气未充，似难发汗，借曰推陈致新，药性温和，岂可借用麻黄之散，附以苍术、枳、朴，虚而又虚，祸不旋踵。率尔用药，不思之甚。

《珍珠囊·用药凡例》：〔见《医要集览》〕头角痛须用川芎，血枯亦用。巅顶痛须用藁本。遍身肢节痛须用羌活，风湿亦用。腹中痛，须用白芍药、厚朴。脐下痛，须用黄柏、青皮。心下痛，须用吴茱萸。胃脘痛，须用草豆蔻。胁下痛，须用柴胡，日晡潮热、寒热往来亦用。茎中痛，须用生甘草梢。气刺痛，须用枳壳。血刺痛，须用当归。心下痞，须用枳实。胸中寒痞，须用去白陈皮。腹中窄，须用苍术。破血须用桃仁。活血须用当归。补血须用川芎。调血须用玄胡索。补元气须用人参。破滞气须用枳壳、青皮。解表热须用黄芩，去痰亦用。去痰须用半夏。去风痰须用南星。诸虚热须用黄芪，盗汗亦用。脾胃受湿，须用白术，去痰亦用。下焦湿肿，须用汉防已、草龙胆。中焦湿热，须用黄连。上焦湿热，须用黄芩。烦渴须用白茯苓、葛根。嗽者须用五味子。咳有声、无痰者，须用生姜、杏仁、防风。咳有声、有痰者，须用半夏、枳壳、防风。喘者须用阿胶、天门冬、麦门冬。诸泄泻须用白芍药、白术。诸水泻须用白术、白茯苓、泽泻。诸痢疾须用当归、白芍药。上部见血须用防风。中部见血须用黄连。下部见血须用地榆。眼暴发，须用当归、黄连、防风。眼久昏暗，须用熟地黄、当归、细辛。解利伤风，须用防风为君，白术、甘草为佐。

解利伤寒，须用甘草为君，防风、白术为佐。凡诸风须用防风、天麻。诸疮疡须用黄柏、知母为君，连翘、黄芩为佐。小便不利，须用黄柏、知母为君，茯苓、泽泻为佐。疟疾须用柴胡为君，随所发之时，所属经络部分，以引经药导之。

《秘传痘疹玉髓》：益阳汤加减药性总要。参芪甘草加以腹、桔、桂、芎，乃作益阳之剂，制方不过于七味，治效可收乎始终。治或不同，法当加减，是以三日之前，参、芪径进；至浆足之后，芎、桂休加；毒壅盛而烦红、发热，则黜保元而进以小连翘。此症一消，益阳为最。狂乱惊瘢，虽犀角、地黄无害；气虚塌陷，用丁香、附子何妨？肉蔻、参苓健胃止泻，麦门、五味解渴消烦。用紫苏以定喘，加茯神以安神。四物有补血化浆之功，四君有助气制毒之妙。糯米、山查壮神进食；陈皮、贝母下气消痰。芍药收浆，可加于浆足之后；川芎补漏，莫缺于未满之前。丁香助阳而逐毒，地黄清血以消烦。蒺藜祛风止痒，蝉蜕起鼎逐毒。浆滞不行，水阳堪浴；痘出不快，紫草当投。依此制方，万无一失。

《银海精微·五轮八廓总论》卷上：其症七十有二，治之须究其源。因风则散之，热则清凉之，气结则调顺之，切不可轻用针刀钩割。偶得其愈，出乎侥幸。或有误而为者，则必为终身之患也。又不宜通用凉药，恐冰其血，凝而不流，亦成痼疾。用药当量人之老少，气体之虚实。又有肾虚者，亦令人眼目无光，或生冷翳，宜补暖下元，滋补肾水。北方患者，多是日冒风沙，夜卧热炕，二气交蒸，故使之用凉药。北方之人故与南方之人用药有不同也。疹痘之后，毒气郁结于肝而气不能泻，攻发于眼目，伤于瞳仁者，素无治法也。

《银海精微·眼科用药次第法》卷下：夫眼疾之医，虽分症类，而其中病源，不可不深思而熟视哉。夫疾有久新，症有轻重，须分表里、风热、气热、湿热、实热。而新病者，皆因内积热毒之轻，循经络而上头目，遇外风寒所触而发者，必须先发表风邪，后乃远其火热，黄连、黄芩以泻火，防风、薄荷以疏风，兼以麻黄、苍术之类。如无风寒所逼，推血壅上，宜用当归、大黄、防己坠下之剂。久眼昏蒙所晓，宜用当归、地黄、防风、羌活之类，有翳膜加木贼、蒺藜、蝉退、决明等剂。如胞合眼皮不开，此乃寒邪之气伤胞，宜行气之药，青皮、黄芪、香附，兼以风药佐之。血滞者宜调血，赤芍、归尾、鼠粘。如头痛者羌活、白芷、蔓荆、藁本、川乌之类，佐以风药防风、荆芥、玄参、柴胡、细辛，用之必当也。如眼眩晕昏瞶，十分作痛，但虚肿痛及眼眶，此乃痰饮所患，宜二陈汤，兼佐以风药。如肿胀暗痛，热泪难禁者，苦寒之药宜然，但视人之形气虚实，体之盛衰，务究其内外浅深，不可专书，全在人之活法。

《医学碎金》卷三：上中下三部见血用药歌。三部见血如何治，上用防风中用连。下部地榆施活法，更加血药同其煎。〇三焦湿热用药歌。三焦湿热肿堪怜，上用黄芩中用连。下用草龙防己檗，要君记用莫迁延。〇伤寒六经补泻用药。太阳证表未解，下之太早成结胸。阳明证用热药，太过即发黄，于遍身生血斑、血衄。少阳证下之早，即两胁痛、吐逆不止。少阴证无汗，即动血、吐血者死；下之早亡血。太阴证当温其里，如下之太早，心胸满闷，下痢不止。厥阴证下之早，即四肢逆冷；若因生寒，十死一生，不宜冷。

《伤寒琐言·治伤寒用药大略》卷一：凡证有头疼恶寒，皆是伤寒，无则皆否也。何则？盖伤寒则恶寒，伤食则恶食，理固然也。但在冬时恶寒为甚，盖冬时为正伤寒，天气严凝，风寒猛烈，触冒之者，恶寒殊甚，其余时月虽有恶寒亦微，未若冬时之恶寒为甚也。虽四时皆有伤寒，治之不可一概论也。冬时气寒，腠理微密，非辛甘温不可，故以桂枝等药以治之。然风与寒常相因，寒则伤荣，恶寒头痛，脉浮紧而无汗，则用麻黄汤开发腠理以散邪，得汗即愈；风则伤卫，头痛恶风，脉浮缓而自汗，则用桂枝汤充塞腠理以散邪，汗止即愈。《经》云甘辛发散为阳者是也。若夫荣卫俱伤，又非此二汤所能治也，须大青龙汤。然此汤大峻，又非庸俗所可拟也。余亦有代之者，其非冬时有恶寒头痛之证，皆宜辛凉之剂，通表里以和之则愈矣。若以冬时所用桂枝辛温之药而通治之，则杀人矣。曰辛凉者何？羌活冲和汤是也。兼能代大青龙汤为至稳。呜呼！一汤可代三方，危险之药如坦夷，其神乎哉！但庸俗辈所未知也。过此则少阳、阳明二经，在乎半表半里，肌肉之间，脉亦不浮不沉。外证在阳明，则有目疼、鼻干、不得眠之证，脉似洪而长，以葛根汤、解肌汤、升麻汤治之。在少阳则胸胁痛而耳聋，脉见弦数，以小柴胡汤加减而和之，本方有加减法。此二经不从标本，从乎中也。余常以小柴胡汤加葛根、芍药治少阳、阳明俱病如拾芥，但不使世俗知此奇妙耳。过此不已，则传阳明之本为入里，大便作实，其外证悉罢，谓无头痛、恶寒，脉见沉实不浮，谵妄恶热，六七日不大便，口燥咽干而渴，轻则大柴胡汤，重则三承气汤选用。或曰：邪既入里而作实，无非大黄苦寒之药除下之，何其用方之杂还也？余曰：传来非一治之乃殊耳。病有三焦俱伤者，则痞满燥实全具，则宜大承气汤，厚朴苦温以去痞，枳实苦寒以泄满，芒硝咸寒以润燥软坚，大黄苦寒以泄实去热，病斯愈矣。邪在中焦则有燥实坚三证，故用调胃承气，以甘草和中，芒硝软坚润燥，大黄泄实，不用枳实、厚朴以伤上焦氤氲轻清之元气，调胃之名于此立矣。上焦受伤则痞而实，用小承气汤，枳实、厚朴能除痞，大黄之泄实，去芒硝则不伤下焦血分之真阴，谓不伐其根也。若夫大柴胡汤，则表邪尚有，而里证又急，不得不下，只得以此汤通表里而缓治之。犹有老弱及血气两虚之人，不宜用此。三阳之邪传里为尽。三时谓春夏秋也，不须头疼、恶寒而反渴者，此则温病也。暑病亦然，比之温病则尤加热也，治宜小柴胡汤。盖此汤春可治温，夏宜治暑，秋能润肺。又宜葛根汤、升麻汤、解肌汤、败毒散。中暑而渴者，柴胡石膏汤、人参白虎汤，看渴微甚而用，无不效。《经》曰：发热不恶寒而渴者，温病也。若夫阴证，则别有法，不在此例矣。

《伤寒证脉药截江网·论伤寒用药法则》：标本逆从之既明，五剂之药须用识。且如表汗用麻黄，无葱白不发。吐痰用瓜蒂，无豆豉不涌。去实热用大黄，无枳实不通。温经用附子，无干姜不热，甚则以泥清水加葱白煎之。竹沥无姜汁不能行经络，蜜导无皂角不能通秘结。非半夏、姜汁，不能止呕吐。非人参、竹叶，不能止虚烦。非小柴胡，不能和解表里。非五苓散，不能通利小便。非天花粉、干葛，不能消渴解肌。非人参、麦门冬、五味，不能生脉补元。非犀角、地黄，不能止上焦之吐衄。非桃仁承气，不能破下焦之瘀血。非黄芪、桂枝，不能实表间虚汗。非茯苓、白术，不能去湿助脾。非茵陈，不能除黄疸。非承气，不能制定发狂。非枳、桔，不能除痞满。非陷胸，不能开结胸。非羌活冲和，不能治四时之感冒身疼。非人参败毒，不能治春瘟。非四逆，不能救阴厥。非人参白虎，不能化斑。非理中、乌梅，不能治蛔厥。非桂枝、麻黄，不能除冬月之恶寒，热随汗解。非姜附汤，不能止阴寒之泄利。非大柴胡，不能去实热之妄言。阴阳咳嗽，上气喘急，用加减小青龙，分表里而可汗下。此伤寒用药之大法也。

《伤寒明理续论·阴阳虚实用药寒温辩》卷六：《伤寒》一书，所谓阴阳虚盛，则精微之义，不无辩析于其间。四十八难曰：病之虚实，出者为虚，入者为实。盖表之真阳既虚，故阴邪以盛，出而乘阳，是以脉浮于外，其病在表，法当汗之。当其阴邪出表，脉浮于外之时，不可自惑以为阳脉盛也。里之真阴既虚，故阳邪以盛，入而乘阴，是以脉入于内，其病在里，法当下之。当其阳邪入里，脉实于内之时，不可自惑以为阴脉盛也。是说非古人之立言也，盖使人知如此之为阴盛，则抑阴而助阳；如彼之为阳盛，则抑阳而助阴。阴盛，则邪出于外者，发表之药当性温，以助阳气，如桂枝汤之类是也。阳盛，则邪入于内者，攻里之药当性寒，以抑阳气，如承气汤之类是也。或曰：阴出而乘于外，是阳之不足也。阳病，则当有以发表而汗之，何哉？是大不然，阴邪传于外，不汗之，则邪何由而去？桂枝之性温，温之，乃所以助阳，阳有所助而长，则阴邪之所由以消，辛甘发散为阳者，此也。张氏所谓承气入胃，阴盛乃亡者，正恐阴盛出外，而误以承气下之，安得而不亡。或者有阳入而乘于内，是阴之不足也。阴病，则当有以温养而下之，何哉？是又不然，阳邪入于内，不下之，则邪从何而出？承气之性寒，寒之，乃所以抑阳，阳受其抑则微，而真阴之所由以长，酸苦涌泄为阴者，此也。张氏所谓桂枝下咽，阳盛则毙，正恐阳盛入内，而误以桂枝汗之，又安得而不死。观古人发表之药多温，攻里之药多寒，则知阴阳虚实之意微，非止于汗下设矣，所以为用药寒温设也。

《奇效良方》卷六五：治疮疹方宜不同用药亦异。《素问》云：一病而用药各不同，皆愈者何也？此地势使然尔。且东方食鱼而嗜咸，令人黑色而疏理，为病痈疡，以砭石治之。西方风土刚强，外邪不能伤，其病生于里，治之宜于毒药。北方风寒冰烈，藏寒生满病，其治宜于灸焫。南方天地所以长阳盛处，其地下，水土弱，而雾露之所聚，其民嗜酸而食胕，病为挛痹，治以微针。中央地平以温，其生万物也众，杂食而不劳，病为痿厥寒热，其治宜于导引按蹻。是以五方地势高下不同，治法亦异。故仲景治伤寒用桂枝、麻黄、大青龙汤，皆是热性药，云西北二方行之无不应验，惟江淮地暖处用加减法，如升麻、石膏、知母之类，是随此五方地气而用药也。又云：病素有虚实者，并用古方不在加减法，当此随时变通，不可泥于一曲。且西方风土刚强，外邪不能袭，病生于里，其治宜毒药利之。设有阴证者，亦须用理中汤、四逆汤之类，以复阳气。南方虽为阳精拱上，其地下，水土弱，雾露之所聚，病为挛痹。设有阳证者，即用大黄、大青、黄连、葶苈、苦酒之类，以复阴气也。此皆前人得随时增减之理，则知疮疹岂在专补专泻，但应当日脉证祛逐可也。方宜各自不同，故用药岂可执泥哉？〇疮疹入目用药。心热毒生肝风，肝主目，热毒冲之，故为目患。以凉肝丸服之，秦皮散洗之，密蒙花散服之。或因食毒物，睛突出外者，仙灵脾散。暴赤肿痛者，茼麻子散。患半年一年余者，蝉蜕散。出正盛而不令入目者，调肝散。入眼成翳者，瓜蒌散。生翳遮膜者，威灵仙散。入目痛楚伤目者，浮萍散。生翳者，拨云散。风热攻眼者，井泉石散。目中豆疮成翳者，大黄散贴之。赤脉侵睛者，羚羊角丸。豆疮入目昏暗者，金花散。疮入目里侵睛者，桦皮散。翳障不见光明者，蝉花散为良。

《医说续编·用药》卷三：治风丹剂。凡用丹剂者，为风入骨髓不能得出，故用龙、麝、牛、雄、犀、珀、珠、金，皆入骨髓、透肌肤之剂，使风邪得以外出也。若中血脉、中府之病，初不宜用龙、麝、牛黄，恐引风入骨髓，如油入面，莫之能出。若中藏，痰涎昏冒烦热者，宜用之下痰镇坠，清神《发明》。

《痘疹方论》：论寒热用药不同。陈氏之药主于热，钱氏之药主于寒。今之医者，不可执一，因时制宜可也。寒则因表虚而入，热则因里实而生。治者须分内外虚实，一向发举固不可，一向解毒亦不可，寒用发举，热用解毒，斯为活法也，何以主为。〇陈氏方多用木香散、异功散，有丁香、官桂、附子、半夏之热，可治不足之症。钱氏方多用解肌汤、凉膈散，有大黄、朴硝之寒，可治有余之症。医不察此宗，陈氏者虽痘疮稠密，其色过度，亦用木香散、异攻散。宗钱氏者，虽痘疮稀疏，亦用解肌汤、凉膈散。此盖仁智之见仁智者也。《明医杂著》云：近时小儿痘疹，止宗陈文中木香散、异攻散，殊不知彼立方之时，为运气在寒水司天，时令又值严冬大寒，因寒郁遏，痘疮不红绽，故用辛热之剂发之。今人不分时令寒热，一概施治，误人多矣。时值温热，山野农家贫贱之人，其或偶中也。

《医经大旨》卷一：药有寒、热、温、凉、平、和之气，辛、甘、淡、苦、咸、酸之味，升、降、浮、沉之性，宣、通、泻、补之能。《经》曰：补泻在味，随时换气，故辛以散之，谓散其表里拂郁也。甘以缓之，谓缓其大热大寒也。淡以渗之，谓渗其内湿，利小便是也。苦以泄之，谓泄其上升之火也。酸以收之，谓收其耗散之气也。咸以软之。谓软其燥结之大热也。春气温而宜凉药，夏气热而宜寒药，秋气凉而宜温药，冬气寒而宜热药。若病与时远，不拘此列。病在上而宜升药，病在下而宜降药，病在外而宜浮药，病在内而宜沉药，故曰升降浮沉则顺之，谓顺其药之升降浮沉之性也。寒热温凉则逆之。谓逆治其寒热温凉之病也。○附《药鉴》何哉？盖欲人按病察方，按方察药，俾药性与病情相对，坦然无疑，慨然乐服，则药无不效，病无不瘳者也。夫医之为道，曰药性，曰脉理，曰病机，曰治法，曰经络，曰运气，六者不可缺一焉。然学之之序，必先于药性。何以言之？良医之用药，如良将之用兵。良医知药知性，则可以处方而愈疾；良将知兵之法，则可以破敌而取胜。其理一也。

《药性要略大全》卷一：随症用药凡例。凡头角痛须用川芎，如不愈加引经药导之。血枯亦用川芎。巅顶痛须用藁本，去川芎。遍身肢节痛用羌活，风湿亦用羌活。腹中痛须用白芍药、厚朴；恶寒痛加桂，恶热痛加黄柏。腹胀须用姜制厚朴。气虚腹痛以白芍药、甘草为君，当归、白术为佐。见血先后以三焦热论用药。脐下痛须用黄柏、青皮。(《十书》无黄柏。)心下痛须用吴茱萸。○胃脘痛须用草豆蔻。饮水多致伤脾痛，用白术、猪苓、茯苓。胁下痛须用柴胡。日晡潮热、寒热往来，亦用柴胡。茎中痛须用生甘草稍。气刺痛须用枳壳。看何部分，以引经药导之，使气行则愈。血刺痛须用当归。详病上下，用分根稍。心下痞须用枳实、黄连。宿食不消亦用枳实、黄连。腹中窄须用苍术。腹中实热，或积滞不消，大黄、芒硝利之。胸中寒痰痞，用去白陈皮。活血和血，须用当归。凡血受病者皆用当归。补血须用川芎。(一本用甘草，无川芎。)调血须用玄胡。破血须用桃仁、红花、苏木。补元气须用人参。调诸气须用木香。破滞气须用枳壳、青皮。枳壳损胸中至高之气，青皮泻人元气，不宜多服。肌表热须用黄芩。去痰亦用黄芩。去痰须用半夏，热痰加黄芩。去风痰须用南星。去胃中痰须用白术。诸虚热须用黄芪，盗汗亦用黄芪。惊悸恍惚用茯神。脾胃受湿，沉困无力，怠惰好卧，须用白术。上焦湿热，须用黄芩。泻肺火也。中焦湿热与痛，须用黄连。泻心火也。下焦湿肿并痛，及膀胱有火邪者，必须用酒洗汉防己、草龙胆为君，黄柏、甘草为佐。或加知母。烦渴须用白术、茯苓、葛。禁半夏。胸中烦热，须用栀子。凡嗽用五味子，有痰者以半夏为佐，喘者以阿胶为佐。有热无痰，以黄芩为佐，但分两多少不同尔。嗽，有声无痰者，须用生姜、杏仁、防风。咳，有声有痰者，须用半夏、枳壳、防风。喘者须用阿胶、天门冬、麦门冬。诸泄泻，须用白芍药、白术为君。诸水泄泻，须用白术、白茯苓为君，以甘草、芍药为佐。或加泽泻。诸痢疾须用当归、白芍药。上部见血须用防风，中部见血须用黄连，下部见血须用地榆。痔漏以防风、苍术为君，甘草、芍药为佐。详别症加减。小便不利或黄，以黄柏、知母为君，茯苓、泽泻为佐。眼久病昏暗痛，须用熟地黄、当归为君，羌活、防风为臣，甘草、菊花、细辛之类为佐。《十书》用归尾、黄连浸酒为君。伤风须用防风为君，白术、甘草之类为佐。《经》

云：辛甘发散为阳。风宜辛散，防风味辛，及治风通用，故防风为君。伤寒须用甘草为君，防风、白术为佐，是宜甘发也。或有别症，于前随症用药条下，选用分两，以君臣论。诸风须用防风为君，或天麻随症用药为佐。诸疮痛须用黄柏为君，或知母为君，连翘、黄芩为佐。凡诸疮，以黄连、当归为君，甘草、黄芩为佐。痰疾，须用柴胡为君，随所发之时、所属经络部分，各以引经药导之。〇攻克血积癥瘕诸药：玄胡索、三棱、蓬术、川芎、归尾、使君、大戟、红蓝花、红木、黑丑、雷丸、神曲、白芷、桃仁、续随子、麝香、虻虫、水蛭、干漆、木香、通草、海螵蛸、牛膝、山查、大黄、瞿麦、射干、麦芽、水银、硇砂。〇攻克诸积药例肉积：硇砂、阿魏、巴豆，甚者信石。酒积：干葛、神曲、麦芽，甚者甘遂、牵牛。血积：归尾、桃仁、红花、红木，甚者水蛭、虻虫。气积：木香、槟榔、沉香、檀香，盛者枳壳、牵牛。水积：牵牛、泽泻、猪苓、郁李仁，盛者芫花、甘遂、大戟。涎积：雄黄、腻粉，盛者瓜蒂、甘遂。食积：砂仁、香附、青皮，盛者礞石、巴豆。痰积：半夏、南星、竹沥，盛者礞石、瓜蒂、藜芦。癖积：三棱、莪术，盛者甘遂、蝎稍。虫积：使君、雷丸，盛者苦楝、白皮。

《解围元薮·药病总说》卷二：导痰祛湿。如苍术、白术、南星、半夏、贝母、皂荚、茯苓、阿胶、厚朴、元明粉、瓜蒌仁、胡黄连、青礞石、银柴胡之类。湿而臌胀痰结者，非厚朴不消。元明粉止可为丸服，不宜入汤液。湿痰成块者，阿胶专主，为末服之；若水煎服，则臭而无功。皂荚打痰从大孔出甚速。银柴胡治肺热之神药，疠风声浊痰臭者必用之；止入丸散，不入汤液。若骨蒸寒热者，一见胡黄连即愈，亦不入煎剂，煎则无功矣。〇利气清阳。如沉、檀、麝、脑、乳、没、木香、缩砂、豆蔻、益智、远志、升麻、犀角、珍珠、丹砂、牛黄、柴胡之类。气闭则阳微，气结则血匿。诸香皆能开导幽微隐僻之郁，通达关窍。气滞非提不起，必须升麻、柴胡之属。牛黄、珠粉等件香剂，能消气聚之块，止宜丸散，不入汤液者。以火炒水煎，则味愈苦，令人呕吐哕啘，况有诸香不宜见火之说。〇祛风散邪。如羌活、麻黄、荆芥、紫萍、苦参、风藤之类。病以风名，皆由风湿寒暑之感，若不发散，邪气何能消溶？羌活之类，皆不可缺。苦参最杀风疠之虫，疮癣皮内之虫立死，服之五脏蛲虫立去，方中必用之圣药也。〇补血生液。如当归、元参、红花、茜草根、紫草、血竭、鹿茸、夏枯草、桑螵蛸、原蚕蛾、生地黄之类。元参去五脏之游火，摄血归元。红花去死血生新血，为治风必用。戴元礼云：夏枯草为血虚所宜，桑螵蛸之补阳填精比于人参有霄壤之功，晚蚕蛾有再生精髓之捷，血竭乃去积瘀血作痛之卒徒，故多用之。〇荡涤积滞。如代赭、皂荚、雷丸、蜂蜜、人牙、千金子、人中黄之类。油腻脂胶之积致肠胃，非皂荚不去。代赭石名血师，专排血积瘀凝，善活血不使挛曲。雷丸去积杀虫，止可用于男子，妇人服之，必胀闷腹痛发昏，甚则颠呆痰涎涌塞。故男子用雷丸，妇人用皂荚。〇劫杀蛲虫。如锡灰、黄芽、雄黄、鹤虱、枭实、鹅翎灰之类。黄芽，粪中蛆也；于四月内，未食茄子前，收者方好，以浓茶卤养淘炙香，方无油泛，专祛虫积。鹅翎灰最杀风疮中蚀虫，若皮内痒，疥虫非此不除。〇麻痹瘫痪。如菖蒲、天麻、萆薢、防已、秦艽、豨莶、胡麻、香蛇、漏芦、石斛、苍耳草、白蒺藜之类。血枯必痛，血凝必麻，须用补血逐血之剂。故萆薢之补阳，菖蒲之升阳，豨莶草乃风病元气亏乏之圣药，非止瘫痪者用之。〇筋挛肢软。如苡仁、牛膝、杜仲、续断、狗脊、萎蕤、白花蛇、仙灵脾之类。风注四肢，非萎蕤不能上下左右搜逐，又能消烁诸般毒物。阳痿筋挛，非仙灵脾不能兴起，乃大补元阳之药，实救本之妙药也。〇爱食瓜果者，须倍麝香。躭嗜曲蘖者，必求枳椇。曾服汞粉，定用铅磁。若进毒药，急行和解。参芪之性，不及升柴。此特大略，博而约之。治风之法，先散寒邪，次攻虫毒，次调元气，次养阴血。待风散虫死、血足气清之候，再拔疮秽，舒其筋而伸其挛，滋生毛发，则病愈不发。补益之药，终身服之不可止，乃不刊之秘论也。若欲速不分次序，则随得随失，变驳反掌，非惟无益，必反害之。如升麻能使浊气从右而上散，柴胡能令清气从左而上达，参芪惟能助气而反附阳邪以损阴血，风癞以养血清阳为要，故参芪不及升柴之提散，洞达经络，开导肌表也。麝香能消诸瓜果之毒，发渴者，乃瓜果之积，用之即消。枳椇即金钩树子，能祛酒毒，好酒之人宜服之。黑铅、磁石、花椒，专收轻粉、水银之毒，恐庸医暗投，故宜服之，以免发毒。此用药之大略也。

《外科心法·服姜桂附子补益药》卷三：留都郑中翰仲夏患发背已半月，疮头十余枚皆如粟许，漫肿坚硬，根如大盘，背重如负石。即隔蒜灸五十余壮，其背顿轻。彼因轻愈，不守禁忌，三日后大作，疮不起发，喜得作痛，用活命饮四剂，势少退，用香砂六君子汤四剂，饮食少进。彼恃知医，自用败毒药二剂，饮食益少，口流涎沫，若不自知，此脾虚之甚也。每用托里药，内参、芪各三钱，彼密自拣去大半，后虽用大补药，加姜、桂亦不应，遂令其子以参、芪各一斤，归、术各半斤，干姜、桂、附各一两，煎膏一罐，三日饮尽，涎顿止，腐顿溃，食顿进，再用托里健脾药，腐肉自脱而愈。○昆山张举人元忠，孟秋患腰疽，疮头如大豆粒，根大三寸许，微肿略赤，虚证悉具。用桑枝灸患处，服活命饮一剂，肿起色赤，饮食仍少，用香砂六君子汤四剂，食渐进，后用大补药，脓虽成而不溃，于补药内每剂加附子一片，二剂后脓自涌出，旬日而愈。○张侍御患背疮三枚皆如粟，彼以为小毒，服清热化痰药，外用凉药敷贴，数日尚不起，色黯不焮，胸中气不得出入，其势甚可畏，连用活命饮二剂，气虽利，脓清稀，疮不起，欲用补剂。彼泥于素有痰火，不受参、术之补，因其固执，阳以败毒之剂与视之，而阴以参、芪、归、术各五钱，姜、桂各二钱，服二剂，背觉热肿起，腐肉得溃，方信余言，始明用大补药，乃愈。○南都聘士叶公玉表兄聂姓者患发背，时六月，腐肉已去，疮口尺许，色亦不焮，发热不食，欲呕不呕，服十宣散等药，自为不起。叶请余决之其脉，轻诊则浮而数，重诊则弱而涩，此溃后之正脉，然疮口开张，血气虚也；欲呕不呕，脾胃虚也；色赤焮肿，虚火之象也。尚可治，遂与十全大补汤，加酒炒黄柏、知母、五味、麦门及饮童便。饮食顿进，肌肉顿生，服至八剂，疮口收如粟许。又惑于人言，又服消毒药二剂，以为消余毒，反发热昏愦。急进前药，又二十余剂乃愈。后两月因作善事，一昼夜不睡，致劳发热，似睡不睡，与前药二剂，愈加发热，饮食不进，惟饮热汤，后以前药加附子一钱，二剂复愈。○高秋官贞甫孟秋发背，色黯而硬，不痛不起，脉沉而细，四肢逆冷。急用大艾隔蒜灸三十余壮，不痛，遂用艾如粟大者七壮，着肉灸，始知痛。与六君子汤二剂，每剂入附子二钱，不应，后剂又加肉桂二钱，始应。○石武选廉伯患发背，内服防风通圣散，外敷凉药，汗出不止，饮食不进，且不寐，疮盈尺，色黯而坚硬，按之不痛，气息奄奄。此阳气已脱，脉息如无，急隔蒜灸。时许，背顿轻，四围高，不知痛，中央肉六寸许一块已死。服香砂六君子汤一剂，翌日复灸一次，痛处死血得解，令砭去。余归后，又为他医所惑，未砭其血，复凝，又敷辛温活血药，翌日依余言砭之，出黑血二盏许，彼云背强顿去。以前药加姜、桂服一钟，即鼾睡，觉来肢体少健，但饮食仍不思，吞酸，仍有疮，仍不痛。彼以为阴毒，乃如此赤，曰此气血虚极，寒邪淫于内，无阳营于患处，故肌肉死也，非阴毒。若阳气一回，胃气即省，死肉即溃，可保无虑矣。以前药二剂，各加姜、桂、附子二钱服之，略进米饮，精神复旧，患处觉热，脉略有力，此阳气略回矣。是日他医谓疮疡属火证，况今暑令，乃敷芙蓉根等凉药，即进粥二碗，服消毒药，死肉即溃。余

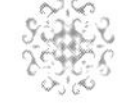

意芙蓉乃寒凉之药，与脾胃何益？饮食实时而进，消毒乃辛散之剂，与阳气何补？死肉实时而溃，此盖前桂、附之功，至而脾胃之气省，故饮食进，阳气旺，死肉腐也。苟虚寒之人，若内无辛热回阳之药，辄用寒凉攻毒之剂，岂可得而生耶？若以为火令属阳之证，内有热，而施辛温补益之剂，岂不致死而反生耶？殊不知此乃舍时从证之治法也。〇一聘士，流注久溃，肌肉消瘦，发热作渴，恶寒，饮食，予以六君子加归、芪、附子，服数剂，患处遂红活，又服十全大补三十余剂，脓渐稠而愈。后惑于人言，谓盛暑不宜用附子，彼又因场屋不遂意，复患前证，专服败毒流气之剂，元气消烁，肌肉日瘦，医以为不治，自分不起。其师滕洗马云：向者病危，得附子药而起，今药不应，以致危笃，何不仍服附子药。遂复求治，其脉微细，证属虚寒，并无邪毒，仍用附子药乃愈。〇庚辰年少司马杨夫人伤寒，误服附子药一钟，实时咽喉赤肿，急邀余治。余谓仲景先生云伤寒证桂枝下咽，阳盛则毙，何况附子乎？辞不治，是日果死。〇甲申年一男子时疫发厥，误以为阴证，服姜、桂药一钟，发狂溺水而死。〇壬午仲冬，金台一男子腹痛，服干姜、理中丸，实时口鼻出血，烦躁发狂，入井而死。〇辛卯年，一吏伤寒，误用附子药一钟，下咽发躁，奔走跌死。夫盛暑之际，附子、姜、桂三药并用，连进三四剂无事；严冬时令三药单用一味，止进一剂者却死。可见罗谦甫先生舍时从证、权宜用药之妙。余崇此法，冬间疮证，如脉沉实或洪数，大便秘，疮焮痛，烦躁，或饮冷不绝者，即用硝、黄、芩、连之剂攻之；虽夏令脉虚弱或浮大，疮不溃，脓清稀，恶饮寒者，即用姜、桂、参、芪之剂补之；如脉沉细，疮不痛不溃，作吃逆，手足冷，大便不实或泻利，或腹痛，更加附子，皆获大效。昧此理者，反以为非，惑乱患人，恪守常法，冬用温和，夏用清凉，以致误人深，可哀也！

《体仁汇编》卷四：随证治气药论说。治气用气药。枳壳利肺气，多服损胸中至高之气。青皮泻肝气，多服损真气。木香行中下焦气，香附快滞气，陈皮泄逆气，紫苏散表气，厚朴泻卫气，槟榔泻至高之气，藿香之馨香上行胃气，沉香升降真气，脑麝散真气。若此之类，气实所宜。其中有行散者，有损泄者，其过剂乎用之，能治气之标，而不能制气之本。〇调气用木香，味辛，气能上升，如气郁而不达，固宜用之。若阴火冲上而用之，则反助火邪矣。故必用黄柏、知母，而少用木香佐之。〇丹溪云：气属阳，妄动则为火。凡气有余皆属火，不足则为气。火炎上，气变为火，则上升矣。故上升之气，皆属火。又郁则生火，故凡气郁皆属火。凡治气郁、气升有余之证，当用降火药，乃是制其本也。故云：凡治上升之气，须用川芎、香附、山栀、黄连、黄芩等药。《局方》治气，率用香辛燥热走散之药，暂时快利，殊不知气有余属火，而香辛燥热之药亦属火，以火济火，病根愈深，真气耗散，阴血干枯，而去死不远矣。〇随证治血药论说。治血用血药，四物汤之类是也。请陈其气味专司之要。川芎血中气药也，通肝经，性味辛散，能行血滞于气也。地黄血中血药也，通肾经，性味甘寒，能生真阴之虚也。当归分三治，血中主药也，通肝经，性味辛温，能活血，各归其经也。芍药阴分药也，通脾经，性味酸寒，能和血，治血虚腹痛也。若求阴药之属，必于此而取则焉。若治者随经损益，摘其一二之所宜，为主治可也。此特论血病而求血药之属耳。若气虚血弱，又当效长沙，血虚以人参补之，阳旺则生阴血也。若四物者，独能主血分受伤，为气不虚也。辅佐之属，若桃仁、红花、苏木、血竭、牡丹破者，血滞所宜。蒲黄、阿胶、地榆、百草霜、棕榈灰者，血崩所宜。乳香、没药、五灵脂、凌霄花者，血痛所宜。苁蓉、锁阳、牛膝、枸杞子、益母草、夏枯草、败龟板者，血虚所宜。奶酪，血液之物，血燥所宜。干姜、肉桂，血寒所宜。生地黄、苦参，血热所宜。此特取其证治大略耳，余宜触类而长之也。○随证治火药论说。君火者，心火也。可以湿伏，可心水灭，可以直折，惟黄连之属可以制之。相火者，龙火也，不可以水湿折之，当从其性而伏之，惟黄柏之属可以降之。噫！泻火之法，岂止如此？虚实多端，不可不察。以藏气司之，如黄连泻心火，黄芩泻肺火，芍药泻脾火，石膏泻胃火，柴胡泻肝火，知母泻肾火，此皆苦寒之味，能泻有余之火。若饮食劳倦，内伤元气，火不两立，为阳虚之病，以甘温之剂除之，如黄耆、人参、甘草之属。若阴微阳强，相火炽盛，以乘阴位，为血虚之病，以甘寒之剂降之，如当归、地黄之属。若心火亢极，郁热内实，为阳强之病，以咸冷之剂折之，如大黄、朴硝之属。若肾水受伤，真阴失守，无根之火为阴虚之病，以壮水之剂制之，如生地黄、玄参之属。若有肾、命门火衰，为阳脱之病，以温热之剂济之，如附子、干姜之属。若胃虚过食冷物，抑遏阳气，于脾土为火郁之病，以升散之剂发之，如升麻、干葛、柴胡、防风之属。

《赤水玄珠》卷一八：论伤寒用药法则。标本逆从之既明，五剂之药须用识。且如表汗用麻黄，无葱白不发。吐痰用瓜蒂，无豉不涌。去实热用大黄，无枳实不通。温经用附子，无干姜不热，甚则以泥清水加葱白煎之。竹沥无姜汁不能行经络，蜜导无皂角不能通秘结。非半夏、姜汁不能止呕吐，非人参、竹叶不能止虚烦。非小柴胡不能和解表里，非五苓散不能通利小便。非天花粉、干葛不能消渴解肌，非人参、麦门冬、五味不能生脉补元。非犀角、地黄不能止上焦之吐衄，非桃仁、承气不能破下焦之瘀血。非黄耆、桂枝不能实表间虚汗，非茯苓、白术不能去湿助脾。非茵陈不能去黄疸，非承气不能制定发狂。非枳、桔不能除痞满，非陷胸不能开结胸。非羌活不能治四时之感冒身疼，非人参、败毒不能治春温。非四逆不能治阴厥，非人参、白虎不能化斑。非理中、乌梅不能治蛔厥，非桂枝、麻黄不能除冬月之恶寒，热随汗解。非姜附汤不能止阴寒之泄利，非大柴胡不能去实热之妄言。阴阳咳嗽，上气喘息，用加减小青龙，分表里而可汗下。此伤寒用药之大法也。○阴经用药格法。太阴脾土性恶寒湿，非干姜、白术不能燥湿也。少阴肾水性恶寒燥，非附子不能温润。厥阴肝木藏血荣筋，非芍药、甘草不能滋养。此经常之道。

《赤水玄珠》卷一九：伤寒发汗不出熏法：用发表药汗不出，将苏叶烧汤，以器盛之，至于被内两膝下熏之。又法：用姜柤绵裹，周身擦之，其汗自出。此良法也。伤寒汗出不住止法：将病人发披在水盆中，足冷于外，用炒麸皮、糯米粉、龙骨、牡蛎煅为末，和匀，周身扑之，其汗自止。此良法也。○伤寒吐不出探法：用栀子豉汤、大瓜蒂散不得吐，随用三山丸合解毒散煎服，再不吐，将鹅羽在喉中探吐。○伤寒吐不住止法：用炒糯米一撮，生姜自然汁少许，水煎服。凡呕吐不止者，亦用此二味入各药中同煎服，呕吐自止。如胃实呕吐，不可用。

《医学钩玄》卷三：目疾不宜服六味地黄丸辨。《经》曰：目得血而能视。以地黄为生血之剂，而以治目疾理也。乃执地黄丸而概以治目，不知六味之中，于目疾有不相宜者。盖目属五脏，其两角眦属心，白属肺，中黑珠属肝，上下胞属脾，中间黑精珠属肾。脏各有病，病各有所属，不可概谓肝开窍于目，而从肝偏治之。况六味地黄丸中有泽泻，乃目病所忌；山茱萸性温，暖肾，又非宜于目者。一方六味，而两味有乖于本病，是医目适所以害目也。余尝考方书眼目门，并无用六味丸者，止是杭郡贺岳所集《医经大旨》中载此方，详考贺岳文理有不通处，其术可知矣。余尝思古人制方传后，必见真议症，故制方以合其病。六味之方，乃是下部虚寒带湿所宜服，故丹溪书云六味丸治下部痹痿陋血，岂可施于血虚、血热之目疾乎？夫患目者，未有不是血虚、血热者也，信乎其不可服者。余尝以六味丸治妇人带漏，屡投屡验。○种子服热药戒。世人有无子嗣者，皆谓肾家不足，乃服鹿茸、鹿角霜、锁阳、肉苁蓉等辈以温肾，不知肾不可温也。盖肾水本寒，衰则热矣。故肾虚为病，皆是热证。夫欲壮肾水以资阴，而反以药助其热，则水益竭，而肾益虚。盖人之得子，全赖肾水，故二八之年，肾气盛，天癸至，阴静海满而去血，阳动应合而泄精，如《易》所谓男女构精，万物化生，故能有子。是宜以和平之剂，壮水之源，如参、归、地黄、枸杞等辈服之，则资水而杀其火，精满气充，何患无子？不然，如刘河间所谓病本热而无寒，又得热药，则病热转甚。世人不悟，乃谓服此热药，自夸阳事易举，行房不倦，甚得其助，不知热药助火，一时举兴之力耳。火易举，则水难养。就其房中之乐，不无药力之助，而所损于肾者居多也。每每见服热药者，或生痈疽之毒，或染中风之证，色黑齿槁，身瘦耳焦，既绝其子嗣，而先伤其身躯，不亦可悼也哉？余尝见五湖陆君兄弟以文名缙绅儒林，不悟此说，生平服八味地黄丸，兄弟感病中风而卒。夫服热药，岂徒不得胎，纵得胎生子，而热毒流注胞胎，其子往往为痘疹所苦。余故深为之辨也。世人有种子者，幸毋以余言为不足信。

《本草发明》卷一：随症治气药论。治气用气药。气虚则宜补，四君子之类。气实者宜疏导之。枳壳利肺气，多服损胸中至高之气；青皮泻肝气，多服损真气。木香行中下焦之气，香附顺滞气，陈皮泄逆气，紫苏散表气，厚朴泄卫气，沉香降真气，脑麝散真气。槟榔泻至高之气而下行，藿香之馨香上行胃气。若此之本，其中有行散，有损泄，过剂用之，能治气之标，不能治气之本。如气虚郁滞，宜补剂中用之则无害。调气用木香，味辛气上升。如气郁不达固宜用，若阴火冲上，用之反助火邪矣。必兼知、柏而少用，木香佐之。如肠胃气滞而火盛者，须黄连、黄芩之类兼之。丹溪云：气属阳，妄动则为火。凡气有余皆属火，气变为火，则上升矣。故上升之气皆属火，故凡气郁皆属火。凡治上升之气，须川芎、香附、山栀、芩、连等药。《局方》治气，率用香辛燥热走散之药，暂时快利，不知以火济火，病根愈深，真气耗散，阴血干枯，而死期迫矣。详见《局方发挥》。○随症治血药论。治血用血药，四物之类是也。请陈其气味、专司之要。川芎血中气药，通肝经性味辛散，能行血滞于气也。地黄血中血药，通肾经性味甘寒，能生真阴之虚。亦行厥阴与心经。当归血中主药，通肝经性味辛温，能活血和血，各归其经。芍药阴分药也，通脾经性味酸寒，能和血，治血虚腹痛也。若求阴药之属，必于此取则焉。此特论血病，而求血药之属耳。治者随经损益，摘其一二之所宜，为主治可也。如气虚血弱，又当裁制。血虚，以人参补之，阳旺则生阴血也。若四物独能主血分受伤，为气不虚也，补佐之属，若枸杞子、牛膝、苁蓉、锁阳、益母草、夏枯草、败龟板之类，血虚所宜。若桃仁、红花、苏木、血竭、丹皮之类，血滞所宜。蒲黄、阿胶、地榆、百草霜、棕榈灰之类，血崩所宜。乳香、没药、五灵脂、凌霄花之类，血痛所宜。奶酪、血液之物，血燥所宜。此特其大略耳，宜触类而长之。○随症治火药论。心火者，君火也。可以湿伏，可以水灭而直折，惟黄连之属，可以制之。相火者，龙火也，不可以水湿折之，当从其性而伏之，惟黄柏之属可降。若以脏气司之，黄连泻心火，黄芩泻肺火，芍药泻脾火，石膏泻胃火，柴胡泻肝火，知母泻肾火，此皆以苦寒之剂，泻有余之火也。若饮食劳倦内伤，元气与火不两立，为阳虚之病，以甘寒之剂除之，如参、芪、甘草之属。若阴微阳强，相火炽盛，以乘阴位，为血虚之病，以甘寒之剂降之，如当归、地黄、芍药之属。若心火亢极，郁热内实，为阳强之病，以咸寒之剂折之，如大黄、朴硝之属。如肾水受伤，真阴失守，无根之火，为阴虚之病，以壮水之剂制之，如生地、玄参、丹皮之属。若命门火衰，为阳虚脱之病，以温热之剂回之，如附子、姜、桂之属。若胃虚，过食冷物，抑遏阳气于脾土，为火郁之病，以升散之剂发之，如升麻、葛根、柴胡、防风之属。苟不明诸此类，而求火之为病施治，何所依据？故于诸经集略其说，以备处方之用，庶免实实虚虚之祸也。黄芩泻肺火，栀子佐之。坚实细芩泻大肠之火。黄连泻心火。木通泻小肠之火。柴胡泻肝火，黄连佐之。柴胡泻胆火，亦以黄连佐之。白芍药泻脾火。石膏泻胃火，知母泻肾火，黄柏泻膀胱之火，柴胡泻三焦之火。

《痘疹金镜录》卷三：虚症禁用药性。蝉蜕能开通肌窍，恐成表虚，耗泄元气。鼠粘子通肌滑窍，外致表虚，内动中气，恐成泄脱。人牙性烈，发表太过，内动中气，外增溃烂。紫草性寒，误用溏便。白术多用恐能燥湿，使润湿之气不行，则痘难成浆。茯苓、猪苓燥湿渗泄，能令水气下行小便，多用恐津液耗散，外不行浆，内防发渴。诃子、龙骨、枯矾皆能阻塞肌腠，气虚之症用此，毒愈不能前进，虽能涩泄，甚不可施。凡治虚症泄泻，只以补益为善。车前、滑石性猛，利水极速，易伤脾胃，脾土一伤，则中气必败而塌陷，继之内攻外剥，百变俱生。山栀性寒降火，虚症便赤，必非实热。大黄荡涤污秽，耗削胃气，性寒润下，虽热渴便实，皆不可用。生地性寒凉血，亦能润肠。枳壳下气宽肠，多用则泻。天花粉解内热。干葛疗表热性凉，外防表虚，内恐伤胃，况太凉则痘不长。乌梅酸收，砂仁散气。山查散血解结，多用则内虚。半夏性悍，多用则消渴。麻黄开窍走泄，恐成表虚气脱。〇治痘合用药性。夫药有寒热温平之性，酸苦辛咸甘淡之味。气味阴阳不同，浮沉升降各异。辛甘发散气为阳，酸苦涌泄味为阴。浊之浊者走于五脏，清之清者发其腠理；清之浊者四肢可实，浊之清者六腑堪至。淡则渗而酸则收，辛散可识；咸则软而苦则泄，甘缓须知。横行直达，治法不同；稍降根升，制宜尤异。故药性为立方之大旨，治病之枢机也。开具于后：升麻：苦辛，微寒。解热毒，发散疮疹，初热时用。柴胡：苦平，性寒。解肌表热毒，用之托痘。麻黄：苦甘，性温。发热恶寒者用散寒邪，见疮不用。紫苏：辛，温。痘前干热，无汗暂用。葛根：甘平，寒。解肌表热，口干渴者可用，见点不用。前胡：苦，微寒。伤风咳嗽痰涎，可用解热。羌活：苦甘，温。感风邪遍身肢节痛，太阳表里热俱用。防风：甘辛，微温。风热盛者可用。白芷：辛，温。去头痛皮肤之风，除身热疮痒之痺。桔梗：苦辛，温。宽胸膈，理咳嗽，利咽喉，为诸药舟楫。蝉退：甘，温。退风热，解毒发痘，红紫热盛者可用。紫草：苦，寒。痘红紫热盛者可用，能散血解毒起痘。陈皮：辛苦，温。健脾胃，温中化痰，理气退热俱可用。半夏：辛，温。化痰涎，和脾胃，止呕吐俱用。茯苓白：甘淡，温。利水除湿，益气和中，痘后泄泻亦用。厚朴：苦辛，温。消腹胀，健胃宽中，泄泻亦用。人参：甘，温。止渴生津，痘后元气虚弱，补剂必用。黄芪：甘，温。实腠理，排脓，补气虚，痘后托里必用。甘草：甘平。生泻火解热毒，炙健脾和诸药常用。白术：甘，温。健脾消痞，止泻补虚，热盛烦渴不用。川芎：辛，温。利头痛，补血虚，血滞者可用。当归：辛，温。养血行血，痘内血虚、血热多用，泻不用。青皮：苦，寒。破下焦滞气，退热消食。砂仁：辛，温。止呕吐，消食健胃，止腹痛，孕胎痘必用。藿香：甘，温。止呕开胃，进食温中。红花：辛，温。治痘中血热，多则行血，少则引血归经。牡丹皮：辛苦，寒。去肠胃积血，痘红盛者用以凉血。地骨皮：苦平，寒。治骨蒸之热。大腹皮：辛，微温。消浮肿，除腹胀，散毒气。苏子：辛，温。宽胸下气，止嗽消痰。芍药白：苦酸，微寒。破坚积，补血制肝，消痈毒，除腹痛。牛蒡：辛，寒。治喉痛，解风热毒，痘红紫热盛者可用。细辛：辛，温。开窍止嗽，疗齿痛，散头面诸风。僵蚕：咸辛，微温。除风热，解毒，痘用和血，贯浆定痒。川山甲：辛，微寒。解热，大能起痘，防燥咽喉。皂角：辛，微温。解热毒用之引诸药直达疮所。桑皮：甘，寒。泻肺定喘，下气宽胸。附子大：辛，大热。转厥逆，痘寒不起，泄泻不止暂用。香附：辛，微热。

开郁行滞气，消食助胃。黄连：苦，寒。泻心火，厚肠胃，止惊悸，痘中血热必用。黄柏：苦，寒。补肾虚，降龙雷之火。山栀：苦，寒。凉心肾，治衄血，散客热，疗虚烦。犀角：苦酸咸。去心火之热毒，痘血热者磨用。生地：苦甘，寒。凉心火之血热，泻脾土之湿热。熟地：甘平。滋肾水，补血，益真阴，痘中用恐滞血。苍术：甘，温。燥脾去湿，消食宽中。金银花：甘平。解诸热毒，痘红紫毒盛者可用。丁香：辛，热。脾胃受寒，或吐或泻，痘白者可用。干姜：辛，热。脾胃虚寒呕逆，痘白身凉可用起痘。肉桂：辛，热。表证虚寒，痘白不红润者可用。诃子：苦，温。肠胃虚寒，泄泻不止者可用。山查：甘，温。行气化痰，起痘消食，有制参芪之功。大黄：苦，大寒。通大肠燥结，泻诸实热暂用。滑石：淡，大寒。利小便，解心火之毒，热闭者可下。木香：苦辛，温。和胃健脾，痘痢散诸滞气如神。肉豆蔻：辛，温。内虚胃停食，泻不止者可用。木通：甘平。利水行气，热闭不通者可用。连翘：苦平。退五心烦热，散痘中热毒。瓜蒌仁：苦，寒。润肺下气，宽胸膈，止嗽定喘。菊花：甘平。治痘入目，红丝翳膜。杏仁：苦，温。润肺止嗽，润大肠。羚羊角：苦，寒。清肺肝，解热毒，痘红盛者可用。赤芍药：苦酸，微寒。攻血瘅，止腹痛，解热毒。象牙：淡咸。能起痘，眼中有痘磨水搽上妙。枳壳：苦酸，微寒。破滞气，大肠热盛者可用。枳实：苦酸咸。宽胸下气，小肠热者可用。玄参：酸苦，微寒。消痈毒，治颈中痰热，退无根之火。麦门：甘平。止口干烦渴，退肺中伏火及心热。荆芥：辛苦，温。疏风退上焦火为至要，治发狂谵语。薄荷：辛，温。消风热，清头面之肿。贝母：辛苦，微寒。消痰止嗽，利心肺，除风热。胆星：苦辛。除风痰，利胸膈，破坚消肿。乳香：辛苦，温。调血气，定诸经之痛，痘余毒用。没药：苦辛平。破血理气，止痛疗痈，痘后余毒用。鹿茸：甘，温。痘色灰白不起用之，亦能行气贯脓。牛膝：苦酸平。活血生血，引诸药下行。何首乌：苦涩，温。治痘血热痒塌。天麻：辛甘。治风热头眩，疗麻痹惊痫。槟榔：辛苦，温。坠滞气，治后重如神，大便秘者暂用。石膏：酸辛淡，寒。降胃火，消痰，止烦渴。知母：苦，寒。滋阴补肾，散下焦之火邪。泽泻：甘咸。利水通淋，补阴滋血。麦芽：甘，温。消食健脾。神曲：甘，温。开胃进食，中焦停满可用。冰片：辛，热。狂躁热盛者用一二厘，以猪尾血丸服。朱砂：甘，微寒。热盛狂言可用少许安神。麝香：辛，温。辟秽气，开窍，少用药内能起痘。牛黄：苦，寒。解心火之毒，发狂谵语可用。人牙：淡咸。灰白黑陷，火煅一二厘，加麝香起痘。龙胆：苦，寒。解烦热，利小便，散热毒。黄芩：苦，寒。泻肺火，解肌热，上焦热者必用。五味：酸，温。能敛肺气，消痰止嗽，滋肾水，生津止渴。苡仁：甘，微寒。除风湿，理脚气。山药：甘，温。补脾，除腰湿。鸡冠血：冠顶血至清高，属巽风，和白酒，浆易发痘。桑虫：大能发痘，或随出随没者用之。糯米：甘，温。温脾胃之中气，制紫草之余寒。黄米：甘，温。益真气而和胃气。生姜：辛，温。止呕和中，助阳发表，又助参芪之力。大枣：甘，温。安中养脾，助十二经，平胃气，生津液。

《万病回春·诸病主药》卷一：中风卒倒不语，须用皂角、细辛，开关为主。痰气壅盛，须用南星、木香为主。语言蹇涩，须用石菖蒲、竹沥为主。口眼㖞斜，须用防风、羌活、竹沥为主。手足搐搦，须用防风、羌活为主。左瘫属血虚，须用川芎、当归为主。右痪属气虚，须用参、术为主。诸风，须用防风、羌活为主。伤寒头痛，须用羌活、川芎为主。遍身疼痛，须用苍术、羌活为主。发汗，须用麻黄、桂枝为主。久汗不出，须用紫苏、青皮为主。表热，须柴胡为主。止汗，须用桂枝、芍药为主。里热，须用黄连、黄芩为主。大热谵语，须用黄连、黄芩、黄柏、栀子为主。发狂大便实，须用大黄、芒硝为主。发渴，须用石膏、知母为主。胸膈膨闷，须用桔梗、枳壳为主。心下痞闷，须用枳实、黄连为主。懊憹，须用栀子、豆豉为主。虚烦，用竹叶、石膏为主。不眠，须用竹茹、枳实为主。鼻干不得眠，须用葛根、芍药为主。发斑，须用玄参、升麻为主。发黄，须用茵陈、栀子为主。中寒阴症，须用附子、干姜为主。中暑，须香薷、扁豆为主。中湿，须用苍术、白术为主。泻心火，须用黄连为主。泻肺火，须用黄芩为主。泻脾火，须用芍药为主。泻胃火，须用石膏为主。泻肝火，须用柴胡为主。泻肾火，须用知母为主。泻膀胱火，须用黄柏为主。泻小肠火，须用木通为主。泻屈曲之火，须用栀子为主。泻无根火，须用玄参为主。内伤元气，须用黄芪、人参、甘草为主。脾胃虚弱，须用白术、山药为主。消食积，须用麦芽、神曲为主。消肉积，须用山查、草果为主。消酒积，须用黄连、干葛、乌梅为主。消冷积，须用巴豆为主。消热积，须用大黄为主。六郁，须用苍术、香附为主。结痰，须用瓜蒌、贝母、枳实为主。湿痰，须用半夏、茯苓为主。风痰，须用白附子、南星为主。痰在四肢经络，须用竹沥、姜汁为主。痰在两胁，须用白芥子为主。老痰，须用海石为主。肺寒咳嗽，须用麻黄、杏仁为主。肺热咳嗽，须用黄芩、桑白皮为主。咳嗽日久，须用款冬花、五味子为主。气喘，须用苏子、桑白皮为主。疟疾新者宜截，须用常山为主。疟疾久者宜补，须用白豆蔻为主。痢疾初起者宜下，须用大黄为主。痢属热积气滞，须用黄连、枳壳为主。里急后重者，须用木香、槟榔为主。久痢白者属气虚，须用白术、茯苓为主。久痢赤者属血虚，须用当归、川芎为主。泄泻须用白术、茯苓为主。水泻须用滑石为主。久泻须用诃子、肉豆蔻为主。或加柴胡、升麻，升提下陷之气，其泻自止。霍乱，须用藿香、半夏为主。呕吐，须用姜汁、半夏为主。咳逆，须用柿蒂为主。吞酸，须用苍术、神曲为主。嘈杂，须用姜炒黄连、炒栀子为主。顺气须用乌药、香附为主。痞满，须用枳实、黄连为主。胀满，须用大腹皮、厚朴为主。水肿，须用猪苓、泽泻为主。宽中，须用砂仁、枳壳为主。积聚，须用三棱、莪术为主。积在左是死血，须用桃仁、红花为主。积在右是食积，须用香附、枳实为主。积在中是痰饮，须用半夏为主。黄疸，须用茵陈为主。补阳，须用黄芪、附子为主。补阴，须用当归、熟地为主。补气，须用黄芪、人参为主。补血，须用当归、生地为主。破瘀血，须用归尾、桃仁为主。提气，须用升麻、桔梗为主。痨热痰嗽声嘶，须用竹沥、童便为主。暴吐血，须用大黄、桃仁为主。久吐血，须用当归、川芎为主。衄血，须用枯黄芩、芍药为主。止血，须用京墨、韭汁为主。溺血，须用栀子、木通为主。虚汗，须用黄芪、白术为主。眩晕，须用川芎、天麻为主。麻者是气虚，须用黄芪、人参为主。木者是湿痰死血，须用苍术、半夏、桃仁为主。癫属心，须用当归为主。狂属肝，须用黄连为主。痫症，须用南星、半夏为主。健忘，须用远志、石菖蒲为主。怔忡惊悸，须用茯神、远志为主。虚烦，须用竹茹为主。不寐，须用酸枣仁为主。头左痛，须用芎、归为主。头右痛，须用参、芪为主。头风痛，须用藁本、白芷为主。诸头痛，须用蔓荆子为主。乌须黑发，须用何首乌为主。耳鸣，须用当归、龙荟为主。鼻中生疮，须用黄芩为主。鼻塞声重，须用防风、荆芥为主。鼻渊，须用辛夷仁为主。口舌生疮，须用黄连为主。牙痛，须用石膏、升麻为主。眼肿，须用大黄、荆芥为主。眼中云翳，须用白豆蔻为主。翳障，须用蒺藜、木贼为主。内障昏暗，须用熟地黄为主。肺痈肺痿，须用薏苡仁为主。咽喉肿痛，须用桔梗、甘草为主。结核瘰疬，须用夏枯草为主。心胃痛，须用炒栀子为主。腹痛，须用芍药、甘草为主。腹冷痛，须用吴茱萸、良姜为主。止诸痛，须用乳香、没药为主。腹痛，须用杜仲、故纸为主。胁痛，须用白芥子、青皮为主。手臂痛，须用薄桂、羌活为主。疝气，须用小茴香、川楝子为主。脚气湿热，须用苍术、黄柏为主。下元虚弱，须用牛膝、木瓜为主。痿躄，

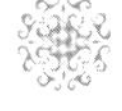

须用参、芪为主。肢节痛，须用羌活为主。半身不遂，须用何首乌、川草乌为主。诸痛在上者属风，须用羌活、桔梗、桂枝、威灵仙为主。在下者属湿，须用牛膝、木通、防己、黄柏为主。消渴，须用天花粉为主。生津液，须用人参、五味子、麦门冬为主。赤白痢，须用茯苓为主。遗精，须用龙骨、牡蛎为主。小便闭，须用木通、车前子为主。大便闭，须用大黄、芒硝为主。便血，须用槐花、地榆为主。痔疮，须用黄连、槐角为主。脱肛，须用升麻、柴胡为主。诸虫，须用使君子、槟榔为主。妇人诸病，须用香附为主。妇人腹痛，须用吴茱萸、香附为主。妇人经闭，须用桃仁、红花为主。妇人血崩，须用炒蒲黄为主。妇人带下，须用炒干姜为主。妇人安胎，须用条芩、白术为主。妇人产后虚热，须用炒黑干姜为主。妇人产后恶露不行，须用益母草为主。妇人难产，须用芎、归为主。妇人乳汁不通，须用川山甲为主。妇人吹乳，须用白芷、贝母为主。小儿疳积，须用芦荟、蓬术为主。小儿惊风，须用朱砂为主。诸毒初起，须用艾火灸之为主。发背，须用槐花为主。痈疽，须用金银花为主。败脓不去，须用白芷为主。恶疮，须用贝母为主。疔疮，须用白矾为主。便毒，须用川山甲、木鳖子为主。鱼口疮，须用牛膝、川山甲为主。疳疮，须用五倍子为主。杨梅疮，须用土茯苓为主。臁疮，须用轻粉、黄柏为主。杖疮跌伤，须用童便、好酒为主。疥疮，须用白矾、硫黄为主。癞风，须用蜜陀僧为主。诸疮肿毒，须用连翘、牛蒡子为主。破伤风，须用南星、防风为主。汤烫火烧，须用白矾、大黄为主。犬咬伤风，须用杏仁、甘草为主。癫狗咬伤，须用斑猫为主。蛇咬伤，须用白芷为主。中诸毒，须用香油灌之为主。中砒毒，须用豆豉、蚯蚓为主。诸骨鲠喉，须用狗涎频服为主。

《百代医宗》卷二五：五气药性，乃是风、寒、湿、燥、热之五气也。医家切用之剂，除治风门通用外，治热门宜与治燥门兼用，治湿门宜与治寒门兼用。热燥属阳，寒湿属阴故也。盖瘦人多血虚而热燥，肥人多气虚而寒湿，宜分类推治。按药有寒、热、温、凉、平和之性，辛、甘、淡、苦、酸、咸之味，升、降、浮、沉之理，宣、通、补、泻之机。经曰：补泻在味，随时换气。故辛以散之，谓散其表里拂郁也。甘以缓之，谓缓其大寒大热也。淡以渗之，谓渗其内湿，利小便也。苦以泻之，谓泄其上升之火也。酸以收之，谓敛其耗散之气也。咸以软之，谓软其燥硬之性也。春气温而宜凉药，夏气热而宜寒药，秋气凉而宜温药，冬气寒而宜热药。否则，病与时违，不拘此例，病在上而宜升药，病在下而宜降药，病在外而宜浮药，病在内而宜沉药，故曰浮、沉、升、降则顺之，谓顺其药性浮、沉、升、降之义也。寒、热、温、凉则逆之，谓逆治其时，寒热温凉之病也。医者宜细思之。

《百代医宗·疮门快捷方式用药法》卷二：疮属热、属毒，故治疮多用清热解毒药。亦因气逆血滞，又宜行气活血药。其疮服药，不过解毒清热，行气活血，生血补气之药，又何他论哉？此惟赘其傅疮之药而已。或有所载而未尽详者，始亦附此。

《百代医宗·治十肿水气病根主药》卷七：先从面肿者，曰热水。其根在肺，以桑白皮为主。先从四肢肿者，曰黄水。其根在脾，以大戟为主。先从背肿者，曰鬼水。其根在胆，以雄黄为主。先从胸肿者，曰食水。其根在皮肤，以茯苓为主。先从胁肿者，曰饮水。其根在肚，以芫花为主。先从腰肿者，曰肝水。其根在胃，以甘遂为主。先从腹肿者，曰冷水。其根在肺，以商陆为主。先从阴肿者，曰劳水。其根在肾，以泽泻为主。先从手肿者，曰心水。其根在腹，以巴戟为主。先从脚肿者，曰清水。其根在心，以葶苈为主。右十味，各为末，各包收贮，以待施用为主引之药。〇点眼药诀凡点眼之药，多用冰、麝之类，通入关窍毛孔，易至引惹风邪。又点之之时，宜向密室，正坐，然后用铜箸点少许入眼内，点毕以两手对按鱼尾二穴，次合眼良久，候血脉稍定，渐渐放开。若夜卧之时用药，则又不拘此法也。或向当风去处，或是点罢即开，则风邪乘入，血脉瘀滞难散，使疾势愈增矣。

《瘴疟指南》卷上：升药。南方之地，其气不正，阴常盛，春夏多寒，阳恒泄，秋冬多热，阳外而阴内，阳浮而阴闭，故人得病多内寒外热，下寒上热。医者不察，概用升阳发表等药，致病者痰滞神昏，而不知人。服多者气逆，哕而汗出即逝。盖瘴病之作，秋冬为多。人之阳气，春升夏浮，秋降冬藏。秋冬热，是行夏浮之令，而秋冬之令不行，阳气之不降也明矣。阳气不降，则中下二焦空虚而寒。大法升降浮沉则顺之，寒热温凉则逆之。知此者急使阳气下降及温中之不暇，而况敢用升浮凉药，以犯逆时之戒乎？凡升阳之药，味辛性凉，味辛便能散真气，性凉非脾胃虚寒所宜。因其升，故心肺之阳不降，所以神愈昏不知人。因其散气，故中气愈虚，不能运痰，所以痰滞。因其性凉，脾胃愈寒，所以发哕。因其发汗，故汗一出，翻然作冷，上焦几微之间，气随汗而出，所以即逝。议论至此，治瘴者，岂可以升阳风药而妄用之哉？所谓升阳风药者。如升麻、防风、荆芥、羌活、独活、前胡、薄荷、天麻、蔓荆、葛根、细辛、白芷、川芎、紫苏之属是也。予观今之医瘴病者，不识其端，妄以头痛发热、身痛口渴为时行寒疫，用败毒散及升阳散火汤二三服，则痰滞不语，目瞪口噤。元气素实者，热退时此证亦退而苏，热来时其证复来，此时急宜温中利痰，用治瘴正法，多有得生者。若元气虚，服三四服即变哑瘴，七日外竟成大梦。又有一等元气极实者，服前药亦不痰滞，亦不变哑，止是热不退，直至十四日内热微时，方作哕而逝。此等变证，不惟败毒散火汤，虽参苏饮，变证亦如此。〇降药。《经》曰重阴必阳，重阳必阴。瘴病之作，天气热而人身亦热，上多燥渴，心胸烦热，是重阳也。而鼻尖凉，腰足冷痛，是阴寓于其中也。又寒极生热，热极生寒，故瘴之始作也，必大热。及其病退也，身无尺寸之肤，下如冰冷。医者不知此理，见其发热烦躁，舌黑，面红，目赤，脉弦数，便以为大热之证，用苦寒降药，如黄芩、黄连、栀子、黄柏、知母之属，愈投愈剧，连服数剂，则上热未降，中寒大作，或变哑，或痰滞，或发哕，或手足稍冷厥而泄。诸证一起，百无一生。又有甚者，见其烦躁引饮，而用白虎汤、石膏汤。见其舌黑，大便秘，小便赤，而用大柴胡汤、承气汤。此药下咽，或即发狂而毙，或即痰滞而卒，顷刻危亡。是知瘴病未必遽能危人，医危之也。苦寒降药，如天花粉、木通、滑石、车前子、玄参、连翘、玄明粉、生地黄之类，亦不可轻用。医者审之，庶不误人。〇麻黄。《卫生方》云：麻黄生于中牟。有麻黄之地，冬雪不积，盖麻黄能泄内阳故也。今南方无霜雪，皆如麻黄之地，阳气恒泄，即此可知。人居其间，不劳麻黄而自汗，有病则不宜轻发汗，轻用麻黄，此理甚明。前辈诗云：四时恒是夏，一雨便成秋。读此一联，不惟知南方天气，亦可触类而知。夫人之病也，假如病者多热，才经一汗，便翻然为冷，是岂宜轻发汗耶？如五积散、通关散、金沸草散、九宝散、小续命汤、十神汤、香苏散，俱有麻黄，虽有主对，亦不可服。若麻黄汤、青龙汤，南方尤不可遽用也。今人例以麻黄为发散药，殊不知其力只能驱我之内阳，以劫外寒也。古今方书用治肺经咳嗽，以肺之性恶寒，肺为娇脏，易于感寒，乃宜用之。仲景治足太阳伤寒，以太阳在表，非汗不解；及治少阴经伤寒，发热脉沉，盖少阴当无热恶寒，反发热者，邪在表也，故以温剂佐之，发中有补，皆所当用也。除此三经，方书已自少用。况南方不寒之地，瘴气交重，瘴病岂尽因感寒耶？不因感寒，不用麻黄，又何不可？《南史》记范云欲赴梁武帝九锡之命，忽尔伤寒。召医徐文伯治之。恐不得与庆事，实告之曰：欲即愈，当先期取汗，但不免妄泄元阳，恐二年后不复起矣。云曰：朝闻夕可，况二年乎？文伯烧地布席，置云于上，得汗而解。云大喜。文伯曰：不足喜也。后二年果应。夫发汗先期，尚促寿限，况不当汗而汗乎？又尝见有染瘴者，上热下寒，腰足寒痛，自谓五积散证也，遂倍加麻黄，多衣覆汗，竟成重证。虽服真武汤，亦莫能救。并赘于此，为妄用药者之戒。大凡瘴病误用麻黄，服后哑者，七日内死。或筋惕肉瞤者，十四日内死。或目赤上气喘促者，十四日内死。若汗出不止，脉细如无悸动寒战发哕者，实时死。余常目击，可不慎哉！〇柴胡。《卫生方》云：夫人身本地水火风四大假合，阴阳和会，上焦属火为阳，下焦属水为阴，遇有寒热，见上热下寒之疾，不能升降既济之，而反用药，实实虚虚，则水火解散，而人身坏矣。尝谓见柳司教彭亮，一日染瘴，身热心烦，自以为实热，乘渴以冷水吞黄连黄芩丸，又取冷水以渍胸膈，至日晡小便渐多，更服黄芩汤、小柴胡汤，是夜连进数服，小便愈数。次日早，热渐才退，而即逝。可畏哉！夫下元为人身根本，根本既虚，身乎何有？小柴胡汤，今人但知为可用退热，抑知其所以用乎？夫仲景制方，惟用之以治足少阳胆经伤寒。盖胆无出入道路，柴胡乃本经药，邪在半表半里，非柴胡、黄芩之苦能发传经之热则不可。佐以半夏之辛，以散除烦呕。复用人参、甘草之甘，以缓中和之气，又且存攻守之意也。倘不择其可而概用之，鲜有不蹈彭司教之辙者。大凡瘴病误用柴胡汤，服后愈增烦渴，舌愈黑，身沉重，自利频频，手稍冷渐渐厥者，二三日决死。或发哕者，七日内死。或痰逆而哑者，七日死。俱所目击者，或曰：若然，柴胡断不可用与。余曰：柴胡能治邪气在半表，非不可用也。但必须其证一定不可已，方可用之。亦不可遽用，其性极寒，必须先温中，固下正气后，及十四日后，其病退时，脉亦弦数，外证的系实热，方可用之。亦当与正气平胃养胃兼用可也。或李待制柴胡散，尤为稳当。〇槟榔。岭表之俗，多食槟榔。盖谓瘴疟之作，率由饮食过度，气痞痰结。而槟榔最能下气消食去痰，故土人狃于近利，而暗于远害。此谓北人之饮酥酪，塞北地寒，食酥酪肤理缜密。一旦病疫当汗，则寒塞而汗不得出。南方地热，食槟榔，不知槟榔味辛，能下泄元气，大泄胸中至高之气，久食槟榔，脏气疏泄。一旦病瘴，元气已自虚羸，故不能堪。所以南方多体瘠色黄，夫岂全是气候所致？盖亦槟榔为患，殆不思耳。〇附子。《卫生方》云：重阳必阴，重阴必阳。寒热之变，物极则反。今瘴病或始寒战而终大热，或连日极热而后作寒，正谓此也。第伤寒以不饮水为内寒。瘴则内寒者也，亦饮水，甚则欲坐水中，取水以渍其心胸。盖炎方受病，气专炎上，心肺焦熬，华盖干涸，所以多渴。若其脉浮而虚，按之无力。又或病潮时，脉洪数。病不潮时，脉微弱。其证则心烦躁，额上极热，面色多赤，舌多黑，头或痛或不痛，小便或频或赤，大便或泄，腰腿沉重，两足不热，甚者寒厥或疼。误服凉药，则渴转甚，燥转急。治此者，当引上焦热气降于下焦，正宜用大附子，及灸丹田、气海、足三里等穴，使下元暖，阴阳交泰，而病自和解矣。或曰：口渴心烦，面赤舌黑，小便赤，脉数，明是热证，而子谓治此病者，宜用大附子，附子乃大热药也，以之治大热之病，是以火济火，甚骇耳目，吾子其有说以通之乎？余曰：方书有云，凡间之火得木则炎，得水则伏，其疾之小者似之，故立方有正治。龙雷之火，得木则燔，得水则炎，日出则灭，其疾之大者似之，故立方有从治。复佐以热因寒用之，寒因热用之之理。今人染瘴，或哑而不能言，或热而精神昏乱，如卧炭火之中，去死一间，不谓之火病可乎？所以立从治之方，有姜附汤、干姜附子汤、沉附汤、附子冷汤、附子理中汤、真武汤、冷香汤、七枣汤，极重三建汤，虽各有主对，俱系温剂，合冷服之，或佐以凉药，乃寒因热用也。或曰：以热治之之法，既闻命矣。而三建汤用川乌、附子、天雄，乃一物也，何以别之？余曰：以春月采小者为川乌，主除寒湿去痰。冬月采大，而有小子附于旁者为附子，主回阳反本，补下焦之阳虚。大而旁无小子者为天雄，取其雄不孕子之意，其力全无分散，补上焦之阳虚。以三物同一本，出于建平，故名曰三建。瘴虚因医者误用凉药，以致四肢厥冷，头额虚汗，发哕，脉数而促，证甚急，用之能收心液，能止真阳，多有得生者。〇常山。瘴与疟，似同而实异。故瘴之轻者，全类疟疾。医者不知治瘴之法，例用常山、白砒及草果，涌吐其痰，致元气实者，荏苒难安，元气弱者，即加肿胀，多致不起，深可太息。盖瘴疾因阳气不降，又吐之，则不降之阳气愈升，中气愈虚，其不危者几希。故白砒、草果，毫不可用。若常山犹有用处，其力能去皮肤毛孔中之瘴气，寒热所感，邪气多在荣卫皮肉之间。欲除根本，非常山不可。然常山多能吐，人须制之使不吐，方可用。七宝饮冷服之，不吐。截疟丸，日服六七次，酒送之，亦不吐。屡验之药也。当知此药乃末后之兵，方其瘴之始发，必先正气和解，温中镇下，固守乎病人元元之气，兵法所谓避其来锐是也。及其热之间断也，明见其作息有时，一日一作，只有五六时即退，或间一日一作，审知其脾胃已和，下焦湿冷已去，元气渐而平复，邪热渐微渐短，即用七宝饮、截疟丸，则应手而愈，兵法所谓击其惰归者是也。苟不明此理，当其病热正盛，而用常山，则非徒无益，而正气愈损矣。〇黄芪、白术、肉桂。瘴疾之作，率由暑热，所以腠理不密，多自汗。医者因其自汗，以治瘴之法治之，用参、芪、归、术之剂补之，服后愈觉烦闷难安，神识昏迷。不知天热气蒸，得雨方解。瘴病热蒸，得汗方除。白术止汗，黄芪止汗，密腠理，汗不得出，热蒸无由得解，更作烦闷神昏，故白术、黄芪亦不宜遽用。或曰：白术、黄芪，其性敛汗，为不可用，而肉桂亦非汗药，何又用之？余曰：肉桂固能止汗，本草有曰主温中，又曰本乎地者亲下，补肾用肉桂，故其性亦能引上焦之阳气，下达肾经，故可用。或曰：子言天气热蒸，得雨方解。瘴病热蒸，得汗方除。今病者自汗，宜其瘴之愈也，何又不除？余曰：此自汗略得舒片时之热闷耳，若欲其愈，必也温中固下，正气和解，使阴升阳降，荣卫和调，邪无容地，自然大汗如雨，自头至足，无处不出，大汗后浑身冰冷，惟口中所出之气略温。此等证候不见，瘴热不复来矣。此时惟当慎其调摄，得百日，元气可复常耳。〇酒。《本草》载：三人晨同行触雾，空腹者死，食粥者病，惟饮酒者独不病。南方天气，清晨多雾而寒，故人相勉以饮酒，谓其可以御寒辟瘴。殆不知乃发瘴之源也，盖南方暑湿，饮酒则多中暑湿毒，兼瘴疟之作，率由上膈痰饮，而酒尤能聚痰。岭外谚云：莫饮卯时酒，莫饱申时饭。此诚摄生之要也。然忌夕食者，人虽易晓。戒卯时酒者，人以为疑。盖南方气候不常，虽盛夏阴雨必寒，虽隆冬日出必暖，一日之间，寒燠屡变，要之昼多燠，夜多寒。饮酒过度，固非所宜，而卯酒尤甚。方其朝寒而饮，遇暴热，则必聚痰以为病也。

《杏苑生春·用药增损》卷三：人之染患疾病，皆由四气七情乖于调摄，致使脏腑阴阳违和，百疴生焉。往古圣贤，悯生民之疾苦，制法立方，垂福于世。其间症候变化不一，若非增损，曷能尽随时取中之妙。人徒知药之神者乃药之力，殊不知用药者之力也。人徒知辨真伪识药之为难，殊不知分阴阳用药之为尤难也。故推证求源，谨集用药凡例，开列于下。倘症治自有别意，增损不在常例者，就随原法方下注写，但于凡例通行合用者，于此求焉。诸风加防风、天麻、竹沥、生姜自然汁。中寒厥冷气脱加炮黑附子。中暑加香薷、黄连。中湿加苍术、白术。头痛加川芎、蔓荆、细辛，否加引经药。太阳头疼加麻黄。阳明头疼加白芷。少阳头疼加柴胡。太阴头疼加苍术。少阴头疼加细辛。厥阴头疼加吴茱萸。痰厥头疼加半夏。血虚头疼加当归。气虚头疼加人参、黄芪。冒风头疼加葱白、麻黄。巅顶痛加藁本。脑痛加细辛。遍身肢节痛加羌活，风湿亦用之。心疼加

良姜、五灵脂。腹中痛加白芍。恶寒佐官桂，恶热佐黄芩。胸中疼痞加瓜蒌仁。心下痛加吴茱萸。胁下痛加柴胡。胁下硬加柴胡、牡蛎。腰疼加杜仲。喉嗌痛并颔肿加黄芩、桔梗、贝母。胃脘痛加草豆蔻。茎中痛加生甘草稍。脐下痛加熟地黄，未已加肉桂。心气不足加人参、茯神、菖蒲。脾气不足加白术、白芍。胆气不足加细辛、酸枣仁。神昏加朱砂、茯神。健忘加茯神、远志。多梦纷纭加龙骨。惊悸不安加龙齿。噎证防虫加青黛。小儿伤乳食加山查。瘿病加天门冬。

《医宗粹言·用药准绳》卷五：诸风。《经》曰：诸风掉眩，皆属肝木。风为百病之长，而有真中、类中之分。中者未有不因真气耗散，腠理不密，风邪乘虚而入也。药以清痰为主，须分虚实而施。风药不得不用，而用之须得其宜，症候虽明，药性宜审。〇防风乃风药润剂，听君将命令而行，随所使引而至也。凡一身有中风邪者通用之。羌活者，大无不通，小无不入，乃拨乱反正之主也。散肌表八风之邪，利周身百节之痛，故四时感冒风寒，而九味羌活汤用此为君也。独活治风颠。《液》云：独活细而低，治足少阴伏风，故两足不能动履，浑身湿痹，非此不能治。荆芥穗治头风眩晕，妇人血风，产后中风等病。藁本乃太阳风药，治足太阳经头痛，又能治寒邪结郁于本经。白芷治足阳明头痛，中风寒热解利药也。细辛治足少阴头痛，温经散风利窍也。川芎去风，而治足少阳、足厥阴头痛。秦艽去热，兼治肢节痛风。威灵仙通十二经络，故痛风在上者用之。五加皮壮四肢筋骨，故风气拘挛者用之。天麻主小儿惊风及诸眩运，非此不除也。僵蚕主中风失音及痰壅喉痹，非此不治也。蝉退、全蝎、白附子多用之，以治中风抽掣惊痫。白花蛇、乌稍蛇多用之，以疗诸风顽痹搔痒。薄荷、菊花能治头风。葱白、麻黄能散肌表。牙皂治中风痰厥，乃利窍通关之剂。川乌治风痹不遂，乃消痰行经之剂也。白鲜皮治足顽痹之风。何首乌主面风疮之药。干葛、柴胡风邪在表可用。半夏、南星风湿在痰可施。升麻又手足阳明经伤风之所必用也。以上药味，多是燥剂，似风而非风者，必不可用。又有气逆生痰，痰迷心窍，而致瘈疭倒仆，由气不能行痰，非风也，宜顺气行痰之剂，敢用风剂乎？又有血燥阴虚，阳火愈炽而致筋骨痿弱枯涩，由血不能养筋，非风也，宜补血养筋之剂，敢用风剂乎？况风邪非虚不入，果系风邪，亦当审其气血虚实而用药也。故方中用八味顺气散而治风，兼有四君子而补气也。用大秦艽汤而治风，兼有四物而补血也。又须识风邪宜分表里上下，里则内攻，表则外解，上用引而散，下用顺而除，中病即已，不宜久服，后当随症而补泻也。〇伤寒。伤寒之症，传变不一。冬月发者为正伤寒，当遵仲景治法。正伤寒用麻黄汤者，取其开发腠理以散邪，得汗而愈也。麻黄能泄卫中实，去荣中寒，发汗之功尤速。桂枝去表外风邪，而表和肤密，则汗自止，非谓桂枝能补表虚而收汗也。杏仁、甘草利气和中，揔为表证发散之剂也，书云荣卫俱伤者不可服。如伤寒在半表半里，用柴胡、干葛以疗肌解表，用升麻、甘草以和胃升阳，故小柴胡汤用柴胡、黄芩、半夏、甘草、人参，诚为和解之剂也。若伤寒表症解而里症在，不可攻表，急当下之，如承气汤用大黄苦寒以泄实去热，芒硝咸寒以润燥软坚，厚朴苦温以去痞，枳实苦寒以泄满，或用甘草以调胃也。若大柴胡汤，柴胡、大黄、枳实、半夏、黄芩、芍药，诚为下中有和解之意也。此为正伤寒分表里中治法之大要。若夫四时感冒伤寒乃恶寒身热，头痛之症也，只宜和解温散，如九味羌活汤甚为切当。盖羌活治太阳肢节痛，防风治一身尽痛，苍术雄壮上行之气而除湿，使邪气不传脾经，白芷治阳明头痛在额，川芎治厥阴头痛在脑，生地治少阴心热，黄芩治太阴肺热，细辛治少阴肾经头痛，甘草缓里以和中。此方凡见感冒伤寒及湿暑表症，悉宜服之，无不获应。及夫紫苏、香附能下气散寒，陈皮、厚朴能理气平胃，生姜、葱白能发汗驱邪，和解剂中亦多用之。又有劳役内伤，有损脾胃，元气不足之症，只从补中益气汤为主，或加黄柏以救肾水，而泻阴中之伏火，诚王道之准，内伤必用之剂也。今人或以四时感冒之症，而认作伤寒，用伤寒之剂误矣。所以冬月伤寒须明表里之缓急，而四时感冒亦须辨内外之虚实也。不然，汗多亡阳、下多亡阴之患，岂能免乎？〇中寒。中寒，直中阴经，无头疼，无身热，四肢厥逆，或腹痛吐泻，引衣倦卧，面如刀刮，乃真寒之证。药宜温散，当用理中汤者，乃人参、白术、干姜、甘草。而干姜乃温脾燥胃，发散寒邪之剂也，与五味子同用，而治嗽之寒；与人参同用，而补气之虚。冷痛寒泻，皆不可缺。若夫黑附子，其性走而不守，通行诸经，浮中沉，无所不至也，能祛六府之沉寒，补三阳之厥逆。《液》云：味辛大热，为阳中之阳，故行而不止，非若干姜止而不行也。与干姜同用，名姜附汤，能治中焦有寒。与白术同用，名术附汤，是为除寒湿药。又入理中汤，能复气虚而卒寒，能止寒痛而几绝。又入三建汤，而治阳气久虚，自汗厥冷，阴症几死之症。故云非天雄不能补上焦之阳虚，非附子不能补下焦之阳虚也。但非身体凉而四肢厥者，亦不敢僭用。胃寒呕吐者，藿香、丁香可用；中寒冷痛者，吴萸、良姜可施。肉桂散经寒，止腹痛之剂，能引补肾药而下行，能引补气药而达表，又以之而治奔豚，取其热行辛散之意也。益智虚寒人可服。芦巴冷散者可施。茴香亦治寒疝。肉蔻止泻温中。胃脘寒痛用草豆蔻。积冷不磨用白豆蔻。韭子有助阳涩精之力。砂仁有暖胃安胎之能。故纸温肾而止肾泻。苁蓉暖阳而壮阳虚。大抵热药治寒，理之常也。亦宜分表里，若寒邪在表，用温散之可也；如寒邪在里，必卒中寒气，口受寒物，方敢用热除之。又有阳气久虚，藏府久冷之症，由真火之不足，必须升补其阳，则阴寒自退，故曰益火之源，以消阴翳也。但今人见有似寒腹痛，即用热药，投之多致误人。盖有热极似寒，火极似水，是为外寒内热之症，苟不治内热，而徒治外寒，宁不致于误人乎？〇暑类。暑者，有冒、有伤、有中，须分轻重虚实治之，静而得之为中暑，动而得之为中热。中暑者阴症，中热者阳症。《内经》曰：阳气者，卫外而为固者也。炅则气泄。今暑邪伤卫，故身热自汗，当用清暑益气为要，内用黄芪取其固皮毛，实腠理，不令自汗而泄气也。取人参甘温，补中益气为君。取川归、陈皮、甘草辛微温，养胃气和血脉为臣。取苍术、白术、泽泻而渗利除湿，取升麻、干葛苦平而善解肌热，又以风胜湿也。中有湿热，未免食不消而作痞满，故用青皮辛温，炒曲甘辛，以消食快气。肾恶燥，急食辛以润之，故用黄柏苦辛寒，借甘味泻热以补肾水之虚，滋其化源也。肺喜凉，故用麦冬、五味酸寒，救天暑之伤庚金为佐也。此病多因饮食失节，劳倦所伤，损其脾胃，乘暑天而作也。汗大泄者，津脱也，加五味、炒柏、知母；湿热乘肾肝，则痿弱无力，加酒柏、知母；大便秘涩，血中伏火也，加当归身、生地黄、桃仁、麻仁以润之。又孙真人制生脉散，夏月服之，是亦取人参能补元气而泻火，麦冬能清肺金而滋肾水，五味皆其泻火补金滋水之剂也。又云五味能补脏气，夏月阳气尽泄于外而内虚，故清暑益气。生脉二方，乃夏月必用之剂也。又春末夏初，有注夏之症，头疼脚软，食少身热脉大者，是阴虚，元气不足，又宜服补中益气汤，或去升麻、柴胡，加炒柏、芍药。以上三方，皆自其气虚脾弱，乘大暑而病作者言之耳。又戴氏云：或腹痛水泻者，胃与大肠受之。或恶心呕吐者，胃口有痰饮。此二者为冒暑也，而用黄连香薷饮。取黄连以去心经之伏热；香薷除烦热，利蓄水，肺得之则清化行，而热自下；用厚朴、白扁豆取其平胃扶脾而止呕吐也。气虚者不宜服之，或用五苓散，有白术、赤茯苓、猪苓、泽泻，取其渗利之中而逐热，内用肉桂者，乃引药下行，开窍利水之意也。或咳嗽，发寒热，汗出不止而脉数，是为热在肺经，火乘金，是为中暑也，清肺汤甚效。有黄芪、人参、甘草补元气而去热，麦冬、五味、当归清肺金而润燥，用白芍不使肝木来生火，用紫菀茸

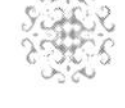

取其益肺气去胸中寒热而止嗽也。或身热头痛，躁乱不宁，身如针刺，此为热伤内也。用黄连解毒汤者，乃黄连、黄柏、黄芩、栀子，总是退热邪寒凉之药也，非实热者不可用。用白虎汤者，取石膏去三焦之壮热，去胃中之实火而除头痛；取知母除烦热而不燥，甘草和中，又取其甘能除热也。有用木瓜者，益味去湿，和胃滋脾，气脱则能收，气滞则能和。有用乌梅者，收肺气，除烦热，调中去痰之药也。大抵夏月伏阴在内，阳气尽浮于肌表，内多虚矣，宜补元气为主。又心火专权，未免伤肺金，宜补肾以滋其源，宜清肺以润其燥，必使火不伤金可也。怠惰嗜卧，饮食不调，是脾气虚也，又当扶脾胃，庶元气未伤，肺气未刑，脾气未损，则暑气无隙可入，何病之有？此皆夏月治法之大要。《经》曰：夏伤于暑，秋必疟痢。盖由夏月元气未完，肺失降下之令，脾失运化之职，而热邪侵于荣卫之间，饮食滞于肠胃之内，屡积于中伏而不作，至秋阳气始收，火气下降，邪气始作，而成疟痢者矣。所以夏月宜调摄，不可忽也。但今不分虚实，多服寒凉之剂，以退一时之热，以致气虚脾弱，虚而益虚矣。《经》曰温能除大热，可不审诸。〇湿类。《内经》曰：诸湿肿满，皆属脾土。湿之一症，有自外入，有自内得。大抵宜微发汗，利小便，使上下分消其湿可也。而苍术虽为上中下治湿之通剂，然发汗除上焦湿，其功最大；又盐水炒，佐川柏除下焦湿，又能助其祛热。白术除湿益燥，兼补中焦。《经》云：治湿不利小便，非其治也。茯苓、猪苓、泽泻、车前、木通、琥珀，皆除湿行水之剂也。厚朴、腹皮下气而行湿之滞，枳壳、枳实逐水而消湿之满。夫有湿则有热，所以去上焦湿热，须用黄芩入肺；去中焦湿热，须用黄连入心；去下焦湿热，须用黄柏入肾。又防己、知母、龙胆亦能治下焦之湿热也。丹溪云：下焦有湿，龙胆、防己为君，甘草、黄柏为佐。二陈汤中有半夏，虽是燥痰，实能去湿。丹溪云：二陈汤加酒芩、羌活、苍术，散风行湿最妙。干姜能泻脾胃中寒湿之邪，附子以白术为佐，是皆除寒湿之药。木瓜能除肺气水肿湿痹。薏苡仁能除筋骨中风湿。东垣治湿多用风剂，盖风能燥湿也。湿得燥则豁然而收，故羌活主温湿风，独活主两足寒湿痹不能动止，防风散湿，川芎开郁燥湿。藁本治上焦头目湿气，中雾露之气；秦艽治寒湿风痹，下水利小便；威灵仙主诸风湿冷疾，脚不能履；白鲜皮主黄疸淋沥湿痹，肌不可屈伸；五加皮主男子阳痿囊湿，腰痛脚痹。凡腰脚风湿疼痛，而杜仲、牛膝又所当用也。是知诸风药俱可治湿，风能胜湿故也。湿在上者宜风药以散之，湿在下者宜淡渗药以利之。书云风药但能去肌表上湿，又须知湿症有自外入，有自内生者。外湿乃体受湿气，脚履湿地，而湿在肌表之间，不过汗以发之，风以散之可也。内湿乃口伤生冷油腻热物，抑遏于脾中生湿，宜清凉渗湿健脾之剂，如参芪健脾，茯苓、泽泻渗湿，芩、连、栀、翘清凉之类也。岂可以内湿而同外湿者乎？又当知脾肾气虚，风湿乘虚而入，流于经络，以致腰膝偏枯疼痛，苟以风燥之剂治之，误矣！须用川归、生地、白芍、川芎补血以养筋，用人参、续断、杜仲、牛膝壮筋以止痛，兼用白术、茯苓渗剂以除湿，少用羌活、防风润剂以散风，斯为当矣。安敢纯用风燥之剂乎？是以湿症须分上下、内外、虚实而治之也。〇燥类。夫燥者，水涸火炎，销烁肺金，煎熬阴血，使津液干枯，不能流通，有口燥而消渴，胃燥而肠结，及皮毛焦、肌肤痒，皆燥之所为也，治宜润燥生津，滋阴敛肺。人参乃补肺气之圣药也，生津液，止烦渴，但肺虚热者可服，若有实邪者，亦不宜执用。芪能益肺气而润皮毛之燥。当归、地黄乃补阴血之圣药也，能使血归源，以润血中之燥。麦冬退肺中隐伏之火，生肺中不足之金，兼治虚劳客热，口干燥渴，与地黄、阿胶、麻仁同用则润经益血，与人参、五味同用则生脉滋源。五味滋肾经不足之水，收肺气耗散之金，除烦润燥，止渴生津，此为上剂也。瓜蒌仁甘能补肺，润能降气，肺受火邪有燥痰者用之，为其甘缓润下之助，则痰自降矣。其根名天花粉，甚止燥渴，退烦热。葛根止胃虚消渴，亦取其能除燥热也。乌梅收肺气，止烦渴，可为生津之用。贝母降逆气，消痰结，可为润肺之施。气分燥有用杏仁，血分燥有桃仁、麻仁、皂仁，又能治脏结及润肠活血之剂也。黄柏、知母能除肾燥，石膏能润胃燥，山药能止皮肤干燥。《经》曰：诸涩枯涸，干劲皴揭，皆属乎燥者也，乃是水不能以制火，阴不能以胜阳，火胜则水涸，阳胜则阴消，肺金不能生化，津液不能流行。故燥一症，甚不可忽，须知以补金之剂而生水，以补阴之剂而生津液，金水得以相养，血津得以相滋，庶阳火自平，必无燥患。但热剂固不可用，用热反助其燥。而寒药亦不宜用，用寒不能有生。惟方中有活血润燥生津饮甚当，用生熟地生血滋阴，用天麦冬生津补肺，用五味敛金生水。未免血中有滞，故用麻仁泥以活之；未免口燥液干，故用天花粉以润之，用粉草取其能和燥也。再随症虚实加减，无不获效。〇火热。火之为症，传变不一。或外因邪郁经络，积热脏腑，此为有余之火。或内因饮食情欲气盛似火，此为有余中不足之火。阴虚火动，大抵弦数无力为虚火，实大有力为实火。而火之一症，动则便伤元气，偏胜移害他经。《内经》病机十九条而属火者五，刘河间推广五运为病：属肝者，诸风之火；属脾胃者，诸湿痰火；属心肺者，诸热实火；属肾者，诸虚之火；散于各经，浮游之火；入气分，无根之火；入血分，消阴伏火。故曰火之传变不一，治详虚实而施。用天门冬者，乃治肺热之功多，虚而多热者加用之，仍泻肺火，止烦渴，凉血热也。麦门冬治心肺热及虚劳客热。山药凉而能补，除寒热。前胡除伤寒客热。贝母治伤寒烦热。黄芩泻肺火，除上焦痰热，解在肌风热。栀子去心中客热，虚烦不眠及燥热，兼泻肺中之火，又能治块中之火，乃下行降火开郁之剂。书云性能屈曲下行，能降火从小便中出，除胃中湿热发黄及胁热下利，小便赤涩者也。又云用仁去心胸热，用皮去肌表热。石膏除三焦热，治伤寒时气，肌肉壮热，头痛，大渴之症，又能泻胃火，治胃热不食，兼治胃热能食善消。连翘泻心火，降脾胃湿热，通五淋，除心经客热。沙参治肺热，止惊烦及心腹痛，结热邪气，头痛肌热。丹参凉血热，治风邪留热，头痛，眼目赤热，兼治狂闷。玄参治中风伤寒，身热支满，狂邪忽不知人，温疟洒洒，头风热毒，骨蒸传尸，空中氤氲之气，无根之火，皆宜以此治之。苦参能凉血中风热，若脚虚烦热者，又须以人参甘温之剂为主。桔梗治肺热而利膈气。茯苓降肺火而伐肾邪。天花粉除消渴身热及烦满大热，又能治肠胃中痼热，茎叶治中热伤暑。百部治肺热咳逆。淡竹叶乃治胸中痰热咳逆，兼凉心经，除烦热，止消渴。若心中热狂烦闷，壮热头痛，瘟疫迷闷及阴虚发大热，须用竹沥者也。青黛收五脏郁火，诸热惊痫，天行时病。丹砂凉心热，止烦渴。凝水石能除身热劳气，皮中如火烧，五脏伏热，胃中热，亦能止渴。用薄荷者，取其行表发汗，兼凉壮热。用梨汁者，取其除客热，心烦肺热，兼治咳嗽，消渴，喘嗽。多用桑白皮，亦以其能泻肺火。前剂多是治上焦热也。以治中焦热之剂言之，白术除胃中热，黄芪治肺虚发热，为退虚热之圣药。甘草生用大泻热火，稍能除胸中积热，泻茎中热结作痛。白芍泻脾火，凉血热。黄连泻心火，解热毒，除胃中湿热烦燥，热郁在中焦，恶心兀兀欲吐及眼暴赤肿，热毒下利等症。胡黄连主痫热痢湿疟，骨蒸劳热。秦艽主传尸骨蒸及时气寒热。大黄泻诸实热不通，荡涤肠胃间热。葛根除胃热消渴，解肌热出汗。茵陈治伤寒烦热头痛，去湿热黄疸。香薷治伤暑，利小便，下气除烦热。茅根能下五淋，止消渴，解肠胃热。乌梅下气，除伤寒烦热及虚劳骨蒸。升麻主时气热，解肌骨间热，天行时疾发斑，升散郁火，莫过此剂。芒硝主五脏积聚，久热胃闭。玄明粉主心热烦燥，又大除胃热。滑石主身热，泄澼解渴，除妄火。犀角治时行瘟疫，头痛烦闷，大热发狂。粪清亦治时行大热狂走。绿豆主消

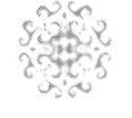

渴烦热。小麦除热燥液干。浮麦能止盗汗，又主大人小儿骨蒸肌热及妇人劳热。以上治中焦之热也。又以治下焦热之剂言之，熟地治血热劳热，老人血虚燥热。生地泻血热及脾中湿热。黄柏泻膀胱热，清小便，泻肾中伏火，补肾阴，又治骨蒸劳热及治结热黄疸。知母主消渴热中，泻肾火，治有汗骨蒸，传尸注病及伤寒久疟烦热。所以滋阴药中多用黄柏、知母者，以其能泻肾经有余之火，生肾中不足之水也。牡丹皮泻阴中火，主虚劳无汗骨蒸。地骨皮解肌热，治大劳有汗骨蒸。柴胡泻肝火，解肌热，除往来寒热，早晨潮热及伤寒心下烦热。条芩除大肠热，治下痢脓血，腹痛后重，身体发热。龙胆草主骨间寒热，惊痫邪热，除胃中伏热，时气温热及下焦湿热泻痢。防己主湿温，伤寒寒热邪气及下焦湿热肿盛，去膀胱留热。龟甲主癥瘕痎疟，骨中寒热。鳖甲治温疟，劳嗽骨蒸，心腹癥瘕坚积寒热。槐花治大肠血热。地榆亦疗下焦血热及治血热痢疾。木通泻小肠火，乃通经利窍也。车前子治肝中风热，冲目赤肿。海金砂通利小肠，治伤寒狂热。通草治五淋，导小肠热。石韦主身热邪气，治淋闭不通。地肤子主膀胱热，利小便。人溺能治寒热头痛，温气热劳，咳嗽肺痿，降火之功甚速。大抵自下而上者谓之火，宜降；自内而外者谓之热，宜清。兼火热之变，见于诸病不一，但泻火之法，宜审虚实。如黄连泻心火，黄芩泻肺火，芍药泻脾火，柴胡泻肝火，知母泻肾火，柴胡、黄芩泻三焦火，木通泻小肠火，石膏泻胃火，黄柏泻膀胱火。此又苦寒之味，能泻有余之火。若饮食劳倦，内伤元气，火不两立，为阳虚之病，宜参、芪甘温之剂补之。若阳微阴强，相火炽盛，以乘阴位，日夜煎熬，为阴虚之病，宜归、地甘寒之剂滋之。若心火亢极，郁热内实，为阳强之病，宜以大黄、芒硝咸冷之剂折之。若右肾命门火衰，为阳脱之病，宜以干姜、附子温热之剂济之。如肾水受伤，真阴失守，而无根之火妄行，为阴虚之病，宜用壮水之剂制之，如生地、玄参之属。胃虚过食冷物，抑遏阳气于脾土，为火郁之病，宜以升散之剂发之，如升麻、干葛、柴胡、防风之属。故丹溪云：实火可泻，虚火可补，郁火可发。当看何经，风寒外束者可发，轻者可降，重者从其性而升之。凡火盛者，不可单用寒凉，亦须知温散，此不易之定论。不然，宁免实实虚虚之失乎？○内伤（附脾胃）。内伤劳倦与饮食所伤不同。内伤者，形神劳役而损于元气，并饮食失节，当以补中益气为要。益气汤者，乃人参、黄芪、白术、当归、陈皮、甘草、升麻、柴胡也。伤食者，伤于饮食也。当宜消导，平胃、枳术皆可用也。平胃散乃苍术、厚朴、陈皮、甘草。枳术丸乃枳实、白术也。且劳伤手按心口不痛，食伤手按心口刺痛为异耳。然外伤手背热，内伤手心热。而脾胃中不足有湿者，又当用白术为君，加入五苓散健脾利湿。白术乃治脾胃虚弱，不思饮食，兼能去脾胃间湿，利腰脐间血，入五苓散则利水道。用之以佐黄芩则安胎气，用之以君枳实则消痞满。人参补脾胃中元气。茯苓渗脾胃中湿热。甘草生则除热，炙能扶脾，乃滋补脾胃之主药。半夏不惟治痰，实能益脾；陈皮不惟理气，实能和胃：此二味合前四味为六君子。山药润燥凉而能补；莲肉助脾养胃；砂仁开胃进食；薏苡仁除湿利肠胃，令人能食；扁豆和中益胃，久服充肌；桔梗宽膈利肠胃：此六味入四君子，名参苓白术散，用以补气，专治老人小儿脾胃虚弱及大病后理脾之圣药。苍术、厚朴除湿满，陈皮、甘草以和中，此为平胃散，调胃气，去湿风，除岚瘴，治疫疟，无不获效，脾胃不和宜服，脾胃气虚不宜服。白芍能收胃气，安脾经；黄芪能益胃气，润脾燥；石膏除胃热及善食易饥；干姜温胃寒，止脾湿泻；生姜开胃气，专止呕吐；肉蔻止泻，温中；升麻、柴胡升胃中清气；葛根治胃中实热；草蔻治胃脘受寒而痛。香砂养胃汤理脾胃而进食，逐寒邪而止吐。养脾胃者，又宜用川归、白芍、粳米补益胃气。陈仓米开胃止泻，和以大枣乃养脾平胃之通剂也。神曲调中开胃，治宿食酒积；麦芽消化饮食，去心腹胀满；

山查消诸积宿食：三味皆助脾消导之药也，故保和丸用之。又人参开胃汤用丁香开胃止呕，木香顺气调中，砂仁、藿香以开胃之纳受，神曲以助脾之运化，佐以厚朴、莲肉，君以四君、二陈，治脾胃虚寒，闻食则呕之症，必有奇效。大抵脾伤则不能运化，胃伤则不能纳受，所以方中多用益胃健脾，则脾胃各司其职矣，何病之有？如脾胃实热不通，须用大黄苦以泄热，芒硝咸以软坚，通积滞者玄明粉可用，如脾胃虚者忌之。今治脾胃者，不分阴阳气血寒热，多用辛温燥热，助火消阴之剂，以致胃火益旺，脾土受伤，清纯冲和之气变为燥热，多有脾脘干枯，大肠燥结之症也。殊不知脾胃属土，本湿，位居长夏，故湿热之病十居八九。况土旺四季，寒热温凉各随其时，岂可执用也哉？故古方补中益气汤、清暑益气汤、升阳益胃汤，皆随时而治脾胃也，可不知乎？〇气。人身之气，要在周流顺行斯无病矣。逆则诸病生焉，久而郁热滞为痰积。况七情之火，无日不积，此丹溪、河间力主为火也。虽然，七情总属于一心，七气总隶于一气。气，阳也，动则为火，故以降火化痰，顺气消积，量其所禀厚薄而施治之。初起则宜四七汤、分心气饮。四七汤乃半夏、茯苓、厚朴、紫苏。分心气饮乃木通、官桂、茯苓、半夏、桑白皮、大腹皮、青皮、陈皮、紫苏、羌活、甘草、赤芍，以辛温消散。稍久宜二陈汤，乃陈皮、半夏、茯苓、甘草，加芩、连、山栀。若正气虚者，则宜用四君子汤，乃人参、白术、茯苓、甘草，内用人参补元气，在肺经补肺气，在脾经补脾气，以升麻为使，补上焦元气；以茯苓为使，补下焦元气，气短虚寒者用之；茯苓调胃气，治胸膈逆气；白术和平益气；甘草补三焦之气：此四君子补气之主。黄芪补肺气，益胃气，充腠理，实皮毛及五劳诸虚不足，以肉桂为使，又能补肾三焦命门元气。天冬保定肺气，治咳逆喘息促急，通肾气。麦冬补心肺元气不足，短气。山药补中益气，除热强阴。五味益气补不足，治咳逆上气，又收耗散之气。葛根升提胃气。升麻补元气，又于阴中升提阳气上行。远志主伤中，补不足，定心气，止惊悸，去梦邪，心下膈气。酸枣仁补中益肝肺及治心腹寒热邪结气，益志益气，安神，补不足，调诸气，止呕哕，利小便，当于补药中用之。菖蒲开心孔，补五脏，通孔窍，下气除烦，止心腹痛。贝母治咳逆上气，散心胸郁结之气。紫菀主咳逆上气，治胸中寒热结气，益肺气，补不足。款冬花温肺止嗽，又主逆气喘息，呼吸邪气，寒热邪气。马兜铃亦主肺热咳嗽，逆上之气。桔梗利咽嗌胸膈之气及惊恐悸气，肺热气奔，促喘逆气。桑皮补虚益气，泻肺气有余，去肺中水气。乌梅下气，除烦满，收肺气。竹叶止咳逆上气、呕气。枇杷叶下气，治卒呕哕不止及治不欲食。沙参补中益肺气。玄参管领诸气，上下肃清而不浊，治空中氤氲之气，散无根之火。龙骨去脱固气。杜仲补中益精气。以上皆是补气、清气温凉之药，又言温气、快气辛热之药。干姜主肺气呕逆上气，温脾理中。生姜入肺，治咳逆上气，开胃止呕，下一切结气，胸膈壅塞冷热气。无病人夜不宜食，动气故也。黑附子通行诸经引用，浮中沉，无所不至。茴香破一切臭气，开胃下食，止呕，治膀胱冷气、疝气、小肠痛气。肉蔻温中开胃，下气消食，治冷积，心腹胀痛。白蔻亦治积冷气，止呕逆，消谷下气，散肺中滞气，入肺经，别有清高之气，补上焦元气不足。肉桂温中利肝肺气。缩砂消食，治脾胃气滞结不散及心腹痛。沉香补右尺命门，壮元阳，暖腰脊，去恶气，散滞气，升降真气，治心腹痛气。檀香主霍乱中恶，能调气，引芳香之气上行，为理气之剂。吴茱萸泻肝气，治疝气，下气最速，又言行气、降气、散气之药。苍术除恶气，辟山岚瘴气，消痃癖气块，心腹胀痛。芎䓖乃血中气药，治一切气，心腹胁痛、疝痛，温中散寒，开郁行气，治腹中气结血滞作痛。香附开郁行气。柴胡去肠胃结气，治胸胁痛，寒热邪气，升提胃气上行。防风泻肺实，散头目中滞气，泻上焦元气。麻黄去邪热气，泄卫实，止咳逆上气。白芷与细辛同用，

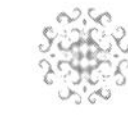

治鼻气塞。荆芥宣通五脏，破结聚气，辟邪气。藁本清明前、立秋后凡中雾露之气，皆清上中焦邪气，与木香同用治之。木香和胃气，调诸气，散肺中滞气，行肝气，治腹中气不转运，中下焦气结，心腹及积年冷气，痃癖胀痛，九种心疼，又火煨能实大肠。薏苡主风湿痹，下气，除筋骨邪气不仁。前胡治寒热邪气，心腹结气。乌药治一切气，中恶心腹痛。陈皮导胸中滞气，泄逆气，止呕吐，去白理肺气消痰，留白理脾胃消食。杏仁主咳逆下气，定喘止嗽，散结润气燥。紫苏下气，治寒热气，散寒气，止脚气。苏子主肺气喘急咳逆，润心肺，消痰气，调中下气。藿香助脾开胃，温中快气，治霍乱吐逆心痛，去恶气。大腹子下气，治寒热气攻心腹，痰膈醋心，又言破气消气之药。三棱破积聚诸气，治痃癖癥瘕心腹痛，破血中之气积，损真气。蓬术主治同三棱，乃破气中之血积。槟榔破滞气，泄至高之气，治后重，坠诸药，除痰气，治心痛，脚气冲心。厚朴温中，散结气，消宿食，治腹胀满。枳壳利胸膈痞塞结气，破癥瘕痃癖，通利关节，走大肠，泄肺气，损至高之气。枳实消结气宿食，治逆气，心下急痞。青皮破积结膈气，治胁痛，损真气。麦芽、神曲、山查皆能下气消食。姜黄、阿魏皆通结，破积气。《内经》云：百病皆生于气，以正气受邪也。凡气有余便是火。苟治气滞气痛，不分寒热，多用辛香燥热，以祛滞气，冲快于一时，不知药中无温凉制伏，未免辛香散气，燥热伤气，正气既病，邪气遂升，此见火无所制，日渐消燥，岂不危乎？《经》又曰：邪气盛则实，正气夺则虚。所以耗散之剂，非坚实者不服。今见治逆气积气，不分虚实妄用，耗散破损，以通滞气，不知药中无滋补，未免耗散元气，正气既虚，邪气愈实，必见积不能消，逆不能降，本势空虚，安能救乎？〇血（附失血）。血乃水谷之精而成，生化于脾，主息于心，藏于肝，布于肺，施于肾，脉络脏腑，耳目手足资为运用。然阴道易亏，而阴血自少，至老不可一日不养也。一有感伤，调理失宜，以致阳盛阴虚，错经妄行，火载则上行，挟湿则下行，是以上溢清道，从鼻而出为衄；留滞浊道，从胃脘而出为咳唾；渗入肠间，从下部而出为血痢；结于肠胃，则成积而为血瘕。分经言之，呕吐，胃也；咳唾衄，肺也；痰带血，脾也；咯血，系肾也；溺血，出小肠、膀胱也；下血，大肠也；牙宣，胃火或肾虚炎也。又血从汗孔出者谓之肌衄，从舌出者谓之舌衄，心与肝也；从委中出血者，谓之腘血，肾与膀胱也。无潮热者轻，有潮热者重。又有妇人血症血瘕之病，总之皆血症也。而不离乎四物为主，于中因症加减，施以引经之味。四物汤乃当归、白芍、川芎、熟地也。血热者则宜用生，系补血养血之主。天冬、麦冬治血热清肺，吐衄妄行，咳血痰血，肺痰生痈吐脓血之症。五味子强阴益精，止渴生津，滋肺补肾，血出于肺，由于肾者不可少也。阿胶治肺虚极损，咳吐脓血，定喘安胎，止血痢血崩，又治腰腹痛，四肢酸疼，养肝益肺。鹿茸主漏下，恶溺血，破留血在腹，散石淋，女子崩中赤白带下。鹿角胶主伤中荣绝，妇人血闭无子，止痛安胎，及吐血下血，崩中赤白淋露，折跌损伤。牛膝益精髓，活血生血，通月经，破血结癥瘕，能引血药下行，腰腿之疾不可缺。枸杞强阴益精，血虚者用之。肉苁蓉治肾绝阳不兴及泄精尿血，女绝阴不产及血崩带下。川柏治鼻红，吐血下血，补肾水膀胱不足，及痰厥瘫痪，女子漏下赤白。桑白皮泻肺气有余，治喘嗽吐血痰血。香附子逐凝血，炒黑能止血；一云童便浸炒，能引血药至气分；止血用醋炒，能治妇人诸血气结痛。酸枣仁益肝，逐阴气，敛虚汗，治心虚烦悸不眠。山茱萸补肾秘精，止小便利，暖腰膝，补女子月水不足。竹沥清痰养血，阴虚有热者甚宜服之。龟甲大补阴血不足，主漏下赤白，破癥瘕，痎疟寒热，去瘀血，续筋骨，治劳倦，补心血。车前叶及根主衄血、瘀血、尿血及血痢。以上皆补阴也。又有属阳者，温补其血，盖取阳生阴长之意。人参、白术、黄芪、甘草，与补阴药同用，皆甘能生血也。紫菀治肺痿，咳唾脓血，消痰治喘。款冬花同治。莎草根逐凝血，能引血药至气分而生血，炒黑止血，治崩漏。此补养血分药也。又言止血、凉血、行血之剂。丹参养血，破宿血，生新血，治崩带，调月经，安生胎，落死胎。紫苏治肠胃大热，吐血衄血。艾叶主下痢赤白，吐血衄血泻血，妇人漏血，安胎，止腹痛。蒲黄治吐衄唾血，肠风血痢，尿血，扑血，血瘕，带下，月候不匀，产后诸血病，生用破血消肿，炒用补血止血。大蓟根止吐血衄血下血。小蓟亦止血疾。藕消瘀血，散血，破产后血闷，节捣汁止吐衄。百药煎止泻血。百草霜治血崩。续断调血，治崩漏血，尿血，跌伤腰痛腰血。地榆治带下，月水不止，血崩，产前后诸血症，肠风血痢。牡丹皮治肠胃积血不散，衄血吐血，女子经脉不通，血沥腰痛，产后冷热血气。栝蒌子炒用妙，吐血肠风泻血。柴胡，妇人产前后必用之入血药，能调经，佐破血药能消血积。牡蛎主女子带下赤白，除老血，软积块，疗鬼交泄精，止小便。木贼治肠风下血，痔疾，止休息痢，血崩，月水不断。荆芥下瘀血，通利血脉，治产后血晕及妇人血风病。五加皮治男子阳痿，小便遗沥，女子阴痒及治多年瘀血在皮肤。韭汁下膈间瘀血。又观凉血之剂，黄连治吐血，久下赤白脓血。黄芩治吐血衄血，酒炒上行，去上部积血；条实者补膀胱，滋化源。连翘通五淋及月经，治血症为中使。地榆为下使。槐花主肠风泻血，赤白痢。柏叶主吐血衄血，痢血，奔中赤白，消血补阴之要药也。淡竹叶主咳逆上气，吐血。竹茹止吐血衄血，齿出血，崩中。墨入药能止血及治血痢，产后赤白痢，血晕，崩中下血。乳香调血气，定诸经之痛。犀角解热毒，破血。羚羊角能去恶血。山栀最清胃脘之血，炒黑能止鼻血。葛根生汁，治胃热吐血。萱草根治肺热衄血。大黄下瘀血，血闭寒热，破癥瘕。芒硝治留血，大小便不通，通月水。禹余粮治下赤白，血闭癥瘕大热。蚕退主血风病，治吐血衄血，肠风下血，带下赤白，痢血五色。赤石脂主泻痢，肠澼脓血，阴蚀下血，吐血衄血。龙骨主尿血、鼻血、吐血，女子崩漏，男子梦寐泄精。棕榈子及皮灰涩肠，主肠风赤白痢，崩中带下，能养血止鼻红吐血。樗白根主赤白久痢，痔疾泻血，女子血崩，月信多，带下，又能缩小便。乱发补阴甚捷，止鼻衄血晕血闷，血痢金疮。人溺主卒血攻心，扑损瘀血，吐血鼻血。又言破消积血之药。桃仁主癥瘕瘀血，血闭血结，血燥大便难通，止痛，破滞血，生新血。苏木消扑损瘀血，妇人血闭，心腹痛，月候不调及血晕，产后血胀闷欲死。红花主产后血晕口噤，腹内恶血不尽，胎死腹中，兼服酒煮服；一云多则破结血，少则生新血；与川归同用，能和血。玄胡索治月经不调，破血结块，心腹痛，腰痛，崩中淋露，因损下血，产后诸血病，血晕，暴血上行。五灵脂生则行血，炒则止血，凡心腹血气刺痛用之神效。姜黄破血，通月经，治扑损瘀血，产后败血攻心。郁金破血积，凉心止血，血淋尿血，妇人宿血，心气痛。茜根治六极伤心肺，衄血下血，吐血尿血，扑损瘀血，去诸死血。刘寄奴破血下血，产后余疾，心腹痛。没药破血，治打扑损折血滞肿痛不可忍，妇人产后血气痛。蒺藜子破恶血癥结，治泄精溺血。补骨脂破血止血，补折伤。骨碎补亦入妇人血气药。三棱治老癖癥瘕，妇人血脉不调，心腹痛，落胎，消瘀血，破血中之气积。蓬术治妇人血刺痛，破癥瘕痃癖，通月经，消瘀血，破气中之血积。枳实止心下痞，去脾经积血。巴豆通女子月闭，癥瘕。干漆消瘀血，破癥瘕，女子经脉不通，血气心痛。山查子消滞血，治妇人儿枕痛。麦芽行上焦滞血，破宿血。麻仁润大肠血燥，破积血，治横逆产及产后余疾。虻蟆破癥坚血，治跌折损伤，活血散血。抑论血从下流者为顺，易治；血从上溢者为逆，难治。书云：形役则阳无神，静则阴生。惟阳盛则阴必衰，阴虚则火必动，血从火起，并错经而妄行，故逆上溢口鼻而吐衄者，多是虚劳所致，非出于肺，则出于肾，苟不分虚实，妄行劫剂，则阳不抑日以炽，阴不补日以消矣，故曰难治。

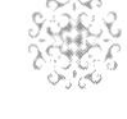

抑阳补阴，乃其要也。若血从下出者，非热乘乎阴，即湿蒸于血，可清可凉者也。血成积者，非死血内凝，则瘀血未尽，可行可破者也，故曰易治。倘不究其源，则实实虚虚之患不能免矣。慎之慎之！所以血中药剂，以四物合宜用之为主，以他药应变用之为佐，始不失其治血之准绳也。〇痰。痰乃津液所成，随气升降，气血调和，则流行不聚。内外感伤，则壅逆为患。新而轻者，形气清白稀薄，气味亦淡；久而重者，黄浊稠粘凝结，咯之难出，渐成恶味酸辣腥臊咸苦。但痰症初起，头痛发热，类外感表症，久则朝咳夜重，类内伤阴火。又痰饮流注，肢节疼痛，类风症。但痰症胸满食减，肌色如故，脉滑不匀不定为异耳。药用天门冬者，乃治咳逆，消痰火，清肺金之要药也。麦门冬除肺热，益肺气，痰乱于肺者用之，能润肺清痰。黄芩泻肺火，清膈上热痰，痰因火上，用此以降火。黄连治中焦热痰，恶心兀兀欲吐。恶心欲吐者，痰也。知母润肺消痰止嗽。桔梗下肺气，消痰涎。瓜蒌子润肺降痰，胸有痰者，以肺受火迫，失降下之令，得甘缓润下之助，则痰自降。前胡主痰满，胸胁中痞满寒热，推陈致新。柴胡去诸痰热结实，积聚寒热。青黛收郁火，清热痰。百药煎消痰止嗽，保定肺气。贝母润心肺，消痰开郁，治腹中结实，心下满，咳逆上气。紫菀治肺痿吐脓血，消痰止嗽。款冬花治涕唾稠粘，肺痿肺痈，止痰嗽，润心肺。连翘消痰结。马兜铃治肺气咳嗽，痰结喘促。淡竹叶主胸中痰热咳逆。竹沥消虚痰，痰盛人气虚少食者用之，痰在四肢，非此不开。荆沥除痰唾，治头旋目眩，心头痒痒欲吐，痰盛人气实能食者用之。苦茗去痰热渴。桑白皮消痰，治肺中水气。苏子润心肺，降痰气。乌梅下气去痰。石膏能坠痰火。香附能顺痰气。海石能治老痰顽痰。五棓子佐他药亦能治顽痰。茵陈蒿化痰利膈，行滞气。以上皆治热痰虚痰之剂也。又言夫治湿痰、行痰者，白术治脾胃湿痰，怠惰嗜卧，除胃中热，消虚痰之圣药也。苍术治湿痰，痰饮成窠囊。茯苓消膈中痰水，肺痿肺痈。枳壳化痰涎，利胸膈痰僻，逐停水泻痰，能冲墙倒壁。橘皮除膈间痰热，导滞气，去白理肺降痰。木瓜下气降痰吐。大腹皮下气，治痰隔醋心。葶苈治肺痈，咳逆喘促，痰饮。旋覆花主结气，胁下满，消胸上痰结，唾如胶漆。甘遂主留饮，水结胸中。芫花主咳逆喉鸣，消胸中痰水喜唾。又言治寒痰风痰者，生姜治痰嗽，止呕吐。呕吐者，痰也。细辛破寒痰，开胸中滞。半夏消痰涎，止呕吐，治胸中寒痰痞塞及太阳痰厥头痛。南星除风痰麻痹，利胸膈。厚朴消痰下气。天雄通九窍，利皮肤，消风痰。乌头、附子主停寒饮逆，消胸中冷痰。皂角治风痰壅盛。白附子治惊风，散滞气，风痰者用之。威灵仙去腹内冷滞及心膈痰水久积。巴豆破留饮痰癖。神曲开胃消食，主胸膈痰逆。麦蘖化食消痰。白芥子治胸膈冷痰，痰在胁下及皮里膜外者，此非不能达也。信石主诸疟风痰，痰在胸膈，可作吐药。又自消克痰积药言之。大黄下留痰宿饮。槟榔逐水，除痰癖。山查子消食积痰。矾石消痰止渴，治痰壅。芒硝下痰实痞满。玄明粉去肠胃宿垢，软积消痰。鹏砂消痰止嗽，破癥结。青礞石治食积痰不消。蛤粉坠痰嗽坚，热痰能降，湿痰能燥，结痰能软，顽痰能消。食盐吐胸中痰癖。瓜蒂吐惊痫喉风痰涎壅塞。恒山主温疟，胸中痰结吐逆。抑论二陈汤，一身之痰，无所不治。盖半夏治痰之主药，用茯苓之淡以利窍，用陈皮之辛以导滞，用甘草之甘以和平，治痰之要药也。但在上加引上药，柴胡、升麻、防风之类也；在下加引下药，黄柏、木通、防己之类也。一云半夏乃是燥剂，气血虚者宜用贝母。大抵痰因气化，气动痰行，痰随气而升降也，故治痰莫先于顺气，加香附、桔梗、枳壳之类。又气郁必有痰，痰盛必有火，痰火相乘而逆顺也，故治痰莫先于降火，加白术、黄连、软石膏之类。又有肺金不足，故痰客于上焦，而不能降下，宜补肺金为主，加天冬、麦冬、五味、瓜蒌、贝母之类。又有脾土不足，故痰留于中脘，而不能运化者，宜实脾土为先，加白术、白芍、神曲、麦芽，兼以升麻、柴胡而升提之。又有久病阴火上升，津液生痰不生血，宜补血制相火，而痰自除，加川归、白芍、生地、黄柏、知母之类也。又有用利痰之药过多，变为虚症，当补中气为要。又云痰无补法，殊不知痰之本水也，原于肾，痰之动湿也，主于脾，而且老痰凝滞胶固，非暂用温补之药以引导，必有拒格之患，风寒痰气外郁，不用温散，亦何以开其结滞？此难拘于无补也。〇郁症。夫郁者，病结不散也，滞而不通之义。郁有气、血、痰、食、湿、热之分。然气郁则生湿，湿郁则生热，热郁则成痰，痰郁则血不行，血郁则食不消而成症痞。六者皆相因为病，治当顺气为先，降火，化痰，消积。有病久而生郁，郁久而生病，俱宜升发，总以越鞠丸加减。内用香附子，以其能下气开郁者也；抚芎味辛，郁者用之而能散；苍术气烈，郁者用之而能发。故书云：苍术、抚芎总解郁不可缺也。丹溪有六郁之分，气、血、痰、食、湿、热是也。气郁有胸胁痛之症，宜多用香附、苍术、抚芎，佐以乌药、木香以顺气，槟榔、紫苏以下气。湿郁有周身走痛，或关节痛，遇阴寒即发之症，宜多用苍术、白术、茯苓以渗湿，白芷、川芎以散湿。热郁之症，昏瞀小便赤是也，用山栀以降火开郁，青黛收五脏之郁热，川连解心火之伏热，及抚芎、苍术、香附亦不可缺。痰郁之症，动则喘是也，用南星以燥痰开郁，海石治郁结顽痰，栝蒌治壅塞之逆痰，香附能顺痰气，亦所必用。若夫四肢无力，小便红，是血郁也，桃仁破血之凝，红花破血之滞，丹皮治肠胃积血不散，亦须佐之以香附、川芎。咽酸腹胀不能食，是食郁也，用山查消导食积，麦芽运化宿食，神曲开郁调中，亦须佐之以香附、砂仁。《局方》设六郁汤甚当，用香附为君，苍术、抚芎、半夏、陈皮为臣，赤茯、栀子、甘草、砂仁为佐，此方能解诸郁，再随症加减，无不获效。抑论五脏皆有郁，自夫神昏气昧，心胸微闷，举事健忘，是心郁也，用菖蒲开心之郁气，川连解心之郁热，少用肉桂以发散下气。若两胁微膨，嗳气连连有声，是肝郁也，用青皮行肝之气积，川芎散肝之气滞，亦少用吴茱萸以温中下气。若皮毛燥而不润，咳嗽无痰者，是肺郁也，用桔梗以利肺气，麻黄以散肺邪，豆豉以治肺燥。小腹微硬，精髓少充，或浊或淋，不能久立者，是神郁也，用茯苓以伐肾邪，小茴香以理肾气，肉桂以行肾气。及夫脾经之郁，则中脘微痛，生涎少食，四肢无力是也，用苍术燥脾土之湿，半夏治痰郁于脾，陈皮理气滞于胃。是知诸郁，皆由抑遏不得越散而成也，用药不过行其气，通其滞，散其邪耳。是以香附一味，最能行气，通滞散邪，为治郁之要药也。方中有交感丸用香附四两，茯神一两，炼蜜丸如弹子大，每清晨细嚼一丸，用白滚汤下，或陈皮汤下亦可，以之而治思郁、忧郁，怒气、痛气，皆能获效。又考《内经》云：木郁达之，宜用吐剂，令条达也。火郁发之，宜用汗剂，令疏散也。土郁夺之，宜用下剂，令无壅滞也。金郁泄之，宜渗泄解表，利小便也。水郁折之，宜抑之，制其冲逆也。皆治郁之法也，学者可不审诸。〇喘嗽。《经》曰：诸逆冲上，皆属于火。呼吸急促者，谓之喘。喉中有响声者，谓之哮喘。非风寒乘肺，则系痰火上炎。虚者气乏身凉，实者气壮胸满，身热便硬。虚火宜滋补降气，实火宜清肺泻胃。虚火宜用四物汤加黄柏、知母、苏子、枳壳、麦门冬之类。实火宜用导痰汤加芩、连、山栀、杏仁、瓜蒌，或五虎汤加茶叶之类。如胃有实火，膈有稠痰，导水丸又当用也。若久病气短不相接续，似喘非喘，又当以生脉散、独参汤、补中益气汤急宜纯补，不可一例紊治，以夭人也。若夫咳嗽，咳者有痰无声，本伤乎血；嗽者有声无痰，本动乎气；声痰俱发，气血俱伤，为之咳嗽。清晨之嗽，本曰痰火，或五更而咳多者，皆食积湿热，火流肺中，泻白散加知母，或古二母散。上半午咳多者，胃有实火，单石膏丸加知母、贝母。或便秘喘渴，痰稠者，凉膈散。或下半午咳多者，阴虚，四物合二陈汤加知母、

黄柏、麦门冬，顺而下之。如阴虚火燥，寒热盗汗，遗精见血者，四物汤加竹沥，或滋阴降火汤、加味二母丸。黄昏嗽者，乃火浮于肺也，宜润肺丸以敛之，不可纯用凉药，宜用二陈汤去半夏，加贝母、瓜蒌、青黛、山栀、黄芩、桑白皮。大抵春气上升，当润肺抑肝。夏火上炎，清金降火。秋热湿盛，清热泻湿。冬为寒束，解表行散。若夫干咳嗽者，乃郁火之甚，难治，用苦梗以开之，兼以补阴降火之剂。若津液亡涸，肺经燥热，咳而无痰，宜用琼玉膏，润肺以救一时之急。五味子在上补肺，在下滋肾，乃酸收敛而降之之剂，又治喘嗽之圣药也。天门冬保定肺气，虚而能补，热而能泻，燥而能润，故消痰止嗽，此为必用，但专泻而不收，体虚而热者用之，寒多者禁服。麦门冬补肺金，泻肺中伏火，润燥生津，敛嗽及肺痿吐脓，所以与五味、人参同用，为生脉之剂，取其大补肺中元气不足者也。肺气不虚，则邪气不敢侵矣，此治喘嗽之症不可缺也。人参乃补肺气之神剂，惟肺气虚弱，则外邪得以侵之，故有气短喘嗽之症，非此不能补正而除邪也。喘嗽系阴虚火动，劳嗽吐血者勿用。盖人参入手太阴而能补火，故肺受火邪者忌之。黄芪在上补肺，在中补脾，在下补肾，补三焦之元气，又退三焦之虚热也，故气虚久嗽者用之，肺受客邪喘嗽勿用。当归养血，地黄补血滋肾，阴虚咳嗽者用之，故《局方》有宁肺汤，能治荣卫俱虚，发热自汗，肺气喘急，咳嗽痰涎等症。方以四君子汤而补卫气，以四物汤而补荣血，佐以麦冬、五味而敛耗散之金，以桑皮、阿胶而止虚劳之嗽。此方治气血俱虚而嗽者必有奇效。阿胶能养肝气，益肺金，定喘嗽，肺虚极损，咳吐脓血，非此不补。桑皮补虚益气，泻肺气有余，喘嗽吐血，虚劳客热及肺中水气，非此不除。款冬花润肺消痰，古今多用之而治嗽及治肺痿肺痈吐脓血。紫菀益肺气，去胸中寒热结气，咳逆上气，疗肺痿咳吐脓血，乃消痰止嗽必用之剂也。故《局方》紫菀为君，冬花为臣，百部为佐，共末用乌梅煎汤调服。百部治肺热久嗽，润肺益气。夫喘嗽用乌梅者，因其能收肺气也，故久嗽用之。百合能敛肺嗽。贝母能润肺咳逆。半夏乃治寒痰之剂，如形寒饮冷伤肺而咳者用之。桔梗利膈气，如气促鼻塞，喘嗽吐痰者用之。栝蒌实甘能补肺，润能降气，故治痰嗽，利胸膈之中用者多矣。其根名天花粉，痰嗽者用之。蛤蚧能治久远劳嗽及咳嗽出血。海蛤治咳逆上气及喘息烦满。马兜铃止肺热咳嗽，气上逆连连不绝，痰结喘促。百药煎主胸胁逆气，咳嗽上气冲喉中，呼吸欲绝，常作水鸡声，能保定肺气，治嗽多用之，以温药相佐使尤佳。诃子其味酸苦，有收敛降火之功，治肺气因火伤极，遂成抑遏胀满，喘急咳嗽而不得卧者。罂粟壳今人虚劳嗽者多用，止嗽以其能收敛故也，但劫病之功多，虽急亦不宜多服。薏苡仁古方用之治肺痿肺痈吐脓血，咳嗽涕唾上气。杏仁下气定喘，散肺经风寒邪气咳嗽，如治伤寒气上冲逆，以其能泻肺也。葶苈治肺壅上气，咳嗽喘促，痰饮肺中有水气者用之，以其走泄为功，大能降气者也。苏子主肺气喘急咳逆，润心肺，消痰气，乃调中下气之剂，若感冒风寒，气逆喘嗽宜用。紫苏、枳壳泄肺气，损胸中至高之气，如肺气有余喘嗽者用之。陈皮去白理肺气，降痰，如膈间有痰热结气，呕咳吐逆者用之。又木香调气，乌药顺气，沉香降气，槟榔下气，俱可用之治上气喘急者也。黄芩泄肺受火邪上逆于膈之咳嗽。石膏除三焦之大热，泻胃火，润肺坠痰，实热喘嗽者可用。淡竹叶主胸中痰热，咳逆上气。知母消痰止嗽，润心，肺虚而口干者加用，能补肾水，泻胃火，与黄柏同用，皆能治阴虚火动之喘嗽也。故古方治阴虚火动喘嗽，以四物汤滋阴血，以二陈降痰火，加黄柏、知母而治阴火上升者也。地骨皮治骨蒸劳热咳嗽，阴虚者多用之。若火嗽者，有声痰少是也。用青黛收五脏郁火，栝蒌润膈上清痰。若果有系寒嗽者，可用肉桂以达寒气，干姜以散寒邪。自夫外感寒喘痰嗽，用麻黄以开发，如恶寒多汗用桂枝以充塞。若伤风咳嗽，鼻塞声重，如防风、羌活治风之剂可用。若肺受湿痰，声重喘嗽，加苍术、白术治湿之剂可施。若因食壅滞气喘，加山查、神曲消食之剂可行。又有上气喘急不得卧者，此水气乘肺，肺得水而浮，使气不得流通，故卧则愈喘急，《局方》神秘汤用陈皮、桔梗、五味、人参以润肺扶脾，半夏、陈皮以消痰理气，用桑皮以泻肺，大腹以消肿，木通以利水，枳实以宽中。又须知喘则生胀，胀则生喘，先喘而后胀者主于肺，治宜清金益肺之剂，而行水次之；先胀而后喘者主于脾。大抵喘胀之症相因而成，今人多有此患，故宜知标本先后而主治也。抑喘之与嗽，实有分别。喘急者，气为火所郁，而痰在脾胃也。咳嗽者，痰火上升，盖因伤于肺气，动于脾湿而成也。喘急宜理气为要，咳逆宜治痰为先。又喘嗽宜分肺之虚实，肺虚加人参、阿胶、五味之类补之；肺实加桑皮、杏仁、葶苈之类泻之。火重宜加降火之药，知母、黄芩、杏仁、麦冬、石膏、五味、桔梗、桑皮之类。痰盛宜加清痰之药，知母、贝母、半夏、栝蒌、枳壳、桔梗之类。气逆宜加顺气之药，陈皮、苏子之类。外感宜加发散之药，紫苏、麦冬、麻黄、杏仁、甘草之类。内伤宜加补益之药，人参、白术、陈皮、半夏、甘草、山查、神曲之类。苟不分虚实痰火邪气之轻重，何所之依据而治乎？徒用劫药而止于一时，若病根则不能拔也。〇疟。《经》曰：夏伤于暑，秋必痎疟。寒热乃阴阳交争，兼伤暑感湿，挟食触邪而发也。当用柴胡为君。柴胡除往来寒热，引清气上行阳道，以解肌和表为主；用白术和中益气，理胃安脾。若除湿发汗，又宜用苍术，其功甚烈。葛根能散外风暑邪。陈皮能理中滞气。甘草乃和缓之味，乃所必用，固为治疟之常剂。有一日一发，发于午前者，邪在阳分也，用黄芩、茯苓、半夏以和其阳；热甚头疼，加川芎、石膏以治之；口渴，加知母、麦冬以润之。有间日或三日一发，或午后并夜发者，皆邪入阴分也，用当归、川芎、白芍、生地、知母以滋其阴，或用红花、酒柏、升麻，提起阳分，而后可截也。又有间一日连发二日，或日夜各发者，为气血俱病，四君子以补气，兼四物汤以补血。又须知有汗者要无汗，扶正为主；无汗者要有汗，驱邪为主之义，亦宜分阴分阳而治之。如阳疟多汗，用人参、黄芪、白术以敛之；无汗，用柴胡、二术、芩、葛以发之。如阴疟多汗，用归、芍、地、芪、人参、黄柏补而收之；无汗，用升、柴、苍术、川芎、红花升而散之。又疟中多是痰与食积，伤食可用麦芽、神曲、黄连、枳实而消导之；痰盛可用半夏、知母、枳实、贝母而降下之。寒痰停饮用草果仁。如久发用槟榔、常山、乌梅、青皮燥痰降气之剂以截之也。又有日久虚疟，寒热不多或无寒而但微热者，邪气已无，只用八物加柴胡、黄芩、黄芪、陈皮以滋补气血。又有疟久不愈，胁下痞满，腹中结块，名曰疟母，用鳖甲饮以除心腹症痞，人参、黄芪、鳖甲、川归、茯苓、白术、厚朴、香附、抚芎、砂仁、山查、枳实、甘草是也。久积寒热用三棱、蓬术以消坚，用青皮、香附以理滞。作块不免有血凝，用桃仁以行之。若顽痰郁结，非海粉、海石不能除也。此数剂可为丸服，仍用补剂煎服。不然，宁不损脾伤气乎？但见今治疟症，有初发知截而不知散，则邪必郁于中。又久发有知散而不知补，则正气必渐虚矣。均非治之善者也。〇痢。夫痢，古云滞下之症是也。虽有赤白之分，总是湿热伤暑积滞所成。初宜利之，而以川连为君，川连能去心经伏热，亦去脾胃中湿热。条芩除大肠经热，主治下痢脓血。白芍和脾血而治腹痛。川归益血止痛。槟榔破滞气而治后重。木香、枳壳行滞宽中，兼以山查、麦芽消导，食积或加大黄、芒硝，小水不利或加滑石、木通。皆治痢之通剂也。白痢，湿热伤气分也，用白术而益脾气，用陈皮而理滞气，用茯苓、滑石以渗湿热之气。若白痢久，乃胃弱气虚，必以四君子加黄芩为主剂。赤痢，湿热伤血分也，用芎归而养血虚，用地榆而止血热，用桃仁以活血中之滞。若红痢久，乃胃弱血虚，必用四物加阿胶为主剂也。若赤白相杂，气血俱伤，用四

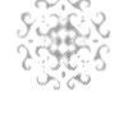

君陈皮以理气，用四物桃仁以理血，斯为当矣。小便赤涩者，小肠经湿热胜也，可用木通、泽泻、栀子、茯苓以利之；大便燥涩者，大肠经湿热胜也，可用苍术、槐花、条芩以清之。又有久痢，后重不除，此大肠下坠，气虚下陷也，用升麻、参、芪提其气，而活血行气之剂必不敢用也。亦有寒痢者，宜用理中及姜桂之类。如诸剂调理日久不愈，此属虚寒滑脱，可于温寒补虚之中，更加龙骨、赤石脂、罂粟壳、乌梅、肉豆蔻、诃子收涩之药，而自愈也。大抵痢乃夏月湿蒸热瘀，郁积日深。如初得之时遽止，则湿热之邪不得流行，必非治也。故书云：初得之时，元气未虚，必推荡之，此通因通用之法也。惟大黄、朴硝下之无害，下后未愈，则脾胃元气必虚，方宜分气血之剂，而补养之。如补养后未愈，恐至滑而不止，方宜用固肠厚胃之剂，而收涩之。治痢之要，不过如此，宜变而通之也。〇泄泻。夫泻本属湿，多因饮食不节，致伤脾胃而作。须看时令，分寒热新久而治。治法补脾消食，燥湿利小便。亦有升提下陷之义，亦有用风药以胜湿，亦有因久泻肠胃虚滑不禁者宜收涩之，用药须知此法为主。白术除胃中热，去诸经湿，乃强脾健胃止泻之圣药。白茯苓渗湿利水，白芍药益血安脾，陈皮理气，甘草和中，皆治泻之通剂也。若夫伤食停饮，而麦芽、神曲、山查、砂仁不可无。如小水赤少，而猪苓、泽泻、木通、栀子不可缺。如湿泻者，非苍术不能止。热泻须用芩、连，寒泻须用姜、桂。如酒积腹中，湿热暴下，苍术以除湿，川连以除热，干葛以解酒。如泄泻作渴，宜用人参、麦冬、干葛以止渴生津。如冷泻作疼，须干姜、砂仁、木香以温中调气。有久泻胃气下陷，服利小水之药而不效，须用参、芪为君以补中气，以升麻、柴胡而升提下陷之气。又或加羌活、防风、藁本、白芷助风以平之。用风剂者，以其能胜湿，故东垣先生多用之，以升阳除湿。有久泻脾胃虚弱，滑而不禁，必用肉蔻助脾而厚胃，诃子、石脂收滑而涩肠。又有脾泄，宜白术、神曲、白芍药为主。肾泻，破故纸、茴香、肉蔻为先。丹溪治脾胃泄泻，专以五味煎饮，取其酸能收涩故也。抑考《局方》治泻，多用五苓散加减，盖泄泻本湿而成，用五苓散有白术、赤茯、猪苓、泽泻、肉桂者，以其能利水而渗湿也。故治脾胃不和之泄泻，如平胃散用苍术、陈皮、厚朴、甘草，名胃苓汤。治夏月伤暑之泄泻，加香薷、厚朴、川连名薷苓汤。治阴阳不分之泄泻，加柴胡、黄芩、半夏、甘草、人参，名柴苓汤。又如寒泻，宜用温中，以人参、白术、甘草、干姜、陈皮、藿香、茯苓、乌梅、姜、枣、灯草之类。下陷宜升阳，人参、黄芪、升麻、柴胡、防风之类。伤食宜保和，白术、枳实、陈皮、厚朴、山查、神曲、麦芽、连翘、莱菔子之类。滑泻宜实肠，白术、人参、黄芪、芡实、肉蔻、莲肉之类。当随症通变也。须知初泻补脾，久泻补气。虽湿热之邪，宜渗利之。而渗利之后，亦以补气为当。

《医宗粹言·用药准绳》卷六：霍乱。霍乱心腹卒痛，上吐下泻之症，皆是内伤饮食，外感风寒暑湿而成。当用藿香正气散加减。藿香能去恶气，助脾开胃，温中快气；半夏胜湿燥痰，陈皮和胃止呕，甘草益胃和中，苍术能燥脾湿，佐以厚朴平胃，能治霍乱腹痛吐逆之要药也。人参补元气，兼理脾胃；以白术、甘草为佐，茯苓为使，是为四君子，止霍乱吐泻之全剂也。故用四君子加干姜、肉桂，以治寒多吐泻；又用四君子加白芍、良姜以止腹痛转筋。又白术、茯苓为渗利之剂，故入五苓散甚能止泻，加藿香、紫苏、厚朴、大腹皮、白芷、桔梗及二陈名藿苓汤，是为治霍乱吐泻之良方也。砂仁大能开胃而止呕吐、腹痛，木瓜亦能助脾而治霍乱转筋，香薷能治伤暑霍乱腹痛吐下，白扁豆亦能治伤暑霍乱吐下。参苓白术散用之以治脾胃，黄连香薷饮用之以解暑毒，皆中和之剂也。若夫干霍乱者，俗名绞肠痧，上不得吐，下不得泻，邪气郁结，转筋入腹即死，不可妄药，只用盐半盏，用热汤数碗泡盐，令患人饮尽，后以鸡毛撢子喉即吐，所饮盐汤尽出，其症即愈。大抵霍乱多由于饮食湿热之邪内作，以致阴阳交错而不和，故暴吐暴泻。邪在上焦则吐，在下焦则泻，在中焦则吐且泻。切莫与谷食米汤，与之即死。盖胃中邪物吐泻不尽，若新食入胃，不能传化则毙矣。〇呕吐。呕吐之症属于胃，生姜为主治之药。《局方》多用二陈汤，陈皮、半夏、茯苓、甘草、藿香，助脾开胃，温中快气，呕吐不能食者用之。丁香温脾胃，止呕吐，胃中有寒者用之。砂仁亦是治脾胃气寒，滞而不散，能下气消食。干姜亦是理脾胃气因寒所伤，能温中利肺。治中脘停寒而吐，用理中汤，人参、白术、甘草、干姜，加丁香。治内伤饮食而吐，用平胃散，苍术、陈皮、厚朴、甘草，加藿香、砂仁。夫呕吐多由脾胃虚弱，用六君子汤，人参、白术、甘草、茯苓、陈皮、半夏。但胃气一虚，火气炎上，痰随火动，隔在中焦，以致肺金失降下之令而呕吐也，岂可以胃寒而治哉？如胃中有热，膈上有痰，宜六君子加黄芩、黄连、栀子、生姜之类。又有胃虚呕吐，或脾痛胁痛，此木乘土分也，宜六君子汤加升麻、柴胡、白芍、青皮之类。又有胃虚而吐，食积与痰相假，故吐而痛，宜六君子汤加木香、槟榔，以行气之滞。又有恶心吐清水，心胃作痛，得食则暂止，此胃中有蛔也，宜六君子加苦楝根、使君子。又有治呕吐不止，用人参、菖蒲二味而愈，亦有用御米服之而愈。大抵呕吐之症，宜分胃中寒热虚实。因寒而吐者，非内伤生冷，则外感寒邪，胃气未必虚也，犹为易治。若痰火上炎，呕吐不止，必有胃气虚弱，而不能生金，故金虚不能平木，木得以凌其土，实为难治。医者仍用热剂，必见胃脘干槁，痰日愈逆，火日愈炽。至于反胃膈噎，莫之能治矣。〇反胃膈噎。反胃者，谓胃虚呕吐，不纳饮食也。膈者，结于咽喉，时觉有碍，吐不得出，咽不得下，或曰食入良久复出是也。噎者，乃饮食之际，气卒阻滞，饮食不下者是也。皆由痰火郁结，胃脘枯，津液少，阴血耗，土弱木强，火炎金囚，胃中多是痰火而成，宜知生津养血，顺气清痰，降火开结，故用四物为主剂，又用人参以补元气，不可过用香燥之药。御米以解毒，竹沥以清痰，干姜养血，粟米实胃，蜜以润燥，姜以去秽。有治寒者，审脉症果因于寒，亦用丁香、木香、藿香、肉桂、砂仁、草果、白豆蔻温胃之剂，岂可热论为寒，凡有此症率用之也？〇丹溪治法，用二陈加姜汁、竹沥、童便、韭汁为主。盖二陈能理脾胃顺痰气，姜汁能开胃通窍，竹沥能养血清痰，童便能降胃火，韭汁下膈间瘀血，此用药意也。如胸中觉有热闷，本方加土炒黄连以解心热，黄芩清肺热，瓜蒌润痰，桔梗利膈。如血虚瘦弱，以本方加四物补阴血，童便、韭汁降阴火。如朝食暮吐，暮食朝吐，或食下须臾即吐者，此胃可容受，而脾不能传送也，本方加麦芽、神曲以助化之。或大小肠秘结不通，食返而上奔也，本方加酒蒸大黄、桃仁以润下；如不用大黄，加真麻油、白沙蜜，皆大能润肠之剂。如气虚，本方合四君子以补其气。有因七情郁结者，本方加香附、抚芎以开郁，槟榔、木香以顺气，瓜蒌、砂仁以通滞润结。及考方中有用牛羊乳，牛乳能补虚而润肺，羊乳能益气而润肠。用牛转草，以其气能益津；用人乳，以补血液。但人乳未免有烹饪及七情之火存乎其中，不宜多服。〇呃逆。诸逆冲上，皆属于火。丹溪曰：呃病，气逆也。以其气自脐下直冲上，出于口之名也。东垣谓火与元气不两立，又谓火为元气之贼。古方悉以胃弱言之而不及火，且以丁香、柿蒂、竹茹、陈皮等剂治之，未审孰为降火，孰为补虚。人之阴气，藉胃为养，胃土损伤，则木来侮之矣，谓土败木贼也。阴为火所乘不得内，木挟相火之势，故其气直冲清道而上。言胃弱者，阴弱也，虚之甚也。病者见此以为危症，依正法而治之者，尚不能保其一二，而况误医者乎？虽然亦有因实而为呃者，不可不审。或因饮食太过，填塞胸中，而气不得升降者。或有痰闭于上，火起于下，而气不得伸越者。有为伤寒热病，阳明内实，过期而失下，清气不得升，浊气不得降，以致气不宣通而发呃者。

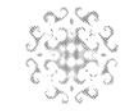

凡若此者，皆实证也。医者宜专心致意，察审虚实而调治之，不可妄为处治，以夭人之天年也，幸甚！○嘈杂、嗳气。胃为水谷之海，无物不受。若夫湿面、鱼腥、水果、生冷以及烹饪调和、粘滑难化等物，恣食无节，朝伤暮损，而成清痰稠饮，滞于中宫，故成嘈杂，嗳气，吞酸，痞满，甚则为翻胃，膈噎，即此之由也。夫嘈杂之为症也，似饥不饥，似痛不痛，而有懊憹不自宁之况者是也。其症或兼嗳气，或兼痞满，或兼恶心，渐至胃脘作痛，痰火之为患也。治法以南星、半夏、橘红之类以消其痰，芩、连、栀子、石膏、知母之类以降其火，苍术、白术、芍药之类以健脾行湿，壮其本元。又当忌口节欲，无有不安者也。○痞满。夫痞满者，非痞块之痞也，乃胸腹饱闷而不舒畅也。丹溪曰：痞满与胀满不同，胀满内胀而外亦形，痞则内觉痞闷而外无胀急之形也。盖由阴伏阳蓄，气血不运而成，位心下之中，满痞塞，皆土邪之所为耳。有因误下里气虚，邪乘虚而入于心之分野；有因食痰积不能施行，而作痞者；有湿热太甚，土来心下而为痞者。古方治痞，用芩、连、枳实之苦以泄之，厚朴、半夏、生姜之辛以散之，参、术甘温以补之，茯苓、泽泻之咸淡以渗之，此为要药。或痰重，则半夏、陈皮、南星、枳壳、白矾、白术、苍术可用；或食伤，则白术、枳实、山查、神曲、麦芽、厚朴、陈皮可施；或痞由于气郁，须用川芎、香附、陈皮、青皮、枳壳、木香之类；或痞由于血积，须用川归、白芍、川芎、桃仁、红花、香附、苏木之类。是须有痰食血气之分于中，扶正气以人参，健脾土以白术，不可缺也。果系实邪，固可单用消导之剂，若虚邪而成者，消导亦宜审用。○鼓胀。夫鼓胀者，必膀胱癃闭，肺经所输游溢之气，不能渗于膀胱，故别走于腑，从卫气散于皮里膜外，遂成胀满如鼓，而中虚外实，故曰鼓胀。盖此症多是气郁，劳役酒色过度，以致阴血内乏，邪火妄动，故金有制，而木得乘，木得乘，而脾受伤，肺脾二经一虚，则正气失升降之宜，饮食失运化之体。用药须知滋养金水，得以制木火，庶使脾土无贼邪之患，而鼓胀消矣。大法以人参、白术、白茯、陈皮扶脾为主，佐以黄芩、麦冬益金制木，少加苍术、厚朴以平胃行湿。若气不运，加木香、木通调之；气下陷，加升麻、柴胡提之；血虚，加四物补血；痰盛，加半夏、陈皮、枳壳、贝母清痰。黄柏、知母用之以清膀胱之热而滋水，猪苓、泽泻用之以利膀胱之水而渗湿。或食不能运化，用麦芽、神曲、枳实、山查；或积不能消导，用三棱、蓬术、桃仁、红花。但有旦食，不能暮食，病多是鼓胀，则用开胃，以藿香、砂仁下气宽中，用青皮、陈皮及夫三棱、蓬术、木香、香附、益智耗利之剂，亦可探虚实而用也。发汗利小便，固为治鼓之常法，亦不敢泥用，随症而主治可也。抑论方中用药，非专于燥湿利水，则专于破血耗气，不知人之一身脾胃为生养之本。谓之中气者，胃气是也；谓之阴血者，脾血是也。甚不宜破耗其气，耗其气则胃气未必不下陷；破其血，则脾血未必不内乏。是以气血破耗，则脾胃之本不能立矣，五脏六腑将何以化生？四肢百骸将何以荣养？元气抑又将何以为本源乎？且燥湿亦恐消阴血，利水亦恐泄中气，况专用破耗血气之剂也耶？是知治鼓必以扶脾为主，白术不可缺也。兼气虚，宜用四君子加川芎、芍药、陈皮、厚朴、甘草；兼血虚，宜用四物加人参、陈皮、甘草。或有邪气入者，不得已而用消导，或又可用攻下之剂，二三服便宜收拾，尤知扶脾为急务也。又且人参不惟补气，抑且扶胃，有鼓胀不能服者，何也？或肺间有火不可服，或脾胃间有积不可服，除此二端，必不能缺人参也。○水肿。夫水畏土者也，惟脾土虚，不能制水，胃为水谷之海，因虚而不传化，以致水溢妄行，浸渍脾土，凝而不流，则渗于皮肤，注于肌肉，遂成水肿之症。须知补脾以制木，行湿以利水，斯为治肿之要矣。一方用香薷治水肿甚捷，有彻上彻下之功。肺得之则清化行，而水自下，用大叶者煎成膏丸服，可治水胀。又用五加皮、大腹皮、青皮、枳壳、茯苓、防己、木香、薏苡，顺气则水自顺，而肿消矣。伤食脾虚泄泻后发肿，加苍术、白术、麦芽、枳壳；气肿，加槟榔、莱菔子；小便不通，加木通、灯心、车前、琥珀末。上部三阳经手浮肿宜汗，加麻黄、荆芥、葱白；下部三阴经腰足浮肿宜下，少加黑丑、槟榔、葶苈、芫花。如湿中伏热，加炒栀子、苍术。如胀肿朝宽暮急，为血虚，宜用四物中行湿利气；暮宽朝急，为气虚，宜加人参、白术、苍术、陈皮。此虽不重于补脾，亦得权变之常体也。但今有用甘遂者，以其行水攻决而其气直达所结处，故云水结胞中非此不除。大戟与甘遂固为泄水之药，亦能通积发汗，利大小肠也。芫花荡涤胃中留癖，亦能行水，仲景用芫花治痢，以其行水，水去则痢止也。芫花消胸中痰水及水在五脏皮肤。牵牛能治湿利水，以气药引之则入气，以大黄引之则入血，乃泻气血之药也。葶苈破积，通利水道，下膀胱水伏留热气及皮间水上出面目。商陆导肿气。槟榔能坠诸药至下也。巴豆开通闭塞，利水谷道。大黄荡涤实热不通，其性走而不守。滑石治前阴利水，其性沉重，能泄上气下行，故曰活则利窍，轻则有用，非泻真气，则伤胃气，非善治也，须以四君子加陈皮健脾为君，苍术、防己行湿为佐，木香、乌药顺气为使；或加腹皮、桑皮以消肿，猪苓、泽泻以泄水。及久病气虚，妇人产后，并经事过多，血虚而肿，又宜调补气血为主。又湿郁必有热，当以麦冬、黄芩清肺，大要以补脾为主。又或脉实人壮实者，倘或攻下，便要收拾，亦不可过用猛烈之剂，恐峻决者易，固闭者难，再或实不可补，只宜顺气，而水自行也。又今多有生疮，因洗浴迫毒归内而肿，此非水气，乃毒气也，有败毒散一十六味，上肿加葱，下肿加灯草，甚能泄毒，去风清热。因多有疮毒成肿，故附此方于后。〇积聚。《内经》曰：积者，阴气也。聚者，阳气也。故阴沉而伏，阳浮而动。气之所积名曰积，气之所聚名曰聚。故积者，五脏所生；聚者，六腑所成也。夫所谓积者，阴气也，其始终有常处，其病不离其部，上下有所终始，左右有所穷处。谓聚者，阳气也，其始终无根本，其痛或隐或见，上下无所留止，痛发无所定位。虽欲消导，亦当分虚实而施。若积块用海石、三棱、蓬术、香附醋煮、桃仁、红花、五灵脂为丸，白术煎汤送下。又或用木香、槟榔以去气积，神曲、麦芽以去酒积，虻虫、水蛭、桃仁、大黄以去血积，礞石、巴豆以去食积，牵牛、甘遂、芫花以去水积，雄黄、腻粉以去涎积，硇砂、水银以去肉积。三棱、蓬术治癖积，紫苏能治鱼腥积，丁香、桂心治菜果积，附子、硫黄、厚朴治寒冷之积。是前数剂，固可治积，恐积块因虚而成，若用前剂，必见愈损而愈虚，或致气陷脾倒，莫知能救也。须知用缓剂以缓治可也，然不可多用峻下之剂。或以海石、南星、半夏、陈皮治痰，白术、枳实、山查、神曲化食，猪苓、泽泻、茯苓治水，川归、川芎、桃仁、红花行血，乌药、木香、枳壳、香附顺气，亦可使积得以渐磨矣，虚者亦可用。聚者不比积也，随气升降而作块，或胀或痛是也。须知气和为主，气虚者参、术亦宜审用，但可助气，再可加青皮、陈皮以理其滞，木香、乌药以顺其逆，香附、川芎以开其郁，川归、玄胡以行其血之虚于气，半夏、海粉以运其痰之随于气，使气得平而不妄，则自无聚之患矣。抑观积聚，皆本于虚而成，未必无火乘虚而动也。或上焦火郁，可用酒炒黄连；下焦火伏，可用盐炒栀柏。又有用姜桂之类，必其冷气作痰或可也。大要俱以健脾土扶正气为主，不可轻用耗气损脾之剂。〇五疸。名虽有五，总是湿热之所为也。茵陈五苓散最利水退黄，或用苍术、白术、防己、龙胆以除湿，芩、连、栀、柏、豆豉以退热郁。亦有用大黄以通瘀结者。伤食为谷疸，宜用白术、山查、麦芽、神曲及苍术、陈皮、厚朴、甘草之类。伤饮为酒疸，用干葛、葛花、山栀、豆豉、柴胡及五苓散之类。色疸宜补元气，用人参、白术、茯苓、甘草，加黄芪、扁豆、白芍甚当。疸症多因血虚不能荣养而发黄，脾虚不能运化而成疸，所以参、

术补脾，芪、归补血，俱不可少也。或有腹中胀痛，宜行气而兼用补脾补血之剂，参不可用，亦不可多用三棱、蓬术耗气之类。今人见有疸症，不免中觉胀闷，便用棱、蓬、青皮、针砂、香附快气之剂，殊不知不救脾血，而徒宽快其气于一时，则欲疸消黄退，未之能也。况谷疸、酒疸固或可用消导，若色疸由虚，当知脾血之当扶。一云在上宜发汗，在下宜利小便，以分消其湿热，此不易之论。若久而不愈，还宜救脾与血也。又有黄胖者，亦是脾胃不和，乘湿而作，宜平胃散加白术、神曲、麦芽，或胃苓汤可也。黄胖易治于黄胆。〇虚损。……又恐真阴本虚，心火狂荡，用茯神、远志，取其安心神，益肾志也。肺金不足，用天冬、五味；脾土不足，用白术、白芍。痰用瓜蒌、贝母而不失之燥，热用秦艽、地骨而不失之寒。咳嗽乌梅、五味可止，梦遗芡实、石莲可加。血症用茜根、藕汁，气虚用人参、黄芪。此滋阴降火之圣药也。枸杞、龟板、杜仲、牛膝、续断，可于补阴药中加之，以之而治肾虚，则金水相生，以之而治精滑，则水火相济，自无遗泄虚损之患矣。世多用热剂壮阳而助精，不知前人所用热剂，如苁蓉、破故纸、菟丝子、巴戟、阳起石、锁阳之类，不过施于肾寒精冷，滑而不固者耳。及夫水火不交，阴虚火动，必以滋阴降火为主治也。况人阳常有余，阴常不足，若妄用热剂，不愈助阳火而消阴血乎？无论阴阳损伤，皆因水火不济，火降则血脉和畅，水升则精神充满，皆当以调和心肾为主，兼补脾胃，加以内观怡养，则精神充足，而气血自然日生矣。〇劳瘵。《内经》曰：阴虚生内热。又曰：阴气者，静则神藏，躁则消亡；饮食自倍，肠胃乃伤。又曰：有所劳倦，神气衰少，谷气不盛，上焦不行，下脘不通，而胃气热，热气熏胸中，故内热。是故欲养阴而延生者，心神而恬静，而毋躁扰；饮食宜适中，而无过伤；风寒暑湿之谨避，行坐立卧之有常，何劳怯之有哉？今也嗜欲无节，起居不时，七情六欲之火，时动乎中，饮食劳倦之过，屡伤于体，渐而至于真水枯竭，阴火上炎，而发蒸蒸之躁热，或寒热进退，似疟非疟，古方名曰蒸病，或二十四种，或三十六种，名虽不同，证亦少异。大抵不过咳嗽发热，咯血吐痰，白浊白淫，遗精盗汗，或心神恍惚，梦与鬼交，妇人则月闭不通，日渐尫羸，渐成劳极之候。此皆由于耗散真元，虚败津液，水元既竭，火竟上炎而成痨瘵也。须知降心火，滋肾水，补肺金，清骨热，化痰凉血为要也。故有一方名东方实西方虚泻南方补北方汤，用黄连淡姜汁炒四两，泻心火，宽痞满，止呕吐；用黄柏盐水炒六两，补肾水，除湿热筋挛，抑诸火之要药；用桔梗二两，引诸药至肺，助子扶母之虚；用杏仁去皮尖三两半，收敛耗散之金，降肺除热之气；用知母三两，降北方右尺相火，除烦热，骨蒸劳热；用贝母四两，用瓜蒌仁煮汁浸一宿，清肺金，除痰气，解烦热；用片芩二两，生用泻肝火，清肺金；用白芍二两半，生用，泄东方有余之火，安中央不足之土；用白术麸炒一两半，益脾土，生肺金；用茯苓去皮二两，泻诸火于小便中出；用五味盐水炒三钱，滋少阴不足之水，收太阴耗散之金；天花粉二两，生津止渴；用紫菀去土二两半，用沉香煎水浸晒，大降肺气，止嗽；生地酒洗三两，凉血，清荣中之伏火；当归童便浸二两，补大耗之阴血；天冬水泡去心四两，润肺，清痰中血，止吐血，清诸经混杂之血。此方诚所谓王道之始也，后当随症加减。上剉八钱，乌梅八个，灯草一撮，水煎温服。或保和汤、保真汤、鳖甲散、清骨散之类，选而用之。〇汗症。……黄芪、白术乃止汗之圣药。麻黄乃发汗之剂，其根节又能止汗。有用龙骨、牡蛎而止汗，取其收涩也。有湿胜自汗中必用渗湿之剂，有汗不任风寒中必用逐风之剂。今人多是房劳所致，宜补肾之剂，古方黄芪汤为当用。熟地、川归补肾滋阴，天冬、五味养金生水，黄芪、防风、肉桂、甘草相为佐使而治虚劳，用麻黄根、浮小麦、龙骨而敛汗。如发厥自汗，加熟附子；如发热自汗，加石斛。此方甚得中和。又有心血液盛亦为汗，宜收敛心经，一方名团参汤，用人参、川归、黄芪，再用猪心切开入药，水煎。盖心之液为汗，是方止汗，治其本也。及仲景桂枝汤用桂枝、芍药、甘草，能治外感风邪自汗之剂。黄芪建中汤用黄芪、肉桂、芍药、甘草能止外感挟气虚自汗之剂。东垣补中益气汤能治内伤气虚自汗之剂，用参、芪、归、术、陈皮、甘草，其升麻、柴胡俱用蜜水制炒，以杀其升发涌汗之性，欲其引参、芪至肌表及加附子。阴虚加熟地，心热加川连，相火加川柏、知母，肺金不足加麦冬、五味。再或用浮小麦、麻黄根止汗之剂，无有不效。〇眩运。……若夫南星最能燥风痰，旋覆花行痰结去头目风，乃走散之药也。藁本清邪于上焦，川芎散肝经风，细辛、白芷以治风眩，天麻能除诸虚眩运，甘菊能清头目，皂角能除风邪。及夫白附子、僵蚕可以除风痰眩运，防风、羌活、独活、升麻皆可以去头目风邪，前胡能除痰满，石膏坠痰，头目昏闷者宜用蔓荆子。有或兼湿，苍术可用；有或兼寒，姜桂可施；有或挟热，芩柏可入。大要以治痰补气血为主。〇颠、狂、痫、怔忡、惊悸。颠者，异于常也。平日能言，颠则沉默；平日不言，颠则呻吟，甚则僵仆直视，心常不乐。此阴血虚少，心火不宁也。狂者，凶狂也。轻则自高自是，好歌好舞，甚则弃衣而走，踰墙上屋，又甚则披头大叫，不避水火，且好杀人。此心火独盛，阳气有余，神不守舍，痰火壅盛而然也。痫，因痰而塞心窍，发则头旋卒倒，手足搐搦，口眼相引，胸背强直，叫吼吐涎，食顷乃醒。病先身热，脉浮，在表者，阳痫也，易治；病先身冷，脉沉，在里者，阴痫也，难治。若神脱目瞪如愚痴者，不治。怔忡、惊悸，皆属血虚而有痰。痫与痓略相似，而实不同。痓者，身背强直，反张如弓，不时醒者是也。比痫为甚，为虚。痫则随痰火上潮，身软，有时而醒，时作时止者是也。治法须知寻火寻痰，分多分少而治。行痰莫过半夏、瓜蒌、胆星、青礞石。火属于心，用黄连以降心火。痰火未免伤肺，用川连、麦冬、桑皮以清肺邪。火旺木必实，用青黛、柴胡、川芎以平肝木，以息心火。痰火妄动，又由于阴虚，用四物为主剂，如东垣安神丸，用川连、生地、川归、甘草、朱砂是也。朱砂镇心安神，雄黄能辟心邪，赤石脂能养心气，琥珀安心神，龙齿安魂魄，犀角解心热明目镇惊。牛黄、金箔、珍珠、天竺黄俱为镇心神，安魂魄之剂，麝香通窍。盖痫由于心虚，则神不守舍，神去舍空，而后痰火得以乘虚而入，痰火居于神舍，填满则迷。此症故痰火一行则醒，用药以降痰火为主，安神为佐。但前乃金石之药，其气悍，其性燥，其质重，未免有慓悍炎焰之祸；其体坚，不可多服。尚在平和之药，可以安心神也。茯神开心养神，远志强志利窍，二味可以止痫，可以祛邪，又为水火未济之用也。柏子仁安五脏去百邪惊痫，酸枣仁治心胆分虚烦不眠，石菖蒲开心利窍，白附子、白僵蚕、白矾、天麻、皂角、全蝎痫症方中亦用之。此症难治，若痰火不动方愈。不然，邪未退，神未能安也。颠狂虽由心火妄炎，未必不由痰迷心窍。颠则失心妄作，狂则如有所见非常之事，多因求望高远，不得志者有之；亦有水涸，相火独旺而致者。用药须知降火为先，川连、犀角、珍珠、朱砂可以解乎心热，降痰可用半夏、南星、瓜蒌、青礞石之类。心气虚宜四君子汤，心血虚宜四物汤，心神不宁宜茯神、远志之类。是症由不得志而成，有交感丹可用，用香附、茯神二味为丸，可为开郁宁心之剂。若由相火狂旺者，有坎离丸可用，用知母、黄柏二味为丸，可为降火生水之剂。心经邪实而狂者，宜大黄下之，或用柴胡、干葛散火，随宜而用。惊者，恐怖之谓。悸者，心筑筑然而动也。属虚，须用养心血及和平心气而已，气血充足而神自宁。《局方》养心汤可治心虚血少惊悸不宁者也，有参、芪、甘草以保和心气，归、芎以养和心血，有茯神、远志、柏子仁、酸枣仁以安心神，有半夏以豁心经之痰，有五味以敛心经之耗，有茯苓引参、芪下行，有肉桂引参、芪达表。治惊悸者，总不离此方以为之主也。再或用石菖蒲以开心窍，麦冬以清心热，熟地、阿胶以补阴，南星、瓜蒌、陈皮以降痰。惊悸甚者，则朱砂、龙齿、琥珀、牛膝镇心之类可用也。大抵三症总不离于虚邪乘之也。治莫切于降痰火，尤莫先于补心养心神也。〇遗精便浊。林诚中曰：五脏皆有精。精者，人之本然。肾为藏精之都，会听命于心，能遣欲澄心。精气内守，阴平阳秘精元固密矣。或纵欲劳神，则心肾不交，关键不固。更有少壮人情动于中，意淫于外，欲心炽而不遂，必有遗精便浊之患也。遗精得之有四：有用心过度，心不摄肾，以致失精者。有因思色不遂，精气失位，输泄而出者。有欲太过，滑泄不禁者。有年壮气盛，久无色欲，精满泄者。然其状不一，或小便后出，多不可禁者；或不小便而自出者；或茎中出而痛痒，常欲如小便者：皆是肾中火动而水不宁静也。方中有八固丸，用四物汤补阴，用黄柏酒炒、知母蜜炙，静肾火而不动，滋肾水而得生也。用牡蛎火煅、蛤粉略炒，收肾水而归原，固精气而不滑也。有九龙丹，用熟地、川归以滋阴，枸杞以益肾，莲肉以益脾，莲须、山查以收滑，金樱、芡实以涩精遗白，茯苓取其清肾水而降火也。又有遗久肾气下陷，玉门关不时漏泄，宜升提之剂。一方神芎汤，丹参、黄芪、白术、甘草以补元气，当归、川芎、枸杞子以滋阴血，远志安心神，地骨清内热，杜仲、故纸以固精，用升麻升提肾水归源。此三方甚得治遗精之善。有滑而不禁者，用白龙骨、赤石脂、五味子、石莲肉以涩精气。有寒精自出者，用菟丝子、肉苁蓉、鹿茸、附子以壮元阳。抑论心肾者，精神之根蒂也。有思虑过度伤心，则水火不交；有快情恣欲伤肾，则精元失守。夫元气赖胃气以养，或脾胃有伤，而不能滋润元气，故有遗精之患。是遗虽本于肾，未必不由心脾而起，故宜用茯神、远志以治心，白术、莲肉以治脾，滋阴降火益肾补精乃其要也。今但见梦遗精滑，用助火涩精之剂，必见精滑得以内收，阴火不能外泄，是以火助火，宁免火炎上之患乎。便浊者，总是胃中之湿热下流渗入膀胱，故小便或赤或白而浑浊不清也。一云血虚而热甚者，则为赤浊，此心与小肠主病，属火故也，宜四物汤为主。气虚而热微者，则为白浊，此肺与大肠主病，属金故也，宜四君子汤为主。又有湿痰流注，宜燥中宫之湿，以二陈为主，加升麻、柴胡、防风以升提之。以三方为立方之主，随气血痰合宜而用可也。既本于湿，则用苍术、白术而燥湿；既本于热，则用川柏、知母而清热。肺气不足，用麦冬、五味、人参；心气不足，用茯神、远志、菖蒲；脾气不足，用白术、茯苓、莲肉。又黄连、骨皮可以解热，车前、泽泻可以渗湿，萆薢、远志可以止小便，莲蕊、石莲可以固精滑，赤石脂、牡蛎、龙骨可以收涩不禁也，升麻、柴胡可以升提下陷也。若或属寒者，则干姜、肉桂、附子可加。又一方清心莲子饮，甚能清心养神秘精，意谓元气不足，故火妄炎，心肺不清，故浊自盛。是方用人参、黄芪、甘草以补元气，黄芩、麦冬、地骨皮以清心肺，佐以赤茯、车前流浊气而不失之滞，以石莲子肉秘其元而不失之滑也。盖阴虚则火自动，热盛则水自浊。一方八固丸，当归、川芎、白芍、熟地、黄柏、知母、蛤粉、牡蛎乃滋润之剂，能补阴降火闭精。一方用川柏治湿热，青黛以解热，用蛤粉入肾，滑石利窍，用干姜敛肺气下降，使阴血生，俱能监制。凡治浊，大要不过如此。〇淋闭。小便滴沥涩痛者为淋，急满不痛者谓之闭也。抑考书云：此症不可服补气之药，气得补而愈胀，血得补而愈涩，热得补而愈盛。此言一出，人皆以为治淋闭者，不过行湿清热利水而已。殊不知有邪气蕴结膀胱者，固不可补。若有气虚，虚则气不利，气不利则渗泄之令不行，此必服人参、黄芪补气之药。若有血虚，虚则不得滋润流通，此必要当归、地黄补血之药。肾虚宜补肾，以四物汤加知母、黄柏，或四物煎下滋肾丸。有气结于下不通者，宜升提之药，陈皮、半夏、茯苓、甘草加升麻、木通、香附。虽云升补之剂不可独用，而利下之药亦不可独行，须佐使制伏可也。况行水之剂，未免不走泄肾气，渗利之药未免不败亡津液，固不可以参芪滋补为先也。所以八正散用大黄、瞿麦、木通、滑石、扁蓄、车前、栀子、甘草，乃单行利药。果是热毒，元气未虚，庶或获效，若施于虚患者，未见其可也。〇小便不通。丹溪曰：小便不通者，有热，有湿，有气结于下，宜清，宜燥，宜升。有隔二隔三之治，如因肺燥不能生水则清金，此隔二；如不因肺燥，但膀胱有热，则宜泻膀胱，此正治也；如因脾湿不运而精不升，故肺不能生水，则当燥脾健胃，此隔三，宜用车前子、白茯苓清肺也，黄柏、知母泻膀胱也，苍术、白术健胃燥脾也。《宝鉴》曰：小便不利，其治有三，不可概论。津液偏渗于肠胃，大便泄泻，而小便涩少者，宜分利而已。热抟下焦，津液则热，湿而不行者，必渗泄则愈。脾胃气涩，不能通调水道，下输膀胱而化者，故可顺气，令施化而出矣。愚谓丹溪隔二隔三之治，此乃探本穷源之论也。谦甫其治有三，谓非止因于热，兼有标本不同之病机也。二说相因，但原其情略有少异耳，并此以备参看。又云：小便不通属气虚血虚，有实热，有痰气闭塞，皆宜吐之，以提其气，气升则水自降。盖气载其水也，先哲譬之如滴水之器，必上窍通而后下窍之水出焉。气虚参、术、升麻先服，后吐；血虚四物汤先服，后吐；痰气闭塞者，二陈加木通、香附探吐。实热当利之，或八正散，大便动则小便自通；老人气短者，四物加芪、参吞滋肾丸，下焦血气干者死。愚按：气虚而小便不通者，《经》曰膀胱者，津液藏焉，气化则能出矣，气虚则不能化，故不通也。血虚而小便不通者，盖血即津液之属，血虚则津液燥，而溺道不利，故不通也。与痰气闭结于下者，虚实之情不同。今丹溪皆用吐法，乃急则治其标也。虽然气虚、血虚，以虚为本，虚则必补之而后可也。夫以参术四物调其真气，而吐之诚可以通其溺，而其本之虚也，岂参术四物之类顷刻下咽遂能以补益之耶？吾恐病根犹在，不久必复作。故愚意以为，若果气虚、血虚，必用补气补血之药，使其气盛而施化，血生而津润，其便自可以通，不必探吐。果宜吐者，必须先吐，候其溺通，继服补剂，庶可平复，非如痰气闭结者，但吐之而可已。此丹溪未尽之意，予表而出之。戴云：汗多而小便赤涩，夏月多有此证。盛暑所饮既多，小便反涩，缘上停为饮，外发于汗，津道不通，小肠涩闭，则水不运下，五苓散。然有虚劳汗多而反涩者，乃是五内枯燥，滋腴既去，不能生津，当以温养润肺，十全大补汤，或养荣汤之类，不可过用利小便药。盖汗者心液，心主血，养血则心得所养，汗止津生，不待通溺，而自清矣。诸失精血及患痈毒人，或有小便反涩之证，亦是枯渴不润之故也。〇小便不禁。《原病式》曰：热甚客于肾部，干于足厥阴之经，廷孔郁结极甚，而气不能宣通，则痿痹而神无所用，故液渗于膀胱，而旋溺遗失不能收禁也。戴云：小便多者，乃下元虚冷，肾不摄水，以致渗滞，宜生料鹿茸丸。睡着遗尿者，此亦下元虚冷，治如前法。有盛喜致小便日夜无度，乃喜极伤心，心与小肠为表里，宜分清饮合四七汤煎服，再以辰砂妙香散，或小菟丝丸间服。小便数者，频频欲去而溺不多但不痛耳，此肾与膀胱俱虚，客热乘之，虚则不能制水，宜补肾丸、六味地黄丸。热又水道涩而不利，八正散或五苓散加黄柏、知母、麦门冬、木通。大便硬，小便数者，是谓脾约病，脾约丸主之。愚谓膀胱不利为癃，不约为遗溺。夫膀胱为津液之府，水注由之。然足二焦之脉虚实而为之耳。脉实约下焦，而溺不通；脉虚不约下焦，则遗溺也。《灵枢经》云：实则闭癃，虚则遗溺。若膀胱火邪妄动，水不得宁，故小便不禁而频数也。治当以滋水泻火之剂。久不愈者，方用收涩补肾，如牡蛎、山茱萸、五味子之类是也。〇大便秘。便秘不通，必是亏损津液，消耗真阴，内火燔灼，热伤元气，故肺受火邪，不能行清化之令，金耗则土受木伤，不能施转输之常，三焦伏热，故胃中粪燥而自秘也。须清热，黄连、黄柏、黄芩之类；润燥者，气燥杏仁，血燥桃仁、

麻仁之类；养血，川归、生地；益津，黄柏、知母、麦冬、五味之类。气虚宜补，气滞宜顺，气结宜升，不可例用大黄、芒硝，大寒而损胃也，巴豆、牵牛峻下而亡阴也。古方有脾约丸，用枳实、厚朴以开结，大黄以通肠，麻仁、杏仁以润肠之燥，芍药以和脾血。此方用之于热甚气实、禀赋厚者可也。若气虚便秘，须以参、芪、白术为主，佐以木香、乌药、枳壳以助气之转运；气结用升麻以提之，则便自通。血虚便秘，须以四物为主，佐以桃仁、红花以活血之流通；血燥，用麻仁以润肠。有胃能纳受，而脾不能运化者，则亦有便秘之患，须用四君子为主，佐以神曲、麦芽、山查以助脾之消导，脾能运化，谷气下行，无有不通者也。古方有升阳泻热汤，用苍术、黄柏以清下焦之湿热，用生地、川归以滋下焦之阴血，用青皮以疏滞气，升麻、黄芪以升提下结之气，槐角子凉大肠热，桃仁活血分滞，此方甚知气血之虚实而补泻也。又有肠胃受风，血因涸燥而秘涩者，故活血润燥丸，用羌活、防风以逐风邪，皂角仁以润风燥，川归、桃仁、麻仁以活血润肠，此血因风而燥涩，未必虚也，故用酒煨大黄以暂行之。但今人非气虚则血燥，非血燥则脾伤。若是而用通利之剂，必见气道愈虚，血分愈燥，脾气愈伤，愈通愈结，以致肠胃干槁，而关格之患不能免矣。〇头痛（附眉棱骨痛、眼眶痛、雷头风）。头痛有三阴三阳经之异，当随经用药。太阳羌活，阳明白芷，少阴柴胡，太阴苍术，少阴细辛，厥阴吴茱萸，皆以川芎为主。川芎治少阳经头痛及治风通用。蔓荆子治太阳经头痛，中风寒热解利也。细辛治少阴头痛，风湿拘挛，利窍药也。凡治头痛，必以二陈加川芎、白芷为主，再随经加减，此意不惟治外感，抑且治痰厥。痰厥则半夏、南星、白附子、僵蚕、皂角、石膏之类。若感冒则防风、羌活、藁本、升麻、柴胡、葛根之类。热加片芩，湿加苍术。但今头痛非由于气虚，则由于血虚也。如气虚头痛，顺气和中汤，有参、芪、白术、甘草以补气，有升麻、柴胡以升阳，有陈皮以理逆滞，有川归以和血，又用蔓荆子、川芎、细辛以行各经而止痛也。如血虚头痛，补血行经汤，有四物以补血，有川柏以降血虚之阴火，又加藁本、酒炒柴胡、升麻以行至本经而止痛也。又加味调中益气汤，能治气血俱虚头痛，即补中益气汤加黄柏、苍术以行湿，热加蔓荆子、细辛以治头痛。又考之东垣所立半夏白术天麻汤，治痰厥头痛，眼黑头旋，恶心烦闷，气促上喘，无力少言，心神颠倒，目不敢开，如在风云之中，头痛如裂，身重如山，四肢厥冷，不能安卧。此症皆由风寒湿热挟痰而作，谓之太阴痰厥头痛，非半夏不能除；眼黑头旋，风虚内作，非天麻不能疗；黄芪甘温，泻火补气，实表止汗；人参甘温泻火，补中益气；二术俱苦甘温，除湿补中；泽泻、茯苓利水导湿；陈皮苦湿，调中益气；神曲消食，荡胃中滞气；麦芽，宽中助脾；干姜辛热，以涤中寒；川柏寒苦，以疗冬天少火在泉发燥也。此东垣立法意也。〇鼻病。《内经》云：胆移热于脑则辛頞鼻渊，鼻中浊涕如涌泉，不渗而下，久而不已，则为鼻蔑、衄血、塞肉、鼻痣、鼻痈等症。先以防风汤，或通圣散，加薄苛、黄连、菊花；若脑凉肺寒，清涕流者，宜细辛、乌附、干姜之类。鼻渊症始流浊涕，或流清汁，此为外寒束内热。河间云：肺热则出涕是也。鼻尖亦可以察病也。色黄青者，淋也；微白者，亡血也；赤者，血热也；黄者，小便难也。戴氏曰：酒齄鼻属肺风，有不能饮而自生者，非尽因饮酒，酒齄乃俗呼耳。用硫黄入大菜头内，煨研涂之。〇咽喉。喉痹病同归于火。后之医者各详状，强立数名：单乳蛾、双乳蛾、单喉闭、双喉闭、缠喉风、走马喉闭。热气上行，故传于喉之两傍近外肿作，以其形是为乳蛾，一为单，二为双也。其比乳蛾差小者名喉闭。热结于咽喉，肿绕于外，且麻且痹，肿而大者，名曰缠喉风。喉闭暴发暴死者，名曰走马喉闭。此数种之名虽详，若不归之于火，则相去矣。其微者可以咸软之；而势甚者，以辛散之，加薄苛、乌头、僵蚕、白矾、朴硝、铜绿之类是也。至于走马喉闭，何待此乎？其生死反掌之间耳。急用砭刺出血，血出则病已。《易》曰血去惕出，良以此夫。〇消渴。消渴之由，或因饮食服饵失节，肠胃干涸，而气液不得宣平；或耗乱精神过违其度；或因大病阴气损而血液衰虚；或久嗜咸物，恣食炙煿，饮酒过度。亦有年少服金石丸散，以致湿寒之阴气极虚，燥热之阳气太盛，故成消渴。此河间之论也。三消之症，总是水涸火炎，阴虚阳盛，火既炽，必上炎，故上消于心，移热于肺，而为消上者也，其症舌上赤烈，善饮而易渴，宜补肺而生津。中消于脾，移热于胃，而为消中者也，其症善食易饥，自汗而瘦，小便赤黄，大便硬，宜调中而益胃。下消于肾，移热于膀胱而为下消者也，其症烦渴引饮，耳轮焦干，大便难，小便如膏状，宜滋肾而强阴。上消，丹溪用川连解心热，天花粉止渴生津，佐以人乳、藕汁、生地汁以清热而止渴，和以蜜汁、姜汁以益津而润燥，人参生津液，黄芪退虚热，故肺虚烦渴者用之。天冬润肺，不使热侵；麦冬清肺饮，能退伏火，为生脉之源；五味子收肺气，干葛除膈热，知母润心肺，竹叶最凉心经之热，桔梗能引诸药入肺，白茯以渗热，乌梅以敛肺。又有血虚津少，故火得以上升而作烦渴，宜以四物为主，兼以天花粉、麦冬、乌梅而生津，兼以黄柏、知母、黄连而降火滋源。有心火上炎，多是肾水不能既济，宜参、芪，以茯苓为使，而补下焦元气，用归、地、五味而滋肾阴，再加以止渴之剂。中消用白虎汤，亦以其除胃中实热也。方中有加味白术散，可治胃虚之善食也。用四君子为补胃之主，用干葛、柴胡以除胃热，升胃中清气，木香、枳壳以调胃气，降胃中浊气，藿香助脾益胃，五味润燥生津，此方甚当。有大便秘涩燥硬，此胃中有实热，血液日消也，宜归地以补血液，黄柏、知母、石膏以退胃中之实热，升麻以升胃中之清气，再加桃仁、红花、麻仁活血润燥，无有不通也。下消宜用四君子以补气，佐以麦冬、五味而生肾水，黄柏、知母而泻肾热，禁服大黄而通便，可加川归、麻仁而润肠，或用升麻以提之，则小便可少，大便可通。又有心肾不交，水火不相济，故方中有用人参、丹参、菖蒲而补心气，枣仁、柏仁、茯神、远志而安心神，用归、地而滋阴血，用天冬、五味而滋水源，此数味可以清三焦之热邪，而消肾之患可愈也。又有肾水枯竭，心火上炎，心烦燥渴，小便频数及白浊阴痿，肌肤渐削之症，故用八味肾气丸，以熟地补阴，五味滋肾，山萸、山药为强阴益肾之剂，白茯、泽泻而伐肾中之邪，丹皮泻阴火，肉桂引药而入肾也。又有五石过度之人，真气尽虚，石气独留，而肾为之虚热，阳过兴强，不交精泄，此为难治，不可服降火生水之剂，加麦冬、五味、川柏、知母可也。大抵三消之症，总宜救水为主。有谓此症由于肾虚，而用强肾燥热之剂误矣。〇心痛（附心腹痛）。心痛，非真心痛，即胃脘痛，以其在心之分，故俗名也。夫心者，君主之官也，神明出焉，邪不得而犯之。若寒邪内搏，而成真心痛者，必手足青至节，必不可治。若夫胃脘痛，而用草豆蔻治风寒客邪在胃口之上，善去脾胃客寒，心与腹痛，能温散滞气，利膈上痰，因寒而作痛者宜用。若湿痰郁结成痛亦效。吴茱萸治脾胃伤冷，停滞宿食，绞痛，下气最效。缩砂治脾胃气结滞而不散，主虚劳冷痛，泻心腹痛，乃下气消食之剂也。荜拨走肠胃冷气，呕吐，心腹满痛，此乃走泄真气，令人肠虚下重。二味不宜多服。干姜温中逐寒下利，良姜治胃中逆冷，霍乱腹痛，所以理中汤用此为佐；或沉寒痼冷，下利腹痛不可忍加附子，尤获奇效。肉桂散寒止痛，胡椒、川椒治心腹冷气痛，益智、砂仁治胃脘寒邪痛，此皆散寒邪之剂也。有热厥痛者，古方用炒栀子为主，川柏、芩、连之类俱能退热于中，亦或用之；若实热燥结，大便不通而痛，用大黄、芒硝之类。若久病下虚，须知升提内消者也，岂可执用峻猛之剂乎？丹溪云：凡痛必用温散，意以痛者必是滞而不行之故，纯寒不能行邪滞也。是以用寒凉，亦用热剂为引导，用温药亦用凉剂

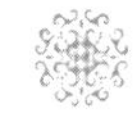

为引导。一方用栀子、附子二味，加盐少许，以治腹痛不可屈伸厥冷之症，即此意也。又谓之心气痛者，气郁而不散也。又有死血痛者，血凝而不行也。尤宜分气血、虚实、寒热而治。香附开郁行滞，又为血中之气药，亦能逐去凝血；木香治心腹中气不转运；沉香降腹中气不下行；若治中下焦气滞结痛，用槟榔为使；乌药顺气，治中恶心腹痛；枳壳、枳实俱泻滞气；麝香利窍，能治心腹痛；乳香治血中气，定诸经之痛。若气结块心腹刺痛者，三棱、蓬术可用也。虽云诸痛不可补气，然或正气虚，不能运行邪滞者，参、术、芪、草又当用也，所以理中汤治气虚寒痛其效甚速。血积痛者，红花逐心腹中瘀血；丹皮治肠中积血；桃仁泄滞血，通血燥；苏木行恶血，破血闭；生蒲黄消瘀血；玄胡索破血活气，治心腹痛、小腹痛有神；五灵脂生则行血，治心腹冷气气血刺痛甚效。但有血虚而痛者，当以四物汤为君，虽中用行血破血之剂，亦当用此为佐而兼之也，庶毋败血之峻而亡阴。有扑损而腹痛者，必是瘀血，须用桃仁承气汤下之，亦宜加川归、红花、苏木，入酒、童便煎服可也。有痰因气滞而聚，阻碍道路，气不得通而痛者，宜导痰解郁为主，用二陈加枳壳、香附之类。又积食滞于心腹之间，脾土不能运化而痛者，宜健脾化食为主，用四君子加神曲、麦芽、山查、枳实之类而消导之。又有蛔痛之症，饮则痛甚，甚则闻食即吐在胃口也，宜理中汤加乌梅、川椒神效。一云二陈加苦楝根神效。可见病无定体，治无定法，药无定用，学者岂可执一而不变通乎？〇腰痛。腰痛有数种，属于肾虚者，多临症辨之，而肾虚者宜六味地黄丸为主，加杜仲以治肾虚腰痛，壮筋骨；破故纸能治腰膝冷痛，益精气；龟板治腰背酸痛，大有补阴之功；枸杞补虚劳腰痛，甚有添精之力；肾中有火加黄柏、知母，况黄柏能治痿厥，知母能治虚劳；又五味子、猪脊髓为补精髓之剂，皆审用。有因醉饱入房，而酒食之积乘虚流入于本经，以致腰难以俛仰，宜四物汤合二陈加杜仲、麦芽、神曲、川柏、砂仁、葛花、枳壳之类。有挫闪跌扑致死血流入本经而痛者，须行瘀血，四物汤加桃仁、红花、苏木；壮实之人可以桃仁承气汤加桂，而引下行。湿热为病，肩背沉重，肢节腰胁疼痛，胸膈不利，可用拈痛汤。盖人参、川归可养一身之血气，白术、苍术除湿，羌活、防风以燥湿，猪苓、茵陈以渗湿热，苦参、黄芩、甘草以凉血热，葛根、升麻以表外热，知母以清骨热。又有外感风寒，流注经络而作痛者，宜二陈汤加麻黄、羌活、白芷、川芎驱风散寒之剂。大抵多是肾虚，终不离于补肾水也审诸。〇胁痛。胁痛多属肝木实也，抑肝气为主。小柴胡汤润肝气，泻肝火，和痛燥痰，此为主剂，随症加减，川芎通肝经血中之气药，龙胆草去肝经湿热，青皮行肝经滞气，白芍泻肝火，抑肝木。以上药味，乃治肝气有余之胁痛也。〇脚气。脚气多是伤湿所致，湿郁成热，湿热相搏，而后作也。又为壅疾，当用宣通之剂，使气不能成壅，如羌活导滞汤、当归拈痛之类。而症之虚实寒热，表里轻重，当分别之，黄柏、苍术乃湿热必用之药；防己能治腰以下至足湿热肿盛脚气，一云去血中湿热；木瓜治脚气湿痹，此物入肝，故益筋血病，腰肾无力，俱不可缺；苦参除湿，兼去风热，又且凉血；黄芩凉血，亦去湿热。用白术、赤茯、猪苓、泽泻、肉桂、茵陈、木通，俱渗利湿热。有湿兼风者，则防风、羌活、独活、白芷、细辛，可用以去风湿。有寒湿者，则柴胡、麻黄、紫苏、干葛可用以散寒。若虚寒者，可用附子、川乌、肉桂之类。予考之脚气，多是气不流行，有所滞而作肿也，须木香、槟榔、枳壳、香附、乌药，顺行气道之剂。气虚用人参、黄芪、白术。若此症又不免血失所养，以致筋骨痿痹，肢节烦疼，须用当归、白芍、川芎、熟地补养血分之剂。血凝宜用桃仁、红花。若求其消肿者，用腹皮、桑皮、乳香、没药之类。求其壮筋骨者，用牛膝、杜仲、萆薢、虎胫骨壮筋骨之类。是知脚气之疾，惟散风清热，调血行气，利关节，消肿满为要也。〇疝。疝之为病，虽或是房劳所致，多因远行辛苦，涉水履水，热血得寒而凝于小肠、膀胱之内，或湿热乘虚而流于足厥阴经。古方以为寒，丹溪以为湿热。大抵湿热郁于中，寒束于外，故成疝也。一方用五苓散加槟榔、木通、小茴香、金铃子、橘核。盖猪苓、泽泻分阴阳以和心，心与小肠为表里，心和则小肠气亦通矣。白术利腰脐间血并死血，茯苓利膀胱水，肉桂伐肝邪，小茴香治小肠之气，金铃子、橘核去膀胱肾气，槟榔坠下，少加木通以导引小肠之火出也。凡治疝多以热药而效者，即从治之法也。须用寒凉药监制之，不可纯用大热之剂，如乌头、附子之类。古方以乌头、栀子作汤，其效亦速。盖栀子降湿热，乌头破寒郁，况二味皆下焦之药，而乌头为栀子所引，其性急速，不容胃中停留，尝因此方随症加减，无有不应。又须分湿热多少而治也，盖肿多为湿，却有水气而肿，以五苓散加川楝肉、苍术、木通渗而消之。亦有挟虚而发者，当以参、术为君，疏导药佐之，脉甚沉紧而豁大无力者是也。其痛亦轻，但重缒牵引，切弗执于宜通勿塞之语，正虚邪甚，不补可乎？食积与瘀血，亦能作痛。食积者用立效，散瘀血者，桃仁当归汤，治宜各随所因耳。小肠气、膀胱气有寒有热，寒宜蟠葱散，热宜葵子汤之类。阳明受湿热传入小肠，恶寒发热，小腹连毛际结核闷痛不可忍，用山栀、桃仁、枳实、山查等分，入姜汁煎服。一核偏坠或俱肿胀，或一核缩入小腹，痛不可忍，用手按捺方得还，旧是为气，宜蟠葱散，此寒湿之所致也。又有胀大如升斗之状，不痒不痛，顽痹结硬如石，名曰木肾，即是也，但宜温散以逐其邪，邪气内消，荣卫流转，如寒谷回春，有不疾而速，不行而至之妙矣。〇痿痹。痿者，乃血气不充，筋骨失养，似风非风，乃虚软之症也。《内经》有五脏之分甚明，总是归之于热。丹溪云：肺金体燥，居上而主气，畏火者也。脾土居中，而主四肢，畏木者也。火性炎上，若嗜欲无节，则水失所养，火寡于畏而侮所胜，肺得火邪而热矣。木性刚急，肺受热则金失所养，木寡于畏而侮所胜，脾得木邪而伤矣。肺热则不能管摄一身，脾虚则四肢不能为用，而诸痿作矣。今人多是色欲过度，故伤阴血不足以养筋，所以四肢痿不能举动，胫不任地，足不任身，及肌肉不仁，毛发脱落也。宜用四物为主治，麦冬、五味、黄柏、知母乃补金生水之剂，黄连降心火，黄芩泻肺火，白术、茯苓、黄芪、人参补脾之剂，亦当审而用之。腰足软者，必用杜仲、牛膝、虎胫骨、龟板壮筋骨之剂为佐治也。如痿痛者，乃由湿热所成，非黄柏、苍术不能除，故丹溪云二味治痿之要药也。又有用威灵仙、羌活、防风、防己，皆是燥湿止痛之剂，非因风而用也，若不由于湿者不用。气虚者又宜四君子加黄芪为主。脾虚者宜四君子加砂仁、神曲脾胃中等药。亦有湿痰者，二陈加白术、苍术、芩、柏、竹沥、姜汁可也。是知治痿无定方，合宜用之为当。今人多以痿症即作风治，误人多矣。痹者，乃风寒湿三气杂至，合而为之也。此由体虚所感，其风气胜者为行痹，阳受之，故走注行而旦剧，用羌活治骨节之风，独活不惟治风，又能治两足寒湿不能动履，细辛能治风湿痹痛，防风治四肢挛急。其寒气胜者为痛痹，阴受之，故痛而夜剧，用附子、川乌壮热，茴香、肉桂驱寒。其湿气胜者为着痹，则肌肉筋脉着而不去，用白术、苍术、防已治腰以下至足湿气肿，秦艽治风湿之痹，灵仙风湿俱可治也。有痹痛者，乳香、没药、灵脂用以止痛；有软弱者，杜仲、牛膝、续断、五加皮、萆薢可用以壮筋。又多由气血不足，故以八物为主。《局方》有三痹汤甚当，用参、芪、茯苓、甘草补气，白芍、川归、川芎、地黄补血，用防风、独活、秦艽、细辛、桂心以逐风寒湿之邪，用杜仲、牛膝、续断以壮肢节之无力。又有麻木之症，麻是气虚不行，故补气为主；木是湿痰死血，故方用参、芪以助王道，用归以行阴血，黄柏、苍术、白术、茯苓以去湿热，升麻、柴胡以升清气、行阳道，生甘草以去肾热，此方治麻木之主。又有痒症，是血不荣于肌腠，宜用四物加黄芩凉血；

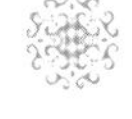

又用防风通圣散治风热作痒，盖防风、荆芥、薄荷以去风，栀子、芩、翘以退热，石膏以清胃热，桔梗以清肺热，滑石、甘草以行肾热，大黄、芒硝以通肠热，用麻黄以越散风热之邪不使归内，归、芎、芍药以养血，白术以利腰脐间血，不使汗下之剂而亡阴也。此方固可以治风热邪胜之症，如血虚者禁服。

《苏生的镜·吐蛔虫不可用凉剂论》卷二：凡看伤寒，若见吐蛔者，虽有大热，忌下凉药，犯之必死。盖胃中有寒，则蛔虫上膈。大凶之兆，人皆不知。急用炮干姜、理中汤一服，加乌梅二个、花椒十粒，服后待蛔定，却以小柴汤退热。盖蛔闻酸则止定，见苦则安矣。

《答朝鲜医问》：问：目疾肿热，欲旨用苦寒之药，不效，云何？答：目伤精，眇弗能视，世医止知赤肿热当从火治而概用苦寒之药，不知目之为体，轻膜裹水；目之为用，阳以生明。执定套方，用寒药点洗者，譬如内蕴伏火，外封冰雪，不能消散，郁热日深，目液受煎。久之，必干枯而为塌陷矣。用寒药服饵者，譬如火方内灼，注水急浇，烈焰被冲，热气必炽。炽而上起，燥木被燔。久之，必努肉而为翳障矣。或云：此是阳有余而阴不足。夫阳果有余，目但一时燥赤，而何至欲盲？不知此有余特相火耳，不可以阳言也。盖阴阳虚实，贵在平调。王太仆云：无阳则阴无以生，无阴则阳无以化。故补阴必佐以补阳，而益血当兼乎益气。如谓目病但属血，而与气不相关，则《内经》何以云气脱者目不明耶？眼科诸书，有谓肝木不平，内挟心火，火势妄行，故神水受伤而为内障者。有谓酒色不节，胃气内伤，目失其明，宜服补肾之药者。有谓足厥阴肝主目，在志为怒，怒甚伤肝，伤肝则神水散，久则光不收者。有谓凡治目宜先补肾，次治肝，肝是肾苗，肾是肝主，治肝则神魂安定，补肾则精魄自流通者。有谓目是肝之外候，肝取木，肾取水，水能生木，母肾子肝，故肝肾气充则明，肝肾气乏则昏。可见气所以帅肝肾、导精血，而发光明于两目者，有谓脏腑精气皆上注于目，而为之精。故目为魂魄所常营，神气所自生者。有谓血气不至则目盲，虽《内经》有人卧血归肝，肝受血能视，与目得血能视之旨，然令气衰乏，则血虽盛，亦必不能自致于目。阳先阴后，气运而血必随之者。凡此皆所谓补阴必佐以补阳，益血当兼乎益气之说也。丹溪治一老人目忽盲，他无所苦。急服参膏二斤辄效。愚昔病目半年，专主健脾方愈。余友何大鲁患此，云用熟附而痊。又云：见一人用棱、莪消食积之剂，盖病源多在血气脾胃，必非概用苦寒之药所能疗也。○问：咽喉肿痛，服尽寒凉之药不愈，云何？答：咽喉之症不同，总之火热为患。夫降火以凉，治热以寒，理也。然有用尽寒凉之药而病依然，反生泄泻之症而痛甚者，安可无变通救本之术？盖亦有肾虚而虚火上客者矣。亦有肝虚而病生于咽者矣。《经》曰真阴太虚，阳气飞越，遂成咽病。六脉浮大，重取必涩，可辨也。又曰：形乐志苦，病生于咽。又曰：肝者，中之将，取决于胆，咽为之使，六脉弦而带数，可辨也。夫肝肾既虚，火必上厥，务以大剂补药疗之。若概用凉泻，知其必不效矣。予亲见一人喉痛兼泻，六脉沉微，意其上热者假热，下泻者真寒也。投以温补之剂立愈。又一人喉痛，六脉洪数动摇，意其必虚火上泛也，用大补阴药，佐以熟附下，咽痛即除。盖喉痛虽上热，实由下虚寒。世人徒治上而不治下，何怪乎久病不痊耶？

《本草经疏》卷一：论治气三法药各不同。①补气：气虚宜补之，如人参、黄耆、羊肉、小麦、糯米之属是也。②降气、调气：降气者，即下气也。虚则气升，故法宜降。其药之轻者，如紫苏子、橘皮、麦门冬、枇杷叶、芦根汁、甘蔗；其重者，如番降香、郁金、槟榔之属。调者，和也。逆则宜和，和则调也。其药如木香、沉水香、白豆蔻、缩砂蜜、香附、橘皮、乌药之属。③破气：破者，损也。实则宜破，如少壮人暴怒气壅之类。然亦可暂不可久。其药如枳实、青皮、枳壳、牵牛之属。盖气分之病，不出三端。治之之法及所主之药，皆不可混滥者也。误则使病转剧。世多不察，故表而出之。〇论治血三法药各不同。①血虚：宜补之。虚则发热。内热，法宜甘寒、甘平、酸寒、酸温，以益荣血。其药为熟地黄、白芍药、牛膝、炙甘草、酸枣仁、龙眼肉、鹿角胶、肉苁蓉、甘枸杞子、甘菊花、人乳之属。②血热：宜清之凉之。热则为痈肿疮疖，为鼻衄，为齿衄，为牙龈肿，为舌上出血，为舌肿，为血崩，为赤淋，为月事先期，为热入血室，为赤游丹，为眼暴赤痛。法宜酸寒、苦寒、咸寒、辛凉，以除实热。其药为童便、牡丹皮、赤芍药、生地黄、黄芩、犀角、地榆、大小蓟、茜草、黄连、山栀、大黄、青黛、天门冬、玄参、荆芥之属。③血瘀：宜通之。瘀必发热发黄，作痛作肿，及作结块癖积。法宜辛温、辛热、辛平、辛寒、甘温，以入血通行。佐以咸寒，乃可软坚。其药为当归、红花、桃仁、苏木、桂、五灵脂、蒲黄、姜黄、郁金、京三棱、延胡索、花蕊石、没药、虫、干漆、自然铜、韭汁、童便、牡蛎、芒硝之属。盖血为荣，阴也，有形可见，有色可察，有证可审者也。病既不同，药亦各异。治之之法，要在合宜。倘失其宜，为厉不浅，差剧之门，可不谨乎？〇论治吐血三要。①宜降气，不宜降火。气有余，即是火。气降则火降，火降则气不上升，血随气行，无溢出上窍之患矣。降火必用寒凉之剂，反伤胃气。胃气伤，则脾不能统血，血愈不能归经矣。今之疗吐血者，大患有二：一则专用寒凉之味，如芩、连、山栀、青黛、柿饼灰、四物汤、黄檗、知母之类，往往伤脾作泄，以致不救。一则专用人参，肺热还伤肺，咳逆愈甚。亦有用参而愈者，此是气虚喘嗽。气属阳，不由阴虚火炽所致，然亦百不一二也。宜以白芍药、炙甘草制肝，枇杷叶、麦门冬、薄荷、橘红、贝母清肺，薏苡仁、怀山药养脾，韭菜、番降香、真苏子下气，青蒿、鳖甲、银柴胡、牡丹皮、地骨皮补阴清热，酸枣仁、白茯神养心，山茱萸、枸杞子、牛膝补肾，此累试辄验之方。然阴无骤补之法，非多服药不效。病家欲速其功，医者张皇无主。百药杂试，以致殒命，覆辙相寻而不悟，悲夫！②宜行血，不宜止血。血不循经络者，气逆上壅也。夫血得热则行，得寒则凝，故降气行血，则血循经络，不求其止而自止矣。止之则血凝，血凝必发热、恶食及胸胁痛，病日沉痼矣。③宜养肝，不宜伐肝。《经》曰：五脏者，藏精气而不泻者也。肝为将军之官，主藏血。吐血者，肝失其职也。养肝则肝气平，而血有所归；伐之则肝不能藏血，血愈不止矣。〇论肾泄多在黎明所由。凡人之生，二五妙合之顷，识神依托是中，即揽父母精血，以为立命之基，遂成左右两肾。肾间动气，即道家所谓先天祖气是也。藏乎两肾之中，以肾属水，故称坎宫。以平人气象言之，此气至子后一阳生，生即渐渐上升，历丑、寅、卯、辰、巳，而六阳已极，则入离宫。午后一阴生，即白气变为赤液，渐渐降下至坎宫，复为白气，昼夜循环，升降不息，此即医家所谓真阳之火，道家所谓君火，即先天祖气，医家谓为相火者是也。方此火之自下而上也，行过中焦，必经脾胃，则能腐熟水谷，蒸糟粕而化精微。脾气散精，上归于肺。通调水道，下输膀胱，气化而出，是谓清升浊降，即既济之象也。苟不慎摄生之道，不明正性之理，则必务快其心，逆于生乐，忧患以伤心，寒热以伤肺，饥饱以伤脾，多怒以伤肝，多欲以伤肾，则真气渐衰，精神日损。驯至子后，一阳不以时生，不能上升腐熟谷水，则糟粕无由而化。寅为三阳之候，阳气微则不能应候而化物，故天黎明而泄。其泄亦溏，俗名鸭溏，是为肾泄，亦名大瘕泄。昔人以四神丸治之，予加人参、莲肉，辄获奇效。盖人参补五脏之阳气故也。〇论少年人阳痿因于失志，不宜补阳。《经》曰：肾为作强之官，技巧出焉，藏精与志者也。夫志从士从心，志主决定，心主思维。思维则或迁或改，决定则一立不移，此作强之验也。苟志意不遂，则阳气不舒。阳气者，即真火也。譬夫极盛之火，置之密器之中，闭闷其

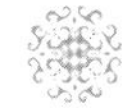

气，使不得发越，则火立死而寒矣。此非真火衰也，乃闷郁之故也。宣其抑郁，通其志意，则阳气立舒，而其痿立起矣。若误谓阳精不足，过投补火之剂，多致痈疽而殁，可不戒哉！〇论似中风与真中风治法迥别，误则杀人。凡言中风，有真假内外之别。差之毫厘，谬以千里。何者？西北土地高寒，风气刚烈。真气空虚之人，猝为所中，中脏者死，中腑者成废人，中经络者，可调理而瘳。治之之道，先以解散风邪为急，次则补养气血，此治真中外来风邪之法也。其药以小续命汤，桂枝、麻黄、生熟附子、羌独活、防风、白芷、南星、甘草之属为本。若夫大江已南之东西两浙、七闽、百粤、两川、滇南、鬼方、荆、扬、梁三州之域，天地之风气既殊，人之所禀亦异。其地绝无刚猛之风，而多湿热之气，质多柔脆，往往多热多痰。真阴既亏，内热弥甚，煎熬精液，凝结为痰，壅塞气道，不得通利。热极生风，亦致猝然僵仆，类中风证。或不省人事，或语言蹇涩，或口眼歪斜，或半身不遂。其将发也，外必先显内热之候，或口干舌苦，或大便秘涩，小便短赤，此其验也。刘河间所谓此证全是将息失宜，水不制火。丹溪所谓湿热相火，中痰、中气是也。此即内虚暗风，确系阴阳两虚，而阴虚者为多，与外来风邪迥别。法当清热、顺气、开痰，以救其标，次当治本。阴虚则益血，阳虚则补气，气血两虚则气血兼补，久之自瘳。设若误用治真中风药，如前辛热风燥之剂，则轻变为重，重则必死。祸福反掌，不可不察也。初清热则天门冬、麦门冬、甘菊花、白芍药、白茯苓、栝楼根、童便；顺气则紫苏子、枇杷叶、橘红、郁金；开痰则贝母、白芥子、竹沥、荆沥、栝楼仁、霞天膏。次治本，益阴则天门冬、甘菊花、怀生地、当归身、白芍药、枸杞子、麦门冬、五味子、牛膝、人乳、白胶、黄檗、白蒺藜之属；补阳则人参、黄耆、鹿茸、大枣、巴戟天之属。与时消息，则因乎证。〇似中风问答。或问：有患似中风证，眠不竟夕而易惺，心脉弦而不洪，多怒，肝脉弦而不长，语言蹇涩不利，多痰声重，小便疾速不能忍，且有余沥，大便燥结，左尺脉浮洪，饮食少，不易消，此何以故？答曰：眠不竟夕而易惺者，心血不足也，故其脉弦而不洪。东垣云：胃虚者多怒，多怒者肝气必不和。《经》曰：怒则气上逆。加以久病多郁，故益易怒，故肝脉亦弦而不长，弦为血少。此非以智慧观察，以慈忍静定之力和之，未可以药石瘳也。肾属水，冬脉沉，故曰诸浮者，肾不足也。肾主五液，又主二便，肾家有火，则真阴日亏，津液日少，不能荣养于舌络，舌络劲急，故语言不利；火性急速，故小便疾出而不能忍，且有余沥，而大便亦多燥结也。故其脉应沉实而反浮洪，失常候也。肺者，五脏之华盖，位乎上，象天而属金，喜清肃而恶烦热，热则津液干枯，无以下滴而通水道，或煎熬浓稠而成痰矣。肺热则人参反助邪热而伤肺，故往往声重多痰，壅塞气道，而升降不利也。脾为土脏，胃为之腑，乃后天元气之所自出。胃主纳，脾主消，脾阴亏则不能消，胃气弱则不能纳，饮食少则后天元气无自而生，精血坐是日益不足也。《经》曰：损其脾者，调其饮食，节其起居，适其寒温。此至论也。不如是则不足以复脾阴。然其要又在戒暴怒，使肝无不平之气，肝和则不贼脾土矣。命门者，火脏也，乃先天真阳之气之所寄，即道家所谓先天祖气，医家所谓真火是也。其壮也有三：一者元禀过厚，二者保啬精气，不妄施泄，三者志气无所怫郁，则年虽迈而犹壮也。不尔则子后一阳不生，不能上升熏蒸糟粕而化精微，以滋后天之元气，是火不生土，而脾胃因之日弱也。法当降气和肝滋肾，气降是阳交于阴也。肝和则脾胃不被贼邪所干，故能纳而能消也。脾胃无恙，则后天之元气日益生长矣。肾滋足则真阴自生，津液自足，舌络有所荣养，则舌之伸缩自由而言语自利矣。且世无不阴虚而中风者，第须拨去烦恼，一切放下，使心火不炎，则肾亦因之而不燥，此又治之之本也。〇论痰饮药宜分治。夫痰之生也，其由非一；其为治也，药亦不同。由于阴虚火炎，上迫乎肺，肺气热则煎熬津液，凝结为痰，是谓阴虚痰火。痰在乎肺而本乎肾，治宜降气清热，益阴滋水。法忌辛温燥热补气等药。由于脾胃寒湿生痰，或兼饮啖过度，好食油面猪脂，以致脾气不利，壅滞为痰，浓厚胶固，甚至流于经络及皮里膜外，或结为大块，或不思食，或彻夜不眠，或卒尔眩仆，不知人事，或发癫痫，或昔肥今瘦，或叫呼异常，或身重腹胀，不便行走，或泄泻不止及成瘫痪。种种怪证，皆痰所为。故昔人云：怪病多属痰，暴病多属火。有以夫！此病在脾胃，无关肺肾，治宜燥脾行气，散结软坚。法忌滞泥、苦寒、湿润等药及诸厚味。由于风寒郁闭，热气在肺，而成痰嗽齁喘，病亦在肺，治宜豁痰除肺热药中，加辛热、辛温，如麻黄、生干姜之属，以散外寒，则药无格拒之患。法忌温补、酸收等药。病因不齐，药亦宜异。利润利燥及利发散，各有攸当，非可混施也。世以痰饮混称，药亦混投。殊不知痰之与饮，其由自别，其状亦殊。痰质稠黏，饮惟清水，特其色有异，或青或黄，或绿或黑，或如酸浆，或伏于肠胃，或上支胸胁，刺痛难忍，或流于经络四肢，则关节不利。支饮上攻为心痛，为中脘痛，甚则汗出，为呕吐酸水、苦黄水等，种种各异。或发寒热，不思饮食及不得眠，皆其候也。此证多因酒后过饮茶汤，则水浆与肠胃饮食湿热之气，凝而为饮；或因情抱抑郁，饮食停滞，不得以时消散，亦能成饮。总之必由脾胃有湿，或脾胃本虚，又感饮食之湿，则停而不消，此饮之大略也。治宜燥湿利水，行气健脾，乃为得也。其药大都以半夏、茯苓、参、术为君，佐以猪苓、泽泻以渗泄之，白豆蔻、橘皮以开散之，苏梗、旋覆花以通畅之。东垣五饮丸中有人参，其旨概可见矣。〇论疟痢宜从六淫例治。风寒暑湿燥火，此天之六淫。其邪自外而入，感之而入，宜随其邪之所在以攻治之。《经》曰：夏伤于暑，秋必痎疟。是疟乃暑邪为病也。虽有山岚瘴气发疟一证，治稍不同，然其证大都多热多寒，或热多寒少，或寒多热少，或单热不寒，或单寒不热，头疼骨疼，大渴引饮，口苦舌干，呕吐不思饮食，或烦躁不得眠，必用白虎汤二三剂，随证增损，解表以祛暑邪。而后随经消息，以除其苦可也。〇滞下者，俗呼为痢疾，皆缘暑湿与饮食之积滞胶固而成。其证类多里急后重，数登圊而不便，或发热，或口渴，或恶心，不思食何，莫非暑之标证也。必用六一散、黄连、芍药为主，而后随其所苦，为之增损。伤气分则调气益气，伤血分则行血和血，然未有不先治暑而可获效者也。治病必求其本，其斯之谓欤？论病由七情生者，只应养性怡神、发舒志气以解之，不宜全仗药石攻治。夫喜怒忧思悲恐惊七者，皆发于情者也。情即神识，有知不定，无迹可寻，触境乃发，滞而难通。药石无知，焉能消其妄执？纵通其已滞之气，活其已伤之血，其默默绵绵之意，物而不化者，能保无将来复结之病乎？秖宜以识遣识，以理遣情，此即心病还将心药医之谓也。如是庶可使滞者通，结者化，情与境离，不为所转，当处寂然，心君泰定，其何七情之为累哉？〇论伤寒温疫、痈疽痘、疟疾诸病皆由实邪所发，自里发出于表者吉，由表陷入于里者凶。伤寒、温疫初发，邪在于表，必头疼身热，病属三阳，即于此时急表散之。冬月即病，宜用辛温、辛热以汗之；春温夏热，宜用辛凉、辛寒、甘寒以汗之。汗后身凉脉静，无所伤犯，病不复作而愈。如投药濡滞，或病重药轻，不散之于表，致邪热内结，病属三阴，须下乃愈。内虚之人，不胜下药，多致危殆。又有少阴咽痛等证，则又不宜于下，或成狐惑，虫蚀肛门，种种难治之条，皆失于不早散故也。

《治痘十全·首尾忌麝脑》卷一：痘顺无症忌麝脑，盖痘以颗粒完固、磊落齐整者为佳，最忌破烂而流浆。气血壮盛元气充，则痘方易以成功。麝脑能开气活血，用之透窍亦甚捷，大损元气伤气血。开放太过，令顶破浆流而不能完固，惟气血凝滞之极，痘色黑紫，痘形硬，按之如石，

周围活，方用麝脑等之药开气透窍急救之。然不可认症不真，或投而尝试之。

《治痘十全·用药》卷三：发痘以气血为主发痘之药，用各不同。穿山甲、人牙、蟾酥、蝉退，以毒攻毒也。紫草、红花、牛蒡、犀角、木通、连翘、银花，解毒清毒也。川芎、白芷、荆芥、升麻、蔓荆，升提气血也。麻黄、桂枝、柴胡、干葛、防风、紫苏、葱白，解散寒邪也。丁香、木香、陈皮、厚朴、山查、大黄，行气行滞以通壅塞也。附子、肉桂、干姜、肉豆蔻，益火回阳，健脾止泻也。凡此孰非托里起痘之法。然但可以此为佐，而必以气血为主，则在乎四君、四物、十全大补之类，庶乎随手而应。〇用药小儿与大人异。小儿肌疏骨嫩，肠胃松薄，风寒易受亦易出，病势易盛亦易衰。服药不得过剂，分两不得太重，药味不得过猛，恐病势已退，而药力方张，转生他病也。今杭医治痘，用药极多，分两极重，小儿岂能当此？是以服凉药多，则痘灰白而泄泻；服毒药多，则痘后痈毒丛生。但言小儿毒重，不知用药之非，亦已过矣。况痘中败其气血，痘后百病交集，或终身瘦弱，或少年殇夭，其祸岂不大哉？〇用药当变通。关东人参，今已贵极，中等人家，便难取办。自唐宋以来，方书所用，皆系上党人参，多用煎膏，皆能补益。熟地、人参、黄芪，古人云多则宣通，少则壅滞，如审症的确当用，分两宜较他药为重。杭医治痘，用黄芪固知其当重矣，独熟地则恐其泥隔，恐其生痰，而不敢用。夫地黄生于中州，色黄，大补中土，生者寒凉，故恐凝滞；熟者甘温，煎汁服之，譬如生米熬成粥汤，何至泥隔？况今人水虚者多，小儿真阴尤不足，是以木枯而多肝病，如服熟地，正投所好。大凡用药，分两轻则上升，重则下降。地黄沉降之品，若轻其分两，则不下降而上升，宜乎其泥隔耳。《本草》云：地黄能除痰。丹溪曰：阴火上升，津液生痰不生血，宜补血以制相火，其痰自除。盖熟地为补血之上剂，凡痘疮气升而血不附者，重用归地，乃可求生。杭医用小生地，用新鲜生地一两二两，不以为疑，而独不敢重用熟地，所谓敢于杀人，而不敢于养人也。杭医治痘用药，有一定格式，如云七日黄芪八日参，断断不肯假借，且千手雷同，或明知其非，而不敢违众。倘遇症之极虚，而须早用补剂者，必待七日用芪，八日用参，则何及？此种印板治法，仅可施之顺症，若症候略有变迁，则用药即须活动，不可拘泥一二三四五六七八九十之成数也。

《痘科类编释意》卷一：治痘之家多矣。刘河间悉用寒凉，偏害非小。至于钱仲阳立方亦以解毒为主，而多用寒凉，少用温补。张洁古、王海藏咸宗之，此其意俱本于《内经》诸痛疮疡皆属心火之一言，故以寒凉泻火也，专用黄连解毒汤、白虎汤等寒凉之剂。厥后陈文中立方力矫其偏，专用温补。凡痘疮未出之间，诸症悉用十一味木香散；已出之间，悉用十二味异功散，其意归重于太阴一经。盖以手太阴肺主皮毛，足太阴脾主肌肉，肺经恶寒，脾经恶湿，故用丁香、官桂以治肺之寒，用木香、香附、半夏以治脾之湿。二方用之，得其当其效固大。然不分虚实寒热而一概用之，则不宜于实热，其偏害又可知也。朱丹溪辨之是矣，至丹溪立论矫陈氏之偏，而取钱氏之长，主于解毒、和中、安表，似为妥当。举世宗之数百年来，无敢议其失者。不知丹溪治他病极多妙论，独于治痘则亦有未尽其妙者，倘亦千虑之失乎？盖其矫偏于陈氏，而不敢轻用木香、香附等热剂，似乎因噎而废食；其取长于钱氏，而必用芩、连、牛蒡、连翘之类，以监制参、芪、归、术等补剂，似乎任将而中制也。其失亦起于泥《内经》诸痛疮疡皆属心火之言，而未思其理也。不知痘疮虽属心火，却与诸疮不同。诸疮之毒，其初发而未成形，可用药解散内消而愈；及已成形而未成脓，又可用药逐散，不成脓而愈。痘疮发自五脏，必藉气血送出于皮肤，运化之而成脓，收靥之而成痂，而后收成全之功也。可内消而愈乎？可不成脓而愈乎？故诸疮以解毒为主，能解毒于早则轻，不能解毒于早则重。痘疮以气血为主，气血能送毒以灌浆结痂则生，气血不能送毒以灌浆结痂则死。解毒之药多损血气，不顾血气之虚损而急于解毒，是犹不虑我兵之羸弱而急于杀敌也。况毒有不必解者，又有不可解者。若小儿秉气强壮，胃气好，饮食如常，其血气自旺，自能送毒出外以灌浆结痂，而成功其痘，自始至终多顺症，此不必解毒者也。若其秉赋素弱，脾胃又虚，出痘时饮食又少，或泻，或腹胀，或手足冷，或气短促，或失音，或出不快，或根窠不红活，或色白而顶陷，或当灌脓而不灌脓，或当结痂而不结痂，此皆由气血不能送毒，此又不可解毒者也。当速用温补以扶胃气，而助血气，若用参、芪、归、术等而力不足，即加丁香、木香、桂、附等佐之，亦不为过，何必参入芩、连、牛蒡、连翘等凉品，以监制温补之力，而损血气乎？间又教人用犀角地黄汤以解痘毒，人习用之，以为奇妙，而不知其害也。盖心者，血之主。心之所以能主血者，以其属火也。痘疮属心火，正藉心以运用一身之血而成功，岂心火可泻而去之乎？盖人身之血，温则流行，寒则凝滞，犀角地黄汤凉心经而泻心火，心经既凉，心火既泻，则一身之血俱凝滞不行，何以运化痘毒，而成脓结痂乎？则内攻之患作而竟以告毙者，泻心火之药实杀之，而人竟不知也，医亦竟不悟也。可慨也！故痘已出之后，未痂之前，凡一切凉心之药，如犀角、地黄之类，宜一概禁绝不用，直待结痂后用之解余毒可也。或曰若然，则未收结之前，毒俱不可解乎？曰奚为皆不可解。若其血气与毒气俱盛者，脉必洪数，痘或初出即带紫色，或既出而稠密红紫，内症则烦闷躁渴，小便赤色不利，大便秘结，此则属实热，宜速用清凉之剂以解毒，如大便久秘，量入酒炒大黄，微利之可也。或有鼻口出血者，即犀角、生地之类用之亦可也。若其毒虽盛，而血气不旺者以解毒为主，而兼之以活血补气，则参、术、归、芍之类，亦不可离也。

《疡科选粹》卷一：围药各有所宜。疮疽有阴阳之分，近世疡科之寡昧者，止凭所制围药一二种，或仅一种，概以用之。若药品属热而敷于阳毒，药品属寒而敷于阴毒，岂非所谓如水益深，如火益热欤？丹溪曰：敷贴之药，应酬轻小热证耳。若不辨其阴阳之所由分，妄敷寒凉之剂，迷塞腠理，凝滞气血，毒气内攻，归之肝心，反至危殆矣。况气脉得寒而不行，瘀血得寒而不散，瘀肉得寒而不溃，新肉得寒而不生，为患不可胜言也。○丹溪又云：外施敷贴，正与发表之意同。大凡气得热则散，冷则敛。向见郑经历丝竹空穴涌出一角，长短如鸡距，稍坚。他医以大黄、朴硝、脑子冷药罨之，一夕豁开如酱蚶，径三寸，后血自蚶中溅出高数尺而死。此冷药外逼，热郁不得发故也。且疮疽之发，本乎脏腑不和，自内达外者也。乃不思抽薪止沸，而却舍本从末，虽阴阳寒热适宜，仅可敛其根脚而已。要之证属纯阳，外热内疼者，用凉药敷贴宜抑阳散，则热毒自和，瘀滞自消。证属半阴半阳者，宜用阴阳散，则气血自和，瘀滞自消。证属纯阴，外冷内疼者，用热药敷贴宜抑阴散，则脾胃自壮，阳气自回。若其势成气猛，必不可当头敷遏，如郑经历之祸，兵法所谓避其锐气者是也。如阴气外逼皮肤，宜用热物熨之，虽大热而不觉者，必须更翻熨透，亦能消散。其他如麦饭石膏宣毒散、铁箍散等类，各有所宜，并录于集，俟用者择焉。

《疡科选粹》卷二：痈疽用药论。疮之始发也，既灼艾矣，或用骑竹马法矣。势之微者，亦可自消；势之重者，不免肿发。苟不因其阴阳虚实，酌量用药，惟执古方之已效者，概施于人，不能无实实虚虚之祸，变证之所由生，危殆因而立至，可不慎诸？大率主治之法，若肿高焮痛者，宜先服仙方活命饮，后用托里消毒散。漫肿微肿者，用托里散。如不应，则加姜、桂，他如黄矾丸、阿胶饮子、牛胶饮子之类，俱有消毒之功，有益无损之剂也。相兼用之，自无不可。○若夫随证加减之法，薛立斋以托里消毒散立论，所叙甚明。虽有巧者，岂能越其轨范哉？兹于本方之后，条述其法，医者因是而察所患之阴阳虚实，复能以己意增损一二，斯为上工矣。托里消毒散：治胃气虚弱，或因克伐，不能溃散，服此未成即消，已成即溃，腐肉自去，新肉自生。人参、黄耆盐水拌炒、当归酒拌、白芍药炒、川芎、白术炒、白茯苓各一钱，金银花白芷各七分，甘草炙、连翘各五分。薛立斋加减法：高肿焮痛，热毒也，加黄连。漫肿微痛，气虚也，去金银花、连翘，加参、术。头痛发热，邪在表也，本方加川芎、羌活。外邪在表，而元气实者，暂用人参败毒散。头痛恶寒，表虚也，去金银花、连翘，加参、耆。发热饮冷，便秘，内热也。去参、耆、归、术，加大黄。发热饮热，便秘，内虚也。去金、连，加参、耆、归、术。发热饮冷，小便涩滞，肝热也。去参、耆，加柴胡、山栀。不作脓，脓不溃，气虚也。去金、连及白芷，加参、术、肉桂，如不应，暂用十全大补汤。肿赤作痛，血凝滞也。本方加乳香、没药，如不应，暂用仙方活命饮。脓出反痛，气血虚也。去金、连、白芷三味，加参、耆、归、地。肉赤而不敛，血虚而有热也。去上三味，加熟地、牡丹皮。肉黯而不敛，阳气虚寒也。去上三味，加参、耆、白敛。漫肿不痛，或肉死不溃，脾气虚也。去上三味，加人参、白术；如不应，加姜、桂；更不应，急加附子。肉白而不敛，阳气虚也。去上三味，加参、耆、归、术。脓多而不敛，气血虚也。去上三味，加参、耆、归、术、熟地，如不应，暂用十全大补汤。饮食少思而不敛，胃气虚也。去上三味，加参、耆，如不应，暂用补中益气汤。饮食难化而不敛，脾气虚也。去上三味，加参、术，如不应，暂用六君子汤；又不应，佐以八味丸。脓少而带赤，血虚也。去上三味，加归、地、参、术，如不应，暂用八珍汤加牡丹皮。忿怒晡热而出血，肝火血虚也。去上三味，加牡丹皮、熟地、炒黑山栀，如不应，暂用八珍汤送六味丸。面青血胀而出血，肝气虚而不能藏血也。去上三味，加山茱萸、五味子，如不应，兼用六味丸。食少体倦而出血，脾气虚而不能摄血也。去上三味，加参、耆、归、地，兼郁少寐加远志、酸枣仁、茯神、龙眼肉，如不应，暂用归脾汤。欲吐作呕，或外搽内服寒凉，或痛甚，或感寒邪秽气而呕，胃气虚也。去上三味，加藿香、参、术。饮食少思，肠鸣腹痛，腹冷泄泻，脾气虚寒也。去三味，加炮姜、木香。手足逆冷，脾血虚寒也。去三味加炮姜、木香、附子，煎送四神丸。饮冷作渴，热毒也。加赤小豆、知母，如不应，暂用竹叶黄耆汤。善食作渴，胃火也。加石膏、山栀，如不应，暂用竹叶石膏汤。脓多作渴，气血虚也。去三味加熟地黄、五味子，如不应，暂用十全大补汤加五味子、麦门冬。口干舌燥，肾气虚也。去三味加熟地、山茱萸、山药，如不应，兼用六味丸；又不应，佐以补中益气汤。自汗内热，口干，胃气虚也。去三味，加参、耆、归、术，如不应，暂用六君子汤。盗汗内热，口干，阴血虚也。去三味，加熟地、麦门、五味，如不应，暂用当归六黄汤。茎中痛，而小便不利，精内败也。去三味，加山茱萸、山药、泽泻，如不应，佐以六味丸。愈便则愈痛，愈痛则愈便，精复竭也。去三味，煎送六味丸。食少体倦，口干饮热，小便黄短，脾肺虚热也。去三味，加五味子、山茱萸，如不应，暂用六味丸。劳役而小便黄，元气下陷也。去三味，加升麻、柴胡。午后小便黄短，肾虚热也。去三味，加升麻、柴胡，不应，煎送六味丸。口燥作渴，小便频数，肾水亏也。去三味，加五味子、山茱萸、山药、熟地，不应，兼用六味丸。四肢逆冷，肾气虚寒也。去三味，加桂、附，不应，佐以八味丸。食少体倦，作渴，胃气虚也。去三味，加参、耆、白术，不应，暂用补中益气汤。体倦头痛，或眩晕，中气虚也。去三味，加柴胡、升麻，不应，暂用补中益气汤加蔓荆子。日晡头痛，或眩晕，阴血虚也。去三味，加熟地黄，不应，佐以六味丸。梦泄遗精，头眩头痛，或痰喘气促，肾虚不能纳气也。去三味，并川芎，佐以六味丸，如不应，是虚寒也，用八味丸。面目赤色，烦热作渴，脉大而虚，血脱烦躁也。去三味，加黄耆、当归，不应，暂用当归补血汤。身热恶衣，欲投于水，脉沉微细，气脱发躁也。去三味，加肉桂、附子，不应，暂用附子理中汤。多思不寐，体痛盗汗，脾血虚也。去三味，加茯神、远志、酸枣、圆眼肉，不应，暂用归脾汤。寝寐而汗出，肾气虚也。去三味，加五味子煎送六味丸。饮食时出汗，胃气虚也。去三味，加参、耆、归、术、五味子，不应，暂用六君子汤。睡后觉饱，出盗汗，宿食也。去三味，加参、术、半夏，不应，暂用六君子汤。胸满多痰，脾气虚也。去三味，加桔梗、半夏，不应，暂用六君子汤加桔梗、枳壳。晡热多痰，脾血虚也。去三味，加归、地、参、术，不应，暂用六君子汤加芎、归、熟地。咳嗽唾痰，肾亏津液泛上也。去三味，加山茱萸、山药、熟地，不应，佐以六味丸。忿怒胸痞，肝气滞也。加桔梗、山栀，不应，暂用补中益气汤加桔梗、枳壳。倦怠胸痞，中气虚也。去三味，加参、术、茯苓，不应，暂用八珍汤加柴胡。口苦，寒热往来，肝火血虚也。去三味，加柴胡、熟地。因怒寒热往来，肝火血虚也。加柴胡、黄芩，不应，暂用八珍汤加炒山栀、酸枣仁、酒炒黑龙胆草。体倦，寒热往来，肝脾气滞也。去三味，加参、耆、归、术，不应，暂用补中益气汤。内热，晡热，或寒热往来，阴血虚也。去三味，加芎、归、牡丹皮、柴胡，不应，暂用八珍汤加牡丹皮。畏寒或寒热往来，胃气虚也。去三味，加参、苓、白术、升麻，不应，暂用补中益气汤。胁痛痞满，或寒热往来，肝气滞也。去三味，加青皮、木香，不应，属气血虚也，更加芎、归、参、术。妇人劳役恚怒，或适经行发热谵语，或夜间热甚，此邪在血分也。去三味，加生地、牡丹皮、柴胡，不应，暂用加味四物汤。误服克伐之剂，或脓血大泄，或因吐泻，或误入房，或劳损元气，或梦泄遗精，或外邪感触，以致发热头痛，小便淋涩，或滑数便血，目赤烦喘，气短头晕，体倦热渴，意欲投水，身热恶衣，扬手掷足，腰背反张，郑声自汗，此阳气脱陷之假热证也。畏寒头痛，咳逆呕吐，耳聩目蒙，小便自遗，泻利肠鸣，里急腹痛，玉茎短缩，牙齿浮痛，肢体麻痹，或厥冷身痛，或咬牙啮唇，此阳气脱陷之真寒证也。以上假热真寒勿论，其脉勿论，其证但有一二，则去三味，急加桂、附补之，庶有复生之理。按加减六十二法，皆托里消毒之发挥也。即此意而消息之，则得疡家之要矣。行灼艾法后，若护心散等二十一方，皆有益无损之药，故继托里消毒散而录之，在随宜取舍而已。

《简明医彀》卷一：诸病中，惟伤寒关系最重，然治之亦有捷要。但乘其初起，在肌表时，蚤如法治之，无弗愈者。譬御盗于未入室之前，自易驱除。要在审辨的确，所谓阴盛阳虚，汗之则愈，下之则死。阳盛阴虚，下之则愈，汗之则死。差毫厘，谬千里，不死于病，而反死于医药，不如不药之为愈矣，故曰伤寒不药为中医。盖或值旅邸舟次，或山僻乡村，无明理医家，切勿妄服药。凡伤寒初起，头疼身痛，怕寒拘急，无汗，为寒伤荣，即宜绝戒腥酒谷味诸果饮食，一切有形难化之物。更宜却劳、断怒气、房欲、风寒，安卧。急取带须葱头一握，生姜五钱，陈皮二三钱，细茶叶一撮，白梅一个，紫苏三钱，水二大钟，砂锅煮沸，以被袱覆患者，头入药罐，令热气先熏头面汗出，再乘热饮一大钟，渣即煎接饮，以厚被覆身，裹头烘足，俟汗出至足为愈。腿足无汗，而身热头疼仍在者，寒邪未尽也，宜再发微汗。如病初起，头疼身热，大汗出者，属风伤卫，不必发汗，恐有亡阳之害。如自有微汗，仍如前法，再略取汗。前法中去紫苏、葱头，加黑枣三个，煎服，汗止为愈。如起病时胸膈胀满，因伤谷肉诸物，本日即与淡盐汤热饮三二碗，以吐出饮食为度。不得吐，即以所伤之物烧灰，姜汤调服。如过数日者，用姜葱熨，法见伤寒。最忌腥酒、米汤，不饮一口，必无饿死之理，绝戒谷味，易安。如绞肠沙，米汤一口，杀人例也。

如口干大渴，但饮茶白汤、灯心汤、姜汤。或至七八日热极，则如雪梨、西瓜、鲜菱、嫩藕、生萝卜，惟捣取清汁啜之，去渣。凡调理不如法，至数日后，热邪传里，身大热，口大渴，谵语烦躁，狂言发斑，大便闭，或下利秽水，扬手掷足，揭去衣被，唇焦，舌白胎渐变黄黑，或天气暄热，内外热极，可将病人卧于凉地席上，四围多致水盆，令病人手浸水中，或更以青布一幅，浸湿覆于胸前，切宜避风，必病人喜好，方可为之。若渴极欲水，问其欲饮几何，但与之半，勿多饮。或和苏叶、姜汁、沙糖、卤梅之类亦佳，勿强与水，致水结胸之患。又有大热至六七日，忽然作冷，厚加盖覆，犹寒战悚不定，此名发战，乃正气复而邪欲出之象，急宜泡姜汤一大壶，置病人胸前，任意呼啜，以助正气，少顷正胜邪散，汗出而解矣。如七八日外热退，或乍有潮热，二便通快，胸膈清爽，惟以清米汤饮之，渐加稠汤，进薄粥以少为贵。若进腥酒，立刻番复。更慎房室。尤有乡村专务杀牲祷神，所谓食归众口，罪归病人，惜哉！又阴证伤寒，腹痛肢冷，依中寒条，多吃浓姜汤，炒盐熨，用灸法治之。

《霉疮秘录》：或问：丈夫染此症，内室预服败毒等药，可否？余曰：上工治未病者，毋容邪气侵也。今人未见毒气有无，遂服败毒等药，果有毒者则可，如无毒者，徒使元气内虚，内一虚，则外邪易入，是无病而求病也。譬诸国家蓄兵以御寇，医家蓄药以攻疾，岂有无警而用兵，无病而用药哉？○或问：生生乳必须礜石配合，近世方书鲜有用者。又未能辨其真伪，乞明示以便采取何如？余曰：古人处方，自有识见，决非杜撰也。余检《本草》礜石，性大热有毒，主寒热鼠瘘，蚀疮死肌，除膈中热，止消渴，益肝下气。阅《本草》注：礜石煅炼配姜、附、皂、桔，为大露宿丸，主寒冷百病。又有匈奴露宿丸，主心腹积聚，食饮不下。前贤靳邵者，一时名医也，创置礜石散方，晋士大夫皆获异效。余家传此方，制度有法，用之有验。但此石难得。癸酉春，余客武林，遍访药铺，无有真者。偶得之宦族任上带归，约有数十斤，视之形似滑石，扣之坚刚，碎之如浆络。余尽购归，依法养火，开视悉如化灰，尝之有味，烧之有气，配合生生乳，大有奇功。余得此石甚多，又熟于煅炼，用之有余，或有配药者，亦可取用，其方附后。○或问：生生乳亦有朱汞在内，与粉霜、轻粉相类。余曰：朱汞者，得礜石而白如雪，得硫黄而赤如丹，得礜石而慓悍解。且药石各有宜忌之不同，相宜者如油珠丸，治小儿惊风，轻粉虽烈，用之有效。如夺命丹治疔肿，用之反能豁毒。即如砒霜有毒，寒痰冷哮，非此不效，疟疾水泻，服之亦瘳。又如蜈蚣、全蝎，药性非良，芽儿脐风，投之即愈。非灼见病因，毋妄投也。○或问：金鼎砒有毒，方士多用之，何也？余曰：以毒攻邪也。凡疮毒年深月久，流脓出水者，症属虚寒，非金鼎砒佐他药不能收功。若疮毒初起服之，反能为害。或有误服轻粉寒凉隐药，结毒破烂，众方不效者，服之得效。丹经曰水银不离砒下死，信非虚语。○霉疮宜忌夫宜忌者，即所苦所欲也。五脏各有所宜，五脏各有所忌。如霉疮一症，举世未谙药物宜忌，并饮食宜忌，混同施治，殊不知从其气则和，违其性则有偏胜之害。故凡有益于阳者，必不宜乎阴；有益于阴者，必不宜乎阳。宜于燥者，不宜乎湿；宜于湿者，不宜乎燥。能破散者，不可以治虚；能收敛者，不可以治实。故药物有良毒之难齐，气味之莫测。有相益、相济、相畏、相恶、相忌、相制之不同。不谙宜忌者，则其失也。罔请以余所见闻者陈之：一友患便毒，其势炽盛，欲速愈，单服大黄五钱不利，又服七钱亦不利，后加至两许，终不能通，而大黄毒气上攻，七孔流血而毙。一人染广疮，服败毒散不效，后服商陆根汁，遂吐泻经两日不止，药食俱不受，六日而死。一人患杨梅疮，结百会穴，破烂两年，诸医不效。偶遇方士传灵砒方，即制服之。经七日齿落喉闭，饮食不进而亡。一人生棉花疮，无力赎药，用毒蛇一条，酒煮罄饮，实时昏晕，肤理肿裂出水，至五日方知痛苦，其疮犹不愈。一人患痱疮便毒，兼之筋骨疼痛，数服草药不效。又取活蟾七只，内猪脂煮食，食未毕，作吐不已，水浆不进，方延余治。余诊之曰：胃气伤也，非大剂人参不治。遂咀人参五钱，加乌梅七个，同煎，渐饮之。又服一剂，才能进粥，后用化毒甲字丸一料，服尽而愈。一人生鱼口不痊，服大料五虎汤，少顷小便作胀，日夜叫嗷，苦不能溺。邀余诊之。余曰：乃斑蝥毒气为患，当速解之。即用猪脂二两，糯米五合，粉草五钱，长流水煎，顿服，外以葱白、食盐煎汤揉洗，解出血筋数条始通，其毒仍不减，后又生疮如砂仁，从余调治方愈。噫！今之庸愚袭不经之方，投有毒之药，外患未尽，内毒尚存，诸如此类，误莫能拔。宁知脉症相对，名实相符，方可投剂。

《折肱漫录》卷一：痢之初起，用芍药汤而加大黄，以荡涤其滞，此常法也。然禀质有强弱，岁运亦有不同，概服大黄，常有至陨命，不可不慎。○予父予母予兄，皆以卒中不起，父母病时予医理未透，予兄病时予在燕京，皆随俗先进牛黄清心丸，延到时师，皆用祛风化痰之剂，绝无一效。及阅立斋《医案》，治王车驾卒中昏愦，口眼㖞斜，痰气上涌，咽喉有声，六脉沉伏，此真气虚而风邪所乘，以三生饮一两，加人参一两，煎服即苏。即五不治症，用前药亦有得生者。夫前饮乃行经络治寒痰之药，有斩关夺旗之功，每服必用人参两许，驾驱其邪，而补助真气，否则不惟无益，适足以取败矣。观先哲用芪附、参附等汤，其义可见，即立斋先生之言。要知牛黄丸乃香散通经之药，亦宜用人参两许，煎汤调服方可，若单服则真气愈散矣。竟以不知医而误用，可胜痛恨。为人子者，不可不知医，信夫。虽然前条治法，以施于中风、中寒诸症妙矣。又有虚火冲逆，热痰壅塞，以致昏愦颠仆者，状类中风，恐附子非所宜服。立斋治王进士劳役失于调养，忽然昏愦，谓是元气虚，火妄发，挟痰而作，急灌童便，神思渐爽，更用参、芪各五钱，芎、归各三钱，元参、柴胡、山栀、炙草各一钱，服之稍定；察其形倦甚，又以十全大补汤加门冬、五味，治之而安。予从弟履中年方强，仕以劳心忧郁而得斯症，痰升遗溺，眼斜视，逾时不醒，竟类中风，亦灌以童便而苏。此等症候，皆火挟痰而作，又非三生饮所可治者，并姜汤亦不相宜也。同一卒然昏愦，而所因不同，须细审而治之。○乙巳之夏，予患中脘痛，既而泄泻。偶遇姑苏一名医，令诊之。惊曰：脾胃久伤不治，将滞下。予体素弱，惮服攻克之剂，因此医有盛名，一时惑之，遂服枳实、黄连、厚朴、山查、木通等药数剂，又服枳术丸一月，以致脾胃大伤，是秋溏泄不止，渐觉饮食难化，痞闷倒饱，深自悔恨。服参、术等药，及八味丸十余年始得愈。然而中气终不如故，苦不耐饥，稍饥则中气大虚，其惫不可状。凡山查等消导之物，入口即虚，脾胃之不可妄攻。如此方书，极言枳术丸之妙，孰知白术虽多，不能胜枳实之迅利。予友胡孝辕刺史，亦误服枳术丸而大病。可见此丸断非健脾之药，或饮食停滞，偶一二服可见耳。○参术膏补脾之功最大，人不能多饮食者，多服此膏，能令饮食大进。予长子寅锡服此甚验。○予生平饮食喜热而畏冷，系中气虚寒，常服六君子汤加炮姜，气滞更加木香甚效。○凡人脾病服补土药不效，即宜服八味丸以补其母，予服此甚效。许学士云有人全不进食，服补脾药不效，予授以二神丸，服之顿能进食。盖治法虚则补其母，不能食者，戊己虚也。火乃土之母，故以破故纸补肾为癸水，以肉豆蔻厚肠胃为戊土，戊癸化火，同为补土母之药，再加木香以顺其气，使之斡施空虚，仓廪自能受物。凡人肾气怯弱，真阳衰虚，坎水不温，不能上蒸脾土，是以饮食不进，或食而作胀，大腑溏泄。譬诸鼎釜之中置诸水谷，下无火力，终日米不熟。黄鲁直记服菟丝子，淘净酒浸，曝干，日挑数匙，以酒下之，十日外饮啖如汤沃雪，服二神丸、菟丝子，与服八味丸同一理，是千古不易之妙法。严用和云：古人谓补肾不如补脾。予谓补脾不如补肾，肾气若壮，丹田火盛，上蒸脾土，脾土温和，中焦自治，膈开能食矣。

《折肱漫录》卷二：时师治人感冒，不论形气虚实，辄忌人参，不知古人论虚人感冒，不任发表者，服补中益气汤。夫参且忌之，而令服芪、术，有不惊而咋舌者乎？予初病外感，惮不敢服参，名医朱心园始教我助正疏邪，不妨并剂。及览方书，亦有触发，遂敢补散兼施，颇觉相宜。后至黄芪与防风并用，亦未见壅闭外邪。大概医家立论不同，止有二说。一则谓外感之候，必须先散而后补；停食之候，必须先消而后补。一则谓攻补可以兼行。两说每致枘凿。予初亦不能无惑，乃后屡以身试，始悟气体壮实者，可以散之消之而后补。若气体虚弱之人，必先扶其正，而后可以攻其邪，一补一攻，邪气乃去。倘泥于先攻后补之言，则邪气未即去，而元气已先伤矣，可不戒哉？〇凡痰火症，时师必禁用熟地，以其腻也，多用橘红、贝母、天花粉等药以消痰，及凉药以降火。常观先贤用六味丸，稍加别药，以治痰而奏效。盖痰因火动，补其阴则火降，而痰自消。若专治其痰，脾胃先伤，而痰终难治矣。况又有肾虚而水泛，为痰者，尤宜服六味丸。予常患痰症不辍，六味丸未见腻膈助痰，而屡以得效。

《折肱漫录》卷七：《外科方书》每言生肌收口之药，不宜早用。薛立斋指摘生肌散之害人，而言毒尽时，但用当归膏为妙，生肌最速，并无他害。予家人历试之颇验，原方：生地、当归各一两，麻油四两，白蜡五钱，或黄蜡则用一两，以归地入油煎黑，去滓，用蜡投之镕化成膏。予试之，膏太软烂，不便贴，或当增药减油肿毒。〇予生平虽多病，而肿毒则未之患也。岁在戊子，行年七十有三矣。其冬暮，头之右偏忽患一毒，嗣是右肩右背连患二毒，受累凡四月。予久阅薛立斋先生《外科枢要》《精要》二书，知毒之初起，最要是隔蒜灸，予遵之惟谨，毕竟得力，不至疮大难收。方书云：惟头项不宜灸。而立斋则云亦宜灸之为妙，但艾壮宜小而数宜少，多不得过三七壮也。予亦遵之，竟有益而无害，益信立斋之言不诬。蒜以独囊者为佳。方书言切三分厚者，有言三文钱厚者。以予试之，三分太厚，灸火全不觉，恐是三钱厚者有力。凡患毒者，多服十三方、仙方活命饮以败毒，但老弱之人不能堪此。立斋以托里败毒散易之，俟溃后去连翘、白芷、金银花，而竟服托里八味散。予遵之，幸不受药物之害。此议论识见，实超时医之上者也。今患毒者，时医辄以围药、膏药等治之，夷考古人之书，颇论围药、敷药、膏药之害，岂古今气运有不同耶？是在智者审之肿毒。

《审视瑶函·用药寒热论》卷一：用药如用兵，补泻寒热之间，安危生死之所系也，可不慎与。虽云目病非热不发，非寒不止，此言夫火之大概耳。内有阴虚，冷泪昏眇，脱阳等症，岂可独言是火而用寒凉也。今之庸医，但见目病，不识症之虚实寒热，辨别气血，惟用寒凉治之，殊不知寒药伤胃损血，是标未退而本先伤，至胃坏而恶心，血败而拘挛，尚不知省，再投再服，遂令元气大伤而变症日增。必虚寒之症已的，始可投以温和之药，否则有抱薪救火之患。设是火症，投以热药，其害犹速，不可有慎。大抵燥赤者清凉之，结秘者寒凉之，阴虚者滋补之，脱阳者温热之。然热药乃回阳之法，寒药乃救火之方，皆非可以常用者。外障者，养血去障。内障者，滋胆开郁。故治火虽用芩、连、知、柏之类，制之必以酒炒，庶免寒凉泄泻之患。而寒热补泻之间，又宜谅人禀受之厚薄，年力之盛衰，受病之轻重，年月之远近，毋使太过不及，当于意中消息，如珠之走盘，如权之走秤，不可拘执，是为良医。

《温疫论》卷上：用参宜忌有前利后害之不同。凡人参所忌者，里证耳。邪在表及半表半里者，投之不妨。表有客邪者，古方如参苏饮、小柴胡汤、败毒散是也。半表半里者，如久疟挟虚，用补中益气，不但无碍，而且得效。即使暴疟，邪气正盛，投之不当，亦不至胀，为无里证也。夫里证者，不特伤寒、温疫传胃，至如杂证，气郁、血郁、火郁、湿郁、痰郁、食郁之类，皆为里证，投之即胀者，盖以实填实也。今温疫下后，适有暂时之通，即投人参，因而不胀，医者病者以为用参之后虽不见佳处，然不为祸，便为是福，乃恣意投之，不知胃家喜通恶塞，下后虽通，余邪尚在，再四服之，则助邪填实，前证复起，祸害随至矣。间有失下以致气血虚耗者，有因邪盛数下及大下而挟虚者，遂投人参，当觉精神爽慧，医者病者，皆以为得意，明后日再三投之，即加变证。盖下后始则乘其胃家空阔，虚则沾其补益而无害。殊弗思余邪未尽，恣意投之，则渐加壅闭，邪火复炽，愈投而变证愈增矣。所以下后邪缓虚急，是以补性之效速，而助邪之害缓，故前后利害之不同者有如此。〇妄投破气药论。温疫心下胀满，邪在里也。若纯用青皮、枳实、槟榔诸香燥破气之品，冀其宽胀，此大谬也。不知内壅气闭，原有主客之分。假令根于七情郁怒，肝气上升，饮食过度，胃气填实，本无外来邪毒、客气相干，只不过自身之气壅滞，投木香、砂仁、豆蔻、枳壳之类，上升者即降，气闭者即通，无不立效。今疫毒之气，传于胸胃，以致升降之气不利，因而胀满，实为客邪累及本气，但得客气一除，本气自然升降，胀满立消。若专用破气之剂，但能破正气，毒邪何自而泄？胀满何由而消？治法非用小承气弗愈。既而肠胃燥结，下既不通，中气郁滞，上焦之气不能下降，因而充积，即膜原或有未尽之邪，亦无前进之路，于是表里上中下三焦皆阻，故为痞满燥实之症。得大承气一行，所谓一窍通，诸窍皆通，大关通而百关尽通也。向所郁于肠胃之邪，由此而下，肠胃既舒，在膜原设有所传不尽之余邪，方能到胃，乘势而下也。譬若河道阻塞，前舟既行，余舟连尾而下矣。至是邪结并去，胀满顿除，皆藉大黄之力。大黄本非破气药，以其润而最降，故能逐邪拔毒，破结导滞，加以枳、朴者，不无佐使云尔。若纯用破气之品，津液愈耗，热结愈固，滞气无门而出，疫毒无路而泄，乃望其宽胸利膈，惑之甚矣。〇妄投补剂论。有邪不除，淹缠日久，必至尪羸。庸医望之，辄用补剂。殊不知无邪不病，邪去而正气得通，何患乎虚之不复也？今投补剂，邪气益固，正气日郁，转郁转热，转热转瘦，转瘦转补，转补转郁，循环不已，乃至骨立而毙。犹言服参几许，补之不及，天数也。病家止误一人，医者终身不悟，不知杀人无算。〇妄投寒凉药论。疫邪结于膜原，与卫气并，因而昼夜发热，五更稍减，日晡益甚，此与瘅疟相类。瘅疟热短，过时如失，明日至期复热。今温疫热长，十二时中首尾相接，寅卯之间，乃其热之首尾也。即二时余焰不清，似乎日夜发热。且其始也，邪结膜原，气并为热，胃本无病，误用寒凉，妄伐生气，此其误者一。及邪传胃，烦渴口燥，舌干苔刺，气喷如火，心腹痞满，午后潮热，此应下之证。若用大剂芩、连、栀、柏，专务清热，竟不知热不能自成其热，皆由邪在胃家，阻碍正气，郁而不通，火亦留止，积火成热。但知火与热，不知因邪而为火热。智者必投承气，逐去其邪，气行火泄，而热自已。若概用寒凉，何异扬汤止沸？每见今医好用黄连解毒汤、黄连泻心汤，盖本《素问》热淫所胜，治以寒凉。以为圣人之言必不我欺。况热病用寒药，最是快捷方式，又何疑乎？每遇热甚，反指大黄能泻而损元气，黄连清热，且不伤元气，更无下泄之患，且得病家无有疑虑，守此以为良法。由是凡遇热症，大剂与之，二三钱不已，增至四五钱，热又不已，昼夜连进，其病转剧，至此技穷力竭，反谓事理当然。又见有等日久，腹皮贴背，乃调胃承气症也。况无痞满，益不敢议承气，唯类聚寒凉，专务清热。又思寒凉之最者，莫如黄连，因而再倍之，日近危笃。有邪不除，耽误至死，犹言服黄连至几两，

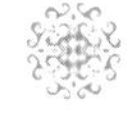

热不能清，非药之不到，或言不治之症，或言病者之数也。他日凡遇此证，每每如是，虽父母妻子，不过以此法毒之。盖不知黄连苦而性滞，寒而气燥，与大黄均为寒药，大黄走而不守，黄连守而不走，一燥一润，一通一塞，相去甚远。且疫邪首尾以通行为治，若用黄连，反招闭塞之害，邪毒何由以泄？病根何由以拔？既不知病原，焉能以愈疾耶？〇问曰：间有进黄连而得效者，何也？曰：其人正气素胜，又因所受之邪本微，此不药自愈之证。医者误投温补，转补转郁，转郁转热，此以三分客热，转加七分本热也。客热者，因客邪所郁，正分之热也，此非黄连可愈；本热者，因误投温补，正气转郁，反致热极，故续加烦渴、不眠、谵语等症，此非正分之热，乃庸医添造分外之热也，因投黄连，于是烦渴、不眠、谵语等症顿去。要之黄连，但可清去七分无邪本热，又因热减而正气即回，所存三分有邪客热，气行即已也。医者不解，遂以为黄连得效，他日藉此概治客热，则无效矣，必以昔效而今不效，疑其病原本重，非药之不到也。执迷不悟，所害更不可胜计矣。〇问曰：间有未经温补之误，进黄连而疾愈者，何也？曰：凡元气胜病，为易治；病胜元气，为难治。元气胜病者，虽误治，未必皆死；病胜元气者，稍误，未有不死者。此因其人元气素胜，所感之邪本微，是正气有余，足以胜病也。虽少与黄连，不能抑郁正气，是为小逆，以正气胜而疾幸愈也。医者不解，窃自邀功。他日设遇邪气胜者，非导邪不能瘳其疾，误投黄连，反招闭塞之害，未有不危者。

《异授眼科》：点药药性。甘石，止痛泪。乳香、没药，止痛散血。青盐，去障眵翳，能凉血。铜青，去风障，正瞳神。白丁香，去胬肉扳睛。石蟹，去胀眵，消肿。朱砂，正瞳神。蕤仁，去障眵，解毒还睛。明矾，去障风翳。硼砂，凉血去障。枯矾，去风障干烂弦。胆矾，去瞖。血竭，散血住痛。轻粉，住痛杀虫。巴豆，去胬肉瞖膜。水粉，止泪生光。玛瑙，去障。连末，解药毒，通窍散血。熊胆，分尘去垢，散血，瞖膜眵胀。龙骨，去瞖障膜，止泪。珊瑚，去障尘。琥珀，去障生光。硇砂，熟用去瞖膜，生用烂肉。珍珠，生用伤烂肉，熟用去膜生光。牛黄，正瞳生光，清心止痛，去障膜。〇演药法。认得其病，即当用药，如认不真，必当用术。设有瞳色不变，障翳全无，但只不见，欲见光明者，何以处之？欲与养明，反生障翳，欲与去翳，又不可磨，必须先用辅药七分，加主药三分，勤点两三日，发出翳来，就与去之。如其无翳，当与敛光，觉得少有光明，便是生翳。令病人慎守，内服降火养水之剂，外点散气养明之药，渐渐光明，乃是效处，不宜急速攻之。如旬日之内，光不得转，此为废疾，不可强之。或有障翳漫布，黑白不分，睹物有影，欲求分明者，何以治之？急于去翳，必损余光。一于养明，翳不得薄，必须先用主药六分，辅药四分，勤点五六日，翳不动而光略生，方施重剂。光不生而翳略薄，施药何用。凡有不识之病，不可轻诳轻诈，以致误人。少行演试之术，可行则行，可止则止，此乃善诱之意，不可拒绝人也。〇点药法。今人点药于眼，皆以大眦为根，不拘何症，皆点是处。殊不知大眦但胬肉可治，余不能除。不若揭起上弦睑，以药插入，紧闭良久，使药周围散漫，无处不到。睛珠睑眦，药无所间。至于磨翳，必傍翳点药，随其上下，方得翳去。不可间散施点，使药不验。〇用药法。治眼之法，用药最难，大热则发，大寒则凝，所以冰片禁用，黄连少用。外点之药，须以消镕敛光为主。内服之药，须以发散破气为先。初发者降火消风，久病者以荡翳发光。若骤补骤泻者，皆能损目，无欲速，无放肆，慎之。

《三补简便验方·用药随证》卷首：头痛用川芎，不愈各加引经药，太阳川芎，阳明白芷，少阳柴胡，太阴苍术，少阴细辛，厥阴吴茱萸。顶巅痛，用藁本，去川芎。肢节痛，用羌活，风湿亦宜用之。腹痛，用芍药。恶寒而痛，加桂；恶热而痛，加黄柏。心下痞用枳实、黄连。腹胀用姜制厚朴，一用芍药。治寒用附子。肌热及去痰须黄芩。胸中烦热用栀子仁。虚热用黄芪，止虚汗亦用。胁下痛，往来潮热，日晡潮热用柴胡。治风用防风。脾胃受湿，沉困无力，倦怠好卧及痰，用白术。破滞气用枳壳，高者用之，损胸中至高之气，勿多服。破滞血用桃仁、苏木。补血不足，用甘草。去痰用半夏，热痰加黄芩，风痰用南星，胸中寒痰痞用陈皮、白术。腹中窄狭，用苍术。调气用木香，补气用人参。和血用当归，凡血受病者皆用。去上焦湿热，用黄芩泻肺火；去中焦湿与痛热，用黄连泻心火；去下焦湿肿及痛，并膀胱有火邪，用酒洗防己、草龙胆、黄柏、知母。腹中实热用大黄、芒硝。去滞气用青皮，勿多服，泻人真气。嗽用五味子，喘用阿胶。渴用干葛、茯苓，禁半夏。宿食不消用黄连、枳实。气刺痛用枳壳，看何部分，以引经药导之。血刺痛用当归，详上下用根稍。胃脘痛用草豆蔻。眼痛不可忍用黄连，当归根酒浸煎。疮痛不可忍用黄柏、黄芩，详上下用根稍及引经药。水泻用白术、茯苓、芍药。小腹痛用青皮。茎中痛生甘草稍。小便黄用黄柏，数者、涩者加泽泻。饮水多伤脾胃，用白术、茯苓、猪苓。惊悸恍惚用茯神。咳嗽，春多上升之气，用川芎、芍药、半夏、黄芩之类；夏多火炎逼肺，用黄芩、山栀、桑白皮、石膏、知母之类；秋多湿热伤肺用苍术、桑白皮、黄芩、防风之类；冬多风寒外来，用麻黄、桂枝、半夏、干葛、防风、羌活之类。若病与时违，不拘此例。泄泻，寒月用辛苦温药，干姜、缩砂、陈皮、厚朴之类；夏暑月暴注水泄，用苦寒、酸寒药，黄连、山栀、茵陈、芍药之类。若病与时违，不拘此例。伤冷食腹痛，或霍乱吐泻，夏月可用辛热温中药，干姜、附子、缩砂、厚朴之类。感风寒，肌表寒栗，或发热面赤，暑月可用辛温解表药，干姜、麻黄、桂枝、羌活、防风之类。病酒或素有热症，虽在寒冷月，可用清凉寒苦药，黄芩、黄连、干葛之类。凡用纯寒纯热药，必用甘草以缓其力。寒热相杂，亦用甘草和其性，惟中满者禁用。

《血症全集》：失血各经药性主治。胃经血：山栀子、大黄，清气加粉葛。肝经血：条芩酒炒、韭汁、童便、牡丹皮、郁金、山茶花、黄柏蜜炙、侧柏叶，清气柴胡。心经血：黄连炒、当归、青黛、阿胶、熟地，清气麦门冬。肾经血：玄参、黄柏、天门冬、麦门冬、贝母、桔梗、百部、远志、熟节，清气知母。脾经血：百合、葛根、黄芪、黄连、当归、甘草、白术、山药，清气白芍、升麻、山栀子、黄芩、芍药、生地、紫菀、丹参、阿胶。肺经血：天门冬、片芩、山栀子、百部、犀角，清气石膏。三焦涌血：血来涌者，多出自三焦火盛。地骨皮，清气连翘。胆经血：口吐苦汁，乃胆经血也。淡竹叶，清气柴胡。心胞络血：倍牡丹、茅根。紫黑色唾之，小腹胀痛者是也。大肠便血：炒山栀、槐花、地榆、百草霜、条芩。清气，连翘。〇小肠溺血：炒山栀子、木通、车前子、小蓟、黄连、琥珀、滑石、蒲黄、淡竹叶、藕节，清气赤茯苓。膀胱尿血：牛膝、茅根、黄柏，清气滑石、琥珀，积热加大黄、芒硝、犀角、薄荷、生地、玄参。瘀血死血：藕汁、茅根、桃仁、韭汁、红花。吐血不止：加桃仁、红花、大黄。诸血证阿胶不可无。〇失血分经引用便览。《经》云：善治血者先清气，盖气清则血和，气浊则血乱，故妄行也。吐血赤色者，乃心经血也，倍加当归、熟地黄，以生心血。用青黛以降心火，用阿胶以散心血，用麦门冬以清心气。小便混浊溺血者，此小肠血也，加炒山栀子以清小肠血，用木通以泻小肠火，用黄连清心以治小肠之源，用琥珀、滑石以通小肠之气，用蒲黄、竹叶、藕节之类以散小肠之血，用赤茯苓以清小肠之气。吐血青紫色者，乃肝经血也，四物汤内倍牡丹皮，引血使归肝经，不致妄行。酒炒条芩以降肝火，用韭汁、童便、侧柏以散肝血，用韭金以达肝气，用蜜炙黄柏滋肾，以培肝之源，用柴胡以清肝之气。吐血兼呕苦汁者，此胆经血也。用淡竹叶以降胆火，用柴胡以清胆气。吐血黑色者乃肾经血，用黄柏以滋肾水，用玄参以泻肾火，用天冬、麦冬、贝母以清肾血，用熟地黄、远志以生肾血，用知母以清肾气。吐紫黑色血，唾之小腹胀疼者，此命门心包络血也。四物汤内倍牡丹皮以清命门之血，用茅根以泻命门之火，用麦冬以清命门之气。吐血中多兼白痰，咳而声嘶者，此肺经血也。倍用天门冬以润肺金，用片黄芩以降肺火，用山栀子、百部、升麻、白芍、生地以泻肺气，用紫菀、阿胶以清肺热，用石膏以清肺气。吐血兼大便血者，此大肠血也。四物内加条芩以降大肠火，用山栀子、百草霜以清大肠之血，用炒槐花、地榆以散大肠之血，用连翘以清大肠之气。吐血兼黄痰稠浊者，此脾经血也。加白术、山药、甘草以养脾之本，用当归、黄连以清脾之血，用黄芪以开脾之气，用百合、粉葛以清脾之热，用白芍以清脾之气。吐血多作呕逆，不纳饮食者，此胃脘血也。主方内加山栀子以清胃脘之血，用酒大黄以引胃火下行，用粉葛以清胃之气。吐血涌出过多者，此三焦火盛也。主方内加地骨皮以泻三焦之火，用连翘以清三焦之气。尿血茎中痛甚者，此膀胱经血也。用川牛膝、黄柏以降膀胱之火，用茅根以清膀胱之热，用滑石、琥珀以清膀胱之气。

《医门法律》卷二：寒中少阴，行其严令，埋没微阳，肌肤冻裂，无汗而丧神守，急用附子、干姜，加葱白以散寒，加猪胆汁引入阴分。然恐药力不胜，熨葱灼艾，外内协攻，乃足破其坚碍。少缓须臾，必无及矣。此一难也。若其人真阳素扰，腠理素疏，阴盛于内，必逼其阳亡于外，魄汗淋漓，脊项强硬。用附子、干姜、猪胆汁，即不可加葱及熨灼，恐助其散，令气随汗脱，而阳无由内返也。宜扑止其汗，陡进前药，随加固护腠理。不尔，恐其阳复越。此二难也。用附子、干姜以胜阴复阳者，取飞骑突入重围，搴旗树帜，使既散之阳，望帜争趋，顷之复合耳。不知此义者，加增药味，和合成汤，反牵制其雄入之势，必至迂缓无功。此三难也。其次，前药中即须首加当归、肉桂，兼理其荣，以寒邪中人，先伤荣血故也。不尔，药偏于卫，弗及于荣，与病即不相当，邪不尽服，必非胜算。此四难也。其次，前药中即须加入人参、甘草，调元转饷，收功帷幄。不尔，姜、附之猛，直将犯上无等矣。此五难也。用前药二三剂后，觉其阳在躬，运动颇轻，神情颇悦，更加黄芪、白术、五味、白芍，大队阴阳平补，不可歇手。盖重阴见睨，浪子初归，斯时摇摇靡定，怠缓不为善后，必堕前功。此六难也。用群队之药以培阴护阳，其人即素有热痰，阳出蚤已从阴而变寒。至此，无形之阴寒虽散，而有形之寒痰阻塞窍隧者，无由遽转为热，姜、附固可勿施，其牛黄、竹沥，一切寒凉，断不可用。若因其素有热痰，妄投寒剂，则阴复用事，阳即躁扰，必堕前功。此七难也。前用平补后，已示销兵放马、偃武崇文之意，兹后总有顽痰留积经络，但宜甘寒助气开通，不宜辛辣助热壅塞。盖辛辣始先，不得已而用其毒，阳既安堵，即宜休养其阴，何得喜功生事，徒令病去药存，转生他患，漫无宁宇。此八难也。

《诚书痘疹·用药法》：一症自有一症之情形，一人自有一人之赋禀，一药自有一药之用度，一隅自有一隅之风气，一方自有一方之苦心，一时自有一时之司令。不于此而讲求，漫曰我宗钱，我宗陈，始取二说而非之，又牵扯二说而合之，可谓长太息者此也。又曰我得某书，又曰我得秘传，殊非通论，明目张胆而治，尚有或失之处，岂有所谓秘哉？如执书而治病，相去径庭矣。夫用药如用兵，假如火牛背水，当时自有妙用，后之效法者，必溃握要在心，权衡在目，神而明之，存乎其人，余著《用药法》，正开人以生面也。〇余著《用药法》，岂外前人之程序，而别为奇僻之论哉？临症消息合《经》而理。《经》曰：形不足者温之以气，精不足者补之以味。正因人之勇怯，而施方治形归气。气归阳，补阳参、耆之属是也。精为血，血为阴，补阴芎、归之属是也。《经》

曰：其在皮者，汗而发之；其实者，散而泻之。正因邪之盛衰而施方治，邪在表则留连肌肉，壅塞经络，以轻剂发之，轻可去实，麻黄、葛根之属是也。邪在里则三焦凝滞，五内郁遏，以泄剂泻之，泄可去闭，大黄、牵牛之属是也。《经》曰：春夏养阳，秋冬养阴。正因时之寒燠而施方治。春夏天气主之，治在心肺，故心肺之药，宜多芩、连、荆、防之属是也。秋冬地气主之，治在肝肾，故肝肾之药，宜多丁、桂、姜、附之属是也。故用寒远寒，用热远热，语其常也。发表不远热，攻里不远寒，语其变也。治热以寒，温而行之；治寒以热，凉而行之；虚则补之，实则泻之；折其郁气，滋其化源，以平为期，治之要也。自首尾不可汗下之论一出，不究其症之若何，遂援引其说，附会其能，有制变药性以为奇者，有假药性之似是以为巧者，有逢迎主家以为计者，至使有宜汗而失汗，宜下而失下，宜凉而失凉，宜温而失温者，其误天下苍生，岂浅鲜哉？〇余由是而益信，阅历之难，更觉读书之苦，岂敢居作者之林，彼应制之文，得失荣辱一身一家而已。治病之书，不惟一时之利害，千百世之生死攸关。孟子辟杨墨，辟其害人心，矧害人命者乎！余与世人约略言之，叙论与当场迥不同也。读书与临症又迥不同也。若然，则叙论与读书无补我术矣。多叙论广识见也，多读书充学力也。毕竟卓我胆量，坚我见解者，要在当场与临症也。即以读书论，凡全集盈数十卷，其一生得力处，仅仅几篇，其中备足名数者不少。故痘疹之书，言理者非不精妙，言方者非不确据，究之扼要者几何？故曰读书须见古人心，展卷时当审其作书者南人耶？北人耶？端家耶？博名耶？我于当场临症时，默默印合乎书，得书中之味，则知操管者当年合群书而订是非者耶？抑虚谈名理者耶？果席不暇暖而罄写痌者耶？余所以商用药法，必考前人之方，每考一方必原立方之旨，大都痘症本门之方，与本症之药有几，诸如五苓散、四物汤、六君子汤之类，谓其夹杂症者，多可见治痘者，不止于治痘已也。其中之见症不一，而药亦多端，功在善读书，善阅历，勿以此道轻试可也。

《外科大成·论症治》卷一：药忌用药之法，如执权衡，若大势已退，仍用悍霸之药，为诛伐无过，失《内经》之旨矣。如败毒散有表症者宜之，多则损气。流气饮气结胸满者宜之，多则败血。内补十宣散，在冬月可助内托之功，能移深居浅，然燥荣泻卫之药太多，在夏月及虚之甚者勿用。五香散肿疡时用之，似有畅达之理，溃疡时用之，则犯重虚之戒。护心散能解丹石之毒，若不因此及老年病深症惫者禁用。蟾酥等丸，皆有砒硇之辈，乃取汗之峻剂也，治初起寒热，拘急疼痛，脉沉细者，为毒气内陷也，宜用，若身热脉洪及已溃者禁与。玉枢丹为下毒之药，无取脓之功，而体虚者、已成者勿用。垣云：一经受病，止责其一经，不可干扰余经。如流气饮通行十二经，则诸经皆为所损矣，禁之。

《隘村医诀·证药增损赋》：照东垣定例。人病无常，用药不一，增损合宜，全在活泼。诸风兮防麻姜沥，诸湿兮苍白二术。中寒厥冷附子天雄，中暑燥烦黄连香薷。头痛而芎蔓细辛，未应而引经药用。太阳麻黄，阳明白芷，少阳柴胡，太阴苍术，少阴细辛，厥阴吴萸；痰厥痛而半夏，血虚痛而当归。气弱人参黄芪，冒风麻黄葱白。顶痛藁本，脑痛细辛。若夫遍身节痛而羌活，风湿亦加；水肿胀急而甘遂，虚人忌用。心疼良姜五灵，下痛吴萸；心痞枳壳枳实，夯闷黄连。腹疼芍药，恶寒佐以官桂，恶热佐以黄芩。骨蒸柴胡，有汗增以地骨，无汗增以牡丹。栝实橘红消胸中之疼痞，柴胡牡蛎理胁下之痛坚。腰疼杜仲，膝疼牛膝。喉嗌疼而黄芩桔贝，胃痛草蔻，茎痛甘稍；脐下痛而肉桂地黄，气刺木香，血刺当归。腹中窄而苍术，腹中急而炒甘。足膝痿软黄柏防己，肩背酸疼防风羌活。腹疼兮厚朴，咳逆兮柿霜。气不转运而木香砂仁，风痰上壅而竹沥姜汁。活血当归，补血川芎，调血胡索，崩血五灵，死血苏木，畜血虻蛭，破血桃仁。归须止血，炒蒲归首。补气人参，顺气乌药，调气木香，降气沉香，清气檀香，导气槟榔。破滞气以青壳，提元气以升麻。虚热黄芪，蒸热地骨。上焦热而黄芩，中焦热而黄连，下焦热而黄柏。嗌干干葛，烦渴天花。牛黄堪清心火，朱砂善安神志。热痰栝实，湿痰苍术；半夏风痰，南星老痰。枳实礞石。脾胃受湿兮白术，下部湿肿兮防己。肉积草果，食积曲芽。口甜石膏，口苦柴连。五味子肺虚咳嗽，桑白皮肺实咳嗽。风寒嗽而麻黄杏仁，脉痿嗽而麦冬黄芩。有声无痰生姜防杏，有声有痰壳夏防风。上气喘急兮肺气有余，杏仁苏子；气促气短兮元气不足，参味麦冬。吞酸吴萸黄连，吐酸土炒黄连。冷涎丁香藿香，干哕竹茹姜汁。水肿喘急葶苈桑皮，诸虚泄泻术苓芍药。伤食作泻者草果，伤寒热泻者黄连。诸痢芍药当归，血痢黄连犀角。上部见血兮防风，中部见血兮黄连，下部见血兮地榆。大便热结芒硝大黄，血秘者麻仁桃仁，气秘者大黄枳壳。小便不通木通滑石，淋涩者猪苓泽泻，频数者益智螵蛸。滑泻不禁脏寒也，诃子肉蔻；若不已而升麻羌活。小便失遗气虚也，人参黄芪；若肾虚而地黄牡蛎。惊悸恍惚茯神龙骨，心志不宁菖蒲远志。胸中烦热不眠而栀子，心胆虚怯不眠而枣仁。颠狂烦乱朱砂黄连，自汗盗汗黄芪浮麦。眼暴发而连归防风，眼久昏而当归熟地。翳膜木贼谷精，涕泪川椒甘菊。胎气上升者砂仁，胎动不安者芩术。股肿大黄牡蛎，结核牡蛎芽茶。痈毒喘促兮栝实，痈疽已溃兮参芪。诸疮作渴人参黄芪花粉，消诸肿毒连翘花粉忍冬。表虚桂芍，表实葛麻；表寒桂枝，表热柴胡。里虚参术，里实枳黄；里寒姜附，里热芩硝。上焦寒者人参，中焦寒者干姜，下焦寒者肉桂。降虚火兮炒栀，退虚热兮地骨。水泻车前，寒泻干姜。肺气不足而二冬五味，肾气不足而远志地黄，肝气不足而川芎天麻，心气不足而参茯菖蒲，脾气不足而白术芍药，胆气不足而细辛酸枣。神昏朱砂茯神，健忘茯神远志。多梦纷纭兮龙骨，惊悸不安兮龙齿。噎症防虫兮青黛，小儿伤食兮山查。疸病茵陈，瘿病天冬。下痢去不快而气实者大黄，表虚恶风寒而自汗者桂枝。杀虫槟榔苦楝，定喘阿胶杏仁。证治多端，笔舌难罄；引伸触类，是在高明。

《痘疹广金镜录·痘疹用药直指活法》卷下：痘疮用药，虽不可拘于日数，然险痘常例，必待药以起发收功，大约以十二三日为期。黄芝石先生云：医有贤愚，尝见治痘者，不究药性寒热及病之虚实，先后不分，乱投汤剂，故予开明报形起胀，行浆收靥之宜忌，颇为治痘之准绳，殊非一定之方，使不致于天壤之远矣。幸同道君子能循序而活变行之，始不乱乎病机先后，虚实可否云耳。痘如初热，未出或已出，于一二三朝，宜用下药，能解表透肌，开提气血，以立起发之功。升麻：面痘难起，又已形，水泻不止及升阳气于上加之。葛根：春夏秋已形未形，身热无汗，毛焦肌热者乃用之。川芎：见形即用，至头面浆足方止，宜酒浸切用。桔梗：能开提气分之热，清痰止嗽，又内助参耆走表，为首尾常用之药。防风：风药中润剂，已形未齐，四肢不足者宜加之。羌活：恶寒发热，项背密，或不见点者用之。独活：腰痛，内引脊里者加之。苏叶：三冬初春，已未形感寒，无汗烦躁作喘者加之。麻黄：严冬寒甚，无汗躁喘，鼻孔掀举，面赤若怒者用之。香薷：夏月发热无汗者用之。荆芥：已形有余证，疏散风气，凉血解毒加之。薄荷：已未形，风热盛而肌肤焮肿疼烦者加之。前胡：伤风痰热者加之。柴胡：少阳往来寒热证，或两胁出不快方用之。木通：佐风药以透肌行气，止热兼利小便，五日后禁用。甘草：生用性凉，解毒，七日后宜炙用。牛蒡子：一名大力，又名鼠粘。痘多毒盛，实证见形时生用，起胀时炒。枳壳：喘急胸满，伤食，大肠风热便秘者加之。腹皮：热毒壅遏，腹胀喘急者加之。赤芍：凉解血分之热，兼治腹痛，五日后不用。陈皮：健脾开胃，温中消食，豁痰，虚寒实热皆可用以为佐。地骨皮：初发时皮毛焦，壮热入骨，毒郁于中不能宣发者用之。痘出热解则止。大腹皮：现形一二日，气喘而腹胀者加之。杏仁：痘前后伤风寒，喘急痰逆者，汤泡去皮尖用之。笋尖：未形已形皆可用以透发，过五朝不用。姜芽：风寒袭表，不能透发加之。以上等药，除甘草、陈皮、姜芽，气虚痘皆不宜用。痘如已出，或出未齐，于三四五六朝宜用下药，能清热解毒，匀活营卫，以助长养之力。川芎、桔梗、陈皮、甘草、防风、牛蒡。连翘：清解热毒，利小便，三四日用起，虚者禁之。白芷：疏散风湿，发痘内托，排脓，四五日用，起浆浓则止。生地：起胀时血热有余，发斑者用之凉血，六日后禁用。当归：起胀时不论虚实俱用，能活血养血，起痘行浆。丹皮：起胀时血热红紫发斑，用之凉血清热。红花：报形起胀时，佐当归活血凉血。六日后不用。紫草：报形起胀时，痘不易出，实热之证加之。五日后止之。山査：行滞气，伤食腹痛，内攻作喘加之。白芍：五六日气血属虚者，佐当归敛血附气成脓根，散者宜酒炒用。玄参：三四日火极发斑及咽喉痛用之。山栀：肺胃火热亢极及衄血，炒黑用之。黄芩：现形时表热盛，红紫色，大便秘者加之。与黄连并用凉血清热，解毒化斑。过六日不宜用。黄连：痘红紫，内热毒盛，三四日即用之；六日后热缓色正，不宜过用；然亦有七八日后心火尚盛，红色不减，大便仍结，补托兼清可也。大黄：痘疹见形，实热内盛，痘不起绽，大肠燥结不能便，或致发斑，狂躁谵语，昏沉者用一二钱，热盛不下者或三五钱。若血虚风热便秘者不可用。石膏：痘疹现形时，大热烦渴引饮，自汗者用之，与知母加糯米同煎服，即白虎汤也。又痘如红紫，热极发斑，胃烂口腥唇肿者，与犀角同用。滑石：夏月痘三四五六日，红紫热盛，小便秘涩，心火狂燥，热毒壅遏者，水飞研，同甘草末服之，即六一散也。又名天水益元散。人中黄：痘疹未形，已发壮热，头大面颊肿，乃天行疫毒之气，凡发散解毒药中宜加用之。桂枝：痘疹于隆冬时，风寒之气伤营卫，凡行表药中宜少加之。木香：痘前后腹中寒气积滞，须用二三分，以健脾和胃。蝉蜕：能凉血发毒，起痘定惊搐，宜用于五日之前，不宜用于行浆之际。若痘后余毒凝滞，皮肤作痒及目翳，宜少加之。僵蚕：能和血贯浆，定痒，风热盛有余之证，宜于五六七八朝用之。若气血弱者，虽毒盛不宜用。穿山甲：能行血滞，痘于起发时，或红紫黑陷，干枯，宜于归、芐、芎、芍中少加之，每用二三分，必以好酒浸透，砂炒黄，研末为佳。此药虚实俱宜，乃痘中之圣药，有挽回造化之功。犀角：解心火热极，非血热斑痘不加，此心脏为斑，其色赤，非夹斑也。吐血火盛用之。若感冒风寒作斑者勿用。人参：虚证不起不透用之，以补而兼发也。又已形未形，儿怯弱，痘色淡白，或素虚作泻者加之。又气虚热毒盛者，于行浆之时，可加三五分于芩、连、栀、蘗、连翘、牛蒡、升麻、山豆根、紫草之中，但用生者好，油熟者勿加。虚证用一钱、二三钱、五钱、一两，须知药病相宜。痘如起发见点已齐，于七八九十朝，宜用下药，能托里灌浆，充实腠理，以为收敛之基。川芎、桔梗、防风、佐黄耆走表。甘草、陈皮、连翘、白芷、佐黄耆能行浆。当归、査肉、白芍、木香、人参、牛蒡子。黄耆：补卫气，行皮毛肌肉之分，白芍佐之，拘血排脓，止痒起痘。身面浆浓足则止。如湿润难敛者，蜜炙用，能收靥成功。凡参一钱配耆一钱五分，如收功后对用。熟地：补营血，益真气，血虚痘宜用之。又痘后血虚咬牙不止及肾虚骨软难行，与当归并用。其性滋腻，入药以姜汁同酒制之。川贝母：麻痘六七日后，虚中挟火之证用之，能利心肺，降热清痰，解毒，痘后散痈退肿宜之，每用七八分、一钱止。天花粉：麻痘六七日后，清胃消痰，解火毒，发声音，热证烦渴生痰者用之。与贝母仿佛，然贝母治疮其力犹胜。虚寒痰证勿加。麦门冬：麻痘六七日后，元气不足，虚火作渴，解心下烦

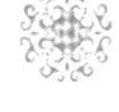

热，治咳嗽痰涎，每用一钱至二三钱。五味子：痘已贯浆，虚而烦渴者用之，能止嗽生津，每用五七粒，生脉散中一钱止。金银花：解诸热毒，痘发时夹疮疡者用之，或发疔肿及痘后余毒亦用，能消痈退肿，每用五六分，或一二钱。溃后勿加。何首乌：痘于回浆时，气血虚，不能收靥宜加之。凡用须黑豆制熟，生用则消毒，润大肠。白术：痘中如作吐泻减食，浆清发泡者用之。又十日后湿润难靥，虚烦作渴者亦加用。如热泻燥渴者勿加。茯苓：痘于六七日前，非脾虚吐泻者不加，七八日后，浆清作泡，吐泻虚弱者，与生耆、白术同用。痘后能利水收靥。若起发行浆时多用、独用之，反使痘痒塌难浆矣，医者不可不知。藿香：十日内外，虚证作呕恶，中病则已。又痘后脾胃虚弱，不食干呕，用之能温中进食。痘前干呕者，乃毒火也，不可用。每用三五分止。宜苏州杜藿香佳。半夏：痘前后风寒痰壅嗽喘者，不得已用之，倘呕逆不止者，先以生姜、橘皮代之为稳。生姜：痘前能和中止呕泻，助阳走表，佐参耆能行浆。虚证九日后与糯米并加附气，成浆不亚于桂。一法以去皮切细，炒干，性热能引血药生血，气血虚寒宜用之。砂仁：痘于七八日后，伤食恶食，腹痛吐泻者加之。痘后调脾开胃，行气亦用，每用炒研末三五分止。薏苡仁：痘于灌浆时，下体不足宜用之，以足浆作靥。又祛风湿，理脚气浮肿，炒黄色用，能治腹中作胀。大枣：宜用金华长黑者，去核。能安中和脾胃，助十二经脉，上行生津液，与生姜并用，能使表里和平。糯米：能助参耆灌脓起顶，若用紫草、石膏者，后必加之，使胃气不亏。用生不用炒，每用止一钱，多则稠粘难服。陈黄米：益真气而和胃气，痘内减食呕恶者，作粉加砂仁与食，但恶食而不呕者加砂糖调，与食甚佳，或用龙眼肉煎汤调更妙。丁香：痘内感寒，脾胃虚冷作吐呕及泻青白，致陷伏厥阴之证，方可少加三四五粒，中病即已。痘色红活，热证呕吐，勿妄加之。干姜：痘于行浆时，脾胃虚寒，吐泻青白，厥冷，痘色灰白难起绽者，佐保元能温经排脓，佐四君能止吐泻。大寒厥阴之证，佐附子有功。每用二三分止。生用大热，炒黑性温，能引血归经，使不妄行。附子：痘前后四肢通身厥逆，口气冷，面青白，痘陷伏灰白色，或吐泻青白不臭，方可加入保元汤内，每用五七分，或一二钱止。亦有与干姜并用者。凡用附子须一两以外，顶脐平正如馒头样者，童便浸三日夜，去皮，湿纸裹煨，竹刀切开。勿犯铁器。又法：黄连、绿豆、甘草煮熟，或姜汁煮亦可。肉桂：供官者厚而色紫味甜，去皮，又名桂心。虚寒证痘色淡白者宜加之。能行血附气走表，翊助参耆之力，以成浆薄者行上部。如血热毒盛，虚中挟毒者勿加。诃子：痘于见形时泄泻肠滑不禁者用之，行浆时多用恐气血涩滞，宜暂用三五分。六日前热泻勿用。老鸡：有毒，加椒、姜、桂皮，用陈酒煮烂与儿食之，能起发痘疮。又袁氏治痘板黄，用鸡一只，以参、耆、当归、红花、桂，和蜜、酒煮熟食之。倘儿但乳不能食者，蒸鸡露与饮之。蒸鸡露法：丹雄鸡一只，如常治净，内装入嫩黄耆片一两，人参片五钱，瓦锅内贮水，以大碗安水上，上覆中碗，贮鸡于上，盖好，猛火蒸一伏时，其大碗内当有气水入，即鸡露也。初生羔羊亦可为之，羊只去毛，不可剥皮。鹿茸：痘于八九朝，灰白色不起绽者，宜好酒煮烊，加入汤剂，或乳炙为末，酒调服，最能助浆。人乳：甘温，血所化，大能助浆保元及八珍、十全大补汤内皆可加入服之。痘如回浆，或已收靥，于十一二三四朝，宜用下药，能和中温胃，调补真元，以免余毒之患。黄耆、人参、蒸白术、茯苓、熟地、川芎、归身、炙甘草、白芍、丹皮、贝母、麦冬、何首乌、查肉、大枣、牛蒡、陈皮、金银花、连翘、生姜、藿香、半曲、薏苡仁、升麻、柴胡（上二味各少许）、砂仁、蝉蜕。山药：痘浆足后，补脾除湿，收靥，安五脏，止吐泻。凡用炒黄色，五六分、一钱止。扁豆：能燥脾去湿，解暑热，止霍乱，开胃进食。收靥脱痂时每用五七分、一钱止，炒黄研用。知母：滋阴补肾，治痘后阴虚少睡，夜热早凉及骨蒸潮热，口渴，夜多咳嗽痰喘。凡用刮去毛，或人乳，或盐酒拌透，微焙干，每用五七分止。天门冬：止痘后虚嗽，补养心血，润肝燥，安神助睡，每用一钱上下，去心。石斛：能养脾胃，清虚热。痘后牙疳，甘露饮中用之，同天麦冬、生熟地、枇杷叶、山茵陈、枳壳、黄芩、犀角屑等共剂，少加甘草煎服，其滋肾水，清胃火之功多矣。用之须去根，七八分、一钱止。牛膝：生血、活血、破血，引诸药下行。惟痘后足软难行者，与五加皮同用，能壮筋骨，益气力。余勿妄施。每用酒洗，五七分止。厚朴：痘后腹膨吐泻宜用之，佐苍术宽中消食，平胃除湿；佐术、茯补脾温胃，消痰。凡使须姜汁拌郁一宿，炒干，用至四五分止。苍术：燥脾去湿，消食宽中，兼辟瘴气。痘中脾湿不化谷者加之。凡使，须糯米泔和，日照黄土末浸三日夜，去皮切片，炒久烟渐微清，勿焦枯为佳；或同黑脂麻炒。每用五七分止。神曲、麦芽：俱能消米谷，健脾胃，进饮食。痘后伤食，发热吐泻者宜用之，每用炒黄色，五七分止。尖槟榔：能消谷逐水，通肠胃中结滞之气，且能杀虫。痘后肝热脾虚，少食肚腹胀痛者加之；腹虚膨满，气喘粗者，不分余毒、食积、畜水，并先利之。有塌气丸用鸡心槟榔一只，以牵牛为君，木香佐之，下后始以二术、二苓、参、耆、泽、朴、桂心、陈皮、大腹皮以调之，而虚肿自消。凡用以水磨汁效。使君子：能除疳积，杀诸虫。治痘后儿好睡，默默不欲食，上下唇有疮，其声哑嗄，病名狐惑。此候最恶，麻疹后尤多，黄连阴丸专治之，方用使君子肉为君，与黄连、芦荟、芜荑、干蟾、川楝子取肉为末，乌梅肉为丸，米饮服之，兼治蛔厥证。入药生用。钩藤：主小儿寒热十二惊痫，夜啼瘈疭，风痰热拥客忤。痘后忽然口噤涎潮，角弓反张，身青黑色，绕脐腹痛，有钩藤汤以之为君，同芎、归、芍、连、桂、木、草、红花、青皮、木香、生姜各等分，水煎服。入药宜生用及多用。枸杞子、杜仲、菟丝子：俱痘后补肾生精，壮筋骨，止腰痛，扶痿弱难行药。惟杜仲盐酒拌炒断丝。每用六七分、一钱止。酸枣仁、远志：痘靥后心血衰耗，精神不能自守，邪热乘虚入于血室，以致睡中谵语不安，用之养血安神；虚证火燥者，又柏子仁亦堪加入。凡枣仁心虚少睡者炒熟用，胆热多睡者生研用之。远志用甘草汤泡，捶取肉。每用五七分、一钱止。皂角刺：痘后发痈者少用，二三分、五分止。引诸药直达疮所，成功甚效。乳香、没药：皆能行气破血，活血止痛，消痈解毒。并用多服，令人筋骨软难行，溃则勿加。须去油，用每三五分。谷精用花、白蒺藜炒去刺、甘菊花去蒂、草决明酒炒研末、木贼去节：上五味，皆治痘后目翳睛赤，羞明畏日之药，惟菊花须用单瓣味甘者。莲肉：清补心脾，主五脏不足，利十二经脉，安上下君相火邪。凡清心益脾药中可加入之。痘后宜煮食。百合：白花细长瓣者，去心。专治虚热，补元气，宜蜜蒸食之。且能疗痘后痈肿，诸毒疮。绿豆：清凉能解肠胃热毒。痘后中气不足，不喜食者用，和糯米等分，炒为末，红枣汤调服大佳。

《痧胀玉衡》卷上：用药大法痧气壅遏，未有不阻塞于中，故作痛作胀。用荆芥、防风之类，从表而散；用青皮、陈皮之类，从中而消；用枳实、大黄之类，从大便而下；用木通、泽泻之类，从小便而行；用山查、卜子之类，所以治其食之阻；用金银花、红花之类，所以治其血之壅；用槟榔、蓬术之类，所以治其积之滞也。

《痧胀玉衡·药性便览》卷下：荆芥：透肌解表，散痧毒。痧筋隐隐不发者，非此不现。用四分至八分止。防风：透肌发表，为臣使之助。寒热往来，痧毒壅滞，郁遏不发者，非此不清。用三分至七分止。羌活：痧症忌其发表太过。若头痛或又因受寒而起，更兼痧症，欲用之引太阳经，止许用半分至二分。连翘：消痧毒，解诸经火邪，清热而不滞，治痧之要药也。用七分至一钱。

陈皮、青皮：陈行痧气，青伐肝气。痧气壅阻郁结不行者，非此不利。用六分至一钱。枳壳、枳实：破痧气，驱毒气，除胀气，下食气。积滞壅塞者，非此不开。但枳壳性缓，枳实性速，各有所宜。用五分至一钱五分。桃仁：破瘀活血。痧为血阻，非此不流；痧为血滞，非此不顺。去皮而用，为皮味涩而阻血路也。用七分至一钱六分。秦艽：活血驱风，消痧毒。筋骨疼痛，壮热不清者，非此不解。用三分至六分。川芎：上行头目，头角骨痛者必需；下通血海，肝脏不华者当用。用一分至三分，止恐提痧气上腾也。桔梗：入肺经，为诸药之舟楫，其性上而复下，故能引枳壳破胸中至高之气。用六分至八分。香附：行血中之气。恐其香燥，须用便制；欲其行血，必要酒炒；取其敛血，在乎醋炒。用三分至八分。木香：行滞气，燥湿气，驱寒气，开郁气，散结气。痧后腹痛不解者，此要药也。用一分至三分止。檀香：痧后心腹疼痛不休，胸胁胀闷，寒凝气滞，得此而抒。若痧之始发，当知忌用。用一分至三分。砂仁：顺气开郁，散痧消食。此始终可用之要药也。用三分至一钱。穿山甲：土炒为末。透痧消痰，破瘀托毒。善走经络之神剂也，故经络有诸药所不到者，非此不达。用一分至五分。童便：解痧毒，消痰降火最速。定痛治血痢，痢下血水，诸药莫及。天虫：能治血分之痰，佐山甲透经络以破瘀毒。用须炒末，自一分至二分。乌药：善行周身之气。凡痧气阻滞者，得此无处不到。用三分至五分。红花、金银花、茜草：活血，解痧毒。用六分至一钱。山查、卜子、麦芽、神曲：痧为食壅，取其善消而不暴也。大黄：大便不通，痧气闭塞，非此不能攻而下之。用五分至一钱五分。木通、车前、泽泻：痧气郁阻，小便不利，在所当求。若热郁太重，不因小水，更在所禁。用二分至五分。黄连、黄芩：冷性凝滞，痧中忌用。用须酒炒，或姜汁制。生地：凉血。血瘀者非其所宜。熟地、白芍：补血敛血，痧所大忌。参、芪、白术、山药：用之恐补毒气，痧所大禁。甘草：用之恐成痧块难治，在所忌用。白茯苓：恐其渗湿，实其痧气，俱在禁例。细辛：透窍破血，散痧之要药也。用七分至一钱。姜黄：其性虽温，善能消痰下气，破恶血。用二分至四分。贝母：川者专消热痰，土者兼破瘀血。用一钱至一钱五分。白芥子：胁下之痰，非此不达。用四分至六分。半夏、白芷、苍术：性燥，忌用。竹沥：性寒，忌用。用须姜汁，方走经络。雄黄、牛黄、胆星、天竹黄：消痰丸中宜用。麝香：开窍散痧，功亦甚大。当归：头身尾各有所宜，用须斟酌。柴胡：和解表里，专治少阳胆经寒热往来。用六分至一钱。干葛：散阳明胃经之邪，兼能解渴。用六分至八分。前胡：疏风消痰治嗽，表热者宜用。用六分至八分。桑皮：治嗽泻肺。用四分至八分。兜铃：泻肺嗽。用三分至五分。杏仁：泻肺润肠胃，利气消痰涎。去皮尖用，用四分至一钱。麦冬、天冬：润肺消痰，一治其本，一治其标。去心用之，用七分至一钱五分。三棱、蓬术：食积心疼，痧毒阻滞，痞闷者宜。用六分至八分。五灵脂：善消宿血。血块凝滞不散，非此不破。用五分至八分。龟甲：去两肋，酥炙为末。破宿血，胜于灵脂。在胸者用上半截，在下者用下半截。苏木：败恶血，新瘀者莫及。用五分至一钱五分。玄胡索：活血行气。气血凝滞作痛，用五分至一钱五分。香薷：通上彻下，利水气，治暑气之要药。用五分至一钱。紫朴：宽中治呕，消痰下气。用六分至八分。牛膝：活血，引痧气下行。用八分至二钱。木瓜、五味子：酸敛，忌用。升麻：禁用，恐提痧气上升而难遏也。肉桂、附子、吴茱萸：禁用，恐助痧毒，立刻有变也。干姜：过服寒冷之水，宜少用之，善散寒气也。若用之不当，亦能助热毒，当忌。麻黄：发表太过，禁用。薄荷：辛凉利窍，消肿解毒，清气清喉。用五分至一钱。紫苏：疏风顺气，身热当用三分至六分。明矾：解痧毒，消痰定痛。用之探吐宿食甚妙。玄参：清气消痰，滋阴润肺。但色黑止血，痧有瘀血忌用。花粉：性沉寒，止渴。痧毒未清者忌用，恐凝滞痧气也。角刺：透毒，能引诸药至于痧毒血瘀之所，立奏其功。牛蒡子：解痧毒，清喉，痧中要药。用七分至一钱。乳香：消瘀血而不伤新血，痧症用之以治血结。用五分至一钱。黑砂糖：活瘀血，解痧毒，故瘀血作痛者，得此则安。没药：痧痛用之，破瘀血。用四分至一钱。食盐：解痧毒，定痛，用之吐去新食。芋艿：治痧热，解毒。有痧患者，食之甘美。晚蚕沙：解痧毒，治热。阿魏：破积聚，逐恶血，其功甚大。大麻仁：消大肠肠胃燥结者宜用。其中分数，如遇西北强壮人，当加一、二、三倍，不可执一。

《痧胀玉衡·痧方余议》卷下：郁金：价贵，时有换之以姜黄者。此二味温凉之性，虽有不同，然以之治痧，下气消瘀，姜黄未为无效；若欲入心经，散郁消瘀，则痧毒攻心者，非郁金不能立奏其功，姜黄有所不及。故方中所载郁金，切勿以姜黄代之。穿山甲：土炒用。凡痧毒瘀血壅塞，阻而不通，得此透入经络，引诸药所不能到者，即到所犯经络、血分之所。识者其留意焉！黑丑：通上彻下。痧毒胀满，必须用此于丸散中，救人立功。凡破气之味，俱莫能及。但耗散真气，恐人有宜有不宜，故方中不载。大黄：治食积，阻痧毒。为丸以备急用，其功莫大。若痧胀之极，必须急服此以攻之。恐病有宜有不宜，故方中虽载，不及细加，惟审病症缓急轻重而行之。丑、黄等分，粥丸三分，稍冷汤下。

《女科经纶》卷二：安胎用黄芩白术论。方约之曰：妇人有娠则碍脾，运化迟而生湿，湿生热。丹溪先生用黄芩、白术为安胎之圣药，盖白术健脾燥湿，条芩清热故也。但娠妇赖血养胎，方内四物去川芎，佐之为尤备耳。〇辨安胎用黄芩白术论。张飞畴曰：古人用黄芩安胎，是因子气过热不宁，故用苦寒以安之。脾为一身之津梁，主内外诸气，而胎息运化之机，全赖脾土，故用白术以助之。然惟形瘦血热，营行过疾，胎常上逼，过动不安者为相宜。若形盛气衰，胎常下坠者，非人参举之不安。形实气盛，胎常不运者，非香砂耗之不安；血虚火旺，腹常急痛者，非归、芍养之不安；体肥痰盛，呕逆眩晕者，非半、苓豁之不安。此皆治母气之偏胜也。若因风寒所伤，而胎不安，则桂枝汤、香苏散、葱白香豉汤，谅所宜用。伏邪时气尤宜急下。此即安胎之要诀。下药中独芒硝切不可犯。若有客犯而用白术，使热邪留恋不解，反足伤胎矣。

《女科经纶》卷五：产后戒不可遽用参芪单。养贤曰：凡产后服生化汤加人参，须血崩血晕，形色俱脱者加之。若无虚脱形证不可加。若有血块痛甚不移处，止加红花、肉桂，切不可用参、芪、术补气，夭人命也。〇产后滞下不可用下药。缪仲淳曰：凡产后痢，积滞虽多，腹痛虽极，不可用大黄等药行之，致伤胃气，遂不可救。但用人参、归、芍、红曲、醋炒升麻，倍加甘草与益母草、滑石足矣。若恶露未尽，兼用乳香、没药、砂仁、阿胶自愈。

《元素集锦·戒律》：气病亦多端矣。有凝滞之气，有逆上之气，有挟湿、挟寒、挟痰、挟火之气，不可一概而用气药，必当细分。然又有右胁气痛不能动，作言语及汗大出，乃血虚之证，用破气、顺气、消积之药，则杀人。急当温补之，始终不可用气药。不可不知。

《痧症全书·用药大法》卷上：无食积瘀血而痧气壅盛者，药须冷服；有食积而无血瘀者，稍冷服；毒盛血瘀者，微温服。稍冷者，九分冷也；微冷者，八分冷也；微温者，七分冷也。

《洞天奥旨·疮疡敷药论》卷四：疮疡内散，第二善法也。至疮口已溃，内不能散，必须外治之矣。外治之法最多，大约敷法为佳。敷者，化也，散也。乃化散其毒，使不壅滞耳。然疮疡之缓急不同，火毒之冷热亦异，必须敷得其宜，而后效验始速。如赤肿焮痛，此阳火之毒也，宜用寒性化毒败火之药敷之。如不变色而肿势深暗者，此阴火之毒也，宜用温性化毒败火之药敷之。

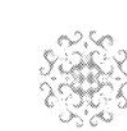

如不热不凉，此半阴半阳之火毒也，宜用和解化毒败火之药敷之。自然肌肉不坏，而毒随药散，火随药消，脓易熟而肉不败也。倘宜寒而用热，愈增其外炎；倘宜热而用寒，益添其内陷；倘宜和解而用攻击，自至于败坏而不止也。揔之，疮疡贵内外兼治，而敷药亦不可猛浪轻忽，要贵用得宜耳。〇又曰：疮疡既以阴阳辨之矣，而阴阳之中俱用敷药贴之。如阳症用寒药贴之，期其必散也，后用热药散之，不可竟用寒药也。如阴疮初起，即用热药，后不必又用寒药也。如半阴半阳，以敷药和之，杂用温药散之，不可先用寒后用热也。故不必论其皮之厚薄，或先或后，或干或湿，或生或死，或香或臭，惟以三者消息之，断不爽也。

《痘疹定论》卷三：痘疮长浆，必赖参、耆、归、芍补助血气，送毒出外，运化成浆，岂区区人牙、人粪、人中黄、金汁等所能专于解毒，而使陷者起发、倒靥者灌浆？此理之必不能者也。然方书备载，予不得已而详辨之，业幼科者，当以此再质诸高明。

《医权初编·论滑石贯众》卷上：前云薄荷发汗，乃见太阳表症。如汗出而表不解，兼口渴溺涩，此七日自汗症也，《温疫论》用柴胡清燥汤治之。盖疫症最喜凉而疏通之品，滑石最为相宜，每剂加入，洵取自汗之妙药也。贯众苦毒微寒，能破癥结，发斑疹，解腹痛，辟瘟疫。疫症胃口痞满结痛者，用之最当。何吴又可置而勿论乎？

《眼科指掌·用药直指》：退赤：栀子一两、大黄、三钱，煨。当归、酒洗，五钱。炙甘二钱，为末，每服三分。除昏：菊花二钱、黄连五钱、草决、水淘净，炒，五钱。明砂二钱，或散，或丸。去热：黄芩、栀子、生甘、胆草各五钱。为末，清茶调下。定痛：防已、当归、黄芩。止泪痛：木贼、二两，去节。苍术，二两，米泔水浸一宿，去皮。为末，清茶下。磨脂：黄连五钱、生地、熟地、七厘各一两。去赤脉：赤芍、生地、当归、栀子、川芎各一两，为末，麦冬汤下。活血：当归、苏木各三钱，为末，每服三钱，食后茶下。泻肾：大黄、黑牵牛各五钱，为末，每服二钱，更初时、饭后白汤下。泻肺：桑皮、黄芩各一两，为末，每服二钱，灯心汤下。泻肝：大黄五钱、荆芥一两、生甘二钱，为末，每服二钱，地黄汤下。泻心：泽泻三钱、黄连三钱、炙甘二钱，为末，每服二钱，灯心汤下。补肾：夜明砂、香附、苍术各三钱，青盐五钱，为末，蜜丸桐子大，盐汤下。补肝：黄连、苍术、熟地各三两，蜜丸，食后盐汤下。顺气：白术、白茯、藿香、人参、炙甘各二钱，为末，每服三钱，白汤下。去风：荆芥一钱、大黄三钱、荆子三钱、地龙去净土、生甘一钱，为末，调水下。散血：生地一两、栀子一两、炙甘一钱，水煎服。止痛：防风、川芎、生甘、当归各五钱，为末，每服二钱，米泔。头风痛：川乌、一两半，热水泡洗，去皮，切碎，晒干，去汁，炒熟用。栀子一两、全蝎二钱，酒为丸，食后葱茶调下。通血：大黄、川芎各三钱，当归、红花各五钱，为末，水煎，入酒半盅，空心服。宣肺、肝：桑皮、麦冬、炙甘各等分，为末，每服三钱，食后服。发光明：七厘、防风各五钱，全蝎三钱，甘草五钱，共为末，每服二钱，温水调服。痘目：黄连、赤芍各一两，当归五钱，生甘二钱，为末，白汤送下。

《幼科汇诀直解·治痘用药权宜》卷六：药贵中病，不贵执方。喜行温补者，动称乎文中；专于凉解者，祖述仲阳。痘有缓急，治宜机变。药有寒热，法有经常。执其绳脉者，如守株待兔；惑于方书者，似多歧之亡羊。且如红紫焮肿兮凉血为上，灰白平塌兮补气最良。出不快兮为表实，而发散可用；二便闭兮是里实，而疏利何妨。毒不能以速散，毒盛者令微汗之发越；热不可以尽除，热剧者使小便之清长。三阴盛而多寒兮，必投辛热；三阳数而多热兮，无过苦凉。是故补元气，参、芪、白术；养荣血，归、芍、地黄。发散表邪，重柴、葛而轻桂枝。疏通里实，微枳壳而甚大黄。解热毒，芩、连、栀子；快斑疹，紫草、荆、防、牛蒡。连翘疮中之要领，甘草乃药中之君王。玄参、桔梗能治咽痛，木通、车前利其膀胱。气逆兮陈皮、青皮，胃寒兮丁香、木香。泄泻兮诃子、豆蔻，呕吐兮砂仁、藿香。祛风热兮蝉退、白芷，定惊搐兮天麻、僵蚕。头痛兮川芎、藁本、蔓荆可用，腰疼兮杜仲、牛膝、玄胡索堪尝。麦冬、干葛清心而止烦渴，厚朴、腹皮疗水肿而消腹胀。五味、杏仁润肺止嗽而定喘，山查、枳实消食行滞为良。痰实，半夏、南星、贝母；汗秘，羌独、紫苏、麻黄。红花、丹皮可除血热，鹿茸、山甲能起痘疮。食积，麦芽、神曲、草果；后重，枳壳、槟榔、木香。犀角、羚羊解乎心肺之热，秦艽、香附退乎脾胃之黄。乳香、没药止痛，干姜、附子回阳。前胡、苏子能消痰嗽，猪苓、泽泻、茯苓清小肠。此乃药味加减之大要，若病之轻重，各有主方。

《外科十法·总论服药法》：凡痈疽服药，宜照顾脾胃为主。不得已而用清凉，但期中病，切勿过剂。大法初起时，设有挟风寒者，宜先用芎芷香苏散一剂以散之，散后而肿未消，随用银花、甘草以和解之。若肿势(掀)焮痛，大便闭结，内热极盛者，则用卫生汤加大黄以疏利之。若病势虽盛，而元气渐虚者，则清药中须兼托补之剂，透脓散主之。若脓水已溃，必须托补元气为主，参、耆内托散主之。如或元气虚寒，则托补药中须用辛热以佐之。脾虚者，理中汤、参苓白术散；气虚下陷者，补中益气汤。胃经受寒，饮食停滞者，藿香正气散。气血两虚者，十全大补汤加附子、鹿茸辈。间亦有虚而挟热者，即于前方中去附子、姜、桂，加麦冬、银花、丹皮等药以收功，是又不可不知也。大抵有阳毒，有阴毒，有半阴半阳，宜细辨之。阳毒者，疮势红肿，疮顶尖耸，根脚不散，饮食如常，口渴便结，五心烦热，脉洪数。阴毒者，疮势灰白平塌，顽麻少痛，根脚走散，食少便溏，手足厥冷，口鼻气冷，脉沉迟。半阴半阳者，疮肿虽红，不甚尖耸，饮食差减，大便不结，寒热往来，微渴喜热，肿处软。此三者，必须细辨。俾用药寒温得宜，方为合法。治阳者清凉解毒，治阴者温中回阳，半阴半阳之治，清不伤胃，温不助邪，如斯而已矣。

《痘学真传·用药权衡论》卷一：药性有偏全利害，用药有前后缓急，有兼治专治，不可以混施也。假如升麻葛根汤，初发热类用之，一见点辄忌之，不知葛根但能走表，不能攻里，芍药但能酸收，不能发散，麻、桂虽能温肌，而实能助火，此见点时所当忌也。至如升麻能升下陷之气，亦散内结之毒，可概禁乎？如浊气上冲，痰涎内壅者，能无碍乎？如保元汤争用之，不知痘色淡白气虚，或至七八日浆清不足，用之皆宜，若遇紫黑色，属实热者，用之反助其毒，祸在反掌间矣。如犀角地黄汤，一见红紫色辄乱投之，不知犀角性甚猛烈，极能走散元气；芍药性有酸收，遂能锢蔽毒气；惟生地凉血，而牡丹清热，仅为可用。如痘症有实毒，而元气颇足者，用此汤亦可有益。若痘家毒气未散，而元气不足者，谬用此汤，祸不旋踵。如木香异攻散，人或用之，不知丁香、附子之大热，诃子之敛涩，即投以虚寒之症，隆冬之日尚多，未当如天时和暖，况痘疮类多热毒，而误用此剂，是以火济火也。惟遇严寒之时，或痘色淡白，虚怯不起者，于滋补药中略加桂、附，以助阳气可也。如钱氏惺惺散，未为不可。然须选择之，盖参、术能补，而实能滞气，细辛、防风能散，而实能耗气。至如痘有烦渴者，类用白虎汤、导赤散，不知石膏、滑石性寒而沉降，能无令毒之下注乎？况胃弱血虚者，用石膏愈耗其真气。又有燥热者，用滑石愈亡其津液，此宜细察也。痘有惊搐狂躁者，类用抱龙丸、牛黄镇心丸，不知雄黄、辰砂之燥烈，真珠、牛黄之凝定，能无使毒之内锢乎？况痘毒方炽，而以燥剂助其烈焰，痘毒未散，而以凝剂滞其本来，此宜细察也。盖药有得失，则用有权衡。古方固未可尽废，亦不可偏执。如时当温补，则大用参、耆未为不可，但当用于元气不足之时，所谓无实实也。时当发散，则大用升、防未为不可，但当用于毒气未散之时，所谓无虚虚也。时当凉解，则大用芩、连亦无不可，但当以温药制其寒性，所谓寒因热用也。时当解肌，则兼用麻、桂亦无不可，但当以凉药制其热性，所谓热因寒用也。症宜大下，则峻用大黄亦无不可，但当以养胃升发之药，保其中气，毋蹈下陷之弊可也。此用药之权衡，予所经验，因不敢秘。

《不居集》卷二〇：壁里安鼠。近世谓无病服药为壁里安柱。《宝鉴》云：世俗谓壁里安柱为安鼠，安鼠则必致穿坏墙壁矣。此无病服药，致无事生事，斯为近理。然亦必古人之深诫也。后世俗因为柱字之语讹耳，不然则固有所化之矣。

《医学源流论》卷下：病深非浅药能治论。天下有治法不误，而始终无效者。此乃病气深痼，非泛然之方药所能愈也。凡病在皮毛荣卫之间，即使病势极重，而所感之位甚浅，邪气易出。至于脏腑筋骨之痼疾，如劳怯、痞隔，风痹痿厥之类，其感非一日，其邪在脏腑筋骨，如油之入面，与正气相并。病家不知，屡易医家，医者见其不效，杂药乱投，病日深而元气日败，遂至不救。不知此病，非一二寻常之方所能愈也。今之集方书者，如风痹大症之类，前录古方数首，后附以通治之方数首，如此而已。此等治法，岂有愈期？必当遍考此病之种类，与夫致病之根源及变迁之情状，并询其历来服药之误否。然后广求古今以来治此症之方，选择其内外种种治法次第施之；又时时消息其效否，而神明变通之，则痼疾或有可愈之理。若徒执数首通治之方，屡试不效，其计遂穷，未有不误者也。故治大症，必学问深博，心思精敏，又专心久治，乃能奏效。世又有极重极久之病，诸药罔效，忽服极轻淡之方而愈，此乃其病本有专治之方，从前皆系误治。忽遇对症之药，自然应手而痊也。〇围药论。外科之法，最重外治，而外治之中，尤当围药。凡毒之所最忌者，散大而顶不高。盖人之一身，岂能无七情六欲之伏火，风寒暑湿之留邪，食饮痰涎之积毒？身无所病，皆散处退藏，气血一聚而成痈肿，则诸邪四面皆会。惟围药能截之，使不并合，则周身之火毒不至矣。其已聚之毒，不能透出皮肤，势必四布为害，惟围药能束之使不散漫，则气聚而外泄矣。如此，则形小顶高，易脓易溃矣。故外治中之围药，较之他药为特重，不但初起为然，即成脓收口，始终赖之，一日不可缺。若世医之围药，不过三黄散之类，每试不效，所以皆云围药无用。如有既破之后，而仍用围药者，则群然笑之。故极轻之毒往往至于散越，而不可收拾者，皆不用围药之故也。至于围药之方，亦甚广博，大段以消痰拔毒、束肌收火为主，而寒热攻提、和平猛厉，则当随症去取。世人不深求至理，而反轻议围药之非，安望其术之能工也？

《疡医大全》卷六：论疮疡寒热逆从用药法。尝见治寒以热，而寒弥甚。治热以寒，而热弥炽。何也？假如心实生热者，当益其肾，肾水滋，热自除。肾虚生寒者，补益其心，心火降，寒自退。此所谓寒之而热者，取之阴。热之而寒者，取之阳也。又寒因热用，热因寒用，要在通其理而已。又闻微者逆之，甚者从之。盖治寒以热，必凉药以行之。治热以寒，必温药以导之。此亦欲其药性之调和也。其间有正有权者，因病有微、甚微者逆治，理之正也。甚者从治，理之权也。〇论疮疡用香散药。伍氏曰：气血闻香则行，闻臭则逆。大抵疮疡多因营气不从，逆于肉理，故郁聚为脓。得香散药则气流行，故当多服五香连翘汤、万金散、清心内固金粉散。凡疮本腥秽，又闻臭触，则愈甚者。若毒气入胃，则为咳逆。古人用此，可谓有理。且如饮食调令香美，则益脾土，养真元，保其无虞矣。澄曰：脾喜馨香药品，香燥固能行气散郁，若真阴不足，虚火上炎，素多痰火之人，又所当禁。又曰：溃后疮疡生肌药中务须少加冰、麝。盖冰、麝香窜，多用则走泄真气，反令疮口难敛。又曰：溃后忌房内焚烧安息、沉香，烧则疮口燥痒。又曰：溃后忌佩香囊、离宫锭等物，不独耗散真气，且恐引动相火遗泄。〇论疮疡泥用止痛药。薛立斋曰：夫疮疡之作，由六淫七情所伤而痛也。因气血凝滞所致，假如热毒在内，便秘而作痛者，内疏黄连汤导之。热毒炽盛，焮肿而作痛者，黄连解毒散治之。不应，仙方活命饮解之。瘀血凝滞而作痛者，乳香定痛散和之。作脓而痛者，托里消毒散排之。脓胀而痛者，针之。脓溃而痛者，补之。若因气虚而痛，四君加归芪；血虚而痛，四物加参芪；肾虚而痛，六味地黄丸；口干作渴，小便频数者，加减八味丸。此皆止痛之法也。丹溪云：脓出而反痛，此为虚也，宜补之。秽气所触者，和解之。风寒所逼者，温散之。若泥用乳、没，斯执方矣。李东垣曰：夫疮疽之证候不同，寒热虚实皆能为痛。止痛之法，殊非一端。世人皆谓乳、没珍宝之药，可住疼痛，殊不知临病制宜，自有方法。盖热毒之痛者，以寒凉之剂折其热，则痛自止也。寒邪之痛，以温热之药熨其寒，则痛自除矣。因风而有痛者，除其风；因湿而痛者，导其湿；燥而痛者润之，塞而痛者通之，虚而痛者补之，实而痛者泻之，因脓郁而闭者开之，恶肉浸溃者引之，阴阳不和者调之，经络秘涩者利之。临机应变，方为上医，不可执方而无权也。《十书》。

《增广大生要旨·催生诸药说》卷二：生不必催也。催之非但无益，而反害之矣。古方有用兔脑丸者，有用猪脂者，有用油、蜜、葱白者，有用冬葵子者，有牛乳、榆皮、滑石者，有用金凤子者，有用弩牙灰者，有用石榴枝者，有用笔头灰者，有用百草霜者，有用伏龙肝者，有用鉴头灰者，有用握石燕者，有用蓖麻子贴于足心者，用之不验，徒增烦扰。噫！平时失于调理，不守禁忌，以致临产艰难，频以杂药催之，又何济乎？

《痘疹专门秘授》卷下：标内应用药性。柴胡：治两胁俱疼，可退往来寒热，外感宜投。能升胃中清气。前胡：除内外之痰实，逐胸胁之结气。防风：治一身之痛，除上焦风邪。荆芥：清头目而肌表立解，下瘀血而疮痍即散。桔梗：疗肺痈而利咽膈，化痰顺气，开提血气上行。薄荷：清太阳之会，首凉心膈，而治头风缠，能清热。甘草：生寒泻火，炙温以健脾经，和诸药而勿争，解百毒而无忧。反甘遂、海藻、大戟、芫花。痘有蛔者，宜少用，以蛔虫见苦则降，逢甘则升。以上八味，系标内通用之方，复附应用。升麻：散手阳明之寒邪，疗足阳明之齿痛。能升胃中清气。地骨皮：治有汗之骨蒸，亦发风邪，退热尤宜。干葛：发表解肌，止渴生津，能解酒毒，免伤心肺。见点忌用。枳壳：宽中下气，性缓而长。枳实：削积消痰，性急而速。标末可用。地肤子：利膀胱。可洗皮肤之风，痘密者用以扫痘。麻黄：发汗。根则固阳。葱白：治伤寒下痢及阳明头疼。面白者不宜。紫苏：解肌，疗风寒之伤。叶发散，根行气，子润肺。白芷：止阳明头痛，却风热瘙痒，排脓通用。川芎：止头痛而开郁，又生血而调经。头面密者宜少用。标后不忌。独活：治颈项难舒及风寒湿痹。使君子：治小儿疳积，更可杀虫。山查：消食醒脾，又行滞气。山豆根：解热毒而止喉疼。蝉退：去热除惊，兼退目翳。人参：味甘。大补元气，止渴生津，调荣养胃。用参忌山查。天麻：治小儿风疳惊悸，疗大人风热头疼。勾藤：平肝风，除心热，治小儿惊痫内钓，疗大人目眩头旋。以上二味，标内热甚发惊者，常用之。〇小胱应用药性。黄芩：枯者清肺金，坚者凉大肠，降热痰，佐白术则能安胎。黄柏：治痿定蛔，退伏火而疗劳热，滋不足之水，大治阴虚火症。焦栀：降火极速，从小便泻出。性能屈曲下行，又能清肺胃之烦，止血家之吐衄。木通：泻膀胱而利小便，通利关节。当归：生血补心，扶虚益损，逐瘀生新。赤芍：利小水，消痈肿，又为火眼要药。其性能泻能散，生用最宜。赤白二芍，产后勿用，以性带酸寒，

能伐发生之气也。牛蒡子：治喉痛而散热邪，消隐疹而除湿风。甘草以上八味，系小胱通用之方，复附应用。黄连：泻心火而津液自生，除湿热而肠胃自厚。姜制则能降痰。芩、连二药，若用猪胆汁炒，又能降肝胆之火。石膏：降胃火而理头疼，解肌表而止烦渴。生地：生血而凉心肾。生熟二地，酒洗则性温，姜制则不泥于膈。犀角：解火毒而疗鼻血、疮疡，安心神而除烦渴、风毒。大黄：乃荡涤之将军，走而不守，夺土而无壅，破瘀血而下流。丹皮：治无汗之骨蒸，消下焦之积血，止上焦之吐衄，破血亦宜。竹叶：逐上气咳逆喘促，退虚热烦燥不眠。专凉心热，尤却风痉。花粉：止渴通经，降膈上之热痰，乃消渴之圣药也。连翘：消痈毒，散诸经之血凝气滞。紫草：利水通窍，凉痘疮血热。多用恐泻。灯心：降心火而泻肺气。青黛：散五脏郁火，去热消斑而解丹毒。茜草：治吐泻鼻洪之血，有活血行血之功。绿豆：补益元气，调和五脏，去浮火，解热毒。研粉，扑痘湿烂。滑石：利小便，解心火之毒热。闭者可下。通草：泻小肠火郁不散，利膀胱水闭不行。玄明粉：去胃中之实热，荡肠中之宿垢。红花：最消瘀血，多则通经，少则养血。玄参：退热消斑，清火邪，止喉痛。羚羊角：清肝肺之火。紫花地丁：辛苦而寒，泻热解毒。又黄花地丁，亦泻热解毒，入脾胃，其性甘平。桔梗、枳壳、枳实、川芎、使君子、山查肉。〇蜜导法：熬蜜法，火不及则软，太过则焦，务要得中。用蜜一二合，于铜器中，微火熬，不住手搅，勿令焦，滴于冷水中成珠，不粘手为度。倾入冷石上，将皂角末少许，入内拌匀，捻及头锐如枣核样，长一寸许，大人长寸半，放在冷水待硬，然后用油摸过，托入谷道中，其蜜欲软，再入冷水即硬。止呕吐：用白芥子研极细末，入酒调敷足心。如指头大一块，敷之。痘者必说足热，一二时其吐即止。然不宜敷多时，一饭之顷即洗去，久则恐发泡也。男左女右为是。又方：用熟附子捣烂，唾津调敷两足心，甚妙。凡火上升而足冷者，可用此方。〇大胱应用药性。黄芪：生用固表，炙用补中，托疮生肌。气虚莫少，得防风其功愈大。僵蚕：治风去痹，又能和解内毒痰症。茯苓：除湿利窍。白化痰涎，赤通水道。遇漏浆痘，宜少用。山药：理脾止嗽，逐腰痛，强阴。薏米：除湿脾而消水肿，拘挛可治，肺痈能疗。甘草、查肉、白芷，以上八味，系大胱通用之方，复附应用。白芍：止泻痢，补阴血，治心腹虚疼。尤健脾经，其性能收能补。酒炒方妙。熟地：滋润而益真阴，活血而填骨髓。附子：去脏腑之沉寒，浮而不降，治三阴之厥逆，走而无踪。厥冷回阳用生。引诸药行经，用面裹火煨。去皮脐。沙参：消肿排脓，补肝而益肺，退热而除风。肉桂：暖胃而止泻。木香：理滞气，泄肺疏肝而和脾。白术：健脾强胃，止泻除湿。君枳实能驱痰痞，佐黄芩可安胎固。北枣：和脾助胃，生姜汁制。又有厚肠胃之益。诃子：涩肠止痢，降火敛肺。丁香：暖胃，并止腹疼。气血胜者，勿与以其益也。鹿茸：益气生血，补虚涩精。淫羊藿：兴阴起阳。全蝎虫：疗风痱，最能解毒。用黄酒洗净盐水。人牙齿：救痘疮之倒靥，灰白黑陷，火煅一二厘，少加麝香服之，起痘。皂角针：取其贯顶，引诸药直达疮所。川山甲：解热起痘，防燥咽喉。糯米：温脾胃之中气，制紫草之余寒。酒：走皮经，血气并行。当归酒洗、红花酒洗、防风、桔梗、枳壳、川芎、君子、查肉、人参、牛蒡子酒洗、绿豆。〇咳嗽应用药性。天冬：止渴补虚，治痰嗽而润肺。能引熟地而至所补之处。麦冬：生脉清心，止烦渴而去肺家之伏火。能引生地而至所生之位。瓜蒌子：定喘消痰，虚浮可逐，泻肺气而通小便。杏仁：除咽中气逆喘促，润大肠气闭难通。款冬花：泻火消痰，并治肺痈。五味：生津止渴而疗虚烦，益肾止嗽而收肺气。辰砂：正心降痰。桑皮：治喘嗽，泻肺气有功。贝母：利心肺，疗时疾黄疸。兜铃：却痰治喘，清肺家火热。麻后多咳嗽，特类附以备应用，痘后咳嗽者，俱可通。

《许氏幼科七种·橡村痘诀·用药》：痘毒所发，心胃热者多。故清凉之品，惟黄连、石膏、犀角、生地黄四味，为担力之药。他如连翘、栀子，非不清凉，但逢大敌则无用矣。〇诸痛疮痒，皆属心火。痘之发，安得不从心治？黄连、犀角、生地黄，皆心药也，用之得宜，在收放之间耳。〇大黄、朴硝之收放，人所易知。黄连、石膏之收放，人所难晓。故议下易，议清难。〇三黄各有部分，黄芩治上，黄连治中，黄柏治下，通治全用。时医只知用芩、连，而不知用黄柏，以泻其肾命之火，使下颏、腰臀紫滞之痘不开，至八九朝变黑归肾者有之，是不善用三黄者也。《金镜赋》有云：红斑赤紫，芩连犀柏同施善矣。〇凡称黄者，皆以色名。黄连贯珠而生，故名连。黄芩生于高阜处，故治肺。黄柏则其木体者也，由丹溪配知母以滋肾，故云治下，其实则木皮也，皮可行皮理也，以之加入疏表和血剂中，亦能清肌表热，非若黄连之断不能走表也。〇时医治痘动云我遵《金镜录》。《金镜录》一保元汤，而世不知用，即或用之，亦多夹杂而不纯，是不知用补法也。地骨皮消拥热于筋骨之间，且能肃清脏腑，用羌活散郁，而不知用地骨皮，是不知用散法也。大腹皮使热毒从毛窍中出，用十神解毒，而不知用腹皮，是不知用清法也。治痘诸方，以此三法为重，此之不讲，其他尚何说哉？〇善补者，清即是补。犀角地黄汤养阴补水之剂也，补水可以制火，补水可以生浆。下亦是补，火毒拥闭，气为其食，血为其煎，急下以存阴者是也。若但执参、耆而云补，陋矣。〇防风为卒伍之职，能宣通诸药，且能引毒达表。山查能理气散结，痘之出长起灌，利在疏通。故时医治实症顺症，取此二味，多受其利，遂相习成风，首尾不离。若里虚之症，将固之不暇，焉用此为？〇发癍之痘，人尽知其恶，而畏之发泡之痘，病家多不知畏者，误以为痘起也。治泡之法，宜补者多，宜清者少，大概参、耆为君。灰白者，温佐之。红紫者，清佐之。〇泡红紫者，是肝火激成，剂中加白芍数分妙。〇玄参惟化斑汤中可用，咽喉肿痛者可用，其性能发呕，能滑肠。俗医用玄参，谓其能散无根之火，痘之出，实有其毒，实有其火，并非无根浮游之火。〇干枯退缩，肺热为多，犀角地黄中加黄芩、栀子，更佐以鲜发之味。〇便滑，笋尖切不可用，不但滑利，且能耗脓。笋有刮肠蓖之名，虚症用之，后成痒泻，多致不救。〇鳝鱼属火，性善穿，用其血以活血，四五朝头面不肿者宜之。鲫鱼属土，浆行未足，下部不起者宜之。虾子切不可用，能动风助火，且能发痒。〇鸡汁、羊肉，皆系助脓神品，温补汤中，无厚于此。鸡冠血大毒，不可用。羊脑亦不可用。《纲目》云：诸脑皆有毒，不可食，食之损人。〇鸡阳禽，属巽，风气旺，能司晨。入参、芪、糯米作羹食之，使人阳气暴充，吊而不割者，不泄气也。〇脐带虽补气血，性缓不能救急，受补之后，再加用之，以存其根可也。然必与参、附、熟地、五味同用则可，若加入清凉之剂，则为识者所笑。〇大桑虫，攻毒有大力。歙地不宜桑，最难得。取得，用甘蔗剐空养之，以备缓急。〇枫油虫，不见于古书，且难辨识，不必用以惑人。白鸽、狗蝇、蜈蚣、蝎尾之属，虽是奇兵，然必气血不败，乃能取效。〇蒲公英，其花黄，其味甘，其中空，脾胃之药，解肌肉之毒，痘科用之能消鬼肿，化痘疔，不独消乳有功也。凡蓄此，二月初旬采之，若春时入药，取鲜者更好。〇黄席有先生云：犀角、羚羊角，皆能入阳明清胃热。方书用之未详其义。人之上齿属足阳明，凡角兽皆无上齿，盖阳明之血脉贯于角，而不及齿也。斑狂失血之症，皆属阳明，故为对症之药。此真发前人所未发者。〇又云：犀角之凉，不比芩、连。犀之角，如鹿之茸，本气血所生，虽凉，不损胃气，故宜于痘症。〇叶时可先生解猪尾膏云：猪，水畜，猪尾接脊膂之尽处，能通督脉。痘症中惟肾经毒不化，方可用之。盖以此能由至阴之地，直通夹脊，透泥丸，通脑顶，使肾经之毒化。加冰片者，以其能至下而入骨，复由骨而达于上也。若他症用

之，非惟无益，多有致害者。血无害，其害在冰片。〇《高丽人参赞》云：三椏五叶，背阳向阴，欲来求我，椵树相寻。人参得天地正阳之气，而产于阴，此即阳根于阴之义。若更产于阳，则与桂、附同性，一发无制矣，尚安望其能纳气耶？〇高武《痘疹正宗》云：蛤蜊能发痘疹，多致损伤脾胃，作呕作泻，后无用治痘者。由吾族有蛤蜊痳之号，询之则幼时出痘，悉之在地。一道士命以蛤蜊汁饫之，遂变臭烂而愈。里中呼为蛤蜊痳，医家取其义，尤而效之，究未识其功用之妙。痘中鲜发助脓之味，温热者多，火毒未清，难受温补，鸡汁、羊肉之属，辙多败事。蛤蜊性寒，而又能发毒化浆，行又不助火，所以成功。蛤蜊之名，蛤之能利人者，若灰白痒泻之痘，不图温补，而求此殆矣。〇紫雪用黄金百两，合诸石药煎炼而成。金能制木，凡肝热生风，实热发狂者，用之多效。痘之火毒贵乎发，紫雪甚不相宜，莫若牛黄、犀角，蜜和涂舌，有解毒之功。〇油胭脂，不知是何物。其质润，其气香，其色赤，想亦松脂、麻油、红花、蒨草之类熬成，故能活血拔毒。《金镜录》用贴攒簇之，痘能松，抬如饼，拔毒之验也。予尝用涂绵密之痘窠粒不分者，次日顿觉疏朗，痘喜润香开窍，亦引毒归窠之一助也。

《松峰说疫·论治》卷二：治瘟疫慎用古方大寒剂。论夫古之黄连解毒、三黄、凉膈、泻心等剂，非古人之好用凉药也，以其所秉者厚，故用之无寒中之患，而获败火之功。今人所秉者薄，既不逮古，而又兼之以凿丧，若用大苦大寒之剂，其何以当之。况瘟疫之火，因邪而生，邪散而火自退矣。若用大寒之剂直折其火，未有驱邪之能，而先受寒凉之祸。受寒则表里凝滞，欲求其邪之解也难矣。总之如黄连、黄柏、龙胆草、苦参大苦大寒等药，皆当慎用。以有生地、二冬、元参、丹皮、栀子、黄芩、银花、犀角、茅根、竹沥、童便、葛根、石膏、人中黄辈加减出入，足以泻火而有余矣。如果有真知灼见，非黄连等药不可，少者分计，多者钱计而止，不可多用。〇用大黄石膏芒硝论或曰大苦大寒之剂既在禁例，而治瘟疫顾用三承气、白虎何也？答曰：石膏虽大寒，但阴中有阳，其性虽凉而能散，辛能出汗解肌，最逐温暑烦热，生津止渴，甘能缓脾，善祛肺与三焦之火，而尤为阳明经之要药。凡阳狂、斑黄、火逼血升、热深、便秘等症，皆其所宜。唯当或煅或生，视病之轻重而用之耳。大黄虽大寒有毒，然能推陈致新，走而不守，瘟疫阳狂、斑黄、谵语、燥结、血郁，非此不除。生恐峻猛，熟用为佳。至于芒硝，虽属劫剂，但本草尚称其有却热疫之长，而软坚破结非此不可，但较诸石膏、大黄，用之便当审慎矣。夫以大黄、石膏之功能，彰彰若是，较之只有寒凉凝滞之性者，其宜否不大相径庭也哉！此治瘟疫者之所不可阙也欤。〇立方用药论杂病用药品过多或无大害，即如健脾者多用白术固已，再加山药可也，再加扁豆亦可也，再加莲肉、枣肉亦无不可也。即如补肾者多用熟地固已，再加枸杞可也，再加菟丝亦可也，再加苁蓉、首乌、芡实、杜仲亦无不可也。补药固不厌多，即杂症药品过繁亦为害尚浅，觉其不善，速为减去或可挽回，而瘟疫不能也。即如葛根，治瘟疫药中至和平之品，若邪在太阳，加之太早反足以引邪入阳明矣。又如葛根与白芷均属阳明散剂，而白芷温散，葛根凉散。白芷散阳明风寒之邪，葛根散阳明瘟热之邪。若瘟邪之在阳明，用葛根而再用白芷，必然掣肘，恐不似他症用药繁多之帖然无事矣。所以瘟疫用药，按其脉症，真知其邪在某经，或表或里、并病合病，单刀直入，批隙导窾，多不过五六味而止。至于分两之重轻则在临时，看其人之老少虚实、病之浅深进退而酌用之，所以书内记载之方大半止有炮制而无分两，欲以变通者，俟诸人耳。

《松峰说疫·杂疫》卷三：用药大法。痧症药宜冷服。盖昏迷不醒，乃痧之热毒攻心，故心不能自主而昏迷。冷药入口，从膈间顺流而下，则热毒在胸臆者随药而消，故旋清醒，即尚昏迷，必有食积、血痰阻塞，再按脉症用药，开导攻下，未有不醒者。兹特举用药之一隅，以俟神而明之者。用荆、防之类，从表而散；用青、陈二皮，从中而消；用枳实、大黄之类，从大便而下；用木通、泽泻之类，从小便而行；用楂、芽、卜子之类，所以治其食之阻；用银花、红花之类，所以治其血之壅银花治血未解；用槟榔、蓬术之类，所以治其积之滞。

《医医病书》：产后恣用归芎论。产后之血，大概有三：有瘀滞而痛者，有络虚而痛者，有不寒不热，不虚不实，不必用药者。此中惟瘀血作痛、儿枕痛者，可用归、芎。有瘀血上攻，归、芎且不作用，必用回生丹，取其内有食血之虫，飞走有情，加醋制大黄，急破其瘀，缓则有性命之忧。若血络虚而痛者，不但不可攻，且要急补络脉，如桂圆、人参之类，尚可攻哉？至于无病而用归、芎，窜其血中之阳气，不至于郁冒不止也，岂非天下本无事，庸人自扰之乎！何今人一概用生化汤，成产后印板方法，是何理解？民命其何堪哉？胎前保胎，亦不可纯任归、芎。近日药肆中，有保胎无忧散，一以归、芎为主。血寒者不成胎，或微寒而气滞血凝者，固属相宜。若血热而气滑利者，易成易堕，以翕摄阴气，补任脉为要，岂非见归、芎如仇寇乎！今人不问虚实寒热，一概施之，不识何故。即有可用归、芎，而又畏其窜阳，不如用香附、砂仁之为妙。盖归、芎止能活血通滞，不能保胎。香、砂芳香，既能通下焦之滞，又能开胃健食，以养胎元，其辛窜之气较柔于归、芎远矣。香附一节一膜，深藏根底。缩砂密一房一膜，深藏叶底。二者均有胎包深藏之象，故亦能保胎也。

《温病条辨》卷四：吴又可温病禁黄连论。唐宋以来，治温热病者，初用辛温发表，见病不为药衰，则恣用苦寒，大队芩、连、知、柏，愈服愈燥，河间且犯此弊。盖苦先入心，其化以燥，燥气化火，反见齿板黑、舌短黑、唇裂黑之象，火极而似水也。吴又可非之诚是，但又不识苦寒化燥之理，以为黄连守而不走，大黄走而不守。夫黄连不可轻用，大黄与黄连同一苦寒药，迅利于黄连百倍，反可轻用哉？余用普济消毒饮于温病初起，必去芩、连，畏其入里而犯中下焦也。于应用芩、连方内，必大队甘寒以监之，但令清热化阴不令化燥。如阳亢不寐，火腑不通等证，于酒客便溏频数者，则重用之。湿温门则不惟不忌芩、连，仍重赖之，盖欲其化燥也。语云：药用当而通神。医者之于药，何好何恶，惟当之是求。

《温病条辨》卷五：产后不可用白芍辨。朱丹溪谓产后不可用白芍，恐伐生生之气，则大谬不然，但视其为虚寒虚热耳。若系虚寒，虽非产后，亦不可用；如仲景有桂枝汤去芍药法，小青龙去芍药法。若系虚热，必宜用之收阴。后世不善读书者，古人良法不知守，此等偏谬处，偏牢记在心，误尽大事，可发一叹。按白芍花开春末夏初，禀厥阴风木之全体，得少阴君火之气化，炎上作苦，故气味苦平。《本经》芍药并无酸字，但云苦平无毒，酸字后世妄加者也。主治邪气腹痛，除血痹，破坚积，寒热疝瘕，止痛，利小便，益气，岂伐生生之气者乎？使伐生气，仲景小建中汤，补诸虚不足而以之为君乎？张隐庵《本草崇原》中论之最详。○产后误用归芎亦能致瘛论。当归、川芎，为产后要药，然惟血寒而滞者为宜，若血虚而热者断不可用。盖当归秋分始开花，得燥金辛烈之气，香窜异常，甚于麻、辛，不过麻、辛无汁而味薄，当归多汁而味厚耳。用之得当，功力最速，用之不当，为害亦不浅。如亡血液亏，孤阳上冒等证，而欲望其补血，不亦愚哉！盖当归止能运血，裒多益寡，急走善窜，不能静守，误服致瘛，瘛甚则脱。川芎有车轮纹，其性更急于当归，盖物性之偏长于通者，必不长于守也。世人不敢用白芍，而恣用当归、川芎，何其颠倒哉！

《温病条辨》卷六：儿科用药论。世人以小儿为纯阳也，故重用苦寒。夫苦寒药，儿科之大禁也。

丹溪谓产妇用白芍，伐生生之气，不知儿科用苦寒，最伐生生之气也。小儿，春令也，东方也，木德也。其味酸甘，酸味人或知之，甘则人多不识。盖弦脉者，木脉也，《经》谓弦无胃气者死。胃气者，甘味也，木离土则死，再验之木实，则更知其所以然矣。木实惟初春之梅子，酸多甘少，其他皆甘多酸少者也。故调小儿之味，宜甘多酸少，如钱仲阳之六味丸是也。苦寒之所以不可轻用者何？炎上作苦，万物见火而化，苦能渗湿。人，倮虫也，体属湿土，湿淫固为人害，人无湿则死。故湿重者肥，湿少者瘦。小儿之湿可尽渗哉？在用药者以为泻火，不知愈泻愈瘦，愈化愈燥。苦先入心，其化以燥也，而且重伐胃汁，直致痉厥而死者有之。小儿之火，惟壮火可减；若少火则所赖以生者，何可恣用苦寒以清之哉？故存阴退热为第一妙法，存阴退热，莫过六味之酸甘化阴也。惟湿温门中，与辛淡合用，燥火则不可也。余前序温热，虽在大人，凡用苦寒，必多用甘寒监之，惟酒客不禁。〇儿科风药禁。近日行方脉者，无论四时所感为何气，一概羌、防、柴、葛。不知仲景先师有风家禁汗、亡血家禁汗、湿家禁汗、疮家禁汗四条，皆为其血虚致痉也。然则小儿痉病，多半为医所造，皆不识六气之故。〇痘证禁表药论。表药者，为寒水之气郁于人之皮肤经络，与人身寒水之气相结，不能自出而设者也。痘证由君火温气而发，要表药何用？以寒水应用之药，而用之君火之证，是犹缘木而求鱼也。缘木求鱼，无后灾；以表药治痘疮，后必有大灾。盖痘以筋骨为根本，以肌肉为战场，以皮肤结痂为成功之地。用表药虚表先坏其立功之地，故八九朝灰白塌陷，咬牙寒战，倒靥黑陷之证蜂起矣。古方精妙不可胜数，惟用表药之方，吾不敢信。今人且恣用羌、防、柴、葛、升麻、紫苏矣。更有愚之愚者，用表药以发闷证是也。痘发内由肝肾，外由血络，闷证有紫白之分：紫闷者，枭毒把持太过，法宜清凉败毒，古用枣变百祥丸，从肝肾之阴内透，用紫雪芳凉，从心包之阳外透；白闷则本身虚寒，气血不支之证，峻用温补气血，托之外出，按理立方，以尽人力，病在里而责之表，不亦愚哉！〇痘证初起用药论。痘证初起，用药甚难，难者何？预护之为难也。盖痘之放肥、灌浆、结痂，总从见点之初立根基，非深思远虑者不能也。且其形势未曾显张，大约辛凉解肌，芳香透络，化浊解毒者，十之七八；本身气血虚寒，用温煦保元者，十之二三。尤必审定儿之壮弱肥瘦，黑白青黄，所偏者何在？所不足者何在？审视体质明白，再看已未见点，所出何苗，参之春夏秋冬，天气寒热燥湿，所病何时，而后定方。务于七日前先清其所感之外邪，七日后只有胎毒，便不夹杂矣。

《重庆堂随笔》卷下：《洗冤录》云：有人昵一婢而脱者，敛时启所盖被，异香四发，或以为登仙，实因服房药，多麝脐通透之品故耳。又云：人于身死之后，其面或青或紫，手足指甲或为青黯，或为紫黑，口鼻或为血出，或为遍身青紫，更或有肉为肤裂、为脱落者，岂尽服乎砒、鸩而致之。盖世间无一非生人之具，则无一非杀人之符。偶一相犯，即凝为毒，非特砒、鸩为然，而参、附为尤甚。人第沉溺于补之一字，尽为迷惑，莫之或悟，反云服以参、附，亦不奏功，竟以委之天数，抑何愚之至，而天数之冤，何日而得洗哉！每见人日服参、附而恣行残贼，不可以对屋漏，以致孽业纠缠，口鼻流血，肤为寸裂而死者，殊不少也。愚谓赵养葵、张景岳辈，惜其未读此书耳。〇纪晓岚先生云：神仙服饵见于杂书者不一，或亦偶遇其人，然不得其法则反能为害。戴遂堂言：尝见一人服松脂十余年，肌肤充悦，精神强固，自以为得力。久而觉腹中小不适，又久而病燥结，润以麻仁之类不应，攻以硝、黄之类，所遗者细仅一线，乃悟松脂粘附于肠中，积渐凝结，愈厚则其窍愈窄，故束而至是也。无药可医，竟困顿至死。又见一服硫黄者，肤裂如磔，置冰上痛稍减。古诗云：服药求神仙，多为药所误。岂不信哉！〇王孟英刊：隐居岩谷者，深山无日，雾露时侵，溪涧水寒，人烟阒寂，其服松脂、苍术之类，不过借以祛寒湿之邪耳。若富贵人尤而效之，是不揣其本而齐其末矣。

《目科快捷方式》卷三：治目诸药选集应用本草服药。党参：性温，味甘而补，为百症中之圣药。不偏不倚，是以参、术、芪、草，故名四君子汤。一切虚症目疾，色白坑陷，旋螺翳膜疼痛，其功不能尽述，无非培养元气之功也。黄芪：绵软而长者佳。生用固表止汗托里，同防风用，其力更大，一切虚症皆宜。蜜制，其功同党参。白术：人乳制以滋阴，土炒以健脾，麸炒去胀。善能除湿，为脾胃之圣药，一切虚症水湿皆宜，功同参芪。甘草：稍去尿管疼，节消痈肿，子除中热。生用消毒，制用补中，一切内外皆宜。同上共四味，为四君子。苍术：补脾燥湿，与白术同功。白乃补而敛汗，苍乃燥而除湿。多用发汗，祛风解郁。凡脾湿烂弦宜此。地黄：性凉，行血止血，凉血养血，端理外障暴发。以姜汁炒，不寒胃。其用有四：清心经之血热，泻诸经之湿热，去鼻中之衄热，除五心之烦热。若脾胃虚寒，白翳坑陷红脸缓，皆不宜用。制熟温肾，生精血，为补肾之要药。目干无泪，目前如烟者须多用，气虚者不宜。姜汁炒，砂仁末拌炒，不泥胸。熟附子：性温。端补命门而回元阳，其性走而不守，惟温补之功，除风寒湿三邪之要药。白翳坑陷，而旋螺青盲突睛，三阴寒毒，三阳厥逆，舍此莫挽。肾厥头疼，阴虚血热，一切沉寒固冷，羞明大疼等症，非此不除。血虚者不宜。并治伏风偏盛，寒中三阴，中寒夹阴，身体大热，不受清解，非附子不可以挽回。为寒所隔，中焦气不升降，小便闭塞，惟此立通也。当归：头止血，身养血，全和血，尾破血。端入心肝脾三经血分中之要药。目涩不光润者，乃血短而凝也，若血热，生地宜用。薏苡仁：端除胸中上焦之热，清利肺，健脾利水，治肺痈。怀山药：补中益气，强精益肾，健脾渗湿，清热，去头面游风。山萸肉：温肾肝，固精气，强阴助阳，暖腰膝，缩小便，安五脏，通九窍，滑精，耳鸣耳聋，鼻塞目黄等症。去核制用。枸杞：生精明目，补虚劳，助阳，腰膝疼麻，肾虚目病。地骨皮：泻肺中伏火，肝肾虚热，凉血，补正气。疗在表无定之风邪，传尸，有汗之骨蒸。同枸杞甘寒平补，端补精气之功。杜仲：肾虚腰疼，目前如堆烟者，补肝润肝燥。白蒺藜：治二目红肿，翳生不已，泻肺散肝，虚劳腰疼，遗精漏，益精明目。性寒。白附子：性热，纯阳。为阳明之药，能引药上行，故治头面百病，受风头疼，中风失音，气冷心疼。补肝虚，去风痰，作脂消班疵。破故纸：治目疼，一切虚症，肾冷精流，虚泻。入心包，补命门，暖丹田，壮元阳，为补命门之要药也。肉苁蓉：视物不明，以此补水中之火，大补精血，命门相火，滋润五脏，补而不峻。滑肠，故气虚者少用，恐泄气也。何首乌：强精益髓，养血祛风，补肝益肾，为滋补之良药。视不见远者，宜用之。菟丝子：视物无力者用之，强阴益精，祛风明目，补元阳之气。益智仁：性热。视物不明用之，补心气命门三焦之不足。涩精固气，开发淤结，使气宣通，胃寒唾涎，呕吐泄泻，滑精宜用。缩小便，进饮食，腹中寒疼。车前子：凉血，强阴益精，明目，清肺肝之风热，渗膀胱之湿热。利小便而不走气，通五淋泄痢，止吐衄，暑湿，目赤障翳疼肿皆宜。多服令人有子。内障不宜多用。茯苓：益脾渗湿，清肺利小便，口干，生津止渴，益心除烦燥。木通：清上焦心肺之热，胸中烦热，使由小便出。目眩口干，舌燥大渴，通利九窍，咽疼失音，水肿，导诸湿热。亦可通大便以及周身等处。泽泻：聪耳明目，利便，泻肾经邪火，止头旋，水肿脚气，泻痢。专于去湿热之功。牛膝：为肝肾之药，能使诸药下行，益肝肾，腰膝骨疼，足疼筋挛，舒肋益肝，行血之功。阴痿失溺，淋疼尿血，心腹诸疼。生散血破结。川萆薢：甘苦，性平。祛风湿，补肝益精，明目，固下焦。治风寒湿痹腰疼久冷，关节老血，膀胱宿水，阴痿失溺，茎疼而遗浊，痔漏恶疮等症。浊淋、目疾，以此分之。瞿麦：苦，寒。明目去翳，降心火，利小肠，逐膀胱邪热，为淋沥之要药。破血消痈，利窍通经。性利下，虚者忌用。能下胎。灯草：甘淡而寒。降心火，清肺热，利小肠，治五淋水肿，通气止血。烧灰吹喉痹，擦癣最良，缚把，摩痒出虫。竹茹：甘而微寒。开胃土之郁，清肺金之燥，除上焦烦热，凉血，胎热崩中，动呃声微宜用。止渴，除湿热，治黄病。淡竹叶：性同竹茹，伤寒发热，大渴。泻阳明风邪，烦热，同石膏并用。中风失音，小儿惊痫。茅根汁：点目中死血，脾胃药也。补中益气，除伏热，消淤血，吐衄血症，凉血之功。诸淋，伤寒呃逆，水肿渴烦。地肤子：甘苦，气寒。益精强阴，入膀胱，除虚热，利小便，通淋漓，治雀目，洗皮肤风热肿痒。猪苓：目胞水肿，夜视不见，渗湿利窍，行水利便，泻痢。除伤寒瘟疫之大热，乃利便之功。开腠发汗。栀子：苦，凉。泄心肺三焦之邪热，使之下行，由小便出。吐衄血淋炒用。烦燥不眠，口渴目赤，心疼。黄柏：目赤，耳鸣，泻膀胱相火，补肾水不足，下虚骨蒸，肠风血痔，杀蛔虫，治口疮。尺脉弱者不宜用。大黄：目科非血贯瞳人，实热大便干燥不下者，不可用，即用不过一时，便下去之。熟者力缓。连翘：散心经客热，眼角淤肉红甚者可用。消肿去痒，血贯瞳人实热之症，方可用之。天花粉：血贯瞳人，口干唇焦，用之生津止渴，消肿生肌，排脓利便，胃热时疾狂热宜用。知母：清肺泻火，润肾燥，滋阴，消痰止嗽，止渴，安胎，伤寒烦热骨蒸，利二便，疟痢。元参：色黑入肾，水制火，散无根浮游之火，利咽喉痛痹，利二便，及伤寒阳毒发班，骨节传尸虚烦，益精明目，瘰疬结核等症。丹皮：入心肝肾，还血中伏火，和血，去淤生新，吐衄要药。除烦通经，退无汗之骨蒸，下胞胎，疗痈。石斛：入脾，除虚热；入肾，益精强阴，补虚痨发热，自汗盗汗，梦遗滑精；平胃气，其力甚微。龙胆草：大寒。酒洗。益肝胆而泻火，肝以泄为补；除下焦湿热，惊痫邪气，脚气，骨间寒热，热痢时气，赤睛努肉。黄芩：泻肺火，除脾经湿热，热痢腹疼，寒热往来，黄疸，五淋血闭，安胎，消渴利水。白睛淤肉红甚者用。黄连：大寒。磨汁点目赤红肿者。除热杀虫，胞烂目疾。不可轻服，能泄心镇肝，凉血燥湿，开郁除烦，益肝胆，厚肠胃，止盗汗，泻痢便血，解一切诸毒。心疼属热者，目红属实热者用之。养肝明目之功。不可轻用也。犀角：凉心泻肝，明目，清胃热，避邪解毒，吐血下血，定惊，伤寒时疫发班，因下早，邪乘虚入，下迟，热留胃中，均可发班。羚羊角：清肝明目，去障，清肺心之热，避邪解毒，惊痫发班发怒，祛风舒筋，恶血恶痢。羊肝、羊胆：皆清热，益肝胆，明目。羊角：治青盲可复。桑白皮：泻肺中有余之火，治疳眼，止嗽清痰，利水，通二便，喘满唾血，热烦大渴，水肿。桑叶：霜后取，用洗暴发火眼。桑条、桑椹：聪耳明目。桔梗：目赤刺疼能止，入肺胃，开提气血，表散寒邪，清利头目。喉痹咽疼，开胸膈气滞痰壅，喘促，鼻塞不通，肺痈口疮，胸腹疼，下痢。为诸药舟楫，使之上行也。白芥子：性温。治老痰目疾，入肺通经，行经开结，温中开胃，发汗散寒，利气化痰，消肿止疼，咳嗽，筋骨诸症皆治。故白芥子、莱菔子、苏子，名三子汤，治痰嗽喘满。杏仁：白睛红丝可消，泻肺解肌，除风散寒，烦热痰喘逆上气，润燥消积。前胡：明目，外感头疼，解风寒，理胸腹痰热哮吼，咳嗽呕逆，小儿疳气。推陈致新之功，无外感不应用。川贝母：清心热，散肺郁，虚痨烦热，咳嗽上气，吐血咯血，肺痿肺痈，喉痹瘿瘤，乳闭散结，除热，外障白睛红润者用。麦冬：去白睛红丝，外障用。清心润肺，强阴益精，泄热除烦，消痰止嗽，行水，生津止渴，吐浓吐血宜用。天冬：治肺热目疼，外障用。清金降火，益水上源，泽肌，利二便，肺痈吐脓血，咳嗽喘，从足下热疼，骨蒸，生津止渴。五味子：敛肺经耗散之气，生肾不足之水，生津定喘，退热，虚汗、虚嗽、虚喘皆宜用。五棓子：性涩。降火，生津化痰，止嗽止血，敛汗下血，泄痢脱肛，消目肿；治自汗盗汗，以嗽口水调搽脐上，须焙干用。敛疮口，非虚人不宜用。远志肉：令人耳目聪明，利九窍，长肌肉，壮筋骨，通肾气，上达于心，开郁宁心，定神益智，定惊悸，治痈疽。石菖蒲：明耳目，补肝益心，开孔利窍，发声音，逐风除湿，去痰消积，开胃，惊痫，止疼，噤口毒痢。枣仁：炒用补肝胆，宁心醒脾，除烦，止渴敛汗。生治胆虚不眠。柏子仁：润透心肾而悦脾，养心气，宁神益血，止汗，除风湿，愈惊痫，润皮肌，辟邪，明耳目。龙眼肉：益脾长智，养心虚，目胀疼，思虑劳伤心脾者，故归脾汤用之。治肠风下血，引血归脾之功。莲子肉：益脾土，交水火而媾心肾，安靖上下君相火邪，益十二经络之气血，脾泻，梦遗滑精，久痢，妇人崩带用之，有大功效。石莲子：清心开胃，噤口、痢疾、淋沥等症用之。砂仁：辛温香窜，和胃醒脾，调中，通行结滞，腹疼痞胀，噎膈吐呕，赤白痢疾，霍乱转筋，祛痰逐冷，消食醒酒，止疼安胎，散咽喉口齿之浮热，导引诸药入肝肾，此肝肾之向导也。研末，搽口疮最效。白豆蔻：辛，温。暖脾胃，散滞气，流行三焦，去寒燥湿，化食宽膨。脾虚久疟，腹疼吐逆反胃，白睛翳膜可除。肉豆蔻：辛温。暖脾胃，调中下气，逐冷祛痰，消食解酒。积冷腹疼，中恶吐抹，涩胀止痢，小儿吐逆。草豆蔻：一名草果。辛温。暖胃健脾，破气开郁，功同上二味，分别用之小异。诃子肉：消痰泻气，敛肺降火，涩肠收脱，止泻，冷气腹胀。香附：一名莎草。根去目中凝血，内外障皆用，通行十二经八脉气分，一切气皆主之。利三焦，解六郁，止诸疼，痰食积聚，霍乱止泻，脚气，痈疮；或吐血便血，崩带，月信不调，推陈致新之功。生用行胸结，达皮肤。熟用走肝肾。炒入血分而补虚，盐水炒入肾，酒炒行经，醋炒消积，姜炒化痰，炒黑止血。血分中要药，妇人科不可少者。陈皮：散燥，补泄调中，快肠导滞，消痰破症，宣通五脏，统治百病。留白则补，去白为橘红，泻气消痰，散皮发表。青皮：入肝胆，疏肝泻肺，破滞消坚，除痰开郁，能发皮表之汗，气虚不用。槟榔：散邪破滞，泻胸中至高之气，下行攻坚去胀，消食行痰，杀虫。大腹皮：辛泄肺，温和脾，下气行水，通大小肠，水肿脚气，痞胀痰结同止。三棱、莪术：治食积血块，小儿疳眼，目顶平如镜，用以消积。元胡：内障用其能行气中血滞，血中气滞。厚朴：平胃气，宽膈消痰，化食消积，客寒犯胃，湿气侵脾。枳实：性暴，宿食坚积，非此不除。麸炒用力缓。不可多用，虚人不宜。枳壳：开窍性可同枳实，力稍缓，不可多用，攻消之功。黑丑、白丑：能洗眼胞红肿。不可轻服，非食水积聚不用，攻下之力。大戟、芫花、甘遂、海藻：四味点目中血瘤最效，不可内服。三七：治赤眼青眼，磨汁点之。苏木：煎水，洗目中淤血，同防风能散内外风气。红花：理血，去旧生新，目中死血板红用之。紫草：血热目疾，惟凉血之功。丹参：生新血，去旧血，眼肿而赤者用。郁金：开胸破结用之，行淤磨汁，点目中淤血。泽兰：扑打损目，头疼不止，行血止血和血，行中带补之功。续断：治目内伤可补，刺疼可止，养血和血之功。白芍：理脾气，泻肺火，明目，敛汗止疼。白术补脾之阳，白芍补脾之阴，同参、芪益气，同川芎泻肝。敛瞳生光，乃抑肝扶脾之力。止疼收泪，乃养肝平阴之功。赤芍：去目中死血，专于破血行血，小肠火盛可除。内障不宜。乌药：寒气作疼，治一切气余之症。不足者不用。萎蕤：养肝血，理眦伤，内障用。阿胶：养血之功，血虚夜疼者最宜。炒珠用。五灵脂：生血行血，止血止疼，妇人目疾多用之。山楂：专消肉积积目用之，消化之药。桃仁：破滞血，生新血，养血润燥，目中淤血用之。蓼花：治水眼，明目去湿之功。秦艽：除头风，解酒毒，去风活络，养血舒筋，目网挛急者须用。藁本：专治巅顶头疼，除内热之功。夏枯草：治眼珠夜疼如神。蔓荆子：能散风，止头疼。不宜多用，胃虚血虚不宜。辛夷：止

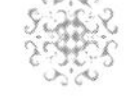

泪，头脑风疼，不塞不通者，温肺。细辛：止少阳头疼，借独活为使。诸风湿淫立消。温阴除寒，风泪目疼宜用。血虚夜疼者不用。白芷：治阳明头疼，风寒之要药，目痒，迎风冷泪，眉稍骨疼，宜荆子、细辛、白芷。血虚者不宜。川芎：手少阳、足厥阴血虚各头疼，诸游风中风入脑，偏正头风皆治之，上行头面，下行血海，血中气药。同参、芪补元阳，同归、芍可理血虚。羌活、独活：除新旧风湿，引药上行，散风之功，疏肝尤妙。柴胡：泻肝火，止寒热，散诸经血结气聚。阳气下陷须用，以引清阳之气上行，而平少阳、厥阴之邪。升麻：入脾胃二经，引药上行，伤风头疼，升发火淤，开提清气。以参、芪之力而补胃中元阳。天麻：开窍，除风湿，益气强阴。肝虚内作之风，必借血药以佐之。防风：此风中之润药也，专引风药至湿处。治目用身，治下用稍。目赤多泪，目盲无光宜用。能助参、芪之力。杀乌头之毒，燥湿。水烂目疾多用，专入气分，荆子入血分，故并用。荆芥：入肝经气分，解肌表，清头目，行淤血，去湿热。炒黑止血。苏叶：入气血，散风下食，止霍乱，消胀，疏表。目疾不可多用。麻黄：治风寒头疼，肺虚目疾，邪入重地，借气药可祛卫中之邪，借血药可祛荣中之寒，借温药可逐凝阴寒毒，借寒药可炎蒸之邪热。连节用治目中旋螺突睛。表虚人不宜。干葛：阳明药也，能鼓舞胃中清气上行于目。酒伤目疾，虚人不宜。半夏：治痰湿寒暖症，非此不除。睑皮宽解之要药也。藿香：金清和芳香之气，治口臭。目脓外障用。木香：顶陷可起，肝气上逆，非此不除。同砂仁为肝肾之向导。胆南星：白睛如烟者，用此以去痰，治风逐痰之功。薄荷：消风热，清头目，内外皆用。青蒿：目热用以去热。寒不宜。牛蒡子：治湿热目肿，面目浮肿。益母子：一名茺蔚子。治瞳人缩小，与青葙子同治。木贼草：治肝胆有余。目翳因怒暴生者不用。冬花、紫菀：二味治肝寒，目在日光下不见瞳人者，用以温肺。制用。女贞子：补肝益精，明目。吴茱萸：疏肝气，降浊阴。目中大疼，能止血，不宜炒炭用。公丁香：治呃逆，大寒入肾。病目热症忌之。芦荟：下部阴挺作痒，纳入杀虫，明目。沉香：惟阴挺作丸，服之消阴挺。乳香：治目中疼，解毒生肌。没药：散目中淤血，生肌止疼。金樱子：目疾，遗浊滑精，敛瞳人。苦参：养肝益肾，明目止泪，外障用。威灵仙：去寒湿，风寒湿之要药。其性故目疾用之。虚人不宜。土茯苓：去湿毒杨结毒用之。白芦根：酒伤目红用之。决明子：治肝热目疾，收泪止疼，外障皆用，故曰决明。金沸草：治头疼，目疾，明目，去头旋。地榆：治痢疾疳眼。秦皮：去肝中久热，白翳膜遮睛，视物不明，旋螺红肿疼泪，煎汁点洗皆可。虚人内障不宜。茵陈：治湿热黄疸，目黄。炮姜：温肺止疼，生血散淤。炮治左目，生治右目，寒症宜用。石决明：开青盲，消翳障，点目去赤膜，退外障。甘菊花：去头风，清脑热，养目血，除翳膜，收泪明目，散风淫之湿气，利一身之气血。去目中死血，内外障皆宜。金银花：散外障，消热淤，疗风明目。钓藤钩：善于养正，口眼歪斜，侧目斜视用之。牙皂：治目虚不明，退翳后不明，用之以透其明，取其无坚不破，无闭不开之力。皂刺取其锐利，引诸药直达病所。血竭：治目睛核破，被物伤者，内服外点均可。蒙花：微寒。入肝经，治目中赤脉，即血贯瞳人，青盲肤翳，赤肿泪，小儿疳气攻眼者皆宜。肉桂：治内障青盲，一切虚寒，命门火衰，非此不除，可以引火归源。〇谷精草：治一切星翳障眼。蕤仁：点目上胞肿烂，大小眦红肿，退翳赤脉胬肉，热症生光止疼。川椒：治目中翳膜，安蛔虫，去毒。子去水最良。乌梅：磨汁，点目中肉瘤，敛瞳人。蛇退：去翳膜，内服外洗均可。兔肝：治目暗，复明。核桃仁：视物不明，须用常食，大益命门。荸荠：消食，除热明目，去翳膜。磨粉点目，除热去膜。田螺：肝热上拥，两目赤疼，为末点之立效。可去硇砂毒。木鳖子：治拳毛倒睫最效，为末，拈塞鼻，左塞右，右塞左。蜂蜜：治目中尘迷，点之即消。合诸药为丸，解诸毒。

《橘旁杂论》卷下：赵宾旸曰：小儿痘疮，固是危事，然要不可扰之。或多用老鸡、鳜鱼发之，非也；或以消毒饮、升麻汤解之，亦非也。大要在调气血之外，任其自然耳。惟《本事方》捻金散最佳。又陈剑刚云：痘疮且不多升麻汤，只须四君子汤，加黄耆一味为稳耳。二说皆有理，然或有变证，则不得不资于药。癸亥痘疮甚行，括苍陈坡，老儒也。因言向分教三山日，其孙方三岁，发热七日，痘疮出而倒靥色黑，唇口冰冷，危症也。遍试诸药皆不效，因乞灵于城隍神，以卜生死。路经一士人门，怪我侵晨仓皇，因遮叩之，遂告以故。士人曰：却有药可起此疾。喜甚，因为经营少许，俾服之，移时即红润如常。后求其方，甚为秘惜。及代归，方以见贶，其方用狗蝇七枚，狗身上跳飞者。擂细和醅酒少许调服。蝇，夏月极多易得，冬月则藏。蝇多在狗耳中，不可不知，更宜预收以备用。痘后余毒不尽，每有翻疤，浓水淋漓，至有殒命者。予第三子患此，用药无效，心殊忧煎。旧戚张姓者，观予色滞，询知其故，传一方，妙而且易。用浸胖豆腐豆捣烂敷上，脓出再敷，三四日间，毒尽痂落，皮肉已出新肌矣。

《痘疹衷要全书》：论药有宜急用者。若唇裂，舌有黄白苔，发热时一见，即下。用药少迟，则内火炽盛，痘不出，三日死。出不齐，六日死。又如毒炽者，形伏色紫，渐将成疔，不急为清解，则不可救。又如气血虚者，或陷或伏，瞬息归内，不急为内托，则亦不可救。若此者，是皆宜急用药而兼宜重剂者也。○论药有宜缓用者。有如毒不甚，气血稍虚，日期尚未至者，则宜勿忘勿助，徐徐调理可也。急则药力过猛，儿小力不胜药，促逼错经，必致变生他证。又如倒陷而毒归内，系实证，误犯秽触，难救者，必须俟其便秘腹胀，方可攻下。若早则毒余入胃，将攻何物乎？若此者，皆宜缓治者也。○论药有宜多服少服者。如痘毒盛，火热甚以及虚寒皆甚者，均非一二剂所能疗，则进不厌多。若毒本轻、火本微以及气血稍虚者，则徐调即能中肯，则药不嫌少。知此则轻剂、重剂可悟矣。多者宜重，少者宜轻，理易明也。○论药有宜先宜后者。红紫之痘，先宜清解，至六七日毒势已退而不补，亦不能行浆而灌满，补后又恐生热，仍须稍稍解之，所谓前后清而中间补也。虚寒之证，开手即便用补，温补太过，又或变生热证。视其太过，又须稍清而再补，所谓前后补而中间清也。此又先后之不可不知者也。○论用药须知君臣佐使。如毒盛而稍虚者，清为君，补为臣。虚甚而毒微者，补为君，清为臣。而又参之以气血之分，表里之别，兼见之证，以为佐使引经，则自无不效矣。○论清与补分用合用之法。凡用解毒凉药，体薄食少者，须以补托之剂佐之。凡用滋补药，毒气未尽者，须以清解之药佐之。万无一失，此清补合用之法也。若大实大虚，大寒大热之证，则又当专用，不须监佐之品，以分其专任之力。此又清补端用之法也。然必认的真信得确，而后不至于猛浪。

《图注喉科指掌·药例》卷四：风入齿缝，胀肿作疼，宜以防风为君，猪牙皂角、荆芥、升麻、白芷、薄荷、甘草为佐，挟热加黄芩、黄连，煎服。又用升盐煅过，淬竹沥中，取起炙黄，又淬又炙，每青盐一两，收尽竹沥一杯为度，碾为末，擦痛处，血水出即止。或用牙皂一钱，冰片二分，麝香一分，点入齿缝，其痛立止。○胃火上升，臭郁作痛，齿根红紫，宜以煅过石膏为君，白芷、升麻、竹茹、黄芩、黄连、酒蒸大黄、甘草为佐；挟风加防风、荆芥、薄荷、牙皂煎服；或加竹茹一团，细茶一撮。又用朴硝提净煅过二两，白芷、细辛各二钱，黄柏三钱，为末，蚤上洗面时擦之。或用煅过朴硝、钟乳石等分，少加冰片、麝香为末，揩入痛处立止。○虫牙作疼，以雄黄、蟾酥、花椒、麝香等分，为末，以枣肉捣成膏，拌药丸如黍米大，塞一粒于痛处，其虫皆化为水而出，齿缝中出血不止，以竹茹四两醋浸一宿，少少合之，不过三度，其血自止。或用蒲黄烧灰，用飞盐擦之。或用白矾煎汤，含嗽立止。○牙疼不可忍，欲取落，不必用手，惟以草乌、荜拨各半两，用椒、细辛各一两，为末，每用少许，揩在患处内外，不过三四次，自落。○齿根摇动欲落，用生地黄、当归等分，同煎浓汁嗽之，其齿自牢。又有黑铅镕化，以新柳芽投入，炒之皆成灰，待冷时，筛，去黑铅，研细，日日擦之，最能固齿。

《中风论·论药饵》：昔扁鹊但论脉书即《难经》，未传禁方，故无方论。因未遇传人，而遽遭李谧之害也。秦国太医自以技不如扁鹊，使刺客害之。《神农本经》、伊尹《汤液》又无传书，往往为后世所淆乱。张仲师有《金匮》方，亦多散佚。如葛稚川、孙思邈之徒，皆剽窃《金匮》而自为书，究不能明其旨。近世如李时珍之《纲目》，未免太杂，虽小说妄谈，亦为采入，以乱其真，故其书太杂。汪讱庵之《本草》，未免太迂，淡竹叶，隰草也，乃隶木部，其他舛谬亦多。方药之道几于晦矣。窃以平生所试验，质诸仲景遗书，充类至尽，固可以意求之也。兹择其切要者列左。○病在卫气，则当从气分用药。卫气有表里不同，表者行津为汗，温养形体之阳气也；里者受命之根，水中之火，即肾间动气也。肾间动气，即卫气之根，出于下焦，附以脂膏，为水中之火，其治有四法：火衰者，温中以益之，如灯之添草也。其药则有附子、肉桂、胡巴、故纸、干姜、吴萸及椒、磺、茴香之属；其方则有四逆、回阳、理中、温中之类。火盛者，壮水以制之，如灯之添油也。其药则有地黄、白芍、知母、黄柏、元参、龟胶及丹皮、苓、连之属；其方则有八味知柏八味、六味、封髓、古有三才封髓丹。固精之类。火离于水，虚阳外浮者，则先用温中引阳，下归于根，后用壮水恋阳，使不复越，则阴平阳秘矣。火郁于水，真阳不伸者，则于益阳之中加以透发，如麻黄、附子、细辛之意，则阴退阳盛矣。○卫行脉外，为守邪之神，温于肌肉，运于形体，为肌表之阳，其治有六法：或表阳外闭，无汗烦闷，则发汗以疏之，如麻黄、桂枝、羌活、独活之类。或表阳外泄，汗出不止，则固表以敛之，如白芍、龙骨、牡蛎、附子、黄耆之类。或表阳太盛，肌热如灼，则凉肌以解之，如石膏、知母、胡连、地皮之类。或表阳太虚，厥冷恶寒，则温经以助之，如桂枝、干姜、参、耆、香、蔻之类。或卫气盛于阳经，而衰于阴经，上逆者，则苦以降之，如龙胆、栀子、黄连、芦荟之类。或卫气盛于阴经，而衰于阳经，下陷者，则辛以升之，如升麻、葛根、白术、黄耆之类。以上皆从卫分审病，用药之大略也。若夫中风之治，则又当细辨之。○风为阳邪，卫为阳气，两阳相合，而不相争，故无恶寒发热等症。阳主开，故有自汗。卫为风所淆，则知觉运动俱为之不用，故猝倒不知人。仲景用独活以解外，因其有汗，故只用轻表。白菊、秦艽以解风，白芍以固卫气，归身以附营气，白术以安宗气，尤妙。入白矾以澄之，不使风与卫相浑，以遗日后之患，此侯氏黑散所以为至当至确之法也。但中风必有从寒、从热之不同，则此方亦有加温、加凉之各异，特孙思邈从《金匮》录方时多遗脱耳。○中风之从寒化者，何以辨之？曰：其四肢必厥，必无汗，寒则腠理闭。余症与前同。其治宜峻表，如麻黄汤加三生饮之类。尝用防风通圣散而愈者五人。其方则麻黄、桂枝、防风、羌活、白术、白芍、当归、枳壳、大黄、芒硝也，因药力甚猛，自能分开邪正，故不加入白矾。中风之从热化者，何以辨之？曰：其舌必枯，干裂如错。四肢必热，必大汗，热气所蒸。余症与前同。其治宜凉解，如清凉饮子及玳瑁散主之，然总不如白虎汤、竹叶石膏汤为妙。生平常用此二方治十余人，皆有殊效。亦因药力甚猛，自能分开邪正，故亦不必白矾澄之也。以上二条，皆初起用药之法，若不如此，多至拘挛痿废矣。其后治之法，尤当细辨。○中风数日之后，人事渐醒，诸症渐减者，邪风衰也。然余邪之与卫气相融者，必不能静，卫气之为风耗者，必难骤复，故往往有偏枯、善忘诸恙。其治又当从养营、养气之中，加入竹沥、荆沥为引，或加姜汁为引。初起从寒化者可加，热化者忌。然药力既轻，取效必不能速，又宜久服之，乃能有功也。盖竹沥、荆沥，乃草木行津之处，卫气之在表，亦如树木之以皮行津，故用此为引。〇中风日久，则卫气必衰，欲在表之卫气盛，必须益其肾间动气，如树木培其根本，则枝叶畅茂也。若专用芪、术，以助表阳，则宗气必僭而生热，而风之余邪不除。人参、黄芪、白术，皆补宗气之药。若加入归、芎、地黄以配之，则又仅生营血而已，而于卫气无益。若用桂、附之类，虽能益肾间动气，亦易于生热。昔人创易老地黄饮子，用桂枝、附子，与生地、麦冬、白菊同用，服之亦有效验。必加竹沥、荆沥方效。然总不如紫河车之妙，其性得血气之余，既非草木可比，且又不寒不热，而为卫气生发之源。盖人身结胎时，其形如两甲，即两肾也。此卫气受生之始，河车即从此两甲而生，以包护于五官、四体之外，即卫气外行躯壳，卫外为固之始，以血肉之属，为血肉之同气相求，乃无上妙品也。〇凡素有小恙，与中风本病无涉者，则不必兼治，反分药力，纵欲除尽，亦必愈后治之。如肠风痔血等症，此血溢于阳明正络而来，《内经》所谓阴络伤，肠在下，故曰阴络。则血下溢为圊血大便曰圊。是也。此属血分，与卫气风邪无涉，故不必兼治。且此为轻恙，风为重恙，不可治轻而弃重也。

《产孕集·用药》卷下：产时用药有二弊焉。方伎之士，多取速效，肆用峻利之药，以炫己之术。其效者，药甫入口，而难产即下，众人骇服，推为神奇。而不知一时便利，子母大伤，至产后发疾，遂至不起。婴儿或坠地不举，或举而辄夭，而又委之天命，归咎后医。日杀生命而人莫之知，深可痛惜。古方如兔脑、鼠肾、蛇蜕回生诸药，只堪备至急之用，安可妄试？尤有甚者，挟不经之术，无稽之方，转转传布，谬为仙授，乘人之急，以胁人之利，功则归己，过则归人。世俗愦愦，多为所愚，不可譬晓，此一弊也。而矫其弊者，遂谓产孕本无须用药，常变顺逆，悉静而听之于天。斯言诚善，然必自怀妊至临产摄养无乖，然后可也。苟或不善，即可反顺为逆，而仍执勿药之说以自愚，是何异未能辟谷而谓人可勿食耶？此二弊也。且天下亦或有生而难产者，或未孕之先即有宿疾，或气血羸弱，骨格紧密，脉络坚致，皆令难产，亦藉临时药力以扶助之。但宜斟酌尽善，择平和之品，醇正之法，相不得不用之时而后用之，如加味芎归汤、佛手散，味和而力厚，气平而效速，斯为善也。〇富贵之家，产后必服人参，而致死者多。矫其弊者，并倡产后无补益之说，而致死者亦多。盖不明其理，左右皆误。夫产后诸疾，多出于虚，人参非不可用，而用之亦自有法，得其法益身而却疾，不得其法致疾而促生，不可不辨。服参之法，在子方坠地，参已入口一刻之间，过此一刻，便不可服。盖产时气血下注，上中二焦尽属虚寒，产后气复上行，下焦恶血填凑，血道梗塞，气道亦滞，骤加补中之药，血道未开，气道益阻，遂有恶露不行，淤血上逆之患。若当儿甫堕地一刻之间，气血犹未上行，藏府空虚，脉络困乏，人参入腹，甘温之性，宅中土而运脾精，辅正气而逐恶血，洒播精微，灌溉经脉，气强则行速，脉润则道通，恶露顺下，乳汁通流。焉有他患？且新产之后，百脉皆动而下行，自下而上，淤浊者去，精华者留，有更新之象。妇人宿疾多在血分，平时所不能除者，此时可以除之，却病益身，非妄说也。〇凡欲服参者，将产时即宜制就，汁宜浓厚，可以一饮而尽。或以人参一二钱研为末，另以钱余煮汁调服，亦可。令一人司之，俟儿首既出，即与服之，参尽而儿适堕地，乃为合法。苟失其法，为害非小，而复归咎于参之不可用，岂不谬哉？〇产时应变，皆仓猝之际，所有药物，亦宜豫筹，有备无患，不可渴而掘井，斗而铸兵也。

《周氏秘珍济阴·药饵》卷上：经候不调兮乌鸡可投，天癸或阻兮苍术、莎草（即香附）宜托。地黄补肾宜施，参术养脾莫却。三补凉血兮，专治崩中之药。补中暖宫兮，能固带下之脱。安胎胡黄连兮，在妊娠为最宜。瘦胎达生散兮，视形症而休错。黑神散去恶露而可取胎衣，十全大补补虚弱而能除阴火。

《寿身小补·伤寒杂病主方用药大略》卷三：余颇费苦心，倘家庭中偶尔有病者，能细心照此治，百发百中。凡用药，主方有定法而似无定法，无定法实有定法也。无定法者，以古方之有定，而病之无一定也。有定法者，以施治之无定，而主方有一定也。夫发表用温，攻里用寒，温里用热者是也。盖表有邪，则为阳虚，此阳字作里之元阳，内蓄之阳也。或阴盛，此阴字作表邪，言外感之阴也。温之即以扶阳，阳得助而长，则阴邪所由以消，故用辛甘温之，则发散为阳，如风以散之，此发表之药用温也。里既有邪则为阴虚，此阴字作表，言外寒不甚也。或阳盛，此阳字作里热有余也。寒之所以助阴而抑阳，阳受其抑则微，而真阴所由以长。故用酸苦之剂，涌泄为阴，如雨以润之，此攻里之药宜寒也。阴经自受寒邪，则为脏阴受病，主元阳不足，而脏寒有余。故用辛温之剂，以助阳暖阴，如日以暄之，此温经之药宜热也。表邪不汗，邪何以散？里邪不下，邪何以出？脏寒不温，寒何而除？此三者，乃伤寒用药之定法，而亦杂病施治之大要也。要之紧者，伤寒又有汗、吐、下三法中，以及竣热而起沉寒中，当知其用此而不能不用彼者。如表剂用麻黄，无葱白不发汗；吐剂用瓜蒂，无豉不涌痰。豉，即太和淡豆豉也。下剂用大黄，无桔实不通；竣热剂用附片，无干姜不热；疏经络之痰用竹沥，无姜汁不能行。取竹沥之法，以生苦竹一节，两头烧燃，逼出其水为沥，接入杯内。若导大便之热结，用蜜无皂角不能通。凡大便闭结，或因热结而畏下者，或因久病元气虚闭者，或年老无病而日久虚闭者，以蜜炼成膏，用皂角小片焙焦，研末，和入作成小丸，塞入谷道，少顷大便即出，所谓倒仓之法是也。若治呕吐用半夏，非再以姜汁煮，不能止虚烦。用人参非加淡竹叶不能定。凡此者，以用药无定，而配合自有定法也。如欲解表里之邪，非用第十八之小柴胡不能和；实热而小便闭，非用第六五之五苓散不能利；虚热而小便闭，非用第佰九七之补中益气不能通；消渴解肌，非以天花粉、干葛不能止；生脉补元，非用第一之大补元煎不能起，若用第六六生脉散，人参、麦冬、五味，为不通生脉散，非补虚也。查阅自明如治上焦吐衄，非第六七、第六八方之犀角地黄汤不能止；治下焦瘀血，非第六九方之桃仁承气不能攻；去湿助脾，非茯苓、白术不能实；表虚汗，非生耆、桂枝不能止；阳黄热证，非茵陈、黄柏不能除；阴黄虚症，非熟地、淮药不能起。治发狂宜用第二二之大承气汤，缘阴寒已极，逼阳于外，亦令发之。陷胸汤能开，非用第七二之羌活冲和不能治。四时之感冒，体虚者，倍用党参，非用第四九之人参败毒不能治。一时之春温，体虚者必要热也，非用第七四、第七五之四逆汤不能治。厥阴证，非用第三五之人参白虎不能化癍，非用第七六之理中乌梅不能治蛔厥，非第四六之麻黄、桂枝不能治冬月之沉寒。热随汗解，非用第七七之姜附汤不能止。阴寒之泻利，非用第十九之大柴胡不能除。实热之妄言阴阳，咳嗽上气喘急，须用第七九之加减青龙汤，分表里而汗下。体虚宜慎，体实不妨。凡此者，古方有定法，临证之增减亦无定法也。若夫两感伤寒，不如先用第八十方之冲和灵宝汤，取微汗可愈矣。如不愈，表证多而甚急者，方可用第十三之麻黄葛根汤解之。表解而里证多而急甚者，先用第二四之调胃承气汤下之。倘正直阴经发热下利，身痛，脉沉细无力，不渴倦卧昏重者，即用第八一之回阳急救汤，分表里寒热治之。

凡此者，以权变之无定法，而主见之自有一定也。是以两感虽危证之候，犹有可救之理。若发表攻里一误，则枉死多矣。至于劫病之法，亦有不可忽者，如伤寒发狂奔走，人难制伏，即于病人坐处，发火一盆，用好醋一碗，倾于火上，其烟冲入鼻内即安，方可察其阳狂、阴躁二证，俾用药有定法也。何谓阳狂？如病初起，发热头痛，恶寒方除以后，登高而歌，弃衣而走，大渴欲死，脉来有力者，乃因热邪传里，阳盛发狂，此为阳狂。当用寒药下之，如第二二方之类是也。若舌卷囊缩者，不治。何谓阴躁？如病初起，无头痛，身微热而赤，戴阳烦燥，脉来沉细无力，欲坐泥水中者，乃因阴极而发躁，即阴证似阳，此为阴躁。当用热药温之，即前注所云阴寒已极，逼阳于外者，亦令发狂，宜急投第八一及第七四、第七五方之类是也。倘见厥冷下利谵语者，不治。苟不察脉审证，而寒热反用，则造孽大矣。又或如伤寒腹中痛甚，将凉水一盏，与病人饮之，病愈甚，寒证无疑。即投热剂，如第七四、第八一方之类，皆可用之。倘饮凉水而痛稍可者，当用第八二之凉药清之，清之不已，或绕脐硬痛，大便结实，烦渴，属燥，大便痛，即用第八三之凉药下之。食积腹痛同此治法。惟小腹硬痛，小便自利，大便黑色，身与目发黄者，属蓄血痛，用第八四之凉剂，加行血药，下尽黑物自愈。凡此三者，皆痛随利减之定法也。若饮凉水后，悠悠作痛，当即用第八五温药和之。和之不已，或四肢厥冷，大痛，呕吐泄泻，即急用第八一之热药救之。又如伤寒直中阴经，真大阴寒症，全然无脉，将烧酒冲姜汁一大酒杯，与病人服之，脉来者可治。其脉来不拘浮沉大小，但指下出见者生，如脉不出者死。又当问其有何痛处，若问有痛处，要知痛甚者脉必伏，须随证制宜，尤当知其平素有反关脉否。凡诊反关脉在手侧，或手背诊之，脉必见也。若素无反关，因病诊之无正脉，用覆手取之而脉出，系由阴阳错乱也。宜和其阴阳，如经验之第八六方阴阳交感煎，屡试屡验。倘正取及覆取俱无脉，无论伤寒杂症，必死无疑。总之，伤寒杂病，总以脉之神力何如，方可知其阴阳虚实，吉凶缓急，虽变证百出，俾用药有主见，施治有定法，免得措手无策，然徒袖手空谈。余谓是书小补，以为然否。

《寿身小补·血症用药宜忌》卷四：凡治血证之药，为君为臣，或宜专用，或宜相兼。病有深浅，方有轻重，或用四五味，或用三二味，药味少而力量愈大，见功愈速也。其中因症治用，当知其类，详列于下。〇宜用类血虚之治有主者，宜熟地、当归、枸杞、鹿胶、炙草之类。血虚之治有佐者，宜淮山、麦皮、杜仲、菟丝、五味之类。血有虚而微热者，宜凉之补之，如生地、麦冬、芍药、沙参、牛膝、阿胶、鸡子清之类。血有因于气虚者，宜补其气，如人参、黄耆、白术之类。血有因于气实者，宜行之降之，如青皮、陈皮、枳壳、乌药、沉香、木香、香附、前胡、白芥子、海石之类。血有虚而滞者，宜补之活之，如熟地、当归、牛膝、川芎之类。血有寒滞不化及火不归源者，宜温之，如附子、干姜之类。用此热药，必要认真，如脉沉迟，而恶寒喜暖，口不渴，小便清长，方可用之。否则，杀之甚速。血有乱动不宁者，宜清之和之，如茜根、查肉、丹皮、丹参、川贝、童便、竹沥、百合、茅根、侧柏叶、藕汁、荷叶、柿蒂、柿霜、韭汁、萝卜汁之类。血有大热者，宜寒之泻之，如黄连、黄芩、黄柏、知母、元参、花粉、栀子、石膏、龙胆草、苦参、桑白皮、香薷、犀角、青黛、槐花、童便之类。血有畜而结者，宜破之逐之，如桃仁、红花、苏木、元胡、三棱、莪术、五灵脂、大黄、朴硝之类。血有燥者，宜润之，如酪、血、蜂蜜、天冬、柏子仁、苁蓉、当归、百合、核桃肉之类。血有滑者，宜止之涩之，如棕灰、发灰、白及、人中白、蒲黄、百草霜、诃子、五味、乌梅、地榆、文蛤、续断、椿皮之类。血有因于风湿者，宜散之燥之，如防风、荆芥、葛根、秦艽、苍术、法夏之类。〇忌用类补血之剂，古人皆以四物汤为主。

然亦有宜有不宜者。盖补血行血，无如当归，但当归之性动而滑，凡因火动血者忌之；因火而咳，因湿而滑者，皆忌之。〇行血散血，无如芎䓖，然川芎之性升而散，凡火载血上逆者忌之；气虚多汗，火不归源者皆忌之。〇生血凉血，无如生地。敛血流血，无如芍药。然二味皆凉，凡阳虚者忌之；脾弱者忌之；脉弱身凉，多呕便溏者，皆忌之。故凡用四物以治血者，不可不察其宜忌之性，俾主方用药，而施措得宜。今之医者，未必尽能讲究。余愿家庭中，万勿为庸俗所愚弄耳。〇再失血者，忌桂，虽有寒证，不可妄用。

《本经序疏要·序例》卷一：凡药禀赋绝类，则功用广博。然推其端绪，要有归着。譬如麻黄，其异在所产之地，冬不积雪，则其归着在鼓发阳气，冲散阴邪。故凡束缚难伸之风贼风挛痛，蔽锢盛热之寒伤寒，乍扬更抑之热温疟，迫隘不顺之气上气咳气，皆所能疗，诚得谓一种可主数病矣。然不能治筋骨懈弛之风，阳气漏泄之寒，鼓荡不羁之热，随火冲逆之气。稽其效曰出汗，亦仅能令霾中见晛，不能令旱处致霖；曰下气，却只能于横中辟道，不能于直下凿渠，又可谓性理有偏着否耶？太阳病项背强几几，汗出恶风者，桂枝加葛根汤；反无汗恶风者，葛根汤。用麻黄不用麻黄，其别在汗。咳而脉浮者，厚朴麻黄汤；沉者，泽漆汤。用麻黄不用麻黄，其别又在脉。立方之日，不洞晓是理，易致疑混。陶氏序《肘后百一方》云：常居闲佚，乃可披检方书。或从禄外邑，将命遐征；或宿直禁闱，晨宵隔绝；或急速戎阵，城栅严阻，忽遇疾厄，拱手相向。搢绅君子且然，何况贫家野居，能不向单行经用赴急抄撮以求活？此时而欲研究方书，探讨经义，证其非是，岂特不能，且不暇矣。为此，编者笔墨省减，病名既得原委，药味遂可别择，循证求病，因病得药，从药检宜，诚可谓探之囊笥，庸竖均可成医者。嗟夫！世风递易，遵守殊规，徒知寒可攻热，热得疗寒，补概益虚，泄能除满，欲适燕而北其辕，固不为非是，殊不知自吴直往，定抵海滨，从滇径徂，辄归西域，遂致轫发坦途，诣终茅塞。惟古人所指示，曲尽攸宜，纵使羊肠鸟道，循是遄征，必可届四通八达，此昔日之僻径，即今日之广衢。而今日所谓广衢，乃金元已来，所别辟也。甘苦之义，其旨渊微，冷热之宜，其情直遂，注此于下，相得益彰，意简要而用专精矣。

疗风通用。〇风之病人也，大率有三：有感而即发者；有既入人身，盘旋气血间，久乃成病者；有人身阳气自应风化为患者。感而即发，如伤寒、温热时气等类是已。既入人身盘旋气血间，久乃成病，如风眩、头面风等类是已。此篇大旨为诸病提纲挈领，独于人身阳气自应风化为病者加详。何谓人身阳气自应风化？盖阴性凝聚，阳性发散，阴聚之阳必散之，则阴阳固互相为用矣。然不有阴气凝聚，阳在内不得出，奋击为雷霆者乎？不又有阴气凝聚，阳在外不得入，周旋不舍而为风者乎？是故风者，阳气之变眚也。其卦为巽。巽者，阴初凝而完聚，阳始退而娇强。强者，力不能散聚之纫密，聚者偏不受强之提撕，于是相摇、相曳、相摩、相荡，而周旋不舍焉，而抑扬飘骤焉。必得雨而风乃息，雨固阴阳之既翕而化焉者也。故夫人身之阳，在上则欲其与阴化而下归，在下则欲其化阴而上出。设使在上不与阴化，在下不能化阴，斯阳亢无以升降，于是为出柙之虎，失系之猿，而穷而无归，咆哮狡狯，百变不已。窥篇中大意，阳之郁者伸之，阳之劲者缓之；阴之结者破之，阴之竭者濡之。随其所在而泽阳，因其所近而招阴，增膏以定火之炧，溉水以拯木之枯，总不出用阴和阳一语。就病以征药，即药以审病，纷纭胶扰之中，未始不可随处洞彻源委也。

风眩。〇阳在上不与阴化，在下不能化阴，均之风也。何以在下之风，有肠风、胃风，则为飧泄也。又有风秘、风燥，则为便艰也。在上之风，有卒仆无知，痰涎涌逆也。又有头风眩痛，涕洟唾泪也。此不特有浅深之殊，抑亦有开闭之异。盖阴之锢者阳必郁，则阴固锢阳，而阳亦烁阴也。阴之漏者阳必动，则阴固背阳，而阳复迫阴也。故夫闭者益闭，开者愈开。闭者之致毙，是阴竭阳亡；开者之及危，乃阴离阳决。虽然闭之弊断有甚于开，试思风头眩痛，非卒倒无知之轻者乎？痰涎涌逆，非涕洟唾泪之甚者乎？然参绎前篇，与此篇义旨，又有以知闭者宜醒阴导阴以济阳，开者宜顺阴和阴以平阳，为同中之异矣。顺阴和阴以平阳奈何？试以烛炧则泪垂，波荡则舟旋证之。夫烛炧泪垂者，咎在阳而不在阴；波荡舟旋者，咎在阴而不在阳。但风息则非特烛不炧，即波亦不荡矣。是岂不可并合而论，然不有膏不坚，而烛垂泪者乎？不有水激搏，而舟旋转者乎？水激搏而舟旋转，是地势之倾欹也；膏不坚而烛垂泪，是气候之过暖也。疗风无藉乎崇土，此篇偏疊隶以参、术、薯蓣，疗风何资于渗利，此篇乃并列以茯神、茯苓，而菊花之苦平而降，蔓荆之辛寒而升，术之苦温而守，性殊楚越，而收泪之功则同，其可谓顺阴气使就下，和阴气使归壑，平阳气使宁谧者，非耶！考仲景治眩，多着意于水与饮，故苓桂术甘汤、真武汤、五苓散、泽泻汤，均不得谓为治风，则风眩之必兼治水，从可识矣。

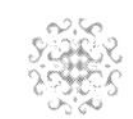

头面风。〇头面风亦在上之风也。其主治多用温升，核以阳在上，不与阴化之义相悖否？夫岂知头面风固在上，其所以然却在下哉？《灵枢·邪气藏府病形篇》黄帝曰：首面与身形，属骨连筋，同血合气，天寒则裂地凌冰，或手足懈惰，然而其面不衣，何也？岐伯对曰：十二经脉三百六十五络，其血气皆上于面而走空窍，其精阳气上走于目而为睛，其别气走于耳而为听，其宗气上出于鼻而为臭，其浊气出于胃，走唇舌而为味，其气之津液，皆上熏于面，而皮又厚，其肉坚，故天热甚寒不能胜之也。是岂非其末在上，其本在下欤？巢氏曰：头面风者，诸阳经脉为风所乘也。诸阳经脉上走于头面，运动劳役，阳气发泄，腠理开而受风，谓之首风，是岂非招风取中之故欤？观篇中一则曰游风，再则曰去来，讵非其病既不常在，亦不竟除，来本无期，去亦无迹。其来也，或目泪，或涕唾多，或忽忽如醉，或头痛，或生疮，或肿，或不光泽，或面目黄色。其去也，倏然若失，则其阳气暂弛而病生，稍张而病罢，犹可不使阳化在下之阴，令上出而为光泽脂致，以长肌肤润颜色乎？是其于风眩，一则水乘风以上激，一则火委顿而不上炎，乌可同日语也？然机关既在下，何以不病于下，而病于上？夫适所谓阳不固，而非阳衰，阳衰则病于下矣。然至用天雄，不可不谓阳衰，是则有说焉。夫远行劳力，汗出于肾，经有明文，运动劳役而至阳气发泄，不能不谓伤自肾。始而阳之发泄有多端，其已发而未泄者，则因其上而越之矣。若已发已泄，继踵而不止，慓悍而难禁者，能不按而收之乎？若发泄过甚，根柢将倾者，能不因其衰而彰之乎？夫固难以一途论也。充阳以运阴滞，散火以靖阳气，息风以奠阳位，和阴以达阳光，名曰治阳，实以治阴中之阳。名曰治下，实以使自下而上，推其变而会其元。古人之用意密矣哉！

中风脚弱。〇中风脚弱之候，与头面风适相对照，其治自应推在上之阳，回入阴中以强之已耳，乃复列入性寒通利者过半，是何故欤？夫既曰弱，则非拘急挛缩可比，却甚有似于痿；既曰脚，则非头项身体尽然。又不全系于风，何则？风性善行，不能但驻一处。弱者，筋弛而不束骨也。《生气通天论》曰：湿热不攘，大筋緛短，小筋弛长。緛短为拘，弛长为痿。又曰：有伤于筋纵，其若不容。《痿论》曰：心气热则下脉厥而上，上则下脉虚，虚则生脉痿，枢折挈筋，纵而不任地。果尔，则行湿以去热，使阴得以上济，通血以导气，使阳得以下蟠而自上下下之化通矣，又乌得但恃引火回阴之一端耶？然则直曰痿可矣，何得命之曰中风？夫风固阴性凝聚，阳在外不得入，则与之周旋不舍而为者耳，特凝聚之中，果何气哉？试思气交之令，天气迷蒙，地气抑遏，土木生润，阶础流浆，非阴之凝聚湿与热耶。而旋即雷雨洊至，必首御以风，是风非湿与热凝聚而生者耶，乃是时也。胶柔弦弛，任是坚脆之物，必转湿润焉。则所谓中风脚弱，非飘扬凄揜之风，亦非掀天刮地之风，直是酝酿于湿与热中，欲出而未得出，欲息而不得息者。彼痿则虽间亦有挟湿，如所谓肉痿者，余则均系热灼阴消，皮毛、血脉、肌肉、筋膜、骨髓直干枯焉耳。此风与痿之所攸分，即本书不载痿之由已。再核篇中，凡性温者，所主必云冷云痛，间有性平、性寒者，所主亦有疼与冷焉。是其转移阴阳之浮滞，散发阴阳之抑郁，畅达生气之留连，拨正经脉之违逆，具握化机，力专效捷，自有常理于中。而非可以常情测者，尤宜具眼观也。

久风湿痹。〇痹之训为冷疾荀子《解蔽篇》注，为湿病《说文》。则风者，其冷湿之所化欤。是盖不然，若本无风，而风为冷湿所化，则《痹论》不得云有风气胜者矣。然则此篇但云风湿而不云寒，则寒者得无风湿之所化欤，是又不然。《痹论》云风寒湿三气杂至，合而成痹，则为病之由，固三者兼受矣。曰杂至，谓错杂而至，不拘孰先孰后也。曰胜，谓其气较之他气为盛也。曰行、曰痛、曰着，则病之情状已该其中矣。然则篇中以缓急淫淫周痹为风胜，以拘挛历节偏痹为湿胜，以痛为寒胜。而治风以散，治寒以热，治湿以渗可矣，何为乎寒热杂陈，通补互用？岂痹亦有属虚、属热者哉？夫风为阳，寒为阴，湿为阳中之阴，则邪既有阴阳矣，何况人身亦有体质之不齐，阴阳之偏旺，气候之胜复，而感触动荡于其间，岂能执一以为则，而无藏府之违从，气血之消长耶？或曰痛者，寒气多也。病久入深，营卫之行涩，经络不疏则不通，皮肤不营则为不仁。阳气少，阴气多，与病相益，故为痹寒。阳气多，阴气少，病气胜，阳遭阴，故为痹热。其逢湿甚者，阳气少，阴气盛，两气相感，故汗出而濡也。又曰：痹在于骨则重，在于脉则血凝不流，在于筋则屈不伸，在于肉则不仁，在于皮则寒，具此五者则不痛。凡痹之类，逢寒则急，逢热则纵。据此则又岂得按其始以定治乎？然则何以不及五脏诸痹之治？夫篇中除烦平喘，通利血脉，养营定惊，伸引筋骨，下气止呕之物，亦何尝阙，顾谓不治五脏痹耶？或谓仲景云：风之为病，当半身不遂，或但臂不遂者，此为痹。其辨严矣！何以篇中治痹之物，尽治风之物？夫此则邪之力有大有小耳。譬诸寇盗力大者，径情直行，无敢与忤；力小者，诱引相得，萃于一隅。然正其治化之端，通其出入之道，招徕其胁从，歼戮其巨魁，剿大剿小一也，焉用别乎。特风多猝然而至，痹每积渐乃成。故以久风湿痹标名，非谓更有骤风湿痹相对照也。

贼风挛痛。〇《灵枢·贼风篇》黄帝曰：夫子尝言贼风邪气令人病，今有不离屏蔽，不出室穴，卒然病者，何也？岐伯对曰：此皆尝有所伤于湿气，若有所堕坠，恶血留于内而不去，卒然喜怒不节，饮食不适，寒温不时，腠理闭而不通，其开而遇风寒，则血气凝结，与故邪相袭而为寒痹；其有热则汗出，汗出则受风，虽不遇贼风邪气，必有因加而发焉。帝曰：夫子之所言，皆病人所自知也。其毋所遇邪气，又毋怵惕之所志，卒然而病者，何也？惟因有鬼神之事乎？岐伯对曰：此亦有故，邪留而未发，因而志有所恶，及有所慕，血气内乱，两气相搏，其所从来者微，视之不见，听而不闻，故似鬼神。据此则贼风者卒然而发，正与风湿痹之积久乃成者相反矣。顾贼风未必尽为挛急，挛急未必尽由贼风，则贼风挛急者，其如飞尸，如鬼击，不假有因，卒然而发之挛急欤。然前此种种，《诸风篇》未必竟无挛急。此篇种种诸证，又未尝皆挛急。谓前此诸挛急，非卒然而得则可，谓今此卒然得者，虽不挛急，亦得命为贼风挛急，可乎？核此篇，仅痱缓不收，皮肌风痹，两者无挛急，余则不可屈伸，机关缓急，缓急风胁痛，关节风湿痹痛，皆挛急也。矧痱缓不收上，明着贼风鬼击耶。惟卒然得者，与不卒然得者，所主药物大同小异，是则宜参究耳。

虽然，论病则当严别所由，论治却宜实据现在。使风以阴阳不合化而病者，必推前此五载十年曾患感冒以为据，是犹历家之推历元，纵有合而无相干涉也。但是见气之壅滞，则调其气；见血之泣涩，则和其血；见痰之涌逆，则利其痰；见湿之阻碍，则行其湿。风之由外入者，鼓舞元气以驱而散之；风之由内成者，提曳阴阳以和而息之。纵是骤然而得，积久而成，能外是哉。且前此诸篇，有和血者矣，有行湿者矣，而未宣明其所以然。得此《贼风篇》一证，而后所以和血，所以行湿，乃能了如指掌。则所谓喜怒不节，饮食不适，寒温不时，及志有所恶，或有所慕，检前此诸篇，亦未尝不有互相吻合者，总在临时进退推移以求其合，而无失之拘执，无失之附会，斯可矣。

暴风瘙痒。〇仲景云：太阳病得之八九日，如疟状发热恶寒，热多寒少，脉微，面反有热色者，未欲解也。以其不得小汗出，身必痒。又云：寸口脉迟而缓。迟则为寒，缓则为虚。营缓则为亡血，卫缓则为中风。邪气中经则身痒而瘾。又云：脉浮而洪。浮则为风，洪则为气，风气相搏，风强则为瘾。身体为痒，痒则为泄风，久为痂癞，气强则为水，难以俯仰。巢氏云：游风在于皮肤，逢寒则身体疼痛，遇热则瘙痒。又云：人身皮肤虚为风邪所折，则起瘾。据是则风瘙痒证，均系营卫有邪，或寒为热折，热为寒折，欲内不得，欲出不能故耳。夫心主营，肺主卫。热折者病关于心营，故血脉不咸而为癞。寒折者病关于肺卫，故气机沸逆而为水。此篇中所列，除诸治下体湿痒外，余皆行心肺之物矣。然行气者倍多，利血者绝少，则以诸痛痒疮，虽属心火，但痒究在皮肤，皮肤间气既行，病气已难驻趾，任是血脉间尚有邪气涌出，亦可随气而行，竟使不能更聚。惟其瘙痒本涉于阴，借阳分为藏纳者，则宜从阳分透达其阴滞，以为埽地无余之计。且病原系暴起，则若是者，本无多耳。要之暴风瘙痒，与贼风挛急，均是暴病，而一病于阳，一病于阴。病于阴，故用搜逐之物多；病于阳，故用疏利之物多。已属两相对待，又相并而对待。夫久风湿痹为卒然而得，积久乃成之规模。治风者七篇，其脉络条理如此，统会而观之，则非特久暂之分可明，即上下内外之别，均了如指掌矣。

伤寒。〇仲景纂《伤寒论》，用药几至百品，今且未得其半，果足尽伤寒之治耶？殆有说焉。《伤寒论》是曲罂其流，而此则疏瀹其源也。详《伤寒论》兼证，有风湿痹，有风眩，有水气，有下利，有大便难，有小便不利，有黄疸，有咳逆，有痰饮，有宿食，有腹胀满，有腹中鸣，有心下急结，有心烦，有喉痛，有吐血，有衄血，有耳聋，有目赤，有瘀血，有好眠，有不得眠，一一推明其传变之由，处以确当之治，兹则已各分门类，可别寻而得矣。惟溯其得之之病，曰伤寒，曰时行，曰中风，曰瘟疫，曰寒热，曰温瘴，曰温病，曰伤暑，以别其受病之故。而推其始得病时所隶之证，曰头痛，曰心下恶，曰胸中邪逆，曰大热口疮，曰热泄下利，曰惊恚怒气，曰淋沥邪气，曰诸毒气，曰筋溢，曰骨中痛，以审定其缘何而连引及是，以订其治则而利导其阴阳，驯扰其偏驳，使不至传变无方，与《伤寒论》实互相为用，而适相成者也。夫以寒遏阳，而阳暴张；以热劫阴，而阴骤耗。当其正气未动，固不难发越其寒以安阳，解散其热以存阴也。无如其来也非一途，其宅也非一处。何况勾引之者，藏匿之者，皆人身平昔失职之气血，乃相与合从连衡，根株蔓引，苟不分昆冈玉石，直谓将而必诛。则既患病之人，其无恙之阴阳，有几能不决裂溃败哉？故据其源，令转相化诱，而使滞者开，郁者解，外者彻，内者通，就其素相入而入，因其故相和而和，于是不相浃者浃，不相容者容，以致乎阳能纳阴，阴能附阳，而复其太和焉。试核篇中陈药凡四十一味，其未经《伤寒论》用者得二十一味。参二十一味之性情功用，皆在温暑、瘴疫、痰湿、毒火中，与伤寒之源迥别。其《伤寒论》常用，而篇中阙如者，除诸兼证可别寻主治外，皆系温补填摄之物，则亦可悟源异者不可混施以求合，流同者不必引绳以致歧。六淫之外加，二气之内戾，总在直据当时，无泥陈迹，则扬扢疏瀹，各尽其长耳。谓此篇补《伤寒论》之阙也可，谓此篇阐《伤寒论》之义也亦无不可。

大热。〇大热，即《伤寒论》所谓身热不恶寒，反恶热者也。果尔，则应隶之伤寒，不得别为条目。且阳明病虽身热不恶寒，反恶热，其始得之一二日，必恶寒也。然则诸病皆有热，惟此病之热独盛，他病不足与侔者，方可谓大热欤。果尔，则应诸病为纲，而热乃其中一证。今观篇中所主，均系热盛而他病生，非他病居先而热续增也。故夫大热者，虽有所在之不同，所本之或异，然终不恶寒无休息，纵兼他病，然推其故，总由此而累及，乃得独标一目，自成一证耳。观夫内有所因，而热独着于外；外有所因，而热独逼于内；上有所因，而热独伏于下；下有所因，而热独浮于上。虽同为热，而已各殊其分矣。何况内者有在肠、在脏、在胃、在肝、在心肺、在胸中之异；外者有在肌肤、有在皮间、有身痒、有发疮、有支满之异。上者，有头热、有口干舌焦之异。下者，有伏热、有泄澼、有大腹黄疸、有小便不利之异。若不因其轻而扬，因其重而减，有形者导之于内，有邪者渍形为汗，而但执寒因热用为治可乎？虽然，大热者火盛也。火盛必济之以水。乃篇中病因有缘湿而热盛者，治法有利水而热除者，岂湿与水非但不足以息火之怒，而反足以资火之燃耶？夫水火之相济也，必其相和而后能相受。不和则两相拒而不相下，不受则两相贼而适相残。故病本不盛，以相拒而增，以相贼而剧，惟导去其相拒相贼者，而病于以减焉，非反也。所谓适事为故耳。然则均之湿热也，水自行而火自盛。如身热泄澼者，此又何说哉？夫身热泄澼者垢污因热而积于中也。垢污因热而积于中，则澼者非特可涤垢，亦且可泄热，乃垢不去，热又不减，则其故不在流行之水火，而在留着之形质，阳无所入而转盛，阴无所交而自行，故其治必使形质能随气化，而后气化得行焉。又不可与寻常湿热并论也。寒者热之，热者寒之，固经训也。第以谓如火之熯水，水之沃火则非矣。何以言之？夫人身之阴阳，相须以为生，相违而致病。设病乎水者，以火熯之，水未竭则离火，而水仍病，水已竭则死矣。病乎火者，以水沃之，火未熄则水干，而火仍燃，火已熄则亦死矣。故治病之道，贵乎能使阴阳相入而相济以成和，相入之道无他，在乎能巽顺耳。故《易大传》曰：巽，入也。试核此篇之旨，或全阴以配阳，或化阴以从阳，或浥水以滋火，或迎火以致水。阴格阳而阳怒者，抉其阴而阳自畅；阳蚀阴而阴消者，裕其阴而阳自饫。甚且引其至故所经行之道而阳通，导其至故所舒散之化而阳泰，而无一味逆折之意于其间。对待而观之，则以热治寒之道可知矣。推而广之，则宜补而用填塞之方，宜泄而行罄尽之计，救涸辙之鲋而抉西江之水，疗七年之病而求三年之艾，均可谓不识时宜，卤莽灭裂者矣。奈何从事于此者，不思丝丝入耶？或谓阴阳必相入而后得成和，是固然矣。第相入不徒恃巽顺也，如《易大传》虽以巽为入，《春秋传》之入犹可以顺释之欤，是何不可之与有。夫外之师而克入，必其内有衅；内之入既出而复得入，必其内有应。今试以篇中实证附之外师之入，虚证附之出者之入，焉有无衅而可攻，无应而得还者欤？衅者，民心之不顺其上而固结焉者也。应者，民心之不忘于我而系恋焉者也。因其不顺而损之，因其不忘而益之，非巽顺以入之之谓欤。说者谓尧舜是顺民之心，汤武是逆取顺守，然《易大传》不又曰汤武革命顺天而应人乎？是知成和必以相入，相入必以顺也。

劳复。〇差后劳复，元气正伤，病体增病，自宜益剧，则堵御之方，补救之术，应加广矣。

奈何仲景弁髦视之，寥寥数则，且并阴阳易差后，劳复、食复之治胥在焉，可不谓太简乎？殊不知伤寒正病，外别六淫，内析六经，推极其变，固已毫无罅漏。但既系病愈复病，则必有复病着象，故更随象设法，以示人就地铲除之义。盖六经正文已要其终，此则更原其始耳。倘不应时获验，而更变幻披猖，不仍有六经正文在乎？是篇继述仲景之志，剖析仲景之义，尤妙在不即不离间，直谓全在藕继丝连，草蛇灰线处，遗下阴阳偏胜，随所激动而触发焉。故此数味之中，汗下清和，无非当时对证之治，而跬步不离病后复病之旨。观其于由痰、由湿、由热、由蔽，在气、在血，总若因陈干而发新枝者，可不谓脱胎仲景，别树新义者耶。要之复病之流讵止于是，倘别现他证，仍随证索治可矣。

温疟。○目标温疟，举痎疟、瘴疟、鬼疟、疟寒热而胥附焉，何也？夫痎疟、瘴疟、鬼疟、疟寒热之混于温疟，犹时行温疫、瘴热之混于伤寒矣。古人别病极严，凡相似而析者不徒析也，必其同中有异；不相似而合者不徒合也，必其异中有同。是故伤寒时行、温疫、瘴热之合，以其皆属阴阳相拒；温疟、痎疟、瘴疟、鬼疟、疟寒热之合，以其皆属阴阳相争耳。夫阴阳相争，则分理其阴阳可矣，乃劫痰行水利湿之物，且居其半，何哉？殊不知此正分理阴阳微意所在也。《素问·疟论》大旨：邪藏骨髓之中，不与阳俱出，而随阴偕行，出则并于阳，以与阴争为热复。入则并于阴，以与阳争为寒者为温疟。阳加于阴，阳逐阴行者谓之汗，则温疟之邪，固依水为行止者也。凄怆寒水，藏于腠理，复感于风，两气相搏，伏卫气经行之所，届卫气来，先受者先动，则风并于水而寒；后感者后动，则水并于风；而热者为疟寒热，必得汗而热始解，则疟寒热之邪，亦依水为行止者也。特温疟之汗当其始，疟寒热之汗当其终耳。《灵枢·五癃津液别篇》谓天暑衣厚为汗，天寒衣薄为溺与气。则汗与小水本系一气所化，而翕张于外，则有去有来；通输于下，则往而不反。是治疟者，多半以劫痰行水利湿，又何疑焉？观篇中即非劫痰行水利湿者，其旋转阴阳，每于阖辟翕张之处，缓其阳之怒以挠阴，而于结聚痞满之中，泄其阴之阻以激阳，其使外达者，又每跬步设防，俾能出不能复入，以就其彻底毕达之功。其与他外感为寒热者，界划分明，无少混淆，是其纲举目张，有条不紊。为何如哉？若夫瘴疟、鬼疟，即疟寒热之偶兼他疠者，痎疟即疟寒热之久而不已者。皆阴阳相争者之支流余派，如瘅疟，虽亦起落有时，即不入焉，则以其单热无寒，非阴阳相争耳。故斥之。○然则明人所创治疟方，谓使邪离于阴阳者，非极善之法欤。夫其所谓用风药之甘辛气清者，以升阳气，使离于阴而寒已，用苦寒引阴气下降，使离于阳而热已者，是使阴阳相离，非使邪与阴阳相离也。使邪与阴阳相离，犹可言人身阴阳可使之相离乎？且《疟论》明言，疟由暑热气藏于营气之舍，寒水气舍于皮肤之内，而其所用甘辛气清风药，柴胡、升麻、葛根、羌活、防风，果可使藏于营气之舍者离乎。其所用苦甘寒石膏、知母、甘草、粳米，果可使舍于皮肤之内者离乎。吾正恐其在外之阴邪愈加蔽痼，在内之阳邪益难升发，两气互阻，驯至寒不成寒，热不成热，决裂溃败耳。乌得云极善之法哉？嗟嗟！土苴古法、刍狗经方非一日矣。太阳病得之八九日，如疟状发热恶寒，热多寒少，一日二三度发，身痒者与桂枝麻黄各半汤。服桂枝汤后，形如疟，日再发者，汗出必解，宜桂枝二麻黄一汤之文，何尝不在《伤寒论》？何尝不使邪气与阴阳相离？柴胡去半夏加栝蒌根汤，治疟病发渴，亦治劳疟。柴胡桂枝干姜汤治疟多寒，微有热，或但寒不热之文，何尝不在《金匮要略》，亦何尝不使邪与阴阳相离。扩而充之，则皮肤之内邪气盛者，大小柴胡、柴胡桂枝、小柴胡加芒消加龙骨牡蛎，亦何者不可用？予每于疟来时先呕者，用半夏泻心；吐泻交作者，用生姜泻心；胸痞下利者，用甘草泻心；汗多腹胀满者，

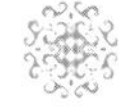

用厚朴生姜甘草半夏人参；腹满痛者，用桂枝加芍药；皆应如桴鼓。若更参此篇，以逗引其阴阳，抉摘其巢窟，当益便利如指，而必杜撰成方，以示古法经方之可唾弃耶。且夫邪之阴阳，与人身之阴阳，不能不相从，犹水之必流湿，火之必就燥，不能强之使违也。况邪能与阴阳相并，而为旋转之枢耶。相并者能相入也。能相入，原系人身阴阳生化之机，故疟虽久，多不致死。特能相入而不能相和，故每连月浃旬，不能骤解，以其开者自为开，阖者自为阖，而不能相顾耳。倘使阖中有开，能拒邪而不拒正；开中有阖，能入正而不入邪。斯开阖之间，阴阳日相联络，邪气日益零落，愈病之机，遂可把握。故本篇之用介类，实皆取意于翕辟之中，以挫其邪，较之取意于使邪与阴阳相离者，明眼观之，自有以知其不侔矣。

《本经序疏要》卷二：中恶。〇巢氏云：中恶者，卒然心腹刺痛，闷乱欲死也。按此与贼风均为卒发之病。第风系阴阳之偶愆，故钟于音声，发为飘骤，由腠理入筋脉而阻人营卫。此是阴阳之偏驳，故钟于臭味，发为激射，由口鼻入胸腹，而隔人气血耳。其已中人也，又或为呕吐，或为肠澼下利，或为腹胀，或为霍乱，自当各按见证而求治。惟或着于阴而锢阳，或着于阳而逼阴，或着于血而闭气，或着于气而动血，种种不同，是以投其间，抵其隙，或崇阳以化阴，或由阴以起阳，或通气以调血，或和血以行气。大率用苦辛温烈为主治，间之推荡以开其蔽，佐之升发以扬其遏，率之辟恶以夺其魄，杂之调和以缓其急。因其欲上而上之，因其欲下而下之，因其欲外而外之，因其欲行而行之，尽矣。第此与心腹冷痛大同，不过彼系积渐而成，此由卒暴而得。以冷原天地之正气，恶是天地之沴气。正气与正气自能彼此相容，不久可化。乃痛而不已焉，则其人正气之不足尤盛，故治之者多以补而温。沴气与正气本不能相入，故随即激而发病，而治之者必相度其势而疏瀹利导之也。奈何世之诊视二者，不目为急痧，即谓为肝气。急痧则用金石开泄之剂，犹可开通闭塞，抉去秽气；肝气则用骫骳利气之物，不能去病，适以导病游行他所。治病贵乎先正病名，厥有旨哉！

霍乱。〇既云呕吐而痢名霍乱矣；复云病发热，头痛身疼，恶寒，吐痢者名霍乱。是霍乱之证，不特吐痢，必且兼有表证矣。又云：痢止复更发热。又云：却四五日至阴经上，转入阴必痢。又云：似欲大便，而反失气，仍不痢者，属阳明。见霍乱之证，吐痢止后有表证不止者，且有实则入阳明，虚则入三阴者矣。《伤寒论・霍乱篇》寥寥数策，而外自三阳，内至三阴，贯通周浃，传变分明，治法详尽如此，何容复赘一辞。乃兹篇更以药二十余味，命为通治霍乱。而仲景所不用者，十居其八，是果于仲景之书有关会否耶？盖呕吐暨下利，有因伤寒而致者，有不因伤寒而致者，则霍乱亦必如是矣。霍乱之有因伤寒而致，有不因伤寒而致，于何别哉？巢氏曰：霍乱者，挥霍之间便致缭乱也。由人温凉不调，阴阳清浊相干，乱于肠胃变发，则心腹绞痛。心痛者先吐，腹痛者先痢，心腹并痛则吐痢俱发。实者身发热，头痛体痛；虚者但吐痢而已。其别有饮酒、食肉腥脍生冷过度者，有居处不节者，有露卧湿地者，有当风取凉风冷袭之者，皆归于三焦传于肠胃而作也。惟此则不特霍乱之或因伤寒，或不因伤寒，既可晓然。即此篇药品所主，亦将思过半矣。盖补虚有调中、和中之物，去实有利气、疏气之物，驱湿有散发、渗利之物，达外有开拓经络之物，以及解酒辟腥、却寒除水，概欲肠胃间阴阳相顺而不相干，使禀于三焦，输于膀胱，是不特竟霍乱之委，抑且彻霍乱之源矣。于仲景书又何悖焉？

转筋。〇霍乱有因伤寒而致，有不因伤寒而致，固然矣。转筋有因霍乱而致，有不因霍乱而致，亦不易之理也。奈何此篇所陈药品，检核《本经》《别录》多无主转筋明文，率有主霍乱名目，则一似转筋，并由霍乱来者可乎？盖巢氏之言可征矣！云大吐下后，阴阳俱虚，血气皆极，则手足逆冷，而营卫不理，冷搏于筋，筋遂为之转。云足太阳下血气皆少，则喜转筋喜踵下痛，以血气少则易虚，虚而风冷乘之故也。是以时俗之发转筋，止有两端，一者由霍乱，一者老人夜卧足间不暖。而二者之来，一系吐下后，一系无病。又一则足筋转手筋亦转，一则及足不及手，皎然可辨也。惟篇中所列，只及霍乱转筋，而不及老人转筋，此则应有说焉。夫曰冷搏之冷乘之，是冷气能及筋，筋畏冷气，为之绞转，非冷能入之也。而皆云因血气之少，营卫之虚，则护卫失于外，葸馁存乎中，其情益着矣。然其虚也，有方病、方不病之殊。方病者摘去其病源，病已而转筋不能不已。方不病者，亦必求其所以虚之由，自当核诸虚劳腰痛等篇。若以虚劳腰痛等篇，暖下补益之物，混于此中，则似霍乱转筋亦有温补之治。以霍乱者必转筋，老人者不皆转筋，故其治自宜界画分明耳。霍乱篇尚兼用补益，惟此篇则消暑祛湿，温中利气，独不及补益，可见霍乱固有因虚而作者。第因虚而作者，多不必转筋，则此篇虽寥寥数味，又岂不足取证于《别录》《本经》？岂竟遂无间隙可寻，义旨可按耶？

呕哕。〇《说文》《玉篇》《广韵》皆无哕字。哕字始于《难经·第十六难》，曰：其病烦心，心痛，常中热而哕，有是者心也。滑氏注云：哕，干呕也。夫哕之义为干呕，而此篇之目曰呕哕，若合为一贯，则呕哕连称，于义不可通。若分作两层，剖呕与干呕为二项，则呕又与下文呕吐条犯复矣。《诸病源候论》呕之目有六：曰干呕，曰呕哕，曰哕，曰呕吐，曰噫醋，曰恶心。是干呕不能与呕同称之证，其诸为呕哕之讹欤。《广韵》哕之读呼会切者，其义为鸟声，于此无涉；读于月切者，其义为逆气。而凡宛傍之豌、菀字，读于月、纡物、于歇等切，则哕哕以声相近，而为省体稔矣。况本篇通草下《药对》云主哕，而《别录》则谓心烦哕出音声，非确不可移之证耶。呕哕云何？巢氏曰：胃受邪气则呕，脾受邪气则胀而气逆，遇冷折之，气不通则哕。《灵枢·口问篇》曰：谷入于胃，胃气上注于肺。今有故寒气与新谷气俱还入胃，新故相乱，真邪相攻，气并相逆，复出于胃，故为哕。是呕者气上逆而有物，哕者气上逆而有声。或先有声而继之以物，或既有物而复续之以声者，命曰呕哕，何为不可乎？以是知呕哕，有因气者，有因寒者，有因火者，有因水者，有因虚者。导气更横开直降、散泄通顺之不同，逐寒又温中暖下、开结通阳之各异。至于益津调中以退火，开解渗利以驱水，益气泄湿以补虚，篇中莫不随事而制宜，因利而乘便，要之皆直揭其原，而浚其流，斯无盛盛虚虚之弊耳。《伤寒论》云：伤寒大吐大下之极虚复极汗出者，以其人外气怫郁，复与之水，以发其汗，因得哕。所以然者，胃中寒冷故也。云：伤寒哕而腹满，视其前后，知何部不痢，痢之则愈。《金匮要略》云：病人胸中似喘不喘，似呕不呕，似哕不哕，彻心中愦愦然无奈者，生姜半夏汤主之。云干呕哕，若手足厥者，橘皮汤主之。哕逆者，橘皮竹茹汤主之。夫以水火相轧而病，以阴开阳入而愈，其常也。而不知缕析条分，源同派异，有如本篇者，又焉得不揣切本篇义旨，而为仲景扩充微蕴耶？

大腹水肿。〇水肿一证，支派甚多。在《素问》有肾风、风水、涌水之别，在《灵枢》有肤胀、鼓胀、肠覃、石瘕、石水之别，在《金匮要略》有风水、皮水、正水、石水、气水、血分、气分之别，在《诸病源候论》有水分、毛水、疸水、燥水、湿水、水癥、水瘕、水蛊、水澼之别。今以药三十三物概之，谓可挈其要领，而尽其变欤，是固不可。然其命意所在，亦实有甚广大而极精微者，不可不察也。盖水者，节制于肺，输引于脾，敷布于肾，通调于三焦、膀胱，此其分焉者也。一处有病，则诸处以渐窒碍，乃遂成水，此其合焉者也。自其分者而言，则或始于喘呼，或始于胫肿，或廓于皮肤，或充于肠胃，或绷急于外而中空，或坚结于里而中实。自其合者而言，则均之一身支体，面目红肿已矣。就其合遡其分，而别其势之静与动、虚与实，验其机之上与下、出与入焉，以迎而夺之。适事为故，非已得其要领，遂贯其条目也耶。或谓《汤液醪醴论》所谓开鬼门、洁净府者，是治水之大纲。详篇中所列药品，大都皆属洁净府，而于开鬼门仅略及焉，不可谓偏而不全乎？夫论治论药，自是二端，无容相混，就如《金匮要略·水气篇》何尝不麻黄、桂枝、细辛、生姜间用，其黄芪、附子、甘草、石膏、芍药、杏仁、枳实，用之亦不一而足。又如《千金方》《外台秘要》等以兼喉中鸣，而加白前、半夏；兼咳上气，而加五味、干姜；兼小便癃闭，而加石韦；兼癥瘕及澼，而加麝香、牵牛、藜芦、苦参、狼毒、乌头、野葛、雄黄；兼满，而加厚朴；兼结，而加射干；兼热，而加黄芩、大黄。用适其当，未尝不奏捷也。而目之谓主水肿可乎？盖治必以方，方必该一病之全；药须求主，主必抵一病之隙。历绎自唐已前方书，固有治水而不用此篇之药者矣；未有他证，不兼有水，而用此篇之药者也。则彼此交互之处，岂无意义寓于其间乎？水证必小便不利，茯苓为利小便统领，《本经》载之，仲景遵用之，《别录》且一谓其主大腹淋沥，二谓其主水肿淋结，此独屏不载入，岂无故哉？夫松当生长之际，其气上行，则质疏而叶散，色青而不雕，及斩伐之余，其气下沦，则疏变为坚，散变为整，故若松脂之主疽疮，松实之主风痹，松叶之主风湿，松节之主久风，皆病淫于躯体而不能散者。至茯苓之利水，则病结于中而不能下者。观其上行之气于色为青，下行之气于色则白，青主升而白主降，其能利水审矣。第茯苓之利水，固降水之结于中而不下者，若水而过颡在山，汪洋盈溢，则非其所能降也。篇中诸味所主之证，不曰面目四肢浮肿，则曰腹满胪胀急痛，尽向上向横之水，是岂茯苓所能利？故《别录》所列不合之曰大腹水肿，而分之曰大腹淋沥、水肿淋结。夫淋者，小便涩也。结则闭而难通，沥则通而不爽。大腹则气盛于水，水肿则水盛于气。曰大腹淋沥，见气不能化水；曰水肿淋结，见水不从气化。茯苓者，专行直道，令水道气通，使水随气化而下，是固的对相符之剂矣。而本篇不载，非漏也，亦非佚也。见其所主者淋，而非主大腹水肿也。若载之，岂不嫌于能主上出横出之水乎？是故大腹水肿，而淋沥、淋结，用之可也；不淋沥、淋结用之无益也。此其不载之故欤。〇然则泽泻、猪苓，非茯苓俦欤。且其经文绝不及大腹水肿，乃得并列篇中，何也？夫水不畏其难于决泄，而畏其旁溢上出；不患其不从阳宣，而患其不从阴化。故凡水病，仲景收列之方，后人获效之法，用温用补者何限，此篇概不及焉，非匿也。盖以日暴水，以火熯水，原夫人知之无烦更谆谆耳。良以水体阳而用阴，性动而好静。试观天下巨川，凡归壑处必先汇为大浸，复束而狭之，则其奔流就下自无阻滞，不畏其更淤浊而淀矣。猪苓所治之水，平流漶漫，不搅亦浊，澄亦不清者也。而欲其从阴化，是犹使汇为泽，乃加束缚焉，以助其湍疾耳。是《本经》利水道之谓也。凡水中有热则趋下必梗，以热欲上而水欲下也。其在人而应之以浊，并可见其非特热不得伸，水亦不得升矣。惟泽泻善使水中之气出于水上，气伸而水亦升，水中之精微升，则其体质降矣。故《本经》称之曰消水，《别录》称之曰主消渴，而更谓为逐膀胱、三焦停水也。夫膀胱属太阳，三焦属少阳。少阳为枢，太阳为开。惟阳盛而不开，缘枢折而不转，则其所蓄，非热其谁？水以热停而欲逐之，自宜先转其枢，枢转而升降自遂矣。要而论之，泽泻所主，是水中之气不化，故于大腹水肿为要剂；猪苓、茯苓所主，是水不从气化，故应次之。而茯苓是水蓄于阴不从阳化，猪苓是水漫于阳不从阴化，以两者相较，则不从阳化者其常，不从阴化者其变，以是常者可略，变者不应略耳。

肠澼下利。〇肠澼下利，显不同科。释名云泄利，言其出漏泄而利也，下重而赤白曰，言厉而难也，是一病于通，一病夫塞，乌得以一物两绾之耶？殊不知塞与通，皆由于结，阴结而阳不足以破之，是以病乎通；阳结而阴不足以入之，是以病乎塞。故治利治澼，不容苟同，解结辟途，仍归一辙。此篇中用温剂燠寒滞，泄剂逐水停，所以既堪挽其过通，即得开其蔽塞也。而其批却导窾，却又别有经纬。盖读《伤寒论》《金匮要略》而知其部署分析各有区域焉。曰久利，曰暴利而已矣。治久利者，乌梅丸是也。暴利者，复宜分上中下三停。所谓伤寒服汤药下利不止，心下痞硬，服泻心汤已，复以他药下之，利不止，医以理中与之，利益甚。理中者，理中焦，此利在下焦，赤石脂禹余粮汤主之。复利不止者，当利其小便是也。合四方一法，而本篇原所载药，已十得八九矣。再核之以热利、气利、清谷利、厥逆利、既吐且利、实结利，此中岂复更有余蕴哉？惟一篇之中，别有所因，一证之内，更有罅隙，故不得不穷其流，而指以归束。如病在血者，及开阖之不遂者，食物之不化者，径道之枯涩者，自当各有的对之治焉。其他兼外邪者，解其表而利自宁；因劳乏者，补其虚而漏自止。则又不待言而可识矣。〇水利、久水利、赤利、久赤利、血利、久血利、赤白利、久赤白利、疳利、久疳利，此《外台秘要》方条目也。热利、冷利、疳湿利，此《千金方》条目也。太阳病桂枝证，医反下之，利遂不止。太阳中风，下利呕逆。太阳与阳明合病，必自下利。太阳与少阳合病，下利，伤寒发热，汗出不解，心中痞硬，呕吐下利。阳明少阳合病，必下利。太阴为病，腹满而吐，食不下，自利益甚，时腹自痛。自利不渴者，属太阴。少阴病，脉微下利。少阴病，下利清谷，里寒外热。厥阴病，下之利不止。伤寒先厥后发热而利者必自止，见厥复利。伤寒始发热六日，厥反九日而利，后三日脉之，其热续在者，期之旦日夜半愈。此《伤寒论》条目也。统而绎之，一言新久，一言冷热，一言表里。其何以合之是篇而使有所适从乎？夫是篇者所以尽其常，三书者所以极其变，无是篇诸药不足定下利之指归。无三书推原，不足知下利之委曲，此三书与是篇互相发明，还相成就处也。至三书旨趣，似若犹有歧者。然《千金》不云乎利方万千，撮效七八，宏之在人。陟厘丸、乌梅丸、松皮散，暴利服之，何有不瘥？温脾汤、建脾丸，久利得之，焉能不愈？而陟厘等法，载在热利；温脾等方，隶诸冷利，是已可就新久而分冷热矣。况在《伤寒》《金匮》，玄机妙谛，如走盘珠，毫无窒碍，如植芎䓖，逐节生根，而其归着，仍有大纲挺然对峙。则曰自利，因下而利也。自利者，不乘里不虚；因下而利者，不连表难治。何以故？曰下利脉沉弦者，下重也；脉大者，为未止；脉微弱数者，为欲自止，虽发热，不死。曰下利有微热而渴，脉弱者，令自愈。曰下利脉数，有微热汗出，令自愈。设复紧为未解，此自利乘里，可治之候也。曰下利，手足厥冷，无脉，灸之不还，反微喘者，死。曰少阴病恶寒，身蜷而利，手足厥冷者，不治。此自利乘里，不可治之候也。曰太阳病下之后，其气上冲者，可与桂枝汤，如前法。曰太阳病下之，仍头项强痛，翕翕发热，无汗，心下满，微痛，小便不利，桂枝去桂加茯苓白术汤主之。此虽下而连表之候也。曰动气在下，不可下，下之则腹胀满，卒起头眩，食则下清谷，心下痞。曰咽中闭塞不可下，下之则上轻下重，水浆不下，卧则欲蜷，身急痛，下利日数十行，此因下而不连表之候也。虽然利之支流，庸讵止是，如脓血利、水饮利、寒热错杂利、热利、协热利，甚者有应下之利，且不一端焉。何也？盖病之情不一，病之变不一，病之迁延不一，病之驻足不一。若因乎热、因乎实而止者不行，行者不止，以至水不资火，火不运水，则舍下何以使热去而水得浥土，水既浥土，而火遂畅朗耶。夫然，故下证多矣，多不云急下，而惟下利之当下者，每称急下，此可憬然悟也。若夫以寒已热，以错杂对待错杂，其理皆甚易明，以驱饮除水，俾水去而利自止者，更不烦言矣。〇更有一言可明全局者，曰《千金方》之以利属

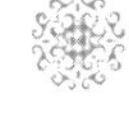

脾藏也。夫脾不为土乎？利者，水土之不胶黏也。《素问·经脉别论》：食气入胃，散精于肝，淫气于筋，食气入胃，浊气归心，淫精于脉，脉气流经，经气归于肺，肺朝百脉，输精于皮毛，毛脉合精，淫气于腑，腑精神明，留于四脏，气归于权衡，权衡以平，气口成寸，以决死生。流转脏气，遍沾所合，而不及脾肾，是可证食入于阴，气长于阳矣。饮入于胃，游溢精气，上输于脾，脾气散精，上归于肺，通调水道，下输膀胱，水精四布，五经并行，合于四时五脏阴阳揆度以为常。则独重脾肾，夹辅以肺与三焦三焦，肺通膀胱之道也。而遍行阳道以泽阴，是可明饮入于阳，气长于阴矣。故《小戴礼·郊特牲》曰：凡食养阴气也，饮养阳气也，不可互相发明耶。土之于水也，能浥而后布；水之于土也，就范而后流，犹江河必行于地。设使地不足以堤水，为害者固水也，受害者其谁耶？土卑靡则水为洼积而至盈必溃，舍培土何以使之相和？土刚硗则水不沾泄而无留必燥，舍拨土何以使之相入？大寒凝沍，凌结于上，土燥于下，舍温煦无从就和；大暑溽润，土既餍饫，水遂漫溢，舍凉肃决难消落。此篇中用寒用温，厚土疏土，所以并行不悖，至若土之高下骤殊，水奔驶莫挽，宜于置闸以蓄之。水之冲激所向，土之抵御难周，宜于加堤以护之。此篇中用涩用固之旨，更若土平水漫，待涸无期，何能不凿渠以导水？低土燥盼泽维艰，何能不仰戽为资？此篇中用疏泄，用滋柔之方也。他如缘虫聚而水碍流，因食滞而水被阻，血结亦能致气涩，气涩遂足离水土之交，气漓亦能致血漓，血漓尽足解键𫓶而溃，乌能不一一涉及脾肾哉？

大便不通。〇以大便不通而用篇中诸味，皆可无藉思索，立得成验者，岂遂径情直行，竟投之乎？抑犹当瞻顾详审，乃用之也。予则谓下药，终不可浪投。观仲景谆谆于不可下，至反复烦碎，而所谓当下之急下之者，脱口而出，又若断不容迟，则其故必有在矣。夫当下之证，莫多于《阳明篇》，以阳明之病为胃家实，正大便不通之谓也。然犹汗出多者不可下，小便多者不可下，不能食者不可下，脉缓弱者不可下，何况咽中闭塞者不可下，诸外实者不可下，脉浮大者不可下，病欲吐者不可下，诸四逆厥者不可下，面合赤色者不可下，心下硬满者不可下，又迭载于《不可下篇》耶。虽然既已识其不可用，即不失其所当用。故夫大便不通，而无以上诸证旁见侧出者，遂径情直行而用之，何患焉？以是观之，则篇中所载，已觉其谨严不苟甚矣。夫推寒荡热，两物之雄爽峻健，既已并峙于前，余非润以滑之，则血肉之品，苦以泄之而已，下药何限？岂独此区区哉？即唐氏所续软坚逐水导气开结，又岂无功相似性相近者，可以罗列备采耶？太阳病寸缓关浮尺弱，其人发热汗出，不恶寒而渴者，此转属阳明也。小便数者，大便必硬，不更衣，十日无所苦也，渴欲得水，少少与之，但以法救之，渴者宜五苓散。伤寒五六日，头汗出，微恶寒，手足冷，心下满，口不欲食，大便硬，脉细者，此为阳微结，必有表复有里也，可与小柴胡汤。阳明病，本自汗出，医更重发汗，病已瘥，尚微烦不了了者，此大便必硬故也，以亡津液，胃中干燥，故令大便硬，当问其小便日几行，若本小便日三四行，今日再行，故知大便不久出，今为小便数少，以津液当还入胃中，故知不久必大便也。仲景于大便不通不下之下，不治之治如此，后人寻思于此而扩充之，即此篇治法亦自有在矣。

小便淋。〇说者谓《灵兰秘典论》言：膀胱者，州都之官，津液藏焉，气化则能出矣。故利小便者，在用温通以化膀胱之气。而巢氏则谓肾虚膀胱热乃为淋，两说正相歧也。夫巢氏固云：水入小肠，下于胞，行于阴为溲便。肾气通于阴，阴为津液下流之道，若腑脏不和，则肾虚而膀胱热，热则津液、溲便遂数且涩，淋沥不宣，故谓之为淋矣。而泰西家则言肾之情热与湿，膀胱之情冷与燥，且言腰体之内有一穴，以膜皮围用为吸取血络脉络，绑缚络，使溺液流通，乃以腰之驱德，进于溺液之吸德，下至膀胱而泻焉。则出虽由于膀胱而化气则系于肾，肾之热湿正所以和膀胱之冷燥，且肾曰驱，膀胱曰吸，则是一脏一腑，紧相接递相和者也。若驱德不济，吸德遂优，于是热与湿者移于膀胱，而道路不顺，津液内溢，故小便如粟状，小腹弦急，痛引脐中。以是篇中温剂竟少，而性寒者类以清膀胱之热，平者类以助肾之驱。斯亦知彼说虽异，而无不可可通矣。然谓淋家不可发汗，发汗必便血，何也？请即篇中所列衣鱼、乱发论之，夫血水同源，并藉心火蒸化，其精者行于阴分为血，粗者行于阳分为溺，汗亦心之所布而征之肾者也。故曰肾主五液，入心为汗。今心以强迫之剂，必欲作汗而征诸肾，肾方困于膀胱之吸，而不能驱，其何能更输将不爽，于是心暴敛于下，膀胱不胜诛求，致所聚之热，所蓄之溺，并蒸迫化血下行矣。乱发之用，能使水火合德而化气，故血源浚而水自通，水道利而血自止。衣鱼之用，能化水湿于木气闭塞中，使从窍穴而达，故去疝瘕即以通水道，利水道即以消疝瘕。淋家缘发汗而溺血，惟以是耳。〇自其疲罢而言谓之癃，自其艰阻而言谓之淋。癃，罢病也《说文》。淋，懔也，小便难，懔懔然也《释名》。癃之虚者，溺多，汗多，泣多，唾多，气出而不反。其实者溺秘汗秘，目干舌干，气结而不解。此其所以然，既见于《疏证》石韦下矣。而《病源》复列五淋之目，曰热，曰冷，曰气，曰沙，曰劳，病则似不相兼，治则多容相济者。盖癃之虚近于淋之劳与热，淋之沙与冷又近于癃之实，且两端皆有因气成病者。则本篇之并列五癃五淋，非迭出亦非混淆矣。况言治癃之下不言治淋，言治淋之下不言治癃耶。惟曰利小便，曰利水道，曰利小便水道，曰逐，曰下，则不得不缕析而邕其义焉。夫小便者，水道之委。水道者，小便之源。宜利小便者必源清而委不顺，宜利水道者必委道而源不继；利小便水道，则通彻源委之谓也，又何难竟其义哉？下，降平声也。《史记·陈涉世家》蕲下索隐。谓降之也。《史记·郦食其传》令下足下正义。逐，从也。《楚词》河伯乘白鼋兮逐文鱼注。驰，逐也。《文选·南都赋》群士放逐注。流，荡也。《荀子·儒效篇》故风之所以不逐者注。以是论之，下者因其不顺，胁之使顺也。逐者因其无力，助之推送也。然则曰通，曰利，又何以别之？夫通者，对不通而言；利者，能通而不能便利如指也。是以篇中凡言下言通者，其物多有力而迅；言利言逐者，其物多宛转而和。以此权衡药之缓急，即以此科度病之虚实，则为癃为淋之差别自明，而三焦、膀胱之通塞顺逆自见矣。

小便利。〇小便利，实该小便多、小便不禁、小便数、遗尿四证。而四证者，惟小便数为有热，余则皆属阳衰。阳衰之中，又宜分作两端。如孩提之善遗尿，是阳气之未充也；老人之苦溺多，至夜尤甚，是阳之已竭也。大抵小便者，根于肾，行于膀胱。膀胱者，以气为用，气盛则中热，而有纪律，经行者不敢不受其节制。气溺则中寒，而不能自振，经行者遂不受约束，直达而过焉。是故小便数者，约束太过也。小便利者，径情直行也。小便不禁者，醒而不能约束也。遗尿者，昏而不能约束也。昏而不能约束犹可俟醒，醒而不能约束则直阳之惫矣。然此皆常病，可于方核覆证检方以求愈者也。此篇所载，则更有启发元悟，醒惕灵机者在焉。篇中大旨，小便之行固恃夫阴阳之相化，尤吃紧在土之浥渗。盖惟其浥，是以精华必留。惟其渗，是以形质必去。惟其当浥，是以有藉夫阳。惟其当渗，是以有藉夫阴。阴者所以召阳使归，而行所当行，止所当止。阳者所以布阴，使溉而内沾五脏，外透皮毛。且客热恃阴以消，孤阴恃阳以化，相裒相益以底平成，此不更于《病源》《千金》《外台》前加一曳纲振领乎，况以水中多节之物制水之无节，便而不溺之物转溺而不便之为病。引而伸之，触类而长之，医中关键，不益明了哉？虽然小便利之候，不得兼渴也。若兼渴，则是消渴病，而非小便利矣。〇漏芦，夫人知其能利水，此则曰止遗溺。小便

利者，其患必在窍之通。此则曰山茱萸能通九窍，止小便利，又通五淋，利小便水道者，必与遗溺相违。桑螵蛸两者兼治是焉，知其能不适相反耶。是三者皆当详其兼证，按其气化而明之。夫漏芦春夏色白，届秋变黑，能化金为水，固治湿热之物也。乃主皮肤热而有恶疮疽痔湿痹，是外之热不能入内以逐其湿，内之湿不能及外以和其热矣。膀胱者，肾之表，而肌肤又膀胱之表，倘其病表里不相符，而水道不利者，是肾虚膀胱热，用此正以除表热而逐里湿。遗溺者，是膀胱虚冷，不能约水，用此正以挽外热归里而约水。山茱萸花于仲春，实于初夏，必届冬乃成，味酸性平，是能挽金水以涵木，回下降以为升之物也，乃主心下邪气寒热，逐寒湿痹，是取其收中有发，发中有收矣。而更治头风风气去来，鼻塞，目黄耳聋，面疱而遗溺，是其一窍过通，而诸窍皆闭，通其诸窍，即所以治一窍之过通。桑螵蛸深秋生子，仲夏成形，是随阴之敛谧而藏，随阳之昌炽而出矣。《本经》以通五淋，利小便水道，列于伤中、疝瘕阴痿、血闭之下，是欲其化阴之敛谧，而从阳以出。《别录》以止失精遗溺，列于男子虚损、五脏气微之下，是欲其化阳之昌炽，而从阴以藏。三者虽同工而异调，而中实有理焉如此。

溺血。〇世之引经义言溺血者，莫不以《气厥论》胞移热于膀胱为据。特既曰癃、溺血，则属血淋，非但溺血也。血淋必溺涩，溺血必溺自如。巢氏曰：心主血，血之行身通遍经络，循环腑脏。劳甚则散失其常经，溢渗入胞而成血淋，是热淋之甚者。推其源，虽溺血之所由，原不外是，别其类，实通塞之殊致矣。然则《痿论》所谓悲哀太过则胞络绝，胞络绝则阳气内动，发则心下崩数溲血者，可为经义之准欤。是固脉痿之源，却亦溺血之鹄矣。然因劳悴而生火，与因七情而动阳，其所从来纵有久暂之殊，而以阳搏阴，实无彼此。况胞脉者属心，而络于胞中，证既不能离胞，情又不能离热，遂谓其竟相悬绝可乎？夫解结释缚必摘其纲，别嫌明微须穷其目。事固有木协黍铢末殊寻丈者，此血淋、溺血证必不可不别，而治原无不可相同。况溺血已久，续以急涩，急涩先愈，旋复溺血者甚多耶。在此篇之理，固不必以此而费辞，但欲明病之所由，然则终不得不详乎此耳。盖血与水木同源，而有凝释之殊。其不归经络，而自甘与水为伍，随其流行坎止者，不特化源有愆常度，必捆卫之土气，受盛之木气，均有不循其职焉。何但阴阳薄蚀，水火迫荡已哉。是故从水以凝之，从土以浥之，从阴以除其热迫，从阳以填其漏卮，而土浥之中，复分从火中使之收摄、从水中使之和谐两涂，其所以如此者，缘《灵》《素》于此既言之未详，后世复无有推明之者。《千金》《外台》虽列多方，然亦不述其源，惟孙氏于第一方提明房劳伤中尿血。夫房劳而致伤中，必亦只系胞脉之不咸，彼之悲哀动中者，能使胞脉闭而月事不来。则此之胞脉开，而血常自下者，自必因恣乐之过极，不参核至是，恐不特不能了此篇之旨，即《千金》《外台》诸方，亦未能取之左右逢源矣。溺血云乎哉！

《本经序疏要》卷三：消渴。〇或谓石药、肥甘、酒、盐四者，皆致消渴，隋唐已来，巢氏、孙氏、王氏言之极详，然咸谓其性热助火已耳。其能治致水所难制之火则未及也。况《释名》云：消渴系肾气不周于胸中。肾气不周于胸中岂特火之所为耶？予谓《四十九难》曰：肾主五液，以布五脏，在肝为泣，在心为汗，在脾为涎，在肺为涕，自在为唾。则胸中津润，所以溉喉舌而滋呼吸者，独非肾之所布乎？《宝命全角论》曰：盐之味咸者，以其气令器津泄。夫盐得水可化，得火复成。此其令消渴，在乎合水则行而不留，遇火则结而不散矣。《营卫生会篇》曰：酒者，熟谷之液，其气悍以清，故能后谷而入，先谷而液出。此其令消渴，在乎气系于上而不去，质倾于下而不停矣。何况石药者，入水不濡，入火则赤。肥甘者，遇水便浮，着火能燃。此其蟠踞于人身，但应火而不应水，且使脏腑不浥不沾。又何论夫周，是其涸竭之患，岂但胸中，盖将遍有焚如之害，固非特火之所为也。诸家之论虽详，大率巢氏之消渴、渴利、内消三者最为明爽，曰消渴者，渴而小便不多也；渴利者，随饮即溲也；内消者，不渴而小便多也。今以是篇核之，渴饮而小便不多，非有所泄，即有所停，寒而燥者以治泄于下，寒而达者以治泄于外，散而清者以治停于上，宽而利者以治停于下者也。随饮即溲者，非四旁不沾，即直道无节。故凡通内痹，行脉络，皆以使其沾厚土气，助熏蒸，皆以使其节。至不渴而小便过利，自有小便利篇可按。然篇中往往列止小便利之物，不在小便利篇者，岂不可彼此参伍，求所以分所以合耶？若夫不渴不利，善食易消，古人谓之食，与消渴无涉也。○然则食亦可以是篇之义通之乎？此则不可。《郊特牲》曰食养阴，饮养阳。脏阴也，腑阳也。《气厥篇》论消渴之源在五脏，食之源在六腑。五脏之不咸，则无以制通，而病反在阳。故本篇之药，多主气而轻清；六腑之不调，则无以制脏，而病反在阴，故《圣济总录》食诸方多主味而沉着。惟其流异，是以不可通，非特此也。凡因消渴而致之水气，治法遂绝不同。惟其源同，是以可通。凡不与消渴类之强中，治法乃殊不异，即此可明其指矣。

黄疸。○小柴胡汤、小半夏汤、小建中汤、瓜蒂散、五苓散、桂枝加黄芪汤、猪膏发煎，皆治他证为本，黄疸为标，他证愈，黄自不能不愈也。大黄消石汤、栀子大黄汤、消石矾石散、栀子檗皮汤、麻黄连轺赤小豆汤，则黄疸为本矣，而标病犹盛，不能竟舍标从本，故宜有辅佐以击动其标，其本乃能释也。惟茵陈蒿汤，乃为黄疸正剂。知茵陈蒿汤为黄疸正剂，则身黄如橘子色，小便不利，腹微满，为黄疸主候。发热不恶寒，但头汗出，余无汗，齐颈而还，渴饮水浆，小便不利，为黄疸正因矣。发热不恶寒，反恶热，是为阳明病，而承气证为阳明病之正出。茵陈蒿证，则阳明病之对出。以一有汗，一无汗，一小便过利，一小便不利。汗出多，小便利，所以成乎燥。汗不出，小便不利，则本燥末湿，所以只对化耳。不然，凡脉迟食难用饱，饱则微烦，头眩，小便难，纵下之，腹满如故，必其中先硬后溏，非特不能全成燥证，且骎骎乎全成湿证者，何以亦用茵陈蒿汤耶？此全从伤寒外邪立论者，若更参以《金匮》杂证，则不必有外邪，但系本燥末湿者，均得成黄。故夫酒者，气燥而质湿，受其伤则心中懊侬而热，不能食，时欲吐，遂为酒疸、房劳。甚者，阴已泄，阳不得越，遂与已化未成之阴精纠结，怫郁于中，欲出不得，虽微汗出，小便自利，而不免薄暮手足中热，膀胱急，而为女劳疸。更益之黄汗，所谓五疸具矣。篇中义旨，亦明明推茵陈蒿汤为督率，核以《伤寒》《金匮》所隶治黄诸方，无非由此而因候加味合成成方。如因懊侬，则合入栀子、豉、小承气而为栀子大黄汤；因小便不利，则合入五苓而为茵陈五苓散；因表利里实，则合入调胃承气而为大黄消石汤是也。独调胃承气汤用水消，此用火消，更核消石矾石散亦用火消，似其中必有故者。盖火消是曳阴向阳，乃携湿以就燥而散；水消是化阴济阳，乃剖燥以凝湿而行，于此即可以悟阳明病之正出对出矣。○至于篇中白鲜、秦艽、栝蒌根、黄芩，仲景虽未尝用治黄，而葛氏《肘后》，孙氏《千金》，王氏《外台》诸方多用之，揣其意旨，亦非贸贸然徒用之而已也。盖于此有以窥黄证之微焉。夫黄根于湿热，客于脾胃，固不待言矣。然非必上罩下承，面面周帀密围也，定有一端渗泄处焉。惟渗泄不敌其抟聚，是以蒸郁而成耳。不然，则所谓阳明中风脉弦浮大，而短气腹都满胁下及心痛，久按之气不通，鼻干，不得汗，嗜卧，一身及面目悉黄，小便难，有潮热，时时哕，耳前后肿，刺之小差，外不解之候，何以见不尿、腹满加哕者遂为不治耶！一端渗泄者，何如栝蒌根之主小便利，是其黄必仍小便通矣。黄芩主诸热黄疸，肠澼泄利，是其黄必大便泄矣。白鲜主头风黄疸，是其黄必头面多汗恶风矣。秦艽主寒湿风痹，是其黄必骨骱烦疼矣。倘不依证寻治，驯致病气连横，不至水气胀满不已，故曰疸而渴者其疸难治，疸而不渴者其疸可治。盖疸病至渴，则湿已尽从热化，熏熨元气，元气不支，求助于水，驻见水日增，而火日炽，如泼膏以救燎，愈益其不能息耳。况其病不愈则剧，自有定期，不容迁延耽缓，所谓当以十八日为期，治之十日以上瘥，反剧者为难治耶。十八日者，四季土旺用事日数也。土之所任，仅能及此，过是以往，力遂不胜，则将转移他处。而木金水火，皆非藏受湿热之所，无力推传，则土困顿而崩颓矣。曷若及早验其所向，因势以利导之耶。是故头面汗多，是风举湿于上，则令其沉于下，俾其气彻底而随之化焉。白鲜根藏膻气。膻气者，木气也。骨骱烦疼，是风拒湿于外，则令其连于内，俾其气疏通而为之化焉。秦艽罗纹密织，尽从左旋，是化风归水，自上下下之治也。小便自利者，其病不在湿，而在热，则滋化土中之热，使与湿离而自已。栝蒌根澄之则散而成粉，味苦气寒，能使土中湿热离散。大便泄利者，其热有所归，缘湿滞之而不爽，则清化肠中之湿，使随热泄而病除。黄芩形如腐肠，治因热生湿，故能清利肠中湿热。经方用药，总在定六气以见病源，随形色性味以为治，则非后世漫云以寒治热，以利泄湿，笼统不切于病机病情，毫无关照者比也。〇黄汗一证，自巢氏隶之黄病门，后世遂视为黄病支流。据《金匮》则证邻于历节，目列于水气。盖黄病与黄汗本异而末亦不同。黄汗与历节，乃异派而同源也。何以言之？夫黄病之甚，动云有曲尘，然未闻有能染衣至黄者。黄汗，则汗本不黄，至沾衣乃如檗汁。以黄病属脾家，脾为土，土之生物，不倚他助。黄汁属心家，心为火，火之燔燎，必着他物。是其一病于肌肉，一病于血脉，为殊绝也。至其所由，然则与历节并因汗出入水中，如水伤心，故黄汗脉自沉，历节脉沉弱。黄汗汗黄，历节亦汗黄。黄汗发热，历节亦发热。第历节支节疼，或疼痛如掣，黄汗则仅重而酸。历节身体羸瘦，独足肿大，黄汗则身体洪肿，四肢、面目皆肿，而胸中窒不能食，反聚痛口多涎，暮躁不得眠，乃历节所绝无。是同为水伤心，而有甚，有不甚，甚即所谓小便通利，上焦有寒者也。统三者计之，皆为湿不得泄。然惟黄病为尤甚，黄病分歧于肌肉，历节分歧于骨节，固不待言矣。乃黄汗既有汗，而小便以利，独为最有去路，反至化湿成水，何也？夫水气亦何尝不从湿化，然惟火能为之倡导则无此弊。黄汗者，因虽从外及内，病实从内外出，是火之不宣已明著矣。况只有身黄之水气，并无黄汗而身黄，水气而身黄者，内本能宣。由外郁遏不得开，故越婢汤中用麻黄。黄汗本自有汗，且小便利，则外本无所阻，而内之倡导不力，故桂枝加黄芪汤、芪芍桂酒汤，并赖有桂枝矣。由是言之，隶于黄病，嫌于末似相同也，而殊不同；隶于历节，嫌于本相同也，而末却大异，何如就证论证，隶之水气之为愈哉。

上气咳嗽。〇上气者，不必咳嗽。咳嗽者，不尽上气。论咳嗽者，何不但标咳嗽？则所谓暴嗽、久嗽、冷嗽、热嗽、呷嗽、五藏咳嗽者，咸可隶于其中耶？夫诸嗽者，咳嗽之支分，上气咳嗽者，肺痿、肺痈、肺胀、支饮、风水与咳嗽之并界也。既云咳嗽，则诸嗽原隶于中，不因兼标上气而有碍，已标上气则肺痿、肺痈、肺胀、支饮、风水之稍涉疑似，学者遂不得不细心体究以分析之耳。不然，《金匮要略》部分诸病最为严密，既有《肺痿肺痈咳嗽上气篇》矣，乃迭出《痰饮咳嗽篇》耶，然则奈何细心体究分析之？夫风舍于肺，其人即咳，是咳嗽主脑也。咳唾脓血，脉数虚者，为肺痿；数实者，为肺痈；上气喘而躁者，为肺胀；咳倚息不得卧者，为支饮；颈脉动，时时咳，目窠下微肿，按其手足上陷而不起者，为风水，是咳嗽之条目也。核篇中列药三十味，试举治肺痿之甘草干姜汤、炙甘草汤、《千金》桂枝去芍药加皂荚汤，治肺痈之桔梗白散、苇茎汤，治肺胀之越婢加半夏汤、小青龙加石膏汤，治支饮之木防己汤、小半夏汤、十枣汤、小青龙汤、桂苓五味甘草汤，及诸加味治风水之越婢汤，咸藉本篇之味以成方者，却逾篇中三分之一，即专主咳嗽上气。纵如皂荚丸、射干麻黄汤、厚朴麻黄汤、泽漆汤，几全赖此成方者，亦不过得篇中之半。则诸证之与咳嗽，原经界相连，犬牙相错，曾谓可舍此纲领，而徒别其支派耶。试再核之《千金》，如百部根汤之治嗽不得卧两眼突出，蜀椒圆之治上气咳嗽，杏仁饮子之治暴热嗽橘皮，苏子煎之治上气咳嗽，款冬圆又方之治三十年上气咳嗽，唾脓、喘息不得卧钟乳、乌头，则咳嗽之支流竟矣。更参之《外台》，如深师麻黄汤之治卒嗽，延年贝母煎之主暴热咳，深师干姜汤之疗冷逆咳，深师立愈丸、款冬花丸、《古今录验》麻黄汤之治久咳，则咳嗽之派别明矣。更参之《圣济》，如紫菀丸之治肺咳，丹沙半夏丸之治心咳，木乳散之治肝咳，半夏陈皮汤之治脾咳，四味散之治肾咳，鹿角胶汤之治大肠咳，人参散之治膀胱咳，槟榔丸、皂荚丸之治三焦咳，亦莫不有篇中之物错杂其间，则咳嗽之所从驻又了然矣。不应合而合之，足以见病源之不异；应合而不别，足以见病变之非歧。明乎此篇，则咳嗽之主治已彰；参乎经方，斯咳嗽之分殊有在，而后咳嗽之为咳嗽，遂无遁情也。〇然则咳论之义，遂可置之勿讲欤。是又乌可，夫肺痿、肺痈、支饮，即《咳论》所谓多涕唾也？肺胀、风水即《咳论》所谓面浮肿气逆也？斯二者皆聚于胃，关于肺，而本于五脏之邪，以传六腑，其该甚博，其变甚烦，不仅肺痿、肺痈、肺胀、支饮、风水已也。就其初伤在气，久乃涉血，筋骸之牵引，身体之疼痛，甚者为呕逆吐蛔，为遗矢遗溺，是其再变而为膈噎胃反，为下利洞泄，为霍乱转筋不难矣。特他病自阳入阴，而此独以脏传腑，所宜体究焉。盖论中所谓邪气病皆经病，腑病则入内矣。所以然者，论中固言之曰皮毛者，肺之合，皮毛先受邪气，邪气随从其合，此病从外受者也。其寒饮食入胃，从肺脉上至于肺则肺寒，肺寒则外内合邪，此病从内受者也。两皆归并于肺，故为肺咳，非特此耳。其心值夏，脾值长夏，肾值冬，肝值春，受邪而肺家适有内受之寒，如向所云者，当其邪乘脉络以朝肺，因之外内合邪，亦能为咳，则心咳、脾咳、肝咳作矣。故病必关肺，病因不必关肺。病因必由寒，病不尽寒。不然咳之浅者，惟肺与心。宜乎病入未深，变化未定，寒气应仍在者，而胡为乎反见唾血及咽肿喉痹，诸不尽属寒之证耶。至脏咳不已，反移于腑者，以脏主藏而不泻，其守坚；腑主泻而不藏，其罅疏。病在经络，久而不愈，势必内入，内入之始，未有不从疏而从坚者，故久咳不已，至移于三焦，则腹满不欲食饮，遂将移于脏矣。不然，咳久而成痨瘵者，亦岂在经在腑之病哉？此篇虽无治脏腑诸咳明文，然有可以意会而得其旨者。如降气者，皆治上之剂也。守中者，皆治中之剂也。摄气者，皆治下之剂也。散结者，皆治心肺之物也。聚敛者，皆治肝肾之物也。通利者，皆治小肠、膀胱之物也。醒豁者，皆治胃与大肠之物也。即是以推，能谓其经旨绝不相涉耶。

呕吐。〇同为水谷逆出也，吐可植躬，呕须曲脊。《释名》呕，伛也。将有所吐，脊曲伛也。吐犹器满而溢，毋庸勉强；呕已沸腾于中，出反不易。故吐如弃物，可随手抛掷。《一切经音义》引《仓颉篇》：吐，弃也。呕遭迫胁，必声扬物先。《山海经·东山经》：膏水，其中多薄鱼，其音如呕。注：如呕，如人呕吐声也。则吐为阴，呕为阳，吐有寒，呕有热，吐属虚，呕属实矣。然吐非无实热证，但系有因，决非自作。如服桂枝汤而吐，其后必吐脓血等证。呕亦有虚寒证，则能自致，不关误治矣。如呕而脉弱、呕而胸满等证。故曰病人脉数不消谷引食而反吐者，胃中虚冷故也。脉数且然，何况不数。曰伤寒发热，呕不能食而反汗出濈濈然者，是转属阳明也。有汗如此，何况无汗？盖阳之出多奋迅，其所以奋迅，则以阴格之也。阴之出多惨栗，其所以惨栗，则以阳先溃也。故凡呕而利者，无一虚证。十枣汤证、大柴胡汤证。既吐且下者，无一实证。四

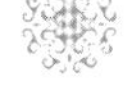

逆汤证、吴茱萸汤证。余如伤寒三阳证，则多呕而少吐；胃反证，则言吐而不言呕，循是以寻其绪余。本篇所载之物，不湛然可明哉。特篇中药物寥寥，且大段治呕，似于两证偏有侧重。殊不知呕吐原有并见者，如黄连汤证、小半夏加茯苓汤证、小半夏汤证、猪苓散证、大半夏汤证是也。今篇中两证并提者，本有四味，提吐不及呕者亦有两味，全篇仅胪药一十五味，则其多寡之间，虽似有所偏重，然于本书中核以《霍乱篇》治吐下之物，于本书外参以治胃反之物，则较于呕翻有若稍赢者，惟篇中偏以大温之附子主呕逆，则其理所当究耳。夫此乃在下阴霾陵逼中阳，而中阳阢陧震荡之候也，是其证在仲景书曰呕而脉弱，小便复利，身有微热，见厥者难治，四逆汤主之。曰腹中寒气，雷鸣切痛，胸胁逆满呕吐者，附子粳米汤主之。此与既吐且利之候正同，第彼既下有漏泄，则中阳败散，只能滂沱四溃；是证下无漏泄，则中阳但上不下，犹能冲激作声，用附子者，正以散其上逼之阴霾，回其离窟之生阳也。然四逆汤证与附子粳米汤证，又复不同，一则在下亦有声，是阳犹能与阴为梗，故须佐以调和，为一成不败之计；一则小便复利，是阴阳不相堵御，故更助以温守，而阳之回不回，阴之定不定，尚在不可知之天。曰难治者以此，而其用附子之意则一耳。由是言之，应用附子之呕，是呕之败局。用附子治呕，是治之急着。遇非常之证，自不得以常法御之。固难与凡呕凡治并论者也。〇呕吐哕，自《金匮要略》以下，皆连缀一处，惟兹则剖隶两篇，曰呕啘，曰呕吐。不知者必以为妄分畛域，孰知均胃病也。而有脾不济胃，胃不从脾之别焉。巢氏曰：新谷未及传化，故谷之气与相干犯胃气则逆，胃逆则脾胀气逆，遇冷折之则哕，风邪在胃则呕。膈间有停饮，胃内久寒，则呕而吐。是哕由气，呕吐由质。气者应恃脾之磨而消，质者应恃胃之输而化。气不消，是脾不济胃也。质不化，是胃不从脾也。不然，何以哕仅有声，而呕吐兼有物耶？试以两篇所列之药较之，相同者五。厚朴、橘皮、人参、附子、竹茹。呕啘余十五味，而九物之用在气。香薷、鸡舌香、小蒜、高良姜、桂、麝、肉豆蔻、丁香、术，皆用其气。呕吐余十味，而七物之用在味。半夏、麦冬、生姜、铅丹、鸡子、甘竹叶、旋覆花等，皆用其味。若然，则合之者以其相类，分之者以其相差，循轨以导其行，溯流以求其本，务欲后人识颠末知向方则一也。〇干呕与停饮而吐恰相反对。盖干呕有火，却系虚火；停饮有水，全非实水。故服白通汤后，厥逆无脉，干呕烦者，白通加猪胆汁人尿汤。通脉四逆汤证，干呕者，加生姜；干呕吐涎沫，头痛者，吴茱萸汤；干呕吐逆吐涎沫，半夏干姜散；干呕，哕，手足厥者，橘皮汤；中风发六七日不解而烦，有表里证，渴欲饮水，水入则吐者，五苓散；咳而呕渴，心烦不得眠者，猪苓汤；胃反吐而渴欲饮水者，茯苓泽泻汤；吐后渴欲得水者，文蛤汤；卒呕吐，心下痞，膈间有水气，悸眩者，小半夏加茯苓汤；呕吐谷不得下者，小半夏汤；呕吐病在膈上，后思水者，猪苓散；胃反呕吐者，大半夏汤。夫火不能却阴，而反被阴迫逐；气不能化水，而反任水停潴；是阴阳之悖乱，水火之相射矣，则不得以治呕常法治之。故破其阴，即以助其阳；降其火，即以和其阴；化其水，即以调其气；降其气，即以逐其水。迥与篇中之义不相符矣。虽然，篇中亦何尝不计及此，凡橘皮、生姜、附子者，果何为而列哉？即水气一面，篇中亦未尝不思行水下气。第吐本因水，自不应滥列多品，占水饮地步，故将旋覆花、半夏二味微逗端倪，使人触类引伸，推寻有法，庶无越畔之嫌，仍得兼济之益耳。识得虚者为真，实者是伪，则呕吐之为呕吐，全局大抵属虚，间有大黄甘草汤、十枣汤、大柴胡汤数证，自是绝无仅有。故曰伤寒呕多虽有阳明证，不可攻，吁可畏哉。

痰饮。〇尤潜溪曰：谷入而胃不能散其精，则凝为痰；水入而脾不能输其气，则蓄为饮。

盖惟其以谷化，故质稠；惟其以水化，故质稀。质稠故能藏寒匿热，而至当用乌头、吴茱萸、高良姜、荛花、甘竹叶；能蕴实酿虚，而至当用大黄、芒消、朴消、巴豆、厚朴、枳实、人参、术、茯苓。质稀故能内沉外溢，而为里坚表肿，能彻上彻下而为眩冒飧泄。又惟其谷入于阴而以质用，故痰每流于隐僻而注于洼下，水入于阳而以气用，故饮能归于四肢，遍于身体。此四饮分支，惟痰饮可独当一面，而三饮者只可并之而相对待矣。虽然，痰与饮相殊，称谓自应有别，测其所当别，则似饮可称水，痰不得称水者。而曰水走肠间沥沥有声，谓之痰饮可乎？夫谷非由水调不堪食，水非由谷出不成痰，是其根本原未始非水，以水呼之，又何不可，特既化入谷中，还从谷中化出，则其搏引稠黏，合为同类，自与未曾经化者殊。且既有素盛今瘦句冠于其端，益可知为久病，而非暴病。夫暴病何尝不有痰饮？第观篇中所列柴胡、前胡、细辛、生姜、威灵仙、射干等物，又岂久病而成者所可用耶？盖惟其暴病，则水为火逼而成，久病则阴随阳溜而成。仲景所谓当以温药和之者，久病之治也。篇中所罗性峻刻而注有痰字者，则暴病之治矣。然则篇目双标，《痰饮篇》中所列，备悉搜采《本经》《别录》主治，但称饮者止一味，痰水、痰饮并称者仅七味，但称痰者至十味，不云水饮及痰者七味，则偏重于痰极矣。此又何为者耶？夫饮变见之证极多，比连之证亦极多，凡呕吐、咳嗽上气、大腹水肿皆是也。痰则仅在是篇，若使与诸证诸治相乘除，恐反不及饮之多矣，宁反谓为少耶。〇仲景于饮与水分之极严，呼之甚乱。如《痰饮篇》大半称饮为水是也。饮固可呼之为水耶。夫饮本水也。特有受约束不受约束之分耳。受约束者纵能变化不离畛域，不受约束者横流直冲遇隙即就。故《痰饮篇》曰水在某，《水气篇》曰某水，明明一指为注于何脏之水，一指为何脏所发之水矣。虽然，两篇之旨，犹当更有推明者焉。曰水在心，心下坚筑，短气，恶水不欲饮；水在肺，吐涎沫，欲饮水；水在脾，少气身重；水在肝，胁下支满，嚏而痛；水在肾，心下悸。曰心水者，其身重而少气，不得卧，烦而躁，其人阴肿；肝水者，其腹大不能自转侧，胁下腹痛，时时津液微生，小便续通；肺水者，其身肿，小便难，时时鸭溏；脾水者，其腹大，四支苦重，津液不生，但苦少气，小便难；肾水者，其腹大脐肿，腰痛不得溺，阴下湿如牛鼻上汗，其足冷，面反瘦。合而观之，欲饮不欲饮、嚏、悸、少气，病皆系于上。阴湿、阴肿、小便难，病皆系于下。其诸阻于上者谓之饮，阻于下者谓之水欤。夫上是水之来源，下是水之去路，来源虽阻，去路犹通，于何能不受约束，滥及他处。若来源通而去路塞，则时有所益，日有所增，水从何往，而欲其不冲溢他处，依规就范，得乎？是以治水之物，通多而化少；治饮之物，通少而化多。检核篇中，惟芫花、甘遂、荛花、巴豆、术，与《大腹水肿篇》同用，其余则各有所当矣。水聚于上，而论其欲饮不欲饮；水聚下，而论其津液生不生，似甚难解。然不知阻于上者欲其化，阻于下者欲其通。既化既通，则清光来而滓秽去。夫固曰津液微生，小便续通矣。是故篇中所具行经络解客感，皆引清光之物也。下留结湲壅淤，皆去滓秽之物也。〇《内经》未尝言及痰饮。《金匮要略》则详论之矣，然及饮多而及痰少。《千金》《外台》则已痰饮参半。沿至后世，乃饮日少而痰日多，何哉？此又世道升降之会也。盖维元古饮与食庖，治无不精详，饮汤饮水，各按其时，则入阳而资气化；荼蓼稻黍，各佐其肉，则入阴而养元精。传曰肉虽多，不使胜食气，肉中既有食气胜之矣。于何能入阴而成痰？《经》曰浆人掌其六饮、水、浆、醴、凉、酏，水中既有冷热节之矣。于何能入阳而成饮？中古制御多失其方，是以痰饮并并。然缘烹茶之度甚精，则既能导饮不留，复能运食不滞，及夫近世，茶惟点啜，则未得其气之全。肉务煎熯，则反增其味之厚。于是水入成饮，肉入生痰，骎骎乎无病不以是棘其治矣。况更爇澹巴菰之叶，常吸其烟，

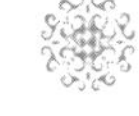

岂知此实劫饮化痰之妙剂哉？历考经方，并无引饮令吐之法，有之自金元四家始，子和在前专工劫掠，景岳继述稍务平和，然实为今日吸烟作俑，倘无神圣阐别痰饮界域于前，势必将遇痰即逐。试观今人之痰，果堪逐否耶？篇中虽未尝不用逐，而妙在解痰之为窟容邪，去痰之连衡瘀滞，痰随气结，开气即以行痰；痰与热壅，化痰即清热；释寒之缚痰，脱火之胶痰。补其虚而痰自退舍听命，攻其实而痰自随迹消除。化痰之法尽矣。学者更能扩充于此，而权衡其轻重焉，益可不治痰而痰自无不顺矣。

宿食。○宿食不徒停也，盖必有所挟焉。《外台秘要》方目所载，有伤寒宿食不消方，有留饮宿食方，有因食饮水上气方，有食不消成症积方，有积聚宿食寒热方，有食症及鱼肉成症方，有冷利食不消方，有下利清谷方，有下利食完出方。大率体气实者，食因病而留，病据食为橐；体气虚者，食遗病以泄，病因食遂殆。所以仲景书舍攻下温补无别法，独于差后劳复出一枳实栀子豉汤，而曰有宿食者加大黄，遂可见其因病治病，即于中挟入利导之治，不别立间架畛域，竟指为一病也。而今者特建标题为病纲领，何哉？推其微义，盖亦以经方值此大抵用攻，第因病而致食留不去，病而食可行乎？故首列三品，原系经方正治，无从遗漏。此外则因邪而结者疏其邪，因气而滞者调其气，因肥腻而胶黏者即为消其脂膏，因痰水而勾留者即为行其潴蓄，甚至折其生气而使难消者消，发其生气而使难化者化。如曲与蘖者，盖亦神乎治矣。于此见本书特立是篇，正为别树一义，羽翼仲景，救后人遇食即攻之失耳。

腹胀满。○直溢曰满，横充曰胀，皆气有所向而不遂也。胀与弛对，《左·成十年》，胀陷而卒作张。则知其欲宽缓而不能矣。满与减对，则知其欲降泄而不能矣。夫气之浊者不降，则清者不升，行者不舒，则驻者自急。故满多实而胀多虚。在仲景书则胀满而按之痛者为实，不痛者为虚。胀满而时能减者为寒，不能减者为热。厚朴生姜甘草半夏人参汤、大建中汤、附子粳米汤，虚而寒者之治也。大承气汤、大柴胡汤、厚朴七物汤、厚朴三物汤，实而热者之治也。本篇意义大旨似异，根柢究同。观其言痛者寥寥，而别著《心腹冷痛篇》，是其注意不全在实；气寒气平者与气温者参半，是其设法不全在寒。如其用百合、菴蕳、桑皮、黄卷、忍冬、香薷、旋覆治邪，而非偏寒偏热之邪；用麝香、皂荚、荜澄茄、射干、诃梨勒、草豆蔻行气，而非偏实偏虚之气。独理中汤全方端然首列，则知其病本属虚，而夹辅以枳实之泄满，厚朴之除胀。于是唐人之枳实理中、厚朴理中，都可识经方与是篇恰合之故。且行水除痰，燠寒清热备，又可见胀满之因不一而足矣。

心腹冷痛。○心腹冷痛，次于宿食腹胀满之下，以《金匮要略》原属一篇也。第其目增一心字，则似连胸痹之痛者亦在其中。中间一冷字，则似无与于热。然胸痹之治，如栝蒌薤白白酒汤、栝蒌薤白半夏汤、桂枝生姜枳实汤，凡言痛者，皆不于此中取材。而不言痛之人参汤，反全数在焉。若云无与于热，则黄芩固已列篇中，又何以为解矣？殊不知治法固有用热无犯寒，用寒无犯热者，亦有用热不远寒，用寒不远热者。《别录》载黄芩之治曰胃中热，小腹绞痛，则焉知非胃中之热不下济，反隔碍肠中之寒，致无以泄而痛者。即如胁下偏痛，发热，脉紧弦，明明已指为寒，谓宜温药下之，附子、细辛已隶方中矣。其复用大黄何耶？惟其有寒，故以热药为君；惟其寒为热激而痛，则以寒药为臣。《药对》于黄芩大寒之下，原未尝不注臣字，又何不可用之与有？以此观之，凡心腹间以冷而痛者，其用药大旨不出此篇之中；胸痹不尽属寒，其属寒者固宜以此篇之药为治。寒疝则尽属寒矣。故凡大乌头煎、当归生姜羊肉汤、抵当乌头桂枝汤，大半皆藉此成方，不特是也。《伤寒》于理中汤、四逆汤、吴茱萸汤、当归四逆汤，虽不皆言腹痛，惟其所用，盖取给于此，则亦不能决其必无痛矣。特规规于《腹满寒疝篇》之附子粳米汤、大建中汤，而后谓此方是腹满痛证哉？腹胀满与心腹冷痛，分隶两篇，原不在属虚属实上起见。前篇已言之，第既曰冷，则其以属寒属热而分不可泯矣。第两篇同列之药，偏在理中汤及厚朴，岂理中、厚朴寒热均可用者耶？夫理中、厚朴固不可治热，然所谓胸痹心中痞气，气结在胸，胸满胁下逆抢心者，不知果属寒否？如果属寒，则不得云枳实薤白桂枝汤主之，人参汤亦主之矣。惟其如是，是以此篇载之，彼篇亦载之耳。盖有不痛为虚，痛者为实之言，故但胀满而不痛者，焉能无虚证？然虽不痛，而有水、有痰、有寒热、有逆气，其中又何能无实证？则克削之物自多用矣。虚者比于寒，实者比于热，故既胀满而复痛者，焉能无实证？然虽痛而仅系寒冷所为，则不能不直以温药逐之，而克削之物自少用矣。此其交互之间，正两证之边际，而犬牙相错者。明乎此，而后其分其合，方有执持也。○篇中积药二十七味，注冷者十有三，是标目虽曰冷，实与不冷者相参半，则其章旨重在痛矣。痛之分派八论：形象者二，曰胀满痛，曰绞痛；论所在者四，曰心腹痛，曰腹痛，曰胸胁痛，曰脐间痛；更有言痛不言处，言处不言痛二项，其大略可相校也。治胀满痛者三味，言冷者一；治绞痛者亦三味，言冷者亦一；心腹痛七味，言冷者三；腹痛七味，言冷者五；胸胁痛一味，不言冷；脐间痛一味，言冷；言痛不言处四味，言冷者二；言处不言痛一味，不言冷。足见脐间痛无不因寒，腹痛因寒者多，不因寒者少。但言痛及心腹痛，则因寒不因寒参半；胀满痛、绞痛，犹闲有因寒者。惟胸胁痛，则绝不因寒矣。所以然者，寒托气于水，故就下则不傍挠，归壑则不上激。况篇中凡治寒者，势皆向下，惟芎䓖一味，兼寓升提，则血分之寒固应出就气分而解，无从与泛治寒者并论。且凡入血之物，偏能兼主疝瘕坚积，在篇中可稽也。惟本太阳病下之因尔，腹满时痛者，桂枝加芍药汤主之，则芍药应止满痛，今乃言痛不言满。霍乱寒多不用水者，理中丸主之。吐多者去术，今乃以呕吐而用术，似与仲景相悖。不知吐多云者，原未尝不利，特较之吐为少也。凡两面奔驰之证，欲其止则俱止，作则相称。如一面止一面加，则证益危矣。术本止利，今既利少于吐，而更止之，是使为全吐之败证矣。是以去之，非为有碍于吐也。故下文曰下多者还用术，下多云者，见吐虽多，而下亦多，势不偏重也。势不偏重，则无须去术矣。况呕吐而用术者甚多，奚啻如右。然证之以五苓散、茯苓泽泻汤、猪苓散，则皆为有水，则今之治痛而呕吐亦为水，非为痛也。本太阳病因下转入太阴，部位虽易，却未易邪，自还当以太阳之治治之矣。无如桂枝证所受之邪，阳邪也。桂枝证所据之地，躯干也。以躯干之邪而移入腹中，为阳邪陷于阴位，阳邪据于阳，自宜治以寒热停匀之法，既已入阴，阴将蔽之而不使出，此腹所以满，阳又不甘为蔽而与相支持，此所以时痛。故必以比于阴而不附阴不助阴者，使之入阴，以操同室之戈，拔陷入之阳邪，仍使从表出耳。倘阴不欲蔽阳，仅为阳入阴中而与阴角，则但痛而不满矣。勿拘拘于满而不痛，不满而痛。此犹胀满、冷痛分为两篇之旨也。

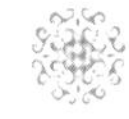

腹鸣。○伤寒，汗出解之后，胃中不和，干噫食臭，胁下有水气，腹中雷鸣下利者，生姜泻心汤主之。伤寒中风，医反下之，其人下利，日数十行，谷不化，腹中雷鸣，心下痞硬而满，干呕心烦不得安，此非结热，但以胃中虚客气上逆故也，甘草泻心汤主之。呕而肠鸣，心下痞者，半夏泻心汤主之。腹中寒气，雷鸣切痛，胸胁逆满，呕吐，附子粳米汤主之。可见水火不相激，不为肠鸣，阴阳能相交，肠鸣自已。然此皆因他病中有肠鸣，不得以肠鸣为病本也。惟此数味者所主之肠鸣，乃为病之本。然亦同为阴阳不交，水火激射，所异者并无他病。乃水为气束而难行，气为痰格而难达，淹蹇抑郁，莫名其状，而惟肠自鸣耳。虽然，还宜察其声以求其故也。幽幽者微而和，上下者回而转，咳逆者不咳逆则不鸣，此其差等，即有阴不奉阳，阳不化阴，水不济火，火不布水之咎。而在气、在血、在上、在下、在中之分，诚析其理而投之效矣。

《本经序疏要》卷四：心下满急。〇心下满急，即胸痹之类欤。不然，何以篇中有橘枳生姜汤、茯苓杏仁甘草汤也？心下满急，即水饮之所为欤。不然，何以篇中有枳术汤、小半夏汤、小半夏加茯苓汤也？夫心下满急之气结不行，固有类于胸痹，其为病之根，固不出于水饮。第言其处则曰心下，言其状则曰满急。能不推求其故，混同胸痹水饮治之乎？夫曰心下，则其处狭于胸中。曰满急，则其状甚于胀痛。盖贮物充盛毫无空隙谓之满，急如弦张谓之急，《通评虚实论》王注。非特不波及于腹，且不遍于胸，以为胸痹，则胸痹有缓有急，此则但急不缓；以为支饮，则支饮在傍，此则在中。所据之地甚微，所凭之势甚猛，自是胸中之气为水饮所格，急切不能升降。《金匮要略》曰病人胸中似喘不喘，似呕不呕，似哕不哕，彻心中愦愦然无奈者，生姜半夏汤主之。彼则言其所欲不能之迹，此则言其病之根。若生姜半夏汤，则正煌煌列于篇中者也。更详篇中之义，此证系以阴困阳，特其阳有盛有衰，其最衰者宜化阴以伸之。其次则导阴以舒之。百合、菴蕳子。其最盛者，虽困于中，仍能劫阴以助阳，却宜通阳以救阴者石膏。其等限不可紊也。篇中仅胪药十味，与《腹胀满篇》同者四，与《痰饮篇》同者六，与《上气咳嗽篇》同者四，只石膏一味无同焉。以其病固与腹胀满同状，而部位异；与痰饮同体，而动静异；与上气咳嗽同源，而趋向异耳。

心烦。〇烦之训为劳，《礼记》《乐记》注。为剧，《周官·司隶》注。为扰，《广疋·释诂》。为乱，《考工记·弓人》注。为多，《淮南·俶真训》注。为众，《大戴记·少问》注。似与病之烦不相当者，而不知烦心病也。凡心之为用，由外入者，自此而藏于中；由中出者，自此而暴于外。设有热芜累于其间，则中外搅扰，于是平昔之以为，与目之所见，耳之所闻，未尝思而忽来，欲剖决而不得。一事未已，一事复起，憧憧往来，历碌难稽，此可为众多扰乱剧劳否耶。虽然，是在方书，溯其源则一出于热，揆其派则为虚热为实热已耳。及历稽是篇所隶，而后知热之所由化，热之所挟持，热之所停顿，不一而足，并有不必由热者，观之天可知。夫天之所以使人烦者，非湿热郁蒸，即蕴隆亢旱。然不有山川崇卑彼此之相殊乎？不有夏秋春冬节序之早晚乎？就其推移，溯其迁化，已指不胜屈。况即郁蒸亢旱而论民之所以徙避望救者，且必审高下向背，以求即于安，此治烦之所以炽盛者折，石膏、楝实、寒水石、蓝汁。冲逆者抑，杏仁、栀子、竹沥、尿、乌梅、蒺藜。相持者解，贝母、李根皮、豉。壅遏者通，通草、滑石、茯苓、王不留行。疲罢者和，甘草、糜米。焦涸者滋，知母、鸡子、酸枣仁、玉屑。顽劣者化，牛黄、败酱。散漫者收龙齿。究致病之源，随所在即所据而利而导之，慰而安之。治烦之法，于是乎扩充，然谓已尽则未也。〇烦非重病也。故太阳病欲解者，必当先烦，乃有汗而解。阳明不吐不下心烦者，可与调胃承气汤。病已差，尚微烦不了了者，不过大便硬。太阴中风，四支烦疼为欲愈。少阴病虽烦，下利，必自愈。恶寒而蜷，时自烦，欲去衣被者，可治。厥阴病厥而呕，胸胁烦满者，其后仅便血，寸口脉阴阳俱紧证，至其人大烦目重睑，内际黄，为欲解，皆以烦乃从阴出阳之候也。惟其兼躁，则为自阳入阴，乃是重病。故太阳病躁烦者，为欲传。伤寒六七日躁烦者，为阳去入阴。而少阴病吐利躁烦四逆者死，自利烦躁不得卧者死。亦良以烦属于心，躁属于肾耳。考躁之训为动，《淮南·主术》注。为疾，《广疋·释诂》。为狡，《淮南·原道》注。为不安静，《论语·季氏》集解引郑注。为暴急，《荀子·富国》注。为好变动《周书谥法》。是烦为心动，躁为体动。心动犹是阳不容阴，体动则是阴不容阳。故且烦且躁者，虽系死征，犹有可救。若仅躁不烦，则阳亦无以自容。故阳微发汗则躁不得眠，少阴病不烦而躁者死；伤寒发热下利厥逆躁不得卧者死；脉微而厥，肤冷躁无暂安时者为藏厥，则皆必死之证矣。虽然，烦亦不尽由心，然必病应于心乃烦，躁固不由于体，然必病应于体乃躁。故湿家有身体烦疼，关节烦疼；脾病有腹中烦重，谷疸饱则发烦头眩，黄疸有四支苦烦；妇人杂病，有腹满手掌烦热，而躁之义更有如物既燥乃动而飞扬者，《释名》。则系阳不浃阴，阴不入阳，阳燥而欲飞动，阴非特不能使之摄纳，且将迸而逐之矣。虽然，欲知烦之所以然，断须扩充斯义。若注此篇之烦，则毋庸论计及此，何者？篇目固曰心烦也，形容心烦之状，莫妙如反复颠倒，心中懊憹者，此篇栀子豉汤咸具焉。故曰烦非重病也。然亦非实病，如心中悸而烦，心中烦不得卧，下利咽痛，胸满心烦，下利咳而呕渴，心烦不得眠可知矣。而其主治，颇取裁于是篇，则此篇之不可列极寒、极温、极补、极泄，正为此矣。似与仲景书各途，而实一贯之大指也。

积聚癥瘕。〇《五十五难》曰：积者阴气，聚者阳气。故阴沉而伏，阳浮而动。气之所积名曰积，气之所聚名曰聚。积者，五藏所生。聚者，六府所成。积者，其始发有常处，其痛不离其部，上下有所终始，左右有所穷处。聚者，其始发无根本，上下无所留止，其痛无常处。巢元方曰：癥者，由寒温失节，致府藏之气虚弱，而食饮不消，聚结在内，渐染生长块段盘牢不移动者是也。瘕者，由寒温不适，饮食不消，与藏气相搏，积在腹内结块，瘕痛随气移动，虚假不牢者是也。观此则积聚由气，癥瘕由物，积定而聚移，癥牢而瘕散，截然四项，不可混矣。乃今不特篇题合而为一，所列之药，竟有一物而四项并主之者，大黄、巴豆、附子、白马溺、鮀甲、续随子、甘遂。有并主三项者，蜀漆、贯众、天雄，主积聚癥。鳖甲、威灵仙，主积聚瘕。有并主二项者，朴消、芒消、石硫黄、狼毒、乌头、柴胡、赭魁、元精石、牡蒙、理石、消石，主积聚。苦参、京三棱，主癥瘕。其仅主一项者，空青主积，蜈蚣主聚，粉锡主瘕。又不四证皆有，癥无主者。不竟与《难经》《病源》不相应欤。虽然，气能阻物，物亦能阻气，则因积聚可以生癥瘕，因癥瘕可以致积聚矣。聚者，气有聚散；瘕者，物可动移。故积可兼癥瘕，聚不可兼癥瘕，积聚可兼癥不可兼瘕。是其篇目正合以类相从，其论治正合缘异生别，谓之为混，适当因混而得析；谓为不相应，正赖此乃得互相印证，其果混耶，其果不相应耶。是已可无措意，所宜措意者，部分也，物类也。细核篇中部分之目有三，曰心腹，蜈蚣、石硫黄、赭魁、苦参、鳖甲、鮀甲。曰胁下狼毒，曰肠胃柴胡。物类之目有五，曰痰，朴消、巴豆、续随子。曰水，狼毒、甘遂。曰饮，狼毒、消石、大黄、续随子。曰食，狼毒、消石、大黄、甘遂。曰血朴消、芒消、鳖甲、附子、续随子。皆以诏后人因病何在，而求药之所抵；因物何属，而取药之所当，为反三之举一焉。故就是中而言，则任六淫皆可致积聚，而柴胡、乌头可以治风，附子、天雄、石硫黄可以治寒，苦参、贯众、理石可以治暑治火，诸消、空青、大黄可以治燥，威灵仙、甘遂、狼毒可以治湿。出乎外而言，则任随物皆能成癥瘕，而狗屎可治鱼肉癥，败篦、败梳可治虱癥，鸡屎白可治米癥，油可治发癥，莫不圆陀陀，活泼泼。更出其外而究之，且无不可矣。〇积聚癥瘕，以互相援引而成，则互相牵制为治。其用也有体焉，益当知之，则其所以然，自可识也。夫曰气为积聚，物为癥瘕。然不有气而竟成癥瘕，物而仅成积聚者乎？物而仅成积聚，则《金匮要略》所谓宿食者，明系食物结而不行，惟凭吐下，不谓癥瘕是也。气而竟成癥瘕，则《诸病源候论》所谓积聚痼结者，明系气聚，复因邪气重沓牢痼，久即成癥是也。若是则积聚癥瘕似混而难定，而孰知如此乃益可定耶。请以四言决之，曰形而上者为积聚，形而下者为癥瘕，积聚者以物之死气阻人生气，癥瘕者已自钟生气而用人生气为使，尽之矣。何谓形而上者为积聚？仲景曰脉紧如转索无常者，宿食也。又曰：脉紧，头痛风寒，腹中有宿食不化也。见风寒之脉，风寒之证，而并无风寒，止系宿食为患，故虽实有物而仅得为积聚，不谓为癥瘕，以其见证形于上，形于外，所以知其因气为害也。何谓形而下者为癥瘕？仲景曰：妊娠六月动者，前三月经水利时，胎也。下血者，后断三月衃也，所以血不止者，其癥不去，故也。又曰：阳明病中寒不能食，小便不利，手足濈然汗出，欲作固瘕，必大便初硬后溏，以胃中冷，水谷不别故也。证属伤寒，宁汗出而不得小便；已结胎元，宁漏下而不以养胎，故虽实无物，而竟目为癥瘕，不谓为积聚。以其见证形于下，形于内，所以知其因物为害也。何谓以物之死气阻人生气？则如上宿食诸证是也。何谓其物自钟生气，用人生气为使？则如《千金》《外台》诸书所论发癥嗜油，食癥嗜食，鱼肉癥嗜鱼肉，米癥嗜米，此非人所欲食，乃物使然也。〇然则癖也，痃也，独非有形，堪与积聚癥瘕匹者乎？篇中所列药物，明载治是两病者，且四分之一，特同类得以相该，而于目不繁赘耳。欲释此者，犹可不别其同中之异耶。巢氏曰：三焦否膈，则肠胃不宣，因饮水浆过多，便令停滞不散，更遇寒气，积聚成癖。癖谓僻侧在两胁之间，有时而痛，若经久不差，结聚成形段而起，按之水鸣，则为久癖。若两胁之侧转动便痛，不耐风寒，不欲食而短气，又为水癖。由是观之，积聚癥瘕有在偏旁者。然终不在偏旁，癖则无在中者。积聚癥瘕有因水浆者，然不皆因水浆，癖则无不因水浆者。以此为别，庶可知其异矣。至于痃，诸书皆不言其状，惟《外台秘要》凡治痃方悉云，两肋相引，弦急胀满则是癖之属，而兼胀满弦急者。盖癖惟由饮，痃则兼气。故本篇药物主治于癖，则曰冷、曰饮、曰痰、曰留，惟兼痃则曰瘀血续随子，曰气块威灵仙，是其所以分，犹不可意会得耶。且《外台》主治方目有酒癖，有痰癖，有饮癖，有癖饮，有疗癖，有癖结，有寒癖，有久癖，有癖羸瘠，有痃癖，有痃气，有痃癖不能食，有癥癖，有癖硬如石，腹满，有癥癖痃气灸法。癖不称气，而痃称气，亦可证前言之不谬也。条而鬯之，按而则之，治癖治痃，思过半矣。

鬼疰尸疰。〇世无识鬼疰尸疰者。以余揣之，其病颇有，皆缘医不加察，漫认为劳，投以寒凉滋补，无不毙者，遂更传其亲串，病复如是，甚至阖门并逝，殊可悲悯也。巢氏曰：疰之言住也。谓邪气居住人身，由阴阳失守，经络空虚，风寒暑湿、劳倦所致，言其连滞停住也。夫尸者，人之体魄；鬼者，人之精灵。人之与人，本系同类而相亲，是以中尸气者，令人寒热淋沥，沉沉默默，不的知所苦，而无处不恶，或腹痛胀满，喘急不得气息，上冲心胸，旁攻两胁，或螺块踊起，或挛引腰脊，或举身沉重，精神错杂昏谬，是病于人躯体为多。中鬼气者，令人心腹刺痛，或闷绝倒地，得差之后，余气不歇，积久停住，发动有时，是病于人府藏者为多。其不传染他人，而专贻亲串，则以昼夜陪伺，调护忧伤之余，患气熏灼之久故耳。观篇中用意，皆假变幻灵通之质，威厉猛烈之性，芳香走窜之气，沉雄恶毒之味。按其为中躯体，为中藏府，循隙析理而投之，以震惊其居住之坚牢，钤制其止发之自由，静则诱引而搜剔之，动则乘势以驱逐之，不涉于补，不流于泻，其境与虚劳迥异。知其异而按其则以为治焉，非特愈一人疾厄已也。〇虽然，此为疰病不传变者言耳。逮其传变，则不得以此律之矣。详哉苏游之论也，其言曰：疰病初得，半卧半起，号为殗殜。气急咳者，名曰肺痿。骨髓中热，称为骨蒸。内传五藏，名之伏连。假如男子因虚损得之，名为劳极。吴楚云淋沥，巴蜀云极劳。死讫复易家亲一人，故曰传尸，亦名转疰。是殗殜、肺痿、骨蒸、伏连、淋沥，各有其治，而无与于篇中诸药物矣。特既可名劳极，则是去劳极为近，究何以析之。夫劳之为病，《金匮要略·虚劳篇》论之详矣。疰病仍当以苏游之论为别，曰传尸之候，心胸满闷，背髆烦疼，两目精明，四肢无力，虽知欲卧，睡常不着，脊膂急痛，膝胫酸寒，多卧少起，状如佯病，每至旦起，即精神尚好，欲似无病，从日午以后，即四体微热，面好颜色，喜见人过，常怀忿怒，才不称意，即欲嗔恚，行立脚弱，夜卧盗汗，梦与鬼交通，或见先亡，或多惊悸，有时气急，有时咳嗽，虽思想饮食而不能多飧，死在须臾而精神尚好，或两胁虚胀，或时微利，鼻干口燥，常多粘唾，有时唇赤，有时欲睡，渐就沉羸，犹如水涸，不觉其死。此其与虚劳大异者也。至其分析传变五藏之形，曰其源先从肾起，初受之气，两胫酸疼，腰脊拘急，行立脚弱，食饮减少，两耳飕飕似风声，夜卧梦泄，阴汗痿弱。肾既受已，次传于心，心初受气，夜卧心惊，或多忪悸，心悬乏气，吸吸欲尽，梦见先亡，有时盗汗，食无滋味，口内生疮，心常烦热，惟欲眠卧，朝轻夕重，两颊唇口悉红赤，如傅胭脂，又时手足五心皆热。心既受已，次传于肺，肺初受气，时时咳嗽，气力微弱，有时喘气，卧即更甚，鼻口干燥，不闻香臭，假令得闻，惟觉朽腐物气，有时恶心愦愦欲吐，肌肤枯燥，或时刺痛，或似虫行，干皮细起，状若麸片。肺既受已，次传于肝，肝初受气，两目膜膜，面无血色，常欲颦眉，视不及远，目常干涩，又时赤痛，或复睛黄，朝暮瞢眬，常欲合眼，及至于卧睡还不着。肝既受已，次传于脾，脾初受气，两胁虚胀，食不消化，又时溏利，熟食生出，有时肚痛，腹胀雷鸣，唇口焦干，或生疮肿，毛发干耸，无有光润，或复上气，抬肩喘息，利赤黑汁，至此候者，将死之证也。能悉乎此，斯不与虚劳混，彼此误治矣。○《千金》之隶是于肺病项下也。将无以其气从鼻吸入耶。抑以其能变肺痿骨蒸耶。然皆小焉者也，其大处则以是病，乃坏人之精魄，致魂无所依，气无所主，血无所朝而死。魄非肺之所藏耶。魄者，金水之精，譬之如镜，能映物而不能烛物，遇寒则清，逢热则昏，故《千金》之论曰：凡诸心腹痛，服众方热药入腹，寂然不动，但益气息急者，此尸疰病也。试观前苏游所列病状，有一堪用热药者乎？篇中所列诸药物，有一大温大热者乎？曰尸疰初觉，先与甘草汁一升，消息少时，服瞿麦汤尽一剂，得下便觉稍宽。亦可知其从鼻吸入，即布于胃而化热，遂盘旋于血分水道。水道者，肺气所由通调。血分者，肺家为所朝会，入其所主之窍，窒其敷布之节，而铲削其所客之神，消耗其所治之气，始终与肺为患，谓为肺病，不亦宜哉？然篇中所列药物，谓为治肺不可也。其理何在？夫病在何藏，即从何藏治，是金元已来所长。苟其当理，则不必更勤求古训矣。是故宜别其所感何气，观其所化何似，揣其所向何方，决其所成何患，则篇中药物，味味灵通，丝丝顺理，不治肺而肺家所入之邪却，肺藏治节之职复，既不使邪恶之气化热而附水道侵精魄，讵非的当之至欤。倘但知邪气何属，而不知邪气之化，邪气所在，而不知邪气之传，均可谓执中无权，举一废百，此有明后叶之弊，贻害于今者也。

惊邪。○搐搦牵掣，抽纵也，古人名之曰瘛疭，其病在筋脉。振颤震动，战栗也，古人名之曰振，其病在肌肉。皆由于外而无与于神志，惊则病在神志而发自中，时若有所见闻，有所恐怖，其形体手足，掣而不纵，动而不栗。所以然者，心以阳舍阴，以静摄动，骤有恐迫，阳缩入阴，动混于静，不能自振，则肝起为御侮，于是阳错行而气遂乱。《举痛论》曰：惊则心无所倚，神无所归，虑无所定，故气乱。《奇病论》曰：有所大惊，气上不下，精气并居。《金匮真言论》曰：肝病发惊骇。《大奇论》曰：肝脉骛暴，有所惊骇。又曰：肾肝并小弦欲惊。并与是义帖切。故篇中所列诸品，皆取乎奠安阳中之阴，扶翼动中之静。此犹朝廷纲纪紊乱，则方面并起，名曰勤王，实以观衅，但得内庭整肃，则方面自然退听。是以第交媾阴阳，调燮水火，而不颛颛于治心治肝，诚可谓以无厚入有间也矣。然不曰惊，而曰惊邪，则以惊有因邪而致者，与因惊而生邪者异也。因邪而致惊，

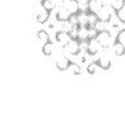

奈何？《金匮要略》曰：病有奔豚，有吐脓，有惊怖，有火邪，此四部病皆从惊发得之。不但言惊，而继以发，见病虽固有，然不应致此，所以致此，则因乎惊也。《伤寒论》曰：太阳伤寒，加温针必惊。少阳不可吐下，吐下则悸而惊。是因邪致惊之由。柴胡加龙骨牡蛎汤、桂枝去芍药加蜀漆牡蛎龙骨救逆汤、桂枝加桂汤、茯苓桂枝甘草大枣汤、奔豚汤，是因邪致惊之治。其因惊而致邪，则下篇所列癫痫是矣。癫痫既别为篇，奈何？兹篇重列治之之物，亦以癫痫虽因惊而致，然亦有因邪而惊，因惊复癫者。故篇中凡节《本经》《别录》诸物主治，涉及癫痫者，并与《癫痫篇》复，龙齿、防葵、升麻、蚱蝉等是也。见惊邪癫痫，虽分门别户，然惊邪不解，仍得为癫痫。癫痫之内，仍有因惊邪者，疏其派，正以各会其全，非复也，亦非混也。至篇中惊邪治法，与《伤寒论》《金匮要略》迥不相谋，则以前所论诸汤，皆治伤寒者也。夫邪亦何常之有，有正邪，有虚邪，有贼邪，有杂邪。风有八，痹有五，岂得概而言者？所论诸汤，仅一奔豚汤自系杂邪，余者并属正邪变幻，不有此篇拾遗补阙，焉得治惊邪全体哉。〇本篇诸药物主治，除惊痫癫疾外，多曰惊悸，曰惊狂。盖又有阴迫阳、阳迫阴之别焉。夫水停为悸，火盛为狂，惊悸、惊狂，究其来历，虽绝不由水停火盛，征其见在，则有非水停火盛不为惊悸惊狂者，其故可约略而言也。曰伤寒八九日，下之，胸满烦惊，小便不利，谵语，一身尽重，不可转侧者，柴胡加龙骨牡蛎汤主之，非水停耶！曰伤寒脉浮，医以火迫劫之亡阳，必惊狂起卧不安者，桂枝去芍药加蜀漆龙骨牡蛎救逆汤主之，非火盛耶！然以火盛而曰阳亡，以水停而用大黄，缘误治耳。设不因误治而阳迫阴，阴迫阳，则水停者，当思浚其道；火盛者当思熄其焰，即指误治者言。水停仍须茯苓，火盛犹赖蜀漆，其旨不可窥见哉。况本是虚邪杂邪，暨夫不因邪者，故篇中药物下所系主治，凡言惊悸者，无性寒之品，言惊狂者，无性热之品，就是而推，不既思过半欤。观其安阴于阳中，雄黄、丹沙、人参、紫石英、柏实、紫菀。清火于水中龙胆，摄火以归土龙齿，导水以就洼茯神、茯苓，拨阴之遏阳升麻，举阳使出阴蚱蝉，挽阳以入阴远志，辟阳以通阴犀角，于阴中伸阳丹雄鸡，就阳中益阴沙参，凿阴之闭阳麝香，开阳之拒阴桔梗，帖阴阳之违从，施擒纵俾就理，曾谓治惊，尚有遗义哉？

癫痫。〇巢氏曰：痫者，小儿病也。十岁已上为癫，十岁已下为痫。予以为不尽然。《奇病论》曰：人有生而病癫者，得之在母腹时，母有所大惊，气上而不下，精气并居，故令子发为癫疾也。小儿有癫，则大人不可有痫乎？案备列癫病形象，莫详于《甲乙经》，其目但标癫者，不兼瘛疭，癫狂并举，则每兼之。而痫则口眼相引，目睛上摇，手足掣纵之谓。是癫不必掣纵，痫必掣纵。癫而狂亦掣纵，痫而癫或不掣纵，非癫痫之确别欤。奈世人见此二证，而均不识也。凡卒仆无知，痰涎涌出者，无论掣纵与否，皆谓之痫。而以神识不慧，语言错乱者为癫。不知《甲乙经》所载，除因外邪寒热，此外如僵仆呕沫，目妄见，口喎喎，悸，耳鸣颊肿，吐舌吐血，羊鸣戾颈，短气，胸背痛痿厥，洞泄烦满，悲泣，转筋，目晾晾，衄衄，皆癫之兼证。《病源》所载痫证，如摇头弄舌，睡中惊掣，数啮齿，屈指如数，背脊强直，颈项反折等，与癫绝不相同。痫之与癫，岂果难分耶！虽然玩篇中所摘《本经》《别录》主治，则混称固不可，过析亦不可，要须深明其故也。观治痫者，每比于惊，可知其气之乱而伏行经隧矣。治癫者，每比于狂，可知其气之并而郁勃难达矣。而《难经》曰二十难：重阳者狂，重阴者癫。是当析者也。《灵枢》曰《邪气藏府病形篇》：心脉缓甚为狂笑，微涩为癫疾。其不析何也？《素问·脉解篇》太阳所谓甚则狂癫疾者，阳尽在上，而阴气从下，下虚上实，故狂癫。盖均是相并，阴盛于下则癫，阳盛于上则狂，阴阳互并而相搏则癫狂。此《甲乙经》多癫狂并提之证，本篇多狂癫并治之药也。而惊与痫之析者有二阴急为痫厥、二阳急为惊之文，其混者有心脉满大，痫瘛筋挛；肝脉小急，痫瘛筋挛；肾肝并小弦欲惊之文并《素问·大奇论》。《病源》曰气血不和，热实在内，心神不定，所以发惊。甚者掣缩挛痫。盖心主血脉，热气辏于本则惊，辏于标则痫。此惊痫本相连属，古书所以多连称。而本篇亦多惊痫并治之药也。试不析癫痫，而但举其所兼之疾，则有身热，龙角、铅丹、秦皮、牛黄。有温疟，防葵、白敛。有寒热，钩藤、蛇蜕、蜣螂、白马目、蚱蝉、蛇衔、露蜂房、雀瓮、狗粪中骨。有风邪，牡丹、芦会、升麻。有恶疮，蛇床子、鸡子。有胀满，蜣螂、白马目、芦会。有拘挛，莨菪子。凡得全篇十之五，若析癫痫，无论所兼所因者，龙角、牡丹、白敛、钩藤、白僵蚕、白马目、铅丹、瑇瑁、白马悬蹄、蛇衔、秦皮、头发、狗粪中骨、鸡子、白鲜皮、雀瓮，治惊痫。仅白狗血治癫。亦得全篇十之五，余则均可治癫狂，复可治惊痫者，准是而论，析之亦何益矣？即以两味并提大人小儿者，为十岁以上为癫，十岁以下为痫之证，则篇中特提小儿而癫痫皆治者且三分之一，此又何说焉？总之，比其兼证，别其寒温，而揣其上下，以定取舍，是用此篇治癫痫之大纲，亦分癫痫之微旨矣。〇惊痫、癫狂既每相连为患，本篇固为癫痫正治。惊则前有《惊狂篇》，亦既详论治矣。至于狂则舍与癫相连者外，遂可无治法乎？夫狂有四端：有阳郁，有七情，有火邪，有瘀血。阳郁者，《病能论》曰：阳气者因暴折而难决，故为怒狂，则所谓多与癫连者也。七情者，《癫狂篇》曰：狂始生，先自悲也，喜忘、苦怒、善恐者，得之忧饥。狂言，惊，善笑，好歌乐，妄行不休者，得之大恐。狂者多食，善见鬼神。善笑而不发于外者，得之大喜。狂，目妄见，耳妄闻，善呼者，少气所生，此皆宜循其端以导之，或针治，或如《阴阳应象大论》所谓悲胜怒，恐胜喜，怒胜思，喜胜忧，思胜恐，消息其意而调之可也。火邪者，《伤寒论》曰：伤寒脉浮，医以火迫劫之亡阳，必惊狂起卧不安者，桂枝去芍药加蜀漆龙骨牡蛎救逆汤主之是也。瘀血者，《伤寒论》曰：太阳病不解。热结膀胱，其人如狂，血自下，下者愈。其外不解者，尚未可攻，当先解外，外解已但少腹急结者，乃可攻之，宜桃核承气汤。太阳病六七日，表证仍在，脉微而沉，反不结胸，其人发狂者，以热在下焦，少腹当硬满，小便自利者，下血乃愈。所以然者，以太阳随经瘀热在里故也，抵当汤主之是也。曾谓不与癫连者，遂无治法乎？然则神识不慧，语言错乱，世俗所谓癫者，又何从治？是在《金匮》可按也。曰防己地黄汤，治病如狂状，妄行独语不休，无寒热，其脉浮，既无外感，复无掣纵，如狂非狂，似癫非癫，其治如此，则与之类者，可推测而知其概矣。〇孙真人《千金方》，王太守《外台秘要》，于惊痫癫狂皆加以风字，《千金方》又于《风癫论》中附载《素问·厥论》全篇，其义趣皆当深考者也。夫阴阳在人，互相维系乃生，两相背驰则死，可即而不可离。然有乍相激而遂相离者，有久相拒而仍相维者，无他，一则积渐使然，一则卒然乘之耳。夫癫痫与伤寒，其阴阳之偏颇无异。然而伤寒胜负不过十余日而决裂，癫痫相持有至数年、数十年不愈亦不死者，此其故自有在矣。譬之汉楚鏖斗五载而亡，七国媾争二百余年未已，且其间齐成田氏，晋室三分，他国终不能遂吞并之谋，由其素与民浃不肯相离也。是故癫由厥成，风从厥化；痫以惊作，惊为风生；风煽火炽，火烁狂发。惊痫癫狂，乌得不加风字？而其所谓风，在《厥论》固足寒则火上逆而生风为狂，足热则风痰上涌而为癫，而厥成癫疾《脉要精微论》，精气并居于上为癫《奇病论》，阳尽在上，阴气从下，下虚上实为狂癫《脉解篇》，阳盛则四支实，能登高弃衣而走，且妄言骂詈，不避亲疏《阳明脉解篇》，无不可一以贯之。是其以渐相并之势，积微成着之机，或以阴辏阳而阳愈盛，如灯烛之燃脂；或引阳就阴而阳愈牢，如薪槱之蓄火。岂犹冰炭之相迫，水火之相沃，能不眨眼而澌尽哉？故曰癫疾厥狂，久逆之所生

《通评虚实论》，是其酷似七雄之争，非如鸿沟之斗也。使尽检《千金》《外台》，凡风狂、风惊恐、风邪、五邪风、惊悸风、惊恐、风癫、五癫、风痫、风眩、风旋诸方，合之本篇所列，所未及用者止十四味，而在附录者止八味，盖已得十之七八矣。苟以意消息之，犹有不能用之物哉。〇癫者，阳搏阴而难通。狂者，阳绝阴而无制。皆阳穷化风，与惊痫之阳为风煽者异，奈何药物能并主之也。夫合而言之，则惊狂掣纵，卒倒无知之际，但见风阳之扰乱，遑定本末于由来，并治之物，急所当需，特苦仅得四味耳。就四味而言，如龙齿、角，摄水火于土，而不使相逐；牛黄除蓄热于土，而兼清内外；蜣螂纳秽浊于土，而扑火之焰；防葵出土最早，而得水能沉，均无论内伤外感，皆可施用者，又何阳化风、风煽阳之别，而有所隔碍耶？分而言之，则惊邪既有专条，狂走又多别故。如瘀血、大热等病中，皆可寻狂之治则。是篇所重，独在癫痫，故所列多直探病本，不假旁推测击。而发表去邪者，绝迹难求。于此可悟《灵枢·癫狂篇》有骨癫、筋癫、脉癫，而无肉癫、皮癫，如有肉癫、皮癫，则外发之物在所必用矣。《通评虚实论》曰：癫疾脉搏大滑，久自已，阳中有阴也；脉小坚急，死不治，阴之拒阳也。虚则可治，阴可合阳，阳可合阴也。实则死，阴阳不可相入也。篇中生而病癫，厥成为癫，癫字《内经》皆作巅，故王注咸谓为首疾。今从《甲乙经》《千金方》引用，以皇甫士安、孙真人皆在太仆前也。

喉痹痛。〇曹青岩曰：喉咙主天气，咽嗌主地气。盖咽主纳谷，喉主出气。天气者，肺气；地气者，胃气也。天气为邪所阻，则心主三焦之施化不行，故浊结于上而为痹。《病源》曰喉痹，喉里肿塞痹痛，水浆不得入，令人壮热恶寒，七八日不治则死。邪客于喉，则人阴阳之气不能出于肺，循喉而上下是也。地气为邪所阻，则脾胃之转输不利，故浊蒸于上而为肿。《灵枢·痈疽论》：猛疽发于嗌中不治，化为脓，塞嗌中半日死，脓得泻者，饮以豕膏三日已。是也。然痹则无脓，有朝发夕死者；肿则有脓，有数日不死者。盖喉为气道，气道阻则津液留而不化，结为痰涎，阻塞窍隧。嗌为食道，食道阻则胃气馁而化热，蒸为脓血，阻遏气机，故泻脓易撤痰难也。痹肿皆邪气所为，有上受而结者，下传而结者，故凡内肿及外，外肿涉内，内肿外不肿，外肿内不肿，或曰喉闭，或曰喉风，是皆痹之类。更有上热下寒，肿白而赤，汗出喘逆，为阳之内竭；喘渴吐血，闭不能饮，烦扰壮热，为阴之内竭，是皆不治。又如嗌上下左右，或奇或偶，结肿为脓曰痈，不为脓曰蛾，为腐曰疳，是皆嗌肿之类。实则热痛俱盛而神清，虚则热痛俱微而神倦，竭则如痹而死矣。更妇人女子有所结于内，亦发于喉，或肿或腐，遇劳怒即发，不甚为楚。男子间亦有之。室孀发者特甚，是即少阴咽痛也。少阴主唾，热则唾不上供，利少阴之气，即致少阴之唾，非劳极之唾为热涸而音喑喉蚀比也。〇据此，则喉痹重在闭，嗌肿重在痛矣。然《厥论》曰：手阳明、少阳厥逆喉痹嗌肿。《咳论》曰：心咳则喉中介介如梗，甚则咽肿喉痹。则肿之甚者亦痹，痹之甚者亦肿，肿而至痹，痹而致肿，皆绝证也。故推原治法，定恃痛与闭孰甚，所以篇中标痛者二，其散发皆于阳分；标不通者四，其斡旋皆在阴中。而均系开解，其余则尽下气之物矣。是治咽喉大旨，不外降散两端，更别以寒热之殊宜，较以轻重之得所，犹有遁而之不可为哉。

噎病。〇《说文》曰：噎，饭窒也。《诗正义》曰：噎者，咽喉蔽塞之名。此言噎之状。《病源》曰：噎由忧恚所致。忧恚则气结，气结则不宣流使噎。噎者，噎塞不通也。又曰：阴阳不和，则三焦隔绝，三焦隔绝，则津液不利，故令气塞不调理也。此言噎之由。盖忧为肺志，肾家之水赖肺以输，脾家之精赖肺以布。因忧气结，不能循职，则津液结涩，气道不泽，食入遂窒塞焉。篇中之治，或因其津液内窒而通之于外，竹茹、芦根。或因其气机外窒而通之于内，羚羊角，外革拘曲而内之木直遂。或因其不降而通之于下，通草。或因其不升而通之于巅，头垢。或直达其阻塞，杵糠。或曲肖其食物，牛涎、鸬鹚头。不泥执其由来，但歆动其生气。古人治病，往往如此。扩而充之，则贝母之解郁，萱草之忘忧，均可为三隅之反也。若因其气与食窒，而用香燥开通，苦寒克降，则不胜其夯，而病遂由此增剧矣。虽然，《千金方》述《古今录验》云：五噎，气噎、忧噎、劳噎、食噎、思噎也。气噎者，心悸，上下不通，噎哕不彻，胸胁苦痛。忧噎者，天阴苦厥逆，心下悸动，手足逆冷。劳噎者，苦气膈胁下支满，胸中填塞，令手足逆冷，不能自温。食噎者，食无多少，惟胸中苦塞常痛，不得喘息。思噎者，心悸动，喜忘，目视。凡若是者，犹可但以篇中诸药治之欤。夫特据其始，自理归一致，暨推其变则分遂殊异。津液结而不流，能使阳气痹而不宣，亦能使阴气凝而不释。阳痹不宣则蒸而生热，阴凝不释则滞而为寒，寒热相搏则激而成实，寒热相凌则削而成虚。故仲景曰：寸口脉浮大，医反下为大逆。浮则无血，大则为寒，寒气相搏，则为肠鸣。医乃不知，令饮冷水，汗遂大出，水得寒气，冷必相搏，其人即噎。曰趺阳脉浮，浮则为虚，浮虚相搏，故令气噎，言胃气虚竭也。曰小青龙汤证，若噎者，小青龙汤去麻黄加附子主之。斯足以窥其际矣。更核之以《千金》五噎丸、干姜汤之温，竹皮汤、羚羊角汤之寒，犹不可识其流耶。特走窜攻下，《千金》《外台》终不及用，此则常极加意耳。〇有膈证者，每缘噎所致。《灵枢》仅列其名，《素问》推言其由，《外台》虽列其治，却甚不可明，本篇及《千金》并不载其目。膈者，病之末传，大证也，死证也。可不条理其绪，俾人识其端，或者十中可全二三乎？夫膈，浅言之，则《灵枢》一语尽其概，曰气为上膈是也。分言之，则有上传下传焉。《素问·阴阳别论》曰：一阳发病，少气善咳善泄，其传为心掣，其传为膈，此上传也。一阳为胆与三焦，宜直达而不宜抑遏，抑遏则气机窒塞而难通，难通则运用于中者寡，上下间出者多，于是心不舒为掣，食难入为膈，此即由噎致者也。曰三阳结谓之膈，此下传也。三阳为小肠、膀胱，有经过而无滞留，留则逆，逆则满于中而反上出，此由反胃致者也。自金元已降，噎膈反胃，虽皆混称，然亦颇有见到语，曰噎在上脘，膈在中脘，反胃在下脘是也。但未检《病源》所谓胸中气结烦闷，津液不通，饮食不下，羸瘦不为气力，为忧膈。心下苦实满，噫辄酢心，食不消，心下积结牢在胃中，大小便不利，为恚膈。胸胁逆满噎塞，胸膈不通，噫闻食臭，为气膈。心腹胀满，咳逆，腹上苦冷，雷鸣，绕脐痛，食不消，不能食肥，为寒膈。藏有热气，五心中热，口烂生疮，骨烦，四支重，唇口干燥，身体、头面、手足或热，腰背疼痛，胸痹引背，食不消，不能多食，羸瘦，短气及癖，为热膈。且寒热外因必连胀满忧恚，内因亦须便秘，其膈乃成。可见结在上而下仍通，结在下而上不阖，皆不能为隔。惟上下交锁，郁滞连衡，始得就耳。故噎不便秘，仅可谓噎。反胃自呕，不过反胃。倘反胃不呕，又不能食，噎且便秘，胸腹不通，斯则膈矣。趺阳脉浮而涩，浮则为虚，涩则伤脾，脾伤则不磨，朝食暮吐，暮食朝吐，宿谷不化，名曰胃反。虚且伤脾，是中焦病，不得云下脘也。然胃反吐而渴欲饮水者，茯苓泽泻汤主之，其方较五苓散多生姜、甘草，而少猪苓。不可见病虽在中，实由在下水道不宣欤。不与三阳结为膈相连属欤，是反胃与呕同形异治，反胃与噎膈异病同情也。然则《外台》治膈八方，蜀椒、远志、干姜、桂心、细辛，无方不用，何义？夫膈既方成，胸腹闭塞，自非温开不能通达，通达之后，自有条理可寻，乃更按证检方，铲除病本。试思八方何无一方作汤服者，丸如弹子，仅服一丸，如梧子者服四五丸，至多以十丸为率，亦可见其意之所在矣。

《本经序疏要》卷五：鲠。〇《千金》论曰：凡疗病者，皆以其类。至如治鲠之法，岂宜以

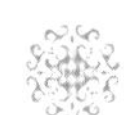

鸬鹚主鱼鲠，狸虎治骨鲠耶。至于竹篾、薤白，嚼筋绵蜜等事，乃可通为诸鲠治耳，明一物一制者，其用隘，非其所制，则不能为力，由其天赋止于如此；兼制诸物者，其用广，虽非所制，亦能为力，由械智既周，物莫能遁，此为人巧可夺天工。观《外台秘要》列诸鲠方三十五首，误吞物方一十七首，其大意可剖析而论焉。大率有用其滑者，如多食羊脂、肥肉，能引钉、箭、针、铁之类。有用其黏者，如饴糖能出环钗之类。有用其缚者，如薤叶、麦叶，能裹环钗之类。有用其引者，如磁石能吸铁针之类。有用其类者，如以所余烧灰末，水服，及以发灰还治发吞绕喉之类。有用其拔者，如吞鹿筋、竹篾等，令至鲠处动其所鲠之类。皆人巧也。有用其劫者，如鱼笱须、鱼网治鱼骨鲠之类。有用其服者，如汞能软银之类。有用其制者，如鸬鹚治角，狸虎治骨之类。有用其魇者，如刀锯渍酒，治竹木鲠之类。皆天工也。夫物情局曲，病变多方，乍视之，则参差不齐，一若终难相接者，而不知或迎其首，或随其尾，或凭其腰领，或截其行踪，总须使之相值，尤要在驯其暴，遂其欲，而不激其怒，故一病也，而在甲则微，在乙则甚。一物也，施之于始不效，施之于终乃效。苟能得其机，寻其绪，遂无不可批之郄、不可导之窍矣。虽然，物情能勿察乎？体气能勿顾乎？譬如《深师》用蔷薇灰疗鲠及刺不出，以蔷薇之刺不连根于梗也。《千金》以瞿麦疗鲠及刺，以瞿麦子熟则奔迸自出也。《肘后》以布刀故锯烧渍酒中，调妇人指甲灰，治误吞木竹钗，以钗惯熟妇人手拔也，此之谓察物情。《备急》以猪羊及肥肉治吞针、箭镞、金铁，假使不耐肥人，岂能服之？又以生艾蒿水酒煮服，治诸肉骨鲠，假使津液竭者，岂能服之？此之谓顾体气，非特治鲠宜然也，一切病能外是哉？

齿痛。〇有齿痛，有龂痛。凡唇颊肿，龂烂赤，能啮能嚼者，龂痛也。不得啮且嚼，龂颊唇如常者，齿痛也。故治齿痛可温可补，龂痛宜清宜泄。盖以齿之体连于骨而主于肾，龂则手足阳明所萦络也。肾病有内因，有外因。外因者，湿热生虫，从外而蚀，篇中凡用雄烈杀虫者是。莽草、鸡舌香、车下李根、马悬蹄、雄雀粪、莨菪子。内因者，寒闭血液不能荣骨，篇中凡用升降水火者是。当归、芎䓖、附子、蜀椒、乌头、白头翁。阳明病有风有火，风则肌肉膹肿，开阖不利，篇中凡用开发行气者是。独活、细辛、蛇床子、枫脂香、枳根。火则糜烂气秽，致成脓血，则篇中所列寥寥。盖于血证痈疽恶疮证，均可仿佛其治，故不多载。而说者谓上齿属少阴，下齿属阳明。非也！少阴之脉仅循喉咙，挟舌本，不能至齿，惟手阳明之脉入下齿，足阳明之脉入上齿，亦无当齿痛大义。然惟如是，益可见痛关阳明，在经脉肌肉而无涉于骨。若《灵枢·杂病篇》所谓齿痛，不恶清饮，取足阳明；恶清饮，取手阳明则剧。所当思矣。夫阳明为燥金之经，其发齿痛，非津液壅滞，即津液焦枯。焦枯者，欲饮未必欲清，壅滞则欲清饮矣。所以然者，焦枯是虚，壅滞是实。实者，犹火之附薪；虚者，犹物之失养。即是观之，则凡篇中之物，燥烈者止可治实，滋泽者方堪治虚。而病涉少阴，则非特不欲清，并不欲饮，皆可见矣。

口疮。〇题作口疮，于《千金·七窍门》实该口舌唇三者。若《外台秘要》之紧唇、沛唇、疮烂口疮、口吻疮、舌本缩、舌上疮皆应隶此。乃检其所主之方，所用之药，较是何啻倍蓰，而以此寥寥数味者，昭列于篇，毋乃不遍不该欤？而不知彼倍蓰之方之药，有不能不于此取裁者。盖心主舌，脾主口。心者，外阳内阴；脾者，体静用动。故口之与舌，其开阖转掉，咸在津唾之常承。则其为病，非患于津唾之不足承，必患于津唾中挟有热。是以两书中方法虽多，然每方中必有是篇一二味者，十居七八。篇中所载十一味，分而言之，入水以清火者六，入阳以泽阴者五。观其命意所在，犹当以火因湿而生黄连，火因湿而附黄檗，火不羁于水中龙胆，水抑遏于火上升麻。火附水以外发，则充其水而使之毕发大青，水迫火以上升，则解其火而使之开散竹叶。而或泽其上酪，或泽其中蜜，或泽其下酥。或解其纠结而津自行豉，或濡其矿顽而阴自复地黄。莫不秩然有序，界划攸分，不特可为一病之规模，并可觇凡病之取裁矣。然其治水中之火，多注意于藏；治阴不承阳，反注意于府。一若府当补，藏当泄者，不几与凡病之藏病多虚、府病多实者，适相戾欤。夫藏者，藏精气而不泻；府者，转化物而不藏。惟其藏，故火得与津偕藏，其治非泄也，乃剔去津中火耳。惟其泻，故津背火而自泻，其治非补也，乃益津以配火耳。是故以津而言，则藏实而府虚。以火而言，则府实而藏虚。正与伤寒之少阴证、阳明证同一例也。独其火或搏于津，津或违于火，所以不为他重病，而仅仅口疮。是当深研其义，得其所以然，则变换在手，万化生心矣。

吐唾血。〇吐唾血者，吐而唾间有血也。若但云吐血，则牙宣者、口舌裂者、咳嗽者、呕者，皆有血可吐，不必杂在唾间矣。惟云吐唾血，则牙宣者当质之齿痛门，口舌裂者当质之口疮门，咳嗽者当质之咳嗽上气门，呕者当质之呕吐门，而无所混。然则吐唾血之由奈何，《千金》载廪邱之说，云吐血有三种：有内衄，有肺疽，巢氏用八胏疽。有伤胃。内衄者出血如鼻衄，但不从鼻孔出，是近从心肺间津液出，还流入胃中，或如豆羹汁，或如切血凝停胃中，因满闷即便吐，或数斗至一石，得之于劳倦饮食过常也。肺疽者，或饮酒之后毒满闷，吐之时，血从吐后出，或一合、半升、一升是也。伤胃者，因饮食大饱之后，胃中冷，不能消化，不能消化便烦闷，强呕吐使所食之物与气上冲蹙，因伤裂胃口，吐血色鲜正赤，腹绞痛，汗出，其脉紧而数者，为难治也。《诸病源候论》曰：吐血者，皆由大虚损及饮酒劳损所致也。肺为五藏上盖心肝，又主于血，上焦有邪，则伤诸藏，藏伤血则下于胃，胃得血则满闷气逆，气逆故吐血。以是知唾间之血，非缘火迫，不由冲激，乃上焦自有所伤，血久已流于胃，胃满遂溢于上，故杂唾而出。其出也甚易，不假呕逆，无须咳嗽。则治之者竟不在平气止逆，行痰泄火，可直推其何以聚其中，而从其中以化之，导之，渗之，泄之矣。夫阳明多气多血者，非满盛气血于胃中也，以其受纳较他藏府为能容，其决泄较他藏府为难竭耳。即能容难竭，亦非所素有也，以其盛则必有所掣，衰则必有所曳耳。今者血潴于中，至随唾而吐，是其掣与曳定有所窒而不灵。从篇中所列，以窥其微，则不灵之故盖有在矣。血以荣肌肉。肌肉者，土也。土之纳润，必以阳煦，阳不煦则水不入土矣。故须煦而纳之，艾叶、伏龙肝、黄土、水苏。若土顽矿则亦不受润矣，故须濡而纳之。地黄、饴糖。血以行经脉，漓则不入经脉矣，故须凝而入之戎盐、白胶。经脉通，始能受血，窒则血不能入矣，故须通而入之牛膝、蛴螬、大小蓟。其余若血阻而生热，则清以通之羚羊角。血停而化水，则渗使下之桑根白皮。超超元箸，全从顺化，令流而潴起，见洵与咳呕，有血者异。〇吐唾血由血聚胃中，致血聚胃中，由饮食醉饱，固已如右矣。欲验其果否血聚胃中，当征之于经。《脉要精微论》曰：肺脉搏坚而长，当病吐血。《邪气藏府病形篇》曰：肺脉微急，为肺寒热，怠惰，咳唾血，谓之坚，谓之急。而定其部分于肺，则是实非虚，在上不在下可见。然吐唾血者，讵能绝无虚证，即篇中地黄、饴糖、小麦、牛膝，谓其必因饮食醉饱而用可乎？则《邪气藏府病形篇》曰：心脉微涩，为血溢。《经脉篇》曰：足少阴是动，则病饥不欲食，咳唾有血，喝喝而喘。夫以主血之乡而见涩，沉静之处而见动，其为因虚无疑，则地黄等物皆为是用欤。要其为血聚于中，则一也。验之之道，凡咳血者，必兼脓浊；呕血者，必挟胃汁。此则稠而不散，醇而不厚，满而无形，热而不燥，皆可证矣。独其与瘀血颇似相涉，但瘀血凝而此不凝，此动而瘀血不动。要其归则篇中之物，亦可治瘀血，《瘀血篇》

所载，亦可治吐唾血，以意消息之可耳。

鼻衄血。〇详核是篇，治血中之水，虾蟆蓝、溺垽、矾石、蒲黄。及自里达表，如丝如缕者，竹茹、猬皮，乱发。十居七八。因悟《金匮要略》所谓尺脉浮，目睛晕黄，衄未止，晕黄去，目睛慧了，知衄今止者，为有合也。夫尺部为水所居，水之精微上出为目瞳子，水中沉浊酿火，随经而上焉。斯尺脉浮，瞳子不慧，而黑转晕黄，知衄当未止矣。是治血中之水者，泄其本根之浊，自里达表；如丝如缕者，除治其所由之道，不使随地有所胁从耳。盖衄从清道，清道者，必自阴及阳，如六阳之脉皆上于头，然其起咸在四末是矣。故不特阴中之火上冒清空能为衄也。即如寒薄于下，激阳不靖，亦能致之。则曰病人面无色，无寒热，脉沉弦者，衄。非《金匮》之文欤。不过尺浮在当衄之际，沉弦在既衄已后，然张后必翕，焉知尺浮不转为沉弦，翕后更张，可见沉弦能再为尺浮。但就事论事，见景生情，则沉弦之治，端有异于尺浮。而篇中所载，性温及开发者，鸡苏、大蓟、艾叶、马通。断注意在是矣。不然，脉浮者何以计较其旨不止？设使不衄，不必论其止。沉弦何以言其面无色，无寒热？假令才衄，面岂遽无色耶？此衄自内发，其自外因成者，曰太阳病脉浮紧，发热，身无汗，自衄者愈。伤寒脉浮紧，不发汗，因致衄者，麻黄汤主之。太阳病脉浮紧，无汗，发热，身疼痛八九日不解，表证仍在，此当发其汗，麻黄汤主之。服药已微除，其人发烦目瞑，剧者必衄，衄乃解。阳明病口燥，但欲漱水，不欲咽者，此必衄。脉浮发热，口干鼻燥，能食者则衄。凡衄不特内因有异，即外因且随经殊状焉。夫阴中非乏水不生火，阳中非气盛不成热。乏水故火能升而不能降，气盛故热欲外而不欲内。假使火而能降，原如环斯旋，决不别趋歧径，热而得外，已遂所向往，岂更妄作阻挠？是故内因之衄，由乎阴经干涸，火升而水不相济；外因之衄，由乎阳经盛满，血降而气不相随：此内外因之殊也。太阳之热，充溢动荡；阳明之热，蓄聚蒸腾。蓄聚则能碍降，充溢则能助升。故曰从春至夏衄者太阳，正以其助升；从秋至冬衄者阳明，正以其碍降，此独外因之殊也。由此以推，则衄证可分六经论。何则三阴在内，三阳在外，皆有开阖及枢？观乎阳应开而因不开为患，乃助之开；则阴应升而因碍升为患者，则当引之升矣。助开者麻黄汤，引升者自里达表诸味。阴因阖而不化者，既导之使下，则阳之因阖不化者，亦导之使下。可见在阴治血中之水，则在阳当治血中之火。其在两枢既有性温开发之治阳，则《虚劳篇》目瞑悸衄之治为治阴，又不可泯矣。予尝谓仲景之书非疏，为有经方，补苴斯不疏，而此篇者非不全，以补苴仲景书而遂全，此之谓也。〇古有吐行浊道，衄行清道之说，而不言其理。今玩此两篇，其理遂可明。第吐唾血为血聚胃中。有唐人之说为据，衄血之所由来与据，实亦所当申明者，不然空演六经，无谓也。夫《灵枢·经脉篇》曰：足太阳之脉起目内眦，上额交巅，一支从巅入络脑，还出别下项，一支从巅至耳上角。足阳明脉起鼻，交頞中，旁纳太阳之脉，下循鼻外，上入齿。足少阳之脉起目锐眦，上抵头角，下耳后，从耳后入耳中，出走耳前，至目锐眦。足太阴之脉连舌本，散舌下。足少阴之脉循喉咙，挟舌本。足厥阴之脉上入颃颡，连目系，上出额，与督脉会于巅，其支从目系下颊。而仲景云衄家不可发汗，汗出必额上陷，脉急紧直视不能眴，不得眠，则衄所从出，皆额上鼻旁与系于目之脉，从清空之道而出，谓之清道，不亦可乎？然二道之治，有相同焉者，何也？盖天名精主瘀与小便不利，大蓟主肿与热，水苏主下气杀谷，马通主止血及疼痛，生地黄主血上薄。夫停即为瘀。而所以停，则或以谷气之熏蒸，或以水热之上迫，阳不下通，则小便不利，阴不相浃，则为肿为痛，此病于清道者可有，病于浊道者亦可有也。故不害其为同，况吐与衄，皆血上薄之所致乎？此其同中仍有界限，而非漫同；异中具有条理，而非绝异处也。

鼻齆。〇鼻之病多矣，曰鼽，鼻寒塞也。曰鼻，今所谓鼻流清涕。曰渊，鼻液常流而有秽气也。曰干，鼻燥也。齆特其一端耳。何以诸病咸不载，而独载是耶？夫鼽者、鼻者、干者，皆乘六淫之激而成。故随外感为消长，外感愈，则其病自瘳，无从别标治则。渊则据险附岩，能为劳伤、外感树帜矣。然终乍作乍辍，过劳而发，劳复辄平，因感病来，感解亦去，兹固可治其劳与感，不必别分门类也。齆乃有壅之义焉。较之与鼽则通而非塞，则浊而不清，干则润而不燥，渊则常而不辍，虽通而气常不畅，有涕而长壅不流，甚则声如从室中出，而鼻且日肿大色赤。此其根柢有风有湿，有火有寒，可以历年不瘳，可以毕生不愈，斯其独标一目，并立治法也固宜。然则何以不用香药宣通而用是？夫香药宣通，仍是治塞，不是治齆。盖在窍而言塞是从外窒内，壅是从内障外。故篇中诸味，但玩蕤核之主心腹邪气及破心下结痰痞气，熏草之去恶气，细辛之温中下气破痰利水道开胸中，即可见鼻气之齆，必系胸中臭恶邪气，结痰宿水，翳障气机之所为。而通草之逐水，桂之利肝肺气，瓜蒂之抽吮湿热，无不可一以贯之，为治齆之本，非治齆之标矣。

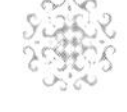

耳聋。〇耳目之似天地。《大戴记·曾子天圆篇》曰：天道圆，地道方。方曰幽，圆曰明。明者吐气，故外影；幽者含气，故内影。外影，火与日也；内影，金与水也。此似耳目之体。吐气者施，含气者化，故阳施而阴化。阳之精气曰神，阴之精气曰灵。神灵者，品物之本，此似耳目之用。目之说见后。以耳而言，则幽者其分，含气者其才，内影者其德。然体非用不见，用非体不立，则非化无以见含气之无滓，非灵无以见内影之有朕。惟其有朕而灵，故能为含气之归。致含气使化，纳含气于幽，而聋之内因外因，皆可于此验矣。夫灵之为言空也，《广雅》：灵，空也。昭也。《左传》郑昭宋聋。《庄子·天地》大愚者，终身不灵。《释文》引司马注：灵，昭也。不空能令不昭，不昭亦能令不空。不空之聋为外因，以含气中有芜杂也。不昭之聋为内因，以朕兆中不光泽也。夫固曰金与水为内影也，请假金水两行，喻耳聋之内外因，按《考工记》攻金分职，鉴燧所需，偏资下剂。郑注谓金多锡则刃白且明，亦以多金则坚刚，多锡则白耐久而明耳，而金久炼不渝，锡乃久炼可毁。则锡似精，而金似气，金锡参半，精气适匀，精藉气以为空，气藉精以为昭。设使精不给斯为内因，气芜杂斯为外因，理不可诬也。水为坎，坎之二阴外附，正取其空。一阳内藏，确似其朕。而水者浊则无影，虽清而深且窅，则亦无影。求水之能照，正犹求金之能照，质欲其清，体欲其薄，不清则不昭，不薄则不空矣。篇中内因治则滋膏以膏之，飞走之腴，偏选其蔬食，或不害生类者，不求昭中有求空乎？外因治则荄苏以薙之，辛苦之烈，偏选其味薄，或体含滋汁者，不求空中有求昭乎？而磁石之引金合水，尤为至元至妙，以是悟用药治病，参病论药，昭昭然道也，进乎技矣。

鼻息肉。〇王太仆谓息为死肉。《病能篇》痈气之息者注。盖恶肉、赘疣之类也。而息之诂可为生，《史记·孔子世家》：自大贤之息。索隐：息者，生也。又可为灭。《礼记·中庸》：则其政息。注：息，犹灭也。则其物能不假拥肿而生，无藉溃脓而灭，潜滋暗长，如所谓息壤者，《山海经·海内经》：鲧窃帝之息壤，以湮从水。注：息壤者，言土自长息无限。却又不碍起居，无妨饮食，随其所因以生，届其分遂已，有宁静休止之义焉。《左·昭八年》：臣必致死礼以息楚。注：息，宁静也。《礼记·乐记》：著不息者，天也。注：息，犹休止也。所因奈何？巢氏云：肺气通于鼻，肺藏为风冷所乘，则鼻气不和，津液壅塞而为鼻齆，冷搏于血，气停结鼻内，故变生息肉是也。其分奈何？篇中罗列药物，所该主治是也。盖惟其与鼻齆同源，故篇中所列九味，仅异其五。

惟其鼻鼺言风，故病及津液。此不言风而言血，故病及肌肉。夫均冷也，从风搧则散，被血摄则凝。散者宜随而逐之，凝者宜搜而剔之。以故劫痰藜芦，劫火雄黄，却湿矾石，散结地胆，去瘀白狗胆，无一善类，较之与鼻鼺同用之物，良劣殊不相侔。盖取其针孔相符于去恶肉死肌，又取其帖切于横梗气道之恶肉死肌，此古人治病专着意处。若今人则通肺化痰，利湿清火，开结去瘀，泛遴混使，以为隔膜之治，无怪获效之难也。虽然，鼻息肉非要病也，非急病也，其全备此篇药治之乎？抑逐一遍试之乎？是又非矣。盖必尽其兼病应用之物，而引以此篇一二味，与病证偏重处逼真的对者，其庶乎如桴鼓云。

目热赤痛。○据《大戴记·曾子天圆篇》之义以言目，则明者其分，吐气者其才，外影者其德。而目热赤痛为其外因，目肤瞖为其内因矣。惟内因故不痛，惟外因故无不痛。然就痛之中，仍有发于内袭于外者，当析焉。发于内者，六淫已着于藏府，藏府气血不咸蕴酿而及目；袭于外者，六淫先着于眦眶，眦眶被灼溃腐而及目。就巢氏《病源》稽之，则凡伤烂肿胀，皆外袭者也。焮赤泪出，皆内发者也。然目固火也，六淫何以并能病火？六淫之中，何以火复病火者居多？盖目以明为本，明以烛物为功，其不明固当属内因矣。若火自明，缘隔蔽不能及物，遂无明之用，则六淫何者不可为？且惟同气相投之火，尤足诪张，何则？烛物之火犹灯，灯惟藉膏，膏者，木于土中浥水精所为也。尤贵其量轻重远近与火悉称，灯光乃清，光清矣。苟燔燎之火，熏炙之火，置于其旁，烟焰腾涌，最能隔蔽，至湿气之弥漫，风气之簸搧，均无异也。而惟寒气凭陵能缩其威，不能蒙其照，理固如是，能不谓六淫所为哉？请析篇中肿胀为湿伤，烂为湿火，泪出为风，痛为火。言痛赤者为兼涉血分，言明目者为兼及内因。而核其物润燥之性，散泄之宜，升降之能，补泻之用，更汇而论之，遂昭昭然可知其目之病状，而无漫投遍试之弊矣。夫泻火本以救火，已甚难乎为继，况治寒须热，治湿须燥，治风须散，又欲其不助火之焰，致火之炰。故必令柔巽而入，先与之帖切近已，周旋排解，然后从而诱掖之，化导之，俾各自顺从，解释明者复明，而无一味克制逆折之物于其间。观乎其用清者避滋，用滋者避腻，用开者以消散，用逐者以通顺。又妙在即中空之清汁，益中空之阴气，而解浮蕴就中贮之寒气，发中贮之阴气而除烦懊，要在使其吐气而已。世皆憎治目疾者善投寒凉。若用寒凉而措思及此，又何可憎哉？

目肤瞖。○目肤瞖视，目热赤痛，为病在内矣，然犹多由外邪。其纯属内因者，又非此篇药物所能治。凡《金匮·虚劳篇》所谓目瞑，《千金》《外台》肝肾虚寒，所谓目无所见，及失明眼暗青盲，盲者是也。而目肤瞖之支流，又有晕、有淫肤、有膜、有障，有丁，其大较在《病源》曰阴阳皆上注于目，若风邪痰气乘于腑脏，腑脏之气虚实不调，遂冲于目而不散，睛上有物如蝇翼，名曰肤瞖。若肝藏不足，为风热所干，睛亦生瞖，瞖久不散，渐渐侵覆瞳子。若肝藏血气蕴积，冲发于眼，津液结聚，遂成珠管。若藏府虚风随目系入脑，则令脑转目系急，目眴而眩。若肝虚受风，搏于精气，致精气聚于白睛，绕于黑睛，精采昏浊，黑白不分，谓之晕。若肝经虚为风热所乘，致血脉生于白睛，谓之飞血。皆其类也。篇中亦既分析，昭列每味下矣。然其旨趣确诚注意在肝，即前篇所谓木浥土中水精以为膏者，而此类病则皆膏中芜杂，致灯不明之候也。膏中芜杂不澄，泌其内而磨鑢其外，不澡雪其外而清肃其中，则亦良以病虽根内，内犹散而外已着。若刈草然，根魁硕者劚，叶丰茂者薙，固宜如是耳。观其磨鑢之物，外虽矿而内则明。真珠、贝子、丹沙、石决明、石蟹。清肃之物，性虽寒而气则散秦皮。委曲内藏者，飞触蠕动，以使其内出；伏翼、青羊胆、蛴螬汁。坚牢难拔者，割剥熏燎，以使其外揭，麝香、马目毒公。仍不忘招徕安奠之意，微逗其间菟丝子，使人知举一反三，而精衰光散者，犹得有所遵循也。

声喑哑。○声以诏聪，聪以纳声，是故喑哑与聋，源同而派别。第声主发，聪主受，故声者资乎水而发乎金，聪者因乎金而受乎水。以鉴喻聪，即可以钟喻声，乃其质则钟出上剂，鉴出下剂，此类异矣。金多于锡为上剂，六分其金，而锡居一，谓之钟鼎之剂；金锡半，谓之鉴燧之剂。铸金之状，黑浊之气竭，黄白次之。黄白之气竭，青白次之。青白之气竭，青气次之，然后可铸。夫锡易毁，金难销，功候既届纯青，恐无论上剂下剂，其锡皆已竭矣。而善化气者水，善范气者金，则音声者必使水尽化入金，然后从金而出，故曰资乎水而发乎金，正与聪之藉道于金而并化于水者，适相对也。然病于声者不一，何以皆不列治，惟喑哑特着哉？盖彼焦杀亢厉者，湮郁不畅者，湫隘曲细者，急遽迫促者，此所谓薄厚之所震动，清浊之所由出，侈弇之所由兴，已厚则石，已薄则播，侈则柞，弇则郁，长甬则震，大而短则疾而短闻，小而长则舒而远闻，此犹钟，然由禀赋之不齐，非病也，非药之所能治也。若医经之声嘶、声嗢、声乱、咽嘶、舌痿、声不得前、声嘎，经方之因病失音不语，皆缘他患连累及声，非声独自为病，他患愈，声亦随之愈，故皆不得列治。而惟喑哑之不由他累者得特着焉。然喑之与哑，又应分别，喑者无声，哑者有声。观篇中有并提声音者，有独标声，独标音者，大率声者音之概，音者声之成，声发于水，音成于金，是声为本，音为标。故治水者其力全，治金者其功偏也。至如误服毒药而失音，叫嚣竭力而声哑，是又在似病非病间，治之自别有道，即不治亦能自复，又不可与是并论矣。

面皯疱。○巢氏云：面疱者，谓面上有风，热气生疱，头如米大，亦如谷大。白色者是面皯。䵳者，由风邪客于皮肤，痰饮渍于府藏，故生于面皮，或如乌麻，或如雀卵上之色者是。面皻者，由饮酒热势冲面，而遇风冷相搏，令面鼻生皻赤疱帀帀然者是。曰风热气，曰风邪客于皮肤，曰饮酒后热气在面遇风冷相搏，则均外感也。外感何以不发于遍身，而独生于面部哉？夫固有故矣。盖任御邪者惟阳气，头面固诸阳所共至，亦阳气停顿处也，何则？手三阳皆终于面，足三阳皆始于面，经脉所终始，分支必多，多则力分而行不迅，其迟留伏匿固宜，何况一身皆裹，面独不衣，是其受感自当较易。且其邪不流于荣卫为发热恶寒，不行于经脉为汗出惕瞤，不入于肌肉为身体烦重，不攒于筋骨为疼强牵掣，而独滞于皮肤。面皮本最厚，《灵枢·邪气藏府病形篇》：诸气之津液皆上熏于面，而皮又厚。故尤能藏邪匿滞，是以不布于周身耳。然观篇中用药，不重搜风，不重去滞，而惟取其色白及润者居十八九，何也？考《玉篇》：皯，面黑气也；䵳，面黑也；皯，黑也；皻，疱也。今作齇。齇，鼻上疱。疱，面皮生气也。因是知《病源》所谓如米如谷者，皆言其大小，非言其高突。故又云或如乌麻，或如雀卵，皆言其色，非言其形。就举篇中所列药味主治而言，则黑星黑点，为斑为晕，或疏或密，固已十得八九矣。色黑则治以白，气滞则治以润滑，谓非的对可乎？况但云疱皻者寥寥，然亦为面皮生气，是亦不能逃滑润之治矣。即其本虽为风为热，为痰为滞，然既成是病，独着是形，却又不能舍去现在而专讨论已往，且散风清热，除痰疏滞之物，固自有在耶。

发秃落。○秃有两端，一者虚人发不向长，或病后发落不更生；一者因疮发堕。《说文》云：秃，无发也。䰀，鬓秃也。《释名》云：秃，无发。沐，秃也。髭，头生疮也。头有疮曰疡，髭亦然也。是汉魏之间犹有分别。巢氏云：人血盛则荣于头，故须发美。若血气衰弱，经脉虚竭不能荣润，故须发秃落。又云：蛲虫发动，最能生疮，乃成疽、癣、㾮、疥。白秃者，由此虫在头生疮，结白痂甚痒，其上发并秃落不生，谓之白秃。若无白痂而有汁，皮赤而痒，则谓之赤秃，是隋唐间虽有分别，然谓之秃则均矣。因虫之治，当求之《恶创篇》，此篇则因虚因病之秃，而秃与落又当两途视之。盖秃者，不长茂也；落者，不更生也。然玩篇中所载诸物主治，又不止两途，曰坚则能使其不落，曰长则因其所有而长之，曰生则因其所无而生之。若地于草木然，欲其不雕须培，欲其长茂须灌，苟欲其生，则不直培之灌之而已，将必布之种焉。故篇中于生之一类，不特令人憬悟，且将解颐也。○沈存中谓发属心，禀火气，故上生；须属肾，禀水气，故下生；眉属肝，故侧生。斯言似甚合理。孰知《灵枢·二十五人篇》言之尤详，曰足阳明之上，血气盛则髯美长，血少气多则髯短，气少血多则髯少，血气皆少则无髯。足阳明之下，血气盛则下毛美长至胸，血多气少则下毛美短至脐，血气皆少则无毛，有则枯悴。足少阳之上，气血盛则通髯美长，血多气少则通髯美短，血少气多则少须，血气皆少则无须。足少阳之下，血气盛则胫毛美长，血多气少则胫毛美短，血少气多则胻毛少。足太阳之上，血气盛则美眉，眉有毫毛，血多气少则眉恶。手阳明之上，血气盛则髭美，血少气多则髭恶，血气皆少则无髭。手阳明之下，血气盛则腋下毛美。手少阳之上，血气盛则眉美以长。手太阳之上，血气盛则有多须。皆与沈说不同，盖沈自据理，《灵枢》则指经脉所届而言。以愚意权之，则指经脉所届而言，乃有补于征验，据理而言，则眉恶而补肝，须少而补肾，恐终无益。但《灵枢》独不言发之美恶长短，则颇缺漏。倘欲例此而续之，在《素问》则《六节藏象论》曰：肾者，精之处也，其华在发。若据经脉所届言，则督脉也，足太阳也，足厥阴也，皆至于发之根。再据前说，血盛者美，气盛者长，又可推见，不生者血气皆少，生而不长者气少，长而不泽者血少。然此皆言其故，非言其治也。若据此而为之补血补气，诚可谓针孔植须矣。总之，事补益，循经络，皆不可废，尤不可凿，要当于此篇之中咀其味，摘其元化而裁之。如以发为药物，则能利小便，止血，仍自还神化，则固小便、充血脉者，均可有济于发矣。扩而充之，例以马鬐膏，则凡多髯兽之膏，均可增须之美；例以松叶，则凡根繁之草木，类可益须之长。宗此意而读《千金方》《外台秘要》方，发人神智不少也。○或曰人年老则发堕，而眉反长，何也？夫惟于此，尤可见《灵枢》《素问》之说为长矣。盖人之易尽者，阴也，血也，而气则必不息，息则死矣。天癸之至与竭，以《上古天真论》而言，其主皆在肾，以《六节藏象论》而言，发为肾之华。是故肾气渐衰，则天癸日减于下，而发遂日耗于上，其致一也。眉则主于足太阳、手少阳，是二经根本专司消息水火于下，自幼而壮，壮而老，同出一辙，不易衰也。况老人颐养如法者，既无嗜欲之火搅乱于中下，而火益顺，水益清，其反长也固宜。

灭瘢。○《圣济总录》谓风热诸毒留于府藏，发于肌肉而为疮疖，病已疮愈，余毒未殄，故疮痂落而瘢痕不灭。治法既有涂泽膏润之剂，亦须赖荣卫平均，肌温气应，外宜慎风冷也。据此以核本篇，则所列之外调荣卫，温肌肉，尤为要着矣。若但据本篇而言，鹰屎白主挞伤瘢，密陀僧主金疮瘢，白附子主冷疮瘢，则白僵蚕主风疮瘢，衣鱼主湿疮瘢矣。数疮之外，遂无疮乎？他疮之愈，能无瘢乎？说者谓白僵蚕纵死不浥烂变色；衣鱼随行皆有迹，而拭之辄灭；鹰所食物，其色皆浓厚，而屎且白。均可为泯迹之用。而白附子之助药势，密陀僧之铲坐突，任诸疮奇幻，均可已之是矣。然诸物皆色白，倘本白而染他色用之固宜，设黄赭苍黧者，缘患疮而余白瘢，犹得以是灭之乎？且诸物者，其力皆行于面，今但曰灭瘢，则不特面瘢而已，一身之瘢皆可以是灭之乎？以是知犹系举一反三之旨，欲人循此，自多读书而悟会焉耳。不然，獭髓灭瘢，白玉平痕，昭然在册，乃皆不可信耶。

金疮。○《圣济总录》云：金刃所伤，创有微甚，生死所系，要在原经络所在，观变动之形，察微妙之脉。葛稚川曰：天窗、眉角、脑户、臂里跳脉、髀内阴股、两乳上下，心，鸠尾，小腹及五藏六府俞，皆不可伤，此所谓原经络所在也。脑破出血，戴眼直视，不能语言。咽中伤，声嘶急，舌出，两手妄举，肌肉不生，按之干急或青黄汁出，或疮边寒青肉消臭败，或先出赤血后出黑血，或血出不止白汁随出，皆不可疗，此所谓观变动之形也。胗其脉虚细小者生，微细迟者生，反此为难治，此所谓察微妙之脉也。而《病源》载其分析，有血出不止，有内衄，有筋急相引痛不得屈伸，有伤筋断骨，有中风发痉，有惊痉，有惊悸，有烦，有咳，有渴，有虫出，有着风，有着风肿，有痈肿，有风水甚者，有断肠，有肠出，有金刃不得出，有下血虚竭，有久不差，不可以一二端窥也。独奈何以不足二十物者印定人眼目，为治金疮通用哉？且照证科分指明某物治某证，犹之可矣。乃偏列药十有八味，而止血者居其八，生肉者居其三，止痛者居其四，混云治金创者居其五。而于前所胪兼证，仅及中风水肿，及补腰续筋数端，谓为备，则疏漏已甚，谓为不备，偏又有一支一节存于其间，是果何说也哉？殊不知惊悸者，烦者，渴者，虫出者，痈者，水者，既有专门，皆曾列治，惟其血出不止，不可与吐衄并论。疼痛筋挛，不可仿湿痹为治。而断折，而刃留，皆他病不能兼有者。至中风则与中于腠理者异，水入则与水停者不同，故微逗其义，略引其端，使人知循病本之绝殊，参病情之究异，俾求治法于他门，不至刻舟求剑，与泛常关于此备于彼者为迥不侔矣。虽然，其中具寒温与平之性，行气行血之殊，散逐补苴之宜，去败生新之效，讵可任拈一物，浪治一证哉？亦自有针孔相符处，但观其一物，兼列数效者，可差识其绪矣。再试思《金匮要略》王不留行散为治金疮第一经方，仅得是篇二味，其余寒如黄芩、芍药，热如蜀椒、干姜，并与金疮无涉，却故用之何也？又思《肘后》《外台》，每每单拈一味，使治金疮，并非是篇所有，却又何故？譬如甘草，《本经》明明载主金疮尰而未列，此篇欲使人举一反三，从中会悟耳。

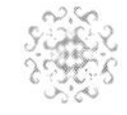

《本经序疏要》卷六：踒折。○踒，《说文》《玉篇》皆云：足跌也。踒折，后人或谓之被打《千金》，或谓之腕伤《病源》，或谓之伤折《圣济》，或谓之跌仆损伤今人，其意皆无踒折二字之周。盖为人所侮，不过力不相及，在伤者本无病也，而有气愤之兼，暴折之歉。若但蹉跌，则或以眩晕，或以惊触，或以下弱，或以失足，或从车覆，或从骑蹶，或因道滑，或因巉岩，当时之情景不同，则受伤之浅深自别，而气血之违从遂殊。曰足跌而致折，则人之相加，己之失误，并宿疾之发动，无不由之矣，故谓之周。然其闲派别，犹有头破脑出，折骨伤筋，压迮堕坠，内损中风，发痉发肿诸异，除此之外，则无不有瘀。而瘀又有新者、久者，皆按篇中可循条理得其绪。夫在血曰瘀，曰内漏，曰止，曰散，可想见其伤折后血之情形。在跌曰堕坠，曰僵仆跻，可想见致伤折之景状。在痛曰骨，曰腕，曰肿，曰折，可想见受伤折之部位。而所列之物，遍选其跌而不伤者鼠，开而能阖者龟，折而可联者鸡，外虽断而中仍连者地黄、续断，击之可碎、镕之可合者自然铜，紫烂于外青白其中者李，皆使元气不随伤而伤，不因折而折耳。至因是而幻成他候，则仍有本类可稽，取治则于彼焉。

瘀血。○玩篇中端绪甚繁，第一先剖其瘀之情状，则濡迟有待曰留，篇中凡朴消、牡丹、射干皆治留血。壅塞不通曰闭，大黄、茅根、虫、虻虫、桃仁，皆治血闭。积久而朽曰老，射干主老血。困垢秽曰恶，羚羊角、牛膝、干地黄、水蛭，皆治恶血。败类害良曰贼。虻虫、芍药皆主贼血。其次当究其瘀之部分，则在内曰肠中，紫参疗肠中聚血。曰腹中，鹿茸主血流在腹。曰胸腹，蜚虻除贼血在胸腹。曰心脾，射干主老血在心脾间。曰心腹，紫参散瘀血，主心腹坚胀。

曰胸膈，天南星利胸膈，散血。在外曰血脉，干地黄主通血脉，蜚蠊主利血脉，芍药主通顺血脉。曰四肢，鲍鱼主血痹在四肢。其次当审其瘀之为病，则曰寒热，大黄、茅根皆主血闭寒热。曰淋，琥珀主消瘀，通五淋。曰注下，羚羊角主恶血注下。曰渴，饴糖主止渴，去血。曰麻痹，败龟主血麻痹。曰癥瘕，桃仁主血闭瘕邪气，虎杖主留血癥结，水蛭主血瘕积聚，车前根叶主血瘕下血，牡丹主癥坚瘀血留舍肠胃，天名精主血瘕欲死。曰月水不通，牛膝主月水不通、血结，水蛭主瘀血月闭。曰踒跌，鲍鱼主踒跌。条分件析，皆有循绪以通，特已后经方治是，均附载他门，不别标统领，遂使内有瘀血，无以悉其外见情形，是盖当细核焉。夫仲景书虽云不无疏漏，要其彻源彻委处，未尝不纲举目张。何为源？病因是也。何为委？病处是也。病形则有内外之殊。内因者，所谓食伤、忧伤、饮伤、房室伤、饥伤、劳伤、经络荣卫伤。外因者，瘀或比于风桃仁承气汤证，或比于热抵当汤丸证，或比于水大黄甘遂汤证，皆所经见于书者也。病处则有上下之别，在上者为肌肤甲错，两目黯黑大黄虫丸证，为其人咳，口干，喘满，咽燥不渴，多唾浊沫，时时振寒，热之所过，血为凝滞，畜结痈脓，唾如米粥肺痈证；在下者为着脐下腹痛下瘀血汤证，在少腹不去温经汤证，少腹满如敦状，小便微难而不渴大黄甘遂汤证，经水闭不利，藏坚癖不止，下白物，矾石丸证。亦所经见于书者也。但其所陈，不若此篇之备。然据所谓如狂喜忘，少腹满而小便自利，脉微而沉，脉沉结屎虽硬，大便反易，其色黑，无表里证，而发热脉浮数，虽下之脉数不解，消谷善饥。其景其情，在内在外，固已略备其概矣。而其最有致者，曰病人胸满唇痿，舌青口燥，但欲嗽水不欲咽，无寒热，脉微大来迟，腹不满，其人言我满，为有瘀血。曰病者如有热状，烦满，口燥而渴，其脉反无热，此为阴伏，是瘀血也。曰妇人年五十，所病下利数十日不止，暮即发热，少腹里急，腹满，手掌烦热，唇口干燥，此曾经半产，瘀血少腹不去。统而言之，已见热标，而无热证，脉无热象者，瘀也。有所阻则应有所不通，有所阻而气化仍通者，瘀也。并无所阻，而自谓若有所阻者，瘀也。有燥象而不渴，不应渴而反渴者，瘀也。盖气以化而行，血以行而化，气已行而结者犹结，则非气病。况血应濡而不濡，实未枯而似枯，是非有瘀何由得此哉？故曰仲景书虽似疏，然得为是编之纲，是编虽密，仅能为仲景书之目者此也。

火灼。〇《集验》云：凡被火烧者，初慎勿用冷水冷物并井下泥。火创得冷，即热气更深，转入至骨，烂坏人筋，挛缩者良由此也。《病源》《千金》亦云然，《圣济总录》亦深禁冷物淋搨。又云：水火之气，当因其势而利导之。汤火误伤，毒方炽，通导而泄其气可也。本非气血所生病，故治不及于汤液，特在乎涂敷膏浴，治其外而已。乃本篇直列井底泥于中，何哉？夫《别录》固谓为汤火烧创用之矣。核之以豆酱下之未成疮，用汁点之之语，则固用于后，而非用于初者也。大抵齐梁及唐皆尊信是编，而是编者又只列其物，而不下其物注脚，则恐后人宗之者，漫拈以取快一时，不计后日深害耳。其实有何不可用哉？然据此已足见已成疮未成疮，宜分两途治矣。再考《千金》《外台》，凡治此者，多以膏油调敷，几乎无方不然。本篇所载，仅止九物。酝酿蒸暴而成者，盐、酱及醋已得其三，即井底泥之柔冷难燥，柏皮、胡麻之多脂，又得其三，其余则牛膝以遏其上游，栀子以醒其变色，黄芩以界其腐溃耳。而居其前者，果何为者耶？夫蒸盦不至臭败，暴炙不为消泯，反能成净洁之质，芳香之气，以助人元气者，何不可救人被蒸盦暴炙之害？且能耐蒸盦暴炙者，惟滋膏润泽耶。是二端者，一以其受成艰苦，化患害于方殷；一以其秉赋丰腴，拒侵轶之盛炽，曾谓无故也哉。而《千金》《外台》意即可于是征之矣。

痈疽。〇曹青岩曰：痈疽虽寒热邪气所为，实因气血壅瘀而致。故内无壅，则邪气侵袭，仅生疾病；内有瘀，则邪气依附，遂发痈疽。《病源》曰：六府主表，气行经络而浮不和，则邪气乘而为疽，是痈邪浅而轻，疽邪深而重。然《灵枢·痈疽篇》有名痈而深重，名疽而浅轻者，是痈疽之名，不必泥浅深之致，亟当辨也。盖邪结轻浅，虽血肉腐坏，泻脓可瘳。邪结深重，则经脉败漏，伤藏以死。治外实者开之，治内虚者托之。血瘀则通，气壅则宣，所谓因其轻而扬之，因其重而减之，责虚取实，适事为故也。〇予不善治疡。然尝闻之治疡犹治伤寒也。伤寒首论外解未解，疡则先分已溃未溃。伤寒次审里实不实，再察有无虚象，疡则亦然。是故疡之始治，自有条理，与伤寒迥殊。若其初作已挟虚，方脓而挟实，与夫内搏而传阴，外开而不阖，种种与伤寒同，即以伤寒法治之可也。今观篇中皆始条理事，而其委曲周折，当异于伤寒处，剖析綦详。如分别部位，则曰颈、曰嗌、曰阴，是其所至之上下可见矣。研核久暂，则曰散、曰消，无非开首之治。曰排、曰止痛，无非成脓之治。皆在未成溃之前，是其所在之浅深可见矣。至谛审名目，则曰肿、曰结，肿则有浮有坚，结则有气、有热、有脓，此亦未溃前事，是其所受之来源可见矣。推究极尽，则曰败、曰伤，皆已溃后事，是其所留之祸患可知矣。而又不遗傅帖之术、膏摩之方，盖亦明明示人以除是已外，尽可同他疾一例治也。虽然，题曰痈疽，篇中列药二十二味，乃疽字只两见，余则尽属治痈，未免偏重不均。夫是亦伤寒例耳，回检《伤寒篇》，起首之治，即无桂枝，外解而后，凡为补为温，纤悉不载。以伤寒实证正治，原已具于篇中，调和温补，乃借虚证之治以治伤寒，非伤寒正法也。则于此篇，遂可识疽证纯宜用补，无他别法，即其仅一见于黄芪，再见于鹿茸，可以会悟矣。若其入后之治，本与痈同，痈且不载补剂，疽更何劳独出，不又有例可循耶?

恶疮。〇曹青岩曰：疖疽癣疥，皆恶疮也。《病源》曰：肺主皮毛，脾主肌肉，气虚腠疏，则湿邪乘入，化为热毒，侵食肌肤，浸渍血脉。疖疽则或肿或腐，疥癣则为痛为痒，延扰日久，变化生虫，浅则外淫，深则内薄，既宜化其浊秽，又当洁其脓腐。然毒本散漫，药峻则伤气血，药缓则邪淹留。欲弭其患，必于宣逐之中，寓以抵罅补隙，则邪气去而络隧宁矣。〇按：本篇除异名同患，异文同义，如即癣，《释名》：癣，徙也。浸淫移徙日广，故青徐谓癣为徙也。《音义》引此作。瘙即疥之所苦，《释名》：疥，齘也。痒，搔之齿齘也。痒即瘙之所由，《释名》：痒，扬也。其气在皮肤中，欲得发扬，使人搔发之，而扬出也。痂即创之所结。外曰疽、曰秃、曰騳、曰瘑、曰癞、曰疖、曰丹。《病源》曰：体虚受风热湿毒，与气血相搏，则发恶疮，痒痛焮肿而多汗，身体壮热。癣者，风湿邪气客于腠理，复值寒湿与血气相搏，则血气否涩，皮肉隐胗如钱文，渐渐增长，或圆或斜，有匡郭，里生虫，搔之有汁。有干癣，有湿癣，有风癣，有白癣，有牛癣，有圆癣，有狗癣，有雀眼癣，有久癣。疥者，皮内隐起，发如，极痒，搔之汁出，旋作干痂，皆有虫。有马疥，有水疥，有干疥，有湿疥。疽者，瘑之类，多发于支节，脚胫相对，帀帀作细孔，如针头，其里有虫，瘙痛，搔之黄汁出，随差随发。有甲疽，有查疽，有顽疽，有根疽，非痈疽之疽也。秃见前《发秃落篇》。见《后篇》。瘑疮者，风湿之气折于血气，结聚所生，多着手足间，递相对如新生茱萸子，痛痒，抓搔黄汁出，浸淫生长拆裂，时瘥时剧，变化生虫。有燥瘑创，湿瘑疮，久瘑创。癞者，多从风起，初入皮肤，流通四支，潜于经脉，或在五藏，眉睫堕落，鼻柱崩坏，语声变散，耳鸣啾啾，皮肉顽痹，不觉痛痒。有乌癞，有白癞。疖者，人运役劳动，阳气发泄，遇风冷湿气折之，经络之血结涩不通，乃生核如梅李。丹者，风热恶毒所为，令人身体忽然焮赤，如丹涂之象。诸患者其来有自，其制有物，则其间自有针孔相符处，可人人领会，而

不必缕述者也。第其植根非深，而琐碎淹蹇倏忽，以至迁延不退，积久内伐，仍可毙人。所当比诸内证，阐发其理者。盖痈疽既犹伤寒，此类则犹疟痢。疟痢者，根连内外。此类之根，未尝不亦连内外。伤寒乃伤荣卫，概从气分鼓荡，疟痢则伤经隧，每傍血脉消长，是疟痢为着形体，而伤寒反仅碍气机矣。是故碍气机者易进易退，虽奔腾踊跃张甚，而可决其生死。疟痢则绵延反复，迟滞而难断其违从。譬之天降时雨，纵倾盆倒峡，每多生物之功；惟淫霖弥漫，积日累旬者，伤害禾稼实甚也。篇中诸病，大率由湿火痰虫风酝酿以成，受之者多在血脉，而湿乃浸淫之湿，可由逐而去；风非外中之风，可由散而息。从湿生火，火与湿搏而成痰。从湿热生风，风与湿热媾而生虫。故篇中药物，除湿者几居其半，即治风，治火，治痰，亦必关照驱湿通血脉，此其大纲矣。

漆疮。〇曹青岩曰：漆之为物，濡湿则干，风燥反润，投以咸卤则消化为水，人着其气则肿而为疮。《病源》曰：漆疮者，瘙痒肿起，先发赤，后生细粟，厉者肿脓焮痛，极而为痂癞。然有不畏者，终日播弄，了无他苦。畏者远袭其气辄发，轻者至七八日不治自差，重者治以相制之物，亦必七八日始已。或曰其人本有湿热，感漆气之窜烈则为疮。每见易生疮疥者，染气即发，遇漆则固无恙也。是禀赋之畏恶，非湿热之感召也明矣。〇按：治漆疮者，惟化患害为护卫，其义最精，且尽美尽善杉材柿；其次去结聚芒消，清热毒井中苔萍；其次充土气秫米，泽肌肤鸡子白美矣。若夫任败漆之物蟹、石蟹，漆气固为之解散，其质将奈之何？是又可证仍有去滓消毒之物为之佐使，以善其后也。惟漆之为物，《本经》列诸上品，谓为无毒。《别录》则增有毒于下，其理所当究焉。夫人乖常理曰奸，物戾常情曰妖。在人视之为妖，在物所具则为毒。漆之毒，以其得燥反滴，得湿反凝耳。然则《本经》何以着其主绝伤，续筋骨，填髓脑之功？夫正以其止能于血液盛满之躯，续筋骨、填髓脑也。故《本经》不曰主绝竭绝涸，而曰绝伤，正为其人血液盛满时，忽遭伤损，致断绝不续耳。既知其如是不遂，可知其于血液燥涸人则能劫血液使漓，扬血液使沸耶。故患漆创者，多娇怯白嫩之人。蟹咸寒散血，漆能劫之，则蟹能散之；漆能扬之，则蟹能止之，所以为第一的对之剂。篇中诸物，欲尽识其用意所以，即以是推之可也。

瘿瘤。〇曹青岩曰：瘿瘤皆气结疾也。《灵枢·刺节真邪论》曰：有所结气，归之津液，邪气凝结日甚，连以聚居为昔瘤，是瘿瘤悉缘积累而成。瘿专主气，瘤兼主血；瘿不治则能妨咽，瘤不治惟日堰大而无痛痒。故《病源》有瘿可破，瘤不可破之戒，恐气血外竭而致毙也。二候初觉，但宜解结气，通津液，使不连聚堰大，化热为脓则善矣。〇按：古人谓险阻气多瘿《淮南·坠形训》，轻水所多秃与瘿人《吕览·尽数》，何哉？盖生其地者袭其气，食其畜者践其形，气应上达，血应潜趋，当达不达，以其地势有以撄之也；当趋不趋，以其力微不能前进也。是二说者，一似言瘿《淮南》，一似言瘤《吕览》。以瘿与瘤本系同类，特随处结聚曰瘤，但居颈项曰瘿。以义言之，婴，绕抱也。《淮南·要略训》以与天和相婴薄注。留，滞守也。《庄子》山木无留居注。滞守者不能择地，绕抱者必倚险要，故曰：瘿，颈瘤也《说文》；瘿，婴也，在颈婴喉也《释名》。瘤，肉起疾也《广韵》；瘤，流也，气血流聚而生肿也《释名》。犹不可见泛称则为瘤，在颈则为瘿耶。即瘿专主气，瘤兼主血，亦于此可识矣。血有定届，气无定行，则宜瘤有常处，瘿无常处，乃适相反。又气能鼓激，聚则迫急；血主流行，聚止盈科。则应瘿急瘤宽，瘤垂瘿突，乃复相反，何哉？夫成瘿者，非有余之气；为瘿者，乃气阻之血。气缘不足，故不能通达，而陷于险；血缘气阻，故反能鸠合而结为垒。则瘿如缨络之垂，瘤似榴球之湛，非无由也。虽然，气本因疲乏不尽欲之量，血亦因气滞乃故违流动之趋，是其责皆应在气。故本篇少独治瘿瘤之物，有之惟一味耳白头翁。且见颈项字样者，十四味中，复居其七，是可晓行气则血自流，解郁则血自顺，开结则血自通，化痰则血自利，除火则血自宁耳。曾谓竟不治血哉？

瘘疮。〇曹青岩曰：瘘疮之源凡三：《素问·生气通天论》曰陷脉为瘘，留连肉腠，是缘疡久不敛而成者；《灵枢·寒热篇》曰鼠瘘之本在脏，是因情志拂郁而发者；又曰浮于脉中，未着肌肉，外为脓血，是受虫鸟之毒而生者。夫虫鸟之毒，或自饮食染其精液，或自居处袭其毒气，内则决而逐之，外则蚀而去之，所谓从本引末，以去之也。疡久不敛，或疡生筋骨空陷之处，外阖而内不联，或以气血乏，腐去而肉不长，所谓补虚易而塞漏难也。情志拂郁，则精血内沮，他藏之损，不若肝脏之专，男子每发于茎，妇人历生于乳。经方所谓瘘、乳瘘是也。亦有发于颈掖者，所谓狼瘘是也。其成每至数年、数十年，其溃每至于死而后已。近世名之曰失荣乳岩、阴岩，治者善于补救，尚尔无稗，攻蚀则适促其生也。〇按：陷脉为瘘，即所谓漏也。本在于脏，上出颈腋间者，即所谓瘰疬，是其未溃者也。浮于脉中，未着肌肉，外为脓血者，即所谓鼠瘘，是瘰疬之已溃者也。漏者，当求诸痈疽治虚之法。瘰疬者，当顺气开结。鼠瘘者，当杀虫解毒。痈疽治虚，顺气开结，自宜依指他求。若解毒杀虫，则此篇备矣。凡曰瘰疬，及言瘘不言鼠者，皆解毒者也。鼠瘘恶创者，皆杀虫者也。而顺气开结亦多寓焉。盖惟专顺是气，专开是结者，皆不假取诸他篇也。虽然，鼠、蝇、蜂、蚁、蛇、蛙、虫、蚝、蚍蜉、蛴螬、蜣螂、蚯蚓、虾蟆、螳螂、鹏、乌鹊，撅既遗精于食，既中毒于人，何以不为内患，而反流于经脉，发诸皮腠，且能不着肌肉耶？夫惟如此，方可用篇中诸物，而不嫌其毒也。盖人藏府充实，毒本难干，设藏府不虚，第经脉懈弛，则毒不内犯而外流，故药物亦得以毒化毒耳。假使毒内蕴而发，病宁得尚攻伐耶。就是而循其所列之物，察其气性之异，合夫克化之理，推其生制之宜，而更佐以抵隙补罅之资，期归于成平帖服而后已，讵不可哉？且《灵枢·寒热篇》岐伯答帝治鼠瘘，《千金》《外台》皆作请从其末、引其本，今本乃作请从其本、引其末。唐人所引，讵无所本，况非止一处也，不与本篇之旨吻合耶。

五痔。〇曹青岩曰：痔候凡五，皆下血有疮。《生气通天论》曰：因而饱食，经脉横解，肠澼为痔。《病源》曰：醉饱合阴阳，致血气劳扰，经脉流溢，渗漏肠间，冲发为痔。据此则痔因气劳扰而下注，血即随注而渗泄，泄而不畅，则瘀滞变热而结肿；渗而不已，则经脉滑溜而为澼。肿久为脓则成瘘，澼久乏气则脱肛。肿而热者化其热，虚而滑者固其脉，必补益其气，使枢轴旋不阻，斯治法之善也。〇按：崔氏曰：五痔：肛边生肉如鼠乳出孔外，时时脓血出者，牡痔。肛边肿痛，生创者，酒痔。肛边有核，痛寒热者，肠痔。大便辄清血者，血痔。大便难，肛良久乃肯入者，气痔。《集验》曰：气痔，温、寒、湿、劳即发，蛇蜕皮主之。牡痔，生肉如鼠乳在孔中，颇见外妨于更衣，鳖甲主之。牡痔从孔中起，外肿五六日自溃，出脓血，猬皮主之。肠痔，更衣挺出，久乃缩，猪左悬蹄甲主之。脉痔，更衣出清血，蜂房主之。两说者参差不齐，大同小异，更核之《病源》《千金》，又或小有不同，盖突于外者为牡，苞于内者为牝，着于肠者为肠。血者，血之不摄；气者，气之不举。则牡者为肿，牝者为痛，便艰者为肠，重坠者为气，流血者为血。而肿者有湿、有火，痛者有热、有瘀。便坚者有燥、有火，重坠者有湿、有热，流血者有瘀、有虚。篇中解热清火，燥湿渗湿，举气调气，通瘀止血，滋燥清燥，非特一面周到也。皆可就其病之偏重，为之调剂，俾归于平焉。欲使知此病之解热清火等义，绝与治他病者不同，一若预烛，后人将必有以阴阳表里虚实，笼统大概之说，为治病标准者，诏之俾息其喙，是书之微义也。

脱肛。〇《删繁》云：肛者，主大便道，肺与大肠之合也。号为通事令史。若脏伤热即脱，闭塞，大便不通，或肿，缩入生创。若府伤寒，则肛寒，大便洞泻，肛门凸出，良久乃入。《病源》曰：脱肛者，肛门脱出也。多因久利后大肠虚冷所为。肛门为大肠之候，大肠虚而伤于寒，利用气而气下冲，则肛门脱出。既已如是，岂有用寒凉之理？乃篇中列药六味，寒凉者三，重坠者二，此曷故哉？夫固当体藏府情性，而审其耐寒耐温之所以然矣。试检《千金·大肠虚冷篇》，其证则谓胸中喘，肠鸣，虚渴，唇干，目急，善惊，其治则用灸为多，其用药则黄连补汤，其物则黄连、茯苓、芎䓖、榴皮、伏龙肝、地榆，何尝有一味温补？而曰治大肠虚冷，利下清白，肠中雷鸣相逐，是诚何故？乃治大肠实热之生姜泄肠汤，反生姜、白术、桂心连用，是知《千金方》五藏六府虚冷实热诸篇，非泛泛设，乃藏府耐药性情精理所系矣。故《删繁》疗肛门寒，则洞泻凸，用猪肝散方，猪肝、黄连、阿胶、芎䓖、艾叶、乌梅，亦不滥用温剂，两相印证，无异义也。本篇大旨，寒凉三味，具伸而能缩之机；重坠二味，取坠可转升之理。鳖、蜗之伸缩不待言，即卷柏亦得水则舒，暴干仍卷，犹是此意。铁则本重，而浥取精气于水，不已化为轻乎？至东壁土，则缘水过下趋为祸，始还以防水之物为堤埂之干耳。超超元理，益人神智如是。〇又曰：九虫之害，蛔与寸白为多，皆溺热化生者也。蛔处胃中，每有上逆吐出者。寸白处肠中，但从大便出者。蛔依于血，寒则内动而致腹痛。寸白附于液，热则滋生而致疳蚀。其生也藉藏府之湿热，其出也凭糟粕之黏裹。蛔则必待血滞通而后行，寸白必待凝液化而始出。蛔性畏苦，寸白性畏辛，得其性而制之，流毒可冀免矣。〇按：蛔、寸白，所由不同，趋向殊异，而均为虫者。以脾胃失职，湿热蕴隆则同也。狐惑属心，心者火，火逢空斯发，故主面目乍赤乍黑乍白，着物即燃，故主蚀。蛔属肝，肝者木，木上耸下枓，故主上下皆出，喜润恶燥，故主烦。寸白属脾，脾者土，土藏垢纳污，故主津液凝浊，生物繁庶，故主群。又狐惑连表而里不靖，故状如伤寒，默默欲眠，目不得闭，卧起不安，不欲饮食，恶闻食臭。蛔病在阴，而阳不振，故主脉微而厥，肤冷静，复时烦，须臾复止，得食而呕，又烦。寸白，诸书皆少言其外候，惟《千金》谓脾劳热则有白虫在脾中为病，令人好呕。本篇谓肠中嗢嗢喘息，虫自出不止，则阳不运阴，而反激阴之候也。又肝藏血，故蛔每倚血为起伏。篇中薏苡根、干漆、楝实、艾叶，皆属血药，而能杀虫者，脾生津，故寸白必凝津为窠臼。篇中贯众、橘皮、榧子、桑皮，皆于津液中杀虫者。蛔服苦，篇中诚有沉苦之列；寸白服辛，篇中不乏辛烈之厕。质之于，则辛苦并陈，津血并利，而与寸白同用青葙，已可见其清湿热可瘳；与蛔同用艾叶，又可见其行血液乃伏。然执此而不知权变，犹执一也。权变惟何？《伤寒论》之乌梅丸，《金匮要略》之甘草粉蜜汤、甘草泻心汤、苦参洗雄黄熏是也。说者谓虫生于风，故风字从虫，此言良是。第此风若系外中内生，其咎应不止此，是必别有故。试思湿盛则为痹为挛，水停则为痰为饮，又安得生虫？惟其中有热，则阳气不得入，而与之交化，于是阳气与湿热错而相摩荡焉。《正蒙》所谓阴气凝聚，阳在外不得入，则周旋不舍，而为风者是也。是知生虫之湿与水，非盛满停潴，乃饮食精微之余不随阳化者，仍系生气之萌，故成有生之物，确似风而实非风也。或者又谓与寸白，人不常有，蛔则夫人有之，故多，别无大病，稍稍怫逆，即见于吐者是已。盖天之与地，无所不包；阴阳交化而孕育者，无物不有。则人腹之有虫，又何疑焉？古人亦以泛辞置之，曰人不必尽有，有亦不必尽多，或偏有，或偏无，皆依肠胃之间，若府藏实，则不为害，虚则侵蚀焉。随其虫之动，而能变成诸患也。《病源》云。

《本经序疏要》卷七：虚劳。〇虚由于自然，劳因于有作。譬诸器物，虚者制造之薄劣，劳者使用之过当。仲景论虚劳，凡言劳者，必主脉大。云脉浮、脉浮弱而涩、脉虚弱细微、脉沉小迟，

皆不谓劳。可见劳者脉必大，虚者脉必小，遂可知劳者精伤而气鼓，虚者气馁而精违。而其间节目，虚有阴阳之不同，劳有伤损之殊异，是其治则遂觉烦多。以篇中校之，大率曰补、曰安，皆治劳之技；曰益、曰养，咸治虚之法。以其所至之处，察其所乘之机，剖而析之，曲而帖之，可以得其当也。夫大热消渴，鬼疰尸疰，吐唾血，上气咳嗽，下利声喑，痿阴痿，泄精，不得眠，腰痛，妇人崩中，月闭，皆可为虚劳兼有，虽不能不合于诸证之治，要须与是相符而不相乖，更核是篇须与彼相即而不相舛，乃能曲当，苟泥诸证常治，恐犯虚虚之戒，徒执本篇所见，又防盛盛之嫌。故篇中不惮缕析条陈。合而言之，则曰安五藏，石钟乳、龙骨、牡丹、巴戟天、柏实、干漆、云母。补五藏，白石英、石斛、人参、当归。补益五藏，甘草、黄雌鸡。充五藏薯蓣，养五藏肉苁蓉，五藏气微桑螵蛸，补五内胡麻，益五藏，甘菊花、芜菁。五藏寒热蔷薇，五藏虚气防葵，调藏气茯苓，利五藏，芜菁、枳实。五劳，黄芪、茯神、泽泻、桑白皮、紫菀，但主五劳。七伤，干地黄、续断、补骨脂、云母，兼主五劳七伤。补中，沙参、牡蛎、五加皮、牡桂、巴戟天、杜仲、地肤子、干漆、大枣、麻子、甘菊花、藕实、云母。莫不具列章程。分而言之，则曰肝、空青益肝气。心、紫石英补心气不足，赤石脂养心气。肺、天门冬保定肺气，沙参益肺气，车前子养肺。肾，磁石养肾气，元参、白棘补肾气，石南养肾气。益气，石钟乳、白石英、覆盆子、巴戟天、柏实，桑白皮、黄雌鸡、芜菁、枳实、续断。益气力，茯苓、菟丝子、胡麻、藕实。羸瘦，黄芪、薯蓣、石斛、五味子、五加皮、桑白皮、蜂子、枳实，菟丝子令肥健，胡麻、甘草长肌肉，当归生肌肉。伤中，地黄、薯蓣、石斛、远志、牛膝、桑白皮、胡麻、蜂子。强阴，石钟乳、薯蓣、石斛、五味子、肉苁蓉、车前子、蛇床子，磁石强骨气，石南主阴衰。益精，五味子、肉苁蓉、五加皮、白棘、杜仲、地肤子、车前子、胡麻。莫不各分条理。校他病之用补益者，毫不相同，其灼然尤可明者，无如除热一法，不加散发，不投清泄，其命意更属天渊，薯蓣除烦热，麦门冬主客热口干燥渴，萎蕤平客热头痛，蔷薇主五藏寒热。是其因地制宜，为何如哉？奈何挽近论治虚劳，辄曰滋阴清火，养血清热，既不按病治病，复不遵循仲景，凡桂枝龙骨牡蛎、小建中、黄芪建中、天雄散等物治之方，概视为畏途，漫不加省驯，至胃减便溏，益复寒凉滋腻，致不可捄而止，无怪乎是篇更弁髦置之矣！而不知是篇宗旨，确有稗补仲景者，请试言其一二，如益精而去精中之芜累，地肤子、车前子、五加皮。强阴而召不羁之浮阳，石钟乳、薯蓣、石斛、五味子。因伤中而反求诸上下，桑白皮、牛膝。因羸瘦而转事消耗。桑白皮、枳实。补中者益脾，益气亦益脾，而寓治体治用于其间。补中诸物是益脾体，益气诸物是益脾用。不然，则四藏皆有专补，而脾独阙如也。安五藏、补五藏、补益五藏、充五藏、养五藏、益五藏，皆以联络五藏而寓动静升降于其间，不然，诸物之功，未见若是其溥也。要而言之，篇中列药六十五味，无非补精补气两端。推而极之，则其间性温者二十，性平者二十有六，微寒者七，寒者十有二。又不过丹沙、空青、磁石、天门冬、泽泻、白棘、桑白皮、地肤子、车前子、枸杞根、藕实、防葵等物，治虚劳大旨，犹不可窥见一斑乎！

阴痿。〇虚劳已下，自阴痿至腰痛七证，连属在虚劳，足见下虚者多在七证，七证皆虚劳支别，而阴痿尤切近，故首及焉。阴痿与虚劳切近，其义在《金匮·虚劳篇》，一则曰阴寒精自出，再则曰精气清冷，曰阴头寒，盖非精无以蓄阳，非阳无以化物，生气生血之本遂绌。动静云为之节皆乖，虚劳之成，多由于此。是以《本经》药物，复虚劳者恰半，而皆强阴益精和暖资有之品，以存少火而成脾胃转运之功，非为媾精设祈似续计也。虽然，二茎、蚕蛾、雀卵实亦因是而用，

夫恢复之役，积储易而发机难。虽温煦培植，而机括未灵，仍同堆垛，不足以转发生气象。譬诸釜底益薪，纵多不燃，何由得暖？必且以炬引之，是其验矣。其他一若突中除湿五加皮，灶下嘘薪阳起石，障暖气之旁泄天雄，伸气机之窒碍山茱萸，并可引类而推。此所以虽似虚劳附庸，实是虚劳邻境，各辟都鄙，别建城郭，而不相统摄者也。惟治痿独取阳明，阳明虚，宗筋纵者，则与是迥殊，不得混同而论。

阴㿗。〇痿者，疲垂不起。㿗者，木肿不灵。疲垂不起，为虚劳支别宜矣，木肿不灵亦为虚劳支别乎？不知《素问·阴阳别论》曰：三阳为病，发寒热，下为痈肿，及为痿厥腨㾓，其传为索泽，其传为㿗疝。夫太阳阳之至盛也，偏禀气于寒水，而其气下行，赖足少阴肾之经递接而复上出。假使肾气不给，不克传宣，斯寒水盛，阳郁勃于上，而沸腾涌逆交战肌表；抑溜于下，而浸淫渐渍溃败血脉，由是而在外之润泽日以萧索，由是而在下之灵机日以𩖰隤。病若是者，可为虚劳支别否耶！是故㿗本疝类，而与疝源不同。（说见《本经疏证》蜘蛛下。）阴㿗与阴痿不同，而其源却不甚异。此古人编书相次之微旨也。阴㿗，隐秘丑恶之疾，以不甚害起居食息，较之凡㿗反为可耐，故多忍之，不肯宣播。然观篇中所用药物，则其间兼证亦殊不一。如用蜘蛛，则有时肿时减者矣；用海藻，则有坚顽难驯者矣；用铁精，则有重坠迫切者矣；用虾蟆衣，则有小溲不利者矣；用地肤子，则有肌热者矣；用蒺藜，则有痒者矣；用槐皮，则有痛者矣；用三种阴茎，则有㿗而并痿者矣。要之，痿则有虚无邪，㿗则虚邪错杂。凡㿗，则邪多于虚，阴㿗则虚甚于邪。然皆缘少阴肾不能泌别清浊，化阴使从阳，举阳使戴阴，盘旋以上济所致。故分正羡引阴阳，自应支贯条析，而佐以强阴益肾，皆可因彼而识此也。

囊湿。〇宣湿、清湿、劫湿、熯湿、化湿矣，而又紧切于阴囊以治囊湿，尚何容论哉？第此微末之疴，似若不足为虚劳支别者，殊不知亦虚劳支别也。所知钱君、叔和因下血致虚劳，多服补益巨剂始瘥，瘥后遂成囊湿，苟才燥辄复下血，而虚证丛集，间亦阴为肿，必仍服温补大剂，但囊得湿病即愈矣。巢元方曰：大虚劳损，肾气不足，故阴汗阴冷，液自泄，风邪乘之，则搔痒，岂不信然？

泄精。〇《阴阳应象大论》曰：阳为气，阴为味，味归形，形归气，气归精，精归化，精食气，形食味，化生精，气生形，味伤形，气伤精，精化为气，气伤于味。据此则阴阳互根，彼此递化，而精为阴之至醇，阳之归宿矣。盖惟其有阳归宿，故能守而不离；惟为阴之至醇，故亦感阳而动。《金匮要略·虚劳篇》论泄精，盖分两种，一者阴寒精自出也，一者梦失精也。《病源》则分四种：曰失精，曰溢精，曰尿精，曰梦泄精。《外台秘要》仅存其三，而无溢精。夫固谓溢精为见闻精出，则仍与梦泄精无异，原可不必别分条件，统而会之。尿精自别有故。梦泄精是感阳而动一例，阴寒精自出是阳不归宿一例。桂枝龙骨牡蛎汤、小建中汤者，失精之治。天雄散者，阴寒精出之治。故《外台》遂仿是布置焉。原夫人之生，本水火相守局也。即水所以湛然盈澄然洁者，岂徒恃堤岸巩固哉？盖必水无他歧之冲啮，风无别道之激荡，然尤畏寒气凌侵，潦消涨落，不期缩而缩，不期竭而竭。故治泄精者，首当使其水势抟而弗散，内而弗外；韭子、五味子。其次则使土摄水龙骨，使阳归阴牡蛎，于是开渠以去旁歧之引而相从，车前子、泽泻。聚气以防冲激之率而相离。桑螵蛸、石榴皮。而煦阳以伸其机，鹿茸、钟乳。黏阴以助其固，菟丝子、石斛、麦门冬。则历处可参入焉。要须核之《金匮》两途，《外台》三派，更合以《千金》补肾，而融会贯通之，泄精治则宁尚有遗憾耶？

好眠、不得眠。○《灵枢·大惑论》曰：卫气常以昼行阳，以夜行阴。行阳则寤，行阴则寐。若其人肠胃大则卫气行留久，皮肤湿，分肉不解，则行迟，留于阴也久，其气不精则欲瞑，故多卧矣。其人肠胃小，皮肤滑以缓，分肉解利，则卫之留于阳也久，故少瞑焉。据《卫气行篇》言其行自平旦出于目，行足太阳、手太阳、足少阳、手少阳、足阳明、手阳明，竟而复始，凡行二十五周，遂尽阳分，乃由足少阴注于肾，而心，而肺，而肝，而脾，亦如阳之二十五周，以复出于目。则当其在阳具建瓴之势，行乎所不得行，固无干于好眠、不得眠也。惟入阴则穿贯府藏，经由分肉，宽则远，窄则近，滑则疾，涩则徐，殆止乎所不得不止，好眠、不得眠因此生焉。虽然，此其常也，不得为病，无从求治。然病之好眠、不得眠，倘不明此，则又无从求治。是故据两病所列首味而言，则好眠是阴滞于阳，不得眠是阴不浃阳矣。治好眠当求其阳出阴中，今反阴滞于阳；治不得眠当求阳交于阴，今反阴不浃阳。是由出入之违常，径道泥泞则行止濡迟，径道清肃则行止速疾。故治好眠以浣濯茶茗，治不得眠以黏滑榆叶，是由汙洁之背度阴分有阻，阳不得入，则宜去阴中之阻细辛；阳分自旷，阴不得出，则宜促留阴之驾孔公孽，是由通塞之愆期，准此而会意焉。其他亦可不事缕述矣。独沙参一味，《药对》谓其主不得眠，《证类》又言其主好眠，何也？夫沙参之治好眠，以能缓滑皮肤，解利分肉也。其治不得眠，则以能湿润皮肤、脂膏分肉也。试参之老人类少眠，以皮肤槁也。凡人茶饮多者亦少眠，以分肉利也。故沙参之治不得卧，是取其体气之春容。丰腴者类多卧，以分肉涩也。劳力者亦多卧，以汗易泄也。故沙参之治好眠，是取其性味之滑泽。至肠胃之宽窄，似无涉于沙参之治矣。然宽者行迟，不可使之滑泽而迅乎？窄者行疾，不可使之充满而迟乎？是皆得以类扩充者也。

腰痛。○《病源》云：腰痛有五：一曰少阴，少阴肾也，由十月万物阳气皆衰而痛。二曰风痹，由风寒着腰。三曰肾虚，由役用伤肾。四曰肾，由坠堕伤肾。五曰寝卧湿地。又云：肾主腰脚，肾经虚损，风冷乘之。故腰痛诸证，皆有因而无状。惟云邪客于足少阴之络，令人腰痛，引少腹，不可以仰息，此可为第一项注解。然《素问·刺腰痛篇》所谓足少阴令人腰痛，痛引脊内廉者，又与之稍有异同。此外在《病源》则腰痛不得俯仰，风湿腰痛，卒腰痛，久腰痛，肾着腰痛，各标名目。在《素问》则六经腰痛，解脉腰痛，同阴腰痛，阳维腰痛，会阴腰痛，飞阳腰痛，昌阳腰痛，散脉腰痛，肉里腰痛。别自树帜，皆与下四项参差不合。惟《病源》云：腰痛者，谓卒然伤损于腰，血搏背脊所为，久不已，令人气息乏少，面无颜色。《素问》云衡络之脉，令人腰痛不可以俯仰，仰则恐仆，得之举重伤腰，衡络恶血归之，此却可为第四项注解。且于篇中鳖甲之治，确有合也。大率欲求五项之状，亦匪甚难。一项、三项自属内伤，然一项由天，三项由人，纵同为虚软痿疲，由天者必别无他涉，由人者自更觉困顿。二项、四项、五项同为外伤。然由风寒则必牵掣，由湿则必沉重，至伤损则更自有异，此其画然可分者也。至于《素问》所列尤广，其状益确。然解脉、阳维、衡络、会阴、飞阳，皆足太阳之别。同阴、肉里，皆足少阳之别。散脉为足太阴之别。昌阳为足少阴之别。均得仍隶六经，约其旨趣。亦可分以阴阳两端，并可概以在阴者虚，在阳者实。征之阳之痛，为引项脊尻骨加重，为如以针刺皮中，循循然亦可俯仰，为不可顾，顾如有见者善悲。阴之痛为痛引脊内廉，为腰中如张弓弩弦。盖内外虚实，的然有辨，不容杜撰矣。寻篇中所列，补泻自是殊途，寒温已别所属。或驱风，或渗湿，或燠寒，或清热，均得因材器使；或疏气，或行血，或耐急，或茹刚，咸令随事设施。而大旨则觑定补虚损，化湿痹，利机械，强筋骨，以腰痛始终为虚劳支别，虚者多，实者少也。

妇人崩中。〇《纲目·崩中》而目有崩有漏，有沃有带，是其缓急轻重之势，可从此参矣。崩如山冢崒崩（《毛诗》），言其来甚骤，其势重急也。漏犹漏师（《公羊》），言自上下泄也。沃如沃泉悬出（《尔疋》），言不假旁流，直漏而下也。带之着衣如物系带（《释名》），言其柔韧连续也。体状一殊，情由立异。斯固宜循因索治。如治崩是治崩，石胆、禹余粮、蒲黄、白僵蚕、紫葳、生地黄、茅根、鮀甲、马蹄、白胶、鬼箭、马通、伏龙肝、竹茹、柏叶。治漏是治漏，龙骨、乌贼鱼骨、桑耳、檗木、艾叶、鳖甲、鹿茸、干地黄、白芷。治沃是治沃，大小蓟根。治带是治带，牡蛎、牛角、地榆。奈何或并治崩漏，赤石脂、续断。或并治崩漏沃，丹雄鸡，或并治沃漏带耶，代赭石。何况根本固迥异，如下赤白，下五色，而有兼治赤白者，禹余粮、牡蛎、僵蚕、乌贼鱼骨、桑耳、檗木、马蹄、丹雄鸡、大小蓟、柏叶、白芷。兼治五色者，鮀甲、鳖甲、猬皮。此又何说？且赤白二端相兼者既众矣，而但治下血者颇不为少，石胆、生地黄、艾叶、阿胶、鬼箭、鹿茸、干地黄、续断、地榆。但治下白者，乃仅止一味，且仍在兼治赤白中白马蹄，是又何耶？仲景曰：妇人之病，因虚积冷结气，为诸经水断绝，至有历年血积寒结，胞门寒伤，经络凝坚，在上呕吐涎唾，久成肺痈，形体损分，在中盘结，绕脐寒疝，或两胁疼痛，与藏相连，或结热中，痛在关元，脉数无疮，肌若鱼鳞，时着男子，非止女身，在下来多，经候不匀，令阴掣痛，少腹恶寒，或引腰脊下根，气冲气急痛，膝胫疼烦，奄忽眩冒，状如厥巅，或忧惨悲伤多嗔，此皆带下，非有鬼神，久则羸瘦，脉虚多寒。三十六病，千变万端。审脉阴阳虚实紧弦，行其针药，治危得安。病虽同而脉源各异，据此则千变万端，皆缘于积冷结气两者。而其为病，遂分三歧，在上则为肺痈，在中则或为寒疝，或为热中，在下则惟带下而已。《素问·骨空论》曰：任脉为病，男子内结七疝，女子带下瘕聚。盖积冷结气在下，久而幻化阻隔，冲脉寒则凝其通降而经闭不行，热则激其机械而漏下不止。不通降则溜于任而为带为沃，被激迫则沸于冲而为崩为漏。寒热相薄，则崩漏带沃并行。并行既有并行之由，斯并治自有并治之故矣。第因证易则，则不可不究。但观其治崩漏外，有兼治他证，自宜着意，如烦满禹余粮，产乳余疾紫葳，少腹阴中相引痛鮀甲，羸瘦鳖甲，四肢酸疼多汗白胶，安胎阿胶，腹满汗出鬼箭，渴马通，吐血伏龙肝、柏叶，溢筋竹茹，与所谓阴掣痛，少腹恶寒，气冲急痛，膝胫疼烦，奄忽时冒，悲伤多嗔者，大都有合。故曰其病虽同，脉源各异。言病证同，则治法同，纵渊源有异，可勿论也。《千金》白垩丸治三十六病，十二瘕倍禹余粮、牡蛎、乌贼骨、白石脂、龙骨，九痛倍黄连、白敛、甘草、当归，七害倍细辛、藁本、丹皮，五伤倍大黄、石韦、瞿麦，三痼倍人参。十二瘕之药，本篇悉备，其余则阙如。所谓痛、害、伤、痼，皆非下赤白，惟十二瘕则曰如骨，如黑血，如紫汁，如赤肉，如脓痂，如豆汁，如葵羹，如凝，如清血，血似水，如米泔，如月浣，乍前乍却，及经度不应期，皆名曰瘕，而实系带。即此又可识五色者不必逐色审定。凡属漏下，均可随证检治矣。《阴阳应象大论》曰：阳化气，阴成形。是故在阳之病，聚则成形，散则成气。在阴之病，静则为瘕，动则为带。男女之分在此，上下之异亦不离此也。不然，何以病名曰瘕，而病则为崩漏沃带哉？

月闭。〇此篇乃《金匮要略·妇人杂病篇》妇人因虚积冷结气为诸经水断绝证、中焦属热者治法也。夫感受之初，寒与气固不相侔，其传变亦自有异，及传变既定，则证虽有寒热之异，而其因遂不显寒热之殊。然究其归，犹大率寒少热多，故中病有寒有热，而上下病则不甚见。属寒者，盖因寒为病，仍见寒征，是为轻浅，可以应治速愈，不得为沉痼，至有历年矣。下病之治，见前《崩中篇》。上病之治，见前《上气咳逆篇》。中病属寒之治，见前《腹胀》《心腹冷痛》等篇。

此何以的知其为中病属热者？为篇中所列，皆气平气寒故耳。中病属热证，不可以或结热中，痛在关元，脉数无创，肌若鱼鳞数言，印证所列如许药味也。则仍当求诸《金匮要略》，以本篇与《金匮要略》相较，则有下瘀血汤、抵当汤，全方于大黄虫丸仅少黄芩、甘草、芍药、杏仁，于土瓜根散少桂枝、芍药，于鳖甲煎丸亦几得其半。大黄虫丸证，肌肤甲错，与肌若鱼鳞又正合，除诸方所用外，仅余少半，且有各物专治，及情性可凭，则其通月闭又何难晓焉？第月闭何以不为上下病，而属中？则《素问·阴阳别论》曰：二阳之病发心脾，有不得隐曲，女子不月。《评热病论》曰月事不来者，胞脉闭，胞脉者，属心而络胞中。气上迫肺，心气不得下通，故月事不来，是其病在中，而不可属诸上下矣。虽然，理难常执，事亦无端，月闭非特因上因下无不有，即因于寒者亦甚多，要在就证论治可矣。

无子。○子，孳也。滋生，蕃衍也。不滋生者，能使之滋生乎？夫亦如漆园之论牧，去其害马者而已。乃篇中所载，非特去害，此又何说？《易大传》曰：天地絪缊，万物化醇。男女构精，万物化生。解者谓絪缊交密之状，醇厚而凝也，言气化者也。化生形化者也。夫不交至则不相结，犹不交密，则不相凝。特气以化而释，形以化而结。欲气之化须阳，欲形之化须火。故篇中之物，温柔坚韧。大抵欲其静生动，阴含阳，较之男子《阴痿篇》，大同小异，在彼则希其挺拔直遂，在此则求其卷舒得宜，如是而已。然观天地生物，饶有实理，卒不容强，其几微敏妙，莫可名状。如生物之功，恃雨而所以致雨者不一，垂雨而中辍者亦不一，风急而雨，风息则止；无风而蒸雨，风生则止；风违时而雨，风转则止。俄顷之际，倏雨倏晴。次亦恃日，物生而无日煦则柔萎，不花不实，日常朗而乏雨露，则枯槁僵瘠。雨后日烈，又螟螣丛生，是节候之或晴或雨，物生之荣瘁判焉。在物则不期然而然也，况水生者恶日，陆生者恶水固矣。然荷芡之属，没顶即毙；蒲柳之质，逢潦益茂。是特气有至不至、遇不遇，且坚脆或殊，厚薄互异，寿夭成败，寓乎其间。体天道而尽人为，惟当之者勿强希，治之者勿邀功，无子者鉴兹可矣。

安胎。○仲景于《妊娠篇》列桂枝茯苓丸、胶艾汤、当归芍药散、干姜半夏人参丸、当归贝母苦参丸、葵子茯苓散、当归散、白术散，刺泻劳宫关元法，于产前可谓详悉周至矣。乃于本篇药物，仅用三味，阿胶、生地黄、艾叶。余则阙如，此有遗漏欤。抑仲景所见，尚有未及欤，何相左也？不知两书立意，自是殊途。仲景篇目是治妇人妊娠病，本书篇目是安胎。妊娠之病亦系六淫外加。附子汤治寒，当归芍药散、葵子茯苓散治水，当归贝母苦参丸治湿，白术散、当归散治火。七情内蕴舍此而外，实者有旧病不除，以妨害新结之生气；有新去过多，以陷溺才凝之元气，则桂枝茯苓丸、胶艾汤之用矣。且仲景书专治六淫，故于不得依寻常论者特剔出治法。本篇乃据情立治，故不及兼病所应用。体各有当，意自异而旨实同。若胎则固以絪缊交密凝者，还当以絪缊交密长养之。故篇中诸物之义，终不过组织元气，俾其稠密，此之为安。惟虚不任胎而应补，则两途所公共。此胶艾、地黄所以不能分彼此也。以是见本篇是胶黏帖着以固胎，仲景是防牖检隙以护胎。然服汤中病即止，丸散则久服常服。乃仲景书除附子汤失传外，惟胶艾汤是汤剂，除皆丸散，岂怀妊者补剂只宜暂服，搜剔反当常用欤？夫胎元始结，质稚而吸引不多，月事既停，则气有余为火，血有余为水，盘旋环绕，惟与胎气为难，及其质巨引多，则彼既化水火者，不能仍复气血以喂胎，亦惟不羁于内以为患。故仲景方中术、茯苓、泽泻、黄芩、牡蛎、蜀椒等，少与渐与以消摩之。倘有阙漏，则宜即速补苴，防其水行舟动，岂得更自迟缓？此补剂宜急，搜剔宜缓之谓，非暂与常之谓也。况虚甚则气血本不能凝，既能凝，则虚必不甚，以故胎前无渗漏，原无补法。惟有余气，血化为水火，以诪张为幻，则仅有免者。此篇三物用补之外，亦惟推极其理以备急需，所以多用血肉之品欤。

堕胎。〇或谓堕胎，岂医者事？何为摘其药品，详列于篇？予则谓堕胎固非医者事。然俾知其物堕胎，纵使当用而不当用，曷尝非医事耶？或又谓有必不能不堕之胎，堕之以全形迹，胡为非医者事？予则谓凡若此者，自有专门名家，何必医者？或于万不得已之病，母子势难两全者，知其病必须某药治，然性能堕胎，不得已冒禁而用之，纵使胎元伤而母获安，庶几其一端矣。特如篇中所列牡丹、牛膝、槐子、薏苡等寻常施用之物，人所不经意者，尤宜念之不置，斯则可谓善读是书者矣。

难产。〇凡药能堕胎，类可治难产。今析为二篇，篇中同者得三之一，不既复欤？夫堕胎者，其物峻烈，足以摇动胎元。治难产者，胎本应动，缘机关窒强，反不能动，故择气味较醇，不甚剥害生气者，为拨动机关之用。曰堕胎，是胎固未应下，因药物气味逆触而下，名为拗折生气。曰难产，是胎应下不下，因药物性情顺导而下，名为歆动生气。知此则非特本篇药物灵敏活泼，晔然呈显。即《堕胎篇》药物为避忌而列，不为备用而列，尤可识矣。谚有之瓜熟者蒂落，夫瓜与蒂，其相系相藉不一端。略言之，则瓜恃蒂吮精液，以供生长。然惟其蔓不跨田塍，乃能一意输将，别无歧故。若蔓跨田塍，田塍燥，则蔓焦枯，而蒂反引瓜中精液以救蔓。田塍湿，则蔓浥烂，而蒂遂无以通抽吮合。于人之所以难产者，母子皆有故矣。抑观于植物之布种，则种需自翻身，萌芽乃生。更观于动物之抱㲉，则㲉已具，必自裂卵衣乃出。再合于人之生，所以难产者，半在子不能自转。试以此意核之，篇中诸物，在母亦有气张而血不泽者，有血行而气不顺者；在子则有养薄而转侧不灵者，有转侧灵而体过丰者。其治盖咸备焉。乃复不专滞于性情气味，全从机势以为斡旋，其理微矣。

《本经序疏要》卷八：产后病。〇产后何病不可有？顾以区区者概之。愚谓产后病，凡可不必问其产后与否，直得见病治病者，可毋求诸此也，则产后之病不既少欤。详检篇中非治关于血及痛者不载，亦可知其故矣。然血有既虚仍行应行遽止之殊，痛有瘀恶未尽去多内空之别。又确是因于产乳，并无涉于崩漏，是其条分缕析，跬步易形，仍有不可混，不可滥，而当参他病，以求其同。核本篇以抉其异，施诸此则可，用诸彼则不可者，所宜谛审焉。善夫仲景之论，妇人有三病：病痉，病郁冒，病大便难。以新产血虚，多汗出，喜中风，故令痉。亡血复汗，寒多，故令郁冒。亡津液，胃燥，故令大便难。而其所用小柴胡、大承气汤，不外治伤寒方；当归生姜羊肉汤，不外治寒疝方；白头翁汤，不外治下利方。于此以求其同，则痉之治，在桂枝加栝蒌根汤、葛根汤可见矣。治利用白头翁汤，必加甘草、阿胶。中虚烦乱，呕逆，不用栀子豉汤、橘皮竹茹汤，而用竹皮大丸。中风发热面赤，喘而头痛，不用麻黄汤，而用竹叶汤。腹痛烦满不得卧，不用小承气汤，而用枳实芍药散，于此以求其异。则本篇不尽列仲景所用之药又可见矣。曰产后血上薄心闷绝，曰产后余疾腹痛出汗，曰产后金创，曰产后内塞内衄，曰产后血运口噤，幸各检其非产后有是证否，非产后而有是证，其治相同否，倘不相同，则更求其同病异治之故，慎勿草草置之。

下乳汁。〇凡值有病而乳汁不下者，治去其病，乳汁自下。有不下者，检此中相当物服之自下。其有别无病患，而乳汁不下者，即检此中相当物服之可也。何谓相当？盖人身气血流行无倦，全恃阴阳不相偏着，偏着即令气机停滞，血脉壅瘀。譬于小便不行，有由阳不化者，有由阴不化者，即本篇蛴螬之主产后中寒，下乳汁；葵子之主奶肿，下乳汁，可见循此理，以推其余，则钟乳与栝蒌对，乳温蒌寒，皆象形也。狗四足与猪四足对，狗平猪寒，均会意也。猪与土瓜根对，猪滑中涩，土瓜根涩中滑。漏芦与木通对，芦黑通白。谓之通窍。则虽皆能通窍，而实不着意其通窍；谓之利水，而实不着意其利水。绝非行血，而有行血之旨存乎其间；略不导气，而有导气之效着乎其后。巢氏曰：妇人既产，则水血俱下，津液暴竭，经血不足，故无乳汁。其经血盛者，虽水血俱下，而津液自有余，故乳汁多而溢出，皆非此篇之物所能治也。其有津液，非不足而不溢者，方与此篇之治相当。

中蛊。〇世类以《病源》所云：蛊是变惑之气。人有故造作之，多取虫蛇之类，器皿盛贮，任其相啖，杀剩有一物独在者，即谓之蛊，便能变惑，随逐酒食，为人祸患，于他则蛊主吉利，所以不羁之徒畜事之，为中蛊所由。按庶氏读如煮掌除蛊毒，以攻说禬之，嘉草攻之。凡殴蛊，则令之比之。翦氏掌除蠹物，以攻禜攻之，以莽草熏之。凡庶蛊之事，皆载于《周官》，夏殷之时宁已有是，周公顾设官以司之。况蛊毒之物，迭见《本经》，《本经》固出于汉，然非三代已来口授耶。不知古固有以惑乱人为蛊者，如令尹子元欲蛊文夫人《左·庄二十八年》，骊姬惑蛊君而诬国人《国语·晋语》，皆见于春秋时，或周公时已有未可知也。盖维邃古隆平，贵贱由乎德，贫富由乎位，其等类均者，本无甚轩轾之弊，而政治公允，无畸轻畸重，致民相仇，有亦任人报之，而司之官以平曲直，必畜藏毒以害人利己殆少。惟男女相悦，盖有不减后世者，任情造作，变惑人心，求遂己欲，子元振万，骊姬妖媚，足以蛊人，而绝无与于畜毒蛊、聚蛇蝎。其蛇蝎之贻毒害人，则不由人为，而人偶中之，当时为病，久后致毙。圣人知其然，预设官司，专攻其事以救民。故《本经》药物主治曰主疗蛊毒、杀蛊毒，绝无被人行蛊之词。本篇提纲曰中蛊，亦可见系人自中，非人贼害之也。《史记·秦本纪》德公二年初，伏以狗御蛊。张守节曰：蛊者，热毒恶气为害伤人，故磔狗以御之。磔，禳也。狗，阳畜也。以狗张磔于郭四门，禳却热毒，则又为气而非蛊。《禅书》磔狗邑四门以御蛊菑，司马贞引乐彦云：《左传》皿虫为蛊，枭磔之鬼亦为蛊。故《月令》云：大傩旁磔。注云：磔，攘也。厉鬼亦为蛊，将出害人，旁磔于四方之门，故此亦磔狗邑四门也。则亦为气而非虫，或者气中于人，即能生蛊，亦未可知。其法虽与《周官》不同，然其间犹颇寓圣人微意。然则何者为中蛊之状？孙真人曰：蛊毒千品，种种不同，或下鲜血，或好卧暗室，不欲光明，或心性反常，乍嗔乍喜，或四肢沉重，百节酸疼。又曰：凡中蛊毒，令人心腹绞切痛，如有物啮，或吐下血，皆如烂肉。若不治，蚀人五藏致死。又曰：凡人患积年时，复大便黑如漆，或坚或薄，或微赤者，皆蛊也。然当其时则已有人行蛊者矣。故有服药知蛊主姓名等语，大抵始由天造，继则人为，万事皆然，非特此也。虽然食虫之精液，仅生瘘于颈腋，浮于脉而不去，其究不过溃烂；得虫之化源，仅生虫于咽肛，着其处而不去，充类不过声嗄咽干。蛊果得虫，何物乃能生虫，至食人府藏，移人心志耶？据庶氏贾疏攻说禬之去其神也，嘉草攻之去其身也，则不特成虫之形躯，且具虫之灵幻矣。夫皿虫为蛊，谷之飞亦为蛊（《左·昭元年》文）。兹二语者，一譬之于禾黍生虫。夫食苗心者止食心，食节者止食节，食叶者止食叶，食根者止食根。此之谓皿虫为蛊，缘其物之所病，更感天地之气相构而生，故于物食物，非其物则气不偶，而不能害物，不为伤矣。一譬之于凡物之化虫，夫淫溺惑志，具逢鏬賫缘，奋迅摩捋，而垂其腴以诱人，搧其翼以惑人者，此其机已全，虫之能事，而常思效虫之钻研，复感天地生虫之气，致遂生虫，此虫之伎俩，益灵幻怪惑，无所不为矣。此之谓谷之飞亦为虫，言本无所谓虫，而自愿化虫以遂其欲也。不然，《大祝》六，祈攻说居二，非其人自有所感召，胡为临之以神，攻其人之慝，而说其

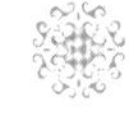

人使迁善改过耶。《大祝》注攻说，祭名，以辞责之是也。惟篇中所列诸物，恐不足当嘉草之誉，此则所当析者。夫事贵适情，论须切用。故概而言之，则物无良劣，当病者嘉。分而言之，则兼伤正气为毒，唯蚀邪气为嘉。试思攻蠹之莽草，杀蛙之牡鞠，以无关于人，不伤夫元气，故不品以嘉毒，而特出其名。若疡医辅劀杀之五毒，庶氏辅攻说之嘉草，皆指其类而不出其名，良亦以既当创肉破骨，其邪乃出，又何能不伤及元气？则虽欲避毒，而有所不能，若病在府藏，府藏既为邪累，焉能更耐毒攻，则虽欲用毒而有所不可，此治道不得不通乎医，而医道之不可违乎治道亦易见矣。

出汗。〇世类以驱除风寒之物，为出汗之剂而服之。顾汗不出，则以未深求夫寒所由招、风所由入故耳。今读是篇，人于麻黄、葛根、葱白、生姜、薄荷、豆豉六物外，类不知其能出汗之故，不敢施用。而孰知寒因虚集，风为热留，气机不遂，虽欲出而莫由，尽去风寒，汗终不出。盖汗虽出于肌肤，化实钟于心液，心气扰而不定，心阴馁而不继，心阳痿而不振，心血虚而不给，则不足鼓化汗之源；气机逆而不顺，经脉涩而不利，肌肉痹而不宣，肤腠阖而不开，则不足通出汗之路。是岂驱风驱寒所能为力，顾可独恃以出汗耶？徐氏集《本经》《别录》所曾言，体会曲鬯旁通所当道，摘其精粹，示以端倪，而诏人遵循，以补陶氏之未及，其亦深具苦衷已。予每见区区外感，医甚忽之而不顾其内，徒会驱除风寒者攻之，外感不解，汗亦不出，然后更推里证之所见，为疏析之，汗忽自出，甚有服驱除风寒剂多者，当时毫无灾咎，及拨动其机，反至汗多亡阳，徐氏之续是篇也，倘亦有见于此夫。

止汗。〇如前所言，则止汗者在宁其化源，涩其道路，不在防其肌腠矣。而十二物之间，外扑者四，麻黄根、故扇、粢粉、豆豉。三停仍居其一，何耶？夫四物者，固亦宁化源，涩道路者也。苟会其意境，观其形似，揣其致用，则有执之而燠消故扇，窥之而中阻麻黄根，蒸盦之而性转凉豆豉，磨砻之而粗变黏者粢粉，固得谓防其肌腠者乎？《阴阳应象大论》曰：阳之汗，以天地之雨名之；阳之气，以天地之疾风名之。致雨以风，止雨亦以风，气之与汗犹是矣。是故守其在中之阳，不使随驱而外漏干姜；堵其必经之道，不使由内以出外半夏。随所在而消弭之，术能运肌肉中津液。据其源而分布之。柏实能致血液于肺。其尤妙者，藏津液于绵密坚固之中杜仲，清阳气于泛溢流离之际牡蛎，益足使动者宁，亡者归，化裁之神极矣。粗工妄为当敛，黄芪摄卫，五味收津，较之于是果何如耶？然必更核之于仲景，始为直探其源，如四逆汤、通脉四逆汤之止汗，犹是篇之意也。桂枝加附子汤则进于是矣。白虎汤、葛根黄连黄芩汤、桂枝加葛根汤、麻黄杏仁甘草石膏汤，亦治汗出，则可谓识神骏于牝牡骊黄之外矣。

惊悸心气。〇本篇所载药味与惊邪同，所不同者两物耳。其别出此篇以证惊邪所该者广，凡此与癫痫等，皆其支流也。虽然《惊邪篇》能该惊，不能该悸，惊与悸皆缘心气，而悸不皆兼惊。则徐氏之补是正可剖陶氏之浑成，而使眉目昭晰矣。太阳伤寒加温针则惊，少阳不可吐下，吐下则悸而惊。风温被火剧，则如惊痫，时瘛疭。伤寒二三日，心中悸而烦，伤寒，脉结代，心动悸；太阳病小便利者，以饮水多，必心下悸。皆惊悸也，皆不得为惊悸心气。惊悸心气奈何？则尽在篇中，曰精神不安，魂魄不定，曰忧恚恐悸，心下结痛，曰血积，曰肠鸣幽幽，咸是矣。心气因何而发惊悸？则《金匮·真言论》曰：肝病发惊骇。《阴阳别论》曰：二阳一阴发病，主惊骇，背痛，善噫善欠，名曰风厥。《气交变大论》曰：岁水大过，六丙岁也。寒气流行，民病身热，烦心躁悸。《五常政大论》曰：委和之纪，六丁岁不及之化。其发惊骇；敦阜之纪，六甲年太过之化。其变惊震。

《六元政纪大论》曰：寅甲之纪，甲寅、甲申其变震惊飘骤。《至真要大论》曰：少阳之胜，善惊谵妄。详此，是惊者火之偏盛；悸者，水之偏盛。水偏盛，则火被迫而摇；火偏盛，则火披猖而炽。火披猖而炽者，着物辄先却后肆；火被逼而摇者，于内却无时不栗。此惊所以有发有罢，悸则当跳动，此心气偏阴偏阳之分，即心气发见为病之验也。心气偏阴偏阳，势隔天渊，决不得同物为治，且不得相提并论。今于十二味并云止惊悸者居其七，既可治偏阴，必不能复治偏阳，是果何说哉？而不知七者所主之偏，是调阴阳之精，非调其粗，调其粗者，见阴攻阳，见阳攻阴而已；调其精者，必其物本具阴阳相入之机，阴阳既能相入，则彼此自能交化，而不相胜矣。但观其于阳中生阴人参，于气中化水茯苓，于水中熄火龙胆，于火中引水桔梗，已可识其大概矣。何况于阴中摄阳远志，于水中含火紫石英者，更显然示人以权度耶。盖必先明乎心气能为惊悸，而后知惊邪。既能明惊邪与心气之惊悸有攸分，而后知为癫为痫之惊，与属心气者殊绝。《癫痫篇》与《惊悸心气篇》所列，无相同者。此徐氏推研极细之功，虽谓更精于陶氏可也。

肺痿。○肺痿、肺痈为病，实同而异。《金匮要略》详阐其源，亦始出一致，初无歧，故特为病时搏于虚为痿，搏于实为痈，是以肺痿吐涎沫，肺痈吐脓血；肺痿脉数虚，肺痈脉数实。而其兼证，则均有咳，故治法大都仿咳为规模，可以愈咳，即可以已痿与痈也。独是肺痈无不咳者，肺痿则有咳有不咳。观于甘草干姜汤、炙甘草汤、生姜甘草汤、桂枝去芍药加皂荚汤，皆不言咳。此篇所列七物，与《上气咳嗽篇》无一复者，是徐氏所以补此篇之意欤。盖热在上焦，因咳为肺痿，其始终虚者，热无所附，惟迫痰涎。亦有虽沦于虚，旋附于实，遂自痿而痈者，想不能无故。本篇谓天门冬疗肺痿生痈吐脓，而人参、薏苡仁、麦门冬均有吐脓字样系于下，可见两证者虽源同而派异，然亦可互相出入，中异而终同，其一定不移处，在与咳画界限，不在与痈分彼此。此麦门冬汤既有此篇药两味，即但主上气而不见咳字。以肺痿、肺痈之咳者，原有《上气咳嗽篇》药可寻用也。肺痿、肺痈既系互相连属，肺痿之不咳者，已有是篇之药为准，其咳者又有《上气咳嗽篇》之药为规。肺痈独可无治乎？肺痈之治咳甚者，亦规《上气咳嗽篇》，夫固言之矣。而有停饮为脓源者，尽可逐饮。有脓盛致气阻者，自当蚀脓。苟如脓饮已蠲，元气难复，病患向愈，生阳不振，则又有《痈疽篇》之药为归着。若之何其无治则耶？○《素问·痿论》历数五藏皆有痿。自《金匮要略》已下论证者，止及肺痿，而不及余痿。论治者亦止及肺痿，而不及余痿。岂脉痿、筋痿、肉痿、骨痿，咸无足论耶？抑诸痿者，皆不可治也？夫《痿论》固言之矣，曰五藏因肺热叶焦，发为痿躄，是论痿之源皆由于肺也。曰治痿独取阳明，是论痿之治皆可责诸胃也。盖痿者，软罢难振之候，其始不过吐涎沫，身形疲弱耳。既而胫纵不任地焉，筋急而挛焉，肌肉不仁焉，腰脊不举焉，都在痿之分内，不如此不足以绘痿之传，不如此不足以穷痿之变，不知此不足为痿之败。故在肺之痿时原可治，至脉痿、筋痿、肉痿乃渐不可治，至骨痿遂系必败之候，纵有治法，亦当推寻其源，仍从肺痿立则。故治痿者，得独取阳明。论其所以然，则如《痿论》所言，其关系在经脉间，论其所当然，则胃固为肺之母矣。然则诸痿之治，概可质诸是篇欤。夫欲塞其流者，必推其源；欲溯其本者，须循其末。治宗肺痿，固其大本大源所在，第胫纵不任地，筋急而挛，肌肉不仁，腰脊不举，岂遂可任之乎？是又当于《本经》逐味究之。

下气。○上气者，病之情形。下气者，药之功效。故治上气病，必以下气之药。此《下气篇》列药十三，所以复于《上气篇》者七也。然在《上气篇》不有此复，则无以知上气与咳嗽犹有分科。在《下气篇》若尽皆复，则无以知下气之药不必尽治上气。故夫因痰，厚朴、前胡。因热，李根

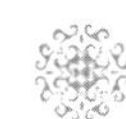

白皮、茅根、蒺藜。因寒石硫黄，当从下气而愈者，均可以是而识、由是而推矣。虽然病变万殊，治遵一辙。即全编而言，凡大腹水肿，呕吐腹胀，肺痿，皆可因上气而咳逆、痰饮，皆本与上气为伍，治之者必不可置其上气，但治他患，他患遂可除也。则下气之药，竟是至要之物。就是篇而言，则中热下寒，痰凝气滞，皆得以下气而除。第只可推实以就虚，使气机得其平，决不可推虚俾就实，则非特实不济虚，且虚已先自受戕，而无从救矣。则下气之药，断难独任而须裁成辅相之得宜。统稽篇中曰痰、曰呕、曰心下坚、曰水，可以悟性温者之下气，断须定病气之有形。曰热毒、曰烦躁，又可悟性寒者之下气，断须选择清和之品。如是则下气之物，不敢滥投，削人元气矣。下气云乎哉！

蚀脓。〇创痈之脓，犹伤寒之汗。汗者，正气伸而邪气解。脓者，新血生而恶血化。邪气本无形，故随解而即散；恶血固有形，故虽化而未去。是以有汗者，不必再汗，一汗亦且忌其多；溃脓者仍当蚀脓，屡脓方得希其尽，此两者之异同，实亦至理之所在也。徐氏患陶氏于创痈止言上截而遗溃复，恐后人一例认为伤寒表解后见病治病，内病虽差，脓水壅结，复有攻冲侵薄等事，卒至难期全效，久旷变生，因于膏摩薄帖外，诏示彻内彻外之法，剥蚀净尽之计，庶几腐退新生，血行肌满，恢复之后，毫无阙漏为最要。篇中大半皆在皮肤肌肉、血脉上着想，其有顽矿不化，仍不废恶劣劫烁，大黄、藜芦、巴豆。及去火去湿。雄黄、地榆。固犁庭扫穴所不容缓者，而于血中导气当归，气中导血，桔梗、白芷。成和治之功。腐中引新茹，新中逐腐麝香，复流动之旧。由是意推广之，盖可信手拈来，头头是道。不推此数物者，为可用也，况犹有《金匮要略》排脓散、排脓汤之调燮其内耶。

女人血闭腹痛。〇血闭矣，月事能仍利乎？苟不利，则与月闭复矣。月闭矣，腹能无痛乎？苟腹痛，则与血闭腹痛复矣。夫亦因其甚相近，绝相似，故特补此，使后人不得于血闭腹痛未经月候者，浪用治月闭法治之耳。观本篇药物所主，一则曰妇人子藏风邪，再则曰瘀血、血闭瘕、邪气，屡屡曰风寒在子宫，曰心腹胀痛、热淋。可见血皆因邪而闭，因闭而痛，既痛而邪未化，与因虚积冷结气，为诸经水断绝，已至结热中而在关元者，迥不侔也。夫然故《月闭篇》所用药多寒，间有微温，亦皆血肉之品，过而不留之性，无他，恐其助热，益燥阴液也。此篇所用药多温，间有微寒，又系破阴布阳芍药，拔邪离血紫参，非他，以逐寒须及早，欲免其成月闭也。试更参其彼此俱用之一味桃仁，能既治新邪，复攻旧积。则本篇为治寒邪阻血，彼篇为治邪血化热，事有先后之殊，为异中之同矣。然彼篇多用克削，本篇多用补益，岂暴病正反虚，久病正反实耶？夫破血之物何限，彼篇不皆采用，偏偏列血肉之物，空灵之品，其披却导窾之意为何如？而此篇之补，偏不补血而补气，是其命意，又在惟欲逐邪，乃暂崇正，非沾沾用补可同日语。是法有常暂之别，为同中之异也。倘无此篇，不令人视血闭皆属热欤。然使仅有此篇，不令人谓月闭亦属寒欤。徐氏之补，意固在是。

女人血气历腰痛。〇是篇病候，若依《药性论》，当作血漏而腰痛解，然《崩中篇》所该之漏甚多，所列之药亦甚多，何无一证数味相同者？若谓是瘀在腰间作痛，则与《瘀血篇》又无一味相同。女人所以异于男子，不外血分之病，乃考之于血分诸证而稽其治，竟毫不可通。若分析核之，则得血闭腹痛之细辛，产后之泽兰、当归，月闭之牡丹。而当归、甘草、牡蛎、牡丹、柏实，并连载于《虚劳篇》。其诸在下素虚，血气素滞，以滞历虚，不胜践踏，故为痛欤。血气之滞奈何？盖究泽兰而知血中有水矣，究细辛而知血中有寒矣，究当归、甘草、牡丹、牡蛎而知血中有火矣。

血之于人身，如历鹿之不停，《方言》维车谓之轫辘，《广疋》作历鹿。惟在腰间尤欲存驻，以当听命于肾，肾主五液，血固液之属也。乃布令萎馁，不速受事，倔强多稽，于是遣者行者，互相龃龉推诿而为痛。少顷则已，片时复然，此所以与寻常肾虚、风湿痹、瘀血种种腰痛为不同也。是故历，传也《尔疋·释诂》，经也，《文选·西京赋》历其弥光，薛注。涉也，《后汉书·杜笃传》注。行也《广疋·释诂》，过也，《楚词·天问》河海何历注。逢也，《离骚》委厥美而历兹注。谓经过则痛，过已即止也。然是说也，于本篇则合矣。其如与《药性论》不可合何？按瘺漏，古人谓之历瘺，依义而言，当曰沥瘺，沥可为历《释名·释疾病》，历独不可为沥乎？

女人腹坚胀。○解是篇者，孰不谓黄芩治热坚胀，茯苓治湿坚胀，芍药治阴阳相拒坚胀。夫热与湿，及阴阳相拒，何以得为坚胀？则曰湿聚则化热，热盛能生湿，湿热不行则胀，其有素蓄热，更被湿，或先停湿，复受热，客主不和洽，彼此不交化，因两不相下，抵拒而为胀。然何以能坚？则曰始原为胀，久且成坚。芍、芩、苓三者，足治胀已耳。何以并能治坚？则曰黄芩初生表里俱实，在地久则内腐而中虚。癥瘕但因热而坚胀，正外实中空，以其形似化其病本，坚胀胡为不已。芍药破阴布阳，阳既入而和阴，阴被和而随化，阴阳互交，坚胀有何不已？至茯苓原吸气以蟠于下，虽在下，终受气而不受湿，其利湿可知。正与气之下归，被停湿阻而不能化者相对，以此入室操戈，坚胀自然得已。又不知三种坚胀，恃何者为验而有攸分？则曰热坚胀外必有热，湿坚胀必小便不利，阴阳相拒坚胀必腹痛。然男子亦应有之，何以独标女人？盖女人腹坚胀，鲜不以为血分病，而三种腹坚胀，止系常病，实无与于血，恐人错会误攻血分，故特诏人见病治病耳。若男子病此，原列于《腹痛》《大热》《小便淋》篇，则《腹痛篇》之用芍药，《大热篇》之用黄芩，《小便淋篇》之用茯苓，皆可知其有腹坚胀矣。凡读古书者，宜会心焉。

《外科真诠·治疮疡要诀》卷上：凡治毒必须按经加引经药，方能奏效。正气盛者消毒为主，正气虚者扶正为主，消毒佐之。下身之毒，当归、川芎常用。脚下之毒，用当归，不用川芎。○发背不宜用白术。上身之毒，总不宜用白术，恐燥肾闭气，排脓作痛。脐以下可用，并可重用。委中毒不可用黄耆，用则足不能伸。伤寒时毒，不可用耆、术。开口之毒，不宜用皂刺，恐其翻口。阳毒初起，通用加减消毒散，冬天有外感加前胡、防风、苏叶，夏天有暑气加香茹、扁豆。阴毒初起，血虚者通用阳和汤，此方不必加减，惟初起略加银花、甘草，或贫士无力买好玉桂，换用当归二钱亦可。气虚者通用加味四妙汤。通经络用山甲。清热解毒，用元参、赤芍、银花、甘草。消阳毒坚肿，用蒲公英，此乃阳明经主药。阳明之毒有坚肿者，可以重用。消阴毒坚肿，用续断。散寒湿，用防风、前胡。头脑上引经用藁本，手上用桂枝，胸前口上用桔梗，腰上用杜仲，脚上用牛膝，耳内用菖蒲，耳后用柴胡、夏枯，鼻孔用辛夷、桔梗，颧骨用公英，唇口用山栀、白果，颈背侧膀胱经用羌活，乳房用公英，有儿吃乳者宜加漏芦以通乳窍，或山甲亦可，腰眼用独活。湿热毒，不宜用丹。脚上初起，忌用轻粉并升丹。火毒不宜用丹。对口忌用丹。下疳初起，忌用丹。颧口疽，忌用丹。龟蛇初开口，不宜用丹。鱼口是空处，不宜用降。脑项上，不宜用追毒散。腹上不宜用降，恐其伤膜。脚上湿热毒，不宜用膏药贴，用则热气闭塞，从内横走，四边起吻。久后则可用。○毒气未清，不宜用生肌散。面上不宜用生肌散。耳后不可上药线。发背阳毒易治，阴毒居多初起，连服阳和汤数贴，自可消散。即或不消，亦易溃脓而收功也。万不可服真人活命饮，此方多剥削脾胃。凡患阴背发者，多由肾气亏损，盖先天既坏，复用连召、花粉剥削脾肾，安得不死？凡毒，肉满毒尽，久不收口而色白者，多是肌肉寒冷，用炭姜、玉桂末掺之，方能收

口。〇凡毒不可单用水洗，必须煎药，恐其伤湿。凡服大黄，小便必红而浊，须向病家说清，恐其惊惶。麻黄、荆芥祛风散热，大头瘟症可用此煎水冲。人中黄，大头瘟安药。〇气薄者，不宜重用银花，恐其伤气发汗。凡遇毒头在上者，未出之时，先用降丹点于垂下处，向下顺出，方不至成倒胎，脓难尽出。服凉药而呃逆者，脾胃败也。服暖药而呃逆者，火毒攻也。暖药中用荆芥，必须炒黑，取其和腠理之血。凡患毒，最忌热食火酒，犯之则红肿焮痛。银花不可洗毒，洗则变烂。腿牙头患毒彻骨痛者，以肾经为主；欠住痛者，以肝经为主；漫肿者，以脾经为主。又有咬骨疽，生鱼口下些，此症疼痛彻骨。凡欲追散毒气，不论阴阳，服药内必须加山甲、皂刺。解降丹毒，用蚱行同冰片捣烂敷，并能解诸火毒。葱捣蜜，乃相反之药，头颈上不宜用。别处寒毒可敷。肺痈服白及，晒干研末，俟药水略温，再放下搅匀即服，不可久停，恐粘成膏。〇初起疮口变黑者，或上坏升丹，或遇用黄丹，常有此弊。疮口如猪肝色者，多是过用黄丹所致。出桐油水者，气血大虚，宜参归鹿茸汤补之。〇久毒疮头流血，乃肝气将败之候，宜重剂补药，加五味子收之。阳毒通用凉药，则变为半阴半阳，但比纯阴毒更易转身，培补正气，即转为阳。天庭中心虽属督脉，但此处又是离宫，用药必须带住心经。〇伤寒狐惑，嘴唇腐烂，不论虫之食脏食肛，小儿总以泻积热为主，如胡连、臭夷、谷虫、芦荟等药，皆可酌用。用大极黑铅膏，须避灯火，敷之更验。凡手足叉龟湿热毒，虽脓腐尽时，不宜用生肌散，恐其复肿而痛，先膏贴之可也。〇凡阳毒初溃坚硬，有腐者，宜用化管丸提之，以结其毒，听其自脱，后用乌云散，盖膏徐即收功。肛门患毒，服药内须入枳壳方效。〇凡毒内作寒者，乃阴寒之毒，补药内须加鹿茸、玉桂。身上作寒，兼有头痛者，乃外感风寒之候，宜疏表之。〇阳毒有臭而生蛆者，须用生猪油捣寒水石末贴之。或用清油调杏仁末刷亦可。〇凡久毒成漏，宜内服大补气血之药，外用川乌洗净，蒸干，切片二分厚，用口涎润湿，贴毒口上，用艾圆灸之，令毒口温暖，稍稍觉痛即住。手勿灸，徐用八宝丹盖膏。灸法须用五七日为止。〇凡毒用药，当分初中末之异，初宜散热解毒，通经为主，以图消散。中宜排托为主，以图逐毒成脓。末宜温补为主，以图易于收功，此大法也。若纯阴之毒，始终概宜温补调理，一切清凉寒凝之药，不可轻投，并不可外敷寒凉末药，冰寒气血，不能消散。

《青囊辑便》：虫兽毒伤。蛇伤、蜈蚣、蛊毒、溪毒、蜂螫、蜘蛛、蠼螋、蚯蚓、犬咬、虎狼。毒蛇伤螫，烧刀矛头令赤，置白矾于上，汁出，热滴之，立瘥。《传信》。铜青敷之。《千金》。嚼盐涂，灸三壮，仍嚼盐涂徐伯玉方。白矾、甘草等分为末，冷水服二钱，极其效验。《瑞竹堂方》。白芷末，新汲水调灌，以麦门冬汤调尤妙，仍用末敷。《普济》。木香不拘多少，煎水服，效不可述。《袖珍》。凤仙花擂酒服，即解。《圣惠》。急饮好清油一二盏，解毒后再用药。《济急》。大豆叶捣敷，频易取瘥。《广利》。紫苋捣汁，饮一升，滓敷。《集验》。吴茱萸一两为末，分三服，冷水下。《胜金》。耳垢、蚯蚓屎和涂，黄水出尽，立愈。《寿域》。伤烂成疮，香白芷二钱，为末，鸭嘴胆矾、麝香各少许，先用净水洗去腐脓败肉，掺上，俟恶水涌尽，肉即生。《急救》。久溃，以小茴香捣末，敷之。《千金》。蝮蛇伤，楮叶、麻叶合捣，取汁渍，或急令妇人尿于伤处。《千金》。蛇绕不解，热汤淋之。《千金》。蛇入人口，用刀破蛇尾，纳生椒二三粒裹定，须臾即自退出。《圣惠》。凡咬伤，即缚定，勿令毒行，以贝母末，酒服半两至醉，良久，酒化为水，从疮口出，水尽仍用末敷。《直指》。鸡子一枚，轻敲小孔，合之立瘥。《手集》。蜈蚣伤，菜子油倾地上，擦地上油搽之即好，勿令四眼人见。《积德堂方》。蚯蚓泥敷。《集效》。嚼香附涂之。《袖珍》。独头蒜摩之，即止。《集验》。灰苋菜叶擦之。《谈埜翁方》。麻鞋底炙热，揩之。《外台》。鸡冠血涂。《广记》。

中蛊吐血，或下血如肝，盐一升，苦酒一升，煎化顿服，得吐即愈。《小品》。白鸭血或白鸡血热饮。《广记》。挑生蛊，胸口痛，胆矾二钱，茶清泡服，即吐出。《卫生》。草蛊在西良之西及岭南，人咽欲死，马兜铃苗一两，为末，温水调服一钱，即消出。《圣惠》。金蚕蛊，吮白矾味甘，嚼黑豆不腥者是，石榴根皮煎浓汁，服即吐出活蛊，愈。《摘元》。溪毒、射工、沙虱等伤，口噤目黑，手足强直，毒气入腹，白矾、甘草等分为末，冷水服二钱。《瑞竹堂方》。小蒜三升，煮微热，太热即无力，以浴身，若发赤斑文者，毋以他病治之。《肘后》。芥子末酒和，厚敷半日许，痛即止。《千金》。马齿苋捣汁一升，服，滓敷，日四五次。《海上》。蜂毒螫伤，嚼盐涂之。《千金》。嚼青蒿封之，即安。《肘后》。野苋挼擦。《集验》。油木梳炙热，熨之。《救急》。人头垢封擦，甚妙。《集简》。沙蜂叮螫，清油搽之。《济急》。蝎毒螫伤，醋磨附子汁涂。《心镜》。独蒜摩，即止。《集简》。川椒嚼细涂，微麻即止。《店林》。猫尿涂，甚妙。用蒜瓣擦猫牙，溺即下。《急救》。木梳垢，灯上烧油，滴患处。《急救》。蜘蛛咬伤，雄黄末敷。《朝野佥载》。蔓菁子末，油和敷。《肘后》。炮姜切片，贴之。《千金》。花蜘蛛咬人，与毒蛇无异，苍耳草捣汁一盏，服，以渣敷。《摘元》。蠼螋尿疮，大黄末涂。《医苑》。大麦嚼敷，日三上。《类要》。梨叶捣敷，干即易。《箧中》。盐汤浸绵，搨疮上。《食疗》。蚯蚓咬毒，形如大风，眉鬓皆落，浓煎盐汤，浸身数遍，即愈。《经验》。石灰浸之良。《经验》。风犬咬伤，糯米一合，斑蝥七枚，同炒蝥黄，去之，再入七枚，再炒黄，去之，又入七枚，待米出烟，去蝥为末，油调敷之，小便利下，佳。《大成》。胆矾末敷。《济急》。苍耳茎叶煮酒服藏器。灯盏内残油，灌疮口良李时珍方。斑蝥七个，糯米炒，去头足，杏仁七个，去皮尖，雄黄八分，白芷八分，共末，黄酒下，毒从小便出。《急救》。恶犬咬伤，旧屋瓦上刮下青苔屑，按之即止。《经验》。白矾末纳入，裹之止痛。《肘后》。嚼烂杏仁，涂之寇氏。热尿淋患处日华。犬伤重发，蔓菁根捣汁服，佳。《肘后》。虎咬伤，地榆煮汁饮，并为末敷；或为末，白汤服，日三，忌酒梅师。但饮酒，常令大醉，当吐出毛梅师。内服生姜汁，外亦以汁洗，用白矾末敷上。《秘览》。虎狼伤，以草犀烧研服，临死者亦得活李珣。虎爪伤，先吃清油一碗，仍以油淋洗疮口。《济急》。熊虎爪伤，嚼粟米涂之葛氏。虎狼伤，干姜末敷。《肘后》。熊虎爪伤，独颗栗子烧研，敷。《医说》。〇诸毒。虫蝇、蝼蚤、壁镜、虱、蛭蜗、煤火、箭鸩、金银、马猪、漆、桐油、人伤。一切诸毒，胆矾末，糯米糊丸如鸡豆子大，朱砂为衣，仍以朱砂养之，冷水化服一丸，立愈。《胜金》。石菖蒲、白矾等分为末，新汲水下。《事林》。香油调靛花饮之，尽从大便解下。《急救》。诸毒虫伤，青黛、雄黄等分，为末，每以新汲水调服二钱。《录验》。紫草煎油涂。《圣惠》。油麻研烂，敷。《经验》。乌蒙山峡多小黄蝇，生毒蛇鳞中，初啮不觉，渐痒成疮，勿搔，以冷水沃之，擦盐少许，即不为疮。《胜览》。蝼蛄咬人，醋和石灰涂之。《圣惠》。辟除蚤虱，天茄叶铺席下，次日尽死。天茄即龙葵之别名也。《千金》。木瓜切片，铺席下。《臞仙》。壁镜毒人必死，白矾涂之。《广记》。熏衣去虱，百部、秦艽为末，入竹笼，烧烟熏之，自落；亦可煮汤洗衣《经验》。头生虱，铜青、明矾末掺。《摘元》。误吞水蛭，青靛调水饮，即泻出。《普济》。蜗牛咬，毒行遍身者，蓼子煎水浸之，立愈。不可近阴，令弱藏器。中煤炭毒，一时运倒，不救杀人，急以清水灌之。《救急》。烟熏垂死，萝卜嚼汁，咽下即苏。《急救》。火烧闷绝，不省人事者，新尿顿服二三升，甚良。《千金》。中药箭毒，雄黄末敷之，沸汁出，愈。《外台》。盐贴疮上，灸三十壮，良。《集验》。大麻仁数升，杵汁饮。《肘后》。蓝青捣饮并敷，如无蓝叶，以青布渍汁饮。《肘后》。中鸩毒，气欲绝者，葛粉三合，水三盏，调服；口噤者，灌之。《圣惠》。绿豆粉三合，水调服。《急救》。解金银毒，葱白煮汁饮。《外台》。马咬成疮，益母草切细，和醋炒涂真人。马气、马汗、马毛入疮，皆致肿痛烦热，入腹则杀人，多饮醇酒，至醉即愈。《肘后》。马汗毒气入腹，葶苈子一两，炒研，水一升浸汤服，取下恶血，即效。《十全》。驴马汗毒疮痛，白矾飞过，黄丹炒紫，等分贴之。《博济》。马汗入疮，石灰敷之。《摘元》。马汗入疮肿痛，生乌头末敷，黄水出愈。《灵苑》。猪咬成疮，龟板烧研，香油调擦。《摘元》。屋溜泥涂。《急救》。漆毒成疮作痒，川椒煎汤洗之。凡至漆所，嚼川椒涂鼻上，不生漆疮葛氏。韭叶杵敷《简便》。白菘菜捣烂，涂之《救急》。白矾汤拭《千金》。火硝放凉水中，洗即愈。或旧蓝紬烧灰，搽《千金》。解桐油毒，干柿饼食之《普济》。人为海水咸物所伤及风吹裂痛不可忍，用蜜半斤，水酒三十斤，防风、当归、羌活、荆芥各二两，为末，煎汤浴之，一夕即愈《圣惠》。人咬手指，瓶盛热尿浸一夜，即愈《要诀》。人咬，以龟板或鳖甲烧存性，为末，香油调涂之《摘要》。

《市隐庐医学杂著》：论湿温症用药之误。人有积湿，或因脾虚不能运化，或因喜啖浓肥，恣饮茶酒之故。盖湿蕴则生热，无寒热者，谓之湿热病。先寒后热，有汗而热不解者，谓之湿温症。虽在伤寒门内，不得用伤寒方中治太阳经症之桂枝麻黄汤，此尽人皆知者也。其脉必濡大而数，其舌苔必白腻转为黄腻，或见湿灰，口虽觉干，不能多饮，或含水而不欲下咽，此因湿盛于中，故不能饮，热胜于湿，故口觉干也。夫湿为病之本，热乃湿所化，然则治湿温者，必芳香以燥之，苦寒以泄之，淡渗以利之，为一定之理，毫无疑义者也。今之治湿温者反是，其方必用豆豉、生地，名曰黑膏汤。欲以豆豉表汗，生地泄热也。不知今之豆豉，不用桑叶制，而用麻黄制，是以热助热也。生地性粘腻，滞痰涎，是以湿助湿也。助之不已，则湿愈盛而热愈炽，时觉口渴，热炽故也。舌苔垢腻，甚至灰黑，湿盛故也。黑为水色。神志昏迷，口多呓语。皆热炽湿盛之见象。医者不知其为药所误，见其昏迷呓语，以为必发疹子，而重用豆豉、豆卷亦麻黄制。等以汗之，不恤竭力以助其热；见其舌灰口渴，以为防其劫津，而重用沙参、石斛等以润之，不恤竭力以助其湿。至此而昏迷愈甚，舌色愈灰，痰涎上涌，命在顷刻，万无生理。医乃手足无措，无以名之，名之曰肺闭，而用紫雪丹、至宝丹、牛黄丸、濂珠粉、乌犀角，一服再服，使湿热之邪，尽引入心包，遂一厥而不复醒矣。岂知湿为阴邪，为浊邪；暑为阳邪，为清邪。清阳之邪，有气无质，可用紫雪等丹开泄而去；阴浊之邪，有气有质，不可用开泄，一开泄则邪陷心包，死不旋踵矣！呜呼！湿温一症，始误于豆豉、生地等之助热助湿，继误于豆卷、石斛等之助热助湿。终误于紫雪、至宝等之引邪入心，以置之必死之地，而岂知湿温本非死症耶。湿温非死症，而今之患湿温者，往往致死，岂非服药之误乎。今夫病名曰湿，即不当以助湿之药以治湿病，虽甚庸愚，必知之也。病名曰温，即不当以助温之药以治温病，虽甚庸愚，必知之也。而病者乃不之知，医者亦不之知，医之有时名者更不之知，岂不大可怪耶！且夫湿为阴邪，阴盛者阳必衰，未有阳衰而可以滋阴者也。阴愈滋则湿愈盛，以滋阴者治湿，是犹灌卤于地，而望其燥也。愚孰甚哉！然则如何而可治湿温乎？曰：始未化火，则用朴、术、陈、夏等以香燥之；继而化火，则用连、芩、栀、翘等以苦泄之；终而湿降，则用茯苓、通草、泽泻、车前子等以淡渗之，始终不当发汗。盖湿家自有汗，不可再发其汗也。始终不当滋阴，滋阴是以水济水，无益而有害也。无如邪说中人，深入骨髓，愚人无主，听命庸医，忠告之言，茫然不省。吾未如之何已！尝过一富翁之门，见其倾有药渣，中有金斛，不以为意。既而见有霍斛矣，既而见有鲜斛矣，最后见有铁皮风斛矣。余乃叹曰：当此湿令，病多湿温，投此不已，病其殆哉。未几，翁果死。盖人参与石斛连投，惟恐其津之劫也。然而闻之者，不以为误，一若与其以燥湿生，无宁以滋阴死者。呜呼！滋阴之说，中于人心，虽死不悔。吾安得运万千广长舌，登生公说法坛，使顽石一齐点头哉？○阴症忌用寒凉说。内外两症，皆分阴阳。阳症实热，阴症虚热。实热易治，虚热难疗。若以治实热者治虚热，未有不误者也。然而治虚热者，往往以实热之药误人而不悟。何故？盖实热者，表里皆热；虚热者，表热而里不热。人但见其表之热，即不问其里之如何，概以寒凉投之，以为彼既发热，治以寒凉，人必不能议我，病家亦深以为然，而岂知虚宜补而寒宜温哉？若甘温可退虚热之说，固耳所未闻。热则如何而知其虚热，曰脉必浮大而数，数为热象，而浮大则虚象也。重按不实，中无火也。面红足冷，阳上越也。溲清便溏，神志不乱，则非实火可决矣。奈何复以寒凉投之邪，至如外科之有阴症，其辨尤易，不红、不痛、不肿者，谓之阴症。肿而不痛、痛而不红、不热者，谓之阴症。初起不红肿痛，三五日后渐红肿痛者，亦谓之阴症。瘰疬、乳岩、流注、贴骨、鹤膝、横痃、骨槽、恶核、失荣、马刀、石疽之属，皆属阴虚，尽在阴疽之类。其要在三五日内，察其皮色之变与不变，热与不热，以分其阴阳。不可因其三五日后之发阳，遂误为阳症，而以寒凉之药逼邪内陷。治法：宜用麻黄以开其腠理，姜、桂以解其凝结，熟地以滋其阴虚。其说详载于《外科全生集》。本无庸赘述，因世之治阴疽者，多用寒凉，故特揭之。又鼠疬、痰疬，均属阴症，最忌咸寒，如海藻、昆布之类。今人无不用此，名医且然，其他则又何责，可为长叹息者也。○暑病有宜用参者论。盛夏酷热，烁石流金，汗出过多，未有不伤气者。《内经》云：热伤气。又云：壮火食气。故治之必顾气分。补气之药，孰有过于参哉？孙真人生脉散，东垣清暑益气汤，丹溪十味香薷饮，皆人人共见之方，未有不用参者。至人参白虎汤，乃《金匮》中暍门专主之方，《金匮》乃医圣仲景之书，是不足法，更何法也？今人见中暑之症，往往疑为时邪而不敢用，不知四时不正之气，如春当暖反凉，夏当热反寒，秋当凉反热，冬当寒反温，感而病者，谓之时邪。暑乃六气中之一气，本天地之正气，应时而至，人或不慎，感之而病，是直中暑而已。不得混谓之时邪也。竟有霍然撩乱，上吐下泻，汗出如油，阳微欲绝，非重用参、附，不能挽救者。犹记亡友刘南士云：其兄文星，精堪舆之学，七月初，为人相地，在罗店地方中暑霍乱，吐泻交作，十指螺纹尽瘪，危在顷刻，医尽束手。适有友人周介儒在其地处馆，视之，以为气虚欲脱也。重用一味高丽参，煎汤服之，吐泻顿止，螺纹尽绽。及南士闻信赶至，已愈矣。皆惊以为奇，而不知非奇也，人特不细思耳。盖文星体素肥胖，外有余者，中气必不足；又当秋暑方张之日，履地劳苦之事，气之伤也决矣。既经大吐、大泻、大汗，舍参无别法矣。其效之神速，不亦宜乎？或曰：暑天岂无秽浊之气，何可用参以补住之？余曰：此病之所以贵乎看也。果有秽浊，原不可补。不知当大吐泻之后，即有秽浊，亦必尽去，此时不补其气，更有何法可用？况亦有本无秽浊，而仅感暑气，体虚不克支持者乎？奈何执暑天不可用补之说，坐令有可治之法而听其不治也。

《归砚录》卷二：黄锦芳云，杜仲、续断二味，举世用以安胎，而不知续断味苦，专入血分，活血消肿，故乳痈、癥结、肠风、痔瘘、金疮、跌仆，一切血瘀之证，皆可用也。虽稍有涩性，行不至泄。然误施于气弱、气陷之妇女，则顺流而下，奔迫莫御，而有排山倒海之势，岂区区涩味所能止其万一者乎？杜仲色紫而润，辛甘微温，性专入肝，补气强筋，筋强则骨亦健，凡肾虚、肾寒脚弱之病，用之最宜；若气陷、气弱之辈，断不可服，以其性最引气下行，而无上升坚固之意也。夫胎坠本忌血行气陷，其服此二味亦有奏效者，以人身气血贵乎温通，胎坠之因不一，亦有因肾气不温，经血凝滞，而胞胎失荫者，得此二味，则气煦血濡，不滞不漏，而胎自安矣。止为下虚上实者设也。故胎坠而尺强寸弱者，动作少气者，表虚恶风，汗时出者，心下悬饥，得食则止者，一身之气尽欲下坠者，皆在禁例。奈作俑者既不分辨明晰，流传既久，遂以为安胎圣药，总缘医理不明，药性不晓，证候不知，见方号为神验，虽滑脱之妇，亦尔通用。岂知杜仲、续断原或因于跌仆，或下寒挟瘀而胎动者之妙剂，苟不知审顾区别而妄用之，则不但不能安胎，反能催胎、堕胎，甚有殒其母命者，可不戒哉！愚按：此二药余不甚用，而世人皆视为补益之品，得黄氏此论，自信管见之未昏。

《冷庐医话》卷一：名家治病，往往于众人所用方中加一味药，即可获效。如宋徽宗食冰太过患脾疾，杨吉老进大理中丸，上曰：服之屡矣。杨曰：疾因食冰，请以冰煎此药，是治受病之源也。果愈。杜清碧病脑疽，自服防风通圣散，数四不愈，朱丹溪视之曰：何不以酒制之？清碧乃悟，服不尽剂而愈。张养正治闻教谕羸疾，吴医皆用三白汤无效，张投熟附二三片，煎服即瘥。缪仲淳治王官寿遗精，闻妇人声即泄，瘠甚欲死，医者告术穷，缪之门人以远志为君，莲须、石莲子为臣，龙齿、茯神、沙苑蒺藜、牡蛎为佐使，丸服稍止，然终不断，缪加鳔胶一味，不终剂即愈。叶天士治难产，众医用催生药不验，是日适立秋，叶加梧桐叶一片，药下咽即产。嘉定何弁伯患呕吐，医用二妙丸不效，徐灵胎为加茶子四两，煮汤服之遂愈。因其病茶积，故用此为引经药。略识数条，以见治病者，必察理精而运机敏，始能奏捷功也。○病有因偏嗜食物而成者，非详问得之，奚由奏效？前人治验，略志数则，以资玩索。朱丹溪治叔祖泄泻，脉涩而带弦，询知喜食鲤鱼，以茱萸、陈皮、生姜、砂糖等药探吐胶痰而泻止。林学士面色顿青，形体瘦削，夜多惊悸，杜某询知喜食海蛤，味咸，故心血衰，令多服生津液药而病愈。富商患腹胀，百药无效，反加胃呕食减尪羸，一草泽医询知夏多食冰浸瓜果，取凉太过，脾气受寒，医复用寒凉，重伤胃气，以丁香、木香、官桂健脾和胃，肺气下行，由是病除。赵尹好食生米而生虫，憔悴萎黄，不思饮食，用苍术米泔水浸一夜，剉焙末，蒸饼丸米汤下而愈。吴孚先治长夏无故四肢厥冷，神昏不语，问之曾食猪肺，乃令以款冬花二两煎汤灌之而痊，盖所食乃瘟猪肺也。沈绎治肃王嗜奶酪获疾，饮浓茶数碗，荡涤膈中而愈。薛立斋治一老人，似痢非痢，胸膈不宽，用痰痢等药不效，询知素以酒乳同饮，为得酸则凝结，得苦则行散，遂以茶茗为丸，时用清茶送三五十丸，不数服而瘥。吴廷绍治冯延巳胸中痛，询知平日多食山鸡、鹧鸪，投以甘草汤而愈。杨吉老治杨立之喉痛溃烂，饮食不进，询知平日多食鹧鸪肉，令食生姜一片，觉香味异常，渐加至半斤余，喉痛顿消，饮食如故。梁新治富商暴亡，谓是食毒，询知好食竹鸡，令捣姜捩汁折齿灌之而苏。某医治一妇面生黑斑数点，日久满面俱黑，询知日食斑鸠，用生姜一斤切碎研汁，将滓焙干，却用生姜汁煮糊丸食之，一月平复。盖山鸡、鹧鸪、竹鸡、斑鸠皆食半夏，故以解其毒也。沈宗常治庐陵人胀而喘，三日食不下咽，视脉无他，问知近食羊脂，曰：脂冷则凝，温熨之所及也。温之得利而愈。

《随息居重订霍乱论·药方篇·药性》：原蚕砂，诸霍乱之主药也。黄芩，病转霍乱之主药。凡吐下而热邪痞结上焦，胸次不舒者，并可与黄连、半夏同用。石膏，暑热霍乱之主药。凡吐利而苔黄大渴者，并宜用之。外挟风寒者，佐以紫苏、桂枝、香薷、生姜之类；内挟痰滞者，佐以厚朴、半夏、菖蒲、橘红之类；下兼寒湿者，佐以防己、细辛、海桐皮、威灵仙之类。滑石，湿热霍乱之主药。热甚者，佐石膏；湿甚者，佐茵陈。薏苡仁，霍乱转筋、溺秘者之主药也。木瓜，霍乱转筋、溺不秘者之主药也。香薷，夏令浴水迎风而霍乱之主药也。扁豆，中虚而暑湿霍乱之主药也。西洋人参，虚人霍乱之主药也。枳、桔、芦菔子，停食霍乱之主药也。栀、豉、石菖蒲，秽浊霍乱之主药也。楝实、黄柏、桑叶、丝瓜，霍乱而肝火盛者之主药也。茅根、地丁、益母、蒲公英，霍乱而血分热炽之主药也。竹茹、石斛、芦根、栀子、枇杷叶，霍乱呕哕之主药也。厚朴、芦菔、大腹皮，霍乱胀满之主药也。茵陈、连翘、绿豆皮、丝瓜络，霍乱身黄之主药也。通草、车前、海金砂，霍乱无溺之主药也。绿豆、银花、竹叶、黄连，霍乱误服热药之主药也。旋覆、紫菀、麦蘖、芦菔子，霍乱误补之主药也。人参、龙骨、牡蛎、甘草、石脂、余粮，霍乱大虚欲脱之主药也。桂枝，伤寒转霍乱之主药也。紫苏、藿香、生姜、厚朴、白豆蔻，霍乱因外寒之主药也。吴茱萸、乌药、砂仁、高良姜，霍乱因内寒之主药也。人参、白术、炙甘草、莲子，中虚而寒湿霍乱之主药也。丁香、木香、川椒、神曲，瓜果、鱼蟹、生冷伤中霍乱之主药也。干姜、附子、肉桂、硫黄，阳虚中寒而霍乱及寒霍乱误服寒药之主药也。

《一囊春·分类见病用药歌括》卷上：伤寒：发汗麻黄苏粉葛，浮萍荆芥姜葱豁。升麻白芷与川芎，苍术薄荷同独活（以下凡药味不明者，俱为解出。紫苏）。〇风湿：去风二活与防风，荆芥天麻苍耳芎。全蝎僵蚕蝉蜕菊，薄荷乌药蒺藜同。吴萸附片干姜桂，加入去寒病自通。熟地当归阴损妙，阳虚参术乐无穷。羌活、独活、川芎、白菊、肉桂、洋参、白术。去湿秦艽及茯苓，白苍二术萆茵陈。木瓜防已天麻好，又用菖蒲薏苡仁。萆薢。身体风疼羌独活，防风须用灵仙着。秦艽桑寄海桐皮，又有楠藤海上药。〇瘟疫：辟瘟草果有大黄，苍术普茶槟藿香。厚朴雄黄香附子，紫苏辛散酒芩强（槟榔）。〇疟疾：疟疾药医苍术榔，常山草果枣生姜。柴胡甘葛灵仙母，再用青皮破积良（槟榔、知母）。〇暑症：夏天伤暑参芪賖，白术苡仁与木瓜。扁豆陈皮香茹草，甘寒滑石蜜升麻（沙参、黄芪）。〇火症：退诸火热用黄芩，心热黄连急去寻。肝热柴胡并白芍，若言柏母肾家临（黄柏、知母）。肺热玄参桑白皮，脾家明粉熟军宜。羚羊犀角命门好，五脏火炎仔细医（玄明粉）。小肠有热通前仁，竹茹胆经胆草频。滑石膀胱同扁蓄，硝黄治结效如神（木通、芒硝、大黄）。槐角大肠通大海，石膏凉胃天花在。三焦有热连翘尊，六腑用之有主宰（天花粉）。止渴乌梅生石膏，麦冬五味天花牢。葛甘散火滑文蛤，竹叶又加犀角梢（滑石）。〇郁症：解郁川芎与苍术，槟榔香附六神曲。腹皮酒洗兼台乌，白赤芍苓得所欲（白芍、赤芍、赤茯苓）。〇虚损：损虚补益用人参，熟地光条酸枣仁。续断当归芪白术，鹿茸酥炙胡麻蒸。条参补气党洋参，白术黄芪山药寻。芡实更加莲米肉，黄精玉竹蜜来浸（党参）。补肾枣皮熟地黄，淮山枸杞胡麻强。鹿茸杜仲苁蓉肉，牛膝又和芡锁阳（芡实）。补阴熟地又生地，龟板天冬乌贼备。鳖甲鲍鱼菟首乌，女贞豇豆子同治（乌贼鱼、菟丝子）。壮阳虎骨蛇床子，附片骨脂桂枸杞。雀卵淫羊鹿肾佳，须添韭子石阳起（淫羊藿、阳起石）。补血当归熟地黄，首乌生地血余良。龟胶白芍酒浸制，若用河车损德方（紫河车）。定魄安魂用茯神，人参山药麦冬寻。朱砂龙骨志酸枣，益智又添柏子仁（远志肉、酸枣仁）。虚热天冬与麦冬，玄参甘草骨皮从。粉丹又用女贞子，补气参芪云茯逢。云南茯苓。骨蒸劳热用青蒿，生地骨皮知母高。龟板银柴酥鳖甲，胡黄连与丹皮熬（银柴胡）。黄芪收汗麻黄根，白芍家桑酸枣仁。小麦用浮龙骨蛎，好收文蛤扇蒲存（家桑叶、牡蛎、蒲扇灰）。〇肿胀：肿胀腹皮与丑牛，槟榔枳实丁皮求。茯苓皮和冬皮用，厚朴败瓢萝卜头（冬瓜皮、败葫芦瓢）。槟榔下气丁沉香，枳壳瓜蒌铁锈浆。苏子杏仁莱菔子，化痰白芥最为良（丁香）。破气青皮与枳壳，槟榔枳实开胸药。赤苓莪术荆三棱，紫菀又须白及索。浮肿不消用木瓜，猪苓泽泻与芫花。木通大戟牵牛子，薏苡商陆却用他。〇血症：鼻流鲜血地蒲黄，荆芥炒焦百草霜。侧柏茅根大小蓟，石榴花瓣草酸浆（生地）。阿胶止血合茅根，荆芥烧灰茜草吞。大蓟蒲黄兼藕节，灶心土把血余燔。丹参凉血粉丹皮，生地蒲黄与地榆。荆芥青蒿鳖甲炒，骨皮除热共扶持。莪术破

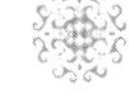

瘀归尾加，桃仁苏木与红花。泽兰酒炒姜黄炙，刘寄奴同干漆渣。○头痛：头痛川芎羌活芷，细辛藁本蔓荆喜。天麻茶叶辛夷花，酒制川乌苍耳子（白芷）。眩痛头风旋覆花，细辛独活与天麻。辛夷革薢黄荆沥，白芍薄荷更不差。○眼目：目疼羌活与防风，白菊柴胡白芷芎。去翳蝉衣木贼好，祛风荆芥薄荷同。桃仁退赤加归尾，枸杞蒙花能发蒙。皮肿熟军明粉用，青皮莱子蕤仁攻。更加荆芥夏枯草，生熟地黄把血充。枸杞添精或五子，诸般目疾辨雌雄（覆盆子、菟丝子、沙苑蒺藜子、楮实子、北味子）。○耳症：耳聋全蝎石菖蒲，骨碎木通可用扶。更有乳香通血气，肾虚滋水见工夫。○齿牙：齿痛升麻及细辛，秦艽藁本栀黄芩。蒺藜革薢和生地，加入僵蚕与谷精（栀子）。○咽喉：喉痛先宜甘桔汤，连翘栀子或三黄。麦冬滑石射玄等，口嚼豆根亦最良（甘草、桔梗、黄芩、黄柏、黄连、射干、玄参）。○咳嗽：诸般咳嗽天麦冬，陈皮半夏苏防风。茯苓甘草沙参杏，金沸川芎大有功（杏仁）。实咳肺炎玄桔梗，兜铃贝母天花粉。杏仁枳壳蜜桑皮，酒炒黄芩宽济猛。虚咳肺经紫菀嘉，阿胶麦味款冬花。人参山药茯苓草，薏苡天冬一手挝（麦冬、五味）。消痰半夏及南星，川贝瓜蒌橘茯苓。竹沥薄荷金沸草，天麻祛湿与黄芩（橘、柑皮）。肺经吼喘兜铃拔，苏子杏仁性润滑。补气参芪急用酒，肾虚金匮或阳八（金匮肾气汤、阳八味）。○脾胃：桔梗宽中与枳壳，陈皮厚朴腹皮嚼。木香香附气能行，胸膈豁然病不作。消食山查萝卜子，麦芽神曲青皮枳。酒煎香附膈停消，厚朴又用草蔻使（枳壳）。呕吐不休丁藿香，炮姜白蔻与良姜。西砂又与广香合，镇味紫苏不可忘。调脾开胃用炮姜，白蔻砂仁藿木香。参术茯苓加炙草，陈皮半夏六君汤。健脾白术淮山药，莲米苡仁扁豆嚼。芡实光条白茯苓，陈皮炙草须参酌。干姜温胃与砂仁，丁藿二香厚朴陈。紫蔻煨姜白草蔻，须教一服效如神（陈皮）。○心腹痛：陈皮顺气合青皮，乌药香橙香附宜。木藿二香同柿蒂，砂仁豆蔻莫轻离。冷气疼痛官肉桂，丁香须与胡椒制。延胡又及五灵脂，加上茴萸诸气逝（官桂、小茴、吴萸）。良姜心痛五灵脂，活血延胡桃橘皮。檀广二香加肉桂，甘松入药最为奇（桃仁）。吴萸腹痛木沉香，白芍延胡苍术帮。肉桂温中加草蔻，小茴正好助良姜（木香）。杀虫贯众与槟榔，苍术乌梅鹤虱强。榧子雷丸苦楝子，芜荑下炒川椒香。○腰痛：腰疼杜仲菟丝子，熟地当归破故纸。独活蒺藜桑寄生，桂兼续断功无比。○前阴：梦遗巴戟菟丝子，远志莲须破故纸。芡实鹿茸益智仁，塞精龙骨金樱耳。热淋可用海金沙，泽泻猪苓通草加。瞿麦木通滑石草，大黄石韦用无差（甘草）。欲通小便赤猪苓，泽泻木通滑苡仁。石韦车前葶苈子，槟榔行气连翘听。气虚下陷如何用？益气补中汤最灵。寒闭不通何法效？酒冲火药自安宁。○后阴：骨脂止泻又砂仁，白蔻光条白茯苓。肉蔻车前芍豆蔻，并加粟壳效如神（白芍）。木香医痢同黄连，白芍当归枳壳全。槐角地榆榔建曲，青皮散积桃仁研（槟榔）。肠风下血鸡冠花，荆芥地榆刺猬拏。木贼地黄陈枳壳，臭椿山甲乌梅加（陈皮）。大便不通用大黄，朴硝巴豆杏仁霜。老人郁李添松子，归熟麻仁可滑肠（当归、熟地）。○脚膝筋骨：膝痛苡仁与杜仲，骨脂牛膝木瓜用。升麻石斛两相加，虎胫祛风一并送。骨筋碎补胡桃肉，杜仲菟丝枸杞续。熟地胡麻补骨脂，再加虎胫煎汤服。○妇科：调经肉桂延胡索，香附泽兰益母约。若见血虚四物汤，气虚参术芪俱着。牛膝通经又赤芍，红花苏木桃仁确。蒲黄莪术荆三棱，止痛灵脂必用药。巴戟医崩鹿角霜，首乌生地阿蒲黄。石脂续断灵脂好，侧柏微寒清血良（阿胶）。带症四君合四物，生姜大枣陈艾橘。火烧龙骨蛎砂仁，巴戟微温用岂不。安胎白术与黄芩，杜仲菟丝桑寄生。归芍阿胶艾续断，参芪熟地缩砂仁。产后血昏用黑姜，当归益母川芎匡。红花行血桃荆芥，加入灵脂助地黄。乳痈一痛要银花，贝母公英甘草加。白芷术通山甲炒，芎蒌二者不离他（瓜蒌）。○外科：排脓消肿芷川芎，羌活陈皮与木通。归尾穿山甲贝母，银花花粉西防风。黄芪赤芍连翘草，牛蒡公英解毒同。红肿地榆黄蘖药，更邀及敛在其中（白及、白敛）。一般瘰疬夏枯草，昆布银花与海藻。贝母天葵甘草星，黄芪黄柏两俱好。蒙花偏喜地瓜根，沉木二香功不小。南星。跌打损伤要乳香，红花苏木桃仁良。归芎碎补泽兰没，土鳖频添生地黄（没药）。流血痔疮用地榆，苦参槐角臭椿皮。败棕柿饼无花果，刺猬血余定不移。黄水久流脾早健，洋参参术炙黄芪。〇鸦烟：虫草能医鸦片烟，地胡椒与西砂连。青盐补肾仙茅壮，花用金银解毒含。粟壳能收开远志，杀虫鹤虱与雷丸。阳虚参术芪俱用，阴弱地黄桂附填。

《温病合编》卷三：解后宜养阴忌投参术。夫温热病也，最易伤阴。暴解之后，余焰尚在，阴血未复，大忌参、芪、白术，助其壅遏，余邪郁伏。不惟目下淹缠，日后必变生异证。或周身痛痹，或四肢挛急，或流火结痰，或遍身疮疡，或两腿攒痛，或劳嗽涌痰，或气毒流注，或痰核穿漏，皆骤补之为害也。凡有阴枯血燥者，宜清燥养荣诸汤。若平素多痰及其人肥盛者，又恐有腻膈之弊。莫如静养，节饮食为第一。此《汉书》所谓勿药为中医也。〇用参有前后利害之不同。凡人参所忌者，里证耳。邪在表及半表半里者，投之不妨。表有客邪者，古方如参苏散、小柴胡汤、败毒散是也。半表半里者，如久疟夹虚，用补中益气，不但无碍，而且得效。即使暴疟，邪气正盛，投之不当，亦不至胀，为无里证也。夫里证不专指伤寒温病传胃而言，至如杂证，气郁、血郁、火郁、湿郁、痰郁、食郁之类，皆为里证，投之即胀者，盖以实填实。今温病下后夹虚，一投人参，精神爽慧，医者病者皆以为得意，而恣意投之，则渐加壅闭，邪火复起，变证愈增矣。故前利后害之不同者有如此。〇妄投破气药论。温病心下胀满，邪在里也。若纯用青皮、枳实、槟榔诸香燥破气之品，冀其宽胀，殊不知正气愈伤，津液愈耗，热结愈固，邪气无由而出，胀满何由而消？治法非用小承气弗愈。迨邪皆聚胃而为燥结之证，得大承气一通，而诸窍皆通矣。此治病之权衡也。彼承气汤中用朴、实者，不过佐使云耳，其逐邪拔毒之功，俱在大黄一味也。〇妄投补剂论。病后余邪不除，淹缠日久，必至尪羸，庸医望之，辄用补剂。殊不知无邪不病，邪气去，正气何患不复？今投补剂，邪气益固，正气日郁，转郁转热，转瘦转补，转补转郁，循环不已，乃至骨立而毙，岂不悲哉！〇论石膏。石膏体重气轻，重能清热，轻能解肌，为足阳明经药。邪在阳明，肺受火制，故用辛寒以清肺气，所以有白虎之名。肺主西方金也。若邪在膜原，尚未传变，用之太早，反遏郁其邪，不得外泄。若邪传胃腑，法当攻下，徒用石膏无益。惟邪气传表，热势散漫，脉息浮洪，大热、大渴、大汗，方可用之，以清在表、在经之邪热。发瘫用之者，以瘫为肌肉间邪，肌肉属阳明胃经故也。〇论黄连。黄连大苦大寒，入心泻火。非火邪深入者，不可用也。即火邪深入者，亦不宜常用独用。盖以苦先入心，其化以燥。多服愈化愈燥。宋人以目为火户，设立三黄汤，久服竟至于瞎，非化燥之明征乎？尝见温病，恣用苦寒，津液干涸，不救者甚多。盖化气比本气更烈，举世皆以苦能降火，寒能泻热。即如其说，而温病之火热，邪也。黄连守而不走，安能导邪外出乎？况其为久服化燥之品乎？〇论生地。生地乃甘凉之品，最清血热。然其性阴柔黏腻，初起邪在表者不宜用，恐其遏郁故也。即初起阴亏者，舌降无苔，口燥咽干，有不得不用之势，亦须与解肌透邪药并用，始不壅遏。如大小羌活汤之类是也。同一生地而用各不同。小生地能清血络中邪，大生地凉血而兼补阴，故邪未除者用小生地，邪已除者用大生地。攻下药中用小，补阴药中用大。胃热甚者用鲜，以干者凉而鲜者寒，且滑而不腻耳。

《喉科白腐要旨·药性》卷二：辨此不宜于白腐症。羌活：凡喉风诸症，首在切忌，于白腐

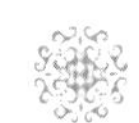

尤属不宜。但羌活乃手足太阳引经之药，散肌表寒邪，和周身疼痛，与喉患全不相涉，何必表及无辜？今时之医，一遇喉症，动辄用之，以致症之转重而不能收功者有之。不知善治者，无论风寒发热之与否，从未用之。有热自退，且喉患易愈，亦不愆期。执而不悟者，可不审慎与？独活：入肾与膀胱二经。专理下焦风湿痛痹，亦非喉症所宜投也。秦艽：本入阳明清火药也。治风寒湿痹，利小水，解瘟疫热毒。或牙痛发热者可用。荆芥：一名假苏。乃解肌发表，退寒热，清头目，亦称利咽喉，惟于白腐不宜。不可因利咽喉而遂用之。此本至贱之物，近日亦有假。或云以野苏为之也。麻黄：辛甘而微温。入手太阳、足太阴二经。去营中寒邪，善达肌表，走经络。大表散风邪，祛肺中寒郁，而开通利九窍，为散寒邪要药也。白腐症属肺虚燥热，因误投表散及寒凉之剂，以致喘促。医者不悟，仍复为肺热，继用麻黄，肺气必绝而死矣。可不慎乎！细辛：气温大辛。为手少阴引经之药。开关通窍，治风寒喉痹。虽曰少阴之脉循络咽喉，而肺燥咽痛及白腐者皆不可用。其辛散太过，涉虚者尤为不宜。且北细辛真者甚少，或云苇芦堇为之。柴胡：苦微辛，气平微寒。入肝、胆、三焦、心胞四经。其性凉，故解寒热往来，肌表潮热，少阳头痛，肝经郁症，温疟热甚。平肝热口苦。总之邪实者可用，真虚者不宜。张会稽曰：柴胡大能泄气。凡阴虚水亏而孤阳劳热者不可用，恐损营气也。王海藏曰：苟无实热而用柴胡，不死何待！前胡：苦降，微寒。肺肝之药。散风祛热，消痰下气。二胡均风药。柴胡主升，前胡主降。近日庸流，二胡每并用之，殊属可笑。川芎：辛微甘，气温。其性善散，乃血分药也。能通血海，多服令人走散真气，能致暴亡。若三阳火壅于上而头痛者，得升反甚。今人不明升降，而但知川芎治头痛，谬亦甚矣！如喉科之开关散，即川芎、白芷二味。若是近日之喉患，亦岂宜施之乎？白芷：辛温，气厚。手阳明引经本药也。其气辛者，达表逐风寒邪热及肺经风热。治疮疡，排脓，止痒痛，治头痛，通九窍，大能表汗。黄芩：苦寒之品。入心胜热，解瘟疫，清咽，治肺胃实热。时珍曰：肺虚不宜苦寒，伤土，损其母也。白腐症可施之乎？葛根：辛甘，气平寒。阳明经药也。轻扬发散，主头额痛，解肌止渴。宜瘢发痘，消毒解酒。虽善达诸阳经而阳明为最。以其气轻，故善解表发汗。用此治喉患，大非所宜。桔梗：治诸喉风相宜。一兼虚喉，最当慎用。至于腐症，大不相宜。有升无降，开提肺窍，能载诸药上行。其肺实者固可用，若白腐属肺肾阴虚之症，不宜升提肺窍，犯之反剧甚。有不知病之本源，妄用三钱，以致肺气益亏而愈闭。复加菖蒲以助之，其不殆也几希！牛蒡子：辛温。入肺，利咽喉，消斑疹，善走十二经而解中有散。凡咽喉红肿有形、起白者可用。一属虚症即忌用。射干：苦寒，有毒。本草虽载治咽喉痹痛要药，疗实热症则可，如实中兼虚者即不可用。若白腐一症，岂苦寒有毒之味能治者乎？山豆根：大苦大寒。固有治咽喉之名，或于实症喉痹则可用，若论白腐，本属肺虚燥症，岂可妄投？亦不宜与射干之苦寒同用。识者当慎之。桑白皮：西方之药，甘辛微苦，气寒。乃泻肺实之火。虽曰清肺止咳喘，亦非白腐所宜。张会稽曰既泻肺实，又云补肺，则未必然。李士材曰古称补气者，非若参芪之正补，乃泻邪所以补正也。昧者信为补剂而肺虚者亦用之，大失桑皮之面目矣。且近来市中所货者，每以山查根充售，更不相宜。是以真伪不可不辨。天花粉：苦寒。气味颇清，最凉心肺，善解热渴。亦不宜于白腐。白前：治肺气壅塞，胸膈逆满。虚者忌用。款冬花：辛而微温。入手太阴经。能温肺气，能治咳嗽。惟是辛温，以治肺寒则可，如白腐兼咳嗽，即不相宜。马兜铃：苦寒。气薄，入手太阴肺经。苦降之品，清肺热，止咳嗽喘促。体轻而虚，与肺同象，故专司肺实喘嗽，以清热降气为功。如属肺虚喘嗽，非所宜也。马勃：辛平，轻虚。清肺，解热，散血。治喉痹咽痛，鼻衄失音各症。此乃疗属实之用，故普济消毒饮用之。则非白腐咽痛音哑所宜。外用敷麻疮妙。枇杷叶：苦辛，平。肺胃药也。虽清肺降火，除痰嗽，止呕哕，亦非白腐症之所宜用。旋覆花：即金沸草。甘咸，微温。入肺与大肠二经。通血脉，消结痰，祛痞坚。凡气壅湿热者宜之。若气虚及肾阴不足，皆所忌用。土牛膝：味甘辛，微毒。捣汁和人乳治风热实症喉闭，立取吐痰涎，开关。其余喉患切勿用及，既伤元气，并且不效。山栀仁：苦寒。清心肺之火阴热郁，通五淋三焦火郁。因其味降，亦泻肝肾膀胱之火，虚寒者大非所宜。半夏：味大辛、微苦，气温，有毒。其质滑洒，其性燥湿。入脾胃胆经。生嚼戟喉，制用下肺气，开胃健脾，消痰止咳，除呕吐反胃，散风闭喉喑。成聊摄云：半夏辛而散，行水而润肾燥。好古曰：半夏泄痰之标，不能泄痰之本。泄本者，泄肾也。咳无形而痰有形，无形则润，有形则燥。所以为流湿润燥耳。俗以半夏为肺药，非矣！喻嘉言曰：半夏能和阴阳。时珍曰：惟阴虚劳损，非湿热之邪而用之，是重竭其津液，医之咎也，非药之罪也。试思白腐之燥，宜乎不宜？木通：一名通草。味苦，气寒。心胞络、小肠、膀胱药也。能利九窍，宣血脉，消水肿，通关节。虽有清火退热之名，于喉患不可妄用。茜草：一名过山龙。色赤，入营分。味苦，性温。行血滞，通经脉。活血与红花相同，而性更通利。凡喉肿色紫，热在血分者宜用。其余各喉患切勿浪投。紫荆皮：苦寒，无毒。破血。痈肿可消。亦不宜于肺虚各喉患。奈今时治咽喉者，无不用之。殊可笑也！夏枯草：苦辛，微寒。独入厥阴，善解肝气。消瘰疬，散结气，止目珠痛，开郁，疗乳痈。并非治喉之药。苦参：大苦燥湿，大寒胜热，沉降入肾。乃治恶疮痈肿之药。肝肾虚而无热者忌之。咽喉白症，更非所宜。赤小豆：甘酸而平。消热毒，下水肿。利水之品，最渗津液，多服令人枯瘦。白腐症切忌利水。猪苓：甘淡而平。入足太阳。开腠理，利小便，疗痎疟，并非治咽喉之品。宗奭曰：损肾昏目。洁古云：淡渗燥，亡津液。无湿者勿服。李士材曰：利小便之剂，无如此效，故不入补方也。审此，则白腐尤不宜用，更可知矣。茵陈：入足太阳经。乃治黄疸湿热之药，岂可投入白腐症乎？地骨皮：即枸杞根。苦而微寒，乃退阴虚血热、有汗之骨蒸及肺肾胞中阴虚之伏火。亦滋水养木，于白腐虽无碍，不可用。升麻：微苦，气甘微辛。乃脾、胃、肺与大肠四经之药。取其升散提气，解肤腠风热斑疹，引石膏除齿牙臭烂肿痛。若上实气壅，诸火炎上，肾肺不足，水火无根及白腐，皆忌用。灯草心：甘淡，微寒。泻肺热，降心火，治五淋，除水肿。惟烧灯心灰能治喉痹。勿因泻肺热用入白腐各症。连翘：苦辛，微寒。手足少阳阳明、手太阴之药。泻心经客热，降脾胃湿热。诸疮痛痒，皆属心火，为疮家要药。惟白腐不相宜。犀角：苦辛微甘，气寒。专入阳明，清胃火，亦凉心泻肝。能解大热，风毒阳毒。切勿妄施于喉患各症及白腐发斑。仲师曰如无犀角，以升麻代之者，功皆升散。是但知犀角之解热，而不知犀角之能升散，尤峻速于升麻也。可不慎与！羚羊角：咸寒属木。走少阳、厥阴二经，故清肝定风。于咽喉各症皆无所用。黄连：大苦大寒，治实火之主药。惟于喉症不可妄用。王冰注云增味益气，如久服黄连，以为清火神剂。殊不知黄连泻实火，若虚火而误投之，何异操刃耶？可知白腐之属虚，更不可妄施矣。石膏：甘寒。善祛肺胃三焦之火，尤为阳明经实症之要药。若白腐兼发丹斑疹者，切勿轻投。大黄：苦寒。足太阴、手足阳明、手足厥阴五经血分之药也。有毒，性极猛烈，故有将军之号。推陈致新，直走不守。清湿热，行瘀血，破结聚，本血分之药。若在气分用之，未免诛伐太过矣。乃治伤寒及瘟疫实症之品。考之诸本草，未载治咽喉痹痛。尤于白腐大不相宜。尝见治喉症者亦每用之，是诚何心哉？龙胆草：大苦大寒，肝胆经药也。时珍曰：相火寄在肝胆，有泻无补。故泻肝胆之热，正益肝胆之气。但大苦大寒，过服恐易伤胃中生发之气，反助火邪。亦久服黄连、反从火化之义也。虽治咽喉风热，亦不可投于白腐一症。菖蒲：辛温。心肝药也。行滞气，开心窍，明耳目，通利九窍，出音声。仙经历称菖蒲为水草之精英，神仙之灵药。但白腐之音哑，乃为表散及寒凉之品伤伐肝肾，非风热闭塞于肺也，岂可因其能出音声而妄施之乎？白僵蚕：厥阴、阳明之药。散风痰，治风热喉痹。但味辛咸，性温，有小毒，亦不利于白腐症。蝉退：甘寒而微凉，得土木余气所化。餐风吸露，其气清虚，乃治属实之风热，开腠理，能出声音。取轻可去实之义。治风热闭塞之音哑者。至于白腐之音哑，又非蝉退所能疗。虽曰金空则鸣，盖因肺阴亏而遭误治之故。声音出于肾之本，观此可知所由来矣。栗蒲刺壳：苦涩而凉，陈者尤凉。凡于口疮舌疮、口糜症，皆不可用此煎洗。不知者每为所误，以致舌疮愈蔓，及延至咽喉上腭，皆有转为白缠喉而夭亡者不少。予所见舌疮，未用栗蒲壳洗者易治。倘经洗过多次，必定难疗。曾屡验之。即此一味，由于世人未知苦涩之为害最大耳。青苔：大苦大寒。得阴湿而生，有小毒。性治下疳，煎汤洗之，大妙。能解蜈蚣伤。近有好奇之士，煎水洗口舌生疮，每为所误不浅。案：癸酉秋日，某农人偶受风热，齿痛及咽痛，不肯服药，自饮石膏汤二大碗。复取青苔煎汤，含于口内。齿患未平而人事已昏沉矣。来求予治。诊得二脉濡弱无力，势将危殆。乃投以养阴重剂及甘温之品，调治月余乃愈。可知青苔一药，不可妄投，慎之慎之！以上诸药，与白腐属燥，肺肾不足以及口舌生白疮各症，皆不相宜。奈庸庸之辈以为喉症应用之药，随手施之，动多夭枉，殊堪悲悯。故特表而出之。

白腐症宜用药味。生地：甘寒，气凉。入心肾二经，养阴清热。为喉科要药。但兼破血，不可多用。熟地：甘温微苦。功用尤为宏大。补气血，滋培肾水，填骨髓，益真阴，专补肾中元气。凡真阴亏虚，为发热，为头痛，为喉痹，为气喘，为痰嗽，或虚火载血于口鼻，或阳浮而为狂燥，或阴虚而火升者，皆非熟地不可。与甘草同用，能开胃进食，诚为上品治喉患之神丹。《群芳谱》载治肺损牙宣根露，跌扑损伤，嗟乎！熟地之功，其不申于时用者久矣！尤畏忌于今时。诸医既不善用，独执此而诽谤之，殊可恨耳。天门冬：甘苦而寒。肺肾之药，清金降火，益水之源。麦门冬：甘而微寒。肺经药也。其味甘多苦少，故上行心肺，补上焦之津液，清肺中之伏火，益精滋阴，泽肌润结，泻热火而益元气，滋燥金而清肾水。润肺干咳嗽，消痰补怯，诚为要药。肠燥便结亦妙。盖肺与大肠相为表里之故。元参：苦甘微咸，气寒。能滋阴清火，不独入肾，亦走肺脏。故能退无根浮游之火，散周身痰结热痈，逐颈项咽喉痹痛，解斑疹，理心内惊烦。主用甚多。沙参：微甘微苦，性微寒，气味皆轻。补阴清肺，排脓消肿，除邪热，凉肝，补五脏之阴。南沙参味清淡而散，勿用。丹皮：辛苦微凉，气味皆轻。入足少阴及手厥阴，清肝肾之虚热。虽其微凉而辛，治白症亦宜。白芍：酸而微苦，气颇寒。气薄于味，敛阴多而升散少，为肺脾行经之药。入肝脾血分泻火，固腠理，退虚热，消痈肿，敛疮口。凡喉患开首缓用，恐其酸敛也。贝母：苦寒，气平。凡用必须川贝母。其味甘微苦，气平不寒。除肺热，降胸中热结。祛肺痈肺痿，痰脓喘嗽，清咽喉，化燥痰，治肺燥。至于土贝母、浙贝母，大苦性寒，气味虽厚，惟不宜于白腐一症。知母：苦寒，气味俱厚。为肾经本药，兼能清肺止渴，去喉中腥臭，退阴火，肃清龙雷，去膀胱肝肾湿热。但其苦寒肃杀，右尺不过虚数者少用。葳蕤：即玉竹。甘平入脾，柔润入肾。故能补中益气，逐热除蒸。治风淫湿毒，止头痛、腰痛、目痛、眦烂。凡治一切不足之症，用代人参，大有殊功。女贞子：苦凉而平。养阴气，平阴火，清肝火，明目。治阴虚喉痛亦宜。时珍谓女贞、冬青为二种，实一物也。隆冬不雕。冬日采之，取其得少阴之精气。山药：一名薯蓣。甘平而淡，微涩。补脾肺，益肾涩精，养心神，除烦热。治诸虚百损。须拣淮山药乃佳。若建山药，味苦性烈，则不宜用。百合：甘淡气平，功缓。益气润肺，除嗽，解喉痹、乳痈。润大小便。又有一种味苦者，忌用。叭哒杏仁：味甘美。味厚于气，无毒。入肺、胃、大肠，止嗽理肺，亦润肠化痰，解喉痹。钗斛：甘淡而力薄，性轻清而和缓，有从容分解之妙。能养阴退火，除烦清肺，逐邪热，除脾胃之火。去嘈杂善肌。黑芝麻：即巨胜子。甘平。补中益气，养肺润肠。逐风湿，填脑髓。久服延年。治白缠喉大妙。茯苓：甘淡而平。补中开胃，利水化痰。淡渗上行，生津液，开腠理，滋水之源而下降。用乳蒸拌晒，炒过尤佳。黑豆：即马料豆。甘寒，色黑属水。似肾，肾之谷也。补心肾，除热祛风，解毒消肿。野者尤佳。畏五参、龙胆、猪肉。得杏仁、牡蛎良。沙苑蒺藜：甘温。入肝、肾二经。益精补肾，止腰痛遗泄，喉患后用佐调理，甚良。甘草：气平，味甘。合土之德，故独入脾胃。稼穑作甘，土之正味也。盖土居中而能兼乎五行，可升可降，可内可外。有和有缓，有补有泻。善于解毒，祛热邪，坚筋骨，健脾胃，长肌肉。随气药入气，随血药入血，无往不可，故称国老。凡生用则凉，炙用则温。尤能助熟地治阴虚之危症。桑叶：甘寒，手足阳明之药。凉血清热。经霜者治嗽。如音哑勿用。火麻仁：即黄麻。甘平性滑。润心肺，滋五脏，利大肠风热结燥。凡当润下者，用此最妙。胡麻仁，如栗色，名鳖虱，主治亦相同。当归：甘辛而温。入心肝脾三经血分之药。凡喉患属血虚者，佐白芍以治之。但不宜于白腐，因其辛温而散也。以上二十四味，均纯阴至静之药，乃喉患之所必需。用得其宜，不啻神丹。第今人肾阴不足者居多，是以喉患属虚者亦多，故治法须兼养阴。若不明其理，徒从事于表散寒凉而不误者，鲜矣！

《白喉全生集·用药法》：治白喉者，时医各有忌药。有忌升麻者，忌细辛者，忌麻黄者，忌白术者，忌地黄者，并全忌表药者。种种恶习，深可慨叹。若舍证而言药，何药不忌？热证误服寒证尚轻各方者，虽不愈，尚不死。误服寒证渐重各方及补方者，必死。寒证误服热证渐重各方者，必死。虚寒证过服表剂，或误服下药者，必死。寒热二证，判若冰炭。此之不审，杀人反掌，可不慎与！表药不过宣发内邪，使无遏抑，原不能取急效。治者不可因其无效而过服。或凉或温，急宜转方。盖表药多辛窜，过服则耗散真气，必至气壅也。白喉服药与吹药并重。盖寒热伏于内，非服药不能治其本。而毒气壅于喉，非吹药不能解其标也。若危险之证，必先吹药，扫去痰涎，而后可以服药。至轻证初起，则吹药一二次即愈矣，并无庸服药也。故吹药尤炼之宜精，备之宜豫。

《三指捷编·风痹脉症施治诸药歌》卷二：风痹之症是何因，痹者闭也寒湿侵。寒湿闭塞经络痛，风胜寒胜湿胜分。名有行痛着痹症，浮紧而弦脉须诊。病发肝经筋骨痛，要归风寒湿受深。中于血脉血凝涩，殃及肢体痛沉沉。伸而不屈中于骨，屈而不伸中于筋。疏风须用羌防风，散寒松节共茄根。苍术防己燥其湿，紫苏青皮滞自分。加皮黄柏能坚骨，木瓜苡米筋舒伸。活血生地全当归，补气黄芪入四君。以上痹症之要药，加减轻重细心斟。闭而积寒脉迟结，减去寒品重加温。倘遇脉数无伦症，大泄淤热莫疑心。果能寒热辨分明，此症焉有废疾人。

《痧麻明辨》：药饵所宜。凡治痧均不宜汗下，汗之则增热而为咳血衄血、口疮咽痛、目赤或肿、烦躁干渴、二便不通之证，下之则里虚而为滑泄滞下之证。埙按：二者之外，尤不可补，补之则余热留于肌肉经络，而为疮疽痈肿之证。凡痘宜内实，可用补剂。痧忌内实，只须解散。然此特言其略耳。大抵二者既出之后，痘宜补气以生血，痧宜滋阴以制阳。盖痧热太甚，则阴分受其煎熬，而血多虚耗，阴金被克，故宜清火滋阴为主，而不可少动其气，亦不可如痘后之温补也。大抵痧之一证，始终皆宜清凉和缓。痘喜温暖而恶凉，痧喜清凉而恶温，此其大法也。其一切辛温燥悍、酸敛苦寒之品，皆当忌之。〇诸药所忌：麻黄、羌活、升麻、苍术、丁香、木香、肉桂、桂枝、豆蔻、砂仁、藿香、艾叶、山甲、龙胆、黄芩、黄连、大黄、黄柏、木通、知母、兜铃、射干、白芍、五味子、芒硝、乌梅、石膏、观音柳。以上各药，皆前贤所采用者，故悉录之于右，以明辛温燥烈酸敛苦寒之品，在所当忌。除此之外，类是者尚多，不及备载。如用之，须先审其性味，勿泥而复蹈其辙可也。

《蠢子医·治病皆有主药》卷一：治病一定有主药，不用主药便是错。火结必要用大黄，枳壳枳实紧跟着。寒结必要用巴豆，三棱莪术紧跟着。实结必要用山甲，蝎子蜈蚣紧跟着。调气必要用木香，槟榔元胡紧跟着。透坚必要用牙皂，细辛辛夷紧跟着。破血必要用桃仁，红花赤芍紧跟着。脾胀必要用干漆，火麻郁仁紧跟着。暖胃必要用硫黄，丹参玉竹紧跟着。腰疼必要用杜仲，续断艾叶紧跟着。陷下必要用洋参，三生（生附子、生半夏、生南星。）狗脊紧跟着。去虫必要用榧子，芜荑使君紧跟着。顺气必要用香附，乌药腹毛紧跟着。通淋必要用斑蝥，川漆萆薢紧跟着。清心必要用黄连，连翘栀子紧跟着。老痰必要用砒霜，雄黄绿豆紧跟着。助脾必要用马前，虎骨猴骨紧跟着。定痛必要用良姜，缩砂益智紧跟着。治疥必要用斑（斑蝥）麻（麻黄），大枫蓖麻紧跟着。治疮必要用神灯，艾绒乳（乳香）没（没药）紧跟着。治疔必要用蒜灸，乌金乌金膏，巴豆炒黑，研细用，水调涂患处，以膏药贴之。菊花内服甘菊汤，方见卷四疔疮门。紧跟着。治邪必要用铜（自然铜）砂（避阳砂），良姜葛根紧跟着。补气必要用党参，炙芪白术紧跟着。补血必要用川（川芎）归（当归），生地酒芍紧跟着。补阴必要用熟地，山药萸肉紧跟着。补火必要用肉桂，干姜附子紧跟着。滋阴必要用黄柏，知母丹皮紧跟着。（以上一药为君。）麻黄杏仁疗寒嗽，芥子半夏紧跟着。款冬紫菀疗虚嗽，百合五味紧跟着。川乌草乌疗风痹，桂枝灵仙紧跟着。黑姜吴萸疗翻胃，丁香胡椒紧跟着。苍术麻黄疗风寒，羌活独活紧跟着。川贝蒌霜疗火痰，苏子卜子（莱菔子）紧跟着。乌梅五倍疗虚脱，龙骨牡蛎紧跟着。乌贼诃子疗带下，阿胶肉果（肉豆蔻）紧跟着。条参云苓疗阴虚，骨皮枸杞紧跟着。藿香杷叶疗逆气，赤石滑石紧跟着。芫花大戟疗水肿，牵牛防己紧跟着。瓜蒌天冬疗结胸，川贝川朴紧跟着。苦参赤苓（赤茯苓）疗湿痒，蛇床白芷紧跟着。槐花地榆疗崩漏，荆芥秦艽紧跟着。前胡元参疗头风，薄荷柴胡紧跟着。白附天麻疗风痰，僵蚕郁金紧跟着。桔梗豆根疗喉风，牛子射干紧跟着。三七莲子疗诸血，黄芩童便紧跟着。黄芪（用生）防风疗自汗，枣仁麦皮紧跟着。芦荟胡连疗阴热，泽泻车前紧跟着。小茴川椒疗肾气，缩砂故纸紧跟着。菖蒲柏仁疗心疾，茯神远志紧跟着。葶苈桑皮疗肺喘，礞石朱砂紧跟着。石膏知母疗热渴，香薷糯米紧跟着。川楝茴香疗疝气，芦巴巴戟紧跟着。升麻柴胡疗气陷，干葛潞党紧跟着。扁豆薏苡疗泄泄，猪苓木通紧跟着。土碱红糖疗烟毒（洋烟），大黄芒硝紧跟着。（以上两药为君。）此皆治病之大略，小小蒙医有捉摸。〇按：自古用药，皆有君臣佐使，此篇于每症先点明主药，或以一药为君，或以二药为君，佐使随之。熟读此篇于诊脉审症之后，胸中早有成竹，即不读本草，而某药治某病，温凉补泻之性，早已知之。有益初学不少，何得谓其浅显而忽之乎？侄孙浚川谨志。

《时病论》：附论胎前产后慎药论。胎前之病，如恶阻、胞阻、胎漏、堕胎等证是也；产后之病，如血块、血晕等证是也。妇科书中已详，可毋备述。而其最要述者，惟胎前产后用药宜慎。凡治胎前之病，必须保护其胎，古人虽有有故无殒，亦无殒也，大积大聚，其可犯也，衰其大半而止之训，奈今人胶执有故无殒之句，一遇里积之证，恣意用攻，往往非伤其子，即伤其母，盖缘忽略衰其大半之文耳。窃揣胎在腹中，一旦被邪盘踞，攻其邪则胎必损，安其胎必碍乎邪，静而筹之，莫若攻下方中，兼以护胎为妥，此非违悖《内经》，实今人之气体，不及古人万一也。且不但重病宜慎其药，即寻常小恙，亦要留心。如化痰之半夏，消食之神曲，宽胀之厚朴，清肠之槐花，凉血之丹皮、茅根，去寒之干姜、桂、附，利湿之米仁、通、滑，截疟之草果、常山，皆为犯胎之品，最易误投，医者可不儆惧乎！至于产后之病，尝见医家不分虚实，必用生化成方，感时邪者，重投古拜，体实者未尝不可，虚者攻之而里益虚，散之而表益虚，虚虚之祸，即旋踵矣！又有一等病人信虚，医人信补，不分虚实，开口便说丹溪治产后之法，每每大补气血，体虚者未尝不可，倘外有时邪者，得补益剧，内有恶露者，得补弥留，变证迭加，不自知其用补之咎耳。要之胎前必须步步护胎，产后当分虚实而治，毫厘差谬，性命攸关。惟望同志者，凡遇胎前产后之病，用药勿宜孟浪，慎之！慎之！

《医方丛话》卷五：治米面肉食积。《洗冤录表》云：面食积者，面为灰，多加炒焦麦芽。饭食积者，饭食为灰，多加炒黄神曲。肉食积者，肉食为灰，多加南山查。米、面、肉、食并积，则共为灰，多加麦芽各项，以好酒灌下，再用消导之剂，外用生大黄为末，杂芒硝，酒调，敷其前后心及脐，再用艾灸三五壮，得汗即愈。若得便解更妙。

《喉证指南》卷二：热证过服凉药：热证尚轻，过服大黄、黄连而病愈加者，急宜转服荆防败毒散加升麻，迟则恐邪陷不得出也。若因寒凉伤胃，则必重用附、术，方克奏效。〇寒证过服热药：寒证尚轻，过服姜、附而见燥证者，不必用凉剂解。择黄土地掘下三尺深，取黄土用水搅浊，煎服数碗，再审何证，斟酌用药。若系虚寒误服硝、黄者，其见证与实火无异，舌苔或黄而黑，唇或干而燥，但润而不渴耳，非用煨生附子莫治。法以生附子一枚，用黄土调湿，裹置火内煨至土干取出，煎服。如无生附子，用熟附片二三两，煎服亦可。〇解误药：热证过服表剂者，虽不愈，尚不死。误服补剂者，不急解，断难生。虚寒证过服表剂，虽不死，必增剧。误服下药者，不急解，必立毙。解之之法，热证误服表散温补者，用生绿豆三四两，研细末，冷水调服。虚寒证误服表散寒凉者，用蜜炙附片一二两，噙咽其汁，再酌用寒热对证饮散，煎出，令患者先吃大米粥一碗，然后服药，则误服之剂即解除矣。〇用药口诀：喉证用药，多有秘授口诀。如汤剂宜用开水泡蒸，不宜用火熬。煎吹噙药，宜置日中晒研，不宜用火烘焙。外敷药宜取生质捣研，不宜另加炮制。

《读医随笔》卷五：调经安胎同药之误。世传佛手散一方，即当归、川芎二味，谓专治胎动不安，生胎能安，死胎能下，将产又能催生，妊妇常服，可免半产。余十年前，即疑其理，无如世医莫不信用，即名医如陈修园书中，亦盛称之，且间有用之得效者。然余究只敢用以催生，屡施有验，未尝肯用以安胎也。嗣读某名家书，极论世以调经之药安胎之谬，为祸甚烈，乃私幸先得我心矣。近日目睹其祸，爰取而论之。夫安胎本无定药，亦视其妇之体质而已。既孕之后，体质无非血气之寒热虚实两途，故丹溪谓：白术、黄芩为安胎之圣药者，亦举此以明虚寒、实热之两大端耳！然寒亦有实，热亦有虚，总须辨明气血为要。若气寒血实，附子、桂枝可并用，以温气而行血也；气寒血虚，当归、川芎可并用，以行气而补血也。若气热血实，则不免有胀满冲激之虞矣，而可复以芎、归助热而增实乎？气虚血热，更不免腾沸躁扰，缓纵不任而下堕矣，而可复以芎、归耗气而温血乎？故气虚血热胎动下漏者，急用甘寒、苦寒，助以补气生津，使血定而筋坚，力能兜举，其势渐缓；再看有无凝血，于补气清热剂中，略佐行瘀，便万全矣。盖人之子宫，万筋所细结也；

筋热则纵弛，寒则坚强。太寒则筋急，而兜裹不密，气散血漏；太热则筋弛而兜裹无力，亦气散血漏。今人之体，虚热居多，故孕后脉多洪滑数疾；若太滑或按之即芤者，多堕，以其气热而血虚也。余于妇科经产，深佩孙真人之训，颇切讲求，用药不拘成例，总从气血、寒热、虚实六字上着想，而于脉象上定其真假，故病无遁情，治未或误也。古人以桂枝汤为妊娠主方，今人以四物汤为妊娠主方，真古今人识力不相及也。至谓胎产百病，均以四物加味，极谬之谈，而百口称述，殊不可解。余见妊妇、产妇外感，致成劳损者，皆此方加味之所致也。

《本草问答》卷下：问曰：六经六气，本于《内经》，明于仲景，能知经气，则病药之理悉具。六气者，风、寒、湿、燥、火、热也。治风之药有寒有热，治湿之药有寒有热，治燥、火、热三气之药又似混同而无则，何也？答曰：火者地气也，热者天气也，寒者天气也，湿者地气也，风者阴阳相应之气也。燥者阴阳消耗之气也，故有不同。○问曰：六气之论，未有如是之说者，益滋疑矣，试详言之。请先问风气。答曰：西洋天学家言空中之气，有冷热二种，故能起风。因空气热则涨而上升，他处冷空气即来补之，试于室中加热，门之上下各有孔，则上孔之气必外出，下孔之气必内入，成风之理与此同也。因此能成两种风：一为自冷处吹向热处之风，如热带内气候常热，则气涨而升，南北两极气候常冷，则南北两极生风，吹向热带去；一为自热处吹向冷处之风，会于热带，乃复散而回转，吹向冷处，转回两极，二者旋还不已，中国冬日则热带在南，故风从北吹往南去，夏日则热带转北，故风从南吹回北方。余按吹往南者是阳极而阴生，以阴从阳，如《周易》之异卦是矣。《周易》巽为风，正是阳极于上，阴生于下，热带在南而风生于北，故其卦二阳在上，而一阴在下也。吹往北者是阴极而阳生，以阳复阴，如《周易》之震卦是矣。《周易》震卦不作风解，然《内经》云：东方生风，在《周易》震卦属东方，二阴极于上，而一阳生于下，应春风阳回阴退之象。春分热带渐移向北，其风均从热带吹至北来，春夏所以多南风也。阳回阴退，于卦象震，震东方也。故《内经》言东方生风，其义颇确。○问曰：人身之肝木司风气，不应巽卦而应震卦，与《内经》合，而与《周易》不合，何也？答曰：《周易》巽卦是冷处吹向热处之风，乃烈风、暴风，非人身之和风，中人则为中风抽风，于风为常象，而于人为变病，非人身和畅之风也。《内经》所指东方生风，风生木，木生酸，酸生肝，肝主人身之风气，则是阴退阳回之象，与震卦合德，故论人身肝木司风之气化，当从《内经》东方生风之说，盖风者东方之气，于卦为震，上二阴而下一阳，即阴极阳生之象，在人属厥阴肝经，厥者尽也，逆也，阴尽而阳生，极而复返，故曰厥阴。所以《内经》言：厥阴中见相火，是阳生于阴中，有象乎震，而成为肝主风木之脏。其体阴而其用阳，阳有余则生热风，阴有余则生寒风，故凡中风、伤风，或为热风，或为寒风，或热深厥深，为外寒内热，或阴搏阳回，为左旋右转，皆系风木本脏之病。或发于四肢，或上于颠顶，是又厥阴经脉之病。今且将药逐论之，肝之经脉与胆经同路而行，但分表里，然皆由身侧上项，入脑至颠顶，故凡柴胡、蔓荆能引少阳经者，皆能引入肝经，以上于头而散风邪。苍耳有芒角，得风气所生之物，乃应东方勾芒之象，其质又轻，故入肝经散头目之风，而味苦又兼清热。钩藤有钩刺，亦入肝经，然系枝蔓多主四达，故治肝筋脉之风热。巡骨风、五加皮皆有毛，性辛温，故能散肝经之风寒，祛周身之痹痛。川芎气温，温者阴中之阳，恰是风木本气，故入肝经其气走窜，而根性又主上升，故能至于颠顶以散风寒，亦有性不上升而能上治头痛者。仲景头痛如破用吴茱萸，此物速降，性不上头，然能降肝胃之寒，使不上充于头，此为治脏腑，而经脉自治也。天麻有风不动，无风独摇，其摇者木之和气也，其不动者金之刚气也。气微温木也，味微辛金也，是木受金制，金木合德之物。一茎直上，子复还筒而归根，所以能通阳和阴，治头目，定惊痫。夫子复还筒而归根，正如西洋所谓风起于冷处，吹至热带，复还而吹向两极也，故以天麻为治风正药。夫人得闲气而生者为奇人，药得闲气而生者为奇药，如天麻之木得金性是闲气也，故为治风妙药。白头翁亦无风独摇，有风不动，盖白头翁通身有毛，一茎直上，与天麻同，知其皆得风木条达之气，故无风能摇，其色纯白，是得金性，故有风不动，但其味苦，是治热风之妙药。仲景治产后中风及痢疾后重者，是取其熄风火达肝阳也。羌独活皆一茎直上，有风不动，但味太辛，气太温，能散寒风，力甚于天麻，而兼能燥湿，不如天麻之刚柔得中也。桑寄生味酸枝繁，具木之性，而生于桑上，桑者木中之金，寄生附之，独得金木之闲气，且根不粘土，纯感风气而生，为清散风木之妙药。僵蚕得风而僵，故治风痉等症，风淫末疾，四肢麻木疼痛。用桂枝以散寒风，用槐枝、桑枝以散热风，以枝横行，故能四达。肝主筋，风在筋脉，用秦艽有筋纹者为引，味又辛散，故能温散筋脉。续断亦有筋，故皆主治筋脉，但秦艽纹左右纽转，利于左右相交。续断筋纹如骨节相连，故主接筋骨，去骨筋间之风寒。杜仲有膜，坚韧而不断，象人身之筋膜，盖人身两肾之中一条白膜，上生而为肝中之大膜膈，由肝肠串插，生出肉外，包周身之瘦肉，其瘦肉两头则生筋，筋又着于骨节之间。杜仲有膜象人身之筋膜，故入肝肾强筋骨也。肝脉下走足，脾又主筋，干湿脚气皆筋受病。《内经》云：风胜湿，肝失风木之令不能疏土，故湿流注。所以西医言，凡是脚气，其尿必酸。木瓜酸收去湿，故治之。苡仁但治湿，宜兼风药治之。虎胫骨辛温，以金平木，治风寒脚气，风从虎，虎应西方七宿。金制木也，干脚气是风热，宜阿胶、龟板、地黄益阴气，使阳不动以还其厥阴之本体。玉竹柔润熄风，亦是此意。故谚云治风先治血，血行风自灭，血足则肝阳不动而风自熄，痛风症亦有寒风，有热风，伤热风则走痛，风鼓动而血不静也。伤寒风则痹痛，血寒凝而气不通也，均责其血。观仲景以红蓝花治风气百疾，则知治风先治血之理。蛊感风化，凡疮癣有蛊者皆是血留滞，遇肝风熏发则化蛊，故用荆防以散风，归地以和血，外用椒矾以杀虫。痨虫生于脏腑，瘀血得风而化者也。鳗鱼蛇类，又曲直形长，是得木气，居水色白，是又得金气，据其形色论，是木遇金水而化生者也。痨虫属风木所化，遇鳗鱼之气味则感金水而消化矣。故治痨虫，其骨能熏蚊化为水，此皆秉间气而生之灵物也。獭肝亦然，其数应目，专得金水之精，故化风木。所生之痨虫，皆治风木所化者也。若风从湿化而生之虫，如仲景吐蛔用乌梅丸，是治风湿之虫也。乌梅以敛阳，花椒以化阴，而风湿之虫自化。观乌梅丸寒热互用，则知阳动阴应则风生，反阳入阴则风熄，故阳气怫郁之微风宜散，薄荷、荆芥、防风、紫苏、柴胡之类是矣。阴遏抑之，暴风则宜温，附子、川乌、白附子之类是矣。六经惟厥阴经，阴中有阳，故有热深厥亦深之病。风温重证往往有此法，当但清其热，犀角、羚羊、牛黄以透达之。外寒内热，此如西洋所说，热极于室中，则引寒风入户穴之义。故但当撤其热，而风自不来，筋缩抽扯者，热风也，宜羚羊角，此物角挂树稍，身悬而睡，知其筋最直，角尤其精气所在，故性微寒，功专舒筋，左右抽掣者。正如西洋所说，热带往南则北风至，热带往北则南风至，循环而不能息也。故以秦艽之左右交者为引，以虎睛之能定风者为治，左右偏风，理皆如此。定风如白头翁、天麻、羚羊皆可用之。筋缓不收，又是寒必风也，宜桂附，论者不可稍混。〇请问治风寒之药。答曰：寒者水气也，水属北方壬癸，在卦为坎，在人属肾。《内经》云：诸寒收引，皆属于肾，肾之腑为膀胱，代肾司化，是为寒水之府，经名太阳。《内经》言太阳之上，寒气治之，寒者太阳膀胱之本气也。夫坎中一阳，实人身元气，寄于膀胱水府之中，化气而上行外达，为人身卫外之气，

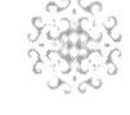

名曰太阳，阳之大者也，阳气卫外，安得有寒，其有寒者，乃阳气不伸而寒水独胜，于是乎有寒病矣。冬月水结成冰，即是水中之阳不伸，是以纯阴沍结而为寒，人身膀胱水中之阳气，透膜膈，出肌肉，达皮毛，则能卫外而不受寒。寒主收塞，故受寒则闭其毛孔，汗不得出。发热者，内之阳不通于外，而凑集皮间，遂郁而发热，阳为所遏，故愈恶寒。法用麻黄通阳气，出于毛孔，汗出而寒去。麻黄茎细丛生，中空直上，气味轻清，故能透达膀胱寒水之阳气以出于皮毛，为伤寒要药。后人用羌独活代麻黄，羌独活根深茎直，能引膀胱下焦之阳以达于经脉而发散其表，惟味辛烈，较麻黄更燥，兼能去湿，不似麻黄轻清直走皮毛。薄荷亦轻清，但薄荷升散在味，故力稍逊，麻黄升散纯在于气，故力更峻。葱管通阳，与麻黄之义同。然麻黄茎细象毛空，葱茎粗象鼻孔，故葱能治鼻塞。辛夷花亦升散鼻孔、脑额之寒，又以花在树梢，尖皆向上，故主升散。荆芥性缓于薄荷，紫苏亦然，二物皆色赤，能入血分，味辛香能散寒，故皆主散血分肌肉中之寒，人身外为皮膜，是气分；内为肌肉，是血分。寒入血分，在肌肉中堵截其气，不得外出，以卫外为固，故毛孔虚而汗漏出，法当温散肌肉。桂枝色赤，味辛散，入血分，故主之。枝又四达，故主四肢。紫苏性同桂枝，然较轻，不如桂枝之大温。防风以味甘入肌肉，气香而温，故散肌肉中之风寒。皮与肌肉之交有膜相连，名曰腠理。柴胡茎中白瓤象膜，一茎直上，能达清阳，故治腠理之寒热也。荆芥得木火之势，入少阳经，亦能发腠里之寒热，肌肉中寒凝血滞，则为痹痛。仲景名曰血痹，是指血分而言，故五物汤用桂枝，当归四逆汤用桂枝，以温血分，后人用羌独活、荆芥，不及桂枝力优。寒入于筋脉或拘急不能屈伸，或弹缓不能收引，或疼痛不可忍耐，总宜续断、秦艽引入筋脉，寒入骨节，腰膝周身疼痛，手足厥冷，宜附子以温肾。肾主骨，用细辛以引经入骨驱寒，寒循太阳经发为痉，用葛根引麻桂循经脉以散之。寒入脑髓，名真头痛，用细辛以引经上达，用附子以助阳上行，皆从督脉以上入于脑也。肝脉亦入脑髓，故仲景用吴茱萸治脑髓寒痛。鼻孔通脑，故北人以鼻烟散脑中之寒。西洋有用药吹鼻，以治脑髓之法。又西医云：脑筋多聚于胃，故白芷、辛夷皆从胃能达脑以散寒，寒由皮毛入肺，闭肺之窍，则鼻塞，薄荷、辛夷治之。肺主行水，寒伤肺阳，水不得行则停胃而为饮，上逆气咳，仲景用细辛以行水，用干姜以散寒，用麻桂以驱寒外出，小青龙汤是也。但温肺而不兼胃治者，则用甘草干姜汤，其姜炮过则轻而上浮，故但温肺。后人用白芥逐水，陈皮降气，冬花温肺，苏子降气，皆是仿仲景小青龙汤以辛温去肺寒也。总之膀胱主寒水，内含坎阳，阳气升则水化，而下无寒气矣。阳气不升，则水停不化，为寒饮，故用细辛以达水中之阳，用附子以助水中之阳，用干姜以温土中之阳，阳出则阴消，而寒饮之水自化。寒水犯中宫，上吐下泻，为霍乱洞泄，干姜温中，故主之。砂仁、白蔻、良姜亦治之。凡去寒必兼利水，以寒即水之气，去水即是去寒。大寒纽结作痛，阳气不通，用乌头、细辛、川椒、小茴、吴萸助肾阳，兼达肝阳，阳气畅则寒散痛止。四肢逆冷者，由于肾阳不达，附子温水中之阳，故治之。故纸温肾，但能温敛而不伸达，故但治腰痛，而不治手足逆冷。肉桂本木火之气，大辛入下焦，火交于水则阳生而寒水自化，故肾气丸用桂附，温补坎阳以化气行水，寒在腰肾精冷者，宜之。寒在膀胱水停不化，名曰蓄水，用苓泽以利之，而尤必用桂枝以宣水中之阳，五苓散是也。乌药色紫入血分，又气温入肝，肝主血室，故乌药入血室以散寒。《本经》言，治膀胱肾间冷气，即指血室中之冷气也。凝血作痛，用艾叶亦是秉木火之气，能入血室也。寒水凌心，必用桂枝、远志、公丁香以宣心阳。寒挟肝风则生蛔虫，侮脾土，则用川椒、姜、附以温肝。若硫黄石中之液而能燃，是水中火也，其味酸是得木味，水中之阳，发则生木，故味酸而能燃，是为水中之火，为温下焦肝肾之猛药。天生黄，生于云南，下有硫黄，上有温泉，泉气熏岩，结成天生黄，真水中之阳气所化，纯而不燥，然人之阳气上达则归于肺。天生黄生在岩上，故为温肺妙药，不得作硫黄本性论也。夫热药具辛味者，虽大温犹不至烈，以得木性而未得木味，非纯于生火之性，故不烈。惟温而味酸，则既得木性，又得木味，纯于生火，故性烈，硫黄、砒石是也。〇问曰：病有上热下寒，外热内寒，当用何药？答曰：此以在下在内之寒为主，用姜、桂、附而兼胆汁、人尿、麦冬、牛膝等，以抑之便下。〇问曰：病有内热外寒，下热上寒，又当用何药？答曰：此以在下在内之热为主，用芩、连、知、柏而兼生姜、桂枝、薄荷、荆芥、葱白以引之，使上要在用药之妙，未可责效于一药已也。〇问曰：六气有火、热，又有燥气，时医于三者，往往混同无别。今请问燥之分别，与治燥之药。答曰：三者各别，未可并论。今子所问燥与火、热迥殊，盖燥与湿对，湿为水火相交而化者也。燥者水火不交之气也。火不蒸水则云雨不生，水不济火则露泽不降，而燥于是乎成矣。水不润则木气不滋，而草木黄落；火不蒸则土气不发，而膏脉枯竭。究水火之所以不交，则由于金性之收。收止水火，各返其宅。故神曰蓐收，令司秋月。草木枯槁，土泉涸竭，是为燥金用事之验也。人秉燥金之气者，为阳明经，属胃与大肠。胃虽属土而以燥为主，故与大肠统成燥金。金收而水火不交，是为燥。则燥者，水火消耗之气也。肠胃所以化饮食，皆以其燥能消耗之也。燥化不足则不消水，为呕吐泄利，用半夏、陈皮、白术为主，吴萸亦辛燥，熟于九月，正得燥金之气，故去水饮以燥胜湿也。苍术正燥胃土，砂仁辛涩，正入大肠。草果燥烈，销瓜果之湿积，然此皆燥气不足之为病也。若燥之症病，则皆属燥气有余，盖有津液则不燥，无津液则燥，仲景以存津液为主，正以治燥。其有火不蒸水而津液不升，如五苓散之有口渴证，宜用桂枝。理中汤之有口渴证，宜用干姜。肾气丸之治下消证，宜用桂附。大便寒结者，用当归之温润，用巴豆之辛润，皆是治火不蒸水之燥。西医用蓖麻油通大肠，亦是温润之法，皆治寒燥者也，此证最少，惟火燥之证最多，水不濡火则成火燥，血液不流于下则肠中干枯，膈食不下，粪如羊屎，宜黑豆、脂麻、肉苁蓉、当归、麻仁、生地、山药，生液以润之，水津不胜于上，口干肺萎，痰郁咳逆，宜阿胶、贝母、麦冬、紫菀、瓜霜、百合、白蜜、燕窝、白木耳、蛤蚧、百药煎、玉竹、杏仁，生津以润之，肺燥最难治，以其体甚高。又属气分，阳津易达，而阴液难到也，麦冬、天冬、当归、人参以治之。燥甚口渴，花粉、粉葛、盐梅皆润生津，火太甚，有燥屎急下之。用芒硝以润涤，用大黄以攻利，此其攻下正是救津液，有津液则不燥矣。世人但知下火，而不知是存津液，正是救燥，然下之又能亡津液，故又有戒下者，他如噤口痢，津液不升，故不纳谷。西医言是肠胃发炎，久则腐烂，按此正是水不濡火之极致，宜以黄连、生地为主，以白菊、花粉、黄芩为佐，又阴吹有燥屎，猪膏发煎亦是润肠之义。风能胜湿，风伤血则筋燥，玉竹、当归为主。小便燥涩，前仁、滑石、冬葵子、苁蓉以滑利之。妇人子脏干燥，仲景用甘麦大枣汤，此可借用地黄汤，心中乏液则烦，轻则柏子仁、枣仁以润之，重则鸡子黄、阿胶以润之。《内经》云：肾恶燥，肾精不足，宜枸杞、菟丝、熟地、龟胶、阿胶。又小便自痢，大便反硬者，仲景用附子、白术，又是以火蒸水通致津液之法。总之燥是水火不交之耗气也，故有寒燥、有热燥，而热燥尤多，则以其火就燥故也。〇问曰：火热二者，几不可别。而《内经》以火属少阳，以热属少阴，治火治热，用药当如何分别？答曰：此不可辨。有如夏月天气亢阳，烈日当空，挥汗淋漓，此为热，乃天之阳也。有如燔柴炙炭，势若燎原，此为火，乃地之阳也。少阴心肾系人之坎离，虽心属于火，亦如天之有日，积阳而成，非若丽木则明之火，故少阴不名为火而名热气者，从其本于天之阳名之也。此

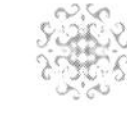

气虽属于心，实根于肾，乃肾命门坎水中之一阳，交于心而成此热气，故中心烦热。仲景用黄连阿胶鸡子黄汤。阿胶得阿井伏流之水性，能伏水中之阳。黄连之寒得水之性，故去热。鸡子黄滋补心液，三味乃填离清坎之药，故治心内之热，栀子苦寒，有皮膈，象心包，内之子赤，正属心之色，其花白色，当属肺金，结子成赤，当属心火，是为从肺入心，正治心中烦热之药。《内经》言心为主君，而肺为相傅之官，以制节心君之太过。栀子花白子赤，正是以肺金而归制心火者也，故仲景治心中懊侬，必用栀子淡豆豉汤。豆为肾之谷，蒸发为豉，能升肾中水阴，以降心中之热，观此则知少阴心肾均属热气，不作火论也。连翘有谷有子，亦似包与心中，气味轻清，为清热入心之品。莲心得坎水之气上生于莲子心中，有似人之心中，故入心中清热。竹叶、寒水石、石膏均禀天水之寒气，故治一切热。地骨皮凌冬不凋，得水之阴，故治热。元参色黑入肾治热，热与火不同，有如大黄是治火之药，禀地气，入后天之血分者也。芒硝是治热之药，禀天水之气，入先天气分者也。紫雪丹不用大黄，而用石膏、芒硝、犀角、羚羊、寒水石、金箔，皆本天水之阴以清热也。牛黄清心丸有大黄入血分，有牛黄走膈膜，是入包络，则本地火之阴以泻火也。盖天之阳在空中为热气，附于木则燃为火，人之阳在心中亦为热，附于血分，则归包络，合肝木而为火，知此则知热与火有别，心肾阴虚则生热。天王补心丹用二冬、二地、丹、麦、元参，皆是益水阴，其济心中之热，骨蒸盗汗，痨热，是水气外泄，阳越而热，非火也。宜清润收降，地骨皮、丹皮、知母、黄柏、冬桑叶、归、胶、地黄、麦冬、元参，皆益天水之阴以清热也。知母叶至难死，拔之犹生，即此知其得水气多，故清气分之热。夫气属阳，血属阴，瘀血阻气，则阳不入阴，亦蒸热汗出，宜破其血，使气得入于血中，则不壅热。桃仁、丹皮为主，仲景虫丸、温经汤皆主破血以通气，气通则热不蒸，此为治热之变法。诸疮兴起作脓，每每发热，乃是气来蒸血，气盛则血随气化而成脓，如不发热则气不盛，难于蒸脓，宜黄芪桂附以补气，助其发热，而血乃化。痘证亦然，观此则知热属气分与火之属血分者不同，故藕汁、梨汁、莱菔汁、西瓜、珍珠、水晶石、元精石、寒水石皆得水气以清热。〇问曰：血属火，气属水。今云热属气分，何以心主热气而又能生血也哉？答曰：心在人身，如天之有日，天阳生地火，故阳隧取日而生火，则附于木，心经化液，而生血则归于肝，所以肝与包络、胆均引相火，而少阴心与肾独主热气也。有相火助热之证，清用芩、连，攻用硝、黄，是治热兼治火也。有如夏既亢热，又添炉火之状，又有热助相火之证，如日晒火山，风阳炬焰之状，论证者当类推焉。夫以五脏论，则心属火，以六气论，则心肾均主阳热，而火当属之少阳，可分可合，总宜细辨。〇问曰：天阳生地火，故心生包络之相火，包络之血，下藏于肝，故肝寄相火是木火一家之义也，乃包络与肝名厥阴经，统称风气，不称相火，而少阳胆与三焦独言火，君火、相火后世之说，与六气不合一气，治之何也？答曰：包络称相火，乃后世之说，非《内经》本义，《内经》只言膻中者，臣使之官，喜乐出焉，谓相心布化，血脉畅则喜乐。凡人血足则不怯寒，可知血属热气，不专属火，故肝与包络不称相火，惟包络与三焦通，故三焦之火能合于包络。肝与胆相连，故曰肝能化火，究竟火气全归于胆，乃是从木生出之火。胆系连肝膈通膜网，即三焦也。胆火之化全在三焦连网中往来，故胆与三焦同司相火。火逆呕苦，黄芩为正药，苦而绿色，故入胆也。柴胡得木气透达，使火不郁。荷叶亦能清散胆火，象震而味苦故也。青黛色青味苦，清三焦肝胆之火，质轻清，故治喉证。《内经》云：二阴一阳，结为喉痹。二阴是少阴主热，一阳是少阳主火，热与火结，则为喉痹。故治喉症，总宜去火而兼清热也。蓝叶治肝胆之火，较青黛之性略沉，海金沙子结叶间，如胆附肝之象而味苦，能清火，故为治沙淋等之要药。三焦与胆通，惟胆中相火结，三焦之水乃结，此药以结解结，故治之。五倍子亦子在叶间，而味带咸，故润降，润去肺之痰火，实亦清胆，以其子在叶间也。又清三焦，以三焦根于肾系，五倍子咸，又能入肾故也。桑寄生附木而生，象胆附肝，味酸苦，得木火之味能清胆火，治风热筋结等症。胆通三焦之网膜，外连于筋，寄生如藤附木，象人之筋也。龙胆草苦而根多，故主降胆与三焦之火。胡黄连中空，与黄芩均能走膜中空窍，而味极苦，正治相火。故主痨蒸。此与黄连之苦不同。黄连得苦之正味，故入心泻热，胆草、胡黄连得苦兼酸之变味，故入肝胆及三焦。夏枯草正秉春少阳之气而生，至夏则枯，味亦苦，正清肝胆及三焦之火。瘰疬者，顶上筋脉之结也，此草蔓生象人筋脉，质轻浮走上焦，故治颈上之结，又取自枯有消耗之义。青蒿色青味苦，正治肝胆之相火，其节中必生红虫，乃感风化而生之虫也，故青蒿为去风清热之药。人之痨虫皆肝气相火相煽而生，假血以成质，故必骨蒸，乃生痨虫。青膏节以虫杀虫，消瘀去蒸，借虫以攻血，借风气以散郁火也。防己味似龙胆而中空，能通膜网，故能清三焦相火，以利其水。栝蒌实子有油而气烈，包有瓤而味苦，捣烂合用能解膈膜之痰火。山豆根色白味苦，入肺泻火，盖以金平木，则火不上而克金矣，故治喉痛。喉是少阴心与三焦之证。豆根治木火，是治三焦也。马齿苋叶内有水银，得金水之性也，味酸气寒，故能清三焦之火以利水。鲤鱼胆、青鱼胆以类入肝胆，味苦又生水中，正得水性，为治肝胆火之正药，故治喉目。熊生于山，而毛兽秉风性，胆又极苦，故入肝胆清火而治喉目。地骨皮极厚，象人膜，味苦气寒，故清三焦之火。三焦与胆同司相火，然三焦之根在肾，肾中阳气上通，亦以三焦为路道，故肾能移热于三焦。地骨皮入土极深，得土下泉水之气，故能清肾水中之热，能泻命门中热也。

《医宗释疑·妊娠忌服应服辨》卷一：古者所设忌服之药，恐其误用。应服之药，乃其规模。后人不解其意，以忌服之品如鸩毒，应服之品为秘术，大可惑也。忌服之品，如大黄、朴硝、附子、肉桂之类是也。应服之品，如四物、白术、黄芩、香附之类是也。而医家陷泥于此者良多也。将谓桂、附伤胎乎？妊娠霍乱，转而入阴，真阳将绝，其胎尚可保乎？投以桂、附，真阳复而阴邪退，阴邪退而胎自安，桂、附其伤胎乎？其安胎乎？将谓大黄、朴硝伤胎乎？妊妇伤寒，传邪入胃，痞满燥实，其胎尚可保乎？投以承气，邪去而正气自复，正气复而胎自安，大黄、朴硝其伤胎乎？其安胎乎？将谓四物安胎乎？妊妇虚滑，伤其脾胃，中气衰败，其胎尚可保乎？复投以四物，败脾兼滑肠，脾败胎自坠，四物其安胎乎？其伤胎乎？伤胎安胎，以此类推，盖药因病而用，胎因病而坏，安胎先疗病，病去胎自安。即或半产坠胎，病坠之也。有其病必当用其药，用所当用，忌服可以安胎；用不当用，应服足以伤胎。《经》曰：有故无殒，亦无殒也。医者以病证为怀，勿以药品为限也。

《增订治疗汇要·药性》卷中：古今本草太多，学者苦其烦而不能遍阅。草木之性，一时难别。虽淹博如李时珍，尚不能无误，况其下乎？兹将疔证需用之药，疡科同。详其性味，明其所入之经，所归之脏，以待人择而用之。外证之药，无取乎多，当不嫌其简也。○甘菊花：甘、苦、辛，无毒。入肺而行肝气，降逆气，下生肾水，上清头目。治疗之圣药也。用鲜菊花梗叶根捣汁服，最解疔毒。服愈多愈好。野菊亦可。干者力稍缓，须数两方效。汪双池先生云：菊花气味甚轻，用之治病，非可责之一撮之微也。昔人谓野菊泻人，为苦薏。真菊能延年。按菊味带辛，辛则无不耗，安在其能延年也。○金银花：甘，平，无毒。入胃肺二经。外证要药，重用方效。其性滋阴解毒，为疮家夺命之将军。藤名忍冬，煎膏，以花拌晒，最为解毒。暑天以膏少许冲汤，当茶饮之，甚妙。

但不可用之洗。外证洗则反致溃烂。○甘草：甘，寒，无毒。入脾经。与菊花、地丁同服，最解疔毒。须用三四钱，他证亦然，轻则无用。治外证宜生用，炙则性补，阻毒气不得外达，甚至内攻。毒未尽者，断不可用。反甘遂、大戟、海藻、芫花。除甘遂外，亦有同用者。○紫花地丁：苦、辛，寒，无毒。主治一切疔毒痈疽，瘰疬血热。汪双池先生云：以丁治疗最合。疔，古作丁。须用一两，至少五钱。重证多至三四两。鲜者更效。如麦芒粘刺咽喉，嚼烂咽下即安。○蒲公英：甘、苦，平。补脾和胃，泻火，并能通肾水。疔毒外证之要药也。俗名剪刀瓣草。独茎黄花，又名黄花地丁。四时皆有汁白，能通乳，以形用也。汁似乳。捣汁酒冲服，治噎隔。须择其根下大如拳，旁有人形拱抱者更效。干者力稍缓，重用方效。林屋山人云：疗乳痈结核无用。其说非是。余尝用鲜者打汁冲酒服，取渣外敷治乳病，极效。盖乳头属肝，乳房属胃。乳证多因热盛血滞，用此直入二经，凉血解热。外敷以散肿核，宜极验也。○连翘：苦，寒，无毒。入心、胃、胆、大肠、肾五经。形似心，故入心。味苦，善裂，故散，泻心火，能排脓，活血止痛，生肌杀虫，消肿。凡诸疮痛痒，皆属心火，故为十二经疮家圣药。○柴胡：苦、微寒，无毒。入肝胆二经。与连翘同功。连翘解血热，柴胡则专解气热。能调剂阴阳，为少阳、厥阴主药。升肾水于肝胆之部，以坚水而泻火，故虚劳肌热，骨蒸劳热，呕逆心烦，皆可治。又能散结调经，及胸胁痞痛，妇人热入血室诸证，皆和肝之用也。仅谓其表药则谬。陈修园云：性纯，不妨多用。功缓必须重用。仲圣大柴胡汤用至八两之多，以汉时权衡较今时，亦有一两八钱。发汗之说，经文无之。余依古法，重用甚效。○紫背天葵：酸、咸，寒。泻肝、胆、肾、命相火之邪，无毒不解。最解金石之毒。雷敩用以炮制毒药，能制丹汞之毒。定小儿惊悸。治吐血、衄血，涂火疮热毒，能软坚。生石砌阴处，弱茎如线，叶五出而尖，小如钱，聚茎端，圆布如葵，色青黑，背深紫，故有斯名。小草也，其形如足爪，故能下行于足。脱骨疔之要药。其根如鼠矢，杭俗名千年老鼠矢，实即雷丸。系治疗要药，而药肆每无此味，常以冬葵等相混，其性大为不同。江浙药店中名天葵草，大店或有之。○泽兰：苦、辛、甘，寒。补肝泻脾。治痈毒，主治血分，调月经，去瘀行而带补，妇人及疮家之要药。性和平，无偏胜之忧。○羌独二活：苦、甘，平，无毒。入小肠、膀胱、肝、肾四经。主散疮毒恶血，颈背侧膀胱经毒用羌活，腰眼之毒用独活。○牛蒡子：辛，平，无毒。入肺经。主散诸肿疮疡之毒。○益母草：味辛，微寒，无毒。入肝经。主去瘀生新，消疔肿乳痈。忌铁。○白及：苦，微寒，无毒。入肺经。主痈肿，排脓要剂。反乌头。○续断：味苦、辛，微温，无毒。入肝经。治痈痔肿毒，止痛生肌。外科需为上剂。○芎䓖：甘、辛，温，无毒。入肝经。产于川者良，故名川芎。主和血行气，治痈疽疮疡，能续筋骨，通乳汁。○何首乌：苦、甘、涩，温，无毒。入肝肾二经。甘能补，涩能固，温能养阳。且白者入气分，赤者入血分。血气所在，则五脏何所不至？故能养血养神，补水和筋，敛精坚骨，充髓乌须发。久服能延年益寿，滋生助嗣。至如断疟止痢，疗风湿疮疡，痈疔瘰疬，及冷气肠风宿疾，俱由其温固收敛之功。血气固则真元复而邪自散矣。李时珍曰：此物不寒不燥，功在地黄、门冬之上。地黄滋，首乌涩。或以此代彼，或并用，皆失之。但其性效迟缓，必久服乃验。其藤夜交，故名交藤。未见其然。患瘰疬者，嚼鲜赤首乌数片，并嚼叶敷之，久则自效。忌莱菔、葱、蒜、铁器。其味涩，初疟用之，邪难外达。○栝蒌：甘，寒。去肺中沉寒积热。主治哮喘痰火，亦通乳汁，疗乳痈。乳痈初起，用栝蒌一个，当归一两，浙贝母一两，花粉三钱，制半夏一钱五，乳香一钱，白及二钱，白芷一钱，炒谷芽一两，青木香一钱，穿山甲一钱，数剂即消。俗名瓜蒌。反乌头。栝蒌仁，清心润肺，泻火泄逆。古曰果羸，色白多脂，令人吐。压去油方可用。荡上焦垢腻。治热。除胸痹，止吐衄，止渴生津，润肠，通利二便。二肠心肺之表。虚者不宜。《本草》言其补劳，误也。天花粉，即栝蒌根。补肺敛气，降火宁心，消痰降火，解渴除烦，又能排脓生肌。治乳痈发背，通小肠，平肝火，解酒毒。虚寒者忌反同。〇蓖麻子：辛甘而热。性善收，亦善走。能开通诸窍经络。治偏风口眼㖞斜，捣饼左偏贴左，右偏贴右。胞胎不下，合巴豆、麝香作饼，贴足心。喉痹舌胀，压油作纸捻，烧烟，熏口中涎流尽，愈。能拔有形之物上升。针刺、竹木骨刺入肉，打烂敷之即出。不可内服。孕妇忌用。〇桔梗：苦、辛，温，有小毒。入肺经。主咽喉，排脓。口鼻诸证，消疮理咳。治上焦之热。忌猪肉。〇元参：苦、咸，微寒，无毒。入肾经。忌铜器。蒸晒。主滋阴降火，消痈。治喉证，利小便。反藜芦。忌铜器。〇当归：甘、辛，温，无毒。入心、肝、脾三经。主引血归经，排脓止痛。证在上部用须，中部用身，下部用尾。〇黄芩：苦，性寒，无毒。入肺、大肠二经。主降火利水，解渴。黄明者良。中虚者名枯芩，主泻肺火，清肌表之热。内实者名条芩，主泻大肠火，补膀胱水。酒炒上行，猪胆汁炒泻肝胆火，并治痈疽疮疔。〇草河车：一名金线重楼。甘，寒，有毒。入肝经。去皮毛，切，焙。主治痈疔之毒。不宜多用，对病即止。古歌云：七叶一枝花，深山是我家。痈疽如遇此，一似手拈拏。醋磨，敷痈疽蛇虫毒，效。李时珍曰：虫之毒得此治之即休，故有蚤休、螯休名。〇芍药：酸、苦，寒。赤者平肝泻火，散邪，凉血逐瘀，去滞热，消肿破坚，生肌止痛。白者补敛肺气，固腠理，抑相火，除烦退热，泻肝去瘀。俱宜酒炒。反藜芦。〇黄耆：甘，微温，无毒。入肺脾二经。炙则补气。如毒未尽，适以补，毒反攻内腑。不独未溃以前不可用炙也。生用则托毒，发汗解热，未成即散，已成即溃。外科之圣药也。疔初起不宜用。畏防风，得防风其功益大。〇细辛：辛，温，无毒。入心、小肠二经。通九窍百骸，潜通喉，故治口疮喉痹，鼻渊齿，最开疔窍。疔虽忌热药，然重疔不能不用也。宋人《救急仙方》追疔夺命汤用此味。与黄连同用最宜。方书云：单服末至一钱，令人闷绝。然张隐庵曰：辛香之品不能闭气。则此说未确。肺痈，以细辛一钱，研粗末，装入猪肺管中，扎紧煮烂。去细辛，淡食之，汤须吃尽，数次愈。反藜芦。〇荆芥：辛，温，无毒。入肝经。主清热散瘀，消肿发汗，解毒。能引火归经，为疮家圣药。治瘰疬疮肿，宜炒黑。欲使上行则连穗用。反鱼蟹、驴肉。误服，紫苏能解之。〇郁金：辛、苦，寒，无毒。入肺、肝、肾三经。破瘀生新，凉心解郁。治吐衄溺血，妇人逆经，败血攻心，痰涎入心，痘毒攻心，诸血滞痛之证。气芬芳，能宣达阴中之阳。古人用和鬯以灌地降神，求神于阴，取其类也。〇川贝母：辛、苦，寒。散肺郁，降逆气。色白入肺，形亦似肺。行痰湿，泻心火。苦泻心，形亦似心包。治虚热及蛇虫毒，吐血咯血，肺痈喉痹，目眩淋沥。去心，糯米炒黄，用敷恶疮，敛疮口。敷乳痈极效。浙贝去心照炒，亦消痈疽毒痰，散结核，疗喉痹乳痈。性味俱厚，较之川贝母清降之功，不啻数倍。俱反乌头。〇白蔹：苦，平，无毒。入肝脾二经。主清热解毒，散结止痛。为外科应用要药。〇白芷：辛，入肺、胃、大肠三经。为阳明主药。故治头面诸证，疗痈疽及三经湿热之病。活血排脓，止痛生肌。有虚火者忌用。溃者宜减。〇半枝莲：实名半边莲。辛，平，无毒。主消疔疮毒，治蛇虺伤。捣汁饮，以渣涂患处，甚效。〇木通：淡，寒。清肺金而行水，去妄火以宁心。决渎以利三焦，化液而通九窍。又能止渴除烦，开音声，明耳目，除挛痹。且能破血排脓，通经下乳，催生。〇木鳖子：甘，温，有毒。主追毒消肿，生肌。搜筋骨入骱之风湿，祛皮里膜外凝结之毒痰。倘泡制不透，服之必发战而死。〇制木鳖法：水浸半月，入锅煮数滚，再浸热汤中数日，刮去皮心。每日辰时，入香油锅中煮至油沫尽，

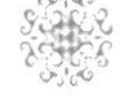

再煮百滚。透心黑脆，用铁丝筛捞出，即拌入炒红土砖细粉内，拌至土粉有油气，用粗筛筛去油土，再换炒红土粉拌，再筛再拌。连制十日，时刻不可错乱。后以木鳖同细土下锅再炒，入盆拌罨一夜，去土，取木鳖磨粉用。所煎之油，随即熬膏药，恐误用也。○灯草：淡寒无味，淡即其味。清肺金而渗湿，去妄火以宁心。以心入心。心，君火也，心宁则妄热不作矣。形类肠，故又入肠利小便。灯草炭与绿豆、朱砂、甘草等分为末，能护心，不致疔毒入腹。制炭法：用活竹一段，留两头，开一孔，以灯心打湿填竹内，令紧，口塞竹块，泥封固。烧谷壳，煨竹成炭，取竹内灯心炭用。○甘露根：甘，大寒，无毒。治疗走毒之要药也，捣汁服。大暑热狂烦闷，取汁饮之。涂痈肿结热。○金铃子：即川楝子。产于川者佳。苦，寒，微毒。入心包、小肠、膀胱三经。火烧存性。能托毒水。治久溃烂孔。○山卮子：俗作栀。卮，酒器，象之故名。苦，大寒。入心肺二经。主泻心肺之邪热，清三焦之郁火，以解热厥。唇口之疔宜用之。○巴豆仁：辛，热，有大毒。入肺、脾、胃、大小肠五经。去膜及心，研压数次，油尽如粉，名巴霜。主拔痈疔之毒。孕妇忌用。捣烂绵包塞鼻，男左妇右，痰自下。○桑枝：苦，平，无毒。入肺经。手足指生疔，用向阳桑枝二两，切片煎汤代水，或同煎俱可。如疔生指尖，则用桑枝尖。疔生指丫，则用桑枝丫作引。桑霜名木硇，枝叶上所结白色者是，最为抽疔拔毒之品。桑火能解毒。按：桑为箕星之精，箕主风，故用其枝，能祛风行水。○乳香：辛，温，无毒。入心经。主消痈疽疔毒，止痛，遗精，难产，托里护心。每斤用灯心四两同炒，炒至圆脆为度。扇去灯心，研末。○没药：苦，平，无毒。入心肝二经。主破坚，败恶血，消肿生肌，堕胎，去翳。制法与乳香同。○青松毛：苦，温，无毒。入肺胃二经。主解毒，能行血中之风。指疔用之作引，取其象形也。○乌梅肉：酸，平，无毒。入肺脾二经。主消肿清热，蚀恶肉，拔毒根。○青皮：辛，温，无毒。入肝胆二经。主发汗开郁，破滞气，解疔毒。○橄榄：酸涩甘温而无毒。入心胃二经。主清心火，豁痰，解鱼鳖毒，生津止渴。浸入童便中，取出风干，研末，治喉疔喉证极效。磨核服，消鱼骨鲠。○白果：一名银杏。甘、苦，温，入肺经。生食主降痰，解酒消毒，杀虫。唇疔用之，能引各药性至唇。证与任督相近者，用之最宜。夏间采青色软壳者，浸菜油内，麻油亦可。陈久。患者尝之，如酸涩，即非肺痈，不必食；如觉甘美，即是肺痈，可连食三四枚。重者连食数日，效。○葱白：辛，平。入肺胃二经。主通中发汗。与白矾并用，最解疔毒。阳证初起，俱宜用之。○铁锈：辛，平，入肝经。主定惊疗狂，治痈解毒。疔疮磨敷甚效。耳痛，磨水滴入可止。○磁石：辛，温，无毒。入肾经。主镇心益肾。须择灵者研末，与雄黄、冰、麝并用，能拔疔脚，消肿核。治外证不必煅。○雄黄：苦，平，有毒。入肝胃二经。研细水飞，主解诸疮之毒，化腹中瘀血，并去死肌。须择明亮者用。石黄无用。○白矾：酸，涩，无毒。入肺脾二经。主消痰止利，涤热祛风。收脱肛阴挺，理疥癣湿淫。与葱白打和并用，最为解毒。诸疔初起及外证俱宜用之。○蟾酥：辛，温，有大毒。入胃肾二经。主治五疳羸弱，发背疔疽。立止牙疼，善扶阳事。入外科方，有夺命之功。○露蜂房：甘，温，有毒。同蛇退、头发炙研，以酒送钱许，主拔疔疮附骨之根。露天树上有子者为佳，无子者无用。溃后禁之。○僵蚕：咸、辛，温，无毒。入肺、脾、肝三经。主治中风失音，去皮肤风痒，化风痰，消瘰疬。与蝉退并用，外敷拔疔脚较易，服之能去疔毒。制则用姜。○蝉退：甘，寒，无毒。入肺、肝、脾三经。去足翅。主快痘之毒，宣皮肤之风。小儿惊痫夜啼，目疾昏花，障翳，与僵蚕并服。亦去疔毒。如用外敷，最易拔疔脚。○蛔虫：俗作蛔。一名人龙。味大寒。生治一切眼疾及小儿胎赤风赤眼。漂净晒干研末，加冰片少许，敷唇疔，能使疔毒化水，肿硬自消。○蛇退：甘、咸，平，无毒。入肝经，兼行皮肤。主驱风辟恶，杀虫解毒。不在地者佳。火煅存性，研末，治疔肿极效。〇真珠：咸，寒，无毒。入肝经。放豆腐内煮一炷香，取出，与灯心同研极细，主解痘疔毒，下死胎及胞衣，并生肌肉。〇雄瓦雀粪：名白丁香。苦，温，微毒。入肾经。一头尖者是雄，两头圆者是雌。冬月者佳。疗目痛，决痈疖，理带下疝瘕。或用甘草汤冷浸一宿，焙干研末，掺膏贴咬疮头，甚效。能拔疔脚。〇雄鼠粪：甘，微寒，无毒。两头尖者是。主治吹奶乳痈，疗疮恶肿。并疗烂孔。〇指爪甲：甘、咸，无毒。煅研末，拔疔毒。治口疮喉证之不能刺者，吹之立破。竹木刺，煅研末，以口津涂即出。耳中出脓，炙研，和冰片吹之。小儿不能吮乳，名撮口，用父母手指甲三分，炙研细，以乳调服，效。〇人中白：即溺白垽。苦、咸，寒，无毒。入肝、膀胱二经。主治痨热消渴，痘疮倒陷，牙疳口疮，鼻衄等症。并能拔疔脚。放瓦上煅研用。〇人中黄：苦、咸，寒。攻坚破积。解五脏实热，消痰解毒，起痘疮黑陷，解一切药毒。〇金汁：咸，寒，无毒。主解百毒，敷疔肿，止热毒如神。治发狂，清痘疮血热。案：伤寒非阳明实热，痘疮非紫黑干枯，均忌。〇粪下土：解热毒。箍傅痈疽疔毒，甚良。粪缸下之土也。黄沙粪缸下之土最好。阴干为末，新汲水调敷发背诸恶疮，其痛立止。又坑底泥、蝉蜕、全蝎，等分研末，香油调敷疔四面，疔脚能出。

《白喉条辨·辨耐修药表并药忌》：白喉病辨症既明，首讲用药。耐修所列正将、猛将、次将四层药表，并用药禁忌，抉择颇为简当。然选药不多，未免印定后人眼目。且议论多不根于经典，尤难津逮后学。兹取其意而详辨之。〇耐修之言曰：治之之法，唯有以厚重之药镇其上层，以清凉之药润其次层。即此二语，便觉大错。大凡医家用药，病在上焦，宜轻清；病在下焦，宜重浊。故上焦分两须轻，宜于散；下焦分两须重，宜于丸。上焦药宜轻煎频服，下焦药宜浓煎顿服。岂有以厚重镇上层，清凉润下层之理？此稍涉医学者，无不明析，不待精博群书也。唯所收上层药中，如冬地为滋阴必用之药，石膏为燥火专门对症之药，胆草为足少阳泄实火之药，川柏为手少阴泻实火之药，犀角为手少阴清虚火之专药，暗与病合，亦非如伊之所谓镇也。如以为镇，则次将中之粉葛，极能升胃阳、行胃阴，为白喉最忌之品，何镇之有？其次层药中，如蒌、贝、丹皮、板蓝、桑叶、枇杷叶、栀子、木通等味，为此症标本，疏通经隧之要药，亦非如伊之所谓润也。倘以为润，则蒌皮、木通、栀子、兜铃，皆苦能助燥，何润之有？其中层、下层之枳、朴、神曲、查肉、陈皮，或因平素脾胃湿痰蕴滞，或因骤服寒凉腻药，中气不能健运，故亦可用，非常法也。否则炒麦芽亦能升发火势，何可轻投？至硝、黄更不易用，必须肠胃间积有实热，如古人所谓痞满燥实坚痛诸候者，方可酌用。万不可轻易一试也。鄙意此症于初起时，或经误治，或已传变，必须认明病源，或燥火独病，或风火兼病。详别经络，或手太阴独病，或少阳少阴兼病。对症用药，自能丝丝入扣。不可模糊笼统，以寥寥数语，印定后人眼目也。

《外科明隐集·溃后上药方论》卷四：疮科之道，不易习学者，多因药品珍贵之故。忖思古人立方，每用珠、麝，其情未便属实。余居僻乡，初习此道，外上之药，照方配合，因用珍贵之品，渐将余资耗尽，后出无奈，忖其证情，减用珍贵之药，察其患理寒热虚实之情，以寻常之药，兼借内服之法，应散应补，应表应解，而或兼外法，汤洗照烘，亦可皆获效愈。后致不遇大证，百中之一，不用珠、麝，俱亦收功。始知古方珍贵，不属其实，或者斯时古人有私己之心，虚传珍贵之方，反致有误后学之道矣。余今表白此理，复慝后世贪婪之医，不得隐真扬假耶。〇大凡诸等顽疮，动之不甚疼者，方宜割刺。割之不甚过疼者，可宜蚀药。否则割蚀之法，须当禁用。其余内脓将成之证，宜当凭辨脓，论究其内脓有无为凭，不可与此割刺之说同论。明情君子开刺蚀法，细宜分别明确，方无损德之咎也。〇凡外上溃后等药面，宜当各味另研，单装瓷瓶听用。临患察其虚实寒热，按患情之理，寻其致情，何味应加多寡，现对而用，又免走泄诸香之气。〇治绵溃，以致瘀腐顽肉不脱，外上之药宜加性速力猛之物，乃因证险，毒邪未解，气血凝滞之时，非借力速性刚之药兼治，不能功获捷效也。其性猛者，如巴豆、炒胡黄色，押去油，最为阳性，能破阴毒，助阳力，化瘀腐，消结滞。蟾酥、能提邪毒外出，不致内攻傍走。紫番硇砂、消结化坚，解凝破瘀，蚀腐。金顶砒。化顽腐，消结滞，脱僵坚之死腐。否则不可轻用，恐其助毒杀人也。〇溃后腐尽之上药，必须借其有命性灵之物者，以助止疼生肌收敛之妙也。其性灵者，如龙骨、逐邪气，益气脉。贝子、又名海，煅用。益阴助脉。龟板、鳖甲、助阴气，益血脉。指甲、煅用，除湿止痒，益筋，敛口。蜈蚣、炙用。逐风止痒，引诸药性通行。血余、煅用。宜阴，凉血散瘀。麝香、通真气，散邪气，活血脉。天灵盖。火煅枯黑色，童子者佳。能助止疼之药，获效妙如影响。气血诸虚等疼用此，能挽回性命于无何有之乡。筋骨肉脉损伤疼痛之圣品。虽有益于生者之疾难，而与阴德大有伤碍，仁者不肯为此残忍之事。若急于友难，出于无奈犹可。若配合丸散而行，贩卖者恐与天理之中有报。最宜合入丸散中服用。〇寒热虚实，宜加用之药者，如人参、借其纯阳之性，以补诸虚，生肌长肉。肉桂、能助阴阳正气，暖血脉，去寒滞。干姜、回阳止痒，散解风寒。大黄、或生或炒，行瘀滞，荡实热。石膏、煅用，解虚热，宜阴血，生肌肉。雄黄。凉血脉，行热滞。

序例三　药品辨制　第三卷

《证类本草·序例上》卷一：〔《本经》：药有〕阴干、暴干，采造时月，生熟，土地所出，真伪陈新，并各有法。○〔《本草经集注》〕上本说如此。又有分剂秤两，轻重多少，皆须甄别。若用得其宜，与病相会，入口必愈，身安寿延；若冷热乖衷，真假非类，分两违舛，汤丸失度，当差反剧，以至殒命。医者意也，古之所谓良医者，盖善以意量得其节也。谚云：俗无良医，枉死者半；拙医疗病，不如不疗。喻如宰夫，以鳝（音善）鳖为莼羹，食之更足成病，岂充饥之可望乎？故仲景云：如此死者，愚医杀之也。

《梦溪笔谈·补笔谈》卷三：药有用根，或用茎叶。虽是一物，性或不同。苟未深达其理，未可妄用。如仙灵脾，《本草》用叶，南人却用根。赤箭，《本草》用根，今人反用苗。如此，未知性果同否？如古人远志用根，则其苗谓之小草；泽漆之根，乃是大戟；马兜零之根，乃是独行，其主疗各别。推此而言，其根、苗盖有不可通者。如巴豆能利人，唯其壳能止之。甜瓜蒂能吐人，唯其肉能解之。坐拏能懵人，食其心则醒。楝根皮泻人，枝皮则吐人。邕州所贡蓝药，即蓝蛇之首，能杀人，蓝蛇之尾能解药。鸟兽之肉皆补血，其毛、角、鳞、鬣皆破血。鹰鹯食鸟兽之肉，虽筋骨皆化而独不能化毛。如此之类甚多。悉是一物，而性理相反如此。山茱萸能补骨髓者，取其核温涩，能秘精气。精气不泄，乃所以补骨髓。今人或削取肉用而弃其核，大非古人之意。如此皆近穿凿。若有《本草》中主疗，只当依本说。或别有主疗，改用根、茎者，自从别方。

《痫证汇参·古制用药大略》卷一〇：㕮咀者，古制也。咬碎合如蓖麻，或为粗末，将药贮于缶器中，用木槌捣碎，不经铁刀，恐犯药性，用水煎服，使药清洁，饮于腹中，则易升散，速于奏功也。故古制之方，皆以㕮咀。或槌为粗末，若有细末，不分清浊矣。《经》云：清阳发腠理，浊阴走五脏。果何谓也。又曰：清阳实四肢，浊阴归六腑是也。㕮咀之药，取其汁清，易循经络故也。若治至高之病，加以酒煎，取其升散。如去寒湿，必加生姜。补脾开胃，加以大枣。疏散风寒，加以葱白。去上隔之病，以蜜煎。散者，细辛也，不循经络，止去隔病。凡药之气味，厚者㕮咀，煎服。气味薄者，槌细，和渣服之。丸者，治下部之疾，其丸如弹子大而咀嚼者，治中焦之病。治上焦之病，宜极细也。面糊为丸，取其迟化，直至下焦。或醋糊为丸者，取其收敛之意也。用南星、半夏面糊丸，去湿化痰。姜汁糊丸，制其毒也。滴水为丸，取其易化而速奏效也。蜜丸，取其迟化而气循经络也。蜡丸，取其难化而旋旋取效也。汤者，荡也，如麻黄、承气之属，去大病者用之。散者，散也，去急病者用之。丸者，缓也，不能速去其病，取其舒缓而治之之意也。而古方之剂，锱铢分两与今不同，云水一升，即今之饮盏是也。云铢，六铢为一分，即今之二钱半是也。二十四铢为一两。云三两者,即今之一两也。云二两者,即今之六钱半也。料例大者，只合三分之一足矣。

《温病指南·用药须知》：鲜生地不易得，药市皆干地黄。每用至轻亦须五七钱，始稍有力。干麦冬、干元参均失滋润本性，每剂必三四钱方可。温病以防邪入心为要，故麦冬不用去心，使专走心经。栀子除瓜蒂散内生用，余俱用炒。若生用则引吐矣。黄芩宜用炒条芩，勿用枯芩。半夏用制夏片，勿用法夏。大黄宜酒浸，遇气弱不可服大黄者，以蓖麻仁一二钱研泥代之，大佳。石膏非一二两无功，且须先煎百沸。阿胶如无真者，用好黄明胶炒珠代之。洋参即西洋参，其性滋阴，能生津液。切勿误用日本东洋参，即高丽参。潞党参亦不相宜。杏仁宜用甜者，泡去皮尖研泥。桃仁去壳照制。瓜蒌仁研泥,不必去油。真桔梗肉实味苦。假者味淡,乃荠苨也,用之无益。龟板、鳖甲均用醋炙，并宜重用。亦须先煎数十沸。芦根鲜者有力，以大把熬汤煎药，病人代茶饮尤妙。淡竹叶系野生，花作翠色，俗名蝴蝶花。药市多以绿竹叶相混。芒硝即皮硝，又每与火硝不分。童便不宜见火。人中白、人中黄无佳者，竟不必用。海参、淡菜等物入汤剂，味腥易呕，殊非古法。即鸡子黄虽有用者，亦宜斟酌。此用药大概，不能备论。是在医家开方慎重，病家检药细心也。少莲附赘。

《王氏医存》卷一五：药肆之误。价贵者少给，价贱者多给，一误也。炮制不合，铢两不戥，二误也。夹杂他药，三误也。幼徒未识药材，随手妄给，四误也。器具不洁，五误也。张冠李戴，以假混真，六误也。

《医家必阅·执方取药之弊》：用药分两不等，所谓君臣佐使也。主病谓之君，辅君谓之臣，应臣谓之佐，引经谓之使。或多或少，如有制之兵，所向克敌，则病愈矣。今服药家构一药方，向市取药，只知省费，殊不知开店之人，惟利是图，价贵者与少，价贱者与多，则君臣佐使紊矣，何能应效？且制不如法，药亦无功。如枣仁生熟不同，当归头尾各异。酒焙者上行，盐炒者下达。牛膝之生破、熟补，地黄之生凉、熟温。枇杷叶毛刷不净则令人嗽。麦门冬不去心则令人烦。种种宜忌，难以尽述，取药须当细察也。

《医粹精言·用药须知》卷一：夫治病最难，而用药则尤难。目今药店所卖之药，不依古炮炙，只徒颜色好看。又真伪杂投，好歹不辨。即或有精通阴阳之医，方能中病，而点名具数之药不惟无益，反觉有损。譬之五谷，最能养人，或腐朽湿蚀，则反伤人，而药材亦然。故医者病家，药材宜选择，炮炙要精工。二者所关甚大。余是以反复丁宁，再三提撕。果能方与药俱尽美尽善，则药到病除。医家病家,俱获益无穷矣。然医为性命所关,易学难精。非得高人指示医中三昧,何能了然？是医有性命之学，能调燮阴阳，功补造化，斯为上医。余望举世皆为良医，使天下苍生尽登春台，何乐如之？彼用药时，必须质坚性全者，方选入手。能人人皆然，处处尽是，庶办买药材之辈，坏药无用，选择自精。推其流弊，皆由病家悭吝，总思价廉，不求功倍。在办药卖药者，概以假药坏药欺人。而病人所服，皆是有损之药，又安能起其沉疴哉？彼未得高人指示之医，用方用药，故每每误人。而不辨药之好歹真伪，不讲究炮炙生熟，以人命为儿戏者，充满宇内。吾愿病家莫惜银钱，务求上品好药。而医家当细心代为选择，卖药家体帖天良，货真价实，不以假药坏药欺人。庶医持方以治病，病得药以全愈，亦不无小补云尔。

药材辨认

《本草经集注》卷一：市人不解药性，惟尚形饰。上党人参，殆不复售；华阴细辛，弃之如芥。且各随世相竟，顺方切须，不能多备诸族，故往往遗漏。今之所存，二百许种耳。众医睹不识药，唯听市人；市人又不辨究，皆委采送之家。采送之家，传习治作，真伪好恶莫测。所以有钟乳酢煮令白，细辛水渍使直，黄耆蜜蒸为甜，当归酒洒取润，螵蛸胶着桑枝，蜈蚣朱足令赤。诸有此等，皆非事实。世用既久，转以成法，非复可改，末如之何。又依方分药，不量剥治。如远志、牡丹，裁不收半；地黄、门冬，三分耗一。凡去皮除心之属，分两皆不复相应。病家唯依此用，不知更称。又公王贵胜，合药之日，悉付群下。其中好药贵石，无不窃换。乃有紫石〔英〕、丹沙吞出洗取，一片动经十数过卖。诸有此例，巧伪百端，皆非事实。虽复鉴检，终不能觉，以此治病，理难即效。斯并药家之盈虚，不得咎医人之浅拙也。

《王氏谈录·辨药公示》：师市药，须当精别。市中藁本多杂以威灵仙，不可称辨，往往误售，入药遂不为效。藁本盖柔细而芳香者是。

《鸡肋编》卷上：兰、蕙叶皆如菖蒲而稍长大，经冬不凋，生山间林篁中。花再重，皆三叶，外大内小，色微青，有紫文。其内重一叶，色白无文，覆卷向下，通若飞蝉之状。以春秋二时开。茎短，每枝一花者为兰；茎长，一枝数花者为蕙。《本草》载兰草、马兰、泽兰、山兰四种。兰草叶似泽兰，尖长有枝，花红白色而香，生下湿地；泽兰生下地水傍，叶似兰草，赤节，四叶相值歧节间；马兰生泽傍，气臭，花似菊而微紫；山兰生山侧，似刘寄奴，叶无桠，不对生，花心微黄赤。又有木兰，乃大树。皆非骚人所歌咏者。又云零陵香，一名蕙草。既唯生零陵山谷，而茎叶都不与蕙相类。岂二物不入药用而遗之乎？后至衢州开化县，山间多春兰，而医僧允济谓兰根即白薇也。按：白薇一名白幕，又名薇草。《本草》乃云生平原川谷。陶隐居谓近道处处有之。又与兰小异，然药肆皆收货为白薇，未知是否？夷齐采食，岂谓是邪？味虽苦咸大寒而无毒也。

《十便良方·辨验药材美恶之诀》卷七：凡丹砂、雄黄、硫黄，皆须光明映澈，色理鲜净者为佳。不然令人身体干燥，发热口干。凡雌黄，须如金色、可拆片者佳。凡赤石脂，要如桃花者佳。凡白石脂，要入口嚼如脂腻者佳。凡阳起石，要色白、肌理莹明如狼牙者佳。凡磁石，要色紫黑、吸铁紧者佳。凡黄丹，要久停不变色，炒得轻松者佳。凡苍术，要肥实大块者佳；白术，要肌肉肥厚、白色者佳。凡地黄，要粗肥、沉水者佳。凡远志，要无心、味辛痹者佳。此物间有伪者。凡泽泻，要白色有粉，轻松不木硬，如牛蹄，而采造处根眼不深大者佳。凡甘草，要横纹、有粉者佳。凡人参，要坚实块大而中有紫晕者佳，虚泡者不中。凡牛膝，要粗肥、长茎者佳，久停润而绕指者尤妙。凡细辛，以细如丝发、折之而里白者佳。俗有石臼草一种，可以相杂，只是味不辛尔，修合者先可尝。凡独活、羌活，要以气味甜淡者为上。如气烈而臭者，乃所出不地道也。凡柴胡，其尖如针者佳。前胡，要铁脚者为上。凡木香，须如枯骨、嚼之粘齿者良。世有南

北根子一件可以相杂，只是纹理顺而斜裂重实，不佳。凡菟丝子，须细而圆者是。若细而扁者，乃是莨菪子，不可服，服之令人发狂。凡巴戟，要心上紫色、肥满者佳。俗有以黑豆煮令紫色者，不可不辨。凡苁蓉，要粗肥肉厚，而里无骨者佳。凡防风，要粗肥者有力。世有野胡萝卜根相乱，不可不辨。凡芎䓖，要肉白无油、味辛甘者佳。凡黄耆，要身有縠纹起，柔软如威茂州所出，暖，木条肥长而无白班者佳。凡五味子，要五味全，而白霜结在上，咸甘偏胜而不苦者佳。凡黄连，如鸡爪坚实者佳。凡大黄，切之如锦纹者佳。凡当归，要粗肥成橐，如马尾者，方有气度。凡芍药，白而轻松有粉者补，赤者泻。凡麻黄，要折之其中理通而陈久者佳。凡萆薢，要轻松有粉者佳。凡白芷，要如猪胴肠头，块大而膏润，切之有晕而香美者佳。凡高良姜，要以紫色而重实者佳。白者不甚好。又俗以杜若乱之，不可不辨。凡肉豆蔻，要重实而大者气度足。皱小者不佳。凡缩砂、白豆蔻，要颗大而仁肥者佳。凡桔梗，要白肥、蚕头鼠尾者佳。歧头者不可使。凡乌头，要真似老乌之头、重实而周正者佳。凡天雄，要一握露尖寸余、肥大者佳。凡附子，要乳头少、蹲坐周正、每个近一两者佳。愈大者恐不真。凡白附子，肥实而长白者是。短浅、轻松、色黯者是甘遂。凡半夏，要小而清水、陈久者佳。凡吴茱萸、枳实、橘皮，要陈久者良。凡天南，要里白而无班点者佳。凡茯苓，坚实、雪白者补。赤者泻。凡猪苓，要块大、里白、皮不甚皱者佳。凡琥珀，色深莹澈、摩面热、可以拾芥者良。凡桂，要味辛甘者佳。凡沉香，要如黑角，味苦辛，而一直没水者良。凡乳香，要明净如滴出者良。世有以枫香松脂乱真，不可不辨。凡丁香，要紫色、有油者佳。凡枳壳，要肌肉厚而反唇裹外者真。凡槟榔，要如鸡心有尖者是。如无尖、平头而扁者，乃大腹子也。凡龙骨，要五色具者乃各主五脏也。凡牡蛎，合于地，人面向午位，以牡蛎顶向子，视之口，口在左者为左顾，可使。凡干蝎，以紧小者良。凡鹿茸、麋茸，以皮脱而轻酥者佳。亦有硬骨而酥者，不可不辨。凡麝香，世无有真者，万一有之，乃自采得为真尔。但作伪，分数少者佳。有红紫二色、味苦而辛者可使。凡菖蒲，虽以一寸九节者为佳，今往往一寸有十四五节者。蜀中以严道者为胜。第不若坚实而里白、一寸十余节者，皆可使也。凡牛黄，生取、死取皆出于牛。而生得者、如鸡子黄大、其重迭可拆、轻氛而气香者佳。此物多伪，人多试之以揩指甲上，透甲黄者为真。其杀死而在角中得者，名角中黄。心中剥得者，名心黄。初在心中如浆汁，取得便投水中，沾水乃硬，如碎蒺藜或如皂荚子。肝胆中得之，名肝黄。虽皆可使，然皆不及牛吐出，照水喝迫得者为最胜。凡乌蛇，以背有三棱如剑脊，色黑如漆，而尾梢纤细长可穿铁钱五六十枚者为真。若以它蛇熏黑乱之，但眼不光为异耳。凡白花蛇，诸蛇鼻皆向下，独此蛇褰鼻向上，背有方胜白花纹，以此为真。已上皆真是州土之药，须一一精新始佳，不尔不堪服食。

《宝庆本草折衷·序例萃英上》卷一：叙辨药之论。〇唐谨微序例述陶隐居序凡二章。其一章：按诸药所生，皆的有境界。秦汉以前，当言列国。今郡县之名，后人所改尔。维此后所改，尤多推据经注纪载也。江东已来，小小杂药，多出近道，气力性理，不及本邦。假令荆益不通，则全用历阳当归，钱塘三建，详见天雄续说。岂得相似？所以疗病，不及往人。蜀药及北药，虽有去来，亦非复精者。且市人不解药性，惟尚形饰。上党人参，世不复售；华阴细辛，弃之如芥。且各随俗相竞，不能多备，往往遗漏。今之众医，都不识药，惟听市人。市人又不辨究，皆委采送之家。采送之家传习造作，真伪好恶，并皆莫测，所以钟乳醋煮令白，细辛水渍使直；黄耆蜜蒸为甜，当归酒洒取润。螵蛸胶着桑枝，蜈蚣朱足令赤。俗用既久，转以成法，非复可改。其二章：凡采药时月，皆是建寅岁首。则从汉太初后所记也。前汉太初元年，始用夏正，以寅为正月也。其根、华音花、实、茎、叶，各随其成熟岁月。亦有早晏，不必都依本文也。新集：沈存中《良方》论采药云专论草木二药：古者采草药，多用二八月，此殊未当。大率用根者，若有宿根，须取无茎叶时采，则津泽皆归其根；其无宿根者，则候苗成而未有花时采，则根生定，而又未衰。用叶者，取叶初长足时采。用芽者，取叶未舒时采。用花者，取花初敷时采。用实者，取实成时采。如丁香，惟有一种。《本草》以二月八月采其实，后之释者，一谓盛冬生花结实，至次年春采，故云二月采也。一谓二三月开花，至七月方始成实，故云八月采也。然丁香皆生于东南温暖之地，收时犹且不同如此。皆不可限以时月。缘土气有早晚，天时有愆伏，如平地三月花者，深山中须四月花。白乐天游大林寺在今江州诗云：人间四月芳菲尽，山寺桃花始盛开。《礼记·月令》云：仲春桃始华。注谓建卯之月，此山寒，故开后时也。〇此地势高下之不同也。岭峤微草，凌冬不凋；汧（毗名切）汾（扶云切）乔木，望秋先陨。诸越则桃李冬实，朔漠则桃李夏荣。此地气之不同也。同亩之稼，则粪溉者先芽；一垢之禾，则后种者晚实。此人力之不同也，岂可一物拘以定月哉？论曰：夫一种药而采月不一者，盖前后述《本草》之人居方不同。故居阳和之方者，见庶物先发而采早；其居阴寒之方者，见庶物晚成而采迟。各因所居之方，以纪所采之月。要之，随地适时，则物性正而功力全矣。〇又述《唐本》序凡一章。动植形生，因方舛性。春秋节变，感气殊功。离其本土，则质同而效异；乖于采摘，乃物是而时非。名实既爽，寒温多缪。必考择去取，以拯生灵之性命。〇又述掌禹锡按徐之才等序凡一章。古之善为医者，皆自采药，审其体性所主，取其时节早晚。早则药势未成，晚则盛势已歇。〇又述《图经》序凡一章。五方物产，风气异宜。名类既多，赝伪难别。以虺床（蛇床子）也当蘼芜（芎䓖苗也），以荠苨乱人参。古人犹且患之，况今医师所用，皆出于市贾，市贾所得，盖自山野之人。随时采获，无复究其所从来。所以叙物真伪，使人易知，有所依据。新集：《良方》论辨药云：观药之所生，秦、越、燕、楚之相远，而又有山泽、膏瘠、燥湿之异禀，岂能物物尽其所宜？采者固未尝恤也。抑又取之有早晚，藏之有良苦；或有恶火者，必日之而后咀。然安知采藏之家，不尝烘焙（一作烤）哉？又不能必，此辨药之难也。〇又述《补注》并《图经》序凡一章。非独察脉用方之为难，而辨药最其难者。金石草木，飞潜动植，乃欲真伪无逃于指掌间，则本草何可须臾离也。〇寇宗奭序例凡二章。其一章：序例（此言隐居序例）。药有酸、咸、甘、苦、辛五味，寒、热、温、凉四气，今详之，凡称气者，即是香臭之气；其寒热温凉，则是药之性。其四气，则是香、臭、臊、腥，故不可以寒热温凉配之。如阿魏、鲍鱼则其气臭；鸡、鱼、鸭、蛇，则其气腥；狐狸、人中白（溺白垩也），则其气臊；沉、檀、龙、麝，则其气香。如此方可以气言之。其序例中气字，当改为性字，则义方允。其二章：凡用药必须择州土所宜者，则药力具，用之有据。

《本草蒙筌·总论》：易辩假真。药贸易，多在市家。辩认未精，差错难免。谚云：卖药者两只眼，用药者一只眼，服药者全无眼，非虚语也。许多欺罔，略举数端。钟乳令白醋煎，细辛使直水渍，当归酒洒取润，枸杞蜜伴为甜，螵蛸胶于桑枝，蜈蚣朱其足赤。此将歹作好，仍以假乱真。荠苨指人参，木通混防已。古圹灰云死龙骨，苜蓿根谓土黄耆。麝香捣荔枝搀，霍香采茄叶杂。研石膏和轻粉，收苦薏当菊花。姜黄言郁金，土当称独活。小半夏煮黄为玄胡索，嫩松梢盐润为肉苁蓉。（金莲草根盐润亦能假充。）草豆蔻将草仁充，南木香以西呆抵。煮鸡子及鲭鱼枕造琥珀，熬广胶入荞麦面炒黑作阿胶。枇杷蕊代款冬，驴脚骨捏虎骨。松脂搅麒麟竭，番硝插龙脑香。桑根白皮，株干者岂真；牡丹根皮，枝梗者安是。如斯之类，巧诈百般。明者竟叱其非，庸下甘受其侮。

本资却病，反致杀人。虽上天责报于冥冥中，然仓卒不能察实，或误归咎于用药者之错，亦常有也。此诚大关紧要，非比小节寻常。务考究精详，辩认的实，修制治疗，庶免乖违。〇咀片分根梢。人口咬碎，故称㕮咀。今以刀代之，惟凭剉用。犹曰咀片，不忘本源。诸药剉时，须要得法。或微水渗，或略火烘。湿者候干，坚者待润，才无碎末，片片薄匀。状与花瓣相侔，合成方剂起眼。仍忌剉多留久，恐走气味不灵。旋剉应人，速能求效。根梢各治，尤勿混淆。生苗向上者为根，气脉行上；入土垂下者为梢，气脉下行。中截为身，气脉中守。上焦病者用根，中焦病者用身，下焦病者用梢。盖根升梢降，中守不移故也。〇制造资水火凡药制造，贵在适中，不及则功效难求，太过则气味反失。火制四：有煅、有炮、有炙、有炒之不同。水制三：或渍、或泡、或洗之弗等。水火共制造者，若蒸、若煮而有二焉。余外制虽多端，总不离此二者。匪故巧弄，各有意存。酒制升提，姜制发散。入盐走肾脏，仍使软坚；用醋注肝经，且资住痛。童便制，除劣性降下；米泔制，去燥性和中。乳制滋润回枯，助生阴血；蜜制甘缓难化，增益元阳。陈壁土制，窃真气骤补中焦；麦麸皮制，抑酷性勿伤上膈。乌豆汤，甘草汤渍曝，并解毒致令平和；羊酥油、猪脂油涂烧，咸渗骨容易脆断。有剜去瓤免胀，有抽去心除烦。大概具陈，初学熟玩。

《本草汇笺·总略》：论药真伪新陈采制时日诸法出诸家。焉文云：草木不能自言，圣人体物，亦不能意为援断。不过因其生长收成之候，以别其得何气而生，得何气而成。又分根、苗、头、尾、花、实、茎、叶，以各辨其能力功用。复考诸方土，原隰山川，以验其种之真伪，气之厚薄，性之燥润，于是以合脏腑，治乖沴，百不失一也。凡读《本草》者，不可不知其地，知其时。而时则又有生成之时，有采用之时，以及修事、畏、恶等例。诸本载之极详，《汇笺》之刻，卷帙既简，记载多略。盖诸书所备，已不必再费枣梨，冗滋烟楮，学者务宜博览群集，然后约其指归，则兹集特为成材之一助云。

《轩岐救正论·伪药必辨》卷六：今病者既择名手，复得好方。而药非地道，杂以伪者，非惟无功，适足取害耳。如沙参之假人参，苜蓿根之假黄耆，藁本头之伪川芎，浙贝母之伪川贝母，广黄连之伪川黄连，紫楝根之伪巴戟，南当归之充秦归，浙地之充怀地，建山药之充怀山药，丁茄叶之伪藿香，染独活之伪当归，粗鹅管之伪钟乳，金莲根之伪肉苁蓉，浙枸杞之伪甘枸杞，黄丝子之伪菟丝，西五味之乱北五味，杜蘅之乱细辛，枫香之杂乳香，黑東之乱沉香，沙石之杂灵脂，牛胶之伪阿胶，川乌之伪附子，土防已、野马肝之乱何首乌，诸如此类，不可胜穷。小人既售赝器，君子当具灼鉴。

《药品化义》卷首：草木昆虫，产各有地，失其地则性味异而优劣判矣。或一本而根梢有异，或一味而㕮咀不同，岂可指鹿为马，徒取充笼；认鲁为鱼，漫夸具眼。致令奇方圣剂，介于效与不效之间，可不惜乎！如人参，古推上党，今则更推清河。川西之当归，彰明之附子，雅州之黄连，济州之半夏，华州之细辛，杭州之麦冬，怀庆之地黄，苏州之薄荷，甘州之枸杞，于潜之白术，松江之天花粉、地骨皮，嘉定之荆芥，江右之抚芎，蕲州之白花蛇，阿井之阿胶。又如东壁土、冬月灰、半天河水、热汤、浆水之类，皆有一定而不易之理。今之医者，粗晓方书，不识药物，惟求诸市肆，市人又不辨究，皆买之商贩，采取之家，传习造作，真伪好恶，并皆莫测。螵蛸胶于桑枝，蜈蚣朱足令赤。以虺床当蘼芜，以荠苨乱人参。松黄和蒲黄，樟脑杂龙脑。古圹灰云死龙骨，苴蓿根为土黄芪。麝香捣荔核搀，藿香采茄叶杂。煮半夏为元胡索，盐松梢为肉苁蓉。草仁充草豆蔻，番白芷代南木香。熬广胶入荞面作阿胶，煮鸡子及鱼枕为琥珀。枇杷蕊代款冬，驴脚胫作虎骨。松脂混麒麟竭，番硝和龙脑香。巧诈百般，甘受其侮。商贾贪什一之利，援有实无。医者昧元黄之辨，以甲代乙。病家不察，贸贸从事服之，不惟无益，而且害之。谚云：卖药者两眼，用药者一眼，服药者无眼。信哉！余每见通都大邑，药肆之中，莫不百货骈集，名动一时。病者或百计凑补，奔走购药，以求愈病，而肆中与药不真，轻者重，而重者至死，医者与病者反各疑于服药之未多。嗟乎！幽冥沉冤，谁之咎乎？医者宜日夜讲求真伪之理，则不为市人所欺，不负病人之望矣。

《侣山堂类辩·官料药辩》卷下：所谓官料药者，乃解京纳局之高品。近时有谓火瘅、黄疸、肿胀诸证，不宜服官料药者，真齐东野人之语也。大官料亦多系草根木皮，又何分草药之非官料，而官料之非草药乎？夫草药自神农至今，计六百一十余种，又杂草九种，有名未用者一百五十三种，内多有名而不识其草者，有草而不知其名者。若按《图经》以对草之形，以草之主治何病以对经，未尝不可。若凭荷担之野人，在彼亦不能识，而胡乱以命名，即欲按经索草，彼亦胡乱付之，在所取之，人亦不知其是与非也，是乌可尝试哉？

《本草备要》卷首：药之为用，或地道不真，则美恶迥别；或市肆饰伪，则气味全乖；或收采非时，则良楛异质；或头尾误用，则呼应不灵；或制治不精，则功力大减。用者不察，愿归咎于药之罔功。譬之兵不精练，思以荡寇克敌，适以覆众舆尸也。治疗之家，其可忽诸？

《医学真传·辨药大略》：药品浩繁，不下千百余种，其寻常日用者，不过百十种，而百十种之中，药有真伪好恶，用有宜与不宜，皆当明辨而详悉者也。如赤芍药、银柴胡、赤小豆、龙骨、巨胜子、半夏曲，皆伪药也。《本草崇原》俱已辨明，但未梓行，兹且言之。○芍药花开赤、白，赤花者为赤芍，白花者为白芍，总属一种，岂有二耶？今儿科、外科，多用赤芍，谬矣。又以白芍为酸敛之药，岂知《本经》主治邪气腹痛，除血痹，破坚积，寒热疝瘕，气味苦平。性功如是，宁酸敛耶，试将芍药咀嚼，酸味何在？可以正其误矣。○柴胡有硬、软二种，硬者为大柴胡，软者为小柴胡。然必出于银州者为胜，故有银柴胡之名。非大小柴胡之外，复有银柴胡也。○赤小豆，谷类也，粗而大者为赤豆，细而小者为赤小豆。今药肆中一种草子，赤黑相兼，不可煮食，岂得谓之豆乎？○巨胜子，即胡麻也。出于胡地之大宛者为胜，故有巨胜之名。刘阮误入天台，仙家饲以胡麻饭，即巨胜子也。今药肆中一种有壳无仁，乃狗虱也，以狗虱而充巨胜，妄立壁虱胡麻之名。欲觅巨胜子，不若竟用大脂麻矣。○龙骨，《本经》上品药也，乃上天所谪之龙，海滨深山，间或有之。今一种粘舌之石，乃北地深山之石垄骨，而非上天所降之龙。又龙为阳物，能兴云布雨，故《伤寒论》中发汗名大青龙，行水名小青龙。今欲止汗，反用龙骨，岂理也哉？其龙骨止汗者，乃以真龙之骨，研为细粉，扑其周身，固其汗孔，即本论以温粉扑之之义，非服食止汗之谓也。○《神农本经》止有半夏，并无半夏曲。今药肆中以明矾浸煮半夏，所剩矾脚及半夏屑，大半和以麦面，印成药饼，为半夏曲。时人厌常喜新，方中每用，何益哉？夏曲之外，复有神曲，用白面百斤，青蒿、辣蓼、苍耳捣汁，赤小豆、杏仁捣烂，拌面成饼，罯为曲。儿医认为健脾、止泻、消食之药，每每用之，不知其弊。别药煮饮，各有气味，若用神曲，则药如稠粥之饮，有形之面，俱入于胃。夫婴儿有病，必忌面食，此过之面，与酱黄同，虽有药与草汁，并非健脾之品，用无益也。○又药有好恶，如桂枝、细辛、五味、干姜是也。仲师桂枝汤，用桂枝去皮者，止取稍尖嫩枝，内外如一，气味辛香甜辣，若外皮内骨，便去之而不用。如是之枝，可多得耶？即连皮用，亦必辛香甜辣，名为川桂枝方可。今药肆中辛香甜辣之桂枝不可得，即有亦暂而不久。数十年中，余阙之不用，不得已而以官桂代之。〇北细辛，其细如发，辛香触鼻。苟细不如发，辛不触鼻，便为杜衡，用之无益。〇五味子，惟辽五味最佳，其黑如漆之有光，其酸如醋之滴牙，上口生津。次则北五味，其色红紫，久则黑，其味亦酸，微有香气，今一种黑色如李干，兼苦无酸味者，用无益也。〇又生姜为子姜，宣胃；干姜为母姜，温脾。脾胃有母子之分，而干姜、生姜亦有母子之分。必得三衢、温、台之种姜，切片坚实黄亮，方能入脾，今但以本地之生姜晒干伪充，入口最辣，止能辛散，不入脾经，用无益也。〇至药之宜与不宜，先须知药之性，次须知人之病，投之中款方宜。今世俗每用而不加详察者，略举十数种言之。今医发散，每用前胡，前胡乃《别录》所收，陶弘景云：上古止有柴胡，而无前胡，晚来医多用之。是弘景虽收之，而实疑之也。且前胡气味辛窜，耗散消削，不若柴胡之芳香，清热解表，柴胡足矣。前人不究药性，有病在太阳，而早用柴胡，有引邪入于少阳之说。夫柴胡名地勋，苗甚芳香，从中土而达于太阳，正太阳经药也。《伤寒论》云：无太阳柴胡证。又云：本太阳病不解，转入少阳者，与小柴胡汤。谓可从少阳而外达于太阳，非少阳经之主药也。其性自下而上，从内而外，根气虚者不可用，用之是犹揠苗助长，故本论有柴胡不中与之诫。〇至于升麻，亦拔根之药。今人遇元气虚脱之证，每用升麻，欲提之使上。岂知升麻，《本经》名周麻，以其具升转周遍之功，初病发散可用；若里虚气陷，当补益其元，助之使上，不可升提，升提则上下离脱，即便死矣。〇葛根，藤蔓延引，乃太阳经脉之药。本论云：太阳病，项背强几几，无汗恶风，葛根汤主之。以明葛根治太阳经脉之病，而非阳明之主药也。但色白味辛，可资阳明之燥。是从阳明而达太阳，与柴胡之从少阳而达太阳者，其义一也。〇石膏，色白，味辛，性寒，为阳明之主药。既为阳明主药，必确有阳明燥热之证，而元气不虚，可用；若元气虚而燥热，必配人参，本论所以有人参白虎汤方。今人但知石膏清热泻火，遇伤寒大热之证，不审虚实阴阳，每用石膏，用之而其病如故，复更用之。夫用之不效，与病便不相宜，粗工固执不解，明者视之，真堪堕泪！余治伤寒，必审阴阳虚实，更必审似阴实阳、似阳实阴，确为阳明燥热之证，不涉太阳之热，不涉少阳之火，里气不虚，始投石膏，配合成方，必一剂而奏功。此镇坠寒凝之药，不可屡用而常试者也。至儿科治痘，亦用石膏，以为必先泻其火毒，方可顺序行浆。以此不经之见横据胸中，无论痘之顺逆，至三五日间，必用石膏以解毒。夫气血调和，其毒自解。石膏解毒，未之闻也。且痘原系先天火毒，必遇君火相火司天在泉之岁，其出也广，是痘非火不出，非火不长，非火不浆，非火不合者也。夫痘毒之外，复有他火，可以暂用，而痘内之火，无容泻也。其余杂证，或病阳明燥热，亦可用石膏以治，然非调和培养之药，不可不慎其用也。〇医治伤寒发热，必用黄芩清热，谓小柴胡汤有黄芩也。夫既病伤寒，其身必热，而热有皮毛、肌腠、经脉之不同，更有寒热相兼、假热真寒之各异。黄芩内空腐，外肌皮，空腐则内清肠胃之热，肌皮则外清肌表之热，有彻内彻外之功。必审其内外皆热，原本壮实，胃气不虚，外不涉于毫毛，内不涉于经脉方用。若泛泛然举手便用，其种祸不知几许矣！本论云：反与黄芩汤彻其热，腹中应冷，当不能食，戒之也。〇黄芩之外，更有知母。知母肉白皮黄，皮上有毛，气味苦寒，禀寒水之性，而兼秋金之气，犹水之知有母也，故名知母。土炎燥而皮毛热，可内资中土之燥，外清皮毛之热。若以知母为补药，则非矣。〇葳蕤，《本经》名女萎，女子娇柔之义也。一名玉竹，色白如玉，根节如竹也。一名青粘，苗叶青翠，根汁稠粘也。凡此命名，皆取阴柔之义。后人妄称葳蕤有人参之功，不审阴阳寒热，用为补剂。若阴盛阳虚，宜温补者，此药大忌。〇麦冬，《本经》主治心腹结气，伤中伤饱，胃络脉绝。以麦冬横生土中，有十二余粒，其中则一心相贯，能横通胃络而补中，故治伤中；能横通胃络而散结，故治伤饱。后人用必去心，大非先圣格物穷理之意。妄谓连心服之则心烦，盖即以连心麦冬煮水饮之，烦与不烦，可立辨矣。〇泽泻，生于水中，其根如芋，能行水上滋。水气必上行而后下降，非专利小便之药也。今人不明《经》义，谓目疾不可用，恐下泄其水则目枯，岂知泽泻正行水上滋之药也。《太阳篇》五苓散用泽泻，治消渴，小便不利。以泽泻行水上滋，故治消渴、水气；上而始下，故利小便，犹木通之横通旁达，则小便自利。二者皆非下行之药也。〇参、术、苓、甘，加橘、半，为六君子汤。此健脾和胃、补泻兼行之方也。今人治大寒大虚证，既用参、芪、术、姜、桂、附，而广皮、半夏，恋恋不舍，以六君子汤有橘、半故也。大抵临证施治，当就病用药，勿执成方。广皮、半夏，乃辛散发汗之药，不可不知也。温补药中，有不宜归、芍者，以其润泄也。归、芍不宜，而枣仁滋润亦不宜也。凡人抱病，阴不和阳，阳不和阴，自不能睡，如用枣仁，便即能睡，则天下无不睡之病矣。《经》云：人卧则血归于肝。身卧而血不归肝，则不能睡。又阴阳交会于坤土，太阴土虚，阴阳不归，则不能睡。又阳明胃脉，其气下行，阳明气逆，上而不下，则不能睡。又厥阴主阖，阳明亦主阖，或阳明阖而厥阴不阖，或厥阴阖而阳明不阖，或阳明、厥阴皆不能阖，亦皆不能睡。当审其所以不睡之故而施治焉，庶其可尔！八味丸，有熟地、桂、附，所以助三焦之火，益肾藏之水，乃阴阳兼补，水火并治者也。如阴虚而阳不虚，不宜桂、附；若阳虚而阴不虚，便不宜熟地矣。今人遇阳虚之证，认为阴虚，大用熟地，奚可哉？〇辛香下气，宽胸快膈，有沉香、丁香、木香、豆蔻、砂仁诸品，气味皆属辛香，而功用各有不同。沉香从胸膈而下丹田，有下沉之义，故曰沉。丁香其性温热，助三焦之火以温胃土，丁者火也，故曰丁。木香，《本经》名五香。五者，土也。采根阴干，一月方枯。人身经血，一月一周，肝木主之，故曰木。白豆蔻，宽胸药也。肺居胸膈之上，肺气不布，则胸膈不通。豆蔻能达肺金之气，肺属金，其色白，故曰白豆蔻。砂仁，原名缩砂蔤，安胎药也，有归宿丹田、退藏于密之义。香附，乃莎草根中之子，子结于根，亦有宿密之义，故亦主安胎，功用与缩砂略同。凡此辛香之药，臭味虽同，而功用稍殊，当辨明而用，不可概投混施也。〇天麻，苗如赤箭，故《本经》有赤箭之名。有风不动，无风独摇，故能制风。苗不可得，但有其根，是为天麻。与蜀漆不可得，但有常山，一理也。天麻在土，形如大魁，似皇极之居中，周环十二子，如十二辰，以辅皇极。味甘气平，主补中土，便从中土以通十二经。今人认为祛风之药，但品味甚优，误用亦无害也。〇今人治疟，不用常山，以常山为截疟药，截之早，恐成臌胀。岂知常山乃治疟之要药，三阳轻浅之疟，不必用也，若太阴脾土虚寒，而为脾寒之疟，及间二日发，而为三阴之疟，必须温补之剂，佐以常山，方能从阴出阳，散寒止疟。又谓若服常山，终身不可食鸡。嗟嗟！此皆齐东野人之语，而明理之医，亦宗此说，良可嗤矣！夫土虚脾败，天地不交，则成臌。疟既愈矣，何臌之有？〇鹅、鸭、鳗、鳖，其性阴寒，病后宜忌。鸡性温平，补肝暖胃，疟后正可食也。终身必禁，是诚何说哉？〇《本经》止有南星，并无胆星。南星色白味辛，禀金气而祛风豁痰，功同半夏。今人以牛胆制为胆星，味苦性冷。中风痰涎上涌，多属三焦火虚，土崩水泛，斯时助正散邪，壮火祛寒，尤恐不济，而粗工昧昧，不审其本，但治其末，服以苦冷之胆星，加以清凉之竹沥，必至生阳绝灭而死。〇蒺藜，有刺蒺藜、白蒺藜二种。白蒺藜形如羊肾，微有腥气，乃从肾达肺之药。刺蒺藜色白有刺，秉坚金攻伐之质，破积行瘀，乃大消大削之药。《诗》云：墙有茨。即刺蒺藜也，后人误以白蒺藜为沙苑蒺藜，茨蒺藜为白蒺藜。以攻伐之茨，认为健脾调补之药，岂不谬哉？〇余每用银花，人多异之，谓非痈毒疮疡，用之何

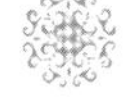

益？盖银花《别录》名忍冬藤。以银花之藤，至冬不凋，乃宣通经脉之药也。又一本之中，花有黄、白，气甚芳香，故有金银花之名。金花走血，银花走气，又调和气血之药也。通经脉而调气血，何病不宜？岂必痈毒而后用之哉！

《香祖笔记》卷八：《南国漫录》云：桂有桂树之桂，有桂花之桂。桂树则《楚词》桂酒、箘桂之类，今医药所用，取其气味甘辛，乃用其皮也。桂花之桂，则诗词所言，今人家园囿所植，取其香气郁烈，乃尚其花也。类书所载，皆未别白，虽《白孔六帖》亦然。

《经验丹方汇编·贸药辨真假》：凡药必选原枝定切方妙，若现成切片者，恐真伪高下难辨。〇医药贸易，多在市家。辨认未精，差错难免。谚云：卖药者双眸，用药者只眼，服药者盲瞽。非虚语也。许多欺罔，百般巧诈，明者竟叱其非，暗者甘受其侮。本资治病，反致杀人。虽上天责报于冥冥，然仓卒不能察，实或误归咎于用药者之错，亦常有也。但恻隐皆所固有，市家岂独无情？皆因人畏价昂货真，实有眼不识。世乐物贱价廉，反接踵相售，是以伪饰多充，不顾罪积也。今峻历遭其祸，目击心伤，辨真察类，将亲所试验者，略举数端，考正于后。此诚生死大关紧要，非比小节寻常，务要考究精详，辨其形色，察尝气味，真伪了明，修制治疗，庶免乖违，宁出高价，毋为自欺。〇人参：短壮坚实，圆而光润力全。今假者遍行，不可不察。但切开有心，味虽甜，收口略苦，津反凋腻，不如真者生津，其色带呆，余者无二。今人买通卖婆，诈称乡宦带剩，或央亲及亲，诈称病后遗多，俱当细察。阿胶：真者明彻如冰，味甜，全不焦苦，世上甚少，竟劝勿服。假者或带绿，或焦苦，或带臭气，皆系牛胶墨煎成，损胃伤脾；更有杂用贱药煎成，或枯燥，或柔倭，或味香有砂，黑漆色带绿光，俱假。目今时医动必用阿胶、秋石等药，然后设计，借名亲友珍藏，代买取利，害人不浅，遇此切不可信。淡秋石：轻松，入口即烊者真。稍带硬者，必充小粉石膏，忌服。自制辨正。咸秋石：雪亮者真。紫金锭：店中亦有真者，但内麝香甚贵，少以加入。须尝，口中香窜，麝入触鼻者真，香缓者无效。犀角：明亮气香者真。今多牛角做充，不香或带气味可辨。龙骨：纹细，五色，舐竟粘舌者佳。青黑勿用。胆星：必牛臊气晕苦异常，黄黑明亮坚倭者真。今多用猪胆假造误人，或枯干，或黑软不明润，可辨。牛黄：要嫩黄轻虚，重叠可揭，气息微香，摩指甲竟透者真。龟胶：或黄色带臭气者真。麝香：味辛，手指捻去松者真。倭如丸者假。原个要皮薄、带黄毛少、饱满而软真。皮黑厚硬，毛多味淡者假。冰片：如梅花细瓣轻洁微白，气甚熏人者真。若质重，如砂细碎者假。其片要厚薄不等，若做成光圆者假。熊胆：伪者甚多，但取一粟米大，滴入水中，若线不散者真。或以米粒大点水中，运转如飞者良，缓者假也。虎胫骨：黄白可服。稍带黑色，乃药伤，大毒，忌服。要长带圆者真。若带圆脊驼，缺陷不平，如三角样者假。羚羊角：须看角湾中尖细有挂痕者真。或耳边听之集集有声者良。其疏漫无痕枯老者，假也。鹿茸：要如琥珀色，三四五寸长，肉饱满者力全；太长或枯黑无用，恐是麋茸。太细短，又嫩，恐是毛茸。滴乳石：必要如雪冬淋糖，长五六寸，明亮中空，色白者真。若乳突出而不如淋糖长者假。翠胆矾：成块如鸡卵大，颜色青碧如琉璃，击碎纵横解皆成迭方真。今市多以青矾用醋揉假充，宜辨。云母：要白泽，作片成层可折，通透轻浮者真。阳起石：要明亮如鹭鹚毛者真。琥珀：要如血色熟透，于布上拭吸得芥子者真。朱砂：有以雄黄充入，宜细看。蛤蚧：有花斑，起发光亮者真。以四脚蛙充者当辨。花蕊石：打开有花白斑点者真，无者假。轻粉：明如雪片，粒粒枪芒起者真。色暗粒细，无枪芒者假。蟾酥：舐舌上甜麻揭舌者真，不麻者假。沉香：油润，切如黄蜡者真。今卖黑色如牛角样者假，忌用。母丁香：如枣核大者真，如细钉者少效。木香：多有用青木香欺人，宜辨。要坚硬，形如枯骨，苦口粘牙者真。青木香细小。苏合香油：只用如膏油，赤色无滓，香极芬烈，涂上手背香透手心，或如藕胶者真。陈皮：凡使勿用乳柑皮、皱子皮，忌服。今市家多用充入误人，不可不辨。真橘皮纹细色红而薄，内多筋脉，其味苦辛香为真。柑子皮纹粗，色黄而厚，肉多白膜，其味反甜而辛，无效。柚子皮其味甜多辛少，最厚而虚，其纹更粗，色黄，内多膜，无筋，性冷害人，忌服。川贝：味甜，轻松者真。质硬味苦者假。白术：味甜，枝苗极细，根多，虽弃有迹，方是野术，有效。卖者多种，味淡或苦，枝苗粗大光沃，无力，勿服。地黄：皮老瘩疙坚实，菊花心者佳；光润者土种，虽大无效。苏子：假充甚多，需带青草香气者真。云茯苓：坚硬，切片光亮玉色者真；白而松者土出，无效。羌独活：紫色节密为羌，黄色成块为独。黄耆：直如箭干，柔软如绵，肉白心黄，味甜者佳。血竭：敲断如镜光亮，取摩指甲红透方妙。川续断：要如鸡脚节节断皮，黄皱者方真。巴戟：要中心紫而鲜洁者为真。乳香：透明如滴乳头者良。有用松香假充，须察。阿魏：切开五色柔软者真。太软如泥者假。川芎：形择重实洁白为良，油者勿用。桂枝：味辛甜香窜者真，味淡者无用。川连：类鹰爪连珠，根毛细密，有菊花黄心者真。若皮色太黄，或毛粗而疏，或头尾等粗实心者，俱忌服。白豆蔻：味辛香，入口晕凉真。草蔻充者味不晕凉，可辨。枣仁：粒粗饱满，色紫佳。细扁色淡者无用。首乌：有做成大者，置地中年余即生成，但皮嫩有筋，可辨。哑片：假者甚多。要柔软必带青香者真。附子：顶平，肉如铁色，滋润者佳。西附子肉干白，大而无力。三七：味甜，以末投猪血中，血化为水者真。漆：湿者以物蘸起细而不断，断而急收，涂竹木上速干者佳。山茹菇：根须多者真，根少者假。香薷：直长香烈者真。细短不香者是土出，食之腹痛，忌用。藿香：味辛香烈者真。不香者假，忌用。怀山药：坚实细白者真。大而空松者假。沙蒺藜：色黑色粒粗者真。青色粒细者假。肉桂：紫润味甜，甚辛香烈人者真。今多假者，色紫，油润可观，但切片有细花白点，不甚辛香者，忌用。

《本草经解要附余·考证·赝品宜辨》：龙骨古圹灰充。麝荔核搀。轻粉石膏搀。藿香茄叶搀。黄精莱菔搀。郁金姜黄充。防己木通充。款冬枇杷蕊充。阿胶广胶入荞麦面充。虎骨驴胫充。麒麟竭松脂搀。龙脑香番消搀。肉苁蓉盐松梢充。元胡索小半夏煮黄充。草豆蔻草仁充。南木香西芎充。钟乳醋煮令白。细辛水渍使直。当归酒洒取润。枸杞蜜拌令甜。琥珀旧用鸡子鱼枕伪造，今更能吸芥，或云枫脂为之。本真粘性也。人参赝品不止荠苨，近有首尾真参，中插土参，曾被欺。咀试味带苦辣也。此外未易枚举，宜细察之，方免因误致损也。

《仙拈集》卷首：药要辨真，假者误人。仍无的确认法，何以辨之？人参：短壮坚实，圆而光润者力全。今假者遍行，不可不察。水苓：坚硬，切片光亮，玉色者佳。阿胶：明彻如冰，味甜，全不焦苦。世上甚少，竟劝勿服。川连：类鹰爪，细密，有菊花心者真。陈皮：勿用乳柑皮、皱子皮。今多充入，误人，不可不辨。哑片：柔软，必带青香者真。假者甚多。附子：顶平，肉如铁色，滋润者佳。三七：味甜，以末投猪血中，血化为水者。犀角：明亮，气香者真。今多牛角充做。龟胶：或黄色。带臭气者假。牛黄：要嫩黄，轻虚，重叠可揭，气息微香，摩指甲竟透者真。鹿茸：要如琥珀色，三四五寸长，肉满者佳。冰片：如梅花细瓣，轻洁微白，气甚熏人者真。今升潮脑充。朱砂：有以雄黄充入者，宜细看。滴乳石：必要如雪冬淋糖，长五六寸，明亮中空，色白真。雄黄：透红明亮者真。胆矾：颜色青碧如琉璃，击碎纵横解成叠。今醋揉青矾，假。花蕊石：打开有花白斑点者真，无者假。琥珀：要如血色熟透，于布上拭，吸得芥子者真。蟾酥：

舐舌上，甜麻揭舌者真，不麻者假。轻粉：明如雪亮，粒粒枪铓起者真。硼砂：白色透明者真。

《串雅外编·伪品门》卷三：假冰片。真片脑形如冰雪。如假造者，其性亦寒，用之颇与同功，往往欺人，亦得高价。用新砖一枚纳于厕中，一二月取出，同新汲水洗十分净。于室中阴处下用新砖阁，上用新砖盖之。待霜出冰雪收之。如此数次，霜尽而止。用磁罐与潮脑同包，取其香气。智者辨之。庚生按：辨冰片法：以片置磁盘中，以火点之，渐化如糖者真。点之作黑烟，遇火即燃者伪。近时药肆真者日稀，皆以樟木蒸取。〇樟冰。樟脑不拘多少研细，同筛过，壁土拌匀，摊碗内。以薄荷汁洒土上，又以一碗合定，湿纸条固缝，蒸之。少时，樟脑飞上碗底，即成冰片脑子。又：用铜盆，以陈壁为粉糁之，却糁樟脑一重，又糁壁土，如此五重。以薄荷安土上，再用一盆覆之，黄泥封固，于火上款款炙之。须以意度之，不可太过不及，勿令走气。候冷取出，则脑升于上盆。如此三次，可充冰片也。又：樟脑每一两，用黄连、薄荷六钱，白芷、细辛四钱，荆芥、密蒙花二钱，当归、槐花一钱。以新土碗铺冰片于底，安药在上，入水半盏，洒脑于上，再以一碗合之，糊口，安火煨之。待水干取开，其脑自升于上。以翎扫上，形似松脂，可入风热眼药。人亦多以此乱片脑，不可不辨。庚生按：此方宜用于眼药、吹药及牙痛药，比冰片为妙。庚生常试用有效。今真冰片日少，此法可用。〇假雄黄。荷叶灰、头发灰、桑木灰、石灰各等分，以上好石黄放灰内，微煮，数日取出，透明即成雄黄。〇假胆矾。漆绿半斤，以蓖麻叶一斗许捣汁，净猪胆四个，河水一大碗同煮。将干，入硇砂一钱五分搅匀，至干为度。每七两，用净盆硝一斤，一处以有嘴砂铫镕开，搅匀。用明矾研碎，入猪胆中，阴干取出。如色欠绿，再换新胆如上法，或牛胆。又：朴硝入牛胆中，阴干。来年后取，其色与胆矾同，其矾亦相去不远也。庚生按：用硝，不及用明矾为妙。〇假胡椒。用豌豆，以蓼子、草乌、生姜三味切碎捣烂，取汁浸豆，蒸软。如此三度，换新汁浸。次用石灰末，以文武火炒豆，皮绉为度，其味如真。〇假乳香。择有瘿松树，锯开瘿，就上凿一孔。以糯米一升作饭，盐一斤拌匀，再杵成糍，入孔中。却以元锯下瘿，封之，盐泥固济，百有二十日足，取出，即成乳香矣。〇假象皮膏。治扑打及金刃伤，血出不止者，用之。并收口，如神。蚕豆炒去壳，取豆捣细和匀，蜡镕为膏，摊贴如神。庚生按：西医有象皮膏，治一切伤口如神。其方用鱼胶一两，用清水三两浸开，再加浓酒三两，共贮磁碗内，隔水炖烊，搅和。用大帚涂薄绸绫上，或桑皮纸上。用时以水上热气烘之，封口生肌，神效。

《慎疾刍言·诡诞》：医药为人命所关，较他事尤宜敬慎。今乃炫奇立异，竟视为儿戏矣！其创始之人，不过欲骇愚人之耳目，继而互相效尤，竟以为行道之快捷方式，而病家则以为名医异人之处在此，将古人精思妙法，反全然不考，其弊何所底止？今略举数端于下。〇人中黄：肠胃热毒，偶有用入丸散者。今入煎药，则是以粪汁灌人而倒其胃矣。人中白：飞净入末药，若煎服，是以溺汁灌人矣。鹿茸、麋茸：俱入丸药，外症、痘症偶入煎药。又古方以治血寒久痢。今人以治热毒时痢，腐肠而死。河车、脐带：补肾丸药偶用。今入煎剂，腥秽不堪。又脐带必用数条，肆中以羊肠、龟肠代之。蚌水：大寒伤胃。前人有用一二匙，治阳明热毒。今人用一碗半碗，以治小儿，死者八九。蚯蚓：痘症用一二条，酒冲，已属不典。今用三四十条，大毒大寒，服者多死。蜈蚣、蛴螬即桑虫、蝎子、胡蜂：皆极毒之物，用者多死，间有不死者，幸耳！石决明：眼科磨光盐水煮，入末药。今亦以此法入一切煎剂，何义？白螺壳：此收湿掺药。亦入煎剂，其味何在？鸡子黄：此少阴不寐引经之药。今无病不用。燕窠、海参、淡菜、鹿筋、丑筋、鱼肚、鹿尾：皆食品，不入药剂。必须洗浸极净，加以姜、椒、葱、酒，方可入口。今与熟地、麦冬、附、桂同煎，则腥臭欲呕。醋炒半夏、醋煅赭石、麻油炒半夏：皆能伤肺，令人声哑而死。橘白、橘内筋、荷叶边、枇杷核、楂核、扁豆壳：皆方书所弃。今偏取之以示异。更有宜炒者反用生，宜切者反用囫囵，尤不可枚举。〇以上各种，其性之和平者，服之虽无大害，亦有小损。至诸不常用及腥毒之物，病家皆不能炮制，必至臭秽恶劣。试使立方之人，取而自尝之，亦必伸舌攒眉，呕吐哕逆，入腹之后，必至胀痛瞀乱，求死不得，然后深悔从前服我药之人，不知如何能耐此苦楚，恨尝之不早，枉令人受此荼毒也。抑思人之求治，不过欲全其命耳！若以从未经验之方，任意试之，服后又不考其人之生死而屡用之，则终身无改悔之日矣。嗟乎！死者已矣，孰知其父母妻子之悲号惨戚，有令人不忍见者乎？念及此，能不读书考古，以求万稳万全之法者，非人情也。以上所指，皆近时之弊。若后世此风渐改，必不信世间有如此医法，反以我言为太过者，岂知并无一语虚妄者乎！又有疑我为专用寒凉攻伐者，不知此乃为误用温补者戒，非谓温补概不可用也。愿世之为医者，真诚敬慎，勿用非法之方；世之求治者，明察知几，勿服怪诞之药，则两得之矣。

《医医病书·伪药论》：古人医者自采药，详辨其形色气味，屡试确当者，方敢为人医病。近日药肆买之药行，药行买之客人，客人买之大马头坐客，坐客买之各省山农，其中作伪不可悉数。即如黄河以南所用之党参，系青州软苗防风。本京所用之党参，系北口荠苨。间有山西潞州之防风、荠苨，美称之曰潞党、西党。按上党所产之参，与辽产无二形，其价亦相若。现在王气在东，上党所产甚少，不能发卖。岂有数百文买参一斤之理？岂天下之大，四海之广，药铺之多，大者积数百斤，中者数十斤，上党一山，岂竟能产如许之参，以待天下之用？不待智者而知其伪也。且党参可用，何必以重价买人参哉？何世医佥不知之，而必以党参代人参之用？岂真不知哉？以为便于行也。不知医便于行而用假药，是欺病人也。病人赖医者救命，可设一骗局以欺之哉？他如石莲子，系莲子之老而坚者，落水入污泥中，经年不坏，其功能涩下焦滑脱。莲子甘多咸少，石莲则咸多甘少矣。近日药肆中所备之石莲，系野树之子，黑壳黄肉无心，其味极苦，最能泻人。李时珍著《本草》时，已谓其断庄二百余年，滑脱之病，反用极苦泻之，不死不止。赤小豆，即五谷中之小豆，皮肉俱赤。近日药肆中用广中半红半黑之野豆，色可爱，而性大非，断不堪用。新绛纱，系三品生丝，既能通络，又能补络。红花生血和血，单以几微皂矾化瘀。今人概以帽纬代之，断不可用也。如四君子汤，人参既是假，茯苓系安苓，白术系种术，只余甘草一味，又不敢重用，挟何术以取效乎？其他伪药，不可尽述，有心救世者，当自考之。

《重庆堂随笔》卷下：晓岚先生又云：雄鸡卵能明目，理不可解。愚谓此等不易得之物，可置弗论。惟赛空青尚易造，且亦近理。其法于冬至日取大芦菔一枚，开盖挖空，入新生紫壳鸡卵一个在内，盖仍嵌好，埋净土中约四五尺深，到夏至日取出，用女人衣具包裹，藏瓷器中，否则恐遇雷电，被龙摄去也，谨之！卵内黄白俱成清水，用点诸目疾，虽瞽者可以复明，乃神方也。惜余未试，录此以待将来。〇王孟英刊：不易得之药，出重价而购得之，亦恐不真，如狗宝、空青之类，辨别甚难，慎疾者不可试也。俞硼花云：一村人自言病噎濒危，一日其子早起，见草际一蟾蜍方蜕，素闻人言蟾蜕可治噎膈，急往取之，仅得其半。持以进父，服之良愈。是亦一奇方也。惜蟾蜍不常蜕，即蜕亦随自食之，人不易得耳。如此类之不易得者，可遇而不可求之谓也，一旦遇之，人人共识，苟或需此而竟得之，虽偿以重价可焉。〇本草自李氏《纲目》集其大成，世皆宗之。后有刘氏之《本草述》，倪氏之《本草汇言》，卢氏之《半偈》，隐庵之《崇原》，石顽之《逢原》，香岩之《解要》，皆各抒心得，多所发明，学者所当互参也。而赵恕轩先生《纲目拾遗》，搜罗繁富，辨正多条，尤为李氏功臣，惜无刊本，世罕知之。兹录其切于常用者如左。〇《本经》卤碱即石碱也，当以《逢原》为是。李氏遗卤碱而补列石碱，误矣。〇朴硝、硝石，《本经》错简，李氏不察，诸家踵误，亦以《逢原》辨正为是。〇硇砂有二种：一种盐硇，出西戎，状如盐块，得湿即化为水，或渗失；一种番硇，出西藏，有五色，以大红者为上，质如石，并无卤气。李氏所引皆盐硇也，真藏硇能化血肉为水，虽煅炼亦不可服。〇王国祥注：本草谓能化人心为水者，正指藏硇为言也。中其毒者，生绿豆研汁恣饮之。〇山慈姑：处州人以白花者良，形状绝似石蒜。李氏于山慈姑集解下注云：冬月生叶，二月枯即抽茎，开花有红、黄、白三色。于石蒜集解下注：春初生叶，七月苗枯抽茎，开花红色，又一种四五月抽茎，开花黄、白色。余昔馆平湖仙塘寺，沈道人从遂昌带有慈姑花一盆来，亲见之，其花白色，俨如石蒜花。据土人言，无红、黄花者。其花开于三月，而《逢原》慈姑下注云：开花于九月，则误以石蒜为慈姑矣。李氏于慈姑条下附方引孙天仁《集效方》用红灯笼草，此乃红姑娘草，专治咽喉口齿，即《纲目》所载酸浆草是也。乃不列彼而列此，岂以慈姑又名鬼灯檠而误之耶？夫慈姑虽解毒，不入咽喉口齿，何得误入？又引《奇效方》吐风痰用金灯花根，不知石蒜亦名金灯花，慈姑根食之不吐，石蒜根食之令人吐，则《奇效方》所用乃石蒜，非慈姑也。李氏且两误矣。〇王国祥注：今人以慈姑入咽喉方中，皆承李氏引《集效方》之误也。然恕轩先生目击其花，故知其误而辨之。其未见者，恶从而辨之？辨药之难，于此可见。苟非人所共识共知之药，可擅用哉！〇草以兰名者有数种，今人呼为奶孩儿者，泽兰也。方茎紫花，枝根皆香。人家多植之，妇女暑月以插发。入药走血分。省头草则叶细碎如瓦松，开黄花，气微香。生江塘沙岸旁，土人采之，入市货卖，妇人亦市以插发，云可除垢，未见有入药用者。汪讱庵所谓町畦贱品，不可误以为《本经》之兰也。又有香草，叶如薄荷而小，香气与薄荷迥别，五六月间人家采以煎黄鱼，云可杀腥代葱，此即所谓罗勒是也，未闻有入药者。又有孩儿菊，叶如马兰而长，近皆以此作泽兰用，云可入药治血。此四种皆香草。香而恶浊，略无清芬之气，非圣人所谓王者之香也，指以为兰，是认阳货为孔子矣。惟奶孩儿香尤峻烈。李氏于兰草释名下，概以省头草、孩儿菊混列一类，至集解所详形状，则又以孩儿菊为泽兰，附方中则又认省头草为兰草，皆误也。《经》云：因于湿，首如裹。盖湿热浊气上熏，则元神之府昏重而失其清灵之恒矣。省头草，气猛，能上行辟浊，故有此名。又谓罗勒即兰香，而《逢源》云罗勒与兰香迥别，当以张说为可信。兰香，吴人入药，名曰佩兰。夫气香之药性，皆辟浊理气，张氏以为即《内经》之兰，亦误也。

《橘旁杂论·古今药味不同论》卷下：古之为医，躬亲药物，如韩伯休之卖药，卖药即医也。《千金方》载采药以时，故有雷公之炮炙，仲景之㕮咀，无一不入山采药，以救世人之疾。乐府虽有飞龙落药店之句，然至宋季，始立和剂局，复多药铺。是时医人尚携药笼，贮一切丸散，其饮片则取给于店铺矣。药乃各方所产，皆本天生。《白术赞》曰：津如玉液，味似琼浆。人参必钉头鼠尾，黄耆必金井玉栏。至于近世，药既有铺，聚必有行，若汉口集川陕两湖两广之药，号称为薮，天下之商贩咸集焉。艨艟巨舰，日以百计，运行四方，而所产之地界不加广，生不敷销，无以应天下之求。土著者乃有下子分根之法，如茯苓乃百年松脂所化，近以松枝埋于土中，三年可采。凤州党参，陕州黄耆，于潜白术，无不种者，安能气味纯厚，得及上古哉？出处地道，最为难得，欲求天生者，非我所知也。即人参一味，从长白发祥，得地灵气厚，功魁群草；尚有下子分苗，名曰秧参，味淡而气薄，辛叨朝廷严禁，罪伪行真，功力如前。薄荷、青蒿，极贱之品，吴中山野，几遍原隰，余者可知矣。惟金石血肉之品，与结子采叶之药，无分古今也。

《活人一术初编》卷二：广德丸：全当归、自然铜醋煅、石菖蒲、宣木瓜、香附、骨碎补、虎骨（以上各六两），续断、巡骨风、大茴香、桂枝、青皮、五加皮、延胡索、川芎、乳香去油、没药去油、秦艽、牛膝、枳壳、三七、防己、陈皮、姜黄、桑白皮、赤芍、杜仲、刘寄奴草、血竭另研（以上各四两），红花（三两），沉香、木香、母丁香（以上二两），外加草药在味，乐得打、接骨灵、接骨草（以上各四两）。三味全有固妙，或止有一二味亦可。各草形分绘于后。乐得打初生形：味辛、苦，叶大，梗三棱，有小白毛；乐得打长大形：味辛、苦、微甜，香，梗圆，有小白毛，枝长尺余；乐得打将老形：气味与长大时同，叶较密。接骨灵形：枝叶相对生，梗方，有小白毛，开小红紫花，味甜、微苦、辛，地肥节红，地瘠节绿，此枝乃七八月结子，子形如稻而小，多刺，粘人衣。接骨草形：枝叶对生，梗方，有小白毛，叶如芹菜，花黄似野菊而小，子细如簪，挺长二分许，多毛刺，粘人衣，黑色。味苦、辛。以上各药，不见火，共为极细末，惟血竭另研，拌入，用苏木三斤，砂锅内熬浓汁，和为丸，每丸重三钱。○凡跌打骨折骨损，并金刃极重之伤，用黄酒，或童便，或小便化开二丸，服之立刻止痛。如痛极昏晕，药渣不能下咽者，用黄酒清水各半碗，入砂锅内煎三丸，灌下立苏。受有重伤者，必须先服此丸，再用外治，则见效乃速，且免进风。○凡四肢不仁，筋骨疼痛，每服一丸，黄酒化服，以瘥为度。○凡用力劳乏，行路疲惫，用开水化服一丸，静卧片时，便精神如旧。

《冷庐医话·药品》卷五：草药形状相类者甚多，如宕芋似何首乌，钩吻似黄精，透山根似蘼芜，天灸似石龙芮，鸡冠子似青葙子，赤柳草根似茜草根等，不胜枚举，良毒各殊，服食家均宜慎辨。

《医方丛话》卷七：阿魏、三七试验。阿魏状如桃胶，其色黄如栗瓣者为上，色黑者不堪用。刘纯诗云：阿魏无真却有真，臭而止臭乃为珍。验法：以半铢安熟铜器中一宿至明，沾处如白银，永无赤色，即真。三七合金疮止血有奇效。试法：以末糁猪血中，血化为水者真（《调燮类编》）。

《疑难急症简方·药辨真假损益》：鹿茸。东双桥裘赓三说：最好是关东茸，额阔黄毛，无黑色，并顺逆柔软不硬。角顶高者为高庄，即低者亦佳，取粗壮为是。鱼茸是鲨鱼所化，额内有黑毛，且硬不柔，不中用。○蒙桂。此桂最好，出自狮子做窠之处。原来皮外有蛀虫眼。又说：凡桂油，留一线就好。○燕窝。有七十八种，最好出是缅甸。如拳者，名拳燕。亦有似瓢者，名瓢羹燕。熟后冷而复热，其肉不硬，此外复热则硬。○胖大海。《道听集》：味甘淡，治火闭痘，服之立起，并治一切热症，劳伤吐衄下血，消毒去暑，时行赤眼，风火牙疼，去积下食，痔疮漏管，干咳无痰，骨蒸内热，三焦火症诸疮皆效，功难尽述。按：此肉味佳，可以并服。○黄精。《食物》：仙书：太阳之草名黄精，食之长生。太阴之草，名钩吻，食之即死。越遇余姚药客骆说：黄精有根，如根硬者，食之死，未卜是否。○马齿苋。丁氏：一名长命菜，性清凉，内服外敷，神效之至。亦名瓜子菜。按：一名豆版苋。

《见症知医·药真病假》卷六：药求地道，制得其法，药真也。病何以假？得真药治病，病不敌药而病退，则病假矣。倘药不辨，而草率从事，将药假病真，至药不应，始措手无及，汗颜自愧，反不如置身事外之高雅矣。药味假者甚多，仆亦不能尽辨。但所列之方，本有指实，故敢载其知者数条，亦谓药之真假，病之臧否系之。治症者，断不可不辨药。○真吐牛黄。山陕北地，畜牛甚广，故出牛黄。其形如鸡子，体质轻松，易剥落，每个约重四钱五六分者，入研有香味即真，不必以透甲为验。若重至一两多，便是假黄，不可用。然土产有四方者，乃系杀黄，物真力

微，加倍用之亦可。并有一种，如大鸭蛋大者，系骆驼黄，亦不可用。〇熊胆。熊形类人，左食管，右气管。难得其真而全者。土人所得，以灰面混入，则一分可做二三分，以要重价。故真者甚难。真胆乃眼药中之秘宝，点舌丹内之神丹，有诀云：身似琵琶色似漆，天时炎燥软且湿。务求双管管生珠，方是人熊身上的。〇蟾酥。蟾酥乃毒门要药，难觅其真。然自捕取之，如反掌得珍，贵于善事利器，万事免至求人。可打一铜钳子，两旁有边，收拢如盒子式，以一人捉住虾蟆，一人用钳夹住眉眼，顷刻有白酥滮出，在铜钳盒内，或夹数个，即用篾片刮下蟾酥，磁盘收聚。每日令人捕三十余个，有十日之积，即敷用矣。每年四五月，虾蟆最多。后列有钳式。〇鱼子黄。即广西阿地所出，名阿硫黄，价不甚昂，其性按之《本草》，金石之毒，若无秘制，切记勿乱服。其制法：每硫黄一斤，用明矾一斤，共研碎，以小酒坛一个，盛矾黄于内，表心纸一张，盖矾黄上，又以乱松柏枝松放入坛内，又用松柏扎成一把，塞紧坛口，又用大酒坛一个，要配定小坛口，正合套在大坛口之内，将大坛盛水大半坛，埋一半在土内，用黄泥纸筋捣湿，封口牢固，四围糠皮拥护，用炭火四边引着，煅炼一日对周，退火半日，即将坛取出，其硫黄尽鑽入在大坛水内，结成大小块；明矾俱升在小坛顶上，矾弃不用，将黄打碎，装入在猪大肠尾结内，两头线扎，水煮半日，取出，用清水浸，每日水漂三次，计三日取起，用豆腐煮半日，又以水漂一日，再用黑豆煮半日，取出漂一日，又入甘草水煮半日，取出，水漂三日，以油尽为度，方研碎入药。所谓松柏透矾关，制法莫善于此。〇其坛周身用生姜搽之，见火则不爆裂。〇夜明砂。蚊虫之眼，夜则更明。蝙蝠善食蚊，然蚊已化，而眼睛不化，故名曰夜明砂。其取法：将蝙蝠粪内淘出蚊虫眼睛，乃为真正夜明砂。第用者不过空有其名，何从辨别？必将此物置之太阳中照之，金光灿烂，宝气腾腾，又能淘尽泥土，毫无灰尘，方是净砂。今苏州嘉定县南翔镇大寺鸳鸯殿，尚人之顶，净夜明砂，价合四换，入配眼药，再无佳于此者。〇土鳖。土鳖处处皆有，而砻坊木砻底下尤多。其制法：用小瓶可盛二三十个，以红花末入瓶，与鳖虫食之，食尽红花，大虫即吃小虫，养至一月，取出，只有数枚，入烧酒浸，烘干，研末则力大精壮，以之配药，最为神奇。〇珍珠。用珠必要二三四厘重者，粗糙歪损，俱可入用，只求明亮为上。最忌鱼眼湖珠，及俗名药珠，乃细碎不堪者，以入眼药，必损瞳人，不如勿用。而点舌丹中有好珠更佳，如无，即歪糙明亮者亦可，惟鱼眼湖珠断不可用。

《增订伪药条辨·劝戒刍言》：〇劝办药宜真也。余闽人，在闽言闽，闽地僻处海峤。凡两广及外洋要药，皆自香港办来。江、浙、川、陕、辽、冀各地道，皆自上海办来。全省大小药肆，多向南北帮购置。此书所列伪药，十有六七非闽省所产。药栈为药店领袖，必当办运真药以利济群生。回忆二十年前，药帮传单议禁，实为无量功德。不意日久玩生，禁者自禁，而售者自售。夫药之真伪，医家病家固未能周知，药栈无不知之。明知故作，又奚可睹？窃愿好善君子，存仁交义取之心，矢济世济人之志，清流塞源，永远禁绝，则广种福田，不仅鄙人持一瓣香祷祝以求之耳。〇劝贩药宜审也。凡药栈之庄友，药商之经手，一切辨货批货，均须验明正地道货色。如遇有假药，货宁缺而不买，价虽贱而不收，存利济之善心，绝钻营之贪念。即外府州县，穷乡僻壤，客载来省购货，亦须认货交易，勿贪小利而昧天良，勿便私图而害人命。语云：救人一命，胜造七级浮屠。彼苍福佑善人，报施原不爽也。〇劝买药宜慎也。凡病家请医治病，为其欲愈也。有真方无真药，卢扁莫何。凡一方到手，须问明方中有无要药，特向药铺只取真药，不论价钱。与其服伪药数十剂而无功反害者，何如服真药一二剂而奏效如神也。勿先评价钱而后购，勿第贪便宜而相商。凡方中有涉假药者，尤宜审问而明辨之，自不至为其所误矣。〇劝用药宜谨也。医为司命之人，临症开方，凡方中有涉及假药者，须与病家详说某药有假，购药时切宜明辨，为之提醒，自不致坠其术中。在我稍费片言，于人受益非浅。至贵重之品，如人参、牛黄、麝香、琥珀、海狗肾、麒麟竭、珍珠、阿胶、犀角、羚羊之属，尤宜谨慎。倘无真药，徒费病家之钱，于病无济。必不得已而用之，须嘱力求真品，或能稍收功效。吾愿同志诸君，力挽颓风，随时随地，留心察访，严别真假，以立吾道之防，则活人之心，差堪稍慰已。〇劝买药宜诚也。项元麟曰：病家买药，原系去病求生，固非泛常日用者可比，幸勿希图价廉，多打折扣，故意拖欠，使彼货卖之家，折本含怨。请思经营问利，谁甘亏折？不得已将形色相似者代之，孰知云泥之隔，冰炭之殊。买药者，惟图价值便宜。服药者，亦大受其损矣。病情轻，尚可苟延残喘。病情重，以致殒命捐躯。买卖之际，生死交关，其可不慎？况世俗皆以药业为暗行，不知其如何利息。殊不知剔选正药，去头除稍，再去泥杂没屑，沾惠甚微。偶或骤让，甚至净欠不还，以致卖者进货折本不计。所以买者贪而无诚，而卖者作伪，亦毋怪其然矣。又有土人商贾鱼目混珠，来路不清，亦非关药肆之弊，乃进货者经验阅历不到，受人欺骗耳，罪在奸商贪利忘义之徒。总之，药之良窳，关人生命，卖者买者，宜各本天良，思之味之。

《倚云轩医案医话医论·鹿茸人参治验》：人参、鹿茸为极补之药，皆昂贵。然鹿茸虽贵，真者尚易得，以其难假而易辨也。人参价贵而假者多，其地道难辨，种参甚多，惟野生者始有力，种者无力。以天下之大，安得有许多野人参以应世用？人参能补气，亦能补血。鹿茸能补精血，接先天元气。老年精血衰弱，头眩耳鸣，足膝无力，服之颇有效。补精血亦能补气也。新种人参亦能补气，惟不如野生者耳。今人一服人参，欲望能起死回生，望之太奢。不知人参不过草木中之补气药耳。病在不治，亦何益哉。古方动辄用人参，今以价贵，贫者无力，不敢浪用，亦以望之过奢，一有不当，怨谤丛生。至不得已而用之，恐其晚耳。人参之抱屈多矣！

《清稗类钞·艺术类·伪药致误》：金良玉明经铨，工诗善医，作剂宗法东垣，审药尤严，逐味拣之。自谓一生谨慎，然几误生命者屡矣。一为某家五岁儿病肺风，初用麻黄三分，不应；益以五分，又不应，第三剂益至七分，而额汗如珠，脉亦欲脱矣。急以人参五味止之，糁以牡蛎、龙骨，始瘥。访之，则前所用皆伪者，七分则真麻黄，不觉已过重矣。一为某店一主计，病水肿，以十枣汤逐之，再剂不应。因鉴前辙，索药验之，朽败绝无气味，命赴他店易之，一剂而愈。

药品名实辨

《石药尔雅·释诸药隐名》卷上：玄黄花：一名轻飞，一名铅飞，一名飞流，一名火丹，一名良飞，一名紫粉。铅黄华：一名黄丹，一名军门，一名金柳，一名铅华，一名华盖，一名龙汁，一名九光丹。锡精：一名黄精，一名玄黄，一名飞精，一名金公，一名黄芽，一名伏丹，一名制丹，一名黄轻，一名黄羣，一名紫粉，一名黄华，一名黄龙，一名黄池，一名河车，一名太阴，一名金精，一名金公河车，一名素丹白豪，一名假公黄。铅精：一名金公，一名河车，一名水锡，一名丹白豪，一名太阴，一名素金，一名天玄飞雄，一名几公黄，一名立制太阴，一名虎男，一名黑虎，一名玄武，一名黄男，一名白虎，一名黑金，一名青金。水银：一名汞，一名铅精，一名神胶，一名姹女，一名玄水，一名子明，一名流珠，一名玄珠，一名太阴流珠，一名白虎脑，一名长生子，一名玄水龙膏，一名阳明子，一名河上姹女，一名天生，一名玄女，一名青龙，一名神水，一名太阳，一名赤汞，一名沙汞。水银霜：一名金液，一名吴沙汞金，一名白虎脑，一名金银虎，一名赤帝体雪越楚，一名水云银。丹砂：一名日精，一名真珠，一名仙砂，一名汞砂，一名赤帝，一名太阳，一名朱砂，一名朱鸟，一名降陵朱儿，一名赤帝精，一名赤帝髓，一名朱雀。雄黄：一名朱雀筋，一名白陵，一名黄奴，一名男精，一名石黄，一名太旬首中石，一名天阳石，一名柔黄雄，一名丹山月魂，一名深黄期，一名帝男精，一名帝男血，一名迄利迦。雌黄：一名帝女血炼者，一名玄台月半炼者，一名黄龙血生，一名黄安炼者，一名赤厨柔。赤雌：炼者，一名帝女回，一名帝女署生、帝女血黄、安赤厨柔雌。已上炼者，玄台丹半。石硫黄：一名黄英，一名烦硫，一名硫黄，一名石亭脂，一名九灵黄童，一名黄硫砂，一名山不住。硇砂：一名金贼，一名赤砂，一名狃砂，一名浓砂，一名白海精，一名狃砂黄，一名黄砂，一名赤狃砂。曾青：一名朴青，一名赤龙翘，一名青龙血，一名黄云英。空青：一名青要中女，一名青油羽，一名青神羽。磁石：一名玄石拾针，一名玄水石，一名处石。不拾针者，一名绿秋，一名伏石母，一名玄武石，一名帝流浆，一名席流浆。阳起石：一名白石五精全阳，一名五色芙蓉，一名五精金精，一名五精阴华。理石：一名立制石，与石胆同名。一名肥石，一名不灰木。胡同律：一名梧桐泪，一名屈原苏。金牙：一名虎脱幽。石钟乳：一名公乳，一名卢布，一名殷孽，一名姜石，一名乳华，一名通石，一名乳床石，一名夏乳根，一名殷孽根，一名孔公孽，一名逆石，一名石华。胡粉：一名锡粉，一名铅粉，一名丹地黄，一名流丹，一名解锡。粗者，一名鹊粉，一名流丹白豪，一名白膏。白玉：一名玉札，一名纯阳主，一名玄真赤玉，一名天妇，一名延妇。白青：一名鱼目青。绿青：一名碧青，一名毕石，一名扁青即。石绿：又名铜勒。石胆：一名黑石，一名碁石，一名铜勒，一名石液，一名立制石，一名擅摇持，一名制石液。云母：一名玄石，一名云华五色，一名云末赤，一名云英青，一名云液白，一名云沙青，一名璘白石，一名云胆黑，一名云起，一名泄涿，一名雄黑，一名雨华飞英，一名鸿光，一名石银，一名明石，一名云梁石，一名浮云滓。消石：一名北帝玄珠，一名昆涛梁，一名河东野，一名化金石，一名化金石生，一名水石。朴消：一名东野，一名单丹，一名海末。白矾石：一名羽泽，一名黄石，又名黄老。鸡矢矾：一名玄武骨，一名赤龙翘，一名寻不见石赤者。滑石：一名石液，一名共石，又名脆石，一名番石，一名雷河督子，一名冷石，一名留石。紫石英：一名紫陵文质。白石脂：一名白素飞龙。白石英：一名素玉女，一名白素飞龙，一名银华，一名水精，一名宫中玉女五色。青石脂：一名五色赤石味，一名黑石脂，一名黑石。太乙禹余粮：一名石脑，一名余粮，一名天师食，一名山中盈脂，一名石饴饼。鸡矢礜石：一名青鸟，一名齿礜，一名五色山脂。握雪礜石：一名化公石。特生礜石，一名鼠生母。太阴玄精：一名监精，一名玄明龙膏，与汞同名。太阳玄精：一名无主。凝水石：一名水石，一名寒水石，一名凌水石，一名冰石。礜石：一名白虎，一名白龙，一名制石，一名秋石，一名日礜，一名固羊，一名太石，一名仓盐石膏，一名细石。长石：一名方石，一名土石，一名直石。青琅玕：一名石味,一名青珠,一名白碧珠。方解石：一名黄石。石黛：一名碧城飞华，一名青帝流石，一名碧陵文侯，一名青帝流池，一名帝流青。牡蛎：一名四海分居，一名石云慈。金：一名庚辛，一名天真，一名黄金，一名东南阳日，一名男石上火。银：一名山凝，一名白银，一名女石下水，一名西北堕月。鍮石：一名黄石。熟铜：一名丹阳，一名赤铜。铅白：一名丹地黄，一名金公，一名青金。白镴：一名昆崳毗。水精精：一名阴运，一名真珠，一名夜光明，一名蟀精，一名明合景。紫石英：一名西龙膏，一名浮余，一名上白丹戎盐，一名仙人左水，一名西戎上味，一名西戎淳味，一名石盐，一名寒盐，一名冰石，一名光明盐，一名紫女，一名上味，一名石味，一名倒行神骨。代赭：一名血师，一名白善，一名白玉。卤咸：一名青牛落，一名石脾。大盐：一名石盐，一名印盐，一名海印末盐，一名帝味，一名仓盐，一名味盐。石盐：一名石味。黑盐：一名黑帝味，一名玄武味，一名玄武脑，一名北帝髓，一名北帝根。赤盐：一名赤帝味。白盐：一名白帝味。青盐：一名青帝味。右四盐并合药，造作诸物，名圣无知。乌头：一名黄乌首。附子：一名乌烟，一名香附子，一名乌头子。郁金：一名五帝足，一名黄郁，一名乌头。五芽者，谷、粟、豆、黍、大麦等芽是也。（又一本云粟、黍、荞、豆、麦也。）桑汁：一名帝女液，一名鹊头血。葱涕：一名空亭液。覆盆子：一名缺盆，一名龙膏，一名云水，一名白马汁，一名秋胶，一名义物锡。西龙膏：一名黄龙膏，一名黄泽，一名五谷孽，一名童儿禾。桑树上露：一名上清。白云汁：一名白云滋。蚯蚓屎：一名龙通粉，一名蚓场土，一名地龙粉，一名寒献玉，一名土龙屎。白茅：一名白羽草。桑木：一名蚕命食。苏膏：一名三变柔,一名三变泽生，一名谷釜生。白颈蚯蚓汁：一名玄龙地强汁，名土龙膏，一名土龙血。白僵蚕：一名蚁强子，一名白荀。白狗胆：一名瓠汁,一名阴龙瓠汁,一名阴色白狗粪,一名龙膏。狗尿：一名阴龙汁。白狗耳上血：一名白龙七,一名阴龙膏瓠汁。黑狗粪汁：一名黑龙,一名阴龙膏。黑狗血：一名阴龙汁。牛乳汁：一名蠢蠕浆,一名首男乳。牛胆：一名阴兽当门。黄牛粪汁：一名阴兽精汁。水牛脂：一名乌衣脂，一名黑帝乌脂，一名乌帝肌。羊脂：一名味物脂。猪顶上脂：一名负革脂，一名黑龙脂，一名黑帝孙肌，一名玄生脂。猪脂：一名阴龙膏。大虫睛：一名山君目，一名王母女瓜。母猪足、猴狲头：一名封君,一名二千石脑。鹳鹊血：一名阴乌汁。雨水汁：一名云光液。野鹊脑：一名飞骏马。鲤鱼眼睛：一名水人目。马粪：一名马通,一名灵薪。猬脂：一名猛虎脂。萤火虫：一名后宫游女，一名夜游好女儿。蜂子：一名飞军，一名飞粽。蜂：一名罗叉。蜜：一名百卉花醴，一名众口华芝。苇麻火：一名虚消薪。鳔胶：一名骐驎竭，一名天筋缝缥。虾皮：一名龙子单衣。蛇蜕皮：一名龙子衣,一名脱皮,一名蛇符弓皮。墙上草：一名土马鬃。楸木耳：一名金酒芝,一名金商芝。章陆根：一名芬华，一名六甲父母。桃胶：一名薛侧胶。竹根：一名恒生骨。松根：一名千岁老翁脑。柏根：一名太阴玉足。石苔衣：一名长生石。松脂：一名丹光之母，一名木公脂，一名丹光母，一名波罗脂。牡丹：一名儿长生。青牛苔者：一名咸。西兽衣者：一名驼毛。石灰：一名五味，一名白灰，一名味灰，一名恶灰，一名希灰，一名染灰，一名散灰。甘土：一名白单，一名白墡，一名丹道，一名土精。黄土：一名黄牛母。赤土：一名赭垩。黄鹦头：一名黄乌首。苋根：一名地筋。鼎：一名天器，一名登瓦，一名阴华明盖，一名赤色门。铁釜：一名金匮，一名登日，一名地下釜。土釜：一名天器，一名神室，一名赤门，一名神釜，一名非赤坚，一名土鼎。阴华羽盖：一名釜盖,一名登瓦。阳曹蕚：一名釜底。越灶：一名风炉。酢：一名左味,一名玄池，一名华池，一名玄明，一名玄水，一名弱水，一名神水，一名苦酒，一名青龙味，一名西海父母，一名醋，一名酰。铜青：一名黄龙汋。五加皮：一名牙石。地榆：一名豚榆系。蜂：一名切蜂精。砌黄：一名黄龙华,一名赤帝华精。井华水：一名五水,一名露霜,一名雪雨。铅丹：一名黄龙肝。烛烬：一名夜光骨。桑寄生：一名木精。地黄：一名土精。黄精：一名重楼，一名兔竹，一名豹格，一名救穷。茯苓：一名天精。天门冬：一名大当门根。蜂子蜜：一名白葩。泽泻：一名万岁。

未嫁女子月水：一名童女月。小儿尿：一名水精仙人水。水泡沫：一名海潮沫。五茄地榆匹：一名紫灰。肉苁蓉：一名地精。死人血：一名文龙血。杏人：一名木落子。白昌：一名地心。持子屎：一名摩儿。乌头没：一名黄附琴。人粪汁：一名玄精。紫：一名尚田丹。千寻子：一名大调汁。牡荆子：一名梦子。蝙蝠：一名伏翼。青蚨：生岭南，形女蝉也。

《酉阳杂俎·前集》卷二：药草异号。丹山魂：雄黄。五精金：阳起石。陆虚遗生：龙骨。绛晨伏胎：茯苓。

《药谱》：苾蒭清本良于医，药数百品，各以角贴，所题名字诡异。余大骇，究其源底，答言：天成中进士侯宁极戏造《药谱》一卷，尽出新意，改立别名。因时多艰，不传于世。余以礼求假录一通，用娱闲暇。假君子（牵牛），昌明章子（川乌头），淡伯（厚朴），木叔（胡椒），雪眉同气（白扁豆），金丸使者（椒），鹹毒仙（预知子），贵老（陈皮），远秀卿（沉香），化米先生（神曲），九日三官（吴茱萸），焰叟（硫黄），三闾小玉（白芷），中黄节士（麻黄），时美中（莳芦），导河掾（木猪苓），嗽神（五味子），曲方氏（防风），削坚中尉（三棱），中一作都），白天寿（吴术），洞庭奴隶（枳壳），黄英石（檀香），绿创真人（菖蒲），魏去疾（阿魏），禹孙（泽泻），橐钥尊师（仙灵脾），风棱御史（史君子），雪中来（白庶），风味团头（缩砂），郝肺侯（款冬花），骨鲠元君（萆薢），苦督邮（黄芩），调睡参军（酸枣仁），黑司命（苁蓉），知微老（白薇），太清尊者（朴硝），既济公（升麻），冷翠金刚（石南叶），脱桃婴儿（桃仁），涩翁（诃梨勒），抱灵居士（香附子），随阳给事中（甘遂），斜枝大夫（草龙胆），野文（白头翁），建阳八座（蛇床子），玄房仲长统（皂荚），藁生药王（覆盆子），仁枣（川楝子），石仲宁（滑石），命门录事（安息香），隐上座（郁李仁），水状元（紫苏），飞风道者（牙硝），帝膏（苏合香），毕和尚（荜澄茄），金山力士（自然铜），麝男（甘松），冰喉尉（薄荷），草东床（大腹皮），肾曹都尉（葫芦巴），寿祖（威灵仙），玲珑霍去病（藿香），千眼油（蕤人），延年卷雪（桑白皮），水银腊（轻粉），黄香影子（栀子），六亭剂（五味子），显明犯（阿胶），出样珊瑚（木通），中央粉（蒲黄），疮帚（何首乌），支解香（丁香），洗瘴丹（槟榔），海腊（麒麟竭），水磨橄榄（金铃子），无名印（地榆），无忧扇（枇杷叶），鬼木串（槐角），黑煞星（夜明砂），续命筒（干漆），蛮龙舌血（没药），羽化魁（五加皮），清凉种（香薷），度厄钱（连翘），汤主（山茱萸），圣龙松（瞿麦），翻胃木（常山），醒心杖（远志），玉皇瓜（马兜铃），偷蜜珊瑚（甘草），德儿（杏仁），混沌螟蛉（寄生），永嘉圣脯（干姜），红心石（赤石脂），药本（五灵脂），静风尾（荆芥），正坐丹砂（附子），迎阳子（菟丝子），山屠（黄蘖），脾家瑞气（肉豆蔻），甜面淳于（蜜陀僧），剔骨香（青皮），痰宫劈历（半夏），玉虚饭（龙脑），锁眉根（苦参），黑龙衣（鳖甲），小帝青（青盐），百辣云（生姜），缕带米（麦蘖），半夏精（天南星），夜金（雄黄），沙田髓（黄精），无声虎（大黄），小昌明（草乌头），草兵（巴豆），巢烟九助（乌梅），百子堂（草果子），皱面还丹（人参），琥珀孙（松脂），贼参（荠苨），不死面（茯苓），火泉（竹汁），比日沉香（乌药），陆续丸（蔓荆子），地白（瓜蒌根），天豆（破故纸），滴胆芝（黄连），新罗白肉（白附子），瘦香娇（丁黄，一作丁香），破关符（蓬莪术），王丝皮（杜仲），一作王孙友），血柜（牡丹皮），川元蠢（川芎，一作几元），九女春（鹿茸），百药绵（黄耆），英华库（益智），通天柱杖（牛膝），赤天佩（姜黄），丹田霖雨（巴戟），百丈须（石斛），飞天蕊（旋覆花），安神队杖（麦门冬），郓芝（天麻），锦绣根（芍药），草鱼目（薏苡仁），茅君宝箧（苍术），尉陀生（桂），炼形松子（柏子仁），芦头豹子（柴胡），丑宝（牛黄），肚里屏风（艾），九畹菜（泽兰），女二天（当归），天通绿（木香），旱水晶（鹏归，一作硼砂），还元大品（地黄），两平章（羌活），死冰（白僵蚕），一寸楼台（蜂巢），三尺箓（枸杞），无情手（硇砂），拔萃团（麝香），绿须姜（细辛），笑靥金（菊花），走根梅（干葛），八月珠（茴香），银条德星（山药），埋光乌药（良姜），椹圣（荜拨），破军杀（大戟），吉祥杵（桔梗），金母蜕（郁金），线子檀（芽香），良医七首（葶苈），产家大器（秦艽），滴金卯（延胡索），鬼丹（芦荟，一作卢会鬼，一作鬼），宜州样子（白豆蔻），瓦垄班（贝母），孝梗（知母），万金茸（紫菀），秦尖（蒺藜），西天蔓（前胡），蕨臣（卷柏），五福脔（白敛），保生藁（藁本），狨奴（狗脊），蒜脑薯（百合），备身弩（芫花），玉灵片（石膏）。

《圣济总录·叙例》卷三：药品有物异名同者，有物同名异者。称呼既别，性用不一，修合之际，多有疑二，今悉改正。如通脱木、木通二物，皆名通草，古方既不分别，故用木通者，不知与通脱木为异，此物异名同者也。古方用干地黄，不分蒸暴、生干二者，治药性用不同，今以生熟为别，此物同名异者也。至如药名中有从神农正经者，有从诸家批注者。盖取世俗称呼行用多者，庶无所惑。

《游宦纪闻》卷一：鄱郡官书，有《本草异名》一篇。尽取诸药它名登载，似觉繁冗。今摘常用者书于此，以备博知。荆芥曰假苏香，附子曰莎草根，金铃子曰楝实，诃子曰诃黎勒，花谢欲结子，为风吹堕者曰随风子，嘉禾散所用者是也，今医家只以紧实小诃子代之。山药曰薯蓣，一名玉延。简斋尝作《玉延赋》。苍耳曰葈耳实，马蔺花曰蠡实，仙灵脾曰淫羊藿，牛蒡子曰恶实，茴香曰蘹香子，破故纸曰补骨脂，乳香曰熏陆香，柏子仁曰柏实，凌霄花曰紫葳，余甘子曰庵摩勒，菱角曰芰，萝卜曰莱菔。以上药名，间亦有医者所未尽知。

《宝庆本草折衷·序例萃英下》卷二：叙名异实同之说旧文计一章。缙云名义条例凡一章。本草名字，随方不同。夫一药而有数名，各随方书所载。如莎草根一物，《唐本》注谓之香附子，《本草》以莎草根立条，诸家以香附子着方。若就《本草》目录中检香附子，终莫得而见似此者多矣。名义既别，循方合和，其可不辨？昔初虞世著《养生必用方》，尝立此例于卷之首矣。后缙云虽加增广，而犹未适其当。因为损益刊正，特括日用之名最显而尤切者，具列如下。〇朱砂、辰砂即丹砂，白矾（音烦）即矾石，焰消即消石，盆消即芒消，英消、甜消即马牙消，胆矾即石胆，绛矾即绿矾，轻粉、腻粉即水银粉，灶中黄土即伏龙肝，百草霜即铛（楚庚切）墨，北亭砂即硇（女交切）砂，黄丹即铅丹，胡粉、定粉即铅粉，青盐即戎盐，白善（一作礶）即白垩（乌格切），鹏砂即蓬砂，蛇含石即蛇黄，山药、山芋即薯蓣，刺蒺藜即白蒺藜子，啜蜜藤即忍冬，落帚子即地肤子，苍耳子即葈（私以切）耳实，瓜娄、天花粉即栝楼，木通即通草，马蔺（音吝）子即蠡（音礼）实，仙灵脾即淫羊藿，牡蒙即紫参，牛蒡子、鼠黏子（和梂者也）即恶实，茴香即蘹（音怀）香子，破故纸即补骨脂，香附子即莎草根，青蒿即草蒿，金沸草即旋复（一作覆花），火杴草即豨（音喜）莶（音杴），胡孙姜即骨碎补，土青木香即独行根，胶香即松脂，槐角（和荚者也）即槐实，枸杞根皮即地骨皮，黄松节（附茯神后）即茯神中心木梗，黄檗（博厄切）、黄柏皮即蘗木，白胶香即枫香脂胶，血竭即骐麟竭，脑子即龙脑香，凌霄花即紫葳（音威），鬼箭即卫矛，夜合皮即合欢，金铃子、川楝子即楝实，鹿角胶即白胶，夜明砂即天鼠屎，斑鸠、锦鸠即斑鹪，真珠母即石决明，虻虫即蜚虻，地龙即白颈蚯蚓，天浆子即雀瓮（一作瓮），蛜（音衣）蝌（音其）即紧小蝎，土狗即蝼（音娄）蛄（音姑），穿山甲即鲮鲤甲，莲子、石莲（黑老者）即藕实，芡（音俭）即鸡头实，葧脐即乌芋，桃奴即桃枭，脂麻即胡麻，粳粟米即粟米，糯米、秫稻即稻米，御米壳即

罂（一作罌）粟壳，鹅不食草即石胡荽，萝卜即莱菔（音卜），荆芥即假苏，龙脑薄荷、鸡苏即水苏，菝（傍不切）蔺（火个切）即薄荷，大蒜即葫，小蒜即蒜，慈菰（附剪刀草后）即剪刀草根。

叙名同实异之分旧文计一章。缙云名义条例凡一章。本草名字，品目相重，甚致差互。真珠蚌子云即丹砂（真珠乃蚌中之子也，而丹砂亦名真珠之类。〇珠，一作朱），文蛤、五倍全引海蛤（文蛤乃海中之蛤壳也，而五倍子亦名文蛤。《三因方》治渴，正用五倍子，今称文蛤散之类）。性理必殊，其可不辨？昔《图经》于王瓜之条，尝言物有异类，同名甚多，不可不辨。故缙云衷斯例，以释重复之疑。其用心与力勤矣，而统纪亦未甚明。因为损益刊正。凡名全然相同者，如石胆、理石、礜（音豫）石三物，皆名立制石。此等固已搜罗殆尽。至于名之大同而小异者，如牵牛子之名金铃，而楝实之名金铃子。又如旋花之名金沸，而旋复花之名金沸草。（更有六物俱名昆仑者。〇白敛正名昆仑。〇石硫黄名昆仑黄。〇青葙子名昆仑草。〇赤甘蔗名昆仑蔗。〇紫红桃名昆仑桃。〇紫茄名昆仑瓜。）此等皆大同小异之名，更不编入也。〇墨盖子惟此篇用之，与唐谨微所用不侔也。丹砂亦名真朱（一作珠）。黄芽（续附伏火丹砂后）亦名金芽（一作牙）。〇石硫黄、金屑（删讫）皆亦名黄牙（一作芽）。〇石硫黄、大黄，皆名将军。〇大黄实（大黄有条，其实删讫）、羊蹄实（附羊蹄后）皆名金乔（一作荞）麦。云母、云实（删讫）皆名云英。〇云实、石龙芮皆名天豆。〇石龙蒭亦名龙朱（一作珠，并删讫），矾（音烦）石亦名理石。〇理石、长石皆名长理石。〇理石、白肌石（删讫）皆名肌石。〇石胆、理石、礜（音豫）石皆名立制石。〇礜石、光明盐（删讫）皆亦名食（一作石）盐。〇握雪礜石（删讫）、太一余粮，皆亦名石脑（石脑删讫）。〇石脑又亦名握雪礜石（并删讫）。〇绿矾（音烦）亦名石胆。〇长石、方解石（删讫）皆名方石。〇雄黄、方解石皆名黄石。〇石膏亦名方解石。〇雄黄又亦名石黄（石黄删讫）。二石脾（两条并删讫）皆亦名消（一作淆）石。水银灰（附水银后）、水银粉皆名澒（一作汞，并红董切）粉。生银、忍冬花（续附忍冬后）皆名老翁须。〇麦门冬亦名忍冬。〇麦门冬、师草实（删讫）皆亦名禹余粮。〇忍冬、陈思岌（鱼及切，删讫）皆亦名千金藤。〇麦门冬、垣衣（删讫）皆亦名乌韭（一作韭贝，乌韭删讫）。〇陟厘、乌韭（并删讫）皆名石发。〇天门冬、麦门冬皆名虋（音门）冬。〇天门冬、营实、蛇床子皆名蘠（一作蔷，又作墙）蘼（一作薇）。〇天门冬又亦名淫羊藿及百部。〇天门冬苗（天门冬有条具苗，删讫）、白棘皆名棘刺。〇淫羊藿、续随子皆名千两金。〇百部、白前（删讫）皆名嗽药。〇百部、枸杞皆名地仙苗。〇枸杞又亦名仙人杖（仙人杖删讫）。〇枸杞子亦名羊乳。〇枸杞叶（附枸杞子后）亦名甜（一作菾）菜。〇羊乳（此在有名未用类者，删讫）亦名地黄（地黄今分生、熟两条）。磁石、玄石皆名处石。阳起石、枳（音止）椇（音矩。木枳椇有条，其木删讫）皆名白石。〇枳椇、白蜜皆亦名木蜜（木蜜删讫）。〇白蜜又亦名石蜜。殷孽亦名姜石（姜石删讫）。铛（楚庚切）墨、灶额上墨皆名百草霜（并见铛墨续说）。硇（女交切）砂亦名伏翼（伏翼删讫）。铅丹、铅粉皆名铅华。白垩（乌恪切）、鳝（音善）鱼皆名白善（一作鳝）。黄精、蚤休皆名重楼。〇黄精又亦名萎蕤（今作女萎、萎蕤立条）、白及。〇黄精、女萎、萎蕤、干漆叶（干漆有条，其叶删讫）皆亦名黄芝（黄芝删讫）。〇女萎、萎蕤、干漆叶皆名地节及青黏。〇玄参、蚤休皆名重台。〇玄参、败酱皆名鹿肠。〇玄参、丹参皆名逐马。菖蒲、白昌（删讫）皆名昌阳。〇商陆又亦名白昌。黄甘菊花、雀翘（删讫）皆名更生。〇黄甘菊花又亦名节华及玉英（节华、玉英皆删讫）。〇白菊（元附黄甘菊花注，删讫）、莲心（附藕实后）皆名苦薏（音意）。〇木莲、藕实（老黑者）皆名石莲。人参亦名鬼盖（鬼盖删讫）。甘草、旋花（删讫）、葶苈皆名美（一作靡）草。○苍术、旋花皆亦名山姜（山姜两条并删讫）。○苍术、续断皆名马蓟（古丽切）。○续断、大蓟皆名山牛蒡。○续断又亦名大蓟。○续断、桑耳皆亦名桑上寄生。○桑上寄生又亦名续断。○苍术、何首乌皆名山精。○何首乌蔓（何首乌有条，其蔓删讫）、合欢皆名夜合。菟丝子、松萝皆名女萝。杜牛膝（续附牛膝后）、虎杖皆名苦杖（虎杖又一名班杖，今蒟蒻条所论班杖者，即虎杖也）。茺蔚子、地肤子皆名益明。○茺蔚苗（附茺蔚子后）亦名夏枯草。○地肤子、菒（私以切）耳实皆名地葵。○菒耳实、恶实皆名鼠黏（一作粘）子。防葵（删讫）、桔梗皆名利茹（一作如）。○栝楼、桔梗皆亦名白药。○栝楼实（附栝楼后）、胡瓜（在甜瓜内）皆名黄瓜。○栝楼、蠮（音一）螉（乌红切，蠮螉删讫，其土房有条）皆名果（一作蜾）蠃（一作蠃）。蠮螉亦名土蜂（土蜂元附蜂子条，删讫）。○桔梗亦名荠苨（奴礼切）。茈（音柴）胡、紫草皆名藐。独活苗（独活有条，其苗删讫）、鬼督邮（删讫）皆名独摇草。○赤箭、移（音施）杨（元附白杨皮注，删讫）皆名独摇。○扶移木亦名移杨（并删讫）。○郁李人（一作仁）、扶移木皆名唐（一作常）棣。○独活、白头翁皆名胡王使者。○赤箭、徐长卿（删讫）皆亦名鬼督邮。○石下长卿亦名徐长卿（并删讫）。升麻、蜘蛛，皆名落（一作络）新妇。○蜘蛛又亦名蚍（章悦切）蝥（音谋，蚍蝥删讫）。车前叶（附车前子后）、地菘（音嵩）皆名蚵（胡多切）蚾（薄稗切）草。○圆车前叶、海蛤、菘菜、马齿苋皆名豨耳（又详见豨草注，其草删讫）。○海蛤亦名魁蛤（魁蛤删讫）。木香、沉香皆亦名蜜香（蜜香删讫）。薯蓣、知母、芫花皆名儿草。○薯蓣又亦名山羊（山羊续附羚羊角后）。○沙参亦名知母。○知母、海藻，皆名荨（徒南切）。○沙参、款冬花皆名虎须。远志、细辛皆名细草。石斛、木兰皆名林兰及杜兰。白英（删讫）、羊蹄、樗木皮、石南皆亦名鬼目（鬼目删讫）。旱藕（删讫）、紫参、王孙（删讫）皆名牡蒙。（唐谨微于藕实后，及寇宗奭于千岁蘽后皆引《唐书》，以旱藕为牡蒙也。○蘽，力软切。）黄耆（或作芪）亦名王孙。○黄耆、旋复（或作覆花）皆名戴椹。马蓝（在蓝实内）、酸浆皆名葴（音针）。芎䓖亦名马衔。地锦、地朕（删讫）皆名地噤。○萤火、地朕皆名夜光。○地朕又亦名地锦。土鼓藤、千岁蘽（删讫）皆名常春藤。（唐谨微于藕实后及寇宗奭又皆以千岁蘽为常春藤也。）防风、狗脊皆名百枝。○狗脊、萆薢（古谐、庚买二切）皆名赤节。漏芦亦名木藜芦（木藜芦删讫）。○飞廉（删讫）亦名漏芦。○藜芦、萱草花（附萱草后）皆名鹿葱。○藜芦、葱涕（出葱叶中，附葱实后）皆名葱苒（音斩）。○藜芦又名亦山葱（附葱实后叶内）。○飞廉、白茯苓皆名伏（一作茯）兔（一作菟）。天名精（删讫）、蠡（音礼）实皆名豕首。决明子、青葙子皆名草芙（一作决）明。○决明子、芰（音伎）实皆名薐（一作菱）。○山茱萸亦名魃（音伎，一作芰）实。○青葙子又亦名草蒿。兰草（删讫）、泽兰皆名水香及兰香。○兰草、昨叶何草、罗勒又皆名兰香。茵蔯蒿、水苏皆名龙脑薄荷。○水萍亦名水苏。○乌芋亦名水萍。○蛴螬、乌芋，皆名勃（一作荸）齐（一作蛴）。○蛴螬、木蠹（删讫）皆亦名蝎（音曷）。○乌芋、剪刀草根（附剪刀草后）皆名茨（一作慈）菰。杜若亦名杜蘅（并删讫）。葛根亦名鹿藿（鹿藿删讫）。苦参、马先蒿（删讫）皆名虎麻。○苦参、苦耽（删讫）皆亦名苦蘵（音式）。通草、葡萄苗（附葡萄后）皆名木通。○通脱木亦名通草（新改增条名讫）。白芍药亦名白术（缙云条例同）。○赤芍药、牡丹花（牡丹有条，其花删讫）皆名木芍药。○牡丹、鼠妇皆亦名鼠姑（鼠妇删讫）。○牡丹又亦名百两金（百两金删讫）。瞿（音劬）麦、雀麦皆名燕麦。贝母、蜚虻皆名虻。○贝母又亦名苦菜。白茅根亦名地筋（地筋删讫）。白薇、天雄皆名白幕。○白薇、莽草皆名春草。萝藦子、女青（并删讫）皆名雀瓢。零

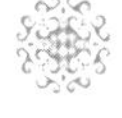

陵香亦名熏草（熏草删讫）。〇零陵香、熏草皆名燕（一作薷）草及蕙草。积雪草（删讫）、石薄荷（在薄荷内）皆名连钱草。荭（音红）草（删讫）、木蓼（在蓼实内）皆亦名天蓼（天蓼删讫）。〇荭草、天蓼又皆名水红（一作荭）。鲤（或作鳢）肠、连翘皆名旱莲（一作连）子。〇鲤肠又亦名莲（一作连）翘。〇连翘、藕实皆名连（一作莲）。附子、川乌头皆名奚毒。〇川乌头、侧子皆名莨。〇川乌头、蒴藋（徒吊切）皆名芨（居及切）及堇草。〇陆英（删讫）亦名蒴藋。虎掌（删讫）亦名天南星。酸模、芜菁皆名须及蕵芜。〇芜菁又亦名芥。〇芥亦名梨。（此芥在有名未用类，删讫。）萹（音褊）蓄、荩（音尽）草（删讫）皆名绿（一作绿）竹。芦花（芦根有条，其花删讫）、紫葳（音威）皆名苕（徒雕切）。〇紫葳又亦名女葳（一作萎）。鬼臼、山豆根皆名解毒。鼠尾草、南烛枝叶皆名乌草。酢浆草（删讫）亦名酸浆。白松脂（在松脂内）、枫香脂皆名白胶香。〇松皮绿衣（元附松脂注）亦名艾［蒳］（奴答切，一作纳）香（并删讫）。子蘖（博厄切，附蘖木后）、小蘖（删讫）皆名山石榴。〇子蘖亦名小蘖。牡荆实、溲（音搜）疏（音疏，删讫）、杨栌木（删讫）皆名空疏。〇牡荆实、溲疏又皆名阳（一作杨）栌。〇溲疏又亦名牡荆。母丁香、番枣核（乳香中有之）皆亦名鸡舌香（并见鸡舌香续说）。乳香亦名瓶香。（并见乳香续说。其瓶香删讫。）厚朴子（元附厚朴后）亦名逐折，或又称杜仲子为逐折（并删讫）。〇逐折又亦名百合。秦椒、蔓椒皆名樛（居虬切）。龙眼亦名益智。五倍子亦名文蛤。巴豆、蜀椒皆名巴椒。楝实亦名石（一作食）茱萸。鼠李、休李（附李核人后）皆名赵李。〇鼠李、椑（音卑）柿皆名椑。紫荆木子（元附紫荆木注）亦名紫珠（并删讫）。榼藤子亦名象豆（象豆删讫）。柯树皮（删讫）、橘（橘肉也，附橘皮后）皆名木奴。猪屎（附猪蹄后）亦名猪零（一作苓）。雁肪（音方）亦名鹜（音牧）肪。（鹜及雁各有条，其两肪并删讫。）天鼠屎亦名石肝（石肝删讫）。鮧（音夷）鱼亦名河豘（音屯）及鮠（五回切）鱼（鮠鱼删讫）。〇河豘又亦名规（一作鳀鱼（删讫）及鮠鱼。蚱（音乍）蝉（蝉壳有条，其蚱蝉删讫）、蝼（音娄）蛄（音姑）皆名蟪蛄。〇蝼蛄又亦名蝼蝈（古麦切）。〇蝼蝈（元在蛙内，删讫）、蜚蠊（删讫）、莱菔（音卜）皆名卢（一作芦）蜰（一作萉，皆音肥）。虾（音遐）蟆（音麻）亦名䱡（音秋，一作鳅，附鳗鲡鱼后）。车螯亦名紫贝（紫贝删讫）。地胆、蛙（音蛙）皆名青蛙。〇地胆又亦名蚖（一作芫）青。〇小蛙（在蛙注内）又亦名青凫（一作蚨，其青蚨删讫）。衣鱼（删讫）亦名白鱼。橙（或作棖）子皮、枇杷实（附枇杷叶后）皆名卢橘。胡麻、白油麻（删讫）皆名脂麻。（并寇氏云。并见麻油续说。）赤小豆叶名藿（音壑，此叶删讫）。韭名藿（音育）。（见《尔雅》。〇藿、藿，字刊多误，今改正，附此。凡观书皆当订正。）丹黍米、稷米皆名黄米。胡荽及葫皆名熏（一作荤）菜。水蕲（音芹）亦名水英（水英删讫）。紫加石亦名石血。（石血元附络石注，并删讫。）路石亦名陵石（并删讫）。五母麻（删讫）亦名天麻。姑活（删讫）亦名冬葵子。〇上按唐谨微元排次序，就中掇取名之相似者，联递成段，逐段加墨盖子表而出之。凡元有正名者，则谓之亦名也；凡已删其条而复具名于此者，欲观《证类本草》之人，庶乎亦有所考也。

消石非芒消（据陶隐居辨订）。磁石非玄石（据《图经》辨订）。独活非羌活（据《图经》辨订）。柳华非柳絮（据陈藏器辨订）。虾（音遐）蟆（音麻）非蟾蜍（据陈藏器辨订）。蓬虆（力轨切）非覆盆（据寇宗奭辨订）。〇上六者，名皆混殽，非其他同名之比。先贤皆以辨订之矣，兹特括出，别为一段，仍于各条之首，分注而辨焉。

石脾二条，今皆删。（一条元在玉石部上品，删讫。〇又一条元在有名未用类，亦删讫。）

石蟹二条，今并存之。（一条今在玉石部中品。〇又一条今续附在虫鱼部上品蟹之后。）石蚕二条，今皆删。（一条元在玉石部下品，删讫。〇又一条元在虫鱼部下品，亦删讫。）白蒿二条，今并存之。（一条今在草部上品之上。〇又一条今附在草部上品之下茵陈蒿《图经》内。）甘蓝二条，今皆删。（一条元附在草部上品之下蓝实注内，删讫。〇又一条元在菜部上品，亦删讫。）羊乳二条，今存其一。（一条今在兽部上品。〇又一条元在有名未用类，删讫。）石蜜二条，今并存之。（一条今作白蜜，在虫鱼部上品。〇又一条今在果部中品。）山姜二条，今皆删。（一条元附在果部上品草豆蔻之后，删。〇又一条元在外草下类，亦删讫。）麦苗二条，今存其一。（一条今附在米谷部中品小麦之后。又一条元在米谷部下品，删讫。）芥二条，今存其一。（一条今作青芥，在菜部上品。〇又一条元在有名未用类，删讫。）上十者，其音及字一一皆同，而各有两条，非亦名，皆名之比。外此虽有条名相重，音同而字异者，如草部有飞廉而虫鱼部又有蜚蠊（并删讫）之类，则不入此例也。

《走马急疳真方·药品异名括》：太清尊者朴硝尔，偷蜜珊瑚甘草名。脾家瑞气内豆蔻，抱灵居士香附更。羽碮羽泽皆矾石，铜华精即是铜青。干胭脂做片胚子，苦督邮只为黄芩。痰宫霹雳当半夏，大通绿染木香形。蛮龙古血没药也，锁眉根号曰苦参。茅君宝箧苍术鲜，连翘便是度厄钱。颠勒羊韭天麦冬，熟地生地为芑苄。黄香影子山栀子，赤铅华炼作黄丹。雄黄异名黄食石，麝香和作拔萃团。溺中埊号人中白，金钗石斛成林兰。百虫仓即五倍子，松脂化作琥珀丝。独活号称两平章，珠子香焚即乳香。风儿肉唤大风子，昆仑黄配作硫黄。陈皮久曰陈贵老，无声虎畏伏大黄。洞庭奴隶为枳壳，甘草又名国老当。黄芩亦可为腐赐，黑金屑即铁屑称。风棱御史使君子，黑面是散雪玉尘。绥米带乃麦芽号，神曲乃化米先生。淳胆芝即是黄连，诸般药品多异名。

《鸡肋编·本草》卷上：麻蕡，一名麻勃，云此麻花上勃勃者。故世人谓尘为勃土。果木诸物，上浮生者皆曰衣勃。和面而以干者傅之，亦曰面勃。浙人以米粉和羹，乃谓之米糒，音佩，而从力者韵无两音。《大业杂记》载尚食直长谢讽造《淮南王食经》，有《四时饮》，凡三十七种，并加米。乃知此书如茶饮、茗饮、桂饮、酪饮皆然，未知与今同否也？

《癸辛杂识》前集：三建汤所用附子、川乌、天雄，而莫晓其命名之义。比见一老医云：川乌建上，头目之虚风者主之；附子建中，脾胃寒者主之；天雄建下，腰肾虚惫者主之。此说亦似有理，后因观谢灵运《山居赋》曰：三建异形而同出。盖三物皆一种类，一岁为子，二岁为乌喙，三岁为附子，四岁为乌头，五岁为天雄，是知古药命名，皆有所本祖也。

《医说·药名之异》卷二：《本草》一物而有数名者，详载《本经》。至有日常用之药，乃有异名，一时难以寻讨，今直指其名，表而出之，庶有益于后学。牡蒙乃紫参。卫矛即鬼箭。紫葳今凌霄花。蘹香子即茴香也。莎草根今香附子是。北亭砂乃硇砂。茗苦荼者，茶也。无食子，没石子是。南烛枝，今乌饭叶。菰根，茭笋也。恶实即牛蒡子。蠡实即马蔺。淫羊藿即仙灵脾。假苏是荆芥。葫是大蒜。牙子乃狼牙。马勃乃马屁菌也。商陆即当陆根。败天公，人戴竹笠之败者。熏陆香，乳香也。诃黎勒初未成实风吹之坠地，谓之随风子。《太平广记》载南威，橄榄也；石蜜，樱桃也；卢橘，枇杷也；木蜜，枣也；麈，尘也；葱，白凉青热，通九窍；韭，白暖地之羊肉，青凉闭九窍；莱菔乃萝卜；小草即远志叶；半天河，竹篱头水也；署蓣今之山药；神屋即龟甲；五灵脂，寒号虫粪也；芰实，菱也；乌芋即慈菇；蚤休即紫荷车；浮石载石蟹条下；慎火草即景天也。

《戒庵老人漫笔》卷五：本草品类分并。《本草》中宜并而分者，其类甚多，如菥蓂、荠菜子，如蘼芜、芎䓖苗，如蒲黄、香蒲花，如青黛、蓝叶，如地笋、泽兰根之类。其宜分而混者，如乌芋兼收荸荠、茨菰之类。

《**医学疑问**》：问：已下各种药性，小邦未能详知，各种名下产出之处，用药之方，且解俗名，俱愿详教。答：土茴香：土字未详。叶似老胡荽，极疏细，作丛，至五月高三四尺，七月生花头如伞盖，黄色，结实如麦而小，青色。北人呼为小茴香。疗恶毒痈肿等症。土芎䓖：土字未详。生川蜀、秦地者良。若土者，乃各处所产，难以入剂。土当归：土字未详。同前。土乌药：土字未详。出天台山乃曰台乌药，别处产者俱云土乌药也。舶上茴香：舶字未详。一名蘹香子，产交广诸蕃及近郡有之，入药多用蕃舶，故名之。味辛，平，无毒。主诸瘘，霍乱及蛇伤，膀胱冷气，调中止痛。巴戟天：天字未明。生巴郡，乃天明则出苗。又曰不凋草也。能补先天元气，故有天字。随风子：即诃子。初成实，风落地者。金星凤尾草：味苦，气寒，无毒。多生阴湿石上，叶长，凌冬不凋，背有黄点两行，状若金星相对，故名。专理外科。凡诸未溃阳毒，沿颈瘰疬，发背痈疽，或剉碎煮酒频吞，或研末调水旋服亦可。枳椇：味平，甘，无毒。主头风，小腹拘急。一名木蜜。其木皮，温，无毒。主五痔，和五脏。以为屋，屋中酒则味薄，此亦奇物。其树经尺，叶如桑柘。其子作房，似珊瑚，核在其端，人皆食之。火麻子：即火麻仁。润肠，通结滞。荆沥：多截茎条，砖架火上炙熏，沥取两头流滴。加姜汁传送，消痰沫如神。虚痰用竹沥，实痰用荆沥。二味俱开经络，行血气要药也。红娘子：即樗鸡。味苦，平，有小毒。出岐州。有二种：五色具者雄，入药良；其青黑质白者是雌，不入药。凡用去翅足，以糯米面炒黄色，去米面。用治心腹邪气，益精强志，补中轻身，通血闭，行瘀血，主瘰疬，散目中翳。干菜子：即莱菔子，又名萝卜子。柏油木：乃柏树也。其子外白，作烛烧明，子内肉打油，南人用之点灯照明也。地菘：即天名精。味咸。止金疮血，解恶虫螫毒。生人家及路傍阴处有之，高二三寸，叶似菘叶而小。黄荆子：即黄荆条所生之子。其子炒为末，鸡子清调敷肿毒，干则以水润之，神效。又能治妇人赤白带下。又治心疼，炒为末，酒调下二钱。山里枣：即山查。因其赤色而名之也。京墨：京字未详。乃佳墨也。因帝王建都之处所产，故名。今墨多出南京。木馒头：即木莲蓬。能涩精之药。桑羊：即桑螵蛸。止小便遗沥，又固精。鱼腥草：南方水边处处有之。叶如桑，嗅之则其腥如鱼。煎汤洗痔，可以消缩止痛。乞火婆虫：即蝼蝈，又蝼蛄，又名土狗。通水道之药。蝼蝈即虾蟆，非土狗也。节皮：即华皮也。治痈肿诸毒。鹿首根：即败酱。橄榄：出岭南。树大数围，实长寸许，其子先生向下，后生者渐味酸。甘，温，无毒。开胃，下气，止泻。螺青：乃青鱼之胆也。因此鱼食螺者，故名之。其胆汁点火眼甚效。女青：是蛇含根，释名雀瓢。生平泽。叶似罗摩，两相对，子似瓢，形大如枣许，我国多未用。啾唧：即促织，又名蟋蟀。乃利小便之药也。紫金皮：注见藤条。江茶：山茶花。去瘀血，能引血归经。因产浙江，名江茶也。缩砂蜜：生南地。味苦辛。苗茎似高良姜，高三四尺，叶青，长八九寸，阔半寸，三四月开花，五六月成实，五七十枚作一穗，状似益智，皮紧厚而皱。主气腹痛及安胎等证。石丝：即寒水石。出赵郡。有纵理、横理不同。杨芍药：即白芍药。杨树曰白杨树，故名杨芍药也。木猪苓：木字未详。生衡山山谷，今蜀州、眉州亦有之。旧说是枫木苓，今则不必枫根下乃有。生土底皮黑，作块似猪粪，故名之。又有施州刺猪苓。杜茴香：杜字未详。佛经土字读作杜字。干桑黄茹：味甘，有毒。疗月水不调，治癖饮积聚。处处生之，取根用。皮即桑白皮。晚禾根：禾有早、中、晚三种。其味甘，入阳明之经。其色白入肺而解热。惟十月收者谓之晚禾，以冬时其气在根也。钓钩藤：微寒，无毒。出凉州。叶细茎长，节间有刺若钓钩。治小儿寒热，十二惊痫。败酱：一名鹿首。生江夏川谷。花黄，根紫色，似柴胡，作陈败豆酱气，故以为名。味苦、咸，平，微寒，无毒。治暴热火疮，赤气疥癣，痈肿结毒。莼：味甘，寒，无毒。主消渴热痹。槐：即槐枝也。槐花、槐角、槐胶，有槐白皮。处处有之。怀地黄：出怀庆府，故名之。沙苑蒺藜：味苦、辛，气温、微寒，无毒。多生同州沙苑。治妇人癥结积聚，止男子遗溺泄精。仙茅：生西域，今川、湖、两浙皆有之。叶青如茅而软，或稍阔，面有纵理，冬尽春初乃生。味甘，微温，有小毒。补暖腰脚，久服能轻身，益颜色，故名仙茅。凌霄花：即紫葳。味酸，微寒，无毒。茎叶俱用。主妇人崩中，癥瘕血闭，寒热产乳余疾，羸瘦，养胎。紫金藤：出福州山中。春初单生叶青色，至冬凋落，其藤似枯条，采其皮晒干，为末，治丈夫肾气。椿根皮：即臭椿根皮。味苦，涩，气寒，有小毒。南北俱生。主疳。惟白者良。止血功同，女科任用。川药：即山药也。大青：即蓝叶也。青黛即其汁所成。〇问：诸方中药材之难辨者，不可尽记，姑以其中要用之切者言之：巨胜子方家或云黑芝麻，然耶？且麻种有胡麻、大麻、火麻、芝麻不同，详细分辨。生于粉种，亦有胡粉、腻粉、铅粉、胤粉、定粉、韶粉、轻粉、粉霜之号，各各不同。切愿详知。答曰：巨胜子有七棱，色赤味酸涩者为真，非黑芝麻之一种，此方家怪诞之语。再问麻种不一，有胡麻、大麻、火麻、芝麻，已答前篇，不赘。又问粉种，胡粉、腻粉、铅粉、胤粉、定粉、韶粉、轻粉、粉霜之类。胤粉即铁华粉，铜铁飞炼而成也。铅粉、定粉、胡粉、韶粉俱化铅为之英也。定者，言其形；胡者，和脂以糊面也；韶者，出于韶州也。腻粉、轻粉、粉霜皆水银升炼之类也，腻粉言其性，轻粉言其质，粉霜以汞粉转升成霜也。

《侣山堂类辩·药性形名论》卷下：按《本草纲目》金、石、草、木、禽、兽、果、谷，自神农及今，计一千六百余种，命名之义，各有思存。如黄连、白芷、青黛、玄参之类，以色而命名也。甘草、苦参、酸枣、细辛之类，以味而命名也；寒水石、温肭脐、火硝、香薷之类，以气而命名也；桑皮、橘核、杏仁、苏子之类，以体而命名也；夏枯草、款冬花、长春、秋葵之类，因时而命名也；防风、续断、决明、益智之类，以功能而命名也；钓藤、兜铃、狗脊、乌头之类，以形象而命名也。命名之义，不能枚举。施于治道，各有功用。如五气分走五藏，五味逆治五行；皮以治皮，节以治骨，松节、杉节及草根之多坚节者皆能治骨。核以治丸，荔核、橘核之类治睾丸。子能明目；藤蔓者治筋脉，血肉者补血肉。各从其类也。如水草、石草，其性主升，稍杪子实，其性主降。甘香之品，能横达于四旁；寒热之气，性浮沉于上下；在土之根荄，本乎上者亲上，本乎下者亲下；在外之枝干，在根者治本，在枝者行于四支。此物性之自然也。又如夏枯之草，夏收之术，半夏之生，麰麦之成，皆得火土之气而能化土。秋英之菊，秋鸣之蝉，感金气而能制风。凌冬不凋者，得寒水之气而能清热；先春而发者，秉甲木之性而能生升。此感天地四时之气，而各有制化也。甘温者补，苦寒者泻；色赤者走血，色白者走气；赤圆者象心，白瓣者象肺，紫尺者益脾，香圆者入胃，径直青赤者走肝，双仁圆小者补肾，以形色之相类也。以象形而治五藏，详《金匮要略》。阳者主上，阴者主下。阴中之阳升，阳中之阴降。轻清者主上，重浊者主下。浊中之清升，清中之浊降。凡物感阴阳之气而生，各有清浊升降之质性者也。又如山栀炒黑而降，黑豆黄卷而升，红曲生血，神曲化杭，此假酿而得化功者也。因名而取实，因象以用形，得其性之升降浮沉，气之温凉寒热，色之青黄赤白，味之甘苦酸辛。一千六百余种，大概不越乎此矣。

《本草备要》卷首：药有以形名者，人参、狗脊之类是也；有以色名者，黄连、黑参之类是也；有以气名者，豨莶、香薷之类是也；有以味名者，甘草、苦参之类是也；有以质名者，石膏、石脂、归身、归尾之类是也；有以时名者，夏枯、款冬之类是也；有以能名者，何首乌、骨碎补之类是也。

《十剂表》：凡药有官名、有俗名，阅者每易淆混。今特逐一分别，注俗名于官名之下，以便查览，而免歧误。○伏龙肝即灶心土。百草霜一名灶突墨。铜青一名铜绿。密陀僧银冶底灰。磁石一名吸铁石。石胆即胆矾。戎盐即青盐。贯众即凤尾草，俗呼管仲。萎蕤即玉竹。淫羊藿一名仙灵脾。紫参一名牡蒙。肉豆蔻一名肉果。补骨脂一名破故纸。蓬莪茂（茂音述）一名广茂。水苏即鸡苏。旋覆花叶名金沸草。茺蔚子即益母草子。牛蒡子一名鼠粘子，又名大力子。葈耳子即苍耳。酸浆草一名灯笼草。鼠曲草一名佛耳。决明子此马蹄决明，子形如马蹄也。青葙子亦名决明，功用逊此。瞿麦俗名十姊妹，一名南天竺，用蕊壳不用茎叶。天名精根名杜牛膝，子名鹤虱。王不留行一名剪金花、禁宫花。旱莲草即鳢肠草，一名金陵草。常山苗名蜀漆。蒲公英即黄花地丁。续随子一名千金子，土人呼为半枝莲。藜芦一名鹿葱。泽漆即猫儿眼睛草。茵芋一作茵蓣。茜草一名过山龙。紫葳即凌霄花。石南藤一名丁公藤。瓜蒌根即天花粉。络石草一名鬼系腰。忍冬藤花即金银花，一名左缠藤。昆布一名纶布。薜荔一名木莲，一名木馒头。石胡荽即鹅不食草。骨碎补俗名猴姜。大麻仁一名火麻。地锦一名血见愁。莱菔即萝卜子。罂子粟即御米。薯蓣即山药。蘹香子即大茴香子。鸡距子树名枳椇。芸苔即紫色苔菜。南天烛取茎叶捣汁，浸米煮饭，名青精饭。龙脑香即冰片。白胶香即枫香脂。骐驎竭即血竭。诃黎勒即诃子。没石子一名无食子。楮实即榖树子。柽柳即观音柳。蝼蛄俗名土狗，即打火虫。水蛭俗名马蝗。蕲蛇即白花蛇。盤蝥俗名斑猫虫，一名地鳖。蜚虫即虻虫。蛴螬即地蚕。蜣螂一名推丸。石首鱼干者名白鲞。夜明砂即蝙蝠屎。寒号虫五灵脂。蛙即水鸡。鳌鱼俗名乌鱼。蚶一名魁蛤，一名瓦垄子。鹈鹕油俗名陶鹅鸟。

《重论文斋笔录》卷一○：《尔雅》所载，多古药名，即以《释草》言之，如薜、山蕲为当归，赤枹蓟为苍术，萑蓷为益母，荧、委萎为葳蕤，莠，隐葱，为桔梗之类。其与今名同者如莔，贝母；蕇、葶苈；茨，蒺藜；苄，地黄；泺，贯众之属。尤不可胜数。尝欲取《尔雅》全书，区分五药种类，《周礼·天官·疾病》五药，郑注：草、木、虫、石、谷也。别着《释药》一篇，已得数十条。今老病侵寻，知不能偿此愿矣，故散附《笔录》中。其释《尔雅》而不关药名者，亦并存焉。

《冷庐医话·药品》卷五：《龙木论》治内障眼有五退散，用龙退（蛇皮）、蝉退、凤凰退（乌鸡卵壳）、佛退（蚕纸）、人退（男子退发）等分，一处同烧作灰，研为细末，每服一钱，用熟羊肝吃，不拘时候，日进三服。佛退、人退之名甚新，可补入药品异名中也。○竹茹从竹，而俗或从草作茹，青葙子从草，而俗或从竹作箱，皆误。○今之所云沙苑蒺藜，即古之白蒺藜。今之所云白蒺藜，乃古之茨蒺藜也。今之所云木通，即古之通草，今之所云通草，乃古之通脱木也。今之所云广木香，即古之青木香，今之所云青木香，乃古之马兜铃也。岐黄家用药，岂得泥古而不从今耶?

《冷庐杂识·饧》卷二：：临海洪佥事若皋《南沙文集》，谓方书金、银、玉、石、铜、铁，俱可入汤药，惟锡不入。间用铅粉，亦与锡异，锡白而铅黑，且须煅作丹粉用之。明·名医戴元礼尝至京，闻一医家术甚高，治病辄效。亲往观之，见其迎求溢户，酬应不暇。偶一求药者既去，追而告之曰：临煎时加锡一块。元礼心异之。叩其故，曰：此古方尔。殊不知古方乃饧字，饧即今糯米所煎糖也。嗟乎！今之庸医，妄谓熟谙古方，大抵皆不辨饧、锡类耳。余谓：今之庸医，不特未识古方也，即寻常药品，亦不能辨其名。有书新会皮作会皮，盖不知新会是地名也。有书抚芎作抚川芎，盖不知川与抚为二地也。此皆余所目见者。

《读医随笔》卷五：金银薄荷汤下、金银花薄荷汤下、金银箔。钱仲阳《小儿直诀》方中，凉惊丸、五色丸后，有金银薄荷汤下之文。他书引此，每于金银下加花字。《绛雪园古方选注》真珍圆下，有金银花薄荷汤下。此方出许叔微《本事方》,原书并无花字,是花字之为妄增无疑矣。凡此等方,皆治小儿惊痫与大人痰厥诸病,金银之气,能镇肝逆,薄荷之气,辛散通络,义本昭然,于花何与耶?又《颅囟经》治惊牛黄丸方下有云:加金银箔五片。考“箔”“薄”古通用,故败脉之象,有如悬薄,即谓宽散如帘箔之悬也。况金银箔更因其形体之薄而立名,其通用更不仅音之相近矣。窃恐钱、许方中,不但花字衍文,即荷字亦恐后人附会妄增耳!第相沿已久,不敢定斥为误,姑论而存之。后阅一年,得读《全幼心鉴》,书中极论金钱入药之误,谓薄荷家园叶小者,名金钱薄荷,银字误也。此说虽异,而用意正与予同,是读书细心者也。存以参考。

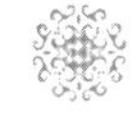

炮制制剂

诸家药物炮制论

《千金要方》卷一:凡煮汤,当取井华水,极令净洁,升斗分量勿使多少,煮之调和,候火用心,一如炼法。○凡煮汤,用微火,令小沸。其水数依方多少,大略二十两药,用水一斗,煮取四升,以此为率。皆绞去滓而后酌量也。然则利汤欲生,少水而多取汁者,为病须快利,所以少水而多取汁。补汤欲熟,多水而少取汁者,为病须补益,是以多水而少取汁。好详视之,不得令水多少。汤熟,用新布,两人以尺木绞之,澄去垽浊。分再服、三服者,第二、第三服以纸覆令密,勿令泄气。欲服,以铜器于热汤上暖之,勿令器中有水气。○凡捣药法,烧香洒扫净洁,不得杂语喧呼,当使童子捣之,务令细熟,杵数可至千万,杵过多为佳。凡合肾气、署预,及诸大补、五石、大麝香丸、金牙散、大酒煎膏等,合时煎时,并勿令妇人、小儿、产母、丧孝、固疾,六根不具足人,及鸡犬六畜等见之,大忌,切宜慎之。其续命汤、麻黄等诸小汤,不在禁忌之限。比来田野下里家因市得药,随便市上雇人捣合。非止诸不如法,至于石斛、菟丝子等难捣之药,费人功力,赁作捣者隐主,悉盗弃之。又为尘埃秽气入药中,罗筛粗恶,随风飘扬,众口尝之,众鼻嗅之,药之精气,一切都尽,与朽木不殊。又复服饵,不能尽如法,服尽之后,反加虚损。遂谤医者,处方不效。夫如此者,非医之咎,自缘发意甚误,宜熟思之也。

《宝庆本草折衷·序例萃英中》卷一:叙制剂之法旧文计十二章,新集一段。唐谨微序例述陶隐居序凡六章。其一章:半夏有毒,用之必须生姜,此是取其所畏以相制尔。其相须、相使者,不必同类。犹如和羹调食,鱼肉葱豉,各有所宜,共相宣发也。二章:依方分药,不量剥除。只如远志,牡丹,才不收半;地黄、门冬,三分耗一。凡去皮、除心之属,分两皆不复相应。病家惟依此用,不知更秤取足。其三章:凡湿药燥,皆大耗,当先增分两。须得屑,乃秤之为正。其四章:凡筛丸药,用密绢令细,于蜜丸易熟。若筛散草药,用轻疏绢,于酒中服即不泥去声。其石药亦用细绢筛。其五章:利药欲生,少水而多取汁。其间或性毒者,亦须熟煮。补汤欲熟,多水而少取汁。其六章:凡建中、肾沥诸补汤滓,合两剂,加水煮竭饮之,亦敌一剂。新药先暴令燥。○寇宗奭序例凡三章。其一章:如丸药中用蜡,取其能固护药之气味,势力全备,以过关鬲而作效也。今若投之蜜,相和虽易为丸剂,然下咽亦易散化,如何得到脏中?若其间更有毒药,则便作病,全非用蜡之本意。其二章:隐居即陶公也谓:凡筛丸散药毕,皆更合于臼中,以杵捣数百过,如此恐干末湔荡，不可捣，不若令力士合研为佳。新集：王兖《博济方》云：捣罗药竟，恐有铁屑，以好磁石搅熁取之，即须再罗。凡合和元药成团，必须再杵千百下，视其色理和同，亦易为元捻。其三章：㕮（方矩切）咀（齐吕切）两字，《唐本》注谓为商量、斟酌，非也。《嘉祐》复符陶隐居说为细切，亦非也。儒家谓有含味之意，如人以口齿咀啮（五狡切），虽破而不尘，但使含味耳。仲景方多言㕮咀，其义如此。仲景云：切如麻豆大，谓之㕮咀，欲清汁传远经络而无滞也。今《易简方》亦如之。○许洪注《局方·总论》凡三章。其一章：古方药味，多以铢两。及用水，皆言升数。年代绵历浸远，传写转见乖讹，今则加减合度，分两得中。其方中凡言分者，即二钱半为一分也。凡言两者，即四分为一两也。凡言斤者，即十六两为一斤也。凡言等分者，即诸药斤两多少皆同也。凡煮汤，云用水大盏者，约一升也；一中盏者，约五合也；一小盏者，约三合也。其二章：凡草有根茎枝叶皮骨花实，诸虫有毛翅皮甲头足尾骨，有须炮炙生熟，一如其法。或须肉去皮，或须皮去肉；或须根茎，或须花实，依方拣炼，极令净洁。然后秤定分两，勿得参差。药有相生相杀，气力有强有弱，若不广通诸经，则不知有好（去声）有恶（乌路切）。或自以意加减，不依方分两，使诸药石强弱相欺，入腹不能治病，更相攻击。草石相反，使人迷乱，力甚刀剑。若调和得意，虽未能去病，犹得安和五藏，于病无所增剧也。其三章：凡煮汤，当以井花水，极令净洁。其水数多少，不得参差。常令文火小沸，初煮亦须烈火，俟一沸减火令微，缓煮小沸。令药味出。分再服、三服者，要令势力相及，并视人之强弱，病之轻重，以为进退增缩。

《医家赤帜益辨全书》卷三：制药古法歌。凡药入肺蜜制，入脾姜制，入肾用盐，入肝用醋，入心用童便。凡药用火炮、汤泡、煨炒者，制其毒也。醋浸、姜制、酥炙者，行经活血也。且如知母、桑白皮、麦门冬、生熟地黄、何首乌，忌铁器，用竹刀、铜刀切之，犯铁必患三消。远志、巴戟、门冬、莲子之类，如不去心，令人烦燥。猪苓、茯苓、厚朴、桑白皮之类，如不去皮，耗人元气。柏子、火麻、益智、草果之类，如不去皮，令人心痞。当归、地黄、苁蓉酒洗去土，生精活血，无令满闷。桃仁、杏仁双仁有毒伤人，用去皮尖，不生疔疖。苍术、半夏、陈皮用汤泡洗去燥性。麻黄泡去头汁，庶不烦心。人参、桔梗、常山去苗芦，庶不呕。当知水飞、火烜、醋淬、酒浸、另研等项，必遵古法，毋逞新奇。

《药鉴》卷一：用药分根稍。大凡用药须要得法，或微水渗，或略用火烘温者，候干，坚者待润，才无碎末好看。仍忌剉多，留久恐走气味不灵，旋剉应人，方能取效。根稍各治，尤勿混淆。生苗向上者为根，气脉上行。入土垂下者为稍，气脉下行。中截为身，气脉中守。上焦病者用根，中焦病者用身，下焦病者用稍。盖根升稍降，中守不移，故也。○制药资水火。大都制药要在适中，过与不及，其失则一。火制四：有煅，有炮，有炙，有炒之不同。水制三：有渍，有泡，有洗之弗等。水火合制者二：有蒸，有煮之不同。余外制法虽多，总不离此二端。匪故巧为异法，然皆各有意。在酒制升提，姜制发散，盐制走肾仍伏软坚；用醋注肝经，且资住痛；童便制除劣性，降下；米泔制去燥性，和中；乳制助生阴血，蜜制增益元阳，土制补益中焦，麸制勿伤上膈；黑豆汤、甘草汤渍曝，并能解毒；羊酥油、猪脂油涂烧容易脆研；剜去瓤者，免胀；抽去心者，除烦。○用药丸散例。治至高之病者以酒煎，去湿以生姜引，补元气以大枣引，发散风寒以葱白引，去膈上痰以蜜引，通秘结以铁锈水引，回胃气以陈壁土引。散者，细末也。不循经络，止去胃中及脏腑之积气。去下部之疾者，其丸极大而光；中焦者，丸如梧桐子大；上焦者，丸如绿豆大。发散用酒糊，收敛用醋糊，调理脾胃用神曲糊，去湿用姜汁糊。滴水丸者，取其易化也。炼蜜丸者，取其缓化而气循经络也。用蜡丸者，取其难化而旋旋取效也。○用药生熟法。芩、连、知、柏治病者，头面及手稍皮肤。略用酒炒，借酒力以升上也。治咽之下，脐之上者，略用酒浸。治脐之下者，生用。熟则升，生则降也。凡用上焦药，须酒浸晒干。黄柏、知母乃治下部之药，久弱之人，必须酒浸晒干，恐寒伤胃也。大黄酒煨，生、熟地黄酒洗，皆是此意。用附子去皮脐，先将盐水、姜汁各半碗，入砂锅内煮六七沸，再入黄连、甘草各五钱，童便煮六七沸，良久捞起，以磁器盛之，伏地气一夜，晒干听用。用麻黄须要去节，用滚醋略浸片时，晒干，恐大发汗。冬月及表实之人生用。用吴茰将盐水拌炒，以杀小毒。

《百代医宗》卷七：用蜜炼蜜法。凡药中用蜜，须量药末多少。下蜜炼毕，又将蜜与药各度等分，方可和匀。于石器中捣百数杵，视其色合，同为嘉丸。药末须用密绢作罗底，剉散药，用竹筛筛过，庶药汁清利。凡炼蜜之法，不可率意下水，须称蜜十两，水亦十两，如过多则同过多，过少则同过少。同煎去沫，准令水尽，取出，稀称得净蜜十两，则是水少，蜜在，庶不焦损。又每蜜一斤，但要炼成的十一两或十二两为佳。若□□多，并用不得。

《医宗粹言》卷四：炮制十七法。《雷公药性论》：药之有方，犹乐之有调也。乐备众调，始和其音；药备众方，始和其剂。方剂十七法，如之：曰炮、曰爁、曰煿、曰炙、曰煨、曰炒、曰煅、曰炼、曰制、曰度、曰飞、曰伏、曰镑、曰摋、曰、曰曝、曰露是也。然则用者各尽其宜。○制法备录。医之治疾，制药以待用，正如将之制敌，练兵于平时，仓卒急用，所以收奇绩而成全功也。今见医者，救急之际，切以知方，顾无成药，奈何可以济困而持危，亦惟束手待毙而已，可谓医师之良乎？韩文公曰：青芝赤箭，玉札丹砂，败鼓之皮，牛溲马勃，蓄用无遗者，医师之良也。盖谓蓄药颇易，制药为难，市廛坊肆，惟有生药。而凡制炼之精要者，为尤难得。若非医家从容制炼以备仓卒之需，又安能解倒悬之厄耶？不然，则如临阵用兵，总非素练，曷以取胜。目击斯弊，故悉考制法，裒集成帙，以为好生共焉。

《简明医彀·要言》卷一：制药法。今人制药，势不能悉依雷公矣。然如地黄犯铁，男损荣，女损卫，久服令人肾消。沉木香、乳香、没药、豆蔻、砂仁等，取气味不取形质，世俗常配入药中，殊不知见火则辛香尽失，惟存其热性助火损血。凡取香气者，皆宜另研末调入服。如人参，不去芦反不效；山茱萸固精，核反滑精；麦门冬清心，其心反烦心；酸枣仁安神而得睡，生用则反不寐之类。不胜枚举，必宜遵之。又制药专在取效，不必胶泥古法。如鹿茸、虎骨、龟板酥炙（久无真酥），焦极成末，气味何在？（宏）变煮法。世以阿胶炒珠同煎，滚起粘于药罐之口。（宏）阿、鹿、龟胶，必切片炖化，作丸，酒蒸和入。如地黄、胞衣等，酒蒸煮捣膏和入，虽不犯铁，春夏霉蛀。至于炒枯研末者，滋润之性全无，血少阴虚何赖？无利而有害矣。用药必要求真，如阿胶、膃肭脐、丁皮、马蔺花、紫草之类，难得其真，莫如不用。○人参（亮润）、沙参、玄参、丹参、苦参、防风、白芷、桔梗、秦艽、藁本、升麻（绿）、胆草、灵仙、抚芎、漏芦、茜根、前胡、柴胡（软苗性柔）、银柴胡（细润）、续断川、地榆、羌活、独活、（羌活内拣黄白色者是，香者名土当归，无用羌。）胡黄连（折有烟起）、大小蓟，并去芦。乌药、木通、防己、天粉、猪苓、泽泻（俱白）、良姜、干葛、萆薢（川赤）、姜黄，并洗净。蔓荆、决明、牛蒡、白芥、槐角、韭子、蒿子、红豆、草蔻、黑丑、白丑，并研细。薄苛、泽兰、益母（紫花）、青蒿、蕲艾、侧柏、豨莶、紫苏，（叶散邪，子降气，梗下气。）已上并取叶。金银花、凌霄、旋覆、蜜蒙、款冬花、甘菊、山茶、葛花、槐花、红花，并取花。枳壳、枳实、绿枳实，麸炒。橘皮、（广东去白消痰下气，留白暖胃和中。）

陈香圆、青皮，并去穰。桃仁、杏仁（泡去皮尖）、瓜蒌仁、柏子仁（去壳，研），并去油。益智、草果、郁李核，并取仁。肉桂、海桐、樗皮、臭椿根（去粗皮）、牡丹皮、地骨皮、五加、白鲜皮、桂枝，并去骨。薏苡仁、神曲，并炒。萝卜子、麦芽、酸枣仁，并炒研。苍术（炒）、白术（土炒），并米泔浸。荆芥、香薷、瞿麦、刘寄奴、夏枯草，并取穗。三棱、蓬术、川芎、天麻，并火煨，切。山茱萸、金樱、金铃（去核）、诃子，煨剥去核。石斛（川）、射干、贯众、石菖蒲，并去根须。茯苓（白补、赤利）、茯神（去皮木），并取云南坚白者。天门冬、麦冬、百部、贝母、莲肉，并去心。胡麻、青蘘、葶苈、地肤子、蛇床子，并拣净。桑寄生、山豆根、三七，并广西佳。蒺藜、苍耳，并炒，擂去刺。海藻、昆布、全蝎，并洗去咸。血竭、芦荟、孩儿茶，并取脆嫩。黄耆、桑皮，并拌蜜炒。藜芦、瓜蒂（微炒研末）、骨碎补、知母（去毛）、赤芍、延胡，并酒洗。远志、巴戟、甘草，黑豆煮汁泡透，剥肉。半夏、南星，汤泡七次。萹蓄、淡竹叶、地丁，并去根。百合、莲蕊、覆盆，去蒂。五灵脂、荆芥、蒲黄（生用行血，炒用止血）、皂刺、辛夷，并去枝。茵陈，铃儿，藿香，枝梗者真。厚朴，紫厚，姜炒。黄柏，黄厚补肾，盐炒。杜仲，去皮切，姜汁炒断丝，有丝再炒。槟榔，鸡心。山药，怀庆者佳。五味子，辽肥润紫。黄连，川者苍黄多须，心空，性坚，先煎数沸；土者，外光内实。郁金，蝉肚。枸杞子，甘州。麻黄，去根节，根止汗。黄芩，枯片泻肺火，条实泻大肠火，调经，头疼遍身痛，酒炒。海石，研细。连翘，黑色开口。甘遂，用一分研，勿多。当归，头止血上行，身养血中守，稍破血下流，全活血不走。兜铃，用仁。肉果，面裹煨熟。斑猫，用一个制，勿多。甘草，生则分身稍而泻火，炙健脾胃而和中，解毒药用节。紫菀，取茸。白附子，略炮。木鳖，一二个，多发寒。白芍药，生用泻脾，止腹痛后重，酒炒补脾止泻痢，益血。苏木，打细。栀子，研碎炒。使君子，肉色如栗。车前子，有壳粗大者真，取鲜草捣绞汁入药服更效。白及，明亮。牛膝，去芦，酒浸。紫草，取茸，久无真者。山查，肉能消痰下气，核能消食健脾，伤荤腥肉食者加用。常山，酒煮。细辛，北细而香。竹茹，去外青，刮内青。大黄（锦纹滋润者），去大热生用，欲缓酒润，纸包煨煮又缓。蝉退，去土。芜荑，微炒取仁。青黛，水淘取漂去脚。犀角，劈直开如竹丝者真，斜开者伪，入药磨或剉细末。蜂房，火炙。吴茱萸，汤泡。京墨，火煅烟尽研。羚羊角，明亮光泽，照近稍有血色者佳，枯焦燥裂不堪。丁香，去枝。赤小豆，广东。黑大豆，细马料豆。沉香，紫黑色，上火成油珠者真；黑绿色，上火成炭灰者伪。故纸，炒盐。淡豆豉，江西。白扁豆，研，姜汁炒。乳香、没药，新瓦上略炙出汗，研细末，调入药服效。粟壳，取皮。川椒去闭口、目。鳖甲，童便或醋炙研。枇杷叶，刷去毛，涂蜜炙。皂荚，炙去皮弦，猪牙者佳。芒硝，化服。僵蚕，洗净，炒研。大腹皮，黑豆汤洗。熊胆，置水上一丝挂下真。商陆，治肿效必复，可外敷。石韦，去毛。干漆，炒烟尽。蛤粉，松江大厚，壳煅。牡蛎，火煅，醋淬三次，研细。木香，形如枯骨，咬之粘牙。决明，火煅。龙骨，五花者佳。穿山甲，炙黄研末。大小茴香，盐水拌炒。冰、麝、诸香气药，皆忌见火。〇制附子：平正重一两者，灰火炮去皮脐，或切开，姜汁浸透，用甘草、黄连各二钱，童便煮干。天雄大、川乌小、乌喙双尖、侧子，五名一种。制香附：捣光。散寒理气生用，散郁醋炒。如四制：一米醋，一童便，一人乳，一盐酒。浸透，晒，焙干。或同艾醋煮，捣作饼，晒。制胆星：南星白腻圆小者真，粗黑脐凹扁大皆非。以姜汤泡透，研末，拌入腊月牛胆，挂至次冬，又拌，如此七年。牛黄同功。半夏曲：汤泡七次，为末，九两，面一两，姜汁拌，踏饼，竹纸包，挂久佳。南星、半夏、姜、矾、甘草，皂荚水浸透，煮干，切晒，用效。制神曲：面二十斤，辣蓼草汁八合，青蒿汁六合，苍耳汁四合，赤小豆、杏仁各二合，研细和匀，踏饼，霉过，晒，藏。制麦芽：大麦水浸一周时。滤竹箩内，作窝，上盖湿草，日洒水三遍，芽出。地黄末：怀，酒浸透，入甑蒸，或入瓶包固，或蒸、或重汤煮一日，捣膏。诸药为末，将地擦匀，重晒磨末，入蜜和丸，如生地浸、捣、擦、晒、磨。苁蓉末：取大者，酒洗去鳞甲，干，捣膏，拌末晒，重磨丸。天门冬、五味、枸杞皆可用此法。如炒，涸滋润之性。地黄犯铁俱无功。制河车：先用米泔水洗净，以银簪脚挑去血筋，好酒砂锅煮至极烂，重十五两，干重一两二钱，首男胎。预成药末，候煮干，捣，擦匀，晒，重磨。未有末，新瓦焙干切磨。竹沥法：淡竹现砍者，截断打碎，插新大口乌坛（高尺许者）内，一新钵掘地坑埋，钵口平地，竹坛合上，钵口坛肩缝布条塞紧，布外堆泥，坛背上堆砻糠三斗，点火，煨三时后扫去灰、泥并布，沥在新钵内。每沥一杯，夏入姜汁一分，冬二分。（糠成灰即取出，经宿味酸不堪。）制虎骨：胫骨一对，锯八片，好酒一斤，砂锅慢煮酒汁小半杯。将骨上筋膜剥下捣膏，骨切极薄片，研末，同膏汁入末，加蜜丸。制鹿茸：茸截下，劈八条，如前煮。将茸条捣膏，同汁入药，加蜜。用胶法：鹿胶、阿胶、龟胶，入煎药切片，药煎成汁蒸化服。入丸药用酒少许蒸化，同蜜和匀。如蒸不化者，伪胶也。取麻仁：新鲜麻子拣净，入小苎袋，下百沸汤滚透，悬过夜，次早芽出，倾碗内饭上蒸过，晒燥。操板二块，合磨碎，播去壳。巴豆霜：取肉（一两）研细，草纸包打油尽，霜重一钱用。（琉璃店铁板打，甚便。）菟丝饼：菟丝子绢袋淘净，好酒浸二日，砂锅添酒煮，皮搭丝出酒干，石臼捣膏捏饼，晒燥入药，形细性坚，否此不成末。炼血余：壮盛人乱发，米泔洗，次豆腐浆洗黑亮，入坛中封固。外以盐卤泥搪灰渗干，先微火，次炭火，烧青烟尽取起，待冷开。玄明粉：真来路硝，（切勿误用皮店硝，皮中出，可入洗药。）每斤用萝卜一斤切片，铺锅底，上放硝，水煮化，麻布绞去卜汁，倾净钵，去脚，次早结成芒硝。再煮，或铺豆腐上蒸一遍，取硝。滤干，纸包挂当风（火炼费力）。飞朱砂：鲜红光明墙壁砂，研极细，水搅，轻者随水飞过，淀下之粗者，又研飞尽，澄出清水，晒燥，重研二万下，扬之不坠乃佳。珍珠、雄黄、滑石、礞石、石膏等同法。青黛亦水中扬过，澄出者用。煅药法：蛇含石，先微火煨数日，次用销银罐或瓦上烧红，投米醋中淬之，再烧再淬，如此七次，色红可研为度，未酥打碎烧淬。煅代赭石法同前。煅炉甘石（广东旧坑）：点眼药，先煎黄连浓汁，次以甘石入销银罐，瓦盖，烧红透，投入黄连汁内，如此三遍，再烧，投童便内一遍，将酥化者洗下研，水飞，烧不化，硬青石去之。蒸药法：何首乌，（满斤者佳，雄赤、雌白，对用。）竹刀刮去皮，切片。拌细黑豆、牛膝，九蒸九晒。大胡麻（拣净），好酒浸透，九蒸九晒。豨莶草，酒拌和蜜（少许），九蒸九晒。煎胶法：鹿角（截断）、龟板（去肋）、鳖甲，俱换水浸三日，刷洗极净，打碎。新砂锅，桑柴煎汁多次，煨过夜，汁浓粘为度，汁滤入砂锅，慢火熬稠，和药，欲成饼，磁盘晒干。炼膏法：止嗽、益金诸膏，新砂锅煎首汁，滤渣煎二汁，再煎三汁，麻布绞去渣，滤第三汁，入锅煎减半，入二汁，又减半，下首汁熬。入糖蜜，慢火收稠，倾碗中，坐水内一周，每半杯，重汤炖温服。人中黄：竹截断，两头留节，外余寸许，钻一眼系绳，节上钻一眼，入甘草末，装满，竹钉楔紧。竹筒外劈去青，浸粪缸内，绳悬缚。四十九日，劈开取甘草晒燥用。若空筒浸久，内汁即粪清（粪制功同）。人中白：僧房数十年夜壶，入米醋满，瓦盖口，铁丝扎定，用盐泥搪固，砻糠火煨至醋干，炭火煅红，待冷打开刮取。或长流水多浸刮用亦可。圊桶底垢，凿取火煅，或置屋上，日晒雨露数月亦可用。黄，治一切热毒。白，主养阴退阳，皆能除伤寒大热过经不解坏证，退骨蒸劳热神药。粪清解一切毒。（坛成埋久更佳，童便说见火证。）

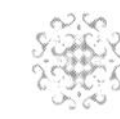

《审视瑶函·用药生熟各宜论》卷一：药之生熟，补泻在焉。剂之补泻，利害存焉。盖生者性悍而味重，其攻也急，其性也刚，主乎泻。熟者性淳而味轻，其攻也缓，其性也柔，主乎补。补泻一差，毫厘千里。则药之利人，判然明矣。如补药之用制熟者，欲得其醇厚，所以成其资助之功。泻药制熟者，欲去其悍烈，所以成其攻伐之力。用生用熟，各有其宜，实取其补泻得中，毋损于正气耳，岂为悦观美听而已哉！何今之庸医，专以生药饵人。夫药宜熟而用生，生则性烈，脏腑清纯中和之气，服之宁无损伤？故药生则性泻，性泻则耗损养正，宜熟岂可用生？又有以生药为嫌，专尚炮制称奇，夫药宜生而用熟，熟则其性缓，脏腑郁滞不正之邪，服之难以驱逐，故药熟则性缓，性缓则难攻，去邪宜生，岂可用熟？殊不知补汤宜用熟，泻药不嫌生。夫药之用生，犹夫乱世之贼寇，非强兵猛将，何以成摧坚破敌之功。药之用熟，犹夫治世之黎庶，非礼乐教化，何以成雍熙揖让之风。故天下乱则演武，天下治则修文，医者效此用药，则治病皆得其宜，庶不至误人之疾也。噫！审诸。

《异授眼科》：研药法。珍珠、琥珀、玛瑙、珊瑚，皆所难研者。古人有用火煅者，虽易碎，去其真性，又近于燥，不可用。水磨者，荡去细尘，亏者太过，又不可。不如用布数层包定，铁锤打碎，放开，拣细者入擂钵内，轻轻慢研细筛，真性不失，亏者不多也。

《异授眼科》：制药法。硇砂、丹、盐，不制有毒。螵蛸、磁石，不制难碾。务须碾细，拣择停当。或火炼，或水飞，或投入药汁者，必炼煅令苏入汁，候干再入。如火炼者，必用瓦放药在上，以炭火罩漏旺扇者，火候不可太过，不可不及。如水飞者，必须研细，放入水中，搅沉数次，将上浮起者，另倾别器，澄出清水，晒干再研。其余草药，不过煮浸净洗而已。

《轩岐救正论·制药必亲》卷六：陶弘景曰：王公贵胜，合药之日，群下窃换好药，终不能觉。以此疗病，故难责效。余以为制药必亲者，非亲自监督，必委之素亲信之人，始可托也。若窃换犹是小事，甚有仇家妒嫉及竞产争宠，萧墙内寡，因而暗藏杀机，或赂奸医，或诱婢仆，加入砒硇，或乘顺使投入蛊毒。每见病家不及觉察，屡被倾生。迨至事泄，噬脐何及，此不容不谨也。

《三补简便验方·制药》卷首：医家制药，往往遵古法。近得数法，颇出古人意表。如麦冬去心，古法汤泡少时，今以银铫火上微炙，随手渐剥，极易为力，又不损药味。乳香、没药最难研，若作丸药，以乳钵研略细，用酒糊丸者入酒研，面糊丸者水研，甚省力，无滓脚而易细，且不耗失。乳香先置壁隙中半日，入指甲二三片，擂之不粘而易成末。山查和水浮炭同收，色不变而肉不坏。犀角、羚羊角先镑为片，纸裹入怀中，久之出碾即为末。碾菟丝子，捻纸条数枚，置其间则驯帖易成粉。香附子先去皮毛，炒焦熟，投水中候浸透，漉出暴微燥，入捣臼应手糜碎。艾叶柔软，不可着力，入白茯苓三五片同碾，实时为末。苦瓜蒌捣汁，用煅过蛤粉拌匀，作饼晒干，名海石，入药最能破痰。盖蛤生海中，得咸能软坚，而瓜蒌又去痰之药，若以海中浮石为海石，非是。

《本草通玄》卷下：丸、散、汤、液，当顾名思义。汤者荡也，荡涤其邪锋。丸者缓也，缓养其正气。散者散也，解散其结塞。下焦丸药，宜大而坚；中焦次之，上焦宜小而松。如蒸饭面糊为丸，取其迟化；蒸饼稀糊，取其易化，滴水则尤为易化；炼蜜，取其迟化；蜡丸，取其难化。制药贵得中，不及则无功，太过则损性。煅则通红，炮则烟起，炒则黄而不焦，烘则燥而不黄。酒制升提，盐制润下，姜取温散，醋取收敛。便制减其温，蜜制润其燥，壁土取其归中，麦麸咨其谷气，酥炙者易脆。去穰者宽中，抽心者除烦。

《医灯续焰·医苑》卷二〇：制药宜求精，不宜就简：质本五行，各宜其用，制法咸宗雷公矣。

然考诸出处，或一本而根梢异治，或一味而㕮咀不同。所产有地土之殊，所藏有新旧之别。慎毋指鹿为马，徒取充宠。认鲁为鱼，漫夸具眼。致令奇方圣剂，竟介于效与不效之间。不惟无以起沉疴，而适足以损令望。

《本草汇笺·总略》：汤药丸散制用之别出诸家。焉文云：医，仁术也，而今为市道矣。乃不论何症，先投汤剂，继以或丸或膏，以要其厚赀，袭为故套，其宜汤，宜散，宜丸，概勿究也，特采诸家规则，以备览焉。〇病家宜汤、宜丸者，宜散者，宜下者，宜吐者，宜汗者。汤，以荡涤脏腑，开通经络。丸，以逐风冷，破坚积，进饮食。散，以去风寒暑湿之邪，散五脏之结伏，开肠利胃。可下而不下，使人心腹胀满烦乱。可汗而不汗，使人毛孔闭塞，闷绝而死。可吐而不吐，使人结胸上喘，水食不入而死华佗。〇汤者，荡也，去大病用之。散者，散也，去急病用之。丸者，缓也，舒缓而治之也。㕮咀者，古制也。古无铁刃，以口咬细，煎汁饮之，则易升易散，而行经络也。凡治至高之病，加酒煎，去湿以生姜，补元气以大枣，发散风寒以葱白，去膈上痰以蜜。细末者，不循经络，止去胃中及脏腑之积气。味厚者，白汤调。气味薄者，煎之，和滓服。去下部之疾，其丸极大而圆，治中焦次之，上焦者极小。稠面糊丸，取其迟化，直至中下。或酒取其散，或醋取其收，犯半夏、南星欲去湿者，丸以姜汁稀糊，取其易化。水浸宿，炊饼，又易化。滴水丸，尤易化。炼蜜丸，取其迟化，而气循经络也。蜡丸，取其难化，而旋旋取效。或毒药不伤脾胃也李杲。〇病在头面及皮肤者，药须酒炒。在咽下脐上者，酒洗之。在下者，生用。寒药须酒浸，曝干，恐伤胃也。当归酒浸，助发散之用。凡诸汤用酒，须临熟下之张元素。〇制药，贵在适中，不及则功效难求，太过则气味反失。火制四：煅、炮、炙、炒也。水制三：渍、泡、洗也。水火共制：蒸且煮也。法造虽多，不离乎此。酒制升提，姜制发散。入咸走肾而软坚，用醋注肝而住痛，童便制除劣性而降下，米泔制去燥性而和中，乳制润枯生血，蜜制甘缓益元，陈壁土制窃真气骤补中焦，麦麸制抑酷性勿伤上膈，乌豆汤渍曝并解毒，制令中和。羊酥油、猪脂油涂烧，咸渗骨，容易脆断。去穰者，免胀。抽心者，除烦。大概具陈，所宜熟讲陈嘉谟。

《侣山堂类辩·炮制辩》卷下：上古以司岁备物，谓得天地之专精。如君相二火司岁，则收取姜、桂、附子之热类；如太阳寒水司岁，则收取芩、连、大黄之寒类；如太阴土气司岁，则收取芪、术、参、苓、山药、黄精之土类；如厥阴风木司岁，则收取羌活、防风、天麻、独活之风类；如阳明燥金司岁，则收取苍术、桑皮、半夏之燥类。盖得主岁之气以助之，则物之功力倍厚。中古之世，不能司岁备物，故用炮制以代天地之气。如制附子曰炮，制苍术、桑皮曰炒，盖以火助热，以炒助燥也。制白术以土拌，制黄连以水浸，皆所以助之也。近有制附子以水煮，曰阴制；用芝麻炒苍术，以蜜拌桑皮曰润燥；以姜酒炒芩连；按《伤寒》《金匮》诸方，芩连俱生用。以半夏作曲饼。此皆由狐疑而无力量故也。昔齐相徐之才论药，有宣、通、补、泄、轻、重、滑、涩、燥、湿之十剂，元人王安道补出寒、热二种，是宜用寒者专取其寒，用热者专取其热，宜涩者专取其燥，宜泄者专取其滑，若反制其性而用之，何异束缚手足而使之战斗哉？

《本草汇·修合条例》卷一：东垣云：古之方剂，锱铢分两，与今不同。谓如㕮咀者，即今剉如麻豆大是也。云一升，即今之大白盏也。云铢，盖六铢为一分，即今二钱半也。二十四铢，为一两也。云三两，即今之二两。云一两，即今之六钱半也。曰字，二分半也。铢，四分也。四字曰钱，十分也。二十四两曰镒，一斤半也。一升即二合半也。古之一两，今用一钱可也。〇《本草》云：凡散药有云刀圭者，取十分方寸匕之一，准如梧子大也。方寸匕者，作匕正方一寸，抄散，取不落为度。钱五匕者，今五铢钱，边五字者以抄之。一撮者，四刀圭也。匕，即匙也。药以升合分者，谓药有虚实轻重，不得用斤两，则以升平之也。〇凡丸散药，亦先咀细片曝燥，才依方派轻重，称净分两和匀，共磨细末。其天门冬、地黄辈湿润难干者，切曝独捣，若逢阴雨，微火烘之，既燥，停冷捣之。〇凡丸药云如细麻者，即胡麻也。如黍粟亦然。如大麻子者，准三细麻也。如胡豆者，即今青斑豆也。如小豆者，今赤小豆也。如弹丸及鸡子黄者，以四十倍梧子准之也。〇凡煮汤，欲微火令小沸，其水依方多少，大约二十两，药用水一斗煮取四升，以此为准。然利汤欲生，少水而多取汁。补汤欲熟，多水而少取汁。汤中用酒，须临熟下之。〇凡汤中用芒硝、饴糖、阿胶，须候汤熟，绞净清汁，方纳于内，再上火两三沸，烊尽乃服。〇凡汤中加酒、醋、童便、竹沥、姜汁，亦候汤熟，绞汁盏内，加入便服。〇凡汤中用麝香、牛黄、沉、木香、乳、没药、犀、羚角、蒲黄、阿胶等药，须研细末，待汤熟纳入，搅和服之。时珍云：凡煎药宜银、瓦罐封固，令小心者看守，须识火候，不可太过不及。火用木炭、芦苇为佳。若发药，必用紧火热服。攻下药，亦用紧火煎熟，下硝、黄，再煎温服。补中药，宜慢火温服。阴寒急病，亦宜紧火急煎服之。又有阴寒烦躁，及暑月伏阴在内者，宜水中沉冷服。〇凡熬贴痈疽、风湿诸病膏者，先以药浸油中三日乃煎，煎至药枯，以绢滤净，煎熟，下黄丹或胡粉，或蜜陀僧，三上三下，煎至滴水成珠不散，倾入器中，以水浸三日，去火毒用。若用松脂者，煎至成丝，倾入水中拔扯数百遍乃止。俱宜谨守火候。其有朱砂、雄黄、龙脑、麝香、血竭、乳香、没药等料者，并待膏成时投之。黄丹、胡粉、密陀僧，并须水飞，瓦炒过。松脂须炼数百遍乃佳。〇凡丸药用蜜，每药末一斤，则用蜜十二两，文武火煎炼，掠去沸沫，令色微黄，则丸药经久不坏。若火少火过，并不得用也。〇凡通大便丸药，或有巴豆，或加硝、黄丸成者，必用川蜡溶化为衣，取其过膈不化，能达下焦。若投以蜜，下咽即散，如何得到脏中？

《本草备要》卷首：凡药火制四，煅、煨、炙、炒也；水制三，浸、泡、洗也；水火共制二，蒸、煮也。酒制升提，姜制温散。入盐走肾而软坚，用醋注肝而收敛。童便制，除劣性而降下；米泔制，去燥性而和中。乳制润枯生血，蜜制甘缓益元。陈壁土制，藉土气以补中州；面裹曲制，抑酷性勿伤上膈。乌豆、甘草汤渍，并解毒致令平和；羊酥、猪脂涂烧，咸渗骨容易脆断。去穰者免胀，去心者除烦，此制治各有所宜也。

《元素集锦·戒律》：制药之法，有毒者则久浸之，无毒者则但润之可耳，若久浸之则损药力。即有毒者，亦去其毒而止，太过亦损药力也。是故方虽善，而药不佳，则亦不能取效。况炮炙不备，及陈腐之药哉？《语》云：工欲善其事，必先利其器。其斯之谓与。

《冯氏锦囊秘录·杂症痘疹药性主治合参》卷一：凡服百药，忌食其心，心有毒也。

《修事指南》卷上：炮制论（上）。药有生熟，制有修事。乌得卤莽决裂，概言咀片可用也。近世用药，畴无修治，惜不得其传。曷不思药草创于神农，炮制始于雷敩。若不宗神农《本经》，安知药草之精良；不遵雷敩修事，安知炮制之真妙也。夫药性出自本草，炮制亦出自本草，使夫本草参彻，何愁药性不灵，炮制不效耶。其不效者，皆由炮制之不的，始于后人谬撰汤头、药性，妄名雷公炮制，及检阅斯书，并无炮制之说。以致炮制不明，药性不确，则汤方无准，而病症不验也。予因检本草，知雷公始创制度，时珍辈增补修事。有时以物制药者，有时以药制药者，有时热药而制冷药者，有时良药而制毒药者，有时润药而制燥药者，有时缓药而制烈药者，有时霸药而制良药者，有时泻药而制补药者，有时补、泻、良、霸而各制者。又有蒸煮者，烘爆者，阴干者，火煅者，微炒者，煨熟者，隔汤煮者，文武火煎者。亦有片刻而制者，终日而制者，数日而制者，数十日而制者，有逢节届而修者，有经年屡月而炼者。有炭火制者，有桑柴火制者。有用银器制者，有用砂锅炮者。有镑末而和入者，有水磨而和入者。有纸裹怀中干燥而研者，有烘干者，有水飞者；有经铁器者，有用竹刀刮剖者。有去鳞甲者，有去筋髓者，有去头芦者，有去筋膜者，有剖去核者，有抽去心者，有炒断丝者，有刮去皮者，有去油者，不去油者。有干收者，有湿收者；有酥油炙者，麻油浸者，猪油浸者，有酒浸者，酒洗者，酒炒者。有蜜水润者，蜜炙者，蜜炒者，蜜蒸者，白糖拌炒者。有人乳煮者，黄牛乳蒸者，乌牛乳浸蒸者。有盐水浸者，盐水炒者。有姜汁炒者，姜渣煨者。有米醋炒者，有陈壁土炒者，有糯米拌炒者，饭米拌蒸者，有麸皮炒者。有干面煨者，有生姜渣和黄泥包煨者。有竹叶煮者，青荷叶蒸者。有米泔水浸者，有乌豆水煮者。有猪胆汁浸者，牛胆汁浸者，有童便浸者，秋石炒者，白矾汤洗者，皂角汁浸者。有荞麦灰汁煮者，有干漆水浸者，有芭蕉水浸者，有浆水煮者，有楮叶包者，有蒲草蒸者。有吴萸汁拌炒者，有枸杞汤浸者，有黑芝麻同炒者，有牡蛎粉拌炒者，有蛤蜊粉拌炒者。有稻草拌煮者，有稻灰汁蒸浸者，有甘草水煮者，有黄精自然汁蒸者。有限香一炷至三炷煮者，有限九蒸九晒者，有日晒夜露者。有千杵万捣者，有经火而煅炼者，有不经火而收藏者。有鸡犬不闻而修者，有妇女不见而炼者。有一物而一制者，有一物而数制者；有略制而效者，有甚制而不验者。或地道不真则美恶迥别，或市肆饰伪则气味全乖；或收采非时则良枯异质，或头尾误用则呼应不灵，或制法不精则功力大减。炮炼之妙，殆未易言，故更逐条疏解，庶使修治无舛云。○炮制论（下）。药固虔修，制法迥别，而气味相殊，各归所喜也。凡酒制，升提；姜制，温散；盐制，走肾而软坚；醋制，注肝而收敛；童便制，除劣性而降下；米泔制，去燥性而和中；乳制，润枯而生血；蜜制，甘缓而益元；陈壁土制，藉土气而补中州；面煨曲制，抑酷性而勿伤上膈；乌豆、甘草汤渍制，并解毒而致令中和；羊酥、猪脂、麻油涂烧，咸渗骨而易于脆断；吴萸汁制，抑苦寒而扶胃气；猪胆汁制，泻胆火而达木郁；牛胆汁制，去燥烈而清润；秋石制，抑阳而养阴；枸杞汤制，抑阴而养阳；麸皮制，去燥性而和胃；糯饭米制，润燥而泽土；牡蛤粉制，成珠而易研；黄精自然汁制，补土而益母；黑芝麻制，润燥而益阴；矾汤制，去辛烈而安胃；皂角水制，利窍而疏通；干漆水制，去血块而泻伏火；蒲草蒸制，归水脏而益坎宫；芭蕉水制，益阴而缩膀胱；楮荷叶包制，入中宫之意；青荷叶包蒸，取震卦之象。而煅者，去坚性；煨者，去燥性；炙者，取中和之性；炒者，取芳香之性；浸者，去燥烈之性；泡者，去辛辣之性；洗者，取中正之性；蒸者，取味足；煮者，取易烂；煎者，取易熟；阴者，取性存；晒者，取易干；烘者，取易脆；捣杵者，取性和；镑末者，取性在；水磨者，取性真；怀干者，取性全。银器制者，取煅炼而去毒；砂锅制者，取煎熬而味真；竹刀制者，不改味而遵旧法；铁气制者，犯虔修而失炮规。去穰者，免胀；去心者，免烦；去头芦者，免吐；去核者，免滑；去皮者，免损气；去丝者，免昏目；去筋膜者，免毒在；去鳞甲者，免毒存也。凡修事，各有其故。因药殊制者，一定之方；因病殊制者，变化之用。又须择地、择人，敬慎其事。得清净之地，庶不至秽污混杂；得细心之人，庶不至苟且错乱也。

《亟斋急应奇方》：炒药之法，先将药放碗内，或酒、蜜、盐、醋、姜汁、童便之类，拌匀，候略干，入铫以小火不住手炒至变色，以纸摊地退火。惟枣仁炒极熟，白芍炒至黄，黄连炒焦，杜仲炒断丝，干姜炒褐色。若吐血用，则炒成黑灰。亦是言干姜也。言之不尽，各依本方。○煨药，如附子、肉豆蔻，以草纸厚包，水浸湿，以水和面包成团，将热灰碎火埋盖少时，上下转换，

候面熟，去面纸用。如煨姜，只用湿纸包。○炙药，将两火快架火上，将药横放箸上烘热，或酒、蜜、水、醋，或羊酥，以鹅毛刷上，又烘又刷，如此数次，以匀为妙，不宜太焦，如甘草以透心为度。鳖甲以酥脆为度。惟虎骨坚硬，须要久炙。○煅药，用硬炭火烧透红取出，如龙骨之类是也。或入倾银罐烧，或烧后用药水淬，淬过又烧，如炉甘石之类是也。○凡香药，不可见火，如麝香、肉桂、木香、白芷之类是也。○飞药，如朱砂之类，入钵乳千下，入水搅浑，细者随水倾出，粗者仍留钵底，即带水再乳千下，又搅又倾三四次，其余脚子不用，只将倾出者去水晒干，再乳千下。○取竹沥，用淡竹、竹，但笋味不苦者可用，斑竹最苦勿用。取法：以砖二块侧放地上，旋砍新竹锯一尺多长，破寸许阔，水浸一时，将竹青朝上，横担两砖上，硬炭小火放两砖内烧红，竹子两头滴水，以杯接之，即是竹沥。荆沥亦用此法取。○捣汁，如姜汁，只将姜入臼捣碎，不见水，以布绞出汁，名自然汁。他物亦然。○凡用酒者，但用白酒即黄酒。无灰者好，烧酒不入药。用醋者，用米醋，杂醋不用。酥用羊奶酥。香油是麻油。○丸药、散药，以细为妙。小儿科药尤其要细。生肌末药，须研数千下。至于眼药、下疳药，须研数万下。○熬蜜，须用小火，入锅化开，将夏布滤过，重复入锅，候锅中转动将滚时，其蜜已熟，即便取起；若候太滚，其蜜已老，反能泛潮不妙。不必滴水成珠也。

《不居集》卷二〇：药当退火。凡修合丸药，必须炮制精工。退火之后，方可服饵。倘火气未退，急欲服之，或面赤发火，或耳肿齿痛，口舌生疮，或咳嗽带红，口干咽燥，必疑丸药之不合症，而不知其火气之未退也。当识此意，勿更弃之。

《目经大成·制药用药论》卷上：制药如理刑，出入寒热之间，生死所系。用药如将兵，整练生熟之际，成败攸分。铢黍之差，云泥迥隔，可不慎与？今之庸医，但见目病，即作火治，或难之，谬引非热不发、非寒不止之说为据，讵知本科有许多阴惫阳衰、假寒假热，当用甘温滋养之属，曷可独言是火而概施寒剂也。夫寒药伤胃损血，恐标未退而本先亏，本亏愈不能驱邪外散，久之必加甚。彼仍不省察，再投再煎，病变不可为矣。然亦不宜热，设是火证，投以热品，此浇油灭火，其焰尤烈。或性癖辛温，稍涉清凉便憎而怖，其伎俩去庸医远甚。若乃药之生熟，生者性悍而味薄，其行也急，宣剂用之，所以专其攻伐。熟者性醇而味厚，其行也缓，补剂用之，所以藉其资助。市医赀力不继，辄采鲜卉应急，弗思药有地道，《本草》不录则名号不正，而地道奚自，纵合式非王道耳。苟药气偏胜，而脏气能无偏绝乎？抑有以生药为嫌，专尚烹炼称奇。要知药有气味，水火太过则气味已易，而精英悉去，所存者特死魄耳，其才力既不及，而为政可冀有成乎？且药酸咸无升，甘温无降，苦寒无浮，辛热无沉，性也。升者纳以咸寒，则降而直达下元。沉者和以姜酒，则浮而上至巅顶。是性虽在药，而使在人也。故夫四郊多垒，非耀德观兵，不能睹雍熙之治；车书一统，非刑齐礼教，何以敦仁让之风。而曰用药如将兵，制药如理刑，岂虚语哉？粗工全不理会，居常生熟失宜，寒热互错，不致生者死而成者败也，鲜矣！噫噫！

《医学源流论》卷上：制药论。制药之法，古方甚少，而最详于宋之雷敩，今世所传《雷公炮炙论》是也。后世制药之法，日多一日，内中亦有至无理者，固不可从；若其微妙之处，实有精义存焉。凡物气厚力大者，无有不偏，偏则有利必有害。欲取其利，而去其害，则用法以制之，则药性之偏者醇矣。其制之义又各不同，或以相反为制，或以相资为制，或以相恶为制，或以相畏为制，或以相喜为制。而制法又复不同，或制其形，或制其性，或制其味，或制其质，此皆巧于用药之法也。古方制药无多，其立方之法，配合气性，如桂枝汤中用白芍，亦即有相制之理，故不必每药制之也。若后世好奇眩异之人，必求贵重怪僻之物，其制法大费工本，以神其说。此乃好奇尚异之人造作，以欺诳富贵人之法，不足凭也。惟平和而有理者，为可从耳。

《小儿诸热辨·论广东蜡丸及人家制送丸散之误》：药之治时病，务在临时变通，非调补之有赖于丸也。以时行之风痰壅闭，理当随时用药，自制丸散，尚不可服，而何有于蜡丸？蜡丸制于粤东，挟利者货之四方，愚夫愚妇误服而受害者，不知凡几。医家执而从误，是诚何心？孔子云未达不敢尝。予尝语送药之家，必系以方，使服者坦然无疑。若送药无方，昧者求之，有识之士，其肯服乎？

《本草再新·炮制论》卷首:炮制之法，变化之意也。一药本性，譬如只可入一经，炮制一次，可多入一经，再炮制一次，又可多入一经。其炮制之论，岂可忽而不详？此亦变化药之本性，以期补偏救弊。大凡酒制升提，姜制温散。入盐走肾而软坚，用醋注肝而收敛。童便除烈性而降下，米泔去燥性而和中。乳润枯生血，蜜甘缓益元。土以藉气而补脾，血乃取泽以养心。即此数种可以类推。

《研经言》卷一：制药论自雷敩著炮制之论，而后世之以药制药者，愈出而愈奇，但因此而失其本性者亦不少。药之有利必有弊，势也；病之资利不资弊，情也；用之去弊勿去利，理也。古方能使各遂其性，如仲景小半夏汤类，凡生姜、半夏并用者，皆一时同入之，非先时专制之，正欲生半夏之得尽其长，而复藉生姜以随救其短。譬诸用人，自有使贪、使诈之权衡，不必胥天下之菲材而尽桎梏之，使不得动也。各遂之妙如此。若后世专制之法，在临时修合丸散而即服者犹可，倘预制备售，则被制者之力已微，甚而至再、至三、至十余制，则取其质而汩其性，其能去病也几何？近见人治痰疟，于肆中求半贝丸服之无效，取生半夏、贝母为末，和姜汁，服之即效，但微有烦状耳！于此可类推已。或薄古法为疏，盍思之！

《药要便蒙新编》卷下：制药各有所宜总义。凡药宜火制者四：一曰煅，二曰煨，三曰炙，四曰炒也。宜水制者三：一曰浸，二曰泡，三曰洗也。宜水火共制者二：一曰蒸，二曰煮也。欲和中者，制以蜜；欲润枯者，制以乳；欲温散者，制以姜；欲升提者，制以酒；欲收敛者，制以醋；欲益元者，制以蜜；欲降下者，制以童便；欲去燥者，制以米泔；欲补中州者，制以陈土；欲抑酷性者，制以曲麸也。

《蠢子医》卷二：毒药制好能治大病。毒药真正制得好，大病一见便能了。忆昔一时大家疟，惟有土信称至宝。面包烧红用醋洗（一两），明雄（二两）石膏（生熟各二两）共豆（绿豆粉半斤）捣。并合一处为仙丹，以治湿疟真绝妙。又尝糯米炒斑蝥，以治下焦血滞窍。又尝沙土炒马前，以治偏枯身潦倒。多少名医不以痊，惟此三味一笔扫。休说诸药甚是毒，斩关夺隘他最巧。试看兴王佐命臣，那有一个和平老。

《医方丛话》卷七：论泡药沃药诸法。凡泡紫苏、薄荷之类，先贮滚汤，后投以药而覆之，则秀气浓而色浅。先投以药剂，后沃以汤，则色浓而香气浅，其味则皆同也。凡欲升上之药，则泡之如此法，用其气也。降下则熟煮之，用其味也。近日因访同避地一友沈思诚，留坐久，忽云我以上焦燥热，喉痛眼赤，乃用黄连解毒汤四味药，剉碎，先以沸汤，后投以药，而覆之半时许服之，其香烈而味清，盖欲升上也。质之王韶卿，乃云：独不知大黄必候他药将熟，而旋投之，即倾服，亦取气能泻也。吾始得其义如此，因记之。

《本草问答》卷下：问曰：《雷公炮制》一书，专以言制药之法,若有不制则不可用之意。而仲景用药则或制，或不制。五方风气不同，四川皆用生药，广东皆用制过之药，孰得孰失，请详言之。答曰：《雷公炮制》一书为本草门中添一别解，欲以炮制二字争胜于各家本草，故几于药不炮制便不可服也。广东药肆，炫其精洁，故炮制太过，药力太薄。四川药贱，虽极力炮制，亦不能得重价，故卖药者无意求精。然皆偏也，药有当生用者，乃一定之理，未可一律论也。如仲景炙甘草汤，取其益胃则用炙，而气升。芍药甘草汤取其平胃则用生，而气平。甘草干姜汤、侧柏叶汤，其姜皆炮过，则温而不烈。四逆、理中则干姜不炮，取其气烈乃能去寒。附子古用火炮，正是去其毒也。或解为助附子之热，非也。予四川人，知四川彰明县采制附子必用盐腌，其腌附子之盐，食之毒人至死，并无药可解，可知附子之毒甚矣。然将腌附子之盐放于竹筒中，用火煅过则无毒。入补肾药，又温而不烈，反为良药。据此则知仲景炮附子亦是制其毒也。其用生附，又是以毒追风，毒因毒用，一生一炮，有一定之理。读《金匮》者可考而别之。葶苈不炒则不香，不能散，故必炒用。苏子、白芥必炒用，与此同意。半夏、南星非制不用，去其毒也。礞石必用火硝煅过，性始能发，乃能坠痰。不煅则石质不化，药性不发，又毒不散，故必用煅。山甲不炒珠则药性不发。鸡金不煅，其性亦不发。古铜钱、花蕊石均非煅不行，乃世不察，而今言炮制，有朱砂亦用火煅者，不知朱砂中含银水，煅则水走，失朱砂之性矣。地黄用砂仁、生姜酒煮，反寒为温，殊失药性。童便煎作秋石，以为滋阴。实则大咸走血，反能发热，毫非童便本性。熟地烧炭则燥，安有滋润之功？若银花炭、槐花炭，轻虚之质，火气之余，故反能退火，与熟地炭有别。此最当审，未能尽述，大抵性平之药不可太制，以竭其力。性猛峻有毒者，非制不堪用。且有制得其宜，而功益妙者，是在善于审量也。有如大黄直走下焦，用酒炒至黑色，则质轻味淡，能上清头目，不速下也。独黄丸杂以他药，九蒸九晒，清润而不攻下，名清宁丸。真有天得一以清，地得一以宁之意。巴豆悍利，西洋人烘取去油，变其辛烈之味为焦香，名曰咖啡茶，消食利肠胃，并不攻泻，真善制巴豆者也。外科用巴豆为末，加雄黄炒至黑色，为乌金膏，化腐肉妙，不伤好肉，皆是善于制药之法。总之用其长而去其短，善炮制者也。损其长而益其短，不善炮制者也。

《医医琐言》卷上：修治。后世修治之法甚烦，如煨、炮、炒中黑、微炒、酒浸、酢浸、九蒸九曝，与作饭、作饼、为虀、为葴之法，去酷烈之本味，偏性之毒气，以为钝弱可狎之物，何能除毒治病哉？盖毒即能，能即毒。制以益毒则可也，杀毒则不可也。

《医学折衷劝读篇》卷下：制药论。制药之法，《本经》所无。《金匮》《伤寒》诸方制法极少。《千金》《外台》犹然。自宋雷敩着《炮炙论》，而制药始有专书。元明以来，制法日多一日，谬妄驳杂，不可胜穷。积习相沿，奉为圣法。盖古人用药，审病确而配合精，药病相须，不爽毫发。后人识粗胆小，大力之药，畏其伤人，用法制之，使中病有功，不中亦无大害。貌似详慎，实则为庸医开简便之路，长敷衍之风，非良医之所贵也。然此法既行，良医即行之以成其变化。故微妙之义，亦往往寓其中。特近世本草，一概混收，其至无理者，殆居其半。如用牛胆套南星，用醋炒半夏、赭石、延胡索、艾绒、柴胡，用黄连制附子，九蒸白术，熟地焙炭，阿胶炒成珠，姜汁炒栀子之类，不可枚举。其世俗流传，不见本草之谬法，尚不在此数中。其不必制而制者，又居十二。如蜜制黄耆、远志、甘草等，水炒牛膝之类。大抵皆矫揉造作，利少害多。不知古人制方配合气味，监制之法即在其中，故所用之药得以各效其能，无虞牵掣。医者用药，与朝廷用人同。付重任于人，又疑而多方掣其肘，虽有才力，万难奏功。用药而必制之，则气味改移，专长尽失，不如不用此药之为愈矣。市医之言曰，地黄生用寒凉，以砂仁、姜汁九制，则甘温补肾。白术生用太燥，水漂蒸晒则甘温益脾。医家病家，莫不笃信。考之古训，则殊不然。《本经》言干地黄逐血痹，填骨髓，作汤除寒热积聚，除痹，生者尤良。故唐以前方但用干者、生者以凉血养血，专取其滑利流行。制之熟，则腻滞不凉，本性全失，究竟止宜于阴虚火旺之体。若其人不能服生地，则熟地亦不相宜。所谓天下本无事，庸人自扰之也。白术亦然，脾湿则不能运，术性燥，能胜湿，湿去则脾阳建运，食入易消。久漂久蒸，燥性尽去，糟粕尽存，纵日数斤，必无寸效。彼服生术而觉其太燥者，乃其人脾本无湿，不应服术，非因此而信为宜制也。天下有尽去其性而可仍当此药用者乎？其所以习而不觉者，补剂本无速效，非若汗下诸剂，稍不得力，功效便相悬殊。遂至踵谬承讹，而末由显见其失。加以时医方剂，药品繁多，杂置其间，得失更无从区别。冥冥贻害，曾莫之知。自明者观之，则药之不效半由于斯，特未堪为世人道耳。至于虚人痼疾，攻补两难，经络虚邪恐伤藏府，制药施治，于法为宜。更有峻厉之方，毒烈之品，舍之则病不去，用之则元气伤，制而用之，但藉其力而不蒙其害。如子龙丸之制甘遂，小金丹之制番木鳖，皆得此意。精思巧法，于治疗实有所裨。若以寒制热，如黄连制吴萸之类。以敛制散，如醋制柴胡、艾绒之属。则古方原有反佐之法，何必执一药而求其两全？如桂枝汤中用白芍以敛营，即散中之敛。试观《伤寒论》中泻心汤用芩、连、大黄而加干姜，或附子白通汤、通脉四逆汤重用姜、附而加猪胆汁，其他亦多寒热并用，攻补杂施。神妙无方，变化莫测。能知此意，则后人炮制之法，大半无所用之矣。又何取纷纷者为耶？总之以水、火、酒制药者，尚多可信，以药制药者，什九皆无稽之言。金石之品宜制者稍多，草木之常用者，古方制法绝少。善学之士，博综而慎择之，所造既深，自知去取。举其大略，余可例推。药品盈千，固非胪举所能尽也。

药物制法

《千金要方·合和》卷一：问曰：凡合和汤药，治诸草石虫兽，用水升数，消杀之法则云何？答曰：凡草有根、茎、枝、叶、皮、骨、花、实，诸虫有毛、翅、皮、甲、头、足、尾、骨之属，有须烧炼炮炙，生熟有定，一如后法。顺方者福，逆之者殃。或须皮去肉，或去皮须肉，或须根茎，或须花实。依方炼治，极令净洁，然后升合秤两，勿令参差。○药有相生相杀，气力有强有弱，君臣相理，佐使相持。若不广通诸经，则不知有好有恶。或医自以意加减，不依方分，使诸草石强弱相欺，入人腹中，不能治病，更加斗争；草石相反，使人迷乱，力甚刀剑。若调和得所，虽未能治病，犹得安利五藏，于病无所增剧。○例曰：诸经方用药，所有熬炼节度，皆脚注之。今方则不然。于此篇具条之，更不烦方下别注也。凡药治择熬炮讫，然后秤之以充用，不得生秤。凡用石药及玉，皆碎如米粒，绵裹内汤酒中。凡钟乳等诸石，以玉槌水研三日三夜，漂炼务令极细。凡银屑，以水银和成泥。凡礜石，赤泥团之，入火半日，乃熟可用，仍不得过之。不炼，生入药，使人破心肝。凡朴消、矾石，烧令汁尽，乃入丸散。芒消、朴消，皆绞汤讫，内汁中，更上火两三沸，烊尽乃服。凡汤中用丹砂、雄黄者，熟末如粉，临服内汤中，搅令调和服之。凡汤中用完物，皆擘破，干枣、栀子之类是也。用细核物，亦打碎，山茱萸、五味子、蕤核、决明子之类是也。细花子物，正尔完用之，旋覆花、菊花、地肤子、葵子之类是也。米麦豆辈，亦完用之。凡橘皮、吴茱萸、椒等，入汤不㕮咀。凡诸果实人，皆去尖及双人者，汤揉挞去皮，仍切之。

用栀子者去皮，用蒲黄者汤成下。凡麦门冬、生姜入汤，皆切，三捣三绞，取汁，汤成去滓下之。煮五六沸，依如升数，不可共药煮之。一法：薄切用。凡麦门冬，皆微润，抽去心。凡麻黄，去节，先别煮两三沸，掠去沫，更益水如本数，乃内余药，不尔令人烦。寸斩之。小草、瞿麦，五分斩之。细辛、白前，三分斩之。膏中细剉也。凡牛膝、石斛等入汤酒，拍碎用之。石斛入丸散者，先以碪槌极打令碎，乃入臼，不尔捣不熟。入酒亦然。凡桂、厚朴、杜仲、秦皮、木兰之辈，皆削去上虚软甲错，取里有味者秤之。茯苓、猪苓，削去黑皮。牡丹、巴戟天、远志、野葛等，皆槌破去心。紫菀洗去土，暴干乃秤之。薤白、葱白，除青令尽。莽草、石南、茵芋、泽兰，剔取叶及嫩茎，去大枝。鬼臼、黄连，皆除根毛。石韦、辛夷，拭去毛。辛夷又去心。蜀椒去闭口者及目。用大枣、乌梅，皆去核。用鬼箭，削取羽皮。凡茯苓、芍药，补药须白者，泻药唯赤者。凡菟丝子，暖汤淘汰去沙土，干漉，暖酒渍，经一宿，漉出，暴微白，捣之。不尽者更以酒渍，经三五日乃出，更晒，微干捣之，须臾悉尽，极易碎。凡用甘草、厚朴、枳实、石南、茵芋、藜芦、皂荚之类，皆炙之。而枳实去穰，藜芦去头，皂荚去皮子。凡用椒实，微熬令汗出，则有势力。凡汤丸散，用天雄、附子、乌头、乌喙、侧子，皆煻灰炮，令微坼，削去黑皮乃秤之。唯姜附汤及膏酒中生用，亦削去皮乃秤之，直理破作七八片。凡半夏，热汤洗去上滑。一云十洗四破，乃秤之以入汤。若膏酒丸散皆煻灰炮之。凡巴豆去皮心膜，熬令紫色。桃人、杏人、葶苈、胡麻，诸有脂膏药，皆熬黄黑，别捣令如膏，指视泯泯尔，乃以向成散，稍稍下臼中，合研捣，令消散，乃复都以轻绢篵之须尽，又内臼中，依法捣数百杵也。汤膏中虽有生用者，并捣破。凡用麦糵、曲末、大豆黄卷、泽兰、芜荑，皆微炒。干漆炒令烟断。用乌梅入丸散者熬之。用熟艾者先炒，细擘，合诸药捣令细。散不可筛者，内散中和之。凡用诸毛羽、齿牙、蹄甲，龟、鳖、鲮鲤等甲，皮、肉、骨、角、筋、鹿茸等，皆炙之。蛇蜕皮微炙。凡用斑猫等诸虫，皆去足翅、微熬。用桑螵蛸，中破炙之。牡蛎熬令黄色，僵蚕、蜂房微炒之。凡汤中用麝香、犀角、鹿角、羚羊角、牛黄，须末如粉，临服内汤中，搅令调和服之。凡丸散用胶，先炙，使通体沸起燥，乃可捣。有不沸处更炙之。断下汤直尔用之，勿炙。诸汤中用阿胶，皆绞汤毕，内汁中，更上火两三沸令烊。凡用蜜，先火煎，掠去沫，令色微黄，则丸经久不坏。掠之多少，随蜜精粗，遂至大稠，于丸弥佳。凡丸中用蜡，烊，投少蜜中，搅调以和药。凡汤中用饴糖，皆汤成下。诸汤用酒者，皆临熟下之。凡药有宜丸者，宜散者，宜汤者，宜酒渍者，宜膏煎者，亦有一物兼宜者，亦有不入汤酒者，并随药性，不得违之。○其不宜汤酒者列之如下：朱砂（熟入汤），雌黄、云母、阳起石（入酒），矾石（入酒），硫黄（入酒），钟乳（入酒），孔公孽（入酒），礜石（入酒），银屑、白垩、铜镜鼻、胡粉、铅丹、卤咸（入酒），石灰（入酒），藜灰。上石类一十七种。○野葛、狼毒、毒公、鬼臼、莽草、蒴藋（入酒），巴豆、踯躅（入酒），皂荚（入酒），雚菌、藜芦、蔄茹、贯众（入酒），芜荑、雷丸、狼牙、鸢尾、蒺藜（入酒），女菀、葈耳、紫葳（入酒），薇衔（入酒），白及、牡蒙、飞廉、蛇衔、占斯、辛夷、石南（入酒），楝实、虎杖（入酒单渍），虎掌、蓄根、羊桃（入酒），麻勃、苦瓠、瓜蒂、陟厘、狼跋子（入酒），云实、槐子（入酒），地肤子、蛇床子（入酒），青葙子、茺蔚子、王不留行、菥蓂子、菟丝子（入酒）。上草木之类四十八种。○蜂子、蜜蜡、白马茎、狗阴、雀卵、鸡子、雄鹊、伏翼、鼠妇、樗鸡、萤火、蠮螉、僵蚕、蜈蚣、蜥蜴、斑猫、芫青、亭长、蛇胆、䗪虫、蜚蠊、蝼蛄、马刀、赭魁、虾蟆、猬皮、生鼠、生龟（入酒），蜗牛、诸鸟兽（入酒），虫鱼膏、骨髓、胆、血、屎、溺。上虫兽之类二十九种。

《卫生家宝方·药件修制总例》：人参：先去芦头，切作片子，慢火焙干用。如用新罗国者尤良。附子、川乌头：凡用先于慢灰火内炮烈，取出，急投沸汤中，浸一茶时，却削去皮脐，切片子用。天雄：用时须尖长重一两者妙。于慢火中炮烈，去皮脐，并尖上少许毒，亦用刀子削去。绵姜、干姜：皆微炮烈用之。草乌头：生削去皮尖脐，以盐同炒，令微变色。如中心带青黑者，不堪入药。若使旌德县出者最效，味紧。吴茱萸：拣去枝梗，先用水煮三二十滚，漉出控干，晒焙或炒用。白扁豆：凡用入生姜自然汁于铁铫中，炒用。况扁豆有少毒，所以用生姜炒也。唯香薷散中白扁豆不炒。川楝子：有专使皮者，有去核者，有用肉者，临期详度，看方用之。天南星：慢火中炮烈，微黄色，略削去皮用。京三棱、蓬莪茂：慢火内煨令透，取出，揉擦去灰，乘热切碎用。茴香：须用舶上者，如无，但择轻者亦得。用时慢火铫内微炒过。乳香：凡用时，只以糯米三二十粒一处，轻手于乳钵中研，须臾作末。莫用箬叶火上炙化，往往走失香味。木香：先以刀切碎，日色中晒干，或用连纸包定，怀中怀干用。不得火炒。麝香：用真者。令于乳钵内研，罗细，入众药中。白胶香：择拣通明者，用清虀汁一椀，煮数十滚，却倾在冷水中，少时其滓渍在水面上，漉出，候控干，要用时，逐旋令研入药。脑子、牛黄、血竭、真珠、琥珀：皆选拣好者，并系别研入药。香附子：用时先入木臼中杵去毛，次以水一半，醋一半，与香附一处浸一两宿，漉出，就湿入碾中碾碎，却入焙笼内火焙干方可，与众药碾，都为末也。狼毒：如用，须炮过使。破故纸：慢火炒令香，候冷入药用。薏苡仁：拣净，微炒令香用之。牛蒡子：用慢火炒，须不住手搅，候炒作声，倾出用。萝卜子：拣令净，慢火炒香用。黑、白二牵牛：拣净，炒令极热用，或有用一出末者，乃不炒，生为末。枳壳：先用温汤浸少时，以竹刀子刮去穰，切作片子，再用麸炒令黄色用。白蒺藜：先炒令透，再于砂盆内擂去尖刺用。全蝎：去尾后些尖毒，微焙用之。苍术：用米泔水浸一宿，次日漉出，控干，微刮削去黑皮，切作片子，候干用。或再用麦麸炒微黄色，却筛去麸皮用之。杜仲：先削去粗皮，横切碎，却用细灰，不以多少，一处于铁铫内炒令无丝为度，筛去灰用。杏仁：用时须拣好者，恐有桃仁相夹，以滚汤浸泡三、两次，去皮尖用。或有双仁者，麦麸炒少时，罗去麸用。高良姜：切作小块子，于铁铫内用麻油少许，炒匀令香。干漆：凡用只取漆，用须拣去漆中竹皮净，捶碎，铫内炒令烟出。桑上寄生：洗净，候干切碎，微炒。马兰花：拣去枝梗，以醋拌匀，炒，时用。芫花：拣净，用米醋拌匀，从慢至紧，炒令烟出，存性用。益智：先拣去枝梗，次剥去壳，取仁剉碎，慢火微炒。厚朴：用梓州者。削去粗皮，切碎，再用生姜不以多少，捣碎，一处拌匀，罨一宿，要用时先微炒，后焙干。神曲：乃辰日作者曲，唯是来年陈者最佳。捶碎，微炒，如淡鹅黄色用之。肉豆蔻：揉去粉，用水和面剂子裹，慢灰火中煨，勿令焦，候少时取出，剥去面剂，切碎，要用却不必再炒也。槟榔：须用鸡心样者。以水和面剂裹，慢灰中煨少时，剥去面剂，切碎用。麦蘖：拣净，慢火铁铫中炒，不住手搅，候响作声时，倾出候冷。车前子：水淘洗令净，漉出控干，日色中先晒后炒用。荜拨：拣净，切碎微炒。甘草：用慢火炮炙皆可，或有生使者，详方用。阿胶：先剉碎，以蛤粉末一处炒令如水泡子起时，倾出候冷，以布筛罗去蛤粉末用之。葶苈子：有甜、苦二种。凡用拣净，隔纸铫内炒用。金毛狗脊：火焰上燎去毛，先以生姜自然汁涂，炙用。或以少酥炙亦得。桑螵蛸：真者蜜水洒，慢火炙。黄芪：略捶动，用蜜水洒匀，慢火上炙微变黄色。虎骨、马骨、败龟壳：先洗，后以酥多少时，勿令太焦，须炙十余遍，方可入药。鳖甲：先洗净，以好醋炙令微黄色，用时须去尽裙襕。蜈蚣：有生用者，有酒洒火上炙者，有去头用者，有和头入药者，可选用之。罂粟壳：去子及顶上花，

并壳内一重薄皮，剉碎，以蜜水洒，拌匀，铫内慢火炒干，再入焙笼中又焙少时用。鹿茸：火上来去燎去毛，酥涂炙，匀透火，不要太猛炙，凡一二十次，涂酥要炙令透，候冷剉碎用。赤土、赤石脂：炭火中煅通赤，别研令细。皂角：不蚛者，削去皮弦，并取去子，却以生姜汁涂炙，令微黄色。蛇蜕：先洗净，候干，涂麻油炙。一法：只用熨斗盛火，隔纸熨三二十次用之。蝉蜕：揉去土，再用纱罗子隔去土，须令土净为度。细墨：凡要用，须入甘锅子中火煅，令甘锅子通红为度，取出候冷，别研入药中。牡蛎：左顾者。不须用盐泥固济煅，但只以好墨研浓汁，遍涂匀，入火中煅用最快。石膏：先捶碎，入甘锅子内，上用瓦片盖定，煅，以甘锅子里外通红为度，候冷取出，研令细，然后又以水飞过，渗干用。寒水石：乃软石膏也。于炭火中煅红，取在地上去火毒，研细，水飞过，渗干用。犀角、生玳瑁：镑细，作屑入药。禹余粮、古文钱、自然铜、磁石、金牙石、蛇黄石、青礞石、紫石英、代赭石：用时皆以甘锅子盛，入火中煅通红，再取出药，以好醋淬七遍，再研细用。或用水飞过，渗干使。蜜陀僧：先研细，水飞过用。蜗牛：新瓦上慢火焬干，去壳用。滑石：先以刀子削下，再研细入药。朱砂、龙骨、雄黄、太阴玄精石、井泉石：须好者，令研极细用。木鳖子：去壳，剉碎研细，或入碾中碾烂如膏，入药时却将众药末子碾中展碾。铜青：别研细入药。柏子仁、白芥子：拣净，别研入药中。麻仁：用时先于砂盆中擂去上面一重粗皮，方可入药。续断、苁蓉：皆用酒浸一宿，次日漉出，控干，剉碎，焙干用。天麻、牛膝：先洗净，次去芦头，再以酒浸一宿，漉出，切碎，焙干用。乌蛇、白花蛇：先刷洗过，再以酒浸一宿，次日取出，剥去皮并骨，只将蛇肉慢火焙。川山甲：切碎，以蛤粉炒少时，离火倾出，用布罗子筛去蛤粉用。青皮、陈皮：唯来年者最佳。用粗筛中揉擦去白。羌活、独活、藁本、防风、龙胆草、柴葫、秦艽、桔梗：凡使先拣择好者，须洗净，各去苗并芦头用。威灵仙：铁脚者佳，勿使土著。洗去土用。甘松：拣净，只揉去土。赤小豆：微炒用。紫菀：只使茸，不用根，去尽土用之。地龙：用新麻布包定，石上捶去土用。五灵脂：不夹石者，别研细用。没药：不夹石者，令研细用。莲花须：阴干。骨碎补：于粗筛揉擦去土并毛用。石菖蒲：紧短瘦细者是真也。凡用，勿以水菖蒲代之。如得一寸九节者良，露根者不可用。如要用时，出尽毛，剉碎，微炒焙之。枇杷叶、石韦：拭去毛用。何首乌：以浆水煮令软，切作片子，晒干用。熟地黄：须是九次甑中蒸九次，于日色曝晒干。勿用烟熏过，黑者断不中入药用。麦门冬、天门冬：皆用汤浸少时，剥去心，再焙干用。生地黄、萱草根、萎蕤、玄参、五加皮、牛蒡根、羊蹄根、商陆根、栝蒌根：各拣洗净，剉碎焙之。贝母：剉开，拣去心，用时微炒。乌药：凡用天台出者最佳，勿用土者。巴戟：去心，炒用之。诸种花品：皆拣去萼及枝梗用。远志：捶碎，须去心并根，只取皮用。菟丝子：先以水淘洗三五次，令净，漉出，控少时，再用好酒浸一夜或二三夜，入甑中蒸微熟，取出候冷，入碾中碾如膏，却担饼子，于日色中晒干，次入焙笼内，揭口，焙令极燥，又取出，再摊在净洁地上少时，候还性时便入碾，易碾为末也。海桐皮、黄柏皮：各削去粗皮用。又有黄柏皮，用蜜水洒匀，慢火上炙一二十次用，尤妙。桑根白皮：须采不出土真者。去黑皮，洗净剉碎，炒焙用。《本草》云：出土者能杀人。官桂：如是合解肌发散药，须用桂枝，轻薄者是。其他药中但只用肉桂，辛辣味香。皆削去粗皮，用时不得见火，只于日色中晒干。或用连纸裹怀中怀干，亦得。细辛：须用高丽国出者。去土。并如桑叶大者，名马蹄香，不可入药。麻黄：去根节，用汤泡少时，辟去汤，控干，焙令燥用。木贼：去根并节用。僵蚕：须拣白直者，剉碎，慢火炒去丝嘴用。半夏：拣元小陈者，滚汤泡洗七次，去滑令净，每个再破作四小块，又以生姜自然汁并姜滓一处拌匀，制一宿，次日和姜铫内炒焙令干用。或作半夏曲用尤稳也。酸枣仁：拣净，慢火微炒过，用滚汤泡少时，逐个剥去皮，焙干用。郁李仁：拣净，滚汤泡去皮用。蕤仁：去壳，研取霜用。山栀子：小者是，大者不中入药，名水栀子也。白豆蔻、缩砂、草豆蔻、草果子：用时皆去壳，取仁微炒用之。乌贼鱼骨：洗净候干，去硬处骨，以刀子刮削软处如粉者用。班猫：去头、足、翅，以糯米三五十粒同炒少时，倾出，拣去糯米，庶免微毒也。鸡苏、紫苏、香薷：皆拣净，筛去土用。唯是暑中合香薷散，其香薷不必见火炒也。白茯苓：削去皮，须是紧实雪白者，方中入药。黄连：去须用。茯神：削去皮，并中心木。覆盆子：拣去蒂用之。木猪苓：水浸一时辰，以刀子削去黑皮，或以铁错错去黑皮尤快。马屁勃：用时以两只粗青大椀，将药撚碎，入当三钱十文在椀内，合定，手中摇三五十摇，候少时，揭开椀，将摇下药末用椶刷子且扫下，余粗者又以椀合定，再摇，取细末，却秤分两入药中。巴豆：先于小钱眼中取去壳，次以竹刀儿取去两重皮，再破作两片，又剥去膜并心，却入乳钵内，研令如膏子，续用竹皮二样纸裹定，上以重石压少时，取出，再换纸压五七次，遍数多尤好，又换纸紧包定，熨斗贮火，火不宜多，翻覆熨三五遍，去纸，再用新瓦上薄摊，日色中晒，其巴豆取不尽者油都渗在新瓦中也，刮下，用皮纸或油纸贴，要用时看多少入药中。所以名为巴豆霜者，取尽油后自然似霜干。藿香、紫苏、荆、薄荷：切勿要先取离枝梗，少走气味，每临修合药时，看分两多少，旋取叶或穗子用。艾叶：只如此与众药碾时，必难作细末，须先用糯米粉打极稀糊，洒拌令匀，于日色中晒，后入焙笼内焙干，候艾叶冷，入碾中，假令用艾叶四两，入雪白茯苓一两半，切作一二十块，同艾叶一处碾三二百碾，即成末也。大黄：拣锦纹者，用湿纸三五重裹，慢灰火中煨少时，取出候冷，剉碎用。如切开色青黑，不中入药。黑豆：凡用须铫内炒透，切勿使生者，如多服必动藏气。玄胡索：不要用猛火炒，只剉碎焙干，与众药一处碾。钓藤：须多使钩子，少用藤。青葙子：瓦上炒用。青黛：擘开，里外如螺青色者，方可入药。如色泽稍淡，或带微青白，即伪，不中入药用。没石子：用水和面剂子裹，慢灰火中略煨少时，令透取出，剉碎用。礜石：凡用以甘锅子盛礜石上，用砖或瓦子盖锅子口四下，用猛火煅，候甘锅通红，取出，以好醋淬，如此七遍，候冷研细用。又有一法：将礜石不以多少，安在小藏瓶内，外用盐泥固济，不紧不慢火养一二日，次又用猛火煅通赤为度，取出去火毒，研令极细用。诃子：又名诃梨勒。用水和面剂子裹，慢灰火中煨令透，取出，候诃子冷，剉碎用。丁子：须拣味辛辣稍大者用。如不甚香，或味短，再用生姜汁少许，与丁香一处搓擦过，候少时，即使香味全。若用姜擦制了，香味仍旧，短时不中入药用。枳实：切碎，用麸皮炒令微黄色，筛去麸皮用。如伤寒病合大柴胡汤，只剜去穰，不须麸炒。阳起石：凡用时，以甘锅子盛，火中断不作声者方是真也。如火断作声响爆时，乃狗牙石，更不中入药。柏叶：如合妇人药，先以极沸汤中，下柏叶在滚汤中，急煠过，漉出，控干，焙晒用之。合其余药，不须汤煠过，只炒焙使。常山：切不得生使，如生用，即令人又吐。须用水大半椀，将常山于铫内煮，候水干，再添水半大椀，又煮水干，漉出控干，剉碎，炒焙用。干木瓜：街市货者，即是一种酸梨，不中入药。要用须使宣州花木瓜，切作片子，于日色中晒后，用慢火焙干用。侧子：系与天雄、附子、川乌皆是一种，治疗疾病颇同。用之先以汤浸少时，漉出，慢灰火中炮裂，削去皮脐，切作片子，焙干入药。青木香：一种蜀中者，嚼碎，其色微青，今呼为南木香是也。又有一种土出者，亦名青木香，用时去根，洗净，剉，微炒。二味皆治气，及泻肾气。木通：凡使，用川中轻者，剉碎微焙。纹缕粗或重，此是土木通，不中入药。竹茹：即是新青竹竿上刮下者，临用旋刮入药。蚕沙：收时候蚕将老，取于日色中晒干，名晚蚕沙。

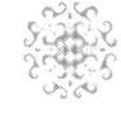

如要用，淘洗净，焙曝干，或微炒用。紫金藤皮：池州出者最佳。用之拣净，剉焙，勿得炒。马兜铃：凡用有使子去皮者，有和皮子俱使者，更详方中拣用。百部：紧实者剉焙用。盆硝、朴硝：临用时于乳钵内别研细，倾出纸上，却于日色中晒干，方可入在众药内，拌匀。盆硝亦名焰硝。丁皮并枝杖：凡用剉碎，不见火，只晒干使。佛耳草：此药出在河北，寻常市中货者即伪，往往用之不效。有一种出于番界者尤妙，剉碎，慢火焙干用。铅白霜：须真者，用时别研，更令极细用。蒲黄：色深黄者极好，如带淡黄色，或微白者不真，难入药中用。白茅花根：有二种，采洗净，晒焙或窨干用。夏枯草：须经霜采者妙。洗拣净，晒焙干，剉碎用。芸薹子：细小者好。用时水淘洗令净，曝干，隔纸铫内炒透。颗粒稍大者勿用。苦楝根皮：采冬月者妙。洗净，剉，焙干用。槐根白皮：是槐树皮根。用时洗净，剉炒，或焙干使。亦名槐东引根。椿根白皮：净洗，剉碎，炒或焙干用。亦名椿东引根。乱发：系男子梳退下者。用之洗净，晒干，烧灰，研细入药。又有乱油发一种，是妇人头上者，用时亦洗净，烧灰研令极细入药，又名血余。五倍子：洗净，剉碎，微炒焙干用。勿使蛀者。白鲜皮：先洗净，曝干，切碎略炒，或焙干用。防己：采体轻者，剉碎，微炒用。土茴香：比之舶上者颗粒稍大，如用之，拣净微炒。苍耳子：秋后采紧小者好。剉碎，焙干用。鹿角霜：须用火煅，如未熟，再煅成雪霜白时，方中入药。桃奴：是秋深树上不中吃者桃。采时须就树上摘落，如被风雨摇落地下者，勿用。半夏曲：以元小半夏，先汤洗七次，令滑尽，切碎。假令用半夏四两，却用生姜六两，切碎，与半夏一处入碾，碾碎取出，贮在盆器中罨一宿，次日取出，撩作大小样饼子，先晒后焙干，收之顿多时尤佳，要用剉碎，微炒过用。大腹子：连皮用时细剉，勿使火炒，但只微焙干用。其皮要用旋剪碎入药。猪牙皂角：用时慢火炙令热，再以生姜汁涂，又炙，如此数遍，以刀刮去黑皮用。天仙藤：洗净，剉碎焙干用。有一种粗大者，不是仙藤，难入药。釜煤：是锅底黑墨，要用旋刮，研细，熏过。亦名百草霜。唯村落间者尤良。大蒜：以五月五日采，先剥去上面一重皮，要用以湿纸裹三两重，慢灰火中煨令蒜香熟，取出，乘热砂盆中研如膏，更看药方中作如何用。又一法：水和面剂子裹，煨熟用。鸡冠花：采时须于十月内采，曝干，剉焙。如用白色者，力胜似紫色花也。竹叶：凡叶细长枝瘦、色带青白者，名为淡竹叶。其叶粗大、色深青者不是淡竹叶，不中用。茜根：切断中间，不与外面色茜者乃真。用时不得猛火炒，只慢火焙干用。椶榈：有剪细生用者，有烧灰用者，更详方中使。出西川者最佳。牛角䚡：用黄牛角好。要用旋镑错取屑。刺猬皮：有剉碎用者，有烧灰用者，却看方中用度。芜荑：去皮取仁，慢火焙干用。苦参：拣茎轻细者，洗净，剉，焙干用。益母草：采四月及七八月间，窨干用。旱莲草：是旱地上生者。采，阴干，或曝干亦得，用时慢火焙。蝎梢：用时须去尽梢上毒，不得火炒，只晒干，入药中碾。灰苋灰：系苋菜曝干，烧作灰，旋罗过，秤用。纯白灰：是硬炭烧过者灰，要用重罗过，秤用。当归：洗净，去芦头，切片子，焙。亦有使酒浸一宿，切焙。如独茎大者妙，用时去细稍佳。川芎：剉碎焙用。块大者名芎䓖。白术：去芦头，切片子焙，晒干用。楮实：采经霜者，曝干剉碎，焙。亦名楮桃儿。甘遂：连珠者先以汤浸少时，辟去汤，切碎，炒焙用。合药时不得与甘草一处，为相反故也。赤白芍药：二种洗净，剉碎，焙干用。香白芷：去苗，剉碎，焙干用。太平州出者最佳。泽泻：剉碎，勿炒，只焙干用。不可多服，《本草》云多服病人眼。水银、硫黄：二味可于定器内，或甘锅子盛，结砂子，更看方中用度。左缠藤：凡用水洗净，去根，剉碎，晒焙干使。浉间呼为鹭鸶藤，《本草》中名曰忍冬，亦名金银藤。橘叶：有二种，一曰绿橘，二曰金橘。采取洗净，晒、焙干用。硇砂、硼砂：凡用先于乳钵内别研令细，却放在日色中晒干，切。不得见火，要用时看分两多少，旋拌入药。紫苏子：须自种真紫苏，叶上下通紫色，叶心如花者，至九月收子，用水淘洗去浮者，焙干用。今市中卖者，即伪，不中入药用。芥菜子：即辣菜子，采于春及秋时，洗净，焙干用。韭子：系韭菜子。九月采，窨、晒干，用时再炒过使。蓖麻子：凡用去壳，乳钵中研令极细。葵子：拣净后洗过，控干，晒焙用之。蛇床子：拣净，慢火焙令香用。陈欓子：是多年石茱萸。用时拣去枝梗，微炒焙。赤茯苓：削去皮，剉，焙干用。王不留行：凡用洗净，慢火炒干用。瞿麦：拣洗令净，晒焙，剉碎使。天灵盖：即是死人头顶骨。凡用先以香水洗令净，控干，以酥涂炙令黄。浮石：轻者妙，捶碎入药。重者不中用。蛤蚧：有雌、雄二种。凡用一对，以酥涂，慢火炙透，剉碎使。知母：薄切片子，慢火焙干，却再秤分两多寡入药。苦杖：用时洗净，剉碎，焙、晒干用。鹿角胶：凡用，以面拌炒过使。五味子：拣去枝梗，微炒，或焙干用。有一种向北出者，尤佳。萆薢：切碎，焙干入药。唯川中者最妙，轻薄者是。前胡：拣洗净，控干，剉碎，炒或焙用之。地榆：洗净，晒干，焙或炒过使。荜澄茄：拣净，不得火炒，只慢火焙干用。沉香：剉碎，不得见火，只怀干用。檀香：剉碎，不得炒，只于日中晒干入药。茴香：切碎，以蜜汤洒拌令匀，先微炒，后焙干用。零陵香：用时连枝剉细，大叶者非真也。不见火，日中晒干用。今宜州及广德军出者好。山药：剉碎，勿炒，只慢火焙干用。亦名薯蓣。椒：火炒，倾地上，用椀盖定少时，令出汗。或有药中去目者，有只使椒目者，详方中使。如用胡椒，不须出汗。桃仁：凡用，炒令透，拣去双仁者。入药或先以汤浸少时，去皮尖尤好。牡丹皮：凡使，拣去枝细者，剉碎，微炒，或焙干用。石亭脂：是老硫黄。用时研令极细末。石楠叶：须采经霜者妙。剉碎，微焙用之。海金沙：以水飞过，控干，日曝，或隔纸铫内炒用。菵草：凡用，拣洗令净，晒、焙使。山茱萸：秋间采，窨或晒干，要用剉碎，慢火焙使。石茱萸：拣去枝梗，微炒过入药。茵芋：切细，炒用。有使酒蒸者，亦妙。无名异：别研细末，拌入药中。黄丝瓜：采于秋深，经霜尤好。剥去上面一重青嫩皮，烧灰用。亦名天萝。云母石：须是一重重揭得下，如镜面者，方可入药。石中黄：凡用，须是石中心色深黄者，力紧。取出别研，令极细。如未甚细，再研入药。淡豉：凡用，先以汤浸少时，或再剥去上面一重薄皮，乘润乳钵内研如膏，要用却以药末拌和。黄芩：用时拣净，剉碎，慢火焙干用。干葛：剉碎，焙干用。勿使土者，今宜州出者最佳。枸杞子：凡用，拣去枝梗，晒、焙干用。胡麻子：轻小者，微炒少时用。铁粉：须真者，再研令细，或水飞过，渗干，旋入药用。地骨皮：拣洗净，控干，晒、焙干，剉碎入药。石斛：凡用去根并苗，剉碎，慢火炒焙干用。又有酒浸一宿，焙干用者。阿魏：须使真好者，以水和面剂子裹，慢灰火中煨令面透，取出，剥去面，却于乳钵中研细用，研时入醋少许同研，尤佳。青盐：别研细，或微炒用。伏龙肝：是灶中心土，取出别研，令极细，要用旋入药中。白及：切碎，慢火炒少时用。黄丹：不得十分炒，恐变色，亦恐力短，但只旋研入药中。亦名号丹。北枣：凡用，不问多少，以水满贮砂铫内，煮三五十滚，候枣肥泛浮起时，入好麻油十余滴，搅匀，再滚数沸，取出，枣皮易剥也。白附子：用时慢灰火中炮匀裂，微削去皮，剉碎，炒焙干用。青矾、石矾、绿矾：凡用，铁铫内枯干，研令细。黄白二药子：剉碎，火焙干用。出川中者可入药。片子姜黄：剉碎，勿炒，只焙干用。出德安府者是真也。犯蓬术做底不是姜黄。瓜蒂：凡用须是甜瓜蒂，苦瓜蒂不中合药。剉焙干使。如一瓜上有双蒂者，服之损害人命。使君子：凡用，切细，慢火焙干。有去壳，只使子；有连壳入药。详方中用。鹤虱：用时拣净，火微炒过。有使醋煮用者。如合牙疼药，须是醋煮透，若生用损人齿。白薇、白敛：凡用，拣洗令净，细剉，炒或焙干用。鹅不食草、

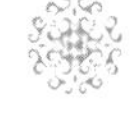

谷精草：采，窨干，要用不得炒，剉碎，日色中晒干用。花蕊石：细研，水飞如粉，或有火煅者，更看方中用。蜣蜋虫：夏月采，最多。炙，去头、足、翅用。板蓝根：用时拣色带白厚者，剉碎，焙干用。紫河车：凡用，先将河水煮透，控干，剉碎，慢火焙干入药。麒麟竭：须使真者，研令极细。皂角刺：取紫色，净洗，于石臼中捣去骨，拣去枯者，或有烧灰用者。天竺黄：凡用拣真者，不得火炒，只于乳钵内研细入药。续随子：用时拣令净，慢火焙，或晒干使。亦名随风子。蔓荆子：用时先拣筛去白皮，慢火焙干用。羚羊角：凡用拣筛密角，色黑润者好，旋镑屑入药。夜明砂：用水淘洗净，控干，于日色中晒干，或用慢火略炒使。草决明：用时拣洗令净，控干微炒。秦皮：轻薄者最佳。剉碎，慢火焙干用。地肤子：筛去尘土，慢火略炒少时用。连翘：凡用，勿使陈者，新香底好，剉碎，微焙用。仙灵脾：用时拭拣令净，不得炒，剉，微焙入药。亦名仙灵脾药。紫藤香：凡用剉碎，勿炒，只焙少时使。升麻：用时去芦头，轻者最佳，剉碎，略炒。重者即土升麻。败酱：用之拣择令净，更看方中用度。虎睛：有雌雄二种，更详方中使。胆矾：轻腻，色带青者佳。用之水磨，令极细。熊胆：凡用时，将药安在水中，渐渐色如金黄者真也。如黑色，或大段黏手，即伪。要用于乳钵内研拌入药，或有慢火熬使者。玄明粉：色腻，仍白者妙，令研极细使。芦荟：用时须使真者，令于乳钵中细细研如粉，拌和入药。紫草：向北出者好。用时只使紫草茸，不得火炒。铜绿：须干者，令研入药中。龙齿：用时研为细末，以水飞过。有一法，用甘锅子盛，火煅，倾出，细研如粉，水澄渗干使。藜蒌：以好酽醋煮去砂土用。藜芦：用蜜涂炙，如合搐鼻药，不须使蜜炙。粉霜：色莹明净者佳，用之别研，令极细。北亭：凡用，拣洗净，火炒或焙用。有烧使者，详方中用度。葫芦巴：用时拣令净，微炒，或焙干。又有使酒浸一宿用者。青蒿子：凡用，拣去枝梗，勿炒，只慢火焙干。或有使童子小便浸一宿，次日漉出，控干，先晒后炒，入药。狼牙根：用时洗净，剉碎炒。贯众：如用，洗令净，细剉，炒焙使。大蓟、小蓟：凡用拣洗令净，剉碎，不得猛火炒，只剉碎，略焙干用。是野地生，又名刺芥，采时须花红者妙，作效尤速。白头翁：用时须勿要陈者，炒、焙使。更详方中用度。

又制度法。附子、川乌头：每用温水浸一时许，或以皮纸湿裹一重，文武灰火炮，以透裹香烈为度，去皮脐用。黄耆：以硬物打匾，三二寸许截了，以蜜看多少，相度用沸汤化开，蜜浸少时，微令干，火焙干用。乳香：以蒻叶上下铺盖了，以熨斗盛火，熨令香，少溶放冷，研细用。没药、五灵脂、安息香：亦如乳香法，略熨过，放冷研细用。京三棱、蓬莪茂：如用，须沙器内水满上，用皮纸裹三两重，紧盖，用慢火煮三两时，候软，切作片子，焙干。全蝎：以生姜汁浸了，少时瓦上焙干。杏仁：双仁者不可用，能害人命。贯众：用水洗，切片子，略以姜汁浸焙。牵牛：黑牵牛泻肾气邪毒。用沙银器中炒香熟，碾，只一次，末用，其余不用。白牵牛泻肺中邪气，同前炒用。黄牵牛泻脾积邪气，亦同前炒法用。常山：须用米醋煮了，切片子，再以醋炒干用，使人不吐。马屁勃：以粗绢罗子，用手紧于罗子内，磨下末用。桑白皮：如黄耆法，亦打匾用。蜜汤浸少时，取出焙干用。巴豆：去油，去皮膜了，研细，用新瓦一片，涂上三两次，其油方净用之。大黄：锦文者，如要去病，不耗元气。以米醋，或清酒浸少时，饭甑上瓷碗盛，碟盖，蒸饭熟用。灯心、通草：以白磁瓦，不以多少，一处碾细为末，水中澄，浮者焙干用。枣：不以多少，用砂铫盛水满浸，上有一指许水，用灯心一杷子，盘于水枣中，以炭火煮枣软，其皮核自相离，取肉用。络石草：净洗，焙干用。

《鸡峰普济方·炮制法》卷一：玉石药。钟乳粉、硫黄（别研）、寒水石（煅红）、石膏（煅）、丹砂（别研）、玉屑（醋和研）、曾青（煅）、石胆、云母、白矾（枯）、滑石、石脂、紫石英、白石英、金牙石（煅，酒淬）、理石（煅）、矾石（煅二昼夜）、阳起石（煅一昼夜）、玄石（煅，酒淬）、代赭（煅）、青盐、牛黄、自然铜（煅红）、铅霜、禹余粮（醋淬，研）、硇砂（火飞）、鹏砂（火飞）、石燕（烧）、花蕊石（煅），已上并研如粉。○草木肉药。乌头、附子、侧子、漏蓝子、乌喙、天雄，已上炮去皮脐。半夏，已上汤洗七遍去滑。半夏曲，已上每半夏一两，用生姜二两，同捣捏作片子，焙干。人参、沙参、玄参、紫参、丹参、甘草、柴胡、羌活、独活、防风、茜根、当归、秦艽、黄芩、藁本、苦参、前胡、紫菀、桔梗、萎蕤、白薇、石斛（去根、防葵、紫草，已上并去苗。菟丝子浸了，研。牛膝、苁蓉、乌蛇（去骨去皮）、白花蛇（去骨去皮），已上酒浸一宿，焙干。茯苓、茯神（去木）、杜仲（炒剉）、黄蘖、厚朴（姜制）桂，已上并去粗皮。天门冬（汤浸）、麦门冬（汤浸）、远志，已上去心，焙干。泽兰、石楠、莽草、藿香，已上用叶。鹿茸、虎骨、蛤蚧、天灵盖，已上酥炙黄。紫河车，男孩儿者尤佳，用酽醋浸伏时，沥干，火上炙焦，捣罗为细末。鳖甲（醋炙）、黄犀角、龙角、羚羊角，已上错成粗末。杏仁、桃仁。已上汤去皮尖，麸炒。大枣、诃子，已上去核。白豆蔻、麻子、缩纱、薏苡，已上去皮。麝香、没药、芦荟、阿魏、伏龙肝、大青、青黛、蛇黄、琥珀、松脂、枫香脂、天竺黄、龙脑、乳香、白胶香，已上细研。细辛、菖蒲，已上用根。巴豆，已上去皮去油。阿胶、菖蒲、水蛭、白僵蚕、地龙（去土）、芫荑、赤小豆、小麦曲、茴香、吴茱萸、破故纸、胡芦芭，已上并炒。班猫、蚖蜻、僵蚕，已上炒变色。艾叶，已上先用清面丝遍洒，焙干后方捣，可免作熟艾难罗也。枇杷叶、石韦、莽草、金毛狗脊，已上并去毛。菊花、款冬花、旋覆花、覆盆子、薄荷、紫苏、吴茱萸、丁香，已上去枝杖。车前子、葶苈、葛根（剉）、地龙，已上去土。甘草、蜈蚣，已上炙。干姜、天南星、白附子，已上炮裂。乱发（烧灰）、牡蛎、石决明、蚕退、墨，已上并烧。高良姜（剉细，炒）、牛角鰓，已上并剉。麻黄，已上去节。乌鸦、兔头、牛胆、猪肪、野狸肝，已上腊水收。商陆，已上切焙。○古人戒用飞走杀命药，合药救人，只当以自死者代之为上，若能以金石或草药代之尤佳。晚蚕蛾、虻虫、水蛭、蚯蚓、鸠、班猫、乌鸦、桑螵蛸、鱼、蜗牛、芫青、龟、蜘蛛、雀、蛇、蟹、蝎、鳖、獭兔。

《十便良方·六十四药炮炙制度》卷七：凡丹砂，先研细料，水飞过，灰碗内铺纸渗干，始入药。○凡狗脊，先以火燎去其毛，剉，或以酒浸一宿，焙干使。急使不浸。凡萆薢，先以酒浸一宿，焙干使。急则不浸。凡白芷，先剉，焙干使。凡紫菀，先洗去土，剉，微炒使。凡款冬花，去枝茎，焙干使。凡高良姜，先片剉，以麻油少许炒过使。凡肉豆蔻，先以面裹炮，面熟为度，去面，剉，焙干使。凡白豆蔻，先去皮取人，焙干使。凡草豆蔻，先去皮取人，焙干使。或和皮炮过，去皮使。凡缩沙，先和皮慢火炒，去皮取人使。凡蓬莪茂，先以醋煮干，片剉，焙使。或热灰火中炮熟使。凡天麻，先以湿纸裹炮，取出片切，以酒浸一宿，焙干使。凡京三棱，先以醋煮干，剉，焙或热灰火中炮熟使。凡使君子，先于灰火中和皮炮，去皮取人，焙使。凡补骨脂，一名破故纸。或以酒浸一宿，焙干，或只以盐同炒香，去盐使。凡桔梗，先去芦头，剉，焙使。凡乌头，先炮裂，去皮脐并夹使。或阴制，以东流水浸七日，去皮脐，片切，焙干使。凡附子，先炮裂，去皮脐，剉，焙使。凡天雄，先炮裂，去皮脐，焙干使。凡白附子，先灰火中炮裂使。凡半夏，先以沸汤浸，俟温，洗去滑。如此七次。如入汤剂中，且先用。如尚凝戟人喉舌，但将半夏杵为末，以生姜等分捣研，和滓和为剂，罨一宿，捏作饼子，焙干使。如更杵为末，再以姜和剂罨之，焙干尤佳。此用合汤妙。天南星，先以煻灰中炮裂，焙干使。凡茯苓，先去粗皮，剉，焙干使。凡茯神，

先去粗皮并中心所抱木，剉，焙干。凡猪苓，先去黑皮，剉，焙使。凡桂，先去粗皮，令见心中有味处，剉，不见火使。如妊娠，合所需药，仍炒了使。凡杜仲，先去粗皮令尽，以生姜汁涂之，炙香，令无丝使。或先去皮，剉碎，以姜汁拌炒，令丝绝使。凡沉香，剉碎，别杵末入药。凡藿香，先去枝梗净，挼去土，焙干，取叶使良。凡乳香，先顿在风射紧者密隙中两三时，然后入针，急敲碎，研细使。凡丁香，微火焙干使。凡檀香，剉杵，不见火，别为末使。凡酸枣人，先慢火炒十分香，熟研破使。凡厚朴，先去粗皮，令见赤心，以生姜汁涂炙令香，涂炙三次，剉，使。凡枳实、枳壳，先去穰，以麸炒，令麸焦、药香为度，剉使。陈者最佳。凡山茱萸，先槌破，焙干使。沈存中有和核使之说，甚善。见《笔谈》。凡吴茱萸，先以沸汤浸洗七次，微火炒使。攻外病不入口者，不洗。凡槟榔，不见火，剉使。凡大腹皮，剉，焙干使。凡诃黎勒，先灰火中炮，槌去核，取肉使。凡胡椒，如入汤剂，先槌破使。如为细散，研细使。凡龙骨，先以酒浸一宿，焙干，研使。如急使，以酒煮干，焙使。凡牡蛎，先炭火煅赤，放冷，研如粉使。凡蝎，先去足，微炒使。凡鹿茸，先去皮毛，涂酥炙令黄使。麋茸同法。凡鹿角，先镑屑，熬令黄使。凡鹿角胶，先剉，炒令通体沸起燥，乃可捣，有不沸者更炒之。凡麝香，先研细后入药使。右凡修合，先依法制，治毕令十分干燥，方秤分两，庶几药力不致偏胜。

《指南总论·论炮炙三品药石类例》卷上：玉石部。丹砂、雄黄、雌黄：凡使，先打碎，研细，水飞过，灰碗内铺纸渗干，始入药用。如别有煅炼，各依本方。石钟乳：凡使，先依法煮，候日数足，入水细研不渗，方可入药服食。白矾：凡使，用光明者，先于铁铫子内，或刀上，火中煅过，方研细入药用。如生用者，各依本方。赤石脂、白石脂：凡使，须于炭火中煅通赤，取出放冷，研细，水飞过，方入药用。如缓急则研令极细，不飞亦得。硫黄：凡使，先细研，水飞过，方入药用。如别煅炼，各依本方。阳起石：凡使，先以炭火烧通赤，好酒内淬七遍。如只以好酒煮半日亦得。并研细，水飞过，方入药用。磁石：凡使，先以炭火烧通赤，酽醋内淬九遍，捣碎罗过，细研，水飞，方入药用。如入汤剂，即杵，水淘去赤汁使。黑铅：凡使，先以铁铫炭火镕开，取出，泻于新瓦上，滤去渣脚，如此一两番，取净铅称用。如或结砂子，各依本方煅炼。黄丹：凡使，先炒令色变，研令极细，再罗过，方入药用。硝石：凡使，先研令极细，以瓷瓶子盛，于炭火中煅令通赤，方入药用。如缓急，只炒过研细使亦得。食盐：凡使，先须炒过，研细，方入药用。石灰：凡使，须用风化为末者佳。先以醋浸一宿，漉出候干，用火煅令腥秽气尽，候冷研细，方入药用。如别煅炼，各依本方。伏龙肝：即灶中对釜月下土也。凡使，先火烧赤，研细，水飞过，方入药用。如急用，只烧过研使亦得。百草霜：村庄者良。凡使，须研令极细，再罗过，方入药用。滑石：凡使，先以刀刮下，以牡丹皮同煮一伏时，取出，用东流水研，飞过，日中晒干，方入药用。如急用，只研细亦得。禹余粮、紫石英、石膏、寒水石、代赭、石燕等：凡使，并用火煅，醋淬七遍，捣研，水飞令极细，方入药用。太阴玄精石：凡使用，捣碎细研，水飞过，晒干，方入药用。白垩：即白善土也。凡使，每修事一两，用盐一分，投于斗水中，用铜器中煮十余沸，然后用此沸了水飞过，方入药用，免结涩人肠也。自然铜：凡使，用火烧令通赤，以醋淬九遍，细研，罗过用。花蕊石：凡使，当以大火煅过。如缓急，不煅亦得。〇草部。菖蒲：用石上生节密者佳。凡使，须剉碎，微炒用。或只焙干亦得。菊花：凡使，须去枝梗，焙干，方入药用。人参：凡使，先去芦头，剉，焙干，称，方入药用。不去芦，令人吐，慎之。天门冬、麦门冬：凡使，先以汤微润，抽去心，焙干称用。甘草：用大者。凡使，先破开，火上微炙黄赤色，方入药用。如稍，只爁炒亦得，或生用，亦依本方。熟干地黄：凡使用，须净洗过，以酒浸一日夜，漉出，蒸三两炊，焙干，方入药用。如急用，只以酒洒蒸过使。不蒸亦得，不若酒浸蒸过为佳。生干者只生用，不用酒浸。苍术：凡使，先以米泔浸，春五，夏三，秋七，冬十，逐日换水，日足刮去皮，焙干，方入药用。如缓急，不浸亦得，但稍燥尔。菟丝子：凡使，先以水洗，澄汰去沙土了，却以好酒浸一昼夜，漉出蒸过，乘热杵为粗末，焙干，然后入药同捣。捣之不尽者，更以渍，经三五日乃出，更晒微干捣之，须臾悉尽，热即易碎。川牛膝：凡使，先洗去芦头，剉碎，以酒浸一日夜，焙干方用。如急切，用酒浸蒸过使，不蒸亦得。柴胡、前胡等：凡使，先去芦头，洗剉焙干，方入药用。车前子：凡使，须微炒燥，方入药用。如只焙干亦得。木香：凡使，不见火，须细剉，日干用。如为细末，薄切，微火焙干使亦不妨，然不若晒干之为妙也。山药、川芎等：凡使，须剉碎，焙干用。薏苡仁：凡使，须以糯米同炒干用。远志：凡使，先须去心，焙干，方入药用。如不去心，令人烦闷。更能以甘草汤浸一宿，漉出，焙干用，尤妙。草龙胆：凡使，先去芦，剉碎，用甘草浸一宿，漉出曝干用。如缓急，不浸亦得。泽泻：凡使，用酒浸一宿，漉出，焙干用。不浸亦得，或有炮制，各依本方。石斛：凡使，先洗去根土，用酒浸一宿，漉出，蒸过，曝干，方入药用。如急用，不蒸亦得，如别有炮制，各依本方。巴戟天：凡使，先去心，以酒浸一昼夜，剉，焙干使。如急用，不浸亦得。黄连：凡使，先净去须，剉碎，用蜜拌，慢火炒干，方入药用。蒺藜子：凡使，须净拣择，蒸一伏时，晒干，于木臼中舂令刺尽，用酒拌，再蒸，取出曝干用。黄耆：凡使，先须用擘开，涂蜜，炙微赤色，却薄切，焙干称，方入药用。肉苁蓉：凡使，先须以温汤洗，刮去上粗鳞皮，切碎，以酒浸一日夜，漉出，焙干使。如缓急要用，即酒浸煮过，研如膏，或焙干使亦得。防风：凡使，先须去芦及叉头叉尾者，洗剉，焙干，方入药用。叉头者，令人发狂；叉尾者，令人发痼疾，切宜慎之。蒲黄：即是蒲上黄花，须仔细认，勿误用松黄。凡使，须用隔三重纸，焙令色黄，蒸半日，却焙令干用之妙。破血消肿即生使，补血止血即炒用之。续断：凡使，先剉碎，用酒浸一伏时，漉出焙干，方入药用。如急用，不浸亦得。细辛：凡使，先去土并苗，焙干，方入药用。五味子：凡使，先须净拣去枝、杖方用。如入汤剂用，捶碎使之。蛇床子：凡使，先须慢火微炒过，方入药用。山茵陈：凡使，先须去根土，细剉焙干，方入药用。勿令犯火。王不留行：凡使，须先浑蒸一伏时，却下浆水浸一宿，至明漉出，焙干，方入药用。干姜：凡使，先须炮令裂，方可入药用。苦参：凡使，不拘多少，先须用浓糯米泔浸一宿，漉出蒸一伏时，却细切焙干用之为妙。当归：凡使，先须去尘并芦头尖硬处一分已来，用酒浸一宿，漉出焙干方用。或微炒用，各依本方。若要补血，即使头一节。若要止痛破血，即用尾。若一时用，不如不使，服食无效也。麻黄：凡使，先去根节，寸剉令理通，别煮十数沸，掠去其沫，却取出碎剉过，焙干用。不尽去之，令人烦闷。如用急，只去根节亦得。木通：凡使，先须剉去节，方入药用。芍药：凡使，须剉碎焙干，方可入药用。蘧麦：凡使，只用蕊壳，不用茎叶。若一时使，即令人气咽，及小便不禁。仙灵脾：凡使，用羊脂拌炒过，候羊脂尽为度。每修事一斤，用羊脂四两。黄芩：凡使，先须剉碎，微炒过，方入药用。狗脊：凡使，先以猛火燎去毛令净，以酒浸一宿，蒸过焙干用。如缓急，不酒浸亦得。紫菀：凡使，先须净洗去土，微炒过，方入药用。石韦：凡使，先以粗布拭去黄毛，用羊脂炒干，方入药。如缓急，微炙过使亦得。萆薢：凡使，先须净洗，以酒浸一日夜，焙干使为妙。如缓急，不在此限。白薇：凡使，先去苗，用糯米泔浸一宿，漉出蒸过用。艾叶：凡使，先去枝梗，杵成茸，以稀糯米粥拌匀，焙干用。或慢火炒使，恐难捣。牛蒡

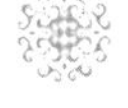

子：凡使，要净拣，勿令有杂子，然后用酒拌蒸一伏时，取出焙干，别捣如粉，方入药用。天麻：凡使，先以纸包浸湿，于热灰中煨熟，取出以酒浸一宿，却焙干，入药用。阿魏：凡使，先于净钵中研如粉了，却于热酒器上滚过，任入药用。高良姜：凡使，先剉碎，以麻油少许拌匀，炒过用。百部根：凡使，用竹刀劈开，去心，酒浸一宿，漉出细剉，焙干用。茴香：凡使，用舶上者。淘洗令净，却以酒浸一宿，漉出曝干，炒过用。如缓急，只炒过用亦得。牡丹皮：凡使，须净拣，酒拌蒸，细剉，晒干，方入药用。京三棱、蓬莪茂：凡使，先以醋煮，剉碎，焙干用。或火煻灰中炮熟用亦得。补骨脂：性本大燥毒热。凡使，用酒浸一宿，漉出，却用东流水浸三日夜，再蒸过，曝干，入药用。如缓急，只以盐同炒令香，去盐用亦得。缩砂：凡使，先和皮慢火炒令热透，去皮取仁，入药用。附子、天雄等：凡使，先炮裂令熟，去皮脐，焙干，方入药。乌头：凡使，先炮裂令熟，〔去皮脐，方入药用。或阴制，以东流水浸七日夜，〕去皮、脐、尖，切片，焙干用亦得。肉豆蔻：凡使，先以面裹，于煻灰中炮，以面熟为度，去面，剉，焙干用。半夏：凡使，先以沸汤浸，候温洗去滑，如此七遍方用。如入汤剂，切片完用。或尚戟人咽喉，可杵为末，以生姜等分捣，研和为剂，淹一宿，捏作饼子，焙干使。如更杵为末，再以姜和剂淹之，焙干尤佳，此用合汤妙。大黄：凡使，或蒸过用，或煻灰中泡熟用。若取猛利，即生焙干用。旋覆花：一名金沸草。凡使，须蒸过入药用。缓急不蒸亦得。常山：凡使，剉碎，酒浸一昼夜，蒸过方入药用。天南星、白附子：凡使，于热灰中炮裂，方入药用。或别有制度，各依本方。马兜铃：凡使，须微炙过，方入药用。骨碎补：凡使，用刀刮去上黄皮、毛令尽，细剉，用酒拌蒸一日，取出晒干用。缓急，只焙干，不蒸亦得。葫芦巴：凡使，微炒过，入药用。使君子：凡使，先于热灰中和皮炮，却去皮取仁，焙干入药用。桔梗、大戟、延胡索、葶苈子、牵牛子等：并微炒过，方入药用。川芎、白芷：并剉碎焙干，方入药用。○木部。肉桂：凡使，不见火，先去粗皮，令见心中有味处，剉，方入药用。如妇人妊娠药中，仍微炒用为妙。茯苓、猪苓：凡使，须先去黑皮，剉碎，焙干用。茯神：凡使，先去粗皮，并中心所抱木，剉碎，焙干入药用。酸枣仁：凡使，先以慢火炒令十分香熟，方研破用。黄蘗：凡使，先去粗皮，蜜涂炙，方入药用。干漆：凡使，须捣碎，炒熟，入药用，不尔损人肠胃。蔓荆实：凡使，用酒浸蒸一伏时，取出焙干用。杜仲：凡使，先去上粗皮令净，以生姜汁涂，炙令香熟，令无丝为度。或只剉碎，以姜汁拌炒，令丝绝亦得。沉香、檀香：凡使，先别剉碎，捣罗为细末，方入药用。桑白皮：凡使，先剉碎，微炒过，方入药用。吴茱萸：凡使，先以沸汤浸洗七次，焙干微炒过，方入药用。若治外病不入口者，不洗亦得。槟榔：凡使，须取存坐端正坚实者，先以刀刮去底，细切，勿经火，恐无力效，若熟使，不如不用。栀子：凡使，先去皮、须子，用甘草水浸一宿，滤出，焙干，入药用。枳实、枳壳：凡使，要陈者，先以汤浸，磨去瓤，焙干，以麸炒焦，候香熟为度。厚朴：凡使，先刮去粗皮，令见赤心，以生姜汁炙三次，取令香熟为度。或只剉碎使，姜汁炒亦得。山茱萸：凡使，先须捣碎，焙干用。或只和核使亦得。大腹皮：凡使，先须以酒洗，再以大豆汁洗过，剉碎，焙干，方可用。巴豆：凡使，先去壳并心膜，烂捣，以纸裹压去油，取霜入药用。又一法：去壳、心、膜了，以水煮，五度换水，各煮一沸，研，不尔令人闷。蜀椒：凡使，先去枝梗并目及闭口者，微炒过，隔纸铺在地上，以盏盖，令出汗，方入药用。皂荚：凡使，要拣肥长大不蛀者，削去皮弦并子，涂酥炙令焦黄，方入药用。诃黎勒：凡使，先于煻灰中炮，去核取肉，酒浸蒸一伏时，取出焙干，方入药用。楝实：凡使，先以酒浸润，候上皮核剥去虚皮，焙干，以面炒，入木臼内，杵为粗末，罗过，去核，方入药用。芜荑：

凡使，先须微炒过，方可用。龙脑、麒麟竭、乳香、松脂等：凡使，并须别研，令极细，方可入药用。〇兽部。龙骨：凡使，要黏舌者。先以酒浸一宿，焙干细捣，罗研如粉了，以水飞过三度，日中晒干用之。如缓急，只以酒煮焙干用亦得。他有炮制，各依本方。麝香、牛黄：凡使，先用别研令细，然后入药用之。阿胶及诸胶：凡使，先捣碎炒，候沸燥如珠子，方可入药用。鹿茸：凡使，用茄茸连顶骨者，先燎去毛令净，约三寸已来截断，酒浸一日，慢火炙令脆方用。或用酥涂炙，各依本方炮制。虎骨：凡使，先斫开，取出内中髓，却涂酒及酥等，反复炙令黄赤色，方用。腽肭脐：凡使，先用酒浸，慢火反复炙令熟，方入药用。〇禽鱼虫部。夜明砂：即伏翼屎也。凡使，须微炒过，方入药用。白蜜：凡使，先以火煎，掠去沫，令色微黄，则经久不坏。掠之多少，随蜜精粗。牡蛎：凡使，用火煅令通赤，候冷细研如粉，方可用。真珠：凡使，要取新净未曾伤破及钻透者，于臼中捣令细，绢罗重重筛过，却更研一二万下了，任用之。桑螵蛸：凡使，先用炙过，或蒸过亦得。鳖甲、龟甲：凡使，先用醋浸三日，去裙，慢火中反复炙，令黄赤色为度。如急用，只蘸醋炙，候黄色便可用。露蜂房：凡使，先炙过方可用。或炒亦得。蝉蜕：凡使，先去嘴、足，汤浸润，洗去泥土，却曝干，微炒过，任用之。白僵蚕：凡使，要白色条直者，先去丝嘴，微炒过方用。或有只生用者，各依本方。原蚕蛾：凡使，去翅、足，微炒过，方入药用。蚕砂亦用炒。虾蟆：凡使，先以酥涂，或酒浸，慢火中反复炙，令焦黄为度。或烧灰存性用。他有炮制，各依本方。蛇蜕：凡使，先须炙过方可用。或烧成灰，入药用，各依本方炮制。乌蛇、白花蛇：凡使，先以酒浸三日夜，慢火上反复炙，令黄赤干燥，去皮骨，取肉入药用。地龙：凡使，先搓去土，微炒过方用。蜈蚣：凡使，先要炙过，方可入药用。斑蝥：凡使，先去足、翼，用糯米同炒熟，方可入药用。生即吐泻人。天浆子：凡使，须微炒过用之。蜣螂：凡使，先去头、翅、足，炙过用之。五灵脂：凡使，先以酒研飞炼，淘去沙石，晒干，方入药用。〇果菜部。草豆蔻：凡使，须去皮，取仁焙干用。或只和皮煻灰中炮熟，去皮用亦得。陈皮、青皮：凡使，先以汤浸，磨去瓤，曝干麸炒入药用。或急用，只焙干亦得。乌梅：凡使，先洗，捶去核，取肉微炒过用之。木瓜：凡使，先去瓤并硬子，剉碎焙干，入药用。杏仁、桃仁：凡使，先以汤浸去皮尖及双仁者，控干，用面炒，令黄赤色为度。胡桃：凡使，去壳，以汤浸去皮，却研，入药用之。韭子：凡使，先须微炒过用之。亦有生用者。胡麻：即黑油麻也。凡使，先炒过用。或九蒸九曝用亦得。黑豆、赤小豆、大豆黄卷、麦蘖、神曲、白扁豆、绿豆等：凡使，并用炒过，方入药用。凡有修合，依法炮制，分两无亏，胜也。

《妇人大全良方·辨识修制药物法度》卷首：凡药有宜火、宜酒者，有用子、用皮者，有去子、去皮者，有去苗、芦者，有别研入药者，有煎成汤去滓后入者，若此之类，各各不同。今备于前，无复更注于逐方之下。〇辰砂（如镜面粉旋者为上）、雄黄（如鸡冠通明者为上）、雌黄（无夹石者为上）、石硫黄（如鹅儿黄色为上，赤者名石亭脂）、伏龙肝（正对釜月下土是也）、太阴玄精石，已上并研，令极细如面、无声为妙。〇禹余粮、代赭石、磁石（极细者妙）、自然铜、紫石英（有紫色如箭簇者为上）、云母石、太乙余粮，已上并用火煅，令通赤，酽醋淬，如此七次或十次，方可研令极细如面，或用水飞尤妙。〇赤石脂、白石脂、阳起石，（有云头雨脚，轻松如狼牙者，产于此地方可用，若是铺茸茁角者不可用。）已上并用火煅，一出时研如面，或有生用者。〇青礞石，每一两用硝石二两，入银锅子内煅一日一夜，自然解散，研为面，仍用水飞为妙。梁上尘，炒令烟尽，研如粉。绛矾、青矾，并生研细。白矾，枯过，亦有生用者。石膏，如无真者，

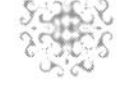

以方解石代之。凡诸石入汤，并碎以绵裹。〇滑石，出桂府者，明白而坚者，方可用。若赤色而暗者，是吉州所产。色黑者名黳石，皆不可用。苏合香油，先用生布绞去滓，秤；却用炼熟蜜解开用。竹茹，轻轻刮淡竹皮是也。桑寄生，仆随仓使吴常丞寓广州方识此物，枝梗类木，其叶如柘，对节而生，根侵入树柯上而生，度冬不凋，夏生小花，用之果有奇效。剉细用。木通，有川木通，有钱子木通，即拏藤者为正。今之所用者力浅，但得随众。宜去皮节，细切。罂粟壳，去须、蒂、筋膜，净洗，蜜水淹一宿，炒令焦黄。阿魏，以面搜和成饼，炙黄用。葛根，当用家葛，切片晒干用。今人多取于铺家者，乃野葛也，有大毒，能动胎气。多见医者赎铺家现成升麻葛根汤，孕妇服之动了胎孕，小儿药中亦不宜用。麻黄，拣小者为上，去根节。若以止汗用根节，用水煮，去黄沫，焙干。不尔，令人发烦躁。人参，拣色黄明莹，裹面有泽而不油者为上。《本草》云：不去芦则吐人。仍煎煮，喜河水。北细辛，拣直而极细、味辛辣如川椒者为上。地榆、威灵仙、柴胡、前胡、羌活、独活、(宜用紫色，言有蚕头、节稀者为上。王子亨云：独活乃是极大羌活。自是有臼如鬼眼状。寻常白色者乃是老宿前胡，谨不可用。《本草经》云：二物同一类。今人以紫色节密者为羌活，黄色作块者为独活。又云：独活即羌活母类也。疗风宜用独活，兼水宜用羌活。)白薇、紫菀、(取茸芦如北细辛者良，以牢山出者为上，沂、兖次之。郓以东，市上皆有之，形色、气味皆与《神农本经》、唐注、日华子相应，此药肺病最为急需。今京师所有，皆车前草、旋覆花根以赤土染之。又味咸，大抵咸走血，又能热中腹，利小便。且肺病本因亡津液而得之，今又服走津液药，为害滋甚，医者宜思之。)秦艽、茜根、藁本、升麻、漏芦、防风、(拣软而裹面有泽，芦似蚕头者为上，去叉、股、芦。)桔梗，(今人多以荠苨为之。要拣味苦、肥白者为上，或生或炒皆有用。)已上并洗，去苗、芦，细切，晒干，秤用。〇木香、(拣如朽骨，气味辛辣甚者为上。近时川人采南云根以乱真，其性大寒，利大小便。《本草》谓之青木香，《证类》谓之独行根。又云土青木香，不堪入药。凡方书云当用青木香者，皆当用南木香)、沉香（种类不一，惟色黄而沉者为上。）丁香、檀香、白芷、官桂、(愈嫩则愈厚，愈老则愈薄。仍用紫色紧卷者，去皮至有油处，别为末用。)藿香、荆芥、薄荷、紫苏，诸香药并不可见火，或急用，宜多纸裹怀用。〇北艾、(先去梗，焙燥碾烂，以马尾罗隔去灰末，只留黄。先秤分量，却用糯米粉打糊捏成饼子，炙黄用。或以酒炒亦可。)败酱、(即今之苦蕾也。喝起草即苍耳也。)泽兰叶、紫苏、藿香、荆芥、薄荷、香薷（音柔）、柏叶、茵芋、大青、莽草、楞枝、菴蕳、石楠叶、石韦（去毛）、枇杷叶，(先用温水浸，刷去毛，却用姜汁炙。)已上并去梗取叶，以纱隔去尘土。惟紫苏、藿香饮药中宜兼嫩梗，大能下气。〇黄连（宜拣大而似鹰爪者尤佳）、石菖蒲，(一寸九节者佳。此种类甚多，取生于石上，叶有剑脊者真，无剑脊者名溪荪，生于泥中者名昌阳，可解巴豆毒。)二味并去须，细切。舶上茴香、北茴香、葫芦巴（酒炒）、破故纸、蛇床子、薏苡仁、紫苏子、(除是自种自取方是真者，可以伐病。虽云细而香者是真，今人多采野苏子以乱其真。其子亦小，却以真苏叶挼令香，更不可辨。)菴蕳子、葶苈子、(甜者，拣细而脆者真。要分甜、苦。)黑牵牛（亦有半生半炒）、牛蒡子、芫花，(醋浸过，炒令黄色去梗。)已上并隔纸炒香。〇五味子、(色黑内有羊肾者佳。入补药中宜炒用，入嗽药中宜生用。)木鳖子、(去壳切，以麸炒。)巴豆、(川中来者似菘子而差小者为上。去壳及皮，必用皮纸裹打去油，如此者三五次油方尽。或有不去油者。)车前子、菟丝子、(二味先用温水淘洗，去泥砂，控干，以好酒浸四五日，蒸四五次，研令极烂，捏成饼子，焙干，方可为末。)、香附子、金毛狗脊、骨碎补，并细切，炒令黄色，舂擦去毛令尽方秤。石斛、（拣色黄如金、大者，去根皮，细切，用好酒浸一宿，蒸一炊久，慢火炒燥秤用。）卷柏、甘松，并洗，去根土用。肉苁蓉、（拣香而肥有鳞甲分明者，乃其端有心者方真。有盐霜者不用。）当归、（拣如马尾重半两已上，气香味甜者为上，微炒。）川牛膝，（拣如鼠尾，软而甜者为上。）并去芦，酒浸半日，不可太过，久则失味。洗净，慢火焙干，切，方秤分两。○五加皮、桂心、（补药用厚者，发散用薄者。）海桐皮、黄蘖皮、杨梅皮、白鲜皮、杜仲、厚朴、桑白皮，（或炙炒，今人多以橘树根皮为伪，最要仔细辨。）并削去粗皮，细切方用。惟杜仲、厚朴，每一斤，用生姜一斤，研取自然汁罨一宿，次日炒令黄色。○甜瓜子、瓜蒌子、冬瓜仁（去皮）、杏仁、桃仁、郁李仁，并先去尖、双仁，却用水煮一二沸，去皮，以麦麸炒黄，秤用。酸枣仁，去皮，炒香用。柏子仁，拣去壳，别炒、研用。皂角，去皮弦子，酥炙。川椒，拣色红而口白辛香者为上。去棱目及闭口者，然后慢火炒令色变，以纸乘于地上，碗覆出汗为度。山栀、（小者佳，一名越桃。）缩砂、白豆蔻、益智、草果，并去皮，取仁秤。槟榔（如鸡心者佳）、大腹子，二味生用。肉豆蔻，三味面裹炮，令面黄为度。山茱萸、诃子，炮，去核，取肉秤，双核者名诃藜勒，独核名诃子。川楝子，蒸，去皮核，炒秤。大黄，湿纸裹煨令香熟，亦有酒洗生用。三棱（亦有以红蒲根为伪者）、蓬莪茂，二味并用湿纸裹，炮令香软，细切，或更用酽醋浸半日用。郁金、狼毒、紫河车，三味并洗，切，焙。神曲、半夏曲、麦芽、谷芽，并捣碎、炒黄用。白姜出大通池州者尤佳）、天雄（重两半已上有象眼者佳）、附子（拣圆而坚实者为上）、草乌、川乌（重七八钱如鹅脑者为上），五味并用灰火炮裂，去皮、尖、脐用。○天南星，重一两者佳，忌用虎掌，炮去皮，或以白矾水浸一二宿。吴茱萸（去枝叶）、半夏，二味并用，汤泡七次。○半夏曲，以洗过半夏为末，以生姜自然汁捏为饼子，炙黄用。生地黄，洗，焙干秤，亦用研取自然汁。熟地黄，温水净洗，焙干，却以好酒发湿，却用巾子乘于甑上蒸，再用酒洒，九蒸九爆，焙燥秤。地黄生者平宣，熟者温补。虚人须补药，当用熟。《本草》云：男子宜用熟者，女子宜用生者。滴乳香，用蚌粉略炒，挂窗孔中风干，研。延胡索（去根皮）、贝母（去心姜浸一宿）、山药、川芎、芍药、知母、续断川（中来者色赤而瘦者佳）、小蓟根，已上略洗、细切，慢火焙干用。巴戟，拣紫色者为上，水浸软。牡丹皮、枸杞根、（即地骨皮也。初虞世云：此药至贱，都下并无真者，抵都人虽一贱亦作伪。）石莲、乌药（洪州者为上）、麦门冬、天门冬、（略用水浸软。此二门冬去心、子，火上焙热，即当风凉之，如此不过三、四次即易干，仍不损药力，它药并宜如此。）远志（泔浸一宿）、黄芩（一名枯肠草，刮去朽者），已上有心者并捶去心，只取肉焙干秤用。○青橘皮、橘皮、（取多年拣小而红者佳；若大而黄者，柑皮也，恐不堪入药。大治产后肌浮。雷公云：产后肌浮，柑皮酒服者此也。）二味用温水洗净，却于砂盆内磨去白，焙干秤。○枳壳，拣小而实者为上，去穰，麸炒黄用。《本草》有枳实一条。王子亨云：此物本名曰枳，凡草木有花必有实。夫枳壳即枳实之类也。）茯苓、（补药宜用白色，利水药宜赤色。坚者佳。）茯神（去木用色白者为上）、猪苓（水浸软），已上三味，并去黑皮，细切，焙燥秤。○苍术、（取茅山者为上，米泔浸二三宿，打洗去皮，切，焙。）白术，（拣白而肥者，方是浙术；瘦而皮黄色者，出幕阜山，力弱不堪用，油者去之。）二术并去芦，切细、焙干，却以麦麸炒令黄燥用。○甘草，炙黄。黄耆，拣如箭杆，直而甜者佳，去叉芦，剉令长四五寸，捶扁，以蜜水或盐水浸透，炙令酥脆为上。甘菊花、（取自栽可以烹茶者，俟花未开者采之佳。）旋覆花、鹤虱，诸花并去萼、蒂。○血余，皂角水洗尽，烧存性。童子小便，夏月要入薄荷浸之，方免臭坏。龙齿、龙骨，并拣有布纹者佳，色白为上，五色者次之，黑者为

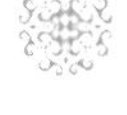

下，火煅通赤，以乳钵炙令极细，不可犯铁器。或有生用者。虎头骨、虎脊骨、天灵盖、虎前胫骨、龟甲、鳖头、鹿茸，（拣嫩而有血色者佳，大者为麋茸，小者为鹿茸。冬至日麋角解，夏至日鹿角解。麋得阳而角解，所以利补阳；鹿得阴而角解，是以利补阴。麋茸性热，鹿茸性温，并洗，燎去毛，涂酥，炙令黄脆。无酥，以好酒浸炙。）并用酥炙黄用。○紫梢花，即湖泽中鱼生卵于竹木之上，如糖状者是，去木用之。鹿角胶、阿胶，（拣明亮者为上。阿胶不必须东平，自为之甚佳。补虚用牛皮胶，治风用驴皮胶。东平皆京师伪胶，杂以马皮，并故鞍鞯鞋底之类，其恶为甚。）二味并细切，以蚌粉炒燥如珠方用。○桑螵蛸，去木，涂酥，炙黄，或以酒炒亦可。真珠母，取未钻者，研令极细。玳瑁宜（生用）、犀角（有竹纹者色黑为上）、羚羊角（有马鞭节仍有挂煅痕者佳），诸角宜用马齔先镑取屑，怀爆为末，方可入药。○牡蛎，取左顾者佳，用盐泥固济煅用。地龙，以生布袋盛，捶出沙土，只取皮秤。乌贼骨，一名海螵蛸，去壳用。僵蚕，去嘴，切、炒令丝尽。穿山甲，又名鲮鲤甲。去大皮，细切。蛤粉，炒燥用。水蛭，伪者以血调面而为之，宜仔细辨认，以盐炒黄。虻虫、蚖青、红娘子、斑猫，并去头、翅、足，用糯米同炒，令米赤为度。蜈蚣，去头、足，炙黄用。全蝎，去毒，略炒。蛇蜕，拣全而头向下者为妙，烧存性用。亦有缠于青竹上，炙黄焦用。蝉蜕，温水洗去土石，仍去前足。石蜥蜴、蛤蚧，并酒炙用。乌蛇、（拣尾小穿得一百二十钱者，仍眼如活者为上。）白花蛇，（拣眼如活者，尾端有佛指甲，腹两边有念珠斑者为上。）二蛇并用酒浸一二百宿，去皮骨，取肉炙香用，仍经久不蛀。○晚蚕砂，炒。鳖甲，拣大而有九肋生者尤佳。先用淡醋煮去裙，却用酽醋炙令黄脆为妙。五灵脂，拣似鼠屎者为上，似砂糖者次之。先以水浸，淘去沙土，日干碎之，亦有炒用。干漆，碎之，炒令烟尽。猪羊肾及肝，并去脂膜，仍不可经水。鲤鱼鳞、猪左悬蹄甲、猬皮、露蜂房、牛角鰓、蚕蜕，并用火烧存性，研为细末用。○鹿角霜，研细用。麝香，拣味辣者真，名生麝。亦有用当门子者。研极细用。獭肝，炙干用。并用研细为末用。○莲蓬、荷叶、棕榈（为墨刷者妙），用荷叶中心蒂者，生用。○益母草，去根，阴干。今名大香，其子名茺蔚子。鬼臼，去毛用。鬼箭羽，去骨，取翎用。五倍子，去心中灰虫。麒麟竭、安息香（去砂石）、没药、乳香、琥珀，五味并细研。

《卫生宝鉴·㕮咀药类》卷二一：古人用药治病，择净口咀嚼，水煮服，谓之㕮咀。后人用铡刀细剉，桶内剉过，以竹筛齐之。药有气味厚薄，升降浮沉补泻，各各不同。今详录之，及拣择制度修合之法，具列于后。○风升生。味之薄者，阴中之阳。味薄则通，酸、苦、咸、平是也。防风，气温，味辛。疗风，通用泻肺实，散头目中滞气，除上焦风邪之仙药也。误服泻人上焦元气，去芦并叉股，铡碎剉，桶内剉过，竹筛齐之用。升麻，气平，味微苦。此足阳明胃、足太阴脾行经药也。若补其脾胃，非此为引用不能补。若得葱白、香白芷之类，亦能走手阳明后阴，能解肌肉间热，此手足阳明伤风之的药也。刮去黑皮，兼腐烂里白者佳。铡碎剉，桶内剉过，竹筛齐之用。羌活，气微温，味苦、甘，平。治肢节疼痛，利诸节，手足太阳风药也。加川芎治太阳少阴头痛，透关利节。去黑皮并腐烂，铡碎剉，桶剉过，竹筛齐之用。独活，气微温，味苦、甘，平。足少阴肾行经药也。若与细辛同用，治少阴经头痛。一名独摇草，得风不摇，无风自摇动。去皮净，铡碎剉，桶剉过，竹筛齐之用。柴胡，气平，味微苦。除虚劳烦热，解肌去热，早晨潮热。此少阳厥阴行经药也，妇人产前产后必用之药。善除本经头痛，非他药能止。治心下痞，胸膈痛。去芦，铡碎剉，桶剉过，竹筛齐之用。前胡，气微寒，味苦。（主痰满，胁中痞，心腹强气，治伤寒热实，明目益精，推陈致新。半夏为使，铡剉用。葛根，气平，味甘。治脾胃虚而渴，除胃热，解酒毒，通行足阳明之经。去皮，铡碎剉，桶剉，竹筛齐之用。威灵仙，气温，味甘（一作苦）。主诸风湿冷，宣通五脏，腹内癖滞，腰膝冷疼，及治折伤。铁足者佳。去芦，铡细用。细辛，气温，味大辛。治少阴头痛如神，当少用独活为使。去芦并叶。华州者佳。铡细用。香白芷，气温，味大辛。治手阳明头痛，中风寒热。解利药也。以四味升麻汤中加之，通行手足阳明经。先铡碎剉，桶内剉过，竹筛齐之用。桔梗，气微温，味辛、苦。治咽喉痛，利肺气。去芦，米泔浸一宿，焙干，铡碎剉，桶剉，竹筛齐用。鼠粘子，气平，味辛。主风毒肿，利咽膈。吞一枚可出疮疽头。捣细用。藁本，气温，味大辛。此太阳经风药。治寒气郁结于本经头痛，大寒犯脑，令人脑痛，齿亦痛。铡细用。川芎，气温，味辛。补血，治血虚头痛之圣药也。妊妇胎动数月，加当归，二味各二钱，水二盏，煎至一盏，服之神效。捣细，以纱罗罗细用。蔓荆子，气清，味辛、温。治太阳头痛，昏闷，除头昏目暗。散风邪之药也，胃虚人不可服，恐生痰。拣捣用。秦艽，气微寒，味苦。主寒热邪气，寒湿风痹，下水利小便，疗黄病骨蒸，治口噤及肠风泻血。去芦头，铡碎剉，桶内剉，竹筛齐之用。天麻，气平，味苦。治头风诸风湿痹，四肢拘挛，小儿风痫惊气，利腰膝，强筋骨。剉用。苗谓之定风草。麻黄，气温，味苦。发太阳少阴经汗。去芦，铡，微捣碎，煮三二沸，掠去上沫，不然，令人心烦。荆芥穗，气温，味辛、苦。辟邪毒，利血脉，宣通五脏不足气，能发汗，除劳冷。捣和醋封毒肿。去枝，手搓碎用。薄荷，气温，味苦、辛。能发汗，通关节，解劳乏，与薤相宜。新病人不可多食，令人虚汗不止。去枝茎及黄叶，搓碎用之。〇热浮长。气之厚者，阳中之阳。气厚则发热，辛、甘、温、热是也。黑附子，气热，味大辛。其性走而不守，亦能除肾中寒甚。白术为佐，谓之术附汤，除寒湿之圣药。温药中少加之，通行诸经，引用药也，及治经闭。慢火炮裂，铡细用。川乌头，气热，味大辛。疗风痹血痹，半身不遂，行经药也。先以慢火炮裂，刮去皮脐，铡细用。肉桂，气热，味大辛。补下焦相火不足，治沉寒痼冷之病，及表虚自汗。春夏为禁药也。去皴，捣用。桂枝，气热，味甘、辛。仲景《伤寒论》发汗用桂枝。桂枝者，乃桂条也，非身干也，取其轻薄而能发散。今又有一种柳桂，乃嫩小桂条也，尤宜入治上焦药用也。以铡碎用。木香，气热，味辛、苦。除肺中滞气。若疗中下焦气结滞，须用槟榔为使。广州者佳。铡细用。丁香，气温，味辛。温脾胃，止霍乱，消痃癖，气胀反胃，腹内冷痛，壮阳，暖腰膝，杀酒毒。捣细用。白豆蔻，气热，味大辛。荡散肺中滞气，主积冷气，宽膈，止反胃吐逆，消谷，下气，进食。去皮，捣细用。草豆蔻，气热，味大辛。治风寒邪客在于胃口上，善去脾胃客寒，令人心胃痛。面裹煨熟，捣细用。益智仁，气热，味大辛。治脾胃中受寒邪，和中益气，治多唾。于补中药内兼用，不可多服。去皮，捣细用。川椒，气热，味辛。主邪气，温中，除寒痹，坚齿发，明目，利五脏。凡用，炒去汗及合口者，手搓细用。缩砂仁，气温，味辛。治脾胃气结滞不散，主虚劳冷泻，心腹痛，下气消食。捣细用。干姜，气热，味大辛。治沉寒痼冷，肾中无阳，脉气欲绝，黑附子为引，用水同煎，姜附汤是也，亦治中焦有寒。水洗，慢火炮裂后，剉细用。玄胡，气温，味辛。破血治气，妇人月水不调，小腹痛，温暖腰膝，破散癥瘕。捣细用。干生姜，气温，味辛。主伤寒头痛鼻塞，上气痰嗽，止呕吐。生姜同治，与半夏等分，治心下急痛。铡用。良姜，气热，味辛。主胸中冷，霍乱，腰痛，反胃呕食，转筋泻利，下气，消宿食。铡细用。吴茱萸，气热，味苦、辛。治塞在咽嗌，噎塞胸中。《经》言咽膈不通，食不下，食则呕，令人口开目瞪，寒邪所结，气不得上下，此病不已，令人寒中，腹满膨胀，下利寒气，用之如神，诸药不可代也。洗出苦味，晒干，捣用。厚朴，气温，味辛。能除腹胀。若虚弱人，虽腹胀宜斟酌

用之，寒胀是也，大热药中兼用。结者散之，神药也。误服脱人元气，切禁之。紫色者佳。去皮，铡碎，姜制，微炒剉，桶剉，竹筛齐用。茴香，气平，味辛。破一切臭气，调中止呕，下食。炒黄，捣细用。红花，气温，甘、辛。主产后口噤，血晕，腹内恶血不尽绞痛，破流血神验。手搓碎用。神曲，气温，味甘、辛。消食，治脾胃食不化，须用于脾胃药中少加之。微炒黄用。○湿化成。中央戊湿，其本气平，其兼气温凉寒热，在人以肾应之。己土，其本味咸，其兼味辛甘咸苦，在人以脾应之。人参，气温，味甘。治脾肺阳气不足，及肺气促，短气。非升麻为引用，不能补上升之气，升麻一分，人参三分，可为相得也。若补下焦元气，泻肾中火邪，茯苓为之使。甘草稍子生用为君，此药能补中缓中，短气少气，泻肺脾胃火邪，善去茎中痛。或加苦楝，酒煮玄胡为主，尤好尤效。去芦，铡细用。黄芪，气温，甘，平。治虚劳自汗，补肺气，实皮毛，泻肺中火，脉弦，自汗，善治脾胃虚弱，血脉不行。疮疡内托，阴证疮疡必用之。去芦、皴，铡碎剉，桶剉，竹筛齐之用。甘草，气平，味甘。生用大凉，泻热火。炙则温，能补上中下三焦元气，调和诸药，共为力而不争。性缓，善解诸急，故有国老之称。去皮，铡碎剉，桶剉，竹筛齐之用。当归，气温，味甘。和血补血。尾破血，身和血。用以温水洗去土，酒制，焙晒干，去芦，铡细用。熟地黄，气寒，味苦。酒晒蒸如乌金，假酒力则微温，大补血虚虚损，血衰人须用。善黑鬓髦。忌萝卜。铡用。半夏，气微寒，味辛，平。治寒痰及形寒饮冷，伤肺而咳，大和胃气，除胃寒，进饮食。太阳厥痰头痛，非此药不能除也。汤泡七次，铡细用。白术，气温，味甘。能除湿益燥，和中益气，利腰膝间血，除胃中热。捣碎，纱罗子罗过用。苍术，气温，味甘。主治与白术同。若除上湿发汗，功最大。若补中焦除湿，力少如白术。泔浸，刮去皮，捣细用。橘红，气温，味微苦。能益气。加青皮减半，去气滞，推陈致新。若补脾胃，不去白。理胸中肺气，去白。捣细用。青皮，气温，味辛。主气滞，消食，破积结膈。去穰，捣细用。藿香，气微温，味甘、辛。疗风水，去恶气，治脾胃吐逆，霍乱心痛。去枝茎，用叶，以手搓细用。槟榔，气温，味辛。治后重如神。性如铁石之沉重，能坠诸药至于下极。捣细用。广茂，气温，味苦，平。主心膈痛，饮食不消，破痃癖气最良。火炮，铡开捣细，纱罗罗过用。京三棱，气辛，味苦。主老癖癥瘕结块，妇人血脉不调，心腹刺痛。火炮，铡开捣细，纱罗罗过用。阿胶，气微温，味甘，平。主心腹痛，血崩，补虚安胎，坚筋骨，和血脉，益气，止痢。慢火炮，肥搓细用。诃子，气温，味苦。主腹胀满，饮食不下，消痰下气，通利津液，破胸膈结气，治久痢赤白肠风。去核，铡用。桃仁，气温，味甘、苦。治大便血结，血秘血燥，通润大便。七宣丸中用之，专疗血结，破血。汤泡，去皮尖，研如泥用。杏仁，气温，味甘、苦。除肺燥，治气燥在胸膈。麸炒，去皮尖用。大麦蘖，气温，味咸。补脾胃虚，宽肠胃。先捣细，炒黄色，取面用。紫草，气寒，味苦。主心腹邪气，五疸，补中益气，利九窍，通水道，疗腹肿胀满。去土用茸，铡细用之。苏木，气平，味甘、咸。主破血，产后血胀满欲死，排脓止痛，消痈肿瘀血，月经不调，及血运口噤。铡细用。○燥降收。气之薄者，阳中之阴。气薄则发泄，辛、甘、淡、平、寒、凉是也。茯苓，气平，味甘。能止渴，利小便，除湿益燥，和中益气，利腰脐间血为主治。小便不通，溺黄或赤而不利，如小便利或数。服之则大损人目，如汗多人服之，损元气，夭人寿。医云：赤利白补，上古无此说。去皮，捣细，纱罗过用。猪苓，气平，味甘。大燥，除湿，比诸淡渗药，大燥亡津液，无湿证勿服。去黑皮，白者佳。捣罗过用。琥珀，气平，味甘。安五脏，定魂魄，消瘀血，通五淋。捣细，纱罗过用。泽泻，气平，味甘。除湿之圣药也。治小便淋沥，去阴间汗。无此疾服之，令人目盲。捣碎，纱罗过用。滑石，气寒，味甘。性沉重，能泄气，上令下行，故曰滑则利窍。治前阴窍涩不利，利窍不比与渗淡诸药同。白者佳。捣，水飞用。瞿麦，气寒，味苦。主关格诸癃结，小便不通，治肿痈排脓，明目，去翳，破胎堕子，下闭血，逐膀胱邪热。去枝用，穗铡细用。车前子，气寒，味甘。主气癃闭，利水道，通小便，除湿痹，肝中风热冲目赤痛。捣细，纱罗过用。木通，气平，味甘。主小便不通，导小肠中热。去粗皮，铡碎剉，桶剉，竹筛齐用。灯草、通草，气平，味甘。通阴窍涩不利，利小水，除水肿，治五淋闭。铡细，生用。五味子，气温，味酸。大益五脏之气。孙真人云：五月常服，补五脏气。遇夏月季月间人困乏无力，乃无气以动也。以黄芪、人参、麦门冬，少加黄蘖，剉，煎汤服，使人精神神气两足，筋力涌出。生用。白芍药，气微寒，味酸。补中焦之药。得炙甘草为辅，治腹中痛。如夏月腹痛，少加黄芩。若恶寒腹痛，加肉桂一分，白芍药三钱，炙甘草一钱半。此仲景神品药也。如冬月大寒腹中痛，加桂一钱半，水二盏，煎一盏。去渣，铡碎剉，桶剉，竹筛齐用。桑白皮，气寒，味苦、酸。主伤中五劳羸瘦，补虚益气，除肺中水气，止唾血，热渴，消水肿，利水道。去皮，铡剉，桶内剉，竹筛齐之用。天门冬，气寒，味微苦。保肺气，治血热侵肺，上喘气促，加黄芪、人参用之为主，如神。汤浸去心，晒干用。麦门冬，气寒，味微苦。治肺中伏火，脉气欲绝。加五味子、人参二味，谓之生脉散，补肺中元气不足。汤浸去心用。犀角，气寒，味苦、酸。主伤寒温疫头痛，安心神烦乱，明目镇肝，治中风失音，小儿麸豆风热惊痫。镑为末用之。乌梅，气平，味酸。主下气，除热烦满，安心调中，治痢止渴。以盐豉为白梅，亦入除痰药。去核，铡细用。牡丹皮，气寒，味苦。治肠胃积血，及衄血吐血之要药，犀角地黄汤中之一味也。铡细用。地骨皮，气寒，味苦。解骨蒸肌，主消渴，去风湿痹，坚筋骨。去骨用皮，剉细用。连翘，气平，味苦。治寒热瘰疬，诸恶疮肿，除心中客热，去胃虫，通五淋。以手搓细用。枳壳，气寒，味苦。治胸中痞塞，泄肺气。麸炒去穰，捣细，纱罗过用。枳实，气寒，味苦、酸、咸。除寒热，破结实，消痰痹，治心下痞，逆气，胁痛。麸炒去穰，捣罗过用。○寒沉藏。味之厚者，阴中之阴。味厚则泄，酸、苦、咸、寒气是也。大黄，气寒，味苦。其性走而不守，泻诸实热，大肠不通，荡肠胃热，专治不大便。去皮，铡碎，竹筛齐用。黄蘖，气寒，味苦。治肾下膀胱不足，诸痿厥，腰脚无力，于黄芪汤中少加用之，使两足膝中气力涌出，痿软实时去也。蜜炒，为细末，治口疮痈痪必用药也。去皮，铡碎剉，桶剉，竹筛齐用。黄芩，气寒，味微苦。治肺中湿热，疗上热，目中赤肿，瘀肉壅盛必用之药。泄肺受火邪，上逆于膈，上补膀胱之寒水不足，乃滋其化源。去皮并黑腐，铡细剉，桶剉，竹筛齐用。黄连，气寒，味苦。泻心火，除脾胃中湿热，烦躁恶心，郁热在中焦，兀兀欲吐，治心下痞满。仲景云：治九种心下痞，泻心汤皆用之。去须，铡碎用之。石膏，气寒，味甘、辛。治足阳明经发热恶热，躁热，潮热自汗，小便浊赤，大渴引饮，身体肌肉壮热，苦头痛，白虎汤是也。善治本经头痛。若无此证，医者误用，有不可胜救也。捣细，罗用。草龙胆，气寒，味大苦。治赤目肿痛睛胀，瘀肉高起，痛不可忍，以柴胡为主，治眼疾必用之药也。去芦，铡碎剉，桶剉，竹筛齐用。生地黄，气寒，味苦。凉血，补益肾水真阴不足。此药大寒，宜斟酌用，恐伤人胃气。铡细用。知母，气寒，味大辛。治足阳明火热，大补益肾水膀胱之寒。刮去黑皮。苗里白者佳。铡细用。汉防己，气寒，味大苦。疗腰以下至足湿热肿盛脚气，补膀胱，去留热，行十二经。去皮，铡细剉，桶剉，竹筛齐用。茵陈蒿，气微寒，味苦平。除烦热，主风湿寒热邪气，热结黄疸，通身发黄，小便不利。去枝用叶，手搓碎用。朴硝，气寒，味苦、辛。除寒热邪气，逐六腑积聚，结固血癖，胃中食饮热结血闭，去停痰痞满，消毒。生用。

瓜蒌根，气寒，味苦。主消渴，身热，烦满大热，补虚安中，通月水，消肿毒瘀血，及热狂疮疖。捣细，罗过用。牡蛎，气微寒，味咸，平。主伤寒寒热，温疟，女子带下赤白，止汗，心痛气结，涩大小肠，治心胁下痞。烧白，捣罗用。苦参，气寒，味微苦。足少阴肾经之君药也，治本经须用。铡细剉，桶剉，竹筛齐之用。地榆，气微寒，味甘、酸。主产乳七伤带下，月经不止，血崩之病，除恶血，止痛，治肠风泄血，小儿疳痢。性沉寒，入下焦，治热血痢用。川楝子，气寒，味苦，平。主伤寒大热烦躁，杀三虫，疥疡，通利大便小便。捣细用。山栀子，气寒，味微苦。治心烦懊侬，烦不得眠，心神颠倒欲绝，血滞，小便不利。捣细用。香豉，气寒，味苦。主伤寒头痛，烦躁满闷。生用之。

《金镜内台方议·用药性品制》卷一二：性大热，温经回阳卫气者：附子、（回阳者，炮用，去皮脐。解急者，生用，不去皮脐。）干姜（治寒者，炮。解急者，生。）桂枝、（削去粗皮，解肌表，中风用，又能止汗。桂厚者削去皮，温经通气，利小便用。）吴茱萸、（汤炮七次，去黄水，再日干用。○性热，温中破气，散湿逐痰饮者：生姜（常用，薄片，同药煎。急用，捣取自然汁。）白术、（生，洗净用。）厚朴、（去皮，㕮咀，每一斤用生姜一斤，捣汁浸炒。）半夏、（汤煮，再用水去涎，㕮咀，日干用。）蜀椒、（微炒汗出，去目及合口者。）旋覆花、（洗净，生用，必须棉布滤过。）细辛、（洗净，去土用。）○性温，补中益气而缓者：人参（洗净用）、甘草、（治阴病者，炙。治阳病者，生。）胶饴（即饴糖）、大枣（去核用）、黄芪（蜜炙）、阿胶、（治热病者生用，治补者炒成珠。）鸡子、（或用黄，或用白。）猪肤（雄猪皮肤）、白蜜（白糖炒）、蜂蜜（慢火熬）、米粉（即粳米粉）。○性轻而温，能发汗者：麻黄、（去根节，汤煮一顷，再洗用。）葱白、（去青，用白。）通草。○性轻而凉，发汗利水道者：葛根（生用）、猪苓（生用）、竹叶（生用）、荛花（生用）。○性凉，能入营气者：芍药。（赤者泻热病用，白者补虚用。）○性温，能补营气者：当归。（头止血，身养血，尾破血。）○性温味辛，能利气润燥者：杏仁、（水浸，去皮尖。）桃仁（去皮尖）、薤白（去青）、麻仁（取净）。○性温，能破结利气者：茯苓。（去皮，白补，赤泻。）○性平，能安中利水道者：柴胡、黄芩、知母、升麻、萎蕤（俱洗净，生用。）○性寒，能治诸热在里者：黄连、黄柏、白头翁、秦皮、茵陈、（俱洗净，生用。）生地黄、（洗净，生捣汁用。）栀子（去壳）、猪胆（取汁）、栝蒌根（生用）、石膏（研碎生用）、麦门冬（去心）。○性寒，能治诸热在上者：葶雳（研烂）、桔梗（生用）、栝蒌实（捣碎生用）、天门冬（去心）。○性寒，能治诸热在下者：连轺（洗，生用）、蜀漆（即常山）、梓白皮（去皮生用）、商陆（生用）、赤小豆（生用）。○性寒，能泄水气者：海藻（洗，生用）、泽泻（生用）、文蛤（生用）。○性寒，能下泄热气者：大黄（有炮，有生）、芒硝（去泥土）。○性烈，能下泄水气者：芫花（洗净水煮干用）、大戟（水煮再去心木。）、甘遂（面裹煨）、巴豆（去壳皮心，研）。○性烈，能破血者：水蛭（洗，炙）、虻虫（洗）。○性涩，能止固津液者：牡蛎（煅成粉）、龙骨、石脂（生用）。○性重，能下镇坠者：代赭石（煅）、铅丹（煅）、禹余粮（煅）。○性寒味苦，能宣吐者：瓜蒂淡豆豉（江西出者佳）。○性酸，能收敛者：乌梅（去核）、五味子（生用）、苦酒。○性平，能下肺气者：贝母（去心）。○附：用药加减法。有汗不得服麻黄汤；无汗不得服桂枝汤；无汗喜渴，不得用白虎汤。阳明自汗引饮，不得用五苓散；太阳自汗数尿，勿妄投桂枝汤。诸脉浮者，不得用大黄并下法；诸脉沉者，不得用发汗法。诸阳脉，不得用姜、附。燥渴者，除半夏加栝蒌根；腹痛者，减黄芩加芍药；动气者，去术加桂；小便不利者，加茯苓；小便数者，去桂、茯苓，加芍药。中满者，去甘味；下利者，勿发汗。病人旧微溏者，勿用栀子豉汤；呕家，勿用建中汤。伤寒诸下法，不得用丸子；服下泄药后，不得用补药。伤寒病已愈后，虽四肢虚弱无力，不得用补药。

《慈济方·制度药法》：人言装砂罐中，好纸糊罐口，煅半日，纸上起黑霜为度。巴豆，去壳，槌碎，纸包多层，捍去油，再换纸包，捍去油尽。蓖麻子、山栀子、木鳖子、郁李仁、柏子仁、芡实，各去壳。火麻子、香附子、芜荑仁、苏子仁、川椒皮、锡灰、蚕沙，炒过。三棱、蓬术，粗纸包四五层，水湿慢火煨之，煨出便剉碎。半夏，汤泡七次，切片晒干，姜汁浸一宿。青皮，去肉。黄耆，用绵黄耆，去芦，蜜拌炙，或盐水炙。陈皮，去白。针砂，炒红，兜入砂钵，用醋淬，如是五次。茯苓，去皮。川乌、附子，粗纸包五层，水湿煨，去皮脐。菖蒲，去毛。黄蘗，去粗皮，切片，酒拌炒至褐色。芫花，醋煮。天门冬、麦门冬、莲肉、巴戟，各去心。车前子，焙。当归、生地黄、熟地黄，好酒浸一宿。乳香，另碾。蒺藜，麻布包，敲打去刺，炒出，剉碎。木香，另碾。自然铜，火烧赤，醋淬，如是治七次。沉香，另碾。沉香、木香、丁香、槟榔，忌见火。人参、桔梗、柴胡，去芦。大黄，合熟用者，则如三棱煨。茯神、黄芩，去皮与心。骨碎补，去皮毛，切碎，酒拌蒸。赤石脂，煅至红色。厚朴，去粗皮，切片，姜汁拌炒。大戟，刮去皮并心。枳实、枳壳，去肉，切，麸皮同炒。石膏、滑石，碾末用。穿山甲，热灰中煨，出便剉碎。牡丹皮，酒拌蒸用。苁蓉、续断、胡芦巴，酒浸一宿。菟丝子，酒浸炒碾。苍术、何首乌，浓米泔多浸。白丁香，石矿灰炒。知母，切片，好酒拌之，炒用。吴茱萸，泡洗焙用。杜仲，切碎，姜汁拌，炒断丝。干姜，纸包，水湿煨。苍耳子，麻布包，敲打去刺。木通、麻黄，去节。皂角，煨，去皮弦、核，便捣细。诃梨勒皮，去核。小蓟、大蓟，其花与根皆好。鹿茸，牛乳涂炙。阿胶，切碎，滑石末炒成珠。虎骨，羊乳涂炙。黄连，去毛，合熟用者则炒。斑毛，去头、足、翅。牵牛，每斤只取头末四两。干漆，炒至尽烟。甘草，合熟用者，则水湿炙。神曲，炒至黄色。防风，去芦，双股者不用。草乌，刮去皮毛。远志，去骨，甘草同煮过。藿香，去土并枝。川牛膝，去苗，好酒浸过。川楝子，去核。南星，切片，姜汁浸一宿。鳖甲，醋拌炒。生熟地黄，皆忌见铁。地骨皮，去心。连翘、五味子，敲碎用。全蝎，去尾尖。肉桂，去粗皮，忌见火。僵蚕，炒去丝。桃杏仁，汤泡，去皮尖。牡蛎，烧存性。

《杀车槌法·制药法》：用附子，去皮脐，先将盐水、姜汁各半盏，用沙锅煮七沸，后入黄连、甘草各半两，再加童便半盏，再煮七沸。住火良久，捞起入瓷器盛贮，伏地气一昼夜，取出晒干，以备后用，庶无毒害。顶圆脐正，一两一枚者，佳。此为良法。用川大黄，须锦纹者，佳。剉成饮片，用酒拌均，燥干，以备后用，不伤阴血。如年壮实热者，生用，不须制之。此为良法。用麻黄，去节，先滚醋汤略浸片时，捞起，以备后用，庶免太发。如冬月严寒，腠理至密，当生用者，不须制之。此为良法。用茱萸，将盐水拌均，炒燥，以备后用，庶无小毒。此为良法。

《活幼全书·辨识修制药物法度》卷九：凡药有宜酒、宜火者，有用子、用皮者，有去子、去皮者，有去苗芦者，有别研入药者，有煎成汤后入者。若此之类，各各不同，今备于后。○辰砂（如镜面箭镞者为上）、雄黄（如鸡冠通明者为上）、石硫黄、（如鹅儿黄为上，赤者名石亭脂。）伏龙肝（灶中心黄土是也）、代赭石（赤朱是也）、雌黄（无夹石者佳），已上并研令极细如面，无声为妙。○赤石脂，有火煅，或有生用者。青礞石，每一两用硝石二两，入银锅子内煅一日一夜，自然解散，研令极细，仍用水飞为妙。白矾，枯过用。石膏，如无，真者少，方解石代之。滑石，明白而坚者为上，赤黑者亦可用。苏合香油，先用生布绞去渣，称，却用炼热蜜解开用。

竹茹，刮下青竹皮是也。木通，去皮节，细切。罂粟壳，去顶蒂，用蜜里调油炙，有醋炙者。葛根，当用家葛，切片晒干用者佳。麻黄，细小者为上，去根节；止汗用根节。人参、（择色黄明莹，里面有晕而不油者佳。）北细辛、（择直细，味辛辣如椒者为佳。）地榆、柴胡、前胡、羌活（兼水宜用羌活）、独活（疗风宜用独活）、紫菀（如北细辛者良）、升麻、防风（去芦）、桔梗（择味苦肥白者为上）、藿香（去土）、荆芥、薄荷、紫苏、香薷（去根）、枇杷叶，（洗去毛，姜汁炙熟用。）已上并洗去苗、芦，惟紫苏、藿香连梗，大能下气。○木香、（拣如朽骨，气味辛辣甚者为上。近时川人采南云根以乱为真，其性大寒，利大小便不用。沉香、（种类不一，惟色黄而沉者为上。）丁香（大者为母丁香）、檀香、白芷、官桂、丁皮、乳香（即熏陆香是也）、没药，诸香不见火，别研令极细，秤用。黄连，似鹰爪者佳，去须梗用。石菖蒲（一寸有九节者佳）、小茴香（舶上者佳）、薏苡仁（俗名菩提珠是也，去壳用）、紫苏子（自种自收者真）、萝卜子（莱菔同名）、黑牵牛（半生半炒研末）、牛蒡子（即鼠黏子是也）、芫花（醋浸过炒用黄色），已上并隔纸炒香。○五味子，黑色，内有羊肾者佳，入补药宜炒用。木鳖子，去壳，面炒。巴豆，去皮壳心，用皮纸裹，打去油，或有不去油者。车前子、香附子、肉苁蓉，有盐霜者勿用。当归、川牛膝（软而甜似鼠尾为上）、金毛狗脊，并去芦，酒浸半日，不可太过，久则失味，洗净，焙干用。○五加皮、桂心（补药用厚者，发散用薄者）、黄蘗皮（即黄皮也）、白鲜皮、杜仲、厚朴、桑白皮（或炙或炒）、苦楝皮、萱草（即鹿葱是也），并削去粗皮用，惟杜仲、厚朴以姜汁炒过用。○冬瓜仁，去皮。杏仁，去皮、尖。桃仁，去皮。酸枣仁，去皮壳，炒香。皂角，去皮弦子，酥炙。山栀子，小者佳，名越桃。缩砂、白豆蔻、益智、草果，去皮。槟榔，如鸡心者佳。大腹皮，大腹子同一类，宜洗净用。肉豆蔻，面裹煨令香熟。山茱萸，去核，蒸过取肉用。诃子，炮去核。双核者名诃藜勒。川楝子，蒸，去核，即金铃子。大黄，湿纸裹煨令香。三棱，炮。莪术，□□□，或用醋浸半日用。郁金，大者莪术，小者土金。神曲、麦芽（一名麦糵，即麸麦皮也）、白姜，炮。天雄（有寸半长者，生须者佳）、附子（员如坚实者为上，炮）、草乌（炮）、川乌（重七八钱如鸦脑者为上，炮）、吴茱萸（去枝叶）、天南星（大者员白为上）、半夏（炮七次），并用灰火炮裂，去皮脐用。惟南星或以姜汁炒用。○半夏曲，洗过为末，以姜汁捏为饼，炙干用也。生地黄，洗或酒浸，亦有研取汁用。熟地黄，酒浸用。滴乳香，蚶粉炒研用。延胡索，炒。贝母，姜汁浸一宿用。山药、川芎、芍药、知母、巴戟、（连珠者水浸软，取皮用。）牡丹皮、地骨皮（枸杞根是）、石莲子、（去皮、心。）莲肉、（去皮、心。）、乌药（洪州者为上）、麦门冬、（去心，焙用。）天门冬、（去心，焙用。）远志（水浸取皮用）黄芩、（一名枯肠，刮去枯者。）青皮（去穰）、陈皮（去白膜）、钓藤、百合、白扁豆、（炒，去皮。）紫草（去芦）、射干、（去芦，即扁竹根是也。）有心者取去心；去皮者只取肉，焙干称用。○枳壳、（去穰，面炒用。）枳实、（炒黄色）、花椒、（去目，炒。）苍术、（米泔浸二三宿，焙。）白术、（拣白而肥者，油者不用。）使君子、（去壳，炒。）天竺黄、（无，天花粉代之。）天花粉、（去皮。即栝楼根是也。）常山，已上并切片炒用，惟天竺黄、天花粉不见火。○茯苓（去皮）、茯神（去木）、猪苓，（水浸软，去皮。）已上并去黑皮，细切秤用。○甘菊花、（未开者，用家园栽者佳。）旋覆花（去梗）、鹤虱（火炊草花是也）、松花（即松树嫩花是也）、灯花、（研，即灯头花。）青葙子（白鸡冠花子是也），已上花并去萼蒂用。○血余、（头发是，烧存性。）龙齿、（酥炙，或烧存性。）人牙、（酥炙，或烧存性。）龙骨（煅）、虎骨（酥炙）、天灵盖、（酥炙，或烧存性。）鹿茸（酥炙），并用酥炙黄用，惟人牙、天灵盖烧存性，研。○紫梢花（即湖泽中鲤鱼生卵于竹木之上是也。）鹿角胶、阿胶（即驴皮胶为真），二味切细，以蚌粉炒如珠方用。○桑螵蛸，去木，酥炙，或酒炒。甘草，炙。黄耆，酥炙，或蜜水、或盐浸炙。犀角（有竹纹者，黑色为上。）、羚羊角（有马鞭节者佳。）、鼠妇，生人家地上，二角镑取硝，为末用，惟鼠妇捣烂用。○牡蛎，左顾者能用，盐泥固烧细用。地龙，以生袋盛，捶出土，取皮用。乌贼骨（一名海螵蛸），去壳用。僵蚕，去嘴，炒去丝用。穿山甲，蛤粉炒。班猫，去头、翅、足，用糯米炒，米赤为度。蜈蚣，赤者佳，去头足，用南星切片夹定，炙用黄丹。全蝎，去毒，炒用。蛇蜕，烧存性。蝉退，法去土石，仍用前足。乌稍蛇，拣尾穿得一百二十钱者，仍眼如活者为上。白花蛇，拣眼如活者，尾端有佛指甲，腹两边有念珠斑者为上。蝙蝠粪，如夜明沙，烧存性。二蛇并用酒浸一二宿，去皮、骨，取肉，炙香用。○五灵脂，圆沙鼠屎者佳，水浸，焙干，研用。麝香，味辣者真，名生麝。亦有用当门子者，研细用。金银箔，研细用。血竭，研细用。琥珀，研细入药。铜青，研，即铜绿是也。胡粉，研，名定粉，俗名光粉，今铅粉同。轻粉，研，即水银升者也。脑子，无，以金银薄荷代之，研。蚌粉，即蛤粉，研。芦荟，研，一名象胆。青黛，即靛是也。焙，研用。水粉，研，即铅粉。白粉（即米粉是也。）玄明粉（朴硝造成是也。研。）马牙硝，研，朴硝、芒硝、消石同类。马勃（研。）已上并研极细入药。○甜葶苈（隔纸炒用。）木瓜龙胆草，即草龙胆，去梗。白及，研。白敛、白蒺藜、胡黄连（折之有熖出者佳。）、蒲黄（研）乌梅，去核、益母草（即野天麻是）、五倍子（去心中灰虫）、踯躅（羊误食其苗叶则踯躅而死，故名之）已上并切片焙用。○竹节风、（拣如竹节，枫树上缠者为上，味香甜者佳，可代防风用之。）防己、牛黄，焙研，无，以金、玉代之。胆矾（研）、决明子（研），已上并切细研用。○蜣螂、（即推车客，俗名滚屎虫也。）蜥蜴（与蛤蚧相形）、蟾蜍（即虾蟆是也）、地龙、（即蚯蚓是。研末。）蛙、（即水鸡是也。人多用为美馔，能补。）土狗（即蝼蛄是也）、人黄、（即人粪烧灰，研用，□□者佳。）人中白、（即尿桶底刮取白是也，烧。）并用酥炙用，惟土狗、地龙焙研，人黄、人中白烧灰。

《识病捷法·炮制药品便览》卷九：人参：如人形，色黄润，照见通明、结实。去芦，蒸用。黄芪：皮黄肉白，味甘佳。外科生用，内科蜜水炙。甘草：泻火热生用，和补宜炒用。干山药：生用刮去黑皮。形如小指。淮庆者佳。茯苓：去皮红筋，不损目。茯神：去皮，去心中间木，去红筋，不损目。陈皮：广东皮薄者、陈久良。白术：暖胃炒用，其余皆可生用。白扁豆：微炒。芡实：去壳，生用有力。苍术：米泔浸炒。出茅山佳。沙参：去芦。须要真者。玄参：用蒲草重重相隔蒸熟。如犯铁器害喉目。苦参：酒拌炒。丹参贝母：灰中炮黄。如用独颗不分瓣，损筋脉。知母：微炒。勿犯铁器。酒炒行于肺胃。黄柏：上用酒炒，中用蜜水炒，下用盐水炒。黄连：酒炒上行头目；姜汁炒，辛散中热有功。胡黄连：形似枯杨枝，外黄里黑，折之尘如烟。片黄芩：心中枯者名片芩。上部用宜酒炒。条芩：坚实细者名条芩。凡用宜水煮。天门冬：水洗，去心皮。麦门冬：水洗，去心。如不去心，令人烦心。生地黄：酒洗。不犯铁器。熟地黄：酒洗。不犯铁器。当归：酒洗。白芷：水洗。不宜见火。川芎：形块重重结实，微大而黄色，不油者良。实大坚重，内外俱白，切之成片者乃西芎，不入药。芎䓖：形小者名芎䓖。藁本：去芦，不见火。白芍药：或生用，或平炒，或酒拌炒。桔梗：去芦及两傍腐枝，米泔拌烘干。乌药：去土，刮去皮。厚朴：花紫形实。姜汁拌炒。山栀：去壳，姜汁拌炒。形大者名伏尸，不用。青皮：凡用去穰，麸皮同炒。枳壳：凡用去穰，麸皮同炒。枳实：同麸皮炒。半夏：滚汤洗六七次，令滑净，姜汁制。南星：制法与半夏同。前胡：去芦去土，用甜竹沥润，晒干。味甘气香是真，胡味粗酸是野蒿根，误食

令人反胃不受食。柴胡：形长软，皮赤黄，有须。勿见火。似竹叶勿用。葛根：去皮切片，取末。白者佳。升麻：形轻坚实，青绿色者佳。去腐烂黑皮用。薄桂：凡用刮去粗皮。形薄味淡名薄桂。麻黄：青色，陈久者良。凡用摘去节根，先煮一二沸，掠去沫，则不令人烦闷。肉桂：凡用刮去粗皮。形厚味浓名肉桂。玄胡索：形如半夏，色黄如蜡。凡用盐水拌炒。紫苏：叶茎红者佳。苏子：色红者佳。炒研入药。胡芦巴：即是番萝卜子。春生苗，夏结子。补骨脂：即破故纸。酒浸洗，蒸半日，晒干入药。骨碎补：一名猴孙姜。凡用刮去毛。狗脊：一名金毛狗脊。去毛，酒拌蒸一二时。菟丝子：酒拌蒸熟，杵烂作饼，晒干，研末入药。胡麻：三角胡麻，四角者佳。大麻子：入土者损人。用布包，滚汤浸之，冷取出，垂井，勿令着水，次日取起，放瓦上炒去壳用之。金樱子：有刺，捣汁。去渣，熬膏取用。肉苁蓉：酒浸，刮去浮甲，劈破，去白膜脚，酥炙。锁阳：即苁蓉根。酒浸洗，去浮甲膜脚，酥炙。牛膝：形长大，柔润者佳。去芦，酒洗，晒。杜仲：去皮，盐水拌炒无丝。诃子：用六棱者。色黄带黑，肉厚佳。煨熟，去核。白薇：形如葱管者佳。白及：川广出者佳。白附：形似天雄。新罗出者佳。凡用炮过入药。川乌：炮。附子：顶圆方正，重一两或七八钱是附子。童便煮，炮令裂，内外俱黄，去皮脐用。天雄：即附子之长者。面包煨黄。去皮脐用。石斛：去根，酒洗蒸用。细辛：拣去双叶，不害人。须去头、土。用瓜水浸一时，滤出晒，不见火。凡用只三分为止，多用塞死。侧子：即附子旁出者，如枣核大。治风疹神妙。木鳖子是喙、附、雄、乌、侧中毗患者名木鳖，损眼目。续断：节节断，皮皱者为真。酒浸，取出焙。去梗、心。远志：用甘草汤煮一时，去心用，不令人烦。砂仁：去壳，微炒熟，研细。白豆蔻：去壳研碎。草豆蔻：面裹煨熟，研碎。草果：去壳研碎。肉果：面裹煨黄熟，草纸包，打出油。香附子：用童便、醋、盐、米泔浸炒。水姜：去皮热，留皮凉，其皮性寒。干姜：生用性热，炒用性温。川椒：拣去目及闭口者，炒出汗用。秦椒：去目及闭口者。荜澄茄：酒拌蒸。吴茱萸：用滚汤泡去苦汁二三次，盐水炒。山茱萸：去核，如不去核，泄精。大蒜：独囊者尤佳。萝卜子：微炒，研碎。山查：去核用。木瓜：忌犯铁器。瓜蒌仁：去壳，草纸包打去油。地骨皮：去骨，洗去土。南五味：去根，炒，打碎。北五味：去梗，打碎。薏苡仁：去壳，微炒。石莲子：去壳用。莲叶、莲房：莲叶取蒂如铜钱大，晒末敷疮。罂粟壳：去膈膜、顶蒂，蜜水拌炒用。此药急能杀人，不宜轻用。服此药，诸药鲜获効。何首乌：忌犯铁器。用刀切作片子，晒干，木杵捣之。有雌雄二种，雄者赤色，雌白色，须雌雄相合用。蒲黄：生用破血。隔纸炒用止血。忌犯铁器。菖蒲：一寸九节者佳。去根毛。艾：川出者佳。生用性寒，炒用性温。荆芥：陈久者佳。香薷：江西出，生石上者佳。神曲：陈久者佳。炒令香用。麦芽：炒熟，捣去壳。酒：曲造者入药。醋：陈久者佳。米造者入药。淡豆豉：出江西，无盐者佳。绿豆：去壳入药。威灵仙：去芦、泥。铁脚者佳。防风：新实脂润者佳。叉头叉尾勿用。羌活：紫色节密者为羌活。去土。独活：黄色作块而气香者独活。去土。天麻：湿草纸包，煨熟用。赤箭：茎似箭干，赤色，花叶如箭羽，其子似苦楝子，五六棱，中肉如面。定风草、赤箭共一物，根是天麻。萆薢：川薢形体壮大，切开白带粉。贩者多以荆岗脑充卖，形虽似，其色红，味苦涩，切开白色者是真。桑寄生：惟桑树上生者佳。枫寄生：其子及茎叶不可食，令人笑不止，地浆解之。淫羊霍：洗去土。得酒良。牛蒡子：结实者佳。炒香微研。山牛：即冷饭团，又名土萆薢。湖广出者，其形员如胡桃大者佳。忌犯铁器、鹅、羊、牛肉、茶。佛耳草：过食损目。苍耳子：酒浸去风。烧灰敷疔肿。炒香。忌猪肉。益母草：有二种，花白者入炉火，花紫者入药。忌铁器。○茺蔚子即益母草子，多入眼科。蓖麻子：去壳。蔓荆子：

微炒。白蒺藜：不入汤，止入丸散。炒，微研，去刺。木贼草：川地者佳。去节，水润湿，烘干。密蒙花：背白色有细毛。酒拌阴干，蜜拌蒸。旋覆花：又名滴滴金。其花如菊色黄。菊花：去青蒂。款冬花：微见蕊，未开花者佳。过东藤：不入丸散，但可煎汤熏洗。石楠叶：即丁公藤。如枇杷叶，有刺紫点。芙蓉叶：其花同功。为末入散药，不入汤丸。尤美叶：叶尖长，背白。为末，入敷药，不入汤丸。白鲜皮：去骨，用根皮。白杨皮：叶员如大杏叶。紫荆皮：乃牛头藤蔓生者。非田氏紫荆。牡丹皮：去心木，洗净。忌铁器。桑白皮：细皮佳，外面皮杀人。忌铁器。蜜拌炒。杏仁：汤泡去皮尖，炒黄色。双仁不用。桃仁：汤泡去皮尖，研碎。双仁者不用。桃枭：即树上小桃子，自干不落中实者。正月收。郁李仁：去壳。柏子仁：入药微炒。苏子：炒黑酒淬。干漆：炒令烟尽入药。见鸡子、蟹化为水。忌油脂。京三棱：味苦色黄，体重，形如小鲫鱼。火炮用。难得真者。生时略麻人口舌，乃是真三棱。阿魏：凡用去枯者，钵中研细入瓦器内煮二三沸。难得真者。将五六分安在热铜器中一宿至晓，沾阿魏处白如银，无赤色者乃是真也。大黄：酒拌，晒干，不伤阴血。川大黄锦纹者佳。郁金：只十二叶为百药之英，其花状如红蓝，采其花即香，古人用郁金酿酒以降神，即此花也。蓬术：酒醋拌炒。雷丸：色白者佳，赤黑者杀人。以汤浸，晒干用之。巴豆：苦欲急治，为水谷道路之剂；去壳、皮、心、膜，草纸包打去油。若欲缓治，为消坚磨积之剂；去壳，炒烟尽，色黄微黑，则其性又甚缓。大腹子：尖长小者名槟榔，大而匾者名腹子。大腹皮：先用酒洗后，黑豆汁洗用。槟榔：形如鸡心尖长，心不虚、不油者佳。皂荚：有数种，有长尺余者，有如猪牙短小者良。去皮子、丝筋，酥炙为末，入虫药用其刺，即皂角刺也。牵牛：有黑、白二种，每斤炒，取头末四两。商陆：又名樟柳，形类人，花有赤白，根白者入药。秦艽：锦纹者佳。先去土用。防己：去皮用。纹如车轮者佳。泽泻：去毛土，不油不蛀者佳。车前子：炒研入药。昆布：形如卷麻，水洗去沙土，醋、姜汁拌蒸用之。海藻：水洗沙土，用黑豆汁拌蒸一时。芫花黄精：须辨真者，如误用钩吻能杀人。甘遂：去茎，用甘草水浸二日，待水如墨汁，漉出晒干，又用水洗六七次，令水清为度方用。大戟：凡用勿用附生者，误服令泄气不禁，即煎荠苨子汤解之。采来切片，海芋叶拌蒸一时，晒干。巴戟：水洗去土，去心，酒拌晒。根紫如连珠，肉厚。萎蕤：叶似黄精，即黄精也。误用钩吻能杀人。蕤仁：去壳衣，有缠丝纹，未油者佳。女萎：凡用根，不用叶。非白头翁，亦非萎蕤。冬瓜：霜降后皮上白如粉，名白冬瓜，久病可。冬瓜仁：去壳用。茄子：能发远年之疾。芸薹菜：损气，生腹中虫，且能发病。橘子仁：炒去壳，研用。酸枣仁：去壳用。大枣：入药去核，否则令人烦。乌梅：安虫，安虫散中必用之药，去核。白梅：去核用。椿白皮：有花，木中虚，名樗；无花，木中实，名椿。白皮用蜜炙之，然后入药为佳。石榴皮：忌铁器。浆水浸一时，未酸者为佳。梨木皮：为末入敷药，不入汤丸。梨实：多食成冷痢，产后、金疮科禁食。川楝子：酒拌蒸熟，剥去皮，取肉去核，只单用其核，捶，用水煮一时。使肉不使核，使核不使肉。楝根白皮：根白有子者入药，根赤无子者令人吐泻不止，有至死者。柿干：即柿饼。青州出者佳。枇杷叶：火炙去毛，如不去毛，成嗽不止。椰子：即广东茄瓢，用饴糖润佳。大小茴香：小茴香炒用，大茴香不必炒。青蒿：即蒿草，根、苗、子、叶皆可入药。以童便浸，凡用子不用叶，用根勿用枝，若同用反致病。石韦：微炒去毛，否则射肺，令嗽不治。地榆：洗去土。百合：有红、白二种，叶细花红者不入药，叶大茎长粗、花白者宜入药内。百部：其根数相连，似天门冬而小。火炙酒淬佳。紫菀：去芦，蜜水拌一时炙干。松香：用黄白色者佳，黑色不用，入敷药膏药中。零陵香：酒拌佳。沉香：入水沉、坚实色黑者佳。丁

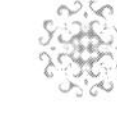

香：雄丁香形小力少，雌者形大力大，名母丁香。乳香：用箬叶酒炒出油。没药：生波斯国，似安息，色黑。炒出油用之。苏合香：天竺出此香，是诸香汁煎成，非一物也。惟坚实芬芳如石，烧之灰白者佳。安息香：似松脂，黄黑色。血竭：真者味甘咸，似栀子气，嚼不烂，如蜡者佳。冰片：粗壮莹白，大片如梅花瓣者名梅花片，佳。蛇床子：去皮壳，取仁，微炒。如煎汤洗病生用。木香：形如枯骨，苦口粘牙。凡入药不见火。形类犀涯，但犀涯大苦，不入药。又与番白芷形相似，能杀人，番白芷成片似树皮，有点起如包钉然。牛李子：实似五味子，色皆黑，味苦。酒拌九蒸。马兜苓：即青木香。生园中久腐处，虚软，状如狗肺，弹之紫尘喷出。用敷诸疮良。木鳖子：其形似鳖，故以为名。鹤虱：敷恶疮杀虫，解砒毒，蜜汤下；虫心痛，肉汁下。狼毒：形似商陆，而沉水者佳。木兰：即牡桂也，其气香美。羊踯躅：取根刮去粘泥，薄皮取内皮，醋拌炒，伏地出火毒。入药量大人、小儿，用不可多服，能杀人。羊蹄根：即秃菜根，以酒拌炒。芜荑：叶员厚如榆差小。马鞭草：俗呼为铁扫帚，苗似狼牙，又类益母，茎员花紫，叶微似蓬蒿。辛夷：去心及粗皮，拭去毛，其毛射肺，令嗽。取其蕊未开者佳。凡用微炒入药。芦荟：即波斯国木脂。藜芦：去芦头，微炒。草龙胆：去芦、泥，酒拌晒。紫葳花：生藤蔓，依大木至顶始开花黄赤色。夜合花：似梧枝柔弱，细叶而繁，其叶两两相向，至暮而合，五月开红花如丝茸，至秋结荚子薄细。剪金花：花红白色，子似松子，如黍粟，其叶尖如小匙头，亦有如槐叶者，花亦有黄紫者。黄蜀葵子：凡用炒研入药。鸡冠花：炒研，入药宜用白者。青葙子：即野鸡冠子。花紫白，实角子黑扁小。槐花：去梗炒用。槐实：似铜锤，打碎，将牛乳拌蒸。槐枝：春采嫩枝，烧存性，为末，揩齿去虫。侧柏叶：凡服食，用酒拌一宿，炒。卷柏：生用破血，炒用止血。茅根：即茅笋也。白茅：即茅花也。仙茅：忌铁器、牛乳。凡用米泔浸去赤汁出毒。其叶青如茅而软，稍润，面有纵理；又似棕榈，至冬枯，春初生，三月有花如栀子黄，不结子，根独茎而直，旁有细根附生，肉黄白，皮褐色。常山：形如鸡骨者佳。葶苈：酒拌炒。荆沥：取大牡荆茎条，截作尺余，平架火上烧之，两头以碗盛沥汁。竹沥：用竹或苗，截二尺余，架火上烧之，碗盛沥。竹青：用苦竹刮取皮炒用。苦竹：与淡竹同功。淡竹叶：淡竹为上，苦竹次之，余不用。竺黄：间有黄白。出天竺国。桑黄：其软如耳，黑色者。止可作蔬，不入药。桦木皮：其木似山桃。棕皮：烧存性用。没石子：出西番。有窍者佳。夏枯草：有紫、白二种，白者不入药。莨菪子：即浪荡子。多食令人见鬼发狂，虽用童便煮三日夜，尚出苗，其毒可知，特载其异耳。旱莲草：花细白，子若小莲房，苗似旋覆，其苗实皆有汁出，须臾黑，可染须。败酱：即苦荠菜，陈久佳。甘草水拌蒸二时。金星草：生石上者佳。杀硫黄、陀毒。剪草：生婺州者佳。生蜜九蒸。治一切失血。芦柴根：土中取出者佳，浮土上者勿用。浮萍：采取晒干，为末用。山慈菇：得醋同用佳。即金灯花。射干：阴干。出土用其花，黄者是。鬼臼：有毒，不入汤药。芭蕉：根可生用，不入群方，捣汁涂遊风风疹。芭蕉油：取油法：用竹筒削尖，刺入皮中受油。屋游：即屋上青苔，入药煮服之。垣衣：即古墙垣上苔。在井为之井苔。胡桐泪：黄色，得水便化。腹满，水调服，取吐佳。伏龙肝：即灶心泥也。白石灰：治金疮得韭良。不入药。贴骨疽、积聚。陈壁土：东边朝日者佳。无名异：生大食国，磨滴鸡血化为水者真。雌黄：不入汤药。硇砂：凡用飞澄去土石，入磁器中重汤煮极熟，入药如生用杀人，慎之！其形如牙硝，光净者佳。雄黄：透明者佳。人佩之辟邪，解山川虫蝎毒，物不敢伤，孕妇佩生男。铁粉：即铁锈。硫黄：以砂锅溶化，倾入水中出火毒用。轻粉：即水银升炼成者。畏磁石，忌一切血。黄丹：炒令紫色，研细用。如有砂，水飞过后炒用。水银：用唾研如泥，入疮科。铜青：不入汤丸，但煎膏用之。辰砂：出辰州者佳。若用细研入药，须以磁石引去铁屑，次以水淘去细白砂石方用。赤铜屑：出武昌。打之不裂佳。熟铜不可用。秤锤：凡用烧红，淬酒热服。自然铜：出信州铅山县银场铜坑中，似马屁勃，色紫重味涩。凡入药切勿误用方金牙，若误饵，吐杀人。火煅，醋淬七次。石燕：凡用须去泥沙石，细研，水飞过入药。珍珠：用无孔者佳。肉汁煮过，洗净，研细入药。玛瑙：色红黄。以之砑木不热者真，热者非真也。琥珀：以手摩热，琥珀可拾芥者为真。胆矾：出信州。其形色如鸭嘴，能匝铁为铜是真。白矾：入药有宜生用者，有宜煨熟用者。玄明粉：即朴硝炼成，入药无佐使，杀人甚速。空青：出信州。形如荔枝，中空，有酱色，青翠可爱。欲取其汁，得成个全壳者，埋地中一二夜即有汁。曾青：形如黄连、朴黄土色而松，内紫内而坚，两头或尖小，中大，或直如黄连，皆有一孔通贯者真也。钟乳粉：出道州。明白光润轻松，色如炼硝石者佳。轻薄如鹅翎管，碎之如爪甲，疑是鹅管石也。朴硝：色青白佳，黄色者伤人，赤色者杀人。芒硝：取朴硝淋汁，煎炼，倾盆中结芒刺有棱者。滑石：白如凝脂软活佳。须甘草和之。青黑杀人。石膏：细纹理白润佳。凡用火煅之。白石英：大如指，长二三寸，六面削白有光佳。紫石英：明如水精，紫色，达顶如樗蒲者佳。代赭石：染甲不渝皮。玄精石：出山西解州县。其色青白如龟背佳。青礞石：合焰硝煅成金色，研细用。鹅管石：色白，形如鹅翎管者佳。代赭：染指甲不污皮。上青滑，中紫如鸡肝者佳。用火煅醋淬七次，研细，水飞过，然后用之。蛇黄石：形如弹丸，外黄内黑，醋淬煅七次。磁石：引针石也。以绵裹之，能引针跳起佳。乌古瓦：取塔上年深之瓦。信石：不宜多用。醋煮杀其毒。此石即砒霜也。寒水石：即盐之精。烧过用，其末投水中成冰。水花：即水沫也。阳起石：形如狼牙，云头雨脚、鹭鸶毛者佳。凡用研，水飞，用器盛，以纸密覆上，晒日下其石自起，停纸上者为真阳起石也，拂下听用。石决明：七九孔佳，十孔不用，去粗皮，盐水煮。井泉石：此石如土色，形方员不一，但重重相迭。出饶阳郡佳。研细为粉用，否则令人淋。花蕊石：出陕州灵乡县。其色正黄，石中有淡白点，火煅用，性坚如硫黄，力治金疮不及。煅为末用。禹余粮：火煅，醋淬七次，研细，水飞过入药。出潞州。形如鹅鸭卵，有壳重迭，中有黄细末如蒲黄，无沙石者佳。其石中之黄，味甘可服，不甘者勿用。冢井中水：有毒，人中之立死。欲入冢井，先以鸡毛投入试之，毛直下者无毒，如回旋似下不下者，为水有毒也。以醋数斗投之，则能解其毒矣。天灵盖：即死人顶骨十字解者，阳人用阴，阴人用阳。须陈久者佳。洗去泥土，童便煮，炙黄为末。天生柴：即孩儿骨。此药残忍伤神，以别药代。人牙齿：火煅存性。人脱：即手足指甲，烧黄为末用。经余：即室女经水来，拭血有血布也。交余：即男女交接时拭布也。血余：即头发，用男子二十左右者佳。以苦参水浸一宿，取入瓶内烧烟尽，研末。紫河车：即胞衣，先水洗，以针挑破青络，排去其血，次用醋煮后，加水煮烂，去筋膜，研细入药末内。裩裆、袴裆：即男女布裤。凡用取当阴之处，剪取方员六七寸许，烧存性，为末用之。人中白：即尿桶内垢结成。火煅用。多年者佳。人中黄：即人粪，烧存性，为末。人粪清：腊月截竹为筒，去青皮，两头留节，略开细细小孔，入甘草在内，仍将紧塞，用石同缚，投坑侧中，待年时，取筒内汁甘草晒干，为末用之。童便：即童子尿，须用无病肥壮童子小便，清净者佳。多服令人血反虚，无热之人慎勿多服。秋石：即小便炼成者。极能破血耗血，不宜多服。淋石：即人患石淋尿中出者，收取洗净，水磨服。桑螵蛸：桑树上螳螂子也。惟桑树上者入药用，二三月收，盐水浸蒸之，火炙用，否则令人泻。牡蛎：盐泥固济，入火煅通红，取出去火毒，研末。海螵蛸：即乌贼鱼骨。蚯蚓：一名土龙，用白头者佳。蜗牛：

即负壳蜒蚰，入药炒用。蛤蚧：形如守宫，守宫即蜥蜴也。凡取存其尾，去头足，洗去鳞鬣，酥炙用。男用雌蚧，女用雄蚧。虾蟆：或炙或干，为末入药。蟾酥：即老虾蟆，眉间脂汁取出，用轻粉收，日晒。蝼蛔：一名土狗，自出者佳。凡入药炒用。治水肿用蝼蛔下半身，甚利小便。斑蝥：去头足，以米同炒至米黄色，去米不用，研末入药。若生用之，即令人吐泻不止也。僵蚕：蚕箔、蚕山上自死取下佳。去丝嘴炒用。蜈蚣：入药炙用。天仙子：即推粪黑壳虫，去翅、足，火炙用。全蝎：形紧小者佳。去腹中土并刺，用稍力尤甚。水蛭：即马蝗。火炙经年得水尤活，不可轻用。海马：大小如守宫，其形似马，无足，黄褐色者。蜚盲虫：取腹中有血者佳。去翅足炒用。白蜡：即蜜蜡也。土蜂：即大蜂。凡用在蜂房中取头足未成者佳。以盐炒暴干用之。蜂蜜：凡炼蜜必须火化开，以纸覆经宿，纸上去蜡尽，再熬色变，不可过度。露蜂房：火炙用。蝉蜕：其蜕壳头上有一角如冠状者，名蝉花，佳。蛇蜕：但入膏药，如入药炒焦黄色，研末用。乌蛇：酒浸去头尾，炙熟，去皮骨，入药连皮亦好。白花蛇：酒浸，去头尾、皮骨。出蕲州，头有角，口有齿，尾有甲，身有鳞者真。龟板：卜过者名败龟，大者佳。凡用醋炙，酒亦可。鳖甲：七九肋者真。凡用醋炙黄。川山甲：凡用烧存性，去火毒。刺猬：得酒佳。蝙蝠：烧存性，为末，大者佳。白者可服，未白勿用。夜明沙：即蝙蝠粪也。白丁香：直立者为母丁香，佳。即麻雀粪也。猪胆汁：与人粪同功。五灵脂：生用行血，炒用止血。以酒研碎，淘去沙石方可用。即寒号粪也。猪肾：久食令人肾虚少子。猪齿：作灰治小儿惊疾。野猪黄：其黄在胆中，治金疮止血生肌。犬肉：纯黄黑为上。牛肉：自死者有大毒。狗头骨：治金疮、久痢。黄牛角：烧存性，为末服。止血，治赤白带。牡牛尿：治九窍出血。牛黄：今市中多是杀出在肝胆中员黄成块者，此是嫩黄，功力薄。○凡牛有黄者，皮毛光泽，眼如火色，时复鸣吼，又好照水浴水，与群行争先，若触有力，好狂。人欲取其黄，将牛于夏日系木桩上，晒之令其热渴，以水一盆，放牛口边与饮，其牛渴甚欲饮而不得，久即吐黄出，焰影如日，令一人急以湿布蔽牛口鼻，一人急捉取黄，其牛见取其黄，实时自装死，其黄如鸡子黄大，重迭芬芳而轻松，生时色黄赤，干久外如乌金色，此其老黄也。多产晋地。牛胆：腊月取胆入天南星末，连胆汁置当风处踰月。用治风痰。牛乳：生食令人痢，熟食令人口干，勿多食，患冷人亦勿多食，患热风人宜多食。阿胶：切开有红绿五色者真。凡用蛤粉炒成珠。马肉：食马不饮酒，能杀人。孕妇忌食。龙骨：其色青白，粘舌者佳。五色皆用，黑色不用。獭肝：治热病，不治冷病，不可一概用。虎精：凡用先浸羊血中一宿，烘干用。虎胫骨：骨中丝瓜丝起者真，雄者胜，酥炙用。羚羊角：或烧存性，调酒或剉入汤丸，或磨服。此角有神，夜宿以角挂树而眠，身不着地，但取角弯中深锐有挂痕者是真。又云置耳边闻之，觉有唧唧之声者，乃是真羚角也。犀角：纸包置怀中良久，取出则捣易碎。忌盐，若磨服，取角尖佳。又云恶藿菌，此山犀也，有二角，以头上者为胜。又一种角上有一白缕如线，直上至端，名通天犀，角有神妙，此水犀也。牯犀角：纹理细腻，斑白分明，一名班，一名文犀，其角甚长，不入药。鹿茸：长四五寸，茸端如玛瑙红者良。又要不破损，未出却血者佳，其力全在血中也。阴干，不可鼻嗅，有细虫入鼻为害。用酥油涂上，以炭火炙之。入药为佳。鹿角胶：切寸段煮汁熬成膏。鹿角霜麝香：凡用，子日开妙。反蒜。灵猫茎：非家猫，即狸类，又谓狐狸射香。兔肝：治目暗和决明子佳。兔肉：多食损人阳，女食生子缺唇。乏笔头：得藕汁良。诸畜筋诸畜血。

《疮疡经验全书·炮制法》卷一○：人参，去芦，饭上蒸。陈皮，去白，即橘红。半夏，滚汤泡浸，去皮，再用生姜汁浸，或菜油拌炒，大能豁痰。黄芪，去根，或盐水拌，或蜜炙。白术，米泔浸，炒，泻用陈壁土炒。茯苓，去粗皮。赤、白二种，随症用。甘草，或生或炒。细小者能治小便痛。当归，酒洗。川芎，大者抚芎，小者又有种西芎，伤寒科可用，余不可用。白芍药，或生用，或白炒，或酒炒。赤芍药、台术（去梗，微炒。淮生地，酒洗。不犯铁器。淮熟地，酒洗。同上。升麻，去须。干葛，剉片取末，白者佳。藿香，水洗去泥土，味香者真。白山药，微炒。防风，去芦。荆芥，去梗取穗。羌活，去泥土并芦。独活，去芦。薄荷，去梗。黄芩，去芦，水煮二沸，上部用酒拌炒。条芩，酒煮。坚实者是胎前用。桔梗，去芦头，炒。天花粉，白色佳。去油色。玄参，去老根。白芷，水洗，不宜见火。苍术，米泔浸后，用盐拌炒。茅山者佳。厚朴，紫实者佳。姜汁拌炒。紫苏叶，梗红色者佳。前胡，去芦。硬柴胡，去芦。软柴胡，去芦，水洗。麦门冬，水洗，去心。天门冬，水洗，去心。杏仁，汤泡去皮尖，并双仁不用。桃仁，去皮尖并双仁。黄连，去苗，或用酒，或用姜汁拌炒。黄柏，去粗皮，盐酒拌炒褐色。知母，去毛，盐酒拌炒。山栀，去壳，姜汁拌炒。大者名伏尸，不用。猪苓，去砂石，醋拌炒。泽泻，炒。五味子，去梗捶碎。吴茱萸，盐水煮三四滚，取出晒干，再炒去梗。山茱萸，去核。枳实，同麸皮炒。枳壳，去穰，同麸皮炒。乌药，不见火。青皮，同麸皮晒。秦艽，洗去泥土，酒拌炒。官桂，味浓肉厚者名肉桂，形薄味淡者名薄桂，能行经络。续断，去芦。桑寄生，忌火。鼠粘子，即牛蒡子。炒研用。龙胆草，酒拌炒。须洗去泥土。紫苏子，去泥土，微炒研末。蔓荆子，炒。麻黄，滚汤内去沫。南星，白矾、皂荚同煮。贝母，去心。连翘，去梗，碾。金银花瞿麦白蒺藜，去刺，炒。红花牡丹皮，水洗，去梗骨。地骨皮，去梗，水洗。阿胶，蛤粉炒，或生用。百合，水洗。茵陈，去梗，不宜见火。紫菀，去根。牛膝，去老梗，酒洗。杜仲，去粗皮，盐酒拌炒断丝。槟榔，微炒。大腹皮，黑豆汁煮，晒干再炒。玄胡索，微炒。香附，炒黄，或用童便、醋、盐水浸，任用。辛夷，去蒂。蒲黄，炒，或生用。卜子，炒，碾碎。兜铃，去筋膜。江子，去壳去油。即巴豆。干姜，或煨，或煅灰用。木鳖子，去壳。皂角刺，酒拌炒。皂荚，去丝筋。猪牙皂角，炙。砂仁，微炒，研末。木香，不见火。肉果，糯米粉使稠，包火内煨热，面亦可，剉片，纸包，打去油用。天麻子，去壳。苦参，酒拌炒。冷饭团，米泔洗，木槌碎之。忌铁。白者佳，红色者能杀人。萆薢山查，研碎炒，磨末去子。神曲，炒黄色。麦芽，炒。白扁豆香薷滑石，碾末，水飞。大黄，或生，或酒煨，或蜜水浸煎。寒水石，或生用，或煅。车前子，炒。远志甘草，水浸，去骨。细辛，不见火。藁本，去芦，不见火。石斛，去头土，酒浸一宿，晒干。赤根，即麻黄根。止汗。天麻，明亮者佳。三棱，醋拌炒。蓬术，醋拌晒，炒。附子，炮。白及，川广者佳。白蔹何首乌威灵仙，酒洗。忌茶。牵牛子，去皮取末。僵蚕，炒。姜黄，槐花炒。牛胶，或生用，或麸皮炒。五加皮，酒拌炒。丁香，大者为母丁香，去蒂。淡竹茹，淡竹先刮去青，用第二层。海桐皮，不见火。益智甘菊，眼科用，酒拌晒。射干薏苡仁，炒。木瓜，红色者佳。瓜蒌仁，去壳。地榆，水布揩净。牡蛎，火煅，童便浸，再煅。川乌，炮。菖蒲，九节者佳。蝉蜕，水洗去土。款冬花，去梗。茴香，忌火。麻子，研。酸枣仁，去壳取仁，微炒。茯神，去皮木。白鲜皮，去梗。川槿皮，去粗皮。桑白皮，去黄皮，炒，或蜜炙。甜瓜子，微炒。腹中壅不可缺。枇杷叶，布揩去毛，姜汁拌炒。艾叶，去梗。玄明粉，即皮硝，冬天用白卜煮三四沸，取出，倾入缸内夜露，早辰取明亮者另入一器风化，用其汁，再如前取之。芥菜子，晒干，碾。凤仙子，微火炒。黄蜀葵子，微炒。马鞭草，去老根。豨莶草，去梗。麝香，不宜见火。药店上多将泥土及荔枝核炙焦，研末和之。鹿角，火煅。犀角，镑，或用水磨。羚羊角，镑。冰片，客商多有番硝和之。火上烧，火起是硝，香者片也。雄黄，夹石

者不宜用。硫黄，青色者不宜用。牛黄，口中苦后香甜者真。珍珠，入豆腐煮一伏时。轻粉明亮轻浮者真。五倍，去内虫窠。绒灰，有羊绒、大红绒煅灰，掺药内用。人中白，煅。鸡内金，即鸡肫内黄皮，焙干研末，或煅灰存性用。白矾，或生，或火煅。韶粉，即面粉。樟冰风子，去壳取肉。乳香，箬叶上慢火炙黄，同滑石研方细。今有假者似之。没药血竭，香红色者真，腥气者假。孩儿茶蟾酥，绿豆粉微火焙干，水飞，掺药内用。辰砂，水飞。青靛，散者佳，成团者有石灰和之。胆矾穿山甲，灰火内炮。昆布，水洗去沙土，围药中用醋煮，加姜汁。海藻，水洗去泥土，用乌豆蒸一时，可用。续随子，去壳去油。琥珀，拾得芥者真。铜青，火上微煅。金箔，多有假者。赤石脂，粘唇者佳。蛤粉，紫口蛤蜊煅灰研末。硇砂，去石，即挠砂。龙骨，火煅。海螵蛸，去尘土。鳖甲，或煅，或醋炙。龟甲，童便浸七日，长流水洗净，醋煅酥润之。花蕊石，火煅醋淬。象皮，剉片火炙。丁皮，不见火。橘叶，洗净剪碎。橘核、皂荚子、泽兰、旋覆花，去蒂。谷精草，细茶去梗。天竺黄，今有假者，以化过人骨代之。芦荟，水中两块相移近者真。草决明石决明冬青子，饭上蒸。白沙参紫花地丁。

《周慎斋遗书·炮制心法》卷四：黄耆，米泔水煮补肾，蜜炙补肺，醋炒入肝，酒炒发表，盐水炒亦入肾。防风煎汤炒亦走表止汗；附子煎汁炒则走表助阳，能退表虚之热。白术，米泔浸洗晒干生用，或用土拌炒，或姜枣煎汤拌炒，或苍术煎汤拌炒，或丁香汤拌炒，或同大枣煮晒干用，或用附子汁拌炒，则守中以止涩，能止里虚之泻。附子，或童便浸煮，或面裹煨熟，或黄连甘草汤煮。面煨者走而不守，其势上行，可以壮阳于表。童便制者守而不走，其势下行，可以回阳于里。以寒药监制者，是用之而又畏之也，譬之用人，正欲任使之，而又束缚之，安能尽其才哉？生熟地，姜汁炒用，可以不腻膈。陈皮，盐水泡去白，可以消痰下气。大小茴，盐、酒炒。白扁豆，汤泡去皮，姜汁炒。干姜，温汤洗浸，春夏炒黑，秋冬炒焦，初春、初秋带焦。柴胡，酒洗。升麻，酒洗。远志，甘草汤浸去骨，同茯神用开胸膈，而使火下降。荆芥，醋炒。补骨脂：盐、酒拌炒，或面拌炒。乌药，附子汁煮，晒用。赤白芍，或酒炒，或肉桂煎浓汁拌炒。芍味酸，泻肝；桂味辛，制芍，则温肺平肝。治寒热如疟，盖木得桂则柔，金得桂则沉也。黄连，酒炒，或吴茱萸炒。神曲，姜汁炒消痰。五味，吴茱萸炒。木瓜，吴茱萸盐汤煮，晒干用。厚朴，姜汁炒。吴茱萸，盐水炒。细辛，酒洗。芡实，米炒黄色。砂仁，姜汁同盐水拌炒，能使阳气下达。杜仲，盐、酒拌炒则不燥，姜汁拌炒则疏肝。

《秘传眼科龙木总论·合药矜式》卷一：凡眼病多因五脏壅热上冲使然，故汤饮之剂，不可见火。盖药性得火则热，投之脏腑，恰如扬汤止沸，非谓无益，又且害之。须是净洗向日，如遇阴雨，亦当风干。若食前补实等药，或炮或炙，一依方法。今具于下。〇乌头、附子，生用去皮尖，熟则用灰火炮裂去皮尖。牡蛎，生用则去泥，熟用盐泥固济，炭火烧通赤，取净。须左顾者。诸角先镑，治为细末，然后入药和合。宝石亦然。〇大黄，古方亦用湿纸裹煨，或甑上蒸。近世生用，当量虚实，生熟用之。〇天麦二门冬、牡丹、巴戟天、远志、地骨皮，皆去心。茯苓，去皮。芍药，去心，补药用白者，泻药用赤者。当归，去芦，净洗，入补药则用水洗，烈日晒干；入汤饮，酒浸十宿。羌活、黄连、藜芦，去根芦，净洗。〇矾石，须于新瓦上或铜器中熬令沸，汁尽即止。石南，剔去叶嫩茎，去大枝。〇菟丝子，酒浸曝干，火焙，亦得用纸条子同碾，即为末；又用盐拌，碾则易碎。但只用酒浸烂，而碾为膏，却焙再碾，不辄则易碎。〇杏仁、蕤仁，湿去皮尖。柴胡、藁本、前胡，去苗净。桂心、陈皮，去皮。枳壳，去瓤，麸炒。诸花，去萼及梗，洗净。香附子，麸炒，舂去毛。白僵蚕（直者），去丝、嘴，炒。防风，去叉股者。蝎虫，去足翅毒，微炒。荆芥、白芷、白及、白敛，不见火。蝉蜕，洗去土，晒干，微炒。细辛，去叶，洗净。〇乳香，寻常用。指甲爪、灯心草、糯米之类，同研及水浸，乳钵研之皆费力，惟纸裹放壁隙中，良久碎，即粉碎。麝香，须着少水研之，自然碎极细，不必罗也。〇炼蜜法：称蜜十两，水十两，同煎去沫，准令水尽，取出稀，称得净蜜十两，则是水耗而蜜在，庶不焦损。又每蜜一斤，只炼得十二两半，或一分是实数，若火少火多，并用不得。〇凡膏中用蜡，皆烊搅，调以和药。凡膏中用脂，皆先炼，去草，方可用。凡膏中有用雄黄、朱砂辈，皆别捣细研，飞过如面，绞膏毕，乃投膏中，以物疾搅，勿使凝强不调。凡膏中用水银，须于凝膏中研令消散。胡粉亦然。若水银误倾在地，不可收，宜以雉尾收之。川椒亦嘉。〇凡药中用蜜，先称药末两数若干，次称炼了蜜与药等分，方可搜。搜毕，更于石臼中捣百数杵，视其色理合同为嘉。丸药末须用密绢作罗底，剉散药，用竹筛筛过，方得药汁清利。

《医门秘旨·炮炙门》卷一五：诸药煅炼炮炙，其中有为伏性者，有为去毒者，有为引经络者。其法不同，其理不一，各有所说，不可一例而拘之耳。且如腾经络者，则用酒浸、酒洗、酒炒之属；伏性者，则火煅、火炮、火煨之类；润燥者，则用蜜炙、酥炙；祛毒者，则用便煮、醋煮；引经者，则用盐水、香汤；补益者，则用人乳、羊酪；疏通者，油炒，佐长流之水；开导者，姜汁，继莱菔之汤，醯之味也。若斯之概，各从其党，当审详之。〇炮炙法。川黄柏，去粗皮，乳拌炒一分，盐水浸炒一分，酒浸炒一分，童便浸炒一分，分为四制。下部补药。肥知母，去皮毛，盐水浸炒，盐酒浸炒。补药内用，忌铁器。天南星，用土挖一窝，火烧红，用米醋浇上，将南星片入内，蒸半时取出听用。真磁石，火煅红，好醋淬。不碎又煅又淬，如此七次。又法用稻草灰和泥包之，外用纸包，入火煅，去泥用。蒸熟地，用怀庆生地，不拘多少，以酒浸洗，入柳甑内，蒸一次，晒一次，如此九蒸九晒，心黑为度。忌铁器。大黄，蒸，用酒浸一遍，蒸一遍，晒一遍，如此九次，以黑为度。忌铁器。生者用入下行药。何首乌，用米泔水浸去皮，要赤白雌雄，九蒸九晒。忌铁。女贞实，用无灰酒浸一次，蒸一次，如此九次听用。大附子，用童便浸煮，以杀其毒。石决明，用盐调水煮数沸，研粉用。菟丝子，用酒浸蒸，晒干听用。广陈皮，去白，盐水浸，晒干。痰药多用。败龟板，用童便浸，酥炙，去筋膜。松香，不拘多少，用长流水淋桑柴灰汁，煮拔三次，甚则七八次。又用无灰好酒煮拔二次，完则用长流水煮拔一次，白，味不苦涩为度，阴干听用。黄连，去须毛，炒。上腾酒炒，余生炒，褐色为度。半夏，姜水泡七次听用。蒲黄，炒黑止血，生用破血。苍术，米泔浸一宿，焙干。阿胶，剉片，用蛤粉炒成珠。枳壳，麸炒七次，俱去穰。莪术，一味用纸包，醋浸煨透。杜仲，酥炙，炒断丝为度。远志，去骨，用甘草煎汤煮过。肉苁蓉，酒浸、酒拌，炒去心。瓜蒌仁，用纸层层包裹，细捶去油尽，成霜听用。蕤仁，如瓜蒌仁制法。巴豆，亦如前制法。枳实，麸炒七次。厚朴，姜汁拌炒。僵蚕，炒去丝用。白术，土炒去油。鳖甲，醋浸酥炙。珍珠，用白豆腐挖一孔，入珠在内，上以腐盖，煮数沸，用珠。琥珀，制法同上。黄芪，蜜炙。川山甲，酥炙。五加皮，酒炒。三棱，去皮毛，醋湿纸包煨。杏仁，去皮尖，双者杀人。桃仁，各去皮尖用。槐角、槐花、黄芩、牵牛、神曲、破故纸、郁李仁、白蒺藜，以上俱炒。牡蛎、龙骨、石蟹、海石、石燕，俱火煅。阳制白茯，坚白者不拘多少，去皮膜，切片，入乳，晒干再浸。每晒每斤重二两为度。阴制白茯，洁白者不拘多少，去皮膜，切片，为末，将井花水澄过五七次，必将筋膜捞净，取澄水阴干。

《医门秘旨·制造门》卷一五：制半夏法。半夏一斤、白矾四两、皮硝四两。用水十大椀煮滚，入磁盆内，候前三味入内，搅匀，晒数日，一日搅数次，待尝半夏心中不麻为度。去前水，换新水清浸之，如前法日搅数次，待半夏心中不白为度。一日常换水二三次，如法取起，扎。每一斤入薄荷三两、甘草二两或三两任用。○制香附法。香附，主气分之药，香能窜，苦能降，推陈致新，诸书皆云益气，而俗有耗气之讹，女科之专药也。治本病略炒，兼血以酒煮，痰以姜汁，虚以童便浸，实以盐水煮，积以醋浸、水煮。妇人血用事，气行则无疾；老人精枯血闭，惟气是资；小儿气充，形乃曰婴。大凡有病，则气滞而馁，故香附于气分为君药，世所罕知。佐以木香，散滞泄肺；以沉香无不降，以小茴香可行经络；而盐炒则补肾间元气。香附为君，黄芪为臣，甘草为佐，治虚怯甚速。佐以厚朴之类决壅，用三棱之类攻其甚者。予尝避诸药之热，而用檀香佐附，流动诸气，极妙。○制当归。当归主血分之病，川产力刚可攻，秦产力柔可补。凡用本病酒制，而痰独以姜汁浸透。导血归源之理，熟地黄亦然。血虚以人参、石脂为佐，血热以生地、条芩不绝生化之源，血积配以大黄。妇人形肥，血化为痰，二味姜汁浸，佐以利水道药。要知血药不能舍当归，故古方四物汤以为君，芍药则为臣，地黄分生、熟为佐，芎为使，可与要云。○药性制中有制歌。芫花本利水，无醋不能通。绿豆本解毒，带壳不见功。豆蔻大止泻，有油反又通。住泻用白术，还当一去油。草果消膨胀，连壳反胀胸。黑丑生利水，远志苗有毒。蒲黄生通血，熟补血运周。地榆医血药，连稍不住红。陈皮专理气，连白补脾中。附子救阴药，生用走皮风。草乌解岚瘴，生用使人蒙。人言烧过用，赭石火炼红。入醋能为末，制度必须工。川乌炒去汗，生用去痹风。后学要精理，药灵莫妄攻。○造神曲法。六月六日乃诸神聚会日也，非此日不为神曲。用灰面十斤、赤小豆四合、杏仁三合去皮尖，共为细末，同面拌匀，入小蓼汁二椀，苍耳草、青蒿汁各一椀，和匀为粑，于缸内似合曲一般，待黄毫生，十月取出，晒干听用。○造鹿角胶霜法。用鹿角剉为一寸，不拘多少，于长流水浸五七日，刮去粗皮，入砂锅，桑柴火煮水干，再添熟水，内用桑柴搅，不绝火，以角手捻如粉为度。其角名霜，其汁再熬干，即鹿角膏也。○造紫霞杯法。用浮萍煎汤五六椀，将硫黄四两入内，熬一炷香，觉硫气稍除为度。先用做杯木模，将制过硫黄倾入，以朝脑搽于杯，外面用纸包之。临用以酒倾入，过夜服之，固阳久战，有验。○造朱砂杯法。用朱砂四两为细末，入白蜡生化开，入砂末，即入木模内成杯。以酒于内，服之安神清心，屡验。○造玉露霜法。用豆粉一斤、龙脑薄荷半斤去梗，用乌梅水洗净，铺于蒸笼槅上，上用粉铺之，粉一层，薄荷一层，如此粉尽叶完为度，蒸一炷香，去薄荷不用。如粉一斤，入柿霜半斤，或毛糖亦可，共一处和匀，即玉霜。○造百药煎法。用五倍子二三斤打碎，去枝梗虫净，如豆大小块，入瓦罐内。却用大瓦罐煎十分滚水，入茶叶一大把，再滚，不必浓煎，要清些，即倾入倍子内，渰过一指。其滚水要一起倾入，不可陆续下。先作一草窝，放砖在内，又将草厚盖一夜，取出，将砖相合，倒翻转按平。如前煎茶一罐倾入，不必渰过，只要浸透。又放草窝内，单盖一夜取出，捏作鹅蛋大丸。又用白酒曲为末，掺上为衣，用新稻草厚铺底，将丸匀摆草上，厚草盖之，仍将草荐盖之，要大热。过三日以手探之，四边大热，翻转再遏四日，共七日足取出，吊阴处三四日，却晒大干听用。

《仁术便览·炮制药法》卷四：人参，去芦，芦与参相反。吐药中有用芦者。玄参，南产黑者好，去须、芦，水洗，晒干用。沙参，去芦，刮去浮皮，水洗，晒切。丹参，去根，酒洗，晒干用，切。苦参，刮去薄黄皮，酒制。白术，去梗，及油黑者不用，米泔浸，切炒。土炒燥湿健脾胃，姜汁炒燥湿痰寒痰。甘草，刮去赤皮，炙。疮科用节，下部用稍，缓火用生。大者好。当归，去芦、土。酒浸行经活血；姜汁浸焙不恋膈。头止血，身活血，尾破血，有全用者。川芎，雀脑者。上部用川芎，经络痛用抚芎，即茶芎。开郁，用黑者不好。生地黄，生血凉血，熟者补血温血。酒浸入经，姜汁浸焙，补药中不恋膈生痰。忌铁。芍药，白者补血，补脾阴不足。赤者破血行积。火煨用，有酒浸、姜汁浸，各炒。苍术，刮去毛、土，米泔浸一日夜，切炒。有姜汁炒者。茅山者佳，制同。生白毛者好。南星，圆大、白者佳。湿纸包，火煨裂用。有姜汁浸者，有同生姜、白矾、皂角煮透焙用者。有为末，冬至日装入牛胆中，悬通风无日处，立春日取出，阴干，即胆星也。半夏，圆白大者佳。滚水泡七次，去肚脐，切用。有同姜、矾、皂角煮透切用者。有生姜汁浸三次，焙用。有油炒用，不损胎，降肺火，消痰。半夏曲，用半夏细末一斤，白矾半斤，生姜汁合成块，楮叶包，伏日制，阴干。黄芩，刮去皮土。有用头，用尾，用腐，用片，用条直鼠尾者，有生用、酒炒、姜制者。黄连，去须。如鹰爪者好。水润，切，有酒炒、姜汁炒，有生用，乳汁浸用者。黄芪，刮去皮、芦，水洗，切，有蜜炙、姜汁炙、生用者。防风，去芦及双股者。有生用、焙用者。荆芥，去根、土，用穗。有生用、焙用、烧灰用，有连梗用者。薄荷，南产者佳。去梗、土，洗，用叶。羌活，川产，节密者佳。去芦、土，洗晒，切。柴胡，软者好。去苗、土，水洗，切。威灵仙，去芦、土，酒浸用。独活，去毛、土，洗晒，切。猪苓，洗去黑皮，切。藁本，去土、毛，洗，切。升麻，川者佳。水洗，去须、土，晒切。细辛，北者好。去土、叶。桔梗，去芦、土，泔水洗，切，焙。白芷，水润切片，有焙用、生用，有同黄精拌蒸者，夏日频晒，免生虫，伏日切片好。泽泻，刮去毛，水洗润，切，有酒浸，有皂角水浸，切，焙用。夏月频晒，不生虫。紫苏，去根、土，水洗。有用梗，用叶，有梗叶同用者。枳壳、枳实，内白外黑，圆紧者佳。水浸，去穰，切。麸炒枳实，绿者不好。大黄，川者、锦纹者佳。有生用、酒浸蒸者，有酒拌晒者，不伤阴血，有酒炒，有湿纸包，火煨者。干姜，黄白色，坚实者佳，黑烂者不好。有生用、炮用，有炒黑用者。生姜，洗去土，有全用，有用肉、用皮、捣汁用者，有火煨用者。菖蒲，石上生，一寸九节佳。去毛，焙，有酒浸、姜浸，焙。有嫩桑枝拌蒸者。忌铁。五味子，北者佳。去枝，水洗，晒干。有劈破，蜜拌蒸者。大附子，湿纸包，火炮裂，去皮脐，切，有同黄连、甘草、童便煮，有盐水、姜汁煮者。草果，去皮膜，切，焙。牛膝，去苗，酒浸，焙。车前子，去秕、土，炒。韭子，酒浸，焙。萝卜子，炒，研。蓖麻，去皮，研。紫苏，去土，水洗，晒，炒。鼠粘子，水洗，晒干，炒，研。乌药，大者去须。童便煮，切。地榆，刮去须、土，水洗，切。菟丝子，酒浸三日，酒煮烂，捣烂捏成饼，焙干收用。漏芦，去腐土、芦，甘草水拌蒸，切，焙。紫菀，去芦、土，有童便洗、姜汁制者，有蜜水浸一宿、火焙者。麻黄，去根节，滚醋汤泡片时，去沫，发汗。根，止汗。有连根节全用者。砂仁，去皮，熨斗内微火炒用行气，研碎。有生用者。栝蒌仁，去皮，炒研如泥用。有连皮、连穰全用者。天花粉，即栝蒌根。有姜汁浸用，有为细末，水澄去黄浆，数次成粉，晒收者。远志，甘草汤浸一宿，去心，晒干。苗即小草，去苗用者多。天麻，瓜者佳。有生用，有火煨用。羊角者次之。天门冬、麦门冬，水润，略蒸，去心。有酒浸，有姜汁浸，免恋膈，伏日洗，抽心极妙。益智仁，去皮，焙，研用。薏苡仁，微炒，用研。酸枣仁，好睡用生，夜不能眠炒熟用，俱研碎。红花，头次采者佳。酒浸、醋浸者，略焙。贝母，去心及嘴上白丹如米颗者。姜汁浸，焙。有同糯米炒，去米用。知母，南者佳。去皮毛，酒浸炒，有蜜水浸炒者。款冬花，去枝梗，甘草汤浸一宿，晒干用。菊花，黄色、白色者入药，南者尤好。去枝萼，有酒洗者。青茎，不应

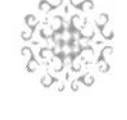

时开者不用。阿魏，真者少，惟马肉色者好。醋浸用，有生用者，另研。大麦芽，焙干，有为面用者。神曲，六月六日，水六品，药味全踏收，用青蒿、蓼子、苍耳苗叶，各取汁；赤小豆、杏仁研烂，和白面，共和一处，踏实，楮叶包，吊通风处。大茴、小茴香去枝梗，青盐水拌炒，入肾经。干山药，肥白大者佳。焙，夏日晒，不生虫。连翘，去枝梗、心，研。干葛，南产有粉者好。水洗，晒干，切。干漆，烧烟尽，研细用。仙灵脾，即淫羊霍。去叶边上刺，羊油炒。香薷，去枝、土。用穗、叶。莲肉，去皮，微焙，研。玄胡，南产紧小者佳。微焙。常山，鸡骨者，剉。白扁豆，炒去皮，研碎。阿胶，明脆者真。蛤粉炒成珠，研。前胡，去芦、毛，姜制用。蒲黄，黄细者好。微焙。秦艽，去芦、毛，酒洗浸。百部，去枝、土，酒浸一宿，焙。琐阳，酥油炙，或羊油炙透用。瓜蒂，焙，另研。乌头、草乌，川产者佳。湿纸包，温火炮裂，去皮脐尖用。肉苁蓉，酒浸一宿，去鳞甲及心中白丝，焙。不去膈人，心气不散，正气不出。酥炙者。米壳，水润，去顶膈，蜜炒黄色。有生用者，不可轻用。百合，蜜拌蒸软，切。有炒黄色者。藁本，去枝叶，洗去土，晒。木瓜，酒浸，切，晒。木贼，去节，焙。巴戟，连珠者佳。甘草汤浸去心，有酒浸者，有枸杞汤浸者。石斛，去根、毛，酒浸一宿，晒；有酥油拌蒸三时者。芫花，醋浸，微火焙黄色，去毒。甘遂，面裹，煮透用。三棱，去毛，有火煨，切；有醋煮、醋炒、酒炒者。莪术，同三棱制法。何首乌，酒浸软，切大片，黑豆一层，何首乌一层，蒸、晒各七遍，听用。忌铁器。牵牛，黑者利水，白者亦利水，不损气，焙，取头末用。萆薢，川者佳。有酒浸、泔浸、童便浸、盐水浸之别。香附米，制法同，当炒。龙胆草，去芦、土，酒浸，晒。蛇床子，有生用，有生地汁拌蒸三时。益母草，五月五日、七月七日五更采，去根，枝、叶、子全用。忌铁器。谷精草，立夏前采，去根叶、土，晒干。茵陈蒿，谷雨前后采，酒洗，阴干。因有宿根，复生色白者是，有角者非。夏枯草，花盛吐时采，去根、土，洗净，熬膏用。有生用、煎汤用者。赤、白葵花，去萼，略焙。小葵子去苞，焙，研用。草豆蔻、白豆蔻，去皮膜，略焙，研用。乌梅、小枣，俱去核，用肉。枣有煮去皮核用者，有生用者。地骨皮，洗去土、骨，甘草水浸一宿，焙。破故纸，用东流水洗净，同盐、酒浸一宿，同芝麻焙声绝，去麻。续断，去芦、丝，酒浸一时，晒，焙。孩儿茶，研细，膈纸略焙。厚朴，去粗皮，洗。紫厚香者佳。有生用，有姜汁浸炒者。黄柏，去粗皮，洗，切，有酒炒、蜜炙、盐水炒，有生用，有腊月猪胆炙透用者。青皮，四花，圆紧者好。水泡去穰，切，焙，有晒干用，有醋炒用。大腹皮，揉去土，有酒洗，有姜汁浸去毒，有连子用者。牡丹皮，去木，水洗，有醋浸焙，有酒拌蒸用者。桑根白皮，刮去赤皮，有蜜拌炒。忌铁器。东行根出土者有毒。茯苓，赤者利水，白者亦利水，带补。去皮，有焙用，有为末，水澄去筋膜，晒干用。槟榔，白而坚者好。有火煨，切。有酸米饭裹，湿纸包，火煨者。有生用，有石灰制者。枸杞子，甘州红小者佳。去蒂，酒浸用，同菊花拌焙，去菊花。山查，南者佳。水润蒸，去核。草果，去皮膜，切，焙，有面裹煨者。山栀子，红小者佳。有用仁、用皮、有仁皮同用者，炒，研碎。川楝子，去皮、核，焙。槐花，水洗，去枝，焙干收。诃子，去皮核，煨，有生用者。郁李仁，泡去皮，压去油，研。杜仲，去粗皮，切，姜汁拌炒丝尽，有酥油拌炒者，有酒浸炒者。桃仁、杏仁，汤泡去皮尖，炒，有生用，有连皮尖用者，各研。双仁有大毒，不可用。皂角，炙去黑皮，子另研，大小不等，各有用。皂角刺，切，焙。木通，大者、色黄白者佳。去皮。通草，白者佳。二味通气。木香，广者佳。有不见火，为末用者。有火煨，有水研用者。青木香，同制法。吴茱萸，去枝，滚水加盐泡五次，去毒，炒用。山茱萸，水泡，去核用肉，焙。侧柏叶，按四时方位采，焙，有阴干、生用者。柏子仁，水浸，略蒸，晴日晒爆，开口取仁，焙，另研。川椒，去皮梗，合口及黑子。焙出汗，地上盆合一时，去火毒，为末用。巴豆，去皮心膜，有生用、焙用、连皮用，压去油，取霜用。有醋煮用者。陈皮，广者、红者佳。去白，利痰用。连白，入脾胃。有盐水浸焙者。丁香，去顶上小泡子及枝梗，另研。母丁香力大。肉豆蔻，面裹，煨去油，切。椿根白皮，切，焙。乳香，明净者佳。粘则难研，同灯草研或膈纸略焙，研。琥珀，同豆腐浆，水煮百沸，略炙，另研。拾芥者真。官桂，补用肉厚者，下行。和荣卫，上行，横行，用枝。俱剉。有不见火用者。石膏，软白者佳。有同甘草水澄用，有生用，有火煅用，俱研细。赤石脂，火煅，研细；有生用者。寒水石，有姜汁煮用，有火煅，有生用者，俱为末。自然铜，火煅红，醋淬七次，研细用。硇砂，醋和，面包慢火煨面熟，杀毒。针砂，倾银锅内，火煅红，醋淬。人言，醋浸一宿，除毒。不可轻用，亦不可买卖。人手足甲，新瓦上焙存性，另研。人粪，干者研水调服。杀杏仁毒极効。有烧用者。人发，童子年壮少者好。烧研。人小便，二三岁以上，十岁以下，色清者佳。天灵盖，年久者好，火煅另研。人牙，火烧，另研。龙骨，五色具者佳。白者、粘舌者好。火煅，另研。亦有生用者。虎骨，前腿胫骨髓满者佳。酥油炙透，有酒炙者。象牙，生者好。烧存性，另研。年久有油者，不堪。龟板，去裙，酥油炙透；有酒炙者。鳖甲，醋炙，或酒炙透，去裙。全蝎，去毒，水洗去盐，焙。五灵脂，为末，水澄去土，焙；有生用者。蜈蚣，金头赤足者佳。去头足，炙透。蝉蜕，去嘴、足、翅、土，焙，研。白花蛇、乌稍蛇，酒浸，去皮骨，焙。穿山甲，沙土炒，另研。珍珠，新鲜者用绵絮包裹，火烧不振，另研。牡蛎，左顾者佳。煅研。斑蝥、红娘子，去头、足、翅，水略润，同糯米微火炒透熟，去米另研。酒，用无灰醨者佳。醋，用米造陈者佳。油，用白芝麻者佳。水，用甜井、新汲者佳。〇凡治病在头面、手稍、上部者，用酒炒药。治咽喉以下，肚脐以上中焦者，用酒浸晒。在脐下至足者，多用生药。凡熟升生降之意。制药用心，不可太过，过则反失药力。凡炒药，大、中、小分三等，作三次炒，庶无生熟之患。凡七、八、九月，遇晴明天气，预制咀片过冬；冬月天寒水冰，制则失药力。

《药证类明·法制门》卷下：玉石部。诸石煅，制其燥烈也。花蕊石、寒水石、蛇含石、阳起石、磁石、芦甘石、赤石脂、密陀僧，诸石皆煅是也。青礞石，煅，平其燥烈也。煅用硝，硝能化石毒，兼假其消化驱逐之力也。滑石，炒，制其大寒也。同牡丹皮煮，是雷公制法也。滑石能逐凝血，又假牡丹皮行血之力，治血证之所宜也。白矾，炼枯，衰其寒，成其燥也。自然铜，煅，毁其坚也。醋淬，使入血也。淬必七次，约其当也。硇砂，醋煮，使入血也。海浮石，煅，平其燥烈也。醋煮，使入血也。盐，炒，燥其卤苦，又假其温也。砒，醋煮，制其毒也。石硷，醋化，使入血也。针砂，醋炒，使入肝也。铅丹，炒去其硝，润也。锡灰，醋炒，使入肝也。青矾，醋煮，制其毒也，又使入肝也。〇草部。黄芩，炒，折其寒也。酒炒，假上行也；酒浸，寒因热用也；猪胆炒，引入足少阳也；蓝叶汁浸，凉肝也。威灵仙，酒洗，助其上行、横行之势也。草龙胆，酒炒，强其上行、外行也；酒浸，寒因热用也。黄芪，炙，益其温也。炙用蜜，补其火耗之液，且不乏其甘也。知母，炒，折其寒，使不犯胃也。盐、酒炒者，盐咸入肾，酒以热为用也。黄连，炒，折其寒也。姜炒，假辛冲热有力也；酒炒，假上行也，又寒因热用也；土炒，引入足阳明、太阴也；同吴茱萸炒，使入足厥阴也；同巴豆炒，假其动荡之气也；同益智炒，使入足太阴也；用猪胆炒，引入足少阳也。苍术，米泔浸，缓其性也。又假谷味，入脾也。炒，益其燥也。芍药，炒，折其寒也。酒炒，欲其行经也。半夏，汤泡，去其灰滑也，泡必七次，约其当也；姜制，杀其毒也；炒黄，益其燥也；同皂角煮，假其通利之势也；醋煮，使行左也；油炒，润其燥也，又妊妇用之，不犯胎。附子，童便、盐水先煮而泡者，盐杀其毒，童便助下行之捷，热因寒用也。制乌头、天雄同法。甘草，炙，假其温也。当归，酒浸洗，假上行也；酒洗，假外行也。草豆蔻，煨。贝母，汤泡，去其灰滑也；姜炒，假辛冲散有力也。肉豆蔻，湿煨，助其温中之力也；面煨，助其油也。红花，酒洗，假上行、外行，及行血捷也。蓬莪茂，炒，防其散泄之过也；醋煮，使入血也。白术，炒，益其燥也；土炒，助脾也；炒须黄色，约其当也。延胡索，炒，防其散泄之过也。大黄，酒浸，使入太阳也；酒洗，使入阳明也；酒蒸，使上行也；酒浸火煨，寒因热用，不使犯胃也。蒲黄，炒黑，使入阴分也。青蒿，童便浸，益其寒，又下行入血也。紫草，酒洗，假行血之捷也。菟丝子，酒洗，假其力捷于脉也。牵牛，炒，制其猛烈也。木香，煨，益其热也，以其壮火之气也。生地黄，酒洗，假其上行也。熟地黄，蒸，假火力以补肾中元气也。蒸必九次，约其当也。蒸用酒，假其力捷于行血也；姜汁炒，不使泥膈也。茴香，炒，成其温也。炒用盐汤，归于肾也。牛膝，酒蒸浸，假其力捷于行血也。罂粟壳，炒，欲其温也。醋炒，助其收涩也；蜜炒，缓其收涩也。海藻，水洗，除其咸也。甘遂，煨，制其毒也。宜远大毒者，则易煅为煮也，煮用面裹，使汤不渍于内也。麻黄，汤泡，去其沫也，其沫令人烦故也。抚芎，酒浸，成其上腾之势也。瓜蒌根，酒制，和其寒，又假上行也。薏苡仁，炒，折其寒也，又助其燥也。续断，酒浸，助其行血之捷也。菴蕳子，炒，成其温也。车前子，炒，绝其微寒也。桔梗，炒，助其升也。蒺藜，炒，绝其微寒也。远志，姜炒，假其辛，以成散行郁迟之功也。薯蓣，酒浸，假外行也。续随子，炒，枯其油也。艾，炒，使之温也。酒浸炒，又欲其温之甚也。缩砂，炒，抑其散也。香附，炒，防过泄也；醋煮，使入肝也；童便浸炒，使下行捷，又假其寒也。茵陈蒿，酒炒，绝其微寒也。南星，汤制煮，去其灰滑也，泡七次，代煮也。姜制，杀其毒也，又假辛冲散也；同皂荚煮，假其过关利节之势也；牛胆制，引入中胆也，又假其凉也。苦参，炒，假上行也，又制其寒也。苍耳草，酒蒸，假火酒之力，以行寒湿也。肉苁蓉，酒浸，益其温也，又假酒力捷于血也。琐阳，酒捣，制其下滑也。白附子，□益其温以成行药之势也。萆薢，盐水炒，使入肾也。防己，酒浸，制其寒也，又助其通十二经之捷也。大戟，煮焙，制其大寒之气也，绝其小毒也。葶苈，炒，缓其性急下行之力也。三棱，炒，制其过耗也；醋煮，使入肝经血分也。豨莶草，酒煮，假火酒之力，以行其寒湿。鼠粘子，炒，耗其润也；蒸，助其润也。生治里，熟治外，或炒或蒸，皆熟之以治外也。故东垣用半生半熟以治表里也。片姜黄，煨，欲其温也。草乌，童便浸，去黑水。炒，杀其热及去其毒也。蜀漆，酒洗，去其腥也。瓜蒌仁，炒，枯其油也。泽泻，酒浸，未详。〇木部。黄柏，炒，折其寒也。炒褐色，约其中也；炒黑，入阴分也；盐炒，入肾也；酒炒，寒因热用，不令犯胃也。蜜炙，和其苦燥也；酥炙，补其火耗之液也；童便浸炒，使下行血分也。厚朴，姜炒，制其毒也。山栀子，炒，折其寒也。姜炒，假辛冲热有力也；同吴茱萸炒，使入足厥阴也。枳壳，炒，防过泄也，又折其寒也。炒用麸，使其不搅色。枳实制法同。桑白皮，炒炙，防过散也，又绝其小寒之气。炙用蜜，补其火耗之液，又假其甘补也。侧柏叶，酒蒸，其性善守，假火酒之气，行速也；炒黑，使入阴分也；盐炒，使入血及肾也。槐花，炒，折其凉也。杜仲，炙炒，为去丝也，又益其温也。炒用姜汁，益其辛也；麸炒，使热渐渐逼入，不搅焦色也。大腹皮，先酒洗，又大豆汁洗，制鸩毒也。姜汁炒，假辛散。吴茱萸，汤浸，去其苦烈也；盐汤洗，制其小毒也；火炒，平其热也。益智仁，炒，制其辛热也。皂荚，炙，绝其小毒也。炙用酥蜜，补其火耗之液也。乳香，微炒，杀毒也，又使不粘，可作末也。芫花，醋炒，制其毒也。其性本苦，酸苦相合，而为涌泄也。巴豆，炒，枯其油。同粳米炒，使入胃也。干漆，炒烟尽，绝其毒气也，又缓其性急也。槟榔，炒，制过泄也。阿魏，醋煮，使入肝也。没药，微炒，使不粘，可作末也。川楝子，炒，假其温也。乌药，炒，防过泄也，又益其温也。樗根皮，炒，成其苦涩之性也。草果仁，炒，折其燥散也。棠球，炒，欲其温和也。蜀椒，炒，去汗，防有毒也。柏子仁，炒，枯其油也。酸枣仁，炒，枯其油也。○果部。枇杷，焦炒，绝其小冷也。炒用姜汁，假辛与其本性之苦，以成散泄之功也。乌梅，炒，防其涌泄，而无收敛之功也。橘皮，炒，防耗散也。橘核，炒，防过泄也。青皮，炒，防过泄也。炒黑，使入阴血之分也；肉汁煮，缓其烈也，又益脾也。桃仁，炒，枯其油也。去尖，防其锐也。杏仁，炒，枯其油也。○菜部。莱菔子，炒蒸，皆制其过于破泄也。炒，耗其油润也；蒸，助其油润也。紫苏叶，炒，不令其发散也。紫苏子，炒，防过泄也。生姜，煨，缓其发散之力也。干姜，炒，使其味苦，一于止而不行也。炒黑，使入阴分；烧灰，取其不足也。白芥子，炒，枯其油也。瓜蒂，炒，防有毒也。何以谓之防？《日华子》言其无毒，《本草》言其有毒也。○谷部。陈仓米，炒，使其香温也；同巴豆炒，借其动荡之气也。白扁豆，炒，使其香温也；姜汁炒，假其辛有开散之义也。赤小豆，炒熟，使其香温也。红曲，炒，欲其温也。神曲，炒，益其温暖之；姜汁炒，假其辛以开导也。大麦蘖，炒，助其温以成腐熟之功也。炒须黄色，约其当也。浮麦，炒，假其温也。○人部。人中白，煅，绝其秽也。○兽部。虎骨，炙，炙用酥、酒，使不焦枯也。阿胶，炒，绝其秽也。炒用滑石末，使不粘也。○虫鱼部。蝉壳，炒，绝其毒也。花蛇，酒浸，假升散也。穿山甲，炙炒，制其大毒。炙用酥，使不焦枯也；蜜炼，去其蜡末也，蜜不同性也。龙骨，煅，成其涩燥也。煅须用赤，约其当也。水蛭，炒烟尽，绝其毒也。五灵脂，生行。炒，欲其止也；醋煮，使入血也。蚶壳，煅，欲其燥也；醋煮，使入血也。蛤粉，火煅，益其燥也。蝎，炒，绝其毒也。龟甲，炙，不经火炙，坚硬，不堪入药。用酥、酒、猪脂炙，使不焦枯也。鳖甲，炙，不经火炙，坚硬，不堪入药。炙用醋，使入血也；酥炙，使不焦枯也。牡砺，煅，欲其燥也，又绝其微寒也。僵蚕，炒，防有毒也，又绝其丝也。炒用姜汁，助其辛散之力也。

《戒庵老人漫笔》卷四：煮炼鹿霜胶法。新麋、鹿角各一对，截二寸，汲长流水浸三日，刷去腥垢，每斤用楮实子一两，桑白皮、黄蜡各二两，无油净锅鱼眼汤，不断火慢煮，勿令露角，常添热汤，不可用水。三昼夜取出，削去黑皮，薄切晒干碾末，即成霜也。上将煮角汁滤去滓，慢火如法熬浓，倾瓷盆内，候冷凝，切作片，阴干成胶。○煮麋角霜法：新麋角一具，寸截，流水内浸三日，刷腥秽，以河水入砂瓶或银瓶内，以桑叶塞瓶口，勿令漏气。炭火猛煮，时时看候，如汤耗，旋益热汤。一日许，其角烂似熟山芋，掐得酥软即止，未软更煮，慎勿漏气，漏气则难熟。取暴干为粉，其汁澄滤，候清冷以绵滤，作胶片，碗盛，风中吹干。麋角胶别入药。

《杏苑生春·药品制度》卷三：药之制度，犹食品之调和也。虽食品之加五味，非调和不能全其美。药石之攻百病，非制度不能足其功。况药又有酷劣峻利者，不以泡、炮、浸洗，岂能和其性而制其毒耶？假如黄芩、黄连、黄蘖，用在头面、手稍、皮肤者，须用酒炒，以其沉寒，借酒力以上腾也。用在中焦酒洗，在下焦生用。黄连去痰火，必姜汁拌炒，去胃热和土炒，治吞酸和吴茱萸炒，此是各合其宜也。大黄用行太阳经酒浸，阳明经酒洗。况其性寒有毒，若气弱之人，须用煨蒸，不然必寒气伤胃也。地黄、知母，下部药也，用之恐寒气犯胃，须用酒浸。地黄用治中风，非生姜汁浸炒，恐泥膈也。龙胆草、苦参酒浸者，制其苦寒也。当归、防已、天麻酒浸者，助发散之意也。川乌、天雄、黑附子，其性最劣，须灰火中慢慢炮裂，去皮脐尖，用童子小便浸一宿，制其燥毒也。半夏汤泡七次，南星水洗，俱腊月冰冻三两宿，去其燥性；用治风痰，俱以生姜汁浸一宿。南星用治惊痼，以黄牛胆酿阴干，取壮其胆气也。吴茱萸味恶，须沸汤泡七次，去其劣性。麻黄先煮一两沸，去上沫，免令人烦闷。山栀仁用泻阴火，炒令色变。水蛭、虫、班猫、干漆，非炒烟尽，不能去其毒，生则令人吐逆不已。巴豆性速，大毒，不去油，焉敢轻用?大戟、芫花、甘遂、商陆，其性尤暴而毒，非炒用峻利不已。苍术气烈，用米泔浸一两宿，缓其燥性。凡用金石并子仁之药，须各另研极细，方许入剂。但制度得其宜，而药能施功矣。其诸汤散膏丸等类药之制度，欲方方注意，恐繁反有失误，故并录于此，取其捷便。倘随症自有别法制度，不拘此例者，就注原方项下。大凡修合，亦依此式，务在至诚敬谨，毋得忽也。后凡炒煅者，必隔纸放地上，去其火毒方用。〇黄芩，去腐心。黄连，去须，胃弱人炒用。黄蘖，去粗皮，若泻炒用火酒。黄芪，蜜水拌炒。大黄，胃弱酒浸，煨熟用。熟地黄，酒浸焙。蒲黄，破血生用，止血炒黑。白蒺藜，去刺蒸。生地黄，酒洗。麻黄，去节，煎一两沸，去上沫。白艾叶，去梗，揉软，焙。白矾，火上飞过。赤白芍药，炒。白术，去芦，焙。紫菀，去芦、土。紫葳，去枝。青皮，去穰，焙。金银花，去梗。龙胆草，去芦，酒浸。金沸草，去梗、叶。草果，去壳。木瓜，去穰。款冬花，去枝、土。楮实，去浮者。缩砂仁，去壳，孕妇焙。郁李仁，汤泡去皮尖，另研。桃仁汤，泡去皮尖，麸皮和炒微黄。柏子仁，去壳，取仁。麻子，焙，去壳，取仁另研。杏仁，去皮尖、双仁者。麦麸炒微黄。大风子，去壳。薏苡仁，去壳，糯米和炒，去米。酸枣仁，去壳，焙炒。蕤仁，去壳，另研。芡实，去壳。槐花，炒黄。芫花，炒。甘菊花，去枝。木贼，去节。木通，去皮节。谷精草，去根。马鞭草，去根。甘草，去芦。若和胃炒用，泻火生用。青盐，火煅，另研。紫苏，去梗。萝卜子，炒。白芥子，焙。枸杞子，去枝。白附子，炮。诃子，面裹煨，去核。紫苏子，焙。五倍子，水洗去垢，焙。栝蒌仁，去壳。牡丹皮，酒洗，焙。猬皮，炙焦。草豆蔻，去壳，和面炒。肉豆蔻，面裹煨。人参，去芦，存芦无效。大腹皮，姜汁拌炒。地骨皮，去骨。使君子，去壳，焙。鼠黏子，炒，研碎。车前子，焙，研。菟丝子，水洗去土，酒浸软，研饼，炒。楝子，去核。蓖麻子，去壳。木鳖子，去壳。蛇床子，焙。冬葵子，焙，另研。续随子，去壳，取仁。白豆蔻，去壳。黑附子，炮去皮脐，童便浸。韭菜子，炒。山栀子，去壳，泻阴火，务炒色变。五味子，去壳，捣碎。陈橘皮，治痰去白。椿根皮，焙干。桑白皮，去粗皮，蜜水拌焙。苦参，酒浸。巴豆，去壳取肉，研细，纸压去油。豆豉，绵裹煎。苏合香，酒浸，另研。藿香，水洗，去土、梗。香薷，去梗。硇砂，黄丹、石灰作樻，煅，另研。蛇含石，火煅，另研。代赭石，煅红，醋淬七次。磁石，煅红，醋淬九次，另研水飞。紫白石英，煅红，醋淬七次，另研。干姜，温胃炮，发散生。柴胡，去芦。胡芦巴，酒浸，焙。良姜，炒。川乌，炮去皮脐。赤白石脂，火煅红，另研。石斛，去根。阳起石，火煅，醋淬七次，另研。花蕊石，火煅，另研。大茴香，焙。小茴香，炒。安息香，酒浸，另研。苦丁香，焙。赤白茯苓，去皮。麝香，去皮毛，另研。香附子，炒去毛，或四制尤妙。针砂，火煅红，醋淬，另研。寒水石，火煅红，另研。石燕，煨红，醋淬七次，另研。炉甘石，火煅红，黄连汤淬七次。乌梅，去核。前胡，去芦。牛膝，去芦，酒洗，焙。鳖甲，醋炙黄。穿山甲，蛤粉和炒。败龟板，酥炙焦黄。鹿茸，去毛，酥炙。龙齿，另研。龙骨，煅，另研。虎睛，炒。虎骨，酥炙黄。斑蝥，去头足翅，糯米和炒，去米。僵蚕，去嘴丝，炒。蝉退，去翅足，洗。蚕蛾，入葱管阴干，焙去翅足。土狗，焙。全蝎，去毒，炒。花蛇、乌蛇，酒浸，炙，去头、尾、皮、骨。

牡蛎，煅红。海马，酥炙。蛤蚧，酥炙。海螵蛸，去骨。桑螵蛸，炒。虻虫，去翅足，炒黄。水蛭，炒黄。地龙，去土，炒。五灵脂，炒烟起，另研。青红娘子，炒。官桂，去皮。防风，去芦并叉者。黑白牵牛，每斤止取头末四两。石决明，另研极细。防己，酒洗，但治肺生用。神曲，炒黄。大麦蘖，炒去壳取□。枇杷叶，去毛，焙。秦艽，去芦、土。百合，蒸。山茨菰，去壳衣。三棱，醋浸，去皮，炒黄。蓬术，醋浸，去皮，炒黄。川椒，炒出汗。去目并合口者。甘遂，麸皮和炒。巴戟，去心，酒浸，焙。大戟，焙。天麻，酒浸，湿纸包煨香。升麻，去黑腐。枳壳，去穰，麸皮和炒。枳实，麸皮和炒。二门冬，水润，去心。贝母，去心。知母，去毛衣，酒洗，焙。泽泻，去毛。南星，腊月中炼去燥性，用软柴炭火中炮制，去皮脐。治惊痫，黄牛胆内阴干。当归，去芦，酒洗。猪苓，去黑皮。苍术，浓米泔浸二宿，洗净，焙。白芷，去芦，焙。连翘，去枝。薄荷，去梗。阿魏，醋浸，另研。荆芥，去梗。常山，去芦，酒浸。半夏，汤泡七次，去皮脐。威灵仙，炒。瞿麦，去梗。厚朴，去皮，姜汁炒。桔梗，去芦，焙。远志，甘草汤，去心苗。干漆，炒尽烟。萆薢，酒浸，焙。石菖蒲，去须，焙。续断，酒浸，焙。破故纸，酒洗，炒。射干，去苗。益智仁，去壳。粟壳，去蒂、穰，蜜水拌炒。茵陈，去枝。牙皂角，酥炙黄。天雄，炮去皮脐。侧柏叶，焙。茯神，去皮、木。马兜铃，焙。大枣，去核。肉苁蓉，酒洗，焙。锁阳，酒洗，焙。商陆，焙。绯丹，汤泡去黄水，炒紫，另研。自然铜，煅红，醋淬九次，另研。雷丸，醋浸去黑皮，焙。藁本，去芦。禹余粮，煅，另研。葶苈，炒焦。苦楝根，取东南者，炒黄。吴茱萸，汤泡七次，去水，晒干，炒。山茱萸，水润，去核。朱砂，另研，水飞。伏龙肝，煅，研细用。食盐，煅，研。狗脊，去毛，酒浸，焙。仙灵脾，每四两用羊脂一两，炒脂尽为度。石韦，去毛，焙。百部，去心，酒洗，焙。补骨脂，汤入水浸三日，炒。阿胶，蛤粉和炒成珠。草乌，去皮脐，炮，童便浸一宿。滑石，另研，水飞。石膏，煅，另研。马蔺花，醋炒。泽兰叶，去梗。夜明砂，净。青蛤粉，另研。骨碎补，去皮毛，酒浸，焙干。即猴姜。蔓荆子，酒浸，焙。杜仲，去皮，酥炙，去丝。栝蒌根，即天花粉。去皮。铁粉。

《医宗粹言·诸药制法》卷四：白术，去皮梗。去湿利水用麸炒微黄色，补胃用净土炒黄色。补脾用潮术，其味甘而气厚，利水燥湿宜用。各处山术其味淡而能渗，医不可不审也。苍术，去皮用米泔水浸一宿，切片暴干，淡淡盐水微炒黄色，再暴干贮之，久而不吐霜汁，可羡盐水制过，其慓燥之烈性颇纯，不伤真液。出茅山紧小沉重为佳。陈皮，消痰理气，用福州红色者，谓之橘红，其味辛而性燥，要去白穰净而力愈大。若和中补脾胃，不必去白，惟去粗穰而已。用广州者，宜其味甘辛而性温和，所以善和中而益脾也。今观广皮厚而软润，福皮薄而刚燥，从可知矣。炒则气耗而力微。青皮，温水浸一时，去穰，切片，用麸炒。疏肝气积滞用醋炒燥。枳壳，热水浸一时，取起干，慢火煨透热即起，切片用。破至高之气，消食去积滞用麸炒，不尔气刚，恐伤元气。半夏，用滚水入明矾或皮硝同泡，泡之时勿得动，一时汤冷，又易滚汤泡之，泡五七次者为佳，切片，仍以生姜捣汁拌，微炒过用。去风痰湿痰，皆用此。若理脾止泻，如六君子汤中用者，宜半夏曲，曲之性不甚燥，而得中和故也。其造法在后。天南星，用陈久者，滚汤明矾同泡如半夏例，亦以姜汁拌和。其惊风风痰，小儿方中用者，以泡过者为末，装入腊月黄牛胆汁中，透风处阴干，待用之。人参，去芦，其芦能上涌吐痰。无制，惟用黄亮结实者其力大，松放轻虚者无力。辽东本地名清和者，最取好参。黄耆，北地如箭干者佳。削皮，劈开，用蜜水涂之，慢火炙过，用补中益气如是。若实腠理以固表，须酒炒。当归，去土，劈开，用酒浸洗，晒干切片。生地黄，用无灰酒洗过，晒干。用鲜地黄捣汁熬膏，用木石臼，忌铁器。胃弱者用姜汁炒。脾气滞而膈间痞闷，不能服阴药者须用之，以砂仁水湿，同生地黄炒，则皆无碍也。熟地黄，用无灰酒洗，晒干用。若作丸，以酒浸烂，木石臼中捣如泥；若蜜丸，先以和蜜匀，然后入众药，则不患不均矣。芍药，热水泡半日，切片，酒炒过，则不患酸寒伐生气。行血分，得酒制尤力大。脾胃不足呕哕者，有用姜炒。茯苓，无制，惟拣云南结实而雪白者为佳，去皮净。若消浮肿水肿，肿病不必去皮，五皮散单用茯苓皮是也。四君子汤中用，必须南苓；五苓散中用必须西苓方可，论淡渗，西苓尤速也。猪苓，锋刀削去黑皮，滚水泡透用，捶打实，切之成片。泽泻，削去毛，热水浸半时，切片。黄连，酒炒，去头目之火；姜汁炒，去痰火、胃火，不伤脾胃；去实火，三黄解毒汤中用，不必制，只要去毛净。黄芩，治头目疾须酒炒，去肺火生用，去虚痰火姜汁炒。治上病用片芩，治下病用条芩。黄檗，酒炒，肾家用盐水炒。栀子，破，微炒。去浮火连壳用。泻小肠火独用仁，炒过研破，煎得味出。凡仁入煎，俱要研碎。知母，治嗽酒炒，入肾盐水炒。去毛皮净。牛膝，去芦，酒洗，干切。杜仲，去粗皮，切，姜汁炒断丝，不断又复炒。孕娠用糯米同炒之。破故纸，微炒香。巴戟天，热水泡透，以木槌打碎，擘去心。小茴香，微炒，入煎药研碎。滑石，拣去粗者，择细腻者，研为极细末，水飞入药。今粗入煎汤，皆不作効。石膏，研极细，调入药尤効。作散者煅熟，入煎剂半生半熟。麦门冬，热水泡一时透，去心用，如不去心，服反令人烦躁闷塞。天门冬，制同麦冬。入丸药酒浸极烂，捣如泥，调和众药。厚朴，去粗皮，切片，姜汁炒。白扁豆，炒熟去壳，微捣碎用。薏苡仁，微炒黄色。桃仁，泡去皮尖及双仁者。云双仁能杀人，纵不杀人必有毒。杏仁，制同上。入煎剂研如泥用。瓜蒌仁，打去壳取仁，研碎入煎。大黄，陕西庄南卫者有力，不作腹痛；川者力迟而痛。泻实者生用，虚弱者酒蒸熟用。朴硝，冬天度一次者尤妙，未度择，定分两入盏，以热药泡之。同入煎众药，查中渗去而力不全。葶苈，纸炒，研碎入煎。车前子，微炒，研碎入煎。海藻、海带、海粉、昆布，俱去须，微晒干入药。青盐，热水洗净，晒干入药。木香，不得见火，推为末，入煎磨汁，内熟汤中服。沉香、檀香，同上法。丁香、砂仁、白豆蔻，俱宜为末，调入汤煎剂，必待煎半熟方入可也。不尔香气皆泄散去，所以不作効。三棱，热水泡浸一时，慢火煨透，切。莪术，制同上。何首乌，干者米泔水浸透，竹刀刮去皮，切片，用黑豆以水浸透，同何首乌蒸之，豆熟为度，九次者佳。白蒺藜，炒研去刺，研碎入煎。山茱萸，热汤泡软，剥去核。吴茱萸，热汤泡去头水，晒干用。巴豆，去油净。《本草》云生温有毒，熟寒无毒。今之去油生用为避寒也，殊不知寒不足避，当避其大毒。况《本经》全无去油之制法，陶氏煮令黄黑，然亦太过，不如去其心膜者，五度换水，各煮一沸为佳。《局方》化滞丸而巴豆不去油，只以巴豆煮熟用之，深得其性也。牵牛，微炒，捣取头末有力。班猫，去头足，同糯米炒令黄。有以牡蛎同炒之。川山甲，同蛤粉炒黄色，研末，调入药。蜈蚣，慢火炙去头足，研末入汤。桑螵蛸，当中破，慢火炙之。甘遂，面包煨熟，去面。阿胶，打碎如豆大，用蛤粉同炒成珠用。入汤药不可众药同煎，必药熟起去查，复以同阿胶入净汤中化清服。腽肭脐，内滚水泡去毛净，切片，新瓦上下慢火炕干入药。紫河车，用热米泔水洗净，然后用麝香汤洗，上下新瓦炕干入药。有鲜煮食，必用椒姜。使君子，慢火煨香熟用。肉豆蔻，面包煨去油，熟，切入药。茯神，去木，研细，水飞过用。阳起石，用火煅透红，研极细面入药。硫黄，用芭蕉捣汁煮之，后以甘草汤煮之，庶无毒。牡蛎，火煅淬醋盘中，又煅又淬五七次为佳。蚕白，微炒，研末入药。皂角，去皮弦，慢火炙黄色用。藿香，洗去土净，晒干用。干漆，用新瓦上下合定，火煅黑烟尽方可用。以其性气大悍，服之大伤血气。若去烟而用之，止破瘀血而不伤元血。若血晕不省人事者，即烧烟熏之立苏，足可以见其悍也。砒霜，凡入药剂，如鼾喘丸、三品斩鬼丹，亦不能弃之不用也。用之者不知制度，其不杀人者几希。每将砒石一两，打碎，用明矾一两为末，盖砒上贮罐中，入明火一煅，以枯矾为度。砒之悍气随烟而去，驻形于矾中者，庶几无大毒，用之不伤也。用砒霜即用矾霜是也。黄丹，凡用丹入药，如生肌膏、生肌散皆必用之。缘丹性寒，得火炼形，而阴中之阳有坎离之义，集之生肌去毒者也。今市肆售利牵假，河沙混之，其不飞澄沙石用之，必然无効。凡丹须净器以水飞过，仍炒干丹入剂。桑白皮，刮去红皮，切碎，用酒炒微黄色为度。常山，用酒浸过宿，切，用则不吐。大腹皮，擘去垢黑，用温水洗净，又用酒洗用。有用大豆汁洗方可用。孙真人云，鸩鸟多栖此树，遗屎在皮上不净，恐有毒。今人可之不制，曾有人服之而致死者，其可忽诸？青盐，温水洗去尘土，火煅过用。蛤蚧，用酒洗净，慢火炙熟，研入药。白硼砂，用口含过，得温用。炉甘石，用倾银罐煅红，倾出在三黄汤内，三五次尤佳，然后用三黄汤悬饴煮干，露一夜，焙干用。珍珠，豆腐内蒸过，铁臼内捣末研用。有用火煅，非其制也。一说入目贵乎生用。玛瑙，犬肉内煮之，火煅红，醋淬用。琥珀，用细布包，内豆腐锅中煮之，然后灰火略煨过。一云安心神俱宜生捣，入目制过用。血竭，用灯草同研则成粉。磁石，火煅淬过。硇砂，成块者捶碎，乳汁浸二宿，瓦器烙干，乳用。石蟹，火煅，醋淬过。白丁香，入目者三黄汤煮干，焙用。针粉，用鬲纸，有用火煅黄色。石燕，火煅，醋淬用。石决明，火煅，童便淬。龙胆，水化开，点目焙干，研为末入散用。龙骨，火煅。巴豆，去油净，成粉，用白绢包，甘草水煮，焙干用，方可入目。海螵蛸，用湿纸包煨，碾碎用。鹰条，用三黄汤飞，甘草汤煮一次，焙干用。罂粟壳，用热水泡软，擘去筋膜，切成丝用。蜜水微炒，晒干用。忌蒜、醋、胡椒。蕤仁，去衣，绵纸包，研去油。花蜘蛛，醋浸死，瓦上烙干，去足用。翠白，用倾银罐煅如膏，醋中淬，焙干。香附子，舂去毛，用净米，童便浸一宿取起，用净水洗过，炒干用。妇科以醋复燥之。玄参，用酒洗去尘土，切片晒干用。玄参行表，治浮游无根之火，得酒气而力愈健。连翘，择去枝根及心，研碎入火煎。蔓荆子，破，以酒炒过入煎。今人往往不研不炒而用之，多不见効。决明子、萝卜子、芥子、苏子、韭子、青葙子，凡药中用子者，俱要炒过研碎入煎，方得味出。若不碎，如米之在谷，虽煮之终日，味岂能出哉？干姜，生用发表汗，炒过温脾而守中。胃间热虚甚者，如补中益气汤加之，当慢火煨焦黑色。紫菀茸，用酒洗去土，晒干用。桂皮，有谓肉桂则厚桂，以滋肾者也，当刮去粗皮，惟存其肉而用之，故曰肉桂。其余行血循经，止用薄桂。远志，热水泡浸一时，破肉去梗，和甘草煮半伏时，去草不用。枇杷叶，治咳嗽去毛不净，反令人嗽。《本草》云，四月采叶暴干，用时须火炙，以布拭去毛，去毛不净，以粟杆作刷刷之令尽。有用甘草汤洗，有用姜汤洗，有以酥涂炙用。初采湿者一叶重一两，干则三钱重一叶方好。石斛，用酒洗炙干，或蒸过焙干用，俱可。甘草，凉药中生用，温以补脾，必须炙熟。仙茅，糯米泔水浸三宿，用竹刀刮去皮，木砧上切片，阴干用。续断，酒浸一宿，捶碎，去筋，晒干用。松香，用明净者，名沥清。入滚水煮三炷香，捞起放于凉水缸中拔之一时，复入锅煮三炷香，又入凉水拔，如此七次，微入灰汤并酒，量水一石，入灰汤、酒各一斗煮之，再拔便晒干听用。此药最要制法极精，稍有不精，服之杀人。《续医说》有人制造不精，服之肠塞而死。然则制药之法，可不慎哉？

《医宗粹言》卷四：升粉霜法。用水银二两，盐一两，明矾一两，皂矾一两，硝五钱，共研一处，以水银不见星为度，用固济罐一个装入前药，罐口用铁灯盏固封密，铁线缠紧，安百眼炉上，先

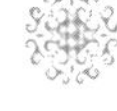

文后武炼三炷香，灯盏炷水冷定取下，升在盏上者扫下为粉霜，坠下者可以洗疮毒，傅肿毒。○炼青金法。水银一斤，用净硫黄四两，先入锅内溶汁，即倾水银入汁内，急以棒搅匀如饭，以铁铲铲起，冷则成青土块收用。镇坠药之最有力者，如灵丹以之坠痰，癫病以之镇祟，盖不可无也。○打灵砂法。用青金或一斤或二斤，入固济罐中，量有半罐，上用铁灯盏坐口，存一孔如箸大出烟，先用文火，渐加武火，盏内着水，炼一日住火，次日取开，灵砂尽结灯盏之下，一饼明如朱砂，是为灵砂。○升打灵砂罐式：炼银朱法用灵砂钵内乳细，入胶水，同乳飞在罗底绢内，不过绢者复入乳之，久又飞入绢内，直以过绢尽为度，煎乌梅汤乘滚泡入朱中，则澄而红，去水成朱。

《寿世保元·本草门》卷一：凡丸药用蜜，每药末一斤，则用蜜十二两，文火煎炼，掠去沸沫，令色黄，滴水成珠为度。再加清水四两和匀，如此丸庶可曝干，经久不坏。或用重汤熬炼成珠，尤妙。

《活幼心法·精炮制用药之法》卷一：凡用寒凉药品，阴阳症、伤寒热积痢症及诸实热等症外，其余若用之降炎上之火，用之清血分之火，俱有寒因热用之义，须依酒炒、酒制之法，最为紧要。同一寒药也，依法用之则取效，不依法用之则为害。若痘疮中前后所用解毒诸寒药，皆因毒火燥血，而用入血分以凉血活血者，是以芩、连、栀、柏、花粉、大黄等味，必用酒拌湿，炒燥。牛蒡子必炒香，研碎。当归、白芍、生地、红花、紫草、牡丹皮、地骨皮之类，必以酒临时洗用，此要法也。而时医苟简粗率，每每不依法炒制，而生用寒凉，不惟无益，而反以致害者多矣。此其失非小，而人不知也，不惟病家莫之知，而医家亦竟不悟也。倘悟其失，岂其省此微劳，而贻此大害哉？予故表而出之，以训将来也。制之大概，有热者，甘草、黄芪、白芍俱生用。虚寒者，甘草炙熟，黄芪蜜炙，白芍酒炒。

《外科正宗·诸药制法》卷三：前方诸药，未详制法，今开列于后，不须制者不录。○人参，润色明亮坚实为上，轻匏不堪。天门冬，汤泡去心。麦门冬，去心。生地黄，酒蒸。熟地黄，酒蒸。白术，米泔浸炒。苍术，米泔浸炒。黄耆，蜜水拌炒。甘草，消毒生用，补托炙用。酸枣仁，炒研。远志，汤泡去心，微炒。五味子，炒研。肉苁蓉，去鳞，酒洗。牛膝，酒洗。破故纸，炒。当归，酒洗。白芍，微炒黄色。白蒺藜，去刺。玄参，去根。香附，童便浸炒。柴胡，去芦。黄芩，酒炒。黄连，解毒生用，止呕姜汁拌炒。龙胆草，酒炒。知母，盐水拌炒。瓜蒌仁，去壳去油。贝母，去心。陈皮，去白。桔梗，微炒。防风，去芦。干姜，炒黑。附子，童便浸煮。半夏，姜汁水煮。川乌，汤泡去皮尖。草乌，汤泡去皮尖。巴戟，汤泡去心，微焙。南星，煨，有为末入牛胆内者。威灵仙，去根。仙茅，米泔浸，蒸去皮。三棱，汤泡。泽泻，蒸。大黄，实人生用，虚人炙用。海藻，酒洗。昆布，酒洗切丝。牡丹皮，去梗。王不留行，炒研。牛蒡子，炒研。连翘，去梗、心，研。金银花，去梗、叶。牵牛，生用，炒用。地骨皮，去梗。肉桂，去粗皮。茯苓，去粗皮。枸杞子，去蒂。琥珀，布包捶碎，灯心同研，研如面细。山栀，研，炒焦。黄柏，盐水拌炒。山茱萸，去核。杜仲，盐水拌，炒断丝。桑白皮，蜜水拌炒。辛夷，去蒂。乳香，去油为末。没药，去油为末。枳壳，麸皮炒。厚朴，姜汁制炒。巴豆，去油为霜。皂荚，去皮弦子，煨。五倍子，去蛀末，炒。莲肉，泡去皮心。山查，去核。桃仁，泡去皮尖。杏仁，泡去皮尖。芒硝，汤煮提净。石膏，煅，研末。雄黄，透红明亮。硫黄，去脚。硇砂，净明洁白。硼砂，白色透明。砒霜，白色明亮者，有生、煅两用。自然铜，醋煅七次。黄丹，水飞炒紫。龙骨，生用，煅用。牛黄，轻虚色黄。麝香，去毛皮。犀角，镑末。羚羊角，镑末。龙齿，煅存性。蜂蜜，炼去白沫。蝉蜕，去土。斑蝥，用米炒去翅、足。僵蚕，去丝微炒。全蝎，酒洗去毒。蜈蚣，炙去头、足。蚯蚓，翻去腹土。田螺，去壳晒干。牡蛎，煅研。石决明，煅。珍珠，豆腐内煮数滚，布包捶碎，同灯心研末。人中白，煅研。

《焦氏笔乘·续集》卷六：造海石法：用苦瓜蒌捣碎，同煅过蛤壳粉，拌匀作饼，晒干入药。用此物最去痰，盖咸能软坚，蛤生海中，凝结成壳，得咸性多，故能破痰之墙壁，而瓜蒌又去痰之药，故用之相和，则攻去凝结之老痰极有效。或以海浮石为海石者，非是。

《炮炙大法》：雷公炮制法有十七：曰炮、曰爁、曰煿、曰炙、曰煨、曰炒、曰煅、曰炼、曰制、曰度、曰飞、曰伏、曰镑、曰搬、曰、曰曝、曰露是也。用者宜如法，各尽其宜。

水部。雨水：立春节雨水。梅雨水，芒种后逢壬为入梅，小暑后逢壬为出梅。液雨水，立冬后十日为入液，至小雪为出液，得雨谓之液雨。冬霜：凡收霜以鸡羽扫之，瓶中密封阴处，久亦不坏。腊雪：用净瓶收净雪，筑实，密封瓶口，置于阴室中，不见日色。春雪有虫，水亦便败，所以不收。神水：五月五日午时有雨，急伐竹竿，中必有神水，沥取为药。半天河：此竹篱头水及空树穴中水也。流水：千里水、东流水二水皆堪荡涤邪秽，煎煮汤液。劳水，即扬泛水，张仲景谓之甘澜水。用流水二斗，置大盆中，以杓高扬之千万遍，有沸珠相逐，乃取煎药。盖水性本盐而体重，劳之则甘而轻，取其不助肾气而益脾胃也。虞抟《医学正传》云：甘澜水，甘温而性柔，故烹伤寒阴证等药用之。顺流水，性顺而下流，故治下焦腰膝之证及通利大小便之药用之。急流水，湍上峻急之水，其性急速而下达，故通二便、风痹之药用之。逆流水，洄澜之水，其性逆而倒上，故发吐痰饮之药用之也。井泉水：反酌而倾曰倒流，出磁未放曰无根，无时初出曰新汲，将旦首汲曰井华。地浆：此掘黄土地作坎，深三尺，以新汲水沃入搅浊，少顷，取清用之。热汤：须百沸者佳。若半沸者，饮之反伤元气，作胀。生熟汤：以新汲水、百沸汤合一盏，和匀，故曰生熟。今人谓之阴阳水。菊潭水：山涧两岸，有天生甘菊花，其下流泉是也。浆水：浆酢也，炊粟米热，投冷水中，浸五六日，味酢，生白花，色类浆，故名。若浸至败者，害人。米泔水：即淘米汁也。缫丝汤：以瓷瓶收、密封，埋净土地中，任经数年，久而愈妙。

火部。桑柴火：凡一切补药、诸膏，宜此火煎之。炭火：栎炭火，宜煅炼一切金石药。烰炭火，宜烹煎焙炙百药丸散。芦火、竹火：宜煎一切滋补药。凡服汤药，虽品物专精，修治如法，而煎药者卤莽造次，水火不良，火候失度，则药亦无功。观夫茶味之美恶，饭味之甘餲，皆系于水火烹饪之得失，即可推矣。是以煎药，须用小心老成人。以深罐密封，新水活火，先武后文，如法服之，未有不效者。火用陈芦枯竹，取其不强，不损药力也。

土部。黄土：三尺以上曰粪，三尺以下曰土。凡用当去上恶物，勿令入客水。东壁土：此屋之东壁上土尔，当取东壁之东边，谓常先见日光，刮取用之。伏龙肝：凡使勿误用灶下土。其伏龙肝是十年以来，灶额内火气积久，自结如赤色石中黄，其形貌八棱。取得后细研，以滑石水飞过两遍，令干，用熟绢裹，却取子时安于旧额内一伏时，重研了用。墨：陈久而料精者入药，新而粗者不堪。百草霜：此乃灶额及烟炉中墨烟也。其质轻细，故谓之霜。山庄人家者良。梁上尘：须去烟火远，高堂殿上者，拂下筛用之。一云：凡用倒挂尘，烧令烟尽，筛取末，入药。雷氏所说，似是梁上灰尘，今人不见用。

金部。金、银、铜、铁：凡使只可浑安在药中，借气生药力而已。勿入药服，能消人脂。赤铜屑：即打铜落下屑也。或以红铜火煅、水淬亦自落下，以水淘净，用好酒入砂锅内，炒见火星，取研末用。自然铜：生出铜处，方圆不定，色青黄如铜。凡使用甘草汤煮一伏时，至明漉出，摊令干，入臼中捣了，重筛过，以醋浸一宿，至明用六一混泥瓷盒子盛二升，文武火养三日夜，才干，用盖盖了，火煅两伏时，去土，研如粉用。凡修事五两，以醋两镒为度。今人只以火煅醋淬七次，研细，水飞过用。一云：制后半年，方可入药，否则杀人。铜青：生熟铜皆有，青则铜之精华。大者即空绿，以次空青也。铜青则是铜器上绿色者，淘洗用之。近时人以醋制铜生绿，取收晒干货之。铅：凡用以铁铫镕化，泻瓦上滤去渣脚，如此数次，收用其黑锡灰，则以铅沙取黑灰，白锡灰不入药。铅霜：以铅打成钱，穿成串，瓦盆盛生醋，以串横盆中，离醋三寸，仍以瓦盆覆之，置阴处，候生霜，刷下仍合住。铅丹：即黄丹也。生铅一味火煅，研成细末，水飞过用。今货者多以盐消、砂石杂之。凡用以水漂去消盐，飞去砂石，澄干，微火炒紫色，地上去火毒，入药。密陀僧：凡使捣细，安瓮埚中，重纸袋盛柳蛀末焙之，次下东流水浸满，火煮一伏时，去柳末纸袋，取用。近人以煎银炉底代之，误矣。炉底能消炼一切衣帛，焉可服耶！如无真者，勿用。制狼毒。古文钱：周秦汉五代者，方可用。以火煅微红，淬醋中六七次用。入目者磨用，入散者用胡桃研成粉。铁锈：此铁上赤衣也，刮下用。

石部。丹砂：即朱砂也，有数种。硫砂，如拳许大，或重一镒，有十四面，面如镜。若遇阴沉天雨，即镜面上有红浆汁出。有梅柏砂，如梅子许大，夜有光生，照见一室。有白庭砂，如帝珠子许大，面上有小星现。有神座砂，又有金座砂、玉座砂，不经丹灶，服之而自延寿命。次有神锦砂、芙蓉砂、箭镞砂。已上九种皆可入药。用丹砂入药，只宜生用，慎勿升炼，一经火炼，饵之杀人。研须万遍，要若轻尘，以磁石吸去铁气。恶磁石。畏盐水、车前、石韦、皂荚、决明、瞿麦、南星、乌头、地榆、桑椹、紫河车、地丁、马鞭草、地骨皮、阴地厥、白附子。忌诸血。云母：凡使色黄黑者，厚而顽。赤色者，经妇人手把者，并不中用，须要光莹如冰色者为上。凡修事一斤，先用小地胆草、紫背天葵、生目草、地黄汁各一镒，干者细剉，湿者收汁了，于瓮埚中安云母于诸药了，下天池水三镒，着火煮，煮一日夜，水火勿令失度，其云母自然成。碧玉浆在锅底，却以天池水猛投其中，将物搅之，浮如埚涎者即去之，如此三度，淘净了，取沉香一两捣作末，以天池水煎沉香汤三升已来，分为三度，再淘云母浆了，日中晒，任用之。泽泻为之使。恶徐长卿、羊血。畏鮀甲、矾石、东流水、百草上露、茅屋漏水。制汞。伏丹砂。石钟乳：凡使勿用头粗厚并尾大者，为孔公石，不用。色黑及经大火惊过，并久在地上收者，曾经药物制者，并不得用。须要鲜明薄而有光润者，似鹅翎筒子为上，有长五六寸者。凡修事，法以五香水煮过一伏时，然后漉出，又别用甘草、紫背天葵汁渍，再煮一伏时。凡八两钟乳，用沉香、零陵、藿香、甘松、白茅等各一两，以水先煮过一度了，第二度方用甘草等二味各二两再煮了，漉出拭干，缓火烘之，然后入臼杵如粉，筛过，却入钵中，令有力少壮者三两人，不住研三日夜勿歇，然后用水飞澄了，以绢笼之，于日中晒令干，又入钵中研二万遍后，以瓷盒子收贮用之。蛇床为之使。恶牡丹、玄石、牡蒙、人参、二术。忌羊血。畏紫石英、蘘草、韭实、独蒜、胡葱、胡荽、麦门冬、猫儿眼草。矾石：生用解毒，煅用生肌。甘草为之使。恶牡蛎。畏麻黄、红心灰藋。芒硝：水飞过，用五重纸滴过，去脚，于铛中干之，方入乳钵研如粉，任用。芒硝是朴硝中炼出，形似麦芒者，号曰芒硝。火为之使。恶苦参、苦菜。畏女菀、杏仁、竹叶。滑石：以刀刮去浮面黄者，研如粉，以牡丹皮同煮一伏时，出去牡丹皮，取滑石，却用东流水淘，飞去下脚七次，于日中晒干方用。白如凝脂，软滑者良。石韦为之使。恶曾青。制雄黄。赤石脂：研如粉，新汲水飞过三度，晒干用，亦有火煅水飞者。恶大黄、松脂。畏芫花、豉汁。畏黄芩、大黄、官桂。白石英：可煮汁用。张仲景只令㕮咀，不为细末。恶马目毒公。紫石英：煮汁用，或火烧醋淬为末，傅毒。长石为之使。得茯苓、人参、芍药主心中结气。得天雄、菖蒲主霍乱。恶鮀甲、黄连、麦句姜。畏扁青、附子及酒。炉甘石：以炭火煅红，童便淬七次，水洗净，研粉，水飞过，晒用。绿矾：火煅通红，淬入米醋中，烘干研如飞粉。畏醋。雄黄：取透明，色鲜红质嫩者，研如飞尘，水飞数次。畏南星、地黄、莴苣、地榆、黄芩、白芷、当归、地锦、苦参、五加皮、紫河车、五叶藤、鹅肠草、鸡肠草、鹅不食草、圆桑叶、猬脂。石硫黄：研如飞尘，用以杀虫，行血。曾青、石亭脂为之使。畏细辛、朴消、铁、醋、黑锡、猪肉、鸭汁、余甘子、桑灰、益母、天盐、车前、黄蘗、石韦、荞麦、独帚、地骨皮、地榆、蛇床、蓖麻、菟丝、蚕沙、紫河、波棱、桑白皮、马鞭草。食盐：凡盐多以矾、消、石灰之类杂之，入药须用水化，澄去脚滓，煎炼白色乃良。漏芦为之使。水银：凡使草中取者，并旧朱漆中者，经别药制过者，在尸过者，半生半死者，俱勿用。在朱砂中产出者，其色微红，收得后用葫芦收，免遗失。先以紫背天葵并夜交藤自然汁二味同煮一伏时，其毒自退。若修十两，用前二味汁各七镒，和合煮足为度。畏磁石、砒石、黑铅、硫黄、大枣、蜀椒、紫河车、松脂、松叶、荷叶、谷精草、金星草、萱草、夏枯草、莨菪子、雁来红、马蹄香、独脚莲、水慈姑、瓦松、忍冬。水银粉：凡水银一斤，用明矾、焰硝、皂矾、食盐各二两，同一处研，以不见汞星为度。用乌磁盒二个，以药铺盆内，上用一盆合定，以盐泥、石膏、蜜、醋调封盆口，勿令泄气，下盆底用铁钉三脚支住四五寸高，用炭火先文后武蒸半日，次日冷定，轻轻取起上盆，则轻粉尽腾其上，以鹅翎扫下听用。此乃真正轻粉，生肌立效。市肆多搀寒水石、银母石、石膏，焉得有用乎？黄连、土茯苓、陈酱、黑铅、铁浆可制其毒。戎盐：即青盐。温水洗去尘土净，晒干入药。石膏：雪白有墙壁者真，即市之寒水石也。石臼中捣成粉，以密绢罗过，生甘草水飞过了，水澄令干，重研用之。作散者煅熟，入煎剂半生半熟。鸡子为之使。畏铁。恶莽草、巴豆、马目毒公。磁石：欲验者，一斤磁石，四面只吸铁一斤者，此名延年沙；四面只吸得铁八两者，号曰续末石；四面只吸得五两已来者，号曰磁石。修事一斤，用五花皮一镒，地榆一镒，故绵十五两，三件并细剉，以槌于石上碎作二三十块子，将磁石于磁瓶中，下草药，以东流水煮三日夜，然后漉中拭干，以布裹之，向大石上再捶令细了，却入乳钵中研细如尘，以水沉飞过了，又研如粉用之。柴胡为之使。杀铁毒、消金。恶牡丹、莽草。畏黄石脂。伏丹砂，养汞，去铜晕。起阳石：用火煅透红，研极细如面。桑螵蛸为之使。恶泽泻、雷丸、菌桂、石葵、蛇蜕皮。畏菟丝子。忌羊血。玛瑙：犬肉内煮之，火煅红，醋淬用。试玛瑙法，以砑木不熟者为真。石灰：凡使，用醋浸一宿，漉出待干，下火煅，令腥秽之气出，用瓶盛着密盖放冷，拭上灰令净，细研用。去锡晕。制三黄、硇砂、消石。砒霜：凡使用小磁瓶子盛后，入紫背天葵、石龙芮二味，三件便下火煅，从巳至申，便用甘草水浸，从申至子，出，拭干入瓶盛，于火中煅，别研三万下用之。一法：每砒霜一两，打碎用明矾一两为末，盖砒上贮罐中，入明火一煅，以枯矾为度。砒之悍气随烟而去，驻形于矾中者，庶几无大毒，用之不伤也。用砒霜即用矾霜是也，似简便。畏绿豆、冷水。青盐、鹤顶草、消石、蒜、水蓼、常山、益母、独帚、木律、菖蒲、三角酸、鹅不食草、波棱、莴苣皆能伏砒。礞石：与火硝相半，入阳成罐封固，煅存性，研如飞尘，入药。得焰硝良。花乳石：出陕华诸郡，色正黄，形之大小方圆无定。凡入丸散，以罐固济，顶火煅过出火毒，研细水飞，晒干用。蓬砂：即硼砂也。白如明矾者良，研如飞尘。畏知母、芸薹、紫苏、甑带、何首乌、鹅不食草。

草部。人参：色微黄，皮薄，滋润明亮，阔而独株，味甘回味不苦者良，去芦。茯苓、马

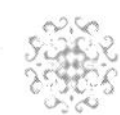

蔺为之使。恶卤咸、溲疏。畏五灵脂。天门冬：劈破去心，用柳木甑烧柳木柴蒸一伏时，洒酒令逼，更添火蒸，出曝。地黄、贝母、垣衣为之使。忌鲤鱼。畏曾青、浮萍。制雄黄、硇砂。麦门冬：产杭州苋桥，细白而皱者良。水洗去心，大抵一斤须减去五六两，凡入汤液或以水润去心，或以瓦焙乘热去心。若入丸散，须瓦焙熟即于风中吹冷，如此三四次即易燥，且不损药力，或以汤浸捣膏和药亦可，滋补药则以酒浸擂之。地黄、车前为之使。恶款冬、苦芙、苦瓠。畏苦参、青葙、木耳。伏石钟乳。甘草：须去头尾尖处，头尾吐人，截作三寸长，劈破作六七片，以磁器盛之用，浸蒸，从巳至午，出爆干，或用清水蘸炙，或切片，用蜜水拌炒，如泻火生用。术、苦参、干漆为之使。恶远志。忌猪肉。生地黄：大如大指,坚实者佳。酒洗晒干，以手擘之有声为度，好酒拌匀，置磁内包固，重汤煮一昼夜，胜于蒸者，名熟地黄，生者酒洗用。得酒、麦门冬、姜汁、缩沙良。恶贝母。畏芜荑。忌葱、蒜、萝卜、诸血。制地黄勿犯铜铁器，令人肾消并白发，男损荣，女损卫也。菖蒲：勿用泥菖、夏菖，其二件相似，如竹根鞭形，黑气秽味，腥不堪用。石上生者，根条嫩黄坚硬节稠，长一寸有九节者是真也。用铜刀刮上黄黑硬节皮一重了，用嫩桑枝条相拌蒸，出曝干。秦皮、秦艽为之使。恶麻黄、地胆。忌饴糖、羊血、铁器。黄连：非真川黄连不效。折之中有孔，色如赤金者良。去须切片，分开粗细各置，姜汁拌透，用绵纸衬，先用山黄土炒干研细，再炒至将红，以连片膈纸放上炒干，再加姜汁，切不可用水，纸焦易新者，如是九次为度。赤痢用湿槐花拌炒，上法入痢药中。至于治本脏之火，则生用之。治肝胆之实火，则以猪胆汁浸炒。治肝胆之虚火，则以醋浸炒。治上焦之火，则以酒炒。治中焦之火，则以姜汁炒。治下焦之火，则以盐水或朴硝炒。治气分湿热之火，则以茱萸汤浸炒。治血分块中伏火，则以干漆水炒。诸法不独为之导引，盖辛热能制其苦寒，咸寒能制其燥性，在用者详酌之。黄芩、龙骨、理石为之使。忌猪肉。畏牛膝、款冬。恶冷水、菊花、玄参、白僵蚕、白鲜、芫花。胡黄连：似干柳枝，心黑外黄，折之尘出如烟者真。忌恶同黄连。忌铁。菊花：真者味甘色黄，单瓣光心去蒂用。术、枸杞根、桑根白皮、青葙叶为之使。白术：米泔浸去油者，山黄土裹，蒸晒九次，洗净去皮切片晒干。防风、地榆为之使。忌桃、李、雀肉、菘菜、青鱼。苍术：出茅山，细而带糖香味甘者真。米泔浸洗极净，刮去皮，拌黑豆蒸，又拌蜜酒蒸，又拌人乳透蒸，凡三次，蒸时须烘晒极干，气方透。忌同白术。菟丝子：米泔淘洗极净，略晒，拣去稗草子，磨五六次，酒浸一宿，慢火煮干，木槌去壳。一法用酒煮一昼夜，捣作饼晒干，然后复研方细。一法：以白纸条同研方细。薯蓣、松脂为之使。得酒良。恶雚菌。牛膝：酒浸蒸，曝干，形长二尺五寸已上者方佳。蜀地及怀庆产者良。恶萤火、龟甲、陆英。畏白前。忌牛肉。茺蔚子：花红者良。忌铁。制三黄、砒石。柴胡：凡使茎长软皮赤黄髭须，出在平州平县，即今银州银县也。西畔生处，有白鹤、绿鹤于此翔处，是柴胡香直上云间，若有过往闻者，皆气爽。此种治骨蒸，不入发表药，去髭并头，勿令犯火，立便无效也。半夏为之使。恶皂荚。畏女菀、藜芦。前胡：切开白色者良。水洗用竹刀刮去苍黑皮并髭、土了，细剉，以甜竹沥浸令润，日中干用。使恶畏同柴胡。独活、羌活：细剉，拌淫羊藿裛二日后曝干，去淫羊藿用，免烦人心，此服食家治法，寻常去皮或焙用尔。蠡实为之使。升麻：绿色者良。治滞下，用醋拌炒。车前子：自收玄色者良。卖家多以葶苈子代充，不可不辨，使叶勿使蕊、茎。入补益药中，用米泔淘净蒸；入利水、治泄泻药，炒为末用。常山为之使。木香：形如枯骨，油重者良。忌见火，入煎药磨汁内熟汤中服，若实大肠宜面煨熟用。薯蓣：补益药及脾胃中熟用，外科生用，切用铜刀。紫芝为之使。恶甘遂。萎蕤：凡使勿用黄精并钩吻。二物相似，萎蕤上有须毛，茎班叶尖处有小黄点为不同。采得以竹刀刮去节皮，洗净，以蜜水浸一宿，蒸了焙干用。畏卤咸。薏苡仁：颗小，色青味甘，用糯米炒，咬着粘人齿。凡一两，以糯米一两同炒，令糯米熟，去糯米取使，或以盐汤煮过亦得。一法瀼汤泡三次，去油蒸气，日干用。泽泻：不油不蛀者良。细剉，酒浸一宿，漉出曝干用。一法：米泔浸，去毛蒸，或捣碎焙。畏海蛤、文蛤。忌铁。远志：去心，若不去心，服之令人闷。去心了，用熟甘草汤浸一宿，漉出曝干用之。得茯苓、龙骨、冬葵子良。畏真珠、飞廉、藜芦、齐蛤。龙胆草：甘草汤中浸一宿，至明漉出曝干用。勿空腹饵之，令人溺不禁。贯众、赤小豆为之使。恶地黄、防葵。细辛：拣去双叶，服之害人。洗净去泥沙。曾青、草根为之使。忌生菜、狸肉。恶黄芪、狼毒、山茱萸。畏滑石、消石。石斛：长而中实，味不苦者真。去头土了，用酒浸一宿，漉出于日中曝干，却用酥蒸，从巳至酉，却徐徐焙干用。石斛、锁阳涩丈夫元气。如斯修事，服满一镒，永不骨痛。蹔使酒蒸用,服饵当如法。陵英为之使。恶凝水石、巴豆。畏雷丸。巴戟天：去心，用枸杞子汤浸一宿，待稍软漉出，却用酒浸一伏时,又漉出，用菊花同熬令焦黄，去菊花用布拭令干用。今法惟以酒浸一宿，剉焙入药。若急用只以温水浸软去心也。覆盆子为之使。恶雷丸、丹参、朝生。菴蔄子：煮汁作饮，为末作散，俱可。荆子、薏苡为之使。芎䓖：形块重实，色白者良。白芷为之使。畏黄连。伏雌黄。刺蒺藜：净拣择了蒸，从午至酉，出，日干，于木臼中舂令皮上刺尽，用酒拌再蒸，从午至酉出，日干用。一法炒研去刺为末。如入煎药临时调服，不入汤煎。乌头为之使。沙苑蒺藜：绿色，形如腰子，细而香如天池茶者真，即同州多伪者。或炒或酒浆拌蒸，亦不入汤药。黄耆：软如绵，直而细，中有菊心，味甘者良。补气药中蜜炙用，疮疡药中盐水炒用，俱去皮。茯苓为之使。恶白鲜、龟甲。肉苁蓉：肥大者良。用清酒浸一宿至明，以椶刷上去沙土浮甲尽，劈破中心，去白膜一重，如竹丝草样是。此偏隔人心前气不散，令人上气不出。凡使用，先须酒浸，并刷草了，却蒸，从午至酉出，又用酥炙得所。忌铁。防风：实而润头节坚者良。去芦并叉头叉尾者，形弯者令人吐，勿用。畏萆薢。恶干姜、藜芦、白敛、芫花。蒲黄：自采者真，勿用松黄并黄蒿，其二件全似，只是味粗及吐人。凡欲使蒲黄，须隔三重纸焙令色黄，蒸半日，却焙令干用之妙。行血，生用。止血，炒用。续断：皱皮黄色，折之烟尘起者良。用酒浸一伏时，捶碎去筋焙干用。地黄为之使。恶雷丸。漏芦：枯黑如漆，味不苦酸者真。细剉，拌生甘草相对，蒸从巳至申，去甘草拣净用。连翘为之使。天名精：一名过冬青，即荔枝草。吴人又呼为天麻地菘。擂汁服。垣衣、地黄为之使。决明子：炒研。蓍实为之使。恶大麻子。丹参：去芦，卖家多染色，须辨之。畏盐水。茜根：勿用赤柳草根，真似茜根，只是滋味涩，不入药中用。若服令人患内瘴眼，速服甘草水解之。凡使用铜刀于槐砧上剉，日干，勿犯铁并铅。畏鼠姑。制雄黄。五味子：辽东者佳。去枯者，铜刀劈作两片，用蜜浸蒸从巳至申，或晒或烘炒。苁蓉为之使。恶葳蕤。胜乌头。忍冬：花四月采，藤叶不拘时采，俱阴干，不见日火。蛇床子：凡使须用浓盐汁、百部煎浓汁二味同浸三伏时，漉出日干，却用生地黄汁相拌蒸，从午至亥，日干用。恶牡丹、贝母、巴豆。伏硫黄。茵陈蒿：须用叶有八角者，采得阴干，去根细剉用,勿令犯火。山茵陈俗呼为帝钟茵陈,即八角也。伏硇砂。沙参：去芦，白实味甘者良。恶防己。王不留行：拌湿蒸之，从巳至未，以浆水浸一宿，焙干用。干姜：马湖者良。微炒，若治产后血虚发热及止血俱炒黑。温中，炮用。散寒邪，理肺气，止呕，生用。秦椒为之使。恶黄芩、黄连、天鼠粪。杀半夏、南星、莨菪毒。生姜：不宜使熟，宜捣绞汁，待药煎成倾入，方不失生字之义。如入药煎，乃熟姜，非生姜矣。使、恶、杀同干姜。葈耳实：蒸用或炒熟捣去刺用。忌

猪肉、马肉、米泔。葛根：雪白多粉者良。葛花：消酒，煎饮。栝楼根：雪白多粉者良。枸杞为之使。恶干姜。畏牛膝、干漆。栝楼仁：捣碎，用粗纸压去油。苦参：先须用糯米浓泔汁浸一宿，上有腥秽气，并在水面上浮，并须重重淘过，即蒸从巳至申出，曝干，细剉用之，不入汤药。玄参为之使。恶贝母、漏芦、菟丝子。伏汞、雌黄、焰硝。当归：色白味甘者良。去尘并头尖硬处一分已来，洗净酒浸一宿，若要破血，即使头一节硬实处。若要止痛止血，即用尾。若一概用，不如不使，服食无效。单使妙也。恶茹、湿面。制雄黄。畏菖蒲、生姜、海藻、牡蒙。麻黄：陈久者良。去节并沫，若不尽，服之令人闷。用夹刀剪去节并头，槐砧上用铜刀细剉，煎三四十沸，竹片掠去上沫尽漉出，熬干用之。厚朴、白薇为之使。恶辛夷、石韦。白芍药：以刀刮去粗皮并头土了，剉之，将蜜水拌蒸，从巳至未，曝干用之。今人多以酒浸蒸切片，或用煨亦良。须丸、乌药、没药为之使。恶石斛、芒硝。赤芍药：制度并使、恶同白芍药。瞿麦：只用蕊壳，不用茎叶。若一时使即，空心令人气咽，小便不禁。凡欲用先须以竹沥浸一伏时，漉出晒干用。牡丹、蓑草为之使。恶螵蛸。伏丹砂。玄参：墨黑者良。用蒲草重重相隔，入甑蒸两伏时后出干，勿令犯铜铁。饵之噎人喉，丧人目。拣去蒲草尽了用之。一法：用酒洗去尘土，切片晒干用。恶黄芪、干姜、大枣、山茱萸。秦艽：凡使秦并艽，须于脚文处认取，左文列为文，即治疾，艽即发脚气。凡用秦，先以布拭上黄肉毛尽，然后用童便浸一宿，至明出日干用。菖蒲为之使。畏牛乳。百合：白花者良。酒拌蒸。知母：皮黄肉白者良。于槐砧上细剉，焙干，木臼杵捣。一法：去毛蜜炙，勿令犯铁器。得黄蘖及酒良。伏蓬砂、盐。贝母：黄白轻松者良。先于柳木灰中炮令黄，劈破，去内口鼻上，有米许大者心一小颗后，拌糯米于铫上同炒，待米黄熟，然后去米取出，其中有独颗团不作两片无皱者，号曰丹龙精，不入药用，若误服令人筋脉不收，用黄精、小蓝汁合服立愈。厚朴、白薇为之使。恶桃花。畏秦艽、莽草、礜石。白芷：白色，不蛀者良。当归为之使。恶旋覆花。制雄黄、硫黄。淫羊藿：细剉，用羊脂相对拌，炒过，待羊脂尽为度。每修事一斤，用羊脂四两为度也。薯蓣、紫芝为之使。得酒良。黄芩：入肺经,用枯芩去腐，酒浸切炒。入大肠或安胎等俱用子芩，酒浸切炒。龙骨、山茱萸为之使。恶葱实。畏丹砂、牡丹、藜芦。狗脊：凡修事，火燎去毛，细剉了，酒拌蒸，从巳至申，出曝干用。萆薢为之使。恶莎草、败酱。茅根：洗净捣烂，勿用露根。紫菀：用东流水淘洗令净，用蜜浸一宿，火上焙干用。凡修事一两，用蜜二分。款冬为之使。恶天雄、藁本、雷丸、远志、瞿麦。畏茵陈。紫草：真者方佳。须用蜡水蒸之，待水干取去头并两畔髭，细剉用。每修事紫草一斤，用蜡三两，于铛中镕净，便投蜡水作汤用。通草：即木通也。有紫白二色，紫者皮厚味辛，白者皮薄味淡，二者皆能通利。藁本：去芦水洗切。恶茹。畏青葙子。石韦：背有黄毛，须拭极净，羊脂拌炒焦黄色。滑石、杏仁、射干为之使。得菖蒲良。制丹砂、矾石。萆薢：其根细长浅白者真。酒浸一宿焙干。忌铁。薏苡为之使。畏前胡、柴胡、牡蛎、大黄、葵根。土茯苓：忌铁、茶。白薇：用糯米泔汁浸一宿，至明取出去髭了，于槐砧上细剉，蒸从巳至申出用，夏月浸二时许。恶黄芪、干姜、大枣、山茱萸、大黄、大戟、干漆。大青：处处有之，三四月采茎阴干。艾叶：产蕲州者良。入药用新，灸火用陈。苦酒、香附为之使。恶实：一名鼠粘子，一名牛蒡子，一名大力子。用酒拌蒸，待上有薄白霜重出，却用布拭上，然后焙干捣如粉用。水萍：紫背浮萍。七月采之，拣净以竹节摊晒，下置水一盆映之，即易干也。王瓜：根能吐下。子生用润心肺。治黄病炒用；治肺痿、吐血、肠风、泻血、赤白痢、反胃、吐食。取汁，制雄、汞。地榆：切之如绵者良。酒洗。得发良。恶麦门冬。伏丹砂、雄黄、硫黄。大小蓟根：消肿，捣汁止血，烧灰存性。海藻：凡使先须用生乌豆并紫背天葵和海藻，三件同蒸一伏时，候日干用之。近人但洗净咸味，焙干用。反甘草。泽兰：凡使先要别识雄雌，其形不同。大泽兰形叶皆圆，根青黄，能生血调气，与荣合小泽兰迥别。采得后看叶上斑，根须尖，茎方。此药能破血、通久积。凡修事大小泽兰须细剉之，用绢袋盛，悬于屋南畔角上，令干用。防己为之使。昆布：凡使先用弊甑簟同煮去咸味，焙细剉用。每修事一斤，用甑簟十个，用昆布细剉，二味各一处，下东流水，从巳至亥，水旋添勿令少。防己：凡使勿使木条，以其木条已黄腥皮皱，上有丁足子不堪用。凡使防己，要心花文黄色者，然后细剉，车前草根相对同蒸半日后出，取去车前草根，细剉用之。一法：用酒洗切。殷孽为之使。恶细辛。畏萆薢、女菀、卤咸。杀雄黄、硝石毒。天麻：透明者良。天麻十两，用蒺藜子一镒，缓火熬焦，熟后便先安置天麻十两于瓶中，上用火熬过，蒺藜子盖内，外便用三重纸盖并系，从巳至未时，又出蒺藜子，再入熬炒，准前安天麻瓶内，用炒了蒺藜子于中，依前盖，又隔一伏时后出，如此七遍，瓶盛出后，用布拭上气汗，用刀劈焙之，细剉单捣。一法：面裹煨透，切。阿魏：凡使各有讹伪。有三验：第一验，将半铢安于铜器中一宿至明，沾阿魏处白如银汞，无赤色；第二验，将一铢置于五草自然汁中一夜至明，如鲜血色；第三验，将一铢安于柚树上，树立干便是真色。黑者力微，黄溏者力上。凡使先于净钵中研如粉了，于热酒器上裛过，任入药用。香薷：八九月开花着穗时采之，去根留叶，阴干勿令犯火。服至十两，一生不得食白山桃也。百部根：去心皮，用酒浸一宿，漉出焙干，细剉用。款冬花：花未舒者良。去梗蒂，甘草水浸一时，晒干用。杏仁为之使。得紫菀良。恶玄参、皂荚、消石。畏贝母、麻黄、辛夷、黄芩、黄芪、连翘、青葙。红蓝花：自种者真。得酒良。牡丹皮：凡使采得后日干，用铜刀劈破去骨了，细剉如大豆许，用清酒拌蒸，从巳至未出，日干用。阔而厚者良。忌蒜、胡荽。伏砒。畏菟丝子、贝母、大黄。三棱：去毛，米醋浸一日，切片炒，或煮熟焙干，入药乃良。青黛：水飞去脚，缘中有石灰，入服饵药中，宜飞净用。一法：用青布浸汁代之。郁金：色赤似姜黄，蝉肚者良，置生鸡血中，化成水者真。磨汁，临服入药。芦荟：上有青竹文斑，并光腻味极苦，勿便和众药捣。此药先捣成粉，待药末出，然后入药中。延胡索：产茅山溪陵涧，粒粒金黄色者良。醋煮，切。肉豆蔻：不油不蛀不皱皮者佳。糯米作粉。使热汤搜。裹豆蔻于糖灰中炮。待米团子焦黄熟，然后出去米粉用。勿令犯铜铁。白豆蔻：药煎成，方炒研入，一二沸即起，入丸待诸药细末后方入，勿隔宿。砂仁：略炒，吹去衣，研用。入汤丸法同白豆蔻。得白檀香、豆蔻为使。入肺，得人参、益智为使。入脾，得黄檗、茯苓为使。入肾，得赤白石脂为使。入大小肠，得诃子、白芜荑、鳖甲良。补骨脂：即破故纸。形圆实色黑者良。此药性本太燥，每用酒浸一宿后，漉出浮者去之，却用东流水浸三日夜，却蒸，从巳至申，出，日干用。忌铁。得胡桃、胡麻良。恶甘草。忌诸血、芸薹。蓬莪茂：凡使于砂盆中用醋磨令尽，然后于火畔吸令干，重筛过用。一法：火炮，醋浸，煨，切。得酒、醋良。白前：用生甘草水浸一伏时后，漉出去头须了，焙干，任入药中用。荠苨：解百药毒。生捣汁服，或末煮俱可。白药子：末用。香附：细者佳。去毛，以水洗净，拣去砂石，于石臼内捣去皮，用童便浸透，晒捣用，或以酒、醋、酥、盐水、姜汁浸，俱瓦上焙干。得芎䓖、苍术、醋、童子小便良。忌铁。鳢肠：即旱莲草。性太寒，宜熬膏用，须日色中。忌铁。使君子：慢煨香热用，或云七生七煨食亦良。忌饮热茶，犯之即泻。蒴草：治肺热吐血有神。旧出婺州，今产宁州。附子：底平有九角，如铁色，一个重一两即是，气全堪用。修事十两，于文武火中炮令皱，折者去之，用刀刮上孕子，并去底尖，微细劈破，于屋下午地上掘一坑，可深一尺，安于

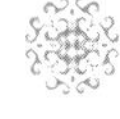

中一宿至明，取出焙干，用麸炒。欲炮者，灰火勿用杂木火，只用柳木最妙。若阴制，使即生去尖皮底，薄切，用东流水并黑豆浸五日夜，然后漉出，于日中曝令干用。凡使须阴制，去皮尖了。每十两，用生乌豆五两，东流水六升。一云，此物性太烈，古方用火炮，不若用童便煮透尤良。地胆为之使。得蜀椒、食盐，下达命门。恶蜈蚣、豉汁。畏防风、甘草、人参、黄芪、绿豆、乌韭、童溲、犀角。半夏：陈久者良。若修事四两，用捣了白芥子末二两，头醋六两，二味搅令浊，将半夏投中洗三遍用之。半夏上有巢涎，若洗不净，令人气逆，肝气怒满。若入治痰饮药，用白矾汤入姜汁浸透洗净用，无白星为度。造曲法：用半夏不拘多少，将滚汤泡过宿，捣烂，每一斗入生姜一斤，同捣之，作饼子。用干稻秆或粟麦秆禽之，如禽曲法，干久用。射干、柴胡为之使。恶皂荚、海藻、饴糖、羊血。畏生姜、干姜、秦皮、龟甲、雄黄。大黄：细切，内文如水旋斑，紧重剉蒸，从巳至未，晒干，又用腊水蒸，从未至亥，如此蒸七度，却洒薄蜜水，再蒸一伏时，其大黄譬如乌膏样，于日中晒干用之为妙。下药，酒浸一时，煮二三沸即服。黄芩为之使。恶干漆。忌冷水。桔梗：味苦而有心者良。凡使，去头上尖硬二三分已来，并两畔附枝子，于槐砧上细剉，用百合水浸一伏时，漉出，缓火熬令干用。每修事四两，用生百合五分，捣作膏投于水中浸。一法：用米泔浸一宿，微焙用。节皮为之使。畏白及、龙胆、龙眼。忌猪肉。伏砒。草蒿：即青蒿。叶细而香自采佳。阴干。凡使，唯中为妙，到膝即仰，到腰即俛。使子勿使叶，使根勿使茎，四件若同使，翻然成痼疾。采得叶不计多少，用童溺浸七日七夜后漉出晒干。伏硫黄。旋覆花：去裹花蕊壳皮并蒂，蒸从巳至午，晒干用。射干：不辣者良。米泔水浸一宿漉出，然后用竹叶煮，从午至亥，漉出日干用之。常山：如鸡骨者良。春使茎叶，夏秋冬使根。酒浸一宿，至明漉出日干，熬捣少用，勿令老人、久病者服之，切忌。畏玉札。忌葱、菘菜。伏砒石。甘遂：用生甘草汤，小荠苨自然汁二味，搅浸三日，其水如墨汁，更漉出，用东流水淘六七次，令水清为度，漉出于土器中熬令脆用之。一法：面包煨热，去面。瓜蒂为之使。恶远志。白敛：生取根捣烂，可傅痈肿。代赭为之使。白及：水洗，切。紫石英为之使。恶理石。畏杏仁、李核仁。贯众：洗净，切片，炒。藋菌、赤小豆为之使。伏石钟乳。何首乌：冬至后采者良，入春则芽而中空矣。北人以赝种欺人，香气不能混也。临用勿去皮，以苦竹刀切，米泔浸经宿，同豆九蒸九晒，木杵臼捣之。勿犯铁器。茯苓为之使。忌葱、蒜、萝卜、诸血、无鳞鱼。威灵仙：去芦，酒洗。忌茶、面汤。牵牛子：即草金零。入水中淘，浮者去之，取沉者晒干，拌酒蒸，从巳至未，晒干。临用，春去黑皮用之，黑者力速。磨取头末入药。得干姜、青木香良。蓖麻子：形似巴豆，节节有黄黑斑点。凡使，先须和皮，用盐汤煮半日，去皮取子，研过用。忌炒豆。伏丹砂、粉霜。天南星：陈久松白者良。滚汤明矾或姜汁拌和泡用。一用泡过者为末，入腊月黑牛胆中阴干用。蜀漆为之使。得火牛胆良。恶莽草。畏附子、干姜、防风、生姜。伏雌黄、丹砂、焰硝。豨莶：方赤茎者良。采叶阴干，醇酒拌，九蒸九晒。忌铁。苎根：此物大能补阴而行滞血，方药以其目前贱物，多不用。白头翁：花、子、茎、叶同。蠡实为之使。得酒良。芦根：逆水生并黄泡肥厚味甘者良。露根勿用，去须节并赤黄皮用，其汁消痰开胃，下气除热，解一切食物、鱼鰕、河鲀毒。马兜铃：凡使，采得后去叶并蔓了，用生绢袋盛，于东屋角畔悬令干了，劈作片，取向里子。去革膜并令净，用子并皮,勿令去革膜，不尽，用之并皮炒入药。仙茅：刮上皮，于槐砧上用铜刀切豆许大，却用生稀布袋盛于乌豆水中浸一宿，取出用酒湿拌了蒸，从巳至亥，取出曝干，勿犯铁斑、人须鬓。禁食牛乳及黑牛肉。刘寄奴：凡使去梗，以布拭上薄壳皮令净，拌酒蒸，从巳至申，出，曝干用之。茎、叶、花、子皆可用。骨碎补：生江南，根着树石上，采得用铜刀刮去上黄赤毛尽，便细切用，蜜拌令润，架柳甑蒸一日后，出，曝干用。一法：去毛细切后，用生蜜拌蒸，从巳至亥。连翘：黑而闭口者良。去蒂、根，研。续随子：凡用去壳，取色白者，以纸包压去油，取霜用。山豆根：或末，或研，或噙咽。白附子：竹节者良。炮去皮。得火良。预知子：去皮。研服。木贼草：去节，童便浸一宿，焙干。蒲公草：自采鲜者，入汤药煎，入丸末，傅疮毒捣烂用。谷精草：土瓜为之使。忌铁。伏汞砂。夏枯草：土瓜为之使。忌铁。伏汞砂。山慈菰根：出浙江处州府遂昌县洪山地方，市中无真者。形光无毛，《本草注》中云有毛，误也。灯心草：蒸熟待干，折取中心白穰燃灯者，是为熟草；不蒸者，生干剥取为生草。入药用之，最难研。以粳米粉浆染过，晒干研末，入水澄之，浮者是灯心也，晒干用。海金沙：或丸，或散。沙及草，俱可入药。萱草根：晒干为末，或用水煎，酒煎，研汁，皆可服。藿香：自种者良。揉之如蘹香气者真，薄荷香者非也。络石：凡采得后，用粗布揩叶上、茎蔓上毛了，用熟甘草水浸一伏时，出，切，日干任用。杜仲、牡丹为之使。恶铁落。畏贝母、菖蒲。杀孽毒。

木部。桂：凡使勿薄者，要紫色厚者，去上粗皮，取心中味辛者使。每斤大厚紫桂，只取得五两。取有味厚处，生用加末用，即用重密熟绢并纸裹，勿令犯风。其州土只有桂草，元无桂心，用桂草煮丹阳木皮，遂成桂心。凡用即单捣用之。得人参、甘草、麦门冬、大黄、黄芩调中益气。得柴胡、紫石英、干地黄疗吐逆。忌生葱、石脂。桂枝：即桂之枝条轻薄者。槐实：凡采得后，去单子并五子者，只取两子、三子者。凡使用铜槌捶之令破，用乌牛乳浸一宿，蒸过用。景天为之使。槐花：未开时收采，陈久者良。入药拣净，酒浸微炒。若止血，炒黑。枸杞根：即地骨皮。凡使根，掘得后，用东流水浸，以物刷上土了，待干破去心，用热甘草汤浸一宿，然后焙干用。其根若似物命形状者上，春食叶，夏食子，秋食根并子也。制硫黄、丹砂。枸杞子：去蒂及枯者，酒润一夜，捣烂入药。柏实：去油者，酒拌蒸，另捣如泥或蒸熟、曝烈、舂簸取仁，炒研入药。瓜子、牡蛎、桂为之使。畏菊花、羊蹄、诸石及面曲。伏砒硝。柏叶：向月令采之，春东、夏南、秋西、冬北。使、畏、伏同实。茯苓：坚白者良。去皮捣为末，于水盆中搅三次，将浊浮者去之，是茯苓筋。若误服之，令人眼中童子并黑精点小，兼盲目，切记。如飞澄净，晒干，人乳拌蒸用。赤茯苓则不必飞也。使、恶、畏、忌同茯神。茯神：去皮木用。马间为之使。得甘草、防风、芍药、麦门冬、紫石英，疗五脏。恶白敛。畏地榆、秦艽、牡蒙、龟甲、雄黄。忌米醋及酸物。琥珀：凡用红松脂、石珀、水珀、花珀、物象珀、瑿珀、琥珀。红松脂如琥珀，只是浊，太脆，文横。水珀多无红，色如浅黄，多粗皮皱。石珀如石重，色黄不堪用。花珀文似新马尾松，心文一路赤，一路黄。物象珀其内自有物命动，此使有神妙。瑿珀，其珀是众珀之长，故号曰瑿珀。琥珀如血色，于布上拭，吸得芥子者真也。大率以轻而透明者为佳。入药中用水调，侧柏子末安于磁锅子中，安琥珀于末中了，下火煮，从巳至申，别有异光，别捣如粉，重筛用。一法：用细布包，内豆腐锅中煮之，后灰火略煨过。入目，制用。安心神，生用。酸枣：粒粒粗勿碎皮者良。炒爆研细入药，如砂仁法，勿隔宿。恶防己。黄檗木：即黄檗也。凡使，用刀削上粗皮了，用生蜜水浸半日，漉出晒干，用蜜涂，文武火炙，令蜜尽为度。凡修事五两，用蜜三两。一法：用盐酒拌炒褐色。恶干漆。伏硫黄。楮实：凡使采得后，用水浸三日，将物搅旋投水浮者去之，晒干，用酒浸一伏时了，便蒸，从巳至亥，出，焙令干用之。松脂：凡用以胡葱同煮二十沸，入冷水揉扯数十次，晒干用。降真香：以番舶来者，色较红，香气甜而不辣，用之入药殊胜，色深紫者不良。茗苦：入清头目药，

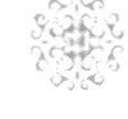

用苦；消食下气，用佳茗。南烛：茎叶捣汁，渍米炊饭子，入涩精补益药用。干漆：火煅黑烟起尽存性，研如飞尘。半夏为之使。畏鸡子、紫苏、杉木、漆姑、草蟹。忌油脂。五加皮：五叶者是。剥皮去骨阴干。远志为之使。畏玄参、蛇皮。蔓荆实：凡使去蒂子下白膜一重，用酒浸一伏时后蒸，从巳至未，出，用。一法：炒，捶碎用。恶乌头、石膏。辛夷：凡用去粗皮，拭上白赤毛了，去心，即以芭蕉水浸一宿漉出，用浆水煮过，从巳至未，出，焙干用。若治眼目中患，即一时去皮，用向里实者。芎䓖为之使。恶五石脂。畏菖蒲、黄连、蒲黄、石膏、黄环。桑上寄生：凡使在树土自然生，独枝树是也。采得后用铜刀和根枝茎细剉，阴干了用。忌火。杜仲：极厚者良。削去粗皮，每一斤用酥一两，蜜三两和涂，火炙以尽为度。一法：用酒炒断丝，以渐取屑方不焦。恶玄参、蛇蜕皮。女贞实：按《本草》，女贞实与冬青似是而非也。女贞叶长四五寸，子黑；冬青叶圆，子微红。俱霜后采，阴干，去粗皮，内更有细皮实白色，酒拌黑豆同蒸九次。枫香脂：凡用以虀水煮二十沸。入冷水中，揉扯数十次，晒干用。蕤核：凡使汤浸去皮尖，擘作两片，用芒硝、木通草二味和蕤仁同水煮一伏时后，漉出，去诸般药，取蕤仁研成膏，任加减入药中使。每修事四两，用芒硝一两，木通草七两。一法：去衣，绵纸包研，去油用。丁香：凡使有雄雌，雄颗小，雌颗大，似㮕枣核。方中多使雌，力大；膏煎中用雄。若欲使雄，须去下盖乳子，发人背痈也。入煎药，为末调入，或将好投入一二沸即倾。畏郁金。忌火。沉香：凡使须要不枯色黑润者良。如嘴角硬重，沉于水下为上也，半沉者次也。入散中用，须候众药出，即入拌和用之。入煎磨汁。忌见火。乳香：圆小光明者良。古方以灯心同研，或以糯米数粒同研，或以人指甲二三片同研，或以乳钵坐热水中乳之，云皆易细，总不如研细，和人乳略蒸，再研匀，晒干，研如飞尘为妙药，将沉下一二沸即起，勿多煮。没药：透明者良。制同乳香法。金樱子：熬膏服，或和药，霜降后采。金樱子不拘多少，以粗气微捣去毛刺净，复捣破去子，约有一斗，用水二斗，煮之一饭时，漉起清汁，又入白水煮之，又漉起，又入白水煮三次，之后其渣淡而无味，去之，止将净汁复以细密绢滤过，净锅熬之如饴乃止，收贮磁樽中，坐凉水内一宿用。服之大能固精。《良方》二仙丹即此膏加入芡实粉。桑根白皮：自采入土东行者，或竹刀，或铜刀刮去黄粗皮，手析成丝，拌蜜，瓦上炙。根浮土上者杀人。桂心、续断、麻子为之使。忌铁器。桑叶：煎汤研汁，为末。俱可经霜者，另取洗眼用。淡竹叶：竹叶，别有用。竹沥：用取新鲜金竹，锯尺许，中留节，两头去节，劈两开，不拘多少，用砖二块架定竹两头，出砖二寸许，各以磁盘置于下，候沥滴其中，用烈火熏逼，则两头溅溅滴沥于盘中，竹将自燃，沥便尽矣。就将滴过沥竹为薪，又架新竹于砖上，如前烧逼，任取多少。淡竹、竹、苦竹、慈竹惟四种，各有沥堪用。姜汁为之使。竹皮茹：取极鲜竹刮皮，磋去外硬青勿用。止淡竹、笙竹、苦竹堪用，余不入药。吴茱萸：凡使先去叶核并杂物了，用大盆一口，使盐水洗一百转，自然无涎，日干，任入丸散中用。修事十两，用盐二两，研作末，投东流水四斗中，分作一百度洗，别有大效。若用醋煮，即先沸醋三十余沸，后入茱萸，待醋尽，晒干，每用十两，使醋一镒为度。蓼实为之使。恶丹参、消石、白垩。畏紫石英。槟榔：凡使，取外存坐稳心文如流水，碎破内文如锦纹者妙。半白半黑并心虚者，不入药用。凡使须别槟与榔，头圆身形矮毗者是榔，身形尖紫文粗者是槟，槟力小，榔力大。欲使先以刀刮去底，细切，勿经火，恐无力效。若熟使，不如不用。栀子：凡使勿用颗大者，号曰伏尸栀子，无力。须要如雀脑，并须长有九路，赤色者上。凡使先去皮须了，取九棱者，仁以甘草水浸一宿，漉出焙干，捣晒如赤金末用。大率治上焦、中焦连壳用；下焦去壳，洗去黄浆炒用；治血病炒黑用。骐驎竭：凡使勿用海母血，真似骐驎竭，只是味咸并腥气，骐驎竭味微咸甘，似栀子气是也。欲使先研作粉，重筛过，丸散膏中任使用，勿与众药同捣化作飞尘也。得蜜陀僧良。龙脑香：即冰片也。形似白松脂，作杉木气，明净者善，久经风日或如雀屎者不佳。今人多以樟脑身打乱之，不可不辨也。云合糯一作粳。米灰，相思子贮之，则不耗膏。主耳聋。芜荑：炒去壳，气嗅如信者真。枳壳：凡使勿使枳实，缘性效不同。若使枳壳，取辛、苦、腥并有隟油，能消一切。要陈久年深者为上，用时先去瓤，以麸炒过，待麸黑焦遂出，用布拭上焦黑，然后单捣如粉用。产江右者良。枳实：色黑，陈久者良，去穰，麸炒黄色。厚朴：凡使要用紫色有油质厚者良。去粗皮，用酥炙过。每修一斤，用酥四两炙了，细剉用。若汤饮中使用，自然姜汁八两，炙一升为度。干姜为之使。恶泽泻、消石、寒水石。忌豆。山茱萸：凡使勿用雀儿酥，真似山茱萸，只是核八棱，不入药用。圆而红润肉厚者佳。酒拌，砂锅上蒸，去核了，一斤取肉皮用，只秤成四两已来。凡蒸药用柳木甑，去水八九寸，水不泛上，余悉准此。蓼实为之使。恶桔梗、防风、防己。胡桐泪：形似黄矾而坚实，有夹烂木者，木泪乃树脂流出者，其状如膏油，石泪乃脂入土石间者，其状成块，以其得卤斥之气，故入药为胜。伏砒石。猪苓：用铜刀削去粗皮一重，薄切下，东流水浸一夜至明漉出，细切，蒸一日出，干用。一云，猪苓取其行湿。生用更佳。乌药：连珠者良。洗净，切。龙眼：生者沸汤瀹过食，不动脾。安息香：或烧熏，或末服。仙人杖：此是笋欲成时立死者，色黑如漆，五六月收之。海桐皮：酒浸服，亦可入煎。五倍子：或生，或炒，俱为末，入药。大腹：擘去垢黑，用温水洗净，再用黑豆汁洗方可用，日干。此树鸩鸟多栖之，遗屎在皮上，不净恐有毒。今人用之不制，大误。天竺黄：轻者真。伏粉霜。蜜蒙花：凡使先拣令净，用酒浸一宿漉出，候干，却拌蜜令润，蒸从卯至酉，出，日干，如此拌蒸三度，又却日干用。每修事一两，用酒八两浸，待色变用蜜半两蒸为度。此元名水锦花。巴豆：凡使巴之与豆及刚子，须在仔细认，勿误用杀人。巴颗小紧实，色黄；豆颗有三棱，黑色；刚子颗小似枣核，两头尖。巴与豆即用，刚子勿使。凡修事巴豆，敲碎去油净用，白绢袋包，甘草水煮，焙干或研膏用。每修事一两，以酒、麻油各七合，尽为度。为疮疡敷药，须炒黑存性，能去瘀肉生新肉有神。芫花为之使。得火良。恶蘘草、牵牛。畏大黄、藜芦、黄连、芦笋、酱、豉豆汁、冷水。蜀椒：一名南椒。凡使须去目及闭口者，不用其椒子，先须酒拌令湿，蒸从巳至午，放冷密盖，除下火，四畔无气后取出，便入磁器中盛，勿令伤风用也。杏仁为之使。得盐良。畏款冬花、防风、附子、雄黄、橐吾、冷水、麻仁浆。皂荚：凡使须要赤腻肥并不蛀者，用新汲水浸一宿，用铜刀削上粗皮用，酥反复炙，酥尽为度，取出捶之，去子捣筛。皂荚一两，酥二分，子收得，拣取圆满坚硬不蛀者，用瓶盛，下水于火畔煮，待炮熟，剥去硬皮一重了，取向里白嫩肉两片，去黄，其黄消人肾气。将白两片，用铜刀细切，于日中干用。一法：面裹煨，去核。柏实为之使。恶麦门冬。畏空青、人参、苦参。伏丹砂、粉霜、硫黄、硇砂。诃子：本名诃黎勒。凡使勿用毗黎勒、罨黎勒、榔精勒、杂路勒。若诃黎勒文只有六路，或多或少，并是杂路勒。毗路勒个个毗，杂路勒皆圆，露文或八路至十三路，号曰榔精勒，多涩不入用。凡修事先于酒内浸，然后蒸一伏时，其诃黎勒以刀削路，细剉，焙干用之。赤柽柳：治痧圣药也。得之毒自出，可不死。楝实：凡采得后晒干，酒拌浸令湿，蒸，待上皮软剥去皮，取肉去核，勿单用。其核捶碎，用浆水煮一伏时了用，如使肉即不使核，使核即不使肉。茴香为之使。椿木：椿木根，凡使不近西头者上，及不用其叶，只用根，采出拌生葱蒸半日，出，生葱细剉，用袋盛挂屋南畔阴干用。偏利溺涩也。一法：用根皮漂净，酒拌蒸。无食子：凡使勿令犯铜铁并被火惊

者，颗小文细上。无枕米者炒，用浆水于砂盆中或硬石上研令尽，却焙干研了用，勿捣，能为黑犀色。雷丸：赤色者杀人。取肉白者，用甘草水浸一宿，铜刀刮上黑皮，破作四五片，又用甘草汤浸一宿后蒸，从巳至未，出，日干，却以酒拌如前，从巳至未蒸，日干用。一法：用苍术汤泡去皮切。厚朴、芫花、蓄根、荔实为之使。恶葛根。苏方木：红润者良。凡使去粗皮并节了。若有中心文横如紫角者，号曰木中尊色，甚致，倍常百等。须细剉了，重捣拌细条梅枝，蒸从巳至申，出，阴干用。椒椒：凡使只用内无皱壳者，用方大汉椒使壳，胡椒使子。每修炼了，于石槽中碾碎成粉用。益智子：去壳炒，临用研。桦木皮：主诸黄疸，浓煮汁饮之良。榧实：同鹅肉食，生断节风，又上壅人。皮反绿豆，能杀人。忌火气。木鳖子：入药，去油者。柞木子：能开交骨，所以催生有神。棕榈子：入药烧灰用，不可绝过，即是煅存性，研如飞尘。散瘀止血之神药也。木槿：入药炒用，取汁度丝，使得易落。

果部。豆蔻：俗名草果者是也。去蒂并内里子后，取皮同茱萸于锅中缓炒，待茱萸微黄黑，即去茱萸，取草豆蔻皮及子杵用之。莲肉：去心，勿去皮。分作两片，每片分作四小块，瓦上焙焦色。一法：每一斤用豮猪肚一个，盛贮煮熟，捣焙用之。得茯苓、山药、白术、枸杞子良。荷鼻：采荷叶近蒂者是。畏桐油。伏白银、硫黄。橘皮：真广陈皮猪鬃纹，香气异常。去白时不可浸于水中，止以滚汤手蘸三次，轻轻刮去白，要极净。橘核：以新瓦焙香，去壳取仁，研碎入药。青皮：以汤浸去瓤，切片，醋拌，瓦炒过用。大枣：去核。有齿病、疳病、虫人及小儿不宜食。忌与葱同食，令人五脏不和。与鱼同食，令人腰腹痛。栗：日中曝干食。下气、补益。火煨去汗亦佳。生食有木气，不补益人。蒸炒熟食雍气。凡患风人及小儿不可食。解羊肉膻。覆盆子：凡使用东流水淘去黄叶并皮蒂，取子用酒拌蒸一宿，以东流水淘两遍，晒干方用为妙也。鸡头实：凡用蒸熟，烈日晒裂取仁，亦可舂取粉用。入涩精药，有连壳用者。一云，芡实一斗，以防风四两，煎汤浸过用，且经久不坏。乌梅：去核，微炒用。造法，取青梅篮盛于突上熏黑，若以稻灰淋汁润湿蒸过，则肥泽不蠹。忌猪肉。木瓜：产宣州者真。即彼处多以小梨充之。勿令犯铁，用铜刀削去硬皮并子，薄切，于日中晒，却用黄牛乳汁拌蒸，从巳至未，其木瓜如膏煎，却于日中摊晒干用也。今止去穰，捶碎用。柿：不用火烘日晒，采青者收置器中，自然红熟，涩味尽去而甘。不可与蟹同食，作泻。惟木香磨汁饮可解。柿霜：用大柿去皮捻遍，日晒夜露至干，内瓮中，待生白霜，乃取出。市者多伪，不入药。乌芋：即荸荠也。能消瘴气。枇杷叶：凡使采得后，秤湿者一叶重一两，干者三叶重一两，是气足，堪用。以粗布拭上毛令尽，用甘草汤洗一遍，却用绵再拭极净。每一两，以酥一分炙之，酥尽为度。如治肺病，以蜜涂炙。治胃病，以姜汁涂炙。此物治咳嗽，如去毛不尽，反令人嗽也。甘蔗：榨浆饮，消渴，解酒，痧最宜。桃仁：七月采之，去皮尖及双仁者，麸炒研如泥，或烧存性。用此破血、行瘀血之要药也。雷公法：用白术、乌豆二味，和桃仁，同于埚埚子中煮一伏时后，漉出，用手擘作两片，其心黄如金色，任用之。行血，宜连皮尖生用。香附为之使。桃花：三月三日采，阴干之。勿使千叶者，能使人鼻衄不止，目黄。凡用拣令净，以绢袋盛于檐下，悬令干，去尘用。桃枭：是千叶桃花结子在树上不落者，于十一月内采得。一云：正月采之，中实者良。凡修事，以酒拌蒸，从巳至未，焙干，以铜刀切，焙，取肉用。一法：捣碎，炒。若止血，炒黑存性。杏仁：五月采之，以汤浸去皮尖及双仁者，麸炒研用。治风寒肺病，药中亦有连皮尖用者，取其发散也。梨子：消热痰。加牛黄末，疗小儿风疾痰涌有神。解热毒，久服不患痈疽。橄榄：中河豚毒，煮汁服，或生嚼。山查：水润蒸，去核，净肉用。

米谷部。胡麻：凡修事以水淘，浮者去之，沉者漉出，令干，以酒拌蒸，从巳至亥，出，摊晒干，于臼中舂令粗皮一重尽，拌小豆相对同炒，小豆熟即出，去小豆用之。蒸不熟，令人发落。与茯苓相宜。麻子：极难去壳，取帛包置沸汤中浸，至冷出之，垂井中一夜，勿令着水，次日日中曝干，就新瓦上挼去壳，簸扬，取仁粒粒皆完。畏牡蛎、白茯苓、白薇。饴糖：糯米作者，入药。粟米者次之。余但可食耳。生大豆：或捣、或煮汁、或炒屑，各有用。得前胡、乌喙、杏仁、牡蛎、诸胆汁良。恶五参、龙胆。豆黄屑忌猪肉，小儿以炒豆、猪肉同食必壅气，致死十有八九。十岁以上不畏也。赤小豆：法同大豆。合鱼鲊食，成消渴。大豆黄卷：或研烂绞汁，或炒为末，用黑大豆为蘖，牙生五寸长便干之，名为黄卷。一法：壬癸日以井华水浸大豆，候生芽取皮阴干用。得前胡、杏子、牡蛎、乌喙、天雄、鼠屎，共蜜和良。恶海藻、龙胆。酒：人为火燎，以陈酒浸之，止痛。拔出火毒，令人不死。粟米：即小米。陈者良。与杏仁同食，令人吐泻。秫米：小儿、病人不宜多食。粳米：陈者下气，病人宜之。蘖米：凡谷皆可生蘖，有粟、黍、壳、麦、豆诸蘖，皆水浸胀，候生芽曝干，去须，取其中，米炒研面用。其功皆主消导。粟蘖、稻蘖、穬麦蘖各有用。舂杵头细糠：凡谷皆有糠，粳稻、粟秫者胜。北方多用杵，南方多用碓，入药并用。丹家云：糠火炼物，力倍于常。小麦：浮者止汗，须拣净焙用。麦麸：性凉，用炒诸药。荞麦：压丹石毒。作面和猪羊肉热食，不过八九顿，即患热风，须眉脱落，还生亦希。泾汾以北多此疾。又不可合黄鱼食，家常多犯，故特拈着。曲：凡使须陈久者，捣作末后，掘地坑深二尺，用物裹，内坑中至一宿，明出，焙干用。神曲：五月五日、六月六日、或三伏日为诸神集会之辰，故名神曲。如过此日造者，非也。法用白虎白面一百斤，勾陈苍耳自然汁三升，腾蛇青蓼自然汁四升，青龙青蒿自然汁三升，玄武杏仁四升，泡去皮尖，捣烂入面，朱雀赤小豆三升，煮熟去皮，捣烂和面一处匀。一如造酒面法，以麻叶或楮叶包罯，如造酱黄法，待生黄衣，晒收之。凡用须火炒黄，以助土气。陈久者良。扁豆：紫花者良。炒去壳，打碎。解酒、河豚鱼、一切草木毒。生嚼及煮汁饮。淡豆豉：出江西者良。黑豆性平，作豉则温，既经蒸罯，故能升能散。得葱则发汗，得盐则能吐，得酒则治风，得薤则治痢，得蒜则止血，炒熟则又能止汗。红曲：亦出江西，陈久者良。吹净，炒研用。绿豆：生研绞汁或煮食。用之宜连皮，去皮则令人少壅气，当是皮寒肉平故也。圆小绿者佳。反榧子壳。忌鲤鱼鲊。解金石、砒霜、一切草木诸毒。连皮生研水服。醋：米造陈者良。醋酒为用，无所不入，故制药多用之。服茯苓、丹参，不可食醋。酱：豆作者良。麦作者不用，以久久为佳。又有肉酱、鱼酱，皆呼为醢，不入药用。罂子粟：用热水泡软，擘去筋膜，切成丝，用蜜水或米醋拌，微炒，晒干用。忌蒜、醋、胡椒。

菜部。瓜蒂：凡使勿用白瓜蒂，要采取青绿色瓜，待瓜气足，其瓜蒂自然落在蔓茎上。采得，未用时，使栉栉叶裹于东墙有风处，挂令吹干用。白冬瓜：此物经霜后，皮上白如粉涂，故云白冬瓜也。被霜后，取置经年，破取核，水洗，燥去壳，擂仁用。一用皮肉捣，绞汁服。白芥子：研用。莱菔：生食、熟食俱可，治久脾泄，百药不效，煮食经年，无不效者。但不可与地黄同食。多食动气，惟生姜能制其毒。伏硇砂。莱菔子：炒研，能消食。性峻利，伤人真气，勿久服。黄蜀葵花：疮家要药。作末及浸油俱可。葱头：取根白一二寸，连须用，洗净。忌蜜及常山。韭：绞生汁饮。其子入药，拣净蒸熟，暴干，簸去黑皮，炒黄，研用。忌蜜及牛肉。伏石钟乳、乳香。荆芥：陈者良。去梗取穗，若用止血，须炒黑。苏子：自收方真，市者俱伪。略炒，研极细，煎成药，投入二三沸即倾。紫苏：两面俱紫，自种者真。薄荷：产苏州龙脑者良。苦匏：即苦壶芦也。

凡用须细理莹净，无黡翳者乃佳，不尔有毒。马齿苋：凡使勿用叶大者，不是马齿苋，亦无水银。忌与鳖同食，食之俱变成鳖，啮人腹，至不可治。蕺菜：治肺痈，俗名鱼腥草。生阴处。木耳：桑槐树上生者良。煮羹食，有用罐盛，大火内煅去烟，存性为末，入药。

人部。发髲：凡使，是男子年可二十已来，无疾患，颜貌红白，于顶心剪下者发是。凡于丸散膏中，先用苦参水浸一宿，漉出，入瓶子，以火煅之，令通赤，放冷研用。人乳汁：白而不腥者良。人牙齿：入药烧用。人粪：宜用绝干者，捣末，沸汤沃服之。一名金汁，埋地中年久者良。人溺：肥白无病童子，味不咸，雪白者良。人中白：溺器中者良。火煅研。裈裆：取中裩近隐处，男用女，女用男，或取汁，或烧灰服。天灵盖：凡用，弥腐烂者佳。有一片如三指阔者，取得用煻灰火罨一夜，待腥秽气尽，却用童便于磁锅中煮一伏时，漉出，于屋下掘得一坑深一尺，置骨于中一伏时，其药魂归神妙，阳人使阴，阴人使阳，男骨色不赤，女骨色赤，以此别之。一法：同檀香汤洗过，酥炙用，或烧存性用。紫河车：置酒内，覆者男胎也。首胎重十五两以上，先将酒洗数次，血水方尽，用银簪脚剔去筋膜，封固银锅内，加酒重汤煮一昼夜，或文武火焙干。一法：米泔浸净，入猪肚中蒸烂，捣膏入药。忌犯铁。

兽部。龙骨：骨细文广者是雌，骨粗文狭者是雄，骨五色者上，白色者中，黑色者次，黄色者稍。得经落不净之处，并妇人采得者不用。洗净，抟研如粉极细，方入药，其效始神。但是丈夫服，空心，益肾药中安置，图龙骨气入肾脏中也。雷公所云生用法也。一法：用酒浸一宿，焙干研粉，水飞三度用。如急用，以酒煮焙干。或云凡入药，须水飞，晒干。每斤用黑豆一斗，蒸一伏时，晒干用，否则着人肠胃，晚年作热也。得人参、牛黄、黑豆良。畏石膏、铁。忌鱼。龙齿：捣碎入丸，煅研。得、畏、忌同龙骨。麝香：其香有三等，一者名遗香，是麝子脐闭满，其麝自于石上用蹄尖挥脐，落处一里草木不生，并焦黄，人若收得此香，价与明珠同也。二名膝香，采得甚堪用。三名心结香，被犬兽惊，心破了，因兹狂走，杂诸群中，遂乱投水，被人收得，擘破见心流在脾，结作一个干血块，可隔山涧早闻之香，是香中之次也。凡使麝香，并用子日开之方用，细研筛用之也。当门子良，凡用另研。忌大蒜。牛黄：凡使有四件：第一件是生神黄，赚得者；次有角黄，是取之者；又有心黄，是病死后，识者剥之，劈破取心，其黄在心中，如浓黄酱汁，采得便投于水中，黄沾水后，便如碎蒺藜子许如豆者，硬如帝珠子；次有肝黄，其牛身上光眼如血色，多玩弄好照水，自有夜光，恐惧人，或有人别采之。凡用须先单捣细，研如尘，却绢裹，又用黄嫩牛皮裹，安于井面上，去水三四尺已来，一宿至明方取用之。人参为之使。得牡丹、菖蒲，利耳目。恶龙骨、龙胆、地黄、常山、蜚蠊。畏牛膝、干漆。象牙：刮取屑，细研用。鹿角胶：自煎者良。酒化服为上，或用麦门冬、橘红、砂仁煎汤化服。入丸用酒，或水顿化，和蜜，或炒成珠亦得。得火良。畏大黄。阿胶：油绿色，光明可鉴者真。凡使先于猪脂内浸一宿至明出，于柳木火上炙，待炮了可研用。只以蛤粉炒成珠用为便。薯蓣为之使。得火良。畏大黄。白马茎：凡收当取银色无病白马，春月游牝时，力势正强者。生取阴干百日用。一法：以铜刀破作七片，将生羊血拌蒸半日，晒干，以粗布去毛及干血，挫碎用。鹿茸：须茄茸，如琥珀红润者良。凡使先以天灵盖作末，然后锯解鹿茸作片子，以好羊脂拌，天灵盖末涂之于鹿茸上，慢火炙之，令内外黄脆了如褐色，用鹿皮一片裹之，安室上一宿，其药魂归也，至明则以慢火焙之令脆，方捣作末用之。每五两鹿茸，用羊脂三两，炙尽为度。茸中有小白虫，视之不见，入人鼻必为颡蛊，药不及也。切不可以鼻嗅。麻勃为之使。牛胆：腊月黄牛、青牛者良。牡狗阴茎：六月上伏日取，阴干百日，切片，酥拌炒。羚羊角：带黄色者，角弯中深锐紧小，有挂痕者真，耳边听之集集鸣者良。凡修事勿令单用，不复有验。须要不折原对，以绳缚之，将铁错子错之，旋旋取用。勿令犯风，错末尽处，须二重纸裹，恐力散也。错得了，即单捣捣尽，背风头重筛过，然后入药中用，免刮人肠也。一说：密裹藏怀中，取出捣易碎。犀角：凡使以黑如漆，黄如粟，上下相透，云头雨脚分明者为上，次用乌黑，肌粗皱折裂，光润者良。近人多巧伪，药染汤煮，无所不至，须辨之。凡修治，错其屑入臼中，捣令细，再入钵中研万匝，方入药中用之。一说：入人怀内一宿易碎，或磨汁入药用。松脂、升麻为之使。恶雷丸、藿菌、乌头、乌喙。忌盐，妊妇勿服，能消胎气。虎骨：胫骨良，头颈骨俱可用，色黄者佳。雄虎者胜，药箭射杀者不可入药，其毒浸渍骨血间，能伤人也。制法：并捶碎，去髓，涂酥或酒或醋，各随方法，炭火炙黄入药。猪悬蹄：古方有用左蹄甲者，有后蹄甲者，酒浸半日，炙焦用。猪四足：母猪者良。猪胆：阴干，汁亦可和药。猪肚：猪，水畜，而胃属土，故方药用之补虚，以胃治胃也。麋角：煎胶与鹿角胶同法。取霜用角，水浸七日，刮去皮错屑，以银瓶盛牛乳浸一日，乳耗再加，至不耗乃止，用油纸密封瓶口，别用大麦铺锅中三寸上安置，再以麦四周填满，入水浸一伏时，水耗旋加，待屑软如面，取出焙，研成霜用。狐阴茎：炙为末，酒服。獭肝：炙脆，研。诸畜肝叶，皆有定数，惟獭肝一月一叶，十二月十二叶，其间又有退叶，用之须见形乃可验，不尔多伪也。猯肉：膏油入膏药中，拔湿如神。赵府膏药中用之。腽肭脐：此物多伪。海中有兽，号曰水乌龙，海人采得杀之，取肾，药中修合，恐有误。其物自殊，有一对，其有两重薄皮，裹丸气肉核，皮上自有肉黄毛，三茎共一穴，年年阴湿，常如新，兼将于睡着犬，蹑足置于犬头，其蓦惊如狂，即是真也。用酒浸一宿后，以布裹，微微火上炙令青，细剉单捣用也。以汉椒、樟脑同收则不坏。

禽部。雄雀屎：凡使勿用雀儿粪，其雀儿口黄，未经淫者，粪名雀苏，不入药。雄屎两头尖圆者是。凡采得，先去两畔有附子生者勿用，钵中研如粉，煎甘草汤浸一宿，去上清甘草水尽，焙干任用。日华子云：凡鸟左翼掩右者是雄，其屎头尖挺直。伏翼：凡使要重一斤者，先拭去肉上毛及去爪肠，留肉翅并嘴脚，以好酒浸一宿，取出以黄精自然汁五两涂，炙至尽，炙干用。一法：止煅存性。近世用者，多煅存性耳。苋、云实为之使。天鼠屎：即伏翼粪。方言名天鼠尔，一名夜明砂。凡采得以水淘去灰土恶气，取细砂晒干，焙用。其砂乃蚊蚋眼也。恶白敛、白薇。

虫鱼部。石蜜：凡炼蜜只得十二两半是数，若火少火过并用不得。凡炼蜜每斤入水四两，银石器内，以桑柴火慢炼，掠去浮沫，至滴水成珠，不散乃用，谓之水火炼法。又法：以器盛置，重汤中煮一日，候滴水不散取用，更不伤火。蜜蜡：蜡乃蜜脾底也。取蜜后炼过，滤入水中候凝，取之色黄者名黄蜡，煎炼极净，色白者名白蜡。一说新则白，久则黄，非也，与今时所用虫造白蜡不同。恶芫花、齐蛤。牡蛎：左顾者良，东流水入盐一两，煮一伏时后，入火中烧令通赤，然后入钵中研如粉用也。一法：火煅醋淬七次，研极细如飞面。贝母为之使。得甘草、牛膝、远志、蛇床子良。恶麻黄、辛夷、吴茱萸。伏硇砂。真珠：于臼中捣令细，以绢罗重重筛过，却便研二万下了用，不细则伤脏腑。凡使要不伤破，及钻透者可用也。一法：入豆腐内蒸易碎。入目生用，不用蒸，依上法为是。瑇瑁：入药生用，以其性味全也。既经阳火即不堪用，与生熟犀角义同。桑螵蛸：凡使勿用诸杂树上生者，不入药中用。须桑树畔枝上者，采得去核了，用沸浆水浸，淘七遍令水遍沸，于磁锅中熬令干用。勿乱别修事，却无效也。得龙骨止精。畏旋覆花、戴椹。石决明：即真珠母也。七九孔者良。先去上粗皮，用盐并东流水，于大磁器中煮一伏时了，漉出拭干，捣为末，研如粉，更用东流水于磁器中如此淘之三度，待干再研一万匝，方入药中用。凡修事五两，以盐半分，则取服之十两，永不得食山桃，令人丧目也。海蛤：此即鲜蛤子，雁食后粪中出。有文彩者为文蛤，无文彩者为海蛤。乡人多将海岸边烂蛤壳被风涛打磨莹滑者伪作之。凡修事一两，于浆水中煮一伏时后，却以地骨皮、柏叶各二两，又煮一伏时后，于东流水中淘三遍，拭干细捣，研如粉用。蜀漆为之使。畏狗胆、甘遂、芫花。文蛤：修事法同海蛤。蠡鱼：俗名乌鱼，亦名黑鱼。诸鱼中惟此胆甘可食。鲫鱼：子不宜与猪肉同食，同沙糖食生疳虫，同芥菜食成肿疾，同猪肝、鸡肉、雉肉、鹿肉、猴肉食生痈疽，同麦门冬食害人。猬皮：作猪蹄者妙，鼠脚者次。炙脆研用。露蜂房：治臃肿，醋水调涂；治疮，煎洗入药，炙用。恶干姜、丹参、黄芩、芍药、牡蛎。蝉蜕：用沸汤洗净泥土，去头、足、翅。用攻毒，全用。乌贼鱼骨：凡使要上文顺浑，用血卤作水浸并煮一伏时了，漉出，于屋下掘一地坑，可盛得前件乌贼鱼骨多少，先烧坑子，去炭灰了，盛药一宿，至明取出用之，其效倍多。恶白及、白敛、附子。原蚕蛾：炒去翅、足用。蚕退：近世医家多用蚕退纸，而东方诸医，用蚕欲老眠起所蜕皮，虽二者之用各殊，然东人所用者为正，用之当微炒。白僵蚕：凡使除丝绵并子尽，以糯米泔浸一宿，待蚕桑涎出，如蜗牛涎浮于水面上，然后漉出，微火焙干，以布净拭蚕上黄肉毛，并黑口甲了，单捣筛如粉用也。白而直，折开如沥青色者佳。恶桔梗、茯苓、茯神、萆薢、桑螵蛸。蛞蝓：即蜒蚰也。畏盐。蜗牛：此即负壳蜒蚰也。生研服，入药炒用。畏盐。䗪虫：即俗名地鳖也。生人家墙壁下土中湿处。治伤寒，损续绝及消疟母，为必须之药也。能行瘀血。畏皂荚、菖蒲、屋游。青鱼胆：鲜者可煮服，干者用醋及水磨用。鳖甲：七九肋者良。醋炙透焦，研细，再拌醋，瓦上焙干，再研如飞面。恶矾石、理石。蝎：形紧小者良。酒洗净，炙干研。蟾酥：端午日取虾蟆眉脂。其法：取大虾蟆，用蛤蜊壳未离带者，合虾蟆眉上，用力一捻则酥出于壳内，收在油明纸上，干收贮用。虾蟆放去而酥复生，仍活。鼠粪：牡鼠者良。其粪两头尖。蚺蛇胆：人多以猪胆、虎胆伪为之。试法：剔取粟许，着净水中，浮游水上，回旋行走者为真，伪者亦走，但迟耳。其径沉者，诸胆血也。勿多着，亦沉散也。蛇蜕：凡使勿用青、黄、苍色者，要用白如银色者。凡欲使，先于屋下以地掘一坑，可深一尺二寸，安蛇皮于中一宿，至卯时出，用醋浸一时，于火上炙干用之。得火良。畏慈石及酒。白颈蚯蚓：凡使，收得后，用糯米水浸一宿，至明漉出，以无灰酒浸一日，至夜漉出，晒令干后，细切，取蜀椒并糯米及切了蚯蚓三件同熬之，待糯米熟，去米、椒了，拣净用之。凡修事二两，糯米一分，椒一分为准。畏葱、盐。蜈蚣：凡使勿用千足虫，真似，只是头上有白肉，面并嘴尖。若误用，并闻着腥臭气，入顶致死。凡治蜈蚣，先以蜈蚣、木末，不然用柳蚛末于土器中炒，令木末焦黑后，去木末了，用竹刀刮去足甲了用。蜈蚣木，不知是何木也？今人惟以火炙去头足用，或去尾足，以薄荷叶火煨用之。畏蛞蝓、蜘蛛、白盐、鸡屎、桑白皮。蛤蚧：凡使须认雄雌。若雄为蛤，皮粗，口大身小，尾粗；雌为蚧，口尖，身大尾粗。男服雌，女服雄。凡修事服之，其毒在眼，须去眼及去甲上尾上腹上肉毛，以酒浸，方干，用纸两重于火上缓隔纸焙炙，待两重纸干焦透后，去纸取蛤蚧，于磁器中盛，于东舍角畔悬一宿取用，力可十倍。勿伤尾，效在尾也。一云：只含少许，急奔百步，不喘者真。水蛭：极难修制，须细剉后，用微火炒令色黄乃熟，不尔，入腹生子为害。一法：采得，以竹筒盛，待干，用米泔浸一夜，曝干，展其身，看腹中有子皆去之，以冬猪脂煎令焦黄，然后用。畏石灰、食盐。斑蝥：入药除翼足，以糯米拌炒，米黄黑色，去米取用。生用吐泻人。一法：用麸炒过，醋煮用。马刀为之使。畏巴豆、丹参、空青。恶肤青、甘草、豆花。斑蝥、芫青、亭长、地胆之毒，靛汁、黄连、黑豆、葱、茶皆能解之。白花蛇：一云：去头尾各一尺，有大毒不可用，只用中段。一云：黔蛇长大，故头尾可去一尺。蕲蛇止可头尾各去三寸，亦有单用头尾者。大蛇一条，只得净肉四两而已。久留易蛀，惟以汤浸去皮骨，取肉炙过，密封藏之，十年亦不坏也。其骨刺须远弃之，伤人，毒与生者同也。凡酒浸春秋三宿，夏一宿，冬五宿，取出炭火焙干，如此三次，以砂瓶盛埋地中一宿出。得酒良。乌蛇：制同上法。蜣螂：五月五日取蒸藏之，临用当炙，勿置水中，令人吐。五灵脂：此是寒号虫粪也。此物多夹砂石，绝难修治。凡用研为细末，以酒淘飞澄，去砂脚，日干，醋拌炒。恶人参。穿山甲：正名鲮鲤。或炮，或烧，或酥炙，醋炙，童便炙，或油煎，土炒，蛤粉炒，当各随本方。未有生用者，仍以尾甲乃力胜。

《折肱漫录》卷三：丹砂、雄黄乃金石之药，非水飞极细者不可服，服亦不宜多。

《异授眼科·炮炼法》：珍珠，用人乳拌一宿，入豆腐内煮熟，熟者生光，生者伤睛。玛瑙，火煅，醋淬三次。矾石，烧过。琥珀，生碾。石燕、石蟹，煅，俱用醋淬四五次。熊胆，用篾盛上下去鲜血，不断丝者乃真。麝香，用手搓如线者佳。石决明，用青盐和泥包煨煅。牛黄，如千层饼样，一层黑一层黄者佳。）文蛤，一名海蛤，即云南钱，同甘石一样煅。硼砂，烧干不制。白砒，同明矾入瓦盆内，烧烟尽为度。乳香，用铜勺滚水煮之成块，在箬上炙煅去油。没药，箬上炙去油。海螵蛸，三黄汤煮，黄连、黄柏、黄芩。牙硝，萝卜汤煮过，冷定取面上结浮者佳。轻粉，烧过。蛤粉，烧过。铜青，放在姜内，外以纸包，火煨煅过。翠青，即青黛，滚水泡过。青矾，若有硇砂，不可同用。韶光，炒。翠白，即上好白磁器，醋烧煅九次。樟脑，要升过。绿矾，濯水煮，再入瓦罐内煮干。云母石，炒脆。胆矾，用红枣去核，入矾在内，火上烧，半生半熟。雄黄，大者打开，内有一层粉，即是雄精。青盐，入草决明内，盐泥封固煅过用。白丁香，即麻雀粪。用水淘浮，于水上白者，是丁香，余不用。蕤仁，热水煮过，去油打粉。夜明砂，水浸烂，用稀布袋盛之，内去粗泥，外存泥沙，又用夏布袋盛水中漂净，如尖头者真。海金砂，制如夜明砂法。鹅不食草，即野芫荽，一名天芫荽。五月五日午时取来，阴干为末。

《尤氏喉科秘书·制药法则》：制硝矾法：别名玉丹，又名雪霜。先用生矾一两，打碎如豆大，入银罐，内入炉，用桴炭火煅烊，以食箸刺入罐底，搅之无块为妙。次将上好硝三钱，打小块投下，约十分之三。再次将白硼砂三钱，打碎投下，亦十分之三，少顷再投入生矾，逐渐投下，候烊尽。照前投硝、硼少许，如是逐渐投完，直待涌起罐口，发如馒头样，方可加起炭火，烧至干枯。然后用净瓦一大张，覆罐口一时取起，将牛黄少许为细末，用清水五六匙调和，以匙超滴丹上，将罐仍入火内烘干，即取起，连罐覆洁净地上，先以纸衬地，罐上仍用碗覆之，过七日，收贮听用。须轻松无坚纹者佳，如有坚纹者不堪用，或留作蜜调用，亦好算敷药。煅时初起火宜缓，然亦不可太缓，恐致矾僵，定难镕化，后必坚实有纹；中间及后，须用武火，又加矾末烊尽，即投硝、硼，必不能全化，以致坚实有纹矣。须用倾过之旧罐，取其入炉不爆碎也，如用新罐先将炭烘过，然后入炉，亦不可放湿炭上烘，使湿气入罐，经火必碎。又说：倾银过之罐，恐犹有毒气。此丹宜制备，愈久愈妙。

《寿世青编》卷下：药品制度法。药之制度，犹食品之调和也。食品之加五味，非调和不能足其味。次药有良毒，不藉修治，岂能奏效？假如芩、连、知、柏，用治头面手足皮肤者，须酒炒，以其性沉寒，借酒力可上腾也。用治中焦，酒洗；下焦，生用。黄连去痰火，姜汁拌炒；去胃火，和土炒；治吞酸，同吴茱萸炒。此各从其宜也。大黄用行太阳经，酒浸；阳明经，酒洗。况其性寒力猛，气弱之人，须用煨蒸，否则必寒伤胃也。地黄、知母，下焦药也，用之须用酒浸，亦恐寒胃。地黄用治中风，非姜汁浸炒，恐泥膈也。苦参、龙胆酒浸者，制其苦寒也。当归、防己、天麻酒浸者，助发散之意也。川乌、天雄、附子其性劣，灰火中慢慢炮之裂，去皮脐及尖，再以童便浸一宿，制其燥毒也。半夏汤泡七次，南星水浸，俱于腊月冰冻两三宿，去其燥性更妙；用治风痰，俱以姜汁浸一宿。南星治惊痫，以黄牛胆酿，阴干，取壮其胆气也。吴茱萸味恶，须汤泡七次。麻黄先煮两沸，去沫，免令人烦闷。山栀仁用泻阴火，炒令色变。水蛭、虻虫、斑蝥、干漆，非烟尽不能去其毒，生则令人吐逆不已。巴豆性最急劣，有大毒，不去油莫用。大戟、芫花、甘遂、商陆，其性亦暴，非炒用峻利不已。苍术气烈，非米泔浸经宿，燥性不减。凡用金石并子仁之类，须各另研细，方可入剂。但制度得法，而药能施功矣。余见今人索方入市，希图省俭，不顾有误，不惟炮制失宜，抑且真伪未明，多少不合，全失君臣佐使用药之法。大非求药治病之心，使反为致误，伊谁之咎耶？凡事修合，必须选料制度，一如后法，务在至诚，毋得忽也。用火煅者，必于地上取去火毒为妙。倘随症自有制法，不拘此例。○人参，去芦，人乳拌蒸。生地酒洗。熟地，酒洗，焙。二门冬，水润，去心。苍术，米泔浸，炒。白术米泔浸，蒸，切片，蜜水拌炒褐色。黄芪，蜜炙。远志，甘草汤浸透，去梗，焙。升麻、柴胡，忌火。菖蒲，去须，焙。萎蕤，蜜水蒸。山药，蒸。苡米，炒。当归，去根，酒洗。二芍，酒拌炒。木香，生用理气，煨用止泄。甘草，生用泻火，熟用补中。石斛，酒浸蒸。牛膝、川芎，去净。知母，去毛，酒炒。五味，嗽生用，补焙用。贝母，去心，焙。紫菀，水净，蜜水焙。泽泻，去毛，酒焙。续断，酒炒。甘菊，去蒂。车前，酒焙，研。萆薢，酒浸，焙。苦参，泔水浸，蒸晒。白芷，焙。防风，去芦并叉者。金银花，去枝叶。茺蔚子，忌铁。麻黄，去根节。黄柏，去皮，酒炒。黄芩，酒蒸。天麻，酒浸，湿纸包煨。干葛，生用堕胎，熟解酒毒。龙胆，酒炒。香附，醋、酒、童便可制。何首乌，米泔浸，黑豆蒸。桔梗，略焙。白豆蔻，去衣，微炒。草豆蔻，同上。白附，炮，去皮脐。草果，去壳。肉豆蔻，面裹煨，忌铁。砂仁，去壳炒，研。玄胡索、莪术，酒炒。三棱，醋炒。款冬花，去枝，蜜水炒。百部，去心，酒洗，焙。旋覆花，去蒂，焙。兜铃，水净。枳壳，麸炒。半夏，姜汤泡，煮透。南星，炮，去皮脐，冬月研末，入牛胆，挂风处。蒺藜，酒炒，去刺。大黄，酒蒸，晒。天雄、附子，童便浸，去皮，切四片，另再用童便加甘草、防风，煮干为度。巴戟，酒浸，焙。杜仲，酥炙。仙茅，泔浸去赤水。淫羊藿，羊油拌炒。肉苁蓉，酒洗，去甲。菟丝子，酒煮，打作饼，晒，为末。补骨脂，酒炒。益智，盐水炒研。覆盆子，去蒂，酒炒。骨碎补，去毛，蜜蒸。狗脊，去毛，酒炒。商陆，黑豆拌蒸。芫花，醋煮，晒。大戟，水煮，去骨。甘遂，面裹煨。郁李仁，去皮，研如膏。常山，去芦，酒炒。蓖麻子，去壳。续随子，研，去油。葫卢巴，淘净，酒焙。牛蒡，酒炒，研。桑白皮，蜜水炒。山栀子，炒黑。干姜，炮。厚朴，姜汁炒。桃、杏仁，汤泡，去皮尖，研。神曲，炒研。麦芽，炒。莱菔子，炒研。白芥子，炒研。紫苏子，炒研。莲子，去心炒。山茱萸，去核，焙。吴茱萸，去闭口，盐汤泡三次，焙。蜀椒，去合口、核，炒。诃子，蒸，去核，焙。青蒿，童便浸一宿，晒。枇杷叶，胃病姜汁炙，肺病蜜炙，去毛。椿、樗白皮，醋炙。雷丸，酒蒸，去皮。密蒙花，酒润，焙。麻仁，炒，研。扁豆，炒。乳香、没药，箬上烘出油，同灯心研之则能细。山查，去核。生姜，去皮热，留皮寒。干漆，炒尽烟为度。粟壳，醋炒。韭子，炒。葱、蒜，忌蜜。黑白丑，酒蒸，研。苏合香，酒浸，另研。丁香，忌火。水蛭、全蝎，炒去毒。乌药，酒炒。大腹皮，水洗，晒。酸枣仁，生醒寐，熟安神。柏子仁，炒。牡丹皮，酒炒。地榆，忌火。白及，略焙。决明子，炒，研。蝉，退去羽足，洗。斑蝥，去头足翅，同大米炒。葶苈子，同米炒。连翘，酒炒。白僵蚕，米泔浸经宿，待涎浮水面取起，焙干，去丝及黑口，研。穿山甲，土炙、酒入炙，研。代赭，煅，醋淬，水飞。雄黄、朱砂，另研，水飞。石膏，煅，研。赤白石脂，火煅，研，水飞用。自然铜、磁石，煅，醋淬九次，细研，水飞。滑石，研，水飞。炉甘石、青礞石、花蕊石、伏龙肝，火煅，研，水飞。阳起石，火煅，酒淬七次，水飞。白矾，煅。龙骨，火煅，水飞，酒煮。阿胶，蛤粉炒。石决明，盐水煮，研，水飞。牡蛎，火煅，童便淬，研。真珠，绢包入豆腐中，煮一香，研。鳖甲，去肋，酥炙。鹿茸，烙去毛，酥炙。虎胫骨，酥炙。五灵脂，酒飞，去沙。龟甲，酒浸，炙。墨，火煅，研。发，入瓦罐中，盐泥封固，煅存性。齿，火煅，水飞。海螵蛸，炙。桑螵蛸，蒸透再焙。昆布，水净。海藻，水净，焙。绯丹，汤泡去黄水，炒令紫色，研。石硫，用猪大肠盛之，水煮三日夜，以皂角汤淘去黑水，再以紫背浮萍同煮，消其火毒。畏细辛、醋及诸般血。土硫黄，辛热腥臭，止可入疮科外治，不堪服饵。

《元素集锦·本草修治》：甘草，去头尾尖处，吐人。炙用，去皮，长流水蘸湿，炙七次。忌猪肉，反甘遂、大戟、海藻、芫花。黄芪，去头，刮皮，蜜水炙七次。亦生用。勿用木芪，味苦。恶白鲜、龟甲。人参，去芦。醇酒润透，竹刀切咀，焙用。亦生用。忌铁器。收藏用细辛相间，密封盛瓶中，勿见风日。入丸散，阴干，恶卤咸，反藜芦，畏五灵脂。沙参，去芦。恶防己，反藜芦。桔梗，勿用木梗。去头生尖硬二三分，两畔附枝，泔浸一宿，切，微炒用。忌猪肉。黄精，勿用钩吻。入甑内令满，蜜盖，蒸至气溜，即暴。如此九次。萎蕤、女萎，竹刀刮去节皮，洗净，蜜水浸一宿，蒸过，焙干用。知母，上行酒浸炒，下行盐水润焙。忌铁器。肉苁蓉，清酒浸一宿，以鬃刷刷去沙土浮甲，劈破中心，去白膜一重，如竹丝草样，有此能隔人心前气不散。以甑蒸之，从午至酉，取出，又用酥炙得所。天麻，洗净，以湿纸包，于糠火中煨熟，取出切片，酒浸一宿，焙干用。勿用御风草，害人。白术，去皮，泔浸一宿，以人乳润蒸，切炒。入脾以陈壁土和炒。忌桃果、杏、李、菘菜、雀、鸽、青鱼。苍术，去皮，泔浸二日，换水浸，切片焙干用。亦酒浸炒。忌同白术。狗脊，去毛须，剉，炒用。贯众，去毛及花萼，剉，焙用。巴戟天，温水浸软，去心，酒浸一宿，剉，焙。远志，甘草汤浸一宿，去心，晒干用。畏藜芦。淫羊藿，每斤用羊脂四两，拌炒，脂尽为度。仙茅，竹刀刮切，糯米泔浸去赤汁。忌铁器、牛乳。元参，水润，以竹刀切，晒干用。大忌铜、银，犯之噎喉丧目。反藜芦。丹参，畏咸水，反藜芦。紫草，去头并两畔须用。白头翁，酒洗，剉用。白及，恶理石，反乌头。黄连，去毛，各随方炒。恶菊花、元参，忌冷水、猪肉，令人泻。胡黄连，恶菊花、元参，忌猪肉，令人泻不已。黄芩、枯芩，去枯，酒炒。条芩，生用。恶葱实。秦艽，勿用右文者。汤浸一宿，日干用。畏牛乳。柴胡，去须及头，用银刀刮去赤薄皮，以布拭净。勿令犯火，立便无效。前胡，刮去苍黑皮并髭土，竹沥浸，晒干用。恶皂夹。防风，勿用叉头者，令人发狂。勿用叉尾者，发人痼疾。黄色而润者佳。恶藜芦。羌活、独活，去皮，焙用。升麻，去髭头芦，剉用。苦参，糯米泔浸一宿，去腥秽气，淘过，蒸切，晒用。恶贝母、菟丝，反藜芦。延胡，炒过，切片，亦酒炒用。鬼督邮，剉细，生甘草煮一伏时，晒干用。贝母，去心膜，糯米同炒，米黄为度。勿用油实者，有毒。反乌头。慈菇，去毛壳用。茅根，洗去衣皮。忌铁器。胆草，铜刀切去须上头，剉细，甘草汤浸一宿，晒干用。亦酒浸炒用。细辛，切去头，水浸，晒用。勿用双叶者，害人。忌生菜、狸肉，反藜芦。白微，去须，酒洗用。白前，生甘草水浸一伏时，去头须，焙干用。当归，去芦，酒洗用。晒干，乘热纸封瓮收之，不蛀。蛇床子，挼去皮壳，取仁，微炒用。白豆蔻，去皮，炒用。白芷，水洗，炒用。并炒黑豆用。用石

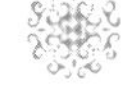

灰拌收，不蛀。牡丹皮，铜刀剉，酒拌蒸用。忌胡荽、蒜。木香，生用，不见火。亦面裹，煨熟用。高良姜，炒用，亦土炒用。草豆蔻，面煨熟，去皮用。荜茇，去挺用头，刮去皮粟子净，醋浸一宿，焙干用。蒟酱，刮去粗皮，捣细，每五钱用生姜汁五两拌之，蒸一日，晒干用。肉豆蔻，面裹煨熟用，亦生用，忌铁器。补骨脂，酒浸一宿，仍用东流水浸三日，蒸，晒干用；亦盐炒用。晒干用。恶甘草，忌芸薹、羊肉、诸血。蓬莪茂，面裹煨，醋炒用。荆三棱，面裹煨，醋浸一宿，焙干用。香附，生用。炒用酒、醋、童便、姜汁，各随方炒用。忌铁。香薷，阴干，勿犯火。服至十两者，终身不得服白山桃。荆芥，反驴肉及一切无鳞鱼、蟹，犯之令人吐血死。以地浆水解之。入药焙用。薄荷，收采先夜以粪水浇之，或雨后刈收，则凉，不尔不凉。新病后忌食，令虚汗不止。紫苏，刮去青薄皮，剉用。忌鲤鱼，生毒疮。艾叶，拣净叶，石臼内木杵捣去青渣，取白者，再捣柔烂，焙燥用。入丸散用醋煮，干捣成饼子，烘干，再捣为末，入茯苓三五片同碾，实时可作细末。煎宜新，炙宜陈。青蒿，使子勿使叶，使根勿使茎，以童便浸七日七夜，晒干用。益母草、子，炒香，去壳取仁用。茎、叶，阴干用。忌铁器。勿用开白花者。旋复花，去蕊并壳、皮、蒂、子，蒸巳至午，晒干用。青葙，先烧铁杵、臼，乃捣用。蠡实，炒用。治疝，醋拌炒用。续断，横切，去向里硬筋，酒浸一伏时，焙干用。漏芦，细剉，以生甘草相对拌蒸，从巳至申，拣出，晒干用。飞廉，刮去粗皮，杵细，以苦酒拌一夜，漉出，日干，杵细用。麻子，袋盛蒸熟，晒干，柳木杵捣，去焦壳用。胡芦巴，淘净，酒浸一宿，晒干，蒸熟，或炒用。牛蒡子，拣净，以酒拌蒸，待有白霜重出，以布拭之，焙干，捣粉，蒸熟，晒干用。苍耳实，炒熟，捣去刺用。忌猪肉、马肉、米泔，害人。茎、叶蒸用，忌同。鹤虱（即地菘子），捣筛用。忌猪、酒。木贼，去节，炒用，生用。豨莶，洗净，晒干，入甑中，层层洒酒、蜜蒸，又晒，如此九次。芦根，取逆水生者，去须节、赤黄皮。忌巴豆。出水者杀人。蘘荷，勿用革牛草。白者佳。铜刀刮去粗皮一重，细切，入砂盆中研如膏，取自然汁炼作煎，新器摊冷，如干胶状，刮取用。灯心草，以糯米粉浆染过，晒干研末，入水澄之，浮者灯心，取晒干用。此为末法。麻黄，去节、根，水煮十余沸，以竹片掠去沫用。地黄，以好酒，入砂仁末在内拌之，润蒸，晒干，再拌蒸九次用。忌萝卜、葱、蒜、诸血。牛膝，去芦头，酒浸，蒸焙用。生用，酒浸不焙。忌牛肉。紫菀、女菀，洗净，去头，每一两用蜜二分，化水浸，焙干用。麦冬，以滚水润湿，少倾抽心，酒浸用。入丸散，焙热，即于风中吹冷，如此三四次，即易燥，且不损药力。反鲫鱼。葵菜，同蒜食，勿用心，有毒。黄背紫茎者勿食。忌鲤鱼、黍、鲊，害人。曾被风犬咬者，食即发。败酱，以甘草叶相拌对蒸，从巳至未，去甘草叶，焙干用。款冬花，去向里裹花蕋壳并实，如栗零壳并枝叶，甘草水浸一宿，晒干用。瞿麦穗，用蕊壳并子，不用茎叶，令人气噎。王不留行苗子，酒蒸从巳至未，再以酱水浸一宿，焙干用。葶苈，隔纸炒用，或以糯米合炒，米熟去米，捣用。车前子，水淘洗，去泥炒，晒干，炒用。入丸散以酒浸蒸，捣烂作饼，晒干，焙研用。使叶择九叶者，勿使茎，剉细，放新瓦上摊干用。蛇含草，用叶，晒干。勿犯大根，茎不可用。勿用竟命草，令人吐血不止，速服知时子解。旱莲草，端午取，阴干，露一宿用。连翘，去梗合仁研用，去心之说误也。青黛，水飞净灰脚用。蒺藜，炒黄，杵去刺，亦生用。商陆根，赤花者有毒。用白花者，铜刀刮去皮，切，以东流水浸两宿，以黑豆叶重重相间蒸之，从午至亥，去豆叶，晒干用。无豆叶，以豆代之。狼毒，勿用浮水者，醋炒用。狼牙，勿用中湿腐烂生衣者，杀人。防葵，勿用浮水狼毒，甘草汤浸一宿，晒干，以黄精汁拌，土器中炒汁尽用。大戟，酱水煮软，去骨，晒干用。勿用绵戟，色白，服之令人吐血。勿用附生者，令人泄气不禁。煎荠苨解之。反甘草，犯者菖蒲解之。服大戟，忌咸物百日。甘遂，面裹煨熟用。反甘草，服者忌酸、咸半月。续随子，去壳取仁，纸裹，压去油，研成霜用。莨菪子，每十两好醋一碗，煮干，以黄牛乳浸一宿，乳汁黑即是真者，晒干，捣筛用。亦炒熟用。勿用水莨菪，令人狂乱吐血，以甘草汁解之。蓖麻子，以盐汤煮半日，去皮取仁，研用。作油，以仁五升，捣烂，水一斗，煮，有沫撇起，沫尽乃止，去水，煎沫至滴水不散为度。忌铁器。凡服此，终身不得食炒豆，犯之胀死。常山，苗名蜀漆。酒浸蒸熟，或炒熟用。春夏用苗，秋冬用根。忌菘菜、鸡肉、葱。白附子，去皮脐，炮用。五味子，打破，蜜蒸，焙干用。亦生用。忌铁器。藜芦，去芦，炒用。反细辛、芍药、人参、沙参、元参、丹参、苦参。服藜芦吐不止，葱汤解之。附子，水浸，去皮脐，每一个用甘草二钱，姜汁、童便各半盏，同煮熟，出火毒一夜，切，晒干，炒内外俱黄用。生用，去皮脐，炮。天雄，每十两以酒浸七日，掘土坑，用炭半称，煅赤，去火，以醋二升沃之，候干，乘热入天雄，在内小盆合一宿取出，去脐用。忌豉汁。乌头，用乌大豆同煮熟，出火毒用。忌豉汁。南星，以生姜汤泡七次用。或湿纸包，于煻火中煨制，用胆星生研末，腊月取黄牯牛胆，和填胆内，悬风处干之，数次年久者佳。半夏，沸汤泡七次，仍加姜汁浸炒。造曲，以姜汁、白矾汤和作饼，楮叶包，置篮中，待生黄衣，日干用。洗滑不尽，令人气逆。忌羊血、海藻、饴糖。反乌头。蚤休（即金线重楼），洗去皮，切，焙用。鬼臼，去毛用。不入汤，止作散。射干（即扁竹），米泔浸一宿，日干用。紫花者佳。芫花，炒令赤用。茵芋，茎、叶炙用。菟丝子，水洗去沙，酒浸，杵烂成饼，晒干，研末用。覆盆子，去皮蒂，取子，酒拌蒸用。使君子，取仁用。亦煨用。壳亦煎汤用。忌热茶，犯之即泻。木鳖子，去油者麸炒过，切碎再炒，去油尽为度。马兜铃，去革膜，取净子，焙用。牵牛，水洗去浮者，或炒或生，并取头末用。紫葳（即凌霄花），勿近鼻闻，伤脑。瓜蒌仁，砖压，去油一次用。天花粉，去粗皮用。作粉，寸切，换水浸五日，取出捣研，滤过，澄粉用。天门冬，蒸，去皮去心用。忌鲤鱼。中毒，浮萍汁解。百部，以竹刀劈开，去心，酒浸，焙干用。白蔹，洗去黑皮，日干用。反乌头。何首乌，竹刀刮去皮，米泔浸三夜，切，晒干或焙干用。作末，木杵捣之。萆薢、土茯苓，白色者佳。去皮，酒浸，烘干用。去节刺。忌茶茗、铁器。女萎，去头并白蕊，剉细，拌豆淋酒蒸，从巳至未，晒干用。黄药子，紧重者佳。洗剉用。防己，酒洗，晒干用。威灵仙，去芦，酒洗用。忌茗、面汤。茜草根，勿用赤柳根。忌铜、铁器。络石，去毛、子，以熟甘草水浸一伏时，切，晒干用。石菖蒲，一寸九节者真。铜刀刮去毛，微炒用。忌铁器，犯则吐逆。泽泻，去须，剉，酒浸，晒用。蒲黄，隔三重纸炒用，亦生用。浮萍，紫背者佳。拣净，以竹筛摊晒，下置水一盆映之，易干。海藻，洗净咸味，晒干用。反甘草。昆布，水煮，去咸味，晒干用。石斛，中实有肉者佳。去根头，酒浸一宿，蒸，晒干用。或徐徐焙干用。骨碎补，铜刀刮去黄赤毛，蜜润，晒干、焙用。或炒三次，令黑用。忌铁器。石韦，去黄毛，去梗，拌羊脂，炒干用。卷柏，破血、生血、止血，炙用。马勃，以生布张开，将勃于上摩擦，以盘承取末用。胡麻，水淘去浮者，以酒拌蒸熟，晒干，舂去粗皮，炒用。麻仁，帛包，置沸汤中浸，至冷出之，垂井中一宿，勿令着水，次日日中晒干，新瓦上挼去壳，簸扬取仁，则粒粒皆完。米壳，水淘，去蒂及筋膜，醋拌炒用。阿芙蓉，忌米醋，令人肠断。黑大豆，恶五参、龙胆。炒。忌食猪肉。反蓖麻子，令人胀死。大豆黄卷，壬癸日，以井华水浸大豆，生芽，去皮，阴干炒用。神曲，六月六日，用白面一百斤，青蒿、苍耳、蓼子自然汁各三升，赤小豆去皮，杏仁去皮尖，各三升，为末泥，用汁和面、豆、杏仁，作饼，麻叶包，待生黄衣，晒收，剉豆大，炒黄用。绿豆，反榧子壳，忌鲤鱼。白扁豆，去皮，炒熟用。亦生用。酒，反茶，忌牛肉、芥菜及辛辣物。有灰者，不入药。韭菜子，拣净，蒸熟，晒干，簸去黑皮，炒黄用。生姜，消肿用皮，散寒用肉，化痰用汁。勿同酒食，发痔。白芥子，拣净，微炒用。干姜，炒用，炒黑用，生用。蘹香子，切炒用。蒲公草，三四月采，阴干用。芋，以姜同煮，换水再煮。薯蓣，忌铁器，恶甘遂。李根皮，取东行者，刮去皱皮，炙黄用。杏仁，勿用双仁者。汤浸，去皮尖，炒黄用。乌梅，去核，微炒用。忌猪肉。桃奴，铜刀切取肉用，或焙用。桃仁，勿用双仁者。汤浸，去皮尖，炒黄用，或生用。桃花，勿犯人手，以棘刺取，阴干用。勿用千叶者，令人吐血。木瓜，忌铜铁。以竹刀切片，晒干用。山楂，蒸，去子，晒干用。子炒用。酸石榴皮及东引根，勿用干者。以浆水浸一夜，取出用。忌铁器。橘皮，勿用柑柚皮，害人。陈皮，薄，色红味苦，纹细，肉多筋。柑柚皮，厚，色黄，味不苦，纹粗，肉无筋。以淡盐水洗润，刮去白用。余各随方用。青皮，汤浸，去穰炒用，或醋炒用。橘核，炒香，去壳取仁，研碎用。枇杷叶，以谷草作刷，刷去毛，免射人肺。蜜水涂炙，或姜汁涂炙。橡实（即旋网子），取子，换水十五次，淘去涩味，蒸极熟食之。橡实斗壳，捣细，炒焦用，或烧存性用。荔枝核，炒焦用。榧实，反绿豆，杀人。忌鹅肉，生风。石莲肉，去涩皮，去心，焙用。槟榔，半白半黑，心虚者勿用。心坚有锦文者佳。大腹皮，先以醇酒浸过，后以黑豆汤再洗，晒干，切焙用。川椒，去目及闭口者，炒令出汗，入筒中，以杵捣去里面黄壳，只取外红，随捣随播，取尽用。或炒熟，铺地上，以碗覆待冷，碾取红用。荜澄茄，去梗及皱皮，酒浸，蒸从巳至酉，捣细，晒干用。吴茱萸，深汤浸去苦汁七次，焙用。去梗、叶及闭口者。瓜子仁，晒干，杵细，以马尾罗筛过，成粉，三重纸裹，压去油用。甜瓜、西瓜同。瓜蒂，勿用白瓜者，青绿色者佳。悬屋东，风吹干用。芡实，蒸熟，晒干，取仁用。芡实一斗，以防风四两煎汤浸过，经久不坏。柏子仁，去皮，酒浸，晒干用。亦去油用。桂，去粗皮用。忌生葱、石蜜。侧柏叶，春东，夏南，秋西，冬北，杵成饼，阴干焙用。或生用。桂心，以肉桂去外粗皮及内薄皮，即为桂心。辛夷，刷去毛，去心焙用。龙脑，同灯草盛罐中，不耗。乳香，没药同。微炒杀毒，则不粘。以灯草同研，则易细。血竭，勿用海母血，嚼之不烂如蜡者真。另研末，同众药研，皆化尘飞去。阿魏，黄散者佳，黑色者次。研细，热酒器上裛过用。芦荟，置器中，以器覆之，盐泥合济，用谷糠火煨，化出火毒用。胡桐泪，磁罐贮封，勿令溶化。黄柏，去粗皮，酒浸，炒用。亦生用。厚朴，刮去粗皮，每一斤姜汁八两，浸汁尽，晒干炒用。忌诸豆，食之动气。杜仲，刮去粗皮，切成薄片，以姜汁浸透，炒去丝用。恶元参、蛇蜕。樗根皮，刮去粗皮，取白皮，蜜炙用。海桐皮，刮去粗皮，酒浸，剉用。楝实（即金铃子），酒拌蒸，刮去皮，取肉用。核，捶碎，水煮，晒干用。凡用肉不用核，用核不用肉。苦楝根，雄者根赤，有毒，杀人。雌者每一两，入糯米五十粒同煎，杀毒。槐实，十月巳日采，去单子及五子者，只用二、三、四子者，炒用，或烧用。槐花，未开时采，炒用。陈久者良。合欢皮，去粗皮，炒用。皂角子，圆满坚硬不蛀者佳。以瓶煮熟，去硬皮，去向里白肉，去黄，铜刀切，晒用。皂荚，赤肥不蛀者佳。以新汲水浸一宿，去皮弦子，蜜炙、酥炙、炒、烧灰，各依方用。没食子，纹细，无米，虫食成孔者佳。以砂盆盛，浆水浸，硬者研尽，火烘干用。忌铜铁。诃黎勒，勿用毗梨勒。八路至十三路者，涩不堪用。六路者佳，去路取肉，焙干用。或煨，去核用。芜荑，大者佳。取仁，炒用，生用。苏木，去粗皮，去节用。椶皮，年久败椶，炒，烧灰存性用。酸枣仁，去皮尖，炒用，生用。恶防己。蕤核仁，去皮尖，压去油用。山茱萸，酒浸，去核用。金樱子，去刺及子，焙用。女贞实，酒浸，蒸透，晒干用。郁李仁，汤泡去皮尖，研用。去双仁者。五加皮，酒洗，微炒用。不炒则泻。忌铁器。卫矛（即鬼箭羽），只用箭头，拭去赤毛，每一两用酥一钱，拌匀，缓炙用。地骨皮，洗去土，切，甘草汤浸，焙用。枸杞子，拣净，酒润，捣烂用。蔓荆子，去蒂膜，打碎用。猪苓，忌铁器。铜刀刮去皮，切用。蜜蒙花，拣净，酒浸一宿，漉出候干，拌蜜令润，蒸，日干用。茯苓，去皮去心，捣细，于水盆中搅澄，浮者滤去，不损目。忌米醋酸物。雷丸，甘草水浸一夜，以铜刀刮去皮，炒用。肉白者佳，赤者有毒，杀人。桑寄生，铜刀连根、枝、茎、叶切细，阴干用，不见火。竹沥，用瓶一个，盐泥固济，截竹五六寸入瓶中，仍用一瓶对承，盐泥固济，将一瓶埋入地内，留泥瓶在外，周围以火烧之，其沥即注下瓶，取用。蜜，炼蜜置器中，于汤中煮一日，候滴水成珠用，无火毒也。百药煎，五倍子一斤，为粗末，真茶一两，煎浓汁，入酵醩四两，拌匀，和器盛，置糠缸中署之，待发起如面状即成，捏作饼，晒干用。桑螵蛸，二三月采，以热浆水浸一伏时，焙干，柳木灰中炮黄，去子用。白僵蚕，白色条直者佳，勿令中湿，有毒杀人，以糯米泔浸去涎炒，去丝子用。蚕沙，晒干淘净，再晒，可久收不坏。樗鸡（即红娘子），去翅足，以糯米同炒，米黄，去米用。班猫，青娘子、亭长、地胆，俱同修治。去翅足，以糯米同炒，米熟，去米用。生用吐人。蝎，去毒，炒用。蝉蜕，以沸汤洗去泥土，浆水煮过，晒干用。水蛭，细剉，微火炒焦黄用。中毒，以黄土水饮之，即解。蛴螬，去足嘴，以糯米同炒，米焦，去米用。亦生用。蜣螂，五月五日取，蒸，藏之，临用火炙。勿置水中，令人吐。土狗（即蝼蛄），去翅足，炒熟用。䗪虫（即簸箕虫），去足焙用，生用。虻虫（即瞎蠓），去翅足，炒熟用。青蛙（即田鸡，音蛙），正月有毒，勿食。去皮骨，炙用。蟾蜍，虾蟆同。目赤，腹无八字者，勿用。去皮爪，酒浸一宿用。或焙用。蜈蚣，勿用千足虫。头上有白肉者，去头尾足，以薄荷叶裹，煨用。蚯蚓，干者炒作屑用，生者或烧灰，或化水用。龙骨，齿角同治。咀片，酒浸，焙干用。入丸散，煅赤，研末，水飞用。穿山甲，各方不同治，俱不生用。石龙子，醋炙用。守宫（即蝎虎），生用，焙用。牡蛎，盐水煮一伏时，火煅赤，研粉用。蛤蚧，其毒在目，去目及头足，洗去鳞鬣内不净者，酥炙，或蜜炙用。其力在尾，勿伤之。蛇蜕，以皂荚水洗净，缠竹上，酒炙、醋炙、烧煅，各依方用。白花蛇，其头尾大毒，各去一尺，只用中段。干以酒浸，去皮骨，其骨刺毒人。如生者，須远弃之。其肉酒浸，春秋三宿，冬五宿，夏一宿，取出，炭火焙干，盛砂瓶中，埋地一宿，出火毒，密封，藏之十年不坏，服之忌见风。乌贼鱼骨，勿用沙鱼骨。上文横者假，顺者真。炙黄用。龟甲（上中下甲，鳖甲俱同治），去四边，酥炙，酒、醋、猪脂炙，各方用。十二月忌服，害人。蟹，反柿子、荆芥。中毒，木香汁解。鳖甲，醋炙。忌马齿苋、鸡子。蛤粉，用紫口蛤蜊，煅赤，研细用。真珠，无钻孔者，研极细用。不细，则伤脏腑。石决明，盐水煮一伏时，研末，水飞用。贝子，煅用，或醋拌蒸，清酒淘过，研用。海粉，勿用游波虫骨，相似，但面上无光，误服令人狂走，以醋解之。每一两，用地骨皮、柏叶各二两，同煮一伏时，东流水淘三次，捣粉用。瓦垄子，陈久者佳。炭火煅赤，醋淬三次，出火毒，研粉，飞用。田螺壳，泥中及墙上年久者佳。煅用。鸡矢白，腊月取白雄鸡矢白，炒，或酒渍用。左盘龙，即白鸽矢。炒用，或烧用。伏翼，去肠翅，煅用。白丁香，即雀矢。腊月收采，去两畔附着者，钵中研细，甘草水浸一宿，去水，焙干用。夜明砂，水淘，去灰土、恶气，取细砂，晒干，焙用。五灵脂，研细，酒飞去石砂，晒干用。或炒用。忌人参，害人。猪脂膏，十二月上亥日炼取，入新瓶中，埋亥地百日用。猪悬蹄甲，酒浸半日，炙焦用。猪肉，反乌梅、桔梗、黄连、胡黄连，犯之令人泻痢。苍耳犯之，令人动气。羊肉，忌铜。反半夏、菖蒲。

牛胆，腊月取黄牛、青牛者用。阿胶，蛤粉炒成珠，或酒化膏，各方用。牛角，角尖中坚骨也，水牛、黄牛者佳。烧灰用。牛黄，黄透指甲者真。虎骨，黄色者佳。捶碎，去髓，酥炙用。象胆，干者有青竹文斑，光腻者真。捣成粉用。犀角，生犀佳，成器者不堪用。以纸裹于怀中蒸燥，乘热捣之，即成粉。熊胆，以米粒大点水中，运转如飞者真。他胆亦转，但缓。羚羊角，二十四节者为神角，研极细用，不刮人肠。鹿茸，以酥薄涂匀，于烈火中灼之，令毛尽，酥炙、酒炙、焙、酒蒸焙，各方用。鹿角，置器中，以泥裹，大火烧一日，如玉，粉用。麝香，当门子尤妙。以子日开取，微研，不必苦细。腽肭脐，酒浸一日，纸裹，炙香，剉用。同川椒收，不坏。鼠胆，腊月取活鼠，热汤浸死，破喉，以真红色者即是。雄鼠粪，两头尖者是，炒用。猬皮，烧灰用，或剉细，炒黑用。童便，十二岁以下者，去头尾用。乱发，以皂角水洗净，入罐中固济，煅存性用。人中黄，以竹筒盛，甘草片塞，置大粪缸中，浸七七日，取出，悬风处阴干，破竹取用。人中白，溺中沉下者，十二月取收，风日久干者佳。以瓦煅过用。浆水，炊粟米熟投入冷水中，浸五六日，味酸，生白花色用。若浸坏，杀人。土粉，每二两用盐一分，作汤，飞过，烧用。百草霜，他家者，炒，研细用。伏龙肝，灶中当心黄土，年久者佳。研细，水飞用。自然铜，火煅，醋淬七次，研细，水飞用。勿用方金芽，杀人。黑锡，以铁钵溶化，泻瓦上，滤去渣脚，如此数次，收用。炼灰，取黑者，白者不入药。铅霜，以铅杂水银十五分之一，合炼，作置醋瓮中，密封，经久成霜，取用。蜜佗僧，体重如龙齿，碎之有金色者佳。研极细用。白石英，六棱，白色，如水晶石者，㕮咀煎服，不可粉服。紫石英，煎服同白。入丸散，火煅，醋淬七次，研末，水飞，晒干同。朱砂，先日斋戒，取研细，水飞三次，去渣，晒用。入火有毒，杀人。忌一切血。水银，同黑铅、硫黄结砂服，余不可服。忌一切血。轻粉，银朱同水银炼成者，有毒，不可轻服。黄连、陈酱制其毒。忌一切血。灵砂，以桑灰淋醋煮伏过用。石膏，火煅，研用。忌铁器。雄黄，勿用气臭及黑色并夹石者。以米醋入萝卜汁，煮干，水飞，澄去黑者用。或水飞九次，竹筒盛蒸七次用。雌黄同。俱忌妇人、犬、鸡，犯则变黑。滑石，以竹刀刮去红筋，用牡丹皮同煮一伏时，水飞，晒干用。赤、白石脂，火煅，水飞过用。井泉石，细研，水飞用。不细，令人淋。炉甘石，火煅红，童便七次，水洗净，研粉，水飞，晒用。石钟乳，忌参、术，终身不可犯，犯则死。难有练服之法，不必录。阳起石，火煅赤，酒淬七次，研细，水飞用。磁石，代赭石同。火煅，醋淬七次，研细，水飞用。禹余粮，细研，水淘取汁，澄之，勿令有沙土，或火煅，醋淬用。太乙余粮，黑豆五升，水一斗，煮取二升半，置锅中，下余粮二两煮之，旋添，汁尽为度，捣研万次用。大绿，研，水飞用。砒石，醋煮杀毒用。胆矾，涂铜铁上，烧之即红色者真。矾石，黄泥包，炭火烧一日夜用。不炼则杀人。煅成灰者，假也。青礞石，用坩锅一个，入礞石四两，火焰硝四两，拌匀，炭火十五斤，煅至硝尽，出火毒，研细，水飞，去硝毒，晒干用。花蕊石，以罐固济，顶火煅过，出火毒，研细，水飞，晒干用。金牙石，烧赤，去粗用。石蟹，研细，水飞用。蛇黄，烧赤，醋淬三四次，研末，水飞用。寒水石，姜汁煮干，研粉用，或煅用。大盐，以水化开，澄去渣，煎炼用。或烧，或炒，各随方用。芒硝，以朴硝同水化开，盆取芒用。硇砂，水飞净，醋煮，干如霜，刮用。风化硝，以芒硝袋盛，冬月挂檐下，风吹自成轻飘白粉。硝石，溶化，投甘草入内，伏火毒用。忌苦参、苦菜、曾青。硫黄，勿用青、赤色及半白半青、半赤半黑者。黄色，内莹净者佳。打碎，袋盛用，无灰酒煮三伏时用。入丸散，以萝卜剜空，入硫黄在内，合定，稻糠火煨熟，去其臭气，以紫背浮萍同煮过，消其火毒，以皂角汤淘之，去其黑浆用。白矾，生用，煅用。绿矾，醋拌，火煅用。

《痘疹定论·炮制用药之法》卷三：黄耆，毒火盛生用，虚寒蜜炙用。甘草，毒火盛生用，虚寒蜜炙，俱去皮用。白术，陈东壁土拌炒，去土用。半夏，姜汁拌炒用。香附，去毛，切成片，淘米水拌炒用。苍术，亦如之。诃子，煨熟去核用。肉豆蔻，面裹煨熟，捶去油用。紫草茸，研末，用整块煎不化。缩砂，去皮炒研用。白芍药，大能敛血归窝成浆有力。世人罕能用之，予特表扬其功效，亦以见久吾聂氏订方之深意。毒火盛酒洗生用，虚寒酒炒用。厚朴，姜汁炒用。黑附子，一两重，或一两二钱重为止，切作四片，用童子小便入甘草三钱，水三碗，煮两个时辰取出，埋于土内一昼夜，去其猛烈之毒，取出应用。麦芽炒用。干姜，切成片，炒黑用。牛蒡子，炒香，研末用。连翘去心用。人参，去芦用，若不去芦，令人作干呕。黄芩，酒炒用。若孕妇出痘，必用条芩酒炒用。栀子仁，酒炒用。黄柏，酒炒用。花粉，酒拌蒸用。麦门冬、天门冬，俱去心用。蝉蜕，去头足用。地骨，用皮。滑石，澄末用。木通，去皮用。当归，酒洗用，倘滑泻，则以陈东壁土拌炒用；如泄泻不止，去当归不用。归头生血，归身养血，归尾破血。南山查，去核用。北山查性寒，不堪入药。大黄，酒蒸三五次，晒三五次，应用必要蒸透过，心黑如墨者更佳。白附子，磨熟水服。穿山甲，前足甲片土炒焦，研末用；盖取前足挖土有力，攻浆亦取挖痘攻毒之意。皂刺，取刺尖有力。车前子，炒用，不炒不可入药。白龙骨，煅过用。福元，补心虚寒，用作引相宜。公丁香，切碎用。赤石脂，火煅七次用。五味子，捶碎用。酸枣仁，炒熟研末用。山药，炒用。白矾，炒用。福建莲肉，去心用，他处所产功力不及。生姜，作引能和胃气，若呕吐煨熟用。灯心，清火。红枣，走表，初用作引。红花，酒洗用。酒能活血，长浆时用其作引导，药味直达气血之中，神曲炒用。川黄连，酒炒，若毒火作呕，姜汁拌炒用。至于麻疹用引与痘不同。

《眼科指掌》：制丹头法。白矾、青矾、硝、食盐、青盐、生硼砂各一钱，朱砂一钱，用水银一钱，交糊诸药，后用镕银锅二个，药张在银锅内，用炭火炖镕滚，令药半干时，粘住锅，取一磁器碗，盆二个，每银锅一个，碗底一个，覆上锅内，上连碗底，俱用湿火或湿泥半干糊对，略露锅底，覆倒在地，把炭火煽烈，极处团熏火烈后，俟其漫漫煅炼，俟烧二尺线香之久为度。又法：将封好之药锅，覆在碗瓦盆内，则柴炭盛满瓦盆，煽烈时令其火炭自化为度。把各银锅取出，候凉，劈开封泥，以碗底内滴结一点汗珠，此是为真丹，后加珍珠二分，冰片一分，共为细末，即成的丹真金丹也，诸目药为无不神效。

《外科证治全生集·诸药法制及药性》卷三：用药如用兵也。兵有勇猛，药有燥烈。烈药经制则纯，勇兵经练则精。兵精破贼不难，烈药治病易愈。苟炮制不妥，犹勇兵之武艺未备也。今人不精于制，而视性之烈燥者，畏如蛇蝎，诿之曰一效难求。余初读药性，继攻炮制。然药之性，古今之议未远，炮制之法，却有不同。余留心四十余年，深得制度烈药之法，用之功灵效速，万无一失，方悉烈药之力如勇兵，制药犹如演武也。因古书独于烈药之处未详，是以录登是集，为炮制之补遗云尔。○铜青，酸，平，微毒。治恶疮疳疮，杀虫吐风痰。铅粉，酸，冷，无毒。消中风痰，止惊吐逆。黄丹，临用炒紫色，筛入膏内，生肌，疗湿，杀疥癣虫。密陀僧，研，水浸煮，澄去水，日干入膏，消痞杀虫。铁锈，杀疥虫。丹砂，研粉水飞，养神安魄，除中恶腹痛，惊痼胎毒。水银，磨，依方制用，有微毒。治恶疮白秃，下死胎。轻粉，有毒。除烂孔毒根，惊痼瘙痒，恶疮癞癣。银朱，有微毒。疗疥癣，杀虫止痒，杀虱。雄黄，名腰黄，透明者佳。水飞。治恶疮死肌，消痈毒，化腹中瘀血。滑石，丹皮对分煮透，取石，研，水飞。通九窍，利六腑，生津液，分水道，行积滞，逐凝血，降心火，解暑热。砒石，经制无毒，不伤人畜。同铅入器内，砒放铅底，火镕烟尽为度，铅上刮下者，名金顶砒。取香油一两，生砒一钱，研，入油煎沫尽烟绝，擦鹅掌风。取红枣去核，以砒代核，发扎，入炭火煅至烟尽，研细粉，名赤霜，治走马牙疳，久溃不敛者，撒上数次收功。生者可疗冷哮，不伤人畜。元精石，咸，温，无毒。治小儿惊痫硬舌。寒水石，性寒。火煅用。治潮热，中暑，牙痛。硼砂，性暖。止嗽，疗喉去翳，口齿诸疮，津蘸点目。立愈闪颈促腰。硫黄，敲细粒，以萝卜捣烂绞汁煮，再换紫背浮萍汤煮，再煎角莿汤，飞过，去尽毒臭，日干研粉，色白，取猪脏淡煮烂熟，每日早晚各取一段，蘸粉分余食，治久痢滑泻，命门不足，虚损泄精，壮阳道，补筋骨，杀脏虫，长肌肉，治阴蚀。生用杀疮虫，愈瘟鸡。白矾，透明者佳。蚀恶肉，固齿，以橄榄蘸食味佳。愈癞证，解肠中毒，治痈痔顽痰。绿矾，即皂矾。疗疳黄胖，燥脾湿化痰。伏龙肝，即灶心土，再烧红，研，水飞，日干乳调，立疗汤火烂孔。甘草，切三寸一段，水浸透，放炭火铁筛漫炙，炙至汁将出，即取离火，暂冷再炙，炙至草熟，去皮切片。熟者健脾和中。甘平之品，乃九土之精。生者化百毒，和药性，润肺，解疮疽胎毒，利咽喉。黄芪，去心，蜜水润炙。如入补肾药，以盐水润炙。切片，炙为补气药。生有托毒功。人参，补气，独入肺经。肺主诸气，盖肺旺则四脏皆旺，精自生而形自盛。补中益气，一切虚证。沙参，清肺火，益心，治久嗽肺痿，消痈排脓。桔梗，去头枝浮皮，泔水浸一宿，切片微炒。职称肺经，消痰理咳，清上焦热，治咽喉，排脓，口鼻诸证。知母，去尾切片。上行酒润焙，下行盐水润焙。泻有余之相火。多服令人泄。白术，浸一宿，切片，土拌蒸透，去土，勿炒。于术浸刮，饭上蒸晒如枣黑，黄土炒。于术功胜白术，乃中宫和气补脾之药。苍术，泔水浸，去粗皮，切片，日干，土炒炭。治脾胃寒湿，消痰逐水，不伏水土，止泻痢霍乱，久服延年。元参，蒸晒。忌铜器。消痈，滋阴降火，利咽喉，通小便。地榆，水洗去骨，切晒磨粉。愈恶肉，汤火脓血，犬伤。丹参，色赤，酒润炒，血分药也。补心血，养神志，生新血，安生胎，落死胎，为胎前产后要药。每晚酒送末二钱，连服四十日，可疗痛经即孕。白及，疗疮，嚼涂手足燥裂。三七，止血定痛，痈肿蛇伤。黄连，大寒，治实火。凡痢疾目疾，非实火误服致命。为倒胃之药，唯惊能疗，解巴豆、轻粉之毒。胡黄连性同。黄芩，苦寒。风痰骨蒸，喉胆痈毒，养阴退阳。秦艽，去毛浸一宿，晒干，切片。搜肝胆伏风，养血荣筋，理肢节酸麻不遂。大便滑泄者忌用。天麻，酒浸透，以粗纸黏余酒裹煨，切片焙用。治风湿四肢拘挛，助阳通血脉，利腰膝强筋，头风眩晕。柴胡，去皮，切，忌经火。苦，寒。行两胁，入胆经，畅气血，肩背痛。银柴胡亦同，劳羸者尤宜。根上升，梢下行。前胡，去净皮须，入竹沥内浸润，日干切用。微寒。肝胆中风痰，非此不疗。柴胡主升，前胡主降。散风祛热，消痰下气，开胃化食，止呕喘嗽，安胎，治小儿夜啼。防风，甘，温。走膀胱，泻肺实火。头风眼泪，祛湿。而黄芪得之，其功愈大，乃相畏而相使也。独活、羌活，去皮焙用。治一切痛风，散痈毒恶血，肾间邪风。升麻，内白外黑者佳。治脱肛遗浊，小便闭塞，用此提气。下元虚者忌用。苦参，泔水浸，蒸切，晒干。主风热虫证，肠风血精下痢，治大麻风。虚弱忌服。延胡索，破血利气，通经止痛。红花，酒洗，焙。少用通经活血，多用破血，去瘀血。水红花子，研损用。克坚消痞，痰积恶滞。贝母，去心，糯米炒黄。治肺家燥痰，敷恶疮。浙贝，去心，炒。专消痈疽毒痰。茅根，甘，寒。入胃。治内热烦渴，利小便，止喘，黄疸。龙胆草，去头须，切细，甘草汤拌晒。味涩大寒。相火寄在肝胆，泻肝、胆、膀胱之热火，疗咽喉。细辛，去头爪，水浸一宿，切晒。治牙头风，通疗窍。当归，酒浸，晒干，切用。上部用头，中部用身，下部用梢。头身活血，梢破血，全用定血，引血归经。除头痛，和血补血，润肠胃、筋骨、皮肤，排脓止痛。芎䓖，不油者佳。忌独用。

主一身气血，开郁，去瘀血，调经种子，排脓生肌，头风目泪多涕，去湿。白芷，水浸去灰，切炒。消痈蚀脓，头风中风，辟砒毒。白芍，外科用酒炒。固腠收敛。赤芍，消痈肿，破坚积恶血，下气，生肌，止痛。丹皮，酒拌蒸。产后要药。治骨蒸。面裹煨熟，厚大肠。木香，下降，疗肿毒，止吐痢消积，止腹痛，统理气分。高良姜，土炒。疗寒邪，痞癖，瘴疟，宿积。缩砂仁，顺气，开郁结，炒研。安胎，产后停恶露，小腹作痛，生研六钱，滚水冲盖温服，立疗。香附，去皮，童便浸，水洗，晒捣，醋、盐水拌炒。解郁，消痈，积聚，痰饮，调经。藿香，治肿毒，去恶气，止霍乱，温中快气，吐逆。泽兰，治痈疔，通九窍，利关节，破宿血，生肌，利小肠。荆芥，散风热，清头目风，利咽喉，疮肿，贼风。薄荷，治贼风，发汗，利咽喉口齿，瘰疬结核。紫苏，叶发汗，梗安胎，子消痰喘。叶梗为末，治囊脱。白甘菊，治目风热，梗枝叶解痈疔毒，煎汤洗结毒。陈艾，用粉糊，浆透日干，杵去粉并叶屑，则成白绒，谓之熟艾。调经，加硫黄少许作团，灸百病。茵陈，治黄疸湿热，通关节，去滞热，利小便。青蒿，七月中节内生红虫，取出，共轻粉、朱砂和入，捣为丸如粟米大，每丸裹以金薄，每岁一丸，乳汁送服，疗治急慢惊风。夏枯草，性寒。以治瘰疬，从无一效，久服则成疬痨。牛蒡子，酒拌焙干，研损。达肺利咽，消痘疹毒。根茎叶苦寒无毒，混名气杀医生草。生捣，涂消一切痈毒，涂软一切坚肛。入烂孔拔毒生肌，入膏煎贴痈疖，煎汤洗杨梅等毒。续断，酒浸，炒。性微温。入肝家。续筋骨，助血气，消血结，胎产跌扑，行血止血。苍耳子，去毛敲损。治黄疸脾湿。益母草，女科诸证皆良，活血破血，调经止痛，下水消肿。麻黄，连根发表，用梗不表。甘温，开腠理凝滞闭塞。灯芯，利小便，清心火。取活竹一段，两头留节，中间一眼以芯塞实，外以原刻下竹，仍填原眼，外加泥裹，入糠火内煨至竹成一炭，取出去泥，俟冷，去竹炭，内是灯芯炭也。治骨鲠，敷阴疳，入护心散。地黄，生用性寒，凉血滋阴解热，水煮至中心透黑，然后每斤入滚陈酒半斤，炒砂仁末一钱，再煮，煮至汁尽，沥起晒干，仍入收尽原汁，再晒干。忌金铁器。补阴，壮真气，生肌填髓。同肉桂引火归元，疗阴分虚亏。萆薢，酒拌蒸则补，生用下行，补肾，强四肢腰膝，茎痛。麦门冬，去心，酒浸则补，汤泡则微寒，祛热毒浮肿，泄肺中伏火，安脏心腹。淡竹叶，解烦热，利窍，治中风，口疮目痛，胸痰热毒。药店有卖，叶如竹叶，甚薄，梗如柴心，甚细，七寸长者是。今医家以开绿花草误用，可叹！蜀葵，根水煎服，可愈白带。花一两，捣烂，麝香五分，水一大碗，煎服，可愈二便闭。无花时，根亦可。子催生落胎，花末酒服可下横生倒产。车前子，酒拌炒，研损。分理阴阳，利小便，止暑湿泻痢，益精养肝肺，强阴止痛。马鞭草，苦，微寒。熬膏，空心酒服半杯，治癥瘕，杀虫，通经活血；涂痈疖。煎汤熏洗阴肿，洗杨梅恶毒。连翘，泻心火，脾胃湿热，结热肿毒，心家客热，通经。紫花地丁，疗痈疔，软坚肛；稻麦芒黏咽喉，嚼烂咽下即安。大黄，每斤用陈酒五斤，煮烂日干，名熟军，治燥结热毒，清实火，下宿积，化停食。生熟功同，熟者纯。商陆，有毒。忌铁器。捣敷石疽，消溺哽，通二便，疏泄水肿，有排山倒岳之力，腰腹背忌敷贴。大戟，苦，寒，有毒。去附枝，水煮透，去骨，切晒。消颈腋痰块症结，下痞堕胎，治鼓，利二便。甘遂，每斤用甘草四两，煎汤浸三日，汤黑去汤，河水淘洗，取清水日淘日浸，每日换水数次，三日后去心再淘，浸四五日，取一撮入白瓷盆内，隔一宿，次日盆中水无异色乃妥，再淘三四次，沥干，以面裹如团，入糠火煨，煨至面团四面皆黄，内药熟透，取出晒干，入锅炒透，磨粉。其苦寒之毒，经制则净，不苦而甜，不寒而温。专消坚结痰块毒核。麻子，辛，热，有毒。研粉去净油方妥。拔毒。孕妇忌用。常山，生用损神丧气。切薄片，晒干。每一斤用陈酒对浸，浸透，取沥晒干，

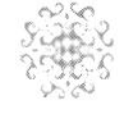

收尽斤酒，晒透，炒至焦脆。疟痰非此不消，炙甘草对分，截疟圣药。川附子，昔产深山，有毒。今民家栽种，无毒。用水浸一二宿，日易水，浸去咸，面裹火煨，切片日干。补肾肝阴虚，治中风瘫痪，阴阳疝气。川乌，功同附子，性缓助阳，补命门不足，破积冷痢。草乌，有烈毒。去皮取白肉，每斤用绿豆半升同煮豆开花，去豆取乌，切晒磨粉。治风痰手足拘挛，逐凝结，追筋络寒痰，开腠理。以黑皮炙研醋调，治蛀发癣。半夏，选肥者，生姜、明矾汤浸透，煮透，切片日干。消痰堕胎。生研细末，立疗刀斧跌破止血。蚤休，即紫河车草。去皮毛，切，焙。微寒，治乳痈疔毒。五味子，盐水拌蒸。滋肾水不足，强阴固精，主收敛。黑白牵牛仁，酒拌晒。除湿热壅结，通大肠闭，杀虫祛积。番木鳖，水浸半月，入锅煮数滚，再浸热汤中数日，刮去皮心，入香油锅中，煮至油沫尽，再煮百滚，透心黑脆，以铁丝筛捞出，即入当日炒透土基细粉内拌，拌至土粉有油气，入粗筛，筛去油土，再换炒红土粉拌一时，再筛去土，如此三次，油净，以木鳖同细土锅内再炒，入盆中拌，罨一夜，取鳖去土，磨粉入药，独有木鳖之功，而无一毫之害。能搜筋骨入骱之风湿，祛皮里膜外凝结之痰毒。煎木鳖之油，俟熬化核膏入用。天花粉，治痼热，唇干口燥，愈热痈排脓。天门冬，去心，酒润。治阳物不起，润五脏，咳嗽，消痰降火，去风热，烦闷中风。土茯苓，清热，泄泻骨蒸，利关节。若云治杨梅毒，谎语也，未见用愈一人。白蔹，苦，平，无毒。生肌止痛，解狼毒、虫毒。木通，微寒。开未开之月经，通闭塞之经水，和血脉，利小便，清伏热，散痈肿，下乳。防己，寒。酒润。治膀胱蓄热，利二便，疗下部红痈。金银花，消痈毒，取活藤煎膏，以花拌入收晒，其解毒之功胜花百倍。暑天日取钱许，滚汤冲当茶。藤黄，酸，涩，有毒。蛀齿点之便落。忌吃烟。泽泻，通利小便，走肾膀胱。有泄浊者忌用。海藻、昆布，性寒。称治瘰疬圣药，却谬，当禁用。仙人对坐草，四季梗叶长青，临冬不衰。毒蛇咬，捣汁饮，以渣涂，立愈。谷芽，启脾进食，宽中消食。浮麦，止虚汗盗汗，虚热。麦芽，开胃消食，和中。大麻仁，利大肠热燥，大便热结。薏苡仁，补肺益脾，去湿，消水肿，理脚气。小黑豆，同甘草除疟，胃中虚热，脏中结积。白豆豉，解砒毒，除痰咳。同生砒为丸，疗冷哮。神曲，消食健脾暖胃，止泻吐，破坚结。红曲，炒。消食活血，健脾胃，疗痢。酒服除产后恶血。白芥子，炒研。皮里膜外阴寒之痰，非此不消。生姜，温中去秽，除风邪，暖胃，消寒痰，解食菜毒。干用止嗽呕。炒成炭，性纯阳，如误服寒剂，非此不解。蒲公英，又名乳汁草。甘，平，无毒。书载疗乳痈结核，皆谎。炙脆存性，火酒送服，疗胃脘痛。红枣，解乌头、附子、天雄毒。和阴阳，调荣卫，生津液。杏仁，去皮尖。除肺热，气逆，润大肠，气闭。松子仁，润肺，治燥结，咳嗽。同柏子仁治虚闭。乌梅，酸涩敛肺，安三虫，拔毒根。杨梅，患疝病者忌食。烧酒同食致毙。橙子，患恶核瘰疬痰证者，食之成功，愈后复发。陈皮，治脾不化谷，膀胱热，利小便，杀寸白虫。去白名橘红，消痰止泄，咳，开胃，治吐清水，肠闭，解大毒。青皮，顺逆气，开郁，解疔毒。山楂，浸透去净其核，日干炒炭，除产后恶血，消肉积，积滞宿食。橄榄，形尖入心经。清心火，解鱼鳖毒，生津止渴，蘸明矾食味佳。豁痰。槟榔，健脾破结，疗痢里急后重，截疟。吴茱萸，浸热汤七次，去净苦烈。治疮，生炒研用。甘蔗，甜，寒。绞汁可疗小儿衣多罨热之病。莲须，固精，乌发悦色，益血止血。芡实，炒。治遗精浊带，益精开胃，助肾明目。山药，开蒙，补精血，健脾胃。柏子仁，甘，平，无毒。兴阳道，益寿元，润肠宁神。松香，先取胡葱煎汤，去葱，以汤分三次煮香，每俟汤温，在汤内手扯洗其油去尽，冷凝磨粉。专疗湿风，治白秃。生入膏生肌。肉桂，纯阳，引火归元，解阴寒凝结。去皮曰桂心，更纯。桂枝性横，走手臂发表。官桂，理阴分，解凝结，愈疟疾，行血分，通毛窍。沉香，干，研末，或酒磨，以煎剂冲服。治肿毒心腹痛，调中补脏，益精神，壮阳。丁香，辛，温。治霍乱痞块，吹鼻愈脑疳。反胃，开膈关，腹中肿毒，鼻中息肉，乳头裂破。樟脑，每两用椀对合，湿纸封口，火升半时，则成樟冰。治中邪腹痛，风痰，加花椒同升，杀牙虫，止牙。芸香，即白胶香。水煮三度，俟汤温，手扯油净，冷即硬，磨粉。解疽毒，止痛。轻粉对研，猪油调敷烂孔。冰片，苦，寒。治舌口咽喉火毒，研水调吞，治难产。乳香，每斤用灯芯四两同炒，炒至圆脆可粉为度，扇去灯芯，磨粉用。消痈止痛，托里护心，治遗精、产难。没药，制法与乳香同。破坚，散恶血，消肿生肌，堕胎去翳。血竭，散滞血，止诸痛，生肌。阿魏，酒拌晒研。杀虫解臭，消痞，解死兽肉毒、肉积。厚朴，去皮切片，每斤取带皮姜四两，切片，同煮，汁干炒透，去姜。温中消痰，厚肠胃，除积冷，宿血宿食。金铃子，即川楝子。酒拌透蒸，去皮。入丸，用核捶细，不用肉；入煎，用肉不用核。苦，寒，有小毒。产于川者佳，本地者细。以入火烧存性，能托毒水，治久溃烂孔。杜仲，去皮，每斤用蜜三两，涂炙，蜜尽为度。肝经药也。补中益肾，补肝虚，坚筋强志。楝树根，去皮，取白肉。杀腹内诸虫。皮赤者忌用。皂角刺，名天丁。五月初取嫩者捣烂，醋煎成膏，疗癣。生用穿痈。无醋者可疗横痃。巴豆仁，研压数次，油尽如粉，名巴豆霜。拔毒。孕妇忌用。桑白皮，取白肉切焙。泻肝火，降大小肠气，散恶血。柘树，取皮里白肉，甘温无毒。治血结，补损虚。枳实、枳壳，即细皮香圆，六月摘者实，八月摘者壳。陈蛀者佳，并去穣核，以面炒。实寒，消食积，开胸结；壳亦寒，健脾开胃，止吐消痰，除里急后重。枸橘，陈者佳，全用。疗子痈。炙存性，研，陈酒送服，疗疝气。核治肠风下血，方中橘核即此。往有以烂橘核误用，苏城医家尚未认得枸橘。山栀炭，苦，寒，无毒。热厥头痛，疝气汤火。萸肉，选净。补精益肾。白茯苓，蒸透，切。逐水暖脾，生津止泄，除虚热，开腠理。赤茯苓，破结气，泻心、小肠、膀胱湿热，行窍行水。茯神，安魂魄，养心血，治心神不安。琥珀，用侧柏子末，入瓦锅煮，有异光，取起，入灯芯对分研粉。清肺，利小肠，安五脏，定魂魄，消瘀血，明目。天竹黄，治小儿惊痰，每二钱，加雄黄、牵牛末各一钱，研匀，面和丸粟米大，每服五丸，薄荷汤送下，治失音不语。蜂房，露天有蜂子在内者佳。炙研。能托毒，疗久溃，止痛。同头发、蛇蜕烧灰，日以酒送钱许，治脏腑历节，恶疽疔毒。以炙存性，酒拌服，治失禁遗溺。煎汤洗毒孔。无蜂者不效。土蜂窠，在严冻大雪中，以布袋袋之能取，取入蒸桶蒸死，连窠炙研，以醋调涂痈疖即消。以蛇蜕同煅，治疔毒走黄；乳调服，疗小儿吐泻。五倍子，敛肺生津，消酒毒，收湿，疗疮脱肛。僵蚕，糯米泔水洗净，炒研。治中风喉痹，散风痰，消瘰疬，风疮阴痒，疗惊，愈疔痔。蜘蛛，炙研粉。猪乳调，治哑惊。蝉蜕，滚汤洗去泥、翅足，晒干。治目昏翳障，痘疹疔肿。蝎子，水洗三次，去咸，炙研用。治惊中风。推车虫，即蜣螂。五月晴日，有虫捕人粪一团，如推车者是。火炙研粉，和干姜末敷，出多骨。忌经水，生捣为丸，塞粪门，引痔虫出尽永瘥。癞团，即癞虾蟆。大者佳。生用填烂孔，拔深毒，软年久毒肛。取酥，捉老蟾仰天，以其头入等壳内，取等箍箍上，蟾之脑中放出白浆是。去蟾，以等壳晒干，刮下配药。消痈拔疔，止牙，绞肠沙。蜈蚣，取活者，香油浸死，蛀发癣。捣烂涂足指鸡眼，一宿脱落，愈而不发。蚯蚓，药铺有卖。破腹去泥，以酒洗晒干，每四两配糯米、花椒各一两同炒，炒至米黄透为度，去椒米磨粉。治历节风痛，手足不仁，疽毒，肾囊肿。蚯蚓粪，入火煅红，每两入轻粉一钱，研至粉内无星为度。取活紫花地丁，捣烂绞汁，调涂烂腿，日洗日涂，数日愈。以甘草煎汁调涂，小孩肾囊肿痛。龙骨，白净黏舌者佳。捉燕子，破腹弃肠，以骨填腹，悬井内，离水尺许，候准一周时，取出，生研水

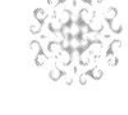

飞，晒干用。盖龙有病，食燕而愈，得水而腾。忌经火，生肌敛疮，治鼻红。穿山甲，尾上细甲良。同土炒至松脆，研。通经络窍，杀虫消痈，逐邪风，祛积湿，愈痔。蛇蜕，竖蜕不经地者佳。泥裹火煅，去泥研粉。治疔肿，以蛇蜕不煅，煎汁，敷白点风，洗恶疮。白花蛇，即蕲蛇。鼻向上，有方胜花纹。去头尾，酒浸，除皮骨，炙则不蛀。治湿痒。石首鱼，即白鲞。开胃益气，首中脑石烧研，入冰片，治害耳脓出。患肺疽者，终身戒食。朱鳖，大如钱，腹赤如血，又名金钱鳖。出深山石涧中。广德州最多。甘，无毒。炙存性，研粉。能消漏管。牡蛎，童便浸七日，硫黄末醋调涂，黄土裹煅，止梦遗、赤白浊，补肾安神，除盗汗，消痰块。真珠，入豆腐煮一炷香，取出，与灯芯同研极细，去芯。除翳障，安魂魄，疗惊逐痰，止遗精白浊，解痘疔毒，下死胎胞衣，生肌肉。田蠃，捣烂涂结硬痰核，涂命门，通小便。入冰片愈痔。如入膏内煎，必预敲碎其壳，以杜油暴，暴则近人受汤黏衣。鸡里金，炙透磨粉。消久停宿食，疗疳。白丁香，麻雀矢，雀身细，头圆翅长者乃雄，入笼取矢，冬月佳。甘草汤冷浸一宿，焙研。咬疖头，拔疔毒。五灵脂，研末，酒飞，日干。止经水过多，赤带不绝，男女一应，血凝齿痛。山羊血，解鲜菌、河鲀毒，伤损恶血。山羊矢，晒干，炒成炭存性，入坛闷熄磨粉。疗溃烂，生肌，酒送二钱；疗雷头风，水粉各一升，浸一夜，绞汁顿熟，每午刻服；疳痢欲死者，三服全愈。线胶，翦细同牡蛎粉炒如珠，去蛎为粉，性温。补肾益精，止遗精白浊。皮脂，即烟胶。硝皮铺刮下诸皮之膜，入锅炒炭，磨粉。生肌肉，疗湿风，脓窠湿烂等疮。象皮，炙成团，存性，研粉。生肌肉。麝香，定神疗惊，解果毒，消痈疽，开经络窍，堕胎。猫矢，在屋上晒白者，多收，以土裹火煨，研粉，黄糖拌食，治童子痨、传尸痨，真仙丹，曾愈多人。鼠矢，尖者佳。要拣净，恐有蛇虫毒矢和内，炒透，研粉。治易证，疗烂孔，追毒水。头发，壮年人者佳。以皂角煎汤洗净，晒干，同油煮成饼，浮起枯色为度。入膏生肌长肉，止血。指甲，瓦上土炒成炭存性，研粉；吹止鼻红；加冰片吹治咽喉；尘屑入目，以津磨甲腻，点睛立愈。人中黄，腊月取孩结粪，阴干，泥裹煨炭。治热狂痘毒，脚麻麻至小腹而死，或头麻麻至心口而死者，一日死苏几次，取末三钱，豆腐调服立愈。人中白，系夫妇之精，入马桶归坑，凝于底者是，俗名坑凝。苏松常镇以缸作坑，广产僧寡家者不佳。入火煅烟尽，闷熄研用。治咽喉、口齿疮疳，诸窍出血，血汗。

《仙拈集》卷首：药要炮制，生用害人。（药宜生用者不少，是何言也？）人参，去芦根。黄芪，蜜水拌炒。白术，土炒。茯苓，去皮、红筋。甘草，解毒，生用，补蜜炙。当归，酒洗。川芎，酒炒。白芍，酒微炒。生地，酒浸。熟地，酒蒸晒九次。麦冬，去心。五味，炒，研。山药，炒。山萸，去核。莲肉，泡去皮心。柏仁，汤泡去心。远志，去心，微炒。神曲，炒。麦芽，炒。山查，去核，研炒。枳壳，去穰，麸炒。半夏，姜汁炒。杏仁，泡去皮尖。柴胡，去芦。桔梗，微炒。枣仁，炒，研。防风，酒炒。连翘，杵。栀子，炒黑。黄芩，酒炒。巴戟，汤泡去心。故纸，炒。牛膝，酒洗。枸杞，酒蒸。苁蓉，去鳞，酒洗。附子，童便浸煮。干姜，炒黑。吴萸，泡去水。杜仲，盐水炒。肉桂，去粗皮，杵。知母，盐水拌炒。黄连，姜汁拌炒。僵蚕，去丝，微炒。骨皮，去梗。黄柏，盐水炒。川乌，汤泡去皮。草乌，汤泡去皮。海藻，酒洗。全蝎，去毒，炒。蝉蜕，去足、翅、土。牵牛，生、炒两用。牙皂，去皮弦子。巴豆，去油。昆布，酒洗。大黄，酒蒸。银花，去梗、叶。瓜蒌，去壳、油。槐花，炒紫色。乳香，去油，为末。没药，去油，拌炒。珍珠，豆腐内煮数滚，布包捶碎，同灯心研末。琥珀，布包捶碎，灯心同研，研极细末。犀角，镑末。羚羊角，镑末。龙骨，生、煅两用。牡蛎，煅研。石决，明煅。石膏，煅。芒硝，汤煮，滤净。黄丹，水飞，炒紫。硫黄，去脚。自然铜，醋煅七次。田螺，去壳，晒干。砒霜，生、煨两用。○此择紧要之药，存炮制之大略耳。余详《雷公炮制论》，可细玩之。

《痘科扼要·方中须用药品炮制之法》：气药类。人参，去芦，乳拌蒸。得升麻补上焦之气，泻肺中之火。得茯苓补下焦之气，泻肾中之火。肺热者，盐水泡过用。黄芪，蜜水拌炙，达表行滞。酒炒补肾，及崩带盐水炒。白术，米泔浸蒸，切片，蜜水拌匀，炒令褐色。补脾土炒。官桂，即肉桂薄者，忌见火，刮去粗皮用。木香，生用理气，炙用止泻。形如枯骨，味苦粘牙者良。丁香，味辛，气温，纯阳，入手太阴肺、足阳明胃、少阴肾。凡痘色白，胃寒呕逆泻泄，腹胀不食者必用。若寒战咬牙足冷者，与桂同用。盖丁香救里，官桂发表也。非此，痘不可用。去丁盖、乳子，不可见火。肉豆蔻，面裹煨，去油，忌铁。又糯米粉裹煨，去粉用。五味子，嗽药生用，补药微炒。白茯苓，切薄片用。茯苓借松之余气而成，得土气最全，故能利水止泻。陈皮，去白消痰，留白厚胃。筋膜及蒂并去之。青皮，味苦、辛，气微寒。气味俱厚，沉而降，阴也。入手少阳三焦、足厥阴肝。散滞气，泻肝气，消食破积。温水洗净，切开去穰，剉碎，晒干用。治痘泻肝邪，令不成水泡而作痒也。干姜，味辛，气大热。气味俱厚，可升可降，阳中阴也。能温脾理中，止吐泻，去脏腑沉寒。生用发诸经之寒，炮用泡令胖松为度。生姜，能杀半夏之毒。苍术，味苦、甘、辛，气温。味厚气薄，阴中阳也。入足阳明胃、足太阴脾。主除恶气，辟疫疠，健脾安胃，宽中进食，发汗。痘疮湿痒及不结痂者宜用之。宜房中常烧，以辟不正之气。坚实中白净者，米泔浸透，去皮晒干，研，芝麻拌蒸三次用。麻黄，味苦、甘，气温。气味俱薄，阳也，升也。入手太阴肺、足太阳膀胱、手少阴心、阳明大肠经。发散风寒，泄卫实，去荣中寒。凡痘出迟，黑陷倒靥者宜用，陈久者佳。去根节，根节止汗。煮数沸，掠去沫，沫令人烦。酒、蜜各半，浸良久，微炒用。白芷，味辛，气温。气味俱轻，阳也。主一切疮症，排脓止痛，内托生肌。通行手足阳明经。凡痘疮发表及溃烂者，手足发痈者宜用。择白而坚实者用。虫蛀肉黑者，俱不可用。大附子，味辛、甘，大热。其性走而不守，可升可降，阳也。补助阳气不足，温暖脾胃，治四肢厥逆。凡痘泻泄，内虚手足冷，寒战咬牙，色灰白痒塌者，宜用。其余不可妄用。重一两以上，顶平圆脐，正矮而乳节少者佳。童便浸一日，慢火炮极熟，去皮脐，切四片，再用甘草、防风煎汤，煮汁尽，烘干用之。半夏，味辛、苦，气平。沉而降，阳中阴也。入手阳明胃、太阴脾、少阳胆经。化痰，止呕吐，益脾胃之气。痘灌脓时慎用。渴烦者，忌用。白净脐正而圆者佳。温水浸七日，水随日换，去皮脐，切片晒干，姜汁炒用。又姜汁、明矾、皂角同煮透，晒干用。砂仁，味辛、苦。入手足太阴经、阳明经、太阳经。治痘虚寒，腹中烦闷，不思饮食，吐泻呕哕，温里进食。去壳，炒研碎用。同檀香、白蔻能下气安胎，同熟地、茯苓能纳气归肾，得白术、陈皮能和气益脾。藿香，味甘、辛，气微温。气厚味薄，浮而升，阳也。入手足太阴经。芳香助脾开胃，温中快气，治吐逆止呕。入乌药顺气散则理肺，入黄芪四君子汤则理脾。紫苏，味辛、甘，气温。解肌发表，治心腹胀满，开胃下食。剉细用。叶发散风寒，梗行气安胎，子消痰定喘。惟发表汤药用之。苏叶即紫苏叶。厚朴，味苦、辛，气温。味气俱厚，体重浊而渐降，阴中阳也。温中益气，厚肠胃，走冷气，消宿食，治腹痛胀满，散结之圣药。肉厚色紫者佳。削去粗皮，以生姜自然汁涂，慢火炙透用。白龙骨，味甘，气微寒。阳也。止脱，固气，涩肠。治痘滑泄之要药。色白者佳。火炼，水飞，酒煮，研极细末用。稍研不细，粘着肠胃，晚年作热。枳壳，味苦、酸、辛，气微寒。味薄气厚，浮而升，微降，阴中阳也。主胸膈痞塞，散结气，走大肠，泻肺气。又治遍身风疥大风在皮肤中如麻豆苦痒，通关节，主皮毛。陈久坚厚不烂不虫蛀者佳。以温水浸洗，刮去穰白，麸炒用。与枳实同功。小者名枳实，性速，治血分病。枳壳性缓，治气分病。槟榔，味辛、苦，气温，沉而降，阴中阳也。破滞气，泄胸中至高之气。形如鸡心，中不空虚，切开锦纹者佳。刮去皮脐，见火无功。大腹皮，味辛，气微温。下一切气，健脾开胃。先以酒洗去浊，再以黑豆汁洗之，晒干用。赤石脂，味甘、酸，气温。阴中之阳。止泻痢。涩可去脱。火煅，水飞，研细用。痘新起发者，勿骤用，乃收敛之剂也。枯白矾，味酸，涩，气寒。止泻痢，又治疳蚀疮。火煅过用。性能却水，多服损肺。石菖蒲，味辛、苦，气温。通九窍，出音声，主疮肿偏身，热毒痛痒。一寸九节者佳。水浸去粗皮用。痘疮惊搐，神昏谵语必用之。痘不结痂，溃烂成疥疮者，亦宜用。细辛，味辛，气温。气厚于味，阳也。散浮热，治内寒。细茎，气烈者佳。去芦并叶，温水洗过，晒干用。痘初发表及痒塌者宜用。贝母，味辛、苦，气平，微寒。主咳嗽上气，消痰。肥白轻松者，去心用。大枣，味甘，气平，温。气厚，阳也。安中养脾，助十二经，补胃气，少气少津液，身中不起。杏仁，味甘、苦，气温。入手太阴肺。主咳逆上气，下气定喘，润心肺，肺经风咳嗽，消心下急满痛，散结润燥。温水泡去皮用。双仁者不宜用。川山甲，气微寒。取嘴爪上甲，以东向陈壁土拌炒焦黄色，研末。痘陷伏者用之，引导诸药，非此不可。用多恐耗气血。麝香，味辛，气温。痘黑陷者用之，发表解毒，直入骨髓，透脏腑，拔毒气，使之发越。非黑陷隐伏者，不可妄用。酒，味苦、甘、辛，气大热。能行诸经，引药达经络。凡痘疮解毒药，须酒浸洗炒用，可以通行一身之表。○以上气分类，共三十七味。

血药类。当归，去芦须，酒洗微焙。头主血而上行，稍破血而下行，身养血而守中，全活血而不走。川芎，酒洗。治一切风，一切气，一切血。头痛必用之药。小者抚芎，专主开欝。形如雀脑，重实者佳。麦门冬，温水浸去心。凡入丸药剂，水润捣膏。畏其寒者，酒浸捣。天门冬，味苦、甘，气寒。气薄味厚，阴也。入手太阴肺、足少阴肾经。泻肺火，疗热侵肺，吐衄妄行，定肺气咳逆，喘息促急，润燥，止消渴。肥大者，汤浸去皮心，晒干用。白芍，煨熟，酒炒。《通玄》云，避其寒用酒炒，入血药用醋炒。赤芍，凡痘疮初发表，或血热，或小便不利，宜用。切片，炒过用。牡丹皮，味辛、苦，气寒。阴中微阳，入手厥阴经、足少阴经。泻阴中火，除衄血吐血。去心用。苏木，味甘、酸、咸，气平。阳中之阴。主破血，排脓止痛，消痈肿。剉碎，酒煮，取汁入药。生地黄，味苦，气寒。阴中之阳。能行血解热。其用有四，凉心火之血热，泻脾土之湿热，止鼻中之衄热，除五心之烦热。酒洗用，其性寒，恐其妨食。熟地黄，味苦、甘，气寒。气薄味厚，沉而降，阴也。入手足少阴经、厥阴经。能补肾中元气，补血滋肾，安魂。治痘无脓，而血虚者，宜用。用姜汁炒，其性滞，恐其泥膈。蒲黄，味甘，气平。主利小便，止血，消瘀血，一切吐血、肠风血、衄血、尿血。若破血消肿生用，补血止血炒用。红花，味辛、甘，气温。阴中之阳。多用破血，少用养血。清血热用花，起黑陷用子。汁及胭脂，能点黑斑。治痘血凝不行，污血化成斑点，用此行滞。酒洗晒干用。子吞数粒，主天行。痘子不出，炒，打碎用。牛膝，味苦、酸，气平。主四肢拘挛，不可屈伸，活血生血，能引诸药下行，腰腿之疾不可缺。长大而柔润者佳。去芦，酒洗，阴干用。桃仁，味苦、甘，气平。阴中阳也，入手足厥阴经。主瘀血闭欝，血结血燥，通润大肠。用汤浸去皮尖。此与杏仁同润大肠，但杏仁治气秘，桃仁治血秘。双仁者不可用。香附米，味甘，气微寒。阳中之阴。能下气开欝，又逐去凝血。能引血药至气分而生血，妇人之仙药也。石臼中杵净，勿犯铁。以童便浸，晒干。炒黑止便血补血，盐炒润燥，酒炒行经络，醋炒消积，姜汁炒化痰。地骨皮，味苦，气寒。阴也，入足少阴、手阳明经。主五内邪气，热中消渴，及去肌热，凉血凉骨。洗净砂土，去心木，微炒用。即枸杞根皮也。肾肝二经之症，悉赖以治。茅根，味甘，气寒。补中益气，利小便，除瘀血，消渴，解肠胃热。掘取新者，肥大白净者，捣烂，绞取自然汁用。大小蓟根，味甘、苦。气温。主养精保血，止衄血吐血下血。妇人出痘疹，经血妄行，非此不除。地榆，见火无功。稍能行血，必当去之。〇以上血分药，共十九味。

解毒药类。葛根，味甘，气平。性轻浮，阳也。入足阳明胃经。主消渴，身大热，解毒，解肌发表出汗。治脾虚而渴，能升提胃气，除胃热，治天行时病，壮热烦渴，热毒。凡发表解肌热，切片用。若止渴，捣烂，以糯米泔摅汁用。生用堕胎，熟解酒毒。痘疹已出后，忌用。升麻，味苦、甘，气平，微寒。味薄气厚，浮而升，阳也。阳明经引经药，亦走手阳明、太阴经。主解百毒，辟瘟疾邪气时气。主脾胃，解肌肉间热及发散本经风邪。若元气不足，阳气下陷者，用此升提阳气上行。忌火。凡上盛下虚者勿用。痘疹已出后忌用。桔梗，味苦、辛，气微温。味厚气轻，阳中之阴。治鼻塞，咽喉痛，利胸膈之气。治肺热咳逆，消痰涎，肺痈。又能开提气血，载诸药不下沉。去芦及皮尖，以百合捣烂，同泔浸一日，微炒，阴干用。防风，味甘、辛，气温。纯阳，脾胃二经引经药，太阳本经药。乃卒伍卑贱之职，随所引而至也。泻肺实，散头目滞气。治上焦风邪用身，下焦风邪用稍。又能治湿。去芦并叉。前胡，味苦，气微寒。主心腹结气，治时气发热，推陈致新。治风寒咳嗽，痰涎。去芦用。叉尾者不宜用，此主下降。柴胡，味苦，气平，微寒。气味俱轻，阳也，升也，少阳、厥阴引经药。主寒热邪气，推陈至新。能引清气行阳道，升提胃气上行。去芦用。忌火。欲上升者用根，欲下降者用稍。木通，味辛、甘，气平。味薄，阳也。除脾胃寒热，通利九窍血脉关节。治五淋，利小便，膀胱癃闭，导小肠热，出音声，疗耳聋，治鼻塞，散痈肿诸结不消。去皮用。荆芥，味辛苦，气温。辟邪气，通利血脉，传送五脏。能发汗，能破疮瘍结聚之气。凡痘出不快不透者用穗，炒黑治下焦血有功。黄连，味苦，气寒。肥大坚实者，去须，酒拌炒。清心火生用，清肝胆火吴茱萸拌炒，清上焦火酒炒，中焦火姜汁炒，下焦火盐水炒。黄芩，味苦，气平，寒。味薄气厚，可升可降，阳中阴也。中枯而飘者，泻肺金之火，而消痰，兼退热于肌表。细实而坚者，泻大肠之火，而滋阴兼退热于膀胱。柴胡为使，酒浸微炒。麦芽，味咸、甘，气温，无毒。治胃虚，食难消化，腹中胀满。即大麦水浸生芽者，炒黄去芒。白扁豆，味甘，平，气温，无毒。主和中下气，止吐泻痢。炒去皮脐用。神曲，味甘，气温。消食下气，能熟腐五谷。研细炒。须与参、术、香砂同用为佳。羌活，味苦、辛。气味俱薄，阳也。散肌表风邪，和肢节疼痛，乃手足太阳表里引经药。痘症发热身痛头疼，及痘后疮肿目疾，皆用其气雄，可理游风。与独活均为风药，独活气缓，可理伏风。白附子，味甘、辛，气温，有小毒。治痘四肢风热不退及头目不清用。散风利热，解毒。姜汁浸透，炮去皮脐，制熟用。沉香，水磨有降气之功，无破气之害。磨细澄粉，忌见火。檀香、白檀，调气，佐以姜、枣、葛根、砂仁、豆蔻。水磨极细用。鹿茸，味酸、甘、苦、辛，气温，无毒。凡痘气虚血虚，脾寒陷伏不起而色白者用，烙去毛，酥炙。长大为角，与茸同功，而力则少逊。乳香，箬上烘去油，用灯心研之则细，或以酒研如泥，水飞，晒干。天花粉，味苦，气寒。味厚，阴也。主消渴身热，烦满大热，唇干口燥，排脓，消肿毒，生肌肉，利胸膈，治热痰止嗽。去皮切片，水浸三日，逐日换水，捣如泥，绢摅澄粉，薄荷衬蒸。猪苓，味苦、甘、淡，气平，寒。气味俱薄，升而微降，入足太阳、少阴经。解伤寒瘟疫大热，除湿，利水道，止渴。水浸去皮，切片用。栀子，味苦，气寒。气薄

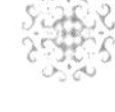

而味厚，气浮而味降，阳中阴也。入手太阴经。主五内邪热，治心烦不得眠，疮疡目赤，热痛烦燥，治肺烦。凡痘壮热，吐血衄血，或七窍中出血，必用之药。七棱、肉鲜红者佳。仁炒黑，去内热。连皮酒制，去肌表热。虚寒者不可用。泽泻，味甘、咸，气寒。气味厚，沈而降，阴也。入手太阳、少阴经。治淋闭，逐三焦膀胱停水，泻肾除湿。择白净者，酒润焙干，去皮毛。车前子，味甘、咸，气寒。主利小便而不走气，治热淋，疗肝中湿热冲目赤痛。与茯苓同功。去泥土，酒拌，炒研，熟用。灯心，味苦，气微寒。主五淋，清心解热。烧灰，吹急喉痹，傅阴疳。薏似仁，味甘，气微寒。入肺脾二经。益气助胃，除风湿，理脚气。淘净，去壳，晒炒用。山药，味甘，平，气温。入肺脾二经。补中益气，强阴。痘泻泄者，炒用。诃子，味苦、酸，气温。性急善降，开胃涩肠，止泻痢。又治肺气因火伤火欝，遏胀满喘急咳嗽。味苦、酸，故有收敛降火之功。去核生用，清肺行气。煨熟，温胃固肠。决明子，味酸、苦，气平，微寒。炒熟研细，清肝，去目翳，理赤眼泪出。家莲子，去皮心，炒。补中养神，清心固精，定泻。酸枣仁，不寐炒用，多睡生用。大黄，味苦，气大寒。气味俱厚，沉而降，阴也。入足阳明经。荡涤肠胃，通利水谷。性走而不守，泻诸实热不通，心腹胀满，大便结，烦燥。胃弱酒蒸熟用。欲行下者生用。邪在上者，始用酒制。没药，味辛，气平。破血理气，止痛疗痈。治痘余毒，箬上烘去油，同灯心研之则细。滑石，味甘，气性沉重。入足阳明经。主燥湿，实六腑，化食毒，行积滞，逐凝血，解燥渴，补脾胃，降邪火。白如凝脂，软滑者佳。水飞，研细用。痘疮溃烂，以此敷。雄黄，研细，水飞。泻肝风，解百毒，理蛇伤，能化血为水。龙脑片，即冰片。味辛、苦，气温。治伤寒舌出，小儿痘陷不省人事。珍珠，透里入坚，解骨中髓中之热，镇心安神。点除目翳。绢包，入豆腐中煮一炷香时，取出，研细用。石膏，性寒，味甘、辛。寒则能除热，甘则能调胃，辛则能解肌，又有发散之义。火煅，研末。壮人生用，虚人糖拌炒，恐妨脾胃。黄柏，味苦、微辛，气寒。气味俱厚，沉而降，阴也。足少阴经、太阳引经药。主五脏肠胃中结热，泻膀胱热，清小便，制下焦命门阴中之火。去皮，切片，酒炒。若入肾，则盐水拌炒。绵茧，烧存性，研细末。五倍子，功用甚多，不可殚述。大抵敛肺降火，解热毒，诸疮不可少之药。炒，研。人发，入灌中，盐泥封固，火煅存性，研细入药。汁调服，补阴甚捷。能止血。痘中衄血，烧灰研细，吹入鼻中立止。知母，味苦、辛，气寒。气味俱厚，沉而降，阴也。足少阴经药。主消渴热中，补肾水，泻肾中火，消痰止嗽，润心肺。患人口干用之。去毛皮，酒炒如褐色。薄荷，味辛、苦，气凉。气味俱薄，浮而升，阳也。入手太阴、厥阴经。能引诸药入荣卫，发汗，通利关节。治痘壮热，风涎惊搐。青黛，今皆靛花代之。酒淘数次，取浮漂者用。硼砂，味甘、微咸，凉。除上焦胸膈痰热，生津止嗽，治喉痹、口齿病。辰砂，味甘，气微寒。痘将出，蜜调服之，解痘毒，令出快，镇心神。形如箭簇透明者佳。研细，水飞过用。人中黄，即金汁水。主热病发狂，痘疮血热，解一切毒。萹蓄，苦，寒。利小便，驱湿热，杀诸虫。朴硝，味苦、辛、咸，气薄味厚，沉而降，阴也。主诸寒热邪气，逐六腑积聚，破宿血，停痰痞满，大小便不通，推陈致新，治天行热痰，消肿毒，排脓软坚。非大小便秘结烦燥者，不可轻用。僵蚕，味咸、辛，无毒。治惊风痰壅热甚，亦能发痘。米泔浸一日，待涎浮水上，取出，火焙，去丝及黑口。白蒺藜，味苦、辛，气微寒。治身体风痒，去恶血，长肌肉，明目轻身。亦能补肾，消痰。凡痘痒溃烂者，宜用。黄菊花，味苦、甘，气平，寒。明目，养目血，去翳膜。治痘后目病。应候开者佳。去蒂，水洗过，晒干用。忌火。蜜蒙花，酒、蜜拌，微炒。主目痛赤膜，多泪羞明，障翳。木贼，味甘、微苦。与麻黄同形同性。主目疾，退翳膜，明目，益肝胆。亦能发汗散火。洗净，去节，以酒润湿，火上烘干用。谷精草，味辛、气温。洗净，剉用。主头风翳膜，痘后目翳。瞿麦，味苦、辛，气寒。阳中微阴。主关格诸闭，小便不通，决壅肿，排脓，明目去翳，破血利窍。非久任之品也。牛黄，味甘、酸、咸，气平，凉，有小毒。解心中火毒，凡痘惊热狂乱，发班，痘色紫赤，可用。气血充足，日至不敛者，亦宜用。犀角，味苦、酸、咸，气寒，无毒。能安心神，止烦乱，镇肝明目，凉血。属阳，性走散。痘后用此，散余毒。若血虚小儿，忌用。取尖磨。荔枝壳，煎汤，发痘疹。但多食发热发痒。肉治痘虚作泻，陷伏不起，用此养脾。湿湿虫，治痘水泡，挐六七个，水研三四匙，澄清服之。鸡冠血，味甘、辛，气微温。以无灰酒调服，能发痘。盖鸡属巽风，故易起发。况顶血至高纯阳之处，用神效。胡荽酒，痘疹初见标，用胡荽铜钱粗一支，黄酒二斤，入净砂锅内，盖严，熬数滚，先取出一钟，澄清晾冷，与儿饮后，乘热以手用酒与儿遍身洗之，不洗头脸，以酒喷被褥，卧席下铺胡荽亦妙。〇以上药味，有发表者，有攻里者，发表寓解散之义，攻里有开窍活动之功，故皆着于解毒类中。以下则解毒药也。甘草，生用清火，炙用和中健脾。节能消肿毒，稍去茎中痛。山查肉，去核，煮老鸡硬肉，入核数粒易烂，核亦不可弃。连翘，味苦，气平，微寒。气味俱薄，阳也，可升可降。手足少阳经、阳明经，入手少阴心经。泻心火，降脾胃湿热，除心经客热，主诸痈毒恶疮有神功。去梗去穰用。久服有寒中之患。牛蒡子，一名恶实，一名鼠粘子，一名大力子。辛，温。入肺，利咽喉，消痰毒。酒炒，研碎用。元参，味甘、咸，气微寒。足少阴君药。乃枢机之剂，管领诸药上下诸清，治空中氤氲无根之火，清肾火，解痘毒。去芦、稍用，忌铁。蝉退，味酸、甘，气寒，无毒。能发痘解毒，而退风热。若热盛红紫可用，寒症忌之。凡痘出不快，或倒陷黑陷，勿去翅足，研细，入汤调服。去目中翳，去翅足，洗晒研用。紫草茸，去芦用。嫩而染手紫色者佳。淡竹叶，味辛、甘，气寒。凉心经，除烦热，止渴。山豆根，味苦、甘，气寒。主解诸毒，消疮肿，治咽喉肿痛，解痘毒。凡用磨水，入药内服。豌豆，性平，味甘。气薄。能解毒，故痘中用之，以拔疔毒也。黑豆，能解毒，和诸药而兼利小便，又解肾中之毒，治其相火。赤小豆，味甘、辛、酸，气温，平。阴中之阳。主下水，排痈肿脓血，热中消渴，止泻，利小便，解诸热毒，又解心经之毒，治其君火。凡一切肿毒，为末涂之。小儿未出痘者，宜煮服。皮浸水，治目翳膜。绿豆，味甘，气寒，无毒。除热气，解痘疔毒。治痘烦热，消渴，又解心经之毒，治其君火。蜜，味甘，气平，温，无毒。主心腹邪气，安五脏诸不足，益气补中，止痛解毒。治痂不落，用汤调，时以羽翎刷之，易落无痕。人粪，气寒。主时行大热狂走，解诸毒。治痘疮黑陷，烧过服之甚佳。于腊东行，取绝干者，以火烧令烟尽，研细用。〇方中须用药品共一百一十九味，今为之详其气味，别其清浊，分其升降，明其经络，并言其所治何症，宜如何炮制，以便业是科者之垂览焉。

《喉科指掌·制药法》卷二：制西瓜硝。觅上号头藤西瓜，或一个，或二个，用稻柴垫好，放在干燥厨内，至立冬日，将瓜盖挖去，腹中瓤取去七分，皮上肉剩三分，用皮硝二斤或斤半，看瓜之大小，盖好，用线络之，悬向背阴屋檐下，至冷冻之期，其硝自飞出瓜皮外，颜色如霜月，刷箒轻轻拂下，以盘盛之，包好，至三五日一取，至春间将瓜内所剩之硝安好，候到立冬，将新鲜瓜盛之，再加半斤或一斤，仍旧悬好，皮外飞出，取之，如此二次，中间之硝亦好，不必再做。可治喉癣喉疳，诸火症溃烂者，吹之不痛。〇外皮飞出者，名银粉雪，其功可并紫雪。〇制人中黄。将大毛竹筒一个，两头留节，凿一圆眼，用大粉草，不拘多少，为末，细填满为度，用生漆将眼针好，刮去竹皮，通身钻满细眼，抛入大坑中，十年止好，六七年亦可用得。能治结毒咽喉，烂牙疳，伤寒发班，俱称圣药。○制扁柏汁。用柏叶嫩头，摘在井水内浸一次，即带水捞入石臼中，打烂，若干，冲白矾水少许，出汁，收在磁器中。用时再冲白矾汤，连漱喉间，能治一切火症郁热，烂喉烂疳。○其性凉血润燥，清肝胃之火，况得松柏之气，医方珍之，不可轻忽。○制胆矾。用鲭鱼胆，不拘几个，和白矾拌之，入猪尿胞内，挂在背阴之所，明年再入胆汁，仍旧风干，如此三次。遇急症，泡汤灌吐。

《疡医大全》卷七：制药油法。每真小磨麻油一斤，用象皮、当归、赤芍各二两，入油内，春夏浸三日，秋冬浸七日，将油熬至药枯，滤去渣，复入净锅内熬至滴水成珠为度，务须勤看老嫩。○制松香法。每老嫩各半，松香一百斤，用葱一百斤，生姜一百斤，捣烂取汁。又将渣入水煮汁，去渣滤净，将汁入锅内，用蒸笼铺松毛于笼内，再将松香老嫩配搭，铺松毛上蒸化，松香汁滴在锅里葱姜汁内，捞起，扯拨数百遍，放洁净地上数日，听用。○凡用，取熬过松香一斤，加熬过药油四两，夏月只用三两五钱。入锅内熬化，看老嫩火候得法，取起倾钵内，再入后药：乳香（去油净），没药（去油净），血竭、龙骨（煅，各五钱）。上各乳细，入膏内，用槐柳条搅匀，再入磦朱、角朱，俱研至无声为度，各二两。又搅均匀，连钵头放在潮湿地上，顿多日出火毒，任摊贴。

《类经证治本草》：知母桑皮天麦冬，首乌生熟地黄分。偏宜竹片铜刀切，铁器临之便不驯。又歌曰：乌药门冬巴戟天，莲心远志五般全。并宜剔去心方妙，否则令人烦躁添。又歌曰：厚朴猪苓与茯苓，桑皮更有外皮生。四般最忌连皮用，去尽方能不耗神。又歌曰：益智麻仁柏子仁，更加草果四般论。并宜去壳方为妙，不去令人心痞增。又歌曰：何物还须汤泡之，苍术半夏与陈皮。更宜酒洗亦三味，苁蓉地黄及当归。

《赛金丹·药性炮制》卷上：洋参，甘苦。补气血，泻虚火，坚实者良。蜜炙益元，米炒补胃。苏条，甘。补肺气，下行。蜜蒸或炒。潞党，补中气，生津。绵软，味甘者佳。蜜蒸，或炒。防党略同。泡参，甘苦，微寒。补阴气，清肺火。蜜制，或生用。黄芪，甘，温。补气固表，生阴血。生用走表，蜜炙补中。白术，甘，温，苦。补气生血，燥脾去湿，利腰脐。米泔浸，陈土炒。山药，甘。补脾肺，涩精。微炒。莲米，甘，温。补心脾肾，涩精固肠。去心，蜜蒸，焙干。莲心清心。白藕，甘，寒。熟补心益胃，生凉血散瘀。粉，补阴。节，止吐衄。芡实，甘，涩。补脾涩精。拣净，蒸熟，捣粉。苡仁，甘，淡，微寒。补脾肺，行水。择净，炒熟，微研。扁豆，甘，温。腥香补脾，除湿消暑。连皮炒研。龙眼，甘，温。补心脾。去壳。大枣，甘，温。补脾胃，润心肺，调营卫，和百药。去核，蒸熟。甘草，甘。补中和药，炙用，宜大。泻火解毒，生用，宜细。黄精，甘，平。益气，安五藏，益脾胃，润心肺，填精髓。九蒸九晒。玉竹，甘。补气血，去风湿。甜酒蒸。燕窝，大养肺，滋阴化痰。煮汁服。黄母鸡，甘，平。补虚温中，治久痢。乌骨者良，补虚痨。羊肉，甘，热。补虚益气，发疮。白蜜，甘，平。补中，润燥滑肠。熟性温，生性凉。○以上补气健脾。

地黄，熟，平。补肝肾，养血。甜酒蒸晒九次。生，甘苦。凉血。枣皮，辛，温。酸涩补肾固精，滋肝强阴。去核，甜酒蒸。首乌，苦，温，甘。补肝肾，调气血。赤白各半，竹刀切，黑豆拌蒸。沙蒺藜，苦辛，温。补肾泻肺，散肝风，益精明目。炒用。桑葚，甘，凉。补肝肾。甜酒蒸。女贞子，甘苦而平，滋阴降火，甜酒蒸。楮实子，甘，寒。助阳气，补虚劳，明目，充肌，壮筋骨。覆盆子，甘酸，微温。平补肝肾。巨胜子，甘，平。补肝肾，润脏滑肠。九蒸九晒。黑豆，甘，寒。补肾，解毒。甜酒蒸，或盐水煮。血余，苦，寒。补阴消瘀，通关利便。皂角，水洗，沙罐封，煅存性。龟板，甘，平。补阴。甜酒涂炙，研末。磁石，辛咸。补肾。火煅醋淬，研末，水飞。枸杞，甘，平。滋肝益肾。甜酒蒸。菟丝，甘辛。补三阴。酒煮，研破。苁蓉，甘酸咸，温。补肾命，滑肠。竹刀切，漂三次，晒干。巴戟，甘辛，微温。补肾祛风。去心，酒浸微炒。仙茅，辛，热。补肾命，暖筋骨。去皮，米泔浸一宿，蒸熟。忌铁器。石斛，甘咸。除虚热，涩元气，益精强阴。酒浸。淫羊藿，辛香，甘，温。补肾命。羊脂炒。杜仲，甘，温，微辛。补肾，壮腰膝。盐水炒。故纸，辛苦，温。补命火，止泻降气。酒浸蒸，或盐水炒。益智仁，辛，热。补心肾，暖脾胃，解郁。随方制。胡桃，甘，热。补肾命三焦。润燥去皮，敛涩连皮。鹿茸，甘，温。大补阳虚，添精养血。切片，麻油炙。〇以上补肾滋阴。

当归，甘苦辛，温。补血，润燥滑肠。入补药，甜酒蒸黑。川芎，辛，温。和血升阳，解郁，散瘀搜风。酒浸。白芍，苦酸，微寒。补血，泻肝敛肺，酒炒。退热生用。丹参，苦，平。去瘀生新。甜酒蒸。丹皮，辛苦，微寒。生血泻火，去瘀。酒拌蒸。益母草，辛、微苦，寒。生血去瘀。蜜炒。阿胶，甘，平。润燥和血，补阴。〇以上补血和血。

志肉，苦辛，温。通心肾，豁痰开郁。甘草水煮，去心。枣仁，甘酸。补肝胆，敛汗，宁心醒脾。炒香，研末。柏子仁，辛甘。补心脾，滋肝肾。炒研去油。茯神，甘，温。开心益智，安魂养神。去皮及中木用。琥珀，甘，平。安神，散瘀行水。同柏子仁煮半日，研末。朱砂，甘，凉。镇心泄热，辟邪。研细，水飞三次。紫石英，甘，平。镇心养肝。同上制。〇以上补心安神。

菖蒲，辛苦而温。通窍入心。甜酒蒸。牙皂，辛咸。通窍驱风。火炮，研末。冰片，辛，温，香窜。通诸窍，散郁火。樟脑，辛，热，香窜。除湿杀虫，通关利滞。麝香，辛，温，香窜。通窍开经。〇以上通关窍。

浮麦，咸，凉。敛汗。微炒。五味，性温。备五味，敛肺涩精。蜜或甜酒蒸。白果，甘苦，温，涩。敛肺，去浊痰。生熟随用。诃子，苦酸，温，涩。敛肺涩肠。去核，酒蒸。五倍子，酸咸，性涩。敛肺，止盗汗。或生或炒用。文蛤，咸。敛肺。甜酒蒸。乌梅，酸，涩。涩肠敛肺。去核，微炒。粟壳，酸，涩，微寒。固肠敛肺。去筋、蒂，蜜炒。臭椿，苦，寒。涩血燥湿。蜜炒，或醋炙。石榴皮，酸涩而温。涩肠止痢，治崩带、脱肛。莲须，甘温而涩。清心通肾，止梦泄、吐崩诸血。金樱子，酸，涩。固精秘气，治泻痢、梦泄、便数。去刺核。石脂，甘，酸。固大小肠。研末，水飞。龙骨，甘，涩，微寒。涩精固肠，镇惊。酒煮，研末，水飞三次。牡蛎，咸。涩精补水，软坚。盐水煮一时，火煅为末。地榆，苦酸，沉涩。止血取上截，炒黑。稍反行血。棕子，苦，涩。止血，陈败棕尤良。炒黑。〇以上收涩。

麻黄，辛，温。发汗。入太阳经。桂枝，辛甘而温。解肌，调营卫。入太阳。羌活，辛苦，性温。发表，祛风胜湿。入太阳。防风，辛甘，微温。发表，祛风除湿。入太阳。藁本，辛，温。祛风治头痛。入太阳。白芷，辛，温。祛风散湿。入阳明。升麻，甘辛微苦。升阳解毒。入阳明、太阴。葛根，辛甘。解肌，升阳散火。粉者佳。入阳明。柴胡，苦，微寒。发表，和里退热，升阳解郁，调经。入少阳。细辛，辛，温。散风寒湿，行水气，通窍。入少阴。独活，辛苦。搜风去湿。入少阴痧症要药。干姜，辛。发表散寒，开痰止呕。煨和平，皮和脾行水。葱白，辛，温。发汗解肌。淡豆豉，苦，寒。发汗解肌。紫苏，辛香。发表散寒。梗，顺气，性少缓。浮萍，辛。发汗，祛风行水。七月半采，晒干。秦艽，苦辛。去风湿，下行。前胡，辛甘苦，寒。解表下气，治风痰。辛夷，辛，温。散上焦风热。去毛，炒。蔓荆，辛苦，微寒。散上部风热。酒炒，打碎。薄荷，辛，凉。升浮，散风热。荆芥，辛苦。芳香发表，祛风。炒黑理血。桔梗，苦辛。泻火散寒，载药上升。米泔浸，微炒。香茹，辛，温。清暑利湿。谷精草，辛，温。明目退翳。白菊，甘苦。祛风湿，明目，补肺肾。蒙花，甘，寒。润肝明目。酒浸，炒。蕤仁，甘，温。明目，消风清热。打碎，取仁蒸研。刺蒺藜，苦辛。明目，疏肝泻肺。木贼，甘苦，微温。发汗，解肌散火。青葙子，苦，寒。明目泻肝。决明子，甘苦咸，平。明目清肝。青菜子，苦辛。明目，清火，利水收泪。甘石，咸。点眼要药。沙罐贮，黄泥封固，白炭火煅，水飞十次。天麻，辛，温。祛风湿，疏痰气。威灵仙，辛咸。祛风行气。勾藤，甘苦，寒。除风湿，定惊。松节，苦，温。祛风燥湿。捣碎，酒浸。海桐皮，苦温而辛，祛风湿。五加皮，辛苦而温。祛风湿，壮筋骨。桑枝，甘辛。祛风。桑寄生苦甘。坚肾助筋，固齿长发，追风湿。石楠叶，辛苦。去风坚肾。陈艾，苦辛。逐寒湿，理气血。白附子，辛，热。祛风湿，治面百病。牛膝，苦酸。壮筋骨下行。出西川怀庆，红大者良。甜酒蒸。续断，苦辛而温。补肝肾，理筋骨。酒浸。骨碎补，苦，温。坚骨行血，治折伤。蜜拌蒸晒，或酒炒。防己，辛苦，寒。泻下焦血分湿热，理脚气。木瓜，酸，涩。舒筋敛肺。陈者良。土茯苓，甘，淡。祛湿热，消肿毒。萆薢，甘苦。祛风湿，补下焦。川乌，辛苦。逐风。草乌，辛苦。开顽痰，攻毒。二味大燥湿，俱姜汁炒。虎骨，辛，热。去风健骨。甜酒炙，研末。僵蚕，辛咸。祛风化痰。全蝎，辛甘。祛风。蝉退，甘，寒。散风热。去翅足用。蛇退，甘咸。去风毒。皂荚水洗净，酒炙黄。○以上祛风寒强筋骨。

枳壳，苦酸。泄气行痰。陈者良，面炒。陈皮，辛苦。理气调中，燥湿消痰，脾肺要药。青皮，辛苦。泻肝破气，散积。去穰，醋炒。槟榔，苦辛而温。破气下行，消食杀虫。忌火。腹皮，辛，温。下气行水。酒洗。厚朴，苦辛。下气散积。紫油者良，姜汁炒。乌药，辛，温。顺气。酒浸一宿，炒。木香，辛，温。行气。广者良，磨冲。沉香，辛，温。调气暖胃。沉水者真，磨冲。忌火。茴香，辛，温。理气开胃。藿香，辛，温。去恶气。香附，辛苦。调气解郁。随方制用，为妇科、痧症要药。吴茱萸，辛，热。下气开郁，燥脾杀虫。苏子，辛香。降气化痰，止咳喘。炒研。萝卜子，辛甘。破气化痰，消食。炒研。山查，酸甘咸，温。消食破气，散瘀化痰。神曲，辛甘。消食行气，化痰。自制方真。炒研。酒曲不可用。麦芽，咸，温。消食行气，微炒。谷芽，性更温中健脾。三棱，苦，平。破血中之气。莪术，辛苦。破气中之血。同上，俱打积，行气散瘀。醋炒。巴豆，辛，热。大泄大燥。去壳炒，布包去油，研末。○以上行气消食。

红花，辛苦甘，温。行血润燥，少养血，多行血。桃仁，苦甘。破血润燥，行血。连皮尖润燥，去皮尖炒研。延胡，辛苦。活血利气。打碎，醋炒。郁金，辛苦。散郁消瘀，痧症攻心，非此不能。苏木，甘咸辛，凉。行血解表，多破血，少和血。王不留行，甘苦而平。通行血脉。藕叶，苦，平。升阳散瘀。泽兰，苦辛，甘香。行血消水，产后要药。茜草，温酸而咸。行血用根。蒲黄，甘，平。生滑，行血；炒涩，止血。姜黄，苦辛。破血行气。侧柏，苦，涩，微寒。清血分湿热。茅根，甘，寒。凉血消瘀，止哕。苎根，甘，寒。补阴破瘀。马鞭草，苦。破血通经，消胀杀虫。韭菜，辛，温，微酸。散瘀逐痰，治吐衄。子，辛甘，治遗泄，炒研用。芸薹，辛，温。散血消肿。三七甘苦，微温。破瘀定痛。乳香，苦辛。活血舒筋，止痛。没药，苦辛。散瘀定痛。二味俱钵坐热水中，灯心同研，水飞。自然铜，辛。活血，续筋骨。火煅醋淬，研用。童便，咸，寒。降火消瘀。灵脂，甘，温。行血止痛。研末，酒飞，去砂石。生，行血；醋炒，止血。○以上破血行血。

苍术，甘，温。辛烈燥湿，升阳解郁。米泔浸，晒干，同芝麻炒。茯苓，甘，淡。利窍除湿，宁心益脾。坚白者佳，去皮。补阴乳蒸。猪苓，甘淡而苦，行水。去皮用。泽泻，甘，淡，微咸。

利水，泻膀胱湿热。盐水炒。木通，甘，淡。行水，泻心、小肠火。车前草，甘，寒。行水泻热，凉血。前仁，甘，寒。利水，清肝肺。灯草，甘，淡。利水，降心火。瞿麦，苦，寒。利水，逐膀胱邪热，为治淋要药。茵陈，苦，寒。利湿热，治诸黄。滑石，寒，甘，淡。行水泻火。大戟，苦，寒。泻脏腑水湿。甘遂，苦，寒。除经坠水湿。面包煨。丑牛，辛，热。大泻气分湿热，下命门。去皮，酒蒸，研。大黄，苦，寒。大泻，下有形积滞。酒蒸稍缓，生用更猛。芒硝，辛苦咸，寒。大泻，润脾软坚。海藻，咸。润下软坚，行水泄热，消瘿。海带，功同海藻。昆布，功同海藻而少滑，治水肿瘿瘤。冬瓜，甘，寒。利二便，消水肿，止消渴。通草，淡。利小便，下乳汁。麻仁，甘，平。缓脾润燥，利便通乳。穿山甲，咸，寒。善窜通经络，治风湿冷痹，下乳消肿。○以上利水去湿下行。

半夏，辛。燥湿痰，止呕，利水。小便浸七日，洗净，切片，姜汁炒。南星，辛。祛痰燥湿。竹刀切片，晒浸一宿，不麻乃止。常山，苦，寒。祛痰截疟，行水。甘草水蒸，或酒炒。草果，辛。除痰截疟。火炮，去壳用仁。芥子，辛。化痰行气。炒研。贝母，苦辛，微寒。润肺化痰。去心，糯米拌炒黄，研末。瓜蒌，甘，寒。泻火润肺，治热痰，止嗽。去油用。瓜蒂，苦，寒。吐风热痰涎。花粉，酸、甘、微苦，寒。生津润燥，消痰解渴。芫花，苦，温。去水饮痰癖。藜芦，辛，寒。至苦，引吐痰涎。天竺黄，甘，寒。泻热豁痰。竹沥，甘，寒。滑痰润燥。荆沥，甘，平。化痰祛风。硼砂，甘咸。去痰热。青矾，酸，涩。燥湿化痰。白矾，酸，寒。治同上。煅用，性温生肌。○以上化痰。

天冬，甘苦，大寒。润肺补肾，除痰。去心，酒蒸。麦冬，甘苦，微寒。润肺清心。去心，酒浸。百合，甘，平。润肺止嗽。广产佳。土者不可用，令人呕。蜜蒸。百部，甘苦，微温。润肺杀虫。酒蒸用。杏仁，润肺解肌，甜者佳。苦者发表可用。连皮捣，余去之。紫菀，辛，温。润肺下气。蜜炒。款冬花，辛，温。润肺泻热，止咳。甘草水浸，晒干。枇杷叶，苦，平。泻肺降气。蜜炙。桑皮，甘辛而寒。泻肺行水。蜜炙。白前，辛甘，微寒。泻肺降气，化痰。白薇，苦咸。益阴清热。玄参，苦咸。清无根火，补阴。蒸用。苦参，苦，寒。泻火燥湿，补阴。地骨皮，甘，寒。除虚热，凉血。黄芩，苦，寒。泻火除湿，入少阳胆。黄柏，苦，寒。泻相火，燥湿清热。酒、蜜、盐三制，随方用。知母，辛苦，寒，滑。泻火补水，润燥滑肠。槐实，苦，寒。泻风热，凉大肠。花性同功。打碎，微炒，牛乳拌蒸。青蒿，苦，寒。泻热。胆草，苦，寒。清肝胆火，下焦湿热。栀子，苦，寒。泻肝胆火。内热用仁，外用皮，生熟随宜。连翘，苦，寒。散结泻火，疮科、痧症要药。黄连，苦，寒。泻火燥湿。蜜炙。胡黄连，苦，寒。泻热，治骨蒸，疗惊疳。竹叶，辛，淡，甘，寒。清上焦烦热。竹茹，凉血除热。犀角，苦酸咸，寒。清心胃火热。磨冲。羚羊角，苦咸，微寒。泻心肝火，磨冲。射干，苦，寒。泻火解毒，散血消瘀，咽痛要药。山豆根，苦，寒。泻热解毒，治咽痛。石膏，甘辛，寒。清胃火，解肌消疹。研细，甘草水飞，火煅性缓。青黛，咸，寒。清胃火，平肝。大青，微苦咸，大寒。泻心胃热毒，治阳毒发斑。人中黄，甘，寒。解疫热。甘草末贮竹筒内，冬浸粪中，春取。○以上润燥泻火。

肉豆蔻，辛，温。理脾暖胃，调中涩肠。面包，煨去油。白蔻，辛，温。暖胃行气。丁香，辛，温。温胃暖肾。砂仁，辛，温。温中进食，行气。土炒。入肾盐水炒。胡椒，辛，热。快膈消痰。川椒，辛，热。散寒燥湿，补火安蛔。炒去汗，捣去里面黄壳。干姜，辛，温。逐寒发表，通脉。炮则苦热，除胃冷而守中。良姜，辛，热。温胃散寒。土炒。肉桂，辛，热。补命门，平肝通血，引火归元。去皮。桂心，苦辛，火燥。补阳活血，散寒。乃桂树中檿皮。官桂，辛。调冷气，散寒。附子，辛，热，大燥。回阳补火，逐寒湿。甘草水制。硫黄，酸，大热。补阳，杀虫。番舶佳。○以上温胃燥火。

贯众，苦，寒。泻热解毒。夏枯草，辛苦，微寒。解毒，散结消瘰。金银花，甘，寒。除热解毒。芙蓉花，辛，平。凉血，解毒消肿。蒲公英，甘。泻热解毒，消肿核。丝瓜，甘，平。凉血解毒。绿豆，甘，寒。解毒清热。连壳用。山慈菰，甘，平。泻热解毒。蓖麻子，辛甘。拔毒。牛蒡子，辛。泻热解毒。漏芦，咸苦。泻热解毒，杀虫。扁竹，苦，平。杀虫疥，蛔咬腹痛，虫蚀下部。榧子，甘，涩。润肺杀虫。去壳用。苦楝子，苦，寒。泻湿热，治疝杀虫。使君子，甘，温。健脾杀虫，消积。煨熟，去壳、皮、尖。雷丸，苦，寒。消积杀虫。甘草，水泡，蒸用。鹤虱，苦辛。杀五藏虫，治蛔啮腹痛。露蜂房，甘辛。杀虫，止风虫牙痛。炙用。水银，辛，寒。外用杀虫。雄黄，辛，温。去毒杀虫。明亮者佳。醋浸，入莱菔汁煮。黄丹，辛。杀虫拔毒。水飞，去焰硝。○以上解毒杀虫。

《存存斋医话稿》卷一：娄全善《医学纲目》治血崩类用炭药，以血见黑则止也。香矾散用香附醋浸一宿，炒黑为炭，存性，每一两，入白矾二钱，米饮空心调服。一法用薄荷汤更妙。许学士曰：治下血不止，或成五色崩漏，香附是妇人圣药。此气滞者用行气炭止之也。五灵脂散治血崩，用五灵脂炒令烟尽，为末，每服一钱，温酒调下。一法每服三钱，水酒、童便各半盏煎服，名抽刀散。此血污者用行血炭止之也。荆芥散治血崩，用麻油点灯，多着灯心，就上烧荆芥焦色，为末，每服三钱，童便调下，此气陷者用升药炭止之也。治崩中不止，不问年月远近，用槐耳烧作炭为末，以酒服方寸匕，此血热者用凉血炭止之也。如圣散治血崩，棕榈、乌梅各一两，干姜一两五钱，并烧炭存性，为细末，每服二钱，乌梅酒调下，空心服，久患不过三服愈，此血寒者用热血炭止之也。棕榈、白矾煅为末，酒调服，每二钱，此血脱者涩血炭止之也。按：同一血崩证，同一用炭药，而条分缕析有如是，治病用药，首贵识证，可一隅三反矣。炭，原本作灰。

诸家论制剂

《太平圣惠方·论合和》卷二：凡合和汤药，务在精专。甄别新陈，辨明州土，修制合度，分两无差，用得其宜，病无不愈。若真假非类，冷热相乖，草石昧其甘辛，炮炙失其体性，筛罗粗恶，分剂差殊，虽有疗疾之名，永无必愈之效。是以医者，必须殷懃注意，再四留心。不得委以他人，令其修合，非但多少不等，兼亦失本方之意。捣和之后，妍丑难明。众口尝之，众鼻嗅之，药之精气，一切都尽，而将疗病，固难得效。此盖是合和之盈虚，不得咎医方之浅拙，熟宜思慎之也。又古方药味，多以铢两，及用水皆言升数，年代绵历寖远，传写转见乖讹。或分两少而水数多，或水数少而分两多，轻重不等，器量全殊。若不别其精粗，何以明其取舍。今则加减合度，分两得中，削旧方之参差，洽今时之行用。其方中凡言分者，即二钱半为一分也。凡言两者，即四分为一两也。凡言斤者，即十六两为一斤也。凡煮汤，云用水一大盏者，约一升也。一中盏者，约五合也。一小盏者，约三合也。务从简易，庶免参差。俾令修合煎调，临病济急，不更冗繁，易为晓了也。凡草有根、茎、枝、叶、皮、骨、花、实，诸虫有毛、翅、皮、甲、头、足、尾、骨之属，有须烧〔炼〕炮炙，生熟有定，一如其法。顺方者福，逆方则殃。或须肉去皮，或须皮去肉，或须根茎，或须花实，依方拣炼，事褫理削，极令净洁。然后秤定分两，勿得参差。药有相生相杀，气力有强有弱。君臣佐使，若不广通诸经，则不知有好有恶。或医自以意加减，不依方分，使诸药石强弱相欺，入人腹中，不能治病，更相斗争，草石相反，使人迷乱，力甚刀剑。若调和得意，虽未能去病，犹得安利五脏，于病无所增剧也。〇凡煮汤，当以井华水，极令净洁。其水数依方多少，不得参差。常令文火小沸，令药味出。煮之调和，必须用意。然则利汤欲生，少水而多取。补汤欲熟，多水而少取。用新布绞之。服汤宁小热即易消下，若冷即令人呕逆。云分再服、三服者，要令势力相及，并视人之强羸，病之轻重，以为进退增减之，不必悉依方说也。〇凡捣罗圆药，用重密绢令细，于蜜中和则易熟。若罗草药为散，以轻细绢，于酒中调服则不泥。其石药亦用细绢罗，然后研理数百过，视色理和同为佳也。〇凡汤酒中用诸石药，皆细捣罗之如粟米。亦可以葛筛令调，并新绵裹，内汤酒中同煎。凡合圆散药，先细切曝燥，乃捣之。有各捣者，有合捣者，并随方所言。其润湿药，如天门冬、干地黄之类，皆先切曝，独捣，令遍碎更出，细擘曝干。若逢阴雨，亦以微火烘之，既燥小停，冷乃捣之。〇凡湿药，燥皆大耗，当先增分两，须得屑乃秤之为正。其汤酒中不须如此也。〇凡渍药酒，皆须细剉，用生绢袋盛之，乃入酒密封，随寒暑日数，视其浓烈，便可漉出，不必待服至酒尽也。滓可曝燥微捣，更渍饮之，亦可为散服。〇凡合膏药，初以酒或醋渍令淹浃，不用多汁，密覆勿泄，从今旦至明旦，亦有止一宿者。微火煎之，命三上三下，以泄其热势，令药味得出。上之使帀帀沸，乃下之，使沸静良久乃止，宁欲小小生。其中有薤白者，以两头微焦黄为候。有白芷、附子者，亦令小黄色也。猪肪皆勿令经水，腊月弥佳。绞膏以新布绞之。若是可服之膏，膏滓亦可酒煮饮之。可摩之膏，膏滓则宜以傅病上。此盖欲兼尽其药力故也。膏中用雄黄、朱砂、麝香之辈，皆别研如粉。候绞膏毕，乃可投中，以物疾搅至于凝强，勿使沉聚在下不调。有水银、胡粉者，于凝膏中研令消散。〇凡修炼神仙延年圆散，皆须先净其室，烧香洒扫，勿令浪语。当使童子捣之，务令细熟，杵数可至千万过，以多为佳。勿令妇女、小儿、丧孝、产妇，及痼疾、六根不具之人及六畜见之，皆不效也。其逐急诸小汤散，则不在此限尔。

《圣济经·审剂篇》卷一〇：流变在乎病，主治在乎物，制用在乎人，三者并明，则可以语汤醴散剂，疾徐缓急之用，夫岂循常守数，以狥世俗之耳目哉。古今异习，情有醇薄；容色异见，气有浅深；经络之别，候有表里；府藏异同，形有内外。荡涤浸渍，先后之序也。发散收敛，阴阳之辨也。清浊高下，缓急之意也。多寡轻重，久新之证也。要在去邪辅正，以平为期。循名责实，未可以一概论。〔宋·吴禔注〕：失阴阳之和，则病之传也无已。有病矣，必因物而治其病。有物矣，必因人而用其物。三者并明，则人足以用物，物足以治病。推而明之，变而通之，故可以语汤醴散剂，疾徐缓急之用，夫岂循常守数，以狥世俗之耳目也哉。上古之始，汤醴以为备尔，民情之醇也。中古以来，汤醴以为服焉，民情之薄也。此所谓古今异习，情有醇薄。其色见浅者，汤液主治，而疾已之期近；其色见深者，醪醴主治，而疾已之期远。此所谓容色异见，气有浅深。至若候有表里者，表为阳，里为阴。形有内外者，内主藏，外主府。汤液之用亦各有异，荡涤为先，浸渍为后，是为先后之序。发散为阳，收敛为阴，是为阴阳之辨。以其治有缓急，故为之清浊高下之节。以其病有久新之证，故为之轻重多寡之权。凡若是者，皆所以去其邪，辅其正，以平为期而已。循名责实，未可以一概论，在夫能适事之宜尔。〇故内治者自内以达外，汤醴丸散丹之类，见于服饮者是也。治外者由外以通内，膏熨蒸浴粉之类，藉于气达者是也。夫汤液主治，本乎腠理。凡涤除邪气者，于汤为宜。伤寒之治，多先于用汤者如此。醪醴主治，本乎血脉。凡导引痹郁者，于酒为宜。风痹之治，多专于渍酒者如此。散者取其渐渍而散解，其治在中。久病痼疾，剂多以散者，理如此也。丸者取其收摄，而其治在下。腹中之病及不可散服者宜用丸也。至于成丹，则火力烹养，有一阳在中之宜，金石之类多取焉。〔宋·吴禔注〕：病之内外，常相应也。治内者必达于外，治外者必通于内，此表里之符也。纳之府藏之中，所以治内，故有汤醴丸散丹之类，见于服饮者焉。施诸肌肤之间，所以治外，故有膏熨蒸浴粉之类，藉于气达者焉。夫汤液烹煎而成，以取其渍而不污。其主治则本乎腠理，盖流衍而至于腠理也。醪醴酝以稻米，炊以稻薪，其主治则本乎血脉，盖发散而至于血脉也。故凡涤除邪气者，于汤为宜。伤寒之治，多先于用汤也。导引痹郁者，于酒为宜。风痹之治，多专于渍酒也。散之于汤为稠而浊，故其治在中。丸之于散为会而聚，故其治在下。至于成丹，则火力烹养，热所蕴焉，一阳之所藏也。若此者所谓见于服饮者也。〇膏取其膏润以祛邪毒，凡皮肤蕴蓄之气，膏能消之，又能摩之也。熨资火气以舒寒结，凡筋肉挛急，顽痹不仁，熨能通之也。蒸言其气之熏，以发腠理，烧地为之，所以启元府也。浴言其因于汤浴，以泄皮肤，而利肌肉也。粉则粉密其空隙也。〔宋·吴禔注〕：以膏之泽，而其治也浅而缓。故皮肤蕴蓄之气，膏能润之，又能摩之。以熨之热，而其治也深而达。故筋肉挛急，顽痹不仁，熨能通之也。蒸以发之，故腠理玄府由是开焉。浴以涤之，故皮肤肌肉由是泄焉。至于粉则有所闭，是谓粉密其空隙。若此者所谓藉于气达者也。

《宝庆本草折衷》卷二：《逢原纪略》记汤、散、元难互用。《苏沈方》云：汤、散、元，各有所宜。欲达五脏四肢者，莫如汤；欲留肠胃中者，莫如散；久而后散者，莫如元。大率汤剂气势完壮，与元、散倍蓰。（气势五倍曰蓰。）消息用之，要在良工，难可定论拘也。《泊宅编》云：朱肱论医，尤深于伤寒。盛次仲疾作，召肱视之，曰：小柴胡汤证也。并进三服，至晚觉满。问所服药安在，取视，乃小柴胡散也。肱曰：古人制㕮咀，谓剉如麻豆大，煮清汁饮之，名曰汤，以入经络，攻病取快。今为散，滞在鬲上，所以胸满而病自如也。因依法各制，自煮，进二服，是夕遂安。〇论曰：夫汤者，剉剂；散者，末剂也。今均此小柴胡也，末服则滞，剉服则安，故知若汤若散，皆当谨其用而正其名焉。然众方或称剉药曰散，或称末药曰汤者，乃沿袭差互，莫之能革也。

《体仁汇编·丸散说药性》卷四：有宜丸者，宜散者，宜水煮者，宜酒渍者，宜膏煎者，亦有一物兼宜者，亦有不可入汤酒者，并随药性。〇汤者，荡也，去火病用之。散者，散也，去急病用之。圆者，缓也，不能速去之，舒缓而治之也。彭用光详考仲景论剉如麻豆大者，即如㕮咀，古之制也。古者无铁刃，以口咬细，令如麻豆，为粗药，煎之使药水清，饮于腹中，则易升易散。今人以刀器剉如麻豆大，此㕮咀之易成也。㕮咀之药，取汁易行经络。若治至高之病，加酒煎。去湿，以生姜。补元气，发散风寒，以葱白。去膈上痰，以蜜。开痰结，以生姜汁。〇细末者，不循经络，止去胃中及脏腑之积。气味厚者，白汤调。气味薄者，煎之和滓服。〇丸药，去下部之疾者，极大而光且圆。治中焦者次之，治上焦者极小。面糊取其迟化，直至下焦。或酒，取其散。或醋，取其收。犯半夏、南星欲去湿者，以生姜汁稀糊为丸，取其易化也。水浸宿，炊饼，又易化。滴水丸，尤易化。炼蜜丸者，取其迟化，而气循经络也。蜡丸者，取其难化，而旋旋取效也。业医之士，务宜留心，丸散精制，不宜粗糙，生熟得宜，药之有效，资全人寿。体天地生物之仁，其可不尽心乎？

《本草发明》卷一五：汤：煎成清液也。补汤要熟，利不嫌生，去暴病用之。易升易散，易行经络，故曰汤者，荡也。行至高加酒煎，去湿平寒加姜，补元气加枣，发散风寒加葱，去膈痰以蜜，开痰结以姜汁。发表攻里惟煎取头药，不必再煎查，从缓从急之不同耳。〇散：研成细末，宜旋制合。久留恐走泄气味，去急病用之。不循经络，只去胃中及脏腑之积，故曰散者，散也。〇丸：作成丸粒，因病不能速去，取其舒缓，逐渐收功，故曰丸者，缓也。治上焦如米粒大，治中焦如绿豆大，治下焦如梧桐子大。用水作丸，或稀糊丸，取最易化，治上焦也。用稠糊丸，或饭糊丸，取略迟化，能达中焦。或酒或醋丸者，取其收散之意。去湿痰，凡半夏、南星，用生姜作稀糊丸，亦取其易化也。以神曲糊汁丸者，取其消食也。山药糊丸者，取其止涩也。炼蜜丸者，取其迟化而气循经络也。熔蜡丸者，取其难化，能固护药之味，势力全备，直过格而作效也。〇膏：熬成稠膏也。药分两宜多，水煎宜久，渣滓复煎，绞取浓汁熬成。去久病用之，取其力大，滋补胶固，故曰膏者，胶也。可服之膏，或水或酒，随熬去滓调饮。可摩之膏，或油或醋，随熬随捣，患处敷盖，兼尽药力。〇渍酒：煮药酒也，剉药，以绢袋盛之，入酒罐煮熟，地埋多日，气烈味浓，或攻或补，并著奇功。补虚损者宜少饮，旋取也。攻风湿症宜多饮，速取效也。如用酒浸时日，常服更好。

《百代医宗》卷七：余考诸丸散，各有一义，其细末者不循经络，止去胃中及脏腑之积气。味厚者，白汤调服。气味薄者，煎之，和粗服。其丸药去下部之疾，丸极大而光且圆，治中焦者丸次之，治上焦者极小。面糊取其迟化，直至下焦。或酒，取其散。或醋，取其收。犯半夏、南星，欲去湿者，以生姜汁稀糊为丸，取其易化也。水浸、炊饼、滴水，皆取易化。炼蜜丸者，取其迟化，而气循经络也。蜡丸者，取其难化，而旋旋取效。业医之士，宜留心焉。

《医宗粹言·药剂丸散汤膏各有所宜不得违制》卷四：药有宜丸宜散者，宜水煎者，宜酒渍者，宜煎膏者。亦有一物兼宜者，亦有不可入汤酒者。并随药性，不可过越。汤者，荡也，煎成清汁是也，去大病用之。散者，散也，研成细末是也，去急病用之。膏者，熬成稠膏也。液者，捣鲜药而绞自然真汁是也。丸者，缓也，作成圆粒也，不能速去病，舒缓而治之也。渍酒者，以酒浸药也，有宜酒浸以助其力，如当归、地黄、黄柏、知母，阴寒之气味，假酒力而行气血也。有用药细剉，如法煮酒，密封，早晚频饮以行经络，或补或攻，渐以取效是也。〇一称剂，分两轻重多少，皆须甄别，若用得其宜，与病相合，入口必愈。若冷热乖戾，分两违舛，汤丸失度，当差又剧，喻如宰夫以鳝鳖与莼羹食之，更足成疾，岂充饥之可望乎？故仲景云：如此死者，医杀之耳。〇仲景言剉如麻豆大者，与㕮咀同意。夫㕮咀，古之制也。古人无铁刀，以口咬细，令如麻豆，为粗药煎之，使药水清，饮于肠中，则易升易散。今人以刀剉如麻豆大，此㕮咀之易成也。㕮咀之，取其煎熬得出而汁易行经络。若至高之病，加酒煎；去湿，以生姜；补元气，发散风寒，以葱白；去膈上痰，以蜜；开痰结，以生姜汁。凡诸汤用酒，临熟加之。〇细末者，不循经络，止去胃中及脏腑之积，及治肺疾咳嗽为宜。气味厚者，白汤调；气味薄者，煎之和查服。丸药去下部之病者极大而光且圆，治中焦者次之，治上焦者极小。面糊丸取其迟化，直至下焦；或酒或醋，取其收敛；凡半夏、南星，欲去湿者，以生姜汁稀糊丸，取其易化也。汤泡蒸饼又易化，滴水尤易化。炼蜜丸者，取其迟化而气循经络也。蜡丸者，取其难化而迟取效也。〇凡修丸药，用蜜只用蜜，用饧只用饧，勿交杂用。且如丸药用蜡，取其能固护药之气味，势力全备，以过关膈而作效也。今若投蜜相和，虽易为丸，然下咽亦易散化，如何得到脏中。若其更有毒药，则便与人作病，非徒无益而又害之？全非用蜡之本意。〇凡炼蜜，皆先掠去沫，令熬色微黄，试水不散，再熬二三沸。

每用蜜一斤，加清水一酒杯，又熬一二沸，作丸则收潮气，而不粘成块也。冬月炼蜜成时，要加二杯水为妙。《衍义》云每蜜一斤，只炼得十二两，是其度数也。和药末要乘极滚，蜜和之臼内，用捣千百杵，自然软熟，容易作条好丸也。凡丸散药，亦先细切，曝燥乃捣之。有各捣者，有合捣者，其润湿之药，如天门冬、地黄辈，皆先切曝之，独捣，或以新瓦慢火炕燥，退冷捣之则为细末。若入众药，随以和之，少停回润则和之不均也。又湿药欲燥皆蚀耗，当增分两称之。○凡筛丸药，用密绢令细。若筛散药，尤宜精细。若捣丸，必于臼中捣数百过，色理和同为佳。○凡药渍酒，皆须切细，生绢袋盛，乃入酒密封，随寒暑日数，视其浓烈，便可漉出，不须待酒尽也。渣则暴燥微捣，更渍饮之，亦可散服之。○凡合膏，或以醋，或酒，或水，或油，须令淹浸密覆，至煮膏时当三上三下，以泄其热势，令药味得出，上之使匝匝沸，下之要沸静，良久乃上之，如有韭白在中者，以两段渐焦黄为度。如有白芷、附子者，亦令小黄为度。绞膏要以新布。若是可服之膏，滓亦可以酒煮饮之；可磨之膏，滓亦宜以傅患处，此盖欲兼尽其药力也。○凡汤酒膏中用诸石药，皆细捣之，以新绢裹之内中。《衍义》云：石药入散，如钟乳粉之属，用水研乳极细，必要二三日乃已，以水漂澄极细，方可服耳。岂但捣细以绢裹之为例耶？○凡煎膏中有脂，先须掲去革膜子，方可用之，如猪脂，勿令经水。腊月者尤佳。○凡膏中有雄黄、朱砂辈，皆当另研如面，俟膏毕乃投入，以物杖搅之。不尔，沉聚在下不匀也。○凡草药烧灰为末，如荷叶、柏、茅根、蓟根、十灰散之类，必烧焦枯，用器盖覆以存性。若如烧燃柴薪煅成死灰，性亦不存，而罔效矣。○凡诸膏腻药，如桃仁、麻仁辈，皆另捣如膏，乃以内成散中，旋次下臼，合研令消散。

《异授眼科》：合药法。务将合药料预先研细，秤定包好，煎定膏子，各用器盛定，无一不备。方将各末子秤准，并立一处，重筛去粗末。次将熟蜜入器内，次秤膏子入蜜化匀，次入细药搅匀得所，方下黄丹、麝香，收定，连器下窖出火毒，然后入磁罐收用，愈久愈佳。若骤用，则火猛耳。○煎膏法。凡用膏子，不拘官料草药，必要洗净切细，或煎汁，或捣汁，皆要澄滤浊脚为是。取上面清者，入罐煎熬，十去七分，将三分存下，方入薄细磁器内，隔水炖厚，下芦荟末收干。要老要嫩，但凭所宜。然焦则无力，嫩则难收。

《眼科百问》卷下：第一百零九问：制点药有何妙法？答曰：妙在蕤仁火候。凡制眼药，将别眼样药俱依法制造精工，方取蕤仁，用平面铁碾轮，在平面光厚木板上，起油数十次，纸用篓纸、古连纸，或川连纸俱好。但不可用绵纸，以绵纸有石灰，多致眼涩疼，决不可用。起净油，即合一处，或不用蜜霜，用蜜亦可，盖用蜜可久贮不干，直胜乳汁多多矣。

《寿世青编·用药例》卷下：丸散汤膏各有所宜。药有宜丸宜散者，宜水煎者，宜酒渍者，宜煎膏者，亦有一物兼宜者，亦有不可入汤酒者，并随药性不可过越。汤者，荡也，煎成清汁是也，去大病用之。散者，散也，研成细末是也。丸者，缓也，作成丸粒也。不能速效，舒缓而治之也。渍之者，以酒浸药也。有宜酒浸以助其力，如当归、地黄、知母、黄柏，阴寒之气味，假酒力而行气血也。有用药剉细，如法煎酒密封，早晚频饮，以行经络，或补或攻，渐以取效是也。○细末者，不循经络，止去胃中及府藏之积及治肺疾咳嗽为宜。气味厚者，白汤调；气味薄者，煎之，和渣服。丸治下焦之病者，极大而光且圆，治中焦者次之，治上焦者极小。面糊者，取其迟化，直至下焦。或酒取其散，醋取其收。如半夏、南星及利湿者，以生姜汁稀糊丸，取其易化也。汤泡蒸饼，尤易化，滴水亦然。炼蜜丸者，取其迟化，而气循经络也。蜡丸者，取其能达下焦，而治肠澼等疾。○凡修合丸剂，用蜜只用蜜，用饴只用饴，勿相杂用。且如丸药，用蜡取其固护药气，欲其经久不失味力，且过膈关而作效也。今若投蜜相和，虽易为丸，然下咽亦即散化，如何得致肠中？若或有毒药，不宜在上化，岂徒无益，而反为害，全非用蜡之本意。○凡炼蜜宜先掠去沫，令熬色微黄，试水不散，再熬一二沸，作丸则收潮，而不粘成块也。冬月炼蜜，炼时要加二杯水为妙。《衍义》云：每蜜一斤，只炼得十二两，是其度数也。和药末要乘极滚时和之，臼内捣千百杵，自然软熟，容易作条，好丸也。○凡为末，先须细切晒燥，退冷捣之，有宜合捣者，有宜各捣者，其滋润之药，如天麦冬、生熟地黄、当归辈，皆宜切晒之，独捣。或以慢火隔纸焙燥，退冷捣之，则为细末。若入众药，少停回润，则和之不匀也。凡湿药，燥皆大耗蚀，当先增分两，待燥称之乃准。其汤酒中不须如此。○凡合丸药用蜜，绢令细筛。散药尤宜精细。若捣丸，必于石臼中杵千百过，色理和同为佳。○凡欲浸酒，皆须细切，上绢袋盛，乃入酒密封，随寒暑日数，视其浓烈，便可漉出，不须待酒尽也。渣则暴燥微捣，更渍饮之，亦可为散服。○凡合膏子，须令膏少之料先淹浸，先煎其汁，乃下有膏之料，煮时当杖以三上三下，以泄其火气，勿令沸腾，不妨旋取药汁，渣须再煮，务令力尽而已。然后渐渐慢火收厚如饴，如炼蜜，收贮磁瓶，出火气七日、二七日，听用。○凡煎摩贴之膏，或醋、或酒、或油，须令淹浸，然后煎熬，用杖三上三下，以泄其热势，令药味得出。上之使咂咂沸，下之要沸静良久乃上之。如有葱白及姜在内，以渐焦为度。如有附子、木鳖者，亦令焦黄，勿令枯黑。滤膏必以新布。若是可服之膏，渣亦可酒煮饮之；可摩之膏，渣亦可敷，亦欲兼尽其药力也。○凡汤膏中用诸石药皆细研之，以新绢裹之纳中。《衍义》云：石药入散，如朱砂、钟乳之类，用水研乳极细，必要二三日乃已，以水漂澄极细，方可服饵。岂但研细绢裹为是。○凡草叶之药，如柏叶、荷叶、茅根、蓟根、十灰散类，必要焦枯，用器盖在地上，出火性，存本性，倘如死灰则白，无效矣。○凡有脂膏，如桃、杏、麻仁等，须另末，旋次入众味，合研则匀。○凡汤剂中用一切完物，俱破壳研之，如豆蔻、苏子、益智、骨脂之类。不则如米之在谷，虽煮之终日，米终不熟，职是故也。○凡用香燥，如木香、沉香、砂仁、豆蔻，不宜久煎，点泡尤妙。

《本草汇》卷一五：药性有宜丸者，作成丸粒，舒缓而治之也。治下焦之疾，如梧桐子大。治中焦之疾，如绿豆大。治上焦之疾，如米粒大。因病不能速去，取其舒缓，逐旋成功。故曰：丸者，缓也。用水丸者，或蒸饼作稀糊丸者，取至易化，而治上焦也。用稠面糊丸者，或饭糊丸者，取略迟化，能达中焦也。或酒、或醋丸者，取其收散之意也。或神曲糊丸者，取其消食。山药糊丸者，取其止涩。炼蜜为丸者，取其迟化而气循经络。蜡丸者，取其难化，能固护药之气味，势力全备，直过鬲而作效，或毒药不伤脾胃也。有宜散者，研成细末，去急病用之也。宜旋制合，不堪久留，恐走泄气味，服之无效耳。不循经络，可以去风寒暑湿之邪，散五脏之结伏。故曰：散者，散也。有宜水煮者，煎成清液，使易升易散，而行经络也。补须要熟，利不嫌生。去暴病用之，取其荡涤脏腑，调品阴阳。治至高病加酒煎，去湿以生姜，补元气以大枣，发散风寒以葱白，去膈上痰以蜜煎，止痛以醋煎。故曰：汤者，荡也。有宜酒渍者，酒渍，煮药酒也。药须细剉，绢袋盛之，入酒罐密封，如常法煮熟，地埋日久，气烈味浓。蚤晚频吞，经络速达，或攻或补，并着奇功。滓漉出，曝干，微捣末，别渍，力虽稍缓，服亦益人。补虚损证，宜少饮旋取效。攻风湿证，宜多饮速取效。有宜膏者，熬成稠膏，去久病用之也。绞聚浓汁，熬厚咀饮，取其如饴力大，滋补胶固。故曰：膏者，胶也。

《金台医话·丸药不可概以治病》：凡服丸药，唯先将汤剂之方，服有成效，然后制之，庶可无虞。

若热汤剂未效，不可骤服丸散，以病万变百出，原是不一，加减出入，贵乎因时制宜。若制成丸药，则诸药合入，难于捡出，恐一味不投，反致误事。所以治小儿者，往往因此害事，不如用汤剂者之为得也。

《重庆堂随笔》卷下：又云：世俗遇食物凝滞之病，即以其物烧灰存性，调水服之。余初斥其妄，然亦往往验。审思其故，此皆油腻凝滞者也。盖油腻先凝，食物稍多，则遇之必滞。凡药物入胃，必凑其同气，故某物之灰，能自到某物凝滞处。凡油腻得灰即解散，故灰到其处，滞者自行，犹之以灰浣垢耳。若脾弱之凝滞，胃满之凝滞，气郁、血瘀、痰结之凝滞，均非灰所能除矣。按此理人所未悟，先生见理甚明，故有此妙解。

《喉科心法·制药类》卷下：西瓜蜒蚰硝：用秋季老西瓜一个，切去盖上一片，挖去瓜肉、瓜子，内留瓜汁。再用蜒蚰一大碗，清水洗过，再加净皮硝二斤或一斤半，与蜒蚰同入瓜腹内。仍将切下之盖盖上，周团用竹钉钉好，装入夏布袋内，挂于有风无日无雨处，下张磁盆，以接滴下之水。此水能成白霜，候干透，研细末，收贮听用。如瓜皮外有白霜，亦须掸下，名曰冰雪，能治喉癣并喉风之轻者。用时，亦加冰片少许。其瓜内之硝留存，至秋末，如法再入瓜内，加净皮硝半斤，蜒蚰半碗。仍挂有风无日无雨处，至次年取下，瓜内之硝可入药矣。一年者亦可用，不若二年之为妙也。〇西瓜枪硝：用提净大块枪硝，即顶好火硝，一斤，杵碎如黄豆大。将西瓜外翠衣，用刀切下，捣汁半钵头许。将枪硝浸入，以筷一把，搅二三十转。待浸一夜，即将翠衣汁滤去。其硝再用翠衣汁浸没，晒干。如此再浸，再晒，或五次，或三次，晒干听用。枪硝不用瓜制，吹入则痛。且西瓜翠衣能降火消痰，制在硝内，而硝更灵矣。或将硝装入瓜内做亦可。惟第一次，必照此法，待浸一夜，将汁滤去，再入瓜内可也。

《理瀹骈文·略言》：《内经》用桂心渍酒以熨寒痹，用白酒和桂以涂风中血脉，此用膏药之始。仲景桂枝汤治风寒，调和营卫，实祖于此。今以汤头还为膏药，于义为反其本，以为妄变古法者，非也。〇外治之理即内治之理，外治之药亦即内治之药，所异者法耳。医理药性无二，而法则神奇变幻。上可以发泄造化五行之奥蕴，下亦扶危救急层见迭出而不穷。且治在外则无禁制，无窒碍，无牵掣，无沾滞。世有博通之医，当于此见其才。〇膏与药分为二，临症活变在此。有但用膏而不必药者，有竟用药而不必膏者，有膏与药兼用者。有膏自膏、药自药，以相反相济为用者。有膏即药、药即膏，以相佐相益为用者。古人于熬者曰膏，撮者曰药。兹合之而两全。今人混言膏药，兹离之而各妙。〇膏，纲也，药，目也。膏判上中下三焦，五脏六腑，表里寒热虚实，以提其纲。药随膏而条分缕析，以为之目。膏有上焦心肺之膏，有中焦脾胃之膏，有下焦肝肾之膏，有专主一脏之膏，脏有清有温。有专主一腑之膏，腑有通有涩。又有通治三焦，通治五脏，通治六腑之膏。又有表里寒热虚实分用之膏，互用之膏，兼用之膏。药则或糁膏内，或敷膏外，或先膏而用洗擦，或后膏而用熏熨。膏以帅药，药以助膏。景嵩厓谓观《大易》阴阳消长，可知内治之理。愚谓观一部《周礼》，六官分职，陈殷置辅，敷布精密，水泄不漏，可为用膏用药之法。读书人当识此意。膏内糁药，可取单方验者，研末备用。敷药宜作锭，余药皆现制。〇膏方取法不外于汤丸。凡汤丸之有效者皆可熬膏。不仅香苏、神术、黄连解毒，木香导滞，竹沥化痰，以及理中、建中、调胃、平胃、六君、六味、养心、归脾、补中益气等为常用之方也。或谓用汤丸熬膏，何不内服？不知吾惟不敢为内服，故用膏耳。自来相戒，误人非必毒药也。所见不真，桂枝下咽，承气入胃，并可以毙。即一味麻黄，一味黄连，一味白术，一味熟地，用不得当，贻害无穷。患者自是而不知其非，旁观皆窃笑之。明者心知之而不肯自言，未尝不愧且悔也。然焉能吐而出之乎。或又云良工可不患此。亦思良工古今有几？且良工亦不废外治。昔叶天士用平胃散炒熨治痢，用常山饮炒嗅治疟。变汤剂为外治，实开后人无限法门。吾之用膏，即本于此。使必内服而后可，无论妄为下药，药适加病，倘遇不肯服药之人，不能服药之症，而其情其理，万万不忍坐视者，又将何法以处之？〇膏中用药味，必得通经走络，开窍透骨，拔病外出之品为引。如姜、葱、韭、蒜、白芥子、花椒，以及槐、柳、桑、桃、蓖麻子、凤仙草、轻粉、山甲之类，要不可少，不独冰麝也。补药必用血肉之物，则与人有益。如羊肉汤、猪肾丸、乌骨杂丸、鳖甲煎、鲫鱼膏之类，可以仿加。若紫河车，则断不可用。或用牛胞衣代之，其力尤大，此补中第一药也。须知外治者，气血流通即是补，不药补亦可。〇膏中用药味，必得气味俱厚者方能得力。虽苍术、半夏之燥，入油则润。甘遂、牵牛、巴豆、南星、木鳖之毒，入油则化，并无碍。又炒用、蒸用，皆不如生用。勉强凑用，不如竟换用。如银花换忍冬藤，茯苓换车前子之类。统领健儿，斩关夺门，擒贼歼魁，此兵家之所以制胜也，膏药似之。若以今医所处和平轻淡之剂相绳，则见者惊走矣。〇膏药热者易效，凉者次之，热性急而凉性缓也。攻者易效，补者次之。攻力猛而补力宽也。然大热之症，受之以凉，其气即爽。极虚之症，受之以补，其神即安。虚人喜按者，其空处有以实之也，况得补膏乎？只在对症耳。若夫热症亦可以用热者，一则得热则行也，一则以热引热、使热外出也。即从治之法也。虚症亦可以用攻者，有病当先去、不可以养患也。且以气相感，虚人亦能胜，无虚虚之祸也。此又在临症之斟酌而变通也。寒多冰伏瘀积，不去愈补愈剧。〇古汤头治一症，往往有寒热并用者，有消补兼行者，膏药何独不然？《精要》有贴温膏、敷凉药之说，足为用膏药者之一诀。推之亦可贴补膏、敷消药也，此即扶正以逐邪之义也。若治两症则寒热消补虽同用，而上不犯下，下不犯上，中不犯上下，更无顾忌。

《存存斋医话稿》卷二：熊三拔《泰西水法》云：凡诸药系草、木、果、蓏、谷、菜诸部，具有水性者，皆用新鲜物料，依法蒸馏得水，名之为露。以之为药，胜诸药物，何者？诸药既干既久，或失本性。如用陈米为酒，酒力无多。若以诸药煎为汤饮，味故不全，间有因煎失其本性者。若作丸散，并其渣滓下之，亦恐未善。然峻厉猛烈之品，不得不丸以缓之。凡人饮食，盖有三化，一曰火化，烹煮熟烂；二曰口化，细嚼缓咽；三曰胃化，蒸变传化。二化得力，不劳于胃。故食生冷，大嚼急咽，则胃受伤也。胃化既毕，乃传于脾，传脾之物，悉成乳糜。次乃分散，达于周身。其上妙者，化气归筋；其次妙者，化血归脉。用能滋益精髓，长养脏体，调和营卫。所谓妙者，饮食之精华也。故能宣越流通，无处不到。所存糟粕，乃下于大肠焉。今用丸散，皆干药合成，精华已耗，又须受变于胃，传送于脾，所沁入宣布，能有几何？其余悉成糟粕下坠而已。若用诸露，皆是精华，不待胃化脾传，已成微妙。且蒸馏所得，既于诸物体中最为上分，复得初力，则气厚势大。不见烧酒之味浓于他酒乎？按：古人丸散汤饮，各适其用，岂可偏废。诸药蒸露，义取清轻。大抵气津枯耗，胃弱不胜药力者，最为合宜。其三化之说，火化、口化，不必具论，胃化一言，深可玩味。盖饮食药物入胃，全赖胃气蒸变传化。所以用药治病，先须权衡病人胃气及病势轻重，此古人急剂、缓剂、大剂、小剂之所由分也。如骤病胃气未伤，势又危重，非用大剂、急剂不可，杯水舆薪，奚济于事？一味稳当，实为因循误人。倘或病人胃气受伤，无论病轻病重，总宜小剂、缓剂，徐徐疏瀹，庶可渐望转机。以病人胃气已伤，药气入胃，艰于蒸变转化，譬如力弱人，强令负重，其不颠踣者几希。〇三上条言诸药蒸露，为轻清之品，气津枯耗，胃弱不胜药力者，最

为合宜。请更申其说焉。元仪曰：阴虚有三，肺胃之阴，则津液也；心脾之阴，则血脉也；肝肾之阴，则真精也。液生于气，惟清润之品可以生之。精生于味，非粘腻之物不能填之。血生于水谷，非调中州不能化之。是则人身中津液精血皆属阴类，津液最轻清，血则较浓，精则更加厚矣。读《内经》，腠理开发，汗出溱溱，是谓津；谷入气满，淖泽注于骨，骨属屈伸泄泽，补益脑髓，皮肤润泽，是谓液。则知津与液较，液亦略为浓厚矣。窃谓津者，虽属阴类，而犹未离乎阳气者也。何以言之?《内经》云：三焦出气，以温肌肉，充皮肤，为其津，其流而不行者，为液。岂非液则流而不行，津则犹随气流行者乎?《内经》又云：上焦开发，宣五谷味，熏肤，充身，泽毛。若雾露之溉，是谓气。雾露所溉，万物皆润，岂非气中有津者乎?验之口中气呵水，愈足征气津之不相离矣。气若离乎津，则阳偏胜，即气有余，便是火是也；津若离乎气，则阴偏胜，即水精不四布，结为痰饮是也。蒸露以气上蒸而得露，虽水类而随气流行，体极轻清，以治气津枯耗，其功能有非他药所能及。泰西赞谓不待胃化脾传，已成微妙。余谓病人胃弱，不胜药力者，最为合宜。然其力甚薄，频频进之可也。其气亦易泄，新蒸者为佳。余治伤阴化燥证，清窍干涩，每用之获效。《内经》谓九窍者，水注之器。清窍干涩者，病人自觉火气从口鼻出，殆津离乎气，而气独上注欤。

药材产地

诸家论药材产地

《千金翼方·药出州土》卷一：论曰，按《本草》所出郡县，皆是古名，今之学者，卒寻而难晓。自圣唐开辟，四海无外，州县名目，事事惟新。所以须甄明，即因土地名号，后之学者容易即知。其出药土地，凡一百三十三州，合五百一十九种，其余州土皆有，不堪进御，故不繁录耳。〇关内道。雍州：柏子仁、茯苓。华州：覆盆子、杜蘅、茵芋、木防己、黄精、白术、柏白皮、茯苓、茯神、天门冬、署预、王不留行、款冬花、牛膝、细辛、鳖甲、丹参、鬼臼、白芷、白敛、狼牙、水蛭、松花、鳖头、桑螵蛸、松子、松萝、兔肝、远志、泽泻、五味子、菝葜、桔梗、玄参、沙参、续断、山茱萸、萆薢、白薇、通草、小草、石南、石韦、龟头、麦门冬。同州：寒水石、斑蝥、麻黄、䗪虫、麻黄根、芫荑、蒲黄、麻黄。岐州：鬼督邮、樗鸡、麝骨、麝髓、及己、藜芦、秦艽、甘草。宁州：菴蕳子、芫青、萹蓄、菴蕳花、荆子、虻虫。鄜州：芍药、茹、黄芩、秦艽。原州：野狼牙、苁蓉、黄耆、枫柳皮、白药。延州：芜荑。泾州：泽泻、防风、秦艽、黄芩。灵州：代赭、野猪黄、苁蓉、狟脂。盐州：青盐。〇河南道。洛州：秦椒、黄鱼胆、黄石脂。谷州：半夏、桔梗。郑州：秦椒。陕州：栝楼、柏子仁。汝州：鹿角、鹿茸。许州：鹿茸。虢州：茯苓、茯神、桔梗、桑上寄生、细辛、栝楼、白石英。豫州：吴茱萸、鹿茸。齐州：阿胶、荣婆药、防风。莱州：牡蛎、蔄茹、海藻、马刀、七孔决明、文蛤、牛黄、海蛤、乌贼鱼。兖州：防风、羊石、仙灵脾、云母、紫石英、桃花石。密州：海蛤、牛黄。泗州：麋脂、麋角。徐州：桑上寄生。淄州：防风。沂州：紫石英。〇河东道。蒲州：龙骨、紫参、蒲黄、五味子、石胆、龙角、龙齿。绛州：防风。隰州：当归、大黄。汾州：石龙芮、石膏。潞州：赤石脂、不灰木、人参、白石脂。

泽州：人参、禹余粮、防风、白石英。并州：白菀、鬼督邮、白龙骨、柏子仁、矾石、礜石、甘草。晋州：白垩、紫参。代州：柏子仁。蔚州：松子。慈州：白石脂。〇河北道。怀州：牛膝。相州：知母、磁石。箕州：人参。沧州：藿菌。幽州：人参、知母、蛇胆。檀州：人参。营州：野猪黄。平州：野猪黄。〇山南西道。梁州：小蘗、芒消、理石、皂荚、苏子、狟脂、防己、野猪黄。洋州：野猪黄、狟脂。凤州：鹿茸。始州：重台、巴戟天。通州：药子。渠州：卖子木。商州：香零皮、厚朴、熊胆、龙胆、枫香脂、昌蒲、枫香木、秦椒、辛夷、恒山、獭肝、熊、杜仲、莽草、枳实、芍药。金州：獭肝、枳茹、莽草、蜀漆、獭肉、枳实、枳刺、恒山。〇山南东道。邓州：夜干、甘菊花、蜥蜴、蜈蚣、栀子花、牡荆子。均州：萎蕤。荆州：橘皮。襄州：石龙芮、蓝实、蜀水花、茗草、雷丸、陵鲤甲、乌梅、牵牛子、干白鸬鹚头、橙叶、栀子花、蜥蜴、蜈蚣、孔公孽、败酱、贝母。夔州：橘皮。硖州：杜仲。房州：野猪黄、狟脂。唐州：鹿茸。〇淮南道。扬州：白芷、鹿脂、蛇床子、鹿角。寿州、光州、蕲州、黄州、舒州：并出生石斛。申州：白及。〇江南东道。润州：踯躅、贝母、卷柏、鬼臼、半夏。越州：榧子、刘寄奴。婺州、睦州、歙州、建州：并出黄连。泉州：干姜。〇江南西道。宣州：半夏、黄连。饶州：黄连。吉州：陟厘。江州：生石斛。岳州：杉木、蝉蜕、楠木、鳖甲。潭州：生石斛。郎州：牛黄。永州：石燕。郴州：钓樟根。辰州：丹砂。〇陇右道。秦州：防葵、芎䓖、狼毒、鹿角、兽狼牙、鹿茸、蘼芜。成州：防葵、狼牙。兰州：苁蓉、鹿角胶。武州：石胆、雄黄、雌黄。廓州：大黄。宕州：藁本、独活、当归。〇河西道。凉州：大黄、白附子、鹿茸。甘州：椒根。肃州：肉苁蓉、百脉根。伊州：伏翼、葵子。瓜州：甘草。西州：蒲桃。沙州：石膏。〇剑南道。益州：苎根、枇杷叶、黄环、郁金、姜黄、木兰、沙糖、蜀漆、百两金、薏苡、恒山、干姜、百部根、慎火草。眉州：巴豆。绵州：天雄、乌头、附子、乌喙、侧子、甘皮、巴戟天。资州：折伤木。嘉州：巴豆、紫葛。邛州：卖子木。泸州：蒟酱。茂州：升麻、羌活、金牙、芒消、马齿矾、朴消、大黄、雄黄、矾石、马牙消。巂州：高良姜。松州、当州：并出当归。扶州：芎䓖。龙州：侧子、巴戟天、天雄、乌头、乌喙、附子。柘州：黄连。〇岭南道。广州：石斛、白藤花、丁根、决明子、甘椒根。韶州：石斛、牡桂、钟乳。贺州、梧州、象州：并出蚺蛇胆。春州、封州、泷州：并出石斛。恩州：蚺蛇胆。桂州：滑石、蚺蛇胆。柳州：桂心、钓樟根。融州：桂心。潘州：蚺蛇胆。交州：槟榔、三百两银、龙眼、木蓝子。峰州：豆蔻。马牙石一名长石，一名大乳，一名牛脑石，出在齐州历城县。〇论曰：既知无物非药，及所出土地，复采得时，须在贮积，以供时急，不得虚弃光阴，临事忽遽，失其机要，使风烛不救，实可悲哉！博学人深可思之，用为备耳。

《本草衍义·序例中》卷二：凡用药，必须择州土所宜者，则药力具，用之有据。如上党人参、川蜀当归、齐州半夏、华州细辛；又如东壁土、冬月灰、半天河水、热汤、浆水之类，其物至微，其用至广，盖亦有理。若不推究厥理，治病徒费其功，终亦不能活人。圣贤之意不易尽知，然舍理何求哉？

《本草蒙筌·总论·出产择地土》：凡诸草木、昆虫，各有相宜地产。气味功力，自异寻常。谚云“一方风土养方民”，是亦一方地土出方药也。摄生之士，宁几求真，多惮远路艰难，惟采近产充代。殊不知一种之药，远近虽生，亦有可相代用者，亦有不可代用者。可代者，以功力缓紧略殊，倘倍加犹足去病。不可代者，因气味纯驳大异，若妄饵反致损人。故《本经》谓参、耆虽种异治同，而芎、归则殊种各治，足征矣。他如齐州半夏，华阴细辛，银夏柴胡，甘肃枸杞，

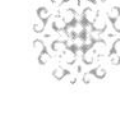

茅山玄胡索、苍术，怀庆干山药、地黄，歙白术，绵黄耆，上党参，交趾桂，每擅名因地，故以地冠名。地胜药灵，视斯益信。又宜山谷者，难混家园所栽，芍药、牡丹皮为然；或宜家园者，勿杂山谷自产，菊花、桑根皮是尔。云在泽取滋润，泽傍匪止泽兰叶也；云在石求清洁，石上岂特石菖蒲乎？东壁土及各样土至微，用亦据理；千里水并诸般水极广，烹必合宜。总不悖于《图经》，才有益于药剂。《书》曰：慎厥始，图厥终。此之谓夫。

《万历野获编》卷二一：滇南异产：范石湖《桂海虞衡志》纪山獭，云出宜州溪洞，性最淫毒，山中一有此兽，则牝者皆远避，獭不得雌，抱木而枯，取以为媚药甚验。又周草窗云：出粤西之南丹州，号曰插翘，夷人珍之，不令华人得售。初疑其言之过，今云南孟艮府小孟贡江产肥鱼，食之能日御百女，故夷性极淫，无贵贱，一人有数妻，不相妒忌，此正堪与山獭对，为水陆珍药。又其地产弯姜，人饵刀圭，即终世不复能行人道，土人专以饲牡马，此又与肥鱼相反极矣。宇宙间真何所不有，媚药中又有腽肭脐，俗名海狗肾，其效不减脊恤胶，然百中无一真者，试之，用牝犬牵伏其上，则枯腊皮间阳茎挺举，方为真物。出山东登州海中，昔张江陵相，末年以姬侍多，不能遍及，专取以剂药，盖蓟帅戚继光所岁献，戚即登之文登人也。药虽奇验，终以热发，至严冬不能戴貂帽。百官冬月虽承命赐暖耳，无一人敢御，张竟以此病亡。

《倚云轩医案医话医论·说辨参术》：味所言性味功用，与新产地方，互有不同。此以时代变易，其土宜物性，亦因之变迁，理有固然者。如人参，古以上党为佳。然明代则以辽东、百济为上。本朝则以长白山、吉林所出者为上。白术，古出汉中、南郑，并不分苍、白。至陶隐居始分二种，至明代则以于潜为上。苍术以茅山为上。今则于潜绝无。白术惟以徽州黄山者为佳，已难得。而茅山仍出苍术。即以参术而论者，出处之变迁不同，此且真伪难辨。此外品味甚多，地道不一。药肆中但知利己，不顾害人。故今医治病不若古人，非徒技术不如，亦药料不及古时精粹耳。

《倚云轩医案医话医论·徐灵胎云业医知各药出产性味》：徐灵胎先生云：凡业医者，不可不知药之真伪美恶。以虽有良方而用伪药，必不效矣。古今本草虽载出处，而时移世易，久已不同，且多人工种植而成者，不特人参、于术为然也。余祖明于药材，童时得其指教，故于药之精粗良伪，尚能鉴别一二焉。〇如大生地今以怀庆府出者，性柔糯而多脂膏、肥大为上，其形直长，故名直地。亳州者名毛节，少滋膏而粳，剖开色带黄，形粗短，市所用者，毛节为多。〇山药，亦怀庆出者，白色而肥润，味甘糯，较别处为佳。〇牛膝，亦怀庆者柔软多脂为佳。亳州者粗肥而长，色白根少，故乡人喜亳膝不喜怀膝，价贱而美观也。〇当归，有西归、秦归、川归之别。西归乃山西出，柔润多油，味甘多辛少，气香，胜于他处。次陕西出谓秦归，尚可。四川出谓川归，性燥味劣不香，最下。〇白芍药，浙江宁波出者，性糯，色较红，质结，谓东阳白芍者佳。亳州者色较白而松大味薄。〇川芎䓖，四川出者味辛气香，纹如雀脑，名雀脑川芎，最佳。秦中亦出，不如也。〇党参，潞州上党出者，肉白皮粗松燥，而多细横纹，味甜无辣气，质柔软，最佳。别处如亳州、凤阳等皆产，有凤党、方党、副潞等名色甚多，皆不及西潞党也。〇黄芪，出山西大同等处名西芪。以肉白心黄，柔软粗长如箭干，气香味甜者佳，所谓金井玉栏也。道、咸间名大有芪，今名元纪芪。此牌号，非地名也。别处者，色味俱劣，四川者最下，性硬味薄无香矣。更有天津芪，无香甘味而有腥辣气，用之害人。〇枸杞子，出甘肃兰州者，味香甘，多肉质润，大者名枣杞，次名箱杞。江南各处皆出，色虽粗红，而香甘之味远逊，肉薄有青滋气。药肆每搀杂甘杞中，人不识也。

〇麦门冬，杭州苋桥者，味甜润，多肉身长，名花提。江北者甜味减，带辣味，身短胖，名包面。小者名统冬。〇黄菊花，杭州者气香味甘，胜于他处。白菊花，滁州产者，色淡绿，清香胜他处。大约地高山多，得清洁之气多也。

贵重之品，如犀牛角，以暹逻国产者，其牛头上一角名正角，弯长，肩膝亦生角，名偏角，尖短根粗。以正角黑尖野牛为上。越南、云南、野番诸处亦产，即以其地名之。以暹逻者气香味清为佳。他处磨之不香，而有血腥，性常温。辨识者以线纹粗直到尖，气香者，暹逻也。他角即不然矣。〇犀牛黄，亦暹逻国产为上。其色深黄带黑，染于指甲，其色一时难退。体松气香，大如鸡卵，小如桂圆。劈开其纹层层包裹者佳。广西出者名广黄，其色淡黄悦目，大者一颗有两许，价逊暹逻者数倍。亦以体香气松为佳，不及暹逻也。今日本亦出矣。〇珍珠，产广东珠崖海中，蚌腹所出，名濂珠。不论粗细，以光彩耀目者佳。又有石珠，形与珍珠同，色呆白而无光彩，价贱濂珠数倍，未知是否蚌腹中产。〇麝香，亦产暹逻、越南、野番外国，云南边地亦出。麝如小鹿，香乃脐中之污结成也。结成粒者名当门子，最佳。此货有牌号，从前以杜字香为好，今不知以何号为佳。〇琥珀，产于西南嵩华深山中。乃松脂落土中结成。谚谓百年成苓、千年成珀，非也。大约百年成珀耳。真西珀色转黑，在日光中照之，色明如血，故名血珀。入口嚼之，松不粘齿。今市卖者，乃松香炼成，加以红色，名炒珀，又名云珀。其色光润鲜明，嚼之少松而粘齿，以不离松香之本质耳。〇羚羊角，产西北深山中，野羊之一种也。其角如竹鞭形而弯，挂角而睡，以避猛兽之害。即镑为片，亦可辨识。以有竹鞭节，别种羊角所无。〇高丽参，采高丽国之浪山为佳，又名浪山参。今名之曰别直参，未知取义。欲辨地道真赝，在皮质粗而结实，其芦如蒴壳，芦与近根处并不束细，竟连本身一样粗细，亦或有根芦交界处稍束细者，然总与关东参形状不同。若根芦紧小处皮细而文雅可观者，乃关东种参。其小而品貌佳者，即充人参卖矣。余少年时，高丽参每两价一元，渐涨至四五元，今且每两十四五元。羚羊角每斤四五元，今且八十元。不知何故。闻为药客垄断，一人收尽，他客向买，须足其欲而后已。〇梅花冰片，产南洋岛国，古名脑子。明净、香透于脑者真也。色昏而不明，气香而带樟脑味者，樟脑炼成，名曰升片，假也。其价相悬。

他如中等贵品，厚朴产西川为上，要气香味辛，肉厚，亦不必过厚，反多枯皮矣。山、陕亦产，气味薄劣，名平朴，不可用。川朴之次者，名卷朴。厚者名根朴。〇杜仲，亦产川中，要丝浓皮厚者佳。然过厚亦枯皮多而力反逊。〇川贝母，亦产川中，有平蕃、京川子两种。平蕃粒大顶平，京川粒稍小，顶尖色白，微有斑。以京川为佳。〇川黄连，产雅州府，毛多身小者名毛连，最佳，次水连，毛少身稍大，亦可用。又有筒连、马连、云连等，身粗大，性味不同。大约产云贵等处，断不可用也。〇参三漆，亦产川中，形如白芷根而曲屈，折断中黑色有光，味甘带苦，气香者佳。乡人以野白芷根作参三漆，其状固仿佛，无怪以误传误耳。〇金钗石斛，出广西深山涧中，得至阴之精，肥短，身扁，色如黄金，味甘微苦，多滋液，名广斗。西川汉中府亦出，滋稍逊，身长次之，名汉斗。雅州府亦出，名雅斗，又次之。安徽霍山所出，名霍石斛。短而色带绿，有细毛，多滋液，最贵。〇木通与通草，从前本草每多错缪，谓其色白味皆淡。不知木通色黄，味极苦，泻小肠丙火而走膀胱，亦泻心脾蕴热，又名通脱木。乃藤本，体轻通透，故名木通。通草色纯白，淡而无味，体更轻，草梗也。故通肺气，专走膀胱，利小便，与木通功用不同。

《清稗类钞·农商类》：西藏农业：〇地高而气候寒者，如里塘、德荣格、甘孜、三岩、江卡、乍了、昌都等处，则盛产药材之属。〇粤西商况：粤西土产，以药料为大宗。浔桂田三七，其最着也，余如桂枝、桑寄生之类。大舟捆载，有同柴薪，分向广东、湖南两路而去。外则米粮接济广东，每年出境，约值银二百万两，地方生计，赖以转输。〇道孚商务：〇道孚县至麝香、鹿茸、沙金、狐皮各项，因收采不宏，故出口者较他县为少。惟贩蛮盐、暨贝母、冬虫夏草诸药品，随收随售，则由资本不充也。〇大理商业：大理北控吐蕃，西界骠国，东有若水，南扼昆弥，一大都会也。其商业以羊毛毡毯及药材为大宗。药材一项，年约有一百余万元之出口，运销地点以香港、上海及湖北、湖南为多。其富人称贷权子母而不好贾，贾皆自他方来，贸易缯彩，以致厚蓄。故水土之利，多归客商。〇茶叶大黄之互市：西北游牧诸部咸视茶为第二之生命，盖以其日食膻酪，甚肥腻，非此无以清营卫助消化也。喀尔喀及蒙古回部无不仰给焉。西洋贾舶来华，所需之物，亦惟茶是急。俄罗斯则又以我国之大黄视为珍药，其入口处曰恰克图。政府曾以其渝约，禁止大黄出口，后复如初。

《清稗类钞·植物类》：西藏植物：西藏植物，药品为多，而红花、青果、蔻仁、枣等，则尤著名。他如干布产麝香，巴塘产牛膝、儿茶，巴塘、江卡产紫草、芦菔，巴塘、德荣产花椒，巴塘、河口产桑皮，里塘产羌活，乍了产雪莲花、雪猴子，德格、乍了产人参果、茜草，巴塘、乍了产木瓜，里塘、甘孜产大黄，登科产雄黄，里塘、德格产冬虫夏草，巴塘、盐井产杏仁、桃仁，德格、稻城产贝母，桑昂、杂瑜产黄连，里塘、火竹卡产老鹳草。

诸家论各地物产

《史记·货殖列传》：夫山西饶材、竹、谷、纑、旄、玉石；山东多鱼、盐、漆、丝、声色；江南出柟、梓、姜、桂、金、锡、连、丹沙、犀、瑇瑁、珠玑、齿革；龙门、碣石北多马、牛、羊、旃裘、筋角；铜、铁则千里往往山出棋置，此其大较也。〇巴蜀亦沃野，地饶卮、姜、丹沙、石、铜、铁、竹、木之器。〇九疑、苍梧以南至儋耳者，与江南大同俗，而杨越多焉。番禺亦其一都会也，珠玑、犀、瑇瑁、果、布之凑。

《长白征存录·物产》卷五：谷类麦。麦类：分大麦、小麦。小麦名来，又作秾。《尔雅》：小麦，秾。《广雅》：来，小麦也。本草麦字从来，从夂。来象其实，夂象其根。苗初生如韭，长成似稻，高二三尺。实居壳中，生时色青，熟时色黄。大麦，亦名牟。《尔雅》：大麦，麰。《广雅》：牟，大麦也。本草：麦之苗粒大于来，故得大名。牟亦大也。茎叶与小麦相似，但茎微粗，叶微大，壳与粒相黏，未易脱。小麦磨面为用甚广，大麦本质少粗，均以秋种夏熟方佳，亦有春种夏获者。长白地气极寒，冬春地冻不生活，春末夏初方可播种，秋末成熟。麦面不如内地，本境种小麦者多。粟：粟，粱属，名曰谷，脱壳名曰小米。普通食品。秆高三四尺，中空，有节，叶似芦，穗似蒲，颗粒成簇。种色甚伙，有宜早、宜晚之分。长郡种谷不分早晚，夏种秋熟，苗硕大，收获颇丰。蜀黍：一名蜀秫。种自蜀来，故以蜀名。其黏者近秫，故借名为秫。又名高粱，亦粱属，高且大也。茎高丈余，状似苇荻而内实，穗大如帚，粒大如椒。壳有红、白各色，米性坚实而不精细。《农政全书》谓蜀黍于五谷中为下品，不宜麦禾者乃种之。长郡种此者，多用以酿酒，或饲畜牲。玉蜀黍：一名玉高粱。一名戎麦。一名御麦。干叶与蜀黍相类，但肥而倭，苗心直上，开花成穗，节间别出一苞，如棕鱼形。苞拆子见，颗颗攒簇，子粒如芡实，大而莹白。磨面可作饼饵，并可煮饭作粥。土人名为包米。亦曰玉米。此物最宜北地，为辽东食物大宗，长郡居民家家囤积。黍：黍者，暑也。待暑而生，暑后乃成也。一名秬。一名秠。有黄、白、黎三色，米较粟微大，北人呼为黄米。其性黏，其味甜，可煮粥，可酿酒，作饴糖。《孟子》云，五谷不生，惟黍生之最宜。长郡收获较早。稻：稻有紫芒稻、赤芒稻、青芋稻、盖下白稻。粳之红白大小不同，芒之有无长短不同，米之坚松软硬不同，性之温凉寒热不同，味之香甜浓淡不同。北稻凉，南稻温，赤稻热，白稻寒。又有水种、旱种两大区别。本境多旱种。其种色有来自关内者，购自高丽者，米尚洁白，较南方佳种不及远甚。荞麦：一名乌麦，一名莜麦，一名花麦。茎色红青，翘然而蓬茂，开小白花，甚繁密。花落结实，形成三棱，嫩时色青，老时则乌黑。去其壳，可磨作面。但色黑而腻，逊于小麦面云。稗：本草稗乃禾之卑贱者，故字从卑。陈藏器曰：稗有二种，一黄白色，一紫黑色。北人呼为乌禾。《尔雅》：稗与稊，二物也。皆有米，而细小。按：稗亦粟属，苗叶似稼子，稍头出扁穗，结子如黍粒。味微苦。每一斗出米三升，水旱皆宜，足救荒岁。豆：《群芳谱》：豆者，荚谷之总名也。约有数种，曰黄豆、绿豆、黑豆、豇豆、豌豆。可食，可酱，可豉，可腐，榨取豆油以佐食。有令其生芽充菜者，名曰豆芽。按：豆类皆蔓生，茎叶蔓延，叶圆有尖，开花成簇，结荚有大小。熟而折之，播其荚，豆乃出。辽东以豆为大宗。本境种黄豆者实占多数。

菜蔬类。萝卜：一名莱菔。有长圆两种。红、白、青、紫各色。茎高尺余，叶大如掌，皆可采食，根蒂所结方为萝卜。可生，可熟，可菹，可齑。味辛甘，食含水质。盐渍之，可制为酱。其汁可取作糖。乃蔬中之易生而用广者，开黄花，结子粒如芥。长郡萝卜形椭圆，且硕大，但性辣质硬，土人云地脉使然。白菜：一名菘。有春菘，有晚菘。本草最肥大者曰牛肚菘。凌冬不雕，四时常有。根盘结不可食，茎扁而厚，叶薄大拱抱。高矮不等，高大者一株可数十斤。本境白菜茎叶粗大，味亦浓厚，其脆嫩不及内地。蔓菁：一名芜菁。一名葑。一名须。根大而白，茎叶一如萝卜。味辛含甜质，食用与萝卜同。茄子：株干高三四尺。叶大如掌，开紫花，有蒂，蒂包为茄，茄大有瓤，瓤有子。生熟皆可食。有紫、青、白各色。紫者，形圆而小，殊鲜嫩。青白者，形长而大，不及紫色之美。王氏《农书》：一种渤海茄，色白而实坚，最肥大。本境所种，形长大而色白，种与渤海茄相类。南瓜：附地蔓生，茎粗而空，叶大而绿。引蔓甚繁，一蔓可延十余丈。节节有根，近地即着，开黄花结瓜。有花而不实者。其结实者，先实后花，花后而瓜益长大，大者可十数斤。煮饭作羹，味甜淡，不可生食。种出南番，故又名番瓜。北瓜：一名倭瓜。蔓生。形类哈嗜。种自倭国来，故名。长白此瓜最多，食用与南瓜同。黄瓜：一名胡瓜。张骞使西域得来此种，故名。又名王瓜，以其为瓜中之首见者也。蔓生。茎叶类南瓜而柔细，开小黄花。瓜形椭长，附瓜有刺如针，质脆嫩多汁浆。瓜有长数寸者，有长一二尺者，愈小而味愈佳。长属地寒，发生较迟，味仍脆美。生食熟食皆可。并可用盐渍，留以御冬。丝瓜：《通雅》：架而垂生。茎细，叶绿，瓜长尺余。名曰纺丝瓜。按：本境此瓜有长至三四尺。可熟食，不可生食。菜瓜：北方名苦瓜。蔓生。瓜味淡脆，可入菜品。色青而形长，有白纹，界之如溜。并可生食。冬瓜：俗名东瓜。蔓生。经霜后皮白如粉涂，故本草亦名白瓜。亦菜瓜之类也。葱：一名芤。本草：草中有孔，故字从孔。初生曰葱针，叶曰葱青，衣曰葱袍，茎曰葱白，根曰葱须。《清异录》云：葱名和事草，言用以调和众味，若药剂中多用甘草以和解之也。味辛，无毒，为用甚广。长属所产较齐豫诸省，其味少逊。韭：《说文》：一种而久获，因谓之韭。象形，在一之上。一者，地也。又名懒人菜，以其不须岁种，故名。丛生丰本，长叶青翠。茎名韭白，根名韭黄，花名韭菁。均可食。其味辛，其性温补。长白韭甚肥大，皆夏种秋食，冬则根死。地寒故也。芥：芥菜味辣。可作俎，冬月食者呼为腊菜。俗名辣菜。性温，无毒。茎叶似菘而有毛，花黄而味香，子小而色紫，根叶皆可食。子粒可研末，泡为芥酱。蒜：一名葫。以来自番中，又称胡蒜。栽种，苗生。叶如兰，茎如葱，根盘结分瓣如水仙。苗心起薹，名曰蒜薹。皆可食。味辛，解毒，有百益而不利于眼。食多者恒得眼疾。菠菜：一名菠斯草，一名赤根菜，一名鹦鹉菜。茎柔脆，中空，叶细腻，直出一尖，傍出两尖，似鼓子花叶之状而稍长大。色甚绿，而味颇清腴。愈嫩愈佳，老则由中心起薹，高尺余，开碎白花，丛簇不显，而分雄雌者。结实有刺，状如蒺藜。雄者不结实。此物至南省经霜雪味尤美，长地苦寒，诸物不能耐冬。蔗荽：许氏《说文》荽作葰。本草云：即香荽。又名胡荽。茎青而柔，叶细而花，根软多须。味清香，可通心窍，和脾胃。大有将之作用。薇：一名野豌豆，一名大巢菜。本草项氏曰：巢菜有大、小二种。大者即薇，乃野豌豆之不实者。《尔雅》：薇，垂水。注：生于水边。疏：似藿。《群芳谱》：生麦田及原隰中。按：薇菜茎叶气味皆似豌豆，作蔬入羹皆宜。蕨：陆玑《诗疏》：山菜也。周秦曰蕨，齐鲁曰虌。《埤雅》：状如大雀拳足，又如其足之蹶也，故谓之蕨。俗云初生亦类鳖脚，故曰虌。长白山中处处有之，初生时拳曲状如儿拳，长则宽展如雉尾，高三四尺。茎嫩时无叶，采来加以热汤，去其涎滑，晒干作蔬，味甘滑。肉煮甚美，姜醋拌食亦佳。其根色微紫，类薇而细，亦救荒之野菜也。同蒿：一名蓬蒿。以形气相同，故名。茎叶肥绿，甘脆滑腻。起苔高二尺余，开花深黄色，状如单瓣菊花。一花结子百十粒成球，宜水地，最易繁茂。芹：一名水英，一名楚葵。《尔雅》楚葵注：今水中芹菜。《群芳谱》：有水芹、旱芹，水芹生江湖陂泽之涯，旱芹生平地，有赤、白二种。本境芹菜多生山上，土人呼为野芹。其苗滑泽，其茎有节有棱而中空，其叶对节而生。采取用盐醋拌食最佳。气清芬，醒人眉目，解郁闷之气，乃菜中之雅品也。地豆：一名朱藷，一名番藷。《群芳谱》所谓甘藷是也。蔓生，茎叶延十数丈，节节生根，其根扑地，如山药、甘芋之类。形圆而长，肉紫皮白，质理腻润，气味甘滑，可以益气力、健脾胃。此物耐寒易生，辽东种者极多。土人用以煮饭及蒸食，名为地豆，从俗也。披辣：茎叶与萝卜等，而纷披扑地，不可食。可食者惟根，形圆色白，味辣质硬，不及萝卜之甘脆。土名披辣，或即芜菁之别种欤。云豆：蔓生。开紫花，结荚，长者至四五寸。嫩时炒食、煮食均可。子色黎黑，而大如拇指，煮饭食，甚美。较扁豆、眉豆之属，肥而大。土人名为云豆，亦不知种自何来。《拾遗记》：乐浪之东有融泽，生挟剑豆。其荚形似人挟剑，横斜而生。《群芳谱》谓挟剑豆即刀豆，长白古乐浪，所产云豆故类此。

瓜果类。西瓜：蔓生。叶尖而花，花后结实。味甘，多液。胡峤《陷虏记》云峤征回纥得此种，故名西瓜。本草云，可解暑气，故夏令人多食之。有用其皮瓤杂入酱豉中，味殊甘美。瓜子亦果品，以子大而仁满者佳。长白节候不齐，熟时已及秋中，形质较内省少小，而味亦稍逊云。甜瓜：一名甘瓜。性寒滑，不宜多食。以甜而脆者为佳，可生食，未能熟食。亦蔓生。茎叶与黄瓜相仿。松子：本草苏颂曰：松岁久则实。中原虽有，不及塞上之佳。马志曰：海松子状如小栗，三角。其仁香美，东夷当果食。李时珍曰：海松子出辽东及云南，其树与中国松树相同，惟五叶一丛者，球内结子，如巴豆大，而有三棱。至马志谓如小栗，殊失本体。按：长白松树，树极多而结子颇少。土人云惟红松结子，形如莲子，仁极香脆。榛子：树低小如荆，丛生，而枝干疏落，质颇坚硬，开花如栎花，成条下垂，长二三尺。叶之状如樱桃，多皱文，边有细齿。子形如栗子，壳厚而坚，仁白而脆，味甘香，无毒。其皮软者，其中空。谚曰：十榛九空。长属盛产此味，每岁三倍于松子。

山梨：野生。即《诗》所谓甘棠也。北人谓之杜梨，南人谓棠梨。《尔雅注疏》云：其在山之名曰樆，人植曰梨。长白此树多生山上，土人谓之山梨。其树如梨而小，叶似榛子叶而大，亦有圆者、三叉者，边皆有踞齿，色黪白，结实如楝子。霜后可食，但味颇酸涩少汁，且梨小而子大。此其野生之本质然也。如用佳种接之，当可化莠为良云。

木类。松：《群芳谱》，松，百木之长，犹公，故字从公。磥砢多节，盘根樛枝，皮粗厚，望之如龙鳞。四时常青，不改柯叶。三针者为栝子松，七针者为果松，又有赤松、白松、鹿尾松，秉性尤异。按：长境森林，松居多数。土人象形命名，率无所考，然皆具有取义，其色黄而有文者，谓之黄花松；色白而有光彩者，谓之白松；胶多味恶，名为臭松；质坚色赤，名为红松。最上等而少见者，为石砬中所出抱松，此松坚硬如金石，有纹盘旋如刺绣，其枝曲，其针短，其体干微小，不过拱把之大。盖生于嵯峨山半间，为巉岩怪石所障蔽，郁不得伸。如楛，如槁，如死灰，几无生理，仰赖春雨秋阳之涵滋，发而为偃蹇奇特之灵质。名为抱松，取其为山石拱抱，旷世挺生，而非木之本性也。此外如棵松、沙松、赤柏松、鱼鳞松、五叶、二叶各松，皮相悬拟，名色亦别云。柞：《释名》：即凿木。以其木坚细，可为凿柄。陈藏器曰：柞木生南方，今之作梳者是也。李时珍曰：此木山中往往有之，高者数丈，其木及叶皆针刺，经冬不雕，五月开碎白花，不结子。木理坚细，色微白，皮味苦辛，无毒，入药品。长地此木高十数丈，大而且多，松树之外，柞木占一部分焉。椵：皮厚质坚，叶最大，有类团扇者。《群芳谱》云：其皮可以当麻，取制鱼网，牢固异常。本境椵木大者数围，其作用不亚于松。有用皮葺房以代瓦者。桦：桦木似山桃，皮上有紫黑花，可燃作烛炬。桦古作。李时珍云画工以皮烧烟熏纸，又云桦木生辽东及临洮诸地，其木色黄，有小斑点，皮厚而轻，匠家用衬鞾里及刀靶之类，谓之暖皮。其皮并可入药品，性温暖，无毒。楸：本草李时珍曰：即梓之大者也。生山谷间，与梓树本同末异。《尔雅》：椅梓。郭璞注：即楸也。《诗》云：北山有楰。陆玑注疏谓湿楰即楸。江东人谓之虎梓，或谓苦楸。《齐民要术》以白色有角者为角楸，又名子楸。黄色无子为椅楸，又名荆黄楸。俱以子之有无为别。按：此树长白土人名刺楸，皮色黄白，上有斑点，高十数丈。木湿时甚脆，干时则坚，可为什器。榆：一名零。本草：榆荚飘零，故曰零。榆一名樞茎。《尔雅注》：即今之刺榆。《群芳谱》：榆有数种，今人不能别，惟知荚榆、白榆、刺榆、榔榆而已。其木坚细，未叶时，枝上生瘤，累累成串，及开则为榆荚，嫩时色青，老时色白，形圆如小钱，故又名榆钱。中有仁，微苦，叶长尖，似山茱萸叶。长地榆树枝干湾曲，无甚伟大者。柳：本草：柳，一名小杨。一名杨柳。陈藏器曰：江东人通名杨柳，北人都不言杨。李时珍曰：杨枝硬而扬起，故谓之杨。柳枝弱而垂流，故谓之柳。盖一物而二种也。按：柳树易生之木，折枝植地，颠倒皆生。俗云倒植则枝条下垂，谓之杨柳，亦不尽然。其树于天气稍暖则生柔荑，层层鳞起，如粟之附穗，老则败落，散而为絮。性质宜水，不耐干燥，木理细腻柔脆，未能经久，盖其生长最速故也。长地严寒，木质之坚不及南省，柳质尤逊。黄杨：木质细致，颇难生长，每岁只长一寸，闰月年反缩一寸，谓之厄闰。《尔雅》谓桐与茨菰皆厄闰，不独黄杨。其叶圆大而有尖，光润而厚，色青微黄，未叶先花，累然如柳絮。但长大色成红紫，其老而落也，亦如柳絮之弱不禁风。《群芳谱》云：取此木，应于阴晦夜无一星时取之，木方不裂。本草：杨木坚细，作梳剜印最良。抱马子树：木理坚硬，入土不朽。以火炙之，砰然有声，如爆竹。叶似桃柳叶，色微黑。土人谓其叶味香微苦，可作茶。曰抱马子，亦从俗名之也。荆：本草，杜荆，又名黄荆，又名小荆。李时珍曰：古者刑杖用荆，故字从刑。按：荆丛生而疏，作科不作

蔓，枝节坚劲，叶如麻，开花成穗，红紫色，结子如胡荽子。落地即生，多有采荆作薪者。《诗》云错薪束楚，即此也。棘：棘心赤而外有刺，其刺有直者，有弯曲成钩者。枝干花叶俱如枣，结实形圆而小，味甘而酸。俗名酸枣。丛生成科，其木颇坚。长境多山，此物最□□□屈曲，未易成材，山间陌上往往有之。夜光木：树老根朽，水浸之久，夜则有光。土人谓之夜光木，或曰雷击木。潮湿处多有之，河边尤伙。

花类。冰花：地冻初开，天气稍暖，此花翘楚群芳，挺然开放。单瓣短须，状类杭菊。赤日当午则槁，早晚独盛。为时不久。未见其子，其根盘结多毛，茎色青紫。高五六寸，弱不禁风。长境盛产此花，土人名为冰凌花。按：与款冬花之赋性相同，而形质异。淡泊花：花容雅淡，似黄似白，五瓣丛生，微有幽香。根深尺许，茎细如针，花谢后即为众草所没，隐约难窥矣。紫囊：草本，丛生。叶大而尖，花色紫而中空，如囊。大如鸡卵，微有皱文，上有口，口上有一瓣倒覆，口旁复列两小瓣，如牙，花心吐一蕊，如舌，累累下垂，耐久无香。又一种开花如豇豆壳，形亦似之。青袋：花形长方，中空如袋。每茎数花，大如拇指，最娇嫩，折之则槁。根短小而茎高二三尺，亦草本之奇品也。野丁香：长地多丁香，酷类丁香而香味稍薄，由于天然，故名曰野。山梨花：即杜梨。结实入果品。花白而香，多生山畔，但枝干短小，未见高大成材者。芍药：叶似牡丹而狭长，开花有红、黄、紫数色。刘攽《芍药谱》云：花之红叶黄腰者，号金带围。崔豹《古今注》云：芍药有二种，有草芍药、木芍药。按：本境野生草本，花单薄而色多粉白，仲夏始开，抑辽东地气使然耳。玫瑰：灌生，细叶，茎紫色，多刺，花类蔷而色淡紫，青橐黄蕊，娇艳芬芳。花谢后结实，如海棠果，皮□子多，味甘稍涩。按：本境野生，质味虽不及内地美，山阳水淀，在在多有。如采取以制糖、制油、制胰皂之属，亦当居出产之一，纷纷堕地，长人无掇取者，惜哉。山丹花：一名红百合。即百合之类也。但其根体小而瓣少，味不甚纯，其叶长尖，颇似柳叶。开红花，六出，无香。按《群芳谱》云:百合有三种，苗高三尺，干粗如箭，叶生四面如鸡距。开白花，长五寸许，六出四垂。其根如蒜瓣，而味甘腻者，百合也；一种干高四五尺，开红花带黄，上有黑斑点，花瓣反卷，叶形长尖，根亦似百合，而不堪食用者，名为卷丹，与本草所载山丹一种相类。本境所出，长人呼为百合，亦取其色相耳。步步登高花：花如鸡爪，色红而艳，叶长尖，旁有锯齿。茎长尺许则开花，花谢后茎由花心复出，稍高则开花仍旧，花萎茎生，茎长花放。待茎高数尺，而花亦续开五六层矣。至秋则结子如芥。以此命名，亦从俗之称也。

草类。乌拉草：蓬勃丛生，高二三尺，有筋无节，异常绵软。凡穿乌拉鞋者，将草锤熟，垫藉其内，冬夏温凉得当。故谚语云：关东有三宝，人参、貂皮、乌拉草。其功用与棉絮同。土人珍重之，辽东一带率产此草，出自白山左近者尤佳。安春香：茎高尺许，叶似柳叶，供香可供祭祀。俗呼安息香。生山岩洁净处，产长白山上者尤异。七里香：枝叶似安春香，惟叶大而厚，生于长白山上，别处无所见。倒根草：白山左近沟渠中有草，红色，根浮水上，叶褊而长在水下，名倒根草。长人谓性温行血，分治红白痢，并一切吐泻等症。此草尚待研究，未敢列入药品。松香草：味香，研为末，配做香料，可敌藏香之味。产东山一带，乌扯总管每年照例入贡。通烟袋草：茹细而长，性绵而直，吸烟草者藉以通袋管，故名。长人名为通烟袋草。

动物类。鸟族。鸿：即雁也。以其多集江渚，故曰鸿。鸿字，从江，从鸟。《诗疏》云：小曰雁，大曰鸿。鸿者，大也。状似鹅，而羽翮疏长，善飞，遍身漆黑如乌。汉唐书载有五色雁，今则罕见之。按师旷《禽经》：鳱、鴈。张华注云：皆音雁。冬则适南，集于水干，故字从干；春则向北，集于山岸，故字从岸，雁为阳鸟，冬南翔，夏北徂，皆从阳也。故孳育于北，而终年飞振不休，古人豢以为媒。《礼》敦奠雁，今则否。鹄：鹄鸣声哠哠，故谓之鹄。大于雁，羽毛白泽，其翔极高，所谓鹄不浴而白，一举千里者是也。李时珍曰：有黄鹄、丹鹄。出辽东及湖海江汉之间。《释名》谓鹄为天鹅。天者亦大之义也。鹰：鹰以膺击，故谓之鹰。其顶有毛角，故又名角鹰。性爽猛，故又名鷞鸠。《禽经》云：小而鸷者，皆曰隼；大而鸷者，皆曰鸠。《尔雅翼》云：在北为鹰，在南为鹞。一云：大为鹰，小为鹞。梵书谓之嘶那夜。李时珍曰：鹰出辽东者为上等，北方及东北者次之，北人取雏豢养，南人媒取其大者，用以围猎攫击兔属。其毛色苍黑，嘴爪皆如利钩，飞扬神速，所至披靡，莫能当其锋焉。雕：雕似鹰而略大，尾长翅短，悍戾异常，空际盘旋无微不睹，能搏鸿鹄犬豕之属，人莫可驯致之。时亦弋获，用羽制扇。长白山谷中往往有之，春秋则翱翔腾击，冬则伏。鸱：即《诗》所谓鸢也。其声吒吒，故谓之鸱。似鹰而稍小，尾如舵，善高翔，捕雀而食。《尔雅》谓之茅鸱。俗呼老鸱。鸮：鸮与鸱，二物也。周公合而咏之，后人遂以鸮鸱为一鸟，误矣！按：鸮即枭，猫眼，狗脸，毛色黄杂，状如母鸡而小。昼不见，夜则飞行，捕鼠雀食，性狠恶，生而食其母，鸣声格格如笑。不祥鸟也。古人于□至殛之，故其字从鸟从木，首在木上，取见则杀之之义。鹗：鹗状可愕，故谓之鹗，亦雕类也。李时珍曰：鹗土黄色，深目好峙，雌雄相得，交则双翔，别则异处。能翱翔水上捕鱼食，江表人呼为食鱼鹰，亦啖蛇。《诗》云雎鸠即此。并言其视雎健，故谓之雎。长白江洲间多有此鸟。莺：嘴尖，眉黑，爪色红青，遍身黄如甘草，羽及尾有黑毛相间，拂柳穿花，鸣声圆滑。本草云：冬月则莺藏蛰入田塘中，以泥自裹如卵，至春始出。《荆州志》云：农人冬月于田中掘二三尺，得土坚圆如卵，破之则鸟在焉。无复羽毛，春始生羽，破土而出，故莺身之味颇臭。曰苍庚，曰商庚，曰莺黄，曰离黄，曰鶬鹒，曰鹂庚，曰黄栗留，曰楚雀，曰黄袍，曰抟黍，曰黄鸟，曰黄鹂，皆莺之名称也。长属地寒，节候较内省为迟，此鸟发声最晚。燕：《释名》：乙鸟。乙者，其鸣自呼也。《说文》：元鸟。元，其色也。大如雀而身长，籋口丰颔，布翅歧尾，鸣声上下，飞舞不停，营巢避戊己日，能知休咎。春社来，秋社去。其来也，衔泥巢于屋宇之下；其去也，隐身蛰于窟穴之中。或谓其秋后即渡海，谬甚。长属之燕，仲夏始见，节候使然。乌：乌家篆文象形。即鸦也。一作鵶。《禽经》云：鸦声哑哑，故谓之鸦。此鸟初生，母哺六十日，长则反哺六十日，故有慈乌、孝乌之称。李时珍曰：乌有四种，身黑嘴小，反哺者，慈乌也。似慈乌而嘴大，腹下白，不反哺者，鸦乌也。似鸦乌而大，白项者，燕乌也。似鸦乌而小，赤嘴，穴居者，山乌也。按：乌种色稍殊，性皆贪鸷，鸣声哽咽不朗畅，故人多恶之。长地之乌较内地为稀，地寒故也。鹊：鸣声唶唶，故谓之鹊。一名飞驳鸟。一名喜鹊。一名干鹊。其色驳杂，故曰驳。灵能报喜，故曰喜鹊。性恶湿，故曰干鹊。大如乌，而长尾尖嘴，黑爪白腹，背含有绿毛相间，上下飞鸣，以音感而孕，至秋初则毛毨头秃，俗云牛女会于七夕，用鹊填河汉之桥。其说荒诞，盖鹊经暑热而后毛有鼎革故耳。翠鸟：大如燕，喙尖而长，足红而短，背毛翠色，翅尾黑色，亦有斑白者，俱能水上取鱼。《释名》谓水狗、鱼狗。《禽经》谓鱼师、翠碧鸟。盖谓此鸟能害鱼，故以此类命名。李时珍曰：处处水涯有之，亦翡翠鸟之类也。长属濒江所产翠鸟，其文彩亦斐然可爱。雀：短尾小鸟也。字从小从隹。隹音锥，解作短尾。《释名》谓瓦雀、宾雀。盖以雀息檐瓦之间，如宾客然。俗呼老而斑者为麻雀，小而黄者为黄雀。其性最淫，卵生，群飞田间，于禾稼熟时为害尤甚。野鸡：《释名》：即雉也。汉吕后名雉，高祖改雉为野鸡。其实鸡类也。直飞若矢，一往而堕，故字从矢。斑色绣翼，雄者文采而尾长，雌者文暗而尾短，故《尚书》谓

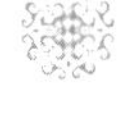

之华虫,《曲礼》谓之疏趾。长地野鸡极多，猎取烹食，味嫩而美，冬令尚可售之他方。鸡：鸡者，稽也。能稽时也。卵生，短羽，不能高飞，雄者感时而鸣，雌者应时而卵。至于老鸡人言者，牝鸡雄鸣者，雄鸡生卵者，乃赋气不正，本草谓其忌有毒，不可用以入药。马志曰：入药取朝鲜者最良。李时珍曰：鸡类甚多，五方所产大小形色往往亦异。朝鲜一种长尾鸡，尾长三四尺；辽阳一种食鸡，一种角鸡，味俱肥美；南越一种长鸣鸡，昼夜啼叫；南海一种食鸡，潮至即鸣；蜀中一种鹍鸡，楚中一种伧鸡，并高三四尺；江南一种矮鸡，脚仅二寸许也。长白鸡亦无异，属境韩侨虽多，未见蓄长尾鸡者。鸭:《释名》:□□也。其鸣呷呷，故曰鸭。舒而不疾，故又名舒凫。似鸡而大，翅短，尾秃，不能飞。雄者绿头文翅，雌者黄斑色，亦有纯黑纯白者。又有白而乌骨。性质本喜水，能游泳水中，捕鱼虾食。雌者生卵，较鸡卵为大。长属濒江蓄鸭者无多，盖此物盛产于南省云。凫:《释名》:野鸭。《诗疏》谓野鹜、沉凫。即俗呼水鸭是也。短羽高飞，江海湖泊中皆有之,似鸭而小,杂青白色,背上有文,短喙长尾,卑脚红掌,水鸟之谨愿者也。此物喜暖，盛产于南省，长境虽地濒鸭绿，间而有之。

兽族。牛：牛在畜属土,有坤道焉。性柔缓,多力,歧蹄而戴角,鼻大可穿。《说文》云其耳聋，其听以鼻，其齿有下无上，食物则利用其舌。长白畜类，牛占多数，且有用韩产者，耕田运物最为得宜。马:《说文》云：马，怒也，武也。其字体象头、尾、四足之形。色类甚多，以出云中者为上。本境马多弱劣，高丽所产之马尤小，未能驾车任重，韩侨用以骑载，类中土川省所产云。骡：骡大于驴，而健于马。其力在腰股，后有锁骨，故不孳育。《说文》云：驴父马母。性纯阴。本草谓骡有五种：牡驴交马而生者骡也；牡马交驴而生者为駃騠；牡驴交牛而生者为驼；牡牛交驴而生者为；牡牛交马而生者为駏驴，今则通呼为骡云。驴：驴，胪也。力在胪也。长颊广额，磔耳修尾，夜鸣应更。性善驮负，有褐、白、黑三色。《正字通》云：女真辽东地出野驴，似驴而色驳尾长，人恒食之，今罕见。猪：猪在卦属坎，以性趋下而喜污秽也。骨细筋多，皮肉肥厚。牡曰牙，牝曰彘，蠢蠢无知，只供食品。近人讲生理学者，用显微镜察其肉，含有寄生虫最多。食之无节，损人脾胃。本境畜猪往往成群，其种与关内稍异，有头蹄白色者，耳小而体亦不大，罕过百斤。味薄寡脂，盖因牧以草刍故耳。羊：羊，详也。字体象头、角、尾、足之形。性柔顺，刍食喜群。肉味膻而温补。皮毛之用甚广。长地牧羊之家不及畜猪十分之一云。犬：犬高四尺曰獒，多毛曰龙。《尔雅注》云：田犬善猎，家犬善守。长人多畜犬，有用其皮者制衣褥御寒。猫：《释名》:家狸也。鸣声苗茅，故曰猫。有黄、黑、白、杂各色。狸身而虎面，长尾而细齿，其眼睛按时轮转，作圆形、椭圆形、直线形，光闪灼可畏。体最轻便，善捕鼠，喜肉食，乃小兽中之贪黠者。长境畜猫者颇多，以长地多鼠，兼可避蛇云。虎:《说文》:虎，百兽之君也。《风俗通》谓虎乃阳物，百兽之长。按：虎状如猫，大如牛，黄质而黑章，锯牙而钩爪，须健而尖，舌长大，倒生芒刺，目光若电，吼声如雷，风从而生，百兽震恐。《易卦通验》云：立秋虎始啸，仲冬虎始交。或曰月晕时乃交。又云：虎不再交，孕七月而生子。白山一带产虎为多。据日本调查，谓与孟加拉国地方之虎同种，自头至尾长九尺余。猎者以其皮骨输出远方，颇获厚资云。豹：本草引《禽虫述》云：虎生三子，一为豹。按：豹似虎而略小，俗谓能食虎。盖其性暴，敢与虎斗也。毛赤黄,间有黑色。其文尖长如艾叶者曰艾叶豹,有黄文如线者曰金线豹,冬至后黑斑内生有黄毛、外圆而中空如钱者曰金钱豹。其皮质稍薄，不及虎之美，长人终岁猎获之数与虎等，惟价值次之。熊：熊大如豕，而猛憨多力，虎亦畏之。遇人则人立而搏噬，故俗谓之人熊。竖目黄睛，睫毛遮蔽，如不见物，土人因名黑瞎子。庞然蠢物，重可千斤，然升树攀岩异常轻捷。冬时蛰伏树孔中，不出觅食，饥则舐其掌。俟春暖则横出攫搏，喜食松子、蜂蜜及含有甜质之物。土人于禾稼成熟时，苦熊为甚。盖熊性贪残而褊急，群入蜀黍田中，意扬扬在吞尽而止。以左右爪互相攫取，挟于腋下，然伸臂物堕则不计也。自谓满载而出，顾所获者仅三五，因而愤怒，复入田间，连茹拔茅，肆行践踏，折落一空，害何可堪，态之愚于此可见。按：熊胆入药最良，有铜胆、铁胆之分。熊掌味最美，居八珍之一，其皮革厚，猎户见之，未敢轻于一发云。罴：类熊，皮色微黄。陆玑谓罴为黄熊，是矣。头长脚高，动作一与熊同。或云：罴即熊之雄。长白熊多而罴少。鹿：《释名》：即斑龙。按《干宁记》云：鹿与游龙相戏，必生异角。则鹿之称龙，或以此欤？马身羊尾，长项高脚，性淫而乐群，食则相呼，行则同旅，居则环角外向，卧则口朝尾间。喜食龟，能别良草，清洁自爱，不与恶畜伍。《埤雅》所谓仙兽者是也。其贵在角。本草云：牡者有角，夏至则解。大如小马，黄质白斑，俗称马鹿。牝者无角，小而无斑，毛杂黄白色，俗称麀鹿。鹿孕六月而生子。今人谓黄色白斑为梅花鹿，其茸角最佳。色苍无斑者为马鹿，其茸角次之。统以近夏至日获之为良，至于鹿胎、鹿尾、鹿鞭，均入药品，为用甚广。长白猎户岁入以此为大宗，计终所获牝牡价值约四千余金。麋：鹿属也，今本草云：麋似鹿而色青黑，大如小牛，肉蹄，目下有二窍，为夜目，南方淮海边最多，千百为群。牡者有角，十月取之。鹿喜山而属阳，故夏至解角；麋喜泽而属阴，故冬至解角。按日本调查，谓满洲出麋，本境猎户则不知，有十月取之说。豺：《埤雅》云：豺，柴也。俗称体瘦如豺是矣。其形似狗，而色颇白，长尾细体，前倭后高，毛象犨鬃，健猛多力，食小兽，并喜食羊，其肉腥臭不可食。皮质薄，无甚用处。狼：《释名》称毛狗。谓其毛色如狗也，锐头尖喙，白额骈胁，高前广后，腰细而小。性最贪，喜肉食，皮厚毛长，可作御寒之物。惟产虎豹之区，狼则远避，故长人所猎，岁值不过数百余金。麞：《释名》：即麢也。本草：苏颂曰：麞类甚多，麢乃总名，有有牙者，有无牙者，有牙出口外者，均不伤人。秋冬居山，春夏居泽，似鹿而小，无角，黄黑色，皮细软，胜于鹿皮。或曰麞亦有香，如栗子，能治恶疾。李时珍曰：麞无香，有香者麝也。谓麞有香，误矣。麝：麝之香气远射，故谓之麝。其形似麞而小，黑色。常食柏叶，又啖蛇、蝎。其香在阴茎前皮内，别有膜袋裹之，或谓其香在皮，或谓其香在脐。长白所获，岁值无几。盖麝以南省西地为良，长产无多，其香亦次。野猪：形如家猪，然肥大，可千斤。牙长出口外，性憨力猛，群行觅食，猎人惟敢击其最后者，后者殪则前者趱行不顾，若击其在前者，则群相散搏以伤人。其肉色微赤，味胜家猪，牝者尤美，皮革亦坚厚，为用甚广。山羊：《释名》：即野羊。《图经》谓羱羊。其角有节，殊疏大，不入药品。有谓山羊为羚羊者，按羚羊之贵在角，山羊之贵在血。本草谓其角有挂痕者为羚羊，无者为山羊。李时珍曰：山羊有二种，一种大角盘环，体重至百斤；一种角细者，谓之苋羊。本境山羊较家羊为大，其血最热，有散淤止痛、滋阴补血之功用。近今价值颇昂。惟长属所产无多，猎者所得，岁值约三四百金，盖山羊以滇、蜀、粤产为良，辽产惟销本省。獾：《释名》：狗獾。蜀人谓之天狗，穴土而居，形如家狗而脚短。食果实、草子之属。肥大多脂，其脂油能疗治烧疮。肉亦甘美，皮质脆而光泽，有用作褥者，然暖度则少差焉。獭：獭状如犬，颈长似马，四足俱短，头与尾皆褐色，若紫帛然。大者自头至尾长三尺余。有山獭、水獭、海獭数种。《正字通》云山獭性淫毒，山中有此，牝兽皆避去。又海獭生海中，毛入水不濡。李时珍云：今人取其毛为风领，亚于貂。水獭生溪边，食鱼，居水中，亦休木上。王氏《字说》云：水獭于正月、十月，两祭鱼。一说谓獭取鱼以祭天也。皆报本

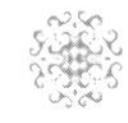

反始之意。长白所产无多，有山獭、水獭之分，二种均不多觏。狍：一作麃。《说文》云：麃属麞，大鹿也。按：狍形似鹿而无角，毛角苍黄，皮可障潮湿，肉味平甘，可作脯，亦野味之一也。貂：许慎《说文》云：貂，鼠属，大而黄黑，出零丁国，即今辽东高丽诸地。其鼠大如獭，而尾粗如狐，毛深寸许，用皮为裘帽、风领等物，最能御寒，遇风更暖，着雪即消，入水不濡。本草谓尘沙眯目，以裘袖拭之，即出。诚毛革中之奇品也。白山左近森林荫翳，产貂尤佳。有黑色、赤鲜、褐色数种。以毛皮之浓淡分价值之高低，且亦因其居处异其毛色。按：产于松杉之林者，毛带黑色，品格最贵。栖于白杨之林者，色稍鲜明，而品格次之。产落叶松及五叶松之林者，毛皮极鲜明，而品格为下。其次于貂鼠、而毛皮亦重贵者为栗鼠。然类貂，惟多见者能辨之。《释名》谓貂鼠即栗鼠。《尔雅翼》注谓貂鼠即松狗。均系笼侗言之，尚未辨及纤微云。灰鼠：似鼠而尾大毛长，色如土灰，制裘甚轻，然暖不及狐。生山谷中，群出觅食，鸷鸟悍兽往往见而搏噬焉。长属甚产此种，惟皮质较吉江两省少逊云。狐：尖鼻大尾，后腿长而行速，腋毛纯白，谓之狐白。皮毛制裘轻暖，故世尚狐裘云。狸：《释名》谓野猫，穴居薶伏之兽也。黄质黑斑，毛甚脆嫩。其肉味臭，食虫鼠及草根。以其状类虎，故俗称虎狸是矣。猞猁狲：猿属，而体小如猫，脸如狗，嘴尖似狐，毛色微黄，含有白针，极其滑泽，较狐皮尤佳，产于三姓为多，长白间或有之。兔：篆文象形。一云：吐而生子，故曰兔。有苍、白、黑各色，大如狸，然皮毛质脆，可制笔，用以御寒不甚坚致也。山狗：身长尺余，毛色黄者最伙，形类小犬，行则成群，足捷善走，山兽皆畏之。每遇兽，则一呼嗥皆至，围而食之，须臾食尽，余则埋之。土人唤为山炮手，亦曰豺狼狗子。长郡左近最多。

介族。鲤：鳞有文理，故曰鲤。无大小，皆三十六鳞。色鲜味美，为诸鱼之冠。长白地濒鸭绿，鱼类甚伙，所产之鲤不及内省为多。鲂：《释名》谓鳊鱼。小头缩项，高脊阔腹，扁身细鳞，其色青白，腹内有肪，味最美。肪音房，脂也，肥也。按：鸭绿江中肥而美者为鲂鱼。鲫：《埤雅》云：鲫鱼，旅行以相即也。形似小鲤，色黑而体促，腹大而脊隆，大者只至三四斤，喜偎泥，不食杂物，其肉美，厚补人脾胃。鲔：《释名》谓即鲢鱼。好群行相与也。头小形扁，细鳞肥腹，其色最白，失水易死，故亦谓之弱鱼。鳙：鱼之庸常以供饈食者。汉郑康成作溶鱼，味溶淡故也。其目旁有骨，名乙骨。《礼记》云食鱼去乙，即指鳙鱼而言，或谓海上鳙鱼，其臭如尸，海人食之，是或别有一种欤？鳜：一名水豚。本草：李时珍曰：鳜，蹶也。其体不能屈曲，如僵蹶。鳜文斑如织花之罽，味如豚，故名水豚。春时食之最肥美。鳢：本草：李时珍曰：鳢首有七星，夜朝北斗，有自然之礼，故曰鳢。能蛇交，性至难死，犹有蛇性也。形长体圆，头尾相等，细鳞黑色有斑点，有舌，有齿，形状可憎。南人有珍之者，北人恶绝，不常食。道家指为水厌。土人所谓七星鱼是也。鳗鲡：《释名》谓白鳝。《本草纲目》谓蛇鱼。干者为风鳗。按：此鱼有雄无雌，以影漫于鳢鱼，其子附于鳢鬐而生。故许氏《说文》谓鲡与鳢同。其影漫于鲤而生者。曰蛇、曰鳝，象形也，而究非鳝鱼也。鳝：《释名》：黄。腹黄故也。形似鳗鲡而细长，亦似蛇而无鳞。鸭绿江中有青、黄二色。青质黑章体多涎沫，色虽恶而味殊美。又有一种蛇变者，名蛇鲡。有毒，害人。用者当细审之。鲅：本草李时珍曰：鲅生江湖中，体圆厚而长，似鳡鱼，而腹稍起，扁额长喙，口在颔下，细鳞，腹白，背微黄色，亦能啖鱼，大者二三十斤。按：长郡多韩侨，韩人所售之鱼多类此，但无甚大者。鳟：《说文》：赤目鱼也。孙炎云：鳟好独行，故字从尊。身圆而长，赤脉贯瞳，青质赤章，好食螺蚌，善于遁网。土人云鸭绿江中有红目鱼，然鱼肆陈列多模糊莫辨。按其体则似有鳟鱼云。青鱼：本草李时珍曰：青亦作鲭，大者名，生江湖间，南方多有，北地时或有之。身长而色青，其头中枕骨疏落而坚硬，南人有用作梳篦者。蛤蚧：形如螃蟹，前爪甚长，尾短而细，如蝎虎状，味美可食。蜜蜂：蜂尾垂锋，故谓之蜂。蜜蜂之锋不甚毒，长股短翅，飞声作响。冬居穴中，春出采花蕊甜质以酿蜜，作用甚宏。辽东产蜜，盛行内省，长境山岩林木间往往有之。土人如能加意收养，当更繁衍而获厚资焉。蚊：一作蟁，从昏、从虫。以虫之昏时出现者。《说文》云：蚊长吻如针，啮人飞虫也。本境蚊虫较关内为大，土人呼为小咬，喙最毒，所啮之处，肌肤高肿数月不消。故人多燃桦油以防之。蛇：纡行蜿蜒，色类甚伙。《尔雅翼》云：蛇草居，常饥，饱食则脱壳。《埤雅》云：蛇以眼听。本境蛇多黑色，丛林中有大至丈余、围可盈尺者，草甸冈坡在在多有。冬蛰春出，毒恶为甚。蝎：《说文》云：虿尾虫也。葛洪云：蝎前为螫，后为虿。按：蝎尾垂芒，其毒在尾。辽地严寒，此物少生，不如内地为多。蛱蝶：美须大翅，栗栗纷飞，有媒介诸花之用。《博物志》云：蝶之发生分三期，第一期从卵孵化；第二期成蛹；第三期成虫。一名蝴蝶。有草蝶、水蝶之分。长境当仲夏之交，山岩多花，蝶亦繁盛。种色之佳不减内地，亦边荒特色也。

《长白征存录·药品》卷六：草部。黄耆：《纲目》名黄耆。《本经》名戴糁。《药性论》名王孙。李氏时珍曰：耆者，长也。为补药之长，俗通作芪。本草集解：根长二三尺，独茎丛生，枝干去地二三寸，其叶扶疏，作羊齿状，如蒺藜苗。时珍谓黄耆叶似槐叶而微尖，小如蒺藜叶而阔大，青白色，开黄紫花，大如槐花，结小尖角，长寸许。根长二三尺余，以坚实如箭干而绵者良。出绵上及泉乡者为上。惟土黄耆味苦而坚，不适于用。性甘温，补中用炙，达表用生，深秋初冬采根，阴干，亦有仲春采者，长属每岁所产足售远方。人参：古本作参。《别录》名神草，名土精。《广雅》名地精。时珍曰：人参，年深浸渐长成，根如人形者有神，故谓之人参。集解：人参生上党山谷及辽东，仲春、初夏、中秋采根，竹刀刮，暴干，勿令见风，根如人形者，良。《人参赞》云：三椏五叶，背阳向阴，人来求我，椵树相寻。椵树似桐，甚大，荫广则参生。初生小者三四寸许，一椏五叶，始生有三叶者，四五年后生两椏五叶，未有花茎。至十年后生三椏，年深者四椏，各五叶，中心生茎，俗名百尺杵。三月、四月有花，细小如粟，蕊如丝，紫白色。秋后结子或七八枚，如大豆，生青熟红，自落，亦可收子，于十月下种，如种菜法。高丽参者居多，来中土互市，江淮间亦产。土人参味极甘美，力不足与辽参敌。辽参以种黄白而润，纹质紧实者佳，伪造煮沙参、荠苨、桔梗根，亦足乱真。其似人形者尤多赝伪。真者生甘苦微凉，熟甘温，大补肺中元气。能回生气于无何有之乡，伪者误用，流毒不浅。今辽东伪者甚伙，并有山参、秧参之分，不可不辨。长属所采所种，营销内省，每岁所收价值约万金。按：中土岐黄家不知参苗所产，通称高丽参，或曰辽参。究竟真赝悬殊。高丽参不及中参远甚，中参以临江迤东白山迤西一带冈岭所产称最上品。汤河左近即拟设□松县治参园甚伙，名曰秧参。以十二年成参为上品，次则八年，或四、六年，一年参纹一道，确有明验，每年六七月间高丽人取向汤河参户以布疋纸张易参，而转售于中土，获利颇重。今年缘新开龙华冈，同民行至十五道沟，予遇高丽数十人，纱帽白衣，牵黄牛十余头，驼布疋纸张等物，如业商者然，询其所之，则曰赴汤河。问何业，则曰以纸布易参也。以是知高丽所售之参，确系汤河秧参无疑。刨参土俗：土人名参为棒棰，象形也。每年至七月间，入山刨参，名曰放山。身佩红线绳数条，绳头系青铜钱一个，手柱小木杖一根，披荆拨草，蹒跚而行，一见参苗特出，则疾趋向前，大声呼之曰棒棰。以红线绳系之，青铜钱镇之，并伏地叩头以谢山神。然后四围掘坑，宽至四五尺，深至五六尺不等，缘参苗以须为贵，恐损其须故也。掘出后，以土包之，如大瓮形，售之参商，再加以蒸炼法。参条：《从新》云：辽参之横生芦头

上者，力已薄，只可用以调理常症，价值亦廉。参须：《从新》：参之横生芦头上而甚细者，性与参同而力薄，贫乏者往往用之，今市中皆由分别出售云。人参子：《拾遗》云：如腰子式，生青熟红，近日贩客从辽东带归内省者，多青绿色，如豆大，以北地霜早，入山采取不及熟红也。售价颇昂，发痘引浆，无痒塌之患。按：苏人呼极小生参为子参，亦名太子参。即辽参之极小者，近盛行于吴中。参叶初归，客带入内地，馈遗代茶，生津润肺，苏州市中渐有货者，价值日增。特补录，以广消售。近时有用参子催生，佥云有效。贝母：《尔雅》名莔。陶氏弘景曰：形似聚贝子，故名贝母。时珍曰：《诗》云言采其虻，即贝母。一作莔。虻根状如虻也。集解：贝母生晋地，十月采根，暴干，叶似大蒜叶，四月蒜熟时采之，若至十月，苗枯，根亦不佳。出润州荆襄者佳。川省及江南诸州多有之，豫皖各省均产贝母。苏颂云：二月生苗，茎细，色青，叶似荞麦。七月开花，碧绿色，形如鼓子，八月可采。陆玑《诗疏》云：莔，贝母也。叶如栝蒌而细小，其子在根下，如芋子。郭璞《尔雅注》谓花白，叶似韭，此种今罕见矣。雷敩曰：贝母中有独颗团满，不分两片，无皱纹者，号丹龙精。不入药品，误服令人筋脉不收，惟黄精小蓝汁可解。足征种类不一。性微寒，苦泻心火，辛散肺郁，解诸疮毒，亦外科中之佳品。长地所产颇堪适用，消售价值约在东钱四千串之谱。沙参：《别录》名铃儿草，名虎须，又名苦心。弘景曰：此与人参、苦参、元参、丹参是为五参。其形不尽相类，而主疗颇同，故皆有参名。集解：沙参生河内川谷。二月、八月采根，暴干。又淄、齐、潞、随、江、淮、荆、湖皆有之。时珍曰：沙参处处山原有之。二月苗生，叶如初生小葵叶，而圆扁不光，八九月抽茎，高一二尺，茎上之叶尖长，如枸杞叶，小而有齿。叶间开小紫花，长二三分，如铃铎状，五出，白蕊，亦有白花者。结实大如冬青，实有细子，霜后苗枯。根生沙地者长尺余，大一虎口，生黄土中则短而小。茎根皆有白汁。八九月采者白而实，春采者黄而虚。伪造者荠蒸压实以乱人参，但体轻松，味淡短耳。性甘苦微寒，专补肺气，宜肺热，不宜肺寒。《备要》云：人参补五脏之阳，沙参补五脏之阴，肺热者用之以代人参。产北地者良。故近有辽沙参之名。桔梗：时珍曰：此草之根结实而梗直，故名。分甜、苦二种。《本经》以荠苨为甜桔梗。至《别录》始发明荠苨条，分为二物，其性味功用有同有不同。当以《别录》为是。集解：桔梗今在处有之，根如指大，黄白色，春生苗，茎高尺余，叶似杏叶而长椭，四叶相对而生，嫩时亦可煮食。夏开小花，紫碧色，颇似牵牛花。秋成结子，八月采根，暴干。性苦辛而平，肺经主药。本草谓有小毒。经诸家辩之，仍以苦辛平为宜。长属所产行消颇远。荠苨：《图经》名杏参。《纲目》名甜桔梗。时珍曰：荠苨多汁，有济之状，故以名之。济，浓露也。其根如沙参而叶如杏，故河南人呼为杏叶。沙参俗名亦呼甜桔梗。《别录》分而晰之，《备要》谓似人参而体虚无心，似桔梗而味甘不苦，荠苨、桔梗以有心、无心分之，皮色亦稍异，惟奸贾伪造以乱人参，不可不辨。性甘寒无毒，利于肺。长属亦间有之。薄荷：长地所产，气味甚浊，不适于用。土人采之，不成价值，即奉省行消者，以南来为上。黄精：《拾遗》名救荒草。《瑞草经》名黄芝。弘景曰仙人余粮。《蒙筌》名野生姜。俗名山生姜。集解：黄精生山谷，二月采根，处处有之，二月始生，一枝多叶，叶状如竹而短，根如鬼臼，柔而有脂。《备要》云以其得坤土之精，久服不饥。植物中钩吻类黄精，惟叶尖有毛，不可不辨，误服伤人。黄精性甘平，无毒，治法必九蒸九晒为宜。长产只消本省。萎蕤：《别录》名玉竹。《本经》名女萎。时珍曰：此草根长多须，如冠缨下垂之绥，故以名之。集解：处处山中有之，根横生似黄精，差小。服食家亦有用之者。叶青黄色，相值如姜叶，三月开青花，结圆实。性味甘平，可代参耆，仲春初秋皆可采，竹刀刮皮，阴干。苍术：时珍曰：苍术，古名山蓟，处处山中有之，以茅山出者为佳。苗高二三尺，其叶抱茎而生，梢间叶似棠梨叶，其脚下叶有三五叉，皆有锯齿小刺。根如老姜，苍黑色，肉白有油膏。采时以深冬为良，二三月、八九月亦可采，米汁浸后焙干，同芝麻炒，以制其燥。集解：古方不分苍白二术。经陶隐君发明，自宋而后，始言苍术。性苦辛，气芳烈，与白术之性苦甘、气和平，各适其用。后人主之白术以皖浙产者为佳，即苍术亦茅山、嵩山为上品。东境之术芳烈稍逊云。贯众：《本经》名贯节、贯渠。《纲目》名黑狗脊。《图经》名凤尾草。《本草注》：叶茎如凤尾，其根一本而众枝贯之，故叶名凤尾，根名贯众。时珍曰：多生山阴近水处，数根丛生，一根数茎，根大如筋，其涎滑，叶则两两对生，如狗脊之叶而无锯齿，青黄色，面深背浅。其根曲而有尖，嘴黑，须丛簇，亦似狗脊根而大，状如伏鸱。性苦微寒，有毒，能解邪热之毒。二三月及八月采根，阴干。浸水可避时瘟。淫羊藿：《唐本草》名仙灵脾。弘景曰：服之使人好为阴阳。西川北部多羊，一日百合，服此所致，故名淫羊藿。时珍曰：生大山中，一根数茎，茎粗如线，高三尺，茎三桠，一桠三叶，叶长二三尺，如杏叶及豆藿，面光背淡，甚薄，细齿，有微刺。集解：四月开白花，花分白、紫二色，五月采叶，晒干。《蜀本草》言生处不闻水声者良。湖湘生者，其叶经冬不凋，其性辛香甘温，根叶皆可用，辽产次之。紫草：《尔雅》作茈草。猺獞人呼为鸦衔草。花紫，根紫，可以染色，故名。集解：生砀山山谷及楚地，三月采根，阴干。又云：所在皆有。二月开花，八月熟实。时珍曰：种紫草三月下种，九月子熟，春秋前后采根，阴干。其根有毛如茸，当未花时采者佳。《备要》：古方用茸，取其初得阳气，以类触类，用发痘疮。今人不达此理，惟品其性，曰甘咸气寒，一概用之，误矣。茸：《拾遗》云：紫草茸以西藏采制者为佳。辽东之紫草茸仍来自内地，辽产紫草售之本省市中而已。防风：《别录》名屏风。时珍曰：防者，御也。其功疗风最要，故名屏风。防风者，隐语也。集解：汴东州县、江浙淮徐青齐一带产者良。正月生，初叶紫红色，渐分青绿色，似青蒿而短小，五月花有黄、白二种，六月结实。采根以二月、十月为宜，季春、季夏亦可采，取根，暴干。性甘辛微温，为祛风瘟之要药，长白所产行消本省。独活：《本经》：即羌活。弘景曰：一茎直上，不为风摇，故名独活。《别录》云：此草得风不摇，无风自动，又名独摇草。古方惟用独活，后人谓独活为羌活之母，是一类二种。遂分用。《备要》亦分为二。注云：节疏色黄为独活，节密色紫、气猛烈者为羌活。并出蜀汉。又云：自羌中来者为羌活。集解云：春生苗叶如青麻，六月开花作丛。分黄、紫色，结实时叶黄者是夹石所生，叶青者土脉中所生。二月、八月采根，暴干。以出蜀汉者良，辽产亦佳，足行消内地云。天麻：《药性》名赤箭芝。有风不动，一名定风草。集解：四五月、八月采根，暴干。叶如芍药而小，中抽一茎，直上如箭，茎端结实，状如续随子，至叶枯时，子始黄熟，其根连一二十枚，犹如天门冬之类，形如王瓜，亦如芦菔。大小不定，以生于齐郓者独佳，他处虽有，多不适用。长属所产，辽市并售之。赤箭：即天麻根茎。本草：性辛温，无毒。集解谓赤箭与天麻主治不同。宋太史沈括常为辩论。惟古方用天麻，不用赤箭，用赤箭，不用天麻。又是为一物矣。时珍曰：《本经》止有赤箭，后人称为天麻，足征一物。至主治不同之说，按苏颂《图经》谓天麻自表达里，赤箭自里达外，性味悉属甘温，后人遂分为二，医家亦依以为据矣。还筒子：《本草纲目》即天麻子。功用性味悉同天麻。升麻：时珍曰：其叶似麻，其性上升，故名。集解：升麻生益州山谷，二月、八月采根，暴干。弘景曰：旧以宁州为第一，其形细黑坚实。出益州者细削、青绿色，亦佳。《拾遗》云升麻以绿色者为佳，性甘辛微苦，用之散表风邪。北部多有，实不堪用，贾人亦妄售焉。苦参：时珍曰：苦以味名，参以功名。《别录》曰：生汝南山谷及田野，三月、八月、十月采根，暴干。弘景曰：近道处处有之，叶极似槐叶，春生冬凋，花黄白色，子作荚，根味至苦恶。集解云：其根黄色，长五七寸，粗如骈指，三五茎并生，秋日结子如小豆子。惟河北生者无花，子五月、六月、十月采，其性苦寒入肾，肾虚者忌之。长地所产尚堪适用。龙胆草：《纲目》：叶如龙葵，味如苦胆，因以为名。集解云：根状似牛膝，味甚苦，苗高尺余，四月生，叶如嫩蒜，茎细如小竹枝，七月始花，如牵牛花，青碧色，冬后结实。其叶有经霜不凋者，亦同类而别种也。性大苦大寒，泻肝胆之火。旧说生齐朐山谷，弘景亦谓以吴兴者为胜。今辽东所产行消内地。细辛：《纲目》：出华阴者真，根细而味极辛，故名。弘景曰：今用东部临海者，形段亦好，而辛烈不及华阴。高丽产亦可用，须去头节。集解：细辛如葵，赤黑，一根一叶相连，今处处有之，不及华阴之真良也。草中有杜蘅、鬼督邮、徐长卿皆足乱之，不可误用。采时拣去双叶者。辽东所产甚伙，行消内省，长属所采，每年亦足售千金。白薇：《别录》名薇草。时珍曰：微，细也，其根细而白也。集解：白薇生平原川谷，三月三日采根，阴干。弘景曰：近道处处有之，茎叶俱青，颇类柳叶。六七月开红花，八月结实，根黄白色，类牛膝而短。性味苦咸而寒，治阴虚火旺生痰，尤宜妇人。古法以三月三采，今人多八月采之。赤芍药：《纲目》名将离。《图经》：赤者名木芍药。时珍曰：芍药，犹绰约也。绰约，美好貌。此花容色绰约，故以为名。集解：芍药处处有之，淮南者胜。春生红芽，作丛，茎上三枝五叶，似牡丹而狭长，高一二尺，夏初开花，有红、白、紫数种。结子似牡丹子而稍小，秋时采根，暴干。扬州芍药甲天下，十月生芽，至春始盛，三月开花，其品凡三十余种，有千叶、单叶、楼子之分。入药用单叶者之根，今药中所用仍以淮南者为佳。性味苦酸微寒，主治与白者同，惟泻邪行血少利耳。长地所产惟赤色者，行消辽东，每岁所得价值约三百金。泽兰：弘景曰：一名都梁香。吴人呼为水香草。俗名孩儿菊。生于泽旁，山谷亦生。今药家不分泽兰、山兰，同而采之。兰草、泽兰一类各种，俱生下湿，紫茎素枝，赤节绿叶，叶对节生，有细齿，但以茎圆节长、叶光有歧为兰草，茎方节短、叶有毛者为泽兰，不难辩也。此草浙、闽、江、皖、鄂、湘为最胜。性味苦甘辛香，为女科要药。旧说以三月三日采取，阴干。今人多七月、八月采之，惟长白节候尤迟，百物发生不能应时，因地适宜，万勿胶柱可也。益母草：《本经》名茺蔚。《会编》名野天麻。《外台》名夏枯草，因其夏至后即枯。另有名夏枯草者，别一种也。时珍曰：此草及子皆茺盛密蔚，故名茺蔚。性味辛甘微温，无毒。又云：辛微苦寒，能明目益精，为经产良药。其功宜于妇人，故名益母。陆玑云：《尔雅》名萑。萑，益母也。故曾子见之感思。集解云：茺蔚，生海滨地泽。又云：处处有之。今之园圃及其田野尤多，叶似荏，方茎类麻，花分白紫，生节间，节节生花，实似鸡冠子，其色黑，益母以五月采之，九月采实。茺蔚子：《备要》：即益母草实。主治略同，久服有子。长属所产甚伙，惜此物不成价值云。夏枯草：《纲目》：此草夏至后即枯，盖禀纯阳之气而生，得阴气则枯，故有是名。集解：夏枯草，处处有之，原野间甚多。苗高一二尺许，冬至后生，叶似旋覆，三四月开花作穗，紫白色，似丹参花，结子亦作穗，五月便枯，四月采之。漏卢：时珍曰：屋之西北黑处，谓之漏。凡物黑色，谓之卢。此草秋后即黑，故有漏卢之名。集解：此药亦名荚蒿，茎叶似白蒿，花黄，生荚长似细麻之荚，大如箸许，有四五瓣，七八月后皆黑，异于众草。今曹、兖、沂、秦、淮、海所产，花色不一，叶颇相类，但秦、海生者，叶作锯齿状，一物而殊类也如此。入秋叶茎皆黑者为真。《备要》云：闽中茎如油麻、叶黑如漆者，尤佳。医家常用茎叶，性味苦咸而寒，软坚泄热。用根者鲜。陈氏藏器曰：南人用苗，北人用根。

《别录》八月采根之说，不为无据。长属所产行消未广。木贼：时珍曰：此草以之治木，磋擦光洁，犹云木之贼也。掌禹锡《嘉祐本草》谓木贼出秦陇华成诸郡近水地，苗长三四尺，丛生，每根一干，无花叶，寸寸有节，色青，凌冬亦不凋。四月采之。集解：所在近水处多有之，采无定时，其节中空轻扬，形同麻黄而粗过之，性温味微甘少苦，能治目疾。辽产亦佳，行消内省。马兰花：时珍曰：俗称物之大者为马。马兰，其叶似兰而大，花似菊而紫，故名。集解：马兰生泽旁，如泽兰而气臭，北人呼其花为紫菊，以其似单瓣菊而紫也。性味辛平，叶皆可用，破血甚良，惟《备要》不载，医家偶有用者，行消亦滞。紫菀：《纲目》名返魂草。许氏《说文》作茈菀。时珍曰：其根色紫而柔宛，故名。集解：紫菀生汉中房陵山谷及真定、邯郸，沂、兖、皖省皆有之。弘景谓近道处处有之，其生布地，花紫色，本有白毛，根甚柔细。陈自明云：紫菀以牢山出者良，今人多以车前、旋覆根染以赤土伪充，贻害肺病，不可不慎。真者性味辛温润肺也，采之以二月、三月为时宜，阴干，根叶悉入药。长产惟消本省。女菀：《纲目》：即紫菀之色白者。功与紫菀相似，自紫菀行，而医家用者鲜矣。市中混入紫菀者有之。地肤子：《本经》名地葵。《别录》名地麦。弘景云：一名扫帚。《药性》名益明。北人名涎衣草。时珍曰：地葵，因其苗味似也。麦，因子形似也。益明，子能明目也。茎可为帚，故名扫帚。涎衣者以叶细极弱，不能胜举也。初生薄地，五六十根，形如蒿，茎赤叶青，大如荆芥，三月开黄白花，结子青白色，性甘苦而寒，可入补剂，八月采实，阴干。紫苏：时珍曰：苏，性舒畅，行气和血，故谓之苏。苏亦荏类，特味辛如桂耳，故《尔雅》谓之桂荏。弘景曰：苏叶紫色而气甚香。非紫色似荏不香者，谓之野苏、白苏，皆不堪用。集解：紫苏，夏采茎叶，秋采子，子与叶同功。润心肺，下气定喘。《备要》云：叶，发汗散寒；梗，顺气安胎；子，降气开郁。各有功用。长地所产，价值岁约三四百金。车前子：《本经》名当道。按《尔雅》云芣苡、马泻、牛遗、车前，皆指此。陆玑云：此草好生道边马迹中，故有车前、当道各名。《诗疏》谓之牛舌。集解：车前，江湖淮汴及北地处处有之，春初生苗，布地如匙面，累年者长及尺余。中抽数茎，作长穗如鼠尾，花甚细密，青色微赤。结实如葶苈，赤黑色，故性味甘寒，利水。今人五月抽苗，八月采实。旧说五月五日采取，阴干。车前根，北人采之暴干，伪作紫菀，不可误用。扁蓄：时珍曰：许氏《说文》作扁筑。筑与竹同，故弘景谓为扁竹。《纲目》曰粉节草，以节间有粉也。集解：此草处处有之，春中布地生道旁，苗似瞿麦，叶细绿如竹，赤茎如钗股，节间生花甚细，青黄色，亦有细红花者。根如蒿根。性苦平，能杀虫疥，以四五月采苗，阴干。蒲公英：《纲目》名黄花地丁，入菜部，以其苗嫩可食也。《拾遗》载白鼓钉，即此。《备要》入草部，叶如莴苣，花如单瓣菊花，四月开花，花残飞絮，断之茎中有白汁。郑方升曰：一茎两花、高尺许者，掘下数尺，根大如拳，旁如人形拱抱，捣汁和酒，治膈噎如神。性味甘平，李氏东垣曰苦寒，肾经君药，通淋妙品，不止解毒消痈也。此草处处有之，功用甚大，不可谓物以罕珍，置之常品也。紫花地丁：时珍曰：处处有之，其叶似柳而细微，夏开紫花，结角。平地生者，起茎；沟壑边生者，起蔓。性味苦辛而寒，主治痈疽发背、恶疮、无名肿毒。草中佳品也。有白花者，时珍谓别一种。故近世尚不以白花者为良云。柴胡：《纲目》作茈胡。茈，古柴字。集解：关陕江湖间近道皆有之。以银州者为胜。二月生苗，甚香。茎青紫坚硬，微有细线，叶似竹叶而稍紧小，亦有似斜蒿者，亦有似麦门冬叶而短者。七月开黄花，根淡赤色，似前胡而强过之。生丹州者结青子，与他处者不类，其根似芦头，有赤毛如鼠尾，独窠长者良。时珍曰：银州即延安府地。二八月采根，暴干。采银柴胡，用银刀削去赤薄皮，以粗布拭净，勿令犯火。

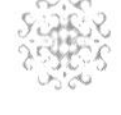

凡病非柴胡不可者，银柴胡一付可愈。南方者，须三付。南产根软，所谓软柴胡也。软者治虚热独良。北地今人谓之北柴胡，入药亦佳。观此，用药以地道为妙的矣。牛蒡子：《别录》：古名恶实。名鼠粘子。《纲目》名大力子。时珍曰：其根叶皆可食，因状恶多刺，名恶实。鼠过子堕，粘不可脱，亦名鼠粘。集解：处处有之。叶大如芋，子壳似栗，实细长如茺蔚子。性辛平，润肺解热。根苦寒，竹刀刮净，汁和蜜，治中风、恶疮。长属所产实伙，到去价廉，不能远消。苍耳子：名见《尔雅》。《本经》名枲耳。《诗经》名卷耳。《纲目》名猪耳。弘景云：俗名羊负来。《记事珠》名进贤菜。本草以耳名者，因实得名也。陆玑《诗疏》：其实如妇人耳珰。今人又谓之耳珰。郑康成谓为白枲。幽州人呼为爵耳。《博物志》：洛中有人驱羊入蜀，胡枲子多刺，粘缀羊毛，遂至中国，故名羊负来。如鼠粘子之类。《别录》：枲耳生安陆川谷及六安田野，实熟始采。集解：今处处有之。时珍曰：按《救荒本草》云，叶青白色，类黏糊菜，秋间结实似桑椹，短小而多刺，嫩苗水浸熟食，可救饥。子苦甘性温，善发汗散风湿。古方根叶皆入药。长属所产惟消本省。菟丝子：《别录》名赤网。《尔雅》名玉女，又名唐蒙。《吕氏春秋》云：菟丝无根，根不属地，茯苓是也。《抱朴子》云：菟丝之草，下有伏菟之根，无则丝不得生，茯菟抽则菟丝死，恐不尽属也。旧说菟丝初生之根，其形似菟，掘取割其血以和丹，服之立能变化。则菟丝之名因此也。弘景曰：下有茯苓，上有菟丝，不必尔也。朱震亨谓：菟丝未常与茯苓同类。女罗附松而生，不相关涉，皆承讹而言也。意谓抱朴子所云今未见，岂别一类乎？按孙炎释《尔雅》云：唐也，蒙也，女罗也，菟丝也，一物四名。本草唐蒙为一名。《诗》曰茑与女萝，毛氏苌云女萝即菟丝也。本草菟丝无女萝之名，岂二物皆寄生同名，而本草脱漏乎？《别录》：菟丝子生朝鲜川泽田野间，蔓延草木之上，九月采实，暴干。色黄而细者为赤网，色浅而大者俗名菟虆。功用并同。集解：近道处处有之，夏生苗，初如细丝，布地不能自起，得他草梗则缠绕而生，其根渐绝于地而寄空中，他草多被缠枯，始开花结子，子如碎黍米粒。或云无根，假气而生，信然。性味甘辛和平。入秋采子，暴干，得酒更良。主治强阴益精，祛风明目。辽产行消内地，长属所产亦足售远方。五味子：《尔雅》名茎藸。五味肉甘酸，核辛苦，都有咸味，五味具也。时珍曰：五味分南北产。南产者色红，北产者色黑。性味属温。风寒在肺，宜南产；入滋补剂，以北产为良。集解：生齐山山谷及代郡，八月采实，阴干。蒲州、蓝田、河中府皆产之，今河东、陕西州郡尤多，杭越间所产即南产也。弘景曰：五味第一出高丽，多肉而酸甜；次出青冀，味过酸；又产建平者，肉少味苦，亦良。五味春初生苗，引赤蔓于高木，其长六七尺，叶尖圆类杏叶。季春初夏开黄白花，状类莲花。七月成实，丛生，茎端如豌豆许大，生青熟红或紫黑。种类不一，大抵相近。采时蒸干。长属界高丽，所产宜良，行消内地，每岁所得价值次于人参。马兜铃：寇宗奭曰：蔓生，附木而上，叶脱时其实尚垂，状如马项之铃，故得名也。集解：马兜铃，今关中、河东、河北、江、淮、夔、浙诸州郡皆有之。春生苗，作蔓绕树而生，叶如山蓣叶，而厚大过之，背面白色。六月开黄紫花，类枸杞花。七月结实如大枣，状似铃，作四五瓣。其根名云南根，微似木香，大如小指，赤黄色。七八月采实，阴干。性味苦寒，主治肺热。长属亦产，行消未广。金银花：《纲目》名忍冬。一名金银藤。弘景曰：处处有之。时珍曰：忍冬附树延蔓，茎紫，对节生叶，叶似薜荔，色青有毛，面涩。三四月开花长寸许，一蒂两花，二瓣一大一小，如半边状，长蕊，花初开色白，经二三日则变黄矣，新旧相映，故呼金银花。气甚芬芳，四月采花，阴干，叶四季皆可采，阴干为宜。性味甘寒，亦苦酸，解热毒。长属所产甚伙，惟消本省。木通：《备要》：古名通草。又通脱木一名通草。宋《本草》混而为一，时珍分而明之。弘景曰：产近道，绕树藤生，茎有细孔，吹之两头皆通者良。此物大者径三寸，每枝二三枝，枝有五叶，夏秋开紫花、白花。结实子长三四寸，核黑瓤白，食之甘美。正二月采枝，阴干。旧说泽、潞、汉中、江淮、湖南州郡悉产之。性味甘淡。雷公云：味苦。甄权云：味寒。以苦寒得平。辽产亦良，长属所采，售值亦等于五味云。卷柏：《纲目》名长生不死草。弘景曰：近道多有，丛生石上，用时去在下近沙石处。《别录》：生山谷石间。五七月采，阴干。宿根紫色多须。春生苗，似柏叶而细，拳拳如鸡足，高三五寸，无花、子，性最耐久，俗呼为万年松。生用辛平，破血，炙用辛温，止血。长属亦产此物，以常山、关陕、兖、沂诸州为多。马勃：《别录》：马勃，生园中久腐处。宗奭：生温地朽木中，状如狗肝，紫色虚软，弹之粉出，夏秋采之，有大如斗者，小如升匀。韩退之所谓牛溲马勃俱收并蓄者是。性辛平，清肺解热，惟市中行消未广也。辽党参：《拾遗》引《本经》谓：产山西太行者，名上党参。虽无甘温峻补之功，却有甘平清肺之力。不似沙参性寒，专泄肺气味也。《百草镜》云：党参，一名黄参。黄润者良。出山西潞安、太原等处，有白色者，总以净、软、实、壮、味甘者佳。《从新》引古本草云：参须上党者佳。真党久已难得，市中党参种类甚多，多不堪用。翁有良辩误云：党参以山西出者为胜，陕西次之，川党盖因陕西毗连，移种栽植，皮白味淡，形类桔梗，不堪适用。长属亦产，较晋省所产形状相同，惟皮色稍粗，药人售之。可知物亦不以地囿也。性味功用尚待品评焉。牵牛子：《纲目》名黑丑。《备要》云：此药汉前不入本草。故仲景方中无此。《别录》载：宋后始多用者。弘景谓：此药始出田野，人牵牛谢药，故以名之。有黑、白二种。名黑丑、白丑者，盖以丑属牛而隐语也。集解：处处有之，二月种子，三月生苗，蔓绕篱墙，高二三丈，叶青，生三尖角，花微红带碧，亦有紫色带白者。八月结实，白皮裹球，内包子四五枚，大如荞麦，形生三棱，九月采之。性辛温，有毒。黑者力能速于攻下云。青蒿：集解：叶似茵陈而背不白。高四五尺。仲夏采，暴干，入药。《诗》云：呦呦鹿鸣，食野之蒿。即此。沈括《梦溪笔谈》：青蒿，一类二种，分青、黄二色。本草独取青蒿，自有别也。青蒿深秋不黄，其气芬芳，入秋花黄，花细香远，实结细子。《备要》：性苦寒。二月生苗，得春木少阳之气，最早，治骨蒸劳热。凡药苦寒伤胃，惟青蒿香芬入脾，宜于血虚有热之人，毫不损胃。叶、茎、根、子，功用并同。惟用时，使子勿使叶，使根勿使茎耳。此药虽处有之，亦药中之佳品也。藜芦：《别录》名山葱。时珍曰：北人谓憨葱，南人谓之鹿葱。集解：藜芦，处处有之，三月生苗，如初出棕心，叶如车前，其大逾之，花肉红色，茎似葱白，青紫色，高五六寸，上有黑皮，采根，阴干。性辛寒至苦，有毒。入口即吐，风痫症多用之。瞿麦：《尔雅》作蘧麦。一名大菊。《别录》名大兰。《日华本草》名石竹。《纲目》名南天竺草。弘景曰：子似麦，故名瞿麦。韩佃解《韩诗外传》云：生于两旁，谓之瞿。此麦之穗旁生故也。时珍曰：叶似地肤而尖小，又似初生小竹叶而细窄，其梗纤细有节，高尺余，梢间开花，田野生者，花大如钱，红紫色，人家种者，花稍小而妩媚，有细白、粉红、紫赤、斑斓数色，俗呼为洛阳花。结实如燕麦，内有小黑子。弘景曰：按《经》云采实。雷敩曰：用蕊壳勿用茎叶。《备要》亦谓用蕊壳。性苦寒，利小肠，治五淋之要药。梗叶尤利下部，恐使人小便不禁也。

木部。黄檗：时珍曰，名义未详。旧说谓木可染色。《本经》言檗木及根，今用皮，古时岂木与皮通用乎？檗字俗省作柏。《别录》：生汉中山谷及永昌。弘景谓出邵陵者，薄而色深，出东山者，厚而色浅。集解：按《蜀本草图经》云：树高数丈，叶如吴茱萸，如紫椿，经冬不凋。皮

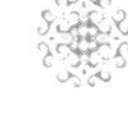

外白里深黄色，其根结块，如松下茯苓。今所在有之，他处生者树小，形同石榴。又一种小而多刺，以川产肉厚色深者为上品。性苦寒微辛。生，降实火。炙，不伤胃。炒黑，能止带崩。以五月采皮，阴干。辽亦行内地，长属所产足售远方。枸杞子：枸杞古作枸檵。《尔雅》：檵音计。《别录》作枸忌。《诗疏》作苦杞。《抱朴子》名天精。《图经》名甜菜。《本草》名西王母杖。一名仙人杖。旧说枸、杞，二树名。此物棘如枸之刺，茎如杞之条，故兼名之。道书言：千载枸杞，其形如犬。故得枸名。未悉然否。集解：生常山平泽、阪岸及诸陵壑。今处处有之。春生苗，叶如石榴叶而软薄，堪食，其根干高三五尺，作丛，六七月生小紫红花，结红实，形微长，如枣核，其根名地骨。时珍谓古时枸杞、地骨以常山为上。后世惟取陕西，而又以甘州者绝佳。今兰州、陵州、九原以西并成大树，叶厚根粗。河西甘州者，子圆如樱桃，暴干，紧小少核，干亦红润甘美，如葡萄，可作果品，异于他处。沈存中《笔谈》亦言陕西极边生者，其高逾丈，可作柱木，叶长数寸，无刺，根皮如厚朴，入药应以河西为上也。《备要》谓南方所产高数尺，西北所产并成大树。本草云其性苦寒。《备要》言甘平，入滋补剂。辽产输出无多，其品亦次。天精草：《备要》：即枸杞叶。性味甘苦而凉，清上焦心肺客热。代茶，治消渴。古方叶、根、子并重，今用者鲜矣。地骨皮：《纲目》：枸杞根。味苦寒。《备要》云淡甘而寒。治五内邪热，兼补正气。《别录》：枸杞根大寒，子微寒。冬采根，春夏采叶，秋采茎实。蔓荆子：时珍曰：其枝小，弱如蔓，故曰蔓荆。集解：蔓荆生水滨，苗茎延蔓长丈余，因旧枝而生小叶，五月叶成，似杏叶。六月有花，红白色，黄蕊。九月有实，黑斑，大如梧子而轻虚，叶未凋以前采实。性味辛苦而寒，治头面风虚之症，用时蒂下有白膜一重，去膜打碎。安息香：时珍曰：其香辟恶，安息诸邪。按段成式《酉阳杂俎》云：安息香，树出波斯国，呼为避邪树。长亦有二三丈者，皮色黄黑，叶有四角，经寒不凋，二月开花，色黄，花心微碧，不结实。刻其树皮，胶出如饴，六七月坚凝，乃取之。焚时通神避恶，名安息香。《吉林外志》谓长白山一带出安椿香，即安息香。安椿者，土名也。

果部。松子：时珍曰：松子，出辽东、云南，松须球五鬣，内结子。集解：松子，状如小栗，三角。其中仁味香美，亦有南北之分，产华阴者，形小壳薄，有斑，极香；塞上者，肉香味美。性甘温，润肺胃，除风散水，治咳嗽。长属所产，行消内地，每岁约价值千余金。榛子：集解：生辽东山谷，高丈许，子如小栗，军行食之，当粮，止饥。郑元云：关中甚多，惟新罗者榛子肥白最良。时珍曰：榛树低小如荆，冬月开花如栎花，成条下垂，三五相间，一苞一实，生青熟红。其壳厚而坚，其仁白而圆，大如杏仁，亦有皮尖，然多空者。谚云：十榛九空。陆玑《诗疏》云：榛有两种，有大小之分。性味甘平，调中开胃。长属之榛，行消关内，价值约三倍于松子云。山樝：《唐本草》名赤爪子。《图经》名棠梂子。《食鉴》名山里果。俗本俗作山查。时珍曰：赤爪、棠梂、山查，一物也。古方罕用，故《唐本草》虽有赤爪，后人不知即此。丹溪朱氏始着山樝功效，而后遂成要药。其类有二种，一种小者，可入药用，树高数尺，叶有五尖，桠间有刺，三月内开五出之小白花，实分赤、黄二色，形如小林檎，如指头，九月乃熟。性味酸甘咸温，消积散气。长地所产，价值约东钱四千串云。核桃：《纲目》：性甘平而温。苏颂曰：性热，不可多食。皮涩，敛肺定喘，固肾涩精，有金樱莲须之功。长属山中所产甚伙，惟皮厚而大，坚多肉少，其壳甚厚，椎之方破。与刘恂《岭表录》所载山胡桃同，入药恐非上品也。

谷菜部。荞麦：详见本志谷类。《备要》：性味甘寒，降气宽肠，治肠胃沉积，炼五脏垢秽，敷痘疮，解汤火伤，虚寒人勿服。《纲目》谓：甘平寒。思邈曰：酸微寒，食之难消，久食动风。

叶下气利耳目，秸烧灰淋汁，蜜收膏，烂痈疽、蚀恶肉最良。辽产甚伙，随麦豆高粱亦行消外处云。山百合：《拾遗》：此百合之野生者。瓣斜长而味甘，山人采货之。又云百合有三种：白花者，入药；红花者，名山丹；黄花者，不入药。旧说谓：檀香百合，可食；虎皮百合，食之伤人；山百合花迟，不香。与《百草镜》所云百合有三种，大致相同。百合以野生者良，分甜、苦二种，甜者良。取如荷花瓣、无蒂无根者佳。性甘平，解伤寒及百合病。尤治久嗽，朱二允曰：久嗽肺虚则宜敛，百合之甘敛，胜于五味之酸收。长地野生者颇多，采而售之，行消必广。山丹：即红花百合。入食品，不及白花者良。《纲目》名红百合。时珍曰：山丹，根似百合，小而瓣少，茎亦短小，其叶狭长而尖，颇似柳叶，与百合少异。四月开花，六瓣，不四垂，不结子。其根气味甘凉，主治疮痈、惊邪、妇女崩症。花可和血。蕊散疔毒、恶疮。长地亦产山丹，无货者。薤：《纲目》名大葱。时珍曰：韭类也，故字从韭。薤数枝一本，叶状似韭。韭菜中实而扁，有剑脊，薤叶中空，如细葱而有棱，气亦如葱。二月开细花，紫白色，根如小蒜。一本数颗相依而生，五月叶青即掘之，否则肉不满也。性味辛平苦温滑，调中助阳，利产安产。白乐天诗云：酥暖薤白酒。以酥炒薤白入酒，饮之可和血脉。长地并产野薤，性味略同，即《尔雅》白蒚山薤是也。又一种叶似金登，稍阔而薄，性味尤逊。蔓菁子：《别录》名芜菁。《纲目》名诸葛菜。详本志菜类。子入药，性味苦辛。时珍曰：其性可升可降，能汗、能吐、能下，利小便，明目，解毒，功用甚佳。世罕知用，何哉？敷蜘蛛咬毒。藏器曰：蔓菁园中无蜘蛛，相避忌也。根叶悉载本草。敷一切疮疽，并治阴囊如斗。此物到处有之，各消本地，不足言外售云。蘑菇蕈：《纲目》：甘寒，无毒。《正要》谓有毒。动气发病，不可多食。时珍谓化痰理气。诸书悉未发名功用，近世医家主提发小儿痘浆，谓胜鸡肉、鱼肉，鲜而不生火。蘑菇以西口产者为良，俗名口蘑。紧小洁白如钉者，呼为蘑菇钉。至片蘑花蘑均其次也。长属所产者近次岁值统计约八百金。木耳：《纲目》：味甘平，有小毒。主治益气不饥，轻身强志。时珍曰：断谷，治痔。《备要》：多食动风气，发病。木耳，恶蛇虫经过者即有毒。枫树所生木耳，食之令人笑不止。赤色、仰生、夜视有光，并有毒，不可食。误食者，宜捣冬瓜蔓汁解之。长属所产价值岁约二百金。

金石部。金：按许氏《说文》：五金，黄为之长。《纲目》《备要》悉云辛平有毒。要知性质坚刚重坠，与血肉之体不宜，服者致死，非有毒也。人被金银灼者，并不溃烂，无毒明矣。精金碎玉，世之宝器，岂有毒哉？入药特藉其宝气也。古方红、紫雪二丹，皆金银煮汁，假其气耳。煎剂同药并煮，镇心肝，安魂魄，治惊痫风热，肝胆各病。长属不乏金矿，近未开采，弃宝于地，良可惜也。银：《纲目》：辛寒，无毒。主治与金略同，其质次之，长属有矿，近未开采。浮石：《纲目》名海石。旧名水花。时珍曰：浮石乃江海间细沙水沫凝聚日久而成，状如水沫及钟乳石，有细孔如虫窠，白色体虚，入水即浮。性味咸寒，润下降火。俞琰《席上腐谈》云：肝属木，当浮而反沉，肺属金，当沉而反浮，何也？肝实而肺虚，石入水即沉，东海有浮水之石木，入水即浮，南海有沉水之香，虚实之反如此。长白临江，江源出长白山之天池，水沫回环，波涌浪激，日久多成浮石云。

鸟兽部。雉：详见本志。《释名》：野鸡。雉肉：《纲目》：味酸，微寒。《日华》：味平，微毒。不可常食，损多益少。利秋冬，不利春夏。死而爪甲不伸者，尤不可食，发五痔诸疮。孙思邈曰：雉嘴烧研，敷蚁瘘。时珍曰：雉脑涂冻疮，雉尾烧灰和油，涂天火疮。雉屎主治久疟不止。雉当时而食。《周礼》庖人供六禽，雉其一也，亦食品之贵者。诸书云有小毒，不多食耳。长产岁值

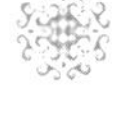

东钱二百串。虎：详见本志兽类。长属每岁猎得者价值约二千五百金。全虎功用甚大，特为条列于下。虎骨：《纲目》：味辛，微热。虎属金而制木，故啸则风生。追风健骨，定痛避邪。治风痹挛拘，惊悸，癫痫，犬咬，骨鲠等症，以头骨、胫骨良。藏器曰：有威骨在胁，破肉取之，如乙字形，可为佩带。全骨配合熬膏，傅贴筋骨各症功效甚着。惟药箭射者，其毒入骨，不可不察云。肉：《纲目》：酸平，微咸。弘景曰：俗方言虎肉伤齿。旧说正月食虎伤神，主止呕益力，治疟疾。《拾遗》：醉虎肉，主治稀痘。《三冈识略》：壬子正月初十日，福山戍卒缚醉虎，献于王大将军，将军剖肉分赠郡绅之小儿食之，云可以稀痘。是虎正月亦可食。按：虎食人与杨柳及狗皆醉。《宦游笔记》载山人捕虎法，虎嗜犬，食之必醉，如人中酒然。以劣犬缚于山凹，犬嗥不已，虎闻声而前，果腹而醉，不能远去，人迹而捕之，百不失一。血：《纲目》：壮神强志。时珍曰：饮虎血以壮神志。《抱朴子》云：三月三日取虎血、鸡血，和初生草实服，可以移形易貌。肚：《纲目》：主治反胃。肾：《纲目》：主治瘰疬。时珍曰：芍药丸中用之。胆：《纲目》：治小儿惊痫，疳痢，神惊。《拾遗》：治打伤垂死，瘀血在心，黄酒和研，茯苓为使，陈酒为引，灌之立愈。睛：《纲目》：虎睛多伪，自获乃真，凡用睛，须问明猎人，分雌雄老嫩。中毒自死者，勿用，用则伤人。用时以生羊血浸一宿，漉出，微火焙干，捣粉用。虎睛丸治小儿百病。时珍曰：明目去翳。《备要》：虎睛散，竹沥为引，治小儿惊痫夜啼。鼻：《别录》：治癫疾，小儿惊痫。弘景曰悬户宜男，旧说悬虎鼻宜子孙，此与古人胎教欲见虎豹之义同，取其以勇壮为贵也。爪牙：《别录》：爪系小儿臂，避诸恶魅。《纲目》：牙，治疮疽，杀虫劳。皮：《纲目》：治疟疾，避邪魅，应劭《风俗通》云：虎为阳精，百兽之长，能避鬼魅。今人中恶，烧灰作饮，或系衣服，皆甚验也。《起居杂记》云：有疮症，勿卧虎豹皮，毛入疮，有大毒，不可不慎。须：弘景云：治齿痛。《酉阳杂俎》云：许远齿痛，郑思远赠以虎须，插齿际，其痛立止。屎屎中骨：《别录》：敷恶疮。时珍曰：疗瘰疽痔漏。研酒服，治兽骨鲠。屎中骨研屑，治火疮及破伤风等症。魄：《纲目》：主治惊邪，避恶镇心。藏器曰：凡虎夜视，一目放光，一目视物。猎人候而射之，弩箭才及，目光即堕入地，得之如白石者是也。宗奭曰：陈氏所谓乙骨及目光堕地之说，终不免于诬。时珍曰：乙骨之说不为怪，目光堕地亦犹人缢死者，魄入于地，随及掘之，状如面灰之义。按《茅亭客话》云：猎人杀虎，记其头顶之处，月黑掘下尺余，得物状如石子琥珀，此虎之惊魄流入地下所凝，主治小儿惊痫之疾。其说甚详，寇氏尚未达此理耳。油：《物理小识》谓：虎一身皆入药。本草未载虎油之功，其油治腊梨疮及大麻疯，涂之即愈。按《纲目》载，膏脂治狗啮疮，及五痔下血等症。时珍曰：治小儿头疮白秃，服之止反胃。《药性考》所载与《纲目》主治相同，油膏本入药也。豹：详见本志。长属猎豹货皮，价值约千六百金。藏器曰：豹皮，生疮者不可卧，毛入疮，有毒。与《起居杂记》所载相同。豹骨：《纲目》惟载头骨烧灰淋汁，主治头风白屑。时珍曰：按《五行志》载，豹骨作枕避邪。肉：《纲目》：酸平，无毒。思邈曰：正月勿食，伤神损寿。《别录》：冬食利人，安五脏，补绝伤，轻身，壮筋骨。宗奭曰：此兽猛捷过虎，食肉有以上各益。旧说食豹肉令人志气粗豪，食之便觉少顷即化，久食亦然。脂鼻：《纲目》：脂能生发，朝涂暮生。鼻：时珍曰：按《外台》治梦与鬼交，避狐狸精魅。熊：详见本志。长属每岁所得，价值约东钱万串。熊掌：《纲目》：御风寒，益气力。脂：《纲目》：熊白。弘景曰：熊白乃背肪也。色白如玉，味甚美，性甘微寒。亦云微温，寒月则有，夏月则无。腹中肪及身中脂炼膏入药，而不中啖。《别录》云：不可燃灯，其烟损目，失明。主治筋急，风痹不仁，敷头疮白秃，长发，泽面，酒炼冲服，补虚损，杀劳虫，并止饮食呕吐。肉：性味与脂同，主治亦同。弘景曰：有痼疾，不可食。食之终身不除。若腹有积聚寒热之类，十月勿食，食之伤神，与正月之虎豹等。古方熊肉可补虚羸。时珍曰：按刘河间云，熊肉振羸，兔目明视，皆气有余始补不足也。胆：《备要》：性味苦寒，凉心，平肝，明目，杀虫，治惊痫。五痔，涂之即愈。古方主治时气盛热，变为黄疸，暑月久痢心痛等症，服甚良。并傅诸疳恶疮，功用甚大。惟伪者甚多。旧说：但取一粒滴水中，一道若线者真。时珍曰：熊胆佳者通明，以一粒点水，运转如飞者良。余胆亦转，但缓耳。周密《齐东野语》云：熊胆性喜避尘，扑尘水上，投胆少许，豁然而开。脑髓：《纲目》：主诸聋，疗头旋，摩顶去白秃风屑，生发。髓：主治相同。血骨：《纲目》：主治小儿客忤，骨作汤，浴历节风，及小儿客忤。鹿：详见本志。长属所得，岁值三四千金，药人配全鹿丸，悉取生鹿云。鹿茸：《纲目》：性甘温。《别录》：酸，微温。《备要》：咸热，纯阳。治一切虚损劳伤。茸初生逾寸，分歧如鞍，红如玛瑙，破之如朽木者良。不可鼻臭，有虫入颡。取之得时，太嫩亦血不足。《抱朴子》云：得鹿以活为贵。取茸，然后毙之者，以血未散也。不破未出血者，最难得。猎人得鹿，死者居多，收藏不宜，易臭而力减。沈存中《笔谈》云：凡含血之物，肉易长，筋次之，骨最难。人生二十岁，骨髓方坚，麋鹿角及两月有至二十斤者，凡骨之生，无速于此，草木不及。头为诸阳之会，钟于茸角，岂与凡血比哉？故取茸有时过期，则有毫厘千里之差也。角：《纲目》：咸温。《备要》：生用则散热，行血，消肿，避邪，治梦与鬼交。炼霜造胶，则专于滋补。时珍曰：鹿乃仙兽，纯阳多寿，能通督脉。非良草不食，故其角、肉，食之有益无损。鹿一名斑龙，西蜀道士货斑龙丸，歌曰：尾闾不禁沧海竭，九转灵丹都漫说。惟有斑龙顶上珠，能补玉堂关下穴。盖用茸角霜胶所配耳。齿骨：《纲目》：主治鼠瘘，留血，心腹疼痛。《纲目》云：味甘微热。安胎下气，酒浸补骨，除风。烧灰，治小儿洞注下痢。肉：《纲目》：性味甘温。补中益气，秋深冬月堪食。白臆豹文者，不可食，炙之不动，见水而动，暴之不燥者，并伤人。同雉鮠虾蒲等味并食，发恶疮。《礼》云：食鹿去胃、头。肉作胶，弥良。兼治消渴，夜梦鬼物。蹄肉治诸脚风，膝骨疼痛，不能履地。专用鹿蹄，以气感也。脂：《纲目》：主治痈肿，头风，活四肢，通腠理。髓脑：《纲目》：性味甘温。治丈夫、女子伤中，绝脉，补阴强阳，生精益髓。脑：润面泽肌，刺入肉不出，敷之半日即愈。精：《纲目》：主治益虚羸，补劳损。古方有鹿丸，取精配合者也，大起虚羸瘵危。取精之法：以牡隔槛，诱之以牝，欲合不得，精自流溢，铺以蕉叶，盛以磁器，收而藏之，入滋补剂，绝上品也。血：时珍曰：大补虚损，益精血，解痘毒及药毒。肾胆：《纲目》：味甘平。补肾壮阳，入补剂良，羸弱者可用。胆：《纲目》：苦寒。时珍曰：主治消肿散毒。靥皮：《纲目》治气瘿，酒渍炙干，再入酒中，含咽其汁。皮：时珍曰：烧灰，和猪脂，傅一切漏疮。粪：《经验良方》：治经久不产，干、湿粪各三钱，研末，姜汤冲服，立效，并解诸毒。胎：濒湖《纲目》于鹿全身诸条发明，惟胎之主治少略。《拾遗》另例鹿胎一条详辩，可采录出，以补其遗。凡胎中鹿，其嘴、尾、蹄跲与生鹿无异，色浅形瘦，若色深形肥者，为麋胎，慎勿误用，能损真阳。若獐胎与鹿胎相类，但色皎白，且其下唇不若鹿之长于上唇也。其他杂兽之胎，与鹿总不相类。真者气味甘温，补阳益精，大助真元，近世补剂弥重之。乳饼：《苕阴札记》：孝丰深山产鹿，土人计其产子时，夜伺洞侧，鹿乳子必五更，乳毕出洞，至暮方归。每日乳小鹿一次，食乳于腹，十二小饼，每一时消饼。土人俟母鹿出洞，即取乳鹿而归，剖腹出饼，持货他方，价值兼金。饼式如云南棋子大，色微黄，久干作老黄色，腥气最烈，食之大能强阴，起命门衰火，于老羸虚损怯弱最宜。发小儿痘浆，通女子血劳。乳饼《纲目》失载，前或未发明，不以为珍品。

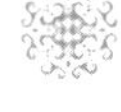

考《拾遗》载乳饼一条，姑志之以广传闻。今长郡亦未闻以乳饼货也。胫骨：《纲目》鹿条，详列鹿骨，指全体而言，至胫骨，不闻有用法。今时医有班龙散，纯取胫骨，此药去毒生肌，收口甚速。惟煨研时以黄色为度，如焦黑，则过性无用矣。此条采诸《拾遗》。麋：详见本志。《纲目》谓麋肉甘温，补五脏之气。时珍则谓：鹿以阳为体，其肉性燠，麋以阴为体，其肉性寒。观此则《别录》之麋脂痿阳。孟诜云麋肉弱房及角肉不同功用之说，亦此意也。妊妇尤不可食。至麋脂辛温，主治痈肿恶疮，四肢挛拘，及骨治虚劳，皮除脚气，引诸方书，未悉验否。今备采之，以资考证。茸：采亦有时，收藏修治同于鹿茸。《纲目》：性味甘温。时珍曰：主治阴虚劳损，筋骨腰膝一切酸痛，其功胜于鹿茸。古方重之。角：《纲目》：甘热，滋阴养血，与茸同功。《备要》云：鹿，阳兽，喜居山；麋，阴兽，喜居泽。麋似鹿，色青而大，性皆淫，一牡辄交十余牝。鹿补阳，麋补阴。故夏至鹿角解，冬至麋角解也。诜：鹿茸角罕能分别。雷敩曰：鹿角胜麋角。而孟诜、苏恭、苏颂并云麋角、麋胶胜于鹿，独时珍谓鹿补右肾精气，麋补左肾血气。揭千古之微秘，发前人未发之理，足以破医家之聚讼也。麞：详见本志。《纲目》载麞肉甘温，补益五脏，酿酒并有祛风之功。正误据孟诜云：麞中往往得香，如栗大，不能全香，亦治恶病。时珍曰：麞无香，有香者皆麝类。俗称麝为香獐是也。今并正之。麝香：麝见本志。《尔雅》名射父。时珍曰：俗呼香麝，其香在脐，见人捕之，自行剔出，其香是为生香，犹难得。其香聚处，草木皆黄。市人或搀荔枝核伪之。忌蒜，不可近鼻，防虫入脑，与茸相类。香中以当门子为犹良。性味辛温远窜，开经络，通诸窍。凡用麝香，不可太过，以香烈入髓耳。长人所猎麝脐，岁约东钱二十串，盖麝以内省西地、南方者良，辽产次之。野猪：详见本志。《纲目》：肉味甘平，治癫痫，肠风，泻血，久痔。腊月炼脂冲服，令妇多乳。除风肿，治疥癣。胆治毒疮，及小儿疳症。齿：烧灰，敷毒蛇咬。头骨：主治邪疟积年下血。外肾：连皮烧灰存性，治崩中，带下，泻血，血淋。皮：烧灰，涂鼠瘘，恶疮。猪黄：生胆中，三年始成，亦不常有。性味甘平，主治金疮，止血，生肌，祛恶毒，小儿癫痫，血痢，疰病肝病，客忤天吊等症，功用颇多，猎人往往忽之。山羊血：山羊详见本志。《纲目》载山羊肉性味甘热，治筋骨急强，虚劳冷劳，山岚疟痢，妇人赤白带，下利，产妇不利，时疾。于血独失载，近世不主用肉，惟血为医家所珍惜，真者难得，特采《拾遗》所载补之。其血治跌损伤，及诸血症。凡扑跌气未绝者，以一分和酒，饮之遂苏，神效立见。惜性喜踰高历险，生捕最难。得者以竹锋活刺取血，阴干可以携远。宰取者不堪矣。凡物以心为主，山羊性活，心血尤良，近世医家以心阴干研用，亦不离宗旨也。《拾遗》谓山羊油，治心疝及疝症。山羊粪，治心痛不分远年、近年，立效。并入外科收口药方，主溃烂生肌，治疳尤神。足补本草诸书所未备。惟胎未经诸家发明功用，猎人往往混别胎以售，当细辨也。山羊以蜀、滇、粤产为良。辽产行消本省，长属所得岁值亦约四百金。狐：详见本志。《纲目》载狐肉甘温无毒，治疮疥不瘥，去风，补虚，邪气、蛊毒皆宜食之。《礼》云食狐去首，为害人也。孟诜谓肉有小毒，五脏及肠肚苦微寒，有毒。主治蛊毒、恶疮，祛狐魅，医疟疾，小儿惊痫，大人见鬼。然用者卒鲜。惟肝烧灰，治风痫破伤风，口紧搐强。古方中之狐肝散，《卫生宝鉴》中神应散，《普济》中之金乌散，并用之。阴茎，《纲目》谓甘微寒，有毒，主治绝产，阴痒、阴、阴脱、阴肿。时珍谓：狐头，烧灰，傅瘰疬。狐目，治破伤风。狐鼻，治狐魅病。狐唇，治恶刺入肉。狐涎，入媚药。狐尾，避邪魅。狐皮，烧灰避恶。狐四足，治痔漏。雄狐粪，治瘟疫，治肝气心痛。诸方散见群书，《纲目》博采兼收，未悉验否，因长属产狐，笔而志之。貉：详见本志。苏颂《图经》谓：貉，甘温无毒。主治脏腑虚劳，女子虚惫。长属偶获，所产无多。獾油：详见本志。《纲目》：肉甘酸平，无毒。苏颂《图经》：治小儿疳瘦，杀蛕虫。旧说獾皮为褥，益痔疮，功用缓矣。油，《拾遗》谓：獾油力凝，燃火御风不灭。入膏，拔湿如神。疗白秃、痔疮，擦火烤疮，尤神效。咳血哽噎，胸中怵怵，气如虫行，獾油和酒，饮下自消。其油功效颇着，《纲目》失载，近世多用，推行甚广。豺：详见本志。《纲目》：豺肉酸热，有毒。皮，治冷痹软脚，缠之即愈。烧灰，酒服，治疳症，及腹中疮症。狼：详见本志。《纲目》谓狼肉咸热，无毒。填骨髓，祛积冷。时珍曰：狼牙，佩之避恶。研服，治猘犬伤。《圣惠良方》谓：服喉靥，治噎病。皮，避邪恶，去头风。《正要》：尾，避邪。《外台》：粪，治瘰疬。《千金方》：屎中骨，止小儿夜啼。《经验良方》：治破伤风。各方杂见他书，未悉验否。长属猎得者，取皮售之，岁值约八百金。脂：《拾遗》云：狼性追风，逆行。其粪烧烟，逆行而上。烧灰，水服，治骨鲠。性逆行而无阻滞也。狼脂，摩风首推。而本草不录，亦一欠事。《周礼》冬献狼，取其膏聚也。《纲目》狼膏下，濒湖仅据《正要》载其润燥泽肌，涂恶疮而已。不知其大功在驱逐风邪，散逆结之气，何可昧也？故急补之。原为之发明，曰：入风膏，能除积久之风痹，和酒服，能散逆结之滞气。兔：详见本志。《纲目》：肉辛平，补中益气。孟诜曰：酸冷。时珍曰：甘寒。弘景曰：妊妇忌食。不同芥食。藏器曰：不可久食。死而眼合，不可食。惟八、九、十、三月食之为宜。崔元亮《海上方》：治消渴，羸瘦。《药性》：小儿腊月食兔酱，稀豆疮。时珍曰：解热毒，利大肠。《纲目》谓血咸寒，主凉血和血，解胎中热毒，催生易产。脑髓，涂痘疮，滴耳聋，催生滑胎。骨，治内热消渴，霍乱吐痢，鬼疰疮疥，刺风头风。味甘酸平。连毛烧灰，和酒，治头眩癫疾，妇人难产，余血不下，产后阴脱。煮汁，治小儿疳痢，消渴，并敷痈疾恶疮。皮毛烧灰，治难产，胎衣不下，余血抢心。用腊月收者良。诸方《纲目》博采群书，兼收并载，未悉验否。惟兔肝明目，经汪氏昂发明，确然有效。《备要》未载，肉血皆有功用，想他方亦非无据云。明月砂：《备要》：即兔粪。主治：杀虫，明目，劳瘵，五疳，痘后生翳，立可见效。近世医家益重之。獭：详见本志。《纲目》谓：獭肉，甘酸而寒，疗疫气，除瘟病，治妇科骨蒸血劳。弘景曰：不可同兔肉食。肾，益男子。胆，治眼疾。髓，去瘢痕。骨，下鱼鲠，并止呕吐。獭足，治手足皲裂，研末酒服，并杀劳虫。皮毛，煮汁饮，利水癃病。粪，敷鱼脐疮，神效。服之，治下痢。獭之全条，惟肝功用甚大，《备要》深为发明，兹特条列于后，以广功效。肝：《纲目》：甘温，有毒。甄权曰：咸热，无毒。《备要》：甘咸而温。苏颂曰：獭肉五脏皆寒，惟肝独温，益阴补虚，杀虫止嗽。治传尸鬼疰，有神功。疰症有三十三种，变至九十九种，传染灭门。古方獭肝丸，主治尸疰，鬼疰。獭肝一月一叶，其间又有退叶，他兽肝皆有叶数，惟獭肝独异。须于獭身取下者乃真，不尔多伪。弥猴：猨也，俗作猿。详见本志。《纲目》谓：猿肉，酸平，无毒。唐慎微曰：酿酒，治风劳，作脯，治久疟。时珍曰：食之避瘴疫。头骨，治瘴疟、鬼疟。手，治小儿惊痫，口噤。屎，治小儿脐风，撮口，急惊，涂蜘蛛咬。皮，治高瘟。经：《拾遗》：猴经入药，名申红。深山群猴聚处极多，觅者于草间得之，紫黑成块，夹细草屑，母猴月水干成，治干血劳极良。时珍曰：猴经粘草，马食之则百病不生。故畜马者，畜母猴。未言治他症，诸书未详，今据《拾遗》，采而出之，以广功用。貂鼠：《尔雅翼》曰：松鼠好食栗。土人名松狗。按许氏《说文》，貂鼠尾大，黄黑色，出丁零国。今高丽辽东多有之，大者如獭，尾粗，毛深寸许，蔚而不耀，饰为裘帽风领，得风更暖，濯水不濡，得雪即消，拂面如焰，拭眯即出，亦奇物也。《拾遗》云：烧貂鼠尾存性，敷冻疮，即愈。《纲目》惟载其肉甘平，无主治。皮毛拭目眯尘沙，而遗尾之功用，故为补之。长人售灰鼠皮者甚伙，

货貂鼠皮者鲜，住长半岁，只见其二，大如水獭，行甚远，想所产亦无多也。

鳞介昆虫部。蛇退：《纲目》名龙退。《本经》名龙子衣。性咸平而甘，无毒。甄权曰：有毒。《备要》：咸甘，无毒。避邪恶，治鬼魅蛊毒而善祛风。治惊痫风疟喉风，杀虫，一切疮疡肿毒。妊妇忌用。辽产诸蛇，悉不入药，即蛇退亦来自南方。惟土人得蛇退售诸市中，药人亦间用之，取色白如银者良。真珠：《纲目》：甘咸，性寒。谚云：上巳有风，梨有蠹；中秋无月，蚌无珠。其质感水精而孕，故能制火。入心、肝二经。镇心安魂，坠痰，去翳，一切疮毒。收口，生肌，功效极良。药中上品也。满洲自古产珠，惟长属一带无多，亦鲜巨者，故采得亦无定值云。蜂蜜：《备要》：蜜，以白膏良。聚草木菁英，合露气以酿成。生，凉，清热；熟，温，补中。甘解毒，柔润燥。除百病，和百药，与甘草同功。多食滑肠，泄泻与中满者忌之。辽省颇多，售诸内省。黄蜡：《纲目》：甘温，无毒。《备要》云：止痛生肌，疗下痢，续绝伤。按：蜡皆蜂酿而成，一经煎洗，蜜味至甘，蜡味至淡，故言无味者，谓之嚼蜡。入药亦良品也。

《吉林外记》卷七：貂鼠：吉林盔古塔、三姓、阿勒楚喀诸山林多有之，甚轻暖。英俄岭以南者色黄，岭北者色紫黑，三姓、下江、黑津皮极高，除贡皮三千六百张外，余准通商贸易。白貂鼠：另有一种称千年白者，非但不能似黑、黄色者多耳。猞猁狲：类野狸而大，耳有长毫，白花色明，《一统志》谓之土豹。狐：色赤而大，夜击之火星迸出，毛极温暖，集腋为裘，尤贵重。元狐：出下江，大于火狐，色黑毛暖，最贵。又次黑毛稍微黄者名倭刀。沙狐：生沙碛中，身小色白，腹下皮集为裘，名天马皮，颏皮名乌云豹。貂熊：大如狗，紫色，出宁古塔者头紫黑，两肋微白。银鼠：吉林省诸山中有之，毛色洁白，皮御轻寒。灰鼠：吉林省诸山中有之，灰白为上，灰黑者次之。东珠：盛京以东各河蛤蚌皆产珠，惟吉林、黑龙江界内松花江、嫩江、艾珲各江河产者最佳，每年乌拉总管分派官兵，乘船裹粮，溯流寻采，遇水深处用大杆插入水底，采者抱杆而下，入水搜取蛤蚌携出，眼同采官剥开，或百十内得一颗。包裹用印花封记，至秋后方回，将军同总管挑选，如形体不足分数，或不光亮，仍弃之于河，以示严禁，不敢自私，亦汉时钟离意委地之廉洁也。至冬底入贡验收，按成色给赏绸缎布疋，近来折发银两，牲丁更沾实惠矣。桦皮：树皮似山桃，有紫、黑、黄花纹，可裹弓及鞍镫诸物，吉林诸山皆有之。乌拉向有桦皮屯，世管佐领带领兵丁剥取入贡，雍正年间裁去世管佐领，将兵丁拨给官地交粮，改为吉林八旗官兵剥取。除额贡之外，有以桦皮作船，大者能容数人，小者挟之而行，遇水辄渡，游行便捷。又以桦皮盖窝棚，并有剥薄皮缝联作油单，大雨不漏。烟：东三省俱产，惟吉林省极佳，名色不一。吉林城南一带名为南山烟，味艳而香。江东一带名为东山香，味艳而醇。城北边台烟为次。盔古塔烟名为台片。独汤头沟有地四五晌，所生烟叶止有一掌，与别处所产不同，味浓而厚，清香入鼻，人多争买，此南山、东山、台片、汤头沟之所分也，通名黄烟。麻：有线麻、苘麻之别。线麻坚实，凡城堡一切绳套捆缚需用无穷。吉林城北一带种麻者居多，每岁所收不减于烟，秋后入店售卖，贩者烟麻并买，转运内地，名为烟麻客。此吉林出产一大装，每岁约计卖银百余万两，烟麻店生理大获其利。松塔：吉林、乌拉、盔古塔诸山皆产，而窝集中所产更胜，其形下丰上锐，层瓣鳞砌，望之如窣堵，每瓣各藏一粒，既熟则瓣开而子落。松子：生松塔中，乌拉总管每岁入贡。安春香：生于山岩洁净处，高一尺许，叶似柳叶而小，味香，可供祭祀。生于长白山者尤异常，俗呼为安息香。七里香：枝叶似安春香，叶大而厚，惟产于长白山，别处无所见。乌拉草：俗语云：关东有三宝，人参、貂皮、乌拉草。夫草而与人参、貂皮并立为三，则草之珍异可知。吉林山内所产尤为细软，北地严寒，冰雪深厚，凡穿乌拉或穿塔塔马者，必将乌拉草锤熟，垫于其内，冬夏温凉得当，即严寒而足不觉冻，此所以居三宝之一也。戊辰，奉天学政茹棻考古命题乌拉草，吉林优贡沈承瑞有任他冰雪侵鞋冷，到处阳春与脚随之句。学使赏识，拔为尤焉。渠麻菜：城外各地边外之地多有之，忽东忽西，时有时无，谚云有搬家之说，其滋生多在兴旺之地。小蒜：称为小根菜，吉林田原向阳处，开冻时百草未萌，小根菜先见青芽，味辛清香，可供厨馔，性消火毒，洵野蔬之异品，岁以入贡。山葱：《尔雅》谓之茖，俗称为寒葱，产于辉法城一带诸山中最为肥嫩。有寒葱岭。采取时必就寒葱之水洗净，实时用盐盛罐，方不能坏，易水未能良也。其味深长，炎热时青蝇不能沾落，系洁净之品，岁以入贡。山韭：茎一叶，《尔雅》谓之藿，《诗》六月食郁，即此。出辉法城一带者尤佳。蕨菜：即《诗》云言采其蕨，美其名吉祥菜，产于吉林山中，茎色青紫肥润，每岁晒干入贡。蘑菇：诸山中皆有之，种类不一。生榆者为榆蘑，生榛者为榛蘑，生樟者为香樟蘑，而榆蘑生榆树窟中，尤鲜美，即古所谓树鸡是也。紫皮萝卜：萝卜皮色带紫者间亦有之，独三姓所产紫皮萝卜不但皮紫，内肉亦紫，味逾冰梨，爽脆适口。托盘：产于吉林山中，类似杨梅，名曰托盘，取象形焉，色红鲜艳，味更酣美，惜采摘逾夜即化为红水，清晨吸饮香美，尤为独绝。海参：形如虫，有肉刺，珲春出者尤佳。海红：形似海参，能滋补，出珲春。海茄：形似团哈，皮肉似海参，无刺，滋阴胜品，功同海参，出珲春。海藻：出东海，黑色乱如发，叶似藻叶，因名海藻。本草云有二种，一种生于浅水，黑色，短如马尾；一种生于深海中，叶大如菜。《唐书・渤海传》：生于南海者亦细，名为昆布。其名虽殊，其实一类。今珲春所出颇盛。海带：似海藻而粗，柔劲而长，紫赤色。今采者并海藻通呼为海菜。海蕴：叶似乱丝，亦海藻之类。鳇鳇：即寻鳇也。长丈余，鼻长有须，口近颔下。细鳞鱼：头尖而色白。哲鲈鱼：似鲈鱼，色黑，味美不腥。鲫鱼：似小鳊花，出盗古塔南湖者极佳。鳜鱼：大口细鳞，有斑彩，即鳌花鱼也。鲂鱼：缩项穹脊，细鳞，即鳊花也。鲚鱼：细鳞，形窄腹扁，头尾向上，即白鱼。以上同诸色鱼岁以入贡。人参：俗称棒锤，有巴掌、灯台、二夹子、四披叶、五披叶、六披叶之名。产于吉省乌苏哩、绥芬、英俄岭等处深山树木丛林之地，秉东方生发之气，得地脉淳精之灵，生成神草，为药之属上上品。《人参赞》云：三桠五叶，背阳向阴，欲来求我，椵树相寻。鹿茸：鹿乃仙兽，能别良草。《述异记》云：鹿千岁为苍，又五百岁为白，又五百岁为玄。辽东山阔草壮，鹿得以蕃息，其茸角胶血力精足，入药自为上品。虎骨胶：虎之一身筋节气力皆出前足胫骨，带胫骨用全虎骨熬膏胶，治一切风寒湿潮腿疾虚之症，亦有专用胫骨熬膏胶者，其效如神。牛黄：《经疏》云：牛食百草，其精华凝结成黄。或云牛病乃生黄者，非也。牛有黄必多吼唤，以盆水承之，伺其吐出，迫喝即堕水，名曰生黄。揭折轻虚而气香者良。杀死，角中得者名角黄，心中者名心黄，肝胆中者名肝胆黄，或块或粒，总不及生得者。但磨指甲上，黄透指甲者为真。熊胆：本草称为上品，本不易得，吉省深山密林中樵采者时常遇之，猎户捕之，易得也。腽肭脐：即海狗肾。《纲目》云：出西番，壮似狐而尾长大，脐似麝香，黄赤色。按《临海志》云：出东海水中，状若鹿，头似狗，尾长。又出登、莱州，其状非兽非鱼，但前足似兽而尾似鱼。观此，似狐、鹿者，其毛色也，似狗者，其足形也。似鱼者，其尾形也。今珲春、三姓地近海边亦有之，医家以滋补药多用之。五味子：性温，五味皆备，皮甘肉酸，核中苦辛，都有咸味。《尔雅》谓之茎藸。子少肉厚者为胜，出吉林者最佳。细辛：一名少辛。《管子》云五沃之土，群药生，小辛是也。医家以吉省细辛为佳，通行各省。黄精：处处山谷皆有之，服食上品。以其得神土之精，久服益寿。吉林山土肥壮，

自然甘美胜他处。《博物志》云：太阳之草名黄精，食之可以长年。太阴之草名钩吻，食之立死。黄精、钩吻形植之别，详见《纲目》。萎蕤：根似黄精小异，茎干强直，似竹箭有节，叶狭而长，表白里青，性柔多须。赤芍：即芍药根，亦有白者。此处所产尤胜他处。黄芩：有枯芩、条芩之别。中虚者名枯芩，内实者名条芩，其用自异。此处所产俱备，惟深色坚实者良。柴胡：北产者如前胡而软，入药亦良。南产者不似前胡，如蒿根硬，不堪用。升麻：其叶似麻，其气上升，故名。《纲目》云：形细而黑，极坚者为佳。今则通取里白外黑而坚实者，去须芦用之，俗名为鬼脸升麻，其苗呼为窟窿芽。紫草：根花俱紫，可以染。紫草山产粗而色紫，入药。紫梗园产细而色鲜，只染物，不入药。北山查：有大小二种，北者小，肉坚，去核用亦有力。益母草：《纲目》云：小暑、端午或六月六日采益母茎叶花实，用治百病尤良。王牟牛：生于深山密林朽木上，性温，其形长有寸许，细如花茎，色黑肉白，能下乳，不易得。产于绥芬、乌苏哩诸山中，刨参人有认识者，采来售卖。此药《本草纲目》所无。防风：黄润者良。麝：形如麞，一名香麞，喜食柏，脐血入药名麝香，出三姓。通草：有细细孔，两头皆通，故云通草，即今所谓木通。桔梗：此草之根结实而梗直，故名。根如指，黄白色，春生苗茎高尺余，叶似杏叶而长，味苦辛者真。威灵仙：威言性猛，灵仙言其功神。生先于众草，方茎，数叶相对，其根稠密多须，年深旁达一根，丛须数百条，长者二尺许，初时黄黑色，干则深黑色，人称铁脚威灵仙，但色或黄或白者不可用。火麻仁：即线麻子。薏苡仁：形如珠，稍长，青白色，味甘，咬粘人齿如糯米，可作粥饭，本地多种之。又本草云：一种粘牙者尖而壳薄，即薏苡也；一种圆而壳厚坚硬者，即菩提子，其米少，可穿作念珠。马齿苋：叶有大小之别，大叶者为耳草，不堪用。小叶并比如马齿而性滑利似苋，柔茎布地，细细对生者为是。入药须去茎，其茎无效，本地多采苗煮晒为蔬。翻白草：高不盈尺，一茎三叶，尖长而厚，有皱纹锯齿，面青背白，开小黄花，结子皮赤肉白如鸡肉，故又名鸡腿根，生食煮熟皆宜。卷柏：丛生，多出石间，苗似柏叶而细，拳挛如鸡足，青黄色，高三五寸，无花子，宿根紫色多须，其性耐久，故又名长生不死草。谷精草：谷田余气所出，叶似嫩谷秧，白花如碎星，故名。此处尤多。狼毒：叶似商陆及大黄，茎叶上有毛，根皮黄，肉白，以实重者为良。旋覆花：多生水旁，长二尺许，细茎，叶似柳，花如菊，大如铜钱，故又名金钱花。鼠尾草：以穗形命名，野田平泽中甚多，紫花，茎叶俱可采滋染皂。瞿麦：茎纤细有节，高尺余，一茎，生细叶有尖，花开紫赤色者居多，子颇似麦。《尔雅》谓之大菊，俗呼为落阳花。猪苓：多生枫树下，块色黑如猪屎，皮黑肉白而实者良。本草谓之木之余气所结，亦如松之结茯苓之义。以上物产药材，有《志》内未载，载而未详者，今择其著名贵重者考查增录，以补《志》之未详备也。

采收贮藏

诸家论采收

《本草经集注》卷一：今即事验之，春宁宜早，秋宁宜晚，其华、实、茎、叶，乃各随其成熟耳。岁月亦有早晏，不必都依本文矣。

《千金翼方·采药时节》卷一：论曰：夫药采取不知时节，不以阴干暴干，虽有药名，终无药实。故不依时采取，与朽木不殊，虚费人功，卒无裨益。其法虽具大经，学人寻览造次难得，是以甄别，即日可知耳。○萎蕤立春后采，阴干。菊花正月采根，三月采叶，五月采茎，九月采花，十一月采实，皆阴干。白英春采叶，夏采茎，秋采花，冬采根。络石正月采。飞廉正月采根，七、八月采花，阴。藁本正月、二月采，暴三十日成。通草正月采，阴。女菀正月、二月采，阴。乌头、乌喙正月、二月采，春采为乌头，冬采为附子，八月上旬采根，阴。蒴藋春夏采叶，秋冬采茎根。柏叶四时各依方面采，阴。枸杞春夏采叶，秋采茎实，冬采根，阴。茗春采。桃枭正月采。天门冬二月、三月、七月、八月采，暴。麦门冬二月、三月、八月、十月采，阴。术二月、三月、八月、九月采，暴。黄精二月采，阴。干地黄二月、八月、采，阴。署预二月、八月采，暴。甘草二月、八月采，暴干，十日成。人参二月、四月、八月上旬采，暴干，无令见风。牛膝二月、八月、十月采，阴。细辛二月、八月采，阴。独活二月、八月采，暴。升麻二月、八月采，日干。柴胡二月、八月采，暴。龙胆二月、八月、十一月、十二月采，阴。巴戟天二月、八月采，阴。白蒿二月采。防风二月、十月采，暴。黄连二月、八月采。沙参二月、八月采，暴。王不留行二月、八月采。黄耆二月、十月采，阴。杜若二月、八月采，暴。茜根二月、三月采，暴。当归二月、八月采，阴。秦艽二月、八月采，暴。芍药二月、八月采，暴。前胡二月、八月采，暴。知母二月、八月采，暴。栝楼二月、八月采根，暴，三十日成。石龙芮五月五日采子，二月、八月采皮，阴。石韦二月采，阴。狗脊二月、八月采，暴。萆薢二月、八月采，暴。菝葜二月、八月采，暴。白芷二月、八月采，暴。紫菀二月、三月采，阴。百合二月、八月采，暴。牡丹二月、八月采，阴。防己二月、八月采，阴。地榆二月、八月采，暴。莎草根二月、八月采。大黄二月、八月采，火干。桔梗二月、八月采，暴。甘遂二月采，阴。赭魁二月采。天雄二月采，阴。贯众一月、八月采，阴。虎掌二月、八月采，阴。白敛二月、八月采，暴。羊桃二月采，阴。狼毒二月、八月采，阴。鬼臼二月、八月采。茯苓、茯神二月、八月采，阴。桂二月、八月、十月采，阴。杜仲二月、五月、六月、九月采。商陆二月、八月采，日干。丁香二月、八月采。榆皮二月采皮，暴干，八月采实。猪苓二月、八月采，阴。秦皮二月、八月采，阴。石南二月、四月采叶，八月采实，阴。蓝叶二月、三月采，暴，《本草》无。赤箭三月、四月、八月采，暴。防葵三月三日采，暴。芎䓖三月、四月采，暴。徐长卿三月采。黄芩三月三日采，阴干。大青三月、四月采，阴。玄参三月、四月采，暴。苦参三月、八月、十月采，暴。杜蘅三月三日采，暴。紫草三月采，阴。白薇三月三日采，阴。紫参三月采，火干。泽兰三月三日采，阴。王瓜三月采，阴。垣衣三月三日采，阴。艾叶三月三日采，暴。水萍三月采，暴。芫花三月三日采，阴。泽漆三月三日、七月七日采，阴。藜芦三月采，阴。羊踯躅三月采，阴。茵芋三月三日采，阴。射干三月三日采，阴。青葙子三月采茎叶，阴，五月、六月采子。紫葛三月、八月采，日干。白附子三月采。桑上寄生三月三日采，阴。厚朴二月、九月、十月采，阴。芜荑三月采，阴。黄环三月采，阴。乌芋三月三日采，暴。桃花三月三日采，阴。苦菜三月三日采，阴。远志四月采，阴。菥蓂子四月、五月采，暴。景天四月四日、七月七日采，阴。蒲黄四月采。兰草四月、五月采。蘼芜四月、五月采，暴。白头翁四月采。夏枯草四月采。溲疏四月采。鼠尾草四月采叶，七月采花，阴。昌蒲五月、十二月采，阴。卷柏五月、七月采，阴。泽泻五月、六月、八月采，阴。叶：五月采；实：九月采。车前子五月五日采，阴。茺蔚子五月采。石龙刍五月七日采，暴。丹参五月采，暴。天名精五月采。肉苁蓉五月五日采，阴。蛇床子五月采，阴。茵陈蒿五月及立秋采，阴。旋花五月采，阴。葛根五月采，暴。酸浆五

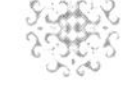

月采，阴。蠡实五月采，阴。大小蓟五月采。荩草五月采实。旋覆花五月采，日干。鸢尾五月采。半夏五月、八月采，暴。莨菪子五月采。蜀漆五月采，阴。茹五月采，阴。萹蓄五月采，阴。生漆夏至后采。蕤核五月、六月采，日干。松萝五月采，阴。五加皮五月、七月采茎，十月采根，阴。莽草五月采，阴。郁李根五月、六月采。蘗华五月采。覆盆子五月采。梅实五月采，火干。杏核人五月采。蘩蒌五月五日采。葫五月五日采。蒜五月五日采。青蘘五月采,《本草》无。紫芝六月、八月采。茅根六月采。荛花六月采,阴。昨夜何草夏采,日干。松脂六月采。五木耳六月采,暴干。石斛七月、八月采，阴。蒺藜子七月、八月采，暴。续断七月、八月采，阴。薇衔七月采。麻黄立秋采，阴。瞿麦立秋采，阴。海藻七月七日采，暴。陆英立秋采。菌桂立秋采。槐实七月七日、十月巳日采。桃核仁七月采，阴。瓜蒂七月七日采，阴。水苏七月采。麻蕡七月七日采。腐婢七月采，阴。蓍实八月、九月采，日干。薏苡仁八月采实，根无时。地肤子八月、十月采，阴。漏芦八月采，阴。营实八月、九月采，阴。五味子八月采，阴。败酱八月采。恒山八月采，阴。牙子八月采，暴。蛇含八月采，阴。雚菌八月采，阴。连翘八月采，阴。屋游八月、九月采。女青八月采，阴。牡荆实八月、九月采，阴。酸枣八月采，阴。楮实八月、九月采，日干。秦椒八月、九月采。卫矛八月采，阴。巴豆八月采，阴。蜀椒八月采，阴。雷丸八月采，暴。大枣八月采，暴。藕实八月采。鸡头实八月采。白瓜子八月采。菟丝子九月采，暴。莨草九月、十月采。干姜九月采。松实九月采，阴。辛夷九月采，暴。枳实九月十月采，阴。山茱萸九月、十月采，阴。吴茱萸九月九日采，阴。栀子九月采，暴。皂荚九月、十月采，阴。栗九月采。荏九月采，阴。麻子九月采。大豆九月采。菴蕳子十月采。决明子十月十日采，阴百日。云实十月采，暴。贝母十月采，暴。女贞立冬采。橘柚十月采。款冬花十一月采，阴。棘刺冬至后一百二十日采。苋实十一月采。忍冬十二月采，阴。大戟十二月采，阴。木兰十二月采，阴。冬葵子十二月采。白鲜四月、五月采，阴。葶苈立夏后采，阴。〇论曰：凡药皆须采之有时日，阴干、暴干，则有气力。若不依时采之，则与弃功用，终无益也。学者当要及时采掇，以供所用耳。

《梦溪笔谈·药议》卷二六：古法采草药多用二月八月，此殊未当。但二月草已芽，八月苗未枯，采掇者易辩识耳，在药则未为良时。大率用根者，若有宿根，须取无茎叶时，采则津泽，皆归其根，欲验之，但取芦菔、地黄辈，观无苗时采则实而沈，有苗时采则虚而浮。其无宿根者，即候苗成而未有花时采，则根生已足而又未衰。如今之紫草，未花时采，则根色鲜泽，过而采则根色黯恶，此其效也。用叶者，取叶初长足时；用牙者，自从本说；用花者，取花初敷时；用实者，成实时采，皆不可限以时月。缘土气有早晚，天时有愆伏。如平地三月花者，深山中则四月花。白乐天《游大林寺》诗云：人间四月芳菲尽，山寺桃花始盛开。盖常理也，此地势高下之不同也。如筀竹笋，有二月生者，有四月生者，有五月方生者，谓之晚筀。稻有七月熟者，有八九月熟者，有十月熟者，谓之晚稻。一物同一畦之间，自有早晚，此性之不同也。岭峤微草凌冬不凋，并汾乔木望秋先陨，诸越则桃李冬实，朔漠则桃李夏荣，此地气之不同。一亩之稼，则粪溉者先芽。一丘之禾，则后种者晚实。此人力之不同也，岂可一切拘以定月哉？

《指南总论》卷上：凡采药时月，皆是建寅岁首，则从汉太初后所记也。其根物多以二月、八月采者，谓春初津润始萌，未冲枝叶，势力淳浓故也；至秋枝叶干枯，津润归流于下。今即事验之，春宁宜早，秋宁宜晚，华、实、茎、叶，乃各随其成熟尔。岁月亦有早晏，不必都依本文也。〇凡《本草》说阴干者，谓就六甲阴中干之。又依遁甲法，甲子旬阴中在癸酉，以药着酉地也。

实谓不必然，正是不露日暴，于阴影处干之尔，所以亦有云暴干故也。今按《本草》，采药阴干者，皆多恶。至如鹿茸，《经》称阴干皆悉烂令坏，今火干易得且良。草木根苗，阴之皆恶，九月已前采者，悉宜日干，十月已后采者，阴干乃好。若幸可而用，益当为善。

《卫生宝鉴·药味专精》卷二一：至元庚辰六月中，许伯威五旬有四，中气本弱，病伤寒八九日，医者见其热甚，以凉剂下之，又食梨三四枚，伤脾胃，四肢冷，时昏愦。请予治之，诊其脉动而中止，有时自还，乃结脉也。亦心动悸，呃噫不绝，色青黄，精神减少，目不欲开，蜷卧，恶人语，予以炙甘草汤治之。成无已云：补可去弱，人参、大枣甘补不足之气，桂枝、生姜辛益正气，五脏痿弱，荣卫涸流，湿以润之，麻仁、阿胶、麦门冬、地黄之甘，润经益血，复脉通心，加桂枝、人参，急扶正气，减生地黄，恐损阳气，剉一两服之，不效。予再思脉病对，莫非药陈腐而不效乎？再于市铺选尝气味厚者，再煎服之，其痛减半，再服而愈。凡药昆虫草木生之有地，根叶花实采之有时，失其地，性味少异，失其时，气味不全。又况新陈不同，精粗不等，倘不择用，用之不效，医之过也。《内经》云：司岁备物，气味之专精也。修合之际，宜加意焉。

《本草蒙筌·总论》：收采按时月。草木根梢，收采惟宜秋末、春初。春初则津润始萌，未充枝叶；秋末则气汁下降，悉归本根。今即事验之。春宁宜早，秋宁宜迟，尤尽善也。茎叶花实，四季随宜。采未老枝茎，汁正充溢；摘将开花蕊，气尚包藏。实收已熟味纯，叶采新生力倍。入药诚妙，治病方灵。其诸玉、石、禽、兽、虫鱼，或取无时，或收按节，亦有深义。匪为虚文，并各遵依，毋恣孟浪。〇藏留防耗坏。凡药藏贮，宜常堤防。倘阴干、曝干、烘干未尽去湿，则蛀蚀、霉垢、朽烂不免为殃。当春夏多雨水浸淫，临夜晚或鼠虫啮耗。心力弗惮，岁月堪延。见雨久着火频烘，遇晴明向日旋曝。粗糙悬架上，细腻贮坛中。人参须和细辛，冰片必同灯草。《本经》云：和糯米炭、相思子同藏，亦不耗蚀。麝香宜蛇皮裹，硼砂共绿豆收。生姜择老沙藏，山药候干灰窖。沉香、真檀香甚烈，包纸须重；茧水、腊雪水至灵，埋穽宜久。类推隅反，不在悉陈。庶分两不致耗轻，抑气味尽得完具。辛烈者免走泄，甘美者无蛀伤。陈者新鲜，润者干燥。用斯主治，何虑不灵。

《重庆堂随笔》卷下：清明插檐柳条，卢不远但言治白浊甚妙。若大人小儿溺闭不通者，煎汤内服外熏皆效。惟向南者入药。《百草镜》云：桑叶采过二次者，力薄无用。入药须止采过头叶者，则二叶力全，至大雪后犹青于枝上，或黄枯于枝上，皆可用。若经雪压更妙，雪晴之日即采下，线穿，悬户阴干，其色渐黑，风吹作铁器声，故一名铁扇子。治肠风目疾，咳嗽盗汗。愚按虽治盗汗，而风湿、暑热服之，肺气清肃，即能汗解。其叶有毛，能治皮肤风热瘾疹，色青入肝，能息内风而除头痛，止风行肠胃之泄泻，已肝热妄行之崩漏。胎前诸病由于肝热者，尤为要药。

诸家论贮藏

《本草经集注》卷一：凡狼毒、枳实、橘皮、半夏、麻黄、吴茱萸，皆欲得陈久者。其余唯须精新。

《千金要方·药藏》卷一：存不忘亡，安不忘危，大圣之至教。救民之瘼，恤民之隐，贤人之用心。所以神农鸠集百药，黄帝纂录《针经》，皆备预之常道也。且人痾瘵多起仓卒，不与人期。一朝婴已，岂遑知救？想诸好事者，可贮药藏用，以备不虞。所谓起心虽微，所救惟广。见诸世禄之家，有善养马者，尚贮马药数十斤，不见养身者有蓄人药一锱铢。以此类之，极可愧矣。贵

畜而贱身，诚可羞矣。伤人乎？不问马，此言安用哉！至如人或有公私使命，行迈边隅。地既不毛，药物焉出？忽逢瘴疠，素不资贮，无以救疗，遂拱手待毙，以致夭殁者，斯为自致，岂是枉横。何者？既不能深心以自卫，一朝至此，何叹惜之晚哉。故置药藏法，以防危殆云尔。○石药、灰土药、水药、根药、茎药、叶药、花药、皮药、子药、五谷、五果、五菜，诸兽齿牙、骨、角、蹄、甲、皮毛、尿屎等药，酥髓、奶酪、醍醐、石蜜、沙糖、饴糖、酒、醋、胶、曲、糵、豉等药。上件药依时收采以贮藏之，虫豸之药不收采也。○秤、斗、升、合、铁臼、木臼、绢罗、纱罗、马尾罗、刀砧、玉槌、瓷钵、大小铜铫、铛、釜、铜铁匙等。上合药所须，极当预贮。○凡药皆不欲数数晒暴，多见风日，气力即薄歇，宜熟知之。诸药未即用者，候天大晴时，于烈日中暴令大干，以新瓦器贮之，泥头密封，须用开取，即急封之，勿令中风湿之气，虽经年亦如新也。其丸散以瓷器贮，密蜡封之，勿令泄气，则三十年不坏。诸杏人及子等药，瓦器贮之，则鼠不能得之也。凡贮药法，皆须去地三四尺，则土湿之气不中也。

《本草衍义·序例中》卷二：夫高医以蓄药为能，仓卒之间，防不可售者所须也。若桑寄生、桑螵蛸、鹿角胶、天灵盖、虎胆、蟾酥、野驼、萤、蓬蘽、空青、婆娑石、石蟹、冬灰、腊雪水、松黄之类，如此者甚多，不能一一遍举。唐·元澹，字行冲，尝谓狄仁杰曰：下之事上，譬富家储积以自资也。脯、腊、膎、胰，以供滋膳；参、术、芝、桂，以防疾疢。门下充旨味者多矣，愿以小人备一药可乎？仁杰笑曰：公正吾药笼中物，不可一日无也。然梁公因事而言，独譬之以药，则有以见天下万物之中，尤不可阙者也。知斯道者，知斯意而已。

《夷坚志·志补》卷一八：服疟丹误。范师厚右司，因晚食面过饱，呼其侄索食药，未即至。范性偏急，拊案连趣之，适有他缶在旁，漫撮百粒以进。下咽未久，觉噪恶呕吐，旋又下泻，疑所服为非，取缶视之，乃疟丹也。仓忙磨解毒丸，无及矣，迨夜而殂。赵祖寿者，善治药，常自矜其方，好与人服，每自诧疟丹之妙，以为他方皆不及。后为分宁丞，邑宰吴君求其方，秘弗传，而授以成药一小合，别以八味丸一合送之。吴置室中，尝正昼治事，天气不爽，遣小吏入宅，云：取赵县丞所送药一百粒，并温酒来。家人不识何品，但闻取赵县丞所送药，误以疟丹百粒授之。吴方理文书，不暇审视，遽接吞之，未离座，吐晕欲仆，至夕暴下，诘旦而亡。二人之不幸正同。乃知人储药有毒者，当缄封别贮之，勿使致误，视此可为鉴戒。

《医经小学》卷一六：陈药有六味，陈久者良。狼茱半橘，枳实麻黄。（狼毒、茱萸、半夏、橘皮也。）

《医学碎金·药有六陈》卷三：陈皮还须要来年，麻黄百载更堪怜。大黄数载横纹者，不过三年力未全。医家不使新荆芥，木贼从来不用鲜。此是六陈均记取，会者人间作地仙。○又歌曰：茱萸半夏不宜新，枳壳陈皮最要陈。麻黄狼毒年深好，此药名为真六陈。

《医学统旨·药味专精》卷八：凡药之陈者，惟麻黄、荆芥、香薷、陈皮、半夏、枳壳、枳实、吴茱萸是也。其余之药，俱用新鲜有力，乃可用之。若陈腐曾经黰而无力者，皆不可用也。

《医门秘旨》卷三：药宜六陈歌。枳壳陈皮并半夏，茱萸狼独及麻黄，六般之药宜陈久，入用方知功效良。

《药鉴》卷一：六陈药性。枳壳陈皮并半夏，茱萸狼毒及麻黄，六般之药宜陈久，人用方知功效良。陈皮须用来年陈，麻黄三载始堪行，大黄必用锦纹者，不过三年力不全。医家不用新荆芥，木贼从来不用鲜，芫花本是阴中物，不怕如丝烂如绵。

《食物辑要》卷七：《鱼品类》凡藏银鱼、鲚鱼，干猪草一处，不变色味；藏白鲞，干稻柴同包。

《药性全备食物本草》卷二：凡收藏青梅、枇杷、橄榄、橙、李、菱、瓜之类，用腊水入些铜青末，密封于净坛内，久留色不变。又用腊水入薄荷、明矾少许，浸诸果瓮内，味佳不变色。

《裴子言医》卷二：药品如熟附子、牛胆、制南星、瓜蒂、人中白、牛黄、苏合香，与急用应病丸散等，务必平时预蓄，以应不时之需。苟为不蓄，而欲苏死更生于旦夕之间，恐轩岐复起，亦不得展其奇矣。医家之蓄药，与国家之蓄人才，其重同尔。

《食鉴本草》：器藏类。凡诸肉汁藏器中，气不泄者有毒，食之令人腹胀作泻。以铜器盖，铜生汗，滴下者亦有毒。器中盛水过夜者不可饮。穿屋漏水，误食成癥瘕。一瓶内插花宿水，有毒杀人。〇饮食放露天，飞丝堕其中，食之喉肿生泡。〇暑月磁器烈日晒热者，不可便放食物，令人烦闷。〇盛酢瓶不可贮蜜，贮蜜瓶不宜作酢，并不宜食，令人胀吐。〇凡诸肉、鸡、鱼经宿者，不再煮勿食，食之吐泻作胀。〇凡祭神肉自动，祭酒自耗，并不可食。〇诸禽兽脑，败阳滑精，不可食，惟牛脑益妇人。

《饮食须知·鱼类》：收藏银鱼、鲚鱼法。以干猪草一处，不变色味。藏白鲞，以干稻柴同包。凡洗鱼，滴生油数点，则无涎。煮时下没药少许，则不腥。

《医家必阅·朽药误人》：伤寒门中，桂枝、柴胡之用最多。药不佳则方不效，关系重矣。开药店之人，凡细料贵重之品，买时分别高低，收藏珍重。至于一切贱药，则不辨好歹。或未及时而采者，气味不全。或已过时而收者，枯槁无汁。以其粗贱，并不留心，随便收放。或置潮湿之地，听其霉烂；或堆破屋之中，任其风吹。多经月日，气味全无。诸如此类，服之不效，实药之不佳，非医之不明也。俗云老医迷旧疾，朽药误新方。司药品者，最当留意。

药物用量

《晋书·律历上·衡权》：衡权者，衡，平也；权，重也。衡所以任权而均物，平轻重也。古有黍、絫、锤、锱、镮、钧、锊、镒之目，历代参差。《汉志》言衡权名理甚备，自后变更，其详未闻。元康中，裴頠以为医方人命之急，而称两不与古同，为害特重，宜因此改治权衡，不见省。赵石勒十八年七月，造建德殿，得圆石，状如水碓，铭曰：律权石，重四钧，同律度量衡。有辛氏造。续咸议，是王莽时物。

《千金要方》卷一：古秤唯有铢两而无分名，今则以十黍为一铢，六铢为一分，四分为一两，十六两为一斤。此则神农之秤也。吴人以二两为一两，隋人以三两为一两，今依四分为一两称为定。〇方家凡云等分者，皆是丸散，随病轻重，所须多少，无定铢两，三种五种，皆悉分两同等耳。〇凡丸散云若干分两者，是品诸药宜多宜少之分两，非必止于若干之分两也。假令日服三方寸匕，须差止，是三五两药耳。〇凡散药有云刀圭者，十分方寸匕之一，准如梧桐子大也。方寸匕者，作匕，正方一寸，抄散取不落为度。钱匕者，以大钱上全抄之。若云半钱匕者，则是一钱抄取一边尔。并用五铢钱也。钱五匕者，今五铢钱边五字者以抄之，亦令不落为度。一撮者，四刀圭也。十撮为一勺，两勺为一合。以药升分之者，谓药有虚实轻重，不得用斤两，则以升平之。药升方作上径一寸，下径六分，深八分，内散药，勿按抑之，正尔微动，令平调耳。今人分药不复用此。

《旧唐书·职官志二》：凡度，以北方秬黍中者一黍之广为分，十分为寸，十寸为尺，一尺二寸为大尺，十尺为丈。凡量，以秬黍中者容一千二百为龠，二龠为合，十合为升，十升为斗，三斗为大斗，十斗为斛。凡权衡，以秬黍中者百黍之重为铢，二十四铢为两，三两为大两，十六两为斤。凡积秬黍为度量权衡，调钟律，测晷景，合汤药，及冠冕之制用之。

《伤寒总病论·辨论》卷六：近世常行煮散，古方汤液存而不用。盖古方升两大多，或水少汤浊，药味至厚。殊不知圣人专攻一病，决一两剂以取验。其水少者，自是传写有舛，非古人本意也。唐自安史之乱，藩镇跋扈，至于五代，天下兵戈，道路艰难，四方草石，鲜有交通。故医家省约，以汤为煮散。至有未能中病，疑混而数更方法者多矣。沿习至今，未曾革弊。古方汤液，实于今世为无用之书。唐徐氏《大和济要方》，减其升两，虽则从俗，患其太省，故病未半，而汤剂已竭。鄙心患之。自顾抄撮斟酌，积三十余年，稍习其事，故敢裁减升两，庶从俗而便于行用。或一方，而取半剂，或三分取一，或四分取一，或五分取一，或增其水有可以作煮散者，有病势重专用汤攻者。或云古升秤省，三升准今之一升，三两准今之一两。斯又不然，且晋葛氏云：附子一枚准半两。又云：以盏当升，以分当两，是古之升秤，与今相同，许人减用尔。今之为医者，多是愚俗，苟且衣食，贪冒货贿，大方广论，何以该通，唯密窖鄙浅方技，使人不窥其隙，以自矜大乘，便为神工致远恐泥，其夭枉固已多矣。鲜有多闻博识者，虽时有之士大夫，咸鄙其为术，自非不顾流俗、以拯济为心，则不能留神焉。今解释前言，详正脱误，择其笃论，删其繁方，仍增入新意，不敢穿凿，冀新学易见，览斯文已得其七八矣。此方皆古圣贤撰用，其效如神，更不一一具姓名，载其所出。其间自有所见，经手得验者，共缉成卷，在识者览而知焉。

《伤寒总病论·上苏子瞻端明辨伤寒论书》卷六：安时所撰伤寒解实，用心三十余年。广寻诸家，反复参合，决其可行者，始敢编次。从来评脉辨证，处对汤液，颇知实效，不敢轻易谬妄，误人性命。四种温病，败坏之候，自王叔和后，鲜有明然详辨者。故医家一例作伤寒行汗下。伤寒有金、木、水、火四种，有可汗可下之理，感异气，复变四种温病。温病若作伤寒，行汗下必死。伤寒汗下，尚或错谬，又况昧于温病乎？天下枉死者过半，信不虚矣。国家考正医书，无不详备，惟此异气败坏之证，未暇广其治法。安时所以区区略意，欲使家家户户阅方易为行用，自可随证调治，脉息自然详明，不假谒庸粗，甘就横夭者也。设有问孙真人云：今时日月短促，药力轻虚，人多巧诈，感病厚重，用药即多。又云：加意重复用药乃有力。自孙真人至今，相去逾远，药反太轻省，何也？安时妄意，唐遭安史之乱，藩镇跋扈，迨至五代，四方药石，鲜有交通，故医家少用汤液，多行煮散。又近世之人嗜欲益深，天行灾多，用药极费，日月愈促，地脉愈薄，产药至少。何以知之？安时常于民家，见其远祖所录方册，上记昔事迹，其间有广顺年，巴豆每两千二足，故以知药石不交通也。且温疫之病，周官不载，班疮、豌豆始自魏晋，脚气肇于晋末，故以知年代近季，天灾愈多，用药极费也。礜石、曾青之类，古人治众病，痼瘕大要之药。今王公大人家，尚或阙用，民间可知矣。人参当皇佑年每两千四五，白术自来每两十数文，今增至四五百。所出州土，不绝如带，民家苗种，以获厚利，足以知地脉愈薄，产药至少矣。汤液之制，遭值天下祸乱之久，地脉薄产之时，天灾众多之世，安得不吝惜，而为煮散乎？故今世上工治病，比之古人及中工者幸矣。设有问今之升秤，与古不同，其要以古之三升，准今之一升，古之三两，准今之一两。虽然如此，民间未尝依此法，而用古方者，不能自解裁减。又如附子一枚准半两，是用一钱三字为一枚，使人疑混，如何得从俗乎？安时言唐太和年，徐氏撰《济要方》，其引云秤两，与前代不同，升合与当时稍异。近者重新纂集，约旧删修，不惟加减得中，实亦分两不广。又云：今所删定六十三篇，六百六首，勒成六卷，于所在郡邑，标建碑牌，明录诸方，以备众要。又云：时逢圣历，年属大和，便以《大和济要方》为名。备录如左，已具奏过，准勅颁行。此方已遭兵火烟灭，安时家收得唐人以朱墨书者，纸籍腐烂，首尾不完，难辨徐氏官与名，即不知本朝崇文诸库，有此本否？安时谓裁减古方，宜依徐氏，以合今之升秤，庶通俗用，但增其药之枚粒耳。是以仲景诸古方，次第复许减半，芍药汤中载之详矣。陶隐居云：古今人体大小或异，藏府血气亦有差焉。请以意酌量，药品分两，古引以明，取所服多少配之，或一分为两，或二铢为两，以盏当升可也。若二分星，较合如古方，承气汤水少药多，何以裁之？所以《圣惠方》煮散，尽是古汤液，岂一一计较多少。治病皆有据，验在调习多者，乃敢自斟酌耳。设有问暑热重于温病者，宜行重复方，却多行煮散者何？安时谓夏月多自汗，腠理易开。《经》云：天暑地热，经水沸溢，故用煮散。或有病势重者，即于汤证之下。注云：不可作煮散也。如此之类者颇多，聊引梗概。俗云耕当问奴，织当访婢。士大夫虽好此道，未必深造。宫妬朝嫉者众，吹毛求瑕，安不烁金，更望省察狂瞽之言，干浼台听，悚息无地。某再拜。

《本草衍义·序例上》卷一：合药分剂料理法则中言，凡方云用桂一尺者，削去皮毕，重半两为正。既言广而不言狭，如何便以半两为正。且桂即皮也，若言削去皮毕，即是全无桂也。今定长一尺，阔一寸，削去皮上粗虚无味者，约为半两，然终不见当日用桂一尺之本意，亦前人之失也。

《本草衍义·序例中》卷二：今人使理中汤、丸，仓卒之间多不效者，何也？是不知仲景之意，为必效药，盖用药之人有差殊耳。如治胸痹，心中痞坚，气结胸满，胁下逆气抢心，治中汤主之。人参、术、干姜、甘草四物等，共一十二两，水八升，煮取三升，每服一升，日三服，以知为度。或作丸，须鸡子黄大，皆奇效。今人以一丸如杨梅许，服之病既不去，乃曰药不神；非药之罪也，用药者之罪。今引以为例，他可效此。然年高及素虚寒人，当逐宜减甘草。

《圣济总录·叙例·服药多少》卷三：凡服药多少，要与病人气血相宜。盖人之禀受本有强弱，又贵贱、苦乐、所养不同，岂可以一概论？况病有久新之异，尤在临时以意裁之。故古方云：诸富贵人骤病，或少壮肤腠致密，与受病日浅者，病势虽轻，用药宜多；诸久病之人，气形羸弱，或腠理开疏者，用药宜少。〇吴人以二两为一两，隋人以三两为一两。今以新法斤两为则，凡云等分者，谓不拘多寡，以分两悉同也。〇升合古今升斗大小不同。盖古之三升为今一升。凡方中用水言升合者，今以中盏为率，庶与世俗相通，无多少之惑。其他如酒、醋、乳、蜜之类，凡言升合者，亦合以盏为则。怡云子曰：中盏亦不可考。《博古图》云：一升为爵为是。

《幼幼新书·叙小儿可酌量药品分两》卷二：葛稚川《肘后方》载《鹿鸣山续古序》云：观夫古方药品分两、灸穴分寸不类者，盖古今人体大小或异，脏腑血脉亦有差焉，请以意酌量。药品分两，古序已明，取所服多少配之。或一分为两，或一铢为两，以盏当升可也。如中卷末紫圆方，代赭、赤石脂各一两，巴豆四十粒，杏仁五十枚。小儿服一麻子，百日者一小豆且多矣。若两用二铢四絫，巴豆四粒，杏仁五枚，可疗十数小儿，此其类也。灸之分寸，取其人左、右中指中节可也。其使有毒狼虎性药，乃急救性命者也。或遇发毒，急掘地作小坑，以水令满、熟搅稍澄，饮水自解，名为地浆。特加是说于品题之后尔。

《**医经正本书·辨本草千金方权量度**》：古者度以北方秬黍中者，一黍之广为分，十分为寸，十寸为尺，十尺为丈。量容一千二百黍为龠，二龠为合，十合为升，十升为斗，十斗为斛。权以百黍之重为铢，二十四铢为两，十六两为斤。令文诸度量权，称以北方秬黍中者为准，调钟律，测晷景，合药剂，制冠冕，则准式用之，余悉用大者。谓一尺二寸为一大尺，三斗为一大斗，三两为一大两。〇《麟台故事》：嘉祐二年，置校正医书局于编修院，诏以直集贤院检讨掌禹锡，秘阁校理林亿、张洞、苏颂、太子中舍陈检，并为校正医书官，迥按林亿等所校《本草》《千金方》权量度，皆曰十黍之重为一铢，考古令文、《汉书·律历志》、唐杜佑《通典》，皆曰三黍之重为铢，盖误以百为十，其差十倍也。又曰：药升，方作上径一寸，下径六分，深八分，迥以此为升，仅容一勺，龠容一勺，盖误以龠为升，其差二十倍也。又曰：菟丝九两，准一升，迥以菟丝九两黍秤制为升，盖容所谓药升者二十也。又曰：枣三枚准一两，盖用黍秤。曰附子、乌头半两准一枚，复是大秤，盖所差三倍也。故庞安常曰：附子一枚准半两，是一钱三字，使人疑混，盖后人妄增古书，如是不审耳，亿辈校雠，何不少觉悟也？〇古以四圭为撮，十撮为勺，两勺为合。所谓圭者，盖三十黍也。一刀圭者，刀言其匕形也。今《本草》《千金方》言刀圭者，十分方寸匕之一，准如梧子，一以三十黍约之。又以方寸匕药末，蜜和作十粒，盖亦近之。孟康注《汉书》曰六十四黍为圭者，非是。〇按《唐志》武德四年铸开通元宝钱，积十钱重一两计，一千重六斤四两。苏冕曰：今钱为古秤七铢以上，比古五铢则加重二铢以上。今令文官物计两之余，称钱、分、厘、毫、丝、忽，今等秤有钱无铢，迥谓一大两为七十二铢，则一钱为七铢奇，十分铢之二。〇按《谏垣存藁》：韩忠献公定阮逸、胡瑗等钟律，谓龠径阔九分，深七分二厘，迥以积分布算为五百八十三分二厘。今《本草》《千金方》药升积五百四十四分，盖黍自有小大，故如是不等也。〇迥尝得阮逸、胡瑗皇佑累黍尺，与司马備刻宋尺、后周尺，今太常寺乐律尺，少府监景圭浑仪尺，大二分，其后韩忠献公丁度定嘉祐累黍尺，比阮尺小三分半，比司马備刻周尺，汉刘歆尺，晋前尺，高敏之以汉钱五物参定尺，大三分。今以韩尺制方寸匕，其药物称尺者，自有所准铢两矣。

《**汤液本草·东垣先生用药心法用药各定分两**》**卷二**：为君者最多，为臣者次之，佐者又次之。药之于证，所主同者则等分。〇古之方剂，锱铢分两，与今不同。谓如咀者，即今剉如麻豆大是也。云一升者，即今之大白盏也。云铢者，六铢为一分，即二钱半也；二十四铢为一两也。云三两者，即今之一两；云二两，即今之六钱半也。料例大者，只合三分之一足矣。

《**普济方·方脉药性论合和**》**卷五**：凡看古方类例，最是朝代沿革，升合分两差殊。数味皆用，分两不足较也。第中间有用升合枚数，大概不同。升斗秤尺，本自积黍，自不可见。度量衡辛亦难明。今以《钱谱》推测，粗定梗概。凡度者，分寸尺丈引，本以一黍之广为分，十分为寸，十寸为尺，十尺为丈，十丈为引。观今之尺，数等不同。如周尺八尺，京尺长一尺六寸，淮尺长一尺二寸，约尺长一尺二寸五分，并一小尺为卒小尺。既自三微起，却自可准。唐武德年铸开元钱，八分当十二钱半，得一尺。排钱比之十二个，已及一尺。又不知唐用尺。顾汉唐龠量，并用尺寸分布。尺寸如是不齐，将何凭据？博古君子必有说矣。凡量者，龠合升斗斛，本以黄钟龠容，十二铢合龠，为合重二十四铢。今以钱准，则六铢钱四个，比开元钱三个重。升斗斛皆迭而成数。汉唐同用。至宋绍兴，升容千二百铢，则古文六铢钱二百个，开元二百二十个。以绍兴一升，得汉五升。其余移用，不足计也。凡衡者，铢两斤钧石，亦以黄钟龠所容重十二铢，两之为两。二十四铢为两，十六两为斤，三十斤为钧，四钧为石。每两则古文六铢钱四个，开元钱三个。至宋广秤，以开元十个为两。今之三两，得汉唐十两明矣。《千金》《本草》，皆以古三两为今一两。古为三升，今为一升。诸药之类例，尤为难辩。且如半夏一升准五两，不知用何升何两。此修合制度要务，不可不知。汉铜钱质如周钱，又曰半两重，如其文。考文五年钱益移而轻，乃更铸四铢，其文为半两。杂以铅铁锡，非殽为巧，则不得赢而奸。或盗磨钱质取鎔，有司言钱轻重，请郡国铸五铢钱。周郭有质，令不得磨取鎔。则知汉以二半两钱为两，重十铢，明矣。汉唐例以二十四铢为一两。稍末如修史人改作唐例，亦不可知。观《钱谱》，汉无六铢钱，至唐方有分。以五铢钱十六个，正得开元钱十个重。又以六铢钱十二个，正得开元钱九个重。则知开元钱每个已重八铢。唐武德四年，铸开元通宝，径八分，重二铢四絫，积十钱为两，似难考据。明食货者必有说焉。按药书，汉方汤液大剂三十余两，小剂十有余两，用水六升或七升，或煎取二升三升，并分三服。若以古龠量水七升，煎今之三十两，未淹得过。况散末药只服方寸圭匕，丸子如梧桐大，极至三十粒。汤液岂得如此悬绝？又如风引汤，一剂计五十五两，每两只用三指撮，水三升，煮三沸，去滓温服一升。看其煮制，每只三指撮，未应料剂如此之多，此又可疑也。今以意说，汉方当用半两钱二枚为一两。且以术附汤方较，若用汉两，计一百八十铢，得开元钱二十二个半重，分三服，已是今之七钱半重一服。若以唐方准计，三百三十铢，得开元宝钱四十二个重，每服计今之十四钱重，大略可知。若以开元钱准得一百单五个重，分三服，每服计三百五钱重，此犹是小剂。况有大剂名半两，数之多者，未易概举。留心此道，幸少详焉。

《金镜内台方议·论分两》卷一二：伤寒方中，乃古分两，与今不同详载之。㕮咀：㕮咀者，即今之剉如麻豆大也。〇散：散者，即今之为末也。铢：曰铢，二十四铢为一两。两：曰两，古之三两为今之一两。分：曰一分者，即今之二钱半也。升：曰水一升，即今之一茶盏也，如半夏、五味子一升，即今之一两，古之三两。个：曰杏仁七十个，乃今之七钱半。匕：曰一匕者，用小钱挑一字上为法。

《松厓医径》卷首：如旧方分两，与今不同。谓一分者，即今之二钱半也。谓一字者，即今之二分半也。谓一升者，即今之一茶盏也。又皆总开若干，仓卒用药，未免有布算之劳。今于各方之下，悉准今之权量，作一剂折算。〇人有大小老少，病有新久浅深，故医者因之而酌为衡量。是以旧方汤液剂量，有用二三钱者，有用四五钱者，有用七八钱者至一两者，用药概用大剂，病者请药，辄喜大剂，殊失古人之意。按《局方》中劫药至多，而剂量至少，如嘉禾散、隔气散，以二钱为剂，五香散、秘传降气汤，以三钱为剂，他方中多不过四钱五钱而止。又按东垣《脾胃论》，于除风湿羌活汤，每服称三钱；升阳散火汤，每服称半两。古人制方，或增损，或应病，率以轻剂为则。治之不愈，然后用重剂焉。于偏寒偏热，峻下之方，既以中剂为率，又在用药者临时制宜以加减云。〇按仲景《活人书》，为医方之祖，其用姜皆有分两，及有不用姜者。今世药剂，每服皆用姜三片，无服无者。故于用姜条下，必开其数，不开者不须用。于本方外加药有合用姜者，又在临时去取。〇云用水一盏，即今之茶盏也，约计半斤许，凡用水仿此为准。

《西塘集耆旧续闻》卷四：王仲弓《伤寒证治论·汤剂》注云：古方三两，当今一两，三升当今一升。

《诸症辨疑·内伤厌药论》卷四：吾尝治病，尝见内伤诸症，要按东垣从长治本。奈何世俗服药，不过数服而厌。或治至六七日易医换药。或作外感，或治从标，轻病必危，危病必死。故使某不能措手于此时，是世俗不知医也。昔齐桓侯不信扁鹊之言，故有膏肓之患，使学者不能无遗恨于此时也。东垣、丹溪，圣医也，治内伤用药，以二十贴为胜，五十贴为常，百余贴为率。今人性偏恣欲，治五七贴为贵，医者真可笑哉！

《本草蒙筌·总论·修合条例》：古之方剂，锱铢分两，与今不同。云一升，即今之大白盏也。云两铢，盖六铢为一分，即今二钱半。二十四铢为一两也。云三两，即今之二两。云一两，即今之六钱半。凡散药有云刀圭者，十分方寸匕之一，准如梧子大也。方寸匕者，作匕正方一寸，抄散取不落为度。钱五匕者，今五铢钱边五字者，以抄之。一撮者，四刀圭也。十撮为一勺。凡丸药云如细麻者，即胡麻也。如黍、粟亦然，以十六黍为一大豆。如大麻子者，准三细麻也。如胡豆者，即今之青斑豆也，以二大麻子准之。如小豆者，今赤小豆。如大豆者，以二小豆准之。如梧桐子者，以二大豆准之。凡煮汤，欲微火令小沸。其水数，依方多少。大略二十两药，用水一斗，煮取四升，以此为准。然利汤欲生，少水而多取汁；补汤欲熟，多水而少取汁。凡汤中用芒硝、饴糖、阿胶，须候汤熟，绞净清汁，方纳于内，再上火两三沸，烊尽乃服。凡汤中加酒、醋、童便、竹沥、姜汁，亦候汤熟，绞汁盏内，加入便服。凡汤中用沉香、木香、乳香、没药，一切香窜药味，须研细末，待汤熟，先倾汁小盏〔内〕调服讫，然后尽饮。凡丸散药亦先咀细片曝燥，才依方派轻重。称净分两和匀，共磨研细末。其天门冬、地黄辈，湿润难干者，冬春略增蚀数，捣膏搀入。夏秋亦同。众药曝燥磨之。凡筛丸药末，用重密绢令细。若筛散草药，用轻疏绢。其丸药中，有各研磨者，虽已筛细，和诸药末，又必重复筛过，庶色理和同为佳。凡丸药用蜜，每药末一斤，则用蜜十二两。文火煎炼，掠去沸沫，令色焦黄，滴水成珠为度，再加清水四两和匀。如此丸成，庶可曝干，经久不烂。凡药末入蜜和匀，须令力士于石舂内杵捣千百，自然软熟，容易丸成。不然，或散或粘，在手弗妙。一应作糊合者，亦仿此式勿违。凡通大便丸药，或有巴豆，或加硝、黄丸成者，必用川蜡熔化为衣，取其过膈不化，能达下焦，脾胃免伤，诚为良法。倘人体气壮实，毋以此拘。凡丸药，或用朱砂末、或用金银箔为衣饰者，必须丸成乘湿粘上。

《杏苑生春》卷三：药剂准则。药剂之法，须在量人之大小，形之盛衰，临时斟酌。当主病者为君，注多；为臣者次之，佐使又次之。其一剂之分两，大人约一两之数，衰弱者损之。小儿十岁以上约五钱，以下量减。其用水，大人只可二钟，煎至八九分之数。小儿大者一钟半，煎六七分；小者一钟，煎四五分。若三四岁以下，作三两次与服。其该用姜、枣、酒、醋、葱、盐，各随方注用。其水之多寡，缘人有大小老幼不等，难以方方尽注，以此省繁就简，敢略于此，学者在乎消息而用耳。

《医学疑问》：问：又有汤、酒之中无等分言。俱愿详知。答曰：汤、酒之中无等分，盖汤者，荡也，取其药之易行也。酒者，散也，取其气之能升也。然药可以分两权衡，汤、酒则难以等分较量，所以古人有斗升合之法，即等分之意也。但药多则多用，药少则少用，惟在人之活泼耳。

《医学读书记·续记》：古方权量。古方汤液分两，大者每剂二十余两，小有十余两，用水六七升或一斗，煮取二三升或五六升，并分三服，一日服尽。为剂似乎太重，后世学者，未敢遵式。按陈无择《三因方》云：汉铜钱质如周钱，文曰半两，则汉方当用半两钱二枚为一两。且以术附汤方校，若用汉两计，一百八十铢，得开元钱二十二个半重，若分三服，则是今之七钱半重一服。此说最有根据。《千金》以古三两为今一两，古三升为今一升，仍病其多，不如陈说为是。

《医学源流论》卷上：古今方剂大小论。今之论古方者，皆以古方分两太重为疑，以为古人气体厚，故用药宜重。不知此乃不考古而为此无稽之谈也。古时升斗权衡，历代各有异同。而三代至汉，较之今日仅十之二。余亲见汉时有六升铜量，容今之一升二合。如桂枝汤，乃伤寒大剂也。桂枝三两，芍药三两，甘草二两，共八两。二八不过一两六钱为一剂，分作三服，则一服药不过今之五钱三分零。他方间有药品多而加重者，亦不过倍之而已。今人用药，必数品各一二钱，或三四钱，则反用三两外矣。更有无知妄人，用四五两作一剂。近人更有用熟地八两为一剂者，尤属不伦。用丸散亦然。如古方乌梅丸，每服如桐子大二十丸，今不过四五分。若今人之服丸药，则用三四钱至七八钱不等矣。末药只用方寸匕，不过今之六七分，今亦服三四钱矣。古人之用药分两未尝重于今日。《周礼·遗人》凡万民之食食者，人四鬴上也。注：六斗四升曰鬴，四鬴共二石五斗六升，为人一月之食。则每日食八升有余矣。而谬说相传，方剂日重。即此一端而荒唐若此，况其深微者乎？盖既不能深思考古，又无名师传授，无怪乎每举必成笑谈也。

《慎疾刍言》：制剂古时权量甚轻：古一两，今二钱零；古一升，今二合；古一剂，今之三服。又古之医者，皆自采鲜药，如生地、半夏之类，其重比干者数倍，故古方虽重，其实无过今之一两左右者。惟《千金》《外台》间有重剂，此乃治强实大症，亦不轻用也。若宋元以来，每总制一剂，方下必注云：每服或三钱，或五钱。亦无过一两外者，此煎剂之法也。末药则用一钱匕。丸药则如桐子大者十丸，加至二三十丸。试将古方细细考之，有如今日之二三两至七八两之煎剂乎？皆由医者不明古制，以为权量与今无异，又自疑为太重，为之说曰：今人气薄，当略为减轻。不知已重于古方数倍矣，所以药价日贵而受害愈速也。又有方中熟地用三四两，余药只用一二钱者，亦从无此轻重悬殊之法。要知药气入胃，不过借此调和气血，非药入口即变为气血，所以不在多也。又有病人粒米不入，反用腻隔酸苦腥臭之药，大碗浓煎灌之，即使中病，尚难运化，况与病相反之药，填塞胃中，即不药死，亦必灌死，小儿尤甚。又不论人之贫富，人参总为不祧之品。人情无不贪生，必竭蹶措处，孰知反以此而丧其身，其贫者送终无具，妻子飘零，是杀其身而并破其家也。吾少时见前辈老医，必审贫富而后用药，尤见居心长厚，况是时参价犹贱于今日二十倍，尚如此谨慎，即此等存心，今人已不逮昔人远矣！

《金台医话·拣药宜用戥称》：凡拣药，必要照分两用戥称足，不可任意手撮。盖药有分两轻重之不同，必须戥称，方能合宜不错。若手撮，未免多寡不匀，殊失古人制方之意矣。今人检药，动辄手撮，此或遇暴病强人犹可，若弱人重症，岂可如此而无害哉。余昔病阴虚一症，而又偶加一阳虚腹痛之症，如此阴阳夹杂，上盛下虚，最为难治时，于补阴药中，略加补阳之药巴戟五分服之，其痛自息。然去之则痛即至，余欲重用之，将巴戟加至一钱，腹虽不痛，则头又痛不堪。盖阳分药一重，则助火上升而头疼也。此可知医病，如持衡轻重之间，真有丝毫不可苟者夫如是。即对症之药，多数分尚不相安，则凡药之分函，其可轻易高下其手乎？此古人所以谓用药用至分数，必有至理。此种工夫，细而又细者矣，彼粗心人，何曾领此？

《许氏幼科七种·橡村痘诀》：药剂分两，吾歙最轻，水性冽也。治痘则不然，石膏有用至斤许者，生地黄捣汁有用至一二两者，犀角有磨汁代茶饮者。予治严寒闭症，麻黄有用至二三钱者。用之至当，罔不获效。盖病重于药，则药不重矣。如实热拥遏之症，气血受其煎熬，殆哉岌乎之候，而用黄连三分，石膏五钱，非不清凉，是所谓杯水救车薪，不息则谓之水不胜火，明者束手，昧者改辙，胆大心细之言洵乎，治痘者当夙讲也。

《吴医汇讲·朱应皆方药等分解》卷八：尝读古方，每有药味之下不注分两，而于末一味下注各等分者，今人误认为一样分两，余窃不能无疑焉。夫一方之中，必有君臣佐使，相为配合，况药味有厚薄，药质有轻重，若分两相同，吾恐驾驭无权，难于合辙也。即如地黄饮予之熟地、菖蒲，分两可同等乎？天真丹之杜仲、牵牛，分两可同等乎？诸如此类，不一而足，岂可以各等分为一样分两哉？或曰：子言是矣。然则古人之不为注定，而云各等分者，何谓耶？愚曰：各者，各别也。古人云：用药如用兵，药有各品，犹之将佐偏裨，各司厥职也。等者，类也，分类得宜，如节制之师，不致越伍而哗也。分者，大小不齐，各有名分也。惟以等字与上各字连读，其为各样分两，意自显然。今以等字与下分字连读，则有似乎一样分两耳。千里之错，失于毫厘，类如是耳。窥先哲之不以分两明示后人者，盖欲令人活泼泼地临证权衡，毋胶柱而鼓瑟也。窃以为古人之用心如此，不揣愚陋，敢以质诸高明。

《吴医汇讲·考正古方权量说》卷九：古方自《灵》《素》至《千金》《外台》，所集汉、晋、宋、齐诸名方，凡云一两者，以今之七分六厘准之。凡云一升者，以今之六勺七抄准之。谨考定如下。

凡古方权量，皆起于律。黄帝律尺九寸，夏尺则加为一寸而为十寸，今木工之曲尺是也。唐·孙真人《千金方》论述针穴分寸云：其尺用夏家古尺，司马法六尺为步，今江、淮、吴、越所用八寸小尺是也。据此知即今曲尺无疑，知此尺即黄帝律尺，寸者以药升之龠积与尺度考得之，详见《律学净闻》。以曲尺之寸度作方径一寸六分，上下相等，深七分八厘强，共积二千分，即古药升之容积。《千金》论药升方作上径一寸，下径六分，深八分。当作上下径一寸六分，深八分弱。按《管子》云：釜鏂不得为侈弇。且计其容积，仅五百廿二分，不应如此之小，故知传写之误也。升口自乘得二百五十六分，以深七分八厘强乘之，得二千分为容积，云深八分者，举成数言之也。○药升一升，容黄钟两龠之实。以秠黍二百四十粒为一两，但秠黍之重，今无可考。依《千金》论蜜一斤，得药升七合，及《灵台仪象志》，水与蜜同积异重之比例若二十与廿九，而次第以准测之，古一两，今七分六厘也。古律龠容一千二百八十秠黍。《千金》论一撮者，四刀圭也。六十四黍为圭，半之为一刀圭。十撮为一勺，勺即龠也。两勺为一合。合为升字之误，一升共二千五百六十黍也。李时珍沿两勺为一合之误，更增十合为一升，则误以传误矣，幸《千金》及《外台》原文，俱无此五字可证。秠黍一稃二米，用以量龠，取其圆滑而齐。见《考工记》轮人条下注疏中。自刘歆变乱古法，置秠用秬，前明郑世子特觅秬黍，权以今平，每龠一千二百粒，重三钱，未足为训也。郑世子《乐书》穿凿附会，其云黍权黍量，尽属臆断，张介宾采入《类经图翼》，殊误后人也。知二百四十黍为一两者，《千金》云：十黍为一铢，《图翼》谓十黍当作百黍者，非也。六铢为一分，四分为一两，十六两为一斤，此则神农之秤也。

考正古权之法，先作药升满曲尺二千分，中容井水，秤重一两二钱，而推得其同积异重之比例，假如水与蜜各贮一盏中，容积相等，而水轻蜜重，水若二十两，则蜜必二十九两，以此推算，一药升之水重一两二钱者，则一药升之蜜必一两七钱四分，明矣。以三率明之。水二十，蜜二十九，水一两二钱，相乘得数三十四两八钱，以第一率之二十为法除之，得第四次一两七钱四分。蜜一两七钱四分。既得蜜一药升之重，以三率重测之，如法乘除，得蜜七合之重。药升一升，蜜今重一两七钱四分。药升七合，蜜今重一两二钱一分八厘。夫此七合之蜜，今重一两二钱一分八厘者，即古蜜十六两之数也。依上法重测之，得古一两，今若干之数。○古十六两，今重一两二钱一分八厘；古一两，今重七分六厘强。以古方参之。麻黄汤，麻黄三两准今二钱三分，分三服，中病即止。每服止七分六厘。小柴胡汤，柴胡八两准今六钱，分三服。每服止二钱。承气汤，大黄四两准今三钱，分再服，中病即止。每服止一钱半。白虎汤，石膏一斤准今一两二钱，分三服。每服止四钱。〇药升之容积二千分，以今仓斛之积寸推之，古一升，今六勺七抄也。立方算法，满千分为一寸，曾以仓斛计之，合曲尺之寸度，积一千四百九十七寸为今五斗，则知曲尺二寸，为六勺七抄。以古方参之。半夏秫米汤，半夏五合准今三勺三抄半，秫米一升准今六勺七抄，甘澜水五升准今三合三勺，煎取升半准今一合，分三次，每服饮一小杯。杯如杯饮，约可手掬，今比此尤小，故曰小杯。四逆散，每服方寸匕准今一钱，其泄利下重者，加薤白一升煎服。末药少而一升之薤，其少亦可知。〇方寸匕者，作匕正方一寸，依曲尺之寸度为之。钱匕者，以五铢钱为之，开元钱亦同。皆抄散取不落为度。古人用散药，以刀圭抄取之，匕亦刀圭之意也。准前论一刀圭为三十二黍。方寸匕者，十刀圭也。立方一寸积千分，三除之，得三百三十三分为方一寸匕之实，容三百二十黍，准今一钱。药性轻重不等，今但就黍计之，以得其大概。《千金》论钱匕者，以大钱上全抄之；若云半钱匕者，则是一钱抄取半边耳。并用五铢钱也。钱五匕者，今五铢钱边五字者以抄之，亦令不落为度。按：五铢钱与开元钱径相同，准曲尺九分，其幂六十三分，以九分乘之，得五百六十七分，三除之，得一百八十九分为一钱匕之实。乃以三百三十三分为首率，重一钱为次率，一百八十九分为三率，得重五分六厘为四率，是一钱匕之重也。半钱匕者，准今二分八厘；钱五匕者，准今一分四厘也。以古方参之。五苓散、四逆散等方，每服方寸匕。准今一钱。桃花汤，赤石脂末半斤，每服方寸匕，日三服。每方寸匕准今之二钱，石药性重也。烧裈散，每服方寸匕，日三服。灰性必轻。大陷胸汤，甘遂一钱匕，分二服。每服是半钱匕，准今二分八厘。十枣汤，强人服一钱匕。准今五分六厘。文蛤散，一钱匕。药性较轻。〇一撮者，以三指为度。《千金》论一撮者，四刀圭也。得一百廿八黍，准今四分。以古方参之。泽术麋衔散，药共二十五分准今四钱七分五厘，以三指撮，为后饭。每服四分，日三服，三日后病瘳，而药将尽矣。风引汤，药共五十五两准今四两一钱八分，取三指撮，井水煮服。石药性重，每服八分，以五十余日为度。〇凡丸药如梧子大者，准药末一分。如弹丸及鸡子黄者，准药末一钱。《千金》论刀圭者，十分方寸匕之一，准如梧桐子大也。一方寸匕散，以蜜和，得如梧桐子十丸为定。如弹丸及鸡子黄者，以十梧桐子准之。准前论刀圭容三十二黍，应重一分，方寸匕加十倍，应重一钱。以古方参之。己椒苈黄丸，药共四两，准今三钱，蜜丸如梧子大。饮服一丸，日三服。每日三丸，每丸一分，蜜在外，十日而瘳可知也。薯蓣丸，药共百七十八分准今三两三钱八分，大枣百枚为膏，和蜜丸如弹子大，空腹酒服一丸，一百丸为剂。每丸药末当重三分四厘，因有大枣一枚及蜜，故得如弹子大也。弹子大者，或较小于鸡子黄，然亦不甚相远耳。理中丸，药共十二两准今九钱一分，蜜和丸如鸡子黄大，以沸汤数合和一丸，研碎，温服之，日三四服，夜二服，腹中未热，益至三四丸。每丸药末一钱，当得九丸。然不及汤，汤法以四物依两数切，用水八升，煮取三升，去滓，温服一升，日三服。作汤者，即用此九钱一分之药煎之也。寇宗奭疑丸药少，汤药多，妄谓古方如鸡子黄者应是大丸，李时珍宗之，遂于古法如弹丸及鸡子黄准十梧子者，奋笔增为四十梧子，谬也。备急丸，每服大豆许三四丸，未差，更与三丸。按《千金》：十六黍为一大豆，合七丸计之，不过百十二黍之重，准今三分半。

凡药有云大升、大两者，以神农秤三两为一两，药升三升为一升。《千金》论隋人以三两为一两。权三倍，故量亦三倍。以古方参之。《外台》载《广济方》蒜煎，主冷气，用牛乳五升准今三合四勺，纳剥净蒜肉二升，煎候蒜消尽，下牛膝一大斤末准今三两六钱，煎成，酒和两匙服之。乳经煎蒜后，约存二合，配三两六钱煎而调和之，其末必不可复多矣。《外台》载《录验方》杏仁

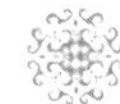

煎，疗咳气。杏仁一升，捣，以水和研，取三大升汁准药升九升，煎取一大升，酒服一匙，日三。以水九升，研杏仁一升，其水亦不可复多矣。○凡煮汤，大略古药二十两，今一两五钱，用水一斗，今七合，煮取四升，今二合八勺，匀二三次服之。右药皆㕮咀如豆大，必水乘气热，方始透入药中，既而药乘水沸，乃始溢出汁间。然且火欲其微，沸欲其小，绞以两人，助以尺木，澄去垽浊而后服之。全欲得其气之清，而不欲多水以耗其气，读《千金》论自明。○至于《千金》论诸药权量互求之法，往往不合，则古今药性不同故也。即如蜀椒、吴茱萸、地肤子、蛇床子，古取阴干，今皆晒爆，爆则药性为之轻，轻则各有差等，而权与量不相合矣。又如附子以一枚准半两，古取其土中自养形癯神足者。枣有大小，以三枚准一两。古以八月采爆干，尚皮不尚肉。《别录》云：枣皮利，肉补虚，惟十枣汤取肥者十枚用之。今并不如法，宜与古不符也。惟巴豆治净，以一分得十六枚，颇合。《千金》云：巴豆先去心皮毕秤之。曾如法修治，其薄衣务尽去之，约十六枚，重分九厘。苟能于古方中绪论求之，蛛丝马迹，非不可寻也。以古方参之。《千金方》治历节诸风，百节酸疼不可忍，用松脂三十斤准今三十六两，炼五十遍，少亦须二十遍，服方寸匕，日三，百日差。方寸匕容三百二十黍，准今一钱，此最足据者。每日服三钱，百日须三十两也。以松脂炼去六两，适合百日之用，则古一斤为一两二钱，更无疑矣。○《千金》治结气冷癥，积在胁下，及脚气上入小腹，腹中胀满。大蒜去心三升，捣令极热，以水三升，和调绞汁，更捣，以水三升和绞去滓，更以水三升和之，共成九升，滓可桃颗大，弃却。三升蒜肉研汁后，滓仅如桃颗大，升小可知。以微火煎取三升，下牛乳三升，合煎至三升。旦起空腹一顿温服，令尽。三升蒜汁，可以一顿服，升小可知。至申时食。三日服一剂，三十日服十剂止。蒜汁最辛劣，全不虑及，而频作服之，升小可知。○宋·林亿以古三两为今一两，古三升为今一升，庞安常亦云然。此误以汉之权量为凭耳，于古方不相涉也。古方以二龠为一升，以二百四十秠黍为一两，此与刘歆所定二十龠为升，二千四百秬黍为两者，大相悬绝，后儒误信《班志》，遂以新莽刀布之重及铜斛之式断为古律权量，于是以古准今，遂有三两为一两，三升为一升之说，而强合于医方之权量耳。秦汉之量，每一斗为今之二升，见阎百诗《四书释地》及沈彤《周官禄田考》，附识于此。前明张介宾惑于郑世子之《乐书》，定为古方一两，今之六钱，古方一升，今之三合三勺者，尤为大谬。李时珍云古之一两，今之一钱，古之一升，今之二合半，亦非也。以古方参之。《肘后方》治消渴，以黄连三斤准今三两六钱，纳猪肚中蒸服。依景岳说，是廿八两八钱矣，猪肚中能容之否？又《肘后方》治中风腹痛，用盐半斤准今六钱，熬水干，着口中，饮热汤二斤，得吐愈。依张则四两八钱，能着口中耶？并能饮如许热汤耶？又《肘后方》治风毒脚气，用硫黄末一两，牛乳调服，取汗，北方人用此多效。依张则六钱，可作一顿服耶？又《肘后方》治劳复，用干姜四两，为末准今三钱，汤调顿服。依张则为二两四钱之干姜，可一顿服耶？○《外台》载《备急方》治五尸，以雄黄、大蒜各一两，捣和如弹丸，准今一钱三分，故适如弹子大。纳热酒中服之。依张则一两三钱，能与弹丸相似耶？《千金方》治吞金银环，用白糖二斤。唐以前方用糖，皆指饴糖，非蔗糖也。一顿准今二两四钱，渐渐食之，多食亦佳。依张则十九两二钱，能作一顿服耶？以上辨古秤。《金匮》方解菌毒，人粪饮一升。此岂今之三合三勺耶？《外台》载《集验方》，疗水肿，用黄牛尿，一饮三升准今二合，若不觉，更加服之。若谓是今之一升，人粪、牛尿，谁堪多服者？○《肘后方》治齿痛，醋炙枸杞白皮一升，取半升含漱即瘥。若如今之一合六七勺，如何含而漱之。又《肘后方》治霍乱，大渴不止，多饮则杀人，黄粱米五升，水一斗，煮清三升，稍稍饮之。

若如今之一升，独不虑其多饮而杀人耶？《外台》载《崔知悌方》治血痢，石灰三升，熬黄，水一斗投之，澄清，一服一升，日三服。每服准今三合三勺，日三服，岂石灰汤可多服耶？《千金》术膏酒，治脚弱风虚，用湿荆二十五束，束各长三尺，围各二尺五寸，径二寸，烧沥三斗准今二升。青竹三十束，束各长三尺，围各二尺五寸，径一寸，烧沥三斗。试如式取荆与竹烧之，能取今一斗之沥否？《千金》耆婆万病丸条下云：服药取微下三升恶水为良。若三升为今一升，尚云微下耶？《千金》第七卷杂方云：治崩中下血一斛，服之即断。若血下至三斗三升，尚堪救药耶？《千金》紫菀汤云：小儿六十日至百日，一服二合半；百日至二百日，一服三合。若如今之八勺有奇，百日以内之小儿能顿服耶？以上辨古升。〇夫以药秤药升，农、轩创造之法物，晋、宋以来寖失古意，故梁陶贞白先生着《名医别录》，论用药分剂法则，一遵神农之秤，而不用子谷秬黍之制。孙真人祖述其意，定《千金方》，首言今依四分为一两称为定，亦不依隋人以三两为一两之法，其述古药升制度下即曰今人分药，不复用此，盖有存羊爱礼之思焉。继此有王刺史者，辑《外台秘要》，每方必纪其所出，凡六朝诸名家所定分两升合，皆兢兢法守，间有大升大两，必分别注明。今良方具在，顾以权量难求，弃若弁髦，强作解事者，从而武断之，而医宗之微旨，势不至尽坠于地不止。〇武断之最者，莫如景岳，以其所宗者，悉本之伪造夏律周鬴之郑世子也。〇微旨者何？圣人治病之枢机也。升降浮沉之气，顺者生，逆者死，但得拨之使转，即行所无事矣。故药也者，求其中窾，不贵多也；求其循序，不贵速也。药必有毒，非毒无以驭病，非节制无以驭毒。故升秤之以小为度者，诚慎之也。

陶隐居曰：一物一毒，服一丸如细麻大；二物一毒，服二丸如大麻；三物一毒，服三丸如胡豆；四物一毒，服四丸如小豆；五物一毒，服五丸如大豆；六物一毒，服六丸如梧子，从此至十，皆以梧子为度。按《千金》论如梧子者准上论重一分，以二大豆准之；如大豆者重五厘，以二小豆准之；如小豆者重二厘半，以三大麻准之；如胡豆者重一厘七毫，以二大麻准之；如大麻者，重八毫半，准三细麻。每一细麻重二毫八丝。〇今人疑古方立法太峻，而不详其用意之谨密，反谓古人禀厚，能胜重剂，则所见益颠倒矣。得吾说而通之，庶几能师古之意，用古之法乎。《千金》论云：古者，药在土中，自养经久，气味真实。今时药力轻虚，人多巧诈。学者须加意，重复用药，药乃有力。此亦不可不知也。然观东垣方药味多而分量轻，又宋时一切作煮散者每服皆以五钱为例，可知仍不贵多也。〇古人疑汉方汤液，大剂三十余两，小剂十余两，用水六七升，煎取二三升，并分三服，若以古龠量水七升，煎今之三十两，未淹得过？又疑散末药只服方寸刀圭匕，圆子如梧子大，极至三十粒，汤液岂得如此悬绝？又疑风引汤一料计五十五两，每用三指撮，水三升，煮三沸，去渣，温服一升，观其煮制，每只三指撮，未应料剂如此之多？今一旦考而正之，三疑尽释矣。〇古方惟百合汤用百合七只，配水三升，似与前说不相合，顷友人言：吾苏阳山澄照寺前一片地上，天然自产百合，仅如钱大，煮之清香绝胜，疗病极效。可知百合入药者，以小为贵耳。

《医医病书》：用药分量论。用药分量，有宜多者，少则不效，如温暑、痹症、痰饮、脉洪者，用石膏每至数斤、数十斤之多，是其常也。余在浙江绍兴，治赵大兄伏暑痰饮大喘，每剂必以半斤、一斤之多，而后喘得少减，连用七八剂，或十数剂，而后喘定。迟数日又发，脉必洪大，期年之间，用至一百七八十斤之多，而后大愈，是其变也。有宜少者，万不可多用，如寒燥门之用蟾酥，瘀血门中之用皂矾。蟾酥犹可入丸药，皂矾止入外科丹药，丸药中亦不能用。汤剂中用新绛纱，用染匠之巧法，皂矾在几微之间，稍多则染成元青矣。奈纪晓岚先生《阅微草堂笔记》中云：乾

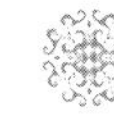

隆癸丑春夏间，京中多疫，以张景岳法治之，十死八九。以吴又可法治之，亦不甚验。有桐城一医，以重剂石膏，治冯鸿胪星实之姬人，见者骇异，然呼吸将绝，应手辄痊。踵其法者，活人无算。有一剂用至八两，一人服至四斤者，虽刘守真之《原病式》，张子和之《儒门事亲》，专用寒凉，亦未敢至是，实自古所未闻矣。考喜用石膏，莫过于明缪仲淳，名希雍，天崇间人，与张景岳同时，而所传各别。本非中道，故王懋竑《白田集》有《石膏论》一篇，力驳其非，不知何以取效如此。此亦五运六气适值是年，未可执为定例也。按先生深恶讲学家之拘执，先生何常不是讲学家习气，皆识不卓之故耳。前云桐城医重用石膏治冯姬之病，见者骇异，然呼吸将绝，应手辄痊等论，是何足奇！余治西人李姓布贾热病，大热大渴，周身纯赤，一夜饮新汲凉水至二三担之多，汗如雨下，谵语癫狂，势如燎原。余用石膏每剂先用八两，后加至十二两，后加至一斤，后早晚各服一剂，每剂煮六碗，一时服一碗，间服紫雪丹、牛黄丸、紫雪，共享二三两之多，牛黄丸共享至二十余丸之多，鏖战十数日之久，邪之大势方解。继清余邪，石膏每帖仍用四两，六七帖之后，方能脉静身凉。他多类是，不能尽述，半载余医案中。盖药之多寡，视病之轻重也。又云刘守真、张子和专用寒凉，亦未敢至是，实自古所未闻矣。斯未读古书之故也。按张仲景《伤寒论》中白虎汤，石膏本系半斤，别本有一斤者，即汪讱庵《医方集解》中，白虎汤用石膏亦系半斤。《金匮要略》木防己汤中，石膏用鸡子大十二枚。或云汉朝戥量本小，照今时不过二六扣耳。按汉时戥量本小，汉时鸡子亦小于今乎？又云考古喜用石膏者，莫过于缪仲淳，本非中道，是未闻道之言也。试问中道，何以定哉？盖中无定体，病轻药重为不中，病重药轻亦为不中。病浅药深为不中，病深药浅亦为不中。味厚气盛之药多用不中，味淡气薄之药少用亦为不中。石膏质坚汁少，气薄味淡者也，古皆重用，何缪仲淳为本非中道也哉？自王懋竑《白田集·石膏论》力辩其非，亦系未闻道之下士，固不足论，何足为据？桐城医以秉辛凉金气、金水相生之石膏，以复太阴之金体，阳明之金用，制木火有余，火来克金之温病，救化原之绝，此所以取效如神，实系天经地义之定例，何云未可执为定例也？近时苏州医用甘草必三五分，余药皆五七分，至一钱即为重用，何病可治？此故用少之过也。本京有某砂锅之名，用大刚大燥，皆系八两、十两一剂，有用至数十两者。幼科用归宗法者，十日以外，咬牙寒战，灰白塌陷者，用大黄、石膏至三斤之多，人命其何堪哉？此误用多之过也。

《医略·古制》卷一：陶隐居《名医别录》云：古称方寸匕者，作匕正方一寸。五匕者，即今五铢钱边五字者，抄之不落为度。刀圭者，十分方寸匕之一。又药以升合分者，谓药有轻重虚实，则以升平之。又曰：古秤惟有铢两，而无分名。今则以十黍为一铢，六铢为一分读去声。按一分者，二钱半也。四厘曰参，四参曰字，二分半也。十参曰铢，四分也。李杲曰：古云三两，即今一两。古云二两，即今六钱半也。云咀者，古无铁刃，以口咬细，令如麻豆煎之也。苏恭曰：古秤皆复，今南秤是也。后汉以来，分一斤为二斤。古方如仲景而已涉今秤。若用古秤则水为少矣。李时珍曰：古之一升，即二合半也。量之所起为圭，四圭为撮，十撮为勺。按一撮即四刀圭也。又药有轻重，古方如半夏一升，四两为正。菟丝子一升，九两为正之类是也。用桂一尺，去皮半两为正。甘草一尺，二两为正。干姜一累，一两为正之类是也。又曰：古方一两，今用一钱可也。愚按：古方有一味用成斤者，即改一两为一钱，亦嫌其多。惟在能事者酌配君臣佐使可耳。

《医学汇海·药剂轻重说》卷一：李士材曰：古时气厚，今时气薄，人之强弱不同，药之轻重亦异。东汉之世，仲景处方每味辄以两计，宋元以来，东垣、丹溪仅以钱计而已，岂非深明造化，与时偕行者与？今去朱、李之世又数百年，元气转薄，乃必然之理。所以抵当、承气日就减削，补中、归脾日就增多。临阵图功，先觇元气，平时用药，最忌攻冲。假令病宜用热，亦当先之以温；病宜用寒，亦当先之以清。纵有疾宜消，必须兼养胃气。纵有邪宜散，必须随分消详，不得过剂以伤气血。古语有曰：病伤犹可疗，药伤最难医。若执成方，或矜家秘，惟知尽剂，不顾本元，造次荒唐，鲜克有济。此皆读书不化，未窥元会运世之微者也。

《类经证治本草》：吴绶曰：凡方称一字者，一钱有四字，一字计二分五厘也。世有古今，时有冬夏，地有南北，药有良犷，人有强弱，不可执一。且如仲景大陷胸汤用大黄六两，今用六钱足矣。而人弱病小者，又当减半。其芒硝一升，今用二三钱足矣。甘遂二两，只可用一分或半分而已。

《喉科心法》卷下：药品炮制分量表说。用药宜知炮制，盖药有宜生用，宜炒用，宜镑用，宜研用，宜先煎，宜迟煎，宜重用，宜轻用，各因其性以定之。雷公论之最详，惟今者稍有不同，亦宜略为变通。立方分两，古无定法。以体质有强弱之分，地气有南北之异，屡付阙如，职是之故。然因此畸重畸轻而误事者，亦复不少。兹特将科内应用各药，注明炮制，点定适中分两，以为初学规范。至随时变通，则在立方时存乎其人耳。兹分两类：一本症药目，系症中应用之药；一兼症药目，系兼他症所用之药。庶阅者瞭如指掌。至于兼症表中之药，如无兼症者，万勿率尔用之。若表中不列之药，更不宜用。至要！至要！〇本症药目羚羊角磨冲，用一钱，镑，煎用一钱五分，绢包先煎。苏薄荷用八分或一钱，多则一钱五分。嫩钩藤用三钱，或五钱，须迟煎。西秦艽用一钱五分。鲜芦根用二尺，去节煎。飞滑石用四钱，绢包入煎。广郁金一钱五分。石菖蒲一钱或二钱鲜鲜九节者佳。建兰花七朵，素心者更佳。建兰叶二张。川贝母一钱五分，去心，生用、炒用均可。制僵蚕一钱或二钱，炒黄。用此系辛凉本药，性虽散而可用。天竺黄三钱。夏枯草三钱，白花者佳。喉瘤、石蛾可煎膏服。鲜竹沥一两或二两，入姜汁少许。淡海藻三钱，漂净。淡昆布三钱，漂净。陈海蛰八钱或一两，漂淡。陈金汁一两。西瓜硝二钱或三钱。全瓜蒌四钱。丝瓜络三钱。鲜梨汁四两，分冲。甜杏仁捣浆入药，二两，代茶亦可。苦杏仁泻肺，不宜用。甘蔗汁三两，分冲，青皮者佳。人中黄三钱，煅成性。香犀角磨冲，五分；入煎，一钱。病重可加一倍，绢包先煎。京元参三钱。淡竹叶鲜用，二十片，去头尖。干用，二钱。各种花露二两，分冲。如胎前热甚，用以代水煎药最好，且能安胎退热。如：青蒿露、藿香露、玫瑰露、野蔷薇露、白花荷叶露、白荷花露、枇杷花露、谷露之类。湖丹皮一钱五分或二钱，炒用亦可。鲜生地四钱或一两。大赤芍一钱五分，酒炒。嫩石膏三钱或五钱，或生，或煅，或冰糖炙，或蜜炙。肥知母一钱五分或三钱，去毛，盐水炒。灯心草一束，或用辰砂拌。车前草三科。鲜石斛五钱或八钱，铁皮者佳。洋猴枣五厘，研冲。枸橘叶三十片。金银花三钱。洋芦荟一钱或一钱五分。莱菔子三钱，炒。炒枳壳八分，蜜炙。大生地三钱或六钱，或蛤粉炒。大麦冬三钱或五钱，去心。淡天冬三钱，去心。霍石斛三钱。西洋参二钱。陈阿胶一钱五分或三钱，蛤粉炒。吉林人参一钱，另煎。吉林参须一钱五分，另煎，冲。兼症药目白苎根四钱，洗净。紫苏梗一钱五分。淡黄芩一钱五分，酒炒。大腹皮一钱五分，洗。净朴硝三钱。西血珀四分或六分。柞树枝十寸。全当归三钱，酒炒。血余炭二钱或三钱。元武板五钱或一两，醋炙、酥炙均可。抚芎䓖一钱五分。大桃仁一钱五分，去皮、尖，研。益母草三钱。黑荆芥一钱或一钱五分。泽兰叶三钱。清炙草八分。云茯苓四钱。云茯神四钱。川蝎尾三条，酒洗。小川连四分或六分。川黄柏一钱，盐水炒焦。白头翁二钱，绵包。北秦皮一钱五分。车前子三钱，绵包。煨木香一钱，盐水炒。真厚朴一钱，或蜜炙或姜汁炙。高丽参二钱，另煎，冲。野于术土炒，二钱。新会皮一钱五分，盐水炒。糯稻根须一两。大红枣二个，湿纸包煨。酸枣仁二钱，炒。枸杞子二钱，盐水炒。破故纸一钱五分，盐水炒。山萸肉一钱五分，去核。炙绵芪三钱，多则一两，少则一钱。生绵芪三钱，多则一两，少则一钱。益智仁一钱，盐水炒。大熟地四钱，或砂仁拌炒。净麻黄二分或四分，先泡去沫再入煎，同药煎。白芥子一钱，炒研。紫肉桂四分，去粗皮，蜜炙。炮姜炭五分。鹿角胶一钱五分，另炖烊，冲。淡附子四分，甘草水漂。煨丁香六分。紫胡桃二个，打碎。老生姜二片。罂粟壳一钱二分，蜜炙。金樱子二钱。伏龙肝四钱，即灶心土。毛茹菰三钱，切片。明者佳。紫地丁三钱。鲜角刺三钱或六钱。野菊叶一两。枳椇子三钱。土茯苓六钱。生首乌四钱。穿山甲一钱五分，或二钱，炒黄。

《知医必辨·杂论》：用药之道，惟危急存亡之际，病重药轻，不能挽救，非大其法不可。否则法先宜小，有效乃渐加增，不得以古方分量之重为准。况考古方之分量，合之于今，并不甚重。如仲景立方，动以斤计，或称升合，似甚多也。及其用末药，不过方寸匕；丸药如梧子大，所服不过三十粒，又似甚少。何丸、散、汤液之相悬如此耶？考《千金》《本草》，皆以古三两为今之一两，古三升为今之一升，则所两者，仅得今之三钱耳！且仲景汤液总分三次服，则又止得三分之一。合而计之，岂非古之一两，仅得今之一钱乎？惟世有古今，地有南北，人有强弱，药有刚柔，医者知所变通，庶几有得耳！

《研经言·古方权量有定论论》卷一：从来考古方权量者，人各言殊，大半误以汉制当之耳！岂知经方传于仲景，而不自仲景始。《外台》卷一谓桂枝汤为岐伯授黄帝之方，而分两与《伤寒论》悉同。可见经方传自上古，所用权量，亦上古制，非汉制也。《千金》备详神农秤及古药升之制。盖古医权用神农，量用药升，于一代常用权量外，自成一例。仲景而下，讫于《外台》，所集汉晋宋齐诸方皆然。迨隋唐人兼用大两大升，而后世制方遂有随代为轻重者，此古权量所由湮也。国朝吴王绳林所考，宗法《千金》，参以考订，定为古一两当今七分六厘；古一升，当今六勺七抄。洵不刊之论，无间然矣。其书载在《吴医汇讲》中。

《冷庐医话·质正》卷五：王朴庄谓古方一两者，今之七分六厘，一升者，今之六杓七杪。《东医宝鉴》谓古方一两者，今之三钱二分五厘，一升者，今之二合五杓。如仲景炙甘草汤，药料最多，共四十六两，用酒七升，水八升。准于王说，为今之三两四钱九分六厘，今之七合有零，则酒水太少。如《东医宝鉴》之说，为今之十四两九钱五分，今之三升七合五杓，则药料太多。似当从王之两数，《东医宝鉴》之升数，乃为得之。

《医醇賸义·重药轻投辨》卷一：无锡顾左患中脘不舒，饮食减少。予诊其脉，左关甚弦，右部略沉细。此不过肝气太强，脾胃受制耳。乃出其前服方，则居然承气汤，硝与黄各七八分，朴与枳各五六分，方案自载宗仲景法，重药轻投。噫！人之好怪，一至此乎？予为制抑木和中汤，三剂而愈。今特申辨之，盖三承气汤，有轻有重，原为胃实大症而设，故用斩关夺门之法，救人于存亡危急之秋，非可混施于寻常之症也。今以脾胃不和之小恙，而用此重剂，彼盖以大手笔自居，又恐药力太猛，故将重药减轻，用如不用，免得立见败坏，以巧为藏身耳。殊不知重药既可轻投，何不轻药重投，岂不更为妥当乎？揣其意，不过以身负重名，若用寻常方法不见出色，故小题大做，以自眩其奇。医家敢于以药试人，病家亦甘于以身试药，此风日起，流毒无穷。予故不惮烦言，谆谆辨论，以为厌故喜新者之明戒。

《医方丛话·药量称考》卷七：《道藏》孙真人《备急千金要方》云：刀圭者，十分方寸之一，准如桐子大。方寸匕者，作匕正方一寸，抄散取不落为度。其言寸者，言周汉尺法。刀圭者，重三十黍。方寸匕者，重三百黍也。刀圭即刀匕，匕者，曲刀首中洼处，可抄物，古所谓匕首者也。又云钱匕、半钱匕、钱五匕，此则分三等。古钱五铢五百黍，半钱匕二百五十黍，钱五匕七百五十黍也。宋校正《伤寒论》及金李杲又言六铢为一分，今之二钱半，此则误读《千金方》者。宋金时两重七十铢，岂可六铢为二钱半？盖互求下算，易于倒误，读古方者当审之（《癸巳类稿》）。《谈征》载《本草》云：刀圭者，十分方寸，寸之一药，准如梧桐子大。《释名》：妇人上服曰袿，其下垂者，上广下狭如刀圭。尖刀圭，《本草》以状药之大小；《释名》以见燕尾之广狭。未有明言其义者。盖刀锐处如圭首，故曰刀圭，犹刀尖也。匕，匙也，方一寸得十分一分，如桐子大。《池北偶谈》谓刀圭字常用，未有确义。《碧里杂存》云：在京师买得古错刀三枚，形似今之剃刀，其上一圈如圭璧之形，中一孔，即贯索之处。盖服食家举刀取药，仅满其上之圭，故谓之圭，言其少耳。（案：古错刀，即新莽之一刀平五千，一刀二字，以黄金错其文，古所谓金错刀者是也。）

《黄氏医绪》卷一：今人之于古人，长短仅得六三。《卒病论》所传诸方，分量盖墨守师说。而仍黄帝之旧者，故皆重多无等计，人短一尺即身小一半，以元会数之，汉武之去黄帝已四千余岁。大抵唐尧时人，得黄帝时人八七，药方分量合减大半。汉武时人，得黄帝时人七六，再当减其大半。今去汉武时又将近二千年，则处方分量，又当减半。篇内皆特加斟酌。○分量有以铢计者，二十四分两之一也。有以分计者，四分两之一也。有以字计者，四分钱之一也。今皆准以时法，每铢得今衡四分二厘，每分得今衡二钱五分，每字得今衡二分五厘。唯豆之大小，江以北常倍于南。麻则古皆麖麻，不可误以南豆、脂麻计算。

序例四　药性理论　第四卷

药性总论

《尚书·周书·说命》上：若药弗瞑眩，厥疾弗瘳。

《周礼·天官冢宰》：医师掌医之政令，聚毒药以共医事。（〔汉·郑玄注〕毒药，药之辛苦者。药之物恒多毒。）

《黄帝内经素问·六节藏象论篇》：草生五色，五色之变，不可胜视。草生五味，五味之美，不可胜极。嗜欲不同，各有所通。天食人以五气，地食人以五味。（〔唐·王冰注〕天以五气食人者，臊气凑肝，焦气凑心，香气凑脾，腥气凑肺，腐气凑肾也。地以五味食人者，酸味入肝，苦味入心，甘味入脾，辛味入肺，咸味入肾也。清阳化气而上为天，浊阴成味而下为地。故天食人以气，地食人以味也。《阴阳应象大论》曰：清阳为天，浊阴为地。又曰：阳为气，阴为味。）五气入鼻，藏于心肺，上使五色修明，音声能彰。五味入口，藏于肠胃，味有所藏，以养五气。气和而生，津液相成，神乃自生。（心荣面色，肺主音声。故气藏于心肺，上使五色修洁分明，音声彰着。气为水母，故味藏于肠胃，内养五气。五气和化，津液方生。津液与气相副化成，神气乃能生而宣化也。）

《史记·扁鹊仓公列传》：齐王侍医遂病，自练五石服之。臣意往过之，遂谓意曰：不肖有病，幸诊遂也。臣意即诊之，告曰：公病中热。论曰中热不溲者，不可服五石。石之为药精悍，公服之不得数溲，亟勿服。色将发臃。遂曰：扁鹊曰阴石以治阴病，阳石以治阳病。夫药石者有阴阳水火之齐，故中热，即为阴石柔齐治之；中寒，即为阳石刚齐治之。臣意曰：公所论远矣。扁鹊虽言若是，然必审诊，起度量，立规矩，称权衡，合色脉表里有余不足顺逆之法，参其人动静与息相应，乃可以论。论曰：阳疾处内，阴形应外者，不加悍药及镵石。夫悍药入中，则邪气辟矣，而宛气愈深。诊法曰：二阴应外，一阳接内者，不可以刚药。刚药入则动阳，阴病益衰，阳病益箸，邪气流行，为重困于俞，忿发为疽。意告之后百余日，果为疽发乳上，入缺盆，死。

《汉书·艺文志》第十：医经者，原人血脉经络骨髓阴阳表里，以起百病之本，死生之分，而用度箴石汤火所施，调百药齐和之所宜。至齐之得，犹磁石取铁，以物相使。拙者失理，以愈为剧，以生为死。〇经方者，本草石之寒温，量疾病之浅深，假药味之滋，因气感之宜，辨五苦六辛，致水火之齐，以通闭解结，反之于平。及失其宜者，以热益热，以寒增寒，精气内伤，不见于外，是所独失也。故谚曰：有病不治，常得中医。

《圣济经·药理篇》卷九：(〔宋·吴禔注〕：物均有材，材均可用。五药之性不同，因其材而用之，皆足以已人之疾。盖一物具一妙理，王者能穷理尽性，而至于命也，则因药之理而明之，特余事焉。推余事以示斯民，然后养生治疾之旨，昭然明于天下矣。)

伏羲、神农、黄帝书，谓之三坟，言大道也。孔子叙书，断自唐虞以下。而后世以三坟书阔略于世务，间有崇尚，亦与六经为两途。殊不知伏羲观象画卦；神农教民稼穑，尝药疗疾；黄帝正名百物。先圣后圣，若合符节，惟能使判而复合，然后知三坟六经，皆济民用，防患于未然者，夫岂有彼时此时之异哉。(〔宋·吴禔注〕：天下无异道，有异时，圣人无异心，有异迹。以迹而趋时，则世之相后也。时数有多寡，地之相去也。道理有远近，未尝同也。因心以会道，则生虽先后，越宇宙而同时，居虽相去，异天壤而共处，未尝异也。自伏羲、神农、黄帝，以至唐虞三代，圣人之以迹而趋时，因心以会道，莫不皆然。三坟之书，言大道也。五典之书，言常道也。孔子之叙书，断自唐虞以下，以其道之常，而应世之迹尤着，斯可得而叙焉。后世以三坟书阔略于世务，间有崇尚，亦与六经为两途，是岂知孔子之意哉？是岂明圣人以迹而趋时哉，不明夫趋时之迹，乌足与语会道之心乎？殊不知伏羲始画八卦，以通神明之德，以类万物之情。神农教民稼穑，而民得粒食；尝药疗疾，而民无夭殇。黄帝正名百物，而民资物以养。以三坟之书，与六经为两途，则文王何以重易爻，后稷何以播时百谷，医师何以列之周官。黄帝之明民共财，何以载之祀典？非特此也，孔子繫易，于伏羲则曰盖取诸离，于神农则曰盖取诸噬嗑，于黄帝则曰盖取诸乾坤。而三坟之书，在周官则外史掌之，在春秋则左史倚相读之。凡若此，则知自伏羲以至三代，先圣后圣，若合符节，不可以差观殊。不明乎道，斯有两途之蔽。历数百千载，然后判而复合，则知三坟六经皆济民用，防患于未然者，夫岂有彼时此时之异哉。得其无异，此天下所以复见天地之大全，古人之大体也。)

观其演易说卦，推阴阳之赜，究物性之宜，大或及于牛马，微或及于果蓏，潜或及于龟蟹。盖以谓禀气而生，不离阴阳。惟其不离阴阳，故无一不协于理，而时有可用者矣。(〔宋·吴禔注〕：此言《易》之所载，无异于三坟也。因九六以推阴阳之赜，因六爻以究生物之宜，大或及于牛马，所以象坤之顺，干之健者是矣。潜或及于果蓏，所以象艮之阳，成实于上者是矣。潜或及于龟蟹，象离卦德之神气之燥者是矣。禀气而生，不离阴阳，则协阴阳之理矣。因其理而远之，则皆有可用者焉。)

类于九畴，则若初一曰五行，则系之以润下作咸，炎上作苦，曲直作酸，从革作辛，稼穑作甘是也。列之天官，若食医掌和六食，则系之以食羹酱饮之剂，必眡四时，以至春酸、夏苦、秋辛、冬咸，调以滑甘，无不备也。(〔宋·吴禔注〕：类于九畴，言书之所载，无异于三坟也。北方阴极而生寒，寒生水，水生咸，故润下作咸。南方阳极而生热，热生火，火生苦，故炎上作苦。东方阳动以散而生风，风生木，木生酸，故曲直作酸。西方阴止以收而生燥，燥生金，金生辛，故从革作辛。中央阴阳交而生湿，湿生土，土生甘，故稼穑作甘。列之天官，言礼之所载，无异

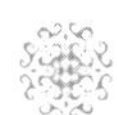

于三坟也。食齐视春时，取其温也。羹齐视夏时，取其热也。秋之凉，酱齐视焉。冬之寒，饮齐视焉。风气散，其味宜收，热气软，其味宜坚。故春夏多酸苦。燥气收，其味宜散，寒气坚，其味宜软。故秋冬多辛咸。滑以利之，甘以缓之，利之缓之，所以调之也。)

记之所载，于春则曰味酸臭膻，夏则味苦臭焦，秋则味辛臭腥，冬则味咸臭朽。以至荐鲔于春，尝麦尝黍于夏，尝谷尝稻于秋，尝鱼于冬，乃所以见授时之至也。诗之所赋，若食郁及薁，烹葵及菽。剥枣、获稻、食瓜、断壶、献羔、祭韭。或介眉寿而为酒，或达阳气而凿冰，乃所以见化民之笃也。(〔宋·吴禔注〕:记之所载，诗之所赋，皆合于三坟者也。曲直作酸，炎上作苦，故味酸味苦，见于春夏。从革作辛，润下作咸，故味辛味咸，见于秋冬。着见于外为阳臭，闭塞于内为阴臭。膻为阳臭，故言于春。腥为阴臭，故言于秋。焦，炎过矣，至阳之臭也，故言于夏。朽，不泄矣，至阴之臭也，故言于冬。荐鲔于春，迎阳而先至者也。尝麦尝黍于夏，尝谷尝稻于秋，尝鱼于冬，言时物也。凡此所以见授时之至也。六月食郁及薁，七月烹葵及菽，八月剥枣，十月获稻，此皆甘旨，非农夫所常食。七月食瓜，八月断壶，瓜也，壶也，庶人之所常食，而老壮共之也。四之日其蚤献羔祭韭者，荐时物也。羔也，韭也，微物也。必以其蚤者，谨时也。或介眉寿而为酒者，所以养老也。或达阳气而凿冰者，达其闭塞也。凡此皆趋时而不失，兹其所以见化民之笃也。)

不特如此，萍氏几酒，莽草熏蠹，嘉草攻毒，牡鞠杀鼃，芣苢有子，椒气下达，虻除结懑，萱草忘忧，鞠穷可以御湿，蘱可以去邪，皆以至理寓焉。盖天之生物，不离五行。五行之附着，虽散殊区别，率可观省。惟斯民由之而不知，必待圣人尝之以知毒，夫然后养生治疾之旨，昭明于天下。后世百王有作，莫能加焉。然则三坟六经有以异乎。(〔宋·吴禔注〕:萍氏几酒，周人建官。几酒，以察其微也。莽草熏蠹，周人建官。除蠹，以莽草熏之也。嘉草攻毒，见于庶氏。牡鞠杀鼃，见于蝈氏。芣苢有子，见于和平之什。椒气下达，见于椒聊之咏。陟彼阿邱，言采其虻，欲除结懑也。焉得谖草，言树之背，欲忘忧闷也。《左傅》曰：有山鞠穷乎。释云：欲使无社，逃于泥水中，则鞠穷可以御湿明矣。《神农书》曰：蘱逐风邪，根杀三虫。记有之曰：三牲用蘱，《尔雅》谓之榝，则蘱可以去邪明矣。此皆六经所载，至理寓焉者也。天之生物不离五行。五行之附着，虽散殊区别，率可观省。此言物不离于五行，而人禀之者，亦五行而已。因物致用，咸有裨益也。惟斯民由之而不知，必待圣人尝之以知毒，然后以之养生，则其生不夭；以之治疾，则其疾不作。其旨昭明于天下，然后百王有作，莫能加焉。盖先圣后圣，其道一也。观此则三坟六经有以异乎。)

《素问病机气宜保命集》卷下：真、假——形——金、木、水、火、土；深、浅——色——青、赤、黄、白、黑；急、缓——性——寒、热、温、凉、平；厚、薄——味——辛、酸、咸、苦、甘；润、枯——体——虚、实、轻、重、中；轻、枯、虚、薄、缓、浅、假，宜上。厚、重、实、润、深、真、急，宜下。其中平者宜中。余形色性味，皆随藏府所宜。此处方用药之大概耳。知者用心，则思过半矣。

《普济方·方脉药性·用药偏胜论》卷五：天有四时春为始，圣人作经，谓之履端。盖履端于始，序则不愆。以时令考之，生气既至，万物萌动。一有舛错，则物为暴陵，人为夭伤，故肃杀之令行于发生之月，此养生之大禁也。在人之身亦有四时焉，和气为养生之本。凡圣经所载，寒药必燥热之病乃可用之，不当以时令为限也。今人不问膏粱贵族及闾巷细民，一切用寒凉以自戕伐，不知庸医谁倡此论。至谓病字，疾脚下加丙，火也，病无不热。然则疾字乃疾脚下加矢，凡有疾者，岂皆中箭乎？此尤可笑者。予细为辩之：夫寒物寒药，其性皆禀北方寒水之化而生。盖冬月寒气盛王，万物悉皆殒绝而不见，其为肃杀可知矣。寒物寒药既禀此化而生，施之于人，非肃杀之令乎？况寒凉之剂入腹，周身之火得水而升走阴燥之极，欲坐井中，阳已先亡。医犹不悟，复指为热重，以寒药投之，其死也何疑焉？与夫春初服宣药，欲疏以导三冬积热，不知《月令》有云：二月之气萌芽，始发阳气，所养物乃条畅。今反以寒药行肃杀之令，百谷草木方欲甲拆，重为霜雪抑遏之，虽欲发现，其可得乎？《内经》云：春三月，此谓发陈。天地俱生，万物以荣。大概谓人顺春令当生而勿杀，予而勿夺，赏而勿罚。此春气之应，养生之道也。即此观之，阳生阴杀，久则与之俱化，自取危亡，信矣！岂惟寒哉，热亦如之。《经》云：一阴一阳谓之道，偏阴偏阳谓之疾。《圣济经》曰：阳剂刚胜，积热燎原，为消狂痈疽之属，则天癸竭而荣涸；阴剂柔胜，积若凝冰，为洞泄寒中之属，则真火微而卫散。故大寒大热之药，当从权以用之，气平而止。如执而有所偏助，令藏气不平，呜呼！死生之机，捷若影响，殆不可忽！治寒以温，治热以凉，但中病即止，矫枉则过正也。盖凉药频施，必至于呕软沉冷；温药频施，必至于烦燥哄热。所贵酌量权度，一毫无过用焉，是谓活法。牵牛非神农药也，《本草》名医续注云：味苦寒，能除湿，利小便，治下注脚气。此说气味主治俱误矣。何以明之？凡药用牵牛者，少则动大便，多则泄下如水，乃泻气之药。试取尝之，便得辛辣之味。久而嚼之，猛烈雄壮，渐渐不绝，非辛而何？续注味苦寒果安在哉？若以为湿家泻药，尤不知其的也。何则？能泻气中之湿热，不能除血中之湿热。况湿从下受之，下焦主血，是血中之湿，宜苦寒家之味。今反以辛药泻之，其伤必矣。夫湿者，地之别名，有形者也。若肺先受湿，则宜用之。或有湿无湿，但伤食，或动大便，或有热证，或只常服克化之药，但用牵牛，岂不误哉？殊不知牵牛辛烈，泻人元气，比之诸辛药尤甚，以辛之雄烈故也。《经》云：辛泄气，辛走气，辛泻肺气。肺病者无多食辛。况饮食失节，劳役所伤，是胃气不行，心火乘之，肠胃受火邪，名曰热中。《经》云：脾胃主血，当血中泻火，润燥补血，泻胃经之湿热及胸中热，是肺受火邪，以黄芩之苦寒抑之，以当归之辛温和血，以生地黄苦寒凉血益血，少加红花之辛温以泻血络，以桃仁之辛温油腻之药除燥润大便。然犹不可专用，须于补中益气汤泻阴火之药内兼而用之。何则？上焦元气已自虚弱，若反用牵牛大辛辣、气味俱阳之药以泻水泻气，可乎？津液已不知足，口燥舌干，而重泻其津液，利其小便，元气伤竭，致阴火愈甚。今重为备言之：牵牛感南政热火之化所生者也。血热泻气，差误太甚。若病湿胜，湿气不得施化，致大小便不通，则宜用之耳。湿去则气周流，所谓五脏有邪，更相平也。《经》云：一脏未平，以所胜平之。火能平金而泄肺者，此之谓也。近代钱氏泻黄散中独用防风，比之余药过于两倍者，以防风辛温，令于土中泻金不助湿者也。《经》云：从前来者为实邪。谓子能令母实，实则泻其子，此之谓以所胜者平之也。古人有云：牵牛不可耽嗜，则脱人元气。《经》云：秋不食姜，令人泻气。故夏月食姜不禁，为气正王之时。夏宜以汗散火，令其以汗出越其热，故秋月则禁之。朱晦庵《语录》中有戒秋食姜则夭人天命，戒之深也。姜尚如此，况牵牛乎？故不可一概用之耳。张仲景治七种湿证，小便不利，无一药犯牵牛者。仲景岂不知牵牛能泻湿、利小便？为湿病之根在下焦，是血分中气病，不可用辛辣气药，泻上焦太阴之气故也。仲景尚不敢轻用如此，世医一概用之，可乎？

《本草纂要·用药权宜论》卷首：论本草气味之殊，合太极阴阳之理。何则太极？动而生阳，静而生阴，本草气本于阳，味本于阴。然气者动之机，味者静之体也。经曰：味为阴，味厚为阴中之阴；气为阳，气厚为阳中之阳；气厚而味薄为阳中之阴，味厚而气薄为阴中之阳。故清阳发腠理，浊阴走五脏。又曰：辛甘发散为阳，酸苦涌泄为阴者，此也。若曰：药有用性，东垣曰升也、

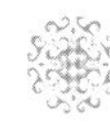

降也，有谓性之设耳，殊不知阳邪下陷于阴经，非升麻之药不可升；胃火攻冲于头面，非石膏之剂不可降，此用性之法然也。又谓主治何如？《内经》曰：主病之谓君，佐君之谓臣，应臣之谓使。盖主者君主也，而用药以此为君也，治者平治也，如辅佐君主以治之也；又有使者如在下之职，听命于使令也。帝曰：有毒无毒，服有约乎？岐伯曰：病有新久，方有大小，有毒无毒，固宜常治矣。且如半夏有毒，宜姜制之；杏仁有毒，宜去皮尖；厚朴有毒，去粗皮而姜炒；桔梗有毒，去芦梗与稍头；芍药有毒，宜火煨而酒炒；官桂有毒，去粗皮而用心；此制毒之大法也。或者药有引经之用，假势力而归经，或者药欲治症而不投，必须制毒而治症，如其当归酒洗可以行血而充元；白术土炒可以健脾而不滞；芍药火煨去酸寒不能伐木；茯苓乳制敛淡渗固可生津；黄芩治火从酒炒而行上；熟苄滋阴仗酒力而温经；牛膝生津无酒洗不补；益智止溺无盐制不神；黄连姜炒治阴火而最佳；青皮醋煮伐肝木而最妙；去湿固用苍术，无米泔而不能燥湿；开郁必用山栀，炒不黑而亦难散郁；干姜炮苦能存中而自守；桑皮蜜炙必止嗽而清痰；诸子宜炒，皆因口闭而未发生也；诸仁宜碎，恐发生而纵其性焉，此制药之法则也。雷公又云：药用酒洗，酒行血脉；药用醋制，酸敛收神；有盐炒者，从盐之咸，咸则入肾，咸可软坚；有姜炒者，得姜之辛，辛则散寒，辛从火去；土炒之剂，则壮之于脾；乳制之剂，则充其本元；火煨不寒，火炙温中，火炮则通行血脉，又守中而不散，火煅则去毒不寒，又收敛而和中；便制者壮精益神，能润下而滋阴；酥炙者，取酥之力有千斤之胜，此不易之法制也。知者当以理而求之，则动静之机，气味之本，闻一而推十可也。假以力而行之，则炮炙之论，修制之法，而万举万全无疑矣。本草之要，岂不在斯乎！岂不在斯乎！愚有见于此，欲推而行之，故将诸贤活法纂于前，复将愚按心法着于后，而为之《纂要》云。时隆庆元年岁次丁卯秋中元吉旦门生李珊谨集，王仕清谨书，何先裕谨眷，王甫仁谨刻。

《医旨绪余·药性裁成》卷下：论异类有情丸：人至中年，觉体衰弱，便可以此丸服饵，此方药仅三品，而补性极峻。盖鹿乃阳兽，食山中之灵草，故多寿；夏至一阴生，而角便解，角得纯阳之气，故补人身之阳。龟者，灵物也，属阴，能养息，上可补心，下可补肾，故补人身之阴。虎，西方之兽也，属金，而能抑木，故虎啸而风生也。三者皆多寿，皆有生育，皆有灵性，殊非草木金石比也。服饵宁无补益乎？〇鹿茸、鹿角霜、龟板、虎胫骨各如常制为末，以猪脊髓加炼蜜为丸梧桐子大，空心盐汤吞五七十丸，或加猪胆汁三合，和于剂中，以寓降火之意。

《本草经疏·药性简误指归》卷一：夫药石禀天地偏至之气者也。虽醣和秾懿，号称上药，然所禀既偏，所至必独。脱也用违其性之宜，则偏重之害，势所必至。故凡有益于阳虚者，必不利乎阴；有益于阴虚者，必不利乎阳。能治燥者，必不利于湿；能治湿者，必不利于燥。能破散者，不可以治虚；能收敛者，不可以治实。升，不可以止升；降，不可以疗降。寒有时而不宜于热，热有时而不宜于寒。古人半夏有三禁，谓渴家、汗家、血家。仲景呕家忌甘，酒家亦忌甘。王好古论肺热忌人参之属。诸如此类，莫可胜数。苟昧斯旨，吉凶贸焉。人命至重，冥报难逃，医为司命，其可不深思详察也哉！此与十剂互证者也。十剂对治，反则为误，故作简误以防其失。〇药性差别论药有五味，中涵四气，因气味而成其性。合气与味及性而论，其为差别，本自多途。其间厚薄多少，单用互兼，各各不同，良难究竟。是故《经》曰：五味之变，不可胜穷。此方剂之本也。阴阳二象，实为之纲纪焉。咸味本水，苦味本火，酸味本木，甘味本土，辛味本金，此五味之常也。及其变也，有神明之用焉。今姑陈其略以明之：第准经文，同一苦寒也，黄芩则燥，天冬则润，芦会能消，黄檗能补，黄连止泻，大黄下通，柴胡苦寒而升，龙胆苦寒而降。同一咸也，泽泻则泻，苁蓉则补，海藻、昆布则消而软坚，马茎、鹿茸则补而生齿。同一酸也，硫黄味酸而热，空青味酸而寒。甘合辛而发散为阳，甘合酸而收敛为阴。人参、黄耆，阳也，甘温以除大热；地黄、五味，阴也，甘酸以敛阴精。联采数端，引以为例。如斯之类，难可枚举。良由气味互兼，性质各异，参合多少，制用全殊。所以穷五味之变，明药物之能，厥有旨哉！顾其用纷错，其道渊微，可以意知，难以言尽。非由妙悟，则物不从心。固将拯蒸民于夭枉，宜寤寐乎兹篇。

《裴子言医》卷一：药无所谓王霸也，用药亦无所谓王霸也。而有王道、霸道之喻，亦用之者之有王霸耳。用药者，尝变以审时，经权以济事，当补即补，当攻即攻，当寒即寒，当热即热，曷王霸之有分哉？用之者善，甘草、参、耆，王也；附子、硝、黄，亦王也。春生秋杀之天道也，当即无药非王也。用之不善，则附子、硝、黄，霸也，甘草、参、耆，亦未始非霸也。冬燠夏寒之愆咎也，不当即无药非霸也。是则王霸不在药而在所用。亦不在于用而在善用与不善用。今世之谈医者，咸以参、耆、甘草类能补益，称为王道；硝、黄、附子类能攻伐，称为霸道。是泥于药之有王霸矣。泥药之有王霸，遂泥于用之亦有王霸矣。噫！果用药有王道、霸道之歧哉？此唯可与知者言也。

《本草汇笺·总略》：论药体色气味形性能力条别出贾所学、钱森焉文云：《本草》家言予搜辑几遍。仲淳《经疏》，博雅淹通，道俗共赏。最后从友人案间，得贾九如《药品化义》。初一展视，即惊绝为获睹异书，随令诸学徒传写诵习，盖服膺之至也。读《本草》如钱、贾二君，正所谓争上流，不争下流者也。前如损庵所言，据主治而觅药性，犹谓已落第二义，况又因主治而逐节疏之，引伸触类，以开后学入门之助则可，若谓是《本经》的旨，又何异痴人前说梦耶？仲淳既以药性生成本原为著书章本，则何不全提最上之旨，而又多此一番落索，印定后人眼目耶？钱、贾之书，可为青出前人矣。乃知州都之广，山川之奥，怀术抱道而名不称者，固不乏人。予时客松陵以质之，诸青囊家鲜不简而弃之。即遍叩之，槜李渠同乡，亦罕有知者，不知其书，并不知其人。嗟乎！予今日之《汇笺》，安知不为九如之《化义》也？〇药之命名，俱有意义，或以体，或以色，或以气，或以味，此四者，乃天地产物生成之法象。或以形，或以性，或以能，或以力，此四者，藉医人格物推测之义理。按此入法，交相详辨，验其体，观其色，嗅其气，嚼其味，而后推其形，察其性，原其能，定其力，则凡厚薄清浊，缓急躁静，平和酷锐之性，及走经主治之义，无余蕴矣。〇体分燥润轻重滑腻干，色分青红黄白黑紫苍；气分膻臊香腥臭雄和，味分酸苦甘辛咸淡涩。形分阴阳水火土金水，性分寒热温凉清浊平；能分升降浮沉定走破，力分宣通补泻渗敛散。体质所主，根主升，与苗同。稍主降，与尾同。头主补，中守与身同。茎主通，叶属阳，发生主散，性锐。花属阴，成实主补。子主降，兼补能生长。仁主补，能生润利。蒂主宣，皮能降火，主散表。肉主补，汁主润利。大性宽缓，中性猛，小性锐，细性锐，尖性锐。通能行气，薄轻能升，厚重能降。干燥能去湿，湿润能去燥，主补。滑腻能利窍，油能润燥。〇五色所主，胆腑属风，色青，肝脏属木，色青，木禀母水，黑色，由黑化乎紫，故木色多紫。小肠腑属热，色红，心脏属火，色红，火禀母木，青色，故火色中青。胃腑属湿，色黄，脾脏属土，色黄，土禀母火，赤色，故土色多赤。大肠腑属燥，色白，肺脏属金，色白，金禀母土，黄色，故金色多黄。膀胱腑属寒，色黑，肾脏属水，色黑，水禀母气，白色，故水色多白。如犀角地黄汤，地黄、黄芩、黄连清胃，配黄色也。丹皮、赤芍清脾，配赤色也。沙参黄芪汤，沙参、桑皮清大肠，配白色也。黄芪、甘菊清肺，配黄色也。清龙汤主治少阳胆腑，配青色也。白虎汤主治阳明大肠经，配白色也。

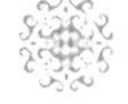

体会古人之意，类推药色入脏走腑，补母泻子，无不合法。〇五气所入，膻入肝，臊入心，香入脾，腥入肺，臭入肾。五气所能，如香能通气，能主散，能醒脾阴，能透心气，能和合五脏是也。五气为体，气更有性，气如厚薄，缓亟静躁，猛烈酷锐是也。如人身有先天虚无之气，有后天米谷之气。所以药品亦有性气体气之分。〇五味所入，酸入肝，苦入心，甘入脾，辛入肺，咸入肾，淡入胃。五味所走，酸走筋，苦走血，甘走肉，辛走气，咸走骨。五味所养，酸养筋膜，苦养血脉，甘养肌肉，辛养皮毛，咸养骨髓。五味所主，辛主散，甘主缓，淡主渗，酸主收，苦主泄，咸主软，滑主利，涩主敛。五味所能，凡药之功，专在于味。一味之中，又有数能。如升降浮沉，定守走破之类。良工用药，制方错综，变化之妙，全藉乎此。辛能散结，能驱风，能横行，能利窍，能润燥。甘能缓急，能上行，能发生，能润肠，能补气，能补阳。淡能渗泄，能利窍，能下行。酸能收缓，能收湿，能敛散，能敛热，能束表，能活血。苦能坚脆，能燥湿，能直行，能降下，能涌泄，能去垢，能解毒，能开导，能养血，能补阴。咸能软坚，能凝结，能沉下。滑能利窍，能养窍。涩能收脱。五味所宜，肝宜食甘，心宜食酸，脾宜食咸，肺宜食苦，肾宜食辛。五味所禁，肝病禁辛，心病禁咸，脾病禁酸，肺病禁苦，肾病禁甘。又肝病无多食酸，筋病无多食酸，酸多则肉病。心病无多食苦，血病无多食苦，苦多则皮病。脾病无多食甘，肉病无多食甘，甘多则骨病。肺病无多食辛，气病无多食辛，辛多则筋病。肾病无多食咸，骨病无多食咸，咸多则脉病。〇药之阴阳，属形款中，气属阳，气厚为纯阳，气薄为阳中之阴。味属阴，味厚为纯阴，味薄为阴中之阳。辛甘淡属阳，酸苦咸属阴。其甘淡二味，其性有凉有寒者又属阴。阳则升浮，清阳为天，出上窍，发腠理，实四肢。阴则沉降，浊阴为地，出下窍，走五脏，归六腑。〇药性有清浊，性凉为清，气味俱轻，薄淡者为清中清品。性温为浊，气味俱重，厚浓者为浊中浊品。清中清品以清肺气，补助天真，如沙参、石斛、甘菊、山药、扁豆之类。清中浊品以健脾阴，荣养肤腠，如人参、黄芪、白术、芡实、甘草之类。浊中清品以补心血，宁养神志，如丹参、枣仁、生地、麦冬、紫菀之类。浊中浊品以滋肝肾，坚强筋骨，如熟地、当归、天冬、枸杞、苁蓉之类。药性所养，温养肝胆，热养心神，湿养脾阴，湿即濡润之品，清养肺气，清即性凉，及轻淡之品。寒养肾精。药性所主，寒主沉，热主浮，温主补，凉主清，风主升，燥主通，湿主润，清主和，浊主降。药性所用，用热解表，用寒攻里，用辛甘发散，用淡渗泄，用酸苦涌泻，用咸沉下。寒、热、温、凉在天则为气，在药则为性。从来本草皆混误为气也。〇药力所主，宣可去壅，通可去滞，补可去弱，泻可去闭，轻可去实，与虚同。重可去怯，与实同。滑可去着，与腻同。涩可去脱，燥可去湿，与干同。湿可去枯，与润同。寒可去热，热可去寒，与温同。雄可表散，锐可下行，和可安中，缓可制急，平可主养，静可制动，此用药十八法，制方之义，必本于是。

《侣山堂类辩·本草纲领论》卷下：天地所生万物，皆感五运六气之化，故不出五气、五味、五色、五行、寒热温凉、升降浮沉之别。《经》云：五味阴阳之用，辛甘发散为阳，酸苦涌泄为阴，淡味渗泄为阳，咸味涌泄为阴。六者或收或散，或缓或急，或燥或润，或软或坚，随所利而行之。此物性之纲领也。五气五味，各归所喜。酸先入肝，苦先入心，甘先入脾，辛先入肺，咸先入肾。肝色青，宜食甘；心色赤，宜食酸；肺色白，宜食苦；脾色黄，宜食咸；肾色黑，宜食辛。辛散，酸收，甘缓，苦坚，咸软。毒药攻邪，五谷为养，五果为助，五畜为益，五菜为充。气味合而服之，以补益精气。四时五藏之病，随五味所宜也。又肝苦急，急食甘以缓之；欲散，急食辛以散之，用辛补之，酸泻之。心苦缓，急食酸以收之；欲软，急食咸以软之，用咸补之，甘泻之。脾苦湿，急食苦以燥之；欲缓，急食甘以缓之，用苦泻之，甘补之。肺苦气上逆，急食苦以泄之；欲收，急食酸以收之，用酸补之，辛泻之。肾苦燥，急食辛以润之；辛又能润，为能开发腠理，致津液通气也。欲坚，急食苦以坚之，用苦补之，咸泻之。又辛走气，气病无多食辛。咸走血，血病无多食咸；苦走骨，骨病无多食苦；《灵枢》苦走血，咸走骨。甘走肉，肉病无多食甘；酸走筋，筋病无多食酸；此五味补泻宜忌之纲领也。夫百病之生也，不出乎表里阴阴，寒热虚实。虚者补之，实者泻之，寒者热之，热者寒之，坚者削之，客者除之，劳者温之，凡甘温、辛温，皆从补。结者散之，留者攻之，燥者濡之，急者缓之，散者收之，损者温之，逸者行之，盛者折之，惊者平之，高者抑之，下者举之，微者逆之，甚者从之；上之下之，摩之浴之，薄之劫之，开之发之，适事为故。逆者正治，从者反治，此治病之纲领也。万物各有自然之性，凡病自有当然之理。即物以穷其性，即病以求其理，得其性理，豁然贯通，则天地所生之万物，人生所患之百病，皆归一致矣。用之可十可百，推之可万可千，岂不绰然有余裕哉？

《冯氏锦囊秘录·杂症痘疹药性主治合参·治疗重药性》卷一：《经》曰：夫约方者，犹约囊也，囊满而弗约则输泄，方成弗约，则神与气弗俱，故医者识脉，方能识病。病与药对，古人惟用一药治之，气纯而功愈速。今人不识病源，不辨脉理，用药杂乱，则功用不专，而获效者鲜矣。是以医之用药如用兵焉。料敌出奇者，将之谋也；破军杀贼者，士之力也。审度病机者，医之智也；攻邪伐病者，药之能也。非士无以破敌，非药无以攻邪。故良将养士，上医蓄药。然不知士何以养，不知药何以蓄，夫士犹有情实可考，才略可试，尚曰难知，况乎药石无情，才性莫测，即非言论之可考，又非拟议之可及，而欲知其的然不谬，非细心穷究，其孰能与？假令尝试漫投，则下咽不返，死生立判，可不大惧耶！上古之人，病生于六淫者多，发于七情者寡，故其主治尝以一药治一病，或一药治数病。今时则不然，七情弥厚，五欲弥深，精气既亏，六淫易入，内外胶固，病情殊古，则须合众药之所长，而又善护其所短，不但既明寒热补泻之性，贵在熟得损益变化之情，我心之意见，与药之性情，如契合神交，方能得心应手，共图平定之功，则断无伤生之误矣。尊生者，可不潜心细究乎！

《嵩厓尊生全书·药性皆偏论》卷四：一药之生，其得寒热温凉之气，各有偏至以成其体质，故曰药。药者，毒之谓。设不偏，则不可以救病之偏矣。故寒病热救，热病寒救，虚补实泻，即补亦偏至之味，非中和也。萧何约法，武侯峻纲，皆因时势之偏而救之，不得已也。设得一二方之效，遽长服以为保命之品，其初或亦投其正病，久之而味之偏胜，偏归其脏，则所胜之脏受伤，而必至于偏绝，故岐伯有去六、去七、去八、去九之戒，盖慎之也。

《医学真传·用药大略》：余初事医，亦阅方书，未读《本经》，只知某药性寒，某药性热，某药豁痰，某药行气，某药燥湿，某药健脾，某药破血，某药补血。遇病用药，如是而已！及药不应手，嗜古而灵，始知五运六气之理。天地有五运六气，人身亦有五运六气，而百卉草木，亦莫非五运六气。五运，五行也；六气，亦五行也。天地开辟，草木始生，农皇仰观俯察，而百卉草木，有五方之出处，五时之生成，其中更有五色、五臭、五味，而合于人之五藏六府，天地人物，一以贯之，着为药性。知药之性，则用之无穷，取之有本；后人不知其性，但言其用，是为逐末亡本。如云犀角解心热，羚羊清肺肝。遇心热之证，宜用犀角，肺肝之证，当用羚羊，使用之而毫不见功，将如之何？必知犀角之性如何，所以清心热者何故；羚羊之性何如，所以清肺肝者何故。知其所以然之故，则取之左右逢其源，不知其故而硬用之，是欲金之鸣而撞其木也。虽撞不鸣，不鸣愈撞，愈撞愈不鸣，即至折手，不见成功，何益哉！〇药性必分藏府经脉，升降出入。或行皮毛，或解肌腠，或通经脉，或起水土之气上行，或助金木之气转输，或秉镇坠之质下降。以药性之运气，合人身之运气而用之，斯为有本。兹未能悉底详明，姑以日逐所用数十品言之。〇人参补五藏之真元，五藏真元有一藏不足者，即用之。若水火不交，心肾之真元不足也；天地不交，脾肺之真元否塞也；气血不和，阴阳之真元不济也。急用之，犹恐无裨矣。凡饮食不进，胃口不开者，必用人参。盖五藏六府之气俱至于胃，犹江汉朝宗于海也。有一藏一府之气不至于胃，其人必不能食，虽食亦勉强不多。别药止补一藏一府，独人参备天地人三才之气，能补五藏六府之元神，故必用之。其余之用，不可胜说，若欲尽说，罄竹难书，善悟可耳。黄芪助三焦之气，从经脉以达肌腠，若三焦内虚不能从经脉而达肌腠者，必用之。白术补脾土，脾土虚者必用之。类之山药、石斛、薏仁、干姜、炙甘草，皆脾土药也。其余尚有运脾消导之药，不可胜纪矣。五味子、杜仲、补骨脂、巴戟天、熟地黄，皆补肾药也。阳气立而阴精不足，凡此可补，然缓着也。若肾精竭而阳无所附，又宜桂、附以补阳。〇凡药空通者，转气机。如升麻、木通、乌药、防己、通草，皆属空通。藤蔓者走经脉，如银花、干葛、风藤、续断、桑寄生，皆属藤蔓。至不必藤蔓而入血分之药，亦走经脉，如红花、当归、丹皮、秦艽、白芍之类。胸隔不和，在两乳之上，则川贝母、桔梗、茜草、麦冬，木通、蒌仁，主开胸痹；凡胃络与心包络不相通贯，致不能横行旁达者，此药亦主之。心气不交于肾，则桂枝，茯苓、枣仁、枸杞，可使心气归伏于下。肝气有余而内逆，则用玄胡、青皮、五灵脂、香附、白蒺藜之类以疏肝。〇凡药有刺而属金者，皆主伐肝。盖金能制风，金能平木，制风平木，即所以伐肝也。肝气不足而内虚，则用山萸肉、五味子、熟地黄、当归、白芍、木瓜之类以补肝。又水能生木，补肾即补肝，所谓虚则补其母也。五藏调和，六府无恙。或三焦火气有余，阳明燥气上炽，少阳相火妄动，则芩、连、栀、柏，凡泻火清凉皆可用也；若藏府内虚，而燥火上炎者，又当和其藏府，或补泻兼施，不可专行凉泻矣。肺为五藏之长，受朝百脉，不宜有病。其咳嗽之证，虽关于肺，而病根在于别藏别府，府藏之气，不循经顺行，各上逆于肺，而为咳也。若咳果在于肺，久久便为不治之证。而肺经之药，通变无穷，不可执一。如杏仁、桔梗、桑皮、白芥子、麻黄、紫苏、葶苈子，皆泻肺药也；百合、款冬、贝母、人参、五味子，皆补肺药也。而补脾之药，亦所以补肺，盖足太阴属脾土，手太阴属肺金，土能生金，故补脾即所以补肺也。凡发散毛窍，解肌出汗之药，皆所以泻肺。盖肺主皮毛，金能生水，实则泻其子，故皮毛汗出所以泻肺也。〇其病在骨，当用肾藏之药，桂、附可用。其病在筋，当用肝藏之药，归、芍可用，及前补肝之药，皆可用也。病在肌肉，当用补脾助土之药。病在经脉，当用心包络之药。病在皮毛，当用肺经之药。其药已载于前，意会而神明之可也。〇又痘证用药，方书俱有成法，余独体痘根所发之原，而神解以治。痘毒起于肾，此毒一发，合相火而上行，故痘为水毒，因火始发，见点一二，则知外有热而内发痘。《经》云：荣主血，卫主气。主血者，合心主之包络也；主气者，合三焦之肌腠也。如三焦气虚，见点一二，火毒内炽，一起便见狂烦不顺，则用大承气汤，乃釜底抽薪之治。如钱氏百祥丸，亦釜底抽薪之法也。若无此证，但观其痘所循之路，必令三焦之气内合心包。心包主血、主脉，见点不必发表，第一要用经脉之药，使三焦之气先合荣血而走心包，如红花、续断、秦艽、茜草、当归、川芎、生地、银花之类；出之有渐，颜色润泽，便当和其三焦，调其中胃，四五日痘根微有水色，即宜助三焦而补气血，银花、归、芍、茯苓、黄芪、人参、甘草、桑虫，如是而已。此外之治，皆不谙经脉，不知自然之理，而妄行施治者也。此其大略也。

《医学阶梯·药性论》卷二：药性之理大矣哉！夫药也者，原为疗疾，不知其性，则病者反为药误矣。然尝药辨性，创自《神农本草》，后之本草，习而蜂起，宗《神农本草》者，百无一二，宗姓氏本草者，十有八九。赖明李子时珍汇集《本草》一部，以《神农本草》列之于纲，是为《本经》，又以诸大名贤药品列之于目，是为《别录》，引之以姓氏，注之以发明，而药之气味功性，升降浮沉之理始备。后人不察，喜简厌繁，尽藉《医方捷径》《珍珠囊》等书，以为药性浅近，而不知《纲目》注释，亦非深远。予尝细检本草纂集要药二百余种，虽间附以己意，而实则原本《纲目》阐发其性，而着明其功，诠次之法，则以气药而连肺药，血药而连心药，补肝药而连平肝药，补脾药而连燥脾药，补肾药而连暖肾药，消导药而连克伐药，疏散药而连发表药，清火药而连泻火药，导火药而连益火药，分水药而连利水药，收药而连涩药，退药而连脱药，坚药而连固药，条条汇纂，一一分析，庶用者有所稽考可寻，不致误投也。按人参补气而益元，其性中和。萎蕤补气而益表，其性平润。黄耆固表而益肺，其性冲和。沙参益肺而清金，其性清润。百合补肺而宁嗽，其性清敛。白及补肺窍而疗痈痿，其性粘涩。紫菀清肺而疗嗽血，其性清疏。旋覆花疏肺而定喘，除噫而疗嗽痰，其性疏滑。天门冬清肺，宁嗽而止血，其性润滑。麦门冬润肺清金，宁嗽而止渴，其性滋润。五味子敛神敛汗敛嗽而滋水，其性收敛。杏仁治喘治嗽治气秘，其性润散。百部疗痈痿而杀寸白，其性清润。贝母舒郁而疗痰嗽，其性疏利。桔梗疏肺，疗嗽而利咽膈，其性散利。郁李仁定喘而泻肺实，其性润降。葶苈泻肺实而疗痈痿喘嗽，其性急削。海石清肺火而化老痰，其性润利。苏子定喘而疗痰嗽，其性降削。白芥子降气定喘而消痰结，其性降利。桑白皮泻肺实而疗喘嗽，其性霸烈。瓜蒌仁清肺定喘而宁嗽，其性清润。前胡疏肺消痰而散表，其性疏散。白前疏肺宁嗽而消痰，其性疏利。半夏益肺而益脾，燥湿而燥痰，其性燥利。南星疏肺而下风痰，其性燥烈。胆星清肺降火降气，而下风拥之痰，其性清利。牛蒡子下气定喘，而亦疏风拥之痰，其性降厉。牛黄治卒暴僵仆而下风痰喘急，其性峻厉。枳壳降气消痰，宽胸宽膈而泻肺实，其性利削。马兜铃泄肺而定喘，其性降下。橘红理气消痰而利膈，其性宽顺。沉香降气而利膈，其性沉降。郁金舒郁结而止吐血，其性舒利。香附子舒郁而下气，其性涩滞。木香调诸气而泄气，其性利降。砂仁快气而止吐泻，其性克削。乌药顺气而散结，其性和平。丁香快气而止呕，其性温和。苏梗理气而宽中，其性疏通。莱菔子解胀而下气，其性消克。大腹皮解胀宽腹而下气，其性疏利。草豆蔻治胃气而止呕，其性芳烈。白豆蔻快膈而疗噎，其性芳燥。益智仁快气而缩小便，其性亦芳燥。此以气药而连肺药也。当归调荣而养血，其性润滑。川芎益荣而抑卫，其性走散。抚芎益血调荣而定经络之痛，其性行活。芍药理荣而调卫，其性清敛。生地黄清热而凉血，其性宣通。熟地黄养血而滋水，其性浓腻。丹参调经而通闭，去旧而生新，其性通活。丹皮泻火凉血而滋阴，其性清抑。鹿角胶益血而补火，其性浓厚。阿胶止血安胎而定喘，其性浓固。益母膏调经而养血，其性滋润。益母草益荣而益卫，其性平益。玄胡索破血通经而治胃气，其性猛峻。五灵脂行死血而逐生瘀，其性峻削。苏木逐恶露而疗血块，其性暴烈。桃仁下蓄血而清瘀，其性润削。红花通经而疗月闭，其性通利。蒲黄行积血而治癥块，其性骤削。泽兰叶行血而逐瘀，其性通利。三七止血而疗金疮，其性粘腻。辰砂镇心而定神，其性沉重。琥珀安魂定魄而利水，其性粘涩。石菖蒲安神而通窍，其性燥烈。柏子仁养心抑火而安神，其性平润。远志宁智安神而疗痫痛，其性通达。酸枣仁养心益胆而敛汗，其性收敛。茯神安神而通心，其性平益。此以血药

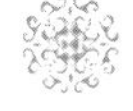

而连心药也。枸杞壮阳而明目，暖水而益火，其性滋润。菟丝益精而益肾，暖火而壮火，其性粘涩。苁蓉补火而暖水，滋血而润肠，其性浓润。巴戟补肾而滋水，益火而壮阳，其性坚暖。仙茅兴阳而助火，其性燥烈。海肾益肾而补火，起阴而兴阳，其性灵活。胡芦巴补火益肾而疗疝，其性暖壮。补骨脂补火而生土，益肾而止黎泄，其性芳燥。杜仲益肾壮腰而止腰痛，其性涩固。续断续腰胁而接带脉，补水脏而益血分，其性粘固。覆盆子补肾益精，其性平涩。金樱子益肾而益精，其性敛涩。牡蛎益肾而益精，敛神敛汗，其性收涩。龙骨敛神而治梦泄，通离位而达坎宫，其性敛涩。秋石泻火而滋水，益肾而补真阴，其性滋益。沙苑蒺藜补肾而益精，滋水而解渴，其性宣通。此以补肾药而连暖肾药也。白术补脾胃而燥湿，止呕泻而消胀痰，其性燥缓。苍术燥土而利湿，益里而发表，其性燥烈。茯苓补脾胃而益气分，入水脏而通治诸淋，其性淡渗。苡仁益脾胃而兼益肺，利水消肿而兼治痈痿，其性利益。山药健脾开胃而止泻，其性粘涩。扁豆补脾胃，止泻利水而清暑，其性平益。黄精补土而益母，祛病而疗饥，其性平和。甘草补脾胃而和中，调诸药而解毒，其性和缓。此以补脾药而连燥脾药也。乌鲗骨益肝而养血，泻火而滋阴，其性清利。鳆鱼汁利肠中及伤肝，其性清润。鳖甲益肝而凉血，泻火而滋阴，其性清益。山茱萸益肝而益肾，其性敛益。陈皮补中而补肝，理气而调气，其性快利。青皮伐肝而平气，兼疗胁痛，其性克削。白芍平肝而泻火，养血而益阴，其性滋敛。木瓜疏肝而克食，其性宣通。柴胡发表而兼达木郁，其性疏散。龙胆草泻肝火而疗目疾，其性清削。羚羊角泻肝清热而疗痫病，其性刮削。牛膝补肝而益肾，强膝而舒筋，其性走下。钩藤泻肝而疏风热，其性清散。此以补肝药而连泻肝药也。朴硝消瘀化胎，行滞而倾销五金八石，其性腐酿。大黄泻火行瘀而消滞，其性猛烈。枳实消积而消滞，荡肠而涤胃，其性冲倒。厚朴涤滞而解胀，荡积而宽肠，其性消削。槟榔解瘴而下气，快肠消积而疗疟，其性快利。代赭石消痞硬而除噫气，其性坠削。神曲消面食而化滞，其性曲酿。麦芽消谷食而消积，其性甘酿。山查消肉食而行瘀，其性坚化。三棱消滞而化积，其性克削。莪术消积滞而消痞块，其性坚削。常山截疟消痞而探吐，其性勇暴。此以消导药而连克伐药也。麻黄开肺窍，定喘疏表而发汗，其性直透。桂枝调荣卫而解肌，其性斜行。防风散风而发表，其性拨乱。紫苏发表而疏风，其性轻散。羌活散八风而治百节疼痛，其性纵横。独活去风而疗湿，其性下走。荆芥散风而治疥疹，其性疏通。薄荷清风热而疏散，其性清散。秦艽散风去湿而利水，又治肢节之疼痛，其性疏散。天麻疏风而疗眩晕，其性疏润。菊花疏风而明目，其性平和。藁本疗头风而治巅顶之痛，其性峻削。蔓荆疏风而治偏头痛，其性浮散。白蒺藜去风而明目，其性疏散。细辛治少阴而散寒，其性走散。豨莶除风湿而治偏废，其性平益。藿香正气温中而止呕吐，其性疏和。防己去湿而利水，其性沉降。葛根疏风疗渴而解肌热，其性清解。升麻散风邪而升清气，其性上窜。香薷疏表而清暑气，其性走散。白芷疏表而治风疥，其性清散。昆布泻火而疗瘿瘤，其性清散。海带清热散肿消瘿，其性清发。夏枯草疗瘰疬而败毒，其性散削。此以疏散药而连发表药也。黄连泻心火而解毒，厚肠胃而疗痢，其性宣燥。黄芩泻火而清热，安胎而凉大肠，其性清利。知母润肺而止烦渴，抑相火而泻无根，其性滋润。黄柏泻相火而清湿热，疗诸疮而止疼，其性清燥。栀子解烦而泻火，其性曲屈。元参泻火而滋水，利咽痛而益肾，其性冷利。石膏泻火清热而止渴，解躁而解肌热，其性清散。犀角泻心火而清邪热，止吐衄而解躁烦，其性降削。胡黄连泻火而清热，疗肠风而疗疮痔，其性清润。地榆泻火清热而止便红，其性沉利。槐子泻火清热，亦治肠风便血，其性清抑。苦参泻火清热而解毒，其性清散。秦皮泻火清热而疗下痢，其性收涩。白头翁泻火清热而疗热痢下重，其性清散。射干泻火清热而疗咽闭，其性猛利。山豆根泻火清热而疗咽喉肿痛，其性疏利。天花粉泻火清热而解烦渴，其性清润。石斛泻胃经邪火，益肾肝真脏，其性平和。银柴胡益阴清热而疗骨蒸，其性滋益。地骨皮退热除蒸而清火热，其性清敛。青蒿清热泻火而除骨蒸，其性清散。连翘清热泻火，解毒而疗疮疹，其性清润。金银花泻火清热，滋阴而凉血解毒，其性滋益。此以清火药而连泻火药也。附子补火而消阴翳，回阳而救厥逆，其性沉重。肉桂补火驱寒而助龙雷，其性横行。干姜暖脾而暖胃，去秽恶而温中，其性横散。良姜暖中而去沉寒痼冷，其性壮烈。吴茱萸疗中寒而痛绝，治吐泻而阴寒，其性燥烈。硫黄补真火而益命门，暖丹田而暖中宫，其性宣燥。此以导火药而连益火药也。猪苓利水而少益，泻火而多能，其性淡渗。泽泻利水而入水脏，泻留垢而泻胞中，其性清利。木通泻丙火而利水，其性流通。滑石泻六腑水道，清热淋而兼去邪火暑气，其性沉重。车前催胎明目而亦利水，其性冷利。赤茯苓泻火而利水，其性益利。萆薢泻火而治淋痛，其性滑利。茵陈利水而清湿热，泻火而治疸黄，其性疏利。此以分水药而连利水药也。诃子发音声而治脱肛，其性燥涩。粟壳治肠脱而止久痢，其性猛涩。赤石脂治久痢而疗大肠虚脱，其性收涩。禹余粮止久痢而益肠脱，其性敛涩。肉果治脾肾之久泻，其性芳涩。此以收药而连涩药也。蝉蜕退云翳而明目，其性疏脱。木贼草退目翳，其性散脱。夜明砂去瘴翳，其性滑脱。谷精草疗昏瘴而清目，其性浮脱。此以退药而连脱药也。五加皮坚筋骨而去风湿，其性疏散。虎胫骨入骨搜风而疗痛痹，其性坚固。何首乌补肾益阴而乌黑须发，其性敛涩。女贞实益肾而补元，其性固益。紫河车大补气血而益真元，其性浓固。此以坚药而连固药也。至于功性既明，而气味形色各有轻清重浊之不同，则又有因乎其色，因乎其味，因乎其气之用。凡药色黄，味甘，气香，属土入脾。色白，味辛，气腥，属金入肺。色黑，味咸，气腐，属水入肾。此五色、五味、五气之义也。凡药酸者，能涩，能收。苦者，能泻，能燥，能坚。甘者，能缓，能和，能满。辛者，能润，能横行。咸者，能下，能软坚。淡者，能利窍，能渗泄。又云：辛能散结，苦能泄满，酸能收敛，咸能软坚，甘能满中，此五味之用也。盖凡酸、苦、辛、咸、甘，味也。寒、热、温、凉，气也。青、黄、赤、白、黑，色也。此皆用药之要，而施之不可爽其分者也。又如为枝者达四肢，为皮者达皮肤，为心为干者，内行脏腑。质之轻者，上入心肺。重者，下入肝肾。中空者，发散。内实者，攻里。枯燥者，入气分。润泽者，入血分。此又上下内外，各以其类相从也。余因论药性而兼及此，其气味则别为图，以供指掌云。

《医学要则》卷一：凡药之性味，各有所主，按款分立，以便参考。○五气所入：膻气入肝，臊气入心，香气入脾，腥气入肺，臭气入肾。五气所能：香能通气，香能主散，能醒脾阴，能透心气，能和五脏。○五味所养：咸养筋膜，苦养血脉，甘养肌肉，辛养皮毛，酸养骨髓。○五味所能：辛能散结，能驱风，能横行，能利窍，能润燥。甘能缓急，能上行，能发生，能润肠，能补气，能补阳。淡能渗泄，能利窍，能下行。酸能收缓，能收湿，能敛散，能敛热，能束表，能活血。苦能坚脆，能燥湿，能直行，能降下，能涌泄，能去垢，能解毒，能开导，能养血，能补阴。咸能软坚，能缓急，能沉下。滑能利窍，能养窍。涩能收脱。○药性清浊：气味俱轻，性凉而淡薄者，为清中清品。气味俱重，性温而厚浊者，为浊中浊品。清中清品，以清肺气，补助天真。如沙参、石斛、山药、甘菊、扁豆之类。清中浊品，以健脾阴，荣养肤腠。如人参、黄芪、白术、芡实、甘草之类。浊中清品，以补心血，宁养心神。如丹参、枣仁、生地、麦冬、紫菀之类。浊中浊品，以滋肝痛，坚强筋骨。如熟地、当归、天冬、枸杞、苁蓉之类。○药性所养：温养肝胆，

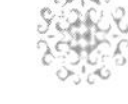

热养心神，温养脾阴，清养肺气，寒养肾精。○药性所主：寒主于沉，热主于浮，温主于补，凉主于清，风主于升，燥主于通，湿主于润，清主于和，浊主于降。○药性所用：用热解表，用寒攻里，用辛甘发散，用淡渗泄，用咸软坚，用酸苦涌泄。○药力所主：宣可去壅，通可去滞，补可去弱，泻可去闭，轻可去实，重可去怯，滑可去着，燥可去湿，涩可去脱，湿可去枯，寒可去热，热可去寒，雄可散表，锐可下行，和可安中，缓可制急，平可主养，静可制动。

《医学源流论》卷上：药石性同用异论。一药有一药之性情功效，其药能治某病，古方中用之以治某病，此显而易见者。然一药不止一方用之，他方用之亦效，何也？盖药之功用，不止一端。在此方，则取其此长；在彼方，则取其彼长。真知其功效之实，自能曲中病情，而得其力。迨至后世，一药所治之病愈多而亦效者，盖古人尚未尽知之，后人屡试而后知，所以历代本草所注药性，较之《神农本经》所注功用增益数倍，盖以此也。但其中有当有不当，不若《神农本草》字字精切耳。又同一热药，而附子之热与干姜之热，迥乎不同；同一寒药，而石膏之寒与黄连之寒，迥乎不同。一或误用，祸害立至。盖古人用药之法，并不专取其寒热温凉补泻之性也。或取其气，或取其味，或取其色，或取其形，或取其所生之方，或取嗜好之偏，其药似与病情之寒热温凉补泻若不相关，而投之反有神效。古方中如此者，不可枚举。学者必将《神农本草》字字求其精义之所在，而参以仲景诸方，则圣人之精理自能洞晓。而己之立方，亦必有奇思妙想，深入病机，而天下无难治之症也。○药性专长论。药之治病，有可解者，有不可解者。如性热能治寒，性燥能治湿。芳香则通气，滋润则生津，此可解者也。如同一发散也，而桂枝则散太阳之邪，柴胡则散少阳之邪。同一滋阴也，而麦冬则滋肺之阴，生地则滋肾之阴。同一解毒也，而雄黄则解蛇虫之毒，甘草则解饮食之毒，已有不可尽解者。至如鳖甲之消痞块，使君子之杀蛔虫，赤小豆之消肤肿，蕤仁生服不眠，熟服多眠，白鹤花之不腐肉而腐骨，则尤不可解者。此乃药性之专长，即所谓单方秘方也。然人止知不可解者之为专长，而不知常用药之中，亦各有专长之功。后人或不知之，而不能用，或日用而忽焉，皆不能尽收药之功效者也。知医者，当广集奇方，深明药理，然后奇症当前，皆有治法，变化不穷。当年神农著《本草》之时，既不能睹形而即识其性，又不可每药历试而知，竟能深识其功能，而所投必效，岂非与造化相为默契，而非后人思虑之所能及者乎？

《许氏幼科七种·怡堂散记·药性解》卷下：药之有性，犹人之有性，天所赋也。识其性然后用之，不知其性而轻用，鲜有不败事者。《纲目》分门辨类，药无巨细，先释名，次辨误，次修治，然后因其形色气味之各别，以合乎脏腑经络，而施之补泻之用。《本经》以下，代有增补，药品日繁，何能尽识？医家选用古方，各随风土之宜，以合君臣之制。凡用一药，先读本草者知其体，次究古方者知其用，体用既明，然后置诸囊中。一有疑焉，未可轻试。仲景方箭无空发，东垣方众志成城，如练兵练将，各尽所长。要使吾心之精神与药之气味两相融洽，则药为我用，自有得心应手之妙。若不亲尝气味，驯练乎平日，不可以为医也。为记药性解，欲学者知药之性，则知所用矣。○参、芪之气，秉天地冲和之气，所谓得气之粹者为良是也。其气入胃，与人之元气相合，故能相生相长，以成补益之功，此参、芪之用也。四物、阿胶，得天地阴成之味，其味入胃，与人之阴液相亲，故能相生相长，以存其根，此四物之用也。有气血两虚而合用者，有五脏偏亏，各随其所喜，而加引经之味者，是在临症变通，各从其类可也。冬令伤寒初感，病在太阳，尚未传里，麻黄、桂枝，两把火往外一撑，严寒之气何患不解？此仲景麻黄、桂枝之用也。寒邪入里，变而为热，则有苦寒之味，三黄、白虎、承气等方，从内而泄，此仲景攻下之用也。寒邪在表，以辛温之气散之，热邪入里，以苦寒之味泄之，《经》所谓升降浮沉则顺之，寒热温凉则逆之是也。〇良药治病者，草木之性，顺天之生气也。毒药攻病者，虫、水蛭、砒石、硝、黄之类，驱地之戾气也。病来杀我，我不杀他，不足以为治，势不两立之用也。医家能施毒药，固是高手，一或有差，大命随之矣。胆欲大，而心欲细，至言哉！

《医医病书》：药物体用论。体用互根之理，医者不可不知。如肝与脾，阴脏也，而用则阳。胃与膀胱，阳腑也，而用则阴。如白芍、乌梅生于阳，而用则阴。乌梅得初春之气，三阳开泰而开花。白芍生芽于亥月，历六阳之月，春尽而后开花。其性皆能以收敛为用。半夏生于夏半，当归秋分开花，皆得阴气而生者也。半夏逐痰饮而最补胃阳，当归行血中之阳气。推而广之，无不皆然。特举脏腑药味一二条，以类其余，学者细心，随处体察，其用无穷，皆实学也。学医可也，学儒亦可也。泰极必否，否极必泰；损者多益，益者可损。莫不皆然，道在是矣。〇药不能治病论。药之不能治病者，止有制方，如吸毒石之吸毒，鸡嘴之治蜈蚣毒之类，所谓禽之制在气也。时下所用之汤丸等方，皆和方也，药物不能直行治病。或曰药既不能治病，汝医能不用药乎？曰：药之走脏腑经络，拨动其气血，如官行文书，行该管衙门，使该管官吏照牌理事。脏腑以气为官者，则以血为吏；以血为官者，则以气为吏。药入某腑某脏，使其气血调和，令本脏之气血自行去本脏之病。亦有二三脏并治者，如会稿然。以一脏为主者，如主稿然。若脏腑气血稍离，虽有妙药，该管官吏不为奉行，不为核转查办，药其如之何哉？今人以为药能治病，尚隔一层。〇论药不论病论。天下无不偏之药，亦无不偏之病。医者，原以药之偏，矫病之偏。如对症，毒药亦仙丹，不对症，谷食皆毒药。无论病家医士，只当讲求病系何病，法当用何法，方当用何方，药当用何药，对准病情，寒热温凉，皆在所用，无好无恶，妙手空空，无不见效。若不论病之是非，而议药之可否，寒者畏其泄，热者畏其燥，医者纸上谈兵，胶柱鼓瑟，病者以耳为目，恶直好谀，吾不知其可也。

《医宗会要·药性要会》卷三：法家之于用药，如善属文者之用书，效技呈材，良多变矣。夫天食去声人以五气者也，地食人以五味者也。气味二字强半包括药性。儒者格物工夫，即须从此悟入。《经》曰：气厚者为阳，薄者为阳中之阴。味厚者为阴，薄者为阴中之阳。味厚则泄下降，薄则通下利，气薄则发泄升散，厚则发热温涩。观于此而犹谓识药性之人必皆读尽《本草》之人，亦何胶柱之甚耶？许师曰：《本草》不过述药性之功能，言体非言用也。〇然《神农本经》自是要义，不可忽之。后世《本草》亦多，而《张氏医通》之发明、《本草从新》之顶批却好，然则，亦多活法乎？曰酸、苦、咸、辛、甘之五味也，青、黄、赤、白、黑之五色也，腥、臊、焦、腐、香之五臭，方金象、圆土、长木、实水、空火之五体，寒、热、温、凉、平之五用也，均可紧求其属，五藏论中已申之矣。而皆一诚而无伪者也。即或有偏得兼得，皆于五者求之，药性大略可通矣。推此类也。凡属阴者金水之屎自上走下，自外走内；凡属阳者木火之屎自内走外，自下走上。平等者土屎兼行之，或不行而但固守之，皆自然之理。其有偏者，从其偏，抑亦自然之数矣。假如味咸，而用又热，热胜则咸从热矣。咸胜则热从咸矣。推此类也。凡轻阳者上走外走，重降者下走内走，功能则惯便矣。香色体用之辨，总不可脱。凡花皆散，凡子皆降，凡芦结实，凡蒂发泄，凡叶散布，凡干入府，凡枝入经，凡本盘中，凡根穿下。纵理循经，横理入络。象状则符应矣。亦均不可脱色香体用之辨。草木守常，金石通变，血肉填精，虫蚁窜积，积者，血湿污浊之久者也。飞者行阳，禽类皆同，非惟虫也。走者行阴，兽类皆同，非惟虫也。气类则用同矣。色香体用之辨，总不可脱。至于藏器推陈，秽物化浊，鳞族发火，介类潜阳，燥润秋瓜，暑消夏菜。砭石东来，毒味西至，炙焫从南，九针从北，色香体用之辨，总不可脱。则又可见至道不远，每在就中。随时随地，即各有治乎其时其地者，明医于此只一静观，间得之曰，凡物之不能胜其气者，不足以生于其间，而万物乃归其统驭矣。《内经》异法方宜之论，圣人一以贯之之道，岂非信然哉！况尤有十剂之分也。十剂者，宣、通、滑、涩、补、泄、轻、重、燥、润。药义之紧关元窍，又多在于此中。香色体用之辨，总不可脱也。众人敝屣弃之，吾辈当珠玉奉之，诚如是，则统之以气味，晰之以体用，更晰其功能之便、气象之合，因时因地之备，十剂分呈之异，万派千江，孤轮毕印，所谓如属文之多变者。且又如魁帅神奇，不独飞兵锐将，领在袖中，虽风伯、雷公、雨师，亦回旋橐下，嘻咕咕，《本草》能如是乎？

《医门八法·方药之误》卷一：方书谓高者抑之，下者举之，损者益之，散者收之，是矣。乃治头痛者，用川芎，用升麻，意在引药上行也，不知直引邪热上升矣，此岂高者抑之之意乎？治疝气者用沉香，治脚气者用牛膝，意在引药下降也，实则直引湿热下注矣，此岂下者举之之义乎？谓远志、菖蒲可以补心，殊不知远志辛散，菖蒲香窜，能开心窍，实损心气，心血亏者服之，必至虚烦不寐矣，此岂损者益之之意乎？谓柴胡、香附可以平肝，殊不思肝经病证，皆因血之不足，断非血之有余，施以表散克伐，则肝血愈亏，肝势愈张，肝脉愈大矣，此岂散者收之之义乎？他如白芍味酸性敛，最能滋阴补血，故血亏肝燥之人，用之甚效，乃众口一词，谓其平肝，病虽愈而不知其所以愈，药虽灵而不知其所以灵，白芍之含冤久矣。熟地纯阴至静，最能滋阴降火，故阴血亏损，虚火上炎等证，用之甚效。乃蒸熟地时，浸之以酒，味之甘者变而为酸矣，性之静者变而为躁矣。用熟地时，炒之以砂仁，熟地以味胜，阴分药也，砂仁以气胜，阳分药也，合之则两伤，阴不阴，阳不阳，杂揉瞀乱，诸长皆失，熟地之遭灾甚矣。当归身能补血，尾能破血，人知之而合用之，取其补乎？取其破乎？生用则滑肠，炒用则止泻。生用煎汁澄清，功效甚微；炒用煎汁浓厚，力量甚大，必一两八钱，乃可见功。人不知而生用之，少用之，君臣乎，佐使乎；且与川芎并用之，监制乎，挠败乎，百补能敌一破乎？当归虽见用，实困阨而未展所长矣。若夫肉桂、附子，纯阳大热，非可尝试，乃援引火归原之说，虚热假热，茫然不分，桂心、附片率意妄投。若系假热，用桂、附以暖寒，诚为相宜。若系虚热，用桂、附以引火，未见火之归原，先见火之燎原矣。方药之误，莫此为甚。

《蠢子医·古今用药不同》卷二：皇降而王王而霸，世运升沉关造化。三代以上皆纯王，三代以下必兼霸。治化每随气运转，遵此用药真无价。天师生于皇古初，（岐伯生于黄帝时。）国初临凡将世化。洋洋大笔甚淋漓，沧海无边把舟驾。去今仅余二百年，（石室岐伯著《石室秘录》，多用重大之剂。附注。）扬帆立时跨。无奈俗医执不肯，案头小本把人诈。岂是二竖未肯离，一苇作航妄凌架。吾独把棹不敢移，天师谓我不必怕。洪波巨浪乱翻花，欻乃一声一齐下。两岸人声乱惊啼，吾独船头食甘蔗。以此方儿去治人，可谓霸中又用霸。其实稳坐钓鱼船，未见揶揄小儿把人骂。今日谨告小后生，不学天师更学嘎。○余前治一暴得鼻血症，已经无药不投，均难稍为遏止，因视内热太甚，即用生地一斤，佐以生侧柏叶炭之类，水和生捣取汁，凉服立获神效。后又用桃仁、红花、当归等诸和血之品，淤血尽从大便而下，亦无后患。借此可知先生是言为不虚矣。然要看病之浅深缓急，万不可轻施重剂，致偏害而莫克挽回也。（世再晚邓汉东林春氏拜读。）

《脉症治三要》卷一：药性宜忌论。夫药石禀天地偏至之气者也，虽淳和浓懿，号称上药，然所禀既偏，所至必独脱也。用违其性之宜，则偏重之害，势所必致。故凡有益于阳虚者，必不利于阴。有益于阴虚者，必不利于阳。能治燥者，必不宜于湿。能治湿者，必不利于燥。能破散者不可以治虚，能收敛者不可以治实。升不可以止升，降不可以疗降。寒有时而不宜于热，热有时而不宜于寒。故阴虚内热，宜甘寒，不宜芩、连、栀子苦寒之剂。阳虚中外皆寒，宜用温热，不宜吴萸、干姜、麻黄、胡椒辛热之类。古人半夏有三禁，谓渴家、汗家、血家，仲景呕家忌甘，酒家亦忌甘，王好古论肺热忌人参之属，如此类不可胜数，不可不详也。〇药性差别论。药有五味，中涵四气，因气味而成其性，合气与味及性而论其差别。本自多途，其间厚薄之殊，单用互兼，各各不同，良难究竟。是故《经》曰：五味之变，不可胜穷。此方剂之本也。阴阳二象，实为之纲纪焉。咸味本水，苦味本火，酸味本木，甘味本土，辛味本金，此五味之常也。及其变也，有神明之用焉。今姑陈其略以明之，第准经文。同一苦寒也，黄芩则燥，天冬则润，芦荟能消，黄柏能补，黄连止泄，大黄下泄，柴胡苦寒而升，龙胆苦寒而降。同一咸也，泽泻则泻，苁蓉则补，海藻、昆布则消而软坚，马茎、鹿茸则补而生齿。同酸也，硫黄味酸而热，空青味酸而寒。辛而发散为阳，百合酸而收敛为阴。人参、黄芪，阳也，甘温以除大热；地黄、五味，阴也，甘酸以敛阴精。聊采数端，引以为喻，如斯之类，难以枚举。良由气味互兼，性质各异，参合多少，制用全殊，所以穷五味之变，明药物之能，厥有旨哉。顾其用纷错，其道渊微，可以意知，难以言尽。若物非由妙悟，则物不从心，固将极斯民于夭枉，宜瘖痳乎兹篇。

《本草问答》卷上：问曰：药者，昆虫土石，草根树皮等物，与人异类，而能治人之病者，何也？答曰：天地只此阴阳二气，流行而成五运，金木水火土为五运。对待而为六气，风寒湿燥火热是也。人生本天亲地，即秉天地之五运六气以生五脏六腑。凡物虽与人异，然莫不本天地之一气以生。特物得一气之偏，人得天地之全耳。设人身之气偏胜偏衰，则生疾病。又借药物一气之偏，以调吾身之盛衰，而使归于和平，则无病矣。盖假物之阴阳以变化人身之阴阳也，故神农以药治病。〇问曰：辨药之法以形色、气味，分别五行，配合脏腑，主治百病，是诚药理之大端矣。而物理相感，又有不在形色气味上论者。譬如琥珀拾芥，磁石引针，阳起石能飞升。蛇畏蜈蚣，蜈蚣畏蟾蜍，蟾蜍畏蛇，相制相畏，均不在形色、气味上论，又何故也？答曰：此以其性为治者也。夫辨药之形色、气味，正以考其性也，果得其性，而形色、气味之理已赅，故凡辨药先须辨性，有如磁石久则化成铁，是铁之母也。其引针者同气相求，子来就母也。以药性论之，石属金而铁属水，磁石秉金水之性而归于肾，故其主治能从肾中吸肺金之气，以归于根。琥珀乃松脂入地所化，松为阳木，其脂乃阳汁也。性能粘合，久则化为凝吸之性，盖其汁外凝，其阳内敛，擦之使热，则阳气外发而其体粘。停擦使冷，则阳气内返，而其性收吸，故遇芥则能粘吸也。人身之魂阳也，而藏于肝血阴分之中，与琥珀之阳气敛藏于阴魂之中，更无以异，是以琥珀有安魂定魄之功。西洋化学谓磁石、琥珀内有电气，其能吸引者皆是电气发力，能收引之也。有阴电，有阳电，凡物中含阳电者遇有阴电之物即吸，含阴电者遇有阳电之物即吸。若阴电遇阴电之物即相推，阳电遇阳电之物亦相推，其论甚悉。琥珀能拾芥，而不能吸铁，磁石能吸铁，而不能拾芥，以所含之电气不同也。然西人单以气论，犹不如中国兼以质论，则其理尤为显然。磁石之质类铁，故以类相从而吸铁。琥珀之质能粘，故以质为用而拾芥。辨药性者，所贵体用兼论也，阳起石生于泰山山谷，为云母石之根，其山冬不积雪，夏则生云，积阳上升，故或乘火气而上飞，或随日气而升腾也。凡人病阳气下陷，阳物不举者，用以升举阳气，亦以阳助阳之义而已矣。蛇形长是秉木气，行则曲折是秉水气。在辰属巳，在象居北，在星象苍龙。总观于天，知蛇只是水木二气之所生也。

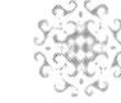

蜈蚣生于南方干燥土中，而味大辛，是秉燥金之气所生。蛇畏蜈蚣者，金能制木也。蜈蚣畏蟾蜍者，以蟾蜍秉水月之精，生于湿地，是秉湿土之气所生。湿能胜燥，故蜈蚣畏蟾蜍也。蟾蜍畏蛇，则又是风能胜湿，木能克土之义，趁此以求，则凡相畏相使相反之理皆可类推。

气味阴阳

药物气味阴阳概说

《黄帝内经素问·阴阳应象大论篇》：积阳为天，积阴为地。阴静阳躁，阳生阴长，阳杀阴藏。阳化气，阴成形。寒极生热，热极生寒。〇水为阴，火为阳。阳为气，阴为味。味归形，形归气；气归精，精归化。精食气，形食味；化生精，气生形。味伤形，气伤精；精化为气，气伤于味。阴味出下窍，阳气出上窍。味厚者为阴，薄为阴之阳。气厚者为阳，薄为阳之阴。味厚则泄，薄则通。气薄则发泄，厚则发热。〇气味辛甘发散为阳，酸苦涌泄为阴。〇形不足者，温之以气；精不足者，补之以味。

《皇极经世书》卷一四：阳交于阴而生蹄角之类也，刚交于柔而生根荄之类也，阴交于阳而生羽翼之类也，柔交于刚而生枝干之类也。天交于地，地交于天，故有羽而走者，足而腾者。草中有木，木中有草也，各以类而推之，则生物之类不过是矣。走者便于下，飞者利于上，从其类也。水之物无异乎陆之物，各有寒热之性。大较则陆为阳中之阴，而水为阴中之阳。

《圣济经·审剂篇·气味委和章》卷一〇：五运六气，天所以命万物。五藏六府，人所以法天地。屈伸呼吸，皆消息盈虚之数。资物气味，成生载形，析有余以补不足，岂能外天地之至理。物有气臭，有性味，合之则一，离之则异，交取互用，以为虚实补泻之法。（〔宋·吴禔注〕：五运相袭，六气分治，万物于此受命焉，此之谓天所以命万物。五藏为里，六府为表，有阴有阳，即天地之阴阳也，此之谓人所以法天地。屈伸有往来之理，呼吸有敛散之宜，皆天地消息盈虚之数也。资物气味，成生载形者，天产为气，地产为味。食天地之气味，以成其生，以载其形也。析有余以补不足，则以平为期，是乃天地之至理也。物有气臭者，言天产。有性味者，言地产。观此而冥焉，合之则一。知此而辨焉，离之则异。精食气，而形不足者，温之以气。形食味，而精不足者，补之以味。五味五气，各有所损，各有所益。益之而虚者补，损之而实者泻。此之谓交取互用，以为虚实补泻之法。）〇木酸、火苦、金辛、水咸、土甘，味之成也。合五行之味以为治，则以阴阳未尝偏废。故骨欲收，酸可以养骨。筋欲散，辛可以养筋。脉欲软，咸可以养脉。气欲坚，苦可以养气。肉欲缓，甘可以养肉。察味之宜，不可妄也。（〔宋·吴禔注〕：风生木，木生酸。热生火，火生苦。燥生金，金生辛。寒生水，水生咸。湿生土，土生甘。五味之养，缺一不可。此所谓阴阳未尝偏废。生物者气也，成之者味也。此奇生则成而偶，以偶生则成而奇。风之气散，故其味可用以收。燥之气收，故其味可用以散。寒之气坚，故其味可用以软。热之气软，故其味可用以坚。土者冲气之所生也，冲气则无所不和，故其味可用以缓而已。骨收则强，故酸可以养骨。筋散则不挛，故辛可以养筋。脉软则和，故咸可以养脉。气坚则壮，故苦可以养气。肉缓则不壅，故甘可以养肉。味之所宜者如此，庸可妄乎？）〇乃若臭生于气，气化为臭。木化而臊，火化而焦，土化而香，金化而腥，水化而腐。其臭恶者，又有不食之戒。如牛夜鸣则庮，羊冷毛而毳膻；犬赤股而躁臊，鸟皫色而沙鸣。狸、豕盲视而交睫，腥，马黑脊而般臂，蝼。圣人特致其辨焉。(〔宋·吴禔注〕：臭生于气，则气者臭之始。气化为臭，则臭者气之终。五行皆气也，故化而为臭。然腥、臊、膻、香，可以供膳馐。自牛之庮至马之蝼，则腥臊膻香之不可食者，盖天地阴阳之戾气，钟乎羽毛者也。圣人建内饔之职，所以特致其辨焉。) ○世之人知药为真，不知谷畜可以为食治。知性味为本，不知气臭自有致用之异。而又寒热温凉，收散缓急，同谓之性。观芳草之气美，石药之气悍；兰草治脾瘅，鲍鱼利肠中，均以气臭专达，岂概以性味论欤。况司岁备物，天地之专精也。苟非司岁，则其精散，质同而异等也。古人原气味之生，必察六气所孕，则措诸治保力化之用，岂无多少浅深之别哉？烛理之士，又当审此。(〔宋·吴禔注〕：五药之可以治疗，人所同知也。然五谷为养，五畜为益，或作阳德，或作阴德，而世之人，莫知其可以为食治焉。五味之可以有节，人所同知也。然化气为臭，则腥臊膻香，不独可食，而亦可以已疾，世之人亦莫之知也。芳草之气美，故能重盛于脾。石药之气悍，故能滋益其热。二者急疾坚刚，非缓心和人不可以服。兰草治脾瘅，其气足以除陈气也。鲍鱼利肠中，其臭足以通瘀血也。凡此皆以气臭专达，而不特用其性味尔。至若专精所钟，六气所产，是皆天地阴阳之和，而非所谓戾气也，可不审耶？)

《汤液本草·气味生成流布》卷二：阳为气，阴为味；味归形，形归气；气归精，精归化；精食气，形食味；化生精，气生形；味伤形，气伤精；精化为气，气伤于味。○阴味出下窍，阳气出上窍。味厚者为阴，薄为阴中之阳，厚则泄，薄则通；气厚者为阳，薄为阳中之阴，薄则发泄，厚则发热。○壮火之气衰，少火之气壮；壮火食气，气食少火；壮火散气，少火生气。天食人以五气，地食人以五味。五气入鼻，藏于心肺，上使五色修明，音声能彰；五味入口，藏于肠胃，味有所藏，以养五气，气和而生，津液相成，神乃自生。

《珍珠囊·诸品药性阴阳论》：〔见《医要集览》〕夫药有寒热温凉之性，酸苦辛咸甘淡之味，升降浮沉之能。互相气味厚薄不同，轻重不等，寒热相杂，阴阳相混。或气一而味殊，或味同而气异，总而言之，不可混说；分而言之，各有所能。本乎天者亲上，本乎地者亲下。轻清成象，重浊成形；清阳发腠理，浊阴走五脏。清中清者，荣养于神；浊中浊者，坚强骨髓。辛甘发散为阳，酸苦涌泄为阴。气为阳，气厚为阳中之阳，气薄为阳中之阴，薄则发泄，厚则发热。味为阴，味厚为阴中之阴，味薄为阴中之阳。味薄则通，厚则泄。升降浮沉之理，胸中豁然而贯通矣。人徒知药之神者，乃药之力也，殊不知乃用药者之力也！人徒知辨真伪识药之为难，殊不知分阴阳用药之为难也。

《医学统旨·用药气味》卷八：夫气者，天也。味者，地也。温热者，天之阳也。寒凉者，天之阴也。阳则升，阴则降。辛甘者，地之阳也；酸苦者，地之阴也。阳则浮，阴则沉。有使气者，有使味者，有气味俱使者；有先使气后使味者，有先使味后使气者。所用至不一也。有一药两味者，或三味者；或一气者，或二气者；热者多，寒者少，寒不为之寒；寒者多，热者少，热不为之热；或寒热各半而成温，或温多而成热，或凉多而成寒。不可一途而取也。或寒热各半，昼服之则从热之属而升，夜服之则从寒之属而降。至于晴则从热，阴则从寒，所从求类，变化不一。况四六位之非一，五运六气之相召，主客胜复之莫测，太过不及之难量，可以轻用为哉？○升而使之降，须其抑也；沉而使之浮，须其载也。辛散也，其行之也横；甘发也，其行之也上；苦泄也，其行之也下。酸收也，其性缩；咸软也，其性舒。上下舒缩横之不同如此，相合而用，其变用不同，何以然？鼓掌成声，沃火成沸，二物相合，象在其间也。七情相制，四气相和，其变可轻用为哉？

○《经》云：辛甘发散为阳，酸苦涌泄为阴；咸味涌泄为阴，淡味渗泄为阳。味有六也。《本草》只言甘辛酸苦咸，不言淡。《经》云寒热温凉，气有四也。《本草》只言温、大温，热、大热，寒、大寒、微寒，平、小毒、大毒、有毒、无毒，不言凉。如何是味淡气凉也？七情相制，四气相和，其变不可度，有如仲景五石散与草木相使，有石先发，有草先发，变不可度。此言所以不敢轻用也。

《本草蒙筌·总论·治疗用气味》：治疗贵方药合宜，方药在气味善用。气者，天也。气有四：温热者天之阳，寒凉者天之阴。阳则升，阴则降。味者，地也。味有六：辛、甘、淡者，地之阳；酸、苦、咸者，地之阴。阳则浮，阴则沉。有使气者，有使味者，有气味俱使者，有先使气后使味者，有先使味后使气者，不可一例而拘。有一药两味，或三味者；有一药一气，或二气者。热者多，寒者少，寒不为之寒；寒者多，热者少，热不为之热。或寒热各半而成温，或温多而成热，或凉多而成寒，不可一途而取。又或寒热各半，昼服之，则从热之属而升；夜服之，则从寒之属而降。至于晴日则从热，阴雨则从寒。所从求类，变化犹不一也。仍升而使之降，须其抑也；沉而使之浮，须其载也。辛散也，其行之也横。甘缓也，其行之也上。苦泻也，其行之也下。酸收也，其性缩。咸软也，其性舒。上下、舒缩、横〔直〕之不同如此，合而用之，其相应也。正犹鼓掌成声，沃水成沸。二物相合，象在其间也。有志活人者，宜于是而取法。

《药鉴·药性阴阳论》卷一：药有气味厚薄不同，轻重不等，寒热相杂，阴阳相混，或气一而味殊，或味同而气异。清阳发腠理，实四肢，清之清者也。浊阴走六腑，浊之浊者也。清中清者，养荣于神。浊中浊者，坚强骨髓。气为阳，气厚为纯阳，气薄为阳中之阴。气薄则发泄，气厚则发热。味为阴，味厚为纯阴，味薄为阴中之阳。味薄则通，味厚则泄。辛甘发散为阳，酸苦涌泄为阴。淡味渗泄为阳，酸苦涌泄为阴。辛甘淡之热者，为阴中之阳。酸苦咸之寒者，为阳中之阴。如茯苓淡，为在天之阳也，阳当上行，何为利水而泄下？《内经》云：气之薄者，乃阳中之阴，所以利水而泄下。然而泄下亦不离乎阴之体，故入乎太阴也。麻黄甘，为在地之阴也，阴当下行，何为发汗而上升？《内经》云：味之薄者，乃阴中之阳，所以发汗而上升。然而升上亦不离乎阳之体，故入乎太阳也。附子气味俱厚，其性热，乃阳中之阳，故《经》云发热。大黄气味俱厚，其性寒，乃阴中之阴，故《经》云泄下。淡竹乃阳中之阴，所以利小便。苦茶乃阴中之阳，所以清头目。药有寒、热、温、凉、平、和之气，辛、甘、淡、苦、酸、咸之味，升、降、浮、沉之性，宣、通、补、泻之能。《内经》曰：补泻在味，随时换气。故辛以散之，散其在表拂郁也。甘以缓之，缓其大热大寒也。淡以渗之，渗其内湿，利小便也。苦以泄之，泄其上升之火也。酸以收之，收其精散之气也。咸以软之，软其燥结之火也。春气温而宜用凉药，夏气热而宜用寒药，秋气凉而宜用温药，冬气寒而宜用热药。此特四时之正耳。若病与时违，又不拘此例也。假如夏月忌发散，苟表实极重之症，虽用麻黄一两何妨。其余可以例推。病在上而宜用升药，病在下而宜用降药，病在外而宜用浮药，病在内而宜用沉药。故《经》曰：升、降、浮、沉则顺之。谓顺其升、降、浮、沉药味之性也。寒、热、温、凉则逆之。谓逆其寒、热、温、凉之病也。

《苏生的镜·辨用药寒温论》上部卷二：夫发表之药，用温；攻里之药，用寒；温里之药，用热。盖表有邪，则为阳虚阴盛，温之乃所以为阳。阳有所助而长，则阴邪所由以消。故用辛甘温之剂发散为阳，此指发表之药用温者，明矣。里既有邪，则为阴虚阳盛。寒之以助阴而抑阳，阳受其抑则微，而真阴所由以长，故用酸苦涌泄为阴。此指攻里之药用寒者，明矣。阴经自受寒邪，则为藏病，主阳不足而阴有余，故用辛热之剂以助阳抑阴。此指温里之药用热者，明矣。表有邪，不汗之，其邪何从而去？里有邪，不下之，其邪从何而去？腑有寒，不温之，其寒从何而除？此三者所谓用药说也。

《本草经疏·原本药性气味生成指归》卷一：夫物之生也，必禀乎天。其成也，必资乎地。天布令，主发生，寒热温凉，四时之气行焉，阳也；地凝质，主成物，酸苦辛咸甘淡，五行之味滋焉，阴也。故知微寒微温者，春之气也；大温热者，夏之气也；大热者，长夏之气也；凉者，秋之气也；大寒者，冬之气也。凡言微寒者，禀春之气以生，春气升而生；言温热者，感夏之气以生，夏气散而长；言大热者，感长夏之气以生，长夏之气软而化；言平者，感秋之气以生，平即凉也，秋气降而收；言大寒者，感冬之气以生，冬气沉而藏。此物之气得乎天者也。天一生水，地六成之。地二生火，天七成之。天三生木，地八成之。地四生金，天九成之。天五生土，地十成之。水曰润下，润下作咸。火曰炎上，炎上作苦。木曰曲直，曲直作酸。金曰从革，从革作辛。土爰稼穑，稼穑作甘。本乎天者亲上，本乎地者亲下。气味多少，各从其类也。凡言酸者，得木之气；言辛者，得金之气；言咸者，得水之气；言苦者，得火之气；言甘者，得土之气。惟土也，寄王于四季。生成之数皆五，故其气平，其味甘而淡，其性和而无毒。土德冲和，感而类之，莫或不然。固万物之所出，亦万物之所入乎？此物之味，资乎地者也。气之毒者必热，味之毒者必辛。炎黄言味而不加气性者何也？盖古文尚简，故秪言味。物有味，必有气，有气斯有性，自然之道也。气味生成，原本乎是。知其所自，则思过半矣。

《医门法律·申用药不远寒热之律》卷一：凡治病，用寒远寒，用热远热，其常也。不远寒热，其变也。若不知常变，一概施治，酿患无穷，医之罪也。〇发表不远热，攻里不远寒。不发不攻，而犯寒犯热，寒热内贼，其病益甚。故不远热则热至，不远寒则寒至，寒至则坚否，腹满痛急，下利之病生矣。热至则身热，吐下霍乱，痈疽疮疡，瞀郁注下，瞤瘛肿胀，呕，鼽衄，骨节变，肉痛，血溢血泄，淋闭之病生矣。〇治病惟发表不远热，非发表则必远热矣。惟攻里不远寒，非攻里则必远寒矣。不当远而远，当远而不远，其害俱不可胜言。

《本草汇笺·总略》：论药性气味生成原本（缪希雍）。焉文云：人物均受气于五行，人有五脏，物之气与味，亦各有五，此物理自然，不由造作。乃中古以降，生齿日繁，物类亦广，安能一一而别其气之孰为寒，孰为热，味之孰为甘，孰为苦耶？仲淳以凡言微寒者，得春之气；凡言酸者，得木之味等例；以挈其大凡，为一部全书之旨；而总以生长收藏之候，决定物理，以合人身之脏腑经络，因推原其所应治之病，可谓详矣。特其所疏解证治，大似江陵直解，依文演释，快论固多，冗泛亦不少。即《纲目》发明，亦只举其要者而言，何尝逐节分疏乎？药之治病，尝有不可解者，原不必强解之，阙之可也。而仲淳欲以是求胜于前人，不亦卑乎？〇夫物之生也，必禀于天。其成也，必资乎地。天布令，主发生，寒、热、温、凉四时之气行焉，阳也。地凝质，主成物，酸、苦、辛、咸、甘、淡五行之味滋焉，阴也。故知微寒微温者，春之气；大温大热者，夏之气；大热者，长夏之气；凉者，秋之气；大寒者，冬之气。凡言微寒者，禀春之气以生，春气升而生。言大热者，感长夏之气以生，长夏之气化。言平者，感秋之气以生，平即凉也，秋气降而收。言大寒者，感冬之气以生，冬气沉而藏。此物之气，得乎天者也。天一生水，地六成之。地二生火，天七成之。天三生木，地八成之。地四生金，天九成之。天五生土，地十成之。水曰润下，润下作咸。火曰炎上，炎上作苦。木曰曲直，曲直作酸。金曰从革，从革作辛。土爰稼穑，稼穑作甘。本乎天者，亲上；本乎地者，亲下。气有多少，各从其类也。凡言酸者，得木之气。言辛者，得金之气。言咸者，得水之气。言苦者，得火之气。言甘者，得土之气，惟土也，寄旺于四季。生成之数皆五，故其气平，其味甘而淡，其性和而无毒。土德冲和，感而类之，莫或不然，此物之味，资乎地者也。气之毒者必热，味之毒者必辛。炎黄言味，而不及气性者，何也？古文尚简只言味，物有味必有气，有气斯有性，自然之道也。气味生成，原本于是，知其所自，则思过半矣。〇论药性偏胜之害（出缪希雍）。焉文云：夫寒以热救，热以寒救，以偏救偏，虚补实泻，可类推也。补亦偏耳，萧何之约法，武侯之峻纲，皆所以救偏也。孰谓武侯不贤于萧何哉？即以地黄丸论，有六味八味之分，一壮水之主，一益火之源，此人人能言之也，何至临症用药，不问偏阴偏阳，而概以附子等药，为治病服食之常剂？此特拘于阳能生阴，阴不能生阳之说，又固执引火归源之论，而桂、附混施，恐无依之火，未必归源，而阴火转炽，未受阳生之益，而先贻壮火之患。慎斋云：寒药甚不可多，热药甚不可久。药果中病，犹不宜过剂。况药与病相违，又况并无病之人，而亦漫投偏胜之物，反生乖舛耶？虽然予为此言是亦偏也，特以救近世之偏于辛热者。《经》云：上毒治病，十去其五；中毒治病，十去其七；无毒治病，十去其九。旨哉！言乎无毒之药，犹宜致谨，况专于上毒者乎？仲景、河间、东垣，以逮丹溪，前后相去千五百年，而后世列之为四大家。仲景治西北之真伤寒，非大辛大热不能疏解。河间着热论，而道乃一变。然治寒治热，皆属外感，而世人患内伤症十之六七，故得东垣以合之张刘二家，其道乃备。又有不善法古者，专任东垣，而偏于温燥，故阴虚火动之说，又辟自丹溪，而其道愈全矣。自是以降，丹溪之学盛行。得其皮毛者，纯用寒凉，而道乃大弊。立斋、慎斋两先生相继振起，人知鉴寒凉之失，而知、柏视为毒草，流沿至今，而附子之祸为烈。大抵古人之书，各乘时会。予亦因今日之时，会而言之，非过激也。〇夫药石，禀天地偏至之气者也。虽醇和浓懿，号称上药，然所禀既偏，所至必独。倘使用违其性之宜，则偏重之害，势所必至。故凡有益于阳虚者，必不利于阴。有益于阴虚者，必不利于阳。能治燥者，必不宜于湿。治湿者，必不宜于燥。能破散者，不可以治虚。能收敛者，不可以治实。升不可以止升，降不可以疗降。且寒又有时不宜于热，热有时不宜于寒。古人半夏有三禁，谓渴家、汗家、血家，仲景呕家忌甘，酒家亦忌甘。王好古论肺热忌人参之属。诸如此类，莫可胜数。

《本草汇·治疗气味》卷一：治疗贵方药合宜，方药在气味善用。气者，天也。气有四：温热者，天之阳；寒凉者，天之阴。阳则升，阴则降。味者，地也。味有六：辛、甘、淡者，地之阳；酸、苦、咸者，地之阴。阳则浮，阴则沉。有使气者，有使味者，有气味俱使者，有先使气后使味者，有先使味后使气者，不可一例而拘。有一药两味或三味者，有一药一气或二气者，或生熟异气味，或根苗异气味。热者多，寒者少，寒不为之寒；寒者多，热者少，热不为之热。或寒热各半而成温，或温多而成热，或凉多而成寒，不可一途而取。又或寒热各半，昼服之则从热之属而升，夜服之则从寒之属而降。至于晴日则从热，阴雨则从寒，所从求类变化，犹不一也。乃升而使之降，须其抑也。沉而使之浮，须其载也。辛，散也，其行之也横。甘，缓也，其行之也上。苦，泻也，其行之也下。酸，收也，其性缩。咸，软也，其性舒。上、下、舒、缩、横之不同如此。

《医经允中·药脉阴阳相配论》卷一：夫人六脉齐体，大小相等，则病易识，用药寒热单行，则剂易调，此十不得一也。至若阴居阳部，阳居阴部，即一部中一阳一阴，一阳二阴，一阴二阳之变甚多，有脉体略知，至用药而舛者，何也？此但记药性寒热之治，能不察药脉阴阳合一之妙用，故阴阳失配，而投剂差矣。爰脉有五脏阴阳也，药亦有五脏阴阳也。人之血属阴，气属阳；药则味属阴，气属阳，药之入气分而温热者，阳中之阳，入气分而寒凉者，阳中之阴；入血分而温热者，阴中之阳，入血分而寒凉者，阴中之阴。脉居阳部而沉细微弱者，为阴乘阳；脉居阴部而沉细微弱者，为重阴；脉居阴部而浮大洪数者，为阳乘阴；脉居阳部而浮大洪数者，为重阳。如脉之阴居阳，则以药之阳中之阳治之；脉之阳居阳，则以药之阳中之阴治之；脉之阴居阴，则以药之阴中之阳治之；脉之阳居阴，则以药之阴中之阴治之。以药性之阴阳，随五脏而用，察阴阳之分数，合轻重而调，则药脉相配，而病不难愈矣。

《不居集·偏寒偏热》卷二〇：凡偏寒偏热之药，不可久服，中病即止，不可太过。太热则消烁真阴，元阳上亢。太寒则伤脾败胃，胃少泄泻。皆能致虚劳之症。

《金台医话·药察气味》：凡药下咽，必有气味，气味与人相投，服之安然，即对症药也。否，即参、茸至贵之药，一不相投，即知中止，切不可强。然亦有初服不相安，及至三四帖后，如水融乳者，此又在认证之真确耳。余昔在兴安，治一肾气上逆症，人多误认为怔忡，十三年疗治不愈。余诊脉后，开以八仙长寿方，加砂仁、沉香纳气归肾，服一帖不相安，余限以连服四十帖自愈。后果然，此在认症之确耳。

《儒门医宗》后集卷一：气味宜忌（补述增删）。旧本通一子曰：气属阳，味属阴。气有四，寒、热、温、凉是也。味有六，酸、苦、甘、辛、咸、淡是也。四气易明，姑勿论。且论味，味有六，而药则甚多，各有补泻，各有宜忌。又必须审其性而合其气，不得仅以味拘也。即如苦一味，《经》云：以苦发之者，麻黄、升麻、白芷、柴胡之属也。以苦燥之者，苍术、白术、木香、草蔻之属也。以苦温之者，桂、附、姜、椒、肉蔻、吴萸之属也。以苦坚之者，续断、杜仲、五味、诃子、首乌、沙苑之属也。以苦泄之者，知、檗、芩、连之属也。以苦下之者，大黄、芒硝之属也。余可类推。世医未解经义，用之多讹，是不可不辨。其用纯气者，用其动而能行。用纯味者，用其静而能守。有气味兼用者，和合之妙，贵乎相成，消息之机，最嫌相左。既欲适宜，尤当知忌，先避其害，后乘其利，一味不投，众善俱弃。故欲表散者，酸寒宜审。欲降下者，升散慎入。外有降之不降，必用开提之法以为降者，是亦反佐之治法也。阳旺者，须知忌温。阳衰者，毋犯沉寒。上实者忌升，下实者忌秘。上虚者忌降，下虚者忌泄。诸动者再动则散，诸静者再静即灭。甘勿施于中满，苦勿施于假热，辛勿施于火燥，咸勿施于血枯。酸木最能克土，脾气虚者少用。阳中还有阴象，阴中复有阳诀。此方药之大概也。〇其二通一。子曰：气味阴阳之辨，其旨甚微。阴主精，阳主气，其于纯驳喜恶，皆有妙用，不可不察。析而言之，阴者降，阳者升；阴者静，阳者动；阴者柔，阳者刚；阴者怯，阳者勇。节次如左：一、气味有主气者，或能为精之母。有主精者，或能为气之根。或为阴中之阳者，能动血中之气。或为阳中之阴者，能顾气中之精。此总论其全旨也。一、气味有纯驳。纯者，赋性驯良，尽堪施用。驳者，毒劣为害，不可浪施。此合下以纯驳喜恶列其大纲。一、气味有喜恶，有素性之喜恶，有一时之喜恶。喜者相宜，取效更易。恶者见忌，不必强投。若喜恶与方证相左，亦不可偏执。一、气味之升降，升者或浮或散，降者或沉或利。宜升者勿降，宜降者勿升。又有升而后能降，降而后能升者，宜详。一、气味之动静，静者藉其能守，动者藉其能走。走者可行，守者可安。一、气味之刚柔，柔者循而缓，刚者劲而急。缓者可和，急者可劫。非刚不足以去暴，非柔不足以济刚。一、气味之勇怯，勇者自达病所，可赖出奇。怯者用以图全，恃其平妥。此合上以升降、动静、刚柔、勇怯，分其节目。以上不止言药之性味，凡饮食诸味宜忌，胥于此该之。

草木各一。太极万物各有偏胜论。吴鞠通曰：古来著《本草》者，皆逐论其气味本性，未

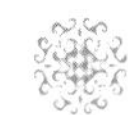

尝总论夫形体之大纲，生、长、化、收、藏之运用，兹特补之。盖芦主生，干与枝叶主长，花主化，子主收，根主藏，木也。草则收藏皆在子。凡干皆升，芦胜于干。凡叶皆散，花胜于叶。凡枝皆走，络须胜于枝。凡根皆降，子胜于根。由芦之升而长而化而收，子则复降而升而化而收矣。此草木各得一太极之理也。又曰：无不偏之药，则无统治之方。如方书内所云某方通治某病，某方统治四时某病，皆不通之论也。近日方书盛行者，莫过汪讱庵《医方集解》一书，其中此类甚多，以其书文理颇不谬，世多读之，而不知其非也。天下有一方而可统治诸病者乎？得天地五运六气之全者莫如人，人之本源虽一，而人之气质则各有偏胜。如《内经》所载阴阳五等是也。降人一等，禽与兽也。降禽兽一等，木也。降木一等，草也。降草一等，金与石也。用药治病者，用矫其偏，以药之偏胜病之太过，故有宜用，有宜避者，合病情者用之，不合者避之而已，无好尚，无畏忌，惟病是从。医者性情中正和平，然后可以用药，自不犯于寒热温凉一家之固执，而亦无笼统治病之弊矣。

诸家论气味阴阳

《伤寒总病论》卷一：夫邪逆阴阳之气，非汗不能全其天真。《素问》云：辛甘发散为阳，谓桂枝、甘草、细辛、姜、枣、附子之类，能复阳气也。酸苦涌泄为阴，谓苦参、大青、葶苈、苦酒、艾之类，能复阴气也。酸苦之药既折热复阴，亦当小汗而后利者。《经》云：身汗得而后利，则实者可活是也。

《本草衍义·序例上》卷一：夫天地既判，生万物者，惟五气尔。五气定位，则五味生；五味生，则千变万化，至于不可穷已。故曰生物者气也，成之者味也。以奇生，则成而耦；以耦生，则成而奇。寒气坚，故其味可用以软；热气软，故其味可用以坚；风气散，故其味可用以收；燥气收，故其味可用以散。土者，冲气之所生，冲气则无所不和，故其味可用以缓。气坚则壮，故苦可以养气。脉软则和，故咸可以养脉。骨收则强，故酸可以养骨。筋散则不挛，故辛可以养筋。肉缓则不壅，故甘可以养肉。坚之而后可以软，收之而后可以散，欲缓则用甘，不欲则弗用，用之不可太过，太过亦病矣。古之养生治疾者，必先通乎此；不通乎此，而能已人之疾者，盖寡矣。〇药有酸、咸、甘、苦、辛五味，寒、热、温、凉四气。今详之：凡称气者，即是香臭之气；其寒、热、温、凉，则是药之性。且如鹅条中云：白鹅脂性冷，不可言其气冷也，况自有药性，论其四气，则是香、臭、臊、腥，故不可以寒、热、温、凉配之。如蒜、阿魏、鲍鱼、汗袜，则其气臭；鸡、鱼、鸭、蛇，则其气腥；肾、狐狸、白马茎、裩近隐处、人中白，则其气臊；沉、檀、龙、麝，则其气香。如此则方可以气言之。其序例中气字，恐后世误书，当改为性字，则于义方允。

《医学启源·五味所用》卷下：（任应秋辑本）苦以泻之，甘以缓之〔及〕发之，详其所〔宜〕用〔之〕。酸以收之，辛以散之，咸以软之，淡以渗之。

《医说》卷八：常服热药。夏文庄公性豪侈，禀赋异于人，才睡则身冷如僵，一如逝者，既觉须令人温之，良久方能动。人有见其陆行而车相连载一物巍然，问之乃绵帐也，以数千两绵为之。常服仙茅、钟乳、硫黄，莫知纪极，晨朝每食钟乳粥，有小吏窃食之，遂疽发，几不可救《笔谈》。〇五味各有所归。凡药以酸养骨，辛养筋，咸养脉，苦养气，甘养肉，滑养窍。

《儒门事亲·五苦六辛》卷一四：五苦六辛，从来无解，盖史家阙其疑也。一日，麻徵君以此质疑于张先生。先生亦无所应。行十五里，忽然有所悟，欣然回告于麻徵君。以为五苦者，五脏为里属阴，宜用苦剂，谓苦涌泄为阴；六辛者，六腑为表属阳，宜用辛剂，谓辛甘发散为阳。此其义也。徵君大服其识鉴深远，凿昔人不传之妙。故曰知其要者，一言而终；不知其要者，流散无穷。

《汤液本草》卷一：《东垣先生〈药类法象〉》五味所用：苦泄，甘缓，酸收，咸软，淡渗泄，辛散。〇五方之正气味制方用药附。东方：甲风、乙木，其气温，其味甘，在人以肝胆应之。南方：丙热、丁火，其气热，其味辛，在人以心、小肠、三焦、包络应之。中央：戊湿，其本气平，其兼气温凉寒热，在人以胃应之。中央：己土，其本味咸，其兼味辛甘酸苦，在人以脾应之。西方：庚燥、辛金，其气凉，其味酸，在人以肺、大肠应之。北方：壬寒、癸水，其气寒，其味苦，在人以肾、膀胱应之。〇人乃万物中之一也，独阳不生，独阴不长，须禀两仪之气而生化也。圣人垂世立教，不能浑说，必当分析，以至理而言，则阴阳相附不相离，其实一也。呼则因阳出，吸则随阴入。天以阳生阴长，地以阳杀阴藏，此上说止明补泻用药君之一也。故曰：主病者为君。用药之机会，要明轻清成象，重浊成形。本乎天者亲上，本乎地者亲下，则各从其类也。清中清者，清肺以助其天真；清中浊者，荣华腠理；浊中清者，荣养于神；浊中浊者，坚强骨髓。故《至真要大论》云：五味阴阳之用，辛甘发散为阳，酸苦涌泄为阴，淡味渗泄为阳，咸味涌泄为阴，六者或收或散，或缓或急，或燥或润，或软或坚，各以所利而行之，调其气使之平也。详见本论。

《汤液本草》卷二：五伤：多食咸，则脉凝泣而变色。多食苦，则皮槁而毛拔。多食辛，则筋急而爪枯。多食酸，则肉胝而唇揭。多食甘，则骨痛而发落。〇五走：咸走血，血病毋多食咸。苦走骨，骨病毋多食苦。辛走气，气病毋多食辛。酸走筋，筋病毋多食酸。甘走肉，肉病毋多食甘。〇夫五味入胃，各归所喜，故酸先入肝，苦先入心，甘先入脾，辛先入肺，咸先入肾。久而增气，物化之常也；气增而久，夭之由也。

《饮膳正要·五味偏走》卷二：酸涩以收，多食则膀胱不利，为癃闭；苦燥以坚，多食则三焦闭塞，为呕吐。辛味熏蒸，多食则上走于肺，荣卫不时而心洞；咸味涌泄，多食则外注于脉，胃竭咽燥而病渴。甘味弱劣，多食则胃柔缓而虫过，故中满而心闷。辛走气，气病勿多食辛；咸走血，血病勿多食咸；苦走骨，骨病勿多食苦；甘走肉，肉病勿多食甘；酸走筋，筋病勿多食酸。肝病禁食辛，宜食粳米、牛肉、葵、枣之类；心病禁食咸，宜食小豆、犬肉、李、韭之类；脾病禁食酸，宜食大豆、豕肉、栗、藿之类。肺病禁食苦，宜食小麦、羊肉、杏、薤之类；肾病禁食甘，宜食黄黍、鸡肉、桃、葱之类。多食酸，肝气以津，脾气乃绝，则肉胝而唇揭；多食咸，骨气劳短，肥气折，则脉凝泣而变色；多食甘，心气喘满，色黑，肾气不平，则骨痛而发落；多食苦，脾气不濡，胃气乃厚，则皮槁而毛拔；多食辛，筋脉沮弛，精神乃央，则筋急而爪枯。五谷为食，五果为助，五肉为益，五菜为充。气味合和而食之，则补精益气。虽然五味调和，食饮口嗜皆不可多也。多者生疾，少者为益。百味珍馔，日有慎节，是为上矣。

《珍珠囊·五行五色五味五走五脏主禁例》：〔见《医要集览》〕东方之木，其色青，其味酸，其脏肝，肝主筋。木曰曲直，曲直作酸。酸走肝，筋病人毋多食酸。南方之火，其色赤，其味苦，其脏心，心主血。火曰炎上，炎上作苦。苦走心，心病人毋多食苦。西方之金，其色白，其味辛，其脏肺，肺主气。金曰从革，从革作辛。辛走肺，气病人毋多食辛。北方之水，其色黑，其味咸，其脏肾，肾主骨。水曰润下，润下作咸。咸走肾，骨病人毋多食咸。中央之土，其色黄，其味甘，其脏脾，脾主肉。土曰稼穑，稼穑作甘。甘走脾，肉病人毋多食甘。

《本草发挥》卷四：五味所用：苦以泻之，甘以发之及缓之，详其所宜用之。酸以收之，辛以散之，咸以软之，淡以渗泄之。○五味之用：苦直行而泄，辛横行而散，酸束而收敛，咸止而软坚，甘上行而发。○五入：辛入肺，苦入心，甘入脾，酸入肝，咸入肾。五走：辛走气，气病无多食辛。苦走骨，骨病无多食苦。酸走筋，筋病无多食酸。咸走血，血病无多食咸。甘走肉，肉病无多食甘。○五多五伤：多食咸则脉凝泣而变色，多食苦则皮槁而毛拔，多食辛则筋急而爪枯，多食酸则肉胝而唇揭，多食甘则骨痛而发落。此五味所伤也。

《心印绀珠经·辨药性》卷上：气薄为阳中之阴，发泄；厚为阳中之阳，发热。味薄为阴中之阳，通利；厚为阴中之阴，泄泻。

《医经小学》卷一：药本五味一首，集次见《内经·至真要大论》诸篇。酸为木化气本温，能收能涩味肝经。苦因火化气终热，能燥能坚心藏丁。甘始土生气化湿，能开缓掺从脾行。辛自金生气带燥，能散润濡通肺窍。咸从水化气生寒，下走软坚足肾导。淡之其为五行本，运用须知造化要。

《伤寒家秘的本·用药寒温辩》：夫发表之药用温，攻里之药用寒，温里之药用热者，表既有邪，则为阳虚阴盛，温之，乃所以为阳，阳有所助而长，则阴邪所由以消，故用辛甘温之剂。发散为阳，此指发表之药用温者明矣。里既有邪，则为阴虚阳盛，寒之，乃所以助阴而抑阳，阳受其抑则微，而真阴所由以长，故用酸苦之剂。泻涌为阴，此指攻里之药用寒者明矣。阴经自受寒邪，则为脏病，主阳不足而阴有余，故用辛热之剂以助阳抑阴，此指温经之药用热者明矣。表有邪不汗之，其邪何从而去？里有邪不下之，其邪何从而出？脏有寒不温之，其寒何从而除？此三者，所谓用药寒温辩也。

《食物本草》卷四：《素问》曰，阴之所生，本在五味；人之五宫，伤在五味。盖人之有生，赖乳哺、水谷之养，而阴始成。乳哺、水谷，五味具焉，非阴之所生于五味乎？五味益五脏，过则伤焉。如甘喜入脾，过食甘则脾伤；苦喜入心，过食苦则心伤；咸喜入肾，过食咸则肾伤；酸喜入肝，过食酸则肝伤；辛喜入肺，过食辛则肺伤。非五宫之伤于五味乎？况酱醋之味，皆人为之，尤能伤人。故曰：厚味发热。人若纵口腹之欲，饮食无节，未有不致病而夭其天年者矣。故饭糗茹草不害虞舜，恶酒菲食不害夏禹，蔬食菜羹不害孔子。夫圣人尚如此，况其下者乎？所以然者，又在于养心。养心莫善于寡欲，欲者，饮食类也。饮食不可绝，而可寡也。览者宜自得焉。

《本草蒙筌·总论·四气》：凡称气者，是香臭之气。其寒热温凉，是药之性。且如鹅条中云：白鹅脂性冷，不可言其气冷也。况自有药性，论其四气，则是香臭臊腥，故不可以寒热温凉配之。如蒜、阿魏、鲍鱼、汗袜，则其气臭；鸡、鱼、鸭、蛇，则其气腥；狐狸肾、白马茎、近阴处、人中白，则其气臊；沉、檀、脑、麝，则其气香。如此方可以气言之。其古本序例中，并各条内气字，恐或后世误书，当改为性字，于义方允，仍寒热温凉四性。五味之中，每一味各有此四者，如辛之属，则有硝石、石膏、干姜、桂、附、半夏、细辛、薄荷、荆芥之类；甘之属，则有滑石、凝水石、饧饴、酒、枣、参、耆、甘草、干葛、粳米之类；苦之属，则有大黄、枳实、厚朴、酒、糯米、白术、麻黄、竹茹、栀子之类；咸之属，则有泽泻、犀角、阳起石、皂荚、文蛤、白华、水蛭、牡蛎之类；酸之属，则有商陆、苦酒、硫黄、乌梅、五味子、木瓜、芍药之类。此虽不足以尽举，大抵五味之中，皆有四者也。○五味天地既判，生万物者惟五气耳！五气定位则五味生，五味生则千变万化，不可穷已。故曰：生物者，气也。成之者，味也。以奇生则成而耦，以耦生则成而奇。寒气坚，故其味可用以软；热气软，故其味可用以坚；风气散，故其味可用以收；燥气收，故其味可用以散。土者，中气所生，无所不和，故其味可用以缓。气坚则壮，故苦可以养气；脉软则和，故咸可以养脉；骨收则强，故酸可以养骨。筋散则不挛，故辛可以养筋；肉缓则不壅，故甘可以养肉。坚之而后可软，收之而后可散。欲缓则用甘，不欲则弗用。用之不可太过，太过亦病矣。治疾者，不通乎此，而能已人之疾者，吾未之信焉。

《医旨绪余》卷下：王节斋《本草集要》参耆论。或有问于生生子曰：观子视病用药，尝于各家所长中求之，亦未尝见子纯用参耆，何独于此便便不绝口耶？予曰：予之便便，盖欲白王公之冤，而针时师之癖也。王公以六经出身，行轩岐之道，着书立言，生生之志廓然矣。观其书羽翼丹溪，固欲成人之美者，盖丹溪扫温补之弊。其书虽行，后之人颠倒于其间者，犹未斩然而截迹也。故王公亹亹告戒，常恐后之人不遵丹溪阴虚之说，而闯温补之籓。岂意后人不究其原，而于告戒之处，则一概木偶而泥塑？凡遇发热咳嗽见红之疾，不察病因，不询兼症，则曰此正王公阴虚火动，忌用参耆之病也，当以滋阴降火治之。冤哉！冤哉！王公欲成人之美者，讵谓酿祸迨今不已耶。何者时师诵王公之书于杂着，则曰是拳拳于滋阴也。诵本草于参耆，则曰是温也。积温可以成热，此阳也。阳旺则阴愈消，肺寒则可服，肺热反伤肺等语，时不彻口，间欲有用之者，则众起而排之，乃曰参耆岂易服者耶？服则杀人。是以病家亦相安于滋阴，虽死而无悔也。识卓理融者，每为之束手，正如一傅众咻，欲求不寒心也难矣。推王公之心，抑何尝谓参耆不补阴，而特补阳哉？观其序《本草集要》云古人因病以立方，非制方以待病，学医之道，莫先于读本草，药性明，然后学处方云云，时师观书，只识吹毛求疵，安知通章大义？又安知寓意之处，如古人讽谏之谓也？王公《本草集要》于人参条下云味甘气温微寒云云，夫既主补五脏，安精神，定魂魄，止惊悸，除邪气，明目，开心益志，调中生津，通血脉，治五劳七伤。已上症谁谓非五脏之阴虚者耶？王公曷为不删而略之？王公盖以其味甘，气虽温，而又有微寒在焉。故集此为补阴者之法眼也。虽有肺受火邪喘嗽及阴虚火动，劳嗽吐血勿用之语，盖指不当补而补之者。观其复引仲景治亡血脉虚，以此补之，谓气虚血弱，故补其气而血自生，阴生于阳，甘能生血也。以通章大义观之，王公何尝道人参不补阴也？丹溪治阴虚咳嗽琼玉膏，葛可久治吐血独参汤，义皆乎此。于黄耆条下云味甘、气微温云云，夫既补丈夫虚损，五劳羸瘦，补中生血，补肺气，实皮毛，泻阴火，为退热之圣药；治虚劳自汗，无汗则发，有汗则止；又治消渴腹痛，泄痢肠风，血崩带下，月候不匀，产前后一切痛，补肾、三焦、命门元气药中，呼为羊肉。已上症谁谓非五脏之阴虚者耶？王公曷为不删而略之？王公亦以其甘能生血，且其气微温，是以能温分肉而实皮毛。以通章大义观之，王公何尝道黄芪不补阴也？东垣治血虚发热，以黄芪一两，当归二钱，名曰补血汤；治盗汗用当归六黄汤，以黄芪为君，义皆本此。夫本草之所以集者，特述其药性之刚柔，气味之温凉，补泻之专功，以为立方治病之准，谁谓通章之义不足凭，而于一句积温成热之说独可据哉？必如时师所言，养血药中以四物汤为主，加黄柏、知母，就为滋阴降火之妙剂，则惬然服之而无疑，抑不思当归味甘辛气温，川芎味辛气温，当归虽补血，亦能破血，以其甘中有辛也；川芎上行顶巅，下行血海，乃血中之气药也。治一切气，温中散寒，开郁行气，燥湿。又曰久服则走散真气，盖辛散故也。较之于参耆补性优劣为何如？俱一本草语也，俱王公所集要也。时师既宗王公，乃不畏芎归之辛，而独畏参耆之甘，抑何僻也？《丹溪心法》传中，罗成之云先生犹以芎、归之性辛温，而非阴虚者所宜服，况其他乎？时师既遵王公，当求王公之所自，知王公之所自，则可以知丹溪

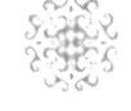

之用心矣。予故曰：丹溪谓阴虚者，救时之言也。王公道阴虚者，成人之美者也。时师言阴虚者，偏而僻者也。畏人参如虎者，此又丹溪、王公之罪人，误天下之苍生者也。予之便言，岂好辨哉？愿为王公之忠臣耳。

《本草真诠·集诸品药性阴阳论》卷下一：天有阴阳：风、寒、暑、湿、燥、火。三阴三阳上奉之。温、凉、寒、热，四气是也。温、热者，天之阳也。寒、凉者，天之阴也。此乃天之阴阳也。地有阴阳：金、木、水、火、土。生、长、化、收、藏下应之。辛、甘、淡、酸、苦、咸五味是也。辛、甘、淡者，地之阳也。酸、苦、咸者，地之阴也。此乃地之阴阳也。味之薄者，为阴中之阳，味薄则通，酸、苦、咸、平是也。味之厚者，为阴中之阴，味厚则泄，酸、苦、咸、寒是也。气之厚者，为阳中之阳，气厚则发热，辛、甘、温、热是也。气之薄者，为阳中之阴，气薄则发泄，辛、甘、淡、平、寒、凉是也。气味辛甘发散为阳，酸苦涌泄为阴，清阳发腠理，清之清也。清阳实四肢，清之浊者也。浊阴归六腑，浊之浊者也。浊阴走五脏，浊之清者也。〇今将温、凉、寒、热、平，别为升、降、浮、沉，并炮制法，与天五气证治所未尽载者，再加详具于后。

温性药品。白豆蔻：味辛，气大温。升也，阳也。味薄气厚，无毒。入手太阴肺经。《论》云：别有清高之气，上焦元气不足，以此补之。凡用去皮。草豆蔻：味大辛，气温。浮也，阳也。无毒。入足太阴、阳明二经。凡使用真者，面裹煨熟，研碎，入药用。细辛：反藜芦。忌生菜。畏硝石、滑石。恶狼毒、山茱萸、黄芪。味大辛，气温。气厚于味，升也，阳也。无毒。少阴经药，手少阴引经之药。《象》云：治本经头痛如神。当少用之。独活为使。东垣云：温阴经，散内寒，治邪在里之表。凡用去芦头并叶。华州者妙。川芎：白芷为之使。反藜芦。畏硝石、滑石、黄连。恶黄芪、山茱〔萸〕、狼毒。味辛，气温。升也，阳也。无毒。少阳经药，入手足厥阴经。生川蜀者名雀脑芎，用治凡病证俱优。产历阳者名马衔芎，含止齿根血独妙。京芎专疗偏头痛，台芎只散风去湿。抚芎开郁宽胸，乃血中气药，单服久服，则能走散真气，令人暴亡，务加他药佐之，中病便已。仙茅：味辛，气温，有毒。传云：十斤乳石，不及一斤仙茅。盖表其功力也。㕮咀禁铁器。宜乌豆水浸一宿，酒拌蒸半日，晒干。忌牛肉、牛乳。误服中毒舌胀者，急饮大黄、朴硝数杯，仍以末糁舌间，遂愈也。白芷：当归为之使。恶旋覆花。味辛，气温。气味俱轻，升也，阳也。无毒。阳明经引经药，手足阳明本经药。不蛀者良。黄泽者效速。疗漏下赤白，宜炒黑用。桂枝：味辛，气温，无毒。入足太阴经。气味俱轻，故能上行，发散于表。秋冬下部腹痛，非此不除。若春夏，须斟酌用之。益智子：味辛，气温，无毒。入足太阴脾经、少阴肾经。主君相二火。凡用去皮。乌药：味辛，气温。气厚于味，阳也。无毒。诸冷能除，凡气堪顺。天台者香白可爱，不及海南者力大。巴豆：芫花为之使。反牵牛。忌芦笋、酱、豉、冷水。畏大黄、藜芦、黄连。得火为良。味辛，气温。生温熟寒，性烈，浮也。阳中之阳，气薄味厚，体重而降。有大毒。凡资治病，缓急宜分。急攻为通利推毂之方，去净皮心膜油，生用。缓攻为消摩坚积之剂，炒令烟尽黄黑熟加。丹溪云：能去胃中寒积，无寒积者忌之。檀香：味辛，气温。阳中微阴。无毒。专入肺肾脏，通行阳明经。紫者味咸，气微寒，无毒。最消肿毒热痛。东垣云：檀能调气而清香，引芳香之物上行，至于极高之分也。丁香：味辛，气温。属火有金，纯阳。无毒。颗有雌雄，雌者力大。皮止齿痛，根敷风肿，花止五色毒痢，乳头绽裂。麝香：味辛，气温，无毒。能通关窍，吐痰逐血。若中风初时，用恐入脾，治内引风深入，如油入面，莫之能出，切不可也。沉香：味辛，气微温。阳也。无毒。补相火，益阴助阳，养诸气，通天彻地。《衍义》云：保固卫气，为上品药。

今人多以乌药摩服，走散滞气。独行则势弱，与他药相佐，当缓取效。有益无损，余药不可方也。款冬花：杏仁为之使。得紫菀良。畏麻黄、辛夷、贝母。仍畏黄芩、黄连、黄芪、青葙子。恶硝石、皂角、玄参。味辛、甘，气温。阳也。无毒。凡用须嫩蕊，去向外裹花零壳，甘草汤浸一宿，待干，揉碎用。菟丝子：薯蓣、松脂为之使。味辛、甘，气平，温，无毒。水洗去砂，以酒渍，杵烂，捏成薄饼，向日曝干，研末为丸，不堪煎液。杜仲：恶玄参、蛇蜕。味辛、甘，气平，温。气味俱薄，降也，阳也。无毒。能益精肾，补腰膝神功。亦治妇人胎脏不安，产后诸疾。凡用姜汁润透，炒去丝，或去皮，酒蜜涂炙。巴戟：味辛、甘，气微温，无毒。连珠肉厚者胜。今多以紫色为良，货者用黑豆煎水沃之，紫虽假成，殊失气味，须击破视之，其中紫而解洁者，伪也。惟中紫而有微白糁如粉色，理小暗者为真。凡用须酒浸过宿，曝干。生姜：秦椒为之使。杀半夏毒、莨菪毒。恶黄连、黄芩、天鼠粪。味辛、甘，气微温，无毒。气味俱轻，升也，阳也。去皮则热，留皮则冷。与芍药同用，温经散寒，呕家之圣药。无病人夜不宜服之，夜宜静，姜动气故也。干姜：味辛，气温，大热。味薄气厚，可升可降，阳中之阴。无毒。使同生姜。生用辛能发散，入肺利气。炮则微苦，故止而不移，能温脾理中。又炮与补阴药同用，能引血入气分生血。炒黑又能止血。红蓝花：味辛、甘、苦，气温。阴中之阳。无毒。多用则破血通经，酒煮为妙。少用则入心养血，水煎却宜。商陆：味辛、甘、酸，气温，无毒。根有赤白二种，白者利水，对证可煎。赤者有毒，贴肿堪用。倘卤莽误服，必痢血丧身。且坠胎妊，孕妇忌服。高良姜：味辛、苦，气大温。纯阳。无毒。子名红豆蔻，辛温，善解酒毒，功专于调中下气。观其主治可见矣。菖蒲：秦艽为之使。恶地胆、麻黄。忌饴糖、羊肉。味辛、苦，气温，无毒。一寸九节者佳。凡用竹刀刮上黄黑硬节皮，捣碎入药。勿犯铁器，令人吐逆。延胡索：味辛、苦，气温，无毒。入太阴脾、肺二经。又云：走肝经，盐水拌炒，咀片，入药主肾气。藁本：恶茹、青葙。味辛、苦，气温。气厚味薄，升也，阳也。无毒。太阳经药。气力雄壮，风湿通用。头风巅顶痛不可缺也。缩砂：得诃子、鳖甲、豆蔻、白芜荑良。味辛、苦，气温，无毒。与益智、人参为使入脾，与白檀、豆蔻为使入肺，黄柏、茯苓为使，入膀胱、肾，赤白石脂为使入大小肠。能通行结滞，故止痛如神。槟榔：味辛、苦，气温。味厚气薄，降也，阴中阳也。无毒。性重坠，专破滞气，若服过多，又泻胸中至高气也。凡用须细认，头员身形矮者是榔，身形尖紫又粗者是槟，槟力小，榔力大。勿经火，恐无力。若熟使，不如不用。陈皮：味辛、苦，气温，无毒。可升可降，阳中阴也。陈久者良。东垣曰：留白补胃和中，去白消痰利滞。治虽分二，用不宜单。君白术则益脾，单则损脾。佐甘草则补肺，单服则泻肺。橘红气味稍缓，胃虚气弱者宜。核止腰痛、疝痛。叶行肝气，敷乳痈、胁痈圣药。按：青皮、陈皮一种，枳实、枳壳一种，因其迟早收采，时分老嫩而立名也。嫩者性酷，治下，青皮、枳实相同。老者性缓，治高，陈皮、枳壳无异。四药主治并以导滞消痞为专，虽高下不同，其泻气则一，久服必损真元，故必以甘补之药为君，少加辅佐，庶不失于偏胜也。乳香：味辛、苦，气温。阳也。无毒。治同诸香，但能益精，补腰膝为异耳。凡用须竹箨火上炙至烟尽存性，方研细用。芫花：决明为之使。反甘草。味辛、苦，气温，有小毒。凡用醋煮数沸，漉出，渍水一宵出，日干用，方免毒害。五加皮：远志为之使。恶蛇皮、玄参。味辛、苦，气温、微寒，无毒。最能健筋骨益精，下部风痹痿弱不可缺也。龙脑：味辛、苦，气温、微寒，无毒。粗壮莹白如梅花瓣者良。其清香为百药之先，故通关膈，散风涎，甚济事。然非常服之药，独行则势弱，佐使则有功。丹溪云：龙脑属火，世知其寒而通利，而不知其热轻浮飞越也。但喜香而贵细，动辄与麝同为桂、附之助，

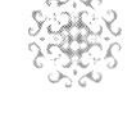

岂知人身之阳易动，阴易亏乎？用者幸试思之。桔梗：畏白及、龙眼、龙胆。味辛、苦，气微温。味厚气轻，阳中之阴也。有少毒。入足少阴经，入足太阴肺经。能开提男子气血。与甘草同为舟楫之剂，诸药有此一味，不至下沉，亦能引将军至至高之分而成功也。故丹溪曰：下虚及怒气上升者不宜。凡用去芦，米泔浸一宿，焙干用。干漆：半夏为之使。忌油脂。畏鸡卵、蟹黄。味辛、咸，气温。属金有水与火，降也，阴中阳也。无毒。丹溪云：性急而能飞补，近用为去积滞之药。若用之中节，积去后补气，内行人不知也。凡用捣碎，以文火炒用。皂角：柏实为之使。恶麦门。畏空青、人参、苦参。味辛、咸，气温，有小毒。入足厥阴肝经。种因有二，用亦各分。理气疏风，长板荚须觅。治齿取积，猪牙皂当求。凡用去弦子，或蜜炙、酥炙、烧灰随用，但作散熬膏，不为丸液。蕤仁：味甘，气温。一云气微寒，无毒。功专治眼，故眼科多用之。苏合香：味甘，气温，无毒。此乃诸香汁煎成者，是以辟诸恶毒，禁魇通神尤验。胡桃：味甘，气温，无毒。频食健身生发，兼补下元。多食动风生痰，且动肾火。经脉堪通，血脉能润。外包青皮，压油黑发如漆。灵砂：畏咸水。恶磁石。味甘，气温，无毒。乃水银、硫磺二药炼成者。安魂定神，坠痰降火则可，而谓之补五脏，疗百病，岂然□。石钟乳：味甘，气温，无毒。下元虚冷，而气奔上咳逆者，用之则宜。若火热者，用之岂不反害乎？凡用须研七周时，点臂上便入肉不见为度，否则令人病淋。按：丹溪云：钟乳乃慓悍之剂。《经》云石药之气悍，仁哉言也。天生斯民，养之以谷，及其有病，治之以药。谷则气和，可常食不厌；药则气偏，惟暂用难久，石药则又偏之甚者。自唐以来，膏粱家多惑方士服饵致长生之说，以石药体重气厚，可以延年，习以成俗，受此气悍之祸，莫之能救。哀哉。当归：畏姜、藻、蒲、蒙。恶茹、湿面。味甘、辛，气温。可升可降，阳也，阳中微阴。无毒。入手少阴经、足太阴厥阴经。川产者力刚可攻，秦产者力弱堪补。头止血上行，身养血中守，尾破血下流，全活血不走。又头硬者亦破血。大抵去旧生新之剂，随所引用而为能也。补诸虚不足，患人虚冷加用之。凡用治上酒浸，治外酒洗，血病酒蒸，痰用姜炒。去芦苗用。防风：杀乌头大毒。恶藜芦、白敛、芫花、干姜。味甘、辛，气温。纯阳，升也。无毒。脾胃二经行经药，太阳本经药。乃卒伍之职，随所引而至也。又药中润剂，误服泻人上焦元气。又身去身半以上风，梢去身半以下风。坚实脂润者良。去芦头、钗股用，不则有毒。麻黄：厚朴为之使。味甘、辛，气温。气味俱薄，轻清而浮，升也，阳也。无毒。手太阴之药，入足太阳经、手少阴阳明经荣卫药也。生终年大雪之地，故能发散荣中之寒，而治冬月正伤寒如神。若春末夏初，则为禁用，因时已变温热，难抵剂之轻扬也。阴虚伤食者，亦禁可服。多服亦令人亡阳。凡用去节，水煮数沸，去上沫用，否则令人烦闷。节又止汗。白附子：味甘、辛，气温，纯阳。无毒。性走，行药亦近之，长于治风。凡用冷热灰炮用。藿香：味甘、辛，气温，无毒。升也，阳也。又云：可升可降。入手足太阴脾、肺二经。入发表药则快气，入补脾药则益气，入顺气药则理肺滞。白石英：长石为之使。恶马目毒公、黄连、鮀甲、麦句姜。畏附子、扁青。味甘、辛，气温，无毒。入肺经。紫者入心肝经二经。长而白泽，明彻有光，六面如削者可用。五色俱有，惟紫白者服饵多求。钵擂成水搅飞过。按：《衍义》云：紫白二石英，当攻疾可暂煮汁，未闻久服之益。张仲景之意，只令㕮咀，不为细末者，岂无意焉？其久服，更宜详审。白前：味甘、辛，气微温，无毒。善止一切气。今市家罕有。何首乌：茯苓为之使。忌猪羊血汁。恶萝卜、莱蔬。味甘、苦、涩，气微温，无毒。最益血气，亦能疗风。㕮咀，竹刀，禁伤铁器。浸米泔水过宿，曝干，同乌豆九蒸晒，木杵捣舂。木香：味甘、苦，气温。味厚于气，降也，阴中阳也。无毒。凡用勿见火日，合丸散日干，煎汤临时以末调服。按：王海藏谓《本经》云主气常不足，《药性论》谓安胎健脾，是皆补也。《衍义》谓泻胸腹窒塞、积年冷气，日华子谓除痞癖症块，是皆破也。易老总谓调气之剂，不言补，不言破。诸说不同，何耶？恐与补药为佐则补，泻药为佐则泻，故云然也。杏仁：恶黄芪、黄芩、干葛。味甘、苦，气温。可升可降，阴中阳也。有少毒。入手太阴经。凡用去皮尖，汤泡入药。双仁者杀人。按：东垣云：杏仁下喘，用治气也。桃仁疗狂，用治血也。俱治大便燥结，但有气血之分，昼则便难行，阳气也；夜则便难行，阴血也。年高便闭不可泄者，脉浮在气，杏仁、陈皮；脉沉在血，桃仁、陈皮治之。所以俱用陈皮者，以手阳明病与手太阴相为表里也。贲门上主往来，魄门下主收闭，故用之以为使也。肉苁蓉：味甘、咸、酸，气微温，无毒。能峻补精血，骤用反致动大便。凡用酒浸一宿，刷去鳞甲，除心内膜筋，或酥炙酒蒸，碎掐入剂。忌经铁器。又种锁阳，以酥涂炙代用，亦宜润大便燥结，补阴血虚羸。若溏泄者，切忌服之。赤石脂：畏芫花。恶大黄、松脂。味甘、酸、辛，气温，无毒。乃收敛止涩之剂。形赤，粘舌者良。凡用火煅，醋淬才研。鹿茸：味甘、咸，又云苦、辛，气温，无毒。角味咸。杜仲为之使。主治皆同，壮筋骨尤妙。角胶畏大黄，得火妙，尤大补虚羸。白霜功力略缓。白花蛇：味甘、咸，温，有毒。性窜而走，故去风毒甚速，其功力倍于他蛇。凡诸药力莫及者，悉能引达成功。凡用宜去头尾，取中段，酒浸三日，炙干，去皮骨。五味子：苁蓉为之使。恶萎蕤。胜乌头。味酸，气温。味厚气轻，升也，阴中微阳。无毒。入手太阴、足少阴经。风寒咳嗽，南五味为奇。虚损劳伤，北五味最妙。热嗽火盛，不可骤用。凉药必用此酸收之药，敛而降之。然不宜多用，恐致虚热。木瓜：味酸，气温，无毒。入手、足太阴二经。东垣云：气脱能收，气滞能和。入肝益筋与血病，腰肾脚膝无力不可缺也。但单服多服损齿及骨。铜刀削去，黄牛乳汁拌蒸。山茱萸：蓼实为之使。恶桔梗、防风、防己。味酸、涩，气平、微温，无毒。入足厥阴肝、足少阴肾二经。入药惟取皮肉，核勿用，滑精难收。按：《经》云：滑则气脱。山茱萸之涩，以收其滑，八味丸用之，无非取其益肾而固精也。《本经》谓其九窍堪通，得无过乎？金樱子：味酸、涩，气平，温，无毒。有止涩之功，故治滑精遗溺，并休息痢疾。然采须半黄时方妙，若待红熟，则失本性矣。凡用去刺，以竹刀劈开，去子，用水淘净，烂捣，煎膏用。远志：得茯苓、冬葵子、龙骨良。杀天雄、附子毒。畏真珠、藜芦、蛴螬。味苦，气温，无毒。凡用去骨取皮，甘草汤渍一宿，漉出，日曝干入剂。苗名小草，除胸痹，心痛气逆，禁虚损，梦魇精遗。威灵仙：忌茶及面汤。味苦，气温。可升可降，阴中阳也。无毒。性好走，通行十二经，为诸风湿冷痛要药。虚人禁用，多服疏人真气。胡芦巴：味苦，气温。纯阳。无毒。能温暖下元，须仗诸各经药佐使，酒洗微炒用。白头翁：味苦，气温。可升可降，阴中阳也。无毒。一云有小毒。得酒良。能逐血驱风，亦能补下。椿白皮：味苦，气温，香，有毒。与樗皮俱为止涩之剂。白者良。无花不实为椿，有花而荚为樗。艾叶：味苦，气微温。生寒熟温，阴中之阳。无毒。妇人科多用之，能温暖气血故也。射干：味苦，气平，微温。属金有木与水火，阴中阳也。无毒。能行太阴、厥阴积痰，又散结逐瘀之剂。凡用先米泔浸宿，日干用。白术：防风、地榆为之使。忌桃、李、雀、蛤。味苦、甘、辛，气温。味厚气薄，阳中阴也，可升可降，阳也。无毒。入足阳明经、足太阴经。歙州者佳，干燥白甚。奔豚积忌煎，因常闭气。痈疽毒禁用，为多生脓。哮喘误服，壅窒难当。凡脾病人，乳汁润过，陈壁和炒用，否则不必拘此制也。生用则除胃中火。又种苍者，名苍术。味辛烈，茅山者佳。使同白术。入足阳明、太阴。凡用米泔浸，炒燥用。但白者多补，且有敛汗之效。苍者雄壮，惟专发汗之能，甚不可相代。按：丹溪云：腹

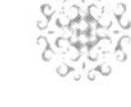

中窄狭，须用苍术。医者徒诵其言，而不察其所以言。夫苍术辛散，有湿实邪者用之，则邪散湿除，岂谓不辨虚实概用之乎。若虚闷者用之，则耗气血，燥津液，其虚火益动而益闷矣。补骨脂：恶甘草。忌芸台、羊肉。味苦、辛，气大温，无毒。凡用盐、酒浸宿，浮酒面者轻虚，去之，蒸过曝干，又用乌油麻拌炒，去麻单用。紫菀：款冬花为之使。忌雷丸、远志。恶瞿麦、天雄。畏茵陈。味苦、辛，气温，无毒。此药能通结气，故咳逆痰喘咳血甚妙。凡用去头土，用水洗净，蜜浸宿，焙用。肉豆蔻：味苦、辛，气温，无毒。入阳明胃经。凡用面裹，煨熟用。勿令犯铜。蓬莪茂：味苦、辛，气温，无毒。专驱气中之血，磨酒单尝，其效尤速。凡用热灰火中煨令透熟，乘热入柏中，捣碎如粉用。桂心：味苦、辛，气温，无毒。入手少阴心经。《经》云：除咳逆结气。夫血气相附而行，若血寒滞而气壅者用之，乃为得宜。若痰火咳逆者用之，岂宜乎哉？辛夷：芎䓖为之使。恶石脂。畏黄连、石膏。味苦、辛，气温，无毒。能温中，利窍之剂。凡用未开花紫苞蕊，刷去毛，免射人肺。摘去心，不令人烦。若治眼目中患，即一时去皮，用向里实者。厚朴：干姜为之使。恶寒水石、硝石、泽泻。忌诸豆，食则动气。味苦、辛，气大温。属土有火，阴中之阳，可升可降。无毒。丹溪云：温而能散，故泄胃中实也。平胃散用佐苍术，乃泄上焦之湿，不使胃土太过，得复其平而已，非温补之谓也。患者虚弱，须斟酌少加。若误服太过，则反脱人元气，岂不慎哉。若气实人多服参、芪，致成喘闷者，正此泄除，不在禁也。凡用去粗皮，姜汁炒褐色用。诃梨勒：味苦、酸，气温。苦重酸轻，性急喜降，阴也。无毒。有收敛降火之功，故能除肺金伤极，郁遏胀满，喘急咳嗽无休也。治痢用面裹，煨用。若病势正盛者禁。秦椒：味苦、辛，气温，有毒。性发散而通窍，亦制水银毒。泽兰：防已为之使。味苦、甘，一云苦、辛，气微温，无毒。能破宿血，行瘀血，故胎产后百病皆用。扑损疮脓能退。续断：地黄为之使。恶雷丸。味苦、辛，气微温，无毒。状如鸡脚者为上。节节断皮，黄皱者方真。去向里硬筋，以醇酒浸宿，烈日曝过，薄片㕮咀用。秦艽：菖蒲为之使。味苦、辛，平，微温，无毒。可升可降，阴中阳也。入手太阳经。能养血荣筋。新好罗文者佳。长大黄白色者妙。大腹皮：味苦、辛，气微温。降也。无毒。主大小二肠冷热诸气。皮有毒，先醇酒浸，后豆汤洗用。磁石：柴胡为之使。恶莽草、牡丹、石脂。味苦、咸，无毒。一云平，甘，温，涩，小毒。乃重而去怯之剂，《经》谓之除烦去痹，愈聋点翳，孰非以此乎。凡拯疴须淬七次，罗细，水飞数遭如灰尘，才可服饵。专杀铁毒。伏龙肝：味辛，又云咸，气温，无毒。乃止涩之剂。凡用须灶额内结如赤色者佳，细研用。阳起石：桑螵蛸为之使。忌羊肉。畏菟丝。恶泽泻、菌桂、蛇蜕、雷丸。味咸，气微温，无毒。补下部虚冷甚妙。凡用须水飞研用。凡石药，冷热皆有毒，正宜斟酌。蛴螬：蜚蠊为之使。味咸，气微温，有毒。主恶血瘀血，故破伤风独生用之。亦消疮毒。凡用须糯米同炒，待米焦黑为度，然后去米取用。海螵蛸：恶白敛、附子、白及。味咸，气微温，无毒。又云有小毒。止涩，破瞖之剂。肉味酸，能疗血枯，益气强志。

热性药品。蜀椒：杏仁为之使。畏款冬、雄黄。味辛，气温、大热。属火有金与水，浮也，阳中之阳。有毒。能开关通窍，坚齿明目者，皆以辛散故也。多食乏气，失明。十月勿食，伤心健忘。闭口者杀人。胡椒：味辛，气大热。属火有金，性燥，无毒。向阳者名胡椒，向阴者名荜澄茄。治冷痛，亦疗滞血。食勿过剂，损肺伤脾。胡椒花名荜拨，味辛，气大温，无毒。主治俱同。但久服走泄真阳，令人肠虚下重。阿魏：味辛，气微热，无毒。能消肉症，凡积聚多用。虎骨：味辛，气微热，无毒。用治风痹膝酸者，亦以风从虎，又力健也。胫骨，下体痛风甚妙。睛，镇心定魄，小儿风痫用之。附子：地胆为之使。畏人参、黄芪、甘草并黑豆、乌韭、防风。恶蜈蚣。味辛、甘，气温、大热。浮也，阳中之阳也。有大毒。通行诸经引药。又云入手少阳三焦命门之剂。下焦阳虚，非此不补。八味丸加桂、附，乃补肾之阳。六味丸去桂、附，乃补肾之阴。治外感证，非得身凉四肢厥者，不可僭用。治内伤证，纵身来热甚，而气虚脉细者，正宜速入。孕妇忌煎，堕胎甚速。凡用去皮脐，用黄连、甘草、盐水浸煮一沸，又入童便半盏煮三沸，捞起阴干用；或黑豆水浸五日，去皮脐，面裹煨，外黄内白，须炒至俱熟用。一两一个者生用。乌头：远志为之使。反半夏、瓜蒌、贝母、白敛、白及。恶藜芦。忌豉汁。味辛、甘，性温。又云大热，有大毒。行诸经之剂，肩胛疼及目中疼，因风寒而得者宜。凡用，制同附子。天雄：远志为之使。忌豉汁。恶腐婢。味辛、甘，性热，有大毒。为去湿助精阳之药。凡上焦阳虚等疾必用之。余同乌附。但天雄行上，乌附行下。凡用炮去皮尖，不然阴制用并得。桂：杀草木毒，百药无所畏。忌生葱。味辛、甘，气大热。浮也，阳中之阳也。有小毒。入手少阴心经。气厚则发热，故下行而补肾不足，一切中下焦沉寒痼冷，皆宜用之。《本草》云有小毒，亦与类化。与芩、连为使，小毒何施？与乌头、巴豆、干漆为使，则小毒化为大毒矣。有孕用之，必须炒过，乃不堕胎。吴茱萸：蓼实为之使。畏紫白石英。恶丹参、硝石、白垩。味辛、苦，气温、大热。气味俱厚，阳中阴也。有毒。入足太阴、少阴、厥阴经。乃中下焦寒湿的药。仍顺折肝木之性，治吞吐酸水如神。但气猛，不宜多食，久服损元气。肠虚泄者，尤忌沾唇。凡用汤泡苦汁七次，烘干；或用盐水醋炒，或黄连水炒用。○食茱萸，味辛、苦，大热，无毒。功用与吴茱萸同，但力少劣耳。石硫磺：曾青（石亭脂）为使。味酸，气温、大热，有毒。为中下焦寒冷要药。仍除格拒之寒，亦有将军之号。盖因其能破邪归正，返滞返清，挺出阳精，化阴魄而生魂也，但中病便不可过剂。按：硫磺性热，除格拒之寒固矣。倘此证或有伏阳在内，须加阴药为佐才妙也。如古方太白丹、采复丹，各有硝石之类，是皆至阳佐以至阴，正合宜耳。无伏阳，单犯阴证，不必尔也。腽肭脐：味咸，气大热，无毒。大益元阳，最除冷积之剂。但世所罕得，故人亦寡用也。

平性药品。大茴：味辛，气平，无毒。入手少阴心经、足太阳膀胱经。得酒良。能助阳，开胃，止一切冷痛，为补命门不足要药也。凡用酒浸一宿，取出炒黄色。芜荑：味辛，气平，无毒。能杀虫，化食，故肠风痔瘘，诸疮痍皆用之。凡用气腥者为上。倘修合，务经火煅过方妙。通草：味辛、甘，气平。味薄，降也，阳也，阳中阴也。无毒。专泻小肠火，利膀胱，又能通行诸窍，故名之曰通草，今人谓之木通。半夏：射干、柴胡为之使。反乌头。忌羊肉血、海藻、饴糖。畏雄黄、生姜、秦皮、龟甲。恶皂角。味辛、微苦，气平。生微寒，熟温。沉而降也，阴中阳也。入足阳明胃、太阴脾、少阳胆。总治诸痰，须验证佐使。火痰，黑老痰胶，加芩、连、瓜蒌、海粉；寒痰，清湿痰白，入姜、附、苍术、陈皮；风痰卒中，加皂角、南星；痰核延生，加竹沥、白芥子；痰厥头痛，非此不理。孕妇忌用，恐损胎元，不得已须姜汁炒过。消渴及诸血证，尤禁。凡用须沸汤制七遍，仍加姜制才可，否则麻戟人喉咙。石楠藤：五加皮为之使。味辛、苦，气平，无毒。利筋骨，强腰肾，为下部要药。女人不可久服，犯则切切思男。安息香：味辛、苦，气平，无毒。能辟邪逐恶，而又止妇血禁血晕者，以辛能散恶血，而又苦直下也。麒麟竭：得密陀僧良。味辛、咸，气平，有小毒。敲断而有镜脸，光彩射人，磨指甲弦，红透甲者方妙。人参：茯苓为之使。反藜芦。恶卤咸。畏五灵脂。味甘，气温、微寒。气味俱轻，升也，阳也，阳中微阴。无毒。入手太阴经。肖人形者神具，类鸡腿者力洪。肥白人宜多服，苍黑人须少投。凡用去芦，咀薄，为煎。夏中少使，发心痃之患。芦，发吐，善驱痰沫，虚羸难服。藜芦者，用此代之。按：人参，王氏《集要》云肺受寒邪可用，受火邪不可用。此言岂为至论哉？丹溪云：实火可泻，芩、连之类是也。虚火可补，参、术之类是也。东垣补中益气而以参、芪甘温泻火，葛可久治痨瘵大吐血后用独参汤，丹溪治痨嗽火盛琼玉膏以之为君，盖火有虚实，苟不辩此而禁用参，宁无误人乎。黄芪：恶白鲜、龟甲。味甘，气平，微温。气薄味厚，可升可降，阴中阳也。无毒。入手少阴心经、足太阴脾经少阴命门诸经之药。木芪力劣，绵芪品佳，单服不乂。直如箭干，皮色褐润，肉白心黄，软柔如绵，味甘近蜜者，方获奇效。痈疽生用，补虚蜜炙。性畏防风，而黄芪得防风，其功愈大，盖相畏而相使者。凡用去头，刮皮。若补下焦，则用盐水制炒。按：参、芪甘温，俱能补虚，第人参补元气调中，黄芪兼补卫气实表。故内伤脾胃衰弱，饮食怕进，怠惰嗜卧，发热恶寒，呕吐泄泻，胀满痞塞，力乏形羸，脉息虚微，精神短少等证，治宜以参为君。若表虚腠理不固，自汗盗汗亡阳，并诸溃疡，痘疹未灌脓浆，一切阴毒不起之证，治之又宜实卫护荣，以芪为君。岂可以为均补而等剂共分用以相代哉。甘草：白术、干漆、苦参为之使。忌猪肉。恶远志。反甘遂、海藻、大戟、芫花。味甘，气平，生寒炙温。可升可降，阴中阳也。无毒。入足厥阴、太阴经、少阴经。中满证莫加，下焦药少用。凡诸呕吐，亦忌煎尝。梢，去茎中痛。子，除胸中热，宜生。凡用去皮。黄精：味甘，气平，无毒。单服九蒸九晒。入药生用。女萎：味甘，气平，无毒。可升可降，阴中阳也。凡用竹刀刮去皮节，洗净，蜜水浸一宿，蒸焙用。中大者不可用，令人恍惚见鬼。石斛：陆英为之使。恶凝水石。僵蚕、雷丸。味甘，气平，无毒。其种有二，生溪石上者名石斛，折之似有肉，中实。生栎木上者名木斛，折之如麦秆，中虚。石斛有效，木斛无功，最宜细认。凡用，去头土，酒蒸入剂。蒲黄：味甘，气平，无毒。生用破血消肿，炒用能补血止血。忌铁。惟用纸炒。不益极虚之人，多食未兑自利。使君子：味甘，气平，无毒。又云性温。能杀虫，止泻痢，故小儿科多用之。或用仁，或兼用壳。百合：味甘，气平，无毒。白花者，蒸食能补中益气，作面可代粮充饥，治外科并伤寒坏病成百合者。赤花者仅理外科而已。茯神：恶、畏、忌同茯苓。味甘，气平，无毒。专理心经，除恚怒，健忘。茯苓：马刀为之使。恶白敛。畏牡蒙、地榆、雄黄、龟甲、秦艽。忌醋及酸物。味甘、淡，气平。属金，降也，阳中阴也。无毒。种有赤白。白者入手太阴、足太阳少阳经。专主补。赤者入足太阴、手少阳少阴经，兼能泻。甘以助阳，淡以利窍通便，不走精气，与车前同功。但阳虚汗多，小便数利者，过服助燥。暴病有余相宜，久病不足切禁。凡用须去皮心了，捣末，于水盆中搅令浊，浮者去之，是茯苓根，最损目。琥珀：味甘，气平。属金，阳也。无毒。丹溪云：古方用琥珀利小便，以燥脾土有功。盖脾能运化，肺得下降，故小便可通也。若血少而小便不利者，用之反致燥急，不可不谨。榆皮：味甘，气平。性滑利，降也。无毒。利水除淋，善利关节。孕妇服即滑胎。猪苓：味甘、苦、淡，气平。降也，阳也。无毒。入足太阳膀胱、少阴心经。行水之功居多，大燥津液。无湿证勿轻用之，久尝损肾昏目。大枣：味甘，气平，温。气厚，属土有火，降也，阳也。无毒。能养脾胃，益气，润心肺，生津，助经补脏。但中满及热疾忌服，齿痛并风疾禁尝。覆盆：味甘，气平，微热，无毒。能补虚续绝，添精黑发，强阴结孕。凡用须东流水淘去黄叶皮蒂，用酒蒸一宿，熬干用。叶汁堪滴目中，止冷泪浸淫，去赤花盲暗。金箔：味甘，气平，有毒。一云性多寒，无毒。能却热除烦，安魄定神，一切惊狂，以此镇坠甚妙。云母：泽泻为之使。味甘，气平，无毒。主痨伤，补髓坚肌，疗痢疾，亦主崩带，身表死肌，风痒恶疮，俱可疗敷。余禹粮：味甘，气平，无毒。能除癥瘕，上气，利肢节身重。凡使勿误用石中黄，误则令人肠干。乌蛇：味甘，气平，无毒。专治诸毒风疮。五灵脂：味甘，气平，无毒。能疗血气刺痛。生则行血，炒则止血。凡用酒研，飞炼，令去沙石为妙。卷柏：味甘、辛，气温、平、微寒，无毒。生则破血，炙则止血。凡用，采阴干，去下近石沙土处用之。小茴：在大茴下。柏实：牡蛎、麻子及桂皮为之使。畏羊蹄根、菊花、神曲、白面。味甘、辛，气平，无毒。肾家燥冷及风寒湿痹宜用。先以酒浸一宿，至明漉出晒干。山查：味甘、辛，气平，无毒。能消滞血，行结气，故磨食积，而除产妇儿枕疼也。凡用去核。阿胶：薯蓣为之使。畏大黄。味甘、辛，气平、微温。味薄气厚，升也，阳也。无毒。入太阴肺经，并肝肾二经。风淫木旺能驱，火盛金虚可补。治病须各类药为佐使。凡用质脆易断明彻如冰者佳。薄剉，蛤粉和炒成珠，入剂不煎，研末调化。白石脂：燕屎为之使。味甘、酸，又云甘、辛，气平，无毒。鳢肠：一名旱莲草。味甘、酸，气平，无毒。善能乌须黑发，亦恶科妙剂。阴干用。山药：天门冬、紫芝为之使。恶甘遂。味甘、苦，气温、平，无毒。入手太阴肺经、足太阴脾经。淮庆者佳。按：山药能消肿硬，因能益气补中故尔。《经》曰虚之所在，邪必凑之，着而不去，其病为实，非肿硬之谓乎。故补气，则邪滞自不容不行。丹溪云：补阳气。生者能消肿硬，正此谓也。苏方木：味甘、咸，气平。可升可降，阳中之阴也。无毒。入药惟取中心，煎酒专行积血，故月水久闭，产后血胀，痈肿，跌扑死血，皆用之。若血虚而有血证者，又当审用。同防风散表里风气，调乳香治口噤风邪。酸枣仁：恶防己。味酸，气平，无毒。多眠宜生，研末，茶叶、姜汁调吞。不眠宜炒，作散，竹叶煎汤送下。能补肝胆也。宁心志，敛虚汗，驱烦渴。凡使入药，碎核取仁用。郁李仁：味酸、苦，气平。降也，阴中阳也。无毒。能破结润燥，然性却缓，有闭结难用硝黄者，用此代之最宜。凡用，碎核取仁，汤泡去皮，研烂方用。菴蕳子：荆实、薏苡为之使。味苦，气平，无毒。能散瘀血。棕榈子：味苦、涩，气平，无毒。能止血。其皮烧灰，主治亦同。枇杷叶：味苦，气平，无毒。专清肺脏，故呕哕烦渴，热嗽多用之。凡用，以粗布拭去毛净，捣，姜汁浸炙微黄，剉碎，煎汤用。牛黄：人参为之使。恶龙骨、龙胆、地黄。畏蜚蠊、牛膝、干漆。忌常山。味苦，气平，有小毒。惟入肝经。专治筋病。若暴中风者骤用之，恐引风入脏，最宜审用。天麻：味苦、辛，气平，无毒。赤箭，乃其苗也。按：《别说》云：天麻言根，用之有自内达外之理。赤箭言苗，用之有自表入里之功。盖根则抽苗径直而上，非自内达外乎。苗则子熟而落，反从干而下至土，非自表入里乎。以此而观，可以见内外主治之理，而亦可旁通夫诸药根苗之用矣。天南星：畏生、干姜及黑附子。味苦、辛，气平。可升可降，阴中阳也。有毒。乃上行治肺经本药，欲下行须黄柏引之。凡用须泡，生姜制过，或研填入牯牛胆，腊月风干，过年成块，剉碎，复炒，谓之胆星，最治风痰，可代牛黄。京三棱：味苦、辛，气平。阴中之阳。无毒。状若鲫鱼，黄大体重者佳。面包火炮，加醋复炒过灵，专破血中之气。虚者忌煎，恐损真气。别有三种。〇黑三棱，色若乌梅，轻松，去皮则白。〇草三棱，形如鸡爪，屈曲，根上生根。〇石三棱，色黄体重，坚硬如石。總消诸气，主治相同。没药：味苦、辛，气平，无毒。能破血止痛。入药擂细，然须竹箨火上制到烟尽为度，乃得研用。萆薢：薏苡仁为之使。忌牛肉。畏葵根、牡蛎、柴胡、大黄。味苦、甘，气平，无毒。治风痹于关节，扫恶疮于肌肤。又与菝葜相类，但菝葜根作块赤黄，萆薢根细长浅白。凡用，利刀切片，酒浸烘干用。按：近道所产，呼为冷饭团，即萆薢也。俗之淫夫淫妇多病杨梅疮，用轻粉愈而复发，久则肢体拘挛，变为痈漏。用萆薢三两，或加皂刺、牵牛各一钱，水六碗，煎耗一半，温三服，不数多瘥。原因水衰，肝挟相火凌土，土属湿，主肌肉，湿热郁于肌腠，故为痈肿。《经》曰湿气害人皮肉筋脉，是也。

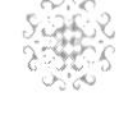

萆薢味淡，去脾湿，故拘挛痈漏并愈，此亦理也。初病服不效者，火盛湿未郁也。萆薢长于去湿，而劣于去热，病久则火衰湿郁，用之故效也。女贞实：味苦、甘，气平，无毒。能补血，乌发须。同旱莲草或地黄熬膏，渍酒用。桑寄生：味苦、甘，性平，无毒。能追风湿，善理女科。惟桑上者佳。阴干任用，勿食见火。桃仁：味苦、甘，气平。苦重于甘，降也，阴中阳也。无毒。入手厥阴包络及足厥阴肝经。苦以破滞气，甘能生新血。老人虚秘殊功，中焦蓄血立效。凡用劈核取仁，泡去皮尖，研皮泥烂。牛膝：忌牛肉。畏白前。恶萤火、陆英、龟甲。味苦、酸，气平，无毒。类有雌雄。雌者节细，茎青根短，坚脆无力。雄者节大，茎紫根长，柔润有功。善引诸药下走如奔，故凡病在腰腿胻踝之间，必兼用之勿缺也。五倍子：味苦、酸，气平。属金与水。无毒。性最收敛，故能止痢却痰。牡蛎：贝母为之使。宜蛇床、牛膝、甘草、远志。恶吴茱萸、麻黄、辛夷。味咸，气平，无毒。入少阴肾经。茶清引能消结核疽，柴胡引能去胁下硬。同大黄泻热，焮肿即平。同熟苄益精，尿遗可禁。麻黄根共作散，敛阴汗如神。川杜仲共煎汤，固盗汗立效。髓疽日深，嗜卧，泽泻和剂频调。又单末蜜丸，水吞，能令面光，时气不染。能软坚消痰，无非以其味咸也。凡用左顾者佳，火煅微红，杵细用。鳖甲：恶理石、矾石。味咸，气平，无毒。色绿，七两为佳。裙多，九肋益妙。煮脱效少，生剔性灵。治劳热，渍童便。摩坚积，渍酽醋。周昼夜文武炙脆，入石，杵碎成霜用。蛤蚧：味咸，气平，有小毒。最治痨嗽，入药以酥炙研成，倘或鬻诸市家，务须口含少许，奔走百步不喘者方真。然此物常惜尾梢，见欲取之，辄自啮断。采须全具，入药方灵。铁华粉：味咸，气平，无毒。善能镇坠，又消癥瘕宿食，与铁粉、针砂功用大同。但脾胃虚者服之，未有不害，最宜详用。白僵蚕：恶茯苓、萆薢、桔梗、桑螵蛸。味咸、辛，气平。升也，阴中阳也。属火有土与木，得金气，僵而不化。一说性温，有小毒。凡用取僵直而死者，勿令中湿，犯则弃之。务择色白成条，炒去丝及觜。亦能驱奷蚘，罢余疼，解伤寒后阴易。茧内变化，名原蚕蛾，乃重养晚蚕，气温，味咸，有小毒。入药务择雄者，以其敏于生育，去翅足，微火炒黄。能强阴道，交接不倦，益精气，禁固难来，亦灭瘢痕，兼止尿血。屎名蚕沙，性温。治湿痹瘾疹，瘫风，主肠鸣，热中消渴。又有蚕蜕，用宜烧灰，多治血风，甚益妇人。然必老蚕蜕皮方是，如蚕种纸则非，须微炒过用。蚕茧烧研，酒调，可使肿痈透孔，与茅针同功。练丝汤，瓮贮，埋土内年深，可除消渴，降相火，下泄膀胱。龟甲：畏狗胆。恶沙参。味咸、甘，气平，有毒。一云属金有水，阴中阳也。无毒。专补阴衰，善滋肾损。因其性灵，或取补心。用宜分阴阳。杀死煮脱者力微，自死肉败者力猛。只取底版，悉去旁弦。精制，择真酥油，或用猪脂、醇酒，荐涂荐炙，直待脆黄，杵细末，作丸。十二月忌食，犯之则损命。

凉性药品。铅丹：味辛，气微寒，无毒。有镇坠收敛之能。《经》云涩可去脱，是也。故烧针丸中用之，以止泻痢。凡用先入水飞净沙土，后加火炒变色，可入丸散、煎膏，不入汤用。石膏：鸡子为之使。恶莽草、马目毒公、巴豆。畏铁。味辛、甘，气微寒。气味俱薄，体重而沉，降也，阴中阳也。无毒。入肺、胃、三焦之经。辛能出汗，解肌上行；甘能缓脾，益气生津。故风邪伤阳，寒邪伤阴，总解肌表可愈。胃热多食，胃热不食，惟泻胃火能痊。易老云：大寒剂，胃弱食不下忌服，血虚身发热禁尝。单研末，和醋丸，治食积痰火，胃脘痛甚验。贝母：恶桃花。畏秦艽、礜石。反乌头。厚朴、白敛为之使。味辛、苦，气平、微寒，无毒。凡用，滚水泡五七次，去心，入药用。有独颗团不作两片无皱者，名丹龙精，不入药，误服令人筋脉永不收。用黄精、蓝汁合饮即解。按：贝母能散胸郁结之气殊功，世俗多以半夏有毒，弃而不用，每取贝母代之。不知贝母乃太阴肺经之药，半夏乃太阴脾、阳明胃经之药，安得而相代耶。故咳嗽吐痰，虚劳吐血咯血，痰中见血，咽痛喉闭，肺痈肺痿，乳痈及诸郁疽，贝母为向导也，半夏乃禁用。若美味膏粱炙煿大料生痰，致火上攻，故令昏愦不省人事，口噤偏废，僵仆不语，非半夏、南星曷可治乎。以贝母则束手待毙矣。薏苡仁：味甘，气微寒，无毒。专疗湿痹，且治肺痈。但药力和缓，凡用须倍于他药。萱草根：味甘，气凉。属木。无毒。性下行，走阴分。治沙淋，酒疸，酒煎。亦疗破脑伤风，安五脏，轻身，利胸膈，明目。龙骨：得牛黄、人参良。畏蜀椒、干漆、理石。味甘，平，气微寒。阳也。无毒。能涩滑脱，收敛浮越正气，故下血崩带，泄精虚汗多用之。《经》云涩可去脱，是也。凡用，五色全者上品，白中黄次之，黑者极低。舐粘舌，不假。煅脆研细方精，仍水飞淘，免着肠胃。齿，定心安魂，男妇邪梦纷纭者，急服。角，却惊退热，小儿痰盛发搐者，宜求。涎，可制香。脑，能断痢。遗沥粘木类蒲槌，名紫稍花，号为阴冷无孕仙丹。胞胎，似鱼鳞腥臊，景天、瓦松同煎，经闭不通要药。《卫生宝鉴》曰：龙齿安魂，虎睛定魄。此各言其类也。盖东方苍龙，木也，属肝，藏魂。西方白虎，金也，属肺，藏魄。故魂飞扬者，治以龙齿。魄不宁者，治以虎睛。其取义，概可见矣。丹砂：恶磁石。畏咸水。味甘，气微寒。生饵无毒，炼服杀人。其色象火，主心，故能镇心安神定魄，亦扫疥瘘疮疡。盖以诸疮皆火所为故也。凡用须择豆砂、米砂明彻者为优。磁钵擂细，清水淘匀，方臻效验。水银系朱砂煅炼之液，畏恶同朱砂，性大毒。能杀疮虫，绝胎孕。轻粉又系水银再升，加盐、皂矾二物，性尤燥烈，其功惟治外科，所忌一切生血。前胡：半夏为之使。畏藜芦。恶皂角。味甘、辛、微苦，性凉，无毒。去痰实如神，治结气即逐。凡用，刮去苍黑皮并髭土了，细剉，用甜竹沥合润，于日中熬干用之。麦门冬：地黄、车前为之使。畏苦参、青葙、木耳。恶苦芙、苦瓠、款冬花。味甘、微苦，气平，微寒。降也，阳中微阴也。无毒。入手太阴经、少阴经。与五味、人参同煎，为生脉散。合地黄、阿胶、麻仁共剂，能润经益血。复脉通心，亦能疗心腹结气，伤饱，胃络脉绝。凡用去心，不令人烦。按：天、麦二门，并入手太阴经，而能驱烦解渴，止咳消痰。功用似同，实有偏胜也。麦门兼行手少阴经，清心降心，使肺不犯于贼邪，故止咳立效。天门复走足少阴肾，屡滋肾元，使肺得全其母，故消痰殊功。先哲亦云：痰之标在脾，其本在肾。半夏能治痰之标，不能治痰之本。以是观之，则天门能治痰之本，不能治痰之标。匪特与麦门异，亦与半夏异矣。大小蓟：味甘、苦，气凉，无毒。虽系两种，气味不殊。大蓟破血消肿，止一切血。小蓟仅理血疾，不治外科。葛根：味甘，平，性微寒，无毒。气味俱薄，体轻上行，浮而微降，阳中阴也。阳明引经之药，足阳明行经的药。伤寒初病，太阳未入阳明者，切不可服。若头颅痛者可服。花，消酒不醉。壳，治痢实肠。生根汁，大寒，专理天行热毒病。叶，捣敷金疮。蔓，可烧灰，却喉痹。升麻：味甘、苦，气平，微寒。味薄气厚，阳中之阴也。无毒。阳明本经，得白芷、葱白亦走手阳明、太阴经。凡阳气不足者，用此于阴中升阳。若气上升者，禁服。又伤寒太阳误服，是引寇贼入家也。形细实而黑者良。形大味薄不堪用之。发散生用，补中酒炒，止咳汗蜜炒。又朱丹溪用升麻代犀角者，不过引地黄等药入阳明经耳。舍此他用，岂复能乎。紫葳：畏卤咸。味酸，气微寒，无毒。取其有守，能独行，故治妇人一切血疾。酒皶热风亦效。决明子：蓍实为之使。恶火麻。味酸、苦、甘，气平、微寒，无毒。能除肝热，尤和肝气，收目泪，且止目痛，仍止鼻衄，亦治头风。一种青葙，亦名草决明，主治虽同，但形略殊，不可不辨也。连翘：味苦，气平、微寒。气味俱薄，轻则而浮升也，阳也。无毒。手足少阳经、阳明经药，入手少阴心经。血症每为中使，疮科尝号圣丹。能散，诸经血凝气

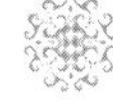

聚必用而不可缺也。又泻六经之火。实者宜用，虚者寡投。丹参：畏咸水。反藜芦。味苦，气微寒，无毒。专调经脉匀，善理骨节痛。单方用代四物，以其能去恶血，生新血也。更治肠鸣幽幽，滚下如走水状。茵陈蒿：味苦、辛，气平，微寒。阴中微阳。无毒。入足太阳经。治疸症发黄君主之药，亦治瘴疟风热。凡用须叶，去根，勿令犯火。莲叶：味苦、辛，气凉，无毒。能升少阳经气。亦散血，止渴。荷鼻，安胎止血，去瘀生新。房，主血胀，亦解菌毒。花，镇心，轻身驻颜。须，益肾，涩精固髓。藕节，解热消瘀，同地黄捣汁理产后血闷，入热酒、童便治口鼻来红。子，利益十二经脉血气，安靖上下君相火邪，禁泄精，清心，去腰痛，止痢。凡用去心，不则成卒暴霍乱。蒸食养神，生食亦微动气。蒺藜子：乌头为之使。味苦、辛，气微寒，无毒。种有黑白，成颗粒，其性多补，可合丸散。生取研成。白多刺芒，其力能攻，堪用煎汤，刺须炒去。蔓荆子：恶乌头、石膏。味苦、辛、甘，气微寒。阳中之阴。无毒。太阳经药。能理本经头痛，利关节，长须髭，通窍，去虫，能坚齿动。胃虚者禁服，恐作祸生痰。沙参：反藜芦。恶防己。味苦、甘，气微寒，无毒。足厥阴本经药也。肺寒用人参，肺热用沙参。人参补五脏之阳，沙参补五脏之阴。然虽补五脏，必须各用本脏药为佐使，引之则可也。莎草根：味苦、甘，气微寒。气厚于味，阳中阴也。无毒。能引血药至气分，而生血止血。炒黑理气疼，醋炒乃血中气药。凡诸血气，所必用者也，故称曰妇人要药。又善开郁快气，久服利人，亦当解悟。凡用忌犯铁器，童便浸透，砂锅炒成用。枸杞子：味苦、甘，性微寒，无毒。助阳滋阴，添精固髓。亦治肾家风眼，赤痛胀膜。凡用去净梗蒂用。地榆：恶麦门冬。宜人头发。味苦、甘、酸，气微寒。气味俱薄，阴中阳也。无毒。虽理血病，然专主下焦血热可用，虚寒禁服。芍药：没药、雷丸为之使。恶石斛。畏硝石、鳖甲、小蓟。反藜芦。味苦、酸，气微寒。气薄味厚，阴也，阴中之阳。有小毒。入手足太阴经。有赤白二种，赤者色应南方，能泻能散，生用正宜。白者色应西方，能补能收，酒炒才妙。若补阴，酒浸日曝，勿令见火。白芍药与白术同用，补脾。与参、耆同用，益气。与川芎同用，泻肝。妇人产后切忌煎尝，因其酸寒，恐伐生发之性故也。倘不得已要用，肉桂煎酒渍炒。血虚寒人亦禁莫服。《经》云：冬减芍药，以避中寒。则可征矣。玄参：恶黄芪、干姜、大枣、山茱萸。反藜芦。味苦、咸，气微寒，无毒。足少阴肾经君主之药。此乃枢机之剂，管领诸气，上下肃清而不致浊。又祛男子骨蒸传尸，散颈下痰核痈肿，惟此为最。凡用须勿犯铜，噎人喉，丧人目。败酱：味苦、咸，气平，微寒，无毒。入足少阴经、手厥阴经。散结热癥坚，治努肉翳膜，去疮疡而催胎孕，却风痹而推凝血。凡用，粗杵，入甘草叶同蒸三伏时，去甘草叶用。柴胡：半夏为之使。恶皂角。畏藜芦、女菀。味苦，气平，微寒。气味俱轻，阳也，升也，阴中之阳。无毒。少阳经、厥阴经行经之药。病在半表里者，必用之剂。又去早晨潮热，在经主气，在脏主血，亦妇人胎前产后血热必用之药也。经脉不调，加四物、秦艽、牡丹皮治之最效。产后积血，佐巴豆、三棱、蓬莪茂攻之即安。又引清气顺阳道而上行，更引胃气司春令以首达。凡用去芦，上升酒浸炒，止咳补中蜜炒，下行用稍宜生。按：《衍义》云：《本经》并无一字治劳，今人治劳方中鲜有不用，误世甚多。尝原劳怯虽有一种真脏虚损，复受邪热，热因虚致，故曰，劳者，牢也。亦须斟酌微加，热去即当急已也。设若无热，得此愈增。《经验方》治劳热青蒿煎丸，少佐柴胡，正合宜尔，故服之无不效。日华子竟信为然，就注《本经》条下，谓补五劳七伤，除烦而益气力。《药性论》又谓治劳乏羸瘦。是皆不知妄作，自作俑者也。若此等病，苟无实热，医者执而用之，不死何待。《本草》注释，岂可半字卤莽耶。万世之后，所误无穷，谁之咎也。若如仲景治伤寒寒热往来如疟之证，制大小柴胡及柴胡加龙骨、柴胡加芒硝等汤，此诚切要之药，万世之所宗仰而无罅议者也。

寒性药品。牡丹：忌胡葱。畏菟丝。味辛、苦，气寒。阴中微阳。无毒。入足少阴肾及手厥阴包络。赤者专利少，白者兼补多。入药之间，不可不知。易老云：治神志不足。神者，手少阴心。志者，足少阴肾也。故仲景八味丸用之。又牡丹乃天地之精，群花之首，叶为阳发生，花为阴成实，丹为赤即火，故能泻阴中之火。牡丹皮入足少阴肾、手厥阴包络，故治无汗骨蒸。地骨皮入足少阴、手少阳，故治有汗骨蒸也。大戟：小豆为之使。反甘草、海藻、芫花。恶薯蓣。畏蒲芦根、鼠屎。味辛、甘，气大寒。阴中微阳。有小毒。除块破积，利水消肿，散癥坚，逐瘀，通月信，坠胎。苗名泽漆，苦、辛，微寒。使赤小豆。退浮肿、面目水气，专利大小肠。葶苈：榆皮为之使。味辛、苦，气大寒。阴中之阳，沉也。无毒。一云有小毒。味有苦甜二种，苦者行水，走泄迅速，形壮症重堪求。甜者行水，走泄缓迟，形瘦症轻宜服。肺喘痰咳甚妙，但久服虚人，须记勿犯。凡用以糯米相合，于燠上微焙，待米熟，去米，单捣用。姜黄：味辛、苦，气寒，又云温，无毒。主治功力烈过郁金，其行血下气最捷。藜芦：味辛，气寒，有毒。黄连为之使。专能发吐。不入煎汤，惟作散用。防己：恶细辛。杀雄黄毒。畏女菀、卤咸、萆薢。味辛、苦，气平，寒。阴也。无毒。通行十二经。汉者主水气，木者理风邪。治下部湿热用汉，治上部风湿用木。按：防己苦寒纯阴，泻血中湿热，通血中滞塞，补阴泄阳，助秋冬、泻春夏之药也。然而阴虚内热之人，与上焦气分之热大渴引饮，及外感风寒传肺亦令小便赤黄不通，此上焦热病。已上三者，皆禁用血药，防己不可用也。久病津液不行，上焦虚渴，亦禁防己。若下焦湿热，流入十二经，以致二阴不通，亦须审用。兰草：味辛、甘，气平，寒，无毒。禀金水清气，而似有火，能散积久陈郁之气。胆瘅必用，消渴须求。凝水石：恶地榆。味辛、甘，气寒，无毒。有却热解毒之能。凡用，须研极细，服加姜汁。雄黄：味苦、辛、甘，气平，寒，无毒。赤如鸡冠，明彻无臭气者可服。有臭气者，仅治疮疡，辟邪解毒。误中毒者，防己解之。雌黄：味辛、甘，气平，寒，有毒。去疥痂息肉，身面白驳，恶疮死肌，虫毒邪恶，并与雄同。水萍：味辛、酸，气寒，无毒。发汗甚速，风毒兼驱。背紫者佳。淡竹叶：味辛、苦，平，性寒，无毒。可升可降，阳中阴也。专凉心经，善理痰热。茹，平，性寒，无毒。炒枯入药，善治胃热呃逆，噎膈呕哕。沥，味甘，性大寒，无毒。止惊悸，却痰涎，痰在手足四肢，非此不达。痰在皮里膜外，有此可驱。但世俗以为大寒，不知经火煅出，又佐姜汁，有何寒乎。青皮：味辛、苦，气寒。味厚，沉也，阴也，阴中之阳。无毒。入手少阳三焦经。破滞气愈低而愈效，削坚积愈下而愈良。引诸药至厥阴之分，下饮，入太阴之仓，小腹癖积甚者莫缺，左胁郁怒痛者须投。切莫服过，恐损真气。老弱虚羸，尤当全戒。冬葵子：味甘，气寒，性滑利，无毒。滑胎易产，除淋利便，通乳汁，溃痈脓，亦解川椒、丹石毒。茅根：忌犯铁器。味甘，气寒，无毒。通淋逐瘀，止劳伤吐衄。苗，破血下水肿。花，止血，署金疮。茅针，禁崩漏，塞鼻洪，肿毒服之可溃。屋陈茅，煎浓，亦可止血。烂茅，酱汁和研，斑疮虫咬疮可敷。苎根：味甘，气寒，无毒。主时疫，大渴狂呼，并金石服多□热。丹毒痈疽俱却，胎漏下血并除。皮作枕，止血晕。安脐上，去腹疼。渍苎汁，消渴、蚕咬，一饮可解。甘蕉根：味甘，气大寒，无毒。其主治与苎根大同。其蕉油黑须发，治暗风痫。蜀葵花：味甘，气寒。阴中之阳，无毒。色有二种，治亦不同。红者治赤带赤痢如神，血燥兼治。白者驱白带白痢速效，气燥亦驱。疗痰疟，去邪气，阴干为末，食之。小花者名锦葵，功用更强。根，利便，散脓血，理带下如神。灯心草：味甘，气寒。属金与火。无毒。通窍利水之剂。楮实子：味甘，气寒，无毒。

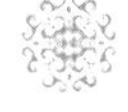
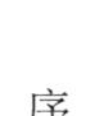

有壮阳利水之功。凡用酒浸一伏时，更蒸从巳至亥出，焙干用。滑石：甘草、石韦为之使。恶曾青。味甘，气大寒。性沉重，降也，阴也。无毒。入足太阳。利九窍津液频生，行六腑积滞不阻。性因滑利，故加滑名，堕胎甚速，孕妇忌服。按：滑石治渴，非实能止渴也。资其利窍，渗去湿热，则脾气和而渴自止耳。然必天令湿热太过，人患小便不利而渴，正宜用此。若无湿，小便自利而渴者，是内有燥热，燥宜滋润，若用滑石，是重亡津，而渴反盛矣，宁不害乎。禹余粮：杜仲为之使。味甘，气寒，无毒。乃镇固之剂。《经》曰重可去怯，是也。凡用火煅醋淬伏，用磁钵擂，水澄汁清，勿留砂土用。桑白皮：续断、桂心、麻子为之使。味甘而辛。甘厚辛薄，气寒，可升可降，阳中阴也。入手太阴。无毒。甘助元气，辛泻火邪，是泻肺中火邪，非泻肺气之药也。是以虚羸喘嗽唾血，尤宜用之。根出土者杀人，而东行者得气。皮中白汁，煎如糖，亦可推老痰宿血。叶，可洗眼，去风泪，敷扑损瘀血，消水肿而利关节，止霍乱而除风痹。枝，去手足拘挛，润皮毛枯槁，利阴管通便，治眼眶退晕，亦治喘嗽，兼消痈肿。椹，开关利窍，安魂镇神。桑花，涩肠，止一切血。桑耳，散血如神，止血甚捷。其桑寄生，别在平性药品。防葵：味甘、辛、苦，气寒，无毒。一云有小毒。主膀胱热结，治鬼疟颠痫，治疝瘕，且除肾邪，摩血瘤，兼坚筋骨。凡用勿误用狼毒。中火者服之，令恍惚如见鬼状。甘菊花：枸杞根、桑白皮为之使。味甘、微苦，气平，寒。属土与金有水火，可升可降，阴中阳也。无毒。山野间味苦，茎青，名苦薏，能伤胃气。家园内味甘，茎紫者为甘菊，兼补阴血。凡用去枝、梗、蒂，亦要认真。矾石：甘草为之使。味酸，气寒，无毒。种有数类，惟白治病。多能除瘜肉，去痼热，能分膈下之涎。但性多燥，久服损心肺伤骨，为医者不可不知。蝉蜕：味酸，气寒，无毒。去翳膜侵睛，除努肉满眦，小儿瘾疹不快甚良。蝉花，止小儿天吊瘈疭，夜啼，浑身壮热，惊痫，止渴尤佳。车前子：常山为之使。味甘、咸，气寒，无毒。专入膀胱，兼疗肝脏。利小便不走精气，与茯苓同功。根叶，甘咸，性寒，平，无毒。能止血。泽泻：畏海蛤、文蛤。味甘、咸，气寒，平。气味俱浮，沉而降也，阴也，阴中微阳。无毒。入足太阳、少阴经。按：泽泻多服则昏目，暴服能明目，何也？盖味咸能泻肾中伏水，则胞中留久陈积之物由之而去也。泻伏水，去留垢，故明目。久则小便利，肾气虚，不昏目乎。然则淋沥水肿，亦肾虚所致，苟不论虚实而久用之，何能无害。谓之利水通淋仙丹，果然也耶？大黄：味苦，气大寒。味极厚，阴中之阴，降也。无毒。欲上行，资酒制，酒浸达巅顶上，酒洗至胃脘中。载以舟楫少停，缓以国老不坠。如欲下行，务分缓速，速者生投，滚汤一泡便吞，缓者同诸药久煎。入剂多寡，看人虚实。盖性沉而不浮，故用走而莫守。勿服太过，下血亡阴。大青：味苦，气大寒，无毒。伤寒斑黄，每每擅名。又治黄汗黄疸，天行时疫，且止烦渴。叶，亦治痈肿。地肤子：味苦，气寒，无毒。久服益精强阴，久服轻身明目。却皮肤瘙痒，除热暗雀盲。叶，能渗泄泻，止血痢，又散诸恶疮毒。茜草根：味苦，气寒。阴中微阳。无毒。凡诸血症，并建奇功。而蛊毒吐血如烂肝尤妙。凡剉，忌犯铁并铅。郁金：味苦，气寒。纯阴，属土与金有水。无毒。气最轻扬，治郁遏殊妙。黄连：黄芩、龙骨为之使。恶菊花、芫花、玄〔参〕、白鲜。又忌参。畏款冬。胜乌头。解巴豆毒。恶猪肉。忌冷水。味苦，气寒。味厚气薄，可升可降，沉也，阴也，阴中微阳。无毒。入手少阴心经。治诸火邪，依各制炒。在上醇酒炒，在下童便炒。实火朴硝，虚火酽醋，痰火姜汁，伏火下焦盐汤。气滞同吴茱萸，血瘕拌干漆末，食积泻陈壁土炒。肝胆火盛欲呕，必求猪胆汁炒。又为血药中使。又胡黄连，味苦，气平，寒。又云寒，无毒。能治骨蒸潮热。黄芩：山茱〔萸〕、龙骨为之使。恶葱实。畏丹砂、牡丹、藜芦。去腐烂入药。味苦，气平，寒。味薄气厚，可升可降，阴也，阴中微阳。无毒。枯飘者名宿芩，入手太阴，上膈酒炒为宜。坚实者名子芩，入手阳明，下焦生用最妙。又云上部积血，非此不除。苦参：玄参为之使。反藜芦。恶贝母、菟丝子。味苦，气寒。沉也，纯阴。无毒。能除湿热，驱风逐水，且杀疮毒，养肝益肾。但峻补阴气，降而不升，用者不可不知也。马兜铃：味苦，气寒，无毒。痰喘劫剂。凡用去革膜，取向里扁子。入药微炒燥为良。紫草：味苦，气寒，无毒。单煮可托豌豆疮。凡使须用蜡水蒸之，待水干取，去头并两畔髭，细剉用。山豆根：味苦，气寒，无毒。解咽喉肿痛，亦消痰毒。牵牛子：味苦，气寒。属火，善走。有毒。有黑白二种，黑者力速，白者效迟。炒研煎汤，并取头末。最泻上焦元气，非湿胜气难施化致大小便不通者，不宜用之。若湿病根在下焦，是血受病，反用牵牛泻气，甚不可也。草蒿：味苦，气寒，无毒。凡用使叶勿使子，使根勿使茎，四者若同，反者成疾。得童便浸之良。豨莶：味苦，气寒，有小毒。治风邪口眼喎斜，治湿痹，腰脚酸痛，九蒸九晒，蜜丸最妙。山枝子（即山栀子）：味苦，气寒。味薄，阴中阳也。无毒。入手太阴肺经。留皮除热于肌表，去皮却热于心胸。因轻浮象肺，赤象火，故泻肺中之火。本非吐剂，仲景用为吐药者，为邪气在上，拒而不纳食，令上吐，邪因得出。《经》曰在高者因而越之，此之谓也。亦不能利小便。易老云：用利小便者，实非利小便，乃清肺也，肺清而气化，则小便自出矣。故丹溪亦曰：解热郁，行结气，其性屈曲下行，大能降火从小便泄去。人所不知也。秦皮：大戟为之使。恶吴茱〔萸〕、苦瓠、防葵。味苦，气寒。沉也，阴也。无毒。功专治眼，煎汁洗良。益男子精衰，止妇人带下，风寒湿痹兼驱，热痢后重且却。《经》云：以苦坚之。故用白头翁、黄柏、秦皮之苦剂也。芦荟：味苦，气寒，无毒。杀虫去疳，镇心明目。一名象胆，以其味苦如胆也。川楝子：味苦，气寒。阴中之阳。有小毒。治温疾，伤寒大热颠狂，止上下部腹痛，心痛，止疝气，利水道，杀三虫，愈疥疡。凡用肉莫用核，用核莫用肉。根，亦杀虫，利大肠。地骨皮：味苦，平，性寒，无毒。入足少阴肾脏、手少阳三焦。升也，阴也。疗在皮无定之风，去肌骨五内邪热。利二便，强阴强筋；除肺热，凉血凉骨。栝蒌实：枸杞为之使。畏牛膝、干漆。反附子、乌头。恶干姜。味苦，平，气寒。味厚气薄，属土有水，阴也。无毒。润燥之剂，虚怯劳嗽当求。凡用仁，渗油只一度，兑人恶心，毋多次，失药润性。根名天花粉，味苦、甘，气寒。入地深者良。善润心中枯渴，大降膈上热痰。常山：忌菘菜、鸡肉、葱。味苦、辛，气寒，无毒。截疟吐痰殊功，水胀鬼蛊甚效。勿滚热下咽，必露冷过宿。年老久病人全忌，形瘦稍虚者禁尝。苗名蜀漆，味苦，纯阳。使宜栝蒌、桔梗，能破癥坚结积。余治与常山大同，切勿服多，亦忌恶吐。紫参：味苦、辛，气寒，无毒。能通窍，除肠胃大热血症。今人小儿痘疹多用之。仲景亦用治痢。芫花：味苦、辛，气寒，无毒。行水甚猛，散气亦灵，用者最宜斟酌。瞿麦：蘘草、牡丹为之使。恶螵蛸。味苦、辛，气寒。降也，阳中微阴。无毒。凡使只用蘗壳，不用茎叶。若一时〔同〕使，即空心令人气咽，小便不禁。知母：味苦、辛，气寒。气味俱厚，沉而降，阴也，阴中微阳。无毒。乃足少阴本药，而又入足阳明，入手太阴也。引经上颈，酒炒才升。益肾滋阴，盐炒便入。有汗骨蒸最妙。久服令人作泻，须知。凡用去净皮毛，忌犯铁器。柔软肥白有力，枯黯无功。夏枯草：味苦、辛，气寒，无毒。能破瘿瘤结气，散瘰疬鼠瘘。黄柏：味苦、微辛，性寒。阴中之阳，降也。无毒。足少阴经药，足太阳引经药。安虚哕蛔虫，泻隐伏龙火。肠风下血立效，热痢见血殊功。去脐腹虚疼，逐膀胱结热。加黄芪汤中，能使足膝涌出气力。入苍术散，可俾下焦行去湿热。妇人带漏亦可用。欲上行酒炒，入肾盐炒。朴硝：大黄为之使。味苦、辛、咸，性大寒，无毒。降也，阴也。辛能润燥，咸能软坚。除胃腑邪

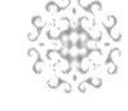

气，推陈致新。却天行疫痢，消肿败毒。凡百实热，可以泻除。煮炼者为芒硝，能消痰癖，涤肠胃。以萝卜、豆腐、冬瓜煎成者，曰玄明粉，性微温，治一切热毒风，并五脏闭结。若如方书所云，能去五劳七伤内搜众疾之说，是又尽信书则不如无书也，用者详之。草龙胆：贯众为之使。味苦，涩，气大寒。气味俱厚，阴也。无毒。去肠中小虫，益肝胆二气，除下焦湿肿，疗客忤疳气。酒浸为柴胡辅佐上行，治眼目赤疼。空腹勿服，令人溺遗。樗白皮：味苦，涩，气寒，有小毒。能止滑脱，亦杀虫毒。用与椿白皮同，但椿气温而叶香，此气寒而味臭，此为异耳。天门冬：地黄、贝母为之使。畏曾青。忌鲤鱼。味苦、甘，气平，大寒。气薄味厚，升也，阴也，阳中之阴。无毒。入手太阴经、足少阴经。苦以泄滞血，甘以助元气。治肺热之功多，患人体虚而热，加而用之。但专泄而不收，寒多者禁服。肺气喘促者，加人参、黄耆用之神效。甘遂：反甘草。恶远志。味苦、甘，气大寒，有毒。性专行水，破聚散结。凡用斟酌，切勿妄投。地黄：得麦门冬、清酒良。畏芜荑。恶贝母。忌三白。㕮咀犯铁器，肾消，食同萝卜发皓。味苦、甘，气寒。味厚气薄，沉也，阴中之阳。无毒。入手少阴、太阳经。江浙生者质虽光润，力微。怀庆生者皮有疙瘩，力大。脉洪多热，加用无妨。脾胃有寒，最宜斟酌。上达补头脑虚，外行润皮肤燥。必资酒浸，有痰膈不利及酒病人，服必姜汁炒用，恐滞膈作胀满也。酒蒸黑，名熟地，性微温，入手足少阴经、厥阴经。伤寒后胫股最痛殊功，新产后脐腹急痛立效。《机要》云：脐下痛者，肾经也，非熟地黄不能除。补肾益阴，宜丸，加当归为补髓。蓝实：味苦、甘，气寒，无毒。属水。有水能使散败亡血分诸经络，故解诸毒得效之速焉。青黛，能收上膈痰火，并五脏郁火。豆豉：味苦、甘，气寒，无毒。虽理瘴气，专治伤寒。佐葱白散寒热头痛，助枝子除虚烦懊憹。善能发汗，亦安胎孕。代赭石：干姜为之使。味苦、甘，气寒，无毒。入少阳三焦及厥阴肝脏。治崩带，胎衣不下；疗惊痫，尿血遗溺。阴痿不举能扶，惊气入腹可愈。《圣济经》曰：怯者，惊也。怯则气浮，重剂以镇之。代赭之重，以镇虚逆也。孕妇忌服，能堕胎元。井泉石：气大寒，无毒。能消肿毒，善疗疳热。解心脏热结，止肺经热嗽。总治诸热，别无所能。枳实：味苦、酸，气寒。味薄气厚，阴也，阴中微阳。无毒。枳壳则性祥而缓，治高，高者主气，治在胸膈。实小则性酷而速，治下，下者主血，治在心脾。故胸中痞肺气结也，有桔梗枳壳汤之煎。心下痞脾血积也，有白术枳实汤之用。此高下缓急之分也。治痰有倒壁冲墙之捷，虚者亦宜审用。壳味苦、酸、辛，微寒，无毒。阴也。多服能损至高之气，劳伤尤当全禁。槐实：景天为之使。味苦、酸、咸，气寒，无毒。能凉大肠，去痔，洗下部湿痒，消乳瘕急痛，堕胎孕，催产。嫩荚，去风明目。老荚，疏导风热。花，苦，平，无毒。理肠风泻血，塞痔漏来红。犀角：味苦、酸、咸，一云辛、甘，气寒，无毒。治诸血症，实大寒之剂。能使目明，有平睛之功。疗痘疹风热，安心神魂魄。能消胎气，孕妇忌之。按：丹溪云：犀角属阳，其性走散，比诸角尤甚。习俗痘疮后，多用以散余毒，或血虚有燥热者用之，祸不旋踵。又云：鹿取茸，犀取尖，以力之精锐在是。匪此为然，然诸角取尖俱相同也。海蛤：蜀漆为之使。味苦、咸，气寒，无毒。能消痰结，并治气壅。又海石、海粉，即海蛤异名。粉，又海石火煅研成者也。因咸能软坚，故治结顽痰块必用之。丹溪曰：海粉即海石，热痰能降，湿痰能燥，结痰能软，顽痰能消。宜□□散，勿煎汤液。白薇：恶黄芪、大黄、干姜、干漆、山茱〔萸〕、大枣。味苦、咸，气平，大寒，无毒。《本经》谓堪却伤中淋露，下水渗湿。然亦须审其热症乃可，不然宁勿用。白鲜皮：恶桔梗、螵蛸及茯苓、萆薢。味苦、咸，气寒，无毒。能通关利窍。亦必风热湿热壅滞者，用之方宜。海藻：反甘草。味苦、咸，气寒，无毒。一云有小毒。沉也，阴中阴也。能消膈上项间痰壅，利水通淋，除胀消痈，破疝，坠癥瘕。凡使须用乌豆并紫背天葵三件同蒸一伏时，候日干用。海昆布：味咸，气寒，无毒。又云有小毒。治同海藻。多服令人腹冷痛，发气吐沫。海带：味咸，气寒，无毒。又云有小毒。散瘿囊气瘰，亦疗风瘙水湿。戎盐：即青盐。味咸，气寒，无毒。益气明目，止血强筋，助水脏而疗溺血，益精气而治疥疮。地龙：味咸，气寒。属土与水。无毒。一云大寒，有小毒。主风痫疟疾，去三虫尸疰。治大热狂言谵语，疗风结二便不通。肾风脚气俱效，黄疸行湿如神。白颈者佳。羚羊角：味咸、苦，气寒，无毒。专走肝经，因性属木，解寒热于肌肤，散温风于骨肉。安惊狂，辟不祥。退发搐卒痫，驱败血冲心。明目益气，轻身强阴，健筋坚骨。但此药难得真者，须锯角取尖，认弯蹙有挂痕深入者才真。听人耳边似响声微出者尤妙。

诸水：禀天乙气，居五行先。草木资以发生，黎民藉之养育。普天之下，惟水最多，大则为海为江为河，小则为潭为溪为涧。乡市有塘有井，崖谷有溜有泉。味甘辛咸淡自殊，性动静缓急亦异。用烹煎饵各有所宜，苟弗详知，安求效验。长流水者与千里水，手足四末之疾，非此莫攻。顺流水与朝东水，大小二便滞留，用斯即利。逆流水，堪吐上焦胸膈风痰，资易上涌。急流水，可去下体腿胯湿痛，伏竟下行。井华结水面而未开。山脊水觅于长夏，退时疫且却温黄，乃因夏至阴生，起从地底而极冷。半天河水，质极清洁而不浊，堪炼丹药，欲成仙者须求。菊英水，气甚馨香而最甘，可烹茗芽，望延寿者宜啜。春雨水，气生春升而生发，中气不足，清气不升，及年壮未嗣人，煎服极妙。秋露水，性禀秋降而肃清，痨虫伤尸疳虫作胀，并年深染祟者，取饮最佳。腊雪水，瓮贮，掘地埋藏，性酷寒，治春夏时行疫毒。甘澜水，器盛，以物扬跃，气柔缓，调冬月阴证伤寒。新汲水，养心神，诚获奇效。无根水，扶脾胃，果有神功。仍有地浆，是人造者，挖地坎以水沃，中搅浑浊，澄清取服，恶毒能解，烦热能驱，枫上毒菌误食笑不止者即安，山中毒菌误食几死者立效。

《伤寒五法·辛凉药味辨》卷下：夫辛者，发散，麻黄、桂枝之类也。温者，热药，附子、干姜、肉桂之类也。凉者，凝滞，黄芩、栀子、石膏、黄连之类也。夫用药岂不随寒热温凉哉？况人与天地，原同一体，天气温暑，人亦温暑，天气寒凉，人亦寒凉，安得不审四时之气？且如冬令严寒，腠理闭密，非辛温之药不能开泄腠理。至于春时，气候温和，腠理稍开，若用辛甘，必加黄芩、栀子凉药在内也。至于暑气炎热，腠理开泄，若用辛甘，必加石膏、知母、黄连寒药在内也。若概用冬时正伤寒之剂，温热之病未除，而黄斑狂谵之变即发矣。至于正伤寒，即当用辛甘以发散。若邪在人身，或一月半月之久，表尚在者，名曰温病，当用辛凉之剂发散。何者？病虽表证，但邪在人身居久，将化而为热，故亦名曰温，当用辛凉之剂以解之。此四时用药之法也。

《本草通玄》卷下：药有五味：苦者入心，直行而泄；辛者入肺，横行而散；酸者入肝，束而收敛；咸者入肾，止而软坚。甘者入脾，有和、有缓、有补、有泄、可上、可下、可内、可外，土味居中而能兼五行也。淡之一味，五脏无归，专入太阳而利小便。〇药有四气：温者应春生之气而主发育，热者应夏长之气而主畅遂，凉者应秋收之气而主清肃，寒者应冬藏之气而主杀伐。故虚弱之人，不足之症，当以生长为先。壮实之人，有余之邪，当以肃杀为要。两者易而为治，是谓实实虚虚，损不足而益有余。如此死者，医杀之耳。〇叔季之世，人民虚薄，受补者常多，受克者常少。故补中、还少，日就增多；承气、抵当，日渐减少。奈何？夫人之病十有九虚，医师之药百无一补，犹且矜独得之妙，夭狂者比比，终不悔悟，良可悲夫！〇温暖之药，象类阴阳明，君子苟有过则人皆见之；寒凉之药，象类阴柔小人，国祚已移，人犹莫觉其非。凡用滋补药，病不增即是减，内已受补故也；用克伐药病不减即是增，内已受伐故也。

《本草汇笺·总略》：论药性同味而用殊（出缪希雍）。焉文云：药有二物同味而用殊者，如仲淳所云也。又有一物一味，而生熟制度各异，而用殊者。有一物一味，而视其所合用之药，而用殊者。如仲淳所云也。又有一物而兼两味三味，视所合用之药，而用殊者。慎斋先生云用药之要，贵松而不贵实，立意在君臣，而向导在乎佐使。如篇中云甘合辛而发散，又甘温以除大热，此已分别内伤外感之二证。盖外袭风寒，火郁于内，宜辛甘以发之。若内伤精血，火动于中，宜甘温以除之。此一定之法也。然甘温除热，更宜通变。时医遇内伤症，未有不纯用苦寒，久之大损元气，致不可救。间遇名手，则又专主甘温，补中益气汤、归脾汤之外，无他技矣。此皆用实而不能用松者也。不知内伤元气尚强，何妨暂投清快之剂？即本原已惫，若久用甘温不效者，须少佐之以辛，而邪火自散。此师师相授之旨，难为粗心者道。立斋先生治内伤症，补中汤其所惯用。然有服至数十剂不得效者，稍加附子辄效。此正借其辛烈之气，以为养正祛邪之助耳。此用松之法也。慎斋云：凡病先用热药太过，现出热症，服清凉和解一二剂。先用寒药太过，现出寒症，服温中理脾一二剂，则显效如神。此又同一药，而前后之用殊。今人皆固守一偏，而不知权变之理，何以掺司命之责。〇气味寒热用法（出王好古）。焉文云：药则一也，而用则异焉。明物理，按天时修人事，以应脏腑，不爽毫发，此神工之所为，可贵也。固有同一病同一药也，或用之而应，或用之而不应者，先后失次，多寡异宜，生熟各制，其咎有归。世风偷薄，有病延医，止求药案，谋之肆中，多不如法。下咽不效，仍咎医人。且夫以药饲人者，苦心竭虑，唯恐或讹病家，不辨何药，昧昧服之，倘或不济，辄云药误，百口不能辩也。如不授药而授方，彼此共见，或病家再质之别医，立方之医得以卸责，责轻则志懈，方亦因之率易矣。且庸下之流，少见多怪，一方偶布，指摘交加。术有高下，用药悬殊，是故方家冀免訾诟，遇索方者，惟有平平数味，不痛不痒，但期合俗，不敢市奇。予故曰：医者，用药与立方，往往不侔。此语从无道破。《本草》之味有五，气有四。然一味之中有四气，如辛味，则石膏寒，桂、附热，半夏温，薄荷凉之类是也。夫气者，天也。温、热，天之阳。寒、凉，天之阴。阳则升，阴则降。味者，地也。辛、甘、淡，地之阳。酸、苦、咸，地之阴。阳则浮，阴则沉。有使气者，使味者，气味俱使者。先使气而后使味者，先使味而后使气者。有一物一味者，一物三味者，一物一气者，一物二气者。或生熟异气味，或根苗异气味，或温多而成热，或凉多而成寒，或寒热各半而成温，或热者多、寒者少，寒不为之寒；或寒者多热者少，热不为之热。不可一途而取也。或寒热各半，昼服则从热之属而升，夜服则从寒之属而降。或晴则从热，阴则从寒。变化不一如此，况四时六位不同，五运六气各异，可以轻用为哉？〇用热偏胜之害（出缪希雍）。焉文云：予忆三十年前，诸轩岐家鉴寒凉之弊，辄以温补为尚。然于桂、附等药，特偶用之。嗣因蜀道阻塞，附子腾价百倍，腾贵由于匮乏，非原来生产之殊也。《纲目》本草列附子于毒草中，《本经》列之下品，俱与大黄、常山、大戟、羊踯躅等例，盖未可轻试也。于时有力之家，有患真阳衰竭，及伤寒直中阴经，必须附子者，不惜厚价购之，果有回生之效，良工以此见奇。庸医因而承袭，乃不论何病，诸药不效者，辄投附子。危险之症，藉为神丹，下口实时决裂，虚怯之症，倚为服食，真阴日被煎熬，医家妄云服附子而不能救，无可救矣；病家服过附子，亦死无悔焉。此风吴门为甚，今已渐汔于各都郡邑矣。引火归源之说，牢不可破。伤寒阳厥，而认为阴厥。怯症阴精不守，而认为下部之沉寒。老人精绝阳痿而欲强鼓其阳，妇人血虚内热而反益燥其血。火炎作呕，误为反胃胃寒。中风不遂，由于阴虚血少，而误为阳气衰微。种种杀人，不可胜纪。夫阴阳寒热，势不两立。阴虚者，阳必盛，更助其阳，是益虚其阴。况助阳生气，只宜少火，何用此辛烈大毒者为哉？回阳气于既绝，助参、芪以走表，秖可偶一用之耳。史称洪武间，有常州陈理以子杀父事上闻。太祖不能决，命皇太孙处分。太孙从容详审，竟脱之。理父原抱病经年，误服一药而毙。继母素憎理，因力证成狱。太孙条其情以献。太祖初未之信，拘邻里婢仆及原医询之，乃知父向患火症，庸医误投附子一啜而卒。嗟乎！今日之为陈理之父者多矣！予岂好为是矫枉之论哉？不过谓附子，亦千百药品中之一耳。有是病，方用是药，倘用之不当，虽以人参之冲和，犹能杀人，况附子之毒烈者乎？用之而当，砒霜亦可用也，岂谓附子必不可用耶？从来兵戈之世，人心扰攘，天行火运，民患亦多火症。业金篦者，不可不知。〇人身之有阴阳也，水一而已，火则二焉。是禀受之始，阳常有余，阴常不足。天地且然，况于人乎？故自少至老，所生疾病，靡不由于真阴不足者。若夫真阳不足之病，千百而一二矣。阳者，气也，火也，神也。阴者，血也，水也，精也。阴阳和平，气血均调，是为平人气象之常候。苟或纵恣房室，或肆情喜怒，或轻犯阴阳，或嗜好辛热，以致肾水真阴不足，不能匹配阳火，遂使阳气有余，气有余即是火，故火愈盛，而水愈涸，于是发为吐血，咳嗽吐痰，内热骨蒸盗汗，种种阴虚等病。医师不察，不揆其本，凡见前证，不分阴阳，类施温补，参、芪、二术，视同食物，佐以姜、桂，若啖五辛，倘遇惫剧，辄投附子，死而不悟，良可悯也。何则？难成易亏者阴也，益阴之药，不能旦夕见效。助阳之药，能使胃气一时暂壮，饮食加增，或阳道兴举，有似神旺。医师藉以要功，病者利其速效，彼此固执，莫辨厥由。故知阴虚真水不足之病，十人而九；阳虚真火不足之病，百不得一。医师之药，补助阳火者，往往概施。滋益阴精者，大都罕见。宜乎服药者之多毙，无药者之反存也。予见世医以此伤人者甚众，兹特着其误，以为世戒。

《本草汇·阴阳配合》卷一：《本草》云：凡天地万物，皆有阴阳。大小各有色类，寻究其理，并有法象。故羽毛之类，皆生于阳，而属于阴。鳞介之类，皆生于阴，而属于阳。所以空青法木，故色青而主肝。丹砂法火，故色赤而主心。云母法金，故色白而主肺。雌黄法土，故色黄而主脾。磁石法水，故色黑而主肾。余皆以此推之，例可知也。又如气味之中，气薄者为阳中之阴，气厚者为阳中之阳。味薄者为阴中之阳，味厚者为阴中之阴。辛甘淡中热者，为阳中之阳。辛甘淡中寒者，为阳中之阴。酸苦咸之寒者，为阴中之阴。酸苦咸之热者，为阴中之阳。夫辛、甘、淡、酸、苦、咸，乃味之阴阳，又为地之阴阳也。温、凉、寒、热，乃气之阴阳，又为天之阴阳也。气味生成，自寓阴阳造化之机，主对治疗，不可不审也。〇酸咸甘苦辛五味，寒热温凉四气：凡称气者，是香臭之气，其寒、热、温、凉，是药之性。且如鹅中白鹅脂性冷，不可言其气冷也。四气则是香、臭、腥、臊，如蒜、阿魏、鲍鱼、汗袜，则其气臭。鸡、鱼、鸭、蛇，则其气腥。狐狸肾、白马茎、人中白，则其气臊。沉、檀、脑、麝，则其气香是也。五味之中，各有四气，如辛则有石膏之寒，桂、附之热，半夏之温，薄荷之凉之类。甘则有滑石、饧饴、参、耆、干葛之类。酸则有商陆、硫黄、五味子、芍药之类。苦则有大黄、厚朴、白术、栀子之类。咸则有犀角、阳起石、文蛤、牡蛎之类。此虽不足以尽举，大抵五味之中，皆有四者也。夫气者，天也。味者，地也。温热者，天之阳。寒凉者，天之阴。辛甘者，地之阳。咸苦者，地之阴。《本草》五味不言淡，何也？淡附于甘也。

《本草备要》卷首：凡药酸属木入肝、苦属火入心、甘属土入脾、辛属金入肺、咸属水入肾，此五味之义也。凡药青属木入肝、赤属火入心、黄属土入脾、白属金入肺、黑属水入肾，此五色之义也。凡药酸者能涩能收、苦者能泻能燥能坚、甘者能补能和能缓、辛者能散能润能横行、咸者能下能软（软，音软。）坚，淡者能利窍能渗（渗，音惨，去声。）泄，此五味之用也。凡药寒热温凉，气也；酸苦甘辛咸，味也。气为阳，味为阴。气厚者阳中之阳，薄者阳中之阴；味厚者阴中之阴，薄者阴中之阳。气薄则发泄表散，厚则发热温燥。味厚则泄降泻，薄则通利窍渗湿。辛甘发散为阳，酸苦涌泄为阴，咸味涌泄为阴，淡味渗泄为阳。轻清升浮为阳，重浊沉降为阴。阳气出上窍，阴味出下窍。清阳发腠理，浊阴走五藏。清阳实四肢，浊阴归六腑。此阴阳之义也。○酸伤筋敛则筋缩，辛胜酸；苦伤气苦能泻气，咸胜苦；甘伤肉，酸胜甘；辛伤皮毛疏散腠理。苦胜辛；咸伤血咸能渗泄，甘胜咸。此五行相克之义也。○酸走筋，筋病毋多食酸，筋得酸，则拘挛收引益甚也。苦走骨，骨病毋多食苦，骨得苦，则阴益甚，重而难举也。甘走肉，肉病毋多食甘，肉得甘，则壅气胪肿益甚也。辛走气，气病毋多食辛，气得辛，则散而益虚也。咸走血，血病毋多食咸，血得咸，则凝涩而口渴也。咸能渗泄津液。此五病之所禁也。多食咸，则脉凝泣涩而变色。脉即血也，心合脉。水克火。多食苦，则皮槁而毛拔。肺合皮毛。火克金。多食辛，则筋急而爪枯。肝合筋，爪者筋之余。为金克木。按：肝喜散，故辛能补肝，惟多则为害。多食酸，则肉胝而唇揭。脾合肉，其华在唇。水克土。胝，音支，皮厚也。多食甘，则骨痛而发落。肾合骨，其华在发。土克水。此五味之所伤也。

《嵩厓尊生全书·用药寒热温凉正变谱》卷四：温性：得木之正。温多成热，温之变也。温多凉少，凉不为之凉。温之正，凉之变也。凉性：得金之正。凉多成寒，凉之变也。凉多温少，温不为之温，凉之正，温之变也。热性：得火之正。热极似寒，热之变也。热多寒少，寒不为之寒。热之正，寒之变也。寒性：得水之正。寒极似热，寒之变也。寒多热少，热不为之热。寒之正，热之变也。寒热各半而成温：又寒热之变，温之变也。寒多热少而成凉：又寒热之变，凉之变也。寒热各半，昼服则从热而升阳分：又热之变也。晴亦从热：热之变也。寒热各半，夜服则从寒而降阴分：又寒之变也。阴亦从寒：寒之变也。温性凉服：补中下，无妨于上；凉先行而温后行，温之中有凉也，温之变也。凉性热服：补上无妨于中；温先行而凉后行，且凉资热以升之，凉之变也。寒性热服：寒不能散，资热以散经络寒，始得力也，寒之变也。热性寒服：热攻寒，恐相攻，借以引入寒分，热之变也。

《生草药性备要》卷首：凡草药：梗方骨对叶者，多属温；梗叶圆者，多属寒。○辛补肝、泻肺，能散；酸补肺、泻肝，能收；苦补肾、泻脾；甜补脾、泻心，能缓；咸补肾，能下，软坚；淡能利窍、渗泄。

《医学读书记·续记》：咸寒。热淫于内，治以咸寒，《内经》之旨也。仲景疗伤寒，加芒硝于苦寒药中。文仲又加芒硝于甘寒药中，其方以生麦冬一升，生地黄一升，知母二两，生姜二两半，芒硝二两半，水煮，分五服，取利为度。由是，而咸寒之用乃广矣。○酸苦涌泄。阮河南治天行热、解毒，多用苦酒、猪胆、生艾汁、苦参、青葙、葶苈之属。《外台》单用苦参一两，酒煮，并服，取吐如烊胶便愈。张文仲疗伤寒、温病等三日以上，胸中满，用苦酒半升，猪胆一枚，和服，取吐。盖即《内经》酸苦涌泄之义。然今人之用此者罕矣。

《本草从新·药性总义》：凡寒热温凉，气也。酸苦甘辛咸淡，味也。气为阳，味为阴。气无形而升，故为阳。味有质而降，故为阴。气厚者为纯阳，薄为阳中之阴。味厚者为纯阴，薄为阴中之阳。气薄则发泄，厚则发热。阳气上行，故气薄者能泄于表，厚者能发热。味厚则泄，薄则通。阴味下行，故味厚者能泄于下，薄者能通利。辛甘发散为阳，酸苦涌涌同泄为阴。辛散，甘缓，故发肌表。酸收，苦泄，故为吐泻。咸味涌泄为阴，淡味渗泄为阳，重浊沉降为阴。清阳出上窍，本乎天者亲上，上窍七，谓耳目口鼻。浊阴出下窍。本乎地者亲下，下窍二，谓前后二阴。清阳发腠理，腠理，肌表也。阳升散于皮肤，故清阳发之。浊阴走五脏。阴受气于五脏，故浊阴走之。清阳实四肢，四肢为诸阳之本，故清阳实之。浊阴归六腑。六腑传化水谷，故浊阴归之。此阴阳之义也。〇酸伤筋，酸走筋，过则伤筋而拘挛。辛胜酸。辛为金味，故胜木之酸。苦伤气，苦从火化，故伤肺气，火克金也。又如阳气性升，苦味性降，气为苦遏，则不能舒伸，故苦伤气。咸胜苦。咸为水味，故胜火之苦。按：气为苦伤，而用咸胜之，此自五行相制之理。若以辛助金，而以甘泄苦，亦是捷法。盖气味以辛甘为阳，酸苦咸为阴，阴胜者制之以阳，阳胜者制之以阴，何非胜复之妙？而其中宜否，则在乎用之权变尔。甘伤肉，酸胜甘。酸为木味，故胜土之甘。辛伤皮毛，辛能散气，故伤皮毛。甘胜咸。甘为土味，故胜水之咸。此五行相克之义也。〇辛走气，气病无多食辛。《五味论》曰：多食辛，令人洞心。洞心，透心若空也。咸走血，血病无多食咸。血得咸则凝结而不流。《五味论》曰：多食之，令人渴。苦走骨，骨病无多食苦。苦性沉降，阴也。骨属肾，亦阴也。骨得苦则沉阴欲盛，骨重难举矣。《五味论》曰：多食之，令人变呕。甘走肉，肉病无多食甘。甘能缓中，善生胀满。《五味论》曰：多食之，令人悗心。悗心，心闷也。酸走筋，筋病无多食酸。酸能收缩，筋得酸则缩。《五味论》曰：多食之，令人癃。癃，小便不利也。此五病之所禁也。〇多食咸，则脉凝泣涩同而变色。水能克火，故病在心之脉与色也。《五味篇》曰：心病禁咸。多食苦，则皮槁而毛拔。火能克金，故病在肺之皮毛也。《五味篇》曰：肺病禁苦。多食辛，则筋急而爪枯。金能克木，故病在肝之筋爪也。《五味篇》曰：肝病禁辛。多食酸，则肉胝音支音绉而唇揭。胝，皮厚也，手足胼胝之谓。木能克土，故病在脾之肉与唇也。《五味篇》曰：脾病禁酸。多食甘，则骨痛而发落。土能克水，故病在肾之骨与发也。《五味篇》曰：肾病禁甘。此五味之所伤也。

《医学源流论·热药误人最烈论》卷上：凡药之误人，虽不中病，非与病相反者，不能杀人。即与病相反，药性平和者，不能杀人。与病相反，性又不平和，而用药甚轻，不能杀人。性既相反，药剂又重，其方中有几味中病者，或有几味能解此药性者，亦不能杀人。兼此数害，或其人病甚轻，或其人精力壮盛，亦不能杀人。盖误药杀人，如此之难也，所以世之医者，大半皆误，亦不见其日杀数人也。即使杀之，乃辗转因循，以至于死，死者不觉也。其有幸而不死，或渐自愈者，反指所误用之药以为此方之功效，又转以之误治他人矣。所以终身误人，而不自知其咎也。惟大热大燥之药，则杀人为最烈。盖热性之药，往往有毒；又阳性急暴，一入藏府，则血涌气升。若其人之阴气本虚，或当天时酷暑，或其人伤暑伤热，一投热剂，两火相争，目赤便闭，舌燥齿干，口渴心烦，肌裂神躁，种种恶候，一时俱发。医者及病家俱不察，或云更宜引火归元，或云此是阴症，当加重其热药，而佐以大补之品。其人七窍皆血，呼号宛转，状如服毒而死。病家全不以为咎，医者亦洋洋自得，以为病势当然。总之，愚人喜服补热，虽死不悔。我目中所见不一垂涕泣而道之，而医者与病家，无一能听从者，岂非所谓命哉！夫大寒之药，亦能杀人，其势必缓，犹为可救；不若大热之药，断断不可救也。至于极轻淡之药，误用亦能杀人，此乃其人之本领甚薄，或势已危殆。故小误即能生变，此又不可全归咎于医杀之也。

《医学源流论·轻药愈病论》卷下：古谚有不服药为中医之说，自宋以前已有之。盖因医道失传，治人多误，病者又不能辨医之高下，故不服药；虽不能愈病，亦不至为药所杀。况病苟非死症，外感渐退，内伤渐复，亦能自愈，故云中医。此过于小心之法也。而我以为病之在人，有不治自愈者，有不治难愈者，有不治竟不愈而死者。其自愈之疾，诚不必服药；若难愈及不愈之疾，固当服药。乃不能知医之高下，药之当否，不敢以身尝试，则莫若择平易轻浅，有益无损之方，以备酌用。小误亦无害，对病有奇功，此则不止于中医矣。如偶感风寒，则用葱白苏叶汤，取微汗。偶伤饮食，则用山查、麦芽等汤消食。偶感暑气，则用六一散、广藿汤清暑。偶伤风热，则用灯心竹叶汤清火。偶患腹泻，则用陈茶佛手汤和肠胃。如此之类，不一而足。即使少误，必无大害。又有其药似平常，而竟有大误者，不可不知。如腹痛呕逆之症，寒亦有之，热亦有之，暑气触秽亦有之。或见此症，而饮以生姜汤，如果属寒，不散寒而用生姜热性之药，与寒气相斗，已非正治，然犹有得效之理。其余三症，饮之必危。曾见有人中暑，而服浓姜汤一碗，覆杯即死。若服紫苏汤，寒即立散，暑热亦无害。盖紫苏性发散，不拘何症，皆能散也。故虽极浅之药，而亦有深义存焉。此又所宜慎也。凡人偶有小疾，能择药性之最轻淡者，随症饮之，则服药而无服药之误，不服药而有服药之功，亦养生者所当深考也。

《本草求真》卷一〇：药有五伤。《五伤篇》曰：酸伤筋，辛胜酸，苦伤气，酸胜苦，甘伤肉，酸胜甘，辛伤皮毛，苦胜辛，咸伤血，甘胜咸。此五行相克之义。〇药有五走。《五走篇》曰：酸走筋，筋病毋多食酸，多食令人癃。酸气涩收，胞得酸而缩卷，故水道不通也。苦走骨，骨病毋多食苦，多食令人变呕。苦入下脘，三焦皆闭，故变呕也。甘走肉，肉病毋多食甘，多食令人悗心，甘气柔润，胃柔则缓，缓则虫动，故悗心也。辛走气，气病毋多食辛，多食令人洞心，辛走上焦，与气俱行，久留心下，故洞心也。咸走血，血病毋多食咸，多食令人渴，血与咸相得则凝，凝则胃汁注之，故咽路焦而舌本干。此五病之所禁。〇药有五过。《五过篇》曰：味过于酸，肝气以津，脾气乃绝，肉胝伤而唇揭。味过于苦，脾气不濡，胃气乃厚，皮槁而毛拔。味过于甘，心气喘满，色黑，肾气不平，骨痛而发落。味过于辛，筋脉阻绝，精神乃失，筋急而爪枯。味过于咸，大骨气劳，短心气抑，脉凝涩而变色。此五味之所伤。

《医谈传真·本草气味之真篇》卷二：客曰：本草气味之真何如？曰：本草之着，《汉书》以为创自神农，今之《本经》是也。后之陶弘景倍之，又后之倍而倍者益多。今以李时珍之《本草纲目》，为集其全，诚善矣。第其间同一药也，而此以为甘者，彼以为苦，彼以为热者，此又以为寒，如此者不一，此乃地产之不同，而气味之有异也。夫气味有异，则性功不同，所虑者，未知药肆所卖之药，果符吾心所用之药否也。欲得其真，必亲尝其气味，而自辨其功能，庶无方是药非之弊也。客曰：善。总之，藏窍既明于心胸，变化自神于手腕。方不外乎君臣，药不离乎气味，五行生克，妙窍元元，可为知者道，难俾不知者解也。

《医学集成·药有阴阳》卷一：药有阴阳，当知宜忌。桂、附、干姜、吴萸、枸杞、故纸、巴戟、鹿胶、苁蓉，阳药也，阳虚寒盛，六脉微迟者宜，阴虚脉大者忌之。生地、龟胶、白芍、女贞、丹皮、知、柏，阴药也，阴虚热盛，六脉洪数者宜，阳虚脉细者忌之。麻黄、桂枝、细辛、羌活、川芎、升麻，味辛性升，阳也，寒邪在表，内无烦渴，六脉浮紧者宜，热邪在里，大烦大渴，六脉洪滑或细数而阴虚者忌之。大黄、芒硝、滑石、芩、连、石膏，味苦性降，阴也，热邪在里，烦渴胀满便结，六脉洪滑鼓指者宜，若口渴喜热饮，腹胀便不结，或衰老久病脉微而阳虚者，虽有前证，尤宜忌之。半夏、生姜止呕宜，阴虚失血者忌之。乌梅、地榆止血宜，表邪未清者忌之。苍术、葛根发表宜，呕吐者忌之。童便、当归血分宜，便溏者忌之。香、砂、枳壳气滞者宜，气弱者忌之。柴胡、白芥、薄荷入肝家，胁痛者宜，表虚汗出者忌之。药性阴阳，关系非小，投之一错，杀人反掌，可不畏哉？

《本草问答》卷上：问曰：物各有性，而其所以成此性者何也？答曰：原其所由生而成此性也。秉阳之气而生者，其性阳；秉阴之气而生者，其性阴；或秉阴中之阳，或秉阳中之阴，总视其生成以为区别。盖必原一物之终始，与乎形色、气味之差分而后能定其性矣。有如人参，或谓其补气属阳，或谓其生津属阴，只因但论气味而不究人参所由生之理，故不能定其性也。余曾问过关东人，并友人姚次梧游辽东归，言之甚详，与《纲目》所载无异。《本草纲目》载人参歌曰：三椏五叶，背阳向阴，若来求我，椵树相寻。我所闻者，亦云人参生于辽东树林阴湿之地。又有人种者，亦须在阴林内植之。夫生于阴湿，秉水阴润泽之气也，故味苦甘而有汁液发之，为三椏五叶，阳数也。此苗从阴湿中发出，是由阴生阳，故于甘苦阴味之中饶有一番生阳之气，此气可尝而得之也。人身之元气由肾水之中以上达于肺，生于阴而出于阳，与人参由阴生阳同一理也。所以人参大能化气，气化而上出于口鼻，即是津液。人参生津之理如此，非徒以其味而已。然即以气味论，甘苦中含有生发之气，亦只成为由阴出阳之气味耳。〇问曰：苦得火味，其入心清火泄血，理可知矣，惟辛味之品是得肺金之味者，乃亦能入血分。如肉桂、桂枝、紫苏、荆芥，此又何说？答曰：凡药得酸味者，皆得金收之性。得辛味者，皆得木温之性，此乃五行相反相成之理。心火生血，尤赖肝木生火，此是虚则补其母之义，故温肝即是温心。肉桂大辛则大温，虽得金味而实成为木火之性，故主人心肝血分，以助血之化源。桂皮尤能上行，张仲景复脉汤用桂枝取其入心助火，以化血也。远志之性亦同桂枝，但桂枝四达，远志则系根体，又极细，但主内入心经，以散心中滞血而已。不独草木本火味者入血分，有如马为火畜，故马通亦能降火以行血。枣仁秉火之赤色，故亦入心养血。总见血生于心，大凡得地火之性味者，皆入血分也。〇问曰：药多以味为治，味之甘者则归脾经，乃甘味之药多矣。或正入脾胃，或兼入四脏，此又何以别之？答曰：得甘之正味者正入脾经，若兼苦、兼酸、兼咸、兼辛，则皆甘之间味也，故兼入四脏。甘草纯甘，能补脾之阴，能益胃之阳。或生用，或熟用，或以和百药，固无不宜。黄精甘而多汁，正补脾土之湿。山药色白带酸，故补脾而兼入肝肺。白术甘而苦温，故补脾温土，和肝气以伸脾气也。苍术甘而苦燥，故燥胃去湿，黄芪味甘而气盛，故补气。荠苨味甘而有汁，故生津。莲米味甘带涩，其气清香，得水土之气，故补土以涩精止利。黄实甘味少而涩性多，是得土泽之味少而得金收之性多，且生水中，是属肾之果也，故用以收涩肾经及止泻利。苡仁亦生水中，而味极淡，则不补又不涩，则纯于渗利。茯苓亦然，皆以其淡且不涩也。赤石脂粘涩又味甘，则能填补、止泻利。禹余粮是石谷中之土质，甘而微咸，甘能补正以止利，咸能入肾以涩精，皆取其甘，亦用其涩，如不涩而纯甘，如龙眼则归脾。又产炎州，得夏令火气而生，以火生土，故补心兼补脾。使君子仁甘能补脾，而又能杀疳虫者，因气兼香臭，有温烈之性，故服此忌食热茶，犯之即泄，与巴豆之饮热则泻，其意略同。以畜物论，黄牛肉甘温大补脾胃。羊肉虽甘而有膻气，得木之温，故补脾兼补肝。猪肉虽甘而兼咸味，得水土之寒性矣，故滋脾润肾。人乳味甘，本饮食之汁，得肺胃之气化而成，故能润养胃，滋生血液，补脾之阴，无逾于此。甘松味甘而香烈，故主理脾之气。木香之理气，以其香气归脾，而味兼微辛，又得木气之温，力能疏土。且木香茎五、枝五、叶五、节五，皆合脾土之数，故能理脾也。以诸果论，大枣皮红肉黄，皮辛肉甘，得以火生土之性，故纯于补脾胃。梨味甘而含水津，故润脾肺。荔枝生东南，味甘酸，故归脾与肝而温补。总之甘味

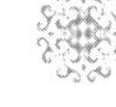

皆入脾，又审其所兼之味，以兼入别脏，则主治可得而详矣。〇问曰：苦者火之味也，而味之苦者均不补火，反能泻火，何也？答曰：物极则复，阳极阴生。以卦体论，离火之中爻阴也，是离火中含坎水之象。凡药得火味者，亦即中含水性而能降火，此正水火互根之至理。黄连之味正苦，故正入心经，以泻火。栀子味苦象心包，故泻心包络之火。连翘亦象心包，而质轻扬，味微苦则轻清上达，清心与上焦头目之火。莲子象心，而莲心又在其中，味又极苦，有似离中阴爻，用以清心中之火最为相合。黄芩味苦中多虚空，有孔道，人身惟三焦是行水气之孔道，主相火。黄芩中空有孔，入三焦而味又苦，故主清相火。胆草、胡黄连味苦而坚涩，兼水木之性，故皆泻肝胆之木火。惟胆草根多而深细，故泻火并兼降利。胡黄连则守而不走，是宜细别，大黄味苦形大而气烈，故走脾胃，下火更速。〇问曰：得苦之火味者，皆得水之寒性，能清火矣。何以艾叶、故纸、巴戟、远志，其味皆苦而皆能补火何哉？答曰：苦之极者反得水之性，若微苦者则犹存火之本性，故能补火。且微苦之中必带辛温，不纯苦也。艾叶味苦而气温，其茸又能发火，是以能温肝补火，故纸、巴戟苦兼辛温，故纸色黑而子坚，则温肾。巴戟色紫而根实，则温肝。远志形极细，故入心。味带苦，亦入心，然兼辛温，故补心火。盖有间味者即有间气，不得以纯于苦者论矣。〇问曰：辛者金之味也。金性主收，今考辛味之药，皆主散而不主收，其故何也？答曰：凡药气味，有体有用，相反而实相成，故得金之味者，皆得木之气，木气上达，所以辛味不主收而主散。木之气温能去寒，木之气散能去闭。薄荷辛而质轻，气极轻扬，轻则气浮，而走皮毛，以散风寒，扬则气升，而上头目，去风寒。辛夷花在树稍，其性极升，而味辛气散，故能散脑与鼻间之风寒。荆芥性似薄荷，故能散皮毛，而质味比薄荷略沉，故能入血分，散肌肉。羌活、独活根极深长，得黄泉之水气而上升生苗，象人身太阳经，秉水中之阳以发于经脉也。味辛气烈，故入太阳经，散头顶之风寒。独活尤有黑色，故兼入少阴以达太阳，能散背脊之风寒。细辛形细色黑，故入少阴经，味大辛能温散少阴经之风寒，少阴为寒水之脏，寒则水气上泛。细辛散少阴之寒，故能逐水饮。防风辛而味甘，故入脾散肌肉之风寒。紫苏色紫入血分，味辛气香，能散血分之风寒。苏枝四达则散四支，苏梗中空有白膜，则散腹中之气，苏子坚实则下行而降肺气，以行痰。同一辛味而有根、枝、子、叶之不同，总视其轻重升降之性以别其治也。桂枝能散四支，色味同于苏枝。而桂枝较坚实，故桂枝兼能走筋骨，苏枝则但能走肌肉耳。肉桂比枝味更厚，气更凝聚，乃木性之极致。大辛则大温，能益心火为以木生火之专药，其实是温肝之品，肝为心之母，虚则补其母也。心肝皆司血分，故肉桂又为温血之要药。仲景肾气丸用之，是接引心肝之火，使归于肾，亦因有附子、熟地、茯苓，使肉桂之性，从之入肾。乃善用肉桂之妙，非桂自能入肾也，肉桂、桂枝同是一物而用不同，是又在分别其厚薄，以为升降，夫得辛味者，皆具木之温性，桂正是木而恰得温性，故为温肝正药。吴萸、小茴皆得辛温木之气。台乌是草根，自归下焦。小茴香是草子，凡子之性皆主下降，故二药皆能温下焦胞宫与膀胱。吴萸辛而带苦，子性又主下降，故主降水饮，行滞气。故纸、韭子皆色黑而温，黑为肾水之色，子又主沉降，故二物皆能温肾。附子生于根下，与枝、叶、皮、核不同，故不入中上焦，其色纯黑而味辛烈，秉坎中一阳之气所生，单从下焦扶补阳气，极阳极阴皆有毒，附子之烈正以其纯是坎阳之性，可以大毒。附子与肉桂之性不同，肉桂是补火，秉于地二之火气者也。附子是助热，热生于水中，是得天水之阳，故附子纯入气分以助阳，为肾与膀胱之药，火锻则无毒。水中之阳毒，遇火则散，亦阴阳相引之义，今用盐腌以去毒，使附子之性不全，非法也。凡温药皆秉木气，惟附子是秉水中之阳，为温肾达阳之正药。盖秉木火者为得地二之火，秉水中之阳是得天一之阳。〇问曰：木之性散，何以味反酸而主收哉？答曰：此亦相反相成，金木交合之理。得木之味者皆得金之性，所以酸味皆主收敛。五味子主咳逆上气，盖气出于脐下，胞室气海之中，循冲脉而上入肺。胞室乃肝所司，或肝寒，则胞宫冲脉之气挟水饮而上冲于肺，以为咳喘。或肝热，则胞宫冲脉之气挟本火而上冲于肺，以为咳喘。五味酸敛肝木，使木气戢而不逆上，则水火二者皆免冲上为病，是酸味入肝而得金收之性，故有是效。五味子亦微酸而质润，囊大而空，有肺中空虚之象，生于叶间，其性轻浮，故功专敛肺生津。五味子是敛肝以敛肺，以其性味更沉也。五倍子则专主敛肺，以其性味略浮也。罂粟壳亦敛肺，能止咳止泻利，以其酸味不甚，其囊中空有格，象肺与膜膈，故其收涩之性不遍于入肝，而能入肺以收敛逆气，收止泻利也。白芍为春花之殿，而根微酸，故主能敛肝木，降火行血。山茱萸酸而质润，故专入肝滋养阴血。乌梅极酸，能敛肝木，能化蛔虫，能去努肉，皆是以木克土，以酸收之之义。观山查之酸能化肉积，则知乌梅之酸能化蛔虫、努肉，其理一也。〇问曰：凡酸味皆能生津，此又何说？答曰：津生于肾，而散于肝，木能泄水，子发母气也。酸味引动肝气，故津散出。〇问曰：酸主收敛，而酸之极者又能发吐，何也？答曰：辛主升散，而辛之极者则主温降，酸主收敛，而酸之极者则主涌吐，物上极则反下，物下极则反上也。观仲景大小柴胡汤，治肝火之吐逆，吴茱萸汤治肝寒之吐逆，知凡吐者必挟肝木上达之气，乃能发吐，则知导之使吐，亦必引其肝气上行乃能吐也。二矾极酸，变为涩味，酸则收而引津，涩则遏而不流，肝气过急，反而上逆，故发吐也。且胆矾生铜中，有酸木之味而正得铜中金收之性，金性缓则能平木气而下行，金性急则能遏木气而上吐，金木常变之理，可以细参。故吾曰：得木之味者，皆得金之性，阴阳互换，惟土之性不换，辨味辨药，当详究之。〇问曰：如上所论以求之，则咸得水味，当得火之性矣。何以旋覆花咸而润降痰火，泽泻咸而润利湿热，昆布、海藻咸而清肝火，芒硝、寒水石咸而泻脾火，皆得咸之味，具水之本性，未尝反得火性也？答曰：味之平者不离其本性，味之极者，必变其本性。譬如微苦者有温心火之药，而大苦则反寒，故微咸者皆秉寒水之气，而大咸则变热，离中有阴，坎中有阳，皆属一定之理。今所问旋覆花味微咸，花黄色，滴露而生，得金之气多，得水之气少，故润利肺金，不得作纯咸论也。昆布、海藻生于水中，味微咸而具草之质，是秉水木二气之物，故能清火润肝木。寒水石得石之性多，味虽咸而不甚，且此石之山即能生水，流而为泉，是此石纯具水性，故能清热。芒硝咸味虽重，而未至于极，故犹是寒水之性，能大下其火，尚属咸水之本性，而非咸极变化之性也。若乎火硝，则咸味更甚，反而为火之性，故能焚烧，是水中之火也。食盐太多，立时发渴，亦是走血生热之一验。西洋人炼盐名曰盐精，又炼碱名曰碱精，二物贮于一处，中间隔以玻璃，但将玻璃触破，则暴发为火，西洋作水雷，其法如此。夫盐精能发火，则知盐味之咸，内有火热之性，然水中之火，乃命门之火也。微咸者则能引火下行。以上诸药是已，大咸者则能助火升发，火硝、盐精是已。蜀中养雄猪者，必饲以盐，乃能多御牝豕，亦即助发命门之火，以助其阳之验。药中肉苁蓉初为马精滴地所生，后乃传苗，又象人阴，且味咸入肾，故温润而强阴，以其助肾中之阳，而能益命火也。至于煎作秋石，以为滋阴能治阴痿，而不知其味大咸，只能助发命门之火，以举其阳茎，与雄猪饲盐无异，是壮其阳，非能滋其阴也。故服秋石者，往往阴枯而成瘵疾，皆未知大咸助火之义也。虽童便本能滋阴，而煎作秋石则煅炼已甚，不得仍作童便之性论。盖得水之味，具火之性，亦只完其坎中有阳之义而已。

配伍制方

配伍制方通论

《吕氏春秋·本味》：调和之事，必以甘酸苦辛咸，先后多少，其齐甚微，皆有自起。

《吕氏春秋·别类》：夫草有莘有藟，独食之则杀人，合食之则益寿。

《庄子·逍遥游》：宋人有善为不龟手之药者，世世以洴澼絖为事。客闻之，请买其方以百金。

《黄帝内经素问·至真要大论篇》：帝曰：气有多少，病有盛衰，治有缓急，方有大小，愿闻其约奈何？岐伯曰：气有高下，病有远近，证有中外，治有轻重，适其至所为故也。大要曰：君一臣二，奇之制也；君二臣四，偶之制也；君二臣三，奇之制也；君二臣六，偶之制也。故曰：近者奇之，远者偶之，汗者不以奇，下者不以偶，补上治上制以缓，补下治下制以急，急则气味厚，缓则气味薄，适其至所，此之谓也。病所远而中道气味之者，食而过之，无越其制度也。是故平气之道，近而奇偶，制小其服也。远而奇偶，制大其服也。大则数少，小则数多。多则九之，少则二之。奇之不去则偶之，是谓重方。偶之不去，则反佐以取之，所谓寒热温凉，反从其病也。〇岐伯曰：有毒无毒，所治为主，适大小为制也。帝曰：请言其制。岐伯曰：君一臣二，制之小也；君一臣三佐五，制之中也；君一臣三佐九，制之大也。

《三国志·魏志·华佗传》：又精方药，其疗疾，合汤不过数种，心解分剂，不复称量。

《针灸甲乙经·序》：伊尹以亚圣之才，撰用《神农本草》以为汤液。

《太平圣惠方·论处方法》卷二：夫处方疗疾，当先诊知病源，察其盈虚，而行补泻。辨土地寒暑，观男女盛衰，深明草石甘辛，细委君臣冷热。或正经自病，或外邪所伤，或在阴在阳，或在表在里，当须审其形候各异，虚实不同，寻彼邪由，知疾所起。表实则泻表，里实则泻里。在阳则治阳，在阴则治阴。以五脏所纳之药，于四时之用所宜，加减得中，利汗无误，则病无不差矣。若不洞明损益，率自胸襟，畏忌不分，反恶同用；或病在表而却泻里，病在里而却宣表；在阴则泻阳，在阳则泻阴。不能晓了，自昧端由，疾既不瘳，遂伤员者，深可戒也。故为医者，必须澄心用意，穷幽造微，审疾状之浅深，明药性之紧缓，制方有据，与病相符。要妙之端，其在于此。凡疗诸病，当先以汤，荡除五脏六腑，开通诸脉，理顺阴阳，令中破邪，润泽枯朽，悦人皮肤，益人气力。水能净万物，故用汤也。若四肢病久，风冷发动，次当用散。散能逐邪，风气湿痹，表里移走，居无常处，散当平之。次当用圆。圆药者，能逐风冷，破积聚，消诸坚癥，进饮食，调和荣卫。能参合而行之者，可谓上工。故曰医者，意也。大抵养命之药则多君，养性之药则多臣，疗病之药则多使。审而用之，则百不失一矣。

《指南总论》卷上：凡药有君臣佐使，以相宜摄合和，宜用一君二臣三佐五使，又可一君三臣九佐使也。又有阴阳配合，掌禹锡等按《蜀本》注云：凡天地万物皆有阴阳，大小各有色类，寻究其理，并有法象。故毛羽之类，皆生于阳而属于阴；鳞介之类，皆生于阴而属于阳。所以空青法木，故色青而主肝。丹砂法火，故色赤而主心。云母法金，故色白而主肺。雌黄法土，故色黄而主脾。磁石法水，故色黑而主肾。余皆以此推之，例可知也。子母兄弟，掌禹锡等按《蜀本》

注云：若榆皮为母，厚朴为子之类是也。根茎花实，草木骨肉。又有单行者，有相须者，有相使者，有相畏者，有相恶者，有相反者，有相杀者，凡此七情，合和之时，留意视之，当用相须相使者良，勿用相恶相反者。若有毒者宜制，可用相畏、相杀者，不尔勿合用也。掌禹锡等谨按《蜀本》注云：凡三百六十五种，有单行者七十一种，相须者十二种，相使者九十种，相畏者七十八种，相恶者六十种，相反者十八种，相杀者三十六种。凡此七情，合和视之。又有酸、咸、甘、苦、辛五味，又有寒、热、温、凉四气，又有有毒、无毒，阴干、暴干，采造时月生熟，土地所出真伪新陈，并各有法也。

《医学启源·制方法》卷下：〔任应秋辑本〕夫药有寒、热、温、凉之性，有酸、苦、辛、咸、甘、淡之味，各有所能，不可不通〔也〕。夫药之气味不必同，同气之物〔其〕味皆咸，其气皆寒之类是也。凡同气之物，必有诸味，同味之物必有诸气，互相气味，各有厚薄，性用不等。制方者，必须明其用矣。《经》曰：味为阴，味厚为纯阴，味薄为阴中之阳；气为阳，气厚为纯阳，气薄〔为〕阳中之阴。然味厚则泄，薄则通；气厚则发热，气薄则发泄。又曰：辛甘发散为阳，酸苦涌泄为阴，咸味涌泄为阴，淡味渗泄为阳。凡此之味，各有所能。然辛能散结润燥，苦能燥湿坚软，咸能软坚，酸能收缓，甘能缓急，淡能利窍。故《经》曰：肝苦急，急食甘以缓之；心苦缓，急食酸以收之；脾苦湿，急食苦以燥之；肺苦气上逆，急食苦以泄之；肾苦燥，急食辛以润之，〔开腠理〕，致津液通气也。肝欲散，急食辛以散之，以辛补之，以酸泻之；心欲软，急食咸以软之，以咸补之，以甘泻之；脾欲缓，急食甘以缓之，以甘补之，以苦泻之；肺欲收，急食酸以收之，以酸补之，以辛泻之；肾欲坚，急食苦以坚之，以〔苦〕补之，以咸泻之。凡此者，是明其〔气〕味之用也。若用其味，必明其味之可否；若用其气，必明其气之所宜。识其病之标本，脏腑寒热虚实，微甚缓急，而用其药之气味，随其证而制其方也，是故方〔有〕君臣佐使，轻重缓急，大小、反正、逆从之制也。主病者为君，佐君者为臣，应臣者为使，此随病之所宜，而又赞成方而用之。君一臣二，奇之制也；君二臣四，耦之制也。去咽喉〔之病〕，近者奇之；〔治肝肾之病〕，远者耦之。汗者不〔可以〕奇，下者不〔可以〕耦。补上治上制以缓，缓则气味薄；补下治下制以急，急则气味厚。薄〔者〕则少服而频服，厚者〔则〕多服而〔顿〕服。又当明五气之郁，木郁达之，谓吐令调达也；火郁发之，谓汗令其疏散也；土郁夺之，谓下无壅滞也；金郁泄之，谓解表利小便也；水郁折之，谓〔制〕其〔冲〕逆也。凡此五者，乃治病之〔大〕要〔也〕。

《汤液本草·东垣先生用药心法》卷二：制方之法。夫药有寒热温凉之性，酸苦辛咸甘淡之味，各有所能，不可不通也。药之气味，不比同时之物，味皆咸，其气皆寒之类是也。凡同气之物必有诸味，同味之物必有诸气。互相气味，各有厚薄，性用不等。制其方者，必且明其为用。《经》曰：味为阴，味厚为纯阴，味薄为阴中之阳；气为阳，气厚为纯阳，气薄为阳中之阴。然味厚则泄，薄则通；气薄则发泄，厚则发热。又曰：辛甘发散为阳，酸苦涌泄为阴；咸味涌泄为阴，淡味渗泄为阳。凡此之味，各有所能。然辛能散结润燥，苦能燥湿坚软，咸能软坚，酸能收缓收散，甘能缓急，淡能利窍。故《经》曰：肝苦急，急食甘以缓之；心苦缓，急食酸以收之；脾苦湿，急食苦以燥之；肺苦气上逆，急食苦以泄之；肾苦燥，急食辛以润之，开腠理、致津液、通其气也。肝欲散，急食辛以散之；心欲软，急食咸以软之；脾欲缓，急食甘以缓之；肺欲收，急食酸以收之；肾欲坚，急食苦以坚之。凡此者，是明其气味之用也。〔若〕用其味，必明其气之可否；用其气，必明其味之所宜。识其病之标本，脏腑寒热虚实，微甚缓急而用其药之气味，随其证而

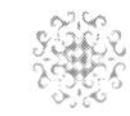

制其方也。是故方有君臣、佐使、轻重、缓急、大小、反正、逆从之制也。主治病者为君，佐君者为臣，应臣者为使。用此随病之所宜，而又赞成方而用之。君一臣二，奇之制也，君二臣四，耦之制也。君二臣三，奇之制也；君二臣六，耦之制也。去咽嗌近者奇之，远者耦之。汗者不奇，下者不耦。补上治上，制之以缓；补下治下，制之以急。急者气味厚也，缓者气味薄也。薄者少服而频食，厚者多服而顿食。〇又当明五气之郁。木郁达之，谓吐，令条达也；火郁发之，谓汗，令疏散也；土郁夺之，谓下，令无壅滞也；金郁泄之，谓解表，利小便也；水郁折之，谓制其冲逆也。通此五法，乃治病之大要也。

《医说续编》卷三：《用药》不可执古方。治病用药犹权衡，不可毫厘轻重也。若以执古方而治今病，更不酌量，吾不知其不能无少差也。古方难于今用。欧公与苏老泉书云：某启自以拙疾数日，阙于致问。不审体中何如，必遂平愈。孙兆药多凉，古方难用于今，更宜参以他医为善也，专此不宣《尺牍》。〇按：孙兆，神宗朝名医也。用药之偏有如是，公之明见宜矣。其服四生丸致喉肿而追悔无及，又毒于刚剂矣。医信难哉！

《药性要略大全》卷一：诸品药性阴阳论。夫药有寒热温平之性，酸苦辛咸甘淡之味，升降浮沉之能。互相气味厚薄不同，轻重不等，寒热相杂，阴阳相混。或气一而味殊，或味同而气异。总而言之，不可混设；分而言之，各有所能。本乎天者亲上，本乎地者亲下。轻清成象，重浊成形。清阳发腠理，浊阴走五脏。清中清者，荣养于神；浊中浊者，坚强骨髓。辛甘发散为阳，酸苦涌泻为阴。气为阳，气厚为阳中之阳，气薄为阳中之阴。气薄则发泄，气厚则发热。味为阴，味厚为阴中之阴，味薄为阴中之阳。味薄则通，味厚则泄。升降浮沉之理，胸中豁然贯通矣。人徒知药之神者，乃药之力也，殊不知乃用药者之力也。人人徒知辨真伪识药之为难，而不知分阴阳识药性之为尤难也。

《名医杂著·东垣丹溪治病方论》卷三：东垣、丹溪治病，多自制方，盖二公深明本草药性，洞究《内经》处方要法，故能自制。自宋以来，《局方》盛行，人皆遵用，不敢轻率自为。《局方》论症治病，虽多差谬，丹溪曾辨论之，然方皆名医所制，其君臣佐使，轻重缓急，大小多寡之法则不差也。近见东垣、丹溪之书大行，世医见其不用古方也，率皆效颦，治病辄自制方。然药性不明，处方之法莫究，卤莽乱杂，反致生无，甚有变症多端，遂难识治耳。且夫药之气味不同，如五味子之味厚，故东垣方少者五六粒，多者十数粒，今世医或用二三钱。石膏味淡薄，故白虎汤用半两，今世医不敢多用。补上治上剂宜轻小，今不论上下，率用大剂。丸散汤液，各有攸宜，今不论缓急，率用汤煎。如此类者多矣。今之医者，若不熟读《本草》，深究《内经》，而轻自制方，鲜不误人也。愚按：方，仿也，仿彼而准此也。至于应用，更贵权宜，非曰确然不可移，而呃然不可动者也。是以《素问》无方，《难经》亦无方，汉时才有方，盖仿病因以立方也。

《药鉴》卷一：取方之法。凡用其味，必用其味之可否。若用其气，必用其气之所宜。识其病之标本及脏腑寒热虚实，微甚缓急，而用其药之气味，随其症而取方也。主治病者为君，佐君者为臣，应臣者为使，此随病之所宜而赞成方以用之。君一臣二，奇之制也。君二臣四. 偶之制也。去咽嗌之病近，近者奇之。去肝肾之病远，远者偶之。汗者不可以奇，下者不可以偶。补上治下制以缓，缓则气味薄。补下治上制以急，急则气味厚。薄者则频而小服，厚者则暂而多服。

《士林余业医学全书·用药法则处方之法》卷三：凡病有兼症，佐使药多。无兼症，佐使药少。病在心肺之上，治法当用轻清浮上之剂，分两少而频服之。肝胆居心肺之下，为清净之府，无出入之门，治此二经，不可妄为汗下，但当用平剂以和解之。脾土极居于中，当以平和宽缓之剂补泻，于此各适其宜。肾与膀胱极居于下，当以峻猛达下之剂，分两多而顿服之。故明得阴阳经络，再知分晓，用药无不获愈之理。此恶义也。

《杏苑生春·约方之法》卷三：古人谓约方，犹约囊也。囊满弗约，则物输泄。方成弗约，则神与气弗俱。未满而知约之，可以万全。倘不为之约束而妄进，邪未制伏，而正气先受伤矣。况药人有凶暴酷戾者，苟不存心于斯，一入于口，五脏终不能言，病者暗罹其祸，岂不谨欤？仲景书承气汤条下，得更衣止后服。桂枝汤下，得漐漐微汗益佳，不可令如水淋漓。发汗条下，诊得尺脉微涩，先与黄芪建中汤，方进汗药。攻消积聚，衰其将半则止。《经》云：谷肉果菜，皆能养人，勿使过焉，过则伤其正矣。是使医者当执守中道，过与不及，皆为偏废。然太过尤甚于不及，假令病大而药力小，则邪少屈，犹弱兵御寇，势虽不敌。或云庶几病小而药剂峻急，邪未必伏，药遗余毒，反伤正气，犹火焰延燎，莫之能已。是故先儒以将喻医，盖欲量敌而进，度胜而退，不可过取。大凡药有毒无毒，固宜常制矣。所以大毒治病十去其六，常毒治病十去其七，小毒治病十去其八，无毒治病十去其九。仲景云：汗、吐、下及大热、大寒之药，皆□中病即止，不必尽剂。盖圣贤虑念生民之患，垂法告戒，其德岂浅鲜者哉？

《本草经疏·药性主治参互指归》卷一：今夫医，譬诸兵焉。料敌出奇者，将之谋也；破军杀贼者，士之力也。审度病机者，医之智也；攻邪伐病者，药之能也。非士无以破敌，非药无以攻邪。故良将养士，上医蓄药。然不知士，何以养？不知药，何以蓄？夫士犹有情实可考，才略可试，尚曰难知。以孔明之明，一马谡用违其才，卒致败衄，悔不可追。况乎药石无情，才性莫测，既非言论之可考，又非拟议之可及，而欲知其的然不谬，非神圣之智，其孰能与于斯？假令尝试漫为，则下咽不返，死生立判，顾不大可惧耶！上古之人，病生于六淫者多，发于七情者寡。故其主治，尝以一药治一病，或一药治数病。今时则不然：七情弥厚，五欲弥深，精气既亏，六淫易入。内外胶固，病情殊古，则须合众药之所长，而又善护其所短，乃能苏凋瘵而起沉疴，其在良医善知药性，剂量无差，庶得参互旁通，彼此兼济，以尽其才，而无乖刺败坏之敝矣。故作主治参互，俾后之医师循而求之，共收平定之功，期无夭枉之患，斯作《疏》意也。昔人云：用医如用兵。旨哉言乎！旨哉言乎！

《医门法律·申治病不知约方之律》卷一：律一条，发明《内经》二条。凡治方，不分君臣佐使，头绪纷杂，率意妄施，药与病迥不相当，医之罪也。约方犹约囊也，囊满弗约，则输泄，方成弗约，则神与弗居。业医者，当约治病之方，而约之以求精也。《易》曰：精义入神以致用也，不得其精，焉能入神？有方无约，即无神也。故曰：神与弗居。藏位有高下，府气有远近，病证有表里，用药有轻重。调其多少，和其紧慢，令药气至病所为效，勿太过与不及，乃为能约。未满而知约之，可为工，不可以为天下师。未满而知约，何约之有？是以言约者，非满不可。故未满而知约，必不学无术之下材耳。然较诸全不知约者，失必稍轻。尝见用峻剂、重剂之医，屡获奇中，及征其冥报，比用平剂、轻剂者转厉，岂非功以幸邀，不敌罪耶？噫！安得正行无间之哲，履险皆平，从权皆经也哉！

《本草汇·处方贵简》卷二：《医统》云：医者识脉，方能识病，病与药对，古人惟用一药治之，气纯而功愈速。今人不识病源，不辨脉理，药品数多，每至十五六味，攻补杂施，弗能专力，故治病难为功也。韩天爵云：处方正，不必多品。但看仲景方，何等简任？丹溪云东垣如用兵多多益善者，盖讳之也。

《医经允中·药方论》卷一：药之生乎天者，寒、热、温、凉四气也。成乎地者，咸、苦、辛、酸、甘、淡六味也。气之厚者为阳中之阳，气之薄者为阳中之阴。味之厚者为阴中之阴，味之薄者为阴中之阳。又行气分而寒者，为阳中之阴；行气分而热者，为阳中之阳。行血分而热者，为阴中之阳；行血分而寒者，为阴中之阴。一物之中，气味兼有；一药之内，阴阳具矣。人生天地间，惟五运之变迁，六气之磨荡，七情之交感，五志之相夺，失其中和，而病生焉。人以阴阳有偏而病成，物以阴阳有偏而药着。药者，以偏而救其偏也。藉药物之阴阳，以调人身之阴阳，则斡旋造化，酌宜参合，有不容毫厘之差者，何得执程方而率用邪？制方之用，不出宣、通、补、泻、轻、重、滑、涩、燥、湿之十剂是矣。至于大、小、缓、急、奇、耦、复之七方，则有不必拘者，何也？人大则大其剂，人小则小其剂；病势盛则大其剂，病势轻则小其剂。所谓大小者是也。如必以君一臣二为小方，君一佐九为大方，则谬矣。病之专轻者，则君一，病有兼经者，则君二而臣佐，使参酌以配合之，岂必君一臣三臣六为奇耦也？至于远近上下内外，则人身之上中下，自皮毛以及五脏部位之生成也。病之所舍，用药随经，则远近上下内外自无不合矣。但病有深以急者，药以峭削；病有浅以缓者，药以平和。岂以味之多少为缓急乎？至论肾一、肝三、脾五、心二、肺九，殊不知即河洛之天一生水，地六成之；天三生木，地八成之；天五生土，地十成之；地二生火，天七成之；地四生金，天九成之。此五脏五行生成之数也。而谓用药味多少之数，必合之者，如诸家之说则谬之千里矣。恐惑后学之心，而无所适从，余则不能无辩也。夫病因五运六气之变化而生，然运气之变化无常，则病体之变化亦无常，安得执程方为治乎？言方者，方法也。如是病，治宜如是法也。方者，又方向也。夫子曰：南方北方是也。西北之地寒燥，东南之地暑湿；西北之民蔬食体以强，东南之民华食体以柔。如以金革之任，加柔弱之质，必有不胜者，处之不得其方，即处之不得其法矣。执古人所处之方而昧用之，鲜有不败者也。此余医数十年而未尝执一程方也。然善法古者必宜于今，今之初学者，未遽能于《本草》中得其阴阳施用之妙，亦可借程方以开其悟，故略载数方于集中，盖不得已极思耳。若能察阴阳、寒热、补泻之机，而施之对症，则千百神妙之方，皆备于《本草》中矣。即一方不设可也，第今有执古方以致败者，人犹曰此从来原有之方，其死者命然也。变古方而获效，人且曰此从来未见之方，其效者幸中也。可胜叹哉！余之所欲，宜于今者，实所以取法于古也，正非敢诽古方以忤俗，并不敢援古方以掩咎也。知我罪我，惟是集矣。

《医学源流论·方药离合论》卷上：方之与药，似合而实离也。得天地之气，成一物之性，各有功能，可以变易血气，以除疾病，此药之力也。然草木之性，与人殊体，入人肠胃，何以能如人之所欲，以致其效？圣人为之制方以调剂之，或用以专攻，或用以兼治，或相辅者，或相反者，或相用者，或相制者，故方之既成，能使药各全其性，亦能使药各失其性。操纵之法，有大权焉。此方之妙也。若夫按病用药，药虽切中，而立方无法，谓之有药无方；或守一方以治病，方虽良善，而其药有一二味与病不相关者，谓之有方无药。譬之作书之法，用笔已工，而配合颠倒；与夫字形俱备，而点画不成者，皆不得谓之能书。故善医者分观之，而无药弗切于病情；合观之，而无方不本于古法，然后用而弗效，则病之故也，非医之罪也。而不然者，即偶或取效，隐害必多，则亦同于杀人而已矣。至于方之大小奇偶之法，则《内经》详言之，兹不复赘云。○古方加减论古人制方之义，微妙精详，不可思议。盖其审察病情，辨别经络，参考药性，斟酌轻重，其于所治之病，不爽毫发，故不必有奇品异术，而沉痼艰险之疾，投之辄有神效。此汉以前之方也。但生民之疾病不可胜穷，若必每病制一方，是曷有尽期乎？故古人即有加减之法。其病大端相同，而所现之症或不同，则不必更立一方。即于是方之内，因其现症之异而为之加减。如《伤寒论》中治太阳病用桂枝汤，若见项背强者则用桂枝加葛根汤，喘者则用桂枝加厚朴杏子汤，下后脉促胸满者，桂枝去白芍汤。更恶寒者，去白芍加附子汤。此犹以药为加减者也。若桂枝麻黄各半汤，则以两方为加减矣。若发奔豚者，用桂枝为加桂枝汤，则又以药之轻重为加减矣。然一二味加减，虽不易本方之名而必名著其加减之药，若桂枝汤倍用芍药而加饴糖，则又不名桂枝加饴糖汤而为建中汤。其药虽同而义已别，则立名亦异。古法之严如此。后之医者不识此义，而又欲托名用古。取古方中一二味则即以某方目之。如用柴胡，则即曰小柴胡汤。不知小柴胡之力全在人参也。用猪苓、泽泻，即曰五苓散，不知五苓之妙专在桂枝也。去其要药，杂以他药，而仍以某方目之。用而不效，不知自咎。或则归咎于病，或则归咎于药，以为古方不可治今病。嗟乎！即使果识其病，而用古方支离零乱，岂有效乎？遂相戒以为古方难用。不知全失古方之精义，故与病毫无益而反有害也。然则当何如？曰：能识病情与古方合者则全用之，有别症则据古法加减之。如不尽合，则依古方之法，将古方所用之药而去取损益之。必使无一药之不对症，自然不悖于古人之法，而所投必有神效矣。

《医谈传真·制方用药之宜篇》卷二：客曰：制方用药之宜何如？曰：方犹阵也，药犹兵也。阵贵整而不贵乱，兵贵精而不贵多，人皆知其然矣，方药何独不然？制方之道有四：曰君，曰臣，曰佐，曰使。君者，治病之主也，为增益火气、神精、血液之药。臣者，佐君以除病也，为调营养卫之药。佐者，佐臣之不及也，为驱风逐湿，消饮导食，化痰逐瘀，破积杀虫，降升诸气，除热逐寒之药。使者，引导之官，犹前驱也，为通营达卫，引至病所之药。上古治病，原有割皮解肌，湔肠涤胃，针灸敷涂等法。后世圣人，神明于药，遂代其法，而专用方药。曰：方药之能代诸法，何谓也？曰：人之所以无病者，无非阴阳营卫之和。则人之所以有病者，其必营卫阴阳之乖矣。然和者此气，乖者亦此气耳。惟圣人为能知以气治气之道，于是借物之阳气阴味，以调人之阳火阴液，实者攻而去之，虚者补而和之，寒者温之以热，热者清之以寒，此所以能代诸法也。曰：请详说其宜。曰：药有五气，寒、热、温、凉、平是也。药有五味，甘、辛、咸、酸、苦是也。所谓香焦臊腥腐者，变气也。所谓淡刦麻涩戟者，变味也。气味各有大小、厚薄之殊，性功亦有缓急、轻重之异。有以气胜者，有以味胜者，有有汁者，有无汁者。气胜者走三阳，味胜者入三阴，有汁者滋三阴而降三阳，无汁者益三阳而燥三阴。方有五剂，曰汗、曰吐、曰下、曰和、曰补，然五剂各有用热用寒之分，又有宜大宜小之别，皆当因症制治，而不可以预拟也。热也，必用石膏、知母，如连牙床、唇口俱黑，则胃将蒸烂矣。非石膏三四两，生大黄一两，加粪金汁、人中黄、鲜生地汁、天冬麦冬汁、银花、柿霜大剂之投，不能救也。此惟时疫发瘢及伤寒症中多有之。余尝治一伏热症，先后用石膏至十四两余，而瘢始透，病始退，此其中全恃识力。再有舌黑而润泽者，此系肾虚，宜六味地黄汤。若满舌红紫色而无苔者，此名绛舌，亦属肾虚。宜生地、熟地、天冬、麦冬等。更有病后绛如钱，发亮而光，或舌底嗌干而不饮冷，此肾水亏极，宜大剂六味地黄汤投之，以救其津液，方不枯涸。

《研经言·汤液论》卷一：汤液，亦饮也。《素问·经脉别论》饮入于胃，游溢精气，上输于脾；脾气散精，上归于肺；肺朝百脉，行精于皮毛；毛脉合精，通调水道，下输膀胱；水精四布，五精并行。其言饮入胃后，上下先后分布之序，即药入胃后，与病相当之理。以其先布于上，故遇

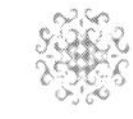

轻清之药则先发，而与上病相当。但先发者先罢，至水精四布，而后轻清者已无力矣。其不能治下，而亦不足碍下者势也。重浊之药，其发既迟，当其输脾归肺之时，尚未尽发，必至水精四布，而后药力始毕达，而与下病相当，此轻清治上、重浊治下所由分也。《经》曰：近而奇偶制小其服，远而奇偶制大，其服，皆取药发迟速、部位高下为义。其入藏者，亦止云五味入胃，各归其所喜攻，如酸先入肝云云，不必不入他藏也。后人不知古人制方之意，遂谓某药入某经，某药兼入某经。则试问胃气被药气使乎？抑药气被胃气使乎？夫固不辨而明也。乃或误宗其说，如桂枝汤方，见其主治太阳病多，因以桂枝为足太阳经药，殊不思太阴病亦用桂枝，而真武、理中、四逆，皆有加桂之例，吁！可怪也。总之，汤液治病，分气味不分经络，与针法大异。

《儒门医宗·方剂机宜》后集卷一：（本吴仪洛批注经义，兼参诸家。）药有纯阳，有纯阴，有阴中之阳，有阳中之阴。诸温热者，多主虚寒，其寒而实者宜分。诸寒凉者，多主实热，其热而虚者须辨。甘为诸补之原，苦为诸泻之本，辛香亦升泻之类，酸咸皆降补之属。此外淡味为阴中之阳，有补有泻，统核诸味，或补中有泻，或泻中有补。补阳防其胜阴，补阴防其损阳；泻阳或有以扶阴，泻阴或有以助阳。升者治在上在表之病，而上逆者非宜。降者治在下在里之疾，而下陷者则忌。或降而后能升，或升而后能降，或泻而后受补，或补而后可泻。或欲升降而取之中枢，或欲补泻而责之中气。有时热剂而引以寒，有时寒剂而佐以热。要之，虚、实、寒、热，多由于升降失职，升降失职多由于中气不治，惟病因多变，而法必周详，故方有奇偶，而药有君臣佐使，情辨反忌畏恶，剂分生熟多寡。此用药之机，宜必审也。

《王氏医存·古方用药之妙》卷四：古人立方之妙，多是以药制药，以药引药，非曰君臣佐使，各效其能，不相理也。盖药皆偏性，恐其偏之有害，而以同用者制之，则有利而无害。恐其偏有不入，而以同用者引之，则无拗而能入。如地黄能湿脾土，以苓术制之。吴茱萸能燥肝血，以黄连制之。大黄不入膀胱，以甘草引之。肉桂不入肾水，以泽泻引之。诸方皆然，求之自得。他如牛膝能引热下行，亦能引诸药下行。若脾有湿，反引湿下而肿腿。若肝有热，反引热下而滑精。凡用药求其利，须防其害。苟非有以制之而误用者，愆尤并至矣。

《医家必阅·药不执方》：医法云：药不执方，合宜而用。全在医人变通酌量耳。如方书中往往用紫河车、天灵盖等药，窃患小儿胞衣，宜深埋于干燥之方，若为虫蚁所伤，则儿多疾病。亡人骸骨，应下葬于藏风纳气之地，若受风吹水浸，则子孙不昌。医者若执成方，必用此药，岂仁术耶？又如以鳖甲、猪肤治僧尼，则为破戒。又如阿胶、桑寄生等药，真伪难分。以上数种，非必用之药。且一病非止一方，一方非止治一病。凡有不尽合宜者，何妨另换。但要气味相同，皆可通用。世上不患无良药，只患无良医。有良药而无良医，参附不能疗病；无良药而有良医，姜葱亦可拯疴。所以药不可执方也。

诸家论制方配伍

《梦溪笔谈·药议》卷二六：旧说有药用一君、二臣、三佐、五使之说，其意以谓药虽众，主病者专在一物，其他则节级相为用，大略相统制，如此为宜，不必尽然也。所谓君者，主此一方者，固无定物也。《药性论》乃以众药之和厚者定以为君，其次为臣为佐，有毒者多为使，此谬说也。设若欲攻坚积，如巴豆辈，岂得不为君哉？

《医学启源·主治心法》卷上：〔用药凡例〕凡解利伤风，以防风为君，甘草、白术为佐。《经》曰：辛甘发散为阳。风宜辛散，防风味辛，〔乃〕治风通用，故防风为君，甘草、白术为佐。凡解利伤寒，以甘草为君，防风、白术为佐，是其寒宜甘发散也。或有别证，于前随证治病药内选用，其分两以〔君〕臣论。凡水泻，茯苓、白术为君，芍药、甘草佐之。凡诸风，以防风为君，随证加药为佐。凡嗽，以五味子为君，有痰者半夏为佐，喘者阿胶为佐。有热无热，俱用黄芩为佐，但〔分〕两多寡不同耳。凡小便不利，黄蘗、知母为君，茯苓、泽泻为使。凡下焦有湿，草龙胆、汉防己为君，黄蘗、甘草为佐。凡痔漏，以苍术、防风为君，甘草、芍药为佐，详别证加减。凡诸疮，以黄连为君，甘草、黄芩为佐。凡疟疾，以柴胡为君，随所发之时，所属〔之〕经，分用引经〔药佐之〕。已上皆用药之大要，更详别证，于前随证治病〔药内〕，〔逐款加减用之〕。

《宝庆本草折衷·记药性君臣使》卷二：《善善录》举骆耕道云：五苓散五味，而以木猪苓为主。庄子曰：药也，是时为帝者也。郭注云：当其所须则无贱，非其时则无贵。若当其时而用之则为主，故曰是时为帝者也。疏云：药无贵贱，愈病则良。且如治风则以堇为君。堇，乌头也。去水则以豕苓为君，豕苓，木猪苓也。他皆类此。〇《苏沈方》云：其所谓君者，主此一方，固无定物也。《药性论》乃以众药之和厚者定为君，其次为臣、为佐，有毒者多为使，此缪论也。设若欲攻坚积，则巴豆辈岂得不为君哉？〇论曰：庄子、沈氏以主治而立言，实处方之要也。《药性论》等乃以体性而立言，然其间犹有可采之义。姑存之，盖从许洪注《局方》之式耳。〇上索群书，择其立论与序例文义合同者，因记其略，以广序例之余意，故诠次篇目。所记引用之书，不以先后为嫌也。

《脾胃论·君臣佐使法》卷上：《至真要大论》云：有毒无毒，所治为主。主病者为君，佐君者为臣，应臣者为使。一法，力大者为君。凡药之所用，皆以气味为主，补泻在味，随时换气。气薄者，为阳中之阴，气厚者，为阳中之阳；味薄者，为阴中之阳，味厚者，为阴中之阴。辛、甘、淡中热者，为阳中之阳，辛、甘、淡中寒者，为阳中之阴；酸、苦、咸之寒者，为阴中之阴，酸、苦、咸之热者，为阴中之阳。夫辛、甘、淡、酸、苦、咸，乃味之阴阳，又为地之阴阳也；温、凉、寒、热，乃气之阴阳，又为天之阴阳也。气味生成，而阴阳造化之机存焉。一物之内，气味兼有，一药之中，理性具焉，主对治疗，由是而出。假令治表实，麻黄、葛根；表虚，桂枝、黄耆；里实，枳实、大黄；里虚，人参、芍药。热者，黄芩、黄连；寒者，干姜、附子之类为君，君药分两最多，臣药次之，使药又次之，不可令臣过于君，君臣有序，相与宣摄，则可以御邪除病矣。如《伤寒论》云：阳脉涩，阴脉弦，法当腹中急痛。以芍药之酸，于土中泻木为君；饴糖、炙甘草甘温补脾，养胃为臣。水挟木势亦来侮土，故脉弦而腹痛，肉桂大辛热，佐芍药以退寒水。姜、枣甘辛温，发散阳气，行于经脉皮毛为使。建中之名，于此见焉。有缓、急、收、散、升、降、浮、沉、涩、滑之类非一，从权立法于后。〇如皮毛肌肉之不伸，无大热，不能食而渴者，加葛根五钱；燥热及胃气上冲，为冲脉所逆，或作逆气而里急者，加炒黄蘗、知母；觉胸中热而不渴，加炒黄芩；如胸中结滞气涩，或有热病者，亦各加之。如食少而小便少者，津液不足也，勿利之，益气补胃自行矣。如气弱气短者，加人参，只升阳之剂助阳，尤胜加人参；恶热发热而燥渴，脉洪大，白虎汤主之；或喘者，加人参；如渴不止，寒水石、石膏各等分，少少与之，即《钱氏方》中甘露散，主身大热而小便数，或上饮下溲，此燥热也。气燥，加白葵花；血燥，加赤葵花。如脉弦，只加风药，不可用五苓散；如小便行病增者，此内燥津液不能停，当致津液，加炒黄蘗、赤葵花。如心下痞闷者，加黄连一、黄芩三，减诸甘药；不能食，心下软而痞者，甘草泻心汤则愈。痞有九种，治有仲景汤五方泻心汤。如喘满者，加炙厚朴。如胃虚弱而痞者，加甘草。如喘而小便不利者，加苦葶苈。小便不利者加之，小便利为禁药也。如气短气弱而腹微满者，不去人参，去甘草，加厚朴，然不若苦味泄之，而不令大便行。如腹微满而气不转加之。中满者，去甘草，倍黄连，加黄蘗，更加三味，五苓散少许。此病虽宜升宜汗，如汗多亡阳，加黄芩。四肢烦热肌热，与羌活、柴胡、升麻、葛根、甘草则愈。如鼻流清涕恶风，或项、背、脊膂强痛，羌活、防风、甘草等分，黄耆加倍，临卧服之。如有大热，脉洪大，加苦寒剂而热不退者，加石膏；如脾胃中热，加炒黄连、甘草。凡治此病脉数者，当用黄蘗，或少加黄连，以柴胡、苍术、黄耆、甘草，更加升麻，得汗出则脉必下，乃火郁则发之也。如证退而脉数不退，不洪大而疾有力者，多减苦药，加石膏。如大便软或泄者，加桔梗，食后服之。此药若误用，则其害非细，用者当斟酌，旋旋加之。如食少者，不可用石膏。石膏善能去脉数疾，病退脉数不退者，不可治也。如不大渴，亦不可用。如脉弦而数者，此阴气也，风药升阳以发火郁，则脉数峻退矣。已上五法，加减未尽，特以明大概耳。

《卫生宝鉴·君臣佐使法》卷二一：帝曰：方治君臣，何谓也？岐伯曰：主病之为君，佐君之为臣，应臣之为使，非上中下三品之为也。帝曰：三品何谓？曰：所以明善恶之殊贯也。○凡药之所用者，皆以气味为主，补泻在味，随时换气。主病者为君，假令治风者，防风为君；治上焦热，黄芩为君；中焦热，黄连为君；下焦湿热，防己为君；治寒，附子之类为君。看兼见何证，以佐使药分治之，此制方之要也。《本草》说上品药为君，各从其宜。

《汤液本草·东垣先生用药心法》卷二：用药凡例。凡解利伤风，以防风为君，甘草、白术为佐。经云：辛甘发散为阳。风宜辛散，防风味辛及治风通用，故防风为君，甘草、白术为佐。凡解利伤寒，以甘草为君，防风、白术为佐，是寒宜甘发也。或有别证，于前随证治病药内选用，分两以君臣论。凡眼暴发赤肿，以防风、黄芩为君以泻火，以黄连、当归身和血为佐，兼以各经药用之。凡眼久病昏暗，以熟地黄、当归身为君，以羌活、防风为臣，甘草、甘菊之类为佐。凡痢疾腹痛，以白芍药、甘草为君，当归、白术为佐。下血先后，以三焦热论。凡水泻，以茯苓、白术为君，芍药、甘草为佐。凡诸风，以防风为君，随治病为佐。凡嗽，以五味子为君，有痰者以半夏为佐，喘者以阿胶为佐，有热、无热，以黄芩为佐，但分两多寡不同耳。凡小便不利，黄蘗、知母为君，茯苓、泽泻为佐。凡下焦有湿，草龙胆、防己为君，甘草、黄蘗为佐。凡痔漏，以苍术、防风为君，甘草、芍药为佐。详别证加减。凡诸疮，以黄连、当归为君，甘草、黄芩为佐。凡疟，以柴胡为君，随所发时所属经，分用引经药佐之。已上皆用药之大要。更详别证于前随证治病药内，逐旋加减用之。

《心印绀珠经·辨药性·君臣佐使》卷上：上品无毒之药为君，中品小毒之药为臣，下品大毒之药为佐使，此《本草》论药之性体也。主病者为之君，摄君者谓之臣，应臣者谓之佐使，此《内经》论药之能用也。如治诸热则以黄连、黄芩为君，治诸寒则以干姜、附子为君，治表实则以麻黄、柴胡为君，治表虚则以升麻、葛根为君，治里实则以大黄、芒硝为君，治里虚则以甘草、芍药为君。君药分两最多，臣药次之，佐使药又次之。不可令臣过于君，君臣有序，相与宣摄，可以御邪除病矣。

《本草蒙筌·总论·药剂别君臣》：诸药合成方剂，分两各有重轻。重者主病以为君，轻者为臣而佐助。立方之法，仿此才灵。往往明医，不逾矩度。如解利伤风，风宜辛散，则以防风味辛者为君，白术、甘草为佐；若解利伤寒，寒宜甘发，又以甘草味甘者为主，防风、白术为臣。痎疟寒热往来，君柴胡、葛根，而佐陈皮、白术；血痢腹痛不已，君芍药、甘草，而佐当归、木香。

大便泻频，茯苓、炒白术为主，芍药、甘草佐之；下焦湿盛，防己、草龙胆为主，苍术、黄柏佐之。眼暴赤肿，黄芩、黄连君也，佐以防风、当归；小便不利，黄柏、知母君也，佐以茯苓、泽泻。诸疮疹金银花为主，多热佐栀子、连翘，多湿佐防风、苍术；诸咳嗽五味子为主，有痰佐陈皮、半夏，有喘佐紫菀、阿胶。如是多般，难悉援引，惟陈大要，余可例推。又况本草各条，亦以君臣例载。各虽无异，义实不同。彼则以养命之药为君，养性之药为臣，治病之药为使。优劣匀分，万世之定规也；此则以主病之药为君，佐君之药为臣，应臣之药为使。重轻互举，一时之权宜也。万世定规者，虽前圣复起，犹述旧弗违；一时权宜者，固后学当宗，贵通变毋泥。医家活法，观此可知。

《本草发明·用药凡例》卷一：愚按此例，东垣据《经》义论性，以为规则药耳。若因病制方，随宜用药，不必拘此。〇凡解利伤风，以防风为君，甘草、白术为佐。《经》云：辛甘发散为阳。风宜辛散，防风味辛，及治风通用。故用防风为君，甘草、白术佐之。此论固是，若上焦风热闭滞等候，则白术岂宜用耶？又当防风通圣之类。凡解利伤寒，以甘草为君，防风、白术为佐，是寒宜甘发也。或有别症于前，随症治病，药内选用，分两以君臣论。此正东垣用药妙处，解利伤寒，其症候不一，正不必拘此。凡眼暴赤肿，以防风、黄芩为君，以泻火。眼属上部，故用防风、黄芩，泻上焦之风热。以黄连、当归头和血，〔为〕佐。和血分中之肝热。兼各经药用之。〇凡嗽，以五味子为君，有痰加半夏为佐。喘者，以阿胶为佐。有热无热，以黄芩为佐，但分两多寡不同耳。若火郁而嗽，不可遽用五味子以敛之。肺虚喘嗽，宜用阿胶。如肺火迫上作喘嗽，不宜用之，当用杏仁。不可执一论也。〇凡小便不利，黄柏、知母为君，泻膀胱之火也。茯苓、泽泻为佐。

《士林余业医学全书·用药法则·用药凡例》卷三：中风一时卒倒，以开关为先，牙皂、细辛乃其主药。如见口眼㖞斜，须用防风、羌活、竹沥、姜汁为主，其星、半、青、陈皮、芎、辛等药又其佐也。寻常冒风有汗，鼻流清涕，脉缓浮，防风为主，甘草、白术为佐。 中寒厥冷，姜、附为主，参、术为佐。寻常冒寒，芎、芷、香、苏为主，陈皮、甘草为佐。伤寒头疼身热，以芎、柴、葛为主，羌、辛、芩、半为佐。寻常头疼，肥人多是气虚湿痰，二陈为主，芎、芷、羌、荆、参、术为佐。瘦人多是血虚痰火，二陈为主，归、地、芩、芎、羌、桔为佐。头疼偏左，属风与血虚，四物为主，防、藁、蔓荆、黄芩为佐。头疼偏右，属痰与气虚，参、芪、术为主，陈、半、藁、柏、草为佐。阴火上冲头疼血虚者，四物为主，知、柏、蔓荆、栀、芩为佐。头旋眼黑，恶心痰厥，术、半、天麻为主，苍、陈、黄芪为佐。风气上攻头疼，川芎、荆、薄、羌活为主，香附、防、草为佐。热厥头疼，喜寒暂止，芩、连、知、柏为主，羌、柴、归、蔓、防、升为佐。眉棱骨病，羌、防、芩为主，半夏、甘草为佐。雷头风起高核，升麻、苍术为主，薄荷为佐。遇劳动则头疼，参、芪、草为主，归、术、陈、蔓、升、柴为佐。头疼诸药不效，脉数有力，九蒸大黄为末，茶下即愈。怒则两太阳穴疼，小柴胡加栀子为主，六味丸为佐。遍身疼，羌、苍为主，防风、小芎为佐。发汗重，则冬月用麻、桂，三时用羌、防为主，佐以二陈、芎、芷。止汗用桂、芍、甘草为主，白术为佐。汗不出，用柴、苏、青皮为主，小芎、辛、芷为佐。表热以柴、芩为主，陈、半为佐。里热以芒硝、大黄为主，枳实、厚朴为佐。大热狂谵，以芩、连、栀、柏为主，赤芍、滑石为佐。实渴，以石膏为主，栀子、木通为佐。消热积，以大黄为主，甘草、赤芍为佐。久郁气，以苍术、香附为主，栀子、小芎为佐。痰结，以瓜蒌、连翘、桔梗为主，陈皮、枳实为佐。湿痰，以半夏、茯苓、白术为主，陈皮、枳、梗为佐。风痰，以皂角、南星、白附为主，青陈皮为佐。痰在四肢，以竹沥、姜汁为主，枳实、陈皮为佐。痰在两胁，以白芥子为主，青陈皮为佐。老痰，以海石为主，芒硝、瓜蒌为佐。肺寒咳，以麻黄、杏仁为主，荆芥、防风为佐。肺热咳，以黄芩、桑皮为主，甘、桔为佐。咳日久，款冬花为主，五味子为佐。咳喘气促，苏子、桑皮为主，陈皮、枳壳为佐。疟疾阳疟，三五日宜截，常山为主，槟榔、草果为佐。久疟宜补，白蔻为主，白术、陈皮为佐。痢疾初起宜下，大黄为主，槟榔、木香、枳壳为佐。痢疾日久，以白术、白苓为主，木香、黄连为佐。久痢，白属气虚，术、苓为主，炙草、参、芪为佐。久痢，赤属血虚，川芎、当归为主，白芍为佐。泄泻，以白术、茯苓为主，猪苓、泽泻为佐。暴吐血，以大黄、芩、连为主，桃仁、红花为佐。衄血，以黄芩、赤芍、丹皮为主，栀子、生地为佐。溺血，以栀子、木通为主，赤芍、竹叶为佐。久吐血，以归、芍为主，栀子、丹皮、麦冬为佐。止血，以京墨、韭汁为主，茅根为佐。癫属心，芎、归行心血为主，姜汁、竹沥行痰为佐。狂属肝，黄连、青皮为主，大黄、枳壳、木通为佐。眩晕，以川芎、天麻为主，黄芩、麦冬为佐。麻属气虚，参、芪为主，桂、陈、苓、半为佐。木属死血湿痰，苍术、桃仁为主，半夏、红花为佐。痫症，以南星、半夏为主，青陈皮、乌药为佐。怔忡惊悸，以茯神、远志为主，参、归为佐。耳鸣，以黄柏、知母为主，生地、当归为佐。鼻疮，以黄芩、栀子为主，甘、桔、桑皮为佐。鼻渊，以辛夷、桑皮为主，黄芩、瓜蒌为佐。口舌生疮，以黄连为主，甘草、干姜为佐。牙疼，以石膏为主，升麻、干葛、丹皮、生地、黄连为佐。眼肿，以大黄为主，荆芥、木贼、杏仁为佐。眼中云翳，以白蔻为主，青葙、蔓荆为佐。咽喉肿疼，以山豆根为主，甘、桔为佐。结胸，以瓜蒌、花粉、黄芩、枳实为主，甘、桔、连翘为佐。痞满，以枳实、黄连为主，陈皮、厚朴为佐。胀满，以腹皮、厚朴为主，归、橘、香附、神曲为佐。颈项结核，以夏枯草为主，瓜蒌、芒硝为佐。瘤气壅盛，以南星、半夏为主，木香、青皮为佐。语言蹇塞，以石菖为主，竹沥、姜汁、牙皂为佐。懊憹，以栀子、豆豉为主，竹叶、知母为佐，甚则石膏。不眠，以竹茹、枳实为主，黄连、生地为佐。鼻干，不得眠，以干葛、芍药为主，甘草、黄芩为佐。发斑，以玄参、升麻为主，黄芩、木通、桔梗为佐。湿郁，以苍白术为主，栀子、木通、木香为佐。燥病，以参、麦、花粉为主，生地、知、柏为佐。火病，以栀子、芩、连为主，枳壳、杏仁、木通为佐。内伤元气，补不足，以参、芪为主，术、苓、归、陈、甘草为佐。内伤肾阴，以熟地、归、芍为主，知、柏、石枣、龟板为佐。气积，以木香、槟榔为主，青陈皮、沉香为佐。血积，以三棱、莪术为主，归、芎、桃仁、红花为佐。酒积，以干姜、黄连为主，砂仁、麦芽、朱、泽为佐。果积，以草果为主，香附、乌药、枳壳为佐。鱼积，以紫苏为主，苍术、陈皮、豆蔻为佐。肉积，以山查、阿魏为主，青皮、厚朴为佐。饭积，以谷芽、麦芽为主，神曲、枳实为佐。水积，以半夏、茯苓为主，葶苈、泽泻为佐。浮肿，以商陆为主，滑石、朱、泽为佐。阳水便秘，以甘遂为主，枳壳、赤苓为佐。阴水便利，以术、苓为主，苍术、陈皮、滑石为佐。风肿，以羌活、防风为主，白芷、天麻为佐。气肿，以枳壳、萝卜子为主，青陈皮为佐。上肿，以紫苏、枳梗为主，陈皮、香附为佐。下肿，以防己、木瓜为主，黄柏、牛膝为佐。阴肿，以小茴、木香为主，滑石、木通为佐。积在左，破血为先，桃仁、红花为主，芎、归为佐，木香次之。积在右，调气为先，青陈皮、香附、乌药为主，木香为佐。积在当中，乃饮食、七情成痰，半夏、瓜蒌、海石为主，香附为佐。补阳气，以黄芪、附子为主，参、术为佐。补阴血，以归、地为主，芍药、龟板为佐。破瘀血，以归尾、桃仁为主，小芎、木香为佐。升提，以升麻、柴胡为主，甘、桔、防风为佐。劳咳声嘶，以地皮、冬花为主，麦冬、生地、知母为佐。胃脘疼，以栀子为主，草蔻为佐。肺痈肺痿，以知母、瓜蒌为主，苡仁、桔梗为佐。血虚腹疼，以白芍、甘草为主，桂枝为佐。腹疼冷积，以吴萸、良姜为主，香附、乌药为佐。胁疼，以青皮、白芥子为主，柴胡、黄芩为佐。手臂疼，是上焦湿痰横行手膊作痛，二陈加二术、南星、香附、酒芩为主，威灵仙、甘草为佐。病在上者兼风治，羌、防为主，甘、桂、桔、灵仙为佐。消渴，以花粉、干葛、知母为主，生地、当归为佐。生津液，以人参、麦冬为主，五味为佐。赤白浊，以萆薢、益智为主，赤苓、车前为佐。遗精，以黄连、生地为主，石莲子、远志、归身、枣仁为佐。淋病，以膀胱蓄热治，赤苓、木通、栀子为主，赤芍、归、芩为佐。失禁自溺，人参、黄芪为主，归、地、术、升、益智为佐。小便秘，以热结治，木通、苓、泽为主，滑石、黄柏、麦冬、车前为佐。大便秘，归、地、麻仁为主，桃仁、大黄、枳、芩为佐。痔漏，归、连、防风、芍、荆为主，地榆、地黄、黄芩为佐。诸虫，以使君子、槟榔为主，苦楝根、雷丸为佐。脱肛，以升、柴为主，参、芪为佐。柔痓，以附子为主，防风、白术为佐。刚痓，以羌活、柴、芩、干葛为主，瓜蒌、陈皮为佐。背疼，以苍术、羌活、麻黄为主，芎、芷、陈、半为佐。痛风，羌活、防风、麻黄、当归为主，升、柴、苍术、陈皮为佐。痹风，羌独活、秦艽为主，桂心、杏仁、黄芩、芍药为佐。○此以上凡例多端，善使药者，再能视其所兼证，酌量加入，合成一方，虽不执古方，而自吻合。其有不合者，而与病相宜，亦变通之妙也。识之毋忽。

《士林余业医学全书·用药法则·用药寒温相得论》卷三：麻黄得桂枝则能发汗，芍药得桂枝则能止汗。黄耆得白术则止虚汗。防风得羌活则治诸风。苍术得羌活则止身痛。柴胡得黄芩则寒，附子得干姜则热。羌活得川芎则止头痛，川芎得天麻则止头眩。干葛得花粉则消渴，石膏得知母则止渴。香薷得扁豆则消暑，黄芩得连翘则消热。□□得苏子则止喘，杏仁得五味则止嗽。丁香得柿蒂、干姜则止呃，干姜得半夏则止呕。半夏得姜汁则回痰，贝母得瓜蒌则开结痰。桔梗得升麻开提血气。枳实得黄连则消心下痞，枳壳得桔梗能使胸中宽。知母、黄柏得山栀则降火。豆豉得山栀治懊侬。辰砂得肉枣则安神，白术得黄芩则安胎。陈皮得白术则补脾，人参得五味、麦冬则生肾水。苍术得香附开郁结，厚朴得腹皮开膨胀。草果得山查消肉积，神曲得麦芽能消食。乌梅得干葛则消酒，砂仁得枳壳则宽中。木香得姜汁则散气，乌药得香附则顺气。芍药得甘草治血虚腹痛，吴萸得良姜治积冷腹痛。乳香得没药则止血滞腹痛，芥子得青皮则治夹痰胁痛。黄芪得附子则补阳，知母、黄柏得当归则补阴。当归得生地则生血，姜汁磨京墨则止血。红花得当归则活血，归尾得桃仁则破血。大黄得芒硝则润下，皂荚得麝香则通窍。诃子得肉果则止泻，木香得槟榔治后重。泽泻得朱苓则利水，泽泻得白术则能收湿。此用药相得之大略，医家心传之妙法也。

《杏苑生春·君臣佐使》卷一：人乃万物中之一也，独阳不生，独阴不长，须禀两仪之气而生化也。圣人垂世立教，不能浑说，必当分新以至理而言，则阴阳相附不相离，其实一也。呼则因阳出，吸则随阴入，天以阳生阴长，地以阳杀阴藏，轻清成象，重浊成形，本乎天者亲上，本乎地者亲下，则各从其类也。清中清者，清肺以助其天真。清中浊者，荣华腠理。浊中清者，荣养于神。浊中浊者，坚强骨髓。有毒无毒，所治为主。主病者为君，佐君为臣，应臣为使。凡药之所用，皆以气味为主，随时换气，已具用药法象之中。辛、甘、淡、酸、苦、咸，乃味之阴阳也。温、凉、寒、热，乃气之阴阳也。气味生成，而阴阳造化之机存焉。一物之内，气味兼有。一药之中，理性具焉。主对治疗，由是而出，或收或散，或缓或急，或燥或润，或软或坚，各以所利而行之，调其气使之平也。假令治表实者，麻黄、葛根；表虚者，桂枝、黄芪；里实者，枳实、大黄；里虚者，人参、芍药；热者，黄芩、黄连；寒者，附子、干姜之类为君。君药分两最多，臣药次之，

佐使药又次之。药之于证，所主同者，则等分之，不可令臣过于君，君臣有序，相与宣摄，则可以御邪除病矣。如《伤寒论》云：阳脉涩，阴脉弦，法当腹中急痛，制小建中汤，以芍药之酸寒主收补中，本乎地者亲下，于土中泻木为君；饴糖、炙甘草甘温，补脾养胃为臣；水挟木势，亦来侮土，故脉弦而腹痛，以肉桂大辛热，佐芍药以退寒水；姜、枣甘辛温，发散阳气，行于经脉皮毛，为使。表虚，自汗恶风，制桂枝汤，以桂枝体轻，以辛热发散助阳，本乎天者亲上，故以为君；芍药之酸寒主收，为臣；甘草甘温，主缓，佐之。一则治表虚，一则治里虚，各言其主用也。

《医四书·药准·用药须辨君臣佐使逆从反正论》卷下：君为主，臣为辅，佐为助，使为用，置方之原也。逆则攻，从则顺，反则异，正则宜，治病之法也。必热必寒，必散必收者，君之主也。不宣不明，不授不行者，臣之辅也。能受能令，能合能分者，佐之助也。或击或发，或劫或开者，使之用也。破寒必热，逐热必寒，去燥必濡，除湿必泄者，逆则攻也。治惊须平，治损须温，治留须收，治坚须溃者，从则顺也。热病用寒药，而导寒攻热者必热，阳明病发热，大便硬者，大承气汤，酒制大黄热服之类也。寒病用热药，而导热祛寒者必寒，少阴病下利，服附子、干姜不止者，白通汤加人尿、猪胆之类也。塞病用通药，而导通除塞者必塞，胸满烦惊，小便不利者，柴胡加龙骨牡蛎汤之类也。通病用塞药，而导塞止通者必通，太阳中风下利，心下痞硬者，十枣汤之类也。反则异也，治远以大，治近以小，治主以缓，治客以急，正则宜也。《至真要论》曰：辛甘发散为阳，酸苦涌泄为阴，咸味涌泄为阴，淡味渗泄为阳。六者：或收、或散、或缓、或急、或燥、或润、或软、或坚，以所利而行之，调其气，使其平，故味之薄者，为阴中之阳，味薄则通，酸苦咸平是也。气之厚者，为阳中之阳，气厚则发热，辛甘温热是也。气之薄者，为阳中之阴，气薄则发泄，辛甘淡平凉寒是也。味之厚者，为阴中之阴，味厚则泄，酸苦咸气寒是也。《易》曰：同声相应，同气相求。水流湿火就燥，云从龙，风从虎，圣人作而万物睹。本乎天者亲上，本乎地者亲下，则各从其类也。

《医四书·药准》卷下：用药须究臭味相得论。人知一药有一药之用，亦岂知有药同而用异，药异而用同乎？此臭味相得之，故辨之须早辨也。且夫麻黄得桂枝则能发汗，芍药得桂枝则能止汗，黄芪得白术则止虚汗，防风得羌活则治诸风，羌活得苍术则止身痛，柴胡得黄芩则寒，附子得干姜则热，羌活得川芎则止头疼，川芎得天麻则止头眩，干葛得天花粉则止消渴，石膏得知母则止烦渴，香薷得扁豆则消暑，黄芩得连翘则消毒，桑皮得苏子则止喘，杏仁得五味则止嗽，丁香得柿蒂则止呃，干姜得半夏则止呕，半夏得姜汁则回痰，贝母得瓜蒌则开结痰，桔梗得升麻开提血气，枳实得黄连则消心下痞，枳壳得桔梗能使胸中宽，知母、黄柏得山栀则降火，豆豉得山栀则治懊侬，辰砂得酸枣仁则安神，白术得黄芩则安胎，陈皮得白术则补脾，人参得五味、麦门冬则生肾水，苍术得香附、抚芎则开郁结，厚朴得腹皮开膨胀，草果得山查消肉积，神曲得麦芽则消谷食，乌梅得干葛则消酒，砂仁得枳壳则宽中，木香得姜汁则散气，乌药得香附则顺气，芍药得甘草治腹痛，吴茱萸得良姜亦止腹痛，乳香得没药大止诸痛，芥子得青皮治胁痛，黄芪得大附子则补阳，知母得当归、黄柏则补阴，当归得地黄、芍药则生血，姜汁磨京墨则止血，红花得当归则活血，归尾得桃仁则破血，大黄得芒硝则润下，皂荚得麝香则通窍，诃子得肉果则止泻，木香得槟榔则治后重，泽泻得猪苓则能利水，泽泻得白术则能收湿。又如生地黄生血必得麦门冬，能引至所生之地。熟地黄补血必得天门冬，能引至所补之地。此药之所以贵臭味相得也，学者能绎此而引伸焉进乎技矣。〇用药须明品味相扶论。夫药之主疗，虽质地各逞，而其妙用贵麻荫相扶。医者体认逼真，投之如鼓应桴，针芒不差矣。是故表汗用麻黄，无葱白不发。吐痰用瓜蒂，无豆豉不涌。去实热用大黄，无枳实不通。温经用附子，无干姜不热，甚则泥清水，加葱白煎之。竹沥无姜汁不能行经络，蜜导无皂角不能通秘结。非半夏、姜汁不能止呕吐，非人参、竹叶不能止虚烦。非小柴胡不能和解表里，非五苓散不能通利小便。非天花粉、葛根不能止渴解肌，非人参、麦门冬、五味子不能生脉补元。非犀角、地黄不能止上焦之吐衄，非桃仁承气不能破下焦之畜血。非黄芪、桂枝不能实表间虚汗，非茯苓、白术不能去湿助脾。非茵陈不能治黄疸，非承气不能制热狂。非枳、桔不能除痞满，非陷胸不能开结胸。非人参败毒不能治瘟疫，非九味羌活不能治四时感冒风寒。非四逆不能治阴厥，非桂枝、麻黄不能治冬月之恶风寒。非姜附汤不能止阴寒之泄利，非大柴胡不能去实热之妄言。阴阳咳嗽，上气喘急，非加减小青龙不能分表里而施汗下。此用药相扶之大端也。

《药品化义·君臣佐使论》卷首：药之为用，固取于精专，以见直入之功；亦贵乎群力，更见相须之妙，此君臣佐使之所自立也。如《神农本经》之例：上药一百二十种为君，主养命以应天；中药一百二十种为臣，主养性以应人；下药一百二十五种为佐使，主治病以应地。陶宏景曰：上品药性势力和厚，不为速效，岁月常服，必获大益。病既愈矣，命亦兼申。天道人育，故曰应天。一百二十种，当谓寅卯辰巳之月，法万物荣时也。中品药性祛患为速，人怀性情，故曰应人。一百二十种，当谓午未申酉之月，法万物成熟时也。下品药性专主攻击，倾损中和，疾愈即止。地体收杀，故曰应地。一百二十五种，当谓戌亥子丑之月，法万物枯藏时也。故从《神农本经》及陶氏《别录》，历代诸大家所增补，择其精要熟读而深思之，然后每治一病，必求君臣佐使，以相宣摄和合。宜论其大法，则一君二臣三佐五使，又可一君三臣九佐使也。陶又曰：用药犹如立人之制，多君少臣、多臣少佐使，则气力不周。然检仙经、世俗诸方，亦不必皆尔。大抵欲求益气轻身、延年不老养命之药，则多君，取其气味充和而无偏胜；欲求以寒胜热、以热胜寒，渐能除病养性之药，则多臣，取其气味稍偏而易入；欲求功成顷刻、反掌成事疗病之药，则多佐使，取其专主攻击而足恃也。犹依本性所主而复斟酌之：上品君中复有贵贱，臣佐之中亦复如之。所以门冬远志，别有君臣；甘草国老，大黄将军，明其优劣，皆不同秩。陶为此说，以上中下三品，分为君臣佐使也。而岐伯则曰：方制君臣者，主病之谓君，佐君之谓臣，应臣之谓使，所以明善恶之殊贯。故李东垣曰：凡药之所用，皆以气味为主，补泻在味，随时换气，主病为君。假令治风，防风为君；治寒，附子为君；治湿，防己为君；治上焦热，黄芩为君；中焦热，黄连为君。兼见何证以佐使，分药治之，此制方之要。本草上品为君之说，各从其宜耳。在张元素又曰：为君者最多，为臣者次之，佐使者又次之。药之于证所主同者，则各等分。此又以药之多寡为君臣，亦非合论。乃知宗李说为是。药犹兵也，武王之八百国不觉其多，昆阳淝水之数千亦不为少，发踪指示，存乎其人，奈何区区于名数而议方之工拙也哉。

《本草通玄》卷下：药有君臣佐使，陶弘景以上品之药为君。及考《内经》曰：主病之谓君，佐君之谓臣，应臣之谓使，非上中下三品之谓也。张元素曰：为君者最多，为臣者次之，佐使又次之。由是而知陶为边见。

《医衡·君臣佐使逆从反正说》：君为主，臣为辅，佐为助，使为用，制方之原也。逆则攻，从则顺，反则异，正则宜，治病之法也。必热必寒，必散必收者，君之主也。不宣不明，不授不行者，臣之辅也。能受能令，能合能力者，佐之助也。或击或发，或劫或开者，使之用也。破寒必热，逐热必寒，去燥必濡，除湿必泄者，逆则攻也。治惊须平，治损须温，治留须收，治坚须

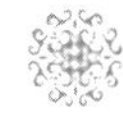

渍者，从则顺也。热病用寒药，而导寒攻热者必热，阳明病发热，大便硬者，大承气汤、酒制大黄热服之类也。寒病用热药，而导热去寒者必寒，少阴病下利，服附子、干姜不止者，白通汤加人尿、猪胆之类也。塞病用通药，而导通除塞者必塞，胸满烦惊，小便不利者，柴胡加龙骨牡蛎汤之类也。通病用塞药，而导塞止通者必通，太阳中风下利，心下痞硬者，十枣汤之类也。反则异也，治远以大，治近以小，治主以缓，治客以急。正则宜也。《至真要大论》曰：辛甘发散为阳，酸苦涌泄为阴；咸味涌泄为阴，淡味渗泄为阳。六者或收或散，或缓或急，或燥或湿，或软或坚，所以利而行之，调其气使其平。故味之薄者，为阴中之阳；味薄则通，酸苦咸平是也。气之厚者，为阳中之阳，气厚则热，辛甘温热是也。气之薄者，为阳中之阴，气薄则发泄，辛甘淡平，寒凉是也。味之厚者，为阴中之阴，味厚则泄，酸苦咸寒是也。《易》曰：同声相应，同气相求，水流湿，火就燥，云从龙，风从虎，圣人作而万物睹，本乎天者亲上，本乎地者亲下，则各从其类也。故治病制方者，须本此说而推之。

《侣山堂类辨》卷下：羌活、防风：按《神农本草》三百六十种，以上品一百二十种为君，中品一百二十种为臣，下品一百二十种为使。羌活、防风皆《本经》上品。有谓羌活治一身尽痛，乃却乱反正之君主。防风治一身尽痛，乃卒伍卑贱之职，随所引而至。噫！神农列于上品之君药，后人改为卑贱之卒伍，何防风之不幸也。夫君令传行，亦随邮使所引，遍及万方。若以随所引至为卑贱，则羌活亦可为卒伍矣。如此议论，虽不大有关系，但使后人从而和之，则陋习终不可挽回矣。

《本草汇·药剂别君臣》卷一：《本草》云：药有君臣佐使，以相宣摄合和，宜一君二臣三佐五使，又可一君三臣九佐使也。李杲曰：凡药之用，皆以气味为主，补泻在味，随时换气，主病为君。假令治风，防风为君；治寒，附子为君；治湿，防己为君；治上焦热，黄芩为君；中焦热，黄连为君。兼见何证，以佐使药分治之，此制方之要也。医家有谓上药为君，主养命。中药为臣，主养性。下药为佐使，主治病。大抵养命之药宜多君，养性之药宜多臣，治病之药则宜多佐使，此固用药之经，然其妙则未尽也。大抵药之治病，各有所主。主治者，君也。辅治者，臣也。与君相反而相助者，佐也。引经及引药致于病所者，使也。君臣有序，相与宣摄，则可以御邪除病矣。如治寒病用热药，则热药君也。凡温热之药，皆辅君者也，臣也。然或热药之过甚而有害也，须少用寒凉药以监制之，使热药不至为害，此则所谓佐也。至于五脏六腑及病之所在，各须有引导之药，使药与病相遇，此则所谓使也。《药性论》乃以众药之和厚者定为君，其次为臣，为佐，有毒者多为使。此谬论也。设若欲破坚积，大黄、巴豆辈，岂得不为君耶？《本草》说上品药为君者，亦各从其宜也。一法，力大者为君。

《元素集锦·戒律》：立方者能知君臣佐使，已臻于善矣。至于化方，非恒人所能。如二神丸，乃戊癸化火；天枣散，乃丁壬化木；建中汤，乃甲己化土。此皆神于医者之所制。予有侧柏叶汤，乃乙庚化金。《语》云：中人以上，可以语上也。

《医经允中·君臣佐使论》卷一：古今立汤，无不言君臣佐使。但其于君臣使言之详矣，至于言佐，则有类乎臣者，并未有切实着明者也。孰知主治引经，则在君臣使而取效，守正之妙用，要在乎佐。夫佐者，佐其所不及也。如寒用温，佐补用泻，佐大黄用厚朴，地黄用泽泻之类。夫人而知之矣，而佐之妙用，有未得者，何也？若肝脉洪实，病壮热而脾脉损小，则必用寒药，治肝不几于伤脾乎？故少佐以脾药之性温，则肝火清而脾不受害矣。下部沉微，病痼冷，而上部洪大，则必用温药，治肾尺不几妨心肺乎？故少佐以心肺之性凉，则火降水升，而上下和平矣。安有一症未除，而一症又起也哉？权先急而立君，酌轻重而施佐，岂有投剂而不神效者乎？佐之义斯得矣。

《医论三十篇·药有君臣佐使》： 官有正师司旅，药有君臣佐使。君药者，主药也，如六官之有长，如三军之有帅，可以控驭群药，而执病之权。臣药者，辅药也，如前疑后丞，左辅右弼，匡之直之，辅之翼之。佐药者，引经之药，从治之药也。引经者，汇众药而引入一经，若军旅之有前驱，宾客之有摈相。从治者，热因寒用，寒因热用，消中有补，补中有消，既立之监，或佐之史，沉潜刚克，高明柔克，制其偏而用其长，斯能和衷而共济。使药者，驱遣之药也，若身之使臂，臂之使指，占小善者率以录，名一艺者无不庸，俱收并蓄，待用无遗，即如六味地黄汤以熟地为君，为滋肾之要剂，温肝则萸肉君而熟地臣矣，利湿则茯苓君而熟地臣矣，一方如此，百方可知，变而通之，神而明之，方虽出于古人，药仍进于医手，安可抱残守缺，以某方治某病，必求几希之合，而昧化裁之妙哉？

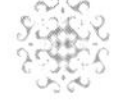

《研经言·古方用法论》卷一： 古者，每方各有主药，用其主而进退其余，可云从古某方加减；如用其余而去其主，即不得称某方矣。仲景理中汤，一名治中汤，盖取《别录》人参调中两字，是人参乃其主药也。桃花汤取赤石脂一名桃花石为义，是赤石脂乃其主药也。若去人参、赤石脂，用其术、姜等，而称理中、桃花，则失其义而袭其名，陋乎不陋？非独经方为然也，虽后世亦有之。丹溪治六郁越鞠丸方，以川芎、山栀为主，缘川芎即《左传》鞠穷，山栀《本草》一名越桃，故各摘取一字以名之，以见能治郁者之全在乎此。若不用芎、栀，用余四味，尚能再称越鞠乎？本草经用之药，仅四五百种，而自汉至明，方以亿万计，随举数味以成方，皆当有合于古，举其相似者，反遗其相同者矣。昔徐灵胎诮叶天士用《局方》逍遥散而去柴胡，非以此哉？学者可以类推。

《王氏医存·君臣佐使》卷四：《内经》君臣佐使以铢两论，不皆以药品论。四诊既详，病情已定，先其所急，后其所缓。救其已伤，固其未伤。或端用成方，或酌应加减。或另制新方，务须活法，期于中病，不得稍存偏见。如四君子古来补气主方也，若气虚则左寸右关俱弱，宜重用参为君。若右关弱、左寸未甚弱，虽气虚而心有热也，若参多则助热为害矣，宜重用术为君。又如萹蓄、车前皆使药也，若热蓄膀胱，则宜以此为君。又如水溢脾土，宜以茯苓为君。风塞肺窍，宜以前胡为君。寒中经络，宜以附子为君。寒中肾阴，宜以肉桂为君。寒凝脾胃，宜以干姜为君。寒结肝血，宜以吴茱萸为君。湿郁脾经，宜以茵陈为君。阳暑自汗，宜以条参为君。阴暑无汗，宜以香薷为君。燥伤津液，宜以乌梅为君。燥生肝热，宜以白芍为君。燥生胃热，宜以石膏为君。心火灼肺，宜以山栀为君。心火助肝，宜以黄连为君。胆热生火，宜以柴胡为君。湿痰上涌，宜以半夏为君。如此之类，皆因一病自有治之之主药佐药耳。又有只用一品二品之方，或互相助，或各为力，或取彼此相制相使，务期有当于病也。运用之妙，在乎一心而已。君臣佐使于虚人则有两用，标本是也。若标急本缓，则以君臣药治标，佐使药固本。若本急标缓，则以君臣药治本，佐使药治标。若治壮人，但皆标药。然古方亦各固本，如甘草、红枣、麦冬之类是也。四物，血分主方也。归多则重在温血，芍多则重在平肝。地多则重在凉血，芎多则重在升散。又如一食疾也，实则大黄泻之，虚则术苓补之。新停则饥之，久积则消之。皆可愈也。大凡一经病，诸经皆因之亦病。若深心细裁，果能得其病之主脑，则药之补泻消解，任用皆当。故向来名医，或偏于补肾，乃见为先天果虚也。或偏于补脾，乃见为后天果弱也。或偏于用二陈，乃见为气血淤滞而不运，痰化自愈也。或偏于用柴胡，乃见为气血郁结而不开，利其机关自愈也。他如偏于消导，偏于攻下，偏于清润，偏于逐寒，偏于清热之类，在迩时各有心得。愈病之权，其妙皆在药品之加减，铢两之重轻，互为君臣佐使也。

《医方丛话·君臣佐使论》卷八：关中名医骆耕道曰：以予观夫庄子之言，有与孙真人医方相合者，五苓散五味，而以水猪苓为主，故曰五苓。庄子之言曰：药也，其实堇也，桔梗也，鸡壅也，豕苓也，是时为帝者也。郭注云：当其所须，则无贱。非其时，则无贵，故此数种，若当其时而用之则为主，故曰是时为帝者也。《疏》云：药无贵贱，愈病则良。斯得之矣。故夫用药有一君二臣三佐四使，且如治风，则以堇为君。堇，乌头也。去水则以豕苓为君。豕苓，水猪苓也。他皆类此。俗医乃以《本草》所录上品药为君，中品药为臣，下品药为佐使，可一笑也《懒真子》。

《医宗释疑·君臣佐使》卷一：方有君臣佐使，谓之大方，治兼病也。无论补、泻、宣、通，先立主药，是以主病之药为君，扶君行事者为佐，规君之过者为臣，与君臣通常达变者为使。即如六味地黄汤，补肾水也，熟地为补水之专品，故以熟地为君，山萸为佐；熟地属阴，其过泥滞，臣以茯苓而利之；熟地补水，其过滑肠，臣以山药而涩之；肾本恶湿，使泽泻而利之；烁水惟火，使丹皮而泻之。此君臣佐使之法，无如六味之善也。且药有气味厚薄之分，寒热温凉之异，气厚则过热，味厚则过寒，过热过寒，其性烈不臣则致乱。气薄则微凉，味薄则微温，微凉微温，其性弱不佐则无力。臣者，规君过；佐者，助君力也。使者，通其常，达其变，防其势，所必至也。臣佐兼用，无过不及，是为王道之法矣。亦有大热佐辛温，大寒佐酸苦，为扶过助强攻邪失正，虑胜不虑败，言进不言退，是为霸治之法矣。王道尚智，智用则治；霸道尚力，力穷则乱也。王道治兼病，可久而不可暂。霸道攻恶疾，可暂而不可久。古方有一二味而用者，二三味而用者，是为小方，治单病，驱孤邪也。又有一二十味而用者，二三十味而用者，为杂乱无章，不足论也。大抵一君二佐三臣四使，王道备矣。惟君药不两立，两立则相争。余或多佐少臣，多臣少使，量病酌方，无过不及，斯可矣。

诸家论相反相畏

《太平圣惠方·药相反》卷二：乌头，反半夏、栝蒌、贝母、白敛。甘草，反大戟、芫花、甘遂、海藻。藜芦，反五参、细辛、芍药。

《圣济经·审剂篇·致用协宜章》卷一〇：物生之初，气基形立，而后性味出焉。审剂之初，专性味而失气体之求，是未尽阴阳之道者焉。(〔宋·吴禔注〕：天以阳降其气，地以阴成其形。物之生，无不囿于形气也。然气基形立，必有温热凉寒之性，咸酸甘苦之味出焉。然则形气者，性味之本。性味者，形气之末。工之审剂，齐其末而不知其本，故专性味而失气体之求，是岂知禀受气形，盖有一阴一阳之道焉。) 〇且苦，火味也。或以燥，或以泄。则燥者为阳，而泄为阴。辛，金味也。或以散，或以润。则散者为阳，而润为阴。徒分金火阴阳，不知一体之中，阴阳兼备，偏而用未免为曲士之蔽。况人气周流，通于昼夜；膻中臣使，归于权衡。一或升降不平，冲气离隔，必资在物，气体以抑扬损益，则殊质异禀，岂易明耶。(〔宋·吴禔注〕：火位丙丁。丙，阳火也。丁，阴火也。味而为苦，得丙丁之气焉。故苦之为燥者，应阳火之丙。味之为泄者，应阴火之丁。金位庚辛，庚，阳金也；辛，阴金也。味而为辛，得庚辛之气焉。故辛之或散者，同阳金之庚。辛之或润者，同阴金之辛。世之人知阴金阳火，立为二物，而不知一体之中，又有阴阳之辨焉。苟泥于阴阳，而不知阳中有阴，阴中有阳，是未免为曲士之蔽也。人之受命赋形，不离阴阳，而二气周流于一身，通乎昼夜之道。膻中者，臣使之官，归于权衡。取其平而不偏，固不待于外物以为治也。奈何一或升降不平，冲气离隔，阴阳之气有戾，可不资在物，有气体者以治之乎。以中和之物，致中和之用，抑过而扬不及，损有余而益不足，则彼殊质异禀，可不明乎？）○故郁而不散为壅，必宣剂以散之，如痞满不通之类是也。留而不行为滞，必通剂以行之，如水病痰癖之类是也。不足为弱，必补剂以扶之，如气弱形羸之类是也。有余为闭，必泄剂以逐之，如胀脾约之类是也。实则气壅，欲其扬也，如汗不发而腠密，邪气散而中蕴，轻剂所以扬之。怯则气浮，欲其镇也，如神失守而惊悸，气上厥而瘨疾，重剂所以镇之。滑则气脱，欲其收也，如开肠洞泄，便溺遗矢，涩剂所以收之。涩则气着，欲其利也，如乳难、内秘，滑剂所以利之。湿气淫胜，重满脾湿，燥剂所以除之。津耗为枯，五藏痿弱，荣卫涸流，湿剂所以润之。举此成法，变而通之，所以为治病之要也。（〔宋·吴禔注〕：病有不同，剂亦随异。以无方之剂，足以应无穷之病者，凡以制而用之，各有宜焉。五藏之气，欲通而不闭也，故郁而不散则为壅。壅得宣而发，故必宣剂以散之，如痞满不通之类是也。胃满则肠虚，肠满则胃虚，更满更虚，是为平气。痞满不通，则其气无自而升降矣，宣剂以散之，岂不宜哉。五藏之气，欲运而不止也。故留而不行则为滞，滞得通而达，故必通剂以行之。如水病、痰癖之类是也。水生于肾，病流于体。痰因于饮，癖聚于胃。水病、痰癖，则其气无自而流转矣，通剂以行之，岂不宜哉。气弱而不胜其食饮，形羸而不见其充盈，若此之类，不足为弱也。必补剂以扶之，则不足者壮矣。支满膈塞，腹为胀，浮涩相搏为脾约。若此之类，有余为闭也。必泄剂以逐之，则有余者却矣。实则气壅者，外闭而中满，如汗不发而腠密，八风客于玄府也。邪气胜而中蕴，五气伤而淫胜也，若此者轻剂以扬之，则实者泄矣。怯则气浮者，本虚而末盛，如神失守而惊悸，则心不持而恐惧乘之，气上厥而瘨疾，则阳不降而首疾作矣。若此者重剂以镇之，则怯者宁矣。滑则气脱者，内耗而外越，如开肠洞泄，则风伤于肠胃。便溺遗矢，则肠虚而不制。若此者涩剂以收之，则滑者止矣。涩则气着者，其气附而不散，如乳难而不下，内秘而不通。若此者滑剂以利之，则涩者决矣。湿生土，土生脾。湿渍于藏，气浮于四肢，腹大而体重，津竭而少气，是为湿气淫胜，肿满脾湿之病。若此者，治以燥剂，所以除其湿也。或从汗出，或从呕吐，或消渴，水道数利；或便难，驶药数下，是为津耗为枯，五藏痿弱，荣卫涸流之病，若此者治以湿剂，所以润其燥也。凡此十者，治病之成法也。举此成法，变而通之，所以为治病之要。以此为要，则推而广之，以致其详，万举万当之道也。）○昔人语药，必谓之情。盖至理所寓，必欲探索。观其任能，有独用专达之法；相须相济，有君臣赞助之义。或增或损，又随病机变态之宜。至于畏恶忌避，激发制摄，亦有时而取用者，岂执一而废百哉。（〔宋·吴禔注〕：一物具一性，一性具一理。药之为用，苟能穷至理所寓，探其赜，索其隐，然后制而用之，则无施而不宜矣。昔人语药，必谓之情者以此。观其任能，有独用专达之法。古方谓之单行，独用一物，专达一病也。相须则相得而良者也。相济则相得而治者也。若此者，古方谓之相次。为君为臣，为赞为助，相治之道也。或增者益而与之多，或损者减而与之少，悉随病机变态之宜而已。其间有畏恶避忌，宜不可同用。若激发制摄，有时而取用者，岂可执一以废百哉。得圆机之士，始可与语此。）

《指南总论·论三品药畏恶相反》：寻万物之性，皆有离合。虎啸风生，龙吟云起，磁石引针，琥珀拾芥，漆得蟹而散，麻得漆而涌，桂得葱而软，树得桂而枯，戎盐累卵，獭胆分杯，其气爽有相关感，多如此类，其理不可得而思之。至于诸药，尤能递为利害，先圣既明有所说，何可不

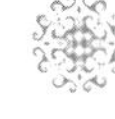

详而避之？时人为方，皆多漏略。若旧方已有，此病亦应改除，假如两种相当，就其轻重，择而除之。伤寒赤散，吾常不用藜芦，断下黄连圆亦去其干姜，而施之无不效，何忽强以相憎，苟令共事乎？相反为害，深于相恶。相恶者，谓彼虽恶我，我无忿心，犹如牛黄恶龙骨，而龙骨得牛黄更良，此有以制伏故也。相反者，则彼我交仇，必不宜合。今画家用雌黄、胡粉相近，便自黯妬，粉得黄即黑，黄得粉亦变，此盖相反之证也。药理既昧，所以不效，人多轻之。今按方处治，必恐卒难寻究《本草》，更复抄出其事在此，览略看之，易可知验。而《本经》有直云茱萸、门冬者，无以辨山、吴、天、麦之异，咸宜各题其条。又有乱误处，譬如海蛤之与鮀甲，畏恶正同。又有诸芝使薯蓣，薯蓣复使紫芝，计无应如此，不知何者是非，亦且并记，当更广验正之。又《神农本经》相使正各一种，兼以《药对》参之，乃有两三，于事亦无嫌。其有云相得共疗其病者，既非妨避之禁，不得疏出。

《宝庆本草折衷》卷二：《逢原纪略》记十九反、六陈诀。《经验方》云：贝母半夏并瓜蒌，白敛白及反乌头。细辛芍药（有白有赤，一作狼毒）五参辈（人参、丹参、沙参、玄参、苦参），偏与藜芦结冤仇。大戟芫花兼海藻，甘遂以上反甘草。记取歌中十九反，莫使同行真个好。十九药各条之首已注，取此诀简而易记。〇论曰：夫用药固不欲相恶、相畏、相反也，然三等中，则有别焉。古人以相畏相恶之物，混而制方亦多矣，惟相反者，彼我交仇，岂能共成其效？今画家用雌黄、胡粉相近，必致黯妬，亦相反而然也。孟诜又言醋反蛤肉（有文蛤，有山蛤），食蛤者安免用醋？艾原甫尝讶之矣！《局方》或以相反者并用，殆难依据。详见川乌头续说论焉。江钺云（唐开元中人也）：狼毒半夏不堪新，枳实麻黄要数春。最好橘皮年深者，茱萸（吴茱萸也）久远是六陈。〇论曰：草木之药，莫不贵新，而江钺括陶隐居序例为诀，乃谓狼毒等六物以陈为贵。盖六物新者则性暴而力驶，陈者则性醇力厚，夫固各有所宜也。然历年多而过于陈者，则性歇而力耗，岂足任哉？外有艾叶，尤贵乎陈，古人适不列于此数。

《医经小学》卷一：十八反（二首并出《儒门事亲》）：本草名言十八反，半蒌贝蔹及攻乌。（谓半夏、瓜蒌、贝母、白及、白蔹与乌头相攻。）藻戟遂芫俱战草，（海藻、大戟、芫花、甘遂，俱与甘草相反。）诸参辛芍叛藜芦。（苦参、人参、沙参、玄参、细辛、芍药，俱与藜芦相反。凡汤药丸散中不可合用也。若要令反而吐者，则不忌也。）〇十九畏（一首）：硫黄原是火中精，朴硝一见便相争。水银莫与砒相见，狼毒最怕密陀僧。巴豆性烈最为上，偏与牵牛不顺情。丁香莫与郁金见，牙硝难合京三棱。川乌草乌不顺犀，人参又忌五灵脂。官桂善能调冷气，若逢石脂便相欺。大凡修合看逆顺，炮爁炙煿要精微。

《医学碎金》卷三：药有十八反。又歌曰：大戟芫花并海藻，甘遂四味忌甘草。藜芦不与五参同，芍药细辛并不好。狼毒贝母及瓜蒌，半夏最怕乌头恼。〇又歌曰：甘草连心赤，蟾酥怕赤睛，鹿茸怕铜铁。鳖甲去边裙，枳壳除穰隔，桃杏怕双仁。蛇不连头用，干蝎白如银。

《慈济方·药有相反》：人参、紫参、沙参、玄参、丹参、芍药、细辛，并与藜芦相反。白及、白敛、半夏、栝蒌、贝母，并与乌头、乌喙相反。大戟、芫花、海藻、甘遂，并与甘草相反。芫花、海藻并与大戟相反。

《本草蒙筌·总论·七情》：有单行者，不与诸药共剂，而独能攻补也，如方书所载独参汤、独桔汤之类是尔。有相须者，二药相宜，可兼用之也。有相使者，能为使卒，引达诸经也。此二者不必同类，如和羹调食，鱼肉、葱豉各有宜，合共相宜发足尔。有相恶者，彼有毒而我恶之也。

有相畏者，我有能而彼畏之也。此二者不深为害，盖我虽恶彼，彼无忿心，彼之畏我，我能制伏。如牛黄恶龙骨，而龙骨得牛黄更良；黄耆畏防风，而黄耆得防风其功愈大之类是尔。有相反者，两相仇隙，必不可使和合也。如画家用雌黄胡粉相近便自黯妬，粉得雌则黑黄，雌得粉亦变之类是尔。有相杀者，中彼药毒，用此即能杀除也。如中蛇虺毒，必用雄黄；中雄黄毒，必用防己之类是尔。凡此七情共剂可否，一览即了然也。或云药有五味，以通五脏。肝藏魂而有怒，一也；肺藏魄而有忧，二也；心藏神而有喜，三也；脾藏意与智而有思，五也；肾藏精与志而有恐，七也。五味以治五脏，通有七情也。

《医门秘旨·药明十八反》卷三：本草明言十八反，逐一从头说与君。人参芍药与沙参，细辛玄参及紫参，苦参丹参并前药，一见藜芦便杀人。白及白敛并半夏，瓜蒌贝母五般真，莫见乌头与乌喙，逢之一反疾如神。大戟芫花并海藻，甘遂以上反甘草。若还吐毒并翻肠，寻常犯之都不好。蜜蜡莫与葱相见，石决明休见云母。藜芦莫把酒来浸，人若犯之都是苦。

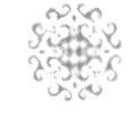

《药鉴》卷一：十八反药性：人参芍药与沙参，细辛玄参及紫参，苦参丹参并前药，一见藜芦便杀人。白及白敛并半夏，瓜蒌贝母五般真，莫见乌头与乌喙，逢之一反疾如神。大戟芫花并海藻，甘遂已上反甘草。蜜蜡莫与葱根睹，云母休见石决明。〇十九畏药性：硫黄元是火之精，朴硝一见便相争。水银莫与砒礵见，狼毒最怕蜜佗僧。巴豆性烈最为上，却与牵牛不顺情。丁香莫与郁金见，牙硝难合京三棱。川乌草乌不顺犀，人参又忌五灵脂。官桂善能调冷气，石脂相见便跷蹊。

《秘传眼科七十二症全书·眼科药性相反》：盐醋反石菖蒲。猪肉反羊肝。鱼反石决明。鸡肉反菊。面反羚羊角。鸭肉反密蒙花。酒反蝉蜕。葱反蜜。甘草反甘遂。

《裴子言医》卷二：王节斋曰：畏，畏其制我，不得自纵。恶，恶其异我，不能自如。此二者不深害，盖彼既畏我，我必恶之。我既恶彼，彼亦畏我。我虽恶彼，彼无忿心；彼虽畏我，我能制彼。如牛黄恶龙骨，而龙骨得牛黄更良。黄耆畏防风，而黄耆得防风其功愈大之类是也。至相反则两仇不共，共必为害。然大毒之病，又须大毒之药以劫之。甘草、芫花，相反药也，而莲心饮以之治痨瘵。藜芦、细辛，相反药也，而二陈汤以之吐风痰。又四物汤加人参、五灵脂以消血块；感应丸以巴豆、牵牛同剂，为攻坚破积之需。相反之中，亦有相成之妙。此古人达至理于规矩准绳之外，故用之反以为神，非好奇之私，而以人命为侥幸也。

《本草通玄》卷下：药有七情独行者，单方不用辅也。相须者，同灯不可离也。相使者，我之佐使也。相恶者，夺我之能也。相畏者，受彼之制也。相反者，两不相合也。相杀者，制彼之毒也。相畏相反同用者，霸道也。相须相使同用者，王道也。有经有权，因时势而斟酌也。

《侣山堂类辩·畏恶反辩》卷下：药之相须、相使、相恶、相反，出北齐徐之才《药对》，非上古之论也。聿考《伤寒》《金匮》《千金》诸方，相畏、相反者，多并用。有云相畏者，如将之畏帅，勇往直前，不敢退却；相反者，彼此相忌，能各立其功。圆机之士，又何必胶执于时袭之固陋乎？

《本草汇·七情》卷一：《蒙筌》云：有单行者，不与诸药共剂，而独行不用辅也，如方书所载独参汤、独桔汤之类。有相须者，二药相宜，可兼用之也，如人参、甘草，黄檗、知母之类。有相使者，能为使卒，引达诸经也。有相恶者，夺我之能也。有相畏者，受彼之制也。有相反者，两相仇隙，必不可使和合也，如画家用雌黄、胡粉相近，便自黯妬变色之类。有相杀者，中彼毒药，用此即能杀除也，如中蛇虺毒必用雄黄，中雄黄毒必用防己之类。凡此七情，共剂可否，在用之者达变耳。

《本草备要》卷首：药有相须者，同类而不可离也。如黄柏、知母、破故纸、胡桃之类。相使者，我之佐使也。相恶者，夺我之能也。相畏者，受彼之制也。相反者，两不可合也。相杀者，制彼之毒也。此异同之义也。

《程氏易简方论·用药机要》卷一：药有七情，独行者单方，不用辅也。相须者同类，不可离也。相使者，我之佐使也。相恶者，夺我之能也。相畏者，受彼之制也。相反者，两不相合也。相杀者，制彼之毒也。相畏相反同用者，霸道也。相须相使同用者，王道也。有经有权，因时势而斟酌也。

《药要便蒙新编·药有相反》卷下：人参、沙参、紫参、苦参、丹参、芍药、细辛反藜芦。白及、白敛、半夏、瓜蒌、贝母反乌头乌喙。大戟、芫花、海藻、甘遂反甘草。石决明反云母石。蜜蜡反葱。藜芦反酒。药有相畏总义：硫黄畏朴硝。水银畏砒霜。狼毒畏蜜佗僧。巴豆畏牵牛。丁香畏郁金。牙硝畏三棱。川乌、草乌畏犀角。人参畏五灵脂。官桂畏赤石脂。

《本草问答》卷下：问曰：《本草》明言十八反，蒌贝敛桔攻乌，藻戟遂芫均战草，诸参辛芍反藜芦。又有十七忌，十九畏，宜恪守乎？答曰：性之反者如水火冰炭之不容，故不可同用。然仲景有甘遂、甘草同用者，又取其相战以成功，后人识力不及，总以不用为是。至于相畏相使，可不必论，相忌亦难尽拘。然服麻黄、细辛忌油腻，服蜜与地黄忌葱白，服黄腊忌鸡肉，此皆大不宜者，在所当忌，不可不知。

《医医琐言·相畏相反》卷上：相畏相反之说，甚无谓也。古人制方全不拘于此。如甘草、芫花，未见其害也。其他亦可以知已。

诸家论七方十剂

《儒门事亲·七方十剂绳墨订》卷一：方有七，剂有十，旧矣。虽有说者，辩其名而已，敢申昔人已创之意而为之订。夫方者，犹方术之谓也。《易》曰：方以类聚。是药之为方，类聚之义也。或曰：方谓五方也。其用药也，各据其方。如东方濒海卤斥，而为痈疡；西方陵居华食，而多颧赘瘿；南方瘴雾卑湿，而多痹疝；北方乳食，而多藏寒满病；中州食杂，而多九疸食痨中满、留饮、吐酸、腹胀之病。盖中州之地，土之象也，故脾胃之病最多。其食味、居处、情性、寿夭，兼四方而有之。其用药也，亦杂诸方而疗之。如东方之藻，南方之丁木，西方之姜附，北方之参苓，中州之麻黄、远志，莫不辐辏而参尚。故方不七，不足以尽方之变；剂不十，不足以尽剂之用。剂者，和也。方者，合也。故方如瓦之合，剂犹羹之和也。方不对病，则非方；剂不蠲疾，则非剂也。七方者，大、小、缓、急、奇、偶、复也；十剂者，宣、通、补、泻、轻、重、滑、涩、燥、湿也。〇夫大方之说有二：有君一臣三佐九之大方，有分两大而顿服之大方。盖治肝及在下而远者，宜顿服而数少之大方。病有兼证而邪不专，不可以一二味治者，宜君一臣三佐九之大方。王太仆以人之身三折之，上为近，下为远。近为心肺，远为肾肝，中为脾胃。胞胆亦有远近。以予观之，身半以上，其气三，天之分也；身半以下其气三，地之分也。中脘，人之分也。又手之三阴阳，亦天也，其气高；足之三阴阳，亦地也，其气下；戊己之阴阳，亦人也，其气犹中州。故肝之三服，可并心之七服；肾之二服，可并肺之七服也。〇小方之说亦有二：有君一臣二之小方，有分两微而频服之小方。盖治心肺及在上而近者，宜分两微而少服而频之小方，徐徐而呷之是也。病无兼证，邪气专，可一二味而治者，宜君一臣二之小方。故肾之二服，可分为肺之九服及肝之三服也。〇缓方之说有五：有甘以缓之之缓方，糖、蜜、枣、葵、甘草之属是也。盖病在胸膈，取甘能恋也。有丸以缓之之缓方，盖丸之比汤散，其气力宣行迟故也。有品件群众之缓方，盖药味众，则各不得骋其性也。如万病丸，七八十味递相拘制也。有无毒治病之缓方，盖性无毒则功自缓矣。有气味薄药之缓方，盖药气味薄，则长于补上治上，比至其下，药力已衰。故补上治上，制之以缓。缓则气味薄也。故王太仆云：治上补上，方若迅急，则上不任而迫走于下。制缓方而气味厚，则势与急同。〇急方之说有五：有急病急攻之急方，如心腹暴痛，两阴溲便闭塞不通，借备急丹以攻之。此药用不宜恒，盖病不容俟也。又如中风牙关紧急，浆粥不入，用急风散之属亦是也。有汤散荡涤之急方，盖汤散之比丸，下咽易散而施用速也。有药性有毒之急方，盖有毒之药，能上涌下泄，可以夺病之大势也。有气味厚药之急方，药之气味厚者，直趣于下而气力不衰也。故王太仆云：治下补下，方之缓慢，则滋道路而力又微，制急方而气味薄，则力与缓等。〇奇方之说有二：有古之单方之奇方，独用一物是也。病在上而近者，宜奇方也。有数合阳数之奇方，谓一三五七九，皆阳之数也。以药味之数皆单也。君一臣三，君三臣五，亦合阳之数也。故奇方宜下不宜汗。〇偶方之说有三：有两味相配之偶方，有古之复方之偶方。盖方之相合者是也。病在下而远者，宜偶方也。有数合阴阳之偶方，谓二四六八十也，皆阴之数也。君二臣四，君四臣六，亦合阴之数也。故偶方宜汗不宜下。〇复方之说有三。方有二方、三方相合之复方，如桂枝〔二〕越婢一汤。如调胃承气汤方，芒硝、甘草、大黄，外参以连翘、薄荷、黄芩、栀子以为凉膈散。是本方之外，别加余味者，皆是也。有分两均剂之复方。如胃风汤各等分是也。以《内经》考之，其奇偶四则，反以味数奇者为奇方，味数偶者为偶方。下复云：汗者不以奇，下者不以偶。及观仲景之制方，桂枝汤，汗药也，反以三味为奇；大承气汤，下药也，反以四味为偶。何也？岂临事制宜，复有增损者乎！考其大旨，王太仆所谓汗药如不以偶，则气不足以外发。下药如不以奇，则药毒攻而致过，必如此言。是奇则单行、偶则并行之谓也。急者下，本易行，故宜单；汗或难出，故宜并。盖单行则力孤而微，并行则力齐而大，此王太仆之意也。然太仆又以奇方为古之单方，偶为复方，今此七方之中，已有偶又有复者，何也？岂有偶方者，二方相合之谓也；复方者，二方四方相合之方欤！不然，何以偶方之外，又有复方者欤？此复字，非重复之复，乃反复之复。何以言之？盖《内经》既言奇偶之方，不言又有重复之方，惟云奇之不去则偶之，是为重方。重方者，即复方也。下又云：偶之不去，则反佐以取之。所谓寒热温凉，反从其病也。由是言之，复之为方，反复，亦不远《内经》之意也。

所谓宣剂者，俚人皆以宣为泻剂，抑不知十剂之中，已有泻剂。又有言宣为通者，抑不知十剂之中，已有通剂。举世皆曰：春宜宣，以为下夺之药，抑不知仲景曰，大法春宜吐，以春则人病在头故也。况十剂之中，独不见涌剂，岂非宣剂，即所谓通剂者乎！《内经》曰：高者因而越之，木郁则达之。宣者，升而上也，以君召臣曰宣，义或同此。伤寒邪气在上，宜瓜蒂散。头痛，葱根豆豉汤。伤寒懊憹，宜栀子豆豉汤。精神昏愦，宜栀子浓朴汤。自瓜蒂以下，皆涌剂也，乃仲景不传之妙。今人皆作平剂用之，未有发其秘者。予因发之，然则为涌明矣。故风痫中风，胸中诸实痰饮，寒结胸中，热蔚化上，上而不下，久则嗽喘满胀，水肿之病生焉，非宣剂莫能愈也。

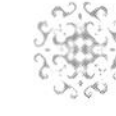

〇所谓通剂者，流通之谓也。前后不得溲便，宜木通、海金沙、大黄、琥珀、八正散之属。里急后重，数至圊而不便，宜通因通用。虽通与泻相类，大率通为轻，而泻为重也。凡痹麻蔚滞，经隧不流，非通剂莫能愈也。〇所谓补剂者，补其不足也。俚人皆知山药丸、鹿茸丸之补剂也。然此乃衰老下脱之人，方宜用之。今往往于少年之人用之，其舛甚矣。古之甘平、甘温、苦温、辛温，皆作补剂，岂独硫黄、天雄然后为补哉！况五脏各有补泻，肝实泻心，肺虚补肾。《经》曰：东方实，西方虚，泻南方，补北方。大率虚有六：表虚、里虚、上虚、下虚、阴虚、阳虚。设阳虚则以干姜、附子，阴虚则补以大黄、硝石。世传以热为补，以寒为泻，讹非一日。岂知酸苦甘辛咸，各补其脏。《内经》曰：精不足者，补之以味。善用药者，使病者而进五谷者，真得补之道也。若大邪未去，方满方闷，心火方实，肾水方耗，而骤言鹿茸、附子，庸讵知所谓补剂者乎！〇所谓泻剂者，泄泻之谓也。诸痛为实，痛随利减。《经》曰：实则泻之。实则散而泻之。中满者，泻之于内。大黄、牵牛、甘遂、巴豆之属，皆泻剂也。惟巴豆不可不慎焉。盖巴豆其性燥热，毒不去，变生他疾。纵不得已而用之，必以他药制其毒。盖百千证中，或可一二用之。非有暴急之疾，大黄、牵牛、甘遂、芒硝足矣。今人往往以巴豆热而不畏，以大黄寒而反畏，庸讵知所谓泻剂者哉！〇所谓轻剂者，风寒之邪，始客皮肤，头痛身热，宜轻剂消风散，升麻、葛根之属也。故《内经》曰：因其轻而扬之。发扬所谓解表也。疥癣痤疿，宜解表，汗以泄之，毒以熏之，皆轻剂也。故桂枝、麻黄、防风之流亦然。设伤寒冒风，头痛身热，三日内用双解散及嚏药解表出汗，皆轻剂之云尔。〇所谓重剂者，镇缒之谓也。其药则朱砂、水银、沉香、水石、黄丹之伦，以其体重故也。久病咳嗽，涎潮于上，咽喉不利，形羸不可峻攻，以此缒之。故《内经》曰：重者，因而减之。贵其渐也。〇所谓滑剂者，《周礼》曰：滑以养窍。大便燥结，小便淋涩，皆宜滑剂。燥结者，其麻仁、郁李之类乎！淋涩者，其葵子、滑石之类乎！前后不通者，前后两阴俱闭也，此名曰三焦约也。约，犹束也。先以滑剂润养其燥，然后攻之，则无失矣。〇所谓涩剂者，寝汗不禁，涩以麻黄根、防已；滑泄不已，涩以豆蔻、枯白矾、木贼、乌鱼骨、罂粟壳。凡酸味亦同乎涩者，收敛之意也。喘嗽上奔，以齑汁、乌梅煎宁肺者，皆酸涩剂也。然此数种，当先论其本，以攻去其邪，不可执一以涩，便为万全也。〇所谓燥剂者，积寒久冷，食已不饥，吐利腥秽，屈伸不便，上下所出水液，澄彻清冷，此为大寒之故，宜用干姜、良姜、附子、胡椒辈以燥之。非积寒之病，不可用也。若久服，则变血溢、血泄、大枯大涸、溲便癃闭、聋瞽痿弱之疾。设有久服而此疾不作者，慎勿执以为是。盖疾不作者或一、二，误死者百千也。若病湿者，则白术、陈皮、木香、防已、苍术等，皆能除湿，亦燥之平剂也。若黄连、黄蘗、栀子、大黄，其味皆苦。苦属火，皆能燥湿，此《内经》之本旨也。而世相违久矣。呜呼！岂独姜附之俦，方为燥剂乎？〇所谓湿剂者，润湿之谓也。虽与滑相类，其间少有不同。《内经》曰：辛以润之。盖辛能走气、能化液故也。若夫硝性虽咸，本属真阴之水，诚濡枯之上药也。人有枯涸皴揭之病，非独金化为然。盖有火以乘之，非湿剂莫能愈也。

《汤液本草·七方》卷二：大：君一，臣三，佐九，制之大也。远而奇耦，制大其服也。大则数少，少则二之。肾肝位远，服汤散，不厌顿而多。小：君一，臣二，制之小也。近而奇耦，制小其服也。小则数多，多则九之。心肺位近，服汤散，不厌频而少。缓：补上治上制以缓，缓则气味薄。治主以缓，缓则治其本。急：补下治下制以急，急则气味厚。治客以急，急则治其标。奇：君一臣二，奇之制也；君二臣三，奇之制也。阳数奇。偶：君二臣四，耦之制也；君二臣六，耦之制也。阴数耦。复：奇之不去则耦之，是为重方也。

《医经小学》卷五：七方（一首。集见《儒门事亲》，本《内经·至真要大论篇》。）七方之法为绳墨，大小缓急奇偶复。小方剂少饮须徐，大方剂兼宜顿服。恋膈味薄自缓迟，攻下气厚乃峻促。奇谓单奇只一法，偶方相合如配匹。复重并制三四方，病谓寒温反佐术。剂和方合实类聚，各据方隅更审悉。○大抵处方要在合宜而用，不可务取品味，数多过制，越此反不为效矣。《本草》云：三百六十五种内，相须者止二十种，其单行者七十一，相使者九十，畏者七十八，相恶者六十，相反者十八，相杀者二十六。是以丹溪先生曰：余以某药治某病，某药监某药，某药为引经，其意则得之矣。

《医学碎金》卷四：七方：大、小、缓、急、奇、偶、复。○大方之说有二病有兼证，而邪不传一，不可以一二味治者，宜君一臣三佐九之大方。病有在身半以下而远者，分两大而数少，取其气味专一而不分散也。○小方之说有二病有在心肺以上而近者，宜分两微而少服，徐徐呷之是也。病有无兼证，邪气专一，可一二味而治者，宜君一臣二之小方。○缓方之说有五。病有在胸膈者，宜甘以缓之，取其甘能恋膈也。有丸以缓之之缓，盖比汤散其气力难化，而宣行迟也。有品件群众之缓方，盖药味众，则各不得骋其性，如万病丸七八十味，递相拘制。有无毒治病之缓方，盖性无毒，则功自缓矣。有气味薄之缓方，盖气味薄则主于补上，盖补上治上制之以缓，缓则气味薄也。○急方之说有五。心腹暴痛，两阴溲便闭塞不通，病不容候，用备急丹是也。又如中风，牙关紧急，浆水粥不入，用急风散之属。有汤散荡涤之急方，盖汤散比丸剂取其下咽易散，而施用速也。有药性有毒之急方，盖有毒则能上涌下泄，可以夺病之大势也。有气味厚之急方，气味厚则直趍于下，而气力不衰也。○奇方之说有二。有独用一物之奇方，即单方是也。有数合阴阳数之奇方，一三五七九，以药味数皆奇也。如君一臣三亦奇数也，故方宜下不宜汗。○偶方之说有三。有两味相配之偶方。有两方相合之偶方。有数合阴阳之偶方，谓二四六八十也，如君二臣四，君臣皆偶数也，故偶方宜汗不宜下。○复方之说有二。有二方三方相合之复方，如桂枝越婢一汤，如谓调胃承气汤加连翘、薄荷、黄芩、栀子，名凉膈散。又有分两匀剂之复方，如胃风汤各等分均平也。

《医学统旨·七方大略》卷八：大：君一臣三佐九，制之大也。远而奇偶，制大其服也。大则数少，少则二之。肾肝位远，服汤散不厌顿而多。小：君一臣二，制之小也。近而奇偶，制小其服也。小则数多，多则九之。心肺位近，服汤散不厌频而少。缓：治主当缓，补上治上制以缓。表里汗下，皆有所当缓。急：治客当急，补下治下制以急。表里汗下，皆有所当急。奇：君一臣二，奇之制也。近者奇之，下者奇之。奇者，不必君一臣二，凡在阳之分者，皆为之奇也。偶：君二臣四，偶之制也。远者偶之，汗者偶之。偶者，不必君二臣四，凡在阴之分者，皆为之偶也。奇与偶，有味之奇偶，有数之奇偶，亦当察之，则不失其寒热矣。天之阳分为奇，地之阴分为偶。（下从九，天之上；汗从九，地之下。）假令升麻汤，升而不降也，亦为之奇，以其在天之分也。假令自地而升天，非苦无以至地，非温无以至天，故用苦温之剂，从九地之下发至九天之上，故为之偶。假令调胃承气汤，降而不升也，亦为之偶，以其在地之分也。假令自天而降地，非辛无以至天，非凉无以至地，故用辛凉之剂，从九天之上引至九地之下，故为之奇。复：奇之不去复以偶，偶之不去复以奇，故曰复。复者，再也，重也。洁古法十补一泄，数泄一补，所以使不失通塞之道也。海藏云：脉证不相应也。复方盖出于此。

《本草蒙筌·总论·七方》：大：君一、臣三、佐九，制之大也。其用有二：一则病有兼证，邪气不专，不可以一二味治之，宜此大方之类是也。二则治肾、肝在下而远者，宜分两多而顿服之是也。小：君一、臣二、佐四，制之小也。其用有二：一则病无兼证，邪气专一，不可以多味治之，宜此小方之类是也。二则治心、肺在上而近者，宜分两少而频服之是也。缓：治主当缓，补上治上，制以缓。凡表里汗下，皆有所当缓。缓则气味薄，薄者则频而少服也。其用有五：有甘以缓之为缓方者，盖糖、蜜、枣、葵、甘草之类，取其恋膈故也。有丸以缓之为缓方者，盖丸比汤、散药力行迟故也。有品味群众之缓方者，盖药味众多，各不能骋其性也。有无毒治病之缓方者，盖药无毒，则攻自缓也。有气味薄之缓方者，盖气药味薄，则常补上。比至其下，药力已衰。此补上治上之法也。急：治客当急，补下治下，制以急。凡表里汗下，皆有所当急，急则气味厚，厚者则顿而多服也。其用有四：有热盛攻下之急方者，谓热燥、前后闭结、谵妄狂越，宜急攻下之类是也。有风淫疏涤之急方者，谓中风口噤，不省人事，宜急疏涤之类是也。有药毒治病之急方者，盖药有毒，攻击自速，服后上涌下泻，夺其病之大势者是也。有气味厚之急方者，盖药气味厚，则直趋下而力不衰。此补下治下之法也。奇：君一、臣二，奇之制也。近者奇之，下者奇之。凡在阳分者，皆为之奇也。其用有二：有药味单行之奇方者，谓独参汤之类是也。有病近而宜用奇方者，谓君一、臣二，君二、臣三。数合于阳也，故宜下之，不宜汗也。王安导曰：奇方力寡而微，凡下宜奇者，谓下本易行，故宜之。偶则药毒，内攻太过也。偶：君二、臣四，偶之制也。远者偶之，汗者偶之。凡在阴分者，皆为之偶也。其用有三：有两味相配之偶方者，谓沉附汤之类是也。有两方相合之偶方者，谓胃苓汤之类是也。有病远而宜用偶方者，谓君二、臣四，君四、臣六。数合于阴也，故宜汗之，不宜下也。王安导曰：偶方力齐而大，凡汗宜偶者，谓汗或难出，故宜之。奇则药气外发，不足也。奇与偶有味之奇偶，有数之奇偶，并当察之，则不失其寒温矣。天之阳分为奇，假令升麻汤，升而不降也，亦谓之奇，以其在天之分也。汗从九地之下，假令自地而升天，非苦无以至地，非温无以至天，故用苦温之剂，从九地之下，发至九天之上，故为之偶。地之阴分为偶，假令调胃承气汤，降而不升也，亦谓之偶，以其在地之分也。下从九天之上，假令自天而降地，非辛无以至天，非凉无以至地，故用辛凉之剂，从九天之上，引至九地之下，故为之奇。复：奇之不去，复以偶；偶之不去，复以奇，故曰复。复者，再也，重也。洁古云：十补一泻，数泻一补，所以使不失通塞之道也。其用有二：有二、三方相合之为复方者，如桂枝二越婢一汤之类是也。有分两匀同之为复方者，如胃风汤，各等分之类是也。又曰重复之复，二三方相合而用也。反复之复，谓奇之不去，则偶之是也。

《医四书·药准·用药须审七方十剂论》卷下：夫方有七，剂有十者。盖方者，访也，访彼以合此也，非七不足以尽方之变。剂者，济也，用此以济彼也，非十不足，以尽剂之巧。故分七方十剂也。然约言其要，有因其性为用者，有因其用为使者，有因其所胜而为制者，有气相同则相求者，有气相克则相制者，有气有余而补不足者，有气相感则以意使者，有质同而性异者，有名异而实同者。故蛇之性上窜而引药，蝉之性外脱而退翳，引血而用以治血，鼠善穿而用以治漏，所谓因其性而为用者也。弩牙速产，以机发而不括也；杵糠下噎，以杵筑下也。所谓因其用而为使也。浮萍不沉水，可以胜水；独活不摇风，可以治风。所谓因其所胜而为制者也。麻木谷而治风，豆水谷而治水，所谓气相同则相求者也。牛土畜，乳可以止渴疾；豕水畜，心可以镇恍惚；所谓因其气相克则相制也。熊肉振羸，兔肝明视，所谓气有余补不足也。鲤之制水，鹜之利水，所谓因其气相感，则以意使者也。蜜成于蜂，蜜温而蜂寒；油生于麻，麻温而油寒。兹同质而异性也。

蘼芜生于芎䓖，逢虆生于覆盆，兹名异而实同者也。所以如此之类，不可枚举。故天地赋形，不离阴阳，形色自然，皆有法象。毛羽之类，生于阳而属于阴；鳞甲之类，生于阴而属于阳。空青法木色青而主肝，丹砂法火色赤而主心，云母法金色白而主肺，磁石法水色黑而主肾，黄石脂法土色黄而主脾。故触类而长之，莫不有自然之理也。欲为医者，上知天文，下知地理，中知人事，三者俱明，然后可以语人之疾病。不然，则如无目夜游，无足登涉，动致颠陨，而欲愈疾者未之有也。〇七方：大、小、缓、急、奇、偶、复。大方之说有二：病有兼证，不可一二味治者，宜君一臣三佐九，品味数多，故曰大。病有在身半已下而远者，处剂宜多而品味宜少，以分两数多，故亦曰大。小方之说有二：病有在心肺以上而近者，宜分两微，而徐徐呷之。病有无兼证，可以一二味治者，宜君一臣二之小方。缓方之说有六：病有在胸膈，宜以甘缓之。有缓则治其本，治本者须优游渐渍，不可责效旦夕；有丸以缓之之缓，盖比汤药气力难化，而宜行迟也；有品味众多之缓，盖药味众，则各不得自骋，如万病丸，七八十味，互相拘制；有无毒治病之缓，盖性无毒，则功自缓；有气味薄之缓，盖气味薄，则主用在上，治上者制以缓，缓则气味薄也。急方之说有六：心腹暴痛，溲便不通，用备急丸之类是也；中风，牙关紧闭，浆粥不食，用急风散之属；有汤散荡涤之急，盖汤主荡，而散主散，如风雨之疾迅也；有药性有毒之急，盖有毒则能上涌下泄，可以夺病之大势也；有气味厚之急，盖气味厚，则直走于下也；有治标之急，择其甚者，急救之也。奇方之说有二：有独用一物之奇，有一、三、五、七、九之奇。近者奇之，下者奇之。奇者，不止君一臣三。凡在阳之分者，皆为之奇也。偶方之说有三：有两味相配之偶，有两方相合之偶，有二、四、六、八、十之偶。远者偶之，汗者偶之。偶者不止君二臣四。凡在阴之分，皆谓之偶也。复方之说有二：有二方三方相合之复，如桂枝二越婢一汤。有分两匀平之复，如胃风汤各等分也。〇十剂：宣、通、补、泻、轻、重、滑、涩、燥、湿。宣者，升而上也。《内经》曰：高者，因而越之。即涌剂也。以君召臣曰宣是矣。通者，流通之义也。凡壅滞闭结，非通剂不愈。补者，五脏各有补法。夫虚有六，表、里、上、下、阴、阳也。《经》曰：形不足者补之以气，精不足者补之以味。须达证之所起，分经疗之为善。泻之义与通仿，但不专主于下。如黄芩泻肺，黄连泻心，黄柏泻肾，龙胆草泻肝，石膏泻脾之类。《经》曰：实者泻之。凡清利之剂，总名曰泻。轻者，言药之性也。如风寒之邪，始自表而入，头痛身热，腰脊强。《内经》曰：宜轻剂以扬之。《本草》云：轻可以去实，宜麻黄、葛根、升麻之属。重者，亦药之性也。如久病咳嗽，痰涎不利，形羸，不可峻攻，用朱砂、金箔、水银、沉香之属。《内经》曰：重者减之。贵其渐也。滑者，取其润也。《周礼》曰：滑以养窍。如麻仁、冬葵子、郁李仁、滑石之类。涩者，收之之义也。如牡蛎、白矾、龙骨、粟壳之属。燥者，取其去湿也。如久泻冷积，宜姜、附以燥之。虚湿宜黄连、大黄燥之。湿者，与滑义相类，而少有不同，滑兼通意，而湿则但主于濡。《经》曰：血主濡之，当归、地黄之属。

《本草经疏》卷一：论七方本义夫方者，法也。法乃所以制物者也。故大、小、缓、急、奇、偶、复七者，为法制之变且尽也。七方不同，同归已疾。其制各异，异以从宜。岐伯言之已详，后人演之弥悉，凡制方者必本乎是。苟悖其制，则非法矣。非法则不能所施合辙，而反致乖刺，恶在其能攻邪已疾耶！

《本草汇言》卷二〇：七方十剂（顾朽匏选辑）。〇大方：岐伯云：君一、臣三、佐九，制之大也。君一、臣二，佐五，制之中也。君一、臣二，制之小也。此以品件之多寡为大小也。又云：远而奇偶，制大其服；近而奇偶，制小其服。大则数少，小则数多。多则九之，少则二之。此以分两之多寡

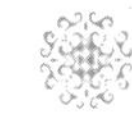

为大小也。按品件多之大方，乃病有兼证而邪不一，不可以一二味治者宜之也。分两多之大方，及肝肾、及下部位远，数多则其气缓，不能速达于下，必数少而剂大，取其迅速下达也。〇小方：有品件少之小方，乃病无兼证，邪气专一，可一二味治者宜之也。有分两少之小方，乃心肺上部位近，数少则其气下走，不能升发于上，必数多而剂小，徐徐细呷，取其升散上行也。〇缓方：岐伯云：补上治上制以缓，补下治下制以急。急则气味厚，缓则气味薄。适其至所，病所远而中道气味之者，食而过之，无越其制度也。王冰注云：假如病在肾而心气不足，服药宜急过之，不以气味饲心。肾药凌心，心益衰矣。凡上下远近，其例皆同。按病有上下表里之异，治上必妨下，治表必连里。用黄芩以治肺必妨脾，用苁蓉以治肾必妨心。服干姜以治中必僭上，服附子以补火必涸水。用药之道，治上不犯下，治下不犯上，治中则上下俱不犯。惟在缓急合宜耳。有甘以缓之之方，甘草、糖蜜之类是也。病在胸膈，取其留恋也。有丸以缓之之方，比之汤药，其行迟慢也。有品件众多之缓方，药众则递相拘制，不得各骋其性也。有无毒治病之缓方，无毒则性纯功缓也。有气味俱薄之缓方，气味薄则长于补上，比至其下，药力已衰矣。〇急方：有急病急攻之急方，中风关格病是也。有汤散荡涤之急方，下咽易散而行速也。有毒药之急方，毒性能上涌下泄，以夺病势也。有气味俱厚之急方，气味俱厚，直趋于下而力不衰也。〇奇方：独用一物，谓之奇方。一、三、五、七、九，药合阳数，亦谓之奇方。唐许胤宗，治病多用单方。谓药与病合，惟用一物攻之，气纯而愈速。今人认病不真，多其物以幸有功。譬猎不知兔，广络原野，冀一人获之，术亦疏矣。一药偶得他药相制，弗能专力，而欲愈疾，不亦难乎？〇偶方：二物相配，二方相合，皆谓之偶方。二、四、六、八、十，药合阴数，亦谓之偶方。王太仆言：汗药不以偶，则气不足以外发；下药不以奇，则药毒攻而致过。盖下本易行，故单行则力孤而微；汗或难出，故并行则力齐而大乎！然仲景制方，桂枝汗药，五味为奇；大承气下药，四味为偶。则奇偶之数似不必拘也。〇复方：奇之不去，复以偶。偶之不去，复以奇。所谓十补一泄，数泄一补也。又伤寒见风脉，伤风得寒脉，为脉证不相应，宜以复方主之。凡二方、三方及数方相合者，如桂枝二越婢一汤、五积散之属是也。

《本草汇笺·总略》：七方论例（出岐伯）。焉文云：七方十剂，凡业医者发蒙之始，即以供课习之资，乃皓首宿医，尚不知七方十剂为何事，吾不能解其用药之故矣。夫十剂者，用药之规矩。七方者，治病之权衡。权衡之道，不外乎病之轻重，与病所之远近，而分大、小、缓、急、奇、偶、复之治理。岐伯创之于前，后人演之于后，百代不能越也。乃慎斋先生则又云：夫病重者其药轻，病轻者其药重，此又从七方之义，再进竿头，通变于既穷，救民于垂绝，仁人之用心，其至矣乎。其所谓病轻者，非轻也，以其邪气初感，元气未亏，故病虽重，犹谓之病轻，宜亟用重剂，刼而夺之。所谓病重者，久病元气微弱，如小草将枯，若大加浸灌，速其毙耳，须用小水渐沾润之，庶有回生之机。尝见慎柔师治虚证，至真阴败极，药投不应，乃以四君及芪、芍、冬、味、山药、莲肉之类，用轻剂煮，去头煎不用，止服第二、三煎，即用丸剂，如参苓白术散之类，亦去头煎，晒干为末，焦饭糊丸如绿豆大，每服不过一二钱，以此渐养胃气，渐复真阴，往往以此法活人万死于一生。而世俗闻之，无不诫其太迂者。师师相授之心学，敬布同志，掺司命之责者，幸毋草草于斯术焉。〇气有多少，形有盛衰，治有缓急，方有大小。又曰病有远近，证有中外，治有轻重。近者偶之，远者奇之。汗不以奇，下不以偶。补上治上，制以缓。补下治下，制以急。急则气味厚，缓则气味薄，适其至所，此之谓也。病所远而中道气味之者，食而过之，无越其制度也。是故平气之道，近而偶奇，制小其服。远而奇偶，制大其服。大则数少，小则数多，多则九之，少则一之。奇之不去则偶之，是谓重方。偶之不去则反佐以取之，所谓寒热温凉，反从其病。〇王冰曰：方奇而分两偶，方偶而分两奇。近而偶制，多数服之。远而奇制，少数服之。则肺服九，心服七，脾服五，肝服三，肾服一，为常制也。〇李时珍曰：逆者正治，从者反治。反佐即从治也，谓热在下而上有寒邪拒格，则寒药中入热药为佐，下膈之后，热气既散，寒性随发也。寒在下而上有浮火拒格，则热药中入寒药为佐，下膈之后，寒气既清，热性随发也。此寒因寒用，热因热用之法也。温凉仿此。〇大方。张从正曰：大方有二，有君一臣三佐九之大方，病有兼证，而邪不一，不可以一二味治者宜之。有分两大而顿服之大方，肝肾及下部之病道远者宜之。〇小方。小方有二：有君一臣二之小方，病无兼症，邪气专一，可一二味治者宜之。有分两小而频服之小方，心肺及在上之病者宜之，徐徐细呷是也。刘完素曰：肝肾位远，数多则其气缓，不能速达于下，必大剂而数小，取其迅急下走也。心肺位近，数少则其气急下，是不能升发于上，必小剂而数多，取其易散而上行也。王氏所谓肺服九云云，乃五脏生成之数也。〇缓方。张从正曰：缓方有五：有甘以缓之之方，甘草、糖蜜之属是也，病在胸膈，取其留恋也。有丸以缓之之方，比之汤散，其行迟慢也。有品件众多之缓方，药众，则递相拘制，不得各骋其性也。有无毒治病之缓方，无毒则性纯功缓也。有气味俱薄之缓方，气味薄，则长于补上治上，比至其下药力已衰矣。〇急方。王好古曰：治主宜缓，缓则治其本也。治客宜急，急则治其标也。表里汗下，皆有所当缓，所当急。张从正曰：急方有四。有急病急攻之急方，中风关格之病是也。有汤散荡涤之急方，下咽易散而行速也。有毒药之急方，毒性能上涌下泄，以夺病势也。有气味俱厚之急方，气味俱厚，直趋于下，而力不衰也。王冰曰：假如病在肾，而心气不足，服药宜急过之，不以气味饲心，肾药凌心，心益衰矣。上下远近，例同。刘完素曰：圣人治上不犯下，治下不犯上，治中上下俱无犯。故曰诛伐无过，命曰大惑。王好古曰：治上必妨下，治表必妨里，用黄芩以治肺必妨脾，用苁蓉以治肾必妨心，服干姜以治中必僭上，服附子以补火必涸水。〇奇方。张从正曰：奇方有二。有独用一物之奇方，病在下而远者宜之。有药合阳数一、三、五、七、九之奇方，宜下不宜汗。〇偶方。张从正曰：偶方有三。有二味相配之偶方，有古之二方相合之偶方，古谓之复方。皆病在上而近者宜之。有药合阴数二、四、六、八、十之偶方，宜汗不宜下。〇复方。张从正曰：复方有三：有二方三方及数方相合之复方，如桂枝二越婢一汤、五积散之属是也。有本方之投，一剂之中自相矛盾，求其蠲疾，宁有济乎，宜可去壅，生姜、橘皮之属是也。李杲云：外感六淫之邪，欲传入里，三阴实而不受，逆于胸中，上下不通，或哕或呕，所谓壅也。三阴者，脾也。故必破气药，如姜、橘、藿香、半夏之类，泻其壅塞。张从正云：春病在头，大法宜吐，是宣剂，即涌剂也。《经》云：高者因而越之，木郁则达之。宣者，升而上也。凡风痫中风，胸中诸实痰饮，寒结胸中，热郁上而不下，久则喘嗽，满胀水肿之病生焉，非宣剂莫能愈也。吐中外别加余药，如调胃承气，加连翘、薄荷、黄芩、栀子，为凉膈散之属是也。有分两均齐之复方，如胃风汤各等分之属是也。王太仆以偶为复方，今七方有偶，又有复，岂非偶乃二方相合，复乃数方相合之谓乎？

十剂药例（出徐之才）。焉文云：十剂之理，莫备于贾书十八法。且七方十剂，已多载于诸书，而世人废辍既久，故不厌再为重述。古人立方，味数简少，药力精端，即有数多，理归一致，倘宣、通、补、泻、良、毒，杂有汗如引涎，追泪嚏鼻，凡上行者，皆吐法也。〇通可去滞，通草、防己之属是也。刘完素云：留而不行，必通以行之，如水病为痰澼之类，以木通、防己之属攻其内，则留者行也。滑石、茯苓、芫花、甘遂、大戟、牵牛之类是也。○补可去弱，人参、羊肉之属是也。张从正云：五脏各有补泻，五味各补其脏。《经》云：精不足者，补之以味；形不足者，补之以气是也。○泄可去闭，葶苈、大黄之属是也。李杲云：葶苈苦寒，气味俱厚，不减大黄，能泄肺中之闭，又泄大肠。大黄走而不守，能泄血闭，肠胃滓秽之物。一泄气闭，利小便；一泄血闭，利大肠；凡与二药同者，皆然。张从正云：实则泄之。诸痛为实，痛随利减，芒硝、大黄、牵牛、甘遂、巴豆之属，皆泻剂也。其催生下乳，磨积逐水，破经泄气，凡下行者，皆下法也。○轻可去实，麻黄、葛根之属是也。张从正云：风寒之邪，始客皮肤，头痛身热，宜解其表，《内经》所谓轻而扬之也。痈疮疥痤，俱宜解表，汗以泄之，毒以熏之，皆轻剂也。凡熏洗、蒸灸、熨烙、刺砭、导引、按摩，皆汗法也。○重可去怯，磁石、铁粉之属是也。张从正云：重者，镇坠之谓也。怯则气浮，如丧神失守，而惊悸气上，朱砂、水银、黄丹、寒水石之伦，皆镇重也。久病咳嗽，涎潮于上，形羸不可攻者，以此坠之。《经》云：重者因而减之，贵其渐也。○滑可去着，冬葵子、榆白皮之属是也。刘完素云：涩则气着，必滑剂以利之。滑能养窍，故润利也。张从正云：大便燥结，宜麻仁、郁李仁之类；小便癃闭，宜葵子、滑石之类；前后不通，两阴俱闭，名曰三焦约。约者，束也。宜先以滑剂润养其燥，然后攻之。○涩可去脱，牡蛎、龙骨之属是也。张从正云：寝汗不禁，涩以牡蛎、五味子、五倍之属。滑泄不已，涩以肉豆蔻、诃黎勒、没食子、亚芙蓉、龙骨之属。凡酸味同乎涩者，收敛之义也。○燥可去湿，桑白皮、赤小豆之属是也。刘完素云：湿气淫胜，肿满脾湿，必燥剂以除之，桑白皮之属；湿胜于上，以苦吐之，以淡渗之是也。张从正云：积寒久冷，吐利腥秽，上下所出，水液澄彻清冷，宜姜、附、胡椒辈以燥之。若病湿气，则陈皮、白术、木香、苍术之属除之，亦燥剂也。而黄连、黄柏、栀子、大黄，其味皆苦，苦属火化，皆能燥湿，此《内经》之本旨也，岂独二术之类为燥剂乎？○湿可去枯，白石英、紫石英之属是也。张从正云：湿者，润剂也。虽与滑类少有不同，《经》云：辛以润之。辛能走气，能化液故也。盐、硝味虽咸，属真阴之水，诚濡枯之上药也。人有枯涸皴揭之病，非独金化，盖有火以乘之，故非湿剂不能愈。

《本草新编·七方论》卷一：注《本草》而不论方法，犹不注也。《本草》中，草木昆虫介属之气味寒热，必备悉于胸中，然后可以随材任用。使胸次无出奇制胜方略，则如无制之师，虽野战亦取胜于一时，未必不致败于末路。与其焦头烂额，斩杀无遗，何如使敌人望风而靡之为快哉。此七方之必宜论也。七方者，大、小、缓、急、奇、偶、复也。吾先言其大方。岐伯夫子曰：君一臣三佐九，制之大也。凡病有重大，不可以小方治之者，必用大方以治之。大方之中，如用君药至一两者，臣则半之，佐又半之。不可君药少于臣药，臣药少于佐使。设以表里分大小，是里宜大而表宜小也，然而治表之方，未尝不可大。设以奇偶分大小，是奇宜大而偶宜小也，然而用偶之方，未尝不可大。设以远近分大小，是远宜大而近宜小也，然而治近之方，又未尝不可大。故用大方者乃宜大而大，非不可大而故大也。○或问：大方是重大之剂，非轻小之药也，重大必用药宜多而不可少矣。何以君一而臣三佐用九耶？是一方之中计止十三味，似乎名为大而非大也。不知大方者，非论多寡，论强大耳。方中味重者为大，味厚者为大，味补者为大，味攻者为大，岂用药之多为大乎。虽大方之中，亦有用多者，而终不可谓多者即是大方也。或疑大方不多用药，终难称为大方，不知大方之义在用意之大，不尽在用药之多也。譬如补也，大意在用参之多以为君，而不在用白术、茯苓之多以为臣使也；如用攻也，大意在用大黄之多以为君，而不在用厚朴、枳实之多以为臣使也。推之寒热表散之药，何独不然，安在众多之为大哉。或疑大方在用意之大，岂君药亦可小用之乎。夫君药原不可少用也，但亦有不可多用之时，不妨少用之。然终不可因少用而谓非君药，并疑少用而谓非大方也。〇小方若何？岐伯夫子曰：君一臣三佐五，制之中也。君一臣二，制之小也。中即小之义，凡病有轻小不可以大方投者，必用小方以治之。小方之中，如用君药至二钱者，臣则半之，佐又半之，亦不可以君药少于臣，臣药少于佐也。夫小方所以治轻病也，轻病多在上，上病而用大方，则过于沉重，必降于下而不升于上矣。小方所以治小病也，小病多在阳，阳病而用大方，则过于发散，必消其正而衰其邪矣。故用小方者，亦宜小而小，非不可小而故小也。或问：小方是轻小之剂，所以治小病也。然君一臣三佐五，方未为小也。若君一臣二而无佐使，无乃太小乎。不知小方者，非论轻重，论升降耳，论浮沉耳。方中浮者为小，升者为小也。岂用药之少者为小乎。虽小方多用，而要不可谓少用药之方即是小方也。或疑小方不少用药，终不可名为小方。不知小方之义，全不在用药之少也。病小宜散，何尝不可多用柴胡；病小宜清，何尝不可多用麦冬；病小宜提，何尝不可多用桔梗。病小宜降，何尝不可多用厚朴。要在变通于小之内，而不可执滞于方之中也。或疑小方变通用之，是小可大用矣。小方而大用，仍是大方而非小方也。曰小方大用，非大方之可比，药虽多用，方仍小也。〇缓方若何？岐伯夫子曰：补上治上，制以缓。缓者，迟之之谓也。上虚补上，非制之以缓，则药趋于下而不可补矣。上病治上，非制之以缓，则药流于下而不可治矣。然而缓之法不同。有甘以缓之之法，凡味之甘，其行必迟也；有升以缓之之法，提其气而不下陷也；有丸以缓之之法，作丸而不作汤，使留于上焦也；有作膏以缓之之法，使胶黏于胸膈间也；有用无毒药以缓之之法，药性平和，功用亦不骤也。有缓治之方，庶几补上不补下，治上不治下矣。或问：缓方以治急也，然急症颇有不可用缓之法，岂一概可用缓乎？曰：宜缓而缓，未可概用缓也。若概用缓，必有不宜缓而亦缓者矣。或疑缓方故缓，恐于急症不相宜。不知急症缓治，古今通议，然而缓方非治急也，大约治缓症者为多。如痿症也，必宜缓；如脱症也，不宜急。安在缓方之皆治急哉。或问：缓方君论至备，不识更有缓之之法乎？曰：缓之法在人而不在法也。执缓之法以治宜缓之病，则法实有穷；变缓之方以疗至缓之病，则法何有尽。亦贵人之善变耳，何必更寻缓方之治哉。〇急方若何？岐伯夫子曰：补下治下，制以急。夫病之急也，岂可以缓治哉。大约治本之病宜于缓，治标之病宜于急。然而标本各不同也。有本宜缓而急者，急治其本。有标不宜急而急者，急治其标。而急之方实有法焉。有危笃急攻之法，此邪气壅阻于胸腹肠胃也。有危笃急救之法，此正气消亡于阴阳心肾也。有急用浓煎大饮汤剂之法，使之救火济水，援绝于旦夕也。有急用大寒大热毒药之法，使之上涌下泄，取快于一时也。有急治之方，庶几救本而不遗于救标，救标而正所以救本矣。或问：急方治急，不识亦可以治缓症乎？曰：缓方不可以治急，而急方实所以治缓。遇急之时，不用急方以救其垂危将绝，迨病势少衰而后救之，始用缓治之法不已晚乎。然则急方治急，非即所以治缓乎。或疑急方救急，似乎相宜。急方救缓，恐不相合。不知缓急同治者，用药始神耳。或疑缓急相济，固为治病妙法，然毕竟非治急之急方也。曰：以急救急，因病之急而急之也；以急救缓，亦因病虽缓而实急，故急之也。然则缓急相济，仍治急而非治缓也。或疑急症始用急方，则急方不可用缓也明矣。然古人急病缓治，往往有之，似乎急方非救急也。曰：急方不救急，又将何救乎？急病缓治者，非方用缓也。于急方之中，少用缓药，以缓其太急之势，非于急方之中，纯用缓药，以缓其太急之机也。〇奇方若何？岐伯夫子曰：君一臣二，君二臣三，奇之制也。所谓奇

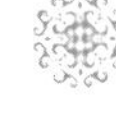

之制者，言数之奇也。盖奇方者，单方也。用一味以出奇，而不必多味以取胜。药味多，未免牵制，反不能单刀直入。凡脏腑之中，止有一经专病者，独取一味而多其分两，用之直达于所病之处，自能攻坚而奏功如神也。或问：奇方止取一味出奇，但不知所用何药。夫奇方以一味取胜，《本草》中正未可悉数也。吾举其至要者言之。用白术一味以利腰脐之湿也，用当归一味以治血虚头晕也，用川芎一味以治头风也，用人参一味以救脱救绝也，用茯苓一味以止泻也，用菟丝子一味以止梦遗也，用杜仲一味以除腰疼也，用山栀子一味以定胁痛也，用甘草一味以解毒也，用大黄一味以攻坚也，用黄连一味以止呕也，用山茱萸一味以益精止肾泄也，用生地一味以止血也，用甘菊花一味以降胃火也，用薏仁一味以治脚气也，用山药一味以益精也，用肉苁蓉一味以通大便也，用补骨脂一味以温命门也，用车前子一味以止水泻也；用蒺藜子一味以明目也，用忍冬藤一味以治痈也，用巴戟天一味以强阳也，用荆芥一味以止血晕也，用蛇床子一味以壮阳也，用元参一味以降浮游之火也，用青蒿一味以消暑也，用附子一味以治阴虚之喉痛也，用艾叶一味以温脾也，用地榆一味以止便血也，用蒲公英一味以治乳疮也，用旱莲草一味以乌须也，用皂荚一味以开关也，用使君子一味以杀虫也，用赤小豆一味以治湿也，用花蕊石一味以化血也。以上皆以一味取胜，扩而充之，又在人意见耳。或疑奇方止用一味出奇，虽奏功甚神，窃恐有偏胜之弊也。顾药性未有不偏者也，人阴阳气血亦因偏胜而始病，用偏胜之药以制偏胜之病，则阴阳气血两得其平，而病乃愈。然则奇方妙在药之偏胜，不偏胜不能去病矣。或疑方用一味，功虽专而力必薄，不若多用数味则力厚而功专。不知偏胜之病，非偏胜之药断不能成功。功成之易，正因其力厚也，谁谓一味之方力薄哉。〇偶方若何？岐伯夫子曰：君二臣四，君三臣六，偶之制也。又曰：远者偶之，下者不以偶。盖偶亦论数耳。是偶方者，重味也，乃二味相合而名之也。如邪盛，用单味以攻邪而邪不能去，不可仍用一味攻邪，必更取一味以同攻其邪也；如正衰，用单味补正而正不能复，不可仍用一味补正，必另取一味以同补其正也。非两方相合之为偶，亦非汗药三味为奇，下药四味为偶也。或问：奇方止取一味以出奇，而偶方共享两味以取胜，吾疑二味合方，正不可多得也。夫二味合而成方者甚多，吾不能悉数，示以成方，不若商以新方也。人参与当归并用，可以治气血之虚。黄芪与白术同施，可以治脾胃之弱，人参与肉桂同投，可以治心肾之寒。人参与黄连合剂，可以治心胃之火。人参与川芎并下，则头痛顿除。人参与菟丝并煎，则遗精顿止。黄芪与川芎齐服，则气旺而血骤生。黄芪与茯苓相兼，则利水而不走气。黄芪与防风相制，则去风而不助胀。是皆新创之方，实可作偶之证。至于旧方，若参附之偶也，姜附之偶也，桂附之偶，术苓之偶，芪归之偶，归芎之偶，甘芍之偶，何莫非二味之合乎？临症裁用，存乎其人。或疑偶方合两味以制胜，似乎有相合益彰之庆，但不知有君臣之分、佐使之异否乎。夫方无君臣佐使者，止奇方也。有偶则君臣自分，而佐使自异矣。天无二日，药中无二君也。偶方之中，自有君臣之义、佐使之道，乌可不分轻重多寡而概用之耶。〇复方若何？岐伯夫子曰：奇之不去则偶之。偶之是谓重方。重方者，复方之谓也。或用攻于补之中，复用补于攻之内，或攻多而补少，或攻少而补多，调停于补攻之间，斟酌于多寡之际，可合数方以成功，可加他药以取效，或分两轻重之无差，或品味均齐之不一，神而明之，复之中而不见其复，斯可谓善用复方者乎。或问：复方乃合众方以相成，不必拘拘于绳墨乎？曰：用药不可杂也，岂用方而可杂乎。用方而杂，是杂方而非复方矣。古人用二方合之，不见有二方之异，而反觉有二方之同，此复方之所以神也。否则，何方不可加减，而必取于二方之相合乎。或疑复方合数方以成一方，未免太杂。有前六方之妙，何病不可治，而增入复方，使不善用药者，妄合方以取败乎。曰：复方可删，则前人先我而删矣，实有不可删者在也。虽然，知药性之深者，始可合用复方，否则不可妄用，恐相反相恶，反致相害。或疑复方不可轻用，宁用一方以加减之，即不能奏效，亦不致取败。曰：此吾子慎疾之意也。然而复方实有不可废者，人苟精研于《本草》之微，深造于《内经》之奥，何病不可治，亦何法不可复乎，而犹谨于复方之不可轻用也，未免徒读书之讥矣。

《嵩厓尊生全书·七方治病权衡谱》卷四：大方二：有君一臣三佐九之大方，病有兼症，而邪不一，不可以一二味治者宜之。有分两大而顿服之大方。肝肾及下部病，道远者宜之。肝肾位远，数多其气缓，不能速下，大剂数少，取其迅急下走。〇小方二：有君一臣二之小方，病无兼症，可一二味治者宜之。有分两少而徐呷之小方。心肺及在上之病宜之。心肺位近，数少则气急下，不能升发于上，小剂数多，取其易散上行。〇缓方五：有无毒治病之缓方，无毒，性纯，功缓。有丸以缓之之方，比之汤散行迟，病不可以日月愈，治久病者宜之。有甘以缓之之方，甘草、蜜糖之属，病在胸膈，取其留恋。治主宜缓，缓则治其本。有品伴多之缓方，品众则递相拘制，不得各骋其性。有气味俱薄之缓方，气味薄，长于补上治上，比至下药力已衰。《经》曰：补上治上治以缓，缓则气味薄。〇急方四：有毒药之急方，毒性上涌下泄，以夺病势。有急病急攻之急方，中风、关格之类。治客宜急，急则治其标。有汤散荡除之急方，下咽易散而行速。有气味俱厚之急方。厚则直趋于下，而力不衰。《经》曰：补下治下治以急，急则气味厚。〇奇方二：有独用一物之奇方，病在下而远者宜之。《经》曰：远而奇制，少数服之。有合阳数一三五七九之奇方。宜下不宜汗。〇偶方三：有二方相合之偶方，病在上而近者宜之。有二味相配之偶方，病在上而近者宜之。《经》曰：近而偶制，多数服之。有合阴数二四六八十之偶方。宜汗不宜下。〇复方：有本方加味之复方，如调胃承气加翘、荷、芩、栀为凉膈散。有二方、三方、数方相合之复方，桂枝二越婢一汤、五积散之属。有分两均齐之复方。如胃风汤各等分之属。〇臆加四方重病轻方：久病元亏，如草木将枯，大其泛灌，速其毙耳。细细沾濡，庶可回生。轻病重方：邪气初感，正元未亏，急用重剂，刦而夺之。反佐方：即从治也。如热在下，上却寒，则寒药中入热药为佐，下膈之后，热散寒性得力也。寒在下，上有浮火，则热药中入寒药为佐，下膈后寒清热性得力也。顾忌方：如肾病，心气不足，肾药凌心，心益衰。故曰诛伐无过，命曰大惑。治上必妨下，治表必妨里，黄芩清肺必妨脾，苁蓉治肾必妨心，干姜治中必僭上，附子補火必涸水。

诸家制方配伍杂论

《医学启源》卷下：（任应秋辑本）〔五行制方生克法〕。夫〔木〕、火、土、金、水，此制方相生相克之法也，老于医者能之。风制法：肝木，酸，春生之道也。失常则病矣。风淫于内，治以辛凉，佐以苦辛，以甘缓之，以辛散之。暑制法：心火，苦，〔夏〕长之道也。失常则病矣。热淫于内，治以咸寒，佐以甘苦，以酸收之，以苦发之。湿制法：脾土，甘、中〔央〕化〔成〕之道也。失常则病矣。湿淫于内，治以苦热，佐以咸淡，以苦燥之，以淡泄之。燥制法：肺金，〔辛〕，秋收之道也。失常则病矣。燥淫于内，治以苦温，佐以甘辛，以辛润之，以苦下之。寒制法：肾水，咸，冬藏之道也。失常则病矣。寒淫于内，治以甘热，佐以苦辛，以辛散之，以苦坚

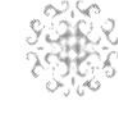

之。注云：酸、苦、甘、辛、咸，即肝水、心火、脾土、肺金、肾水之本也。四时之变，五行化生，各顺其道，违则病生。圣人设法以制其变，谓如风淫于内，即是肝木失常也，火随而炽，治以辛凉，是为辛金克其木，凉水沃其火，其治法例皆如此。下之二方，非为治〔病而〕设，〔此乃〕教人〔比证〕立方之〔道〕，容易〔通晓〕也。○用药用方辨。如仲景治表虚，制桂枝汤方，桂枝味辛热，发散、助阳、体轻。本乎天者亲上，故桂枝为君，芍药、甘草佐之。〔如〕阳脉涩，阴脉弦，法当腹中急痛，制小建中〔汤〕方，芍药为君，桂枝、甘草佐之。一则治其表虚，一则治其里虚，是各言其主用也。后人之用古方者，触类而长之，则知其本，而不致差误矣。

《卫生宝鉴·药误永鉴·古方名实辨》卷一：仲景以小柴胡治少阳证，口苦舌干，往来寒热而呕。盖柴胡味苦平，行少阳经；黄芩味苦寒为佐，治发热口苦；生姜辛温，半夏辛热，治发寒而呕；人参甘温，安胃和中；大枣甘平温，和阴阳，调荣卫，生津液，使半表半里之邪而自解矣。大承气汤治阳明本实，痞满燥实，枳实苦微寒泄痞，厚朴苦温除满，芒硝辛寒润燥，邪入于府而作热实，以大黄苦寒下之，酒制者为因用；热散气升而作汗解矣，因之承气名之。钱仲阳以升麻汤治小儿寒喧不时，阳明经受邪，身热，目疼，鼻干，不得卧，及疮疹未发，发而不匀。升麻苦平，葛根甘平，解散外邪；甘草甘温，芍药酸微寒，调和中气，拒邪不能伤其里。白术散治小儿阳明本虚，阴阳不和，吐利后而亡津液，虚热口干。人参、甘草、白术甘温,和中补胃；藿香、木香辛温芳馨，可以助脾；茯苓甘平，分阴阳而导其湿；葛根甘平，倍于众药，其气轻浮，鼓舞胃气上行；生津液而解肌热。《局方》用四物汤，调荣养卫，益气滋血。当归辛温，熟地黄甘温，能滋血；川芎辛温，白芍药味酸微寒，能养气；盖血为荣，气为卫，四物相合，故有调益滋养之实。黄芪建中汤治面色痿黄，脐腹急痛，脾胃不足者，肝木乘之也，木胜其中，土走于外，故痿黄见于面。《难经》曰：其平和不可得见，衰乃见耳。黄芪、甘草甘温，能补脾土；芍药之酸，能泻肝木。水挟木势，亦来侮土，故作脐腹急痛。官桂辛热，散其寒水；生姜、大枣、饴糖辛甘大温，益气缓中，又与脾胃行其津液，以养四脏，建脾制水，补子泻母，使四脏各安其气；必清必净，则病气衰去，建中之名，亦不诬矣。右数方，药证相对，名实相辅，可垂法于世。近世用双解散，治风寒暑湿，饥饱劳逸，殆无此理。且如风邪伤卫，必自汗而恶风；寒邪伤荣，必无汗而恶寒。又云：伤寒伤风，其证不同，中暑自汗，必身热而气虚，中湿自汗，必体疼而沉重；且四时之气，更伤五脏，一往一来未有齐至者也。饥则损气，饱则伤胃，劳则气耗，逸则气滞，其证不同，治法亦异。盖劳者温之，损者补之，逸者行之，内伤者消导之。今内外八邪，一方治之，有此理乎？《内经》云：调气之方，必别阴阳，内者内治，外者外治。故仲景云：且除其表，又攻其里，言仍似是，其理实违，其是之谓欤！如搜风丸、祛风丸，有搜风祛风之名，无搜风祛风之实。百解散亦此类也。谚云：看方三年，无病可医；疗病三年，无药可用。此亦名实不相辅故也。噫！去圣逾远，其术昧，人自为法，无可考证。昔在圣人垂好生之德，着《本草》，作《内经》，仲景遵而行之以立方，号群方之祖。后之学者，以仲景之心为心，庶得制方之旨。

《卫生宝鉴·用药用方辨》卷二一：仲景表虚，制桂枝〔汤。桂枝〕味辛热发散，〔助〕阳体轻。本乎天者亲上，故桂枝为君，芍药、甘草佐之。阳脉涩，阴脉弦，法当腹中急痛，仲景制小建中汤，芍药味酸寒，主收补中。本乎地者亲下，故芍药为君，官桂、甘草佐之。一则治表虚，一则治里虚，各言其主用也。后之人用古方者，触类而长之，则知其本，而不至于差误矣。

《赤水玄珠·用药寒温合宜论》卷一九：如麻黄得桂枝则能发汗，芍药得桂枝则能止汗，黄芪得白术则止虚汗。防风得羌活则治诸风，苍术得羌活则止身痛。柴胡得黄芩则寒，附子得干姜则热。羌活得川芎则止头疼，川劳得天麻则止头眩。干姜得天花粉则止消渴，石膏得知母则止渴。香薷得扁豆则消暑，黄芩得连翘则消毒。桑皮得苏子则止喘，杏仁得五味则止嗽。丁香得柿蒂、干姜则止呃，干姜得半夏则止呕。半夏得姜汁则消痰，贝母得瓜蒌则开结痰。桔梗得升麻开提血气。枳实得黄连则消心下痞，枳壳得桔梗能使胸中宽。知母、黄柏得山栀则降火，豆豉得山栀治懊侬。辰砂得酸枣则安神，白术得黄芩则安胎。陈皮得白术则补脾，人参得五味、麦门则生肾水。苍术得香附开郁结，厚朴得腹皮开膨胀。草果得山查消肉积，神曲得麦芽能消食。乌梅得干葛则消酒，砂仁得枳壳则宽中。木香得姜汁则散气，乌梅得香附则顺气。芍药得甘草治腹痛，吴茱萸得良姜亦止腹痛。乳香得没药大止诸痛，芥子得青皮治胁痛。黄芪得大附子则补阳，知母、黄柏得当归则补阴。当归得生地则生血，姜汁磨京墨则止血。红花得当归则活血，归尾得桃仁则破血。大黄得芒硝则润下，皂荚得麝香则通窍。诃子得肉果则止泻，木香得槟榔治后重。泽泻得猪苓则能利水，泽泻得白术则能收湿。此用药相得之大端也。

《药鉴》卷一：论十全大补汤虚损之疾，世医例用十全大补汤以补之。其方实为虚损之关键也。方用参、芪、苓、术、甘草以补气虚，用归、芎、地黄、芍、桂以补血少。此方乃为真气血两虚而设。或血虚而气尚实，或气虚而血尚充，又不可一例施也。盖药性各有能毒，中病者藉其能以付安。不中病者，徒惹毒以增病耳。如心脾二经虚，当用茯苓补之，虚而无汗及小便短少者，服之有功；虚而小便数者，服之令人目盲；虚而多汗者，久服损其元气，夭人天年，以其味淡而利窍也。如肺气弱及无阳虚者，当以参、芪补之。然肥白人及气虚而多汗者，服之有功。若苍黑人及肾气虚而未甚虚，服之必满闷不安，以其性滞而闭气也。甘草健脾补中及泻火除燥之良剂。然呕吐与中满，并嗜酒之人，服之多敛膈不行，而呕满增剧，以其气味之甘缓也。川芎补血行血，清利目首之圣药。然骨蒸多汗及气弱之人，服之则真气走散，而阴虚愈甚，以其气味之辛散也。生地黄能生血脉，然胃气弱者服之，防损胃不食。熟地黄补血养血，然痰火盛者服之，恐泥膈不行。人参为润肺健脾之药，元气虚损者不可缺也，如久嗽劳喘咯血，郁火在肺者，服之必加嗽增喘不宁，以其气味之甘温滞气也。白芍为凉血益血之剂，血虚腹疼者不可缺也，若形瘦气弱，禀赋素虚寒者，服之反伐发生之气，以其气味之酸寒也。用方者当慎之。

《侣山堂类辩》卷下：金匮肾气丸论。肾气丸，乃上古之圣方，藏之金匮，故名金匮方。夫人秉先天之阴阳水火而生，木火土金之五行，此方滋补先天之精气，而交通于五脏，故名肾气丸。用熟地黄八两，以滋天乙之精。八者，男子所得之阴数也。用附子一枚重一两者，以资地二之火。两为阴数之终，一乃生阳之始，助阴中所生之阳，盖两肾之水火互交，阴阳相合，是以用地黄、附子以助先天之水火精气者也；用桂通肾气以生肝，桂色赤，而为百木之长；肝主血而属木也。古方原用桂枝。用牡丹皮通肾气，上交于心脾，丹属火而主血，牡乃阴中之阳升也。夫肾与肺皆积水也，泽泻能行水上复，能泻水下行，主通水天之一气，是以配肉桂、丹皮、泽泻者，导肾脏之水火，上交于四脏者也。茯苓归伏心气以下交，山药培养脾土以化水，山萸乃木末之实，味酸色赤，复能导肝气交通于肾，是以配茯苓、山药、山茱萸、泽泻者，导四脏之气，而下交于肾也。心肺为阳，故用三两之奇；肝脾为阴，故用四两之偶。此培养精神气血，交通五藏五行之神方，不可缺一者也。宋钱仲阳以为阳常有余，阴常不足，去桂附而改为六味地黄丸。夫精血固宜补养，而神气可不资生乎？后人因而有加知母、黄柏者，有加枸杞、菊花者，有加麦冬、五味者，竟失

本来面目矣。夫加减之法，因阴虚火盛之人，以之治病则可，若欲调摄阴阳，存养精气，和平水火，交通五行，益寿延年，神仙不老，必须恒服此金丹矣。〇元如曰：精生于五藏，而下藏于肾，肾气上升以化生此精，是以五藏交通，而后精气充足。〇奇偶分两辩。《至真要论》曰：近者奇之，远者偶之。汗者不以奇，下者不以偶。夫近奇远偶者，谓奇上而偶下，犹天地之定位也。下宜奇，而汗宜偶者，以降者谓天，升者谓地，地气升而后能为云为雨也。夫天地阴阳之道，天气下降，气流于地，地气上升，气腾于天，不则天地四塞，而汗从何来？有不明天地气交之道者，泥于近奇远偶之句，反改为汗不以偶，下不以奇，此不通之甚也。《大要》曰：君一臣二，奇之制也。君二臣四，偶之制也。君二臣三，奇之制也。君二臣六，偶之制也。近而奇偶，制小其服，远而奇偶，制大其服，大则数少，小则数多，多则九之，少则二之。盖数少而分两重者为大方，数多而分两少者为小方。是以上古之方，少者一二三味，其分两各三两、四两，多者不过八九味，分两亦各有两数，古之二两，今之一两也。皆有君臣佐使之分焉。有独赞东垣能用大方，如韩信将兵，多多益善。噫！此但知有东垣，而不知有《内经》者也。夫东垣之大方，不过以数方合用，是为复方，如清暑益气汤，以补中益气汤内加二妙、生脉二方，焉能如先圣之大方乎？上古大方间或用之。试观鳖甲煎丸，用至二十四味，其间参伍错综，如孔明阵图，人莫能识。〇枳术汤论。《金匮要略》用枳术汤治水饮所作心下坚大如盘。盖胃为阳，脾为阴，阳常有余，而阴常不足，胃强脾弱则阳与阴绝矣。脾不能为胃行其津液，则水饮作矣，故用术以补脾，用枳以抑胃。后人不知胃强脾弱，用分理之法，咸谓一补一消之方。再按《局方》之四物汤、二陈汤、四君子汤，易老之枳术丸，皆从《金匮》方套出，能明乎先圣立方大义，后人之方不足法矣。〇胶艾汤论。〇艾名冰台，削冰令圆，以艾向日取火，是能启两肾水火之气，上交于心肺者也；故曰陷下则灸之。阿胶用阿井水煎驴皮而成。阿水乃济水伏行地中，千里来源，其性趋下。夫心合济水，肺主皮毛。阿胶能孤心肺之气，以下交于两肾者也。水火交而地天泰，则血气流行，阴阳和合，又何病之有？明乎阴阳升降之道，五行生化之理，立方大意，思过半矣。铁瓮申先生之交感丸，亦从此中化出。〇姜附辩。干姜、甘草、人参、白术、黄芪，补中气之品也。是以吐伤中气者用理中圆，乃人参、甘草、干姜、白术四味。附子乃助下焦之生气者也，是以手足厥冷，脉微欲绝者，用四逆汤，乃附子、干姜、甘草三味。夫启下焦之生气者，宜生附；补下焦之元气，或汗漏不止，而阳欲外脱者，宜熟附，以固补之。盖元气发原于下，从中焦而达于四肢，故生气欲绝于下者，用下焦之附子，必配中焦之甘草、干姜，或加人参、白术。若止伤中气，而下焦之生原不伤者，止用理中，而不必附子矣。不格物性中下之分，不体先圣立方之意，有以生附配干姜补中有发，附子得生姜则能发散之说者，有以附子无干姜不热，得甘草则性缓之说者，盖以姜附为同类，疑惑后人，误事匪细。如生气欲绝于下，所当急温者，若不用附，而以姜试之，则不救矣。〇元如曰：不敢用附，而先以桂代之者，亦误事不浅。

《李氏医鉴》卷九：用药加减约略。（合前补中益气汤后批注参看，施治可得其纲矣。）时珍曰：枳桔汤治胸中痞满不痛，取其通肺利膈下气也。甘桔汤通治咽喉口舌诸病，取其辛苦散寒，甘平除热也。宋仁宗加荆芥、防风、连翘，遂名如圣汤。王好古加甘桔汤颇详，失音加诃子，声不出加半夏，上气加陈皮，涎嗽加知母、贝母，咳渴加五味，酒毒加葛根，少气加人参，呕加半夏、生姜，吐脓血加紫菀，肺痿加阿胶，胸膈不利加枳壳，心胸痞满加枳实，目赤加栀子、大黄，面肿加茯苓，肤痛加黄耆，发斑加荆、防，疫毒加牛蒡子、大黄，不得眠加栀子。讱庵曰：观海藏所加，则用药之大较亦可识矣。〇彼此相济主治约略。紫苏，味辛，入气分，色紫入血分。香温散寒，通心利肺，开胃益脾，发汗解肌，和血下气，宽中消痰，祛风定喘，止痛安胎，利大小肠，解鱼蟹毒。多服泄人真气。同陈皮、砂仁行气安胎，同藿香、乌药温中止痛，同香附、麻黄发汗解肌，同川芎、当归和血散血，同桔梗、枳壳利膈宽肠，同卜子、杏仁消痰定喘，同木瓜、厚朴散湿解暑，治霍乱脚气。黄芩，泻中焦实火，除脾家湿热，往来寒热，腹痛，消痰。酒炒则上行，泻肺火，利胸中气，治上焦之风热湿热，火嗽喉腥，目赤肿痛等症。得柴胡退寒热，得白芍治下痢，得厚朴、黄连止腹痛，得桑皮泻肺火，得白术安胎之圣药。砂仁，辛温香窜。补肺益肾，和胃醒脾，快气调中，通行结滞。得檀香、豆蔻入肺，得人参、益智入脾，得黄柏、茯苓入肾，得赤石脂入大小肠，又辛能润肾燥，引诸药归宿丹田。地黄用之拌蒸，亦取其能达下也。《经疏》曰：肾虚气不归元，用为向导，殆胜桂、附热药为害。丹砂，泻心经邪热，镇心清肝。时珍曰：同志肉、龙骨之类养心气，同丹参、当归之类养心血，同地黄、枸杞之类养肾，同厚朴、川椒之类养脾，同南星、川乌之类祛风。淡豆豉，时珍曰：能升能散，得葱则发汗，得盐则能吐，得酒则治风，得薤则治痢，得蒜则止血，炒熟又能止汗。半夏，体滑性燥，能走能散，能燥能润，和胃健脾，补肝润肾，除湿化痰，发表开郁。陈久者良。故与陈皮名二陈汤，为治痰之总剂。寒痰佐以干姜、芥子，热痰佐以黄芩、瓜蒌，湿痰佐以苍术、茯苓，风痰佐以南星、前胡，痞痰佐以枳实、白术。痰在上加引上药，痰在下加引下药，惟燥痰非半夏所司也。赵继宗曰：二陈治痰，风寒湿食诸痰则相宜，至于劳痰、失血诸痰，用之反能燥液而加病，故半夏古方有三禁：血家、汗家、渴家忌之。孕妇忌。陈皮，辛能散，苦能燥能泻，温能补能和，同补药则补，泻药则泻，升药则升，降药则降，为肺气分之药。宽中快膈，导滞消痰。大法治痰，以健脾顺气为主。洁古云：陈皮、枳壳利其气，而痰自下。宣通五藏，统治百病，皆取其理气燥湿之功。人身以气为主。丹溪曰：气顺湿除，则百病散。橘红兼能除寒发表，下气治痰。用利气药过多则脾虚，痰易生而反多。时珍曰二肾散、润下丸，治一切痰气极效，世医徒知半夏、南星之属，何足以语此哉？二方见痰门。陶节庵曰：去实热用大黄，无枳实不通。温经用附子，无干姜不热。发表用麻黄，无葱白不发。吐痰用瓜蒂，无淡豉不涌。竹沥无姜汁不能行经络，蜜导无皂荚不能通秘结。）

《金台医话·方贵简净》：方贵简净，不可夹杂。如张长沙地黄汤补阴，李东垣补中益气汤补阳是也。阴主降，故补阴之药多降，故地黄汤之用茯苓、泽泻是也。阳主升，故补阳之药多升，如补中益气之用升、柴是也，此所谓一律也。又阳分之药，轻清上浮，故补中益气汤之分两轻，阴分之药，重浊下降，故地黄汤之分两重，此皆有深意存焉。凡察医之高下，首必问其所看之书，何家何部，次即观其所开之方，何轻何重，何加何减，而医之伎俩无遗遁矣。余见近世庸医，每开一古方颇是，而其中加一二味，即属夹杂不通，以不明一律之故也。甚至拦江网无所不有，更为可笑。盖由平日未细心讲究，故动辄见笑大方如此。

《橘旁杂论·用药不论多少》卷下：许嗣宗善医。言病与药，惟用一物攻之，则气纯而愈速。今人多其物以幸其功，他物相制，不能专力。按药用一味为单方，施于轻浅之症，何尝不可。古方莫如《内经》半夏秫米汤、鸡矢醴，雀卵丸，亦并非独用。至孙思邈《千金方》，王焘《外台秘要》，如淮阴用兵，多多益善。对症施之，其应如响，亦何尝因多药而相制耶？

《医学汇海·药味繁简说》卷一：上古、中古每用一药治一病，至于仲景，则用群药治一病，然亦不过数味，后人变通其法，或二方合用，或三方合用，至李东垣自出机轴，以多为胜，一方

常至十余味，甚至二三十味。人或疑之，恐流于滥，及其奏效捷于影响。许学士曰：东垣制方，如淮阴将兵，多多益善。又曰：用药之法，全如用兵，一方之中，只要联成一气，配合得宜，便是妙剂，不在药味多寡也。按：药味少则性专，专则猛利。药味多，则性缓，缓则和平。三代以前气运醇厚，人多壮实。故岐、雷以单品疗病。三代以后，气运渐薄，人多消弱。故仲景以群药疗病，宋元以降，去古又远，虚弱者十居八九，壮实者十无一二，故东垣以多品疗病，皆随时势为变通，亦天地自然之数也。

《辨证求是》卷五：巧用附子法：以蜜煮附子，拣去附子，以蜜入煎。巧用大黄法：以麻沸汤即滚开水泡汁，冲入应用药内。余曾泡大黄汁冲入半夏泻心汤内。又泻心汤加入代赭旋覆花，旋覆之义，言能旋转而覆下也。余自服，知其苦而麻刮。蜜煎干姜、良姜、生姜、白蔻等，单用本物。尝将制军水送至宝丹，夺包络之热下行也。凡人胃气已虚，不能吃药，又不能不借药力包裹气分，用黄老母鸡一只，捋去毛杂，不用水洗，剖腹，入黄耆四两，煮熟，吃鸡；亦有纳党参如上法者。有欲平调阴阳，和营卫，令人常以大枣数两，生姜两余，每日熬汤服者。填阴滋补，老鸭腹内纳糯米煮服。又鳖腹内纳建莲亦可。生姜入煎剂，几片几钱，已如数切用，必然捣烂加倍有效。生姜宜取自然汁，盖取汁器皿不可稍沾水气。半夏宜生姜制，市中皆多用矾。桂枝是阳木。肉桂有从权用官桂者。大枣有先用红枣者。葱、姜、豆豉加米煮粥，或加微醋，以出虚人之汗。小菜宜酱、姜、醋、蒜、京冬菜、萝卜鲞、芝麻酱。肝逆胃虚，久病呕吐，胃痛，不耐煎药者，以桂圆肉包当归龙荟丸，囫囵吞送；或另取数味煎汤送之。喻嘉言治胡太封翁（字养翀），姜、附做小丸，用参、苓末为衣。叶天士《医案存真》，直写其事，以人参为衣，而余药匮法甚多。肝逆胃呕者，每加猪胆汁和之。马通汁，仲景吐血柏叶汤用，时不便有，即用人尿或童便代之。余用附子，欲引阳归窟，每以秋石水拌入煎。饴糖是糯米糖，茶食店做糖之胚，形似白蜜，时不便有，即以白蜜代之。或遇便滑者，只得用麦芽糖。余想饴糖必能令其常有，不畏春夏秋阙少，茶食店亦不致当为宝贝，莫如与他糯米，给他钱文，数日即可办成。麻黄有与熟地同用者，以熟地剖开，包麻黄，打扁入煎。麻黄根止汗者，麻黄能行太阳之表，即以其根归束太阳之气，譬之用麻黄欲汗，犹辟其枢，以开其门；用根止汗，犹阖其枢，以掩其门，为太阳主外也。羌活、防风，余有用根者，为鼓舞脾胃湿陷之气，亦以根在土中也。然葛根专取用根，盖葛根主肌肉，通隧谷。阳明为土之经脉，因葛根以其入土极深，蔓延上腾，有宣通经络之义也。地骨皮泻肾火，治热在外。地为阴，骨为里，皮为表。（吴鞠通先生言：泻白散不可妄用者，以桑白皮下降。仲景谓有风寒桑根勿取之，无风寒者可用地骨皮。为枸杞根入土极深，故主骨蒸之劳热，方能至骨。有风寒外感者，引邪入内，故不可用。）牡丹皮治包络热及无汗而骨蒸，盖丹皮辛香，调和营气，故治无汗骨蒸；又阴虚人解表，以丹皮为向导。四物汤加地骨皮、丹皮，治妇人骨蒸。知母泻肾火，治有汗之骨蒸。骨蒸者，骨热而蒸，有热无寒，醒后渴，汗方止，非皮肤之外热也。凡用犀角，必在忙迫之时，水磨功夫，则不易得，以犀角多用，切如薄纸先煎。曾见一书以犀角磨汁，拌入荆芥炒黑用，治热逆呕血。然亦未免穿凿太过。世用鳖血炒柴胡，余当用鳖血炒荆芥。书有用桂水制白芍，连渣入煎，即藏桂于中。余尝用桂水制牛膝，亦此意。（按芍药用桂酒制，见张氏《医通》，在姚颐真先生之前，又乌药用附子制，亦见《医通》案，周慎斋治一人，饮食如常，每遇子时即吐，大便秘。）余遇暑湿时令，寒湿郁遏，当用干姜者，恐假斯文议论，以姜、半夏、大砂仁代之；或川椒，或白豆蔻。欲升阳之灵明气于上者，升麻恐有议论，以干荷叶、炒香、黄。蔓荆子炒研代之；或川芎干炒，去油至焦色。散阳明之结于面部间，不便用升麻、葛根者，以白芷、牛蒡代之。冬天当用芩、连，恐人议其性寒，黄连勉以姜炒，黄芩勉以酒炒，竹茹以姜汁炒，石膏用石斛，所谓不得已而思其次也。遇有不当用，而主人偏爱者，医思之如合式即重用，想必自有庶验。否则，余亦不便争论。每令其火炒至焦，水煮至淡，再入煎剂，退其性而慰其意也。升陷伏之邪，用荷叶有近数两者。川椒煎水，浸茯苓。黄连煎水，浸藿香。黄连煎水，浸半夏。黄连煎水，浸乌梅。黄连煎水，浸川椒。吴萸煎水，浸丹皮。黄连煎水，浸附子。暗用朱砂法：如茯神、麦冬、远志、建莲等，皆可用染。凡胃虚阳升，津液不足者，以白糯米半升，淘滤，入滚水泡一时，取清汤煎药，以代糯稻根须之用，为春夏时无有鲜者。杜仲每用皆不炒，如炒断丝则成枯木；入丸剂则炒透，碾，不必过罗。甘草、山查、黄耆、党参、薏仁、白术，有宜于生用者，有不当生用者，既不当生用又不合诸炮制，只以干炙用之。而白术、薏仁、山查如炒，须炒至焦黑为度。余常以丸药写入煎方同煎，细绢或粗布滤清服。一般写等分、几钱、几分，如六一散、左金丸、乌梅丸、通圣丸、六味丸等。而尤有巧者，如附、桂已藏在肾气丸中，姜、附亦寓于理中丸内，故一切古书所载丸药，凡店有预备者，皆可用以一煎，方未能足其用意，加此丸药同煎，为复方复法，一取有味，一取有质。医者既有两层用药之妙，病人亦得双法治病之宜，裨益良多，勿谓余邹氏无因而倡此举也。

《医学考辨》卷一一：内外相引论。凡用药有内外相引而取效更速者，如邪结胃中，大便闭塞，内服硝、黄，外用麦麸和食盐炒热包熨以引之。如虚阳上越，内服桂、附，外用椒盐炒热，布包熨丹田以引之。如偏正头风，内服清空膏，外用蓖麻子、乳香捣饼贴痛处以引之。风痹疼痛，内服祛风散寒之药，外用姜、葱和食盐炒熨以引之。此皆内外相引之法也。姑举数项，余可类推。○辛热从治论。按古人用寒药治火毒，必兼辛散。若徒用苦寒，反致遏郁其火。如冰硼散、金钥匙及点眼丹，用牙硝、冰片，皆一凉一散也。目下真冰片难得，是以二方多不效，用时务要真冰片。洗暴肿火眼，用苦参、黄柏、羌活、防风、细辛、食盐、川椒之类。内火盛者，兼服清凉药；眼内有赤筋者，用老姜切开，挖小槽，置黄连于中，仍将姜合成一块，用竹针穿定，漫火将姜煨干，去姜，取黄连切片，用男子所吃之乳蒸黄连，点眼，自效。牙痛口痛，用黄柏、石膏、黑豆、细辛、川椒、食盐等，煎水漱。汤火伤用大黄、黄连、黄柏、细辛、冰片等，为末，搽。喉痛用苦参、青黛、薄荷、冰片、麝香等，为末，吹。方能清火散郁。又如古人治热痢，用黄连、苦参等药，必稍佐以吴茱、木香、干姜之类以行滞。或热病用凉药，服之即吐，必将凉药热饮，少加姜汁，则不吐。此皆从治之意，苟得其意，自可触类旁通。

《冷庐医话》卷一：物性有相忌者，即可因之以治病。如铁畏朴硝，张景岳治小儿吞铁钉入腹内，用活磁石一钱，朴硝二钱，并研末，熬熟猪油加蜜和调，与之吞尽，遂裹护铁钉从大便解下。豆腐畏莱菔，《延寿书》云：有人好食豆腐中毒，医不能治，作腐家言莱菔入汤中，则腐不成，遂以莱菔汤下药而愈。菱畏桐油，《橘旁杂论》云：一医治某嗜菱食之过多，身热胸满，腹胀不食，病势垂危，知菱花遇桐油气辄萎，因取新修船上油滞作丸，入消食行气药中与服，即下黑燥粪而痊。此类尚多，未能缕举，习医术者，诚不可不博识多闻也。○邹润庵治一人暑月烦懑，以药搐鼻不得嚏，闷极，遂取药四五钱匕，服之，烦懑益甚，昏不知人，不能言语，盖以药中有生半夏、生南星等物也。邹谓南星、半夏之毒，须姜汁乃解，盛暑烦懑，乌可更服姜汁？势必以甘草解之，但其味极甘，少用则毒气不解，服至一二钱，即不能更多，因以甘草一斤蒸露饮之，饮尽而病退。凡病者畏药气之烈，恶药味之重，皆可仿用此法。陈载庵尝治一人，热甚喉痛，用甘草、桔梗、

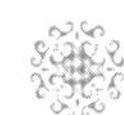

连翘、马勃、牛蒡、射干、元参等味，其人生平饮药即呕，坚不肯服而病剧，又不能不进药，乃令以药煎露，饮二十余碗而全愈。

《医宗会要·汤头会要》卷三：先辈汤头，八门阵之图经也，八股家之课本也。效八门抗敌，不用已死将官。挟八股观光，不录现成文字，则汤头只许人学，而不许人用可知矣。何者？阵上旗旗合古，而天时不合，地利不合，敌人之来势不合，此阵只可脱其胎。场中会会同题，而科式不同，风气不同，主师之好尚不同，此文只可援其律。然则用汤头者自应知人有禀赋不一，又有气候不齐，一方有水土之异，一村有方落之殊，一家有营为之别，一身有今昨之非。其谓某症，必有某方，古人原于此症条下，或曰可与，或曰宜与，或曰主之，盖立君主以定其常。故曰主之。剂权宜以尽其变，故曰宜与。酌可与，未可以适其时。故曰可与。我实不敢泥古人之迹，死古人之心，以强病就药，终身梦境也。是必活泼泼地以我驭题，笔落空中，字立纸上，上取下取，曲入层折，因症立法，因法立方，或单或复，如题起止，庶几时有异方，则病同药不能同，而人胜乎天者可平矣。时有同方，则药同病不能同，而天胜乎人者又可平矣。今使有明医突起，吾见其胸中绝无方药，对人如苌楚猗傩，一睹病人忽忽，化此身为药树人，方忆某方可用，而某且试之。彼之弹丸早已脱手，甚至如南阳公看三江口，赤焰彤天，与己全无关涉，则灵巧固不可思议也。今试设论逍遥散矣，其方以柴胡、白术两利甲乙之阳，白芍、当归两培甲己之血，陈皮畅之于丙，薄荷宣之于外，生姜、甘草通守调中，使少阳生动发泄之气下不凌土，上不侮金，欣欣向荣，言歌载好，真逍遥也。然此盖木郁达之之法，假令金郁亦病郁也，未尝不取于逍遥，此方仍可与乎？是必使清肃之令下降，然后金不复郁，则金郁泄之之本义也。是亦逍遥法也。推此类也，火郁发之者，则以发其火者，次之其火必有郁也，是亦逍遥法也。土郁夺之，水郁折之，亦必进以夺土折水之属，使水土各平，而郁乃解也。是亦逍遥法也。又如保胎，必以白芍、茯苓护持营血，而有时以附、桂同温，不得谓非保法。有时以硝、黄大下，又正所以为保法。即并称为保胎丸可也。又如血症，归重胃府，茯苓饮、甘露饮之属，而四君子、异功汤、承气、黄连泻心汤之类，何莫非保胃法也？即皆号为平胃散可也。心病者，补心丹其方本有两面，古明家之方，于某症皆有两面，不明者则否。假令只病一面，或只病阴，或只病阳，即以一面治之，则纯阳者谓之补心丹，补心之用。纯阴者补心之体。亦谓之补心丹矣。每粘皮带骨者，恐摘去一面，便不成此汤名，亦不解顾名而独不思义何哉？推之滋肾丸、温胆汤、助脾散之类概之，凡百方，类无不如此，则亦愚矣。

《王氏医存·用药要法》卷四：用药视其性之相得、相制、相反、相恶为要。《冯氏锦囊》等书皆详之。大黄与甘草同用，能利小便。麻黄少，同熟地多，但开腠理而不滞不汗。砒石煅去烟尽，治结寒而无毒。木鳖子制尽油，能化骨骱风痰而无毒。甘遂制去黑水，能化痰核气核。吴茱萸、黄连作丸，端消肝气郁痛。茯苓得白术则补脾，得车前子则利水，得泽泻则渗湿。青皮得芥子治右胁痛。附子不遇干姜，虽通经络而不热。柳菌消水肿，须同猪尾根肉。七孔猪蹄下乳汁，须同丝瓜。其炰制露晒等类，难以悉数。可检诸书及诸本草而详参之。用药大法，如冯氏引火归元，用麦冬清之，五味子敛之，牛膝引下之。附子摄使归命门，王洪绪化阴寒疽核。以麻黄开腠理，姜桂化寒，白芥子化痰，仲景用药大法，黄氏《长沙药解》最详。花溪老人《苍生司命》及《石室秘录》，其法多妙，皆可参悟。

《脉症治三要》卷一：用药寒温相得旧论。麻黄得桂枝则能发汗，芍药得桂枝则能止汗，黄芪得白术则止虚汗。防风得羌活则治诸风，苍术得羌活止周身痛。柴胡得黄芩则寒，附子得干姜则热。羌活得川芎则止头痛，川芎得天麻则止头眩。干姜得花粉则消渴，香薷得扁豆则消暑，黄芩得连翘则消毒。桑皮得苏子则止喘，杏仁得五味则止嗽。丁香得柿蒂、干姜则止呃，干姜得半夏则止呕。半夏得姜汁则开痰，贝母得瓜蒌则开结痰。桔梗得升麻开提血气，枳实得黄连则消心下痞，枳壳得桔梗能令胸中宽。知母、黄柏得山栀则降火，豆豉得山栀治懊侬。辰砂得枣仁则安神，白术得黄芩则安胎。陈皮得白术则补脾，人参得麦冬、五味则生肾水。香附得苍术则开郁结，草果得山查则消肉食。厚朴得腹皮则开膨胀，神曲得麦芽则消食。乌梅得干葛消酒，砂仁得枳壳宽中。木香得姜汁散气，乌梅得香附顺气。芍药得甘草治腹痛，吴萸得良姜止寒腹痛。乳香得没药止一切痛，芥子得青皮治胁痛。黄芪得附子则补阳，知母、黄柏得当归则补阴。当归得生地生血，姜汁磨京墨止血，红花得当归活血，归尾得桃仁破血。大黄得芒硝润下，皂荚得麝香通窍。诃子得肉蔻止泄，木香得槟榔治后重。泽泻得猪苓利水渗湿，得白术收湿。○伤寒用药。发汗用麻黄，无葱白不透。吐痰用瓜蒂，无豆豉不涌。去实热用大黄，无枳实不通。温湿用附子，无干姜不热，甚则以泥清水加葱白煎之。竹沥无姜汁不能行经络，蜜导无皂荚不能通秘结。非半夏、姜汁不能止呕吐，非人参、竹叶不能止虚烦。非天粉、干葛不能消渴解肌，非黄芪、桂枝不能实表间虚汗。非白术、茯苓不能去湿助脾，非茵陈不能除黄疸。非桔梗不能除痞满，非羌活不能治四时感冒身疼。非干姜、白术不能燥太阴脾土寒湿，非附子不能温润少阴肾水寒燥。非白芍、甘草不能滋养肝木荣血。○杂病用药。非甘遂不能除水结在胸膈，非射干不能除老血在心脾。非凌霄花不能除血中之痛，非瓜蒌根不能除心中枯渴。非朱砂不能除心中之热，非天雄不能补下焦之阳虚。非苁蓉不能除茎中寒热痛及腰痛与痢，非玄参不能除氤氲之气、无根之火。非干葛不能升阳生津，除脾虚作渴。非升麻为引，不能补脾胃。非酒芩不能除上部积血，下痢脓血，腹痛后重，身热久不止，与芍药、甘草同用。桔梗得牡蛎、远志疗恚怒，得硝石、石膏疗伤寒。砂仁与白檀、白蔻为使则入肺，与人参、益智为使则入脾，与黄柏、茯苓为使则入肾，与赤石脂、白石脂为使则入大小肠。当归同人参、黄芪则补血，同牵牛、大黄则破血。从桂、附、苁蓉则热，从大黄、芒硝则寒。黄芩得厚朴、黄连治腹热痛，得黄芪、白敛、赤小豆疗鼠瘘。天冬用人参、黄芪为主，治血热侵肺喘促。麦冬得人参、五味、枸子同为生脉之剂，得地黄、麻仁、阿胶润经，益复脉通心。款冬花得紫菀合杏仁为治喘嗽。厚朴与枳实、大黄同用，则泻实满，与解散药用，则治伤寒头痛。与利药同用，则厚肠胃。丁香与五味、莪术同用，则治奔豚，佐枳实、人参、干姜、白术则益气，佐大黄、牵牛、芒硝则破气。生姜与白芍同用温经散寒，与大枣同用益脾胃。干姜用生甘草缓之，则不耗散元气，以散里寒，与五味同用温肺，与人参同用温胃。牛黄得牡丹皮、石菖蒲利耳目。紫石英得茯苓、人参、白芍疗心中结气，得天雄、石菖蒲治霍乱。细辛得当归、白芍、白芷、川芎、丹皮、藁本，共疗妇人，得决明、鲤鱼胆、青羊肝，共疗目。白芍与白术用则补脾，与川芎同用则泻肝，与人参、白术同用则补气。豆豉得葱则发汗，得盐则发吐，得酒则治风，得薤则治痢，得蒜则止血，炒熟则止汗。牡蛎以柴胡引之去胁下硬，以茶引之消结核，以大黄引之除股间肿。地黄为之使，益精收涩，又止小便。黄芪得防风其功愈大。虽与防风相制，乃相畏而相使也。香附与巴豆同治泻泄，又能治大便不通。甘草热药用之缓其热，寒药用之缓其寒。人参非升麻为引，不能补上升之气。若补下焦元气，泻肾中火邪，茯苓为之使。苏木与防风同用则去风。陈皮有甘草则补肺，无甘草则泻肺。滑石无甘草以和之勿用。牵牛以气药引之入气分，以大黄引之入血分。熟附配麻黄，发中有补。生附配干姜，补中有发。

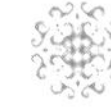

《医学折衷劝读篇·单方禁方论》卷下：凡病必兼数证，每证各有主药。合数证而成一病，必合数药而成一方。亦有以一药兼治数证，合数药以治一证者。经方用药不多，而一二味者甚少，职是故也。世传单方，则皆以一二味治一二证。其佳者药专力厚，收效甚神。而误用者，多为害甚烈。盖单方之原，出于本草。药之功用，各有专长。病止一端，则专用此药。寒热攻补，各有所宜。自后药品日增，单方日伙，世人相沿习用，不复致详。逐流忘源，动多贻误。甚而与药并进，不使医知。得则归功单方，失则归咎汤剂。即医闻而言其误，病家皆谓单方有何利害，彼方自误，何得藉此方辞。不思天地所生，无不有损有益。单方药品虽少，仍是一药，不能为害，则全无力量，何能有功？俗见之讹，大都类此。医者于此，但当参考慎择，以为急救专治之资。若内伤外感，大病兼证，仍当以经方为主。单方性专而无制，偏而不醇，未可轻为尝试也。单方之外，又有禁方。其制法恒奇，其配合恒巧。其义不可以常理解，其机不可以常情测。其传往往出于奇人逸士，仙佛鬼神。故《内经》有藏禁之文，长桑有无泄之戒。夫古之圣贤，岂不欲公之天下后世哉？传非其人，则因以为利。修合失度，则贻害反深。且奇秘之方，非良医不能尽其用。神丹误发，疑谤随之。口实在人，反至相戒不用。方之有禁，乃古人不得已之深心，非秘之也。自扁鹊至华陀，流传不绝。然其人皆冥通造化，妙达阴阳，学行皆优，非方技家所能企其万一。禁方之待人而传，昭昭然矣。《金匮》《伤寒》，偶存一二。《千金》《外台》则搜罗极广，奇方甚多，但杂见群方中，无从别识。苟非有曾经试验，揭出而表章之，又谁能遍试其方，以人命为考验之具乎？至于俗传草药峻烈者，多坊刻验方，杂糅难辨，必由目击试验，考知其性味功能，而后相病用之。万不可轻信人言，以人试药。又如俗医市侩，偶得数方，罔利居奇。故多方珍秘，即能取效，心术先乖。况不辨阴阳，混同施治，利害相半，不足济人。更有托名禁方，欺世惑众；修炼金石，长欲助淫。此乃奸诡小人，江湖恶习。士大夫好奇方，喜服食者，误信其说，或至戕生。在若辈固自取天诛，用方者不可不知所戒也。自汉讫唐，其覆辙固可睹矣。余少好方术，每目击效验，辄多方购致，不惜重金。外科单方秘方，所得尤富。然屡试屡验、有大利而无小害者，不过十之二三。昔年增订《证治全生》所增秘方皆是。其虚掷金钱、弃置不用者，几十倍于所存。俗传之方其难信，大都类此。故特举余所亲历，以为世之业医者告焉。

功能效用

药物功效概论

《本草衍义·序例上》卷一：陶隐居云：药有宣、通、补、泄、轻、重、涩、滑、燥、湿。此十种，今详之，惟寒热二种，何独见遗？如寒可去热，大黄、朴消之属是也；如热可去寒，附子、桂之属是也。今特补此二种，以尽厥旨。

《汤液本草》卷二：十剂。宣：可以去壅，姜、橘之属是也。通：可以去滞，木通、防己之属是也。补：可以去弱，人参、羊肉之属是也。泻：可以去闭，葶苈、大黄之属是也。轻：可以去实，麻黄、葛根之属是也。重：可以去怯，磁石、铁浆之属是也。滑：可以去着，冬葵子、榆白皮之属是也。涩：可以去脱，牡蛎、龙骨之属是也。燥：可以去湿，桑白皮、赤小豆之属是也。湿：可以去枯，白石英、紫石英之属是也。○只如此体，皆有所属。凡用药者，审而详之，则靡所失矣。陶隐居云：药有宣、通、补、泻、轻、重、滑、涩、燥、湿。此十剂，今详之，惟寒、热二种，何独见遗？今补二种，以尽厥旨。寒：可以去热，大黄、朴硝之属是也。热：可以去寒，附子、官桂之属是也。○论药所主。海藏云：汤液要药，最为的当，其余方论所著杂例，比之汤液稍异，何哉？盖伊尹、仲景取其治之长也。其所长者，神农之所注也。何以知之？《本草》云：一物主十病，取其偏长为本。又当取洁古《珍珠囊》断例为准则，其中药之所主，不必多言，只一两句，多则不过三四句。非务简也，亦取其所主之偏长，故不为多也。

《本草蒙筌·总论·十剂》：宣：可去壅，姜、橘之属是也。故郁壅不散，宜宣剂以散之。有积痰上壅，有积瘀上壅，有积食上壅，有积饮上壅。（宣，涌吐之剂也。《经》曰：高者因而越之。又曰：木郁则达之。以病在上，而涌吐之也。若瓜蒂散、姜盐汤、人参芦、藜芦之属。）通：可去滞，通草、防己之属是也。故留滞不行，宜通剂以行之。此中有发汗证。痹留也，饮留也，痛亦留也。（通，疏通之剂也。如小便滞而不通，宜通草、琥珀、海金沙之属。月经滞而不通，红花、桃仁、五灵脂之属。凡诸通窍亦然。）补：可去弱，人参、羊肉之属是也。鹿肉亦可。故羸弱不足，宜补剂以扶之。有气弱，有血弱，有气血俱弱。（补，滋补之剂也。不足为虚，《经》云：虚则补之。如气虚用四君子汤，血虚用四物，气血俱虚用八珍、十全大补之属。又云：精不足者，补之以味。盖药味酸、苦、甘、辛、咸各补其脏，故此为云。虽然善摄生者，使病去而进以五谷，此尤得补之要也。）泻：可去闭，葶苈、大黄之属是也。故闭结有余，宜泻剂以下之。有闭在表，有闭在里，有闭在中。（泻，泄泻之剂也。有余为实，《经》曰：实则泻之，实则散之。如大小承气汤、大柴胡汤之属。）滑：可去着，冬葵子、榆白皮之属是也。故涩则气着，宜滑剂以利之。有经涩，有小便涩，有大便涩。（滑，滑利之剂也。《周礼》曰：滑以养窍。如大便结燥、小便淋涩，用火麻仁、郁李仁、冬葵子、滑石之属。）涩：可去脱，牡蛎、龙骨之属是也。故滑则气脱，宜涩剂以收之。前脱者遗尿，后脱者遗屎。阳脱者自汗，阴脱者失精失血。（涩，收敛之剂也。如大便频泻，宜肉豆蔻、诃子之属。小水勤通，宜桑螵蛸、益智之属，冷汗不禁，宜黄耆、麻黄根之属。精遗不固，宜龙骨、牡蛎之属。血崩不止，宜地榆、阿胶之属。）燥：可去湿，桑白皮、赤小豆之属是也。绿豆亦可。故湿则为重，宜燥剂以除之。有湿在上，有湿在中，有湿在下，有湿在经，有湿在皮，有湿在里。（燥，除湿之剂也。如夹食致泻，停饮成痰，宜白术、苍术、茯苓、半夏之属。肢体浮肿，胸腹胀满，宜桑白皮、大腹皮、赤小豆之属。又沉寒痼冷，吐利腥秽，宜高良姜、附子、川椒之属。非积寒冷之症，不可用也。）湿：可去枯，紫石英、白石英之属是也。故枯则为燥，宜湿剂以润之。有减气而枯，有减血而枯。（湿，润燥之剂也。与滑虽类，略有不同。《经》曰：辛以润之，盖辛能散气，能化液故也。若夫硝石性虽咸，本属真阴之水，诚润燥之要药。人有枯涸皴竭之病，匪独金化为然，亦有火化乘之，非湿剂莫能愈也。）重：可去怯，磁石、铁粉之属是也。故怯则气浮，宜重剂以镇之。神志失守，惊悸不宁。（重，镇固之剂也。如小儿急惊，心神昏冒，宜金银箔、朱砂丸之属。伤寒下利不止，心下痞硬，利在下焦，宜赤石脂、禹余粮汤之属。）轻：可去实，麻黄、葛根之属是也。故实而气蕴，宜轻剂以扬之。腠理闭闷，噎塞中蕴。（轻，散扬之剂也。如寒邪客于皮肤，头疼身热无汗，宜麻黄汤、升麻葛根汤之属。）

《冷庐医话·用药》卷一：徐之才十剂：宣、通、补、泄、轻、重、滑、涩、燥、湿。王好古补二种曰：寒可去热，大黄、芒硝之属是也；热可去寒，附子、官桂之属是也。药之用已无遗。

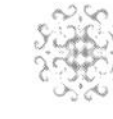

《心印绀珠经》标十八剂之目曰：轻、解、清、缓、寒、调、甘、火、暑、淡、湿、夺、补、平、荣、涩、温、和。则繁而寡要矣。

《医医琐言·药能》卷上：诸家本草所说药能，率多谬妄。皆宜考信于仲景之书乃为善。人能神明其方，功用立见。今举本草所载不合仲景者，如人参治心下痞硬，而彼以为补气；石膏已渴，而彼以为解热；附子逐水气，而彼以为温寒；其相龃龉者不一而足。拙著《医粹精言》，别撰《药征》以详之。不赘于此。

《倚云轩医案医话医论·药有连类宜辨论》：古人制方用药，皆有法度。一味有一味之功用。以某药入某脏某腑，以何味为君为臣，何味为佐使，非漫所凑合者。今人见古人连类用之，开方时漫不加察，即连类书之。此大不可也。何谓连类？如附子与肉桂同是温药，大黄与元明粉同是泻药，人参、黄芪同补，山栀、丹皮同清，知母、黄柏同寒，猪苓茯苓、通草、车前同利小水之类是也。以二味功用仿佛，其实不同，不可不辨耳。夫附子温肾家气分而燥，亦温脾燥湿；肉桂温肝经血分而润，亦化肾与膀胱气分而通阳。大黄泻中焦实满而去有形，元明粉咸润下降，泻下焦有形。若但欲泻中焦，可不用元明粉，佐厚朴、枳实，则开中焦湿热痞满。若欲三焦兼泻，从无形而及有形，硝、黄、朴、实，佐杏仁、桔梗，或大黄酒炒、酒浸。然大黄之寒苦下降，合以佐使，当可使之上升。然芒硝但有下降之力，断不能使之上升。人参甘平微苦气香，补肺中元气而悦脾。黄芪甘温，亦补肺中元气。然气虚之甚者，人参服之和平，黄芪服之即胸中满闷。以人参之性和平，黄芪之力专霸且微升耳。其实表固卫之功，亦从专霸而得。丹皮清肝胆血分之热，其气辛香，亦走气分。山栀清心肺小肠之火，炒黑轻虚，入气分亦入血分，性能滑肠。便溏者勿与。黄柏苦寒，坚肾益阴，泻肝肾膀胱邪火，易伤胃。知母味甘微苦辛，色白，泻肺火而助肾阴，功在肺得清肃则肾有母荫，故名知母。其性微滑，阴虚便溏者勿多服。茯苓甘淡而渗，通心气，利水道。猪苓味淡而渗，亦利水道。然茯苓味甘，有补益之功，故补剂往往用之。猪苓无甘味，但有渗利之功，无补益之力。通草色白，体轻味淡，入肺通气，下利水道。其利水也，从宣肺气而下走膀胱，所谓水出高源耳。车前则利小肠而清血分之热，血淋最妙，亦通水窍，秘精窍。如上诸品，补泻温凉似同而实异，各有分别，不可不体察。可以同用即不妨同用，宜此不宜彼者，可用其一，不用其二焉。如此类者，正不可枚举，未可顺笔而连类书之也。

诸家论药剂功效

《医说》卷七：田舍试验之法。藕皮散血起自庖人，牵牛逐水近出野老。面店蒜齑乃是下蛇之药，路边地菘而为金疮所秘（本草）。

《心印绀珠经·辨药性》卷上：十剂：宣、通、补、泻、轻、重、滑、涩、燥、湿。宣：郁而不散为壅，必宣剂以散之，生姜、橘皮之属是也。又曰：以君召臣曰宣，宣则涌剂，如瓜蒂散亦宣剂也。通：留而不行为滞，必通剂以行之，防己、木通之属是也。又曰：溲便淋闭宜用八正散以通之，亦通剂也。通为轻，而泻为重也。补：不足为弱，必补剂以扶之，黄耆、羊肉之属是也。又曰：阳虚则补以干姜、附子，阴虚则补以大黄、硝石，亦补剂也。泻：有余为塞，必泻剂以逐之，如大黄、巴豆之属是也。又曰：甘遂、牵牛亦泻剂也。轻：实则为壅，必轻剂以扬之，麻黄、葛根之属是也。又曰：如嚏药解表，亦轻剂也。重：怯则气浮，必重剂以镇之，如磁石、铁粉之属是也。又曰：如痫涎疾，宜代赭石以缒之，亦重剂也。滑：涩则气着，必滑剂以利之，如冬葵、榆皮之属是也。又曰：大便结燥，治以桃仁、郁李；小便淋涩，治以车前、滑石，亦滑剂也。涩：滑则气脱，必涩剂以救之，如龙骨、牡蛎之属是也。又曰：如寝汗不止，涩以麻黄根、防己；滑泄不止，涩以枯白矾、罂粟壳；如喘嗽上奔，以齑汁、乌梅煎、宁肺散，亦涩剂也。燥：湿气淫胜，必燥剂以除之，如桑白皮、赤小豆之属是也。又曰：如干姜、官桂能治积寒久冷，如苍术、白术、陈皮、木香皆能除湿，如黄连、黄柏、黄芩、山栀子味苦属火，苦能燥湿，亦燥剂也。湿：津耗为枯，必湿剂以润之，如紫石英之属是也。又曰：硝味咸寒，本属真阴之水，诚濡枯之上药，亦湿剂也。

《医经小学》卷五：十剂一首。集见《儒门事亲》。十剂补泻宣与通，滑涩燥湿重轻伦。泻为泄实治闭满，补即能调虚损人。宣非泻剂乃越吐，通亦开流轻义匀。滑知养窍濡结燥，涩以酸同收敛因。燥攻水液寒清冷，湿润干枯涸揭皴。重当镇坠抑而减，轻为熏扬泄汗陈。十剂由来三法中，发汗燥涩轻可伦。下本重湿通滑泻，吐惟宣剂旨须论。三法用之犹有补，驱邪扶正益天真。

《普济方·方脉药性·总论》卷五：十剂者：宣、通、补、泻、轻、重、涩、滑、燥、湿。宣者，郁而不散为壅，必宣剂以散之，如痞满不通之类。《本草》曰：宣可去壅，必宣剂以散之，如姜、橘之属，攻其里，则宣者上也，泄者下也。涌剂则瓜蒂、栀、豉之类是也。发汗通表亦同。通，留而不行为滞，必通剂以行之，如水病痰癖之类是也。《本草》曰：通可去滞，通草、防己之属，攻其环，则通者行也。甘遂、滑石、茯苓、芫花、大戟、牵牛、木通之类是也。补，不足为弱，必补剂以扶之，如气形羸弱之类是也。《本草》曰：补可去弱，人参、羊肉之属，攻其里，则补养也。《经》所谓言而微，终日乃复言者，此夺气也。故形不足，温之以气；精不足，补之以味。是以膏粱理疾，药石蠲疾，五谷五畜，善能补养也。泻，有余为闭，必泄剂以逐之，如腹胀脾约之类是也。《本草》曰：泄可去闭，即葶苈、大黄之属。《经》所谓浊气在上，则生胀。故气不施化而郁不通，所以葶苈、大黄味苦大寒，专能泄热、去湿、下气。仲景曰：趺阳脉浮而涩，浮则胃强，涩则小便数。浮涩相搏，大便难，其脾为约，故约束津液不得四布。苦寒之剂通塞润燥而能泄胃强也。轻，实则气壅，欲其扬也。如汗不发而腠密，邪胜而中蕴，必轻剂以扬之。《本草》曰：轻可去实，麻黄、葛根之属。《经》所谓邪在皮者，汗而发之。其实者散而泄之。王注曰：阳实则发散。重，怯则气浮，欲其镇也，如丧神守而惊悸气上，厥以颠疾，必重剂以镇之。《本草》曰：重可去怯，即磁石、铁粉之属。《经》所谓厥痰为颠疾，故惊乃重之，所以镇涎也。故使其体重之物，则下涎而用之也。涩，滑则气脱，欲其收敛也，如开肠洞泄，便溺遗失，必涩剂以收之。《本草》曰：涩可去脱，则牡蛎、龙骨之属，如宁神、宁圣散之类是也。滑，涩则气着，欲其利也，如便难内闭，必滑剂以利之。《本草》曰：滑可去着，即冬葵、榆皮之属。滑能养窍，故润利也。燥，湿气淫胜，肿满脾湿，必燥剂以除之。《本草》曰：燥可去湿，即桑白皮、赤小豆之属。所谓湿甚于上，以苦吐之，以淡泄之是也。湿，津耗为枯，五藏痿弱，荣卫涸流，必湿剂以润之。《本草》曰：湿可去枯，即紫石英之属。故痿弱者用之。王注曰：心热独盛则火光上炎。肾之脉常不行，令火盛而上炎用事，故肾脉亦随火炎烁而逆上行也。阴气厥逆，火复内熠。阴上隔阳，下不守位。心气通脉，故生痿脉。是故腕枢纽如拆去而不相提挈，胫筋纵缓而不能任用也。故可下数百行而愈。〇故此十剂、七方者，乃太古先师设绳墨而取曲直，何叔世方士出规矩以为方圆。王注曰：人之死者但曰命，不谓方士愚昧而杀之。是以物各有性，以谓物之性有尽也。制而用之，将使之无尽。物之用有穷也，变而通之，将使之无穷。夫惟性无穷、用无穷，故施于品剂以佐使斯人，其功用亦不可一而具也。于是有因其性而为用者，有因其所胜为制者，有气同则相求者，有气相克则相制者，有气余而补不足者，有气相感则以意使者，有质同而性异者，有名异而实同者。故蛇之性窜而引药，蝉之性脱而退翳。饮血而用以治血，鼠善穿而用以治漏。所谓因其性而为用者也。努牙速产，以机发而不括也；杵糠下噎，以杵筑下也：谓因其用而为使者也。萍不沉水，可以胜酒；独活不摇风，可以治其风：所谓因其所胜而为之用制也。麻，木谷而治风；豆，水谷而治水：所谓气相同则相求者也。牛，土畜，乳可以止渴疾；豕，水畜，心可以镇慌惚：所谓因其气相克则相制也。熊肉振羸，兔肝明视，所谓因其气有余补不足也。鲤之治水，鹜之利水，所谓因其气相感则以意使者也。蜂蜜成于蜂，蜜温而蜂寒；油本生于麻，麻温而油寒：兹同质而异性也。蘼芜生于芎䓖，蓬虆生于覆盆，兹名异而实同者也。如此之类，不可胜举。故天地赋形，不离阴阳。形色自然，皆有法象。毛羽之类，生于阳而属于阴。鳞介之类，生于阴而属于阳。空青法木，色青而主肝。丹砂法火，色赤而主心。云母法金，色白而主肺。磁石法水，色黑而主肾。黄石脂法土，色黄而主脾。故触类而长之，莫不有自然之理也。○故中风者，病之长，乃气血闭而不行，此最重病。凡治风之药皆辛温，上通天气，以发散为本始，元气始出地之根蒂也。此手足少阳二经之病，治有三禁。不得发汗，为风证多自汗；不得下，下之则（一阴）绝其生化之源。不得利小便，利之则使阳气下陷反行阴道。实可戒也。○《济生拔萃》云宣可以去壅，姜、橘之热是也，此大略言之。盖外感六经之邪欲传入里，三阴尚实而不受，逆邪气于胸中窒塞不通，而或哕或呕，所谓壅也。仲景云：呕多虽有阳明证，不可攻之，况干哕者乎？三阴者，脾也。故单用生姜宣散必愈。若呕者有声而有物，邪在胃系，未深入胃中，以生姜、橘皮治之。或以藿香、丁香、半夏，亦此之类，投之必愈。此天分气分虚无处，一无所受，今乃窒在，仲景谓膈之上属上焦于表。或有质形之物，因而越之则可。若气壅，则不可。越之者，吐也。亦无下之理。破气药也，辛泻气。若阴虚秽气逆上，窒塞呕秽不定之病，此地道不通也。正当用生地黄、当归、桃仁、红花之类，和血凉血润血，兼用甘药，以补其气。微加大黄、芒硝，以通其闭。大便利，邪气去，则气逆呕秽自不见矣。复有胃中虚热，谷气久虚，发而为呕哕者，但得五谷之阴以和之，五谷属阴，或食或饮白汤，皆止呕哕。则呕哕自止。且如小儿痘班后，余热不退，痂不收敛，大便不行，是谓血燥。则当以阴药治血，因而补之。用清凉饮子通利大便而泻其热也。洁古云：凉风至而草木实。夫清凉饮子乃秋风彻热之剂，伤寒家邪入于里，日晡潮热，大渴引饮，谵语燥狂，不大便，是谓胃实，乃可攻之。夫胃气为湿热所伤，以承气汤泻其土实，元气乃得周流。承气之名，于此见矣。今衰世人以苦寒泻火，故备陈之。除热泻火，非甘寒不可。以苦寒泻火，非徒无益，而反害之，故谆谆及此。至如孙真人言：生姜呕家之圣药。谓上焦气壅表实而言之，非以泻气而言之也。若脾胃虚弱，谷气不行，荣卫下流，清气不上，胸中闭塞，惟益气、推扬谷气而已，不宜泻也。若妄以泻气泻血下之，则转增闭塞疼痛，或变作结胸，复不缓下其膈。由此至危者多矣。○《经》云：廉泉、玉英者，津液之道路也。津液不上，胸中气路不开，亦令人哕。勿作外实，以辛药生姜之类泻其壅滞。盖肺气已虚而反泻之，是重泻其气，必胸中如刀割之痛，与正结胸无异，亦声闻于外。用药之际，可不慎哉！○通可以去滞，通草、防己之属是也。防己大苦寒，能泻血中大热之滞也，亦能泻大便。与大黄气味同者，皆可泻血滞，岂止防己而已。通草甘淡，能助西方秋气下降，利小便，专泻气滞也。小便气化，若热绝津液之源于肺经，源绝则寒水断流，故膀胱受湿热，津液癃闭，约缩小便不通，宜以此治之。其脉右寸洪缓而数，左尺亦然。其证胸中烦热，口燥舌干，咽嗌亦干，大渴引饮，小便淋漓，或闭塞不通，胫胺脚热，此通草主之。凡与通草同者，茯苓、泽泻、灯草、猪苓、琥珀、瞿麦、车前子之类，皆可以渗泄，利其滞也。此虽泄气滞，小便不利，于肺中有所未尽尔。予昔寓长安，有王善夫病小便不通，渐成中满，腹大坚硬如石，壅塞之极。脚腿坚胀破裂，出黄水，双睛凸出，昼夜不得眠，饮食不下，痛苦莫可名状。其亲戚辈求治。病人始病不渴，近添呕哕。所服治中满、利小便之药甚多。《素问》云：无阳者阴无以生，无阴者阳无以化。膀胱津液之腑，气化乃能出矣。此病小便癃闭，是无阴阳气不化者也。凡利小便之药，皆淡味渗泄为阳，止是气药，谓禀西方燥金之化，自更隆也。是阳中之阴，非北方寒水阴中之阴所化者也。此盖奉养太过，膏粱积热，损北方之阴。肾水不足，膀胱肾之室久而干涸，小便不化，火又逆上，而为呕哕，非膈上所生也。独为关，非膈病也。洁古曰：热在下焦，填塞不便，是治关格之法。今病者内关外格之证悉具，死在旦夕，但治下焦乃可愈。遂处以禀北方之寒水所化大苦寒气味者，黄蘖、知母各二两，酒洗之，以肉桂为之引用，所谓寒因热用者也。同为极细末，煎热水为丸如梧桐子大，焙干，空腹令以沸汤下二百丸。少时来〔报，服〕热药之须臾如刀刺前阴，火烧之痛，溺如暴泉涌出，卧具尽湿，床下成流。顾盼之间，肿胀消散。故因记之。或曰：防己之性者何？曰：防己大苦寒，能泄血中之湿热，通血中之滞塞，补阴泻阳，助秋冬、泻春夏药也。比之于人，则险而健者也。险健之小人，幸灾乐祸，遇风尘之警，则首为乱阶。然而见善亦喜，逢恶亦怒。如善用之，亦可以敌凶暴之人，保险固之地。此瞑眩之药，圣人有所存而不废耳。大抵闻其真则可，药下咽则令人身心为之烦乱，饮食为之减少。至于十二经有湿热壅塞不通及治下疰脚气，除膀胱积热而庇其基本，非此药不可。其行经之仙药，无可代之者。复有不可用者数事：若遇饮食劳倦，阴虚生内热，元气谷气已亏之病，以防己泄大便，则重亡其血，此不可用一也；如大渴人引饮，是热在上焦肺经气分，宜淡渗之，此不可用二也；若人久病津液不行，上焦虚渴，补以人参、葛根之甘温，用苦寒之剂则速危，此不可用三也；若下有湿热流入十二经，致二阴不通，然后可审而用之耳。〇补可以去弱，人参、羊肉之属是也。夫人参之甘温，能补气之虚。羊肉之甘热，能补血之虚。羊肉有形之物也，能补有形肌肉人气。凡气味与人参、羊肉同者，皆可以补之，故云属也。人参补气，羊肉补形。气者有无之象也，以大言之，具天地两仪者也。以小言之，则人之阴阳气血也。以之养生则莫重于斯。以天地物类论之，则形者坤土也。人之脾胃也，乃生长万物也。地欲静，静则万物安。坤元一正之土，亘古不迁者也。耕种之土，乃五行运用者也。动之有时，春耕是也。若冬时动之，令天气闭藏者泄地气，凝聚者散精气，竭绝万物不安。亦如人之劳役形体则大病生焉。故曰不妄作劳。则明当静之时，若劳役妄作，则百脉争张，血脉沸腾。精气竭绝，则九窍闭塞，胃气散解。夫以人参、甘草之类治其已病，曷若救其未病，为拔本塞源之计哉！《内经》云：志闲少欲，饮食有节，起居有常，减其思虑，省语养气，庶几于道，何病之有？如或不慎，病形已彰。若能调其脾胃，使营气旺，清气上升，则四脏各得其所。以气论之，天地人三焦之气各异。损其脾者益其气。损其脾胃，调其饮食，适其寒温。黄耆之甘，能补皮毛之气。人参之甘温，能补肺之气。甘草之甘温，能补脾胃之中经营之气。肺主诸气，气旺则精自生，形自盛，血气以平。故曰阳生则阴长，此之谓也。血不自生，须得生阳气之药，血自旺矣。是阳主生也。若阴虚单补血，血无由而生，无阳故也。仲景以人参为补血药，

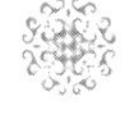

其以此欤？乃补气补血之大略也。○泄可以去闭，葶苈、大黄之属是也。此二味皆大苦寒。葶苈气味俱厚，不减大黄，又性过于诸药，以泄阳分肺中之闭也。亦能泄大便，为体轻象阳故也。大黄之苦寒，能走而不守，泄血闭也。血闭者，谓胃中阻秽，有形之物闭塞者也。阳明病胃家实是也。日晡潮热，大渴躁，有形之热，故泄其大便使通和，汗出而愈矣。一则治血病，泄大便；一则泄气闭，利小便。若经络中及毛分肉间但有疼痛，一概用牵牛、大黄下之，乖戾甚矣。通则不痛，痛则不通。痛随利减，当通其经络则疼痛去矣。如轻可以去实，麻黄、葛根之属是也。谓如头疼，当以细辛、川芎之类通之，则无所凝滞，即痛随利减也。臂痛有六道经络，究其痛在何经络之闭，以行本经。行其气血，气血通利则愈矣。若表上诸疼痛便下之则不可，当详细而辩之也。○轻可以去实，麻黄、葛根之属是也。夫六淫有余之邪，客于阳分皮毛之间。腠理闭拒，谓之实也。实者，谓荣气不行之谓也。宜以轻利，开腠理，致津液，通气也，皮毛经络寒邪之实去矣。故二药之体，轻清成象，象气之轻浮也。寒邪为实，轻可以去之。若大同而小异。盖麻黄微苦，为阴之阳，可入足太阳寒水之经。其经循眦下行，本寒而又受外寒，汗出乃愈，当以发之。葛根味甘温，可以发足阳明燥火之经，身已前所受寒也。非正发汗之药。谓阳明禁发汗、利小便，但解去经络肌肉间寒邪，其气和，汗自出矣。麻黄专发汗去皮毛气分寒邪，葛根和解血分寒邪，乃一阴一阳。能泻表实，不能泻里实。若饮食劳倦，杂病自汗，表虚之证，认作有余，便用麻黄发之。汗大出则表益虚，此盖不知表虚宜补其亡阳，闭其自汗。秋冬用桂枝，春夏用黄耆代之。黄耆者，能治虚劳自汗，阳明胃主自汗、小便数。若以人参、甘草之类补之，脾胃实则卫气行，卫气行则表自实。表既实，自汗何由而出？清气上行，虽飧泄亦止矣。此治其本也。葛根虽为和解之药，亦不可用。用之则重虚其表。仲景所论内外不足自汗之证，大禁发汗、利小便。若已经发汗，寒邪未去，虽发汗数多，不可禁也。寒邪已出，重发其汗，则脱人元气。若多汗、小便赤涩，不得利小便，为汗夺津液故也。汗多不得重发汗，小便多不得重利小便。圣人所以切禁此者，为津液乃气血之基本也。一云亡阳，一云脱血。病人重发汗，重利小便，必脱去气，七神无依则必危困。辩麻黄、葛根之宜禁，故兼及之。

《医学碎金》卷四：十剂：宣、通、补、泻、轻、重、滑、涩、燥、湿也。宣剂：宣者，举世皆以宣为泻剂。然十剂之中已有泻剂，何以又重是？盖宣者，升而上也。以君召臣曰宣，义或同此。《内经》曰：高者因而越之，木郁则达之。岂非宣剂，即所谓涌剂者乎？盖十剂之中，独不见涌剂，则宣为涌明矣。通剂：通者，流通之谓也。前后不得溲便，里急后重，数至圊而不便。凡麻痺蔚滞，经遂不开，非通剂莫愈也。补剂：补者，五脏各有补泻。肝实泻心，肺虚补肾。《经》曰：东方实，西方虚，泻南方，补北方。大率虚有六：表虚、里虚、上虚、下虚、阴虚、阳虚。设阳虚补以附子，阴虚补以大黄、芒硝。今人往往以热为补，以寒为泻，讹非一日，岂知酸苦辛甘咸各补其脏？《内经》曰：精不足者，补之以味。善补者，病去而进之以谷肉食者，真得补法也。泻剂：《经》曰：实则泻之。实者，乃邪气之作实也。诸痛为实，痛随利减。又曰：中满者泻之，于内大黄、牵牛、甘遂、芒硝、巴豆之属，皆泻剂也。惟巴豆其性燥热，不可不慎，恐留毒致生他证，纵不得已而用之，必须致其毒。今人往往以巴豆热而不畏，以大黄寒而反畏，庸不知所谓泻者哉。轻剂：风寒之邪，始自表入，头痛身热，腰脊强。《内经》曰：宜轻剂以扬之。《本草》曰：轻可去实，宜麻黄、葛根、升麻之属是也。重剂：久病咳嗽，涎潮于上，咽喉不利，形羸，不可峻攻，其药则以朱砂、水银、沉香、水石、黄丹之属，以其体重能镇坠。《内经》曰：重者减之。

贵其渐也。滑剂：《周礼》曰：滑以养窍，大便燥结，小便涩，皆宜滑剂。燥结者，麻仁、郁李仁之类；淋涩者，葵子、滑石之类。其有前后不通，两阴俱闭，名曰三焦约，宜先以滑剂表养其燥，然后攻之，则无失矣。涩剂：寝汗不已，涩以麻黄根、防己、牡蛎。滑泄不已，涩以豆蔻、白矾、木贼、乌鱼骨、粟壳。凡酸味亦同乎涩。喘嗽不已，齑汁、乌梅、宁肺膏，皆酸而涩也。然此数种，当论其本，以去其邪，不可专以涩为万全也。燥剂：积寒久冷，食已不饥，吐利腥秽，屈伸不便，上下所出水液澄彻清冷，此为大寒之故。宜干姜、良姜、附子、胡椒辈以燥之。然非积寒之病不可用，用不对证，变为血泄血溢，大枯大涸，溲便癃闭，聋瞽跛弱。若曰病湿者，则以白术、陈皮、木香、防己、苍术，皆能除湿，亦燥之平剂。若黄连、黄柏、栀子、大黄之苦，皆能燥湿，此《内经》之本旨也。与世相违久矣！呜呼！岂独姜附之专方为燥剂乎？湿剂：湿与滑相类，其间少有不同。《内经》曰：辛以润之，盖辛能走气，能化液者也。芒硝性虽咸，本属真阴之水，诚濡枯之上药也。人有枯渴皴揭之病，非独金化为，然盖有火以乘之，非湿剂莫能愈也。

《医学统旨·十剂大略》卷八：宣：郁而不散，宜宣剂以散之。宣可去壅，姜、橘之属是也。经有五郁，达、发、夺、泄、折，皆宣也。发曰宣扬，制曰朗宣，君召臣曰宣，唤臣奉君曰授命，开喻群情，启申上帝，意翕受敷，施遍及五服，通及四海，宣之意也。通：留而不行，宜通剂以行之。通可以去滞，通草、防己之属是也。此中有发汗证。痹，留也。饮，留也。痛，亦留也。补：弱而不足，宜补剂以扶之。补可以去弱，人参、羊肉之属是也。〇鹿亦可。有气弱，有血弱，有气血俱弱。泻：闭而有余，宜泻剂以除之。泻可以去结，葶苈、芒硝、大黄之属是也。有闭在表，有闭在里，有闭在中。轻：实而气蕴，宜轻剂以扬之。轻可以去实，麻黄、葛根之属是也。腠理闭闷，窒塞中蕴。重：怯则气浮，宜重剂以镇之。重可以去怯，磁石、铁粉之属是也。神志失守，惊悸不宁。滑：涩则气着，宜滑剂以利之。滑可以去着，冬葵子、榆白皮之属是也。有经涩，有小便涩，在大便涩。涩：滑则气脱，宜涩剂以收之。涩可以去脱，牡蛎、龙骨之属是也。前脱者遗溺，后脱者遗屎。男子失精，妇人亡血之类，皆前脱也。〇洞泄不禁，后脱也。燥：湿则为重，宜燥剂以除之。燥可以去湿，桑白皮、赤小豆之属是也。〇绿豆亦是。有湿在上，有湿在中，有湿在下，有湿在经，有湿在表，有湿在里。湿：枯则为燥，宜湿剂以润之。湿可以去枯，紫石英、白石英之属是也。有减气而枯，有减血而枯。只如此体，皆有所属。凡用药当详审，各剂之下，证在明白，分而求之，则靡所失矣。陶隐居云：药之宣、通、补、泻、轻、重、滑、涩、燥、湿，此十剂，今详之，惟寒热二种，何独见遗？今补二种，以尽厥旨。寒：热则为实，宜寒剂以清之。寒可以去热，大黄、芒硝之属是也。有热在表，有热在里，有表里皆热。热：寒则为虚，宜热剂以温之。热可以去寒，附子、官桂之属是也。有外寒，有内寒，有内外俱寒。

《本草发明》卷一：十剂中，遗寒热二剂，故隐居补之于后，以尽厥旨。愚谓十剂之中，亦有寒热之用。宣：可以去壅，如姜、橘之属是也。故郁壅不散，宜宣剂以轻散之，或升散之，或宣越之，皆谓之宣。有积痰上壅，有积瘀上壅，有积食上壅，有积饮上壅。宣涌吐之剂也。《经》曰：高者，因而越之。苦窒塞烦闷者，以病壅在上，而用涌吐。故为之偶，故云汗者宜偶也。复：奇之不去则偶之，偶之不去复以奇，故曰复之也。又曰：木郁则达，如气逆胸胁胀，火上炎，治以苦寒。升散不愈，则升发之。药吐剂，瓜蒂、姜、盐、参芦之属。通：可以去滞，木通、防己之属是也。故留滞不行，宜通剂以行之。此中有发汗症。〇痹留也，饮留也，痛亦留也。通，疏通之剂，如小便滞而不通，宜通草、海金砂之属。月经不通，红花、桃仁之属。诸通窍亦然，不

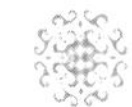

特此也。凡痹、饮、痛留着于经络中，关节不通，亦宜疏剂。补：可以去弱，人参、羊肉之属是也。故羸弱不足，宜补剂扶之。如气虚用四君，血虚用四物及八珍大补之属，精不足补之以味。摄生者，病去而进以谷味尤妙。泻：可以去闭，葶苈、大黄之属是也。故闭结有余，宜泻剂下之。闭有在里在中者，实则泻之，或散之，如承气之类。亦有闭于经络者，随经而泻之，如针法是也。滑：可以去着，冬葵子、榆白皮之属。涩则气着，宜滑剂以利之。有经涩与二便涩，滑以利窍，如大便燥结，小便淋涩，用火麻仁、郁李仁、冬葵子、滑石之属是也。涩：可以去脱，牡蛎、龙骨之属是也。故滑则气脱，宜涩剂以收之。前脱者，小水不禁，宜桑螵蛸、益智之属。后脱者，大便滑脱不禁，宜肉豆蔻、诃子之属。阳脱自汗不止，宜黄芪、麻黄根之属。阴脱遗精精滑，宜竜骨、牡蛎之属。血脱崩漏不止，宜地榆、阿胶之属是也。燥：可以去湿，桑白皮、赤小豆之属是也。故湿则为重，宜燥剂除之。湿有在上、中、下之分，在经、在皮、在里之别。如夹食致泻、停饮成痰，宜苍白术、茯苓、半夏之属；肢体浮肿，胸腹胀满，宜桑白皮、大腹皮、赤小豆之属；如水肿，小便涩，宜木通、猪苓之属。分别之上焦及皮肤之湿，宜风升辛散之剂；沉寒痼冷，寒湿吐利，宜良姜、附子之属，非沉寒积冷，太热太燥不可用。湿：可去枯，紫石英、白石英之属是也。故枯则为燥，宜湿剂润之。有减气而枯，有减血而枯。湿为润燥，与滑类略有不同。辛以润之，盖能散气化液故也。若硝石虽咸寒，本属真阴之水，乃润燥要药，人病枯涸皴揭，非金化，然亦有火化乘之，此非湿剂莫能愈也。重：可去怯，磁石、铁粉之属是也。故怯则气浮，宜重剂以镇之。如神志失守，惊悸不宁，昏冒，用金箔、朱砂、琥珀之属。如伤寒下利，心痞硬，宜赤石禹余汤之属也。轻：可去实，麻黄、葛根之属是也。故实而气蕴，宜轻剂扬之。腠理闭闷，噎塞中蕴，轻者散扬之；如寒邪客于皮肤，头痛身热，无汗，宜麻黄汤，升麻葛根之属是也。寒：可以去热，芩、连、朴硝、大黄之属是也。热：可以去寒，附子、干姜、肉桂之属是也。

《本草经疏·论十剂本义》卷一：剂者，从齐从刀，用以齐其不齐，而成其所以齐也。夫独用之谓药，合用之谓剂，而其才有长短、大小、良毒之难齐，故用有相益、相济、相畏、相恶、相忌、相制之不同，则剂有宣、通、补、泻、轻、重、滑、涩、燥、湿十者，对治之各异。譬夫良相剂量群才，以成治世之功，类良医剂量群药，以成治病之功，其义一也。岐伯论之详矣！凡和剂者必本乎是。苟昧其旨而违其道，即失对治之义，求疾之瘳，其可得乎！〇附录。十剂刘完素曰：制方之体，欲成七方、十剂之用者，必本于气味也。寒、热、温、凉，四气生于天；酸、苦、辛、咸、甘、淡，六味成于地。是以有形为味，无形为气。气为阳，味为阴。阳气出上窍，阴味出下窍。气化则精生，味化则形长。故地产养形，形不足者，温之以气；天产养精，精不足者，补之以味。辛甘发散为阳，酸苦涌泄为阴；咸味涌泄为阴，淡味渗泄为阳。辛散、酸收、甘缓、苦坚、咸软，各随五脏之病，而制药性之品味。故方有七，剂有十。方不七，不足以尽方之变；剂不十，不足以尽剂之用。方不对证，非方也；剂不蠲疾，非剂也。此乃太古先师，设绳墨而取曲直；叔世方士，乃出规矩以为方圆。夫物各有性，制而用之，变而通之，施于品剂，其功用岂有穷哉！如是有因其性而为用者，有因其用而为使者，有因其所胜而为制者，有气相同则相求者，有气相克则相制者，有气有余而补不足者，有气相感则以意使者，有质同而性异者，有名异而实同者。故蛇之性上窜而引药，蝉之性外脱而退翳，虻饮血而用以治血，鼠善穿而用以治漏，所谓因其性而为用者如此。弩牙速产，以机发而不括也；杵糠下咽，以杵筑下也。所谓因其用而为使者如此。浮萍不沉水，可以胜湿；独活不摇风，可以治风。所谓因其所胜而为制者如此。麻，木谷而治风；豆，水谷而治水。所谓气相同则相求者如此。牛，土畜，乳可以止渴疾；豕，水畜，心可以镇恍惚。所谓因其气相克则相制也如此。熊肉振羸，兔肝明视，所谓因其气有余补不足也如此。鲤之治水，鹜之利水，所谓因其气相感则以意使者如此。蜜成于蜂，蜜温而蜂寒；油生于麻，麻温而油寒。兹同质而异性者也。蘼芜生于芎䓖，蓬虆并于覆盆，兹名异而实同者也。如斯之类，不可胜举。故天地赋形，不离阴阳，形色自然，皆有法象。毛羽之类，生于阳而属于阴；鳞甲之类，生于阴而属于阳。空青法木，色青而主肝；丹砂法火，色赤而主心；云母法金，色白而主肺；磁石法水，色黑而主肾；黄石脂法土，色黄而主脾。故触类而长之，莫不有自然之理也。欲为医者，上知天文，下知地理，中知人事，三者俱明，然后可以语人之疾病。不然，则如无目夜游，无足登陟，动致颠陨，而欲愈疾病者，未之有也。〇十剂。补遗：十剂之后，陶隐居续入寒热二剂。岂知寒有时而不可以治热，热有时而不可以治寒，何者？阴虚内热，当用甘寒滋肾家之阴，是益水以制火也。设用芩、连、栀子苦寒之剂以攻热，则徒败胃气。苦寒损胃而伤血，血愈不足而热愈炽。胃气伤则后天之元气愈无所养，而病转增剧也。阳虚中外俱寒，当以人参、黄耆以益表里之阳气，而少佐桂、附以回阳，则其寒自解，是益火以祛寒也。设专用辛热，如吴茱萸、干姜、麻黄、葫芦巴、荜茇、胡椒之属以散寒，则辛能走散，真气愈虚，其寒愈甚。王安道所谓辛热愈投而沉寒愈滋也。二者非徒无益，而又害之，顾不悖欤！况寒热二剂，摄在补泻，义不重出。今当增入升降二剂。升降者，治法之大机也。《经》曰：高者抑之，即降之义也。下者举之，即升之义也。是以病升者用降剂，病降者用升剂。火空则发，降气则火自下矣，火下是阳交于阴也，此法所宜降者也。劳伤则阳气下陷，入于阴分，东垣所谓阴实阳虚。阳虚则内外皆寒，间有表热类外感者，但不头疼口渴及热有时而间为异耳，法当升阳益气，用参、耆、炙甘草益元气以除虚寒虚热，佐以升麻、柴胡引阳气上行，则表里之寒热自解，即甘温除大热之谓，此法所宜升者也。

《颐生微论》卷一：十剂：宣、通、补、泻、轻、重、滑、涩、燥、湿。 宣者，升而上也。《内经》曰高者因而越之，即涌剂也。通者，流通之义也。凡壅滞闭结，非通剂弗愈。补者，五脏各有补法。夫虚有六者，表里上下阴阳也。《经》曰形不足者，补之以气；精不足者，补之以味。须达症之所起，分经疗之为善。泻之义与通仿，但不专主于下。如黄芩泻肺，黄连泻心，黄柏泻肾，龙胆泻肝，石膏泻脾之类。《经》曰实者泻之。凡清利之剂，总名曰泻。轻者，言药之性也。如风寒之邪，始自表入，头痛身热，腰脊强。《内经》曰宜轻剂以扬之。《本草》曰轻可去实，宜麻黄、葛根、升麻之属。重者，亦药之性也。如久病咳嗽，痰涎不利，形羸不可峻攻，用朱砂、金箔、水银、沉香之属。《内经》曰重者减之，贵其渐也。滑者，取其润也。《周礼》曰滑以养窍，如麻仁、郁李仁、冬葵子、滑石之类。涩者，收之义也。如牡蛎、白矾、龙骨、粟壳之属。燥者，取其去湿也。如久泻澄清，宜姜、附以燥之虚湿，宜用黄连、大黄燥之。湿者，与滑义相类，而少有不同，滑兼通意，而湿则但主于濡。《经》曰血主濡之，当归、地黄之属。

《本草通玄》卷下：十剂者：宣、通、补、泄、轻、重、滑、涩、燥、湿。宣剂，宣可去壅，生姜、橘皮之属。壅者，塞也；宣者，布也，散也。郁塞之病，不升不降，必宣布敷散之。如气郁有余，则香附、抚芎以开之，不足则补中益气以运之。火郁微则山栀、青黛以散之，甚则升阳解肌以发之。湿郁微则苍术、白芷以燥之，甚则风药以胜之。痰郁微则南星、橘皮以化之，甚则瓜蒂、藜芦以涌之。血郁微则桃仁、红花以行之，甚则或吐或下以逐之。食郁微则山楂、神曲以消之，甚则上涌下泄以去之，皆宣剂也。通剂，通可去滞，通草、防己之属。滞者，留滞也。湿热留于气分而

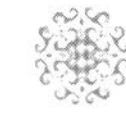

痛痹癃闭，宜淡味下降，通利小便而泄气中之滞，通草是也。湿热留于血分而痛痹癃闭，宜苦寒下引，通其前后而泄血中之滞，防己是也。补剂，补可去弱，人参、羊肉之属。形不足者，补之以气，人参是也。精不足者，补之以味，羊肉是也。泄剂，泄可去闭，葶苈、大黄之属。闭字作实字看，泄字作泻字看。实者泻之，葶苈泻气实而利小便，大黄泻其实而通大便。轻剂，轻可去实，麻黄、葛根之属。表闭者，风寒伤营，腠理闭密而为发热头痛，宜麻黄轻扬之剂发其汗，而表自解。里闭者，火热抑郁，皮肤干闭而为烦热昏瞀，宜葛根轻扬之剂，解其肌而火自散。上闭有二：一则外寒内热，上焦气闭，发为咽痛，宜辛凉以扬散之。一则饮食寒冷，抑遏阳气在下，发为痞满，宜扬其清而抑其浊。下实亦有二：阳气陷下，里急后重，至圊不能便，但升其阳而大便自顺，所谓下者举之也。燥热伤肺金，金气膹郁，窍闭于上，而膀胱闭于下，为小便不利，以升麻之类探而吐之，上窍通则小便自利，所谓病在下取之上也。重剂，重可去怯，磁石、铁粉之属。重剂凡四：有惊则气乱魂飞者，有怒则气上发狂者，并铁粉、雄黄以平其肝。有神不守舍而健忘不宁者，宜朱砂、紫石英以镇其心。有恐则气下而如人将捕者，宜磁石、沉香以安其肾。滑剂，滑可去着，冬葵子、榆白皮之属。着者，有形之邪，留着于经络脏腑，如屎溺浊带、痰涎、胞胎，痈肿之类，宜滑药以去其留滞之物。此与通以去滞略相类，而实不同。通草、防己淡渗，去湿热无形之邪；葵子、榆皮甘滑，去湿热有形之邪。故彼曰滞，此曰着也。涩剂，涩可去脱，牡蛎、龙骨之属。脱者，气脱、血脱、精脱、神脱也。脱则散而不收，用酸涩温平以敛其耗散。夫汗出、便泻、遗溺皆气脱也，肠风、崩下、血厥皆血脱也，流精、骨痿、精脱也。牡蛎、龙骨、五味子、五倍子、诃子、粟壳、棕灰、石脂皆涩药也。如气脱，兼参、耆；血脱，兼归、地；精脱，兼龟、鹿。至夫脱阳者见鬼，脱阴者目盲，此神脱也。去死不远，无药可治。燥剂，燥可去湿，桑皮、赤小豆之属。外感之湿，由于水岚雨露；内伤之湿，由于酒茶蔬果。夫风药可以胜湿，淡药可以渗湿，不独桑皮、赤豆也。湿剂，湿可去枯，白石英、紫石英之属。湿字作润字看。枯者，燥也，血液枯而成燥。上燥则渴，下燥则结，筋燥则挛，皮燥则揭，肉燥则裂，骨燥则枯。养血则当归、地黄，生津则门冬、五味，益精则苁蓉、枸杞，不独石英为润剂也。

《本草新编》卷一：十剂论。有方则必有剂，剂因方而制也。剂不同，有宣剂，有通剂、补剂、泻剂、轻剂、重剂、滑剂、涩剂、燥剂、湿剂，剂各有义，知其义可以用药。倘不知十剂之义而妄用药，是犹弃绳墨而取曲直，越规矩而为方圆也。虽上智之士，每能变通于规矩绳墨之外，然亦必先经而后权，先常而后变。苟昧常求变，必诡异而不可为法；离经用权，必错乱而不可为型。深知十剂之义，则经权常变，折衷至当，又何有难治之病哉。此十剂之必宜论也。 〇一论宣剂。岐伯夫子曰：宣可去壅。又曰：木郁达之，火郁发之，土郁夺之，金郁泄之，水郁折之，皆宣之之谓也。夫气郁则不能上通于咽喉头目口舌之间，血郁则不能上通于胸腹脾胃经络之内，故上而或哕、或咳、或嗽、或呕之症生，中而或痞、或满、或塞、或痛、或饱、或胀之症起，下而或肿、或泻、或利、或结、或畜、或黄之症出，设非宣剂以扬其气，则气壅塞而不舒。设非宣剂以散其血，则血凝滞而不走。必宣之而木郁可条达矣，必宣之而火郁可启发矣，必宣之而金郁可泄泄矣，必宣之而水郁可曲折矣，必宣之而土郁可杀夺矣。或问：吾子发明宣剂，几无剩义，医理无尽，不识更可发明乎？曰：郁症不止五也，而宣郁之法亦不止二。有郁之于内者，有郁之于外者，有郁之于不内不外者。郁于内者，七情之伤也；郁于外者，六淫之伤也；郁于不内不外者，跌扑坠堕之伤也。治七情之伤者，开其结；治六淫之伤者，散其邪；治跌扑坠堕之伤者，活其瘀，皆所以佐宣之之义也。或疑宣剂止开郁解郁，遂足尽宣之之义乎。夫宣不止开郁解郁也。邪在上者，可宣而出之；邪在中者，可宣而和之；邪在下者，可宣而泄之；邪在内者，可宣而散之。邪在外者，可宣而表之也。宣之义大矣哉。或疑宣剂止散邪而已乎，抑不止散邪而已乎。夫宣之义，原无尽也。可宣而宣之，不必问其邪；宜宣而宣之，不必问其郁。总不可先执宣邪之意，以试吾宣之之汤，并不可先执宣郁之心，以试吾宣之之药也。　○二论通剂。岐伯夫子曰：通可去滞。盖留而不行，必通而行之。是通剂者，因不通而通之也。通不同，或通皮肤，或通经络，或通表里，或通上下，或通前后，或通脏腑，或通气血。既知通之异，而后可以用通之法。通营卫之气，即所以通皮肤也；通筋骨之气，即所以通经络也；通内外之气，即所以通表里也；通肺肾之气，即所以通上下也；通膀胱之气，即所以通前后也；通脾胃之气，即所以通脏腑也；通阴阳之气，即所以通气血也。虽因不通而通之，亦因其可通而通之耳。或问：子论通剂，畅哉言之矣。然而通之意则出，通之药未明也。曰：通之药又何不可示也。通营卫，则用麻黄、桂枝；通筋骨，则用木瓜、仙灵脾；通内外，则用柴胡、薄荷；通肺肾，则用苏叶、防己；通膀胱，则用肉桂、茯苓；通脾胃，则用通草、大黄；通阴阳，则用附子、葱、姜。虽所通之药不止于此，然亦可因此而悟之矣。或疑通剂药甚多，子何仅举数种以了义，将使人执此数味以概通之剂乎。不知通不同，而通剂之药，又何可尽同乎。虽然通药不可尽用通也。用通于补之中，用通于塞之内，而后不通者可通，将通者即通，已通者悉通也。然则用通之剂，全在善用通也。善用通，而吾所举之药已用之而有余，又何不可概通之剂哉。或疑通剂之妙，用之如神，但我何以用通剂之妙，使之有如神之功乎。嗟呼！通之法可以言，而通之窍不可言也。不可言而言之，亦惟有辨虚实耳。虚之中用通剂，不妨少而轻；实之中用通剂，不妨多而重。虽不能建奇功，亦庶几可无过矣。　○三论补剂。岐伯夫子曰：补可去弱。然而补之法亦不一也。补其气以生阳焉，补其血以生阴焉，补其味以生精焉，补其食以生形焉。阳虚补气，则气旺而阳亦旺；阴虚补血，则血盛而阴亦盛；精虚补味，则味足而精亦足；形虚补食，则食肥而形亦肥。虽人身之虚，不尽于四者，而四者要足以尽之也。或问：补法尽于气、血、味、食乎？曰：补法尽于四者，而四者之中实有变化也。补气也，有朝夕之异，有脏腑之异，有前后之异；补血也，有老少之异，有胎产之异，有衰旺之异，有寒热之异；补味也，有软滑之异，有消导之异，有温冷之异，有新久之异，有甘苦之异，有燔熬烹炙之异；补食也，有南北之异，有禽兽之异，有果木之异，有米谷菜豆之异，有鱼鳖虾蟹之异。补各不同，而变化以为法，又何能一言尽哉，总在人临症而善用之也。或疑虚用补剂，是虚病宜于补也。然往往有愈补愈虚者，岂补剂之未可全恃乎。吁！虚不用补，何以起弱哉。愈补愈虚者，乃虚不受补，非虚不可补也。故补之法亦宜变。补中而少增消导之品，补内而用制伏之法，不必全补而补之，不必纯补而补之，更佳也。或疑补剂无多也，吾子虽多举其补法，而终不举其至要之剂，毕竟补剂以何方为胜？曰：补不同，乌可举一方以概众方乎。知用补之法，则无方不可补也。况原是补剂，又何必问何方之孰胜哉。　○四论泻剂。岐伯夫子曰：泄可去闭。然而泻之法，亦不一也。有淡以泻之，有苦以泻之，有滑以泻之，有攻以泻之，有寒以泻之，有热以泻之。利小便者，淡以泻之也；利肺气者，苦以泻之也；利大肠者，滑以泻之也；逐痛祛滞者，攻以泻之也；陷胸降火者，寒以泻之也；消肿化血者，热以泻之也。虽各病之宜泻者甚多，或于泻之中而寓补，或于补之中而寓泻，总不外泻之义也。或问：泻之义，古人止曰葶苈、大黄，而吾子言泻之法有六，岂尽可用葶苈、大黄乎？曰：执葶苈、大黄以通治闭症，此误之甚者也。吾言泻之法有六，而泻之药实不止葶苈、大黄二味。所谓淡以泻之者，用茯苓、猪苓；苦以泻之者，用黄芩、葶苈；滑以泻之者，用当归、滑石；攻以泻之者，用芒硝、大黄；寒以泻之者，用瓜蒌、厚朴；热以泻之者，用甘遂、巴豆也。夫泻之药不止此，广而用之，全恃乎人之神明。或疑泻剂，所以治闭乎？抑治开乎？开闭俱可用也。不宜闭而闭之，必用泻以启其门，不宜开而开之，必用泻以截其路。然而治开即所以治闭，而治闭即所以治开，正不可分之为二治也。或疑泻剂用之多误，易致杀人，似未可轻言泻也。曰：治病不可轻用泻剂，而论剂又乌可不言泻法乎。知泻剂而后可以治病，知泻法而后可以用剂也。○五论轻剂。岐伯夫子曰：轻可去实。夫实者，邪气实而非正气实也。似乎邪气之实，宜用重剂以祛实矣。谁知邪实者，用祛邪之药，药愈重而邪反易变，药愈轻而邪反难留。人见邪实而多用桂枝，反有无汗之忧。人见邪实而多用麻黄，又有亡阳之失。不若少用二味，正气无亏而邪又尽解，此轻剂之妙也。或问：轻剂所以散邪也，邪轻者药可用轻，岂邪重者亦可用轻乎。曰：治邪之法，止问药之当与否也。用之当则邪自出，原不在药之轻重也。安在药重者始能荡邪哉。或疑邪气既重，何故轻剂反易去邪？盖邪初入之身，其势必泛而浮，乘人之虚而后深入之，故治邪宜轻不宜重也。倘治邪骤用重剂，往往变轻为重，变浅为深，不可遽愈。何若先用轻剂，以浮泛之药少少发散，乘其不敢深入之时，易于祛除之为得乎。或疑用轻剂以散邪，虽邪重者亦散，似乎散邪在药味之轻，而不在药剂之轻也。曰：药味之轻者，药剂亦不必重。盖味愈轻而邪尤易散，剂愈重而邪转难解也。　○六论重剂。岐伯夫子曰：重可去怯。夫怯者，正气怯而非邪气怯也。正气强则邪气自弱，正气损则邪气自旺。似乎扶弱者必须锄强，补损者必须抑旺矣，然而正气既怯，不敢与邪相斗，攻邪而邪愈盛矣，故必先使正气之安固，无畏乎邪之相凌相夺，而后神无震惊之恐，志有宁静之休，此重剂所以妙也。或问：正气既怯，扶怯可也，何必又用重剂，吾恐虚怯者反不能遽受也。曰：气怯者心惊，血怯者心动。心惊必用止惊之品，心动必用安动之味。不用重药，又何以镇静之乎。惟是重药不可单用，或佐之以补气，则镇之而易于止惊；或佐之以补血，则静之而易于制动也。或疑重剂止怯，似乎安胆气也。曰：怯之意虽出于胆，而怯之势实成于心，以重剂镇心，正所以助胆也。或疑重剂去怯，怯恐不止心与胆也。天下惟肾虚之极者，必至伤肺，肺伤则不能生精，成痨怯矣。恐用重剂者，重治肾与肺也。不知怯不同，五脏七腑皆能成怯。治怯舍重剂，何以治之哉。又在人之善于变通耳。　○七论滑剂。岐伯夫子曰：滑可去着。邪留于肠胃之间，不得骤化，非滑剂又何以利达乎。然而徒滑之正无益也。有润其气以滑之者，有润其血以滑之者，有润其气血而滑之者。物碍于上焦，欲上而不得上，吾润其气而咽喉自滑矣；食存于下焦，欲下而不得下，吾润其血而肛门自滑矣；滞秽积于中焦，欲上而不得，欲下而不得，欲留中而又不得，吾润其气血而胸腹自滑矣。滑剂之用，又胡可少乎。或问：滑剂分上、中、下治法为得宜矣。然而用三法以治涩，而涩仍不解者，岂别有治法乎。夫滑之法虽尽于三，而滑之变不止于三也。有补其水以滑之，有补其火以滑之。补水者，补肾中真水也；补火者，补肾中真火也。真水足而大肠自润，真火足而膀胱自通，又何涩之不滑哉。此滑之变法也。或疑补水以润大肠，是剂之滑也，补火以通膀胱，恐非剂之滑矣。不知膀胱得火而不通者，乃膀胱之邪火也。膀胱有火则水涩，膀胱无火，水亦涩也。盖膀胱之水，必得命门之火相通，而膀胱始有流通之乐，然则补火正所以滑水，谓非滑之之剂乎。或疑滑剂治涩，然亦有病非涩而亦滑之者，何也？盖滑剂原非止治涩也。滑非可尽治夫涩，又何可见涩而即用滑剂乎。不宜滑而滑之，此滑剂之无功也。宜滑而滑之，虽非涩之病，偏收滑之功。　○八论涩剂。岐伯夫子曰：涩可去脱。遗精而不能止，下血而不能断，泻水而不能留，不急用药以涩之，命不遽亡乎。然而涩之正不易也。有开其窍以涩之者，有遏其流以涩之者，有因其势以涩之者。精遗者，尿窍闭也，吾通尿窍以闭精，则精可涩；水泻者，脾土崩也，吾培土气以疏水，则水泻可涩。血下者，大肠热也，吾滋金液以杀血，则血下可涩矣。涩剂之用，又胡可少乎。或疑涩剂，古人皆以涩为事，吾子反用滑于涩之中，岂亦有道乎。曰：徒涩何能涩也。涩之甚，斯滑之甚矣。求涩于涩之内，则涩止见功于一旦，而不能收功于久长；用滑于涩之中，则涩难收效于一时，而实可奏效于永远，谁云涩之必舍滑以涩之耶。或疑滑以治涩，终是滑剂而非涩剂。曰：滑以济涩之穷，涩以济滑之变，能用滑以治涩，则滑即涩剂也。况涩又不全涩乎，欲谓之不涩不可也。或疑涩剂治脱，而脱症不止三病也，不识可广其法乎。曰：涩剂实不止三法也，举一可以知三，举三独不可以悟变乎。 〇九论燥剂。岐伯夫子曰：燥可去湿。夫燥与湿相反，用燥所以治湿也。然湿有在上、在中、在下之分，湿有在经、在皮、在里之异，未可一概用也。在上之湿，苦以燥之；在中之湿，淡以燥之；在下之湿，热以燥之；在经之湿，风以燥之；在皮之湿，熏以燥之；在里之湿，攻以燥之。燥不同，审虚实而燥之，则无不宜也。或问：湿症甚不一，吾子治湿之燥，亦可谓善变矣。然而湿症最难治，何以辨其虚实而善治之乎？夫辨症何难，亦辨其水湿之真伪而已。真湿之症，其症实；伪湿之症，其症虚。知水湿之真伪，何难用燥剂哉。或疑燥剂治湿，而湿症不可全用燥也，吾恐燥剂之难执也。曰：湿症原不可全用燥，然舍燥又何以治湿哉？燥不为燥，则湿不为湿矣。或疑湿症必尚燥剂，而吾子又谓不可全用燥，似乎燥剂无关轻重也。然而湿症有不可无燥剂之时，而燥剂有不可治湿症之日，此燥剂必宜讲明，实有关轻重，而非可有可无之剂也。 〇十论湿剂。岐伯夫子曰：湿可去枯。夫湿与燥相宜，用湿以润燥也。然燥有在气、在血、在脏、在腑之殊，有在内、在外、在久、在近之别，未可一概用也。气燥，辛以湿之；血燥，甘以湿之；脏燥，咸以湿之；腑燥，凉以湿之。内燥，寒以湿之；外燥，苦以湿之；久燥，温以湿之；近燥，酸以湿之。燥不同，审虚实而湿之，则无不宜也。或问：燥症之不讲也久矣，幸吾子畅发燥症之门，以补六气之一。又阐扬湿剂以通治燥症，岂气血脏腑、内外久近之湿，遂足以包治燥之法乎？嗟乎！论燥之症，虽百方而不足以治其常；论湿之方，若八法而已，足以尽其变。正不可见吾燥门之方多，即疑吾湿剂之法少也。或疑湿剂治燥，而燥症实多，执湿剂以治燥，而无变通之法，吾恐前之燥未解，而后之燥更至矣。曰：变通在心，岂言辞之可尽哉？吾阐发湿剂之义，大约八法尽之，而变通何能尽乎，亦在人临症而善悟之耳。或疑湿剂之少也，人能变通，则少可化多。然而能悟者绝少，子何不多举湿剂以示世乎。嗟乎！燥症前代明医多不发明，故后世无闻焉。铎受岐天师与张仲景之传，《内经》已补注燥之旨，《六气》门已畅论燥之文，似不必《本草》重载燥症。然而湿剂得吾之八法，治燥有余，又何必多举湿剂之法哉。 〇以上十剂，明悉乎胸中，自然直捷于指下，然后细阅新注之《本草》，通经达权，以获其神，守常知变，以造于圣，亦何死者不可重生，危者不可重安哉。

辟陶隐居十剂内增入寒热二剂论。陈远公曰：十剂之后，陶隐居增入寒热二剂。虽亦有见，缪仲醇辟寒有时不可以治热，热有时不可以治寒，以热有阴虚，而寒有阳虚之异也。此论更超出陶隐居，但未尝言寒热二剂之宜删也。后人偏信陶隐居，妄自增寒热二剂，又多歧路之趋，不知寒热之病甚多，何症非寒热也。七方十剂之中，何方、何剂不可以治寒热。若止用寒热二剂以治寒热，则宜于寒必不宜于热，宜于热必不宜寒，亦甚拘滞而不弘矣。故分寒热以治寒热，不可为训。或问：陶隐居增入寒热二剂，甚为有见，吾子何党仲醇而删之。虽曰七方十剂俱可治寒热，然世人

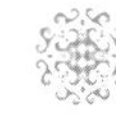

昧焉不察，从何方何剂以治之乎。不若增寒热二剂，使世人易于治病也。嗟乎！子言则美矣，然非用剂之义也。寒热之变症多端，执二剂以治寒热，非救人，正杀人也。予所以删之，岂党仲醇哉。或疑寒热之变端虽多，终不外于寒热之二病，安在不可立寒热之二剂耶。曰：寒之中有热，热之中有寒，有寒似热而实寒，有热似寒而反热。有上实寒而下实热，有上实热而下实寒。有朝作寒而暮作热，有朝作热而暮作寒。有外不热而内偏热，有外不寒而内偏寒。更有虚热虚寒之分，实热实寒之异，偏寒偏热之别，假寒假热之殊。不识寒热二剂，何以概治之耶。予所以信寒热二剂断不可增于十剂之内，故辟陶隐居之非，而嘉缪仲醇之是也。或疑寒热不常，方法可定，临症通变，全在乎人，不信寒热二剂之不可增也。嗟乎！立一方法，必先操于无弊，而后可以垂训，乃增一法，非确然不可移之法，又何贵于增乎，故不若删之为快耳。

辟缪仲醇十剂内增升降二剂论。陈远公曰：缪仲醇因陶隐居十剂中增入寒热二剂，辟其虚寒虚热之不可用也，另增入升降二剂。虽亦有见，而终非至当不移之法。夫升即宣之义，降即泻之义也。况通之中未尝无升，通则气自升矣；补之中未尝无升，补则气自升矣。推而轻重滑涩燥湿，无不有升之义在也。况通之内何常非降，通则气自降矣；补之内何常非降，补则气自降矣。推而轻重滑涩燥湿，无不有降之义在也。是十剂无剂不可升阳，何必再立升之名；无剂不可降阴，何必重多降之目。夫人阳不交于阴则病，阴不交于阳则亦病。十剂方法，无非使阳交阴而阴交阳也。阳既交阴则阳自降矣，阴既交阳则阴自升矣。阳降则火自安于下，何必愁火空难制；阴升则水自润于上，何必虞水涸难济。此升降二剂所以宜删，而前圣立方实无可议也。或问：升降二剂，经吾子之快论，觉十剂无非升降也，但不识于吾子所论之外，更可阐其微乎？曰：升降不外阴阳，而阴阳之道何能以一言尽。有升阳而阳升者，有升阳而阳反降者，有降阴而阴降者，有降阴而阴愈不降者，又不可不知也。然而升降之法，实包于十剂之中。有十剂之法，则可变通而甚神，舍十剂之法，而止执升降之二剂，未免拘滞而不化，此升降之二剂所以可删耳。或疑执升降二剂，不可尽升降阴阳也，岂增入之全非耶。曰：升降可增，则前人早增之矣，何待仲醇乎。正以阴阳之道无穷，升降之法难尽，通十剂以为升降，可以尽症之变，倘徒执升降之二剂，又何以变通哉。或疑可升可降，十剂中未尝言也，何不另标升降之名，使世人一览而知升降哉。曰：有升有降者，病之常也；宜升宜降者，医之术也。切人之脉，即知阴阳之升降矣。阴阳既知，升降何难辨哉。使必览剂而后知之，无论全用十剂，不可升降人之阴阳，即单执升降二剂，又何能治阴阳之升降哉。夫十剂之中，皆可升可降之剂也。人知阴阳，即知升降矣。何必另标升降之多事哉。

《嵩厓尊生全书·十剂用药规矩谱》卷四：宣可去壅剂壅者，上膈病也。有气壅破利之宣法：呕哕用姜、橘、藿、半者是。有痰壅吐涌之宣法：膈上热痰，瓜蒂等吐者是。有郁壅取嚏之宣法：中风口噤，用通关散者是。通可去滞剂有气滞通之之法：木香、槟榔之类。有水滞通之之法：水病，木通、防己之类。有郁滞通之之法：香附、抚芎之类。补可去弱剂有精弱味补之法：熟地、苁蓉、羊肉之类。有形弱气补之法：人参之属。有五味各补脏之法：酸补肝，辛补肺，苦补心，甘补脾，咸补肾。有脏性所欲补之之法：肝欲辛散，肺欲酸收，心欲咸软，肾欲苦坚，脾欲甘缓。泄可去闭剂有阳闭泄之之法：葶苈之属利小便。有阴闭泄之之法：大黄之属荡肠胃。有痛闭泄之之法：诸痛为实，痛随利减，芒硝、大黄、牵牛、巴豆之属。有结闭泄之之法：催生下乳，磨积逐水，破经泄气，凡下□之法皆是。轻可去实剂虚者，亦轻类也。有风热解表之法：麻黄汤、香苏散类。有疮毒解散之法：败毒散、活命饮类。有诸解之法：熏洗、蒸灸、熨烙、刺砭、导引、按摩，皆汗法。重可去怯剂实者，亦重类也。有气怯而浮，镇神之法：丧神气不守，用朱砂、寒水石之属。有形怯涎潮，重坠之法：久嗽涎潮用礞石、海石之属。滑可去着剂腻者，亦滑类也。有大肠气着滑之之法：麻仁、郁李之属。有小肠气着，滑之之法：葵子、滑石之属。有两阴气俱着，名曰三焦约，滑之之法：宜以滑剂润养其燥，然后攻之。有气虚着，滑之之法：蜜导法，后以润剂养之。涩可去脱剂酸者，亦涩类也。有汗脱涩之之法：牡蛎、五倍、五味之属。有肠脱涩之之法：肉果、诃皮、龙骨、粟壳之属。有津脱涩之之法：口渴病，用五味、乌梅者是。有水脱涩之之法：便遗用益智。有精脱涩之之法：莲蕊之属。有血脱涩之之法：地榆、牡蛎。燥可去湿剂干者，亦燥类也。有湿胜燥之之法：桑皮、茯苓之属。有寒湿燥之之法：姜、附、胡椒之属。有气湿燥之之法：苍术、白术之属。有湿痰燥之之法：半夏、南星、蛤粉之属。有湿热燥之之法：黄连、黄柏、山栀之属。苦属火，亦燥剂。湿可去枯剂润者，亦湿类也。有用辛化液之法：治津枯干枯，当归之属。有用咸濡润之法：治皱揭，硝之属。

《目经大成》卷上：增易景岳补、和、攻、散、寒、热、固、因八阵。小引：补方之制，补其虚也。凡气虚者，宜补其上，人参、黄芪等是也。精虚者，宜补其下，地黄、枸杞等是也。阳虚多寒，补而兼暖，附、桂、干姜之属。阴虚多热，补而兼清，天麦门冬、芍药、生地之属。有气因精而虚，当补精化气，而辛燥之品非所宜。精因气而虚，当补气以生精，而清凉之类万毋用。又有阳失阴离、水衰火泛，须互相调燮。故善补阳者，必于阳中求阴，阳得阴助则生化无穷。善补阴者，必于阴中求阳，阴得阳升而泉源不竭。总而言之，以精气分阴阳，则阴阳不可离，以寒热分阴阳，则阴阳不容紊。知缓知急，知趋知避，则不惟用补，而八方之制皆可得而贯通矣。和方之制，和其不和者也。盖病兼虚者，补而和，兼滞者行而和，兼寒者温和，兼热者凉和。和之为义大矣，大难详说，略指其当和与否。如阴虚于下，腰酸目暗，和以滋益，忌四苓、通草、石斛诸汤而渗。阴虚于上，目赤干咳，和以清润，忌半夏、苍术、细辛等物而燥。阳虚于上，睑浮膈饱，和以补，枳壳、厚朴、木香、槟榔禁用。阳虚于下，精夺视惑，和以固，黄柏、知母、栀仁、泽泻勿投。大便常泄意，水谷混融，以牛膝、车前、木通、牵牛载利载滑，谬矣，当和以微热。表邪虽解，谓汗过阳衰，以五味子、酸枣仁、黄芪、白术且敛且收，早矣，当和以缓散。气结实而迷闷，和以胶以膏，及甘腻食馔，恐滞而作痛，经闭久而发热，和以二冬、二地，或黄芩、黄连，愈凝而不行。诸动者不宜再动，如胞紫睛红及崩衄，血动也。睑黡弦烂及痰嗽，湿动也。胀满喘急，气动也。遗精盗汗，神动也。血动恶辛香，湿动恶寒苦，气动恶滞腻，神动恶散滑。凡性味之不醇，皆所当慎，其刚暴者尽在不言而喻也。诸静者不宜再静，如沉迟濡小，脉静也。神昏气怯，阳静也。肌体清冷，表静也。口腹畏寒，里静也。脉静喜补益，阳静喜升生，表静喜温暖，里静喜辛热。凡品质之阴柔，皆所不欲，其苦寒者又在不问可知也。是故阳主动，以动济动，火上添油，不焦烂乎。阴主静，以静益静，雪上加霜，不战栗乎。火在上，升而益炽。水在下，降而遂亡矣。已上所论，未必尽皆中节，然大旨悉寓于斯，不能当局主和，何医之云。寒方之制，为除热也。据古方书，咸谓黄连清心，黄芩清肺，石斛、芍药清脾，龙胆草清肝，黄柏清肾。今之学者皆从此，是亦胶柱法也。夫寒物均能泻热，岂有泻此而不泻彼者。但当分其轻清重浊，性力微甚，与阴阳上下之热，相宜则善矣。如轻清者宜于上，枯芩、石斛、连翘、花粉之属是也。重浊者宜于下，栀子、黄柏、龙胆草、滑石之属是也。性力之厚者能清大热，石膏、黄连、芦荟、苦参、山豆根之属。性力之缓者能清微热，元参、贝母、桔梗、地骨皮之属。大黄、硝石辈，去实郁之热。木通、泽泻等，去癃闭之热，兼攻而用。二冬、二地、梨浆、藕汁，去阴燥之热。黄芪、白术、人参、炙草，去阳虚之热，兼补而用。方书之分经投药，意正在此，然未及发明其旨耳。外如东垣升阳散火，此以表邪生热者设，不得与于斯论。热方之制，为除寒也。寒之为病，有外来，有自生。如风邪犯于肌表，生冷伤于脾胃，阴寒中于藏府，谓之外来，由来者渐，形见者微。都无所感，莫测其因，谓之自生。高明之士，能以二阳为根本，常忧其衰败，无妄侵伐，则自来之寒与外来之寒皆在术中。是固有热方之备，以散兼热者，散寒邪也，以行兼热者，行寒滞也。以补兼热者，补虚寒也。按症选方，间有不相投者，或未知宜忌耳。如干姜能温中，亦能散表，呕泄无汗者宜之，多汗者忌。肉桂能行血，善达四肢，血滞多痛者宜之，失血者忌。吴茱萸暖下元，腹痛气凝者极妙，然莫妙于南沉。肉豆蔻温脾胃，飧泄滑利者最奇，终不奇于硫磺。胡椒温胃和中，其类近于荜茇。丁香止呕行气，其暖近乎砂仁。故其性降善闭，能纳气定喘，止滞浊泄泻，气短而怯者忌用。附子性走不守，能救急回阳，无处不到，非甘与润剂相济，太猛。再则气虚症用香窜，见血症用辛味，皆不利之概也。虽然以热治寒，阴阳相制，不嫌纯一。若真寒者，略涉清凉便觉相妨，且宜急早图，维以望挽回。必待势不得已，尽热投之，恐阴气直中，元阳潜脱，死灰不可复燃矣。比医每以假热为真火，并前论俱不讲究，没字之碑，利如匕首，不知杀人多少。攻方之制，攻其实也。凡攻气者攻其聚，攻血者攻其瘀，攻积者攻其坚，攻痰者攻其急。火邪正盛，攻之未及，可以再进。攻之果当，不必杂补，盖杂补便相牵制。再进则火势乃衰。若病在阳攻阴，在阴攻阳，在表攻里，在腑攻脏，虚则实攻，真作假攻，此自撤藩屏，引贼入寇，谓之妄攻。妄攻者必先脱元，元脱不悟，死无日矣。是故攻之一字，仁人所深忌，正恐其成之难，而败之易耳。至如虚中有实，实中有虚，此又当酌其权宜，不在攻土则古。散方之制，散表邪也。如麻黄、羌活，峻散者也。菊花、紫苏，平散者也。细辛、桂枝、生姜，温散者也。防风、荆芥、薄荷，凉散者也。苍术、独活能走经，去湿而散。橘红、前胡能清气化痰而散。凡邪浅者忌峻，热多者忌温，气弱寒怯者忌凉平。热渴烦躁，寒热往来，喜柴胡、干葛，而呕吐泄泻者忌。寒邪在上，宜附子、芎䓖，而内热炎升者忌。如此之类，进退无常，要在运用者转变入彀耳。若夫以平兼清，自成温散，以平兼暖，亦可温经。宜温者散之以热，宜凉者散之以寒，当于各阵求之，不可刻舟于此。固方之制，固其泄也。如久咳为喘，气泄于上者，宜固肺。久遗成淋，精脱于下者，宜固肾。小水不禁固其膀胱，大便不禁固其肠胃。汗泄不止于皮毛固之，血泄不住于荣卫固之。泪流须固乙癸，眵流须固土金。因寒而泄者以热固，因热而泄者以寒固。然虚者可固，实者不可固；久者可固，暴者不可固。当固不固，溪流有时而涸；不当固而固，曲突终始然薪也。故录固方，以固不固。因方之制，因其相因为病，而可因药而治也。如疔疽之毒可拔也，独不可施之疮痍。蛇口之患可解也，一定可愈其蜂尾。汤火糜烂肌肤，瘢可没也，刀枪仍效。木石损伤肌骨，断可续也，跌打无分。阳明之升麻，未有不走太阳、少阳，少阳之柴胡，未有不入太阳、阳明，观仲景麻黄汤可得其意。夫麻黄性极峻利，太阳经阴邪在表，寒毒既深，非此不达，设与之治，阳明、少阳亦寒无不散。第恐性力太过，反伤元气，又不若升麻、柴胡，故复有二方之制。非谓某经必须某药，万不可移易者也。由此推之，凡病之相因者皆可相因而药，此阵之不必有也。而曰方以立法，法以制宜，无因那得有悟，此阵之不可无也。以不可无之方，备必宜有之阵，而治因其所因之病，是病为因，药宜为因也。因固可自为政殿于八阵，允服舆情。

《医学源流论·劫剂论》卷上：世有奸医，利人之财，取效于一时，不顾人之生死者，谓之劫剂。

劫剂者，以重药夺截邪气也。夫邪之中人，不能使之一时即出，必渐消渐托而后尽焉。今欲一日见效，势必用猛厉之药，与邪相争；或用峻补之药，遏抑邪气。药猛厉则邪气暂伏而正亦伤；药峻补则正气骤发而邪内陷。一时似乎有效，及至药力尽，而邪复来，元气已大坏矣。如病者身热甚，不散其热，而以沉寒之药遏之。腹痛甚，不求其因，而以香燥御之。泻痢甚，不去其积，而以收敛之药塞之之类，此峻厉之法也。若邪盛而投以大剂参附，一时阳气大旺，病气必潜藏，自然神气略定，越一二日，元气与邪气相并，反助邪而肆其毒，为祸尤烈，此峻补之法也。此等害人之术，奸医以此欺人而骗财者十之五。庸医不知，而效尤以害人者，亦十之五。为医者可不自省，病家亦不可不察也。

《要药分剂·涩剂》卷九：张从正曰：寝汗不禁。涩以牡蛎、五味、五倍之属。滑泄不已，涩以肉豆蔻、诃黎勒、没食子、亚芙蓉、龙骨之属。凡酸味同乎涩者，收敛之义也。然此等皆宜先攻其本，而后收之可也。鳌按：张氏言此等皆宜先攻其本，此本字乃言病之本，谓先从其发病之所由以治之，然后加以收涩，不得认作本元之本，反先加攻伐，使元气更虚也。

《齐氏医案·补药得宜论》卷四：夫虚者宜补。然有不受补者，非不受补，乃补之不得其法也。必须凭脉用药，不可问病执方。六脉一部，或大或小之间，便有生克胜负之别。一方分两或加或减之中，便存轻此重彼之殊。脉有真假，病有逆从。假如六脉洪大有力，此真阴不足也，宜六味地黄汤。右寸更洪更大者，八仙长寿汤。如脉洪大而数者，人谓阴虚阳盛者，用知柏地黄汤则误矣。如果真阳盛实，则当济其光明之用，资始资生，而致脉息有神，急徐得次，以循其常经矣。惟其真阳不足，假阳乘之，乃龙雷之火妄作，疾乱变常也，宜八味地黄汤，加五味子、肉桂，助天日之阳光，以逐龙雷之假火。方内去附子。至若弦数、细数，则更系真阴真阳亏损，宜当大剂八味地黄汤服之，以火济火。类既可从，承乃可治，火既制而阴易长也。况脉之微缓中和，胃之气也。不微而洪大，不缓而弦数，近乎无胃气之象，用此既补真阳以息假阳，复藉真火以保脾土，此补肾中真阴真阳之至论也。更有劳心运用太过，饥饱劳役失调，以致后天心脾亏损者，设以根本为论，徒事补肾，则元气反随下陷，化源既绝于上，肾气何由独足于下？纵下实而上更虚也。又若六脉浮大无力者，此乃中气不足，营阴有亏，而失收摄元气之用，宜于温补气血之中加以敛纳之味，如养营汤用五味子，更宜减去陈皮是也。六脉沉细无力者，此元阳中气大虚，大宜培补中州，温补气血。盖脾胃既为气血之化源，而万物之滋补，亦必仗脾胃运行而始得，故古诸方药中，必用姜、枣，即此意也。况中气既虚，运行不健，故用辛温于中鼓舞，使药力自行，药力不劳脾胃之转输，如归脾汤之用木香，十全汤之用肉桂是也。如六脉迟缓甚微者，则元阳大虚，纯以挽救阳气为主，轻则人参理中汤，重则附子理中汤，不得杂一阴分之药，盖阳可生阴，阴可化阳耳。如六脉细数，久按无神者，此先天后天之阴阳并亏也。早服八味地黄丸，晚服人参养营汤去陈皮。或十全大补汤去川芎，生地换熟地可也。如两寸洪大，两尺无力者，此上热下寒，上盛下虚也，宜八味地黄加牛膝、五味子，服至尺寸俱平而无力，则仍用前汤，另煎参汤冲服。如两尺有力，右寸浮大而软者，此元气下陷，下实上虚也，宜补中益气汤升而举之，地既上升，天必下降，二气交通，乃成雨露，此气行而生气不竭矣。先天之阳虚补命门，后天之阳虚温胃气。先天之阴虚补肾水，后天之阴虚补心肝。盖心为血之主，肝为血之脏，然更重乎足太阴脾也。夫脾者，营之本，化源之基，血之统也。且一方之中，与脉有宜有禁。宜者加之，禁者去之。如应用十全大补汤，而肺脉洪大者，则芎、芪应去，而麦味应加者也。盖川芎味辛而升，黄芪味甘，气厚于味，故功专肺脾而固

表也。六脉无力，十全最宜。倘无力服参者，以芪、术倍用。止用当归，勿用地、芍，盖重在补气，则当归为阴中之阳，地黄、白芍为阴中之阴耳。至于地黄一汤，依脉轻重变化，万病俱见神功。若六脉沉微，亡阳之证，暂所忌之。盖虽有桂、附之热，终属佐使，而熟地黄、山萸肉一队阴药，乃系君臣，故能消阴翳之火也。其熟地黄重可加至二三两，山萸止可用三四钱，盖酸味独厚，能掩诸药之长，况过酸强于吞服，便伤胃气矣。此予姑取数端，以证变化之无尽，学者类推之，而自得其神矣。至于地黄汤，以降为升，盖浊阴下降，清阳上升，凡一切虚损之病固宜久服者也。补中益气汤以升为降，盖清阳上升，浊气降散，东垣先生特为虚人发散而设，不宜久服者也。〇《经》曰：胃阳弱而百病生，脾阴足而万邪息。又曰：脾虚食少，不能克化，补之自然能食，是则更有法焉。东方之雠木宜安，恐木实则侮土而厥张也。西方之子金宜固，恐子虚窃母气以自救也。夫少火实，为生气之源，故中央之土虚，则有补母之论存焉。许学士云：譬如釜中水谷，下无火力，其何能熟？王叔和云：房劳过度，真火衰弱，不能上蒸，脾土中州不运，饮食不化，痞塞胀满，须知补肾，肾气若壮，丹田火盛，上蒸脾土，土温自治矣。统而言之，脾具坤顺之德，而有乾健之运，坤德或惭，补土以培其卑监；乾健稍弛，益火以助其转运，此东垣兼甫以补土立言，学士、叔和以壮火垂世。土强则出纳自如，火旺则转输不怠。火为土母，虚则补其母，治病之常经也。世医不得其传，一味消导，麦芽、神曲、厚朴、黄连，以为脾胃良药，因而夭枉者不可胜数矣，可胜悼哉！余又常见服补养气血之药久，似乎日衰，改服疏利之药，一二剂而气血似乎顿长者。此非补养之误也。盖因补养之日久，生气既多，泄气反重，且粘滞太过，血则壅而不行，气则伏而不用，所以疏利一投，而气血宣行，前功顿见也。又有服温补元阳之药久，而元阳似乎日困，后服清凉之剂，而元阳似乎顿壮者。此非温补之误也。盖如春夏发生长养，则气血流溢无拘，所以人多困倦，若非秋冬闭藏之气，何能为成实坚固之用耶？更凡一经或虚或病，而凡用或攻或补，重在一经为治者，其功虽捷，可暂而不可久也。久则胜负相争，反增偏害之势。〇按：人有能食，食后而反愈倦者，何也？此胃不病而脾病也，故不能消化。其法当用六味地黄汤补坎水，加附子、肉桂补肾中之真火，以生太阴脾经之土，土得补而健运有权，则自然能消化矣。〇又常见有人终日郁郁，全不恋食，勉强食之，亦觉相安，何也？此胃病而脾不病也。其法当补离火，以生阳明胃经之土，土健则饮食自旺，归脾汤是对证之的药，方中枣仁一味，色赤属火，味酸属木，炒熟气香，香先入脾，故赤能入心，酸能入肝，香能助脾，此乃补木生火，补火生土也。又心生血，肝藏血，脾统血，三经同补，生生不已，此归脾汤之所以得名也。《经》曰：虚则补其母。由此观之，则是方更属补其母之外家也。〇又尝见有人默默不欲食，食之则胀闷不安，此又何也？其人必中气不足，饮食劳倦，脾胃俱病也。法宜朝服补中益气汤，以滋化源，加白蔻宣畅胸膈，砂仁、半夏醒脾开胃；暮服八味地黄丸，补少火以生脾阴之土，脾胃均得补而健旺，自然能食而消化矣。又常见时医治脾胃之病，多谓肉黍所伤，又疑水谷之积，轻则神曲、麦芽，重则硝、黄、巴豆，克伐肆投，真气愈促。岂知隔一隔二之治法，其效虽缓，其益无穷。譬如渊深则流远，根深则蒂固，况真脏既得生气，自相长养，饮食调和，五脏顺昌，则长有天命，何病之有？虽有微邪，我之气壮，何足惧之？偏胜之害乌有哉。慧以数十年之攻苦，参考诸家分经辨证，皆于寤寐神游中得来，敢以告之同人，知我者，当不以为僭也。

《医学求是·补药误病说》二集：神农尝百草以疗民疾，《本草》有久服延年长生益寿等语，世俗信之，遂以为赤松黄石，桂父桐君，术不过是。不知古人天性浑全，养真有术，久伏深山，得草木之精英者食之，渐至辟谷轻身。或者有此，而亦不数数觏。至若调铅汞、炼丹丸习长生术者，已多谬妄。乃世人营营利禄，伐性戕元，全不顾惜，偏欲乞灵于草本，以图永年，其可得乎？夫人气血调和，乃为无病，病必阴阳偏胜，药物得天地自然之气，用以和之，胜其所不胜，以抑其所胜，如是而已。乃有不问寒热阴阳，概投滋补，卒至气血壅滞，阻塞中宫，四维之不平迭见，证情莫可揣测矣。余见病之误于补者，指不胜屈。尤异者，诊一桓姓妇，年四十余，每日自辰至午如常人，午后绕室行，足不停趾，戌亥时晕厥，闭目仰卧，交子时口吐痰沫而苏，行动饮食如故。明日午后复然，数月不愈。余一见断为误补病，午后阴凝而作，子初阳复渐平，非滋阴所误而何？索方视之，果三十余味，方书所称滋补者并集之，服半截余未闭断也。再在沪诊一妇人，左偏头痛，左手搦搐，难以屈伸，右臂微肿，脐流清水。亦常服滋腻补药所致。家乡邵伯渊来函，有十七岁男孩，秋初发痧，嗣变寒热，医者议攻议补，半月后左手弯如弓，坚不得直，旋复两足如铁，不能屈伸，口不能言，直声号叫。证由发痧而起，不过暑浊之邪，扰乱中气，旋变寒热，邪入三焦少阳经。斯时宣泄湿浊，和解少阳，证即向愈，何乃议补议攻，以至于此？此又误补而兼误攻者，然误攻者见证易知，误补者变幻不测。世人喜服补药，时医专集补方，无所取义者无论矣。其习用胶、地、枸杞、淮药、萸肉、归、芍、杜仲、续断、菟丝、女贞之类，以为补肝阴，养肾水，岂知肝肾之阴内含阳义，自东而升，心肺之阳内抱阴精，自西而降？《内经》云：中焦受气，取汁变化而赤，是谓血。中焦所受者，升降和平之气。纯用滋腻，非特与肝肾无关，多服则中气阻滞，脾阳下陷，则肝木不升，胃阴上逆，则肺金不降，木不升则火陷而水涸，金不敛则气逆而火炎。《经》云：左右者，阴阳之道路。而道路通塞，全在中气。故云人以中气为主，脉以胃气为主，脾胃调和，乃能无病。岂有不察脏腑经络，纯用滋补，以为有益于人身者？冬令喜服龟、鹿等胶，江浙人最甚。至春多发为痰血、遗精等证。缘多服则中气滞，气滞则湿郁，湿郁则肝胆两火不能升降顺行。龟胶增痰湿，鹿胶助火郁，湿郁火升则吐血，湿郁水寒则遗精矣。余游沪上，冬令之以病问者，每以为体弱求补，喜服膏滋药，遇燥盛湿衰，木火炽甚者，与以滋阴，兼理气机。病者见用补多而色喜，予亦未尝不投其所好也。若脾湿多痰，下寒上热，郁火飞升者，只有改膏为丸，所用药品，性皆清淡，难以煎膏。倘搀入滋腻有情之品，犹恐滞其气机也。再有痰湿满中，肝胆上逆，水火为土湿所阻，不得交济，以致水泛火飞，都系滋阴所误。余用桂枝、附子、干姜、砂仁、龙、牡等，水泛细丸，另用参、苓、斛、苡、桑皮、炙草、前胡、半、贝、归、芍、杏、陈、麦冬、柴、芩等，凭证去取为末，炼蜜调和，将水泛细丸纳入，丸如桐子大，嘱其空腹时服之，颇能着效。其法原宗喻氏，非妄作也。沪上时风，冬季喜服滋补，即并无疾病者，亦喜服之，以为有益，习俗使然，真不可解，岂知不究本原，但图腻补，卒至无病而致有病，轻病而致重病。参、茸、胶、地，亦杀人之品也。慎之！慎之！〇亦非谓本体虚弱，乃平居饮食粗粝，肠胃枯涩，观于食力之夫，食倍于人，卒又易馁，其明征也。故膏粱之体，遇外感经病，宜用轻清解表，不得过用猛烈。若治内伤，宜寓埽除之法，脏腑柔脆，峻攻固所不宜，而浪投滋补，尤易误事。藜藿之体，遇外感经病，发表宜重宜猛，若用轻清，因循贻误，内伤病消导攻伐之品，极宜慎用。遇宜补者，投以补剂，其效尤速。至于膏粱体亦有外实，藜藿体亦有里实，则又最易治疗之证也。

《医纲总枢·新订本草大略》卷二：历古本草最多，世传药方不少，有效有不效，在乎临症者辨之。凡古今药性类方，未经亲验，不敢强举，谨述其亲经历验之药，至稳至当之品，共分二十六类，曰发散，曰涌吐，曰攻泻，曰清热，曰化痰，曰舒气，曰散瘀，曰消滞，曰降气，曰

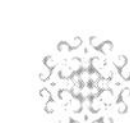

提气，曰杀虫，曰辟邪，曰镇坠，曰固涩，曰通窍，曰补火，曰补气，曰提神，曰补精，曰补血，曰滋液，曰利水，曰壮筋，曰止抽，曰止痛，曰明目。 〇发散之剂：为发汗之用也。然发汗之用，一令外感之风湿外散，一令皮肤之血积外达，一令内腑之热外消，一令内肾之水外出，故发表非独为驱风湿用也。但是发汗之法有三：一用吐法，使触动胃气，而汗管即引汗易出；一用暖覆，使身暖而汗易出；一用热水熏蒸，使皮热而汗易出也。惟风热症，内热当盛极之时，不宜发汗，必先清之泻之，乃可汗也。麻黄辛，热。散阴寒冷湿。桂枝辛，热。补火，驱寒逐湿。藁本辛，温。散头顶风寒湿。羌活辛，温。散上部风寒湿。川芎辛，温。散风，行血通经。白芷辛，温。上头目，散风湿。苍术辛，热。散湿，辟疫辟邪。天麻甘，温。暖气，祛风化痰。秦艽苦，温。去肠胃风湿。灵仙甘，温。去肠胃风湿积。僵蚕咸，温。下行化痰，去湿。独活甘，温。下行，去湿散风。陈皮苦，温。化痰祛风。青皮苦，温。散风湿。紫苏香，温。化气破结，去风。防风平，淡。去风利气。荆芥香，温。化气祛风。加皮甘，温。壮筋祛风。生姜辛，热。暖胃逐寒，止呕。细辛辛，热。通窍，驱风逐寒。薄荷辛，温。通窍，祛风止痛。辛夷涩，温。通窍，利齿去风。蔓荆涩，温。去翳去风，通目。虎胶甘，温。壮筋逐湿。升麻淡，平。提气，疏腠发表。柴胡淡，平。提气，疏表破气。葛根甘，凉。疏腠，清热利水。木贼淡，平。明目去翳，疏表。香薷香，平。散暑，化气行血。蝉脱咸，平。去翳，化泪化痰。青蒿甘，香。疏风，凉血化气。钩藤淡，凉。凉血通表。谷精淡，凉。明目去翳，通表。葱白辛，凉。通窍，开腠发汗。 〇涌吐之剂：乃鼓动胃气，而推痰涎血毒毒物外出也。又能令津液生多，肝肺生液，肺管生痰，外皮出汗也。如血府有坏脉管生血疱，脑中有病，腹中发热，小肠疝气，元气虚弱，皆不宜用吐剂也。凡服吐药，宜多饮温水以助吐。甜瓜蒂苦，腥。化痰引吐。藜芦有毒。攻痰引吐。常山腥，平。引吐，化痰截疟。百部苦，腥。引吐，化痰杀虫。草果辛，温。引吐，破痰化结。胆矾酸，涩。涌吐，破痰烂肉。 〇攻泻之剂：荡涤肠胃之用也。凡食滞凝结，大便不行，肠胃生虫，腹中胀满，与及大热内结，血热不行，眼珠大热，脑受火灼，皆宜用之。凡泻后，又能使肝液流行，液管通畅，体内秽垢消荡，月经下行也。若痨伤咳血、疟痢，日久瘰疬痰核，妇人怀孕，皆忌取泻。又如月经行时，食饱饭后，亦不宜服泻药也。大黄淡，寒。轻泻，破气化积。朴硝咸，寒。软坚，荡肠水泻。巴豆苦，温，有毒。破结大泻。元明粉功同朴硝，略缓。泻叶淡，平。轻泻。牵牛淡，寒。轻泻，解毒。甘遂淡，寒。水泻。芫花淡，温，有毒。水泻。大戟淡，寒。水泻。商陆淡，寒。轻泻。郁李仁轻泻，润滑大肠。火麻仁轻滑大肠，润肠。 〇清热之剂：以甘润之，以凉平之，以咸下之，以寒折之。羚羊角大寒。凉血解毒。犀角大寒。凉血解毒。黄连苦，寒。清心，凉血降火。黄芩苦，凉。清三焦气热。黄柏苦，寒。清肾，凉血滋水。犀牛皮甘，凉。清皮肤热。栀子苦，凉。散血凉血，解热。胆草苦，寒。凉血滋液，明目。连翘苦，寒。清心凉血，解毒。桔梗甘，凉。润肺，提阳，清热。兜铃苦，凉。清上焦痰火。桑白苦，凉。清肺痰，去翳。枯草苦，凉。清上焦痰火。芦根苦，寒。清胃止呕。银花甘，凉。清肾，解毒利水。石膏淡，凉。坠火，清胃降逆。苦参苦，寒。解毒凉血，杀虫。竹茹淡，凉。清胃止呕。山豆根苦，凉。清血消肿。淡竹淡，凉。散暑发表。石决淡，凉。明目，清胃。钗斛苦，凉。凉血降火。知母苦，凉。滋液，清脏热。羽箭淡，凉。凉血通表。蒌仁苦，凉。润肠滋肺，化痰。茅根甘，凉。清胃，凉血利水。槐花淡，凉。凉血，清大肠火。金铃子苦，寒。清郁火。葛花淡，凉。解酒积，利水。桑寄淡，凉。凉血滋液。青葙淡，凉。清皮肤血热。石蟹同石决之性功。牛蒡苦，寒。凉血消肿。荠苨甘，凉。解毒，清肺明目。地龙咸，凉。清脑血热，解毒。海带淡，凉。清热痰，利水。石莲苦，涩。敛精止痢，清毒。花粉苦，淡。清肺热痰。猘胆大苦，大寒。散瘀解毒。武夷茶化热滞。 〇化痰之剂：化津破液之药也。夫痰由津液不行，津液不行由气不化，气之不化，非因虚即因郁，故化痰全在化气也。但是化痰之法有二：一用药煎水吸气，以化肺中之痰；一用内服，以化内脏经络之痰也。化痰之药亦有二：一用热药化痰，使痰内消；一用凉药化痰，使痰易出。至如气虚有痰，必先补气；气郁有痰，宜先解郁；液虚有痰，宜先滋液。乃一定之例也。凡服化痰药，忌利大小二便。牛黄苦，凉。化痰破积，解毒。三棱淡，温。化痰，散瘀破结。莪术苦，温。功同三棱。半夏甘，温。化痰，舒胃破积。礞石淡，平。攻痰破积。竺黄淡，凉。化肺热痰。硼砂酸，温。软坚化痰。前胡苦，凉。化痰降气，止咳。菖蒲腐热。化痰，通脑破气。芥子辛，热。化痰通窍，化气。姜黄苦，热。化痰散瘀。白矾酸，涩。化痰，止血止浊。阿魏腐，温。化痰下气，舒脑。南星有毒。去风化痰。海硝淡，平。消积止痛。全蝎有毒。去风化痰，攻毒。僵蚕见发散。陈皮见发散。北杏苦，平。化痰下氧，润肺。胆星功同南星，力缓。橘红苦，温。化痰气。 〇舒气之剂：解郁破气，行血之药也。服之时宜行动，游玩行走，或换水土，庶能有功也。腹皮涩，温。化诸滞气。元胡苦，温。散血破气。郁金功同元胡。春砂甘，温。化气消滞。乳香甘，温。破结止痛。没药功同乳香，而力尤峻。木香甘，温。化气止痛。槟榔涩，温。化气止泻，劫痰。佛手苦，温。散风化气。苏子淡，平。化气止咳。藿香淡，温。辟疫，化寒止呕。香附苦，温。化气止痛。草果见涌吐。小茴甘，热。化寒气，止痛。大茴功同小茴。台乌苦，温。化气止痛，破结。 〇散瘀之剂：以酸敛之，以咸濡之，以苦散之，以辛行之。桃仁苦，平。下气，散瘀消积。红花淡，凉。散瘀消肿，破气。田七淡，凉。散瘀，行血止痛。丹参苦，凉。化气行血。碎补淡，热。补火逐寒，行血。赤芍苦，平。化气敛气，散瘀。归尾酸，平。散瘀敛气。茜根淡，凉。清血行血，利便。紫草淡，凉。凉血行血。泽兰淡，温。化气散风，行血。蕊石酸，平。化瘀为水。霄花淡，平。散瘀通经，止痛。蒲黄甘，凉。散瘀消肿，止痛。灵脂咸，凉。散瘀止痛，通肠。 〇消滞之剂：轻用苦辛以疏之，重用咸平以下之。三柰辛，热。化滞止呕。厚朴甘，温。化滞气，润肠。枳实苦，温。下气化滞。山楂酸，平。消油腻、果滞。波蔻功同三柰，化寒去翳。麦芽淡，平。去五谷滞。良姜功同三柰，祛风。谷芽功同麦芽。神曲甘，香。化气行滞，去风。莱菔淡，温。破气化滞。 〇降气之剂：以酸敛之，以涩固之，以甘镇之，以咸沉之。淮盐咸，平。下气止咳。牛膝酸，平。坠下，下行腰膝。杷叶淡，平。敛气止咳。冬花淡，凉。清肺下气，止咳。覆花淡，平。降逆。赭石淡，平。降逆。柿蒂涩，平。下气止咳。蒙花淡，平。降血热，明目。紫菀淡，凉。下气止咳。金橘酸，温。敛气止咳。桂目酸，平。敛气，止咳血。 〇提气之剂：以辛升之，以热壮之，以甘培之，以温托之。黄耆甘，平。补气提阳，内托。柴胡见发散。升麻见发散。桔梗见清热。 〇杀虫之剂：以甘引之，以毒杀之，以酸软之，以苦下之。榴根皮苦，涩。杀长虫。雷丸有毒。杀诸虫，破积。鹤虱有毒。杀虫，消积止痛。雄黄有毒。杀虫，攻毒辟邪。使君甘，平。杀虫，润肠去积。榧子功同使君。枫子肉有毒。杀疯虫。苦楝子苦，平。杀虫，化气。百部见涌吐。杀虫，化痰。芜荑苦，温。杀虫，破积。蛇床有毒。杀虫，补火。硫黄有毒。杀虫，化痰，补火。 〇辟邪之剂：以香辟之，以腐驱之，以气逐之，以味破之。樟脑辛，热。辟邪，止痛止抽。沉香香，热。辟邪，暖中止痛。丁香辛，热。辟邪，驱寒止痛。茅苍术功同苍术，辟邪。朱砂辟邪，镇心跳。雄黄见杀虫。硫黄见杀虫。 〇镇坠之剂：以淡镇之，以酸敛之，以甘填之，以咸伏之。磁石淡，温。敛气，镇精定脑。金叶淡，平。定心。朱砂敛心定心，解毒。 〇固涩之剂：主令小血管收

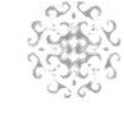

缩，肉筋束力，各腑之津液化稠也。故凡固涩之药，其用有四：一可敛内皮之涎，一可止血管之血，一可敛汗，一可止脱。或外敷洗，或内服食，各有其宜。惟内有热症，忌用固涩。没石子外洗止血止汗。儿茶涩，温。止泻。榴皮涩，温。止泻。白矾见化痰。止血止汗。五味酸，平。敛气生津，提神。鸦片苦，平。止泻，止汗，止浊。粟壳涩，平。止泻解毒。诃子苦，温。止泻止咳。首乌涩，温。补血敛血，止痢。地榆酸，凉。凉血敛气，软坚。棕炭止浊固精，止白带。血余炭止浊固精，止血。覆盆子止溺。扁柏固血，止咳血。尖槟涩，温。杀虫，解郁止泻。麻黄根淡，温。固表止汗。腹皮炭淡，温。止血崩漏，化气。 ○通窍之剂：以辛通之，以窜达之，以香舒之，以热行之。麝香窜香，破结辟邪，通经。蟾酥有毒。去腐，破结攻毒。远志窜温。通脑，利气行痰。薄荷见发散。皂刺攻结直入结处。山甲攻毒，宜破毒结。蜈蚣有毒。杀虫，破恶血。细辛见发散。皂角有毒。窜窍，化痰破结。 ○补火之剂：以辛为提，以热为壮，以甘为培，以温为助。附子有毒。暖精壮阳。肉桂辛，热。暖血提阳。干姜辛，热。逐冷，化寒气。吴萸暖胃止呕，化寒杀虫。羊藿淡，热。暖精。故纸辛，热。行血，驱寒化冷。胡椒辛，热。暖胃，化寒气。锁阳辛，热。暖肾固气。川椒辛，热。杀虫，化寒气。葫巴辛，热。暖精，治脚寒湿。益智苦，热。固气暖精。仙茅有毒。壮阳温肾，强阳。 ○补气之剂：以甘为培，以温为壮，以辛为提，以咸为降。人参甘，凉。补气，滋血生精。黄耆甘，平。壮气，固表内托。党参甘，平。补气滋液。洋参甘，寒。益气滋液，清火。杜仲淡，平。壮筋益气。 ○提神之剂：以辛提之，以酸畅之，以甘补之，以香调之。乌梅畅志。山查提志。酒宁神。鸦片宁神。远志利脑气。枣仁生主提神，炒主宁睡。五味畅神。 ○补精之剂：以甘填之，以咸养之，以热生之，以酸敛之。龟胶甘、咸。填精益髓。龟板功同龟胶，略淡。鹿胶咸，温。补精益髓。鹿茸咸，温。大补精血。蛤蚧甘，温。滋液益精。巴戟甘，温。壮筋益精。熟地甘，平。滋液生血，益精。苁蓉益精降火。阿胶甘，平。滋液，润肺润肠。黄精甘，温。滋肾益精。鳖甲淡，平。滋液降火。 ○补血之剂：以甘补之，以热壮之，以辛行之，以咸濡之。当归甘，温。补血行气。熟地见补精。首乌见固涩。续断苦，热。补血，敛血，暖血。川芎见发散，化瘀血，生血。杞子甘，热。补血壮阳。红枣补血滋液。 ○滋液之剂：以淡滋之，以甘厚之，以酸敛之，以辛行之。生地甘，凉。补液凉血。圆肉甘，温。滋液。莲子甘，平。滋液健中。白芍苦，凉。生津下火。南杏甘，平。润肺。苡米甘，平。滋液去湿。白术甘，温。厚中化湿。茯苓甘，平。滋液去湿。大枣甘，平。益血生津。扁豆甘，平。厚中，炒能止泻。泽泻甘，平。滋液利水。天冬甘，凉。润肺清火。甘草甘，凉。润肺生津。麦冬甘，凉。清心生津。冬葵子甘，平。润肠下气。沙参甘，凉。润肺生津。玉竹甘，凉。清心润肺，凉咽。元参甘，凉。清虚火，生液。川贝甘，凉。润肺化痰，止咳。胡麻甘，平。润肠滋液。百合甘，凉。润肺。丹皮淡，凉。清肺，化气行血。柿霜甘，凉。润肺。白及敛血润肺，止咳血。川地骨淡，凉。治骨火。冬虫草甘，凉。滋液降火。淮山淡，平。滋液。利水之剂：主令水道流行也。凡内肾膀胱积血，水臌不消，皆宜用之。且使小便多生，血积消散，内热消荡。如内肾有坏，血不通行，脏腑积血而生各种热症，以致小便不利者，亦不用利水，只治其病原，病除而小便自通矣。至若膀胱无力，元气虚弱，溺管生窄，即服利水药，而亦罔济。凡服利水，忌汗忌下。海子淡，凉。利水清热。葶苈淡，寒。破积利水。防己苦，寒。利湿热，除蓄饮。猪苓甘，凉。利湿热，敛气。茵陈淡，凉。利湿热，治黄疸。扁蓄苦，凉。利湿热。木通淡，凉。利水。车前甘，平。滋水利水，明目。滑石清暑利水，化胃酸水。金砂攻利溺道。萆薢淡，平。利湿热。瞿麦淡，寒。破气利水。 〇壮筋之剂：以甘补之，以热壮之，以辛养之，以酸敛之。杜仲壮筋健骨。木瓜酸，温。下行，舒筋活络。马前大补卫筋，用当去皮。金鸡纳霜补筋，截疟。加皮辛，温。壮筋散湿。狗脊淡，温。壮筋散湿。鹿筋甘，温。壮筋补精。鹿尾巴甘，温。壮筋补精。 〇止抽之剂：定筋定脑，止抽筋之药也。闹羊花有毒。止哮喘。樟脑辛，热。止抽止痛，补火。木瓜止抽筋，见壮筋。〇止痛之剂：安舒卫筋之药也。凡痛由卫筋不安之故。台乌见舒气。止气痛。木香见舒气。止气痛。沉香见辟邪。止寒痛。鸦片见固涩。止筋痛。樟脑止抽筋痛。颠茄叶有毒。止抽筋毒。闹羊花止抽筋痛。蒲黄见散瘀。止瘀痛。灵脂止瘀痛。田七止瘀痛。 〇明目之剂：除热消膜之药也。白丁香外搽，消顽膜。炉甘石外搽，消膜。冰片外搽，消膜。麝香外搽，消膜。川野莲外搽，退热。黄藤外搽，清火毒。胆草外搽，退热。猪胆外搽，退火毒。泽泻见滋液。车前见利水。滑胎明目。石蟹、桑白、石决、茅苊见清热。栀子、蒙花、菊花、草决、胆草见清热。木贼、蔓荆、蝉蜕见发散。杞子见补血。蒺藜淡，平。滋液，去风明目。茺蔚辛，热。散风去翳，止泪。蝉花甘，平。退翳明目，补睛。草决淡，平。退翳。夜明砂淡，平。去翳，消积。青葙淡，凉。凉血，治赤目。蛇蜕有毒。去膜。 〇已上各药，皆经试验明确，其余诸药未齐，以俟高明再续。凡用药有宜轻宜重之分，药性有刚有柔之别。如时常食药，药剂宜重；不惯食药，药剂宜轻。药性刚者不宜多用，药性柔者少用不应。如蟾酥、马前，每次用半厘。如鸦片、小儿未满一岁者忌用。闹羊花、颠茄叶、樟脑，每次用一厘。如麝香、枫油子肉、胆矾，每次用二厘。如阿魏、金鸡纳霜，每次用五厘。如牛黄、硼砂、白矾、丁香，每次用二三分。如细辛、薄荷、三棱、莪术、雄黄、硫黄、儿茶、猪胆、蜈蚣、玉桂、沉香，每次用三分至八分。如棕炭、腹皮炭、血余炭，每次用八分至一钱。如菖蒲、麻黄、紫苏、全蝎、升麻、巴豆、芫花、甘遂、桂枝、芥子、干姜、乳香、没药、吴萸、羊藿、元胡、郁金、小茴、大茴、姜黄、羚羊、犀角、五味、榴皮、雷丸、蛇床、诃子、尖槟、海蛸、胡椒、川椒，每次用一二钱。如礞石、南星、半夏，每次用三四钱。如赭石、鳖甲、龟板，每用七八钱。如石膏、石决、石蟹、滑石、寒水石，每次用一二两。如乌梅、草果、波蔻，每用二三枚。其余诸药，轻重随宜。此药性风柔轻重之大略也，在乎临症者定之。

诸家论药物功效

《续医说》卷一〇：黄柏、知母世人谓其补肾，非也。特以肾家火旺，两尺脉盛者，用其泻火，则肾亦坚固，而无梦遗之患，岂诚有补肾之功哉？故肾家无火，而两尺微弱，或右尺独旺者，皆不宜用。黄柏、知母能降十二经之火，《内经》所谓强肾之阴，热之犹可者，正以其泻肾之火，则肾令方行，而热亦不作矣。但凡肾家有热，两尺脉旺而成诸疾，或眼疼，或喉痹之类，皆宜用之。《脾胃论》云：黄柏、知母不可久服，恐阴气为害故也。东垣岂欺我哉！

《韩氏医通·药性裁成章》卷上：药有成性，以材相制，味相洽而后达。夫药性，古书备本草，括《汤液》《珍珠》诸篇，予不能悉记也。而二五之升沉，咸、苦、辛、酸、甘者，触物在焉。姑列凡数，可推其余。标病攻击，宜生料，气全力强；本病服饵，宜制炼，调剂大成。病在元气，宜醇澹。味性纯一，醇也；出五味外，澹也。〇人参炼膏，回元气于无何有之乡，王道也。 黑附子回阳，霸功赫奕。甘草调元，无可无不可。〇当归主血分之病，川产力刚可攻，秦产力柔宜补。

凡用本病酒制，而痰独以姜汁浸透，导血归源之理。 熟地黄亦然。血虚以人参、石脂为佐；血热以生地黄、姜黄、条芩，不绝生化之源；血积配以大黄。妇人形肥，血化为痰，二味姜浸，佐以利水道药。要之，血药不容舍当归，故古方四物汤以为君，芍药为臣，地黄分生熟为佐，川芎为使，可谓典要云。〇香附主气分之病，香能窜，苦能降，推陈致新，故诸书皆云益气，而俗有耗气之讹，女科之专非也。治本病略炒，兼血以酒煮，痰以姜汁，虚以童便浸，实以盐水煮，积以醋浸水煮。妇人血用事，气行则无痰。老人精枯血闭，惟气是资。小儿气日充，形乃日固。大凡病则气滞而馁，故香附于气分为君药，世所罕知。佐以木香，散滞泄肺；以沉香，无不升降；以小茴香，可行经络；而盐炒则补肾间元气。香附为君，参、耆为臣，甘草为佐，治气虚甚速。佐以厚朴之类，决壅积；棱、莪之类，攻其甚者。予尝避诸香药之热，而用檀香佐附，流动诸气，极妙！〇痰分之病，半夏为主。脾主湿，每恶湿，湿生痰，而寒又生湿。故半夏之辛，燥湿也。然必造而为曲，以生姜自然汁、生白矾汤等分，共和造曲，楮叶包裹，风干，然后入药。风痰，以猪牙皂角煮汁去渣，炼膏如饧，入姜汁。火痰黑色，老痰如胶，以竹沥或荆沥入姜汁。湿痰白色，寒痰清，以老姜煎浓汤，加煅白矾三分之一，如半夏三两，煅矾一两。俱造曲如前法。予又以霞天膏加白芥子三分之二，姜汁、矾汤、竹沥造曲，治痰积沉痼者，自能使腐败随大小便出，或散而为疮，此半夏曲之妙也。古方二陈汤，以此为君，世医因辛，反减至少许，而茯苓渗湿，陈皮行气，甘草醒脾，皆臣佐使，而反多其铢两，盖不造曲之过。观法制半夏，以姜、矾制辛，即能大嚼是也。佐以南星，治风痰；以姜汁酒浸炒芩、连及瓜蒌实，香油拌曲略炒之类，治火痰；以麸炒枳壳、枳实，姜汁浸蒸大黄、海粉之类，治老痰；以苍术、白术俱米泔、姜汁浸炒，甚至干姜、乌头，皆治湿痰。而常有脾泄者，以肉豆蔻配半夏曲，加神曲、麦芽作丸，尤有奇效。厚养之人，酒后多此，而苦痰为病者，十常八九也。方书谓天下无逆流之水，人身有倒上之痰。气乱血余化而为痰，故治痰以行气杀血为要。〇火分之病，黄连为主。五脏皆有火，平则治，病则乱。方书有君火、相火、邪火、龙火之论，其实一气而已。故丹溪云：气有余便是火。分为数类。凡治本病略炒以从邪，实火以朴硝汤，假火酒，虚火醋，痰火姜汁，俱浸透炒；气滞火以茱萸，食积泄黄土，血癥瘕痛干漆，俱水拌同炒，去萸、土、漆；下焦伏火以盐水浸透拌焙；目疾以人乳浸蒸，或点或服。生用为君，佐官桂少许，煎百沸，入蜜，空心服，能使心肾交于顷刻。入五苓、滑石，大治梦遗。以土、姜、酒、蜜四炒者为君，使君子为臣，白芍药酒煮为佐，广木香为使，治小儿五疳。以茱萸炒者，加木香等分，生大黄倍之，水丸，治五痢。以姜汁酒煮者为末，和霞天膏，治癫痫、诸风、眩晕、疮疡，皆神效。非彼但云泻心火，而与芩、柏诸苦药例称者比也。〇予治沉疴，先循经络者，即诸古书所载引经报使药，贵识真尔！如心经，以人参益气，石脂补血，朱砂镇火，天竺黄去痰，泽泻泻热，而莲肉、茯神、赤茯苓、远志、益智、酸枣之属，利心窍以安神识。中间制炼，如以苦焦之味达本经，咸引所畏，辛避所胜，酸益其母，而甘泄其子，皆裁成药性之道。粳米造饭，用荷叶煮汤者宽中，芥菜叶者豁痰，紫苏叶者行气解肌，薄荷叶者清热，淡竹叶者避暑。造粥则白粥之外，入茯苓酪者清上实下，薯蓣粉者理胃，花椒汁者辟岚瘴，姜、葱、豉汁者发汗。与夫古方羊肾、猪肾之类，无非药力也。一人淋，素不服药，予教以专啖粟米粥，绝他味，旬余减，月余痊，此五谷治病之理。〇梨汁疏风豁痰，蒸露治内热。藕汁研墨止吐血、鼻衄。研桃仁调酒破血积。胡桃仁佐破故纸，盐水糊丸，治腰湿痛如神。大枣煮汁去查炼膏，救小儿脾虚胃寒不能药者。莲肉作末，苏禁口痢。柿蒂加杵头糠，止转食。凡此予以应骄习之家，亦五果治疾之理。〇韭白愈淋，子涩精。大葱汁和五倍子末涩虚脱之痢，非虚脱不用。苋煮汁愈初痢。萝卜风干愈伤食嗽。白扁豆益脾清暑。蒜汁煮香附，加荜拨、大黄，治瘴乡中毒。诸菜俱能治病，贵专啖尔。〇黄牛肉补气，与绵黄耆同功。羊肉补血，与熟地黄同功。猪肉无补，而人习之化也。惟连贴于脾、肚于胃、腰子于肾、脊髓于骨、心于血，可引诸药入本经，实非其补。鹿则全体大补，异时每欲以肉汁炼膏，如霞天膏、小刀圭之法，恨不多得。黄牛连贴，用朴硝作脯，消痞块。骨髓煎油擦四肢之损。禽则鹅善疏风。鸡稚补损，老作羹起衰。虫则蜣螂裹烧熟，与儿食，治疳。蚋皮作丸，大治惊痫疳痢。以上予治厚养之人多用之，亦从其化也。独犬之壮阳，俗夫所尚，古方戊戌酒，盖为虚寒病设尔。或云：士无故不杀犬豕，则古人以羞于珍矣，意者黄黑二色，足补脾肾，亦可如小刀圭法为之，以治虚怯劳瘵，而戒恣欲之非，价廉工省，可济贫乏云。

《医方捷径·增补分门别类药性》卷上：消痰药性。半夏（性热有毒，用沸汤泡七次，剥去皮脐，以姜制用）、南星（有毒，用生姜汁煮，通去风痰）、橘红（陈皮汤浸，刮去白）、白茯苓（刮去黑皮）、知母（刮去黑毛，忌铁器）、贝母壳（去心）、瓜蒌子（去壳取肉）、天门冬（以汤浸，抽去心）、枳壳（去穰，以麦麸炒黄，去麸用）、枳实（以麦麸炒黄，去麸）、苏叶、薄荷、汉防已、款冬花、旋覆花（一名金沸草）：均治胸中痰结难过。天麻（去风痰。北地药加多用则效）、诃子（煨熟，去核用）、槟榔、黄芩（除痰热病在上者，和酒炒）皂荚：去治痰。 麦蘖：入炒竹沥治痰在四肢，以姜汁佐之。 〇补气药性。人参 黄芪：以蜜水拌炒）、淮山药、白茯苓（去皮）、白术（以土炒黄，去土）、紫河车。（抽去脉血，以长流水洗净，以慢火煨干用。入气药则补气。又法：以米醋煮之，醋将干，又加水煮极烂，焙干，研末入药。）〇下气药性。厚朴（去皮，用生姜汁拌炙三五次）、沉香、紫苏叶、香薷、砂仁（去壳炒研）、神曲（炒黄用）大腹皮（酒洗，或姜汁洗，晒干）、薄荷、杏仁（汤泡，剖去皮尖用）、前胡（去芦）、姜黄、乌药、藿香（去土角）、香附子（童便浸一时，炒用）、瓜蒌子（去壳）、白豆蔻（去壳，研用。宜少服）萝卜子（略炒）、南木香（治积年冷气）。〇破气药性。青皮（去穰）、槟榔、枳壳、枳实、三棱（小泡，切）、蓬术（炮，切，以醋拌炒赤）、茯苓（去皮，能攻结气）、紫菀（能散胸中结气）、白及（攻中焦结气）。 〇补气药性。当归（酒浸，洗）、熟地黄、生地黄（并酒浸洗）、白芍药（煨，切，酒洗用之）、何首乌（竹刀切，以米泔浸一夕。不犯铁器）、紫河车（又法，用布线吊于急流水内，漂二日，取起，用净米泔一碗，于小罐内微火煮一沸，取出，勿令泄气，用小盒一个，四围用纸密糊，安河车在内，用慢火焙干，为末入药内。又曰：入气药则补气，入血药则补血）。〇止血药性。当归头、茅根、韭汗、胎发灰、荆芥（烧灰）、犀角（刮末）、藕节、大蓟、小蓝、茜茅根、伏龙肝（研末）、阿胶（蒲黄炒成珠）。〇破血药性。当归尾、桃仁（去皮尖，研末）、红花、苏木（已上四味破死血）、蓬术（醋炒）、赤茯苓、赤芍药、瞿麦、泽兰（行血）、大黄、姜黄、牡丹皮（去骨。并逐痰血。不犯铁器者）、刘寄奴（治金疮，止痛）、干漆（炒去烟。善逐瘀血）。〇健脾强胃药性。白术、山药、白芍药、神曲、芡实、肉莲子（去心）、甘草（炙）、白扁豆。〇温脾暖胃药性。草果（去壳）、砂仁、草豆蔻（以面包煨熟用，炒亦可）、香薷、良姜、陈皮（留白）。〇调脾开胃药性。藿香、半夏、白豆蔻、麦芽、茴香（炒）、石莲子（去壳）、肉豆蔻（以面包煨熟，去面用）、陈皮。〇补肺虚嗽药性。紫菀（治唾血嗽）、阿胶（以面粉拌炒如珠，去面用。治咳血嗽）、五味子、马兜铃、瓜蒌子（去壳）、款冬花（又治肺痈）。〇泻肺实嗽药性。桔梗（又治肺内痈之作脓者）、天花粉、杏仁、黄芩、葶苈（炒用）、桑白皮（刮净，蜜水炒）。〇治诸咳嗽药性。细辛（去土）、前胡、知母、贝母、诃子、防已、百部、百合、麻黄（去根、节，勿犯铁器）、旋覆花、天门冬、麦门冬、薏苡仁（治咳嗽有痰血）。○诸喘急药性。萝卜子、天门冬、麦门冬、桑白皮、苏子、紫菀、款冬花。○退诸火热药性。黄芩（泻肺中之火邪）、黄柏（以刀刮去皮，能泻膀胱火）、黄连（去芦，能泻心火）、柴胡（去芦，能泻肝火）、栀子（炒用，能泻肺火）、连翘（去心用，能泻诸经之火）、知母（泻胃火。盐水炒，泻虚火）、石膏（泻胃火）、玄参（泻无根之火，治结毒风热）、大黄（泻大肠火，并一切风热）、升麻、滑石、木通（以刀削去皮，泻小肠火）、甘、草竹茹（泻火）、麻黄、薄荷叶、葱白（二味并消风热）、犀角（以刀刮屑用，主解心热）、天花粉、竹沥（去胸中烦热）。○退虚热药性。黄芪、知母、天门冬、人参、甘草。○退劳热骨蒸药性。青蒿、知母、地骨皮（去骨用，治有汗之骨蒸）、鳖甲（醋炙黄用）、银柴胡、胡黄连、蔓荆子、牡丹皮（去心用皮，不犯铁器，治无汗骨蒸）。○发汗药性。麻黄、荆芥、薄荷、苍术（以米泔浸一时，炒用）、葱白。○止汗药性。黄芪、麻黄根、桂枝（消皮）、酸枣仁（去核取仁）、浮小麦、龙骨、牡蛎（并以火煅用）。○消食药性。青皮（去穰）、山楂、萝卜子、麦芽（炒曝）、砂仁（炒）、神曲（炒）、厚朴（姜制）、枳壳、肉豆蔻（面包煨）、枳实（面炒）、诃子。○宽中药性。苍术、桔梗、枳实、香附子、瓜蒌子、青皮、厚朴、诃子。○散膨消痞药性。厚朴、麦芽、草豆蔻、肉豆蔻、前胡、白术、枳实（二味同用，能清痞膨）、大腹皮（汤洗净，和壳）、黄连（同枳实可消心下痞）、胡芦巴。○止渴药性。干葛、石膏、天花粉、麦门冬、滑石、紫菀、乌梅、瓜蒌子、五味子。○解郁药性。川芎、苍术、香附子、贝母、栀子、神曲、赤茯苓。○通大便药性。大黄、滑石、芒硝、巴豆、杏仁、桃仁（通大便血结）、郁李仁、麻仁。○利小便药性。猪苓（去黑皮用之）、泽泻、木通（又能消水肿）、槟榔、赤茯苓、滑石、秦艽、连翘、葶苈、车前子、瞿麦、桑白皮。○消浮肿药性。猪苓、泽泻、木瓜、木通、桑白皮、泽兰、牵牛、防己、葶苈、大腹皮、大戟、甘遂（又治腹大水肿）、海藻、薏苡仁、商陆、芫花、通草。○止呕吐及吐酸药性。生姜、木香、丁香、良姜、白豆蔻、藿香、苦柴根（大治噎病呕）、枇杷叶（去毛净用之）、小茴香、草豆蔻、草果、吴朱萸（二味去吐泻）。○止泄泻药性。诃子、龙骨、砂仁、肉豆蔻、车前子、白术、使君子（治小儿泄泻）、白芍药、白茯苓。○治痢疾药性。木香、当归、白芍药、肉豆蔻、地肤子、阿胶、神曲、砂仁、枳壳、槐花、诃子（火煨，去核）、赤石脂、鸡冠花、黄芩、黄柏、黄连、地榆（去土）、侧柏叶（治血痢）、石连子（治禁口痢疾）、椿树皮、樗树皮。○治疟疾药性。苍术、白术、柴胡、槟榔、草果、白薇、白敛、知母、牡蛎、常山、青皮、干葛。○辟瘟消胀药性。藿香、苍术、茯神、草果、乌药、升麻。○治头痛药性。川芎、白芷（治自汗发热头痛者）、葱白、羌活（治恶风头疼）、苏梗（治感冒头痛）、苍耳子、柴胡（治往来寒热头疼）、蔓荆子。○治头风药性。细辛、天麻、薄荷、黄荆子、菊花、蔓荆子、旋覆子。○治头眩药性。独活、革薢、菊花、山茱萸（取皮）、荆沥、辛夷（治眩运，其身兀兀然，如坐舟中者）。○治脑痛药性。南星、防风、藁本（治头疼）、菊花。○治腹痛及脐下痛。砂仁、白芍药、赤芍药、草豆蔻（治胃腹痛）、木香、赤石脂、吴茱萸（治痛中治气）、小茴香、沉香、良姜、苍术、玄胡索（治胸腹气痛）、熟地黄（忌犯铁器）、青皮、黄柏（尾首共性味，并治脐下疼痛）。○治心痛药性。良姜、肉桂（刮皮）、木香、吴茱萸、芜荑、玄胡索、茯神（去水，治心下急痛）、狼毒（治九种心痛）、藿香（治霍乱心疼）、蓬术（醋炒）、五灵脂（治妇人心疼）、干漆（炒，去烟尽，治心气疼）。○治腰疼药性。杜仲（去皮，切碎，用盐水炒）、菟丝子（以酒浸，制净，蒸熟，捣细，焙干，再为末用）、续断（以酒浸一宿，去心，焙干再用）、石斛、山药、补骨脂（一名破故纸。酒浸一宿，晒干用）、阿胶、桑寄、生何首乌（以利刀刮去皮，切碎，米泔浸一时取，晒干用）、桃仁（以汤泡，剥去皮，研细用）、芡实（去壳）。〇治胁痛药性。肉桂、柴胡、桔梗、杜仲、木瓜、补骨脂、牛膝（去根，以酒浸洗用）、石斛、何首乌。〇治喉咽肿痛及声音不出药性。细辛、桔梗、杏仁（以汤泡，剥其皮尖，能出音）、石菖蒲（以碗片刮去皮毛，杵碎用。又去心疼）、玄参、射干（以米泔浸一夕用，治喉闭）、山豆根（去皮用）、僵蚕（去丝，治缠喉风）、白蒺藜（炒去刺用，治头疮，又治喉痹及遍身风痒）。〇治眼目不明及肿痛药性。苦参、玄参、甘菊花、木贼、防风、荆芥、细辛、石决明（火煅）、草决明（治赤痛泪出）、白蒺藜、黄连、蜜蒙花（明目，治虚翳有奇）、石菖蒲、射干、白芷（治赤目，主红翳）、白敛、茺蔚子、前胡、独活、川萆薢、蔓荆子、款冬花、山药、胡麻子、车前子、萎蕤、秦皮、苍耳子、枸杞子、栀子（治目赤）、瞿麦、炉甘石（火煅七次）、龙胆草（治双目赤肿，高起疼痛）、谷精草（丹砂引）。〇治身体风痛药性。羌活、独活、防风、桑寄生、秦艽、威灵仙（以酒炒）、薏苡仁（治筋挛如钓）、海风藤、海桐皮（刮净用）。〇治齿牙疼痛药性。细辛、藁本、秦艽、谷精草（治齿疼）、韭根、升麻。〇治耳聋药性。石菖蒲、全蝎（去头足）、乳香（安箬内，火上煎洋用）。〇去风药性。防风、白鲜皮、白芷、川芎、升麻、羌活、白蒺藜（去风痒）、荆芥、天麻、苦参、牛蒡子、全蝎、僵蚕、桔壳（去痒）、白及、威灵仙、藁本、萆薢、蝉退（去土）、秦艽、地骨皮、干姜、石菖蒲、肉桂、独活、何首乌、乌药、巴戟、菊花、枸杞子（去皮肤肢节风气）、白附子、蔓荆子、防己（治四肢拘急，口眼歪斜）、苍耳子（去挛痒大麻邪）。〇去寒药性。干姜（火炙）、肉桂（刮其皮净）、黑附子（以火炮裂，去脐皮，乌豆煮过）、吴茱萸（去梗，以盐水拌炒）。〇去湿药性。苍术、白术、防己（去湿热）、木瓜、秦艽、萆薢、茵陈蒿、石菖蒲、草龙胆（治下焦湿肿）、猪苓、泽泻、天麻、黄柏、地骨皮、白茯苓。〇补肾益精药性。杜仲（姜汁炒）、远志（以甘草入水同煎，取起去骨用）、萆薢、牛膝（去根，酒洗）、巴戟、石斛、黄柏（去皮，切细，盐水拌炒）、熟地黄（酒洗，手摘细）、山茱萸（去核用皮）、五味子、覆盆子、芡实、乳香、女贞实、胡芦巴、胡麻子（又止金疮痛）、菟丝子、枸杞子。〇兴壮元阳药性。锁阳（以好酒润炙）、肉苁蓉（以酒浸一宿，刮去鳞皮，劈开中心，去白膜脚，酒蒸，以酥涂炙）、沉香、韭子、山茱萸、补骨脂、枸杞子、蛇床子、淫羊藿、丹沙、阳起石。〇滋补真阴药性。黄柏、知母（以磁盘刮去皮，亦手摘细用）、熟地黄、天门冬、菟丝子、败龟板（酒炒）。〇正心定魄药性。人参、山药、茯神（去水净）、远志、酸枣仁、牛黄、龙骨（火煅）、益智仁（去壳，盐水拌炒）、麦门冬、丹砂。〇强筋壮骨药性。杜仲、萆薢、天麻、菟丝子、胡麻子、枸杞子、虎胫骨（酒洗，火炙多次用之）。〇治梦泄遗精药性。远志、巴戟（去骨）、菟丝子、破故纸、鹿茸（酥炙）、龙骨、益智子（又治夜多小便）、川续断、牡蛎（火煅红，令冷，研细用）。〇补益虚损药性。人参、黄芪、山药、远志、川当归、巴戟、鹿茸、锁阳肉、苁蓉、麦门冬、天门冬、知母、茯神、紫河车、山茱萸、酸枣仁、胡麻子、枯子仁、熟地黄。〇破积药性。青皮、干漆、三棱、蓬术、枳实、姜黄（破血块）、真阿魏、葶苈（治癥瘕积聚）。〇理伤损药性。苍术、乳香、没药、骨碎补、白及、姜黄、泽兰、威灵仙、生地黄、熟地黄、牡丹皮、三七、桃仁、红花（治痈疮，止痛）。〇排脓消肿药性。连翘（去子）、天花粉、乳香、没药、金银花、黄芪、白芷、川芎、南星、白芍、防、风榆白及（止痛）、桔梗、白蒺藜、羌活、苏木、泽兰、木通、赤石脂、血竭、龙骨（收疮口）、苍耳子、蒲公英、黄芩、黄连、大黄、姜黄、牡丹皮、黄柏（治目疮）、白敛（治恶疮疽）、苦参、无名异、玄参、栀子、瞿麦、射干、蛇床子（治风疮）、升麻（治痘疹毒）、牡蛎、荆芥。〇治乳痈药性。白芷、续断、贝母、滑石、蒲公英、瓜蒌子、木鳖子（并去壳）、漏芦。〇治黄疸药性。山茵陈、秦艽、黄柏、苦参、天花粉。〇治心烦难眠药性。栀子、芍花、贝母、干葛、酸枣仁、扁豆、五味子。〇治肠风下气药。鸡冠、槐花、芡实、白敛、荆芥、苦参、秦艽、地榆、蒲黄、雄黄、五灵脂。〇治淋病尿血药性。通草、瞿麦、龙骨、鹿茸、侧柏叶、伏龙肝（治尿淋）。〇治吐血药性。生地黄、生蒲黄、侧柏叶、百草霜、草决明、天门冬、龙骨、白及、犀角、茅根。〇通经水药性。牛膝、红花、桃仁、苏木、生蒲黄、细辛、木通、连翘、天花粉、马鞭草、牡丹皮、牛膝、射干、京三棱、五灵脂、蓬术、赤芍。〇调经水药性。泽泻、益母草、姜黄、玄胡索、肉桂（温经）、地榆、山茱萸（二味并止经水）。〇安胎药性。白术、条芩、桑寄生、葱白、缩砂仁、阿胶、前胡、杜仲、续断。〇治产后血迷药性。苏木、荆芥、红花、五灵脂、生地黄、川芎。〇治产后气血药性。乌药、当归、泽兰、玄胡索、乳香、没药、干姜（治产后热，炒煨）、益母草（勿犯铁器）。〇治血崩药性。巴戟、鹿茸、续断、炒蒲黄、熟地黄、地榆、阿胶（治妊娠下血，炒）、香附、何首乌、赤石脂、炒五灵、侧柏叶、阳起石。〇治带下药性。红葵花、白葵花、白扁豆花、地榆、何首乌、龙骨、海螵蛸。〇治堕胎药性。南星、半夏、牛膝、干姜、桃仁、神曲、三棱、瞿麦、薏苡仁、通草、牡丹皮、茅根、皂角、巴豆、干漆。〇治腹中诸虫药性。厚朴、史君子、槟榔、桑白皮、乌梅、干漆、黄柏、苦参、鹤虱（杀主虫）、雷丸、贯仲。〇治霍乱转筋及祛烦暑药性类。高豆、木瓜、香茹（又治口臭）。

治劈风瘴药性诗。岚瘴伴温却是温，樟木皮及黄茅根。槟榔草焦尤堪用，恒山原与合茵陈。〇肠风酒痔药性歌。槐角地榆并苦参，椿皮猬皮及女椿。地茄若用酒来浸，肠气便血速如神。〇膨胀忌服。白术、黄芪、白茯苓、蜂蜜及黄精、天、麦门冬及五味。误补，痰涎得上升。〇药性治中有制诀。芫花本利水，无醋不能通。绿豆本解毒，带壳不见功。豆蔻大止泄，有油反又通。住汤用白术，去细方收功。草果收膨胀，连壳反胀胸。黑豆生痢水，远志苗毒逢。蒲黄通生血，熟补血运通。地榆医血药，连稍不住红。陈皮专理气，连白补脾中。附子救医药，生用走皮风。草乌解风毒，生用使人蒙。人言烧过用，诸石火煅红。入醋能为末，制作必须工。川芎炒去油，生用气痹痛。从容要精理，药灵莫乱供。〇用药凡例。上焦有寒，桂枝、麻黄。中焦有寒，肉桂、干姜。下焦有寒，沉香、附子。上焦有热，黄芩、赤芍。中焦有热，黄连、栀子。下焦有热，黄柏、知母。头风痛须用川芎，血枯亦用。头顶痛须用藁本。遍身肢节痛，须用羌活，风湿亦用。腹中痛须用白菊、厚朴。脐下痛须用黄柏，青皮。心下痛须用吴茱萸。胃脘痛须用草豆蔻。胁下痛须用柴胡，日晡潮热往来亦用。茎中痛须用生甘草稍。气刺痛用枳壳。血刺痛用当归。心下痞用枳实。胸中寒热用去白陈皮。腹中窄须用苍术。破血用桃仁。活血用当归。补血用川芎。调血用玄胡索。补元气用人参。调诸气用木香。破滞气用枳壳、青皮。肌表热用黄芩，去痰亦用。去痰用半夏。去风痰用南星。诸虚热用黄芪，盗汗亦用。脾胃受湿用白术，去痰亦用。下焦湿肿用汉防己、龙胆草。中焦湿热用黄连。下焦湿热用黄芩。烦渴须用白茯苓、干葛。嗽者用五味子，如咳有声无痰者，用生姜、杏仁、防风。咳有声有痰者，用半夏、枳壳、防风。喘者用阿胶、天麦门冬。诸泄泻用芍、白术。诸水泻用茯苓、白术、泽泻。诸痢疾用当归、白芍。上部见血用防风。中部见血用黄连。下部见血用地榆。眼暴发用当归、黄连、防风。眼久昏暗用熟地黄、当归、细辛。解利伤风用防风为君，白术、甘草为臣。解利伤寒，甘草为君，防风、白术为佐。凡诸风须用防风、天麻。诸疮疡用黄柏、知母为君，连翘、黄芩为佐。小便不利须用黄柏、知母为君，茯苓、泽泄为佐。疟疾用柴胡为君，随所发之时，所属经部分以引经药导之。已上诸药，此大略言之，以为处方之阶，医者当潜心于审择焉，则亦庶乎其可也。

《医方药性·君臣药性》：硇砂：乱肉，此药即利，不用，止。丁香：止吐逆，和胃，治干呕，通隔。干姜：退虚热，治干呕，治冷气。熟地黄：生血，补虚损。生地黄：通血脉。巴豆：通泻。青皮：安脾胃，治疟利胀。陈皮：落气，化痰，消食。赤石脂：生肌肉，治白浊，止渴。龙骨：生肌肉，涩精。良姜：治腹疼痛，止吐，治疟。芒硝：退三焦壅热谵语，通泻。大黄：退实热，通泻，阳症用。乳香、没药：生肌肉，治腹痛。荆芥：凉皮，消风，清头风。薄荷：消风。金沸草：治秋季咳嗽，清痰。款冬花：治咳嗽，清肺。天南星：化痰，去痰风。半夏：化痰、燥、寒。五灵脂：治腹疼，治崩漏。玄胡索：治腹疼。又治产后腹疼。黑牵牛：去毒热，杀虫。滑石：利小便。治口生渴，利六腑之涩结。朱砂：清心，镇惊，解烦。犀角：解心热，解麻毒。扁蓄：利小便，退小肠火。瞿麦：利小便，治淋热有血。芫花：消水退肿。甘遂：与芫花同治。服此二味忌盐。芦荟：去痞块，作丸用，汤、散不用。蟾酥：治口齿疼，治脱肛。蛇床：治疥疮，疥药用。杏仁：治咳嗽，清痰，清肺。蛤蚧：治肺痿，又治劳嗽。黄连：厚肠胃。解热毒，清心。槟榔：豁痰，利水，治瘴气。甘菊花：清头风，明目。赤茯苓：利小便，化痰，皮退肿。枳壳：治腹疼，活大肠。厚朴：此药燥胃除湿。桔梗：宽胸，利膈，下气。枳实：宽胸，利膈，宽气。香附子：去郁气，治胸甲胀满。木香：治冷腹疼，宽气。沉香：顺气，治腹疼。麻黄：发散，发汗，阳症可用，阴症不用。桂枝：暖四肢。治手足冷。当归身：养血补运。当归须：散血。白茯苓：补运补胃，治病泻。茵陈：退黄疸，消湿。人参：润肺，生脉，治虚嗽，治虚渴。白术：补胃，治病泻，消痰止吐。肉豆蔻：涩泻，治冷痢症不止。川芎：大：补运，生血。小者治头疼，散邪。石膏：泻胃火，落痰，治头疼，解烦渴。柴胡：退肌热。治伤寒丹热。黄芩：绵者退热，治口渴。扁者治头痛，清心退热，降心火。苍术：除湿燥胃。治水湿黄。猪苓：分阴阳，利小便，涩泻。五味子：生肾水，润肺，治虚渴。乌梅：止渴，治咳嗽。〇缩砂：消食，治呕恶，解酒毒，安胎。红豆：止吐酸，消血，杀虫。栀子：利小便，退小肠火。连翘：治膈上热，去风。葛根：解肌热，治渴。即是干葛。黄柏：凉皮，滋阴，降火。琥珀：镇惊，治惊风。真珠：镇惊清心。石菖蒲：通心窍，治耳聋，开心气。菟丝子：填精补髓，治虚损。红牛膝：能直筋伸筋，散血。薏苡仁：去毒，补胃，治风湿。羌活：截风，身骨疼，疏风。独活：治一身骨节皆疼。升麻：润喉，治喉疼，能发散。车前子：利小便，治小儿热泻。天门冬：润心肺，补虚损。麦门冬：清心，解烦渴。细辛：通窍，治头顶疼，止嗽。黄耆：补运，干脓，敛汗。胡黄连：治疳热，退小儿疳泻，清心。防风：截风路，治小儿惊风。蒲黄：能生新血，去瘀血，治血山崩，妇人用。蔓荆子：清头目，能治头疼。桑寄生：安胎，益血，治脾疼。杜仲：治腰疼，疗肾虚梦泄。天花粉：治口渴，退热。赤芍药：散血，散风邪。白芍：生血，治腹疼，泻肝火。防已：能治男子中风。川郁金：凉血，治郁血。三棱：破瘀气，去瘀血。莪术：治腹疼，破瘀气。牡丹皮：退妇人五心热，凉血，治骨蒸热。青黛：化痰，散血，凉疮仔。〇甘草：解毒。调和诸药。知母：滋阴，降火，补益肾。贝母：干痰，干脓，治肺。玄参：治喉疼。治余热。白芷：能治头疼，散邪。〇艾叶：治热腹疼。治妇人胎气不和，安胎。地榆：涩泻。治妇人崩漏不止。使君子：死虫，杀虫。葶苈：落痰落气。常山：治风岚，治疟疾，打吐。草果：截疟，消食，止呕吐。马兜铃：清肺，治咳嗽，定喘。桂皮：能治冷气，行血。地骨皮：清心退热，治手足热。竹茹：治热吐泻，化痰。山茱萸：治遗精，头晕。

泽泻：治泻腹，分阴阳，宽膈之药。乌药：顺气，治腹疼。藿香：正气，治吐，止呕恶。益智：分清浊。紫草：脱痘。秦艽：去风逐水，又治肢节之肿。瓜蒂：治退肿，吐痰涎。扁豆：□泻，治暑渴，取胃。枸杞子：养肾生精。紫菀：治咳嗽，润肺。〇木瓜：止渴，伸筋，治脚气。草龙胆：泻肝经火，退热治眼。苏木：破胎，破血。紫苏：发表，落气。木通：利小便，降火。甘松、三柰：合头香用。远志：治梦泄，安神定魄。五倍：治咳嗽，洗痔疮极妙。龙骨：生肌肉，治精泄。虎骨：壮筋骨，伸筋，益精。阿胶：炒过，润肺，治嗽，治妇人血山崩，安胎。牛黄：清心，去风镇惊。牡蛎：涩精，收虚汗。蝉退：去头风，又治小儿惊风。全蝎：治小儿惊风，消痰。香薷：消暑，散风散邪。罂米壳：蜜炒，治虚嗽，润肺，止泻。官桂：治冷气。山查：消食，治呕恶。天麻：治小儿惊风，磨丸补晕。神曲：治健脾温胃。麦芽：消面食，化痰。桑白皮：泻脾火，治咳嗽，炒过补肺。桃仁：破血，治腰痛。防风：祛风、消风。柏子仁：养心血，安神。破故纸：温肾，补精髓。山药：补胃，治腰痛。肉苁蓉：填精补髓，生精，治虚损。小茴香：暖肾，能消气滞。良姜：治心腹疼，能下气，解酒毒。皂角：通窍，去风。大柴胡：退热，能治气。旋复花：治眼，泻肺火。地黄：能治退热，散血清心。

《医宗粹言·药性纂》卷四：夫药性气味厚薄良毒，制度熟谙，以备临症缓急轻重之用也。然品物虽多，而其味不过于五，谓辛、甘、酸、苦、咸是也。载录固繁，而备用不过于六，乃开、敛、补、泻、温、凉是也。尝云：用药如用兵，而机毋擅发；看方如看律，意在精详。故善用兵者，必先察敌之虚实微甚，则运决乎可攻可守可和之机，发必胜矣。原乎察证用药，何异于用兵者哉？必先观形气之厚薄，感疾之深浅，以措方择药之加减斯可矣。《素问》云：木郁则达之，火郁则发之，气郁则伸之。即万人敌以机取胜者也。故《内经》云：知机道者，不可挂以发，活泼泼以应之耳。故述《药性纂》集以知用药之有法，立方之有义，加减之有据，详方论为之体，评药性谓之用，庶无愧于医名也。〇且夫人参补元气，退虚火而止渴，察寒热佐以温凉，功同再造。黄芪补益敛汗托疮，力有干城。白术强脾健胃，主湿痞虚痰。苍术发表去湿，宽中开导痰饮。茯苓安惊利窍，益气生津，和中用白，而导水用赤。甘草补血助脾，和百药，温中用炙，泻火用生。川芎血中之气药，通肝部而疗头痛。当归血中主药，身养血而头止稍通。白芍药泻脾伐肝，疗血虚腹痛，下痢用炒，而敛汗用生；赤芍药性味酸敛，治疮疡热壅，调经最宜，而产后乃禁。熟地黄补血而疗虚损，生地黄生血而凉心肾，酒炒则温。半夏姜制和中止呕，善医痰厥头痛。贝母去心治嗽消痰，烦热结胸，合论南星治风痰及惊病，须炮而牛胆制之方佳。枳实治痞消食，导痰实曰峻利；枳壳宽中削积破滞，久服不宜。青皮下气食，快脾疏肝，但可权宜；陈皮留白和中调胃，去白降气消痰。厚朴宽利肠胃，姜制堪投。甘遂消肿胀而通便，缘非王道。榆皮性活，善行经，虚浮劫剂。石韦去毛微炒，淋秘当投。萆薢导膀胱宿水，利关节，久冷髀疼。商陆利水肿，性本急冽。扁蓄疗热淋蚘疼。香薷清胃热暑湿。黄芩疗内外诸热，痰火之淋。黄连泻心肝之积火，制炒而理肠胃之疾。黄柏泻阴火而疗痿厥。知母治阴虚，痰嗽烦渴须投。石膏解肌定消渴，降胃火而理头疼，虚人禁用。山栀止衄以凉心，尤利小便，炒焦清胃脘结疼，而祛郁火。麦门冬引生地而至所补之处，清金而止烦渴。天门冬引熟地黄而至所补之乡，润肺而治痰嗽。柴胡主日晡潮热胁痛，清胃宜兼。前胡主寒热咳嗽，下气堪用。葛根解肌，清酒渴而益胃。竹叶止渴，疗虚烦。竹茹主呕秽，咳逆热病，恍惚尤宜。竹沥已风痓渴痰，不问金枪产后。连翘退诸经客热，疮肿须寻。鼠粘子疗风热瘾疹，疮疡合膝。青黛除呕热虫积疳痢郁火，以疏肝。玄参主退热，明目消毒，治无根之火。瓜蒌仁平气喘结痰而通乳。天花粉清热痰，止渴以消烦。草龙胆治三焦之火，明目凉肝。山豆根解咽喉热痛，并除黄肿。地骨皮治骨蒸有汗，凉血而解肌。牡丹皮治无汗骨蒸，止衄引血归肝。常山逐痰疗疟，醋炒方佳。紫草利水消膨，善助疮痘。茵陈主黄疸而利小便。艾叶保胎痛而疗崩漏。胡黄连退骨蒸劳热，小儿疳痢当求。川升麻解表除风热，举胃升阳。桔梗疗肺痈咽痛，利鼻宽胸。桂枝散血分寒邪而实表。肉桂性热祛寒，佐温补，多则动火沸血。麻黄发表寒，逐肺邪，止汗用根。防风疗脑痛，除风毒，上下俱堪。细辛发少阴汗，除头痛，痰咳诸风。白芷行阳明之头痛及皮肤瘙痒之风。羌活通畅周身经络之风湿，太阳要药。独活治诸风，首足皆行。藁本除疼于巅顶，女人阴气亦用。薄荷清壅滞痰火，性由疏解。藿香止呕吐霍乱，开胃温中。紫苏利胸膈而子医嗽喘。荆芥散血中风热，疮疡头疼，产后风热尤良。苦参疗风热疮痍。泽兰利胎产打扑，消痈。天麻主痰晕风痹，语言涩蹇。桑寄生续筋骨，益血脉，利腰脚挛痛。甘菊花治头风清目。蔓荆子祛风明目，清头痹之晕。威灵仙祛风达痹痛，利腰膝，骨硬能医。木贼去目翳崩漏，肝风尤妙。萎蕤疗目烂，腰疼风湿最善。何首乌消风疮，黑发延年。蓖麻子透坚破毒，催生亦用。石菖蒲开心，明耳目，去痹除风。白附子祛风，治面疮，崩中悉断。郁李仁润肠，除浮肿而利小水。破故纸补损益肾，疗精冷阳衰。高良姜治霍乱转筋，调冷气之痛。吴茱萸治厥阴疝痛，胃冷能除。川乌阴中之阳，温脏，除风寒积冷之痛。附子回阳，引补药以周全，寒厥最捷。茴香疗小腹痛与腰疼，调中暖肾。土牛膝通经活血。川牛膝补精健脚。肉苁蓉填精血以助元阳。杜仲治腰疼，同茴香盐炒方佳。锁阳补阴虚，合芡实乳蒸尤妙。鹿茸甘温，益元气，男女崩带血淋精遗之圣药。甘枸杞益精气而明目祛风。山药补肾实脾，而利腰脚。山茱萸涩精，补肾壮阳，祛眩多功。巨胜子补髓填精，延年驻色。益智安神，节小便，暖胃固精。菟丝子补肾明目。巴戟去心，善理阴疝白浊。白茯神益心脾，健忘收惊。酸枣仁定心敛汗，多眠用炒。五味消烦渴，止嗽，生脉补元，夏月多用。杏仁温肺，润大肠，冷嗽宜投。桑白皮甘寒治咳嗽，肺实蜜炒相宜。金沸草甘寒逐痰，秋时为最。阿胶面炒益肺，安胎止嗽，崩痢堪图。紫菀顺气止嗽，血痰有效。百合敛肺痿全凭。马兜铃清肺，下气定喘宜。诃子敛嗽止渴，泻痢有功。乌梅收肺止嗽，生津，痢疟皆堪。地榆疗崩痢诸血。粟壳止痢嗽，权以收功。茅花血症专科。槐角、槐花血痔肠风可饵。大小蓟疗呕血，崩漏折伤。红花去坏血经枯，虚晕亦用三分。苏木调经，活死血，疮疡更藉。桃仁破瘀生新，润闭燥，又治腰疼。柏叶清心安脾，止蔑衄血崩，补阴亦用。蒲黄主胎产，恶露凝滞，熟止崩中。凌霄花行经，血结痛所宜，治热毒甚捷。白头翁血痢，止鼻衄、头癞神效。郁金苦寒善散，达女子赤淋，血气攻疼。玄胡辛温，能活血，止心腹肠痛，经产皆堪。姜黄辛热，主经闭癥瘕，血块痈肿宜敷。秦皮苦寒，惊痫崩带湿风宜用。秦艽主黄疸，风湿骨蒸。漏芦能下乳，疗眼医痈。海藻、海带疗疝气与瘿瘤。藜芦吐痰杀疥。椿皮止血涩精。芦根主消渴，五噎膈气。射干消积痰，结核咽疼。海桐皮漱牙，洗目除风，性味甘平无毒。五加皮理腰脚之痿弱，兼治淋胀宽膨。大腹皮开胃，消肿胀。槟榔降气杀虫，祛后重。草果仁暖胃宽中而截疟。肉豆蔻止泻痢实脾，健胃建宁。草豆蔻攻客寒胃脘之疼。白豆蔻调气和中，三焦皆达。香附破郁，血气通用。乌药顺气温经，中外俱理。三棱破血消症，折伤亦用。蓬术通经理气，消瘀血性尤猛烈。山查子消肉食，健胃催疮，更消儿枕恶露。使君子杀虫，最治儿疳。大黄散瘀血，通肠而开结热。巴豆破积涤脏，不可轻用。玄明粉消坚癥，抑火豁痰。芒硝开热结，通脏腑兼疗血热。葶苈泻肺喘利水，炒研解右胁之疼。牵牛消膨肿，二便能通，力实猛急。木通开热闭以利膀胱。车前子利小便而凉目赤，炒研实肠。猪苓

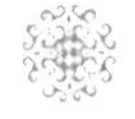

治水气浸淫，服多损肾。泽泻治淋通肾而补阴。薏苡仁疗肺痿脚气。灯心通利清浊，烧灰吹喉痹而敛疳疮。滑石解渴热，通津而利水。汉防己疗风湿脚气以疏经。宣木瓜入肝，理下部湿肿而生津。芫花治水病留痰以攻战。大戟破浮肿，气实宜用。栗子味咸而补肾，须待风干。水梨消酒渴之痰，金疮产妇勿食。葱白解表疏风。瓜蒂吐痰攻结。干姜炮以温中，理产后之热疼。生姜散寒邪，止呕哕冲痰以开关。大蒜化食而逐气，昏眼发疮。韭汁利胸膈而下痰涎，子医精浊。胡荽酒煎善引痘之出快，子亦宽膨。胡椒宽胸快胃，久用积热伤肺。川椒温中下达，子能利水偏奇。缩砂安胎化食，伤之泻痢。神曲温胃脘，导食积之攻冲。麦芽性温消食，腹鸣宜用。红曲健脾磨食，诸痢有效。浮麦养心，同枣仁煎服盗汗能收。麻仁润肺通肠，入汤粥皆可。白扁豆和胃气，而安霍乱。绿豆清热，主翻胃，能解肿毒。赤豆除痈疽焮热，消水肿虚浮。粳米养胃温中，陈仓为上。粟米补阴除热，肾病相便。豆豉治伤寒胸中懊侬。石蜜安五脏而益气血。饴糖敛汗补阴，消痰止嗽。米醋益血，治咽疮黄疸，痈肿尤宜。醇酒通血脉，助阳气，痛饮伤生。人乳汁退目赤睛昏，尤补真元。童便疗虚劳血热损伤，产后并宜。血余灰即胎发，善行血分。土木鳖治乳痈诸核，兼理腰痛。松脂疗金枪血出，生肌，服食亦用。牙皂导痰涎及中风口禁。长皂攻积久之肿毒，刺达痈疽之未溃，兼疗大风。天竺黄疗风痰失音。蜜蒙花祛疳热目翳青盲。五倍子疗齿血痔，生津止汗，消肿敛疮。干漆破血积，消瘀须炒焦存性。芦荟消疳热癖。没药活血定痛。阿魏磨积痞而杀虫。丁香治胃之呕吐而透膈。木香行诸气之滞，泻痢引用。沉香通心肾之气交。檀香平诸气之攻上。乳香止痛，善疗诸疮。麝香辟邪杀鬼，通关向导。片脑清凉，除壅结积热而明目。乌犀角解热毒以清心。羚羊角治惊狂，祛风以明目。僵蚕去诸风及肤痹。全蝎主小儿惊搐，伍痫皆用。牡蛎尿浸火煅，治浊带而涩精止汗。蛤粉取蛤蜊煅研，攻疝气顽痰。牛黄清心定神，风痰要药。龙骨涩精止崩，敛汗。虎胫骨理寒湿风而补阴健足。龟板补阴续骨。鳖甲疗久疟，消癖，骨蒸劳热。龟甲破癥攻疟，伤寒劳复。羊乳性温，润心肺，止消渴而润中焦。牛乳微寒，补虚羸而疗渴疾，润肝滋血宜用。象牙味寒，出杂物入肉，又消骨鲠。龙齿安魂，疗颠邪以收惊。蜗牛治五痔，更疗肿毒。白丁香溃痈点瘴。自然铜接骨续筋。铜绿明目钓涎，止金疮出血。金箔安惊而定魄，入药多研。水银铅制细研，杀虫积而下死胎。轻粉性冷，能泄痰杀虫，疗疮极速。硫黄逐冷壮阳，利风扫疥颇峻。砒霜劫痰绝疟，有毒而溃肌肉。雄黄理息肉风痰，解邪虫毒。辰砂安神杀鬼，消痰抑火。白矾消痰化脓，外科亦效。琥珀疏肝消瘀血以安神，血淋沙石颇妙。赤石脂止痢涩崩，法当醋炒。花蕊石理血症金疮，米醋煅炼方宜。东壁土性温，主脱肛，炒白术助厚肠胃。大枣养胃而和药性。胡桃虽曰肥肌，多食动风，夏宜少用。莲子补中，益心脾。柿蒂止哕与鼻红。人中白即溺桶垢，唾衄肺痿堪宜。此述简要药性，临症合宜备用。

《轩岐救正论》卷三：牛黄、麝香、冰片、檀香、安息、皂角，此数药，唯治初症风痰停膈，昏迷不醒及恶气暴染者宜之。若藏气虚者用之，顿泄真阳，阳散便死矣。凡治病察新久虚实，极是紧要。〇玄参、天门冬、麦门冬、天花粉、知母、贝母、百部、瓜蒌仁、地骨皮、人乳、藕汁、白药、黄药子，前药赋性甘寒，固非苦劣之品，亦只宜于燥热实症者。虽方书有云甘寒不犯胃气，愚以为不然。夫味之甘者，固与脾合，而性之寒者，独不与脾忤乎？且秉质膏润，善滑大肠。历观诸家本草，盛称其微。独濒湖有云：胃虚者禁用。优劣宜忌，始判然矣。余见世医治虚痨嗽痰发热诸症，亦有不敢误投黄柏、知母，而二冬、贝母、瓜蒌、玄参、地骨是所不免，每每增剧，脾气顿伤，转为火脱便泄之症。岂知阴虚，则诸藏俱虚，幸赖天生一线胃气，尚尔留连岁月，一投以寒滑之剂，只速其死耳。若其脉症俱实，真原未斲，肠胃燥热，用之何妨。凡治病须觇元气虚实，胃气衰旺，切不宜循症投剂，此是医家第一大关键。〇赤苓、猪苓、泽泻、木通，前药利水宣湿称有功，亦惟手足太阳二经。病积热壅滞经络，或兼痰湿水邪，用之相宜。若真藏为患，精血已亏，神力日耗，虚火燎原，假热混真者，纵悉纯补，尚嫌不济，倘加渗利，愈竭真阴矣。按：《本草》有谓久服泽泻令人目盲。有谓苓不水澄而令眼障。有谓苓、泻兼用，而令真水暴竭。即立斋亦极言，泽泻久服导损真阴，令人无子。虽先生固常用八味、六味，亦必斟酌于多寡之间。每见圆机绝识之士，不泥古人之方，亦未始不用古人之方之意也。〇杏仁、桑白皮、款冬花、马兜铃、金沸草、紫菀、苏子、射干、百合、桔梗，此数药者，与寒滑之天麦二冬、瓜蒌仁、天花粉、知母诸品，时师皆执为治嗽通用之剂，竟不分表里虚实之殊，往往误人于死。《经》曰：五藏六府皆令人咳。又曰：五藏各以其时受病，非其时则传以与之，是非独在肺矣。咳，即嗽也。然嗽有内外之殊，故自表而入者，六淫邪气，先客于肺为外感，宜从前药辛温以散之。所谓从表而入者，必令从表而出，最忌苦寒敛涩之剂，致邪气留连不去，久必变生他症，是犹闭户驱盗也。至自里而见者，七情劳欲，藏府虚损，为内伤。有因嗽而成痨者，有因痨而致嗽者。其原有四：一左肾精伤，水亏致火铄金而嗽者，则宜甘平静剂以润之；一己土中虚，不能生金夹痰而嗽者，则宜辛甘温剂以养之；一心肺胃三经火郁而嗽者，则宜苦甘凉剂以清之；一命门火衰，元气素虚，肺金寡卫而得者，则宜甘热温剂以补之。所谓从内而得者，虽必传于外，而非可以外治也。最忌前药辛散苦寒之品，泄阳降阴，招致外邪，是犹启户揖盗也。又有初属外感，因错治而内外俱伤者，则当补散兼行，以扶中为主。若专于驱散，腠理开泄，转成汗脱，益觉增剧耳。又有老人痰嗽，元气既虚，法难消伐，亦必温养为主。或兼治标，势难全愈，但无至困殆则得耳。大抵六脉浮缓，或兼洪滑，形色如常，饮食不减者可治。若脉弦数细疾，肌肉渐削，便泄食少，卧难着枕，喘息日增者，计期必死。治病本难，而治嗽尤难，得其窍者，十可愈半。百合乃平润之品，亦无甚功，特伴食中书耳。桔梗性平质轻，载药上升，乃舟楫之用也。〇羌活、独活、防风、荆芥、白附、石南、紫苏、防己、川乌、白芷、藁本、蔓荆、甘菊、细辛、薄荷、蝉蜕、马兜铃、僵蚕、全蝎、白附、桂枝、生姜、葱白、藿香、抚芎、秦艽、牛蒡子、苍术、前胡、甘松、艾叶，以上盖消风散寒，蠲痹除湿之善剂也。患此数症者，当依本草六经主治，病可愈。亦只从阳经属经者则宜。若夫真藏中风，阴经中寒，骨痿如痹，阳衰阴胜，水邪似湿者，误用之，既已竭其营，而复泄其卫，真气随亡，不死何待？故凡病久者，葱白、生姜亦所忌用。至辛散耗剂，益不敢轻投矣。〇沉香、乳香、木香、荜拨、砂仁、白豆蔻、草豆蔻、荜澄茄、大小茴香、益智、川椒、没药、血竭、丁香、檀香、零陵香、胡芦巴、蛇床子、良姜、甘松、辛夷、胡椒、苏合丸，以上皆辛燥香辣疏泄之物。盖辛主散，香性燥，唯脾胃两经寒湿凝滞，致饮食不进，或饱闷不通者宜之。若真藏气衰，而成虚胀虚痞诸病，则当以参、术、桂、附、骨脂、肉蔻，温补右肾之真阳，勤培母气，庶克有济。其前诸药，便非所宜矣。立斋曰：都宪孟有涯气短痰晕，服辛香之剂，痰盛遗尿，两尺浮大，按之如无。余以为肾虚不能纳气归源，香燥致甚耳，用八味丸料，三剂而愈。大凡治脾治肾，而母子标本悬殊，不可不详别也。至胡芦巴、蛇床子，虽为肾药，亦是燥辣偏性，恐涸真水，助焰虚阳，须禁之。唐玄宗每用此与远志、雀蛋诸药，炼为驿马丸，纵欲宫庭，荒淫败德，卒至播迁，宗社几灭。人君且如此，则凡有身家者，可不儆欤。〇枇杷叶、石斛、草扁、薏苡、沙参、芡实、莲须、灯心草、木通、浮小麦、麻黄根，此数药者，禀质薄劣，取味淡平，具有虚声，渺

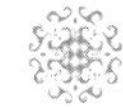

无实能，鱼鱼鹿鹿，无济缓急，岂国老之甘草，黄耇之绵耆，君子之参、苓，所能仿佛万一。然只可与共笑谈，不可与同患难也。今之医者，取其平淡无毒，谓能持王道者，大要莫外此类。吁！所协理诸病何病乎？果可以迂缓阘茸之流，与商治策乎？予请逐节而详言之。枇杷叶固云治嗽矣，岂知人之阳常有余，阴常不足，金水二藏，必保养之，始能相生，病则俱病。《经》云诸逆冲上，皆属于火。《原病式》曰：五志色欲之动，皆属相火。水衰而火无所制，得以冲逆于上，其水莫能救母之鬼贼，鬼贼愈盛而受克愈亏矣。论治法，以苦寒泻火，则土藏不堪，以辛温补母，而子金无济，必惟益水滋肾，以膏润纯甘之品，得水少充，则火便少熄，火熄金复，仍尔相生矣。而轻飘之枇杷叶，徒治肺之标得乎？石斛草固云清肺健脾益肾矣，此物果兼温凉两性乎？夫肺待清必属热，脾资健必本弱，今母虚反为泻子，子实而又补母，何相混也？大凡气之厚者主阳，味之厚者主阴，以轻虚之质，嚼蜡之味，谓能补肾得乎？扁豆不过蔬馔中一物，谓曰无伤脾胃可也，乃云能益脾和胃，抑何迂阔？薏苡亦诸谷中一侧谷耳，昔伏波载归以舟，亦必经年久服，或少见效，而取以为方药，治病得乎？沙参《本草》谓能补肺之阴，人参益肺之阳，试思肺之阴，何由而虚乎？病自有本，金水相生，肺之阴即肾之阴也，滋苗者必固其根，岂平淡升浮之沙参，果可益阴乎？而易老取以代人参，殊不知体质既殊，功能亦异，安能代也？惟葛稚川谓沙参主疗卒得诸疝，小腹及阴中相引痛如绞，盖疝及小腹引痛，乃厥阴为患，沙参金藏药也，得相制耳。予每用此与升麻以疗疝症，往往奇中，愈信葛言不诬。若夫芡实、莲须果可止遗固精乎？汪石山曰：《经》云肾属水，受五藏六府之精而藏之。又曰：主蛰封藏之本，肾之处也。又曰：阴阳之要，阳密乃固，故阳强不能密，阴气乃绝；阴平阳秘，精神乃治；阴阳离决，精神乃绝。又曰：阴阳总宗筋之会，会于气街。《灵枢》曰：厥气客于阴器，则梦接内。盖阴器者，宗筋之所聚也，而足太阴、阳明、少阴、厥阴之筋，皆结聚于阴器，与冲任督三脉之所会。然厥阴主筋，故诸筋皆通于厥阴。肾为阴，主藏精；肝为阳，主疏泄。阴器乃泄精之窍，故肾之阴虚，则精不藏，肝之阳强，则气不固，若阴客于其窍，与所强之阳相感，则精脱出而成梦。阳强者，非藏真之阳强，乃肝藏所寄之相火强耳，第病多端亦有不专在肝肾，而在心、肺、脾、胃之虚火反凌水，土不制水，金不胜木者。然必传于肾肝，而致精之失也，有自然相传之理焉。治法从肝肾本藏而得者，独治本藏。从他藏得者，则以他藏为主，肝肾为标。由阴阳离决，水火不济者，则因而和之。阳虚补气，阴虚补血，阳强者泻火，阴实者益火。本藏多主有余，他藏或兼不足，有正治反治从多从少之异。何世医不辨阴阳水火，或清之，涩之，温之，热之，非使真水耗竭，则令真阳痿败，骨立脂枯，神消气陷，不可复救矣，前药岂能奏效万一哉？灯草、木通，虽曰甘淡渗窍，第病邪不一，而传于膀胱成淋者，病自有本。若以前药之属，利胞之热，未全善也。夫淋虽由热生湿，湿生则水液浑浊凝结为患。又有服金丹入房，致败精流于窍中。及饮食失宜，七情过度，虚实不调，藏气不和，致肾虚而膀胱受热。又有肺痿而上源失通调之令，有液枯而水道干涩不润。又有膏、石、血、气、沙、劳、冷七种之别。又有小肠移热而应于心者。又有痰积而渗入胞者，又有小便不通与溺数而短及溺血溲血淋血，或失气化之常，或病脾而九窍不通。仲景亦谓胃气行，则小便宣通，而淋亦有因脾虚，如太阴初作之气，病中热胀而成者。大抵病固多端，不外虚实寒热，溯其源而治之，斯中病情矣。如浮小麦、麻黄根气味索然，果可以疗汗脱之重症乎？即有他药佐使，亦属赘庞耳。夫人阴阳相维，营卫运行，无失常度，血气得灌溉护卫之用。汗为心之液，主于气，阳密乃固，则气不外泄。卫气虚为自汗，阴气虚为盗汗。伤寒盗汗，责在胆热。初症伤风而汗，有伤湿、伤暑、劳役、柔痓而汗者，有阳虚冷汗者，虽有阴阳寒热之殊，究竟皆元气之脱越，或虚惫不升耳。当从此根蒂处，察虚实治之。倘未得其窍，即参、耆、术、苓亦难为用，矧兹二物乎？〇金、银、铅、汞、珍珠、琥珀、龙骨、金星、礞石、阳起石、丹砂、石脂、牡蛎、滑石、石膏、雄黄、轻粉、消石、白矾、石英、玄明粉，一切金石，性属剽悍。病者元气未损，肠胃壮实，依《本草》主治，暂用无妨。若肠胃柔弱，血液枯燥，用之亦反滋患也。每见一二妄医，辄疗贵人病恙，率用珍珠、琥珀，擅称至宝，往往遗患非小。〇桃仁、红花、泽兰、赤芍、茜草、五灵脂、蒲黄、苎麻根、红曲、苏木、益母草、续断、紫参、牡丹皮、川木槿、紫荆，桃仁苏木诸药，乃破瘀行血之峻剂也。但妇人经水不通有二：一由风寒冷湿，客抟冲任，致血气凝滞不通者，则宜用前药宣利之。若血海干枯，无经可行者，则当纯补脾肝肾三经，以滋生化之源，此治虚之道也。若益母、续断、丹皮等药，性主生新消瘀，犹属补泻兼行。盖丹皮白色者，可凉血，同熟地、当归、参、术尚能生血；其赤色者，仅只清瘀而已，无瘀则耗好血，不可不知。木槿、紫荆兼解烦热，疮癣有验。〇海藻、海带、昆布，此数药者，赋性咸寒，功能宣利。《本草》极赞其消瘿散结，疗诸水肿胀之病。愚以为必惟形气与病气俱实者，用之得宜。设若稍虚，未有不反增剧也。大都前症多主肝脾两经亏损之故，惟能明于阴阳水火之微，洞察化源资取之义，斯可以语治道矣。〇黄芩、黄连、白芍、龙胆、黄柏、知母、石膏、葛根、滑石、柴胡、栀子，凡诸经实热，宜用苦寒治之，病少愈当即止，否则恐妨胃气。用药须察何经，如黄芩、栀子泻肺火，黄连泻心肝火，龙胆泻肝胆火，白芍泻脾火，黄柏、知母泻肾火，石膏泻胃火，葛根泻阳明火，滑石利六府之结涩，泻膀胱之实火，芩、连兼泻大肠火，小肠佐木通，与心肾同治，柴胡专主足厥阴、少阳，而他经之热不可混用也。四物汤难曰补血，而丹溪以芍性酸寒，能伐生发之气，为产后所忌。东垣又以春夏腹痛用芍，秋冬腹痛用桂，皆因非实热不得概投寒剂，而又推之天时人事，则立言独迥时流矣。奈何丹溪以黄柏、知母为补阴之用，未免遗议千古。夫阴虚矣，未有诸藏能独盛者，根本既摇，枝叶自萎，理必然也。切谓人身不过气血两端，故左肾为精血之原，为诸阴之主。右肾为脾胃之母，为元阳之根。精血耗矣，则阴为虚，阴既虚矣，而阳无附，相火随炽，真阴日涸，发为燎原假热之症。岂知真阳无附，母气既馁，子脾何资？致失转输之令，遂乏生化之机，即四藏亦为之虚也。故欲滋生精血，不外温养阳气，勤培土母，蓄息日昌，至精盈血裕，真阴复盛，而假热虚火不扑自灭。若概投以黄柏、知母之属，是阴血未生，脾阳先败，假热愈炽，法窍身殆，此非补阴，乃贼阴也。王太仆云：大热而甚，寒之不寒，是无水也，宜用六味地黄丸壮水之主，以制阳光。薛立斋云：总论阴阳二症，虽有阴阳气血之分，实则皆因脾胃之阳气不足所致。若用黄柏、知母沉阴之物，反泄真阳，多致不起。则凡苦寒之属，委非阴虚所宜。设使阴未虚而实热为患，暂用之何害。嗟夫！丹溪一代名哲也，而乃不察病本，混同立论，遗害生民，良可慨已。〇麦芽、谷芽、山查、神曲、厚朴、橘红、枳实、青皮、枳壳、薄桂、乌药、大腹皮、莱菔子、槟榔，前药盖消谷克食，决壅宣滞，消胀导痞之功为多也。亦必有宿积为患，元气未亏，病气太过者，用之有效，且无伤。若脾气久虚，难运饮食，动触生灾，茫昧误服，适足以取败耳。夫伤米食者，谷芽消之。伤面食者，麦芽、神曲消之。伤肉食者，砂仁、山查消之。伤果食者，青皮、官桂消之。上焦伤者，主枳壳。中下焦伤者，主枳实。伤滞气腹痛，则主以厚朴、乌药、大腹皮。以上皆治形病有余之实症也。今之医者不管元气虚实，不分积滞有无，动以麦芽、山查、神曲、厚朴为健脾之物，相率成习，孟浪掷服，暗耗真元，遗害非小。岂知宿积留中，伤食恶食，用此而攻积宣滞，致使饮食复旧，谓之健脾者，以此实非此

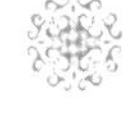

诸药之能健脾也。故东垣谓：厚朴有滞气则泄滞气，无滞气则泄元气。又云：枳壳、枳实，有推墙倒壁之功。立斋亦言麦芽、山查，善消肾气，神曲下胎破血，不宜轻服。诸贤谆谆告诫，岂应执迷不返？又立斋治食积诸症，亦必以四君、六君为主，而佐以曲、麦、查、朴攻克之物，庶补泻兼行，方于脾土无亏，亦即洁古老人创制枳术丸之微意耳。大都痞满肿胀，病症属实者，则宜投以前药。若虚满虚胀，非参、术、归、苓直补脾原，无能奏效。是又《内经》所云：塞因塞用者也。〇酸枣仁、柏子仁、郁李仁、火麻仁、蕤仁、决明、葵子，以上皆滑利之品。凡命门火衰滑泄及素患梦遗者，忌用之。枣仁治少阳胆热不眠。若风秘及热客大肠闭结者，则宜火麻、郁李、桃仁之属。若血涸津枯，致大便干涩者，则宜滋阴之味，但火麻性最峻利，须酌之。蕤仁、决明佐治肝虚风热目赤，亦有效。郁仁兼疗眼痛及水肿病，葵子利二便，皆治实之物也。〇僵蚕、全蝎、诸蛇、钓藤、天竺黄、羚羊角、蜈蚣，此药方书谓疗中风，惊风诸风，口眼㖞邪，咬牙闭齿，四肢抽搐诸病为有功。但中风主藏病，多不治。又有似中风而非真中风，若河间主于热，丹溪主于湿，东垣主于气者是也。大都真中风，实由元气素虚，故得乘虚召感，所谓肝虚风自生者是也。此须急投温剂，峻补真元，庶可望苏。若误用前药，辛窜耗散之物，只速其死耳。里人姜郢雪年六十余，素不谨酒色。一日因积劳远归，醉鼾当风，遽病亡阳，面色如妆，闭目摇头，时醒时昏，遗尿足冷，绝无痰涎。此真气暴脱，十有九死危症也。余令亟投大剂参、附等药，谓或救万一，迟则不治矣。渠次郎即往市参，许久未回。余与王遂生辞归。未几有一老医至，诊之曰：此病风痰何妨，予治之多矣，奈何妄议参、附燥毒助气之剂，少俟明日病愈，用参调理未晚。遂投驱风攻痰之药，至晚即殁。其明验也。〇麋茸、阿胶、石枣、麋胶、龟胶、枸杞、肉苁蓉、巴戟天、松子仁、怀山药、杜仲、覆盆、龙眼、萝藦子、酥、酪、金樱子、鹿茸、鹿胶、腽肭脐、海马、韭子、川仙茅、黄狗茎、川椒、雀卵、鸡肾、鹿茎、远志、五味子、菟丝子、沙苑蒺藜、锁阳、鹿跑草、淫羊藿、秋石、黄精，命门司水火，两肾绾精神，乃生身之根蒂，阴阳之橐钥也。寒热偏胜，病斯睹矣。故麋茸、石枣、苁蓉诸品，虽能填补真阴，尚须君以熟地。又鹿茸、肭脐、韭子诸品，亦善益助元阳，必惟佐以桂、附。若五味、菟丝、蒺藜诸品，则通益两肾之要药也。但纯阴无以生长，宜兼参、耆、归、术，以阳为用。孤阳又妨独炽，必主熟地、石枣以阴为体。盖肾虚则诸藏俱虚，故补肾勿靳补脾，脾旺而诸藏俱旺，乃补脾正以补肾，法不能舍参、苓、归、术而独疗阳光之左水，又不能舍熟地、石枣而专温阴翳之右火也。然以上众味，皆列上品，纯补无泻，可任久饵，而肾主闭藏者宜之。再推其本，百病皆生于寒热，寒热总由于水火，水火统归于元气，舍此不究，何处觅宗，问谁明气化之义，识草木之蕴。洋洋大海，落落晨星，前有隐凡庄子，后有湛一唐君，学通古今，识迈常流，余幸得此，差可与商耳。每见时师大率徇标，且昧药性，治男二陈，疗女四物，补水仅投芡实、石斛，至熟地、石枣视为泥膈敛邪。益土则用扁豆、薏苡，将参、耆、归、术目为增饱结气。甚至青皮、槟、朴认耗天真。甘遂、大黄任臆攻伐。虚阳上越，认作实火。真气下脱，误为宿积。频将存亡呼吸之重恙，缓施隔靴搔痒之轻剂，坐失机权，因循陷命。如此庸盲，发难缕指，反不知愧，妄诋名手。曾闻庄唐二子，不免嚣声暗吠，是亦调高寡和，行高谤多者也。故先哲有云：《本草》者，固医家之耰锄弓矢也，洪纤动植，最为烦杂。散于山泽，而根于藏府，名不核则误取，性不明则误施，经不辨则误入。误者在几微之间，而人之生死寿夭系焉。故得其精者，可以保身，可以养亲，可以济世，可以穷万物之赜，可以识造化之妙，而见天地之心。而余是集也，第就其常用者，或专见，或合见，发明病机治法宜忌之要，使观者神而明之，触类而通之。其他则濒湖之《纲目》已悉，故不赘。

《药品化义》卷一：医家用药，如良将用兵。药品，兵也。主将练兵，必先分别武艺，区列队伍，知其膂力伎俩，可使破敌奏功。故用药亦须分门派类，自方古庵微立其义，继而盛后湖更列其门，犹未详悉。余则更加参订，分气、血、肝、心、脾、肺、肾、痰、火、燥、风、湿、寒，各为一门，逐门之内，排款有序，使良工用药切当，攻邪补益不致混淆。〇稽历代明医治病神效，不在用药奇异，而在运意深远。况怪异草木，世所罕有；珍贵药石，坊多伪售。是欺世者之所为也，所以洁古老人囊中止用百品，丹溪先生仅用七十二味皆寻常日用之药。余悉遵诸贤，稔用切要者，逐一详订，其他险异之药，皆不入论。〇气药。藿香为和气开胃之品。厚朴腹皮主治气满，为平胃宽胀之品。香附乌药主治气郁，为快滞散结之品。木香槟榔主治气壅，为调中降下之品。桔梗陈皮主治气膈，为升提开散之品。苏梗枳壳主治气逆，为宽胸利膈之品。枳实青皮主治气结，为调胃泻肝之品。豆蔻砂仁主治气滞，为温上行下之品。萝卜子为下气消食之品。沉香为降气定痛之品。以上气药皆属辛香，辛香则通气，取其疏利导滞，为快气破气行气清气顺气降气提气之用，非补气药也。肺药脾药门有补气之剂。

《药品化义》卷二：血药。赤芍、地榆主治血热，为凉血清肝之品。灵脂、元胡主治血痛，为活血化滞之品。红花、桃仁主治血滞，为行血破瘀之品。三棱、蓬术主治血积，为消血破气之品。槐花为大肠凉血之品。蒲黄为脾经止血之品。柏叶为清上敛血之品。苏木为行下破血之品。以上血药，用苦酸者凉血敛血，用辛苦者行血破血，取其清热导滞，为破瘀和血活血止血之用，非养血药也。肝药肾药门有补血之剂。

《药品化义》卷三：肝药。丹皮主益肝，为清血行气之品。续断主凉肝，为调血续筋之品。生地主清肝，为凉血养心之品。熟地主温肝，为补血滋肾之品。天麻主缓肝，为益血养胆之品。当归主补肝，为养血润荣之品。川芎主缓肝，为助血流行之品。白芍主平肝，为敛血补脾之品。首乌主敛肝，为滋阴收脱之品。山茱主助肝，为宁神固精之品。木瓜主泻肝，为舒筋收气之品。益母主疏肝，为活血散滞之品。大枣主养肝，为补血助脾之品。

《药品化义》卷四：心药。丹参主清心，为宁神调血之品。茯神主补心，为助神生气之品。枣仁主养心，为安神补血之品。柏仁主润心，为养神滋肾之品。菖蒲主开心，为通神利窍之品。远志主疏心，为开窍豁痰之品。竹叶主凉心，为散热除烦之品。灯心主涤心，为导上渗下之品。

《药品化义》卷五：脾药。人参主补脾，为生气助阳之品。黄芪主助脾，为固气实表之品。茯苓主健脾，为养气益肺之品。白术主润脾，为助气除湿之品。甘草主缓脾，为和气温中之品。芡实主实脾，为益气助胃之品。扁豆主醒脾，为顺气和胃之品。薏米主佐脾，为抑气舒筋之品。神曲主平胃，为解面散结之品。山查主疏胃，为消肉导滞之品。麦芽主开胃，为解面散结之品。车前主养窍，为痰泻热泻之品。木通主通气，治热泻火泻之品。泽泻主导水，治虚泻肾泻之品。猪苓主利脾，治水泻湿泻之品。莲肉主启脾，为养胃厚肠之品。桂圆主滋脾，为益血生津之品。

《药品化义》卷六：肺药。沙参主助肺，为清热补阴之品。石斛主益血，为清气强肾之品。甘菊主清肺，为和气明目之品。山药主补肺，为助气健脾之品。百合主养肺，为补气和中之品。桑皮主利肺，为疏气渗热之品。紫菀主滋肺，为凉血润燥之品。款花主安肺，为顺气宁嗽之品。兜铃主凉肺，为抑气止嗽之品。麦冬主润肺，为凉气生津之品。天冬主保肺，为平气滋肾之品。杏仁主益肺，为破气利膈之品。五味主敛肺，为固气益精之品。诃子主泄肺，为清音涩肠之品。

乌梅主收肺，为止呕除烦之品。阿胶主调肺，为养荣安胎之品。

《药品化义》卷七：肾药。元参主润肾，为和血抑火之品。龟甲主养肾，为助气补阴之品。枸杞主滋肾，为补血添精之品。菟丝主固肾，为益气补脾之品。牛膝主益肾，为活血强精之品。杜仲主坚肾，为调气续骨之品。角胶主补肾，为壮精益血之品。骨脂主暖肾，为温精止泻之品。苁蓉主壮肾，主扶阳固精之品。

《药品化义》卷八：痰药。橘红主诸痰，为利气化滞之品。贝母主虚痰，为清热开郁之品。半夏主湿痰，为燥脾逐寒之品。花粉主热痰，为止渴生津之品。南星主风痰，为破结通经之品。胆星主惊痰，为益肝凉胆之品。蒌仁主老痰，为润肺利膈之品。芥子主结痰，为宽胸行胁之品。苏子主郁痰，为利膈定喘之品。常山主积痰，为截疟散邪之品。竹茹主热痰，为凉膈宁神之品。竹沥主火痰，为导热补阴之品。姜汁主行痰，为通络宣壅之品。海石主豁痰，为软坚消结之品。皂荚主搜痰，为祛浊稀涎之品。验痰法：寒痰清，温痰白，风痰咸（外感），热痰黄，火痰绿，食痰粘，酒痰秽，惊痰结，郁痰浊，虚痰薄，风痰涎（胆风），老痰胶，顽痰韧，结痰黑。列验痰法，庶将寒热虚实举其大略。总之，新而轻者痰色清而白，若久而重者痰色黄浊稠粘，甚至胶韧凝结，咳喀难出，以至秽气变黑，带红则为阴虚火痰，朝凉夜热。

《药品化义》卷九：火药。胆草泻肝火，为疏热利下之品。牛蒡清肝火，为解壅理上之品。黄连抑心火，为清热厚肠之品。连翘凉心火，为利膈散结之品。犀角清心火，为凉血益肝之品。石膏退胃火，为解肌止渴之品。黄芩泻肺火，为凉膈清肠之品。山栀降肺火，为清胃除烦之品。知母清肾火，为润肺滋阴之品。黄柏降肾火，为补阴降火之品。骨皮凉肾火，为清肺退热之品。滑石导六腑，为利窍渗热之品。芒硝清三焦，为软坚润燥之品。大黄泻大肠，为去实通滞之品。石连清气热，为除昼郁火之品。胡连凉血热，为退夜骨蒸之品。

《药品化义》卷一〇：燥药。秦艽主清燥，为血热滋阴之品。麻仁主润燥，为气热利肠之品。

《药品化义》卷一一：风药。麻黄主发汗，为散寒攻邪之品。羌活主散邪，为行气疏经之品。紫苏主发散，为除寒退热之品。薄荷主疏风，为清阳导滞之品。柴胡主解肌，为清胃止渴之品。升麻主升发，为开提清气之品。白芷主达表，为走窍宣毒之品。防风主表邪，为散肝行气之品。荆芥主疏气，为搜肝凉血之品。前胡主清热，为开痰下气之品。独活主除湿，为行血舒经之品。蔓荆主散气，为清肝去障之品。灵仙主疏经，为通气活血之品。细辛主祛邪，为通窍攻寒之品。香薷主清暑，为除烦导水之品。生姜主走表，为祛邪益脾之品。葱头主通窍，为散寒逐邪之品。

《药品化义》卷一二：湿药。苍术主燥湿，为散邪平胃之品。萆薢主渗湿，为去浊分清之品。防已主除湿，为清热通滞之品。湿之为病，所感不同。外感湿气，多患头重目眩，骨节疼痛，腿膝发肿，脚气腰疼，偏坠疝气。用苍术燥湿，以风药佐之。内伤湿气，多患肿胀腹满，呕哕泄泻，手足酸软，四肢倦怠，喘咳湿痰。用萆薢渗湿，以利水药佐之。延久则郁而为热，热伤血，不能养筋，则拘挛疼痛，又当作热治。用防已疏通，以清火药佐之。

《药品化义》卷一三：寒药。附子主回阳，为攻寒补气之品。肉桂主温经，为通脉行滞之品。干姜主理中，为复阳散寒之品。炮姜主守中，为扶阴退热之品。茴香主通气，为下部醒痛之品。

《理虚元鉴·治虚药讹一十八辨》卷下：人参：外感风邪，元气未漓，审用。人参大补元气，冲和粹美，不偏不倚，故在阴补阴，在阳补阳，能温能清，可升可降，三焦并治，五脏咸调，无所不可。故其治病也，除元气充实，外感有余，无事于补者，则补之反成壅塞，所谓实实也。若夫虚劳之病，或气血阴阳水火，寒热上下诸症，与夫火痰燥湿，滞胀吐利，冒厥烦渴，及胎前产后，痘疹久病，病后一经虚字，则无不宜而不可少。此人参之所以能回元气于无何有之乡，而其功莫大也。自东垣、丹溪先后发明并无异议。庸医不察，执节斋之瞽说，以为人参补阳，沙参补阴。若补阳则助其火，甚至云虚劳人服参者，必至不救，以致举世畏参如砒鸩，而不敢试，岂不误哉？○黄柏、知母：禁用。《丹溪心法》有云：虚损吐血，不可骤用苦寒，恐致相激。只宜琼玉胶主之。何事首尾矛盾，又载三补丸以芩、连、柏三味主之？大补丸以黄柏一味主之？乃至滋阴百补丸知、柏并用？后之学者宗之，凡遇虚劳咳嗽吐血，虚火虚热之疾，皆以知、柏二味，以为清火滋阴。殊不知虚劳之火，虚火也，相火也，阴火也。即丹溪云虚火可补，人参、黄芪之属。相火系于肝肾之间，出入于甲胆，听命于心君，君火明，则相火伏。若君火不明，则相火烈焰冲天，上感清虚之窍，耳聋鼻干，舌痛口苦，头晕身颤，天突急而淫淫作痒，肺叶张而咳嗽频仍。当此时也，惟有清气养荣，滋方寸灵台之雨露，以宁膻中之烦焰，则甲胆乙肝之相火，不扑而自灭矣。阴火者，龙雷之火也，起于九泉之下，遇寒水阴曀，则其焰愈腾。若太阳一照，自然消陨。此三火者，皆无求于降火滋阴，亦何事乎知、柏而用之，以贻害乎？且黄柏伤胃，知母滑脾。胃伤则饮食不进，脾滑则泄泻无度，一脏一腑，乃生人之本。《经》云：得谷者昌，失谷者亡。又曰：阳精上奉其人寿，阴精下降其人夭。今以苦寒伤胃，岂非失谷者亡乎？以冷滑泄脾，岂非下降者夭乎？想世用此者，意在滋阴，而不知苦寒下降多亡阴，阴亏而火易炽。意在清金，而不知中土既溃，绝金之源，金薄而水益衰。吾知用此者，未见其利，徒见其害耳。每见虚劳之人，未有不走脾胃而死者，则知、柏之厉也。○麦冬、五味：初病酌用。治肺之道，一清，一补，一敛，故麦冬清，人参补，五味敛，三者肺怯之病，不可缺一者也。然麦、味之清敛，固有道焉。盖虚劳之初起，亦有外感而成，故其初治必兼柴、前以疏散之，未可骤加敛补，施治之次第宜然。若不知初病久病之分，或骤清骤补骤敛，则肺必致满促而不安，邪气濡滞，久而不彻，此非药之害，实由用之失节耳。若夫疏解之候，邪气既清，元气耗散，则当急用收敛清补为主，舍此三物，更何求焉？况五味不但以收敛肺为功，兼能坚固心肾，为虚劳必用之药。乃在用之不当者，反咎五味酸能引痰致嗽，畏而弃之，殊不知病至于伏火乘金，金气耗越之际，除却此味，更用何药以收之耶？○泽泻：宜用。夫肺金为气化之源，伏火蒸灼，则水道必汗，汗则金气不行，而金益病。且水停不流，则中土濡湿，而奉上无力。故余治劳嗽吐血之症，未有不以导水为先务者，每称泽泻有神禹治水之功。夫亦尝究其命名之义矣。盖泽者，泽其不足之水；泻者，泻其有余之火也。惟其泻也，故能使生地、白芍、阿胶、人参，种种补益之品，得其前导，则补而不滞；惟其泽也，故虽走浊道，而不走清道，不若猪苓、木通、腹皮等味之消阴破气，直走无余。要知泽泻一用，肺、脾、肾三部咸宜，所谓功同神禹者，此也。古方用六味丸，用之功有四种，《颐生微论》论之极详，庸医不察，视为消阴损肾之品，置而不用，何其谬甚？○桑皮：宜用。桑白皮，清而甘者也。清能泻肝火之有余，甘能补肺气之不足。且其性润中有燥，为三焦逐水之妙剂。故上部得之清火而滋阴，中部得之利湿而益土，下部得之逐水而消肿。凡虚劳症中，最忌喘、肿二候。金逆被火所逼，高而不下则为喘；土卑为水所侮，陷而失堤则为肿。喘者，为天不下济于地；肿者，为地不上交于天。故上喘下肿，天崩地陷之象也。是症也，惟桑皮可以调之。以其降气也，故能清火气于上焦；以其折水也，故能奠土德于下位。奈何前人不察，以为性不纯良，用之当戒。不知物性有全身上下纯粹无疵者，惟桑之与莲，乃谓其性不纯良，有是理乎？○桔梗：宜用。夫肺如华盖，居最高之地，

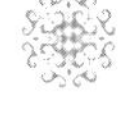

下临五脏，以布治节之令。其受病也，以治节无权，而气逆火升，水涎上泛，湿滞中州，五脏俱乖，百药少效。惟桔梗禀至清之气，其升浮之性，兼微苦之味。至清，故能清金；升浮，故能载陷；微苦，故能降火。实为治节君主之剂。不但引清报使而已，此味升中有降，以其善清金，金清自能布下降之令故也。清中有补，以其善保肺，肺固自能为气血之主也。且其质不燥不滞，无偏胜之弊，有十全之功，服之久，自能清火消痰，宽胸平气，生阴益阳，功用不可尽述。世之医者，每畏其开提发散，而于补中不敢轻用多用，没其善而掩其功，可惜也！〇丹皮、地骨皮：宜用。夫黄柏、知母，其为倒胃败脾之品，固宜黜而不录矣。然遇相火烁石流金之际，将何以处？此曰：丹皮、地骨皮平正纯良，用代知、柏，有成无败。丹皮主阴抑火，更兼平肝。骨皮清火除蒸，更兼养肺。骨皮者，枸杞之根也。枸杞为补肾之要药，然以其升而实于上也，但能温髓助阳。虚劳初起，相火方炽，不敢骤用。若其根伏而在下，以其在下也，故能资肾家真水，以其皮，故能舒肺叶之焦枯。凉血清骨，利便退蒸，其功用较丹皮更胜，且其味本不苦，不致倒胃；质本不濡，不致滑脾，施治尤当功力万全，有知、柏之功，而无其害，最为善品。〇生地：宜用。初病审用。世人以生地为滞痰之物，而不敢轻用，是不知痰之随症而异也。杂症之痰，以燥湿健脾为主。伤寒之痰，以去邪清热，交通中气为主。惟虚症之痰，独本于阴虚血少，火失其制，乃上克肺金，金不能举清降之令，精微不彻于上下，滞而为痰作咳，治宜清肺，则邪自降，养血则火自平。故余于清金剂中，必兼养营为主。营者，血也；阴者，水也。润下之德也。清金若不养营，如吹风灭火，风势愈逆，烈焰愈生。清金养营者，为引水制火，沾濡洊漫，烟气永息。故桔梗、桑皮、贝母之类，清金之品也。生地、丹皮、当归之类，养营之品也。而养营剂中，又以生地为第一，以生地治杂症之痰，则能障痰之道，能滞化痰之气，且其力滋补，反能助痰之成。若加之虚劳剂中，则肺部喜其润，心部喜其清，肾部喜其滋，肝部喜其和，脾部喜其甘缓而不冷不滑，故劳嗽骨蒸，内热吐血咯血剂中，必无遗生地之理。除劳嗽初起，客邪未清，痰嗽盛时，亦暂忌生地滞泥。若表症既除，内热蒸灼，非生地之清润，以滋养化源，则生机将绝矣。若畏其滞而始终不用，乃是不明要义也。〇茯苓：宜用。有为茯苓善渗下元，不足者忌之。非也。盖茯苓为古松精华蕴结而成，入地最久，得气最厚，其质重，其气清，其味淡。重能培土，清能益金，淡能利水。惟其得土气之厚，故能调三部之虚。虚热、虚火、湿气生痰，凡涉虚者皆宜之，以其质中和粹美，非他迅利克伐者比也。夫金气清降，自能开水之源。土气调平，自然益气之母。三脏既理，则水火不得凭凌，故一举而五脏均调。又能为诸阴药之佐，而去其滞，为诸阳药之使，而宣其道，补不滞涩，泄不峻利，精纯之品，无以过之。〇黄芪：宜用。余尝说建中之义，谓人之一身，心上肾下，肺右肝左，惟脾胃独居于中。黄芪之质，中黄表白，白入肺，黄入脾，甘能补中，重能实表。夫劳倦虚劳之症，气血既亏，中外失守，上气不下，下气不上，左不维右，右不维左，得黄芪益气甘温之品，主宰中州，中央旌帜一建，而五方失位之师各就其列，此建中之所由名也。故劳嗽久久失气，气不根于丹田，血随气溢，血既耗乱，气亦飞扬，斯时也虽有人参回元气于无何有之乡，究竟不能固真元于不可拔之地，欲久安长治，非黄芪不可。盖人参之补迅而虚，黄芪之补重而实，故呼吸不及之际，芪不如参。若夫镇浮定乱，返本还元，统气摄血，实表充里，其建立如墙壁之不可攻，其节制如将令之不可违，其饶益如太仓之不可竭，其御邪扶正如兵家之前旌，中坚后劲不可动摇，种种固本收功之用，参反不如芪。故补虚以黄芪为墙垣，白术作基址。每见服参久久渐至，似有若无，虽运用有余，终是浮弱不禁风浪。若用芪、术兼补，可至风雨不畏，寒暑不侵，向来体弱者不觉脱胎换骨，诚有见于此也。除劳嗽初起，中土大伤，气大方盛，心肺虽失其和，脾胃犹主其事，此时只宜养荣为主，黄芪彻滞，尚宜缓投。若久病气虚，肺失其制，脾失其统，上焉而饮食渐难，下焉而泄泻频作，此时若不用黄芪以建中，白术以实土，徒以沉阴降浊之品，愈伤上奉升腾之用，必无济也。〇白术：宜用。初病审用。虚劳初治，未有不以清金为第一义者。而清金之品，生地、阿胶、丹皮、白芍之外，又有如麦冬之清心保肺，元参之甘寒清火，为虚劳所必须。然有一种中土素弱之人，脾胃不实，并麦冬亦微恶其冷，元参亦且嫌其寒，久久渐妨饮食，渐陷中气，于斯时也，又宜以培土调中为主。其法在杂症门中，用药颇多，惟虚症内培土之剂，止有黄芪、白术、茯苓、山药，有功而无过。夫虚劳之培土也，贵不损至高之气，故二陈之燥，平胃之烈，固万万不可，即扁豆之健脾，苡仁之胜瘴，犹未免于走血，俱未尽善。若乃四味之中，茯苓、山药虽冲和而无峻补，回生之力即芪、术二种并用，又以术为土部专经之剂，兼为益气之品，故能培土以生金，而至高之部，胥有类也。夫术性微燥，于虚症似当缓投。然却喜其燥而不烈，有合中央之土德，且补土自能生金，如山岳之出云蒸雾，降为雨露，以濡万物，而何病燥之有哉？缪仲淳谓其燥能伤阴，殊不知伤阴为苍术、厚朴之类，岂可以白术微燥中和之品同语耶？且治法收功之时，非培土则浮火终不归根，知白术之功大矣。〇柴胡：酌用。柴胡升清调中，平肝缓脾，清热散火，理气通血，出表入里，黜邪辅正，开满破结，安营扶卫。凡脏腑经络，无所不宜。在虚劳初起，或为外感时邪，固为必须之品。至于七情所结，浸淫郁滞，有待宣通，舍此柴、前二胡，则无有秉性纯良出其右者矣。故每用些少以佐之，然后专用清源补敛之品，乃为十全。即其调理之人，中间或撄或感，亦必急用柴胡、防风、葛等味清彻之，然后仍用补敛，庶免关门捉贼之患。但其性升散，用者当中病即止，不可多用常用耳。更有女人抑郁伤阴，与夫蓐劳之后，必当选用。盖多郁则伤元气，柴胡平肝散郁，功最捷也。后人因陈藏器一言忌用柴胡，遇内伤外感之症，将反用麻黄、紫苏等味以散之耶。〇陈皮：偶用。夫桔梗本以载气上行，而气火以平者，可见虚劳之气，皆由于火侵肺也。若杂症之有胸膈气滞，皆由于寒湿侵胃，故用陈皮之辛以利之，诚为至当。乃世医不察虚劳杂症之分，但见胸口气滞，辄以陈皮理气，不知陈皮味辛而性燥，辛能耗肺气之清纯，燥能动阴虚之相火，本以理气，气反伤矣。惟清金之久，化源初动，脾气未健，胃口渐觉涎多，可少加陈皮以快之，使中宫一清，未为不可。又或时气偶来，脾胃濡泻，亦可暂用数剂以清理之。然亦须去病则已，不宜常用。〇苏子：不必用。夫虚劳至火既乘金之气，高而不降，治宜平其火而已，不必下其气也。惟杂症之喘急而气高者，有三子养亲之说。而医者混以治劳，以为得真，苏子下之，则气可平而火可降，喘可定而痰可消，不知其复也，必增剧矣。惟白前一味，为平喘之上品。凡撷肚抬肩，气高而急，能坐而不能卧，能仰而不能俯者，用此以平之，取效捷而元气不伤，大非苏子可比。〇枳壳：不宜用。虚劳施治曰清金曰安神，曰培土，曰调肝，曰益肾。而惟补之一字，彻乎终始，故火亦补，痰亦补，滞亦补，三焦、五脏六腑、十二经络无所往而不宜补者，乃有谬妄之流，一见中气塞滞，不究虚实，便用枳壳以伐之，不知虚劳治气与杂症不同。其滞也，不可以利之，其高也，不可以下之，其治满也，不可以破之，陈皮、苏子已不当用，况枳壳、青皮乎？〇杞子：酌用。虚劳之施治有次序，先以清金为主；金气少肃，即以调脾为主；金土咸调，则以补肾要其终。故初治类多用元参、麦冬，渐次芪、术，终治牛膝、龟鹿胶、杞子之类，收功奏效，返本还元。凡属阴虚，未有不以此为扼要者也。然杞子之性太温，若君火未明，相火方炽，肺叶举张之时，龙雷鼓动之后，投此剂则嗽必频，热必盛，溺必涩，血必涌溢而不可止。

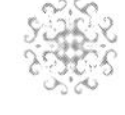

世医每执杞子性凉之说，试问性若果凉，胡为兴阳之骤耶？〇当归：审用。夫当归之养荣，以佐清金也，尚矣。然其味未免于辛，其性未免于温，虽有养血大功，亦为行血活血之品。故治吐血症者，宜待血势既定，血络稍固，君相二火咸调，然后以此大补肾水以收功。若执古人之论，谓当归命名之义，使气血各得其归，不顾血症新久而用之，亦有误处。〇桂圆：审用。龙眼大补心血，功并人参。然究为湿热之品，故肺有郁火，火亢而血络伤者，服之必剧。世医但知其补，而昧于清温之别。凡遇虚劳心血衰少，夜卧不宁之类辄投之。殊不知肺火既清之后，以此大补心脾，信有补血安神之效？若肺有郁伏之火服之，则反助其火；或正当血热上冲之时，投此甘温大补之味，则血势必涌溢而加冲。不可不慎。

《侣山堂类辩》卷下：龟板、鹿茸。李时珍曰：龟鹿皆灵而有寿。龟首常藏向腹，能通任脉，故其甲以补心、补肾、补血，皆以养阴也。鹿鼻常反向尾，能通督脉，故取其角以补命、补精、补气，皆以养阳也。乃物理之玄微，神工之能事。按任脉起于中极之下，以上毛际，循腹里，上关元，至咽喉，上颐循面；督脉环绕一身，循腰脊，历络两肾。龟板治小儿囟不合，鹿茸主生齿不老。盖二品皆属于肾，肾主骨也。任督二脉，为阴阳百脉之宗，又皆出于肾。故痘方用之者，一取其养阴而清热，一取其透顶以败毒导肾中之火毒，从百脉而外出于皮肤。龟板又能达于四肢，故主治四肢重弱。〇上古卜蔡烹而用之，若败龟板者，乃病死枯败之物，绝无灵气，又何所取焉？〇鸡子、金银花、王不留行。天地之形如鸟卵，仲景即以鸡子白补气，卵黄治血脉。金银花花开黄白，藤名忍冬，得水阴之气而蔓延，陶隐居谓能行荣卫阴阳，主治寒热腹胀，败毒消肿。盖荣卫行而寒热肿胀自消，得阴气而热毒自解，故又治热毒下痢，飞尸鬼疰，喉痹乳鹅。王不留行亦花开黄白，故名金盏银台，其性善行，言虽有王命，不能留其行也。陶隐居亦取其能行气血，主治金疮痈肿，痛痹产难，下乳汁，利小便，出竹木刺。夫血气留阻，百病皆生，荣卫运行，精神自倍，故二种皆为上品，并主轻身耐老，益寿延年。鸡卵用形，二花取色，一因其延蔓，一取其善行。夫医者，意也。《本草》大义亦以意逆之则得矣。〇开之曰：人但知金银花败毒消肿，不知有行荣卫血气之功，得冬令寒水之气。〇沙参、人参、黄芪。沙参、人参、黄芪，皆《神农本经》上品，咸主补养元气。沙参色白，气味甘苦，微寒，主补中，益肺气。肺气者，胃府所生之宗气，上出于肺，以司呼吸，人一呼则八万四千毛窍皆阖，一吸则八万四千毛窍皆开，故肺主皮毛。补中者，宗气生于胃府也。人参色白微黄，气味甘温，资胃府之精气者也，故主补五藏，安精神，定魂魄，止惊悸，除邪气，明目，开心益志。盖五藏之精气神志，胃府之所生也。黄芪色黄，气味甘温，补益脾气者也。脾气者，元真之气也。元真者，先天之真元，生于地水之中。三焦通会元真于肌腠，故脾主肌肉。黄芪主痈疽久败，排脓止痛，大风癞疾，五痔鼠瘘，补虚，小儿百病。盖血气留滞于肌肉，则为痈肿，肌腠之气运行，则肌肉生而脓肿消矣。大风癞疾，乃风邪伤荣，而热出于胕肉，其气不清，故使其鼻柱坏而色败，皮肤疡溃。《经》云：肠澼为痔。盖脾气孤弱，五液注下，则生痔漏。鼠瘘者，邪气陷于脉中而为瘘，留于肉腠，则为马刀侠瘿。盖脾土盛，而元气行，则痈瘘诸病皆解矣。补虚者，补肌肉羸瘦也。主小儿百病者，小儿五藏柔脆，中土之气未足，若过于饮食，则脾气伤而不能运化矣。脾弱则胃强矣，胃强则消谷善饥，脾弱则肌肉消瘦，胃热则津液不生，而热痏食痏之病生焉。是以黄芪、白术、黄连、枳实，为小儿之要药。盖清其胃热，脾气运行，则无五痏五痨之病矣。腠理固密，则无急慢惊风之证矣。三者皆补中之品，而各有所主之分。按《本草》千种有奇，愚所论者，错综辩证，百不及一。同志高明，引伸触类，一可贯十，十可概百，至参阅前人议论，是则曰是，非则曰非，阐先圣之奥义，以开来学，是予所深望焉。

《痧胀玉衡·痧方余议》卷下：郁金：价贵时有换之以姜黄者。其二味温凉之性虽有不同，然以之治痧，下气消瘀，姜黄未为无效。若欲入心经，散郁消瘀，则痧毒攻心者，非郁金不能立奏其功，姜黄有所不及。故方中所载郁金，切勿以姜黄代之。穿山甲：土炒用。凡痧毒瘀血壅塞，阻而不通，得此透入经络，引诸药所不能到者，即到所犯经络、血分之所。识者其留意焉！黑丑：通上彻下。痧毒胀满，必须用此于丸散中，救人立功。凡破气之味，俱莫能及。但耗散真气，恐人有宜有不宜，故方中不载。大黄：治食积，阻痧毒。余为丸以备急用，其功莫大。若痧胀之极，必须急服此以攻之。恐病有宜有不宜，故方中虽载，不及细加，惟审病症缓急轻重而行之。丑、黄等分，粥丸三分，稍冷汤下。〇评半夏、藿香止吐凡治吐症，用半夏、藿香。独痧症作吐，半夏性燥，须防益助火邪，断不可用。若藿香，惟取其正气以治秽触，然亦必痧毒无阻，乃可俟冷饮之。倘或痧气有害于中，骤用此以止吐，反有闭门逐盗之忧。如肠胃中有食积血瘀，留滞痧毒，用藿香香燥止吐，适长其毒，是宜知忌。下通痧毒，其吐自止。〇评荆芥、细辛、防风、独活痧症寒热，不由外感，往往毒从鼻吸而入，搏激肌表。羌活、麻黄，俱在所禁。若用荆芥、细辛，善能透窍。盖恶毒之气由窍而入，故用之以治痧胀，亦由窍而泄。若防风乃臣使之味，仅取为透窍之佐，不比麻黄、羌活专主发表，反有升宣火毒之虑也。至如独活，发散治热，其性至颈而还，力不能过发，且可活血解痧毒，是痧症最要之味与！

《本草求真》卷一：温中。人身一小天地耳，天地不外阴阳五行以为健顺，人身不外水火气血以为长养。盖人禀赋无偏，则水以附火，火以生水，水火既足，则气血得资，而无亏缺不平之憾矣。惟其禀有不同，赋有各异，则或水衰而致血有所亏，火衰而致气有所歉，故必假以培补。俾偏者不偏，而气血水火，自尔赡养而无病矣。第其病有浅深，症有轻重，则于补剂之中，又当分其气味以求，庶于临症免惑。如补之有宜于先天真火者，其药必燥必烈，是为补火之味；补有宜于先天真水者，其药必滋必润，是为滋水之味；补有宜于水火之中而不敢用偏胜之味者，其药必温必润，是为温肾之味；补有宜于气血之中而不敢用一偏之药者，其药必甘必温，是为温中之味；补有宜于气血之中而不敢用过补之药者，其药必平必淡，是为平补之味。合是诸补以分，则于补剂之义，已得其概，又何必过为分别云。又按：万物惟温则生，故补以温为正也。万物以土为母，甘属土，故补又以甘为贵也。土亏则物无所载，故补脾气之缺陷，无有过于白术。补肝气之虚损，无有过于鸡肉；补肺气之痿弱，无有过于参、耆；补心血之缺欠，无有过于当归。是皆得味之甘，而不失其补味之正也。其次补脾之味，则有如牛肉、大枣、饴糖、蜂蜜、龙眼、荔枝、鲫鱼，皆属甘温，气虽较与白术稍纯，然蜂蜜、饴糖则兼补肺而润燥，龙眼则兼补心以安神，荔枝则兼补营以益血，惟有牛肉则能补脾以固中，大枣则能补脾以助胃，鲫鱼则能补土以制水也。且绣尝即补脾以思，其土之卑监而不平者，不得不藉白术以为培补。若使土干而燥，能无滋而润乎？是有宜于山药、人乳、黄精、猪肉之属是也。土湿而凝，能无燥而爽乎？是有宜于白蔻、砂仁之属是也。土润而滑，能无涩而固乎？是有宜于莲子、芡实、肉蔻之属是也。土郁而结，能无疏而醒乎，是有宜于木香、甘松、藿香、菖蒲、胡荽、大蒜之属是也。土浸而倾，能无渗而利乎？是有宜于茯苓、扁豆、山药、鲫鱼之属是也。土郁而蒸，能无清而利乎？是有宜于薏苡仁、木瓜、白鲜皮、蚯蚓、紫贝、皂白二矾、商陆、郁李之属是也。土寒而冻，能无温而散乎？是有宜于干姜、附子之属是也。土敦而阜，能无通而泄乎？是有宜于硝、黄、枳实之属是也。土崩而解，能

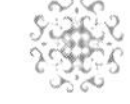

无升而举乎？是有宜于参、耆、甘草之属是也。凡此皆属补脾之味，然终不若甘温补脾之为正耳。〇平补。精不足而以重味投补，是亏已在于精，而补不当用以平剂矣！气不足而以轻清投补，是亏已在于气，而补亦不当用以平剂矣。惟于补气而于血有损，补血而于气有窒，补上而于下有碍，补下而于上有亏，其症似虚非虚，似实非实，则不得不择甘润和平之剂以进。如葳蕤、人乳，是补肺阴之至平者也。山药、黄精、羊肉、猪肉、甘草，是补脾阴之至平者也。柏子、合欢皮、阿胶，是补心阴之至平者也。冬青子、桑寄生、桑螵蛸、狗脊，是补肝肾阴之至平者也。燕窝、鸽肉、鸭肉，是补精气之至平者也。但阿胶、人乳，则令肝肾与肺而皆润，合欢则令脾阴五脏而皆安。山药则令肺肾而俱固，桑螵蛸则能利水以交心，至于仓米、扁豆，一能养胃以除烦，一能舒脾以利脾，皆为轻平最和之味，余则兼苦、兼辛、兼淡，平虽不失，而气味夹杂，未可概作平补论耳。〇补火。按李时珍云：命门为藏精系胞之物，其体非脂非肉，白膜裹之，在脊骨第七节两肾中。此火下通二肾，上通心肺，贯脑，为生命之原，相火之主，精气之府，人物皆有。生人生物，俱由此出。又按汪昂谓，人无此火，则神机灭息，生气消亡。赵养葵谓，火可以水折，惟水中之火不可以水折，故必择其同气招引归宅，则火始不上浮而下降矣！此火之所由补也，第世止知附桂为补火之最，硫黄为火之精，越外毫不计及，更不知其附桂因何相需必用。讵知火衰气寒而厥，则必用以附子。火衰血寒腹痛，则必用以肉桂。火衰寒结不解，则必用以硫黄。火衰冷痹精遗，则必用以仙茅。火衰疝瘕偏坠，则必用以胡巴。火衰气逆不归，则必用以沉香。火衰肾泄不固，则必用以补骨脂。火衰阳痿血瘀，则必用以阳起石。火衰风冷麻痹，则必用以淫羊藿。火衰风湿疮痒，则必用以蛇床子。火衰脏寒蛊生，则必用以川椒。火衰气逆呃起，则必用以丁香。火衰精涎不摄，则必用以益智。至于阳不通督，须用鹿茸以补之。火不交心，须用远志以通之。水窍不开，须用钟乳石以利之。气虚喘乏，须用蛤蚧以御之。精滑不禁，须用阿芙蓉以涩之。皆当随症酌与，不可概用。若使水火并衰，及或气陷不固，阴精独脱，尤当切禁，否则祸人反掌。

《本草求真》卷二：滋水。冯楚瞻曰：天一生水，故肾为万物之原，乃人身之宝也。奈人自伐其原，则本不固，而劳热作矣。热则精血枯竭，憔悴羸弱，腰痛足酸，自汗盗汗，发热咳嗽，头晕目眩，耳鸣耳聋，遗精便血，消渴淋沥，失音喉疮舌燥等症，靡不因是悉形，非不滋水镇火，无以制其炎烁之势。绣按：滋水之药，品类甚多，然终不若地黄为正。盖地黄性温而润，色黑体沉，可以入肾滋阴，以救先天之精。至于气味稍寒，能佐地黄以除骨蒸、痞疟之症者，则有龟板、龟胶，胶则较板而更胜矣，佐地黄补肌泽肤，以除枯竭之症者，则有人乳、猪肉，肉则较乳而有别矣。佐地黄以通便燥之症者，则有火麻、胡麻，胡麻则较火麻而益血矣。至于水亏而目不明，则须佐以枸杞；水亏而水不利，胎不下，则有佐于冬葵子、榆白皮。水亏而风湿不除，则有佐于桑寄生；水亏而心肾不交，则有佐于桑螵蛸、龟板；水亏而阴痿不起，则有佐于楮实；水亏而筋骨不健，则有佐于冬青子；水亏而精气不足，则有佐于燕窝；水亏而血热吐衄，则有佐于干地；水亏而坚不软，则有佐于食盐；水亏而虚怯不镇，则有佐于磁石；水亏而气不收及血不行，则有佐于牛膝。水亏而噎膈不食，则有治于黑铅，但黑铅为水之精。凡服地黄而不得补者，须用黑铅镇压，俾水退归北位，则于水有补，然必火胜水涸，方敢用此以为佐，若使水火并衰，则又当佐性温以暖肾脏，否则害人不轻。〇温肾。肾虚而在于火，则当用辛用热，肾虚而在于水，则当用甘用润，至于水火并衰，则药有难兼施。惟取其性温润，与性微温力端入肾者以为之补，则于水火并亏之体，自得温润调摄之宜矣！按地黄体润不温，因于火日蒸晒而温，实为补水温肾要剂，其药自属不易。然有肝肾虚损，气血凝滞，不用杜仲、牛膝、续断以通，而偏用肉桂、阳起石以燥。风湿内淫，不用巴戟天、狗脊以温，而偏用淫羊藿、蛇床子以燥。便结不解，不用苁蓉肉、锁阳以温，而偏用火麻、枸杞、冬葵子以润。遗精滑脱，不用菟丝子、覆盆子、山茱萸、胡桃肉、葡萄等药以收，而偏用粟壳、牡蛎等药以进。软坚行血，不用海狗肾温暖以润，而偏用食盐、青盐咸寒以投。补精益血，不用麋茸、鹿胶、犬肉、紫河车、何首乌等药以温，而偏用硫黄、沉香以胜。鬼疰蛊毒，不用獭肝温暖以驱，而偏用川椒、乌梅以制。凡此非失于燥，而致阴有所劫，即失于寒而致火有所害，岂温暖肾脏之谓哉？噫，误矣！〇温涩。收者，收其外散之意。涩者，涩其下脱之义。如发汗过多，汗当收矣！虚阳上浮，阳当收矣！久嗽亡津，津当收矣！此皆收也。泄痢不止，泄当固矣。小便自遗，遗当固矣！精滑不禁，精当固矣！固即涩也。《十剂篇》云：涩可去脱，牡蛎、龙骨之属是也。凡人气血有损，或上升而浮，下泄而脱，非不收敛涩固，无以收其亡脱之势，第人病有不同，治有各异。阳旺者阴必竭，故脱多在于阴，阴盛者阳必衰，故脱多在于阳。阳病多燥，其药当用以寒，阴病多寒，其药当用以温，此定理耳。又按温以治寒，涩以固脱，理虽不易，然亦须分脏腑以治。如莲子、肉豆蔻是治脾胃虚脱之药也，故泄泻不止者最宜。莲须是通心交肾之药也，为心火摇动，精脱不固者最佳。补骨脂、葡萄、阿芙蓉、没石子、沉香、芡实、石钟乳、胡桃肉、灵砂是固肾气之药也，为精滑肾泄者最妙。但补骨脂则兼治肾泄泻，葡萄则兼起阳稀痘，阿芙蓉则端固涩收脱，没石子、沉香则端降气归肾，芡实则兼脾湿并理，石钟乳则兼水道皆利，胡桃肉则兼肠肺俱润，灵砂则合水火并降也。他如菟丝、覆盆，性虽不涩，而气温能固。木瓜酸中带涩，醒脾收肺有功。乌梅敛肺涩肠，诃子收脱止泻，清痰降火。赤石脂固血久脱，治虽不一，然要皆属温涩固脱药耳。惟有禹余粮、柿蒂性属涩平，与于体寒滑脱之症，微有不投，所当分别异视。〇寒涩。病有寒成，亦有热致。寒成者固当用温，热成者自当用寒，如五倍子百草煎，其味虽曰酸涩，而性实寒不温，为收肺虚火浮之味，故能去嗽止痢。除痰定喘，但百草煎则较倍子而鲜收耳！牡蛎性端入肾固脱，化痰软坚，而性止专入肾而不入肝，龙骨入肝敛气，收魂固脱。凡梦遗惊悸，是其所宜，而性不及入肾，各有专治兼治之妙耳。至于粟壳，虽与五倍入肺敛气涩肠相似，而粟壳之寒，则较倍子稍轻。粟壳之涩，则较倍子更甚，故宁用粟而不用倍也。粳米气味甘凉，固中除烦，用亦最妙。若在蛤蜊粉气味咸冷，功专解热化痰固肺，及秦皮性亦苦寒，功端入肝除热，入肾涩气，亦宜相其热甚以行，未可轻与龙骨、牡蛎、粟壳微寒之药为比也。〇收敛。酸主收，故收当以酸为主也。然徒以酸为主，而不兼审阴阳虚实以治，亦非得乎用酸之道矣！故酸收之药，其类甚多，然大要性寒而收者，则有白芍、牡蛎、粟壳、五倍子、百草煎、皂白二矾。其收兼有涩固，而白芍则但主收而不涩耳。性温与涩而收者，则有五味、木瓜、乌梅、诃子、赤石脂等味。但五味则专敛肺归肾，涩精固气。木瓜则专敛肺醒脾，乌梅则专敛气涩肠，诃子则专收脱止泻，清痰降火。赤石脂则专收脱止血也。若在金樱，虽为涩精要剂，然徒具有涩力，而补性绝少。山茱萸温补肝肾，虽为收脱固气之用，而收多于涩，不可分别而异施耳。〇镇虚。虚则空而不实，非有实以镇之，则易覆矣。虚则轻而易败，非有实以投之，则易坠矣。故重坠之药，亦为治病者所必需也。然用金石诸药以治，而不审其气味以别，亦非治病通活之妙。故有热者，宜以凉镇，如代赭石、珍珠之治心、肝二经热惊。辰砂之清心热，磁石之治肾水虚怯，龙骨、龙齿之治肝气虚浮是也。有寒者宜以热镇，如云母石之能温中去怯，硫黄之能补火除寒，通便定惊是也。寒热俱有者，宜以平镇，如禹余粮、金银薄、铁粉、密陀僧之属是也。

但禹余粮则兼止脱固泄，金银薄则兼除热祛风。铁粉则兼疗狂消痫。皆借金性平木。密陀僧则兼除积消热涤痰也，其一镇坠，而药品气味治用各自有别，其不容紊如此。然要病有外邪，不可轻投，寒邪得镇而愈固耳。

《本草求真·散剂》卷三：散寒。凡病伤于七情者宜补，伤于六淫者宜散、宜清。伤于七情者宜补，则补自有轻重之分，先天后天之别。伤于六淫者宜散，则散自有经络之殊，邪气之异，如轻而浅者，其邪止在皮毛，尚谓之感，其散不敢过峻。若至次第传变，则邪已在于经，其散似非轻剂可愈，迨至愈传愈深，则邪已入不毛，其邪应从下夺，又非散剂所可愈矣！是以邪之本乎风者，其散必谓之驱，以风善行数变，不驱不足御其奔迅逃窜之势也。邪之本于寒者，其散止谓之散，以寒凝结不解，不散不足启其冰伏否塞之象也。邪之得于雾露阴寒之湿者，其邪本自上受，则散当从上解，而不得以下施。邪之渐郁而成热者，其散当用甘平辛平，而不可用辛燥。至于邪留于膈，欲上不上，欲下不下，则当因高而越，其吐之也必宜。邪固于中，流连不解，则当从中以散，其温之也必便。若使邪轻而感，有不得用峻劣之药者，又不得不用平淡以进，俾邪尽从轻散，而不致有损伤之变，此用散之概也。又按阴盛则阳微，阳胜则阴弱，凡受阴寒肃杀之气者，自不得不用辛热以治，惟是邪初在表，而表尚有表中之表以为区别。如邪初由皮毛而入太阳，其症必合肺经并见，故药必先用以麻黄以发太阳膀胱之寒，及或佐以杏仁、生姜入肺，并或止用桔梗、紫苏、葱管、党参入肺之味以进，但杏仁则端入肺散寒下气止喘，生姜则端入肺辟恶止呕，葱管则端入肺发汗解肌，桔梗则端入肺开提肺中风寒载药上浮。党参本于防风、桔梗伪造，则其气味亦即等于防风、桔梗以疏肺气。至于细辛、蔓荆虽与诸药同为散寒之品，然细辛则宣肾经风寒，蔓荆则除筋骨寒湿及发头面风寒，皆非太阳膀胱端药及手太阴肺经药耳。他如白蔻、荜茇、良姜、干姜、川椒、红豆蔻气味辛热，并熏香气味辛平，与马兜铃、紫白石英、冬花、百部气味辛温，虽于肺经则治，然终非属入肺端品，所当分别而异视者也。○驱风。风为阳邪，寒为阴邪，风属阳，其性多动而变，寒属阴，其性多静而守，故论病而至于风，则症变迁而莫御。论药而至于风，则其药亦变迁而莫定矣。如肝属风，病发于风，则多由肝见症，乃有风不在肝，而偏在于肌肉之表，症见恶风自汗之当用桂枝以解其肌。风在太阳膀胱，症见游风攻头之当用以羌活，症见一身骨痛之当用以防风，症见风攻巅顶之当用以藁本者，有如斯矣。且有风在少阴肾经，症见伏风攻头之当用以独活，症见口干而渴之当用以细辛。与风在骨髓，症见痰迷窍闭之当用以冰片，风在皮肤、骨髓，症见惊痰疥癞之当用以白花蛇。风在关节，症见九窍皆闭之当用以麝香，症见风湿痹痛之当用以茵芋。风在经络，症见疮疡痈肿之当用以山甲，症见痰涎壅塞之当用以皂角。风在十二经络，症见顽痹冷痛之当用以威灵仙。风在肠胃，症见恶疮肿毒之当用以肥皂，风在阳明胃经，症见头面诸疾之当用以白附、白芷者，又如此矣。更有风热在肺，症见鼻塞、鼻渊之当用以辛夷，症见目翳眩晕之当用以甘菊，症见恶寒发热无汗而喘之，当用以杏仁，症见痈肿疮毒之当用以牛蒡，症见喘嗽体肿之当用以白前者，又如此矣。至于风已在肝，而症又挟有湿，则如秦艽既除肠胃湿热，又散肝经风邪，浮萍既入肝经散风，复利脾经之湿。海桐皮以疗风湿诸痛，豨莶草以治麻木痛冷，苍耳子以治皮肤疮癣，通身周痹。巴戟、狗脊、寄生以强筋骨之类，而萎蕤、萆薢、茵芋、白芷、白附之偕。风湿而治，可类推矣。风已在肝，而症见有热成，则如全蝎之治胎风发搐，钩藤之治惊痫瘛疭，蝉蜕之治皮肤瘾疹，薄荷之治咽喉口齿，石楠叶之能逐热坚肾，决明子、木贼、蕤仁之治风热目翳之类，而辛夷、冰片、牛蒡之偕风热以理，又可想矣。风病在肝而症见有痰气，则如南星之散经络风痰，天麻之治肝经气郁虚风，川芎之散肝经气郁之类，而麝香之偕，痰气并理，又可思矣。风病在肝而症见有风毒，则有如蛇蜕之能杀蛊辟恶，蜈蚣之能散瘀疔结之类，而山甲、草乌、牛蒡、肥皂之偕风毒以理，又其余矣。风病在肝而更见有寒湿之症，则有宜于蔓荆、僵蚕、五加皮、乌尖附之类，但其功用治效，则有殊矣。风病在肝而症见有骨痿不坚之症，则有宜于虎骨、虎胶之类，但其气味缓急，则有间矣。至于风病在肝而症见有肌肤燥热，则不得不用荆芥以达其肤而疏其血。风病在肝而症见有疮疥目赤，则不得不用蒺藜以散其风而逐其瘀。风病在肝而症见有湿热燥痒，则不得不用芜荑以泄其湿，要皆随症审酌以定其趋。但其理道无穷，变化靡尽，其中旨趣，在于平昔细为体会，有非仓卒急迫所能得其精微也。〇散湿。《经》曰：半身以上，风受之也。半身以下，湿受之也。然有湿不下受，而湿偏从上感，则湿又当上治。盖湿无风不行，如风在上，其湿从风以至者，则为风湿。是风是湿，非散不愈也。湿值于寒，寒气慄冽，其湿由寒至者，则为寒湿，是寒是湿，亦非由散不除也。且有好食生冷，留滞肠胃，合于雨露感冒，留结不解，随气胜复，变为寒热，以致头重如裹，皮肉筋脉，皆为湿痹，则不得不从开发，以泄其势。然散湿之药不一，有止就湿而言散者，如苍术之属是也。有因风湿而言散者，如白芷、羌活、独活、防风、寄生、萎蕤、秦艽、巴戟、狗脊、灵仙、海桐皮、豨莶草、苍耳子、萆薢、茵芋之属是也。有就寒湿而言散者，如五加皮、天雄、蔓荆子、僵蚕、细辛之属是也。有兼风热而言散者，如芜荑之属是也。有就热湿而言散者，如香薷之属是也。有就痰湿而言散者，如半夏之属是也。至湿而在胸腹，症见痞满，宜用川朴以散之。湿在肌肉，症见肤肿，宜用排草以洗之。湿在肠胃，挟风而见挛拘痹痛，宜用秦艽以除之。湿在筋骨而见头面不利，宜用蔓荆子以治之，此皆就表就上，受湿论治，故以散名。若使湿从下受，及已内入为患，则又另有渗湿、泻湿诸法，而非斯药所可统而归之也。〇散热。热自外生者，宜表宜散。热自内生者，宜清宜泻。热自外生而未尽至于内者，宜表宜散。热自内成而全无表症者，宜攻宜下。凡人感冒风寒，审其邪未深入，即当急撤其表，俾热仍从表解。不得谓热已成，有清无散，而不用表外出也。第热之论乎散者，其法不一：有止就热以言散者，如升麻之升诸阳引热外出，干葛之升阳明胃气引热外出，柴胡之升少阳胆热外出，淡豆豉之升膈热外出，夏枯草之散肝热外出，野菊花之散肝肺热外出也。有合风热以言散者，如辛夷能散肺经风热，冰片能散骨蒸风热，木贼能散肝胆风热，蕤仁、决明子、炉甘石、薄荷能散肝经风热也。有合湿热而言散者，如芜荑能散皮肤骨节湿热，香薷能散肺胃心湿热是也。有就风火热毒而言散者，如蟾蜍、蟾酥之能升拔风火热毒外出是也。有就血热而言散者，如石灰能散骨肉皮肤血热，谷精草能散肝经血热也。至于热结为痰，有藉吐散，如木鳖则能引其热痰成毒结于胸膈而出，瓜蒂则能引其热痰结于肺膈而出，胆矾则能引其风热之痰亦结在膈而出也。若使表症既罢，内症已备，则又另有法在，似无庸于琐赘。〇吐散。邪在表宜散，在里宜攻，在上宜吐，在中下宜下，反是则悖矣！昔人谓邪在上，因其高而越之。又曰：在上者涌而吐之是也。但吐亦须分其所因所治以为辨别：如常山、蜀漆，是吐积饮在于心下者也。藜芦、皂白二矾、桔梗、芦、皂角，是吐风痰在于膈者也。生莱菔子是吐气痰在于膈者也。乌尖附是吐湿痰在于膈者也。胡桐泪是吐肾、胃热痰上攻于膈而见者也。栀子、瓜蒂是吐热痰聚结于膈而成者也。砒石是吐寒痰在于膈者也。至于膈有热毒，则有木鳖、青木香以引之。痰涎不上，则有烧盐以涌之，但吐药最峻，过用恐于元气有损。况砒石、木鳖，尤属恶毒，妄用必致生变，不可不慎。

《本草求真》卷四：温散。热气久积于中，自当清凉以解，寒气久滞于内，更当辛温以除，

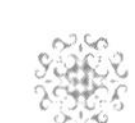

故温散之味，实为中虚寒滞所必用也。然中界乎上下之间，则治固当以中为主，而上下亦止因中而及，是以温以守内而不凝。散以行外而不滞，温散并施，而病不致稍留于中而莫御矣！第不分辨明晰，则治多有牵混不清，如缩砂密、木香、香附、干姜、半夏、胡椒、吴茱萸、使君子、麦芽、松脂，皆为温中行气快滞之味，然缩砂密则止暖胃快滞；木香则止疏肝醒脾；香附米则止开郁行结，活血通经；半夏则止开痰逐湿；干姜则止温中散寒；胡椒则止温胃逐痰除冷；吴茱萸则止逐肝经寒气，上逆肠胃；使君子则止燥胃杀虫；麦芽则止消谷磨食；松脂则止祛风燥湿，而有不相兼及者也。至于温中而兼及上，则有如荜拨之散胸腹寒逆；藿香之醒脾辟恶，宽胸止呕；菖蒲之通心开窍，醒脾逐痰；玄胡索之行血中气滞，气中血滞；安息香之通活气血；各有端司自得之妙。温中而兼及下，则有如益智之燥湿逐冷，温肾缩泉；蛇床子之补火宣风，燥湿；蒺藜之祛肝肾风邪；大小茴之逐肝肾沉寒痼冷；各有主治独得之趣。温中而兼通外，则有草果之温胃逐寒，辟瘴辟疟；苏合香、樟脑、大蒜、山柰、甘松、排草之通窍逐邪杀鬼；白檀香之逐冷除逆，以引胃气上升；良姜、红豆蔻之温胃散寒；艾叶之除肝经沉寒痼冷，以回阳气将绝；胡荽之通心脾、小腹辟恶发痘；烟草之通气爽滞，辟瘴除恶；白芥子之除胁下及皮里膜外之风痰；石灰之燥血，止血散血；乌药之治气逆，胸腹不快：各有其应如响之捷。温中而至通上彻下，则有如丁香之泄肺暖胃，燥肾止呃；川椒之补火温脏，除寒杀虫：各有气味相投之宜。若使温中独见于上，则有如草豆蔻之逐胃口上之风寒，止当心之疼痛；熏草之通气散寒，辟恶止痛；其效俱不容掩。且温中而独见于上下，则有如薤之通肺除痹，通肠止痢，其效又属不泯。其一温中，而气味各殊，治效各别，有不相同如此。然绣窃谓温中之味，其气兼浮而升，则其散必甚。温中之味，其气兼沉而降，则其散甚微。温中其气既浮，而又表里皆彻，则其散更甚而不可以解矣！是以丁香、白蔻之降，与于草豆蔻、白檀之升，绝不相同，即与缩砂密之散，木香之降，亦且绝不相似。良姜气味过散，故止可逐外寒内入，而不可与干姜温内同比。藿香气味稍薄，故止可除臭恶呕逆，而不可与木香快滞并议。乌药彻上彻下，治气甚于香附，故为中风中气所必需。薤白气味辛窜，行气远驾木香，故为胸痹肠滞所必用。凡此是温是散，皆有义理，错综在人细为体会可耳！○平散。药有平补，亦有平散。补以益虚，散以去实。虚未甚而以重剂投之，其补不能无害，实未甚而以重剂散之，其散更不能无害矣。如散寒麻黄，散风桂枝，散湿苍术，散热升葛，散暑香薷，散气乌药，皆非平者也，乃有重剂莫投。如治风与湿，症见疥癣周痹，止有宜于苍耳子。症见瘙痒消渴，止有宜于蚕砂。症见麻木冷痛，止有宜于豨莶。症见肤痒水肿，止有宜于浮萍。症见目翳疳蚀，止有宜于炉甘石。皆能使其风散湿除。又如治风与热，症见目翳遮睛，烂弦胞肿，止有宜于甘菊、蕤仁、木贼。症见风热蒸腾，肾阴不固，止有宜于石南叶。皆能使其风熄热退。又如治寒与热，症见咳嗽不止，止有宜于冬花。症见头面风痛，止有宜于荷叶。症见肺热痰喘，声音不清，止有宜于马兜铃。症见寒燥不润，止有宜于紫、白石英。症见肝经郁热不散，止有宜于夏枯草。症见风寒湿热脚气，止有宜于五加皮。症见风寒痰湿，止有宜于僵蚕。皆能使其寒热悉去。至于治气，则又止用橘皮之宣肺燥湿，青皮之行肝气不快，神曲之疗六气不消，槟榔、大腹皮之治胸腹痞胀，白及之散热毒而兼止血，野菊花之散火气。痈毒疔肿，瘰疬目痛，青木香之除风湿，恶毒气结，皆能使其诸气悉消。凡此药虽轻平，而用与病符，无不克应，未可忽为无益而不用也！

《本草求真》卷五：渗湿。病之切于人身者，非其火之有余，即其水之不足，火衰则水益胜，水衰则火益炽。昔人云：火偏盛者，补水配火，不必去火，水偏多者，补火配水，不必去水，譬之天乎？此重彼轻，其重于一边者勿补，则只补足轻者之一边也！决不凿去砝马。审是则凡水火偏胜，决无凿去砝马用泻之理，惟是禀体素厚，脏气偏胜，并或外邪内入，阻遏生机，如湿气流行，土受水制，在初湿气内盛，能毋渗而泄乎？久而水气横逆，泛流莫御，能无决而去乎。此水之宜渗、宜泻者然也。火气内炽，一火发动，众火剂起，冲射搏击，莫可名状，此火之不得不泻者也。热气内蒸，水受煎熬，苟不乘势即解，则真阴立槁，此又热之不得不泻者也。至于或热或火，结而为痰，或热或火，盈而为气，痰之微者，或从渗湿、泻湿之药以去。若使痰甚而涌，宜用苦寒苦咸之药以降。气之微者，或用泻火、泻热之药以消。若使气盛而迫，须用苦寒、苦劣之药以下。其有禀受素亏，邪气不甚，则止酌以平剂以投，不可概用苦寒，以致胃气有损。又按湿为阴邪，凡人坐卧卑地，感受湿蒸，及或好食生冷，遏其元阳，郁而为热，在初受邪未深，不必竟用重剂，惟取轻淡甘平以渗。然渗亦须分其脏腑，如扁豆、山药、陈仓米、茯苓、浮萍、通草、鸭肉、鲫鱼、鲤鱼、泽兰，是渗脾胃之湿者也。但茯苓则兼肺肾以同治，通草则止合肾以共理，鲫鱼则止合肾以皆渗，故暑湿熏蒸，三焦混乱，宜用扁豆以除之。胃气不平，烦渴不止，宜用仓米以止之。脾虚热泄，宜用山药以渗之。水肿不消，宜用浮萍以利之。淋闭不通，宜用通草以开之。肠风下血，膈气吐食，宜用鲫鱼以理之。陈气不化，宜用泽兰以去之。虚痨嗽肿，宜用鸭肉以平之。肿嗽泄泻，宜用茯苓以利之。水肿脚气，宜用鲤鱼以治之。又如榆白皮、冬葵子、神曲、石钟乳，是渗肠胃之湿者也。故五淋肿满，胎产不下，宜用榆白皮、冬葵子以服之。乳汁不通，宜用石钟乳以通之。又如茯神、萱草，是渗心经之湿者也，故惊悸健忘，水湿内塞，宜用茯神以利之。消渴心烦，宜用萱草以释之。他如肾有邪湿，症见心气不交，则有桑螵蛸以治之。症见杨梅毒结，则有土茯苓以导之，但土茯苓则兼诸脏之湿同理。肺有邪湿，汗闭不泄，则有姜皮以发之。肺气不降，则有通草以通之。肝有邪湿，而见子肿风痨，则用天仙藤以治之。至于湿热稍胜，药非轻剂可治，则又另有泻剂，而非斯药所能尽者也。〇泻湿。泻湿与渗湿不同，渗湿者，受湿无多，止用甘平轻淡，使水缓渗，如水入土，逐步渗泄。渐渍不骤，泻湿者，受湿既多，其药既须甘淡以利，又须咸寒以泻，则湿始从热解，故曰泻湿。然泻亦须分其脏腑，如湿在肺不泄，宜用薏苡仁、黑牵牛、车前子、黄芩、白薇之类。但薏苡仁则治水肿湿痹，疝气热淋。黑牵牛则治脚气肿满，大小便秘。黄芩则治癃闭肠澼，寒热往来。车前子则治肝肺湿热以导膀胱水邪。白薇则治淋痹酸痛、身热肢满之为异耳！如湿在于肠胃不泻，宜用木瓜、白鲜皮、蚯蚓、白矾、寒水石之类。但木瓜则治霍乱泄泻转筋，湿热不调。白鲜皮则治关窍闭塞，溺闭阴肿。蚯蚓则治伏热鬼疰，备极热毒。白矾则能酸收涌吐，逐热去沫。寒水石则能解热利水之有别耳。如湿在于肠胃不清，宜用扁蓄、茵陈、苦参、刺猬皮之类，但扁蓄、苦参则除湿热杀虫。茵陈则除湿热在胃发黄。刺猬皮则治噎膈反胃之不同耳。如湿在心不化，宜用灯草、黄连、木通、连翘、珍珠、苦楝子之类，但灯草则治五淋伏热。黄连则治实热湿蒸。木通则治心热水闭。连翘则治痈毒淋结。珍珠则治神气浮游，水胀不消。苦楝子则治热郁狂燥，疝瘕蛊毒之有分耳。若在小肠湿闭而见淋闭茎痛，则有海金沙以除之，溺闭腹肿，则有赤小豆以利之。娠妊水肿，则有赤茯苓以导之。膀胱湿闭而见水肿风肿，则有防己以泄之。暑湿内闭，则有猪苓以宣之。小便频数，则有地肤子以开之。水蓄烦渴，则有泽泻以治之。实热炽甚，则有黄蘗以泻之。暑热湿利，则有滑石以分之，他如肾有邪湿，症见血瘀溺闭，则有宜于琥珀、海石矣。症见水气浮肿，则有宜于海蛤矣。症见痔漏淋渴，则有宜于文蛤矣！而寒水石、苦参之能入肾除湿，又自可见。肝有邪湿，症见惊痫疫疟，则有宜于龙胆矣！症见风湿内乘，小

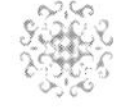

便痛闭，则有宜于萆薢矣！而连翘、珍珠、琥珀之能入肝除湿，又自可推。凡此皆属泻湿之剂也，至于水势溯湃，盈科溢川，则又另有法在，似不必于此琐赘云。○泻水。泻水者，因其水势急迫，有非甘淡所可渗，苦寒所可泻，正如洪水横逆，迅利莫御。必得极辛、极苦、极咸、极寒、极阴之品，以为决渎，则水始平，此泻水之说所由起也。然水在人脏腑，本自有分，即人用药以治水势之急，亦自有别，如大戟、芫花、甘遂同为治水之药矣！然大戟则泻脏腑水湿，芫花则通里外水道，荛花则泻里外水湿，甘遂则泻经隧水湿也。葶苈、白前同为入肺治水剂矣。然葶苈则合肺中水气以为治，白前则搜肺中风水以为治也。商陆入脾行水，功用不减大戟，故仲景牡蛎泽泻汤用之。海藻、海带、昆布气味相同，力专泄热散结软坚，故瘰疬瘕疝隧道闭塞，其必用之。蝼蛄性急而奇，故能消水拔毒。田螺性禀至阴，故能利水以消胀。续随子有下气之速。凡积聚胀满诸滞，服之立皆有效。紫贝有利水道通瘀之能，故于水肿蛊毒目翳，用之自属有功。至于瞿麦泻心，石韦清肺，虽非利水最峻，然体虚气弱，用亦增害，未可视为利水浅剂，而不审实以为用也。○降痰。痰之见病甚多，痰之立治不少，如痰之在于经者宜散宜升，痰之在于上者宜涌宜吐。痰之在中在膈，不能以散，不能以吐者，宜降宜下。此降之法所由起也，第降有在于肺以为治者。如括蒌、贝母、生白果、杏仁、土贝母、诃子之属是也。有在胸膈以为治者，如硼砂、礞石、儿茶之属是也。有在心肝以为治者，如牛黄之属是也。有在肝胆以为治者，如全蝎、鹤虱之属是也。有在皮里膜外以为治者，如竹沥之属是也。有在脾以为治者，如蜜陀僧、白矾之属是也。有在肾以为治者，如沉香、海石之属是也。但贝母则合心肝以为治，射干则合心脾以为理，皆属清火清热，降气下行。惟白矾则收逐热涎，或从上涌，或自下泄，各随其便，至于痰非热成，宜温宜燥，宜收宜引，则又在人随症活泼，毋自拘也。

《本草求真》卷六：泻热。《内经》帝曰：人伤于寒而传为热，何也？岐伯曰：寒气外凝内郁之理，腠理坚致，玄府闭密，则气不宣通，湿气内结，中外相薄，寒盛热生，观此则知热之由作，悉皆外邪内入而热。是即本身元阳为邪所遏，一步一步而不得泄，故尔变而为热耳。然不乘势以除，则热更有进而相争之势，所以古人有用三黄、石膏及或大小承气，无非使其热泻之谓。余按热病用泻，考之方书，其药甚众，然大要在肺则止用以黄芩、知母，在胃则止用以石膏、大黄、朴硝，在心则止用以黄连、山栀、连翘、木通。在肝则止用以青黛、龙胆。在肾则止用以童便、青盐。在脾则止用以石斛、白芍。此为诸脏泻热首剂，至于在肺，又有他剂以泻。盖以热邪初成未盛，则或用以百合、百部、马兜铃。毒气兼见，则或用以金银花、牛蒡子。久嗽肺痿，则或用以沙参。脚气兼见，则或用以薏苡仁。咽疮痔漏，则或用以柿干、柿霜。热挟气攻，则或用以牵牛。三焦热并，则或用以栀子。烦渴而呕，则或用以竹茹。热而有痰，则或用以贝母。热而气逆不舒，则或用以青木香。热而溺闭，则或用以车前、石韦。久嗽兼脱，则或用以五倍子、百药煎。乳水不通，则或用以通草。若更兼有血热，则又当用生地、紫菀，此泻肺热之大概也。在胃又有他剂以泻，盖以热兼血燥，犀角宜矣。毒盛热炽，绿豆宜矣。中虚烦起，粳米宜矣。暑热渴生，西瓜宜矣。时行不正，贯众宜矣。疫热毒盛，人中黄、金汁、雪水宜矣。咽疮痔漏，柿蒂、柿干宜矣。便结不软，玄明粉宜矣。乳痈便闭，漏芦宜矣。蛊积不消，雷丸宜矣。热盛呃逆，竹茹、芦根宜矣。肠毒不清，白头翁、刺猬皮宜矣。口渴不止，竹叶宜矣。若更兼有血热，则又宜于地榆、槐角、槐花、苏木、三七、干漆，此泻胃热之大概也。而大肠热结，仍不外乎硝、黄、白头翁、黄芩、绿豆、蜗牛、生地之药矣。在心又有他剂以泻，则或因其溺闭，而用瞿麦、木通。

气逆而用赭石。痰闭而用贝母、天竺黄。暑渴而用西瓜。精遗而用连须。抽掣而用钩藤。咳嗽而用百合。疝瘕而用川楝。与夫血热而更用以犀角、射干、童便、血余、红花、辰砂、紫草、生地、郁金、桃仁、茜草、苏木、丹参、没药、莲藕、益母草、熊胆等药。又可按味以考求矣，此泻心热之大概也。在肝又有他剂以泻，则如肝经气逆，宜用赭石以镇之。肾气不固，则用石南叶以坚之。溺闭不通，则用车前子以导之。痰闭不醒，则用牛黄以开之。目翳不明，则用秦皮、空青、蒙花、石燕、青葙子、石决明以治之。咳嗽痰逆，则用全胡以降之。蛊积不消，则用芦荟以杀之。湿郁惊恐，宜用琥珀以镇之。神志昏冒，宜用枣仁以清之。若使热在于血，其药众多，大约入肝凉血，则有赤芍、赭石、蒲公英、青鱼胆、红花、地榆、槐花、槐角、侧柏叶、卷柏、无名异、凌霄花、猪尾血、紫草、夜明砂、兔肉、旱莲草、茅根、蜈蚣、山甲、琥珀、芙蓉花、苦酒、熊胆之类。入肝破血，则有苍术、紫贝、灵芝、紫参、益母草、蒲黄、血竭、莲藕、古文钱、皂矾、归尾、鳖甲、贯众、茜草、桃仁之类。入肝败血，则有三七、虻虫、虫、螃蟹、瓦楞子、水蛭、花蕊石之类，皆当审实以投，此泻肝热之大概也。而泻胆热之味，又岂有外空青、铜绿、铜青、熊胆、胆矾、前胡等药者乎？在肾又有他剂以泻，如龙胆、防己，为肾热盛溺闭者所宜用也，秋石为肾热盛虚咳嗽溺闭者所必用也，寒水石为肾热盛口渴水肿者所必用也，地骨皮为肾热盛有汗骨蒸者所必用也，食盐为肾热盛便闭者所必用也，琥珀、海石为肾热盛血瘀溺秘者所必用也。若使热在于血，则药亦不出乎童便、地骨皮、血余、银柴胡、蒲公英、生牛膝、旱莲草、赤石脂、自然铜、古文钱、青盐之类。而泻膀胱热结，其用猪苓、泽泻、地肤子、茵陈、黄蘖、黄芩、龙胆、川楝子药者，又可按其症治以考求矣，此泻肾热之大概也。脾热泻药无多，惟有脾经血热，考书有用郁李、射干、紫贝、姜黄、莲藕、皂矾、蚯蚓，然亦须辨药症以治，要之治病用药，须当分其脏腑，然其是上是下，毫微之处，未可尽拘。如药既入于肺者，未有不入于心，入于肝者，未有不入于脾，入于肾者，未有不入于膀胱。且药气质轻清者上浮，重浊者下降，岂有浮左而不浮右，重此而不重彼者乎？但于形色气味重处，比较明确，则药自有圆通之趣，又奚必拘拘于毫茫间互为较衡，而致局其神智者乎？〇泻火。赵养葵曰：真火者，立命之本，为十二经之主。肾无此，则不能以作强，而伎巧不出矣。膀胱无此，则三焦之气不化，而水道不行矣。脾胃无此，则不能腐水谷，而五味不出矣。肝胆无此，则将军无决断，而谋虑不出矣。大小肠无此，则变化不行，而二便闭矣。心无此，则神明昏而万事不应矣。治病者，的宜以命门真火为君主，而加意以火之一字，观此则火不宜泻也明矣。而丹溪又言，气有余便是火，使火而果有余，则火亦能为害，乌在而不泻乎？惟是火之所发，本有其基，药之所主，自有其治，气味不明，则治罔不差。如大黄是泻脾火之药，故便闭硬痛，其必用焉。石膏、茅根，是泻脾胃之药，口渴燥热，其必用焉。黄芩、生地，是泻肺火之药，膈热血燥，效各呈焉。火盛则痰与气交窒，是有宜于栝蒌、花粉。火盛则水与气必阻，是有宜于桑白皮。火盛则骨必蒸，是有宜于地骨皮。火盛则三焦之热皆并，是有宜于栀子。火盛则肺化源不清，是有宜于天冬、麦冬。火盛则必狂越躁乱，是有宜于羚羊角。火盛则气必逆而嗽，是有宜于枇杷叶。火盛则必挟胃火气上呃，是有宜于竹茹。此非同为泻肺之药乎。黄连、犀角，是泻心火之药也。燥热湿蒸，时疫斑黄，治各着焉，火盛则小肠必燥，是有宜于木通、灯草。火盛则喉必痹而痛，是有宜于山豆根。火盛则目必翳而瘴，是有宜于熊胆。火盛则心必烦躁懊侬，是有宜于栀子。火盛则口必渴而烦，是有宜于竹叶。火盛则肺失其养，是有宜于麦门冬。火盛则血必妄沸，是有宜于童便、生地。火盛则忧郁时怀，是有宜于萱草。此非同为泻心之药乎？

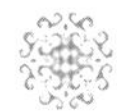

至于青黛、胆草，号为泻肝之火，然必果有实热实火者方宜。若止因火而见抽掣，则钩藤有难废矣。因火而见目障，则熊胆其莫除矣。因火而见骨蒸，则青蒿草其必须矣。因火而见惊痫骨痛，则羚羊角其必用矣。因火而见口舌诸疮，则人中白其必进矣。因火而见时疾、斑毒、喉痹，则大青其亟尚矣。因火而见寒热往来，则黄芩其必用矣。此非同为泻肝之用乎？而胆火之必用以胆草、大青、青黛者可思。若在肾火，症见骨蒸劳热，不得不用黄蘗。症见咽痛不止，不得不用玄参。症见杨梅恶，不得不用胡连。症见头目不清，痰涎不消，不得不用茶茗。症见火留骨筋，不得不用青蒿草。症见无汗骨蒸，不得不用地骨皮。此非同为泻肾药乎？而膀胱火起之必用以人中白、童便，及三焦火起之必用以青蒿草、栀子者，又自可验。诸火之泻，当分脏腑如此，但用而不顾其病症之符脏气之合，则其为祸最速，可不深思而长虑乎？

《本草求真》卷七：下气。气者人身之宝，周流一身。倾刻无间，稍有或乖，即为病矣。治之者，惟有保之养之，顺之和之，使之气常自若，岂有降伐其气而使不克自由哉？然河间谓人五志过极，皆为火。丹溪谓人气有余便是火，则是气过之极，亦为人身大患也。是以气之虚者宜补，气之降者宜升，气之闭者宜通，气之郁迫者宜宽，气之郁者宜泄，气之散者宜敛，气之脱者宜固，气之实而坚者，则又宜破、宜降、宜下而已。盖气之源，发于肾，统于脾，而气之出，由于肺，则降之药，每出于肺居多，而肾与脾与肝，止偶见其一二而已。如马兜铃非因入肺散寒清热，而降其气乎，草果非因入肺宽胸消痰，止嗽定喘，而下其气乎。杏仁非因入肺开散风寒，而下其气乎。枇杷叶非因入肺泻热，而降其气乎。葶苈非因入肺消水而下其气乎。桑白皮非因入肺泻火利水，而通其气乎。旋覆花非因入肺消痰除结而下其气乎。栝蒌、花粉非因入肺消痰清火，而下其气乎。续随子非因入肺，而泻湿中之滞乎。枳壳非因入肺宽胸开膈，而破其气乎。若在枳实降气，则在胸膈之下，三棱破气，则在肝经血分之中。赭石则入心肝二经，凉血解热，而气得石以压而平。郁李则入脾中下气，而兼行水破瘀。山甲则破痈毒结聚之气，而血亦消。荞麦则消肠中积滞之气，炒熟莱菔子则下肺喘而消脾滞。至于沉香、补骨脂，是引肾真火收纳归宅。黑铅是引肾真水收纳归宅，皆能下气定喘。凡此皆属降剂，一有错误，生死反掌，治之者可不熟思而详辨乎？〇平泻。平泻者，从轻酌泻之意也。凡人脏气不固，或犯实邪不泻，则养虎贻患，过泻则真元有损。故仅酌其微苦微寒，至平至轻之剂以进。如泻脾胃虚热，不必过用硝黄，但取石斛轻淡以泻脾，茅根以泻胃，柿蒂以敛胃蕴热邪，粳米、甘米甘凉以固中而已。泻肺不必进用黄芩、知母，但用沙参清肺火热，百部除肺寒郁，百合清肺余热，薏苡仁清肺理湿，枇杷叶清肺下气，金银花清肺解毒而已。泻肝不必进用胆草、青黛，但用鳖甲入肝清血积热，消劳除蒸，旱莲草入肝凉血，青蒿草清三焦阴火，伏留骨节，白芍入肝敛气，钩藤入肝清热除风而已。泻心不必黄连、山栀，但用麦冬清心以宁肺，连翘清心以解毒，竹叶清心以涤烦，萱草清心以醒忧利水，郁金入心以散瘀，丹参入心以破血而已。泻肾不必进用黄柏、童便、知母，但用丹皮以除无汗骨蒸，地骨皮以除有汗骨蒸而已。至于调剂阴阳，则或用以阴阳水止嗽消渴。解毒则或用以荠苨。散瘀行血则或用以蒲黄、没药、苦酒。开郁则或用以木贼、蒙花、谷精草而已。凡此虽属平剂，但用之得宜，自有起死回生之力，未可忽为浅常已也！〇温血。人身气以卫外，血以营内，有气以统血，则血始能灌溉一身。而凡目得藉血以视，耳得藉血以听，手得藉血以摄，掌得藉血以握，足得藉血以步者，靡不本其气之所运。有血以附气，则气始能升降出入。而凡伎巧能强，治节能出，水谷能腐，谋虑能断，二便能通，万事能应者，靡不本其血之所至，此有血不可无气以统，而有气不可无血以附也。

第血有盛于气，则血泣而不流，故有必用温暖之药以行之。气胜于血，则血燥而不通，故有必赖清凉之药以行之。若使气血并胜，挟有积热，而致瘀块不消，根深蒂固，经年累月不愈者，则又不得不赖破气损血之药以下。俾气血无乖，而病自可以愈。又按血盛于气，则气失其所司，而血愈寒愈滞。故凡用药治血，必得其气稍厚以为之主。而凡味厚气薄之品，自不得以相兼。如血有凝于肝，症见恶寒战栗，其可不用肉桂以治乎？风郁血闭，其可不用川芎以治乎？肌肤灼热，吐衄肠风，其可不用荆芥以治乎？经闭不通，其可不用苍耳子以治乎？阴肿崩瘕，其可不用海螵蛸以治乎？目翳不散，其可不用谷精草、兔屎以治乎？风痹乳阻，其可不用王不留行以治乎？恶露不净，其可不用大小蓟以治乎？血晕血滞，其可不用沙糖以治乎？此肝经血滞之当温也。若使肝经血滞，而更见有脾气不运，则伏龙肝似不能离，肌肉不生，则白蜡似不能舍。水肿癥瘕，则泽兰似不能却，蛊毒恶气，则百草霜似不能去。子肿不消，则天仙藤似不能别。胃滞不通，则韭菜汁似不可废。血脉不通，周身痛痹，则酒酿似不能除。肌肉不生，目翳不开，则炉甘石似不能少。血脱不固，溃疡肉消，则赤石脂似不能削。是症有兼脾胃如此，且或见有心腹卒痛，则延胡索不得不用，神气不畅，则安息香不得不急。骨碎血瘀，则骨碎补不得不进，是症有兼心肺者又如此矣。若于肝经血滞，而更见有鼻衄血脱之不得不用乌墨以止。筋骨血瘀之不得不用续断以通。肺痿血痢之不得不用鸡苏以散，肾寒血瘀之不得不用阳起石以宣，目赤精遗之不得不用白蒺藜以解，督脉不通之不得不用鹿茸以温，瘀块坚硬，痃癖尯羸之不得不用海狗肾以软，是症有兼肾经者又如此矣。至于心经血滞，而症见有痃癖冷痛，在书已有桂心可用。见有痈疡痛迫，在书已有乳香可除，凡此止就温血大概，略为分晰，而究其要，则又在临症审脉，分别无差。庶于用药治血之理，自不致有天渊之隔矣。〇凉血。血寒自当用温，血热自当用凉。若使血寒不温，则血益寒而不流矣。血热不凉，则血益结而不散矣。故温血即为通滞活瘀之谓，而凉血亦为通滞活瘀之谓也。第书所载凉血药味甚多，然不辨晰明确，则用多不合。如血闭经阻，治不外乎红花；毒闭不解，治不外乎紫草，此定法也。然有心胃热极，症见吐血，则又不得不用犀角。心脾热极，症见喉痹，不得不用射干。肝胃热极，症见呕吐血逆，不得不用茅根。肠胃热极，症见便血，不得不用槐角、地榆。心经热极，症见惊惕，不得不用辰砂。且痈肿伤骨，血瘀热聚，无名异宜矣。毒盛痘闭，干红晦滞，猪尾血宜矣。目盲翳障，血积上攻，夜明沙、谷精草、青鱼胆宜矣。瘀血内滞，关窍不开，发余宜矣。肝木失制，呕血过多，侧柏叶宜矣。火伏血中，肺痈失理，凌霄花宜矣。肝胃血燥，乳痈淋闭，蒲公英宜矣。至于肠红脱肛，血出不止，则有炒卷柏可治。血瘕疝痹，经闭目赤，则有赤芍药可治。诸血通见，上溢不下，则有生地黄可治。心肾火炽，血随火逆，则有童便可治。肝肾火起，骨蒸血结，则有童便可治。其他崩带惊痫，噎膈气逆之有赖于代赭石。湿热下注，肠胃痔漏之有赖于刺猬皮。血瘀淋滴，短涩溺痛之有赖于琥珀。心肝热极，恶疮目翳之有赖于龙胆。齿动须白，火疮红发之有赖于旱莲草，亦何莫不为通瘀活血之品？但其诸药性寒，则凡血因寒起，当知所避，慎不可妄见血闭，而即用以苦寒之味以理之也。

《本草求真》卷八：下血。血为人身之宝，安可言下？然有血瘀之极，积而为块，温之徒以增热，凉之或以增滞，惟取疏动走泄，苦咸烈毒之品，以为驱逐，则血自尔不凝。按书所载破血下血，药类甚众。要在审症明确，则于治方不谬。如症兼寒兼热，内结不解，则宜用以莪术、桃仁、郁金、母草以为之破，取其辛以散热，苦以降结之意也。瘀气结甚，则宜用以斑蝥、干漆以为之降，取其气味猛烈，得以骤解之意也。寒气既除，内结滋甚，则宜用以丹参、郁李、没药、姜黄、

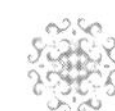

三七、紫菀、柴、参、贯众以为之下，取其苦以善降，不令内滞之意也！寒气既除，瘀滞不化，则宜用以蒲黄、苏木以为之疏，取其气味宣泄，不令郁滞之意也！至有借食人血以治血，则有䗪虫、水蛭可用。借其咸味引血下走，则有茜草、血竭、瓦楞、紫贝、䗪虫、鳖甲可取，借其质轻灵活不滞，则有莲藕、花蕊石可投。借其阴气偏布可解，则有螃蟹、蚯蚓可啖。借其酸涩咸臭以解，则有皂矾、五灵脂可入。惟有苦温而破，则又更有刘寄奴等味。但刘寄奴、自然铜、古文钱、三七、血竭、没药、䗪虫，则于跌仆损伤而用，蚯蚓则于解毒而用，丹参则于血瘀神志不安而用，水蛭、虻虫、桃仁，则于蓄血而用，花蕊石则于金疮血出而用，五灵脂、益母草、蒲黄，则于妇人血滞而用，茜草则于妇人经闭不解而用，瓦楞子则为妇人块积而用，斑蝥则为恶疮恶毒而用，郁金则为血瘀胞络，痰气积聚而用，莪术则为血瘀积痛不解而用，郁李仁则为下气行水破血而用，干漆则为铲除老血蛊积而用，紫贝则为血蛊水积而用，贯众则为时行不正而用，鳖甲则为劳热骨蒸而用，紫参则为血痢痈肿而用，姜黄则为脾中血滞而用，苏木则为表里风起而用，皂矾则为收痰杀虫、除湿而用，生藕则为通调津液而用也。至于斑蝥、干漆、三七、水蛭、虻虫、䗪虫、螃蟹、瓦楞子、花蕊石，尤为诸剂中下血、败血之最。用之须当审顾，不可稍有忽略。以致损人元气于不测中也！〇杀虫。病不外乎虚实寒热，治不越乎攻补表里，所以百病之生，靡不根于虚实寒热所致，即治亦不越乎一理以为贯通，又安有杂治杂剂之谓哉？惟是虚实异形，寒热异致，则或内滞不消而为传尸鬼疰，外结不散而为痈疽疮疡。在虫既有虚实之殊，寒热之辨，而毒亦有表里之异，升降之别，此虫之所必杀，而毒之所以必治也。至于治病用药，尤须审其气味冲和，合于人身气血，相宜为贵。若使辛苦燥烈，用不审顾，祸必旋踵。谨于杂剂之中，又将恶毒之品，另为编帙。俾人一览而知，庶于本草义蕴，或已得其过半云，又按虫之生，本于人之正气亏损而成。体实者，其虫本不易生，即生亦易殄灭，体虚者，其虫乘空内蓄，蓄则即为致害，害则非易治疗。考之方书所载，治虫药品甚多，治亦错杂不一。如黄连、苦参、黑丑牛、扁蓄，是除湿热以杀虫也。大黄、朴硝，是除热邪以杀虫也。苦楝子、青黛、蓝子，是除郁热以杀虫也。雷丸、芦荟、蚯蚓，是除热积以杀虫也。贯众是除时行热毒以杀虫也。青葙子是除肝经风热以杀虫也。故其为药，皆寒而不温。苍耳子、松脂、蜜陀僧，是除风湿以杀虫也，故其为药稍温而不凉。川椒、椒目，是降寒湿水湿以杀虫也，故其为药，温燥而不平。苏合香、雄黄、阿魏、樟脑、蛇蜕，是除不正恶气以杀虫也。故其为药，最辛最温。水银、银朱、轻粉、铅粉、黄丹、大枫子、山茵陈、五倍子、百药煎，是除疮疥以杀虫也。故其为药，寒热皆有。紫贝、桃仁、干漆、皂矾、百草霜，是除血瘀以杀虫也，故其药亦多寒热不一。厚朴、槟榔，是除湿满瘴气以杀虫也，故其为药苦温而平。谷虫、鹤虱、使君，是除痰食积滞以杀虫也，故其为药，又温而又寒。獭肝是补肝肾之虚以杀虫也，故其药味咸而气温，至于榧实则能润肺以杀虫。乌梅则能敛肺以杀虫。百部则能清肺散热以杀虫，皆有不甚寒燥之虞。且虫得酸则止，凡乌梅、五倍子等药，非是最酸之味以止其虫乎？得苦则下，凡大黄、黄连、苦楝根、芦荟、苦参，非是至苦之味以下其虫乎？得辛则伏，凡川椒、雄黄、干漆、大枫子、阿魏、轻粉、樟脑、槟榔，非是最辛之味以伏其虫乎？得甘则动，凡用毒虫之药，必加甘蜜为使，非是用以至甘之味以引其虫乎？至于寒极生虫，可用姜附以为杀。虫欲上出，可用藜芦上涌以为杀。热闭而虫不下，可用芫花、黑丑牛以为杀。虫食䶦齿，可用胡桐泪、莨菪、韭子、蟾酥以为之杀。虫食皮肤而为风癣，可用川槿皮、海桐皮以为杀。九蛊阴蚀之虫，可用青葙子、覆盆叶以为之杀。痨瘵之虫，可用败鼓心、桃符板、虎粪骨、死人枕、獭爪、鹳骨以为之杀。但用多属辛苦酸涩，惟使君、榧实治虫，按书偏以甘取，义实有在。自非精于医道者，所可与之同语也。〇发毒。《内经》曰：营气不从，逆于肉里，乃生痈肿。又曰：诸痛疮痒，皆属心火。又观丹溪有言，痈疽皆因阴阳相滞而生，则是痈疽之发。固合内外皆致，而不仅于肉里所见已也，但其毒气未深，等于伤寒，邪初在表，其药止宜升发，而不遽用苦寒。俾其毒从外发，若稍入内为殃，则毒势缠绵不已，而有毒气攻心必死之候矣！予按发毒之药，品类甚多，凡三阳升麻、柴、葛、羌、防、白芷、荆芥、薄荷、桔梗等药，何一不为发毒散毒之最。山甲、皂角等药，何一不为驱毒追毒之方，至于蜈蚣则能驱风通瘀散结，蛇蜕则能驱风辟恶，野菊花则能散火逐气，王不留行则能行气宣滞，皆为祛散恶毒之剂。外有蟾酥、蟾蜍，力能透拔风邪火毒，象牙力能拔毒外脱，枫香力能透毒外出，人牙力能入肾推毒，胡桐泪力能引吐热毒在膈，轻粉、黄丹、银朱，力能制外痈疽疮疥。蝼蛄、蓖麻，力能通水开窍，拔毒外行。若在芙蓉花，则药虽属清凉，而仍兼有表性，是以用此以为敷毒箍毒之方，余则治毒之剂，审其涉有苦寒之味者，应另列于解毒之中，不可入于发毒剂例。俾人皆知毒从外发，不得竟用内药内陷云。〇解毒。毒虽见症于外，而势已传于内，则药又当从内清解，故解毒亦为治毒之方所不可缺也。第人仅知金银花、牛蒡子、甘草为解毒之品，凡属毒剂，无不概投，讵知毒因心热而成者，则有黄连、连翘可解。因于肺火而成者，则有黄芩可解。因于肝火而成者，则有胆草、青黛、蓝子可解。因于胃火胃毒而成者，则有石膏、竹叶、大黄可解。因于肾火而成者，则有黄柏、知母可解。且毒在于肠胃，症见痈疽乳闭，宜用漏芦以通之。症见消渴不止，宜用绿豆煮汁以饮之。症见肠澼便血，宜用白头翁以解之。症见时行恶毒，宜用金汁、人中黄以利之。至于杨梅症见，多属肝肾毒发，宜用土茯苓以清之。喉痹咽痛，多属痰火瘀结，宜用射干以开之。心肾火炽，宜用山豆根以熄之。鬼疰瘰，疬溃烂流串，多属经络及脾毒积，宜用蚯蚓以化之。口眼㖞斜，痈肠痔漏，多属经络肠胃毒发，宜用蜗牛以治之。乳痈乳岩，多属肝胃热起，宜用蒲公英以疗之。恶疮不敛，多属心肺痰结，宜用贝母以除之。无名疔肿，恶疮蛇虺，瘰疬结核，多属毒结不化，宜用山慈菇以治之。毒势急迫，咳唾不止，多属中气虚损，宜用荠苨以缓之。他如痈肿不消，有用米醋同药以治，热涎不除，积垢不清，有用皂白二矾以入。痈疽焮肿，胸热不除，有用甘草节以投，皆有深意内存，不可稍忽。若在斑蝥、凤仙子恶毒之品，要当审症酌治，不可一毫稍忽于其中也。

《医学考辨·参芪白术各有所宜论》卷一一：凡外感兼气虚者，可于发散药中加参、芪，不可加白术，以白术燥湿而闭浊气也。凡阴虚火动者，忌用升提，其有中气弱不得不补脾肺以滋化源者，可用沙参、白术，不可用人参、黄芪，以参、芪性浮而升，易动火也。

《眼科切要·解郁药》：黄连解郁热，椒目解湿热，茺蔚解气郁，川芎解血郁，木贼解积郁，羌活解经郁，磁石解头目郁。

《读医随笔》卷五：论远志石菖蒲秦艽柴胡。昔人谓：读书须从对面看。此语最有意味。远志、菖蒲，书谓开心气，世遂凡于心虚之证，皆避之如砒毒矣。殊不知书谓开心气者，以其味微辛而力缓，止能内开心气，不能外通肤表也。不然，如麻黄、细辛、桂枝者，岂不大开心气，而何以书绝不言之？以其力不止于此也。若以此开心气，是病在心，而药力直致之肤表矣，是不可也。惟远志、菖蒲驯静力缓者，足当开心气耳！且心虚之病，又各不同。如阴虚心燥，是心气已不得阴以养之，其开散已不可支，岂可复以此开之？如阳虚心气为痰水所凌，以致怔忡恍惚者，非以此开散痰水，心气何由得舒？若亦以枣仁、五味滋之，不益之闭乎？秦艽、柴胡退无汗之骨蒸。此语出于东垣，本不足据。然揆其义，亦不过以其苦能入骨，辛凉微散能清泄郁热耳！世遂谓其能发骨中之汗。夫发骨中之汗者，惟细辛、独活可以任之。麻黄、桂枝力迅气浮，尚且不能沉搜入骨，而谓秦艽、柴胡之苦辛凉降，能透发骨气，致之于表而为汗，其谁欺乎？

《本草问答》卷上：问曰：入气分入血分，其理未易明也，请再言之。答曰：秉于天水而生者入气分，秉于地火而生者入血分，气本于天，味本于地，气厚者入气分，味厚者入血分，入气分者走清窍，入血分者走浊窍。有如大蒜，气之厚者也，故人气分走清窍，上为目瞀而下为溺臭。海椒味之厚者也，故入血分走浊窍，上为口舌糜烂，而下为大便辣痛。观此二物，即知入气分、入血分之辨矣。盖得天水之气而生者入气分，人参、黄芪最显者也。外如泽泻、苡仁生于水而利水，二物同而不同，苡仁生于茎上，则化气下行，引肺阳以达于下。泽泻生于根下，则化气上行，引肾阴以达于上。百合花覆如天之下垂，旋覆花滴露而生，本天之清气，故皆入气分，以敛肺降气。钟乳石下垂象天，石又金之体也，故主镇降肺气。蛤蚧生石中，得金水之气，故滋肺金，功专利水，其能定喘者，则以水行则气化，无痰饮以阻之，故喘自定。麦冬、天冬秉水阴者，皆能滋肺以清气分。龙乃水中阳物，世所用龙骨，系土中石品，非水族也。然既成为龙形，则实本天一水中之阳气而生，既成龙形又不飞腾，假石以为质，潜藏于土中，是秉天水之阳，以归于地下，故能潜纳肾气，收敛心神，皆用其潜纳阳气之义耳。茯苓乃松之精汁流注于根而生，是得天之阳以下返其宅者也。下有茯苓，其松颠上有茯苓苗，名威喜芝，苓在土中，气自能上应于苗，得松之精则有木性，能疏土也。凝土之质味淡色白，功主渗利，能行水也。其气不相连接，自上应于苗，故能化气上行而益气，西人以松香搓发电气，谓松香中电气最多，松香沦入地中，变生茯苓，内含电气，其气上应于苗，亦如电线之相贯而已。然西法名为电气，中国只名为阳气，松脂秉阳之精，沦入于地化为茯苓，阳气所发，遥遥贯注，是生威喜芝，非气化之盛，恶能如是。人身之气，乃水中一阳所化，茯苓以质之渗行其水，而气之阳助其化，所以为化气行水之要药。以上所论，皆得天水之阳而生，故皆入气分，其他入血分者，则必得地火之味而生。如当归、川芎是。盖人身之血是由胃中取汁，得心火化赤，遂为血，既化为血乃溢于脉，转枢于胞宫，而肝司之。故凡入血分之药，皆得地火之气味而兼入肝木，当归辛苦，是得地火之味，其气微温，得木之性，而质又油润，得地之湿，故能化汁，助心生血，以行于肝。别字本草有谓当归过于辛温，行血之功有余，生血之功不足，不知人身之血是中焦受气取汁，上腾于肺部，入于心，奉心火之化，乃变赤色，而为血。西医言：饮食之汁上肺至颈会管，遂为红色，下入心房，合观此说，总见奉心火之化而变为血，《内经》所谓心生血者此也。当归辛苦温烈之气正所以出心火之化，以其油润生汁，以其辛温助心火之化，其功专生血，更无别药可以比拟也。仲景和血之方无过于温经汤，生血之方无过于复脉汤。温经汤辛温降利，与川芎同功。复脉汤辛温滋润，与当归同功。知心火化液为血，则知复脉汤之生血，并知当归为生血之药也。川芎味更辛苦，得木火之性尤烈，质不柔润，性专走窜，故专主行心肝之血。夫苦者火之味也，苦而兼辛则性温而有生血之功，若但苦而不辛，则性凉而专主泄血。红花色赤，自入血分而味苦，则专能泄血。又凡花性皆主轻扬，上行外走，故红花泄肌肤脉络在外在上之血。丹皮色味亦类红花，而根性下达，与花不同，故主在内及泄中下焦之血。桃花红而仁味苦，皆得地火之性味者也。仁又有生气，故桃仁能破血，亦能生血。茜草色赤味苦，根甚长，故下行之力更重，专能降泄行血也。〇问曰：生地质润，中含水液，阿胶济水煎成，性本水阴，二药皆能生血，何也？答曰：离卦中之阴爻即坎水也，阿胶、生地以水济火，正是以坎填离，有此阴汁，而后得心火化赤，即为血矣。正《内经》中焦取汁奉心火，变赤为血之理，知血之生化，凡入血分之药从可知矣。〇问曰：南北地有不同，所生之药即有水火血气之分，先生已言之矣。至于东南中央，岂无异致，何以不论及耶？答曰：南北水火，其显分者也，况阴阳摩荡，南未尝不得北气，北未尝不得南气，至于东南循环，中央四达，其气错行，故可不分。然亦有可分别者：如青礞石、化红皮、荔枝核，皆秉东方木气者也。或能平肝以行痰，或能散肝以解郁，皆以东方产者为得木气之全，故此等药广东产者为佳。川贝母、生石膏、桑白皮，皆秉西方金气而生，或利肺降痰，或清金去热，皆以西方产者为得金气之清，故此等药以川西产者为佳。至于李用东行根，石榴用东向者，皆取得木气也。侧柏叶皆西指，取用必取西枝，只是取其得金气耳。至于中央备东南西北之四气，而亦有独得中央之气者，如河南居天下之中，则产地黄，人见地黄黑色，不知其未经蒸晒，其色本黄，河南平原，土厚水深，故地黄得中央湿土之气而生，内合润泽土之湿也，人徒见地黄蒸成色黑，为能滋肾之阴，而不知其实滋脾阴。《内经》云：脾为阴中之至阴，地黄以湿归脾，脾阴足，则肝肾自受其灌溉。山药亦以河南产者为佳，味甘有液，是得土湿之气。功能补脾，亦补脾之阴也，惟山药色白，则得土中之金气，故补脾而兼益肺。地黄能变黑色实得土中之水气，故润脾而兼滋肾，虽同产一地而有种类形色之不同，故功亦略异。〇问曰：泻火之苦药其色多黄，又何故也？答曰：黄者土之色，五行之理，成功者退火之色红，而生土之黄色，是黄者火之退气所生也。故黄苦之药皆主退火。若苦味而色不黄，则又有兼性矣。故花粉色白味苦而有液，则泻火之功轻，而入胃生津之力重。元参色黑味苦而有液，则泻火之功少，而滋肾之功多。丹皮色红味苦，则清心火而行血。青黛色青味苦，则清肝火而熄风。总之，得火苦味者皆得水之寒性。通观本草，自无不明。吾蜀近医，多言苦为者皆得火之燥性，火证反以为忌，不知苦化燥之说，必其兼燥药，如苍术、干姜与黄连同用则燥。生地、白芍与黄连同用岂能燥哉？况人身六气，热与火各不同，热是气分之热，故清热者以石膏、花粉为主，以其入气分也。火是血分，故泻火者必以黄连、黄芩为主，以其入血分也。但知用甘寒而废苦寒，则能清热，不能退火，辨药者当知此理。〇问曰：黄连味苦，以守而不走，而大黄独攻利，此何也？答曰：同一苦味，而黄连之质枯而不泽，大黄之质滑润有汁，故主滑利。又黄连纯于苦味而无气，故守而不走。大黄纯于苦味，而又有雄烈之气，以气行其苦味，则走而不守，所以与黄连别也。〇问曰：大黄苦寒之性自当下降，而巴豆辛热之性宜与大黄相反，何以亦主攻下，而较大黄之性尤为迅速，此又何说？答曰：此又以其油滑而主下降，其能降下，则是油滑所专主，而非辛热所专主也。凡食麻油、当归，皆能滑利下大便。巴豆、蓖麻子皆有油，皆滑利，皆能下大便。但麻油不热，则其行缓；不辛，则气不走窜，故其下大便也缓。蓖麻子味辛气温，是有气以行其油滑之性，故其行速，巴豆之油与麻油、蓖麻同一滑性，而大辛则烈，大热则悍，以悍烈行其滑利，故剽劫不留也。麻仁亦油滑而无辛烈之性，故但能润降，不能速下。葶苈亦有油，自能滑利，又有辛味，是与巴豆之辛而有油相似，其味又苦，是又与大黄之苦而滑润相似，然则葶苈隐寓巴豆、大黄二者之性，故能大泻肺中之痰饮脓血，性极速降。盖有大黄、巴豆之兼性，诚猛药也，恐其太峻，故仲景必以大枣补之。杏仁亦有油，但得苦味而无辛烈之气，故降而不急。〇问曰：同是降气，何以杏仁、葶苈归于肺，而枳壳、厚朴归于脾胃哉？答曰：葶苈、杏仁色白，属金。枳壳、厚朴皆木之质，木能疏土，故归脾胃。枳壳木实，味比厚朴稍轻，故理胃气。厚朴木皮味比枳壳更重，故理脾气。观仲景用枳壳治心下满。用厚朴治腹痛，可知枳壳、厚朴轻重之别。〇问曰：

陈皮亦木实也，能治胃，兼治脾，并能理肺，何也？答曰：陈皮兼辛香，故能上达于肺，枳壳不辛香，故不走肺。厚朴辛，而其气太沉，故不走肺，然肺气通于大肠。厚朴行大肠之气，则肺气得泄。仲景治喘，所以有桂枝加厚朴杏子汤，且用药非截然分界，故枳、橘、朴往往互为功用，医者贵得其通。槟榔是木之子，其性多沉，故治小腹疝气，然沉降之性自上而下，故槟榔亦能兼利胸隔，且味不烈，故降性亦缓。沉香木能沉水，味又苦降，又有香气以行之，故性能降气。茄楠香味甘，则与沉香有异，故茄楠之气能升散，而沉香之气专下降，服茄楠则噫气，服沉香则下部放屁，可知其一甘一苦，升降不同矣。降香味苦色红，故降血中之气能止吐血，牛膝之降则以形味为治，因其根深味苦，故能引水火下行。铁落之降以金平木，以重镇怯也，故能止惊悸，已颠狂。赭石亦重镇而色赤，又入血分，故一名血师，以其能降血也。血为气所宅，旋覆代赭石汤止噫气者，正是行血以降其气也。夫降而沉者，味必苦，质必重。降而散者，味必辛，气必香。降而渗利者，味必淡，气必薄。苡仁、泽泻、车前子、茯苓，皆味淡气薄，皆属阳中之阴，不能行在上之清窍，故皆行在下之清窍，而能利小便，降而攻破者味必厚，气必烈，功兼破血，乃能攻积。盖止有气，则积为痰水，不能结硬。凡结硬者皆杂有血，然单有血而无气，以凑之，亦为死血而不结硬，惟气附血而凝，血合气而聚，然后凝为坚积。三棱破血中之气，莪术破气中之血，故皆能破积。三棱味但苦而不辛，破血之力多而散气之力少，莪术兼辛味，能行气以破血，则气血两行，与积聚尤为合宜，故诸方多用莪术、姜黄，气味俱厚，故行气行血。郁金乃姜黄之子，而气薄味胜，故行血之功甚于行气。〇问曰：凡降药皆沉，入中下焦，其上焦逆气，何以降之哉？答曰：降药虽沉，然未有不由上焦而下者也，故赭石能从上焦以坠镇，槟榔能兼利胸膈。大抵气性重且速者，直达下焦而不能兼利，上焦气味轻且缓者，则皆能降利上焦。葶苈泻肺，杏仁利肺，射干微苦，利喉中痰。厚朴花性轻，利膈上气，川贝母色白性平，利胸肺之痰气。旋覆花味咸质轻，故润肺降痰。陈皮之气味不轻不重，故可降上焦，可降中焦。惟木香气浮，味沉，上中下三焦皆理。他如性之重者，橘核、查核、荔枝核，皆专治下焦之气，性之速者如大黄、巴豆、牛膝则直走下焦，同一行气，又别其轻重浮沉，用之得当，自无谬差。〇问曰：论药单言枝叶，而不论花，何也？答曰：花即赅于枝叶类也。枝叶主散，故花之性亦多主散。〇问曰：芙蓉花何以不主散而主收？旋覆花何以不主散而主降？答曰：此亦视其形气而定之也。芙蓉秉秋金之气，而质又胶枯，故能收敛，为箍疮妙药。旋覆花滴露而生，花又微咸，故主润利去痰。他如枇杷叶之利，槐枝之清，皆随气味偶然异用，非枝叶花之本性也。故凡花多散头目之邪，头目居上，而花居茎稍之上，气更轻扬，故多归头目，而散其邪也。甘菊花气香味平，散头目之风邪。金银花散阳明头目之风热。辛夷花散脑鼻内之风寒。蜜蒙花散眼内之风邪，总见花在稍上，故上行头目。若夫叶在四旁，则主四散，故能去周身皮肉内之风寒。竹叶能清肌肉中之热，仲景竹叶石膏汤正取竹叶之散也。菊叶为治疮要药，亦因其性散，去肌肉中之风邪也。豨莶叶亦然，但菊叶小而多尖桠，故主散疮。豨莶叶大有毛，性专重在叶，专得风气，故古有豨莶膏，主去周身之风。荷叶能散皮肤之热。桃叶能散血分之寒热。苏叶能散气分之寒热。盖凡草木之叶多得风气，故多主散。《周易》所谓风以散之也，叶大有芒角，如八角风、苍耳叶、巡骨风之类，皆叶大而有芒角，均主散风。凡枝多横行，故主四散及达四肢。紫苏旁枝，散胁助之结气，桂枝行四肢，桑枝、桃枝、槐枝皆行四肢，皆取横行四达之象。

《本草问答》卷下：问曰：五行惟土主湿，李东垣重脾胃，专于燥土去湿，而仲景治太阴，不专用燥药，何也？答曰：东垣知已成之湿，而不知湿何由生，则以为土不治水也。岂知湿者土之本气，先要解得土字，然后解得湿字，金、木、水、火各居四方，而土属中央，中者四方之所交，央者阴阳之所会，诗夜未央，言天未明，是阴未会于阳之义。鸳鸯乌不独宿，字从鸯，取阴阳交会之义。盖阴阳二字双声合为一音，即央字也。土居中央者，是阴阳相交而化成。盖水以火交，遇木则腐而成土，遇金则化而归土，故《河图》之数，一水、二火、三木、四金，土居五行之末，独能旺于四季。盖水、火、木、金，交合而成土也，故土于四季皆旺。夫五行名为土，是就其形论六气；名为湿，是就其气论，气之所以湿，亦止是水火木金交姤而成，木有腐质，金含水润，故皆能生土生湿，究竟金木之气交少而水火之气交多。夫火不蒸水则为寒水，非湿也。水不濡火，则为烈火，亦非湿也。譬如甑中有米，无火以蒸之则不湿，无水以濡之亦不湿，必水火相交而后成为湿矣。长夏之时，湿气用事，正阴阳交姤之时，水火相蒸之候，故当夏月墙壁皆湿，而人之湿病多感于此。人之脾土，本天之湿气，为心火肾水交会而成，能化物运四脏，皆功在湿也。胃以燥纳谷，全借脾之湿以濡之，而始能化，脾生油膜上，腹中之物既化为汁，则引入油膜达于各脏，而充周身长膏油，主润泽，皆其湿之功用也。顾脾气不及则为燥，而太过又反病湿，所以《内经》言脾主湿，又言脾恶湿，故凡湿病皆以治脾为主。水火相蒸为湿，故湿之为病水火兼具，治湿之药其性皆平，正是水火兼能治之也。茯苓、扁豆、苡仁，其味皆淡，是为利湿正药。湿甚则土困，故利湿即能健脾。莲米、芡实，微甘而涩，能收湿气，故健脾。白术有油，以补脾之膏油，而油又不粘水，故能利水，气香温，亦主利水。又有升发，使脾土之气上达，故白术为补脾正药，苍术气温而烈，故带燥性，补胃不补脾，且色苍，得木之性，更能疏泄为治寒湿之品。夫湿兼水化，水化有余为湿，兼寒病则腹胀溏泻。花椒辛温以散寒湿，能杀湿化之虫。吴萸辛烈去湿尤速，白蔻、干姜等皆治寒湿。吞酸吐酸有二病：一是寒湿，宜吴萸、苍术、桂枝、生姜；一是热湿，宜黄连、黄柏、黄芩、石决明、青皮、胆草等药。微加吴萸、花椒以反佐之。夫酸者湿所化也，湿挟热而化酸，如夏月肉汤经宿则酸，有水养之则不酸，麦麸发热则成醋，而酸皆是以热蒸湿而酸也，故黄连等苦燥之品，正治其热化之湿。其一是寒湿，又如菜入坛腌则化为酸，是为寒化之湿，吴萸等辛燥之品，正治其寒化之湿，湿注于脚，则为脚气肿病。西医言脚气病，其尿必酸，知是湿也。凡脚气寒涩者多，宜以温药为主，再加木瓜、苡仁、牛膝为引导，所以利脚下之湿也。然而脚气亦有系热湿者，宜防己、黄柏、苍术、木通、胆草等苦降之品治之。湿积于脾，则腹中胀，久则水多为臌，宜逐其水。甘遂、大戟、芫花、牵牛，功力峻猛，随用大枣、参、术、甘草以补脾土，去其太过，又恐损其不足也。脾停饮食则湿不化，宜神曲以散湿，枳壳、陈皮、木香行气以行湿。夫水火交而为湿土，人身之脾应之。白术温而有汁，正是水火相交之物，故正补脾经。黄精甘平有汁液，得水火气交之平，故正补脾经。山药有质色白，故补脾之水以补湿。苍术有汁而味烈，则扶脾之火以燥湿。赤石脂土之质也，能燥湿。橘、朴、槟榔之去湿，以木疏土也。桑皮、蒺藜之利湿，以金行水也，湿溢于腠理则肿。桑皮象人之膜，故治之。防己中空纹如车轮，能外行腠理，内行三焦，能通水气。木通中空，与防己同，味苦泄，故均为行湿之要药。腰脚之湿，土茯苓、萆薢、威灵仙、苡仁，凡利降者，皆治之，再宜随寒热加减。湿蒸皮肤为发黄，宜茵陈、秦皮、益母草，以散兼利者治之。膀胱不利，宜泽泻、车前、昆布、海藻，诸物多生水石间，故化膀胱之水，此清火利水，为治湿之法。湿与热蒸，则为暑，各书论暑，不知暑之原而分阴暑、阳暑，与中热、中寒热无异，非暑之实义也。陈修园以暑为热，而不知热合湿乃为暑。《月令》

云，土润溽暑，惟其润溽，然后成暑，故治暑者必兼湿热二字，乃为得宜夏秋瘟疫、痢疟皆感于暑，即湿热也。此断不可用燥药，燥则壅湿而不流，又不可用表药，用表则发热而湿蒸，惟一味清利，六一散虽轻，为清热利湿之正药。黄连苦能泻热，又能燥湿，亦为去暑之正药。伤暑发热宜香茹以散皮肤之湿热。暑变瘟疫，石膏、黄连为主，已有专书，未能枚举，总之不可发表，但宜泻热利湿，伤暑变痢，不可发汗，更不可利水，但宜清热，而湿自化。黄连、黄芩为主，伤暑变疟，贵于散湿清热，三焦膀胱之小便清则疟自除。土茯苓、猪苓、葛根、独活散湿，以治太阳膀胱。黄芩、鳖甲、青皮、胆草清热以利少阳三焦，两腑兼治为宜。痰疟是湿积而成，常山苗能透达以吐之。疟母是痰与血合，鳖甲、牡蛎、山甲能破之，此湿之兼证也，未能尽详。又如五加皮引治皮肤，五苓散用桂枝以治寒湿，五淋汤用山栀以治热湿，要之湿为脾所司，脾之膏油，连焦膜而彻内外，以达膀胱，所以治湿兼治各处。究湿之气则水火合化者也，故有寒热二证。〇问曰：人参、黄芪之补气，卷首已明言矣。而茯苓亦云化气，何也？答曰：气者，水中之阳，人饮水得肾阳化之，则水质下行而气上升，茯苓秉土之精而味淡利水，水行则气升，且下有茯苓，上有威喜芝，乃茯苓苗在松颠上，与茯苓悬绝，而茯苓虽在土中，其气自能贯之，茯苓之气所以能上升也。所以性能化气者此也，然滋生化气，不如人参扶达元气，不如黄芪也。〇问曰：《经》云壮火食气，少火生气，此又何说？答曰：气者水所化，而复还为水，上出口鼻为津，外出皮毛为汗，下出二便为液，设火太甚，伤其津液，则失其冲和，则气虚而喘。五味、麦冬以润之，气泄而盗汗，生地、丹皮、浮麦、地骨皮、龙骨以清敛之。气滞便涩，肉苁蓉、当归、火麻仁、杏仁以滑之。且如肾阳有余，阴气不能蓄之，则喘咳虚痨之症作，非大滋其阴不可，故用熟地、龟板、元参等以水配火，不使壮火食气，斯气纳矣。凡人饮水入胃，渗入三焦膜中，而下入膀胱。命门之真火，所从胞室蒸动膀胱之水，而气于是乎出，此真火随气上行，其路道即在焦膜之中，遇水所过，火即蒸之，皆化为气，以充周身，故年少气盛者，其小便少，水皆化而为气故也，此真火不寒不烈，故称少火，乃人身生气之源。观仲景八味丸独以肾气名之，盖有桂附，又有萸地，阴中之阳诚为少火生气之方。桂枝化气亦是此理，故纸温而不烈，色黑入肾，正能生气，桂附性烈，须济以阴药，然使其人本有阴寒，则又须桂附纯阳之品，乃能化之也。又凡气上脱者则喘促，属阴虚，宜滋阴以敛真火。气下脱者则汗泄，大小便不禁，属阳虚，宜补火以收元气。然无论阴阳，皆当利水，水化则气生，火交于水则气化，知乎此者，可以探造化之微。〇问曰：伤风亦有痰，伤寒亦有痰，何以先生论痰归入内伤门哉？答曰：痰由所饮之水不化而生，是在身内者也，故归入内伤门。〇问曰：各书有云半夏治逆痰，苡仁治流痰，生姜治寒痰，黄芩治热痰，南星治风痰，花粉治酒痰，名色之多，几于无病不有痰者，此何说也？答曰：此说诚然，但论痰者当详痰之原耳。盖痰即水也，水即气之所化也，无一病不关于气。故无一病而不有痰。气寒则为寒痰，清而不稠，古名为饮，今混称痰，乃火不化水，停而为饮者也，以补火为主。干姜补脾火，是以土治水。附子补命门真火，是以火化水。茯苓利水，半夏降水，此皆为水饮正治之法。水停为积，先宜攻之，甘遂、大戟、芫花行水最速，下后则当补养以大枣。白术、甘草培其土为主。酒者气化之水也。饮酒者每生热痰，盖酒属阳气，诸熏蒸津液而为痰。人之脏热者，多因酒生热痰也，皆宜知母、射干、硼砂、花粉以清利之。其脏寒者，水不化气而停饮，宜砂仁、白蔻、芫花、茯苓以温利之，饮酒亦有停为冷痰而作痛者，治法亦如是。下寒上热，下之水不化则反上，而上之热又熏之，则凝痰，此宜以桂附苓半为主，略加芩、麦为辅也。痰结心膈之间，则非牛黄不能透达。瓜蒌仁以润降痰，川贝母色白气平形尖而利，故降肺以去痰。南星辛散，能散风，故去风痰。然风有寒热二证，故豨莶草味根苦降，亦云治风痰，是治热以去痰，与南星正相对待。礞石坠降，必用火硝煅过，其性始发乃能降痰，性烈而速，燥降之品也。化红皮树生青礞石山上，大得礞石之气，且苦辛散降，功甚陈皮。凡行气之药，皆能行痰。总见痰是气不化之所生，药味尚多，未能枚举。〇问曰：郁之为病，丹溪分为六郁，何也？答曰：此本《内经》，非丹溪所分也。然内结之郁是赅六气合气血论丹溪之郁，既列于六气之外，则当单就血分论，取其与痰相对也。痰是气不化，郁是血不和，盖血和则肝气舒畅而不忧抑，逍遥散为治郁良方，能和血以达肝气也。归脾汤治女子不得隐曲，用远志、木香以行气，又用当归、龙眼以生血，是治心脾之血以开郁也。郁金子能解诸郁，实则行血，血凝则气不散，故散血即是散气。郁金逐血之力甚大，用盘盛牲血，以郁金末注之，其血即分开走四面，可见其逐血之力矣。观郁金之治郁，即知郁者，气聚于血中也。癥瘕血痛，必用香附、荔核、槟榔、茴香、橘核，纯是入血分以散气。莪术尤能破血中之气，故积聚通用之。若三棱色白入气分，则破积之用不如莪术。凡积皆是血中气滞，故行气用沉香、槟榔，而行血兼用当归、川芎，血结则为寒，肉桂、艾叶以温之。气结则为火，黄连、黄芩以清之，故破积古方多是寒热互用，以两行其血气也。血不滞则气不郁矣，或偏于寒，或偏于热，或偏血分，或偏气分，又在医者审处焉。

法象药理

《圣济经·药理篇》卷九：制字命物章。物生而后有象，象而后有滋，滋而后有数。字书之作，包括象数。物物妙理，可得而推，况本乎地者味自具，本乎天者气自彰。其谷、其果、其畜、其菜、其药，动植之间，有万不同，而气味自然，率不过五，凡以象数寓焉。(〔宋・吴禔注〕：见乃谓之象，物生而可见，是谓有象。有象矣，则因象而滋益，是谓有滋。物之滋而日蕃，则一二三四之数，自此而始矣，是谓有数。字书之作，有象可见，有数可推者，无不包括。一物具一性，一性具一理，具理之妙，其可即此而推焉。本乎地者味自具，所以作阴德而养形。字书之于五味，无不该也。以至五谷为养，五果为助，五畜为益，五菜为充，五药为疗。一动而有能，植而有生。品汇万殊，不出乎气味。气味滋荣，不逃乎五行。制字命物，咸有妙理。即象数所寓而求之，无余蕴矣。) 〇且味者，土也，物成之时也。物成而后有味，故五味皆生于土。而甘苦咸酸辛，又皆本于淡。淡者一也，口入一而为甘，甘出十而为苦。木作酸也，始于敷播，卒乃收聚。辛九数也，物穷则变，故辛甚则反甘。甘十数也，物极则反本，故甘甚则反淡。炎上作苦，苦生甘也。然火无正体，体草木焉。润下作咸，卤自咸也，亦有感于煎烦而咸者焉。此五味自然之理也。(〔宋・吴禔注〕：辰戌丑未皆土也，故土王于四季之末。然土由火生，《月令》言王于季夏之后，则未为土之正矣。此未所以为土也。戊合癸，而癸位于子丑之间，则戊潜于午未之分。午未之分，丁之位也。戊亲未而土旺，故能出而藏丁。戊出藏丁，则未土为物成之时也明矣。物成而形质充盈，味可尝也，是谓物成而后有味，味出而物之成，物之成因于土，故五味皆生于土。于是穷于甘，化于苦，感于咸，作于酸，变于辛，然皆以淡为本。淡者，水也。水得一焉，是谓淡者一也。口入一而为甘，言甘能入淡。甘出十而为苦，言苦能出甘。木之作酸，曲直者也。始于敷播，言其生。卒乃收聚，言其成。木成而有味，故木作酸，酸主收。辛金成而有味，故得九数。九，阳

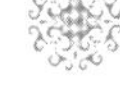

之穷，阳穷能变，故辛甚则反甘。甘土成而有味，故得十数。十，阴之极，物极则反，故甘甚则反淡。淡者，其本之谓也。火之本不苦也，其味则苦。苦生甘者，火生土也。然火为至神，缘薪显照，榆柳取之在榆柳，枣杏取之在枣杏，是以火无正体，体草木焉。水之本不咸也，其味则咸。卤自咸也，若郇瑕氏之地沃饶而盐是也。亦有感于煎烦而咸者，若管仲焉，煮海之利以富齐国是也。凡此皆五味自然之理，见于制字者也。）〇臭各有自，鼻能得之。土臭为香，以夫土爰稼穑，稼穑作甘，故黍稷之芗亦谓之香。火臭为焦，以夫阳炎过矣，不宜复上，故惟焦为至阳之臭。腥虽阴臭，然有日生之者，有肉之腥者焉。膻虽阳臭，然且非至阳，而羊则臭膻焉。木朽而不泄，则朽肉腐而不散则腐朽，腐朽皆至阴之臭，而至阴为闭塞，此五气自然之理也。（〔宋・吴禔注〕：臭各有自，阴阳之气也。鼻能得之者，由外而卑内也。土臭为香者，以夫土爰稼穑，稼穑作甘，冲气尤足，谷之香也。黍稷之芗，亦谓之香者，黍稷于谷为尤香焉。火臭为焦者，以夫阳炎过矣，不宜复上，火之未为焦也。惟焦为至阳之臭，阳至是极故也。有日生之者，阴虚而日气入之；有肉之腥者，于肉有腥焉故也。此腥所以为阴臭。且非至阳温厚之气也，羊则臭膻，自然之臭也。此膻所以为阳臭。木朽而不泄，则郁而朽，肉腐而不散，则积而腐朽，腐皆至阴之臭，而至阴为闭塞，盖北方万物之所闭藏也。凡此皆五气自然之理，见于制字者也。）〇夫凤鸟有文，河图有画，非人为也。制字命物，亦岂私智哉。尝泛论之，桂犹圭也。倡导诸药，为之先聘，若执以使。梅犹媒也。用以作羹，能和异味而合。荏能除臭散滞，则草之有任者。藙能除邪杀虫，则辛之致果者。其气上而疏达，穷治脑疾，故芎䓖有穹穷之义。能益精而定心气，为气之帅，故远志同得志之升。萆薢则治湿痹而解散骨节诸风，薏苡仁则缓其中而随其意。所以甘遂取直达，若夫间之遂。解仓取发敛，若仓庾之仓。桃虽果类，然木所兆，而神所藏。楙虽瓜名，然实之硕而材之坚。枸杞谓之檵，以其可继而久。菖蒲谓之昌阳，以其得神而昌。析蓂之治，析其冥而启其明也。礞石之治，祛其蒙而发其覆也。蘘有攘义，则以除蛊毒。兰有阑义，则以祓不祥。芣苢之义，或不或。茎藸之义，即一即五。莨菪能致狂及治癫痫，乃所以为良。芫花能毒鱼及治疝瘕，乃所以为元，此类者不可偻指。（〔宋・吴禔注〕：凤鸟有五德之文，天地不能秘其灵。河图有奇偶之画，神明不能藏其象。圣人法是以制字命物，自然之真理，岂人为之私智哉。是故圭而后聘，所以申其信也。桂能倡导诸药，为之先聘者如之，是以桂犹圭也。媒而后合，所以重其别也。梅可作羹，能和异味而合者如之，是以梅犹媒也。荏，苏类也，以除秽臭，以散积滞，非草之可任者乎。藙，茱萸也，以去邪毒，以杀三虫，非辛之致果者乎。辛温之气上达，脑之冷热可除，故芎䓖有穹穷之义。精有所益而定志，心有所之而帅气，故远志同得志之升。卑薢以除湿痹，卑之义也，解散骨节诸风，解之义也。缓其中而随其意，所以苡意人是也，字之所以从意从以也。夫间有遂，通其水也，故甘遂若夫间之遂。仓之所畜，积而散也，故解仓若仓庾之仓。木所兆而神所藏，此果之所以为桃。实之硕而材之坚，此瓜之所以为楙。檵之可继而久，言引年也。昌阳之得神而昌，言益聪明也。以析其冥而启其明，故谓之析冥。以祛其蒙而发其覆，故谓之礞石。蘘却邪气而除蛊毒，故有攘义。兰杀除蛊毒而祓不祥，故有阑义。芣苢之使人有子，故或不或以。茎藸之具五味，故即一即五。莨菪能致狂及治癫痫，乃所以为良善之至也。芫花能毒鱼及去疝瘕，乃所以为元善之良也。凡此类不可偻指，皆制字命物，不可以不究其理也。）〇盖物囿于天地间，虽东西南北之异方，山林川泽之异地，散植显隐之异宜，会而通之，皆有明理，可视而知，可听而思。以之养生而治疾，以之防患而乂灾，贵夫深究而博识焉尔。（〔宋・吴禔注〕：东西南北既以异方，山林川泽既以异地，散植隐显既以异宜，疑有睽而不合，乖而不同者。然会而通之，虽螟之虫、肖翘之物皆有明理。视而可见者，可以知其形；听而可闻者，于以思其义。以之养生而治疾，则真精保而淫气消。以之防患而乂灾，则祸害止而邪毒除。诚能所究者深，而不泥于蹇浅，所识者博，而不沦于狭隘，则方之形妙外之理，寓诸气味之间者昭然矣。）

名定实辨章。天之所赋，不离阴阳。形色自然，皆有法象。毛羽之类，生于阳而属于阴。鳞介之类，生于阴而属于阳。空青法木，色青而主肝。丹砂法火，色赤而主心。云母法金，色白而主肺。磁石法水，色黑而主肾。黄石脂法土，色黄而主脾。触类长之，莫不有自然之理。（〔宋·吴禔注〕：天地之所以橐钥万物者，既不离乎阴阳，则物之所以范形于天地者，亦岂外于阴阳耶。气变而有形，留动而生色，形色自然，法象着矣。毛羽，飞走者也。鳞介，潜伏者也。西方毛虫，三百六十，而麟为之长。南方羽虫，三百六十，而凤为之长。东方鳞虫，三百六十，而龙为之长。北方介虫，三百六十，而龟为之长。或生于阳而属于阴，或生于阴而属于阳者如此。空青，明目而益肝，抑又色青，则属乎木也。丹砂，养神而益心，抑又色赤，则属乎火也。金之色白，而藏属乎肺，白如云母，所以补肺也。水之色黑，而藏属乎肾，黑如磁石，所以补肾也。至于黄石脂者，黄，土之色也。土，脾之属也。故色黄而主脾。触类而长之，则石脂有五色之异，主五藏之不同。灵芝有五色之异，亦主五藏之不同。是皆理之自然，各从其类者也。资治养者可不察诸？）○或质同而性异，或名异而实同。或孕正气，或托异类。或物化之未渝，或物宜之相戾。故芝禀五行之秀，杞备四时之养。菊花异种，因以别甘苦之味。牡蛎异类，因以辨雌雄之体。蜜成于蜂，蜜温蜂寒。油本于麻，麻温油寒，兹同质异性也。硝异名而其性近，姜异名而其质同，附子、乌喙一本也，故气味相类。蜀漆、常山一体也，故治疗相通。芜蘼生于芎䓖，蓬蘽生于覆盆，兹名异实同也。腊雪凝至阴之气可以治温，忍冬禀不凋之操可以益寿。牛溲下水，乃土之所胜；豕足逐热，乃水之所胜；蟹骨续筋，乃金之所胜。所谓各孕正气者若此。车前生于牛迹，可以利水。苁蓉生于马沥，可以补中。络石络于石，可以却老。蕈生于槐，可以治风。垣衣生于墙阴，可以疗疸。所谓托于异类者若此。蟹化为石，有情化为无情也。然石蟹之疗漆疮，则与蟹同。稷化为鲫，植物化为动物也。然鲫之补不足，则与稷同。铅丹以其铅之性未变，故可染发。蚕砂以其桑之性未变，故可治风。败席治筋者，以人气之所渍。蓝布解毒者，以蓝性之尚存。由是见物化之未渝。矾石杀鼠，桑蚕食之则肥。菴䕡辟蛇，駏驉食之则仙。马得杜蘅而健，若原蚕则在所禁。羊食钩吻则肥，若踯躅则非所嗜。由是见物宜之相戾。数者虽或不同，要其名定实辨，理之自然，则一而已。夫名者实之宾也，名之不正，实将安辨？昔人有食蟛蜞为蟹者，几以劝学误生。有服老芋为茯神者，几以伪价增疾。实名之不可忽如此。（〔宋·吴禔注〕：得阴阳之和，彰五色之异，芝禀五行之秀也。食苗叶于春夏，食根实于秋冬，杞备四时之养也。茎紫气香者味甘，茎青气蒿者味苦，菊花之不同也。是谓菊花异种，因以别甘苦之味。以左顾者为雄，以右顾者为雌，牡蛎之不同也。是谓牡蛎异类，因以别雌雄之体。蜜成于蜂，油本于麻，体本同也。蜜麻之温，蜂油之寒，性或异焉，此同质异性者也。曰芒曰朴，硝之异名也，而味皆苦辛，所谓其性近也。曰生曰干，姜之异名也，而出于一本，所谓其质同也。乌喙生于附子，皆辛温而治风，是谓附子、乌喙一本也。故气味相类。蜀漆生于常山，皆辛毒而治寒，是谓蜀漆、常山一体也，故治疗相通。芎䓖之叶曰芜蘼，皆可以治脑疾。覆盆之苗曰蓬蘽，皆可以益精。此名异而实同者也。治热以药之寒，故腊雪凝至阴之气，可以治温。延年以药之耐，故忍冬禀不凋之操，可以益寿。牛溲下水，乃土之所胜。牛，土畜也，土能胜水。豕足逐热，乃水之所胜。豕，水畜也，水能胜火。蟹骨续筋，乃金之所胜，亦以筋，木也，以金而胜焉。凡若此者，各孕正气者也。车前，牛迹所生也，而能除湿，是之谓可以利水。苁蓉，马沥所生也，而能益精，是之谓可以补中。络石络于石，其可以却老者，具石之性尔。蕈生于槐，其可以治风者，具槐之性尔。垣衣生于墙阴，其可以疗疸者，其阴之气尔。凡若此者，托于异类者也。蟹化为石，蟹有情也，而化为石之无情。然石蟹之疗漆疮，则与蟹同者，漆得蟹而散故也。稷化为鲫，稷，植物也。而化为鲫之动物，然鲫之补不足，则与稷同者，气藉稷而充故也。铅之色黑，因熬而成丹，而铅之性未变，故可以染发者，资其黑也。桑之性寒，蚕食而成砂，而桑之性未变，故可以治风者，资其寒也。败席治筋，非取其席，取其气焉。是以谓人气之所渍也。蓝布解毒，非取其布，取其蓝焉。是以谓蓝性之尚存也。凡若此者，物化之未渝也。石类之有矾石，甘温之性无变也。鼠食之而杀，桑蚕食之而肥。草类之有菴蔺，苦寒之性无变也。蛇即之而却，駏驉食之而仙。杜蘅、钩吻，非补益之良也。马得杜蘅而健，羊食钩吻而肥。原蚕、踯躅，非大毒之尤也。原蚕于马在所禁，踯躅于羊非所嗜。凡若此者，物宜之相戾也。或质同而性异，察其性可也。或名异而实同，究其实可也。或孕正气，则求其所禀。或托异类，则推其所附。或物化之未渝，于以考其本原。或物宜之相戾，于以避其所忌。因于物而辨其理之自然，因自然而用之适其宜，非烛理之士不能也。夫名者，实之所宾也。名之不正，则实将安辨？循名而考实，则名不可以不正。名正矣，则实可以因名而得。昔人有以蟛蜞为蟹者，几以劝学误生，则于所学，不可以不穷其理。有服老芋为茯神者，几以伪价增疾，则于所卖，不可以不辨其真。此二者不能正其名，故无以得其实，而以误生增疾，名实之不可忽如此。黄帝正名百物，以明民共财，载之祀典者宜矣。）

槿通意使章。物各有性，性各有材，材各有用。圣人穷天地之妙，通万物之理，其于命药，不特察草石之寒温，顺阴阳之常性而已。以谓物之性有尽也，制而用之，将使之无尽。物之用有穷也，变而通之，将使之无穷。夫惟性无尽，用无穷，故施于品剂，以佐佑斯民，其功用亦不一而足也。（〔宋·吴禔注〕：温凉寒热，物之性也。可以去邪御疾，性之材也。因其材而施于治疗之际，材之用也。圣人参于天地，以穷其妙；智周万物，以通其理。草石之寒温，不可不察；阴阳之常性，不可不顺。圣人命药，不特察之顺之而已。物各有性，而性有尽，制而用之，则有尽者使之无尽。材各有用，而用有穷，变而通之。则有穷者使之无穷。交取互用，旁搜熟察，畏恶避忌，激发制摄，不特拘于一物之性味。其性之无尽，用之无穷，以之施于品剂，以佐佑斯民，其功用所以不一而足也。）〇于是有因其性而为用者，有因其用而为使者，有因其所胜而为制者，其类不同，然通之皆有权，用之皆有法也。蝉吸风，用以治风。虻饮血，用以治血。鼠善穿，以消腹满。獭善水，以除水胀。乘风莫如鸢，故以止风眩。川泳莫如焦，故以治水肿。蜂房成于蜂，故以治蜂螫。鼠妇生于湿，故以利水道。所谓因其性而为之用者如此。车能利转，淬辖以通喉。钥能开达，淬钥以启噤。弩牙速产，以机发而不括也。杵糠下噎，以杵筑而下也。所谓因其用而为之使者如此。萍不沉于水，可以胜酒。独活不摇于风，可以治风。鸬鹚制鱼，以之下鲠。鹰制狐，以之祛魅。所谓因其所胜而为之制者如此。（〔宋·吴禔注〕：蝉趋高洁，惟吸风而不食，故治风者用焉。虻有三种，皆啖血于牛马，故治血者用焉。鼠之穴土，善穿者也，以消腹满，盖腹者坤之属故也。獭之捕鱼，善水者也，以除水胀，盖水者肾之病故也。风作而鸢飞焉，故以鸢止风眩，足以胜风，而风不能摧也。川深而鱼归焉，故以鱼治水肿，足以胜水，而水不能溺也。以至蜂房之治蜂螫，鼠妇之利水道，皆因其性而为之用者也。车以辖而运，淬辖以通喉，取其利转也。鐍以钥而辟，淬钥以启噤，取其开达也。发而疾者，莫如弩牙，故取以速产。筑而下者，莫如杵糠，故取以下噎，皆因其用而为之使者也。周官以萍氏几酒，禁川游者，则萍可以胜酒者明矣。本草谓独活得风不摇，无风而动摇，疗诸贼风，则独活可以治风者明矣。鸬鹚，鱼所畏也。故取其制鱼，以之下鲠，盖鲠本于鱼也。鹰，狐所畏也。故取其制狐，以之祛魅，盖魅本于狐也。皆因其所胜而为之制者也。因其性而为用，物各有所治也。因其用而为使，物各有所感也。因其所胜而为制，物各有所服也。三者所取不同，其于已疾，则一而已。）〇且五谷皆养形也，然豆不可多食。五畜皆养精也，然豚无所补。菜有葵，久食则性钝。果有栗，熟食则气壅。终食之间，不可不慎，有如此者。麻黄发汗，节不去乃以止汗。陈橘消痰，穰不除乃以致痰。石韦，毛能射肺。椒，闭口者杀人。一物之性，不可不审，有如此者。（〔宋·吴禔注〕：五谷地产，皆养形也。然豆多食则令人重，故豆不可多食。五畜天产，皆养精也。然豚水畜，而禀赋未盈，故豚无所补。五菜为充，而葵则滑养窍，久食则性钝，故久食者非宜也。五果为助，而栗则厚肠胃，熟食则气壅，故熟食者非宜也。凡此终食之间，不可不慎者也。麻黄之性温，若去其节，则所以发表出汗也。存其节，所以调中止汗也。陈橘之性温辛，用其皮可以消痰去涎也。兼其穰，适以生痰腹脾也。石韦止烦下气，毛不去则射肺。椒能开腠通血，口不开则杀人。凡此一物之性，不可不审者也。终食之间不可不慎；一物之性，不可不审，则食饮和剂，讵可忽诸？）〇推是以泛观。根茎花实之异性，草石骨肉之异宜，或相资而相养，或相胜而相制，如是而定君臣，如是而分佐使，如是而别奇偶，如是而审铢两，非达于理而明于权，鲜有不伤人之形者。彼胶于世俗，滞于通方，而曰医在是，果知道也耶？（〔宋·吴禔注〕：根趋于下，茎达于上，发而为华，结而为实，所谓异性者也。若果之美，石之悍，骨之强，肉之弱，所谓异宜者也。或相资而相养，有若母子之道者焉。或相胜而相治，有若夫妇之义者焉。一君二臣，所谓定君臣也。三佐五使，所谓分佐使也。奇数为分，偶数为卑，所谓别奇偶也。积黍为铢，积铢为两，所谓审铢两也。相资者相得而良，相胜者相激而发。君臣佐使，相待而致用。别奇偶而多寡有节，审铢两而轻重有宜。故非达于理而不蔽，明于权而不执，鲜有不伤人之形者。彼胶于世俗之浅见，滞于通方之曲说，而曰医在是。则读方三年，谓无病可治，及治病三年，乃知无药可用，其于道也，乌足以知之！）

《医学启源·药用根梢法》卷下：（任应秋辑本）凡根〔之〕在上者，中半已上，气脉上行，以生苗者为根。中半已下，气脉下行，入土者为梢。当知病在中焦用身，上焦用根，下焦用梢。《经》曰：根升梢降。

《医说·论物理》卷八：舒州医人李惟熙善论物理云：菱、芡皆水物，菱寒而芡暖者，菱花开背日，芡花开向日故也。又曰：桃、杏双仁辄杀人者，其花本五出，六出必双。草木花皆五出，唯栀子、雪花六出，此殆阴阳之理。今桃、杏六出双仁，皆杀人者，失常故也。

《汤液本草·东垣先生药类法象》卷一：药类法象。风升生：（味之薄者，阴中之阳，味薄则通，酸苦咸平是也。）防风（纯阳性温味甘辛）、升麻（气平味微苦）、柴胡（气平味苦辛）、羌活（气微温味苦甘平）、威灵仙（气温味苦）、葛根（气平味甘）、独活（气微温味苦甘平）、细辛（气温味大辛）、桔梗（气微温味甘辛）、白芷（气温味大辛）、藁本（气温味大辛）、鼠黏子（气平味辛）、蔓荆子（气清味辛）、川芎（气温味辛）、天麻（气平味苦）、秦艽（气微温味苦辛平）、麻黄（气温味甘苦）、荆芥（气温味苦辛）、前胡（气微寒味苦）、薄荷（气温味苦辛）。〇热浮长：

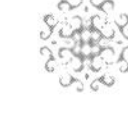

（气之厚者，阳中之阳，气厚则发热，辛甘温热是也。）黑附子（气热味大辛）、乌头（气热味大辛）、干姜（气热味大辛）、干生姜（气温味辛）、良姜（气热味辛本味甘辛）、肉桂（气热味大辛）、桂枝（气热味甘辛）、草豆蔻（气热味大辛）、丁香（气温味辛）、厚朴（气温味辛）、木香（气热味苦辛）、益智（气热味大辛）、白豆蔻（气热味大辛）、川椒（气热味大辛）、吴茱萸（气热味苦辛）、茴香（气平味辛）、延胡索（气温味辛）、缩砂（气温味辛）、红蓝花（气温味辛）、神曲（气大暖味甘）。〇湿化成：（戊，湿，其本气平，其兼气温凉寒热，在人以胃应之。己，土，其本味咸，其兼味辛甘咸苦，在人以脾应之。）黄芪（气温平味甘）、人参（气温味甘）、甘草（气平味甘）、当归（气温味辛，一作味甘）、熟地黄（气寒味苦）、半夏（气微寒味辛平）、白术（气温味甘）、苍术（气温味甘）、陈皮（气温味微苦）、青皮（气温味辛）、藿香（气微温味甘辛）、槟榔（气温味辛）、〔蓬〕莪术（气平味苦辛）、京三棱（气平味苦）、阿胶（气微温味甘辛）、诃子（气温味苦）、杏仁（气温味甘苦）、大麦蘖（气温味咸）、桃仁（气温味甘苦）、紫草（气寒味苦）、苏木（气平味甘咸，一作味酸）。〇燥降收：（气之薄者，阳中之阴，气薄则发泄，辛甘淡平寒凉是也。）茯苓（气平味甘）、泽泻（气平味甘）、猪苓（气寒味甘）、滑石（气寒味甘）、瞿麦（气寒味苦平）、车前子（气寒味甘）、灯心草（气平味甘）、五味子（气温味酸）、桑白皮（气寒味苦酸）、天门冬（气寒味微苦）、白芍药（气微寒味酸）、麦门冬（气寒味微苦）、犀角（气寒味苦酸）、乌梅（气平味酸）、牡丹皮（气寒味苦）、地骨皮（气寒味苦）、枳壳（气寒味苦）、琥珀（气平味甘）、连翘（气平味苦）、枳实（气寒味苦酸）、木通（气平味甘）。〇寒沉藏：（味之厚者，阴中之阴，味厚则泄，酸苦咸气寒是也。）大黄（气寒味苦）、黄蘗（气寒味苦）、黄芩（味苦）、黄连（气寒味苦）、石膏（气寒味辛）、草龙胆（气寒味大苦）、生地黄（气寒味苦）、知母（气寒味大辛）、防己（气寒味大苦）、茵陈（气微寒味苦平）、朴硝（气寒味苦辛）、瓜蒌根（气寒味苦）、牡蛎（气微寒味咸平）、玄参（气寒味微苦）、山栀子（气寒味微苦）、川楝子（气寒味苦平）、香豉（气寒味苦）、地榆（气微寒味甘咸）。

用药法象。天有阴阳，风寒暑湿燥火，三阴、三阳上奉之。温凉寒热，四气是也，〔皆象于天〕。温、热者，天之阳也。凉、寒者，天之阴也。此乃天之阴阳也。地有阴阳，金木水火土，生长化收藏下应之。〇辛甘淡酸苦咸，五味是也，皆象于地。辛甘淡者，地之阳也。酸苦咸者，地之阴也。此乃地之阴阳也。〇味之薄者，为阴中之阳，味薄则通，酸、苦、咸、平是也。味之厚者，为阴中之阴，味厚则泄，酸、苦、咸、寒是也。〇气之厚者，为阳中之阳，气厚则发热，辛、甘、温、热是也。气之薄者，为阳中之阴，气薄则发泄，辛、甘、淡、平、凉、寒是也。〇轻清成象味薄，茶之类。本乎天者亲上。重浊成形味厚，大黄之类。本乎地者亲下。气味辛甘发散为阳，酸苦涌泄为阴。〇清阳发腠理，清之清者也。清阳实四肢，清之浊者也。浊阴归六腑，浊之浊者也。浊阴走五脏，浊之清者也。

《汤液本草·东垣先生用药心法》卷二：用药根梢身例。凡根之在土者，中半已上，气脉之上行也，以生苗者为根；中半以下，气脉之下行也，入土以为梢。病在中焦与上焦者，用根；在下焦者，用梢。根升而梢降。大凡药根有上中下：人身半已上，天之阳也，用头；在中焦用身；在身半已下，地之阴也，用梢。述类象形者也。

《本草发挥·药用根梢法》卷四：凡根之在上者，中半已上，气脉上行。以生苗者，为根中半以下，气脉下行，以入土者为梢。当知病在中焦用身，上焦用根，下焦用梢。《经》云：根升梢降。

《药性要略大全》卷一：用药阴阳法象天有阴阳：风、寒、暑、湿、燥、火，三阴三阳上奉之；温、凉、寒、热，四气是也。温热者天之阳也，寒凉者天之阴也。此乃天之阴阳也。〇地有阴阳：金、木、水、火、土，长、生、化、收、藏下应之。辛、甘、淡、酸、苦，五味是也。辛甘淡者，地之阳也；酸苦咸者，地之阴也。此乃地之阴阳也。阴中有阳，阳中有阴：平旦至日中，天之阳，阳中之阳也。日中至黄昏，天之阳，阳中之阴也。合夜至鸡鸣，天之阴，阴中之阴也。鸡鸣至平旦，天之阴，阴中之阳也。人身亦有阴阳以应之。外为阳，内为阴；背为阳，腹为阴；脏为阴，腑为阳。心、肝、脾、肺、肾，五脏为阴；胆、胃、大肠、小肠、膀胱、三焦，六腑为阳也。背为阳，阳中之阳，心也。背为阳，阳中之阴，肺也。腹为阴，阴中之阴，肾也。腹为阴，阴中之阳，肝也。腹为阴，阴中之至阴，脾也。此阴阳、表里、内外相输应也。

《本草发明·药类法象阴阳》卷一：风升生：于令为春，自子至卯，为阴中之阳，自地而升天。药应味之薄者，味薄则通，酸、苦、咸、平，是也。〇热浮长：于令为夏，自卯至午，为阳中之阳，正天之气味，火之化。药应气之厚者，气厚则发热，辛、甘、温、热，是也。〇湿化成：于令四季，月各旺十八日，脾不主时，受胃生化，秉天气味之中，温、凉、寒、热、辛、甘、咸、苦、补、泻，各从其宜。〇燥降收：于令为秋，自午至酉，为阳中之阴，自天降地。药应气之薄者，气薄则发泄，辛、甘、淡、平、寒、凉，是也。〇寒沉藏：于令为冬，自酉至子，为阴中之阴，秉天气味，寒水之化。药应味之厚者，味厚则泄，酸、苦、咸、寒，是也。

《焦氏笔乘·续集》卷六：骨鲠用犬涎，谷芒用鹅涎，无弗愈者，皆以意推也。

《答朝鲜医问》：问：鸧鹒能化妇妬，果否？制服之法若何？答：鸧鹒为膳，能化妬妇之说，出于《山海经》而验于梁武帝。世之解，有谓其羽必金衣，具黄中之色，能化妬者；有谓其鸣必嘤嘤，发和喈之声，能化妬者；有谓其飞必两两，栖必双双，不见于秋冬肃杀之期，而必见于春和明媚之候，全柔善之性，能化妬者。嗟乎！何其强为之解也。凡鸟色之黄、声之和，而见于春明时者，讵独此一种耶？大都世医治病，必究其三因。妬之为病，岂内因、外因、不内不外因乎？药之治病，必缘其气味之升降、浮沉、敛散，以五味投五脏之所喜恶，而补其不足，泻其有余耳。未闻以色、以声、以性也。语云：犬有义兮雁有序，鲤鱼能识君臣礼。使食鸧鹒而能化妬，则请世之人，日食犬，日食雁，日食鲤鱼，而奈何日食犬、雁、鲤鱼之人，率多不义不弟，而全不知君臣之礼也？为是说者是寓言，即人而不如鸟乎之意也。故当时群臣有顺陛下广修此膳，遍食群臣，使不才者不妬有才，挟私者不妬奉公，浊者不妬清，贪者不妬廉，亦助化之一端等语，则其意可知，焉得认为实然？而欲求制服之法，真所谓尽信书矣。夫缺疑有明训，古今本草八百余家，新旧本几二千种，既不载鸧鹒，则明明无此药性可知，存而勿论可也。

《侣山堂类辩·草木不凋论》卷下：草木寒不黄陨，及花发于冬者，得冬令寒水之资也。木生于水，水通于天，水火相济；水由地行，水气之通于四藏者也。如麦门冬、款冬花、枇杷叶、侧柏叶、山豆根、巴戟天之类，肾之肺药也；黄连、菖蒲、山栀、南烛、茶花、梅花之类，肾之心药也；厚朴、豆蔻、丁香、枳橘之类，肾之脾药也；菌桂、竹、密蒙花、女贞实之类，肾之肝药也。夫肾为水脏，受藏五脏之精，而复还出于四脏，入肝为泪，入心为血，入脾为涎，入肺为涕，上下交通，而外注于九窍，是以得寒水之草木，能启阴气上滋四脏，复能导四脏之气，而下交于阴，又匪独肾气之通于四脏，五脏之气皆相贯通。而药性亦然，如枣仁，脾之心药也；石斛，脾之肾药也；芍药，脾之肝药也；桑皮，脾之肺药也。类而推之，总不出五行之生化。〇半夏、天花粉。《月

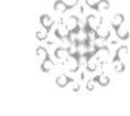

令》五月半夏生，当夏之半也。其形圆，其色白，其味辛，阳明胃府之药也。阳明秉秋金之燥气，半夏启一阴之气，上与戊土相合，戊癸合而化火，故阳明为燥热之府，能化水谷之精微。天花粉别名瑞雪，根粉洁白，气味苦寒，茎引藤蔓，能启阴液，从脉络而上滋于秋金，藤蔓者走经脉。故有天花瑞雪之名。盖水阴之气，上凝于天而为雪，天花者，天雨之六花也。一起阴气于脉外，上与阳明相合，而成火土之燥；一起阴气于脉中，天癸相合，而能滋润其燥金，是以《伤寒》《金匮》诸方，用半夏以助阳明之气。渴者，燥热太过，即去半夏，易花粉以滋之。先圣贤立方加减，岂轻忽欤？　〇百合、紫苏。庭前植百合、紫苏各数茎，见百合花昼开夜合，紫苏叶朝挺暮垂，因悟草木之性，感天地阴阳之气，而为开阖者也。如春生夏长，秋成冬殒，四时之开阖也。昼开夜合，朝出暮入，一日之开阖也。是以一岁之中有四时，一日之中有四时，而人物应之。百合色白气平，其形象肺，能助呼吸之开阖，故主邪气腹胀心痛。盖气行则邪散，而胀痛解矣。主利大小便者，气化则出也。主补中益气者，气之发原于中也。苏色紫赤，枝茎空通，其气朝出暮入，有如经脉之气，昼行于阳，夜行于阴，是以苏叶能发表汗者，血液之汗也。白走气分，赤走血分。枝茎能通血脉，故易思兰先生常用苏茎，通十二经之关窍，治咽膈饱闷，通大小便，止下利赤白。予亦常用香苏细茎，不切断，治反胃膈食，吐血下血，多奏奇功。盖食气入胃，散精于肝，浊气归心，肝主血而心主脉，血脉疏通，则食饮自化。《经》云：阳络伤则吐血，阴络伤则下血。通其络脉，使血有所归，则吐下自止。夫茜草、归、芎之类，皆能引血归经，然不若紫苏昼出夜入之行速耳。于戏阴阳开阖，天地之道也，进乎技矣。

《本草备要》卷首：凡药根之在土中者，半身以上则上升，半身以下则下降。以生苗者为根，以入土者为梢。上焦用根，下焦用梢。半身以上用头，中焦用身，半身以下用梢。虽一药而根梢各别，用之或差，服亦罔效。药之为枝者达四肢，为皮者达皮肤，为心、为干者内行藏府。质之轻者上入心肺，重者下入肝肾。中空者发表，内实者攻里。枯燥者入气分，润泽者入血分。此上下内外，各以其类相从也。

《本草从新·药性总义》：凡质之轻者上入心肺，重者下入肝肾。中空者发表，内实者攻里。为肢者达四肢，为皮者达皮肤，为心为干者内行脏腑。枯燥者入气分，润泽者入血分。此上下内外各以其类相从也。

《本草求真·药有五入》卷一〇：汪昂曰：凡药之为枝者，达四肢。为皮者，达皮肤。为心、为干者，内行脏腑。质之轻者，上入心肺；重者，下入肝肾。中空者，发表；内实者，攻里。枯燥者，入气分；润泽者，入血分。此上下内外各以其类相从也。

《温病条辨·草木各得一太极论》卷六：古来着本草者，皆逐论其气味性情，未尝总论夫形体之大纲，生长化收藏之运用，兹特补之。盖芦主生，干与枝叶主长，花主化，子主收，根主藏，木也；草则收藏皆在子。凡干皆升，芦胜于干；凡叶皆散，花胜于叶；凡枝皆走络，须胜于枝；凡根皆降，子胜于根。由芦之升而长而化而收，子则复降而升而化而收矣。此草木各得一太极之理也。

《重庆堂随笔》卷下：葭管飞灰，惟河内县之葭应候而飞，可见药之所产，各有地土之宜矣。而物性各有专长，如蜜者密也，故能固密护内；酥者苏也，故能融化攻坚。又各有所制，如象牙以醋浸一宿则软如腐，再用木贼水煮之，则坚如故；白银触倭硫黄则色黑；犀、羚之角畏人气，珍珠畏尸气，并不可近铁与柏木，梨与芦菔同藏，冬采橙橘藏绿豆中，皆不坏；铜以凫茈水煮可刻字，木槿叶揉水浸丝络则不乱；桃杏仁可澄水；血污衣嚼芦菔擦之即洁，墨污衣生半夏或白果、杏仁杵烂揉之即去；治胞衣不下，用芡叶囫囵不碎者一张，煎汤服立效，若芡叶裂作两片者，胞衣亦分裂而下，真奇方也。此皆不可以理测者。围炉炭烈，分开易灭，不分易炽，用草纸一张覆于火顶，烧过灰存，则火不焰而四布矣。严冬向火，惟桑柴炭不燥皮肤。养老者宜知之，不但为煎药所珍也。

《冷庐医话·药品》卷五：松之余气为茯苓，枫之余气为猪苓，竹之余气为雷丸，亦名竹苓。猪苓在《本经》中品，雷丸在下品，茯苓在上品，方药用之独多，以其得松之精英，久服可安魂养神，不饥延年也。又有橘苓，生于橘树，如蕈，可治乳痈，见赵恕轩《本草纲目拾遗》。

《药要便蒙新编》卷下：用药各有所宜总义。凡药有头，有身，有尾。病在半身以上宜用头，在中宜用身，半身以下宜用尾也。药之枝横行四肢，药之皮外达皮肤，药之心与干内行脏腑。质轻者上浮，质重者下降。中空者发表，内实者攻里。枯燥者行气，润泽者入血也。

《本草问答》卷上：问曰：药有以天时名者，如夏枯草、款冬花，得无以时为治乎？答曰：然天时者，五行之流运，阴阳之分见，故凡论药又当论其生之时与成之候，虽不尽拘于时，而亦有以时为治者。夏枯草生于冬末，长于三春，是正得水木之气，遇夏则枯者，木当火令，则其气退谢，故用以退肝胆经之火。款冬花生于冬月冰雪之中而花又在根下，乃坎中含阳之象，故能引肺中阳气下行而为利痰止咳之药，二物皆以时名，皆得其时之妙用也。又如冬虫夏草，本草不载，今考其物，真为灵品。此物冬至生虫，自春及夏，虫长寸余，粗如小指，当夏至前一时，犹然虫也。及夏至时，虫忽不见，皆入于土，头上生苗，渐长到秋分后，则苗长三寸，居然草也。此物生于西蕃草地，遍地皆草，莫可辨识，秋分后即微雪，采虫草者看雪中有数寸无雪处，一锄掘起，而虫草即在其中，观其能化雪，则气性纯阳，盖虫为动物，自是阳性，生于冬至盛阳气也。夏至入土，阳入阴也，其生苗者，则是阳入阴出之象，至灵之品也，故欲补下焦之阳，则单用根。若益上焦之阴，则兼用苗。总显其冬夏二令之气化而已。麦冬、天冬、忍冬、冬青，皆凌冬不凋，感水律之气，故二冬能清肺金，忍冬能清风热，冬青子滋肾，其分别处又以根白者入肺。藤蔓草走经络，冬青子色黑则入肾滋阴，至于半夏，虽生当夏之半，而其根成于秋，时得燥金辛烈之气味，故主降利水饮，为阳明之药，此又不可循半夏之名而失其实也。故论药者或以地论，或以时论，或但以气味论，各就其偏重者以为主，而药之真性自明。○问曰：凡药根之性多升，实之性多降，茎身之性多和，枝叶之性多散，请示此何以故？答曰：根主上升，故性升；子主下垂，故性降；茎身居中，能升能降，故性和；枝叶在旁主宣发，故性散。然每一药性或重在根，或重在实，或重在茎，或重在叶，各就其性之所重，以为药之专长，未可泛泛议论也。○问曰：根实茎叶之性，既各有专长矣。今且先以根论，其根之升性独专者，有如何药，请明示之。答曰：根之性多升，又须视其形色气味，皆专重于根者，则专取其根用之。有如升麻，其根大于苗，则根之得气厚，故专取其根，又其根中多孔窍，是吸引水气以上达苗叶之孔道也，故其性主上升，气味辛甘，又是上升之气味，合形味论性，皆主于升，故名升麻，是为升发上行之专药。又如葛根，其根最深，吸引土中之水气，以上达于藤蔓，故能升津液，又能升散太阳、阳明二经，取其升达藤蔓之义。葛根藤极长，而太阳之经脉亦极长，葛根引土下之水气，以达藤蔓，太阳引膀胱水中之阳气，以达经脉，其理相同。故葛根能治太阳之痉，助太阳经由膀胱水中而达其气于外也。根色纯白属金，又能吸水气上升，是金水相生之物，又能引津气以治阳明之燥。葛根与升麻不同，葛根根实，故升津而不升气，升麻根空，有孔道以行气，故升气而不升津。黄芪亦根中虚松，有孔道，惟升麻味不厚，故升而不补。黄芪味厚，故升而能补也。黄芪根深，长至数尺，取芪者不用锄掘，力拔出土，以其根无旁枝也。据此则知其性直达，又其根内虚松能通水气，直引土下黄泉之水气，以上达于苗，故能升达人之元气，以充发于上，达于表，人之元气生于肾，出于膀胱之水中，循气海之膜网，而上达胸膈，以至于肺，充于皮毛，黄芪内虚松通达，象人膜网，能引土下黄泉之水气，以上贯苗叶，象人元气，由肾达肺以至表，故黄芪能升达元气，托里达表。○问曰：以上三药，性皆主升，而主治各有不同者何也？答曰：惟皆是根升之性，而又有形色气味之不同，故主治各异。盖以升麻通气之孔道更大，兼有辛发之气味，故其性纯于升。黄芪色黄，气温味纯甘，故升而兼补。葛根色白味微苦，故升而清火，不能补也。论药者当细辨之。○问曰：牛膝、灵仙、茜草，同是根也。何以不主升而主降哉？答曰：所谓根升者，必其气味形色皆具升性，乃能升达。若牛膝等根既坚实而形不空，则无升达之孔道，味既苦泻而气不发，则无升发之力，且其气味既降而根又深入，是又引气归根以下达，与升麻等之上行者，义正相反，理可对勘而知也。○问曰：草木之实性皆主降，何也？答曰：物下极则反上，物上极则反下，草木上生果实，为已极矣，故返而下行，实核之性，在于内敛，故降而兼收。○问曰：苍耳子、蔓荆子，皆草之实也，何以皆能上升？花椒、橘红，皆木之实也，何以皆能外散？答曰：果实仁核之主收降，其大端也，亦有须合形色气味论之，方为确当。苍耳有芒而体轻松，蔓荆味辛而气发散，故皆有升性，亦核实中之变格也。至于花椒、橘红，气味辛温，故能升散，然此二物仍能降气，且皆皮壳也，故益有升性。至于椒之目，能止自汗。橘之核，能治疝气。则纯于下降而不升发。盖同是果实，又有皮、肉、仁、核之分，皮肉在外，容有升散之理，仁核在内，则专主收降，断无升散，是以牵牛子、车前子，皆兼降利。荔枝核、山查核，皆主降散。白蔻仁、西砂仁，味虽辛而究在温中以降气。柏子仁、酸枣仁，功虽补而要在润心以降火。至于杏仁之降气，桃仁之降血，又其显焉者也。○问曰：药之茎身在根稍之间，居不升不降之界，自主于和。然亦有偏于升，偏于降者，何也？答曰：此亦视气味之轻重以定之也。若形既居上下之交而气味和平，则不升不降，一主于和。藿香身、紫苏身气味和平，所以专主和气。藿香味甘，则和脾胃之气。紫苏味辛，则和肝肺之气，可升可降，皆以其为草之身茎故也。竹茹象周身之筋脉，则能和筋脉。松节象人身之骨节，则能和骨节。白通草象人身之膜油，故能通达膜油。上可通乳，下可通小便，皆是茎身主和，可升可降，各从其类之义。至于苇茎中空而直上，且其味淡，故属气分，功专于升。《金匮》用以吐肺中之脓，正取直上透达之义。荷茎中空而气味淡，从水底而上出于水，故能升达清阳之气。葱白中空而气味烈，则升兼发散，此皆茎也。气味皆轻清，故皆主升，他如木通茎亦通透。然系藤蔓，形与一茎直上者不同，且味苦泄，故主下降而通利小便。苏木者木之身也，色红味咸，象人身周身之血，故主于行血。秦皮者木之皮也，象人身之皮，味苦兼降湿热，故仲景用治皮肤发黄之证。棕皮丝毛如织，象人脉络，味涩能收降，故用治吐血、衄血，以降脉络之血血竭、乳香，树身之脂，象人身之脓血，故治人身疮脓等病。杜仲柔韧，象人筋膜，色紫黑，味纯厚，故入肝肾以强人身之筋骨。凡此之类，岂能尽举，或升或降，或补或和，各别其气味、形质而细分之，则用之自然中肯。○问曰：药有用根用苗、用首用尾、用节用芽、用刺用皮、用心用汁、用筋用瓤，其用不同，请详言之。答曰：此无他意，只取药力专注处，以与病相得而已。有如麻黄，必用苗，以其苗细长中空，象人毛孔，而气又轻扬，故能发汗，直走皮毛。亦有时用麻黄根者，则以其根坚实而味涩，故能止汗。苗空则通，根实则塞，亦阴阳通塞互换之理。常山用苗，取其上透膜膈，以导痰上出。商陆用根，取其内透膜膈，以导水下行，用苗者则升，用根者则降，升降异用，亦各从其类也。当归有用首尾之别，首之性升，故主生血。尾之性降，故主行血。地榆有用首尾之别，首之气味厚，故行血更有力，尾之药味薄，故行血之力轻。用节者如松节，治人之骨节。牛膝其节如膝，能利膝胫，以其形似也。藕节中通，能行水，故用以行血分之湿热，而能清瘀血。藕在水中，节又结束极细，而其中仍能通水气，用治淋症尤宜。淋是水窍通而不通，藕节在水中不通而通，且色能回紫变红，又入血分，以治淋证尤宜。用芽者取其发泄，如麦本不疏利，而发芽则其气透达，疏泄水谷以利肝气，谷本不能行滞，因发为芽，则能疏土，而消米谷。黄豆发芽则能升达脾胃之气，故仲景薯蓣丸用之以补脾。赤小豆发芽，则能透达脓血，故仲景赤豆当归散用之，以排脓。用刺者有两义，攻破降利用皂刺、白棘刺是矣。二物锐长，故主攻破。设刺不锐而钩曲，刺不长而细软，则不破利而和散，能息风治筋，如钩藤刺、红毛五加皮、白蒺藜之类是也。盖勾芒为风木之神，物秉之而生钩刺芒角，故皆能和肝木，以息风治筋也。用皮者以皮治皮之义，故姜皮、茯苓皮、橘皮、桑皮、槟榔皮，皆能治皮肿。用心者，取其以心入心之义。故桂心以温心气，茯神木用以安心神，莲子心用以清心火，竹叶心亦能清心火，是皆以心入心之义，其用汁者或取象人之水津，如姜汁、竹沥以去痰饮，从水津治之也。或取象人身之血液，如藕汁、桃胶以清瘀血，从血液治之也。用筋者如续断多筋，故续绝伤。秦艽肌纹，左右交缠，故治左右偏风，筋脉疼痛之症。杜仲内有筋膜，人身之骨连于筋，筋连于膜，杜仲之筋膜能伸能缩，极其坚韧，故能坚人之筋骨。竹茹象筋脉则清脉络之热，以和血。橘络、瓜蒌皆能治胸膈间之结气，取橘之筋络，蒌之膜瓤，有似人胸中之膜膈，故治之也。橘皮腹毛形圆而色有似人腹之象，故二物又治人大腹之气，皆取其象也。各物略有不同者，又在气味各别，故各归其脏腑而主治亦异，药难尽举，当通观之。

○问曰：仲景用药有十枚、十四开、三枚、五枚等法，似其取数，亦自有理。今本草中亦有以数得名者，如三七、三棱、八角茴、六神曲、五加皮、两头尖之类，既以数得名，岂不以数为治耶？

答曰：天地间物，不外气、数二者，而实则数生于气，气多者数多，气少者数少，得气之先则其数居前，得气之后则其数居后。故水生于天一，火生于地二，得气之阳则数奇，得气之阴则数偶，故《河图》五行之数，互为生成即其数，便可测其气也。至于用药十枚、十四开、五枚、一枚之法，不过量药多寡以成其剂，非以此数便乃握造化之权也。若天地生成而有此数者，如三棱、三七、八角茴、五加皮等，又因秉气之阴阳，以成其数之奇偶，辨药者即可本其数之奇偶以定药之阴阳，非其数能治病，实因其数而知其药所主治也。三七之叶非三即七，其数不爽。盖秉木之气，故得三数。秉火之气，故得七数。与《河图》木火之数相合，木火之脏属肝与心，于人身司血。三七叶青而有红筋，亦是木火之色，故其根能化瘀行血，只完其心火生血，肝木统血之令，而已能知三七之名义，则其性已得。三棱色白，苦温行气，诸书皆用以破血中之气，以其苗叶与根均作三楞之状，三为木数，故能入肝之血分，色白属气，味苦温，主行气，故能破气，为血中行气之品。八角茴气温，得木之气，八又木之数也。其能温中者，亦是以木疏土，木邪退而土自受益，为补土温肝之药。今人作医必加此料，既香且温，洵合胃气，六神曲配方之色，合六药腐化，而为神曲，土能化物之义。土奇旺于四方，而四方又归于中土，故六药腐而为曲，功专入脾胃，消化水谷。两头尖系雄鼠屎，鼠性能穿墙穴，而其屎又两头锐利，知其寓有攻利之性在，故主攻破，此皆既其数，以明其气，而主治自然不谬。又如人参一药，张景岳解为阳药，陈修园解为阴药，谓

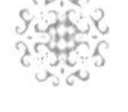

阳药者以其益气也，谓阴药者以其生津也。二人异论皆因未即人参之气与数而合考之耳。余友姚次梧亲到辽东，见种人参者，皆于深林湿润处种之，可知其秉水阴之气而生，然其生也，茎必三桠，叶必五加，三、五阳数也。据气与数合论之，则知人参生于阴而成于阳，盖润湿深林，阴也，一生人参即成其为三五之数，则为阳矣。人身之气阳也，而生于肾水之中，由阴出阳，与参之生于阴而成为阳者，盖无以异，故参为化津补气之圣药。盖即其数知其气，而人参之本性乃见，至于色白入肺，味甘入脾，微苦生津，微温益气，其说犹浅。

《本草问答》卷下：问曰：水火合化为湿之说，唐宋后无此论。今虽明明指示，然犹未有物以验之，恐终不足信世也。答曰：此不难辨，譬有咸鱼一条，天气晴久，变而作雨，则咸鱼必先发湿，咸鱼中之盐即水也。其发湿者，天热逼之，则水来交于火，以济其亢旱也。又如有干茶叶，一经火烘即行回润，是茶叶中原具润汁，但火不烘则不发润，一遇火烘即发润，此又是火交于水，即化为湿之一验。

《倚云轩医案医话医论·医取意治产生验》：药有不取气味专取意者。《神农本草》不载，以不可为后世法，不得其意不效也。今人亦罕用，亦以不得其意不效者多耳。唐宋本草收之不少，如救月杖、东门上鸡头之类。予少时闻人言，吾乡名医姜树芳先生治一难产，时先生正叶子戏兴浓，病家急欲请去。先生不愿，因问何病如此急急。答曰：难产不下，已三日矣。先生曰：易耳。回去拾梧桐叶煎汤服即下。其人如奉律令，归去如法服之，入口即下。一时喧传，以为神方。及他人服之都不效。因询先生何以不效。先生曰：医者意也。彼时恰值立秋日，予思梧桐一叶落，天下尽知秋，取此意，姑以塞责，心实不愿去。亦不料其果效耳。今人家临盆时，将箱笼上锁一齐开去，亦是意耳。

《医学疑问》：问：《本草》序例有榆皮为母，厚朴为子之说。答曰：榆皮为母，厚朴为子，此论其色之象也。盖榆皮其色白而象金，厚朴其色紫。紫者，黑之渐也，而象水，水乃金之子，金乃水之母，故以子母取义焉。

《冷庐医话·药品》卷五：左牡蛎、取壳以项向北、腹向南，视之口斜向东者为左顾，左顾者雄，右顾者雌。左盘龙鸽粪、左缠藤金银花，皆以左为贵。秦艽根有罗纹，亦以左旋者入药，右旋者令人发脚气病。卢子由云：盖天道左旋，而人生气从之也。

升降浮沉

《医学启源》卷下：〔任应秋辑本〕气味厚薄寒热阴阳升降之图。注云：味为阴，味厚为纯阴，味薄为阴中之阳；气为阳，气厚为纯阳，气薄为阳中之阴。又曰：味厚则泄，味薄〔则〕通，气厚则发热，气薄则发泄。又曰：辛甘发散为阳，酸苦涌泄为阴，咸味通泄为阴，淡味渗泄为阳。○升降者，天地之气交〔也〕，茯苓淡，为天之阳，阳也，阳当上行，何谓利水而泄下？《经》云：气之薄者，阳中之阴，所以茯苓利水而泄下，亦不离乎阳之体，故入手太阳也。麻黄苦，为地之阴，阴也，阴当下行，何谓发汗而升上？《经》曰：味之薄者，〔阴〕中之〔阳〕，所〔以〕麻黄发汗而升上，亦不离乎阴之体，故入手太阴也。附子，气之厚者，乃阳中之阳，故《经》云发热。大黄，味之厚者，乃阴中之阴，故《经》〔云〕泄下。〔竹〕淡，为阳中之阴，所以利小便也；茶苦，为阴中之阳，所以清头目也。清阳发腠理，清之清者也；清阳实四肢，清之浊〔者〕也；浊阴归六腑，浊之浊者也；浊阴走五脏，浊之清者也。○药性要旨。苦药平升，微寒平亦升；甘辛药平降，甘寒泻火，苦寒泻湿热，甘苦寒泻血热。○用药升降浮沉补泻法。肝胆：味辛补，酸泻；气温补，凉泻。注云：肝胆之经，前后寒热〔不同〕，逆顺〔互〕换，入求〔责〕法。心小肠：味咸补，甘泻；气热补，寒泻。〔注云〕：三焦命门补泻同。脾胃：味甘补，苦泻；气温热补，寒凉泻。注云：〔温凉寒热〕，各从其宜；逆顺互换，入求〔责〕法。肺大肠：味酸补，辛泻；气凉补，温泻。肾膀胱：味苦补，咸泻；气寒补，热泻。○〔注云〕：五脏更相平也，一脏不平，所胜平之，此之谓也。故云：安谷则昌，绝谷则亡；水去则荣散，谷消则卫亡，〔荣散卫亡〕，神无所居。又仲景云：水入于经，其血乃成；谷入于胃，脉道乃行。故血不可不养，卫不可不温，血温卫和，荣卫乃行，常有天命。

《脾胃论·治法用药若不明升降浮沉差互反损论》卷下：予病脾胃久衰，视听半失，此阴盛乘阳，加之气短，精神不足，此由弦脉，令虚多言之过，皆阳气衰弱，不得舒伸，伏匿于阴中耳。癸卯岁六七月间，淫雨阴寒，踰月不止，时人多病泄利，湿多成五泄故也。一日予体重，肢节疼痛，大便泄，并下者三而小便闭塞。思其治法，按《内经·标本论》：大小便不利，无问标本，先利大小便。又云：在下者，引而竭之，亦是先利小便。当又云：诸泄利，小便不利，先分别之。又云：治湿不利小便，非其治也。皆当利其小便，必用淡味渗泄之剂以利之，是其法也。噫！圣人之法，虽布在方册，其不尽者，可以求责耳。今客邪寒湿之淫，从外而入里，以暴加之。若从已上法度，用淡渗之剂以除之，病虽即已，是降之又降，是复益其阴而重竭其阳气矣，是阳气愈削而精神愈短矣，是阴重强而阳重衰矣，反助其邪之谓也。故必用升阳风药即差，以羌活、独活、柴胡、升麻各一钱，防风根截半钱，炙甘草根截半钱，同㕮咀，水四中盏，煎至一盏，去渣稍热服。大法云：湿寒之胜，助风以平之。又曰：下者举之，得阳气升腾而去矣。又法云：客者除之，是因曲而为之直也。夫圣人之法，可以类推，举一而知百病者也。若不达升降浮沉之理，而一概施治，其愈者幸也。○戊申六月初，枢判白文举年六十二，素有脾胃虚损，病目疾时，作身面目睛俱黄，小便或黄或白，大便不调，饮食减少，气短上气，怠惰嗜卧，四肢不收。至六月中，目疾复作，医以泻肝散，下数行，而前疾增剧。予谓大黄、牵牛虽除湿，而不能走经络，下咽不入肝经，先入胃中。大黄苦寒，重虚其胃；牵牛其味至辛能泻气，重虚肺，本嗽大作。盖标实不去，本虚愈甚，加之适当暑雨之际，素有黄证之人，所以增剧也。此当于脾胃肺之本脏，泻外经中之湿热，制清神益气汤主之而愈。

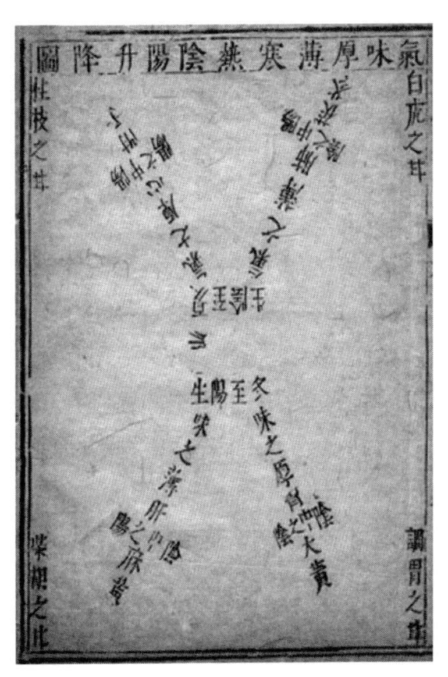

气味厚薄寒热阴阳升降图

《汤液本草·东垣先生药类法象》卷一：药性要旨。苦药平升，微寒平亦升。甘辛药平降，甘寒泻火。苦寒泻湿热，苦甘寒泻血热。

升降者天地之气交。茯苓：淡，为在天之阳也。阳当上行，何谓利水而泄下？《经》云气之薄者乃阳中之阴，所以茯苓利水而泄下。然而，泄下亦不离乎阳之体，故入手太阳。麻黄：苦，为在地之阴也。阴当下行，何谓发汗而升上？《经》云味之薄者乃阴中之阳，所以麻黄发汗而升上。然而升上亦不离乎阴之体，故入手太阴。附子：气之厚者，乃阳中之阳，故《经》云发热。大黄：味之厚者，乃阴中之阴，故《经》云泄下。粥：淡，为阳中之阴，所以利小便。茶：苦，为阴中之阳，所以清头目。

用药升降浮沉补泻法。肝胆：味辛补酸泻，气温补凉泻。肝胆之经，前后寒热不同，逆顺互换，入求责法。心小肠：味咸补甘泻，气热补寒泻。三焦命门补泻同。脾胃：味甘补苦泻，气温凉寒热补泻各从其宜。逆从互换，入求责法。肺大肠：味酸补辛泻，气凉补温泻。肾膀胱：味苦补咸泻，气寒补热泻。〇五脏更相平也，一脏不平，所胜平之，此之谓也。故云：安谷则昌，绝谷则亡。水去则荣散，谷消则卫亡。荣散卫亡，神无所居。又仲景云：水入于经，其血乃成，谷入于胃，脉道乃行。故血不可不养，卫不可不温。血温卫和，荣卫将行，常有天命矣。

《珍珠囊·药性升降浮沉补泻法》:〔见《医要集览》〕足厥阴肝、足少阳胆：味辛补、酸泻；气温补，凉泻。手少阴心、手太阳小肠：味咸补，甘泻；气热补，寒泻。足太阴脾、足阳明胃：味甘补、苦泻；气温凉寒热补泻，各从其宜。手太阴肺、手阳明大肠：味酸补、辛泻；气凉补、温泻。足少阴肾、足太阳膀胱：味苦补、咸泻；气寒补、热泻。

《药性会元·药性升降浮沉补泻之法》卷上：足厥阴肝、少阳胆，木味：补辛，泻酸；气：温补，凉泻。手少阴心、太阳小肠，火味：补咸，泻甘；气：热补，寒泻。足太阴脾、阳明胃，土味：补甘，泻苦；气：温凉寒热补泻，各从其宜。手太阴肺、阳明大肠，金味：补酸，泻辛；气：凉补，温泻。足少阴肾、太阳膀胱，水味：补苦，泻咸；气：寒补，热泻。

《药鉴》卷一：论升麻柴胡。天地四时之令，春夏之气温而升浮，则万物发生。秋冬之气寒而降沉，则万物肃杀。人肖天地，常欲使胃气温而升浮，而行春夏发生之令，不欲使胃气寒而降沉，而行秋冬肃杀之令。盖升麻能令清气从右而上达，柴胡能令清气从左而上达。《经》曰：清气在下，则生飧泄。浊气在上，则生䐜胀。是以清气一升，则浊气随降，而无已上等症。〇论升、柴、槟、木四味同用。病在上膈，法当用木香、槟榔以降之。病在下膈，法当用升麻、柴胡以提之。此常理也。然或泄泻脱肛后重，疼不可忍，是乃气下陷也，法当举之以升麻、柴胡，和之以木香，攻之以槟榔。或曰：四药同剂，不无升降混淆，奚有治病归一之功也？曰：天生药石治其病，各有其能。如仲景立大柴胡汤，用柴胡、大黄同剂，以治伤寒表里俱见之症，然柴胡升散外邪，大黄降泄内实，使病者热退气和而愈。故用升麻、柴胡，自能升清气而上行；槟榔、木香，自能逐浊气而下行，能使脱肛举而后重除，自可同剂而成功矣。何疑之有？

《本草汇笺·总略》：用药补泻升降之义（出诸家）。焉文云：升降之义，前四季方论详矣。然所言者，治法也。兹集诸家所言，药法也。治法或人所讲，药法则人多昧焉，以其不肯留心于本草之学耳。补泻即在升降之中，天地之道，不外乎一升一降，人奈何舍造化之理，而别从事于脏腑哉？〇夫虚实者，诸病之根本也。补泻者，治疗之纲纪也。何谓虚？五脏六腑虚所生病也。何谓实？五脏六腑实所生病也。《经》曰：真气夺则虚，邪气胜则实。虚则补之，实则泻之。此万世之常经也。以补为泻，是补中有泻也。以泻为补，是泻中有补也。譬夫参、芪、炙甘草之退劳倦气虚发热，地黄、黄柏之滋水坚肾以除阴虚潮热，是补中之泻也。桑根白皮之泻肺火，车前子之利小便除湿，是泻中之补也。举斯为例，余可类推。升降者，治病之关纽也。升为春气，为风化，为木象，故升有散之义。降为秋气，为燥化，为金象，故降有敛之义。饮食劳倦，则阳气下陷，宜升阳益气。泻利不止，宜升阳益胃。郁火内伏，宜升阳散火。滞下不休，宜升阳解毒。因湿洞泄，宜升阳除湿。肝木郁于地中，以致少腹作胀作痛，宜升阳调气。此病宜升之类也。阴虚则水不能制火，火空则发而炎上，其证为咳嗽，为多痰，为吐血，为鼻衄、为齿衄、为头痛、为齿痛、为眼痛、为头眩、为晕、为眼花、为恶心、为呕吐、为口苦舌干、为不寐、为寒热、为骨蒸，是谓上盛下虚之候，宜用蘇子、枇杷叶、麦冬、白芍、五味子之属以降气，气降则火自降，而气自归元，而又益之以滋水添精之药，以救其本，则症自瘳。此病宜降之类也。设宜降而妄升，宜升而反降，将使轻变为重，重必毙矣缪希雍。〇药有升、降、浮、沉，化、生、长、收、藏，成以配。四时春升夏浮，秋收冬藏，土居中化。味薄者升而生气，薄者降而收气。厚者浮而长，味厚者沉而藏，气味平者化而成。但言补之，以辛甘温热及气味之薄者。即助春夏之升浮，便是泻秋冬收藏之药也。在人之身，肝心是矣。但言补之，以酸苦咸寒及气味之厚者，即助秋冬之降沉，便是泻春夏生长之药也。在人之身，肺肾是矣。淡味之药，渗即为升，泄即为降，佐使诸药者也李杲。〇酸咸无升，甘辛无降，寒无浮，热无沉，其性然也。而升者引之以咸寒则沉，而直达下焦。沉者引之以酒则浮，而上至颠顶。此非窥天地之奥，而达造化之权者，不能至此。一物之中，有根升稍降，生升熟降，是升降在物，亦在人也李时珍。〇补中益气汤，人皆以为上焦之药，而不知为下焦之药也。以脉右大于左，阳陷于阴，乃从阴引阳也。六味地黄丸，人皆以为下焦之药，而不知为上焦之药也。以脉寸旺于尺，阳亢于上，乃从阳引阴也。凡用方药，不可不明此理周之干。

《本草备要》卷首：凡药轻虚者浮而升，重实者沉而降。味薄者升而生象春，气薄者降而收象秋，气厚者浮而长象夏，味厚者沉而藏象冬，味平者化而成象土。气厚味薄者浮而升，味厚气薄者沉而降，气味俱厚者能浮能沉，气味俱薄者可升可降。酸咸无升，辛甘无降。寒无浮，热无沉。此升降浮沉之义也。（李时珍曰：升者引之以咸寒，则沉而直达下焦；沉者引之以酒，则浮而上至巅顶。一物之中，有根升梢降、生升熟降者，是升降在物亦在人也。）

《嵩厓尊生全书·用药升降治病关纽谱》卷四：补阳宜升：升有散之义。凡散剂皆升也。饮食劳倦，阳下陷，升阳益气。泻利不止，升阳益胃。郁火内伏，升阳散火。滞下不休，升阳解毒。湿泄，升阳除湿。肝郁地中，小腹胀，升阳调气。补阴宜降：降有敛之义，凡敛剂皆降也。火盛降气，痰盛降火，热盛降湿，气盛疏之敛之。升药便泻肺肾：辛甘温热，及气味之薄品，能助春夏之升浮，便泻秋冬之收藏。（如辛温过，肺绝；甘热过，肾绝。）降药便泻肝心：酸苦咸寒，及气味厚品，能助秋冬之降沉。便泻春夏之生长。（如酸寒过，肝绝；苦咸过，心绝。）淡渗药亦有升降：渗即为升，泄即为降，所以佐使诸药。以降为升：如补中益气汤。以脉右大于左，阳陷于阴分，用之从阴引阳。以升为降：如六味地黄丸。（以脉寸旺于尺，阳亢于上，阴竭于下，用之从阳引阴。）

《医学读书记·制方用药必本升降浮沉之理》卷下：《易》曰：天道下济而光明，地道卑而上行，故上下升降而气乃和。古人制方用药，一本升降浮沉之理，不拘寒热补泻之迹者，宋元以来，东垣一人而已。盖四时之气，春升、夏浮、秋降、冬沉，而人身之气，莫不由之。然升降浮沉者，气也，其所以升降浮沉者，人之中犹天之枢也，今人饥饱、劳役损伤中气，于是当升者不得升，当降者不得降，而发热、困倦、喘促、痞塞等症见矣。夫内伤之热，非寒可清。气陷之痞，非攻可去。惟阴阳一通，而寒热自已。上下一交，而痞隔都损。此东垣之学所以能为举其大欤！李频湖曰：升降浮沉则顺之，寒热温凉则逆之。故春宜辛温，夏宜辛热，长夏宜甘苦辛温，秋宜酸温，冬宜苦寒。愚谓升降浮沉则顺之者，所以顺天时之气也；寒热温凉则逆之者，所以救气化之过也。李

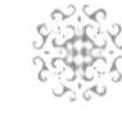

氏辛甘酸苦之用是已，若春宜温、夏宜热、冬宜寒之谓，是助之也，岂逆之谓哉！

《本草求真》卷一〇：药有气味升降浮沉。李杲曰：味薄者升而生。象春，如甘平、辛平、辛微、温微、苦平之药是也。气薄者降而收。象秋，如甘寒、甘凉、甘淡、寒凉、酸温、酸平、咸平之药是也。气厚者，浮而长。象夏，如甘热、辛热之药是也。味厚者，沉而长。象冬，如苦寒、咸寒之药是也。气味平者，化而成。象土，如甘平、甘温、甘凉、甘辛、平甘、微苦平之药是也。汪昂曰：气厚味薄者，浮而升；味厚气薄者，沉而降；气味俱厚者，能浮能沉；气味俱薄者，可升可降。李时珍曰：酸咸无升，辛甘无降，寒无浮，热无沉，其性然也。而升者引之以咸寒，则沉而直达下焦，沉者引之以酒，则浮而上至巅顶。一物之中，有根升梢降，生升熟降者，是升降在物，亦在人也。此统明升降浮沉之义。〇药有根梢上中下。元素曰：凡药根之在土中者，中半以上，气脉之上行也，以生苗者为根，中半以下，气脉之下行也，以入土者为梢。病在中焦与上焦者，用根；在下焦者，用梢；根升梢降，人之身半以上，天之阳也，用头。中焦用身，身半已下，地之阴也，用梢。乃述类象形者。

《吴医汇讲·蒋星墀升降出入说》卷三：《素问·六微旨大论》，出入废则神机化灭，升降息则气立孤危。尝谓《伤寒》所论传经，即是出入精义，盖正气之出入，由厥阴而少阴、而太阴、而少阳、阳明，以至太阳，循环往复。六淫之邪，则从太阳入，一步反归一步，至厥阴而极，此邪气进而正气退，行不复与外气相通。今韶张氏谓之逆传，养葵赵氏谓之郁证，即此义也。故开、阖、枢三者，乃其要旨。夫分言之，为出入，为升降。合言之，总不外乎一气而已矣。观东垣《脾胃论》浮沉补泻一图，以卯酉为道路，而归重于苍天之气。考其所订诸方，用升、柴、苓、泽等法，实即发源于长沙论中葛根、柴胡、五苓之意，以引而伸之，所谓升之九天之上，降之九地之下，虽内伤外感殊科，而于气之升降出入，则总无以异耳。王氏曰：凡窍横者，皆有出入往来之气；窍竖者，皆有阴阳升降之气。盖人在气中，如鱼在水中，人不见气，如鱼不见水，上下九窍，外而八万四千毛孔，皆其门户也，气为之充周而布濩，虽有大风苛毒，莫之能害。是故邪之所凑，其气必虚，内陷者有入而无出，下陷者有降而无升，此升降出入四字，为一生之橐钥，百病之纲领。

《本草问答》卷上：问曰：寒热温平，药性已尽，上所分五行五脏，已详寒热温平之性，可不再赘矣。而药之分上下表里者，又有升降浮沉之别，可得闻欤？答曰：此本于天地之阴阳也，本于阳者，以气为主，而上行外达，故升而气浮，能走上焦。以发表本于阴者，以味为主，而内行下达，故降而气沉，能行里达下焦。气本于天，味成于地，《内经》谓天食人以五气，地食人以五味，本天亲上，本地亲下，而升降浮沉之理见矣。〇问曰：薄荷、辛夷、麻黄、桂枝、生姜、葱白、羌活、独活、葛根、柴胡、白头翁、升麻、紫苏、荆芥、白芷、炉甘石、海石、菊花、连翘、银花、苍耳子、青蒿、蔓荆子，皆升浮之品，而其用各异，何也？答曰：是气分药，而又视形味以细别之。薄荷、辛夷同一辛味，气皆轻清而形各异。薄荷、细草丛生不止一茎，故能四散，又能升散颠顶，以其气之轻扬也。辛夷生在树稍而花朵尖锐向上，味辛气扬，故专主上达，能散脑与鼻孔之风寒。麻黄虽一茎直上，而其草丛生，与薄荷丛生之义同，故能上升，又能外散。薄荷得天气之轻扬，而其味辛是兼得地之味，故兼能入血分。若麻黄则茎空直达而上，且无大味，纯得天轻扬之气，故专主气分，从阴出阳，透达周身上下之皮毛。桂枝与麻黄同一升散之品，然气味各有不同。枝性四达，气亦轻扬，因桂兼有辛味，则得地之味矣。故兼入血分，能散血脉、肌肉中之风寒。观仲景麻黄汤发皮毛，桂枝汤解肌肉，便知血分、气分之辨。生姜其气升散，而又能降气止呕者，因其味较胜，且系土中之根是秉地火之味，而归于根，故能降气止呕，虽能升散，而与麻桂之纯升者不同，故小柴胡、二陈汤皆用之以止呕。葱白之根亦生土内，然叶空茎直，气胜于味，引土下黄泉之气以上达苗叶，故功专主升散，能通肺窍。仲景白通汤用以通阳气于上，则取以土下黄泉之气以上达苗叶，为能通太阳水中之阳，而交于颠顶也。羌、独、葛根皆根深，能以地中水气上达于苗叶，其苗又极长，象人身太阳经，从膀胱水中阳气于经脉，以卫周身，故二物均入太阳经。羌、独气味更辛烈，故发散而能伤血。葛根气味较平，故发散之性轻而不伤血，根深能引水气上达苗叶，故兼能升津液也。柴胡、白头翁皆一茎直上，花皆清香，故皆能升散郁结。白头翁所以治下痢后重者，升散郁结故也。柴胡治胸前逆满，太阳之气陷于胸中不得外达，以致胸满，柴胡能透达之，亦升散郁结之义也。而二物之不同者，白头翁无风独摇，有风不动，色白有毛，凡毛皆得风气。又采于秋月，得金木交合之气，故能息风，从肺金以达风木之气，使木不侮土者也，故功在升举后重而止痢疾。柴胡色青，一茎直上，生于春而采于夏，得水木之气味，从中土以达木火之气，使不侮肺者也，故功能透胸前之结。夫仲景用柴胡以治少阳，其义尤精。少阳者水中之阳发于三焦，以行腠理，寄居胆中，以化水谷，必三焦之膜网通畅，肝胆之木火清和，而水中之阳乃能由内达外，柴胡茎中虚松，有白瓤通气，象人身三焦之膜网，膜网有纹理，与肌肤筋骨相凑，故名腠理。少阳木火郁于腠理而不达者，则作寒热，柴胡能达之，以其中松虚象腠理，能达阳气，且味清苦，能清三焦之火。然则柴胡治胆者用其苦也，治三焦者用其茎中虚松直上也，治太阳者则是通三焦之路以达其气，乃借治非正治也。又柴胡须用一茎直上，色青，叶四面生如竹叶而细，开小黄花者，乃为真柴胡，是仲景所用者。近有草根，辛温发表，绝非柴胡本性，断不可用。四川梓潼产柴胡，价极贱，天下不通用，只缘药书有软柴胡、红柴胡、银柴胡诸说以伪乱真，失仲景之药性，可惜，可惜。升麻味甘，能升脾胃之气，其所以能升之理，则因根中有孔道，引水气上达于苗，故性主升。然无四散之性，以其为根专主升，不似柴胡系苗叶，故有散性也。紫苏略同荆芥，色红能散血分，枝叶披离，故主散之性多，而主升之性少。白芷辛香色白，入肺与阳明经，根性又主升，故能升散肺与阳明之风寒。观独活色黑，入太阳、少阴，白芷色白，入肺与阳明，此又金水异质，各归其类之象，所以性皆升散而主治不同也。银花、连翘、甘菊味清而质轻，故能升清气，清上焦头目之热，然无辛散之气，故不主散。青蒿、苍耳皆不辛散，而能主散者则又以其形气论也。青蒿枝叶四散而味苦，故能散火。苍耳质轻有芒，则能散风。凡有芒角与毛，皆感风气，故主散风。蔓荆子气烈而质亦轻，故主散头目之风。炉甘石、海石质皆轻浮，然究系石体，乃沉中之浮也，故不能达表上颠，而止能散肺胃痰火之结，辨药之浮沉以治病之浮沉，而表里升降之义无不明矣。〇问曰：本草言上升之药，制以盐则能下降，下降之药，制以酒则能上升。酒亦五谷所化，何以性纯于升哉？答曰：气本于天，故主升，酒正是气化之品，所以饶于升。观煮白干酒者，用筒取气，入天锅底化而为酒，盖酒皆上升之气水也。水中之阳本上升，西洋人于水中取轻养气能上升，且能然而为火，积阳则上升，水为坎卦，而中爻为阳，故气出于水而上升，太空清阳之气，皆水中之阳所充发也。煮酒以曲蘖，宣扬以火煮之，使阴化为阳，气上出遂为酒，全是上升之阳气也。故主升，又酿米酒者，以曲蘖腌糯米饭，发热腐化，酒出而饭成糟，仍是从气之化，故属阳，亦主升。然米酒与白干酒不同，白干酒由筒上引而出，纯是清气，米酒酿于缸内，尚带浊汁，故米酒味较厚，能入血分，性亦滞留，能生痰湿。白干酒气较厚，专行气分，性不滞留，不生痰湿，同一升性而一清一浊，遂有浮沉之别，故审药理者，不可不细。

〇问曰：饴糖与米酒皆是曲糵所化，何以饴糖甘润而性不升哉？答曰：酒由蕴酿，自然流出，得气之化为多，故气盛而升，饴糖熬煮逼之使出，得气之化少，故味盛而气不升。盖酒得天之气厚而升，饴得地之味厚而补仲景建中汤用饴糖，正取其补中宫也。观白干酒升而不守，饴糖守而不升，米酒能升能守，分别处全在气味厚薄，辨药性者，贵详究其理也。〇问曰：芒硝、大黄、巴豆、葶苈、杏仁、枳壳、厚朴、牛膝、苡仁、沉香、降香、铁落、赭石、槟榔、陈皮等物，皆主降矣。或降而收，或收而散，或降而攻破，或降而渗利，或入血分，或入气分，又可得而详欤？答曰：凡升者皆得天之气，凡降者皆得地之味，故味厚者其降速，味薄者其降缓，又合形质论之，则轻重亦有别矣。芒硝本得水气，然得水中阴凝之性，而味咸能软坚，下气分之热，以其得水之阴味，而未得水中之阳气，故降而不升，且水究属气分，故芒硝凝水之味，纯得水之阴性而清降气分之热，与大黄之入血分，究不同也。大黄味苦大寒，是得地火之阴味而色黄，又为火之退气所发见，故能退火，专下血分之结，以味厚且有烈气，味既降而气复助之，故能速下。寒性皆下行，如白芍、射干，味能降利，皆以其味苦与大黄之降下，其义一也。大黄苦性更甚，白芍药苦性较轻，故白芍只微降，而大黄则降之力大。

归经引经

《梦溪笔谈·药议》卷二六：人有水喉、气喉者，亦谬说也。世传《欧希范真五脏图》亦画三喉，盖当时验之不审耳。水与食同咽，岂能就中遂分入二喉？人但有咽有喉二者而已，咽则纳饮食，喉则通气，咽则下入胃脘，次入胃，又次入肠，又次入大小肠。喉则下通五脏，出入息五脏之含气呼吸，正如冶家之鼓鞴。人之饮食药饵，但自咽入肠胃，何尝能至五脏？凡人之肌骨、五脏、肠胃，虽各别其入肠之物，英精之气味，皆能洞达，但滓秽即入二肠。凡人饮食及服药既入肠，为真气所蒸，英精之气味，以金石之精者。如细研硫黄、朱砂、乳石之类，凡能飞走融结者，皆随真气洞达肌骨，犹如天地之气，贯穿金石土木，曾无留碍，自余顽石草木，则但气味洞达耳。及其热尽，则滓秽传入大肠，润湿渗入小肠，此皆败物，不复能变化，惟当退泄耳。凡所谓某物入肝，某物入肾之类，但气味到彼耳，凡质岂能至彼哉？此医不可不知也。

《宝庆本草折衷》卷二：《苏沈方》云：凡所谓某物入肝、某物入肾之类，但气味到彼耳，凡质岂能至彼哉！气之精华，传入诸脏，其滓质则聚于胃，传化为糟粕也。

《医学启源·各经引用》卷下：〔任应秋辑本〕太阳经，羌活；在下者黄蘗，小肠、膀胱也。少阳经，柴胡；在下者青皮，胆、三焦也。阳明经，升麻、白芷；在下者，石膏，胃、大肠也。太阴经，白芍药，脾、肺也。少阴经，知母，心、肾也。厥阴经，青皮；在下者，柴胡，肝、包络也。已上十二经之的药也。

《汤液本草·东垣先生用药心法》卷二：东垣报使。太阳：羌活，下黄蘗。阳明：白芷、升麻，下石膏。少阳：上柴胡，下青皮。太阴：白芍药。少阴：知母。厥阴：青皮，上柴胡。〇小肠膀胱属太阳，藁本羌活是本方。三焦胆与肝包络，少阳厥阴柴胡强。阳明大肠兼足胃，葛根白芷升麻当。太阴肺脉中焦起，白芷升麻葱白乡。脾经少与肺经异，升麻芍药白者详。少阴心经独活主，肾经独活加桂良。通经用此药为使，更有何病到膏肓。

诸经向导。

太陰經響導圖

寅手肺〔嚮導圖〕脾足巳

手肺：南星　山藥　阿膠　麻黃　縮砂（檀香草蔻為使）　款冬　粳米　麥冬　丁香　升麻　白茯苓　桑皮　益智　梔子　桔梗　五味　杏仁　白豆蔻　黃芩　檀香　天冬　葱白　知母　石膏

足脾：防風　草豆蔻　益智　代赭　當歸　茱萸　黃芪　赤茯苓　縮砂（人參益智爲使）　蒼朮　麻仁　白朮　甘草　膠飴　半夏

升麻　芍藥　木瓜　藿香　白芍藥（酒浸）　延胡索　縮砂

太阴经向导图

陽明經嚮導圖

卯手大腸〔嚮導圖〕胃足辰

手大腸：升麻　白石脂　白芷　縮砂（白石脂為使）　麻仁　秦艽　肉蔻　薤白　石膏

足胃：丁香　知母　半夏　草蔻　白朮　蒼朮　縮砂　神麴　升麻　防風　葛根　白芷　石膏　烏藥　葱白

麻黃　大黃　連翹　升麻　白芷　葛根　石膏　白朮　檀香（佐以他藥）　白芷　升麻　下石膏

阳明经向导图

厥陰經嚮導圖

戌手心胞〔嚮導圖〕肝足丑

手心胞：沙參　敗醬　白朮　柴胡　熟地黃　牡丹皮

足肝：膽草　山茱萸　青皮　蔓荆　代赭　羌活　阿膠　紫石英　吳茱萸　瞿麥　當歸　白朮　桃仁　甘草

骨皮　柴胡　熟地黃　柴胡　川芎　皂角　桃仁　茗苦茶

厥阴经向导图

少陽經嚮導圖

亥手三焦〔嚮導圖〕膽足子

手三焦：川芎　黃芪　柴胡　青皮　青皮　石膏　白朮　細辛　熟地黃　附子

足膽：半夏　膽草　柴胡

青皮　川芎　柴胡　連翹　柴胡　下青皮

少阳经向导图

太陽經嚮導圖

未小腸手〔嚮導圖〕足膀胱申

手小腸	足膀胱
白朮　生地　赤茯苓　羌活　赤石脂	蔓荊　滑石　茵陳　白茯苓　猪苓
縮砂（赤石脂爲使）	澤瀉　桂枝　黃蘗　羌活　麻黃
防風　羌活	白朮　澤瀉
藁本　蔓荊	防已　大黃（酒浸）
茴香　黃蘗	藁本　羌活
	羌活　下黃蘗

太阳经向导图

少陰經嚮導圖

午心手〔嚮導圖〕足腎酉右腎附

手心	足腎
麻黃　桂心　當歸　生地　黃連	知母　黃蘗　骨皮　阿膠　猪膚
代赭　紫石英　梔子　獨活　赤茯苓	丹皮　玄參　敗醬　牡蠣　烏藥
	山茱萸　天冬　猪苓　澤瀉　白茯苓
	檀香　甘草　五味　茱萸　益智
	丁香　獨活（或用桂）　桔梗（或用梢）　豉　縮砂
	附子　沉香　益智　黃芪
細辛　熟地黃　五味子　澤瀉	地榆　附子　知母　白朮

少阴经向导图

《心印绀珠经·辨药性》卷上：东垣报使。太阳：羌活、黄蘗。阳明：白芷、升麻、石膏。少阳：柴胡、青皮。太阴：白芍药。少阴：知母。厥阴：青皮、柴胡。

《本草集要·各经主治药》卷二：肝（当归）、心（麦门冬）、脾（麻仁）、肺（杏仁）、肾（柏子仁）、大肠（硝石）、小肠（茴香）、三焦（山药）、膀胱（茴香）、心包络（桃仁）。

《本草蒙筌·总论·各经主治引使》：治寒：肝（气，吴茱萸；血，当归）、心（气，桂心；血同）、脾（气，吴茱萸；血同）、肺（气，麻黄；血，干姜）、肾（气，细辛；血，附子）、胆（气，生姜；血，川芎）、大肠（气，白芷；血，秦艽）、小肠（气，茴香；血，玄胡）、三焦（气，黑附子；血，川芎）、膀胱（气，麻黄；血，桂枝）、包络（气，附子；血，川芎）。　治热：肝（气，柴胡；血，黄芩）、心（气，麦门冬；血，黄连）、脾（气，白芍药；血，生地黄）、肺（气，石膏；血，栀子）、肾（气，玄参；血，黄柏）、胆（气，连翘；血，柴胡）、胃（气，葛根；血，大黄）、三焦（气，连翘；血，地骨皮）、膀胱（气，滑石；血，黄柏）、大肠（气，连翘；血，大黄）、小肠（气，赤茯苓；血，木通）、包络（气，麦门冬；血，牡丹皮）。　治劳：肝（当归、柴胡）、心（生地黄、黄连）、脾（白芍药、木瓜）。　瘵热：肺（桑白皮、石膏）、肾（生地黄、知母）、胆（柴胡、栝蒌）、胃（石膏、硝）、三焦（石膏、竹叶）、膀胱（滑石、泽泻）、大肠（大黄、硝）、小肠（赤茯苓、木通）。　治风：肝（川芎）、心（细辛）、脾升（麻）、肺（防风）、肾（独活）、胃（升麻）、三焦（黄芪）、膀胱（羌、活）、大肠（白芷）、小肠（藁本）、包络（川芎）。　治湿：肝（白术）、心（黄连）、脾（白术）、肺（桑白皮）、肾（泽泻）、胃（白术）、三焦（陈皮）、膀胱（茵陈）、大肠（秦艽）、小肠（车前）、包络（茗）。 治燥：肝（当归）、心（麦门冬）、脾（麻仁）、肺（杏仁）、肾（柏子仁）、三焦（山药）、膀胱（茴香）、大肠（硝石）、小肠（茴香）、包络（桃仁）。

《药证类明·药象通经门》卷下：诸经引用之剂。太阳经：羌活。在下者黄柏。（膀胱、小肠。）少阳经：柴胡、川芎。在下者青皮。（胆、三焦。）阳明经：升麻、白芷。在下者石膏。（胃、大肠。）太阴经：白芍药。（脾、肺。）少阴经：知母。（肾、心。）厥阴经：青皮。在上者柴胡。（肝、络。）〇诸经为使之剂。足太阳膀胱经：羌活、藁本。 足少阳胆经：柴胡。 足阳明胃经：升麻、葛根、白芷。 足太阴脾经：芍药。 足少阴肾经：独活、桂。 足厥阴肝经：柴胡。 手太阳小肠经：羌活、藁本。 手少阳三焦经：柴胡。 手阳明大肠经：白芷。 手太阴肺经：白芷、升麻、葱白。 手少阴心经：独活。 手厥阴心包络：柴胡。〇诸经向导之剂。手太阴肺经(二十六味)：南星、款冬花、升麻、桔梗、五味子、山药、茯苓、阿胶、桑皮、杏仁、天门冬、葱白、麻黄、丁香、益智、知母、麦门冬、缩砂、栀子、黄芩、石膏、防风、白豆蔻、粳米、生地。 足太阴脾经（一十六味）：缩砂、防风、当归、益智、黄芪、吴茱萸、苍术、白术、甘草、半夏、升麻、草豆蔻、赤茯苓、胶饴、代赭石、麻仁；通用四味：木瓜、藿香、白芍药、玄胡(素)索。 手阳明大肠经（九味）：升麻、白芷、麻仁、秦艽、缩砂、肉豆蔻、石膏、白石脂、薤白。 足阳明胃经（一十五味）：丁香、防风、石膏、缩砂、知母、草豆蔻、白术、神曲、半夏、葛根、乌药、苍术、升麻、白芷、葱白；通用六味：麻黄、大黄、连翘、檀香、葛根、白术。 手少阳三焦经（一十味）：川芎、柴胡、青皮、白术、熟地、地骨皮、黄芪、石膏、细辛、附子。 足少阳胆经（三味）：半夏、柴胡、草龙胆；通用三味：青皮、川芎、连翘。 手厥阴心包络（十四味）：阿胶、瞿麦、桃仁、当归、青皮、吴茱萸、羌活、甘草、白术、草龙胆、蔓荆子、山茱萸、紫石英、代赭石；通用七味：青皮、川芎、柴胡、皂角、桃仁、熟地黄、茗。 手太阳小肠经（六味）：白术、生地、茯苓、羌活、缩砂、赤石脂。 足太阳膀胱经（十味）：滑石、茵陈、泽泻、麻黄、桂枝、蔓荆子、黄柏、羌活、猪苓、白茯苓。

《药性会元》卷上：五臭凑五脏例。开腠理，致津液，通其气也。臊入肝，腥入肺，香入脾，焦入心，腐入肾。〇诸经泻火之药。黄连泻心火，栀子、黄芩泻肺火，白芍药泻肝火，柴胡、黄连泻肝胆火，知母泻肾火，木通泻小肠火，黄芩泻大肠火，柴胡、黄芩泻三焦火，黄柏泻膀胱火。〇引经报使。太阳：手小肠、足膀胱经，上部用羌活，下部用黄柏。少阴：手心经用黄连，足肾经用知母。少阳：手三焦经、足胆经，上部用柴胡，下部用青皮。厥阴：手胞络用柴胡，足肝经用青皮。阳明：手大肠经、足胃经，上部用升麻、白芷，下部用石膏。太阴：手肺经用桔梗，足脾经用白芷。

《药鉴·各经补泻及专主泻火药》卷一：足厥阴肝经、足少阳胆经味：辛补，酸泻；气：温补，凉泻。足太阳阴脾经、足阳明胃经味：甘补，苦泻；气：温热补，寒凉泻。足少阴肾经、足太阳膀胱味：苦补，咸泻；气：寒补，热泻。手少阴心经、手厥阴心胞络、手太阳小肠、手少阳三焦经味：咸补，甘泻；气：热补，寒泻。手太阴肺经、手阳明大肠味：酸补，辛泻；气：凉补，温泻。〇五脏更相平也。一脏不平，以所胜平之。故曰安谷则昌，绝谷则亡。水去则荣散，谷清则卫荣。荣散则亡，神无所居。仲景云：水入于经，其血乃成。谷入于胃，脉道乃行。故血不可不养，卫不可不温，血温卫和，荣卫将行，常有天命。又曰：人之一身，外为阳，内为阴，背为阳，腹为阴，腑为阳，脏为阴。阳中之阳心也，阳中之阴肺也，阴中之阴肾也，阴中之阳肝也，阴中之至阴脾

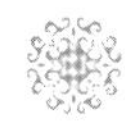

也。○黄连泻心火，枝芩泻肺火，白芍泻肝火，柴胡、黄连泻肝胆火，木通泻小肠火，知母泻肾火，条芩泻大肠火，黄柏泻膀胱火，滑石泻六经火，栀子泻屈曲火。

《疡科证治准绳·诸经向导药》卷一：太阳经：上羌活，下黄柏。阳明经：上白芷、升麻，下石膏。少阳经：上柴胡，下青皮。太阴经：上桔梗，下白芍药。少阴经：上独活，下知母。厥阴经：上柴胡，下青皮。手太阴肺：南星、款冬花、升麻、桔梗、山药、檀香、五味子、粳米、阿胶、葱白、麦门冬、杏仁、白茯苓、麻黄、益智、丁香、桑白皮、知母、天门冬、栀子、黄芩、石膏、白豆蔻、砂仁。檀香、豆蔻为使。足太阴脾：茱萸、草豆蔻、砂仁、人参、益智为使。防风、代赭石、益智、甘草、半夏、赤茯苓、当归、苍术、白术、麻子仁、黄芪、胶饴。通入手足太阴肺脾：白芍药酒浸、升麻、芍药、木瓜、元胡索、藿香、砂仁。手阳明大肠：升麻、麻子仁、秦艽、薤白、石膏、白芷、肉豆蔻、白石脂、砂仁。白石脂为使。足阳明胃：丁香、草豆蔻、砂仁、防风、石膏、知母、白术、神曲、葛根、乌药、半夏、升麻、葱白、苍术、白芷。通入手足阳明：麻黄酒、连翘、升麻、白术、大黄酒、葛根、石膏、白芷、檀香，佐以他药。手少阳三焦：川芎、大黄酒、柴胡、青皮、白术、黄芪、熟地黄、石膏、细辛、附子、地骨皮。足少阳胆：半夏、草龙胆、柴胡。通入手足少阳：青皮、柴胡、川芎、连翘。手厥阴心包络：牡丹皮、白术、沙参、柴胡、熟地、败酱。足厥阴肝：草龙胆、山茱萸、阿胶、瞿麦、桃仁、蔓荆子、代赭石、当归、甘草、青皮、羌活、吴茱萸、白术、紫石英。通入手足厥阴：青皮、熟地、柴胡、川芎、皂角、苦茶、桃仁。手太阳小肠：白术、生地黄、赤石脂、羌活、赤茯苓、砂仁。赤石脂为使。足太阳膀胱：滑石、蔓荆子、猪苓、泽泻、桂枝、茵陈、白茯苓、黄柏、羌活、麻黄。通入手足太阳：蔓荆子、防风、羌活、藁本、大黄酒、黄柏、白术、泽泻、防己、茴香。手少阴心：麻黄、代赭石、桂心、当归、生地、黄连、紫石英、栀子、独活、赤茯苓。足少阴肾：知母、地骨皮、黄柏、阿胶、猪肤、元参、牡丹皮、败酱、牡蛎、乌药、山茱萸、猪苓、白茯苓、檀香、甘草、益智、天门冬、泽泻、五味子、丁香、独活或用梢、吴茱萸、砂仁、黄柏、茯苓为使。桔梗或用梢。通入手足少阴：五味子、细辛、熟地、泽泻、地榆、附子、知母、白术。命门：附子、沉香、益智、黄芪。

《百代医宗·六经用药确法》卷二：太阳属膀胱，非发汗不能愈，必用桂枝、麻黄，以助阳却邪。阳明属胃，非通泄不能痊，必用大黄、芒硝，以疏利阳热。少阳属胆，无出入之道，必用柴胡、半夏，能利能汗，消解血热，黄芩佐之具也。太阴脾土，性恶寒湿，非干姜、白术不能温燥。少阴肾水，性恶寒燥，非附子不能以温。厥阴肝木，藏血荣筋，非芍药、甘草不能滋养。此六经之用药纲领之道也。○（夫三阳汗下和解，人皆知之。若太阴湿燥不行，则当温利，如桂枝加大黄之类，是太阴自阳明而出也。少阴须用附子，亦有麻黄、细辛之证，是少阴自太阳而出也。厥阴其间有用桂枝者，是厥阴自少阳而出也。其或太阳、少阳二经郁闭，则三阴皆自阳明出焉。盖三阴皆有下证，如太阴腹满时痛，为有积。少阴咽干口燥，为肾汁干。厥阴烦满，耳聋，舌卷，囊缩，为毒气入脏，皆当下之。谙乎此，则伤寒用药之法，随变随应，生化无穷矣。虽云伤寒七日传变六经，此约法也。或首尾只在一经，或间传二经而止，又不可拘日数而用药，切据脉息，再验外证，万无一失。）

《杏苑生春·六经引药》卷三：太阳经：足膀胱羌活，手小肠黄蘖。阳明经：足胃升麻、白芷，手大肠石膏。少阳经：足胆柴胡，手三焦青皮。太阴经：足脾白芍，手肺桔梗。少阴经：足肾知母，手心黄连。厥阴经：足肝青皮，手胞络柴胡。

《本草备要》卷首：药之为物，各有形、性、气、质。其入诸经，有因形相类者，如连翘似心而入心，荔枝核似睾丸而入肾之类。有因性相从者，如属木者入肝，属水者入肾。润者走血分，燥者入气分。本天者亲上，本地者亲下之类。有因气相求者，如气香入脾，气焦入心之类。有因质相同者，如药之头入头，干入身，枝入肢，皮行皮。又如红花、苏木，汁似血而入血之类。自然之理，可以意得也。〇凡药色青、味酸、气臊、性属木者，皆入足厥阴肝、足少阳胆经。（肝与胆相表里，胆为甲木，肝为乙木。）色赤、味苦、气焦、性属火者，皆入手少阴心，手太阳小肠经。（心与小肠相表里，小肠为丙火，心为丁火。）色黄、味甘、气香、性属土者，皆入足太阴脾、足阳明胃经。（脾与胃相表里，胃为戊土，脾为己土。）色白、味辛、气腥、性属金者，皆入手太阴肺、手阳明大肠经。（肺与大肠相表里，大肠为庚金，肺为辛金。）色黑、味咸、气腐、性属水者，皆入足少阴肾、足太阳膀胱经。（肾与膀胱相表里，膀胱为壬水，肾为癸水。凡一藏配一府，府皆属阳，故为甲丙戊庚壬；藏皆属阴，故为乙丁己辛癸也。）十二经中，惟手厥阴心包、手少阳三焦经无所主，其经通于足厥阴、少阳。厥阴主血，诸药入肝经血分者，并入心包；少阳主气，诸药入胆经气分者，并入三焦。命门相火，散行于胆、三焦、心包络，故入命门者，并入三焦。此诸药入诸经之部分也。

《疡医大全·论诸经向导药随经引使》卷六：一切痈疽，须分是何部位，属何经络，用何药向导，施治庶易于奏效也。〇太阳：上羌活、下黄柏。阳明：上白芷、升麻，下石膏。少阳：上柴胡，下青皮。太阴：上桔梗，下白芍。厥阴：上柴胡，下青皮。少阴：上独活，下知母。〇蒋示吉曰：用药引经，庶药力直攻患处，如太阳用防风、羌活，阳明用白芷、升麻，少阳用柴胡，太阴手白芍、升麻，少阴用独活，厥阴用柴胡、青皮，佐之以桂。随经者，引经必要之药也。引者，导引也，引领也。如将之用兵，不识其路，纵兵强将勇，不能取胜。如贼入无抵脚，不能入其巢穴，叩之箱箧，此理也。故用引经药，不可不知。太阳经疮疽生于巅顶之上，必用羌活、藁本、麻黄，在下黄柏；少阳经耳前上用升麻、柴胡，下用柴胡、连翘；阳明经面上用葛根、白芷、黄芩，下用花粉；太阴经中府、云门、尺泽，上用条芩、连翘，下则箕门、血海，用苍术、防己；少阴经少冲、少海上用细辛，下涌泉、照海用知母；厥阴经，中冲、内泽，上用川芎、菖蒲，下太敦、曲泉、柴胡之类。上则言其手经，下则言其足经，当察其此。

《医学阶梯·药引论》卷二：汤之有引，如舟之有楫。古人用汤，必须置引。如仲景桂枝汤，生姜三两，大枣十二枚，与药等分同作，良可取汗。又如东垣补中汤，亦用生姜、大枣，并无发汗之说。乃姜、枣少用而力薄，故不致渍形以为汗也。即此两汤类推，汤方不可不慎，药引不可不考。今人用生姜、大枣，亦有取验者，亦有不取验者，盖不知姜、枣之分两轻重故也。古今汤方，莫尽药引无穷，临机取用，各有所宜。如发表用鲜姜，温中用煨姜，解胀用姜皮，消痰用姜汁。调营益卫用大枣，泻火疏风用红枣。补气益肺用龙眼肉，泻火安神用灯心草。表皮用葱叶，表肌用葱白，表里用葱茎。健脾用湖莲肉，止痢用石莲子。治风病用桑叶，治湿病用桑枝。固肾用白莲蕊，涩精用白莲须。保胎用陈苎麻根，安胎用鲜苎麻汁。抑脾用青荷叶，疏土用枯荷梗。补心用新小麦，止汗用陈浮小麦。清热解烦用生青竹叶，利水泻火用淡竹叶。消瘀通经用赤糖，止痛温中用饴糖。安中益脾用陈壁土，止呕和胃用山黄土。消瘀用藕节，止血用侧柏叶。止呕用柿蒂，凉大肠用柿霜。消风痰用竹沥，泻实火用竹茹。补元阳用童便，益真阴用秋石。泻火止血用生柏叶，延年祛病用松黄、松脂，去风舒筋用黄松节、老龙鳞。定喘用红白葵花，疗痢用赤白扁豆花。补火壮阳用胡桃、蜀椒。暖宫用艾叶，虚烦用粳米，热渴用芦根。止消用兰叶，宁嗽用梨汁。止血用京墨，疗崩用陈棕。止疟痢用乌梅，治肠风用石榴皮。治红痢用红曲，治白痢用煨姜，治赤白带浊用韭子、白果。止呕宁嗽用枇杷叶，止鼻衄用白茅花。行瘀用百草霜，堕胎用凌霄花。达生用黄杨脑，探吐用土瓜蒂。速产用弩牙。下噎用杵糠，定喘用铅汞。疗黄病用铁屎。镇心用辰砂，辟邪用雄黄。收敛用五倍子，润肠用松子仁。治疝气用荔橘核，催浆用笋尖、樱桃荸。败毒用蒲公英，通乳用陈通草。发麻疯汗用紫背浮萍，治心烦不眠用鸡子黄。药引多端，指难遍屈，今以常用之引，聊录数则，举一反三，其惟良工乎。

《得配本草》卷一〇：附奇经药考。茴香入奇经。秋葵子入奇经。巴戟入冲脉。马鞭草入奇经。香附入冲脉。川芎行冲脉。实芩行冲脉。鳖甲行冲脉。木香主冲脉为病，逆气里急。当归主冲脉为病，逆气里急，带脉为病，腹满腰溶溶如坐水中。黄柏主冲脉逆气。白术主冲脉为病，逆气里急，脐腹痛。芦荟主冲脉为病，逆气里急。槟榔主冲脉逆气里急。吴茱萸主冲脉逆气里急。苍耳子走督脉。细辛主督脉为病，脊强而厥。附子主督脉脊强而厥。羊脊骨通督脉。白果通督脉。鹿角霜通督脉之气舍。鹿茸通督脉之精室。鹿角胶温督脉之血。龟版通任脉。藁本主督脉脊强而厥。鹿衔补温冲督之精血。杞子补冲督之精血。黄耆主阳维为病，苦寒热，督脉为病，逆气里急。白芍主阳维寒热，带脉腹痛。桂枝走阳维。防己入阳跷。肉桂通阴跷、督脉。穿山甲入阴阳二跷。虎骨入阴阳二跷。川断主带脉为病。艾治带脉病腹满，腰溶溶如坐水中。龙骨治带脉为病。王不留行通冲任二脉。泽兰调病伤八脉。升麻缓带脉之缩急。甘草和冲脉之逆，缓带脉之急。丹参益冲任。

《痘疹专门秘授·麻痘始终用引》卷下：药之温凉，分界而用。惟引亦然。夫药属补，引必助其补。药属泻，引必助其泻。引与药原相合而一者也。庸医不知用药，并不知用引。如发热之初，未识麻痘是否，毋庸入引。见点即标也，其不见不起者，葱根、芫荽可并用，生姜大忌，以其性过暖也。交小胱界，生石膏、灯心、绿豆，俱可并用，正与清凉之药相合者。间加大黄豆七粒，取其形之胖大也。一交大胱，糯米、笋尖、人乳、香荩、蜜、酒，俱可并用，正与温补之药相合者。间加鸡冠血、猪尾血，取其色之鲜红也。若小胱界而用大胱之引，则痘色起燥，速成血靥。大胱内而用小胱之引，则热退浆停，渐变平塌，至交收靥。石膏生熟可兼，生者取其凉，熟者取其敛，凡小胱之引，俱可借用于收后。至遇痘毒，则加口嚼之。痘有眼障，则以兔粪为先。治麻用引，其发散收隐，与痘之始终相同。而大胱之引，则断不可用。先人云：麻无补法。

《医学全书》卷一：药引秘旨汤之有引，如舟之有楫，故汤剂必须置引。如发散取汗用姜、枣，必须引之分两与药等分，宜用鲜姜，温中用煨姜，解胀用姜皮，消痰用姜汁。调营益卫用大枣，补气益血用龙眼肉，泻火安神用灯心草。表症用葱叶，里证用葱茎。健脾止泻用莲肉，止痢涩便用石莲子。治风病用桑叶，治湿病用桑枝。保胎用陈苎根，安胎用鲜苎汁。抑脾用鲜荷叶，疏土用枯荷根。补心用新小麦，止汗用浮小麦。清热解烦用青竹叶，利水泻火用淡竹叶。消瘀通经用赤糖，止痛温中用饴糖。安中益脾用陈壁土，止呕和胃用山黄土。消瘀用莲藕节，止血用侧柏叶。止呕用柿蒂，定呃用箬蒂。凉大肠用柿霜，消风痰用竹沥。泻实火用竹茹，退虚热用童便。补元阳用人参，益真阴用秋石。去风舒筋用黄松节，安魂定魄用金银饰。定喘用银杏肉，疗痢用扁豆花。补火壮阳用胡桃、蜀椒，暖宫止带用艾叶、蛇床。虚烦用粳米饮，热渴用芦根汁。润火嗽用梨汁，止久血用京墨。疗崩漏用陈棕灰，止久疟用乌梅肉。治赤痢用红曲，医白痢用煨姜。治带浊用韭菜子，宁痨嗽用枇杷叶。探吐用甜瓜蒂，达生用青葱茎。疗黄病用针砂，颠狂用铁锈水。润肠用松子仁，疗疝用荔枝核。通人乳汁用陈通草片，发麻疯汗用紫背浮萍。治伤寒心烦不眠用鸡子黄，疗伤寒咽喉疼痛用猪肤汤。药引多端，难以备陈，今以常用者，聊录数则，举一反三，其为良工乎。

《医论三十篇·药有经络》：伤寒有六经之异，杂症亦各归经络，但伤寒传变，而杂症不传耳。然如火郁，本厥阴肝病，久而吞酸，则木克土而传至太阴脾矣。怔忡，本少阴心病，久而喘咳，则火铄金而传至太阴肺矣。病有经络，药亦有经络，某药专入某经，或兼入某经，果识之真，而用之当，自尔百发百中。倘辨之不明，焉能凿枘相投？如感冒初起，先在太阳，治以羌活、苏叶之类，是其本药，乃兼用防风、柴胡，开阳明、少阳之门，风寒由外入内，轻者尚可奏功，重者转生他患。即他症之应补应散，应寒应热，以此经之病而误用他经之药，徒伤正气，难臻速效，药之经络可不讲明而切究欤？

《医医病书·引经论》：药之有引经，如人之不识路径者用向导。若本人至本家，何用向导为哉？如麻黄汤之麻黄，直走太阳气分，桂枝汤之桂枝，直走太阳营分，虽其中有生姜、大枣，生姜为气分之佐，大枣为营分之佐，非引经也。何今人凡药铺中不卖，须本家自备者，皆曰引子？甚至所加之引，如痘科中既用芦根，又用香菜，大热赤疹，必用三春柳，每方必曰引加何物。不通已极，俗恶难医。

《蠢子医·大药引子甚是得力》卷二：治病引子最为先，引子便是先锋官。先锋如硬实，他自打敌前。我尝治伤寒，大葱一把煮水煎。我尝治吐衄，茅根一握煮水煎。我尝治腹疼，黑豆一碗（炒焦）煮水煎。我尝治尿血，蓟根一束煮水煎。我尝治疮肿，忍冬一掐煮水煎。我尝治风症，艾叶一团煮水煎。我尝治眼红，薄荷一襟煮水煎。我尝治滑泻，五倍一两煮水煎。我尝治虚热，童便一罐当水煎。又尝姜汁一大盏，对药治顽痰。又尝韭汁一大杯，入药治血鲜。又尝酪醯一大壶，炒药（炒大黄半斤）治喉干（治火呃之症）。又尝治半边，外用醋麸（炒热）裹腿缠。又尝治项强，外用热砖枕藉眠。又尝治瘰疬，外用神针把火燃。（硫黄、麝、朱砂合银朱卷入油纸，炼成丸，用针挑住，贴瘰疬上，日一次，以火燃之。）诸如此类症，引子最为先。好似乌骓马，全在霸王去着鞭。又如青龙刀，全在关帝去传宣。幸当用药时，不妨此笔添。按：自古用兵最重先锋，取能冲阵开路，直捣敌巢。用药如用兵，此言大药引子亦如是也。不得谓其大而减之。（侄孙浚川谨志。）

《本草问答》卷上：问曰：甘草入脾，何以生于甘肃？白术正补脾土，何以不生于河南，而生于浙江？答曰：此正见五行之理，不得截然分界，况土旺于四季，是四方皆有土气。白术之生于浙江，必其地饶有土脉，故生白术内含甘润之油质，可以滋脾之阴，外发辛香之温性，可以达脾之阳，取温润则用浙产者，以其油厚也。取温燥则用歙产者，以其较烈也。甘草味正甘，入脾胃守而不走，补中气，和诸药，虽不生于河南中州，而生于极西之甘肃，亦由甘肃地土敦厚，故生甘草，根深者至四五尺，与黄芪无异，但黄芪中空属气分，是得土中水气。甘草中实，纯得土气之厚，故深长且实也，虽生于西而实得中土之气。总之五行之理分言则各别方隅，合论则同一太极。

《本草问答》卷下：问曰：本草有引经之药，如羌活、麻黄入太阳经。白芷、粉葛入阳明经。柴胡入少阳经。白芍入厥阴经。甘草入太阴，以为引经报使。细辛入少阴经，以为引经入使，用药之快捷方式也。有是理乎？答曰：分经用药，为仲景之大法，故《伤寒论》以六经括病，诚为治病用药，一定之门径也。惜引经之药，拘守数药，未能尽妙。盖本于天地之六气，而生人身之脏腑，有脏腑然后生经脉，即有气化往来出入于其间，不得单于经脉论之，果能将脏腑气化经脉。

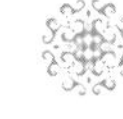

合而论之，以求药性之主治，则得仲景分经用药之妙，岂守引经报使之浅说哉。有如葛根，仲景用治太阳痉病，而后人以为阳明引经，皆未深考耳。吾所论各条，已寓引经之义。通观自明，兹不再赘。〇问曰：药之温者入肝，而药之大热者又直入肾，何也？答曰：此正足见厥阴主风，属阴中之阳，凡气温者，恰是阴中之阳也。故入肝。巴戟、茴香之类是矣。少阴主热，系积阳之气，故性大热者，直入下焦膀胱肾中，附子是也。

《医粹精言》卷二：引经报使，药引所由称也。药引用多，必紊乱乎君臣。药引好奇，恐不洽乎倡导。既多又奇，使人隐僻难求，奔驰莫构，何曾有益病人？无非妄市能事，光明之士，必不为之。

药毒解毒

《本草衍义·序例上》卷一：凡服药多少，虽有所说一物一毒，服一丸如细麻之例，今更合别论。缘人气有虚实，年有老少，病有新久，药有多毒少毒，更在逐事斟量，不可举此为例。但古人凡设例者，皆是假令，岂可执以为定法。

《十便良方·解百药毒论》卷三九：(《鸡峰方》）论曰：甘草解百药毒，此实如汤沃雪，有同神妙。有人中乌头、巴豆毒，甘草入腹即定。中藜芦毒，葱汤下咽便愈。中野葛毒，土浆饮讫即止。如此之事，其验如反掌，要使皆知之。然人皆不肯学，诚可叹息。方称大豆汁解百药毒，余每试之，大悬，绝不及甘草。又能加之为甘豆汤，其验尤奇。有人服玉壶丸治呕不能已，百药与之不止，蓝汁入口即定。如此之事，皆须知之。此则成规，更不须试练也。解毒方中条例甚多，若不指出一二，学者不可卒知余方例。〇又论曰：凡药毒及中一切毒，皆能变乱于人为害，亦能煞人。但毒有大小，可随所犯而救解之。若毒重者，令人咽喉肿强而眼睛疼痛、鼻干、手脚沉重、呕吐、唇口习习、腹里热闷、颜色乍青乍赤，经久则难疗。其轻者乃身体习习而痹，心胸涌涌然而吐，或利无度是也。但从酒得者难治，言酒性行诸血脉，流遍身体故也。因食得者易治，言食与药俱入于胃，胃能客新毒，又逐大便泄出毒气，未流于血脉，故易愈也。若觉有前诸候，便以解毒之药救之（《圣惠方》）。

《医说·解毒》卷六：凡中药毒及一切诸毒，从酒得者难治，言酒性行诸血脉，流遍身体也。因食得者易治，言食与药俱入于胃，胃能容杂毒，又遂大便泄出毒气，毒气未流于血脉，故易愈也。解诸食毒，烂嚼生甘草咽之，则毒吐出（《琐碎录》）。

《饮膳正要》卷二：食物利害。盖食物有利害者，可知而避之。面有气，不可食。生料色臭，不可用。浆老而饭溲，不可食。煮肉不变色，不可食。诸肉非宰杀者，勿食。诸肉臭败者，不可食。诸脑，不可食。凡祭肉自动者，不可食。猪羊疫死者，不可食。曝肉不干者，不可食。马肝、牛肝，皆不可食。兔合眼，不可食。烧肉不可用桑柴火。獐、鹿、麋，四月至七月勿食。二月内，勿食兔肉。诸肉脯，忌米中贮之，有毒。鱼馁者，不可食。羊肝有孔者，不可食。诸鸟自闭口者，勿食。蟹八月后可食，余月勿食。虾不可多食，无须及腹下丹、煮之白者，皆不可食。腊月脯腊之属，或经雨漏所渍、虫鼠啮残者，勿食。海味糟藏之属，或经湿热变损，日月过久者，勿食。六月、七月，勿食雁。鲤鱼头，不可食，毒在脑中。诸肝青者，不可食。五月勿食鹿，伤神；九月勿食犬肉，伤神；十月勿食熊肉，伤神。不时者，不可食。诸果核未成者，不可食；诸果落地者，不可食；诸果虫伤者，不可食。桃杏双仁者，不可食。莲子不去心，食之成霍乱。甜瓜双蒂者，不可食。诸瓜沉水者，不可食。蘑菇勿多食，发病。榆仁不可多食，令人瞑。菜着霜者，不可食。樱桃勿多食，令人发风。葱不可多食，令人虚。芫荽勿多食，令人多忘。竹笋勿多食，发病。木耳赤色者，不可食。三月勿食蒜，昏人目。二月勿食蓼，发病。九月勿食着霜瓜。四月勿食胡荽，生狐臭。十月勿食椒，伤人心。五月勿食韭，昏人五藏。○禽兽变异。禽兽形类，依本体生者，犹分其性质有毒无毒者，况异像变生，岂无毒乎。倘不慎口，致生疾病，是不察矣。兽歧尾，马蹄夜目，羊心有孔，肝有青黑，鹿豹文，羊肝有孔，黑鸡白首，白马青蹄，羊独角，白羊黑头，黑羊白头，白鸟黄首，羊六角，白马黑头，鸡有四距，曝肉不燥，马生角，牛肝叶孤，蟹有独螯，鱼有眼睫，虾无须，肉入水动，肉经宿暖，鱼无肠胆腮，肉落地不沾土，鱼目开合及腹下丹。

《医学钩玄·毒药治病戒》卷三：药之品有六：下品药毒，毒之大也。大毒治病，十去其六。中品药毒次于下，常毒也。常毒治病，十去其七。上品药毒，毒之小也。小毒治病，十去其八。上、中、下三品，无毒之药，悉谓之平也。夫毒治病，十去其九，何也？盖大毒之性烈，其为伤也多。小毒之性和，其为伤也少。常毒之性，减大毒一等，加小毒一等，所伤可知也。若无毒之药，平和之药矣。然性虽平和，久而多之，则气有偏胜，必致藏气偏弱，弱则且困乏矣。然亦不足畏也，服毒药至病去而已。若余病不尽，宜再行之，至病尽而止，亦不为过也。病尽之日，即以五谷、五肉、五果、五菜，随五脏所宜者食之。若余病未尽，虽药与食兼行亦通也。虽然，无使过之，以伤其正。至于妇人有胎，若有大坚癥瘕，痛甚不堪，虽服去积愈癥之毒，母既无害，子亦不死也。凡服去积之药，不宜过服，何也？盖治大积大聚之毒药，衰其大半，不足以害生，故《经》曰：衰其大半而止。过服其毒，毒攻不已，败损中和，故《经》曰：过者死也。《经》又曰：无致邪，无失正，绝人长命。盖误认虚者为实而攻击之，是谓致邪，则失正气，为死之由矣。

《五杂俎》卷一一：金石之丹皆有大毒，即钟乳、朱砂，服久皆能杀人，盖其燥烈之性，为火所逼，伏而不得发，一入肠胃，如石灰投火，烟焰立炽，此必然之理矣。唐时诸帝如宪、文、敬、懿之属，皆为服丹所误。宋时张圣民，林彦振等皆至发疡溃脑，不可救药。近代张江陵末年服丹，死时肤体燥裂，如炙鱼然。

《本草求真·毒物》卷八：凡药冲淡和平，不寒不热，则非毒矣！即或秉阳之气为热，秉阴之气为寒，而性不甚过烈，亦非毒矣！至于阴寒之极，燥烈之甚，有失冲淡和平之气者，则皆为毒。然毒有可法制以疗人病，则药虽毒，而不得以毒称。若至气味燥迫，并或纯阴无阳，强为制伏，不敢重投者，则其为毒最大，而不可以妄用矣！如砒霜、硇砂、巴豆、凤仙子、草乌、射罔、钩吻，是热毒之杀人者也。水银、铅粉、木鳖、蕳茹，是寒毒之杀人者也。蓖麻、商陆、野狼牙，是不寒不热，性非冲和，寓有辛毒之气，而亦能以杀人者也。然绣窃谓医之治病，凡属毒物，固勿妄投，即其性非毒烈，而审症不真，辨脉不实，则其为毒最大，而不可以救矣！况毒人之药，人所共知，人尚知禁。若属非毒，视为有益，每不及防，故余窃见人病，常有朝服无毒之药，而夕见其即毙者，职是故也。因附记以为妄用药剂一戒。

《医医琐言·毒药》卷上：药者，草木偏性者也。偏性之气皆有毒，以此毒除彼毒耳。《周礼》曰：聚毒药以供医事。又曰：以五毒攻之。《左传》曰：美疢弗如恶石。古语曰：毒药苦口利于病。《内经》曰：毒药攻邪。古者以药为毒可知已。自后世道家之说混于疾医，以药为补气养生之物，不知其为逐邪驱病之设也，可谓失其本矣。甚至有延龄长年、还少不死等说，庸愚信之，煅炼服食，以误其身。悲夫!

《续医医琐言》：毒药之辨，既详于上卷，今复论之。夫毒者，无形也。药者，有形也。偏性之气之谓毒，偏性之物之谓药。郑玄曰：药之物，恒多毒是也。司马贞《三皇本纪》始尝百草，始有医药。《急就篇》注草木金石鸟兽虫鱼之类，堪愈疾者，总名为药。药者，语其形也。毒者，语其气也。《博雅》曰：恶也，害也。病者害人身，故谓之毒。药者存偏性，故亦谓之毒。皆以无形言之也。《说文》以药为治病草，以毒为害人草。非古也，不可从焉。

诸家论中毒及药毒

《千金宝要·饮食中毒》卷一：凡诸食中毒，饮黄龙汤及犀角汁，无不治也。饮马尿亦良。又方：食百物中毒，掘地坑，中着水，取以饮之。又方：含贝子一枚，须臾吐食物，差。又：服生韭汁数升亦得。中毒烦闷，苦参三两，㕮咀，以酒二升半，煮一升，顿服之，取吐，愈。食六畜肉中毒，各取六畜干屎末，水服之佳。食自死六畜肉毒，服黄药末方寸匕，须臾复出。又方：烧小豆一升末，服三方寸匕。又方：水服灶底黄土方寸匕。食生肉中毒，掘地深三尺，取下土三升，以水五升，煮上五六沸，取上清饮一升，立愈。食牛肉中毒，狼牙灰水服方寸匕。一作猪牙。又方：温汤服猪脂良。又方：水煮甘草汁饮之。食马肉血洞下欲死，豉二百枚、杏仁二十枚，㕮咀，蒸之，五升米下饭熟捣之，再服令尽。又方：芦根汁饮，以浴即解。食猪肉中毒，烧猪屎末方寸匕。犬屎亦佳。食百兽肝中毒，顿服猪脂一斤佳。食陈肉毒，方同上。食马肝中毒，牝鼠屎二七枚，两头尖者是，以水研饮之，不差更作。食野菜、马肝肉、诸脯肉毒，取头垢如枣核大，吞之，可起死人。又方：烧狗屎灰，水和绞取汁饮之，立愈。又方：烧猪骨末之，水服方寸匕，日三。茅屋漏水沾脯上，有毒，捣韭汁服之良。大豆亦得。肉闭在密器中者名郁肉，有毒，烧狗屎末，水服方寸匕。凡生肉、熟肉，皆不藏盖，不泄气，皆杀人。又肉汁在器中密盖，气不出，亦杀人。脯在黍米中有毒，面一两，水一升，盐两撮，煮服之。食中射罔脯毒，末贝子，水服如豆佳，不差又服。食饼臛中毒，方同上。以肉作饼臛，食多吐下，服犀角末方寸匕，甚良。食鹅鸭肉成病，胸满面赤，不下食者，服秫米泔大良。食中鱼毒，煮橘皮汤，停极冷饮之，其效甚大。食中鱼毒及中鲈鱼毒，剉芦根，舂取汁，多饮良；亦可取芦苇茸汁饮之。蟹毒，方同上。又：冬瓜汁服二升。亦可食冬瓜。山中木菌毒，人屎汁服一升良。食鱼脍不消，烧鱼鳞，水服方寸匕。食诸鲍鱼中毒，方同上。食牛马肉中毒，饮人乳汁良。酒病，豉、葱白各一升，以水四升，煮取二升，顿服之。饮酒中毒，煮大豆三沸，饮汁三升。又方：酒渍干椹汁服之。酒醉不醒，葛根汁一斗三升，饮之取醒止。又治大醉连日烦毒不堪。

《西溪丛语》卷上：马监场云：泉州一僧，能治金蚕蛊毒。如中毒者，先以白矾末令尝，不涩，觉味甘；次食黑豆不腥，乃中毒也。即浓煎石榴根皮汁，饮之下，即吐出有虫皆活，无不愈者。李晦之云：凡中毒，以白矾、牙茶捣为末，冷水饮之。

《医说》卷六：中仙茅附子毒。郑长卿资政说：少时随父太宰官怀州，一将官服仙茅遇毒，舌胀出口，渐大与肩齐，善医环视不能治。一医独曰尚可救，少缓无及矣。取小刀剺其舌，随破随合，搒至百数，始有血一点许，医喜曰无害也。舌应时消缩小，即命煮大黄、朴消数碗，连服之，并以药末掺舌上遂愈。又盖谅郎中说：其兄诜因感疾，医卢生劝服附子酒，每生切大附二两，浸以斗酒，旦起辄饮一杯，服之二十年后，再为陕西漕使，谅自太学归过之，南乐县拉同行，中途晓寒，诜饮一杯，竟复令温半杯，比酒至自觉微醉，乃与妻使饮，行数里，妻头肿如斗，唇裂血流，下驻路傍，呼随行李职医告之，李使黑豆、绿豆各数合，生嚼之，且煎汤并饮，至晓肿始消。诜仍服之不辍，到长安数月失明，遂致仕。时方四十二岁。〇药反中毒。治诸药相反中毒，用蚕蜕烧灰，细研一钱，冷水调下，频服取效。虽面青脉绝，腹胀吐血，服之即活。〇中挑生毒。兴化人陈可大知肇庆府，肋下忽肿起如生痈疖状，顷刻间其大如碗。识者云：此中挑生毒也。俟五更以绿豆细嚼，试若香甜则是，已而果然。乃捣川升麻为细末，取冷熟水调二大钱，连服之，遂洞下泻出生葱数茎，根须皆具，肿即消缩，煎平胃散调补，且食白粥后亦无它。又雷州民康财妻，为蛮巫林公荣，用鸡肉挑生。值商人杨一者，善医疗，与药服之，才食顷，吐积肉一块，剖开筋膜，中有生肉存，已成鸡形，头尾嘴翅悉肖似。康诉于州，州捕林置狱，而呼杨生，令具疾证用药。其略云：凡吃鱼肉、瓜果、汤茶皆可挑，初中毒觉胸腹稍痛，明日渐加搅刺，满十日则物生能动，腾上则胸痛，沉下则腹痛，积以瘦悴，此其候也。在上鬲则取之，其法用热茶一瓯，投胆矾半钱于中，候矾化尽，通口呷服，良久以鸡翎探喉中，即吐出毒物。在下鬲即泻之，以米饮下郁金末二钱，毒即泻下。乃择人参、白术各半两，碾末，同无灰酒半升，纳瓶内，慢火熬半日许，度酒熟，取温温服之，日一盏，五日乃止，然后饮酒如其故（《丁志》）。〇解药毒。王仲礼嗜酒，壮岁时疮发于鼻，延于颡心，甚恶之，服药弗效。僧法满使服何首乌丸，当用二斤，适坟仆识草药，乃掘得之。其法忌铁器，但入砂钵中，藉黑豆蒸熟既成，香味可人，念所蒸水必能去风，澄以颒面，初觉极热，渐加不仁，至晚大肿，眉目耳鼻浑然无别，望之者莫不惊畏。王之母高氏曰：凡人感风癞，非一日积，吾儿遇毒，何至于是，吾闻生姜汁、赤小豆能解毒，山豆根、黑蚌粉能消肿。亟命仆捣捩姜汁，以三味为末，调傅之，中夜肿退，到晓如初。盖先采何首乌择焉不精，为狼毒杂其中，以致此挠也（同上）。

《医说》卷九：雷世贤丹药。马军帅雷世贤家赀富厚，侍妾数十人，出戍建康，一意声色，常饵丹砂乳药，以济其欲。既求诸蜀道，又多市金石珍品，昼夜煎炼，每日服食不去口，使一妾谨信者专掌之。妾父自临安来依其女，雷以近舍屋处之，父苦寒泄，不嗜食，妾取雷所服丹十粒与之，父但进其半，下咽未久，觉脐腹间如火，少焉热不可耐，绕舍狂走且百匝，后有井径投其中，家人救出之，遍身已突起紫泡如巨李，经日皆陷，凡泡处辄成一穴，深寸许，叫呼六日而卒。雷君平日所饵，不啻千计，了无病恼，此人才吞五粒，旋丧厥身，亦异矣。〇服丹自焚。王偁定观者，元符殿帅恩之子，有才学，好与元佑故家游。范元实温潜溪诗，眼中亦称其能诗。政和末为殿中监，年二十八矣。眷柬甚渥，少年贵仕，酒色自娱。一日忽宣召入禁中，上云：朕近得一异人，能制丹砂，服之可以长生久视，炼治经岁而成，色如紫金，卿为试之。定观欣跃拜命即取服之，才下咽，觉胸间烦躁之甚，俄顷烟从口中出，急扶归，已不救，既殓之。后但闻棺中剥啄之声，莫测所以，已而火出其内，顷刻之间遂成烈熖，室庐尽焚，开封府尹亟来救之，延烧数百家方止。但得枯骨于余烬中，亦可怪也。范子济云。〇丹发背疽。丁广者，明清里中老儒也，与祖父为辈行，尝任保州教授。郡将武人而通判者，戚里子悉多姬，侍以酒色沉纵。会有道人过郡，自言数百岁，能炼大丹，服之可以饱嗜欲而康强无疾，然后飞升度世。守二馆之以先生之礼事之，选日创丹灶，依其法炼之四十九日而成，神光属天，置酒大合乐相庆，然后尝之。广闻之裁书以献乞，取刀圭以养病身。道人者以其骨凡不肯与，守二怜之，为请仅得半粒，广欣然服之。不数日，郡将通判皆疽发于背，道人宵遁。守二相继告殂。广腰间亦生疖，甚皇恐，亟饮地浆解之，得愈。明年考满，改秩居里中，疾复作，又用前法稍痊，偶觉热躁，因澡身，水入创口中，不能起金石之毒。有如此者，并书之于此，以为世诫。〇丹缓其死。宋道方毅叔，以医名天下，居南京，然不肯赴请，病者扶携以就求脉。政和中田登守郡母病危，甚呼之不至，登怒云：使吾母死亦以忧，去杀此人。不过斥责，即遣人擒至庭下，荷之云：三日之内不痊，则吾当诛汝以徇众。毅叔曰：容为诊之。既而曰：尚可活。处以丹剂，遂愈。田喜甚，云：吾一时相困辱，然岂可不刷前耻乎？用太守之车，从妓乐，酬以千缗，俾群卒负于前，增以彩酿，导引还其家。旬日后，田母病复作，呼之则全家遁去，田母遂殂。盖其疾，先已在膏肓，宋姑以良药缓其死尔。三说皆汝阴王明清余话。

《医说续编·药戒》卷三：服药过中余毒生病。欧阳公尝答张学士书云：某以尝患两手中指挛搐，为医者俾服四生丸。手指虽不搐，而药毒为孽，攻注颐颔间，结核咽喉肿塞，盛暑殆不聊生。近方销释，衰弱百病交攻，难堪久处兹地（《尺牍》）。〇夫中指者，手少阳、手厥阴之经，属火，是主血。此盖衰年血枯不能养筋，厥火独炎燔灼，其筋因之缩而挛也。所以专当养血退火，此四生丸有川乌，其性大热，当归佐之，治血寒而风湿甚者，其可济火乎？况公平素善饮，宜其余毒攻注而然。《内经》曰：治病以平为期，公之明哲，委医如此，矧庸庸者乎。麻知几正以此为贤，愚殆未相远，所以言之喋喋也。

《诸症辨疑·辨用硝黄巴豆误人论》卷五：人病失血耗气之余，老人血少，多有秘结之患。人皆不知此故，用大黄、朴硝，重者牵牛、巴豆，随利随结。殊不知此辈皆血少津液枯竭、肠胃干燥之人，宜用麻子、杏仁润活之剂，肠润自通，其病渐愈。若妄用大黄、巴豆之类，损其阴血，故病愈加矣。所以《局方》制麻仁丸，少用大黄，治老人风秘血少、肠胃燥结者，此也。今世俗俱不考此，但利用者用之，而麻子仁治于不足，不利于修合而功性且缓，世俗少用。而硝、黄、巴豆治于有余，功性且速，而利于用。今人熟能用之。凡药与病情不相合，医不明此，苟取其用，岂不误人？而今而后，病药得其宜而医者不可失其用，此医者之良能也。

《识病捷法》卷九：附子毒：服附子多而觉头重如斗，唇裂血流，或身发黄。急用黑豆、绿豆各数合，嚼之，及浓煎黑绿豆汤饮之。或闷乱不省，醋灌煎甘草汤，同生姜自然汁饮之。又方：螺青细研，新汲水调下。巴豆毒：其症口干，两脸赤，五心热，利不止，诸药不效。用芭蕉根叶，研取自然汁服，利止而安。斑蝥、芫青毒：用大小黑豆煎浓汁服之并瘥。或服解毒丹一粒。金石毒：即五金五石。用黑铅一斤，以干锅内作汗，投酒一升，如此数遍，候酒煎至半升，去铅顿服之效。或服解毒丹一粒。一切谷肉果菜毒：用绿豆一升，浓煮汁，连豆饮食之。凡大小人家，合酱以绿豆为之尤妙。面毒：食萝菔解之。疫死禽兽毒：凡食自死肉、疫死肉，即服解毒丹一粒。禽兽肝毒：凡物肝脏不可轻食，食之中毒，用豆豉以水浸，绞取汁，旋服之。犬肉毒：凡犬有毒，食之不消，心下坚，或腹胀口干大渴，心急发热狂言，或洞下，服杏仁一升，去皮尖，研，以百沸汤三升，和绞汁，作三服，犬肉原片皆出。河豚毒：用五倍子、白矾各等分，为细末，水调下，不愈再服解毒丹一粒。

《药性全备食物本草》卷三：凡中鱼毒，服黑豆汁、马鞭、芦汁、橘皮、大黄、朴硝汤皆可解。〇凡中鳝、鳖、虾、鳅、虾蟆毒，令脐下痛，小便秘，用豆豉一合煎浓汁，频服可解。〇凡藏银鱼、鲚鱼、白鲞干，稻草一处包，不变色味。

《食物辑要》卷二：凡伤五谷，用芽茶、谷芽、麦芽、山查煎浓汤，多饮。

《食物辑要》卷三：凡蕈，有毛者、下无纹者、煮不熟者、夜有光者、坏烂无虫者、煮讫照人无影者、仰卷者、赤色者，并有毒，误食杀人。煮时少投米，米变黑色者，忌食。中蕈毒，急掘地浆饮，可解。一用苦茗、明矾末，水调下，可解。

《五杂组》卷一一：误吞铜铁，荸荠解之；误吞稻芒，鹅涎解之；误吞木屑，铁斧磨水解之；误吞水蛭，田泥解之；中鹧鸪毒，姜汁解之；中诸药毒，甘草解之；中砒毒，绿豆解之；中铅锡毒，陈土甘草汤解之；中蛇毒，白芷解之；中面毒，萝卜汁解之；中瘈狗毒，斑蝥解之；中菌蕈毒，地浆解之；烟熏死者，萝卜汁解之；诸虫入耳，生油灌之。此皆人之所忽，不可不知也。

《本草医旨·食物类》卷一：诸兽毒。兽歧尾、鹿豹文、羊独角、羊六角、羊心有孔、白羊黑头、黑羊白头、白马黑头、曝肉不燥、肉不沾土、马蹄夜目、犬悬蹄肉、米瓮中肉、肝有黑色、肉多黑星，皆有毒。诸鸟毒鸭目白者、鸡有四距、白鸟玄首、玄鸟白首、鸟足不伸、卵有八字、鸟四距六趾者，皆有毒。诸鱼毒鱼目有睫、目能开合、脑中连珠、鱼无腮者、二目不同、腹下丹字、鳖目白者、额下有骨、虾煮不弯、虾白须者、蟹腹下毛、两目相向，皆有毒。〇诸果毒。桃、杏双仁及果未成核者，俱有毒。五月食未成核者之果，令人发疮疖及寒热。秋冬果落地，恶虫缘食者，食之久漏。〇诸水有毒。水府龙宫，不可触犯。水中有赤脉，不可断之。井中沸溢，不可饮。但于三十步内，取青石一块，投之即止。古井、眢井不可入，有毒杀人。夏月阴气在下，尤忌之。但以鸡毛投之，盘旋而舞不下者，必有毒也。以热醋数斗杀之，则可入矣。古冢亦然。古井不可塞，令人盲聋。阴地流泉有毒，二八月行人饮之，成瘴疟，损脚力。泽中停水，五六月有鱼鳖精入，饮之成瘕病。沙河中水，饮之令人喑。两山夹水，其人多瘿。流水有声，其人多病。花瓶水饮之杀人，腊梅尤甚。经宿炊汤洗面，令人无颜色；洗体，令人成癣；洗脚，令人疼痛生疮。铜器上汗入食中，令人生疽，发恶疮。冷水沐头及热泔沐头，并成头风，女人尤忌之。水经宿，面上有五色者，有毒，不可洗手。时病后浴冷水，损心胞。盛暑浴冷水，成伤寒。汗后入冷水，成骨痹。产后洗浴，成痉风，多死。酒中饮冷水，成手颤。酒后饮茶水，成酒癖。饮水便睡，成水癖。小儿就瓢及瓶饮水，令语讷。夏月远行，勿以冷水濯足。冬月远行，勿以热水濯足。〇补遗诸肉有毒。牛独肝、黑牛白头、牛马生疔死、猪羊心肝有孔、马生角、马鞍下黑肉、马肝、六畜自死首向北、马无夜眼、白马青蹄、猘犬肉、六畜自死口不闭、鹿白臆、诸畜带龙形、诸兽赤足、诸畜肉中有米星、兽并头、禽兽肝青、脯沾屋漏、诸兽中毒箭死、祭肉自动、诸肉经宿未煮、六畜五脏着草自动、脯曝不燥、生肉不敛水、六畜肉热血不断、煮肉不熟、肉煮熟不敛水、六畜肉得咸酢不变色、肉落水浮、肉汁器盛闭气、六畜肉随地不沾尘、奶酪煎脍、六畜肉投犬犬不食者。已上并不可食，能杀人，令人生痈肿疔毒。〇诸心损心。诸脑损阳滑精。六畜脾一生不可食。诸肝损肝。诸血损血败阳。经夏臭脯，痿人阴，成水病。鱼馁肉败。诸脂燃灯损目。本生命肉令人神魂不安。春不食肝，夏不食心，秋不食肺，冬不食肾，四季不食脾。

《医学精要·劣性须知》卷一：凡药性有极烈者，有极毒者，皆谓之劣性。于儿科最宜慎用劣者，不可枚举，姑举其甚者，以例其余。如：用丁香不得过五六枚，用细辛、升麻、白芥子、远志、吴茱萸不得过一钱。细辛多用，能闭气杀人，无伤可验。用冰片、麝香，如汤丸一两，不得过一分。生川乌、生草乌，外用最能解毒散结，服之杀人。苦参子极能烂肉，不可单服，要服

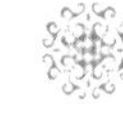

者必去油极净，和别药服之。陈飞霞用治冷痢，虽不去油，必用龙眼肉包吞可知。硇砂点眼必用。田螺水制过，不制烂肉。用皂角须用火炙至焦黑，去皮弦。若不炙过，下咽即呕。巴豆必去油。班蝥、樟脑、木鳖、水银、蜈蚣、胡粉，俱非可服者也。盖小儿脏腑娇嫩，毒劣之药最宜屏绝，猛烈之性极宜慎用。吾尝见卤莽之徒，内无精察之功，外无师友之益，偶阅方书，辄出治人，有用丁香三四钱作汤服者，有用细辛二三钱作汤服者，有用生皂角作汤服者，误人性命，传笑方家，至今冷齿。尔等已欲习医，不可不预为讲求而切究之也。兹所录皆经人误用，耳目所闻见者，尔等扩而充之可也。〇解药须知：乌豆煮汁，解中酒毒。生萝卜汁，解面毒。陈皮，浓煎，解中鱼毒。甘草，擂白酒，解食牛马毒。地浆水，解花椒毒，丹毒、砒石毒。黄连、甘草煎汤，解巴豆毒。地浆水、甘草汁，或绿豆一升，研粉，入新汲水搅和，去渣取汁饮之，俱能解砒霜毒。绿豆、乌豆二味，煮汤解中附子毒。甘草煎汤，解川乌、草乌毒。生姜汁，解半夏毒。猪油和乌豆汁，解斑蝥毒。酒调雄黄，解藜芦毒。生蟹捣汁，解漆毒。围脐，并脐心艾火，能救服断肠草，危急将绝者，生羊血尤妙。无生血，用干羊血研末，鸡卵白调三五钱，灌下亦活。但须看其指甲，血活可救，血不活不可救。紫金锭，百毒俱解。已上皆救急良药，习医者不可不预知也。

《新编六书·药性摘录》卷六：诸药毒用甘草、荠苨各一两，煎饮。〇绿豆、甘草汤，亦可解。余详各药名下及急救篇一切药蛊金石，石蟹磨汁饮之。

《冷庐医话·药品》卷五：玉簪、凤仙，《本草纲目》入毒草部，玉簪之毒在根，凤仙之毒在子，皆能透骨损齿。又如珍珠兰、茉莉等，其根亦皆有毒杀人。

《医方丛话》卷五：解中银铋。《洗冤录表》云：银铋之铋，药书作铕，铋与铕，字典俱无此字，后《救急方》内亦不言解救之法。解此毒者，服黄泥水二茶钟，即愈。〇又方云：每日用饴糖四两，捻成小丸，不时以真芝麻油送下，亦即见效。

诸家论解毒

《千金宝要·解百药毒》卷二：凡解百药毒，甘草、荠苨、大小豆汁、蓝汁、蓝实汁、蓝根汁并解。雄黄毒，防己解。礜石毒，大豆汁解。金银毒，服水银数两即出。鸭屎解。水和鸡屎汁，煮葱汁并解。铁粉毒，磁石解。防葵毒，葵根汁解。桔梗毒，白粥解。甘遂毒，大豆汁解。芫花毒，防己、防风、甘草、桂汁并解。大戟毒，菖蒲汁解。蜀椒毒，葵子汁、桂汁、豉汁、人尿、冷水、土浆、蒜、鸡毛烧吸烟及水调服，解。斑蝥、芫青毒，猪脂、大豆汁，或盐、蓝汁、盐汤煮猪骨，并解。马刀毒，清水解。杏仁毒，蓝子汁解。野芋毒，土浆、人粪汁解。诸菌毒，掘地作坑，以水沃中，搅之令浊，澄清饮之，名地浆，解。解鸩毒及一切毒药不止者，甘草、蜜〔各〕四两，粱米粉一升，以水五升，煮甘草取二升，去滓，歇大热，内粉汤中，搅令匀调，内白蜜，更煮令熟如薄粥，适寒温饮一升，最佳。解一切毒，母猪屎，水和服之。又水三升三合，和米粉饮之。野葛毒，已死口禁者，取青竹去两节，柱两肋、脐上，内冷水注之，暖即易之，须臾口开，开即服药，立活。惟须数易水。石药毒，白鸭屎、人参汁并解。食莨菪闷乱，如卒中风者，饮甘草汁、蓝青汁即愈。中钩吻毒欲死者，荠苨八两，咀，以水六升，煮取三升，冷如人体，服五合，日三夜二。凡煮荠苨，惟浓佳。又方：煮桂汁饮之。又方：啖葱涕。诸毒，方同上。中蛊，茜根、蘘荷根各三两，咀，以水四升，煮取二升，顿服。又方：槲树北阴白皮一大握，长五寸，水三升，煮取一升，空腹服，即吐虫出。中蛊下血，方同上。诸热毒或蛊毒，口鼻血出，取人屎尖七枚，烧作火色，置水中研之，顿服即愈。亦解百毒、时气热病之毒。服已，温覆取汗。勿轻此方，极神验。诸服药过剂闷乱者，饮蓝汁水和胡粉、地浆、蘘荷汁，水和葛粉、粳米渖、干姜、黄连、饴糖、豉汁，并解。疮中水毒，炭白灰、胡粉等，脂调，涂疮孔上，水出则痛止。疮中水肿，方同上。卒刺手足，中水毒，捣韭及蓝青，置上以火炙，热彻即愈。

《夷坚志·支乙》卷五：吴人章县丞祖母，章子厚侍妾也，年七十，疽发于背，邀治之。张先溃其疮，而以盏贮所泄脓秽澄滓而视之，其凝处红如丹砂，出谓丞曰：此服丹药毒发所致，势难疗也。丞怒曰：老人平生尚不吃一服暖药，况于丹乎？何妄言如是！母在房闻之，亟呼曰：其说是已。我少在汝家时，每相公饵伏大丹，必使我辈伴服一粒，积久数多，故储蓄毒根，今不可悔矣。张谢去。章母旋以此终。

《医说·兽能解药毒》卷六：名医言虎中药箭食清泥，野猪中药箭豗荠苨。而食雉被鹰伤，以地黄叶帖之。又礜石可以害鼠，张鷟曾试之，鼠中如醉，亦不识人，知取泥汁饮之，须臾平复。鸟兽虫物犹知解毒，何况人乎？被矢中者，以甲虫末傅之。

《宝庆本草折衷·序例萃英中·叙解药食忌之方》卷一：（旧文计二章，新集三段。）唐谨微序例述解药毒（凡一章，分为十五方，逐方增一用字）。蛇虺百虫毒用雄黄。狗毒用杏人、矾石。恶气瘴毒用犀角、羚羊角。喉痹肿、邪气恶毒入腹用升麻、犀角。百药毒用甘草、荠苨、大小豆汁、蓝汁。班猫、芫（一作蚖）青毒用大豆汁、蓝汁。巴豆毒用煮黄连汁、昌蒲屑汁。半夏毒用生姜汁煮干姜汁。乌头、天雄、附子毒用大豆汁、防风。大戟毒用昌蒲汁。诸菌毒用掘地作坑，以水沃中，搅令浊。名曰地浆，又名土浆。俄顷饮之。野芋毒用土浆如解菌毒法、人粪汁。铁毒用磁石。饮食中毒，心烦满，用煮苦参汁饮之，令吐出即止。〇新集：《许氏方》云：非许叔微方也。凡中一切诸毒，从酒得者难治。谓酒性行诸血脉，遍于四肢，故难治也。从食得者易治。谓食与药俱入于胃，胃能容毒，或逐大便，泄去毒气，未流血脉四肢，故易治也。论曰：夫一药解一毒，未足贵也。惟一药通解众毒者，斯足贵也。是斋《百一选方》有神仙解毒万病元，每岁端午、七夕、重阳，或每月辰日修合，堤防急难。用五倍子、淡红黄色者三两。大戟、洗净一两半。山茨菰、洗净二两。续随子、取人一两，细研纸裹，压去油，再研如白霜。麝香，三钱研细。将前三味焙干为细末，入麝香、续随子，合研调和，煮糯米粥为元，于木臼中杵数千下。忌妇人、鸡、犬见。每料分作四十粒，阴干。或曝干，不见火。《录验方》以圣授夺命丹名之。此方大戟只用半两，麝只用半钱。善解一切金石、草木、鱼肉毒。并以一粒小儿一粒分四五服，生姜、蜜水磨灌下。又治痈肿劳瘵，癫痫狂乱，喉风缠急，瘟疫疟瘴，及汤火、蛇犬、百虫所伤；或自缢、溺水、扑压、鬼迷，但心头微暖、未隔宿者，皆可救之。亦疗小儿急慢惊风、疳痢等患，是斋方中随证各有汤使。或吐、或利，须臾即苏。若例以甘草、乌豆等分煎汤，磨服尤妙。一方云孕妇忌服，一方不言所忌。此真扶危之剂也。或仓遽需药未及，单饮此甘豆汤，亦可减其半毒。凡饮解毒之药，不可热，热则毒益盛，惟冷饮之乃能致效。

《饮膳正要》卷二：食物中毒。诸物品类，有根性本毒者，有无毒而食物成毒者，有杂合相畏、相恶、相反成毒者。人不戒慎而食之，致伤腑脏和乱肠胃之气，或轻或重，各随其毒而为害，随毒而解之。如饮食后不知记何物毒，心烦满闷者，急煎苦参汁饮，令吐出。或煮犀角汁饮之，或苦酒、好酒煮饮，皆良。食菜物中毒，取鸡粪烧灰，水调服之。或甘草汁，或煮葛根汁饮之。胡粉水调服亦可。食瓜过多，腹胀，食盐即消。食蘑菇、菌子毒，地浆解之。食菱角过多，腹胀满闷，可暖酒和姜饮之即消。食野山芋毒，土浆解之。食瓠中毒，煮黍穰汁，饮之即解。食诸杂肉毒及马肝、漏脯中毒者，烧猪骨灰调服，或芫荽汁饮之，或生韭汁亦可。食牛、羊肉中毒，煎甘草汁饮之。食马肉中毒，嚼杏仁即消，或芦根汁及好酒皆可。食犬肉不消成胀，口干，杏仁去皮、尖，水煮饮之。食鱼脍过多成虫瘕，大黄汁、陈皮末，同盐汤服之。食蟹中毒，饮紫苏汁，或冬瓜汁，或生藕汁解之。干蒜汁、芦根汁亦可。食鱼中毒，陈皮汁、芦根及大黄、大豆、朴消汁皆可。食鸭子中毒，煮秫米汁解之。食鸡子中毒，可饮醇酒、醋解之。饮酒大醉不解，大豆汁、葛花、椹子、柑子皮汁皆可。食牛肉中毒，猪脂炼油一两，每服一匙头，温水调下即解。食猪肉中毒，饮大黄汁，或杏仁汁、朴消汁，皆可解。

《杀车槌法·解药法》：用附子后，身目红者，乃附毒之过，用萝卜捣水，滤汁二大盏，入黄连、甘草各半两，犀角三钱，煎至八分，饮之，以解附毒，其红即除。如解迟，必血从耳、目、口、鼻出者，必死。无萝卜，用萝卜子捣水取汁亦可。此为良法。如无萝卜子，用澄清泥浆水亦可也。用大黄后，泻利不止者，用乌梅二个，炒粳米一撮，干姜三钱，人参、炒白术各半两，生附子皮一钱半，甘草一钱，升麻少许，灯心一握，水二大钟，去滓后入炒陈壁土一匙，调服即止，取土气以助胃气也。此为良法。用麻黄后，汗出不止者，将病人发披水盆中，足露出外，用炒糯米半升，龙骨、牡蛎、藁本、防风各一两，研为细末，周身扑之，随后秘方用药，免致亡阳而死。为良法。

《食物辑要》卷三：凡中菜毒，烧鸡粪为末，水服钱许，未解再服。一用甘草、贝母、胡粉，等分为末，水调服，或以小便溺服之。

《本草医旨·食物类》卷一：解诸毒。菱多腹胀：暖酒和生姜饮之即消。瓜多腹胀：食盐汤或白鲞汁解之。诸菜毒：甘草、湖粉解之。诸菌毒：地浆汁解之。蜀椒毒，饮水或食蒜解之，鸡毛灰亦解。大醉不醒：大豆汁、葛花、椹子、柑子皮汁，皆可解。中六畜肉毒：六畜干屎末、伏龙肝末、黄柏末、赤小豆烧末、东壁上末、白扁豆并水服、饮人乳汁。头垢一钱，水服，起死人。豆豉汁服。马肉毒：芦根汁、嚼杏仁、甘草汁、饮美酒。马肝毒：猪骨灰、牡鼠屎、豆豉、狗屎灰、人头垢，并水服。牛马生疔：泽兰根擂水、猪牙灰水服、生菖蒲捣酒、甘菊根擂水、甘草煎汤服取汁。牛肉毒：猪脂化汤饮。甘草汤、猪牙灰水服。独肝牛毒：人乳服之。狗肉毒：杏仁研水服。犬肉不消，杏仁去皮尖，末，煮饮。羊肉毒：甘草煎水服。猪肉毒：杏仁研汁、猪屎绞汁、韭菜汁、朴硝煎汁、猪骨灰调水、大黄汤。药箭肉毒：大豆煎汁、盐汤。诸肉过伤：本畜骨灰水服、生韭汁、芫荽煎汁。食肉不消：还饮本汁即消，食本兽脑亦消。鸡子毒：醇醋或煮秫米饮之。诸鱼毒：橘皮、芦苇根汁，或大豆汁皆可解。河豚毒：芦根水，或扁豆汁皆可解。鳖毒：黄吴蓝煎汤服解之。蟹毒：冬瓜汁，或紫苏汁，煮干蒜汁解之。误食金子：金鸠肉，或鹧鸪肉解之。

《秘方集验·诸药食毒》卷上：解诸中毒。一觉腹中不快，即以生豆试之，入口不闻腥气，此中毒也。急以升麻煎浓连饮，以手探吐即愈。〇白蜡一块，研细，清水搅匀服下，或吐或泻，愈。〇甘草、绿豆水煎服，能解百毒。解百药毒：甘草煎汤饮之。服药过多生出毒病：头肿如斗，唇裂流血，或心中饱闷，或脐腹撮痛者，黑小豆即马料细豆、绿豆各半升，煮浓汁服之，并食豆完，愈。服瘫痪药过多：心胸闷乱，不省人事，米醋半盏灌之；或甘草煎汁，生姜捣汁服，皆效。中附子、川乌、天雄、斑蝥等毒：单以黑小豆煎汁饮之。凡服药毒：不论砒霜、铅粉等，即口已紧闭，并黑烂垂危，而气未绝者，用上好洁白糖、靛花、淡豆豉、甘草等分，研匀，冷水调灌，即苏。解断肠草毒：生鸡子吞二三枚。急以升麻汤探吐亦妙。解砒霜毒：凡中此毒，烦躁如狂，心腹搅痛，头旋，欲吐不吐，面色青黑，四肢逆冷，命在须臾。或饮甘草汤，或饮绿豆汤，或冷水饮数碗，或夏枯草煎浓饮，或鸡子五六枚打碎和匀灌下，或冬青树苗汁与水相半灌下，无苗时用老叶，带水捣取汁。总以吐解毒尽为度，醒后仍颠不语者，每日以绿豆水饮之，毒尽自愈。解巴豆毒：凡中此毒，口渴面赤，五心烦热，泄利不止，用黄连一钱煎服。〇捣芭蕉根叶汁饮之，或饮冷水及绿豆汤皆效。解蒙汗毒：俗名烧闷香，饮冷水即安。解铅粉毒：砂糖调水服。〇肥皂捣烂，取汁灌下，皆效。解烟毒：砂糖调水服。解煤炭毒：一时晕倒，以清水灌之。解盐卤毒：豆腐浆灌下，如无生浆，将黄豆浸湿，捣烂灌下。抹桌布水，或肥皂水皆能令吐，切不可用热。解烧酒毒：锅盖上气水半盏灌即醒。〇冷污泥搭胸前，燥即再搭，直至泥湿为度，自愈。酒毒至死：黑大豆二升，煎汁饮愈。解食桐油：误食之，令人呕泄不止，亟饮热酒即解。解野菌毒：地浆水饮之。其法：地上掘二三尺深，以水倾入，搅匀澄清听用。〇或黑豆煮汁饮之。〇六一散，滑石六钱，甘草一钱，研匀。每服二钱，水调服，皆效。〇枫树上菌，食即令人笑不止，亦以地浆水解之。解闭口椒毒：其毒中人，舌麻心闷，吐白沫，甚者身冷欲绝。亦以地浆水解之，或饮醋解之。食花椒气闭：新汲水可解。解果毒：麝香一分，煎汤服。〇猪骨烧灰，水调服。解白果疯：食之过多成疯，白鲞骨煎汤服。解食自死六畜毒：黄柏捣末，水调服一钱；或壁上黄土水调服二钱；或雄鼠屎两头尖者是。十四枚，研末，水和服；或饮人乳一升，愈。解食物中蛇虫、百脚游过毒：甘草煎汤灌下，吐十余次愈。解食物中未知何毒：煎苦参汁饮之，令吐出自愈。解河鲀鱼毒：橄榄、芦根、粪水皆效；或香油一碗灌之，吐出亦愈。解蟹毒：藕汁、蒜汁、冬瓜汁、黑豆汁及紫苏汁，俱可解。解食毒鳖：饮蓝汁数碗，如无蓝汁，靛青水亦可。解食蚂蝗：嗜芹菜者多此。疾空心时食地泥少许，自下。解中蛊毒：入广豫防蛊法：炙甘草一寸，嚼咽汁，然后饮食，若中蛊即吐出，仍以炙甘草三两，生姜四两，水六碗，煎二碗，日三服。〇嚼白矾反甜，黄豆不腥，乃蛊也。木梳垢腻，或清油，多饮取吐。中蛊吐血：小麦面二合，水调服，半日当下血。〇凡中蛊，觉胸腹痛，即用升麻、胆矾吐之；若膈下痛，急以米汤调郁金末二钱服，即泻出恶物；或合升麻、郁金服之，不吐则下。

《食鉴本草·解毒类》：食豆腐中毒，萝卜汤可解。菌毒，地浆水解。野芋毒，同上。诸菜毒，甘草、贝母、胡粉等分为末，汤调服，小儿溺亦可解。诸瓜毒，木瓜皮汤解之，盐汤亦可。诸果毒，烧猪骨为末，酒调服解之。柑毒，柑皮煎汤解之，盐汤亦可。误食闭口花椒，醋解之。鸡子毒亦同上。误食桐油，热酒解之。干柿及甘草亦可解。中诸鱼毒，橘皮汤、黑豆汁、芦根汁、朴硝可解。中诸肉毒，陈壁土钱许，调水服，白扁豆末亦可解。食猪肉伤者，烧其骨末，水调服，芫荽汁、韭汁亦解。猪肉伤成积者，草果仁消之。凡中诸毒，以香油灌之，令吐即解。饮酒中毒，大黑豆一升，煮汁二升，顿服，立吐即愈，或生螺蛳、华澄茄煎汤并解。凡饮食后心膈烦闷，不知中何毒者，煎苦参汁饮之，令吐即解，或犀角煎汤饮之，或酒煎犀角，饮之立解。

《解毒编》：试验诸毒：以象牙、金银、铜为匙，有毒匙必变色。

饮食类。解诸食毒：缩砂仁末二钱，煎服。石菖蒲、白矾等分，末，新汲水下。大豆煮汁服，吐。芽茶、白矾等分，末，冷水调下。犀角烧研，水服。雄黄、青黛等分，研二钱，新汲水下。硼砂、甘草等分，真香油调服。甘草、荠苨煎服。服生韭汁。贝子（贝之小者）一枚含吐。服桑白汁。巴豆去皮、不去油，马牙硝等分，研丸弹大，冷水服一丸。蚕纸烧灰，冷水服。东壁土水调服。

防风研，冷水和灌。绿豆粉水调服。葛粉水调灌。甘草煮去渣，黍米粉，白蜜煮粥食。母猪屎水和服。五倍子研酒和服。生甘草二两,绿豆一升煎服。水搅白蜡服。升麻煎服。苦参煎服。饮地浆。饮醇酒。服紫金锭一二钱。饮麻油吐解。解豆腐毒：饮萝卜汁。附：过食荔枝：即以荔壳煎水饮。过食菱：饮姜汁酒。含吴茱萸咽津。过食瓜：饮盐汤。饮酒。服麝香水。过食莴苣：姜汁解。过食萝卜：姜汁解。过食笋：香油、姜汁解。过食木耳：冬瓜汁解。地浆解。过食索粉：吃杏仁即消。过饮茶：饮醋解。过饮酒：茄根烧灰冲水饮。服硼砂末，不醉。酒醉：饮生葛汁。赤小豆煮汁饮。菘菜子末井水调服。蔓菁菜同米煮澄冷饮。豆豉、葱白水煮服。葱白、豆豉煮螺蛀吃。菊花煎饮。栝蒌仁、青黛等分，姜汁、蜜研膏食。生葛、茅根、浮萍各汁，神曲丸，盐汤下。皂角末一钱，醋和灌。白盐擦牙，温水漱。兼鸠肉八斤，熬去渣，再用兼鸠子三两，炒研，入搅成膏，开水冲服。烧酒毒：热豆腐遍贴，冷换。急取井水浸发，故纸浸湿，贴胸膈，并灌。多食绿豆粉皮。锅盖上气汗水灌。葛花或葛根煎浓灌。枳椇子捣研煎汤灌。甘蔗去皮，取汁灌。白萝卜汁灌。热尿灌。人参一两，或黄耆二两代之，柞木枝二两，白茯苓五钱，黄连、寒水石各三钱，石菖蒲一钱，共煎冷灌。酒醉气绝：溺桶尿㞗，去清水荡尽浮垢，再将滚水浇桶底垢，澄灌。人乳、热黄酒冲服。黑豆煮汁服。酒毒下血：老山栀仁焙研，新汲水服一钱。马鞭草四钱，白芷一钱，各烧灰，蒸饼丸梧子大，米饮下五十丸。大萝卜二十枚，留青叶寸余，井水煮，入淡醋，空心食。曲一块，湿纸包煨，空心米饮服二钱。乌梅三两，烧研，醋煮，米糊丸梧子大，空心米饮服二十丸。嫩柏叶九蒸九晒二两，陈槐花炒焦一两，研，蜜丸梧子大，空心酒下四十丸。槐花半生半炒一两，山栀子焙五钱，研，新汲水服二钱。大田螺五个，烧至壳白，肉干研，酒下。酒煮鲫鱼，常食。五倍子、陈槐花等分，焙研，酒丸梧子大，米饮服五十丸。酒肉过多：吴茱萸五钱，煎汁，入马牙硝一两，冲化热饮。饮食过多：盐擦牙，温水漱数次。过食牛肉：食稻草汁而始解，足征食牛肉之报，解后不戒不过，仍思食稻草耳，哀哉。稻草、草果，煎浓汁服。过食犬肉：连皮甜杏仁三两，研，开水拌匀，服三次。（苦杏仁有毒，分量重用不得。）过食羊肉：多吃李子、草果。过食猪肉：服蒝荽汁。服生韭汁。草果煎服。猪骨烧灰，冲服。过食马肉：饮清酒，忌浊酒。饮芦根汁。嚼杏仁。甘草煎服。过食鸭肉：糯米泔温服。过食蛋：苏子煎服。饮醋。过食螺：鸭涎灌。过食面：多食生萝卜解。

水火类。解中溪毒生疮：朱姑叶捣涂。（叶如蒜叶，即山慈姑。）解中水毒：捣蓝青，敷周身。常思草（《尔雅》名苍耳，本草名葈耳），绞汁服，并绵裹，导下部。蛇莓根，捣服，并导下部。浮萍，晒研服。梅叶，捣汁饮。皂荚子烧研一分，沙糖和含。梨叶捣酒，冲饮。煮小蒜浴。解屋漏水毒：大黄、山查、厚朴各三钱，白芷、麦芽各二钱，生甘草五钱，煎服。解服盐卤：忌饮热水。白糖四两煎服。生羊血灌。绿豆汁、抹布煎水，肥皂水、豆腐浆不拘热生冷灌，俱取吐，不吐以鹅翎搅喉。生甘草三两，煎服，如卤未久，加淡豆豉一两。解煤火毒：新汲清水，冷灌。房中置水一盆。白萝卜汁灌，口鼻移向风。盐菜卤灌少许。解汤火伤忌冷水、冷药敷涂：熟鸡蛋黄炒出油，调虫蛀竹屑搽。先酒洗，次盐敷，如皮塌，酒熬牛皮胶敷。遍体伤，缸注酒浸，或菜油涂浸。糯米浆鸡翎扫上，后再用刘寄奴研搽。陈白螺蛳壳，煅，入轻粉并研，清油调搽。白芝麻壳烧研敷，干则麻油调搽。丹参半斤，羊油二斤，煎沸滤清涂。绿豆米、榆皮、面、轻粉等分，共研，麻油调搽。当归炒、生军炒，等分研，麻油调搽，蜡烛油亦可。大黄、朴硝等分，菜油调搽。细茶、小麦等分，共炒黑色，研掺，干则麻油调。风化石灰，入水搅匀，澄清，加麻油，约油三灰水七，鸡翎扫。黄柏一大块，生猪胰涂，炙酥为末，麻油调搽。锡箔遍贴。香油温饮一钟。槐花炒研，油调搽。狗油熬老，敷，干再敷。泡过的茶叶，不拘粗细，用瓦坛盛，放朝北地上，聚满，砖盖好，愈陈愈妙，不论已溃未溃，搽上甚验。柳树白皮切细，同猪油熬，涂；柏树白皮亦可。小便渍洗。苦酒和雄黄涂。陈石灰水和敷，干再敷。捣生芝麻如泥，厚敷。地榆末，同鸡子清调搽。生梨捣敷。猪油、生大黄、头发，同熬滤清，冷搽。老黄瓜填满磁瓶内，藏暗湿处烂，水涂。狗血涂。油馓子烧研，香油和涂。杨梅树皮及根，烧研，香油和敷。鳖甲烧灰，香油调搽。黄丹一两，潮脑五钱，为末，蜜调涂。人粪瓦焙枯，香油调搽。顶好烧酒，冷淋第一。解滚油泼伤：陈面糊敷。麸皮炒黑，研敷。蟹壳灰，麻油调搽。雄鸡血淋。扁柏叶，冷浓茶捣敷。生寒水石研细，油调涂。解爆竹炸伤：鲜柏枝捣烂，香油调敷。解烟熏闷绝：白萝卜汁灌。温水和蜜灌。解火药伤：煤炭烧红，取末，醋调涂。解汤火伤起疱：元眼壳焙灰，桐油调敷。生萝卜捣敷。陈荞麦面打糊，裱。老松皮去内青皮，并外粗皮，取其中间，与生大黄等分，研末，生桐油调稀，扫上。解汤火伤未起疱：酱敷。盐汁浸。解汤火伤疱破：珍珠散搽。榆树皮根或柏树皮，研细，麻油调敷。熟石膏、东丹，研匀掺。银杏，研末掺。西瓜皮入瓷坛，埋土内，化水搽。线香，嚼碎敷。秋葵花，浸麻油，涂。腌菜叶贴，或腌菜卤浸。盐卤浸。白颈蚯蚓粪煅，或猪毛煅灰，或扁豆叶焙研，皆麻油调搽。猪板油，捣干面搽。丝瓜叶捣敷。糯米粉炒黑，酒调敷，或菜汁调。白蜜涂竹膜贴。鸡子清涂。豆浆汁涂。猪油和米粉敷。热牛屎涂。石膏细末搽。白敛末搽。解汤火伤烂见骨：百草霜三钱，轻粉钱半，麻油调搽。狗骨煅灰，麻油调搽。铁锈磨水搽。大黄二两，贯仲、黄柏各一两，研末，熟鸡蛋黄炒出油，调敷。

药类。解误服人参：捣萝卜汁服，或捣莱菔子煎汤服。解误服热药：急灌绿豆汤。解误服相反药：蚕退纸烧灰，冷水服。解多服犀角：麝香一字，水调服。解药毒上攻：蜂房、甘草等分，麸炒，去麸，研煎，临卧服。解蒙汗药毒（此症头重脚轻，口吐涎沫，目瞪不言）：忌服姜。饮冷水。白茯苓五钱，生甘草二钱，甜瓜蒂七个，陈皮五分，煎服，大吐即醒。解诸药毒：绿豆研开，甘草煎服。姜汁灌。荠苨汁灌。白扁豆汁灌。饧糖（清者名饴，稠者名饧）汁灌。解服药过剂：刮东壁土，水调饮。水和胡粉服。饮地浆。饮新汲水。捣蓝汁服。饮粳米汤。饮豉汁。食饴糖。饮生葛汁。犀角烧研，水服方寸匕。解中一切药草毒：浓煎甘草饮，再食蜜少许。

木类。解冰片毒：饮新汲水。解花椒麻人：此毒令人身冷，口吐白沫。多饮新汲水。服桂汁。食京枣。地浆澄饮。煮蒜食。金银花煎饮。解蜀椒毒：鸡毛烧烟吸。饮豉汁。煮冬葵子饮。吃大枣三枚。解桐油毒：食干柿饼。多饮滚酒。解吞诸木竹钗：剪刀、故锯烧赤，渍酒中，女人大指甲二枚，烧研末，和服。多食白糖。解木屑呛喉：铁斧磨汁灌。解竹丝哽：不拘黑白芝麻，炒熟泡汤饮。再以生芝麻，捣烂，嚼几口。治棒疮：黄丹一两，潮脑五钱，为末，蜜调涂。解巴豆毒：大黄、黄连、芦笋、菰笋（即茭白，俗名茭瓜）、藜芦，各煎，冷服。黄柏、干姜等分，研水服。饮大豆汁、小豆汁。蕉叶捣汁服。石菖蒲汁服。藿汁服。解贴巴豆处溃烂：生黄连末，水调敷。

金石类。解金石毒：热水磨石蟹服。饮芹菜汁。饮葵菜汁。解吞水银：木炭取末，煎汁饮。开口花椒，吞二两。解水银入耳：黄金枕耳边，自出。解水银入肉：水银入肉，令人筋挛，以金物熨之，乃出蚀金，其病即瘥。解吞银黝：按《洗冤录》载：银锄，锄字，江西九江官窑器有试釉，釉字俗传。银铕，铕字《说文》《类篇》《玉篇》《正韵》《字典》《字汇》均无此三字。《医方急救门》服银焫。焫字，《玉篇》：焫，光，色似银焫。当作焫。但《集韵》焫字音回，《类篇》

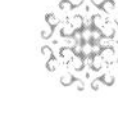

音溃，不作幼字读。惟银色《汇辨》用北宫黝。黝字，《汇辨》乃服贾家譔，本究难征信。考《周礼》守祧，祧则有司黝垩之。注：黝，黑也。垩，白也。令新洁之而已。《说文》：黝，微青黑色。《玉篇》：黝，黑也，微青也。《字典》：垩，音恶，色土也。《正讹》象圬者纵横涂饰之形。凡涂饰皆言垩，似银黝字当从黝。附志于此，俟博雅者鉴正焉。服地浆。麻油，调饴糖食。浓煎乌梅汤灌。解吞银朱：蕹菜水温服。解吞铅粉（此毒面色呈青，腹中坠痛欲死者是）：饮萝卜汁。麻油、黄蜜、饴糖或红沙糖和服。土萆薢一两，有热加芩、连，气虚加四君子汤，血虚加四物汤，煎代茶。硬饭四两，加四物汤一两，皂荚子七个，川椒四十九粒，灯心七根，水煎服。打黑铅壶盛火酒十五斤，纳土茯苓半斤，乳香三钱，封固，重汤煮一日夜，窨，早晚任饮。金器煮汁频漱。贯仲、黄连各五钱，煎，入冰片少许，频漱。陈酱化水频漱。野蔷薇根白皮，洗，三斤，酒十斤，煮一炷香，任饮。刺蔷薇根三钱，五加皮、木瓜、当归、茯苓各二钱，酒煎服。威灵仙三斤，水酒封煮一炷香，窨服。多食生荸荠。香油灌。解吞轻粉（筋骨疼痛者是）：川椒去目，每日清晨白汤吞，不拘多少。解吞五金：先灌鸭血杯许，再食炒蚕豆，与熟韭菜，研末，沙糖调服。红枣煮烂频食。饴糖一斤，一顿食尽。猪板油同青菜煮食。沙糖同砂仁煎浓，多服。羊胫骨烧研三钱，米饮下。解吞金银：陈大麦面，拌黄糖食。服骆驼脂、驴脂、马脂，余甘子（本草名庵摩勒，味初苦涩，良久更甘）。石灰、硫黄各末，丸皂子大，老酒下。鸭屎汁灌。羊脂获子煎饮。黄连、甘草煎饮。解吞铜铁锡等物：胡粉一两，猪脂调服。古文铜钱、白梅肉各十个，腌烂，捣丸绿豆大，流水吞一丸。光明石灰、硫黄各一皂子大，研，酒下。苍耳头，水浸饮。艾蒿，浓煎水一升服。木贼末，鸡子清调服。百部根四两，酒浸一宿，煎服。南烛根（俗名南天烛）烧研一钱，开水调服。多食胡桃。生凫茈（即乌芋，小者名凫茈，大者名地栗）研汁，呷。多食饴糖、蜂蜜、荸荠、茨菇汁、猪羊油。食鹧鸪肉。煮薤白，暴萎食。铜弩牙烧，纳水中，冷饮。王不留行、黄柏等分，研，汤浸蒸，丸弹大，青黛为衣，线穿挂风处，冷水化一丸灌。连根葱煮汁，麻油调灌。分金炉上灰，滚水调灌三钱。栗树炭二块，用铁锤捣成细粉，沙糖和细丸，米饮服三钱。多食猪肥肉。解吞针：磁石末、蜡，合揉针样，凉水送下。栎炭末，井水调下三钱。虾蟆眼睛一对，冷水下。冬月在桑根下寻。黑沙糖和黄泥丸，吞下。虾蟆数个，剥去头，倒垂取血一杯，灌即吐出。旧笤篱，煅研末，酒下三钱。蚕豆芽半生半熟，捣烂，韭汁丸，吞下。解铜条入脑：磕头数百个，即从鼻出。解吞铜钱铜钩：鹅毛、象牙等分，烧灰。磁石皂子大，煅研，新汲水下五分。钱在喉不出，麸炭末，指弹入喉，即咯出。桑柴灰研末，米饮下二钱。绿豆粉，冷水下三钱。解硇砂损阴：猪蹄一具，浮萍二两，煮渍。解钟乳毒：食猪肉。解雄黄毒：防己煎服。解皂矾毒：服面糊一钵。解服硫发痈：醋和豆豉，研敷，干易。黑锡煎服。饮热羊血。解服丹发热：薤白切碎，麻油煎去渣，和酒服。萱草根，捣汁服。解药箭毒：雄黄末敷。煎射罔涂。蓝青，捣汁饮并敷。芦根煮汁服。贝齿（即贝中二黑点）烧研服。煎生地汁服。麻仁杵汁饮。山獭骨研，调敷。大豆煎汁饮。急饮麻油数碗。藕煮汁饮。服生葛根汁。出药箭炮子：干苋菜，同沙糖捣涂。将银灌伤处，铅随化水随银出。花蕊石煅七次，研敷四围。陈腊肉捣烂，入象牙、人指甲各末二钱，厚敷。将艾绵摊开，上铺火硝末，又将大蜣螂捣成末，铺火硝末上，敷伤处，包一日夜，即出。南瓜剖敷，周时即出。犀角刺伤处。解服石发毒：龙葵根一握，洗切，乳香末、黄连三两，甜杏仁六十枚，和捣敷，痒换，切勿搔动，候疮中似石榴子，再去药，用甘草汤洗，蜡贴。终身戒羊血。水煮五加皮服。葱薤煮肥猪肉食。猪肾一具，勿见水，炙取汁服。石燕七个，打碎，水煮频淋洗。镕铅，投酒中十次，饮。荠苨捣汁服。胡豆捣汁饮。滑石五钱，水绞汁服。芒硝一钱，蜜水调服。石南末一钱，新汲水服。萎蕤一两，炙甘草七钱，犀角三钱，煎服。乌豆二升，铜器煮饮。船底青苔，煎服。煮蜂房服。解服丹石冲眼：扁竹根洗，捣服。解吞瓷锋：生红萝卜，捣烂吞。解砒霜毒：（凡中此毒，烦躁如狂，心腹搅痛，头旋，欲吐不吐，面色青黑，四肢极冷者是。）饮新汲水吐。地浆调铅粉服。郁金末二钱，蜜少许，冷水调服。白芷末，井水服二钱。稻草烧灰淋汁，调青黛三钱服。绿豆粉、寒水石等分，蓝根汁调服四钱。生白扁豆研，水绞汁饮。或经霜生收，晒干研末，新汲水调服三钱。饮醋，吐，勿饮水。胆矾研水灌。杨梅树皮煎服。桐油灌吐。大豆煮汁饮。酱调水服。粪清、人溺、金汁皆可灌。煎豆豉饮。甘草汁、蓝汁和饮。热豆腐浆灌。乌骨鸡血、鸭血，灌。无名异研水灌，或和鸡蛋清灌。三礞草捣汁灌。冬青叶捣汁灌。明矾、大黄研，新汲水调灌。绿豆汁灌。白蜡三钱，研，鸡蛋清三枚，调灌。苦楝根，新汲水捣灌。黑牛羊血皆可灌。乌桕树根捣汁服。降香末四两，煎服。夏枯草汁灌。木通四两煎服。生鸡蛋尽灌。天竺果或根灌。硼砂一两，研，鸡子清七枚，调灌。巴豆去油，生茶木杵汁，冷水调灌。红白金鱼，捣烂，水和灌。绿豆粉、黄土各四两，细筛，鸡子清九个，搅匀，即用浸绿豆冷水和服。洁白糖锭花、淡豆豉、甘草等分，研匀，冷水调灌。燕子窠，和井水三四大碗，尽搅，布滤去泥垢，取水尽灌，以吐得救。水涝草（俗名男女草，生田塍水畔者佳。）一大把，入水捣烂，滤去渣，饮二三碗。明矾末三钱，鸡蛋一二十个，打入碗内，搅灌，冷水亦可。黑铅一块，约重四两，石上磨汁，旋磨旋灌。藜芦根、青黛、皂荚、胆矾、苦瓜蒂、滑石、生甘草、生绿豆等分，捣末，凉水调灌。香油一碗灌。生甘草三两，煎汤，加羊血半碗，和饮取吐，不吐速用下法，当归三两，大黄一两，白矾一两，生甘草五钱，煎饮。陈壁土搅水灌。虎耳草叶洗净，取汁，搅冷水灌。牙硝不拘多少，研末，冷水下。小蓟根汁灌。生漆渣子，瓦上炼研，滚水下五分。中砒毒（横身紫累，名砒霜累疮），将黄土地挖斗大坑，井水灌满，搅浊，饮一碗，旋又一碗，待紫累俱散，一吐即苏。冬月亦用此法。防风一两，研末，水调服。石青水调服。解敷砒霜处痛溃：湿泥频涂，若毒气入内，或作吐泻，冷饮米醋。生绿豆末，麻油调服。

果类。解诸果毒：猪骨烧灰，煎服。解白果毒：（此症骤然一声即晕去，如惊状者是。）滚水磨木香，入麝少许服。捣白果壳，煎服。白鲞头煎汤，灌三四次。解苦杏毒：煎杏树皮饮。解樱桃毒：服甘蔗汁。解误吞桃李不下：狗骨煮汁摩顶上。以少许水淋小儿头，承其水饮。

菜类。解白菜毒：马料豆煮汁服。童便和人乳服。头垢枣核大，含咽吐解。大豆末酒浸，绞汁服。解野菇毒：饮乌豆汁。解菌蕈毒：饮地浆。煎防风饮。啖忍冬草。芫花生研，新汲水服一钱。橄榄捣为泥服。饮金汁。紫金锭磨服。绿豆研生甘草浓煎服。生甘草二两，白芷三钱，煎服，以鹅翎探喉，不吐必泻。解野菜毒：头垢丸枣核大，含咽。

草类。解胡蔓草毒：（即野葛、钩吻、断肠草、珍珠兰，又名火把花、黄藤、水莽藤。）饮白鹅鸭血。饮热羊血。灌生鸡子三枚。煮荠苨食。煮桂汁服。麻油灌。韭汁灌。桐油灌。煎升麻灌。黑豆一杯，研，生甘草五钱，煎浓服。白矾化水服。冬青叶捣汁，冷水和服。鸡抱雏卵，劈开，清油调灌。金银花、生甘草各一两，大黄一钱，煎服。解鼠莽毒：镜面草汁，清油各一杯，和服。金线重楼根（即重蓳，本草名蚤休，又名草甘遂，叶似鬼臼。）磨水服。乌臼根捣水服。饮黑豆汁。莲房带蒂根，阴干切段，煎灌。荷叶蒂、藕节，煎，冷灌。解草乌头毒：（即乌喙，又名射罔，与附子、侧子、天雄同。）饴糖、黑豆粉，冷水和灌。陈壁土泡服。绿豆、黑豆煎汁，冷服。甘草、黑豆浓煎服。防风、甘草汤，冷饮。远志肉煎服。煎甘草，和姜汁服。多饮新汲水，吐。井水和

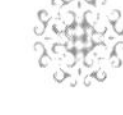

蚓屎服。饮天麻子汁。饮猪血。小豆叶、浮萍、荠苨、甘草，各捣汁服。解水莨菪毒：（音浪荡，即天仙子，误食令人狂狼放宕。）饮甘草汁。饮蓝青汁。升麻煎服。解藜芦毒：雄黄一钱，研水服。解芫花毒：芫音官。煎防风饮。煮桂汁服。解仙茅毒：煮大黄、朴硝服。解藤黄毒：蕳菜水温服。解敷贴藜芦毒入内：葱煎汤饮。解误饮浸草毒水百窍溃血：鸡抱不出之蛋，研细，和麻油灌。

虫类。解诸虫入耳：姜擦猫鼻取尿滴。鸡冠血滴。胆矾和醋灌。川椒末醋调灌。闭口勿言，纸塞耳鼻，只空虫入之耳，麻油滴。韭汁和醋灌。蜈蚣入耳，用蜜蜂炙香，放耳边，或姜汁灌。蝣蜒入耳，用蚯蚓纳葱管内，化水滴，或羊乳滴。壁虱入耳，用稻杆灰汁灌。马蚁入耳，用穿山甲炒研，水调灌。解蚂蝗毒：芝麻油润肛门，蚂蝗闻香自出。饮热牛羊血，次早化猪油饮。水服藜芦末一钱。朱砂、麝研涂。黄土香油丸，空心温酒下。食蜜化为水。空心饮地浆。解吞蜈蚣毒：（误吞后喉中似有物行，吐痰痛，饥更痛，甚至肤裂流水，目肿不痛，足肿可行者是。）服猪羊血。饮桐油吐。吞生鸡蛋二枚，不可嚼。生公鸡热血，灌即出，俟出尽，服全肤汤，茯苓三两，黄耆、当归、薏仁各一两，白芍五钱，生甘草三钱，荆芥、陈皮各一钱，防风五分，服十剂，裂处自愈。解蜈蚣咬毒：蜒蚰捣涂。鸡蛋敲小孔，合咬处。煎木香服。雄黄一钱，冰、麝、青黛各五分，水和涂。锅底煤敷。手指探雄鸡喉内，取涎涂。雄鸡冠血涂。画地作王字，内取土擦。蚓泥敷。井底泥频敷。嚼香附涂。蛇衔草杵敷。麻履底炙热揩。楝树枝叶，杵汁涂。头垢、苦参末，酒调敷，或止用头垢搽。头发烧烟熏。蜘蛛研汁涂。吴茱萸捣敷。乌雄鸡屎水和涂。桑皮擦。菖蒲擦。盐汤洗，刘寄奴擦。独蒜擦。羊头芀擦。白鲞骨煅研搽。桑汁涂，并可服。或桑根、桑叶，皆可煎服。丸蕲艾灸。取大蜘蛛放伤处吸毒，随投蜘蛛于水，令吐毒，以全其命。竹沥搽。薄荷研搽。蟾酥丸水磨涂。铁刀头烧赤，置白矾于上，化汁，滴伤处。雄鸡嘴对伤处吸。木梳内垢，灯上烧油滴。五灵脂炒令烟尽五钱，蒲黄炒二钱，研末，醋调涂。卷草纸烧着，隔锡片熏透，痛止。生半夏、荜拨各二钱五分，生南星一钱五分，雄黄、白矾各二钱，研末搽，或醋调敷。解蜂螫毒：头垢封。反手取地上土敷。瓦摩其上唾二七遍，置瓦于故处。朱砂水涂。野苋擦。蜂房末、猪脂和敷。蟹壳烧研，蜜调涂。油木梳炙热熨。羊角腮烧灰，醋和敷。尿淋拭干，清油搽。酥涂。蜘蛛研汁涂。野芋叶擦。醋磨雄黄擦。蚓泥擦。好黄酒淋。青苔擦。人乳搽。火纸卷烟熏。野苎叶擦。桑树汁擦。解蝎螫毒：（雄蝎螫，只螫处痛。雌蝎螫，诸处牵痛。）凡被螫，号呼更痛，大笑痛即可减。蛇与蜈蚣亦然。醋和黄丹涂。猫屎涂。醋磨附子敷。独头蒜杵敷。苦李仁嚼涂。丁香末蜜调涂。川椒嚼涂。乌贼骨一钱，白矾二分，研，随左右鼻。冰片入蜗牛内，化水搽。白糖按揉。挑去刺涎，蘸矾擦。麻油搽。芋头、荷叶梗擦。陈薤卤擦。安息香捣敷。端午取鸡蛋开孔，入壁虎，阴干研敷。井底泥涂，雄蝎螫，瓦沟泥涂，雌蝎螫，天晴用新汲水淋下，取泥用。生南星、生半夏各一钱，明矾二钱，共研醋调敷。胆矾末搽。五月五日取水胶、乳香各一两，水炖化，纸摊剪作小条，用时略湿水贴。螫处以木碗合之。硫黄入纸作捻，对螫处一点。滴热蜡烛油三两次。挼蛇盘草汁敷。冷水渍螫处，水暖即换。粪清搽。草纸卷紧，烧烟熏。香油蘸青布捻子，烧着，插笔管内，对准螫处熏。净官硝、雄精各一钱二分，麝香一分二厘，点眼角，男左女右。高良姜、穿山甲各六两，麻油二斤，浸七日，熬枯去渣，入炒过黄丹一斤，成膏摊贴，并治诸恶虫咬及毒疮，须平时预备。嚼吴茱萸封。生乌头末，唾和涂。嚼干姜涂。解蜘蛛咬毒：服大蓝汁，入雄黄、麝香少许搽。灰条菜汁沐。炮姜切片贴。醋磨生铁敷。油和盐掺。将蚓入葱中，捏两头，摇化水点。鸡冠血涂。饮牛乳。嚼薤白敷。雄黄研擦。身上生丝，饮羊乳，油盐擦。艾烟熏。桑柴灰煎汁，调白矾末敷。乌麻油和胡粉频涂。洋桃叶捣敷。蒜切断揩，或蒜磨地上泥涂。解花蜘蛛毒：野绯丝捣汁服，渣敷。解壁蟢咬毒：醋磨雄黄涂。解百虫咬毒：灯火熏。青黛、雄黄等分研，新汲水服二钱。紫草煎油涂。豉心嚼敷。酥和血涂。蒜捣酒服并敷。大蓝汁调雄黄服。生芝麻嚼敷。捣扁豆叶敷。香油浸紫苏涂。苎麻汁涂。绿豆汤煎益母草服。马桑皮和盐捣敷。生姜、半夏杵，酒煎服，渣敷。栀子蘸红糖吃。鸡冠血搽鸡蛋，开孔，合咬处。南星末，醋调搽。蜡镕滴。端午收蜀葵花、榴花、艾心等分，阴干，研水调涂。姜汁洗，明矾、雄黄涂。五月五日取白矾一块，自早晒至晚收用。出山矿石二钱，朱砂三钱，各研罗秤准，共研无声，盛小瓷瓶内，蜡封，带身边温养用更灵。解小虾蟆毒：生豆豉新汲水浸汁饮。解蚕咬毒：苎麻根捣汁涂。解马蜞啮毒：雁山春夏最多，啮则流血。烧竹叶涂。解黄蜡毒：冬葵子或青菜煎服。解蝼蛄咬毒：醋和石灰涂。治八角虱：磨镜泥涂。嚼生白果涂。银朱纸烧烟熏，内服芦柏地黄丸（即六味加黄柏一两，芦荟五钱）。解沙虱毒：（在水中色赤，大如虮，入皮中杀人。）射罔捣敷。莴苣捣汁涂。用茅叶刮去沙虱，苦菜汁涂。盐和麝涂。热盐水浸。解风蚁螫毒：梳垢封。雄黄、麝研，麻油调搽。解水弩射人毒：熊胆涂。酒磨雄黄服。治应声虫：雷丸煎服。服蓝汁。解射影虫毒：桑柴灰煎汁，调白矾敷。醋磨雄黄搽。乌鸡翅烧灰，油调敷。鸡子清搽。解射工毒：升麻、射干煎服，渣涂。知母连根叶捣服。鬼臼叶即害母草一把，酒浸，捣汁服。狼牙根叶捣汁饮，并敷。鸡肠草捣涂。芥末和酒涂。马齿苋捣汁服，渣敷。切蒜贴。酒熬皂荚涂。鼠妇、湿地所生虫。豆豉、巴豆各三枚，研，脂和涂。蜈蚣一条，炙碾，醋和敷。解巴蜡毒：（巴蜡虫，名出乌鲁木齐，与内地所称射工相类。）此虫见人即飞逐，以水噀之则软伏，或噀不及，为所中，嚼茜草根敷，即瘥。解斑蝥毒：玉簪花根捣水服。簪不可沾牙，服后急急以清水漱之。马料豆煎服。解斑蝥、芫青毒：猪膏、大豆汁、戎盐、蓝汁和服。或肥皂水，或生鸭卵灌，取吐。解八脚虫咬毒（一名多脚虫）：乌骨鸡翎烧灰，蛋清调敷。韭汁搽。盐汤浴。解杨辣虫毒：马齿苋捣封。淡豆豉捣敷。白芷煎汤洗。海螵蛸末掺。解蚯蚓呵毒：浓煎盐汤频洗。石灰泡，热水候冷沐。靛汁洗。苎麻捣汁搽。鸭血涂。解蜗牛咬毒：青蓼子捣汁浸。解蛙毒：车前擂水饮。解蛊毒：此毒噙白矾不涩而反甘，嚼生黑豆不腥者是。浓煎石榴皮饮。胆矾半分，热茶化下。郁金末三钱，米饮下。先取甘草一寸，嚼咽作吐，然后用炙甘草三两，生姜四两，水六碗，煮二碗，日三服，不吐则非此毒也。毒在上，服升麻吐。毒在腹，服郁金泻。或二味并服。白矾、芽茶捣末，冷水调饮。鳗鲡鱼干末，空心服，或炙香食。土常山、马兜铃等分，水煎服。畜刺猬，则蛊毒不入。

鳞类。解诸鱼毒：黑豆、马鞭草、橘皮、大黄、芦根各汁饮。煎朴硝饮。饮冬瓜仁汁。煮香苏饮。煮大豆饮。煮芦根服。多食青果。解鳝鱼毒：食蟹。犯荆芥，服地浆。解鲀鱼毒：鸭血灌。薄荷浸水饮。服至宝丹。槐花浓煎服，又炒，同干燕支等分，捣水灌。麻油灌。五倍子、白矾等分，研，汤下。金汁灌。紫苏、橄榄各煎，灌。服去风药后，勿食鲀鱼、煮腊鹅。食鲜鲀子毒：白茅根、芦根各一两，瓜蒂一个，煎服。解鳅鱼毒：豆豉一合，煎浓汁，频饮。解守宫咬毒即壁虎：桑木炭研，水煎滚，滤汁，矾末敷。青苔涂。清水淋壁上，注伤处。解误饮守宫浴水毒：守宫性喜淫，夜间遇棹几上有茶水，即入相交，余沥遗入最毒。凡经宿茶水，渴极勿饮，如误饮时，急觅地浆水解之，或吐或泻，尚可拯救一二。解蛇咬毒：铜青敷。胡粉和大蒜捣涂。嚼盐涂。紫苏叶捣饮。薄荷叶研，酒服并涂。鲜地榆根捣敷，并饮汁。青木香煎服。竹筒合咬处，镕蜡灌。青麻嫩头捣汁，和酒等分服，针挑破，渣敷。新汲水调香白芷末一两，尽灌。小青、大青、牛膝叶，捣汁和

酒服，渣敷。苍耳嫩苗捣汁，和酒温服，渣敷。生堇杵汁涂。狼牙苗根或叶捣腊，猪脂和涂。金线重楼六分，续随子仁七粒，捣酒服，唾和少许涂。马兜铃根煎饮。暖酒淋洗。饮清油。茭白烧灰敷。姜末敷。嚼蒜封。蜘蛛捣敷。小茴捣敷。鱼腥草、雏面草、槐树叶、草决明杵敷。胡荽苗合口椒等分，捣涂。蒲公英捣敷。薤白捣汁服，渣敷。桂心、栝蒌等分，研敷。牛虱、马虱三七枚，烧研煎服。吴茱萸末三钱，冷水和服。活虾蟆捣敷。生蚕蛾研敷。新剥羊肚一个，带粪，将手入浸。梳垢一团，尿和敷。尿洗去血，牙垢封护。野鼠屎水调涂。人粪封。人耳垢、蚓屎和涂。烟桶烧热，滴油搽四边，留伤孔。柏油树嫩芽捣汁，敷。鸡蛋壳安咬处，用艾灸壳，又有将鸡蛋头敲破，安咬处，内变黑换，内变黄又换，三换愈。咸酸草捣汁，酒冲服，渣敷。北细辛、白芷各五钱，雄黄五分，麝少许，研，酒服二钱。丝瓜汁冲酒服，并涂。靛花涂。猪耳垢涂。稻草烧灰，菜油调涂。蓖麻仁嚼敷。榖树叶捣汁，井河水和服。半枝莲草捣汁涂。又半边莲藤叶（名金钱草），用唾揉敷。谚云：有人识得半边莲，终朝可伴毒蛇眠。乌桕树苗叶根皮捣服，并敷。苋菜根顺杵酒泡饮，渣敷。五灵脂一两，水飞，雄黄五钱，研，无灰酒调服二钱，并敷。忌服人参。川贝母末酒调服，尽醉，俟咬处水出尽，再以渣敷。急用针刺咬处，两头扎缚，随浸粪缸内，食蒜饮酒，令饱醉，外或捣蒜敷，艾团灸。五月五日菖蒲削成针，阴干，遇症将针插咬处，频易。大蓝汁一碗，或小蓝汁、人乳、雄黄末二钱，调匀涂。扁豆叶捣敷。用两刀在水内磨，取水饮。金丝荷叶捣汁涂。急以利刀割去所啮之死肉。水洗净拭干，胆矾、白芷、麝香等分，研敷。咬破溃烂，凤尾草捣敷。妇人尿淋洗。整粒糯米半升，家内男妇嚼烂，整敷咬处，出黑气，换，敷出紫黑血愈。黄豆叶捣敷。酒磨紫金锭一个，多饮取汗，并磨敷。白矾、甘草末等分，冷水调服。樱桃叶取汁饮，渣敷。解蛇入孔不出：快锥横穿其尾，再将刀剖尾，纳川椒数粒，缠定即出。避蛇法：烧羚羊角。烧雄黄。干姜、生麝、雄黄等分，捣匀，绛囊盛佩，男左女右。解误饮蛇遗水：急服雄黄末。解鱼虾毒，小便闭脐下痛：淡豆豉一合，新汲水浸，浓汁炖服。

介类。解蟹毒：饮生藕汁。紫苏汁煎饮。煎芦根饮。煮蒜食。丁香末，姜汤服五分。煎橘红饮。误同柿食，误同荆芥食，均煎木香饮。服冬瓜汁。饮豆豉汁。服姜汁。饮黑豆汁。服靛青汁或小蓝汁。饮薤汁。解鳖毒：饮盐水。饮靛青水。吴蓝煎水饮。解鳖咬毒：白芷煎酒服。解田螺毒：饮鸭涎。

禽类。解诸鸟肉毒：生扁豆末冷水服。解鸩鸟毒：（中此毒白眼朝天，身发寒战，心中明白，口不能言，一闭目即死。）犀角磨水饮。金银花八两，煎汁二碗，入白矾、寒水石、花粉各三钱，石菖蒲二钱，麦冬五分，煎灌，待目不上视，口中能言，照方减半服二帖愈。解鸡肉毒：饮醋。新汲水调生犀角末服。解误吞鸡骨：食来年灶糖。香油煎滚，温服。生苎根捣汁饮。解蝙蝠尿疮：画地作蝙蝠形，刀取腹中土，唾和涂。醋和胡粉涂。盐汤浸。败酱煎涂。蒺藜叶捣敷。螟蛉窠水调敷。杵豆豉敷。燕巢土和猪脂、苦酒调敷。梨叶捣涂，干易。槐白皮醋浸浴。鹿角烧研，酒服。犀角磨涂。大黄末敷。乌鸡翅烧灰，油调敷。草茶、腊茶，生油调敷。

兽类。解牛肉毒：（食牛之报不爽，理无可解。但既有此方，姑录之，以救暂时苦恼。）饮人乳。煎甘草饮。菖蒲研水服。生疔，茶花根煎洗。乌柏树根皮酒煎服。菊花连根捣汁，酒冲服。山查、神曲、大黄、雷丸各三钱，枳壳、厚朴各一钱，煎服。并治犬肉毒。解羊肉毒：服甘草汤。解猪肉毒：猪牙焙研，汤下一钱。解误食猪骨：象牙末浮新汲水上，吸之。解狗肉毒：煮芦根服。甜杏仁去皮四两，研，以百沸汤和仁绞汁，作三服吃。吃冷粥一碗，立解。解马骡肉毒：饮芦根汁，或煎服并浴。鸭涎灌。解马牛肉疔毒：饮泽兰根汁。饮甘菊根汁。生菖蒲捣酒服。猪脂化汤服。

甘草煎服。解马肝毒：猪骨灰、豆豉、人头垢，皆水调服。解狼犬肉毒：捣苦杏仁一钱服。饮蓝汁。解食死马肉毒：头垢丸枣核大，含咽。解六畜肉毒：（自死肉毒，同治。）小豆煮水服。白扁豆烧研，水服。伏龙肝末，水服吐。省头草连根叶煎服。胡荽子煮汁冷服。捣韭汁饮。服姜汁。豆豉汁和人乳频服。煮甘草饮取吐，渴勿饮水。黄蘗末水调服，未效再服。头垢一钱，丸吞，可以起死回生。墙上黄土二钱，煎饮。解疯狗咬毒：刮砖青，和牛粪敷。虾蟆作脍食。雄黄二钱，麝五分，研，酒下。胆矾末敷。紫苏叶嚼敷。蓼叶捣敷。地黄捣汁，饭饼，蘸涂百度。川椒水调荞草末敷。蔓菁根捣服。刮瓦上青苔敷，不见日色者佳。白果仁嚼涂。乌梅肉酒服二钱。紫荆皮于沙糖调箍。栀子皮烧硫黄等分，研敷。蜡镕灌。自死蛇一条，烧研搽。虎骨刮末，水调服，并敷。或煅研掺。猬皮、头发等分，烧研煎服。妇人尿浇。鼠屎烧研敷。七日一发，三七日不发乃脱，急于无风处冷水洗净，服韭汁一碗，七日又一碗，四十九日共服七碗，百日忌酸咸，一年忌鱼腥，终身忌狗肉。被咬后顶心必有红发，务寻拔去，渴煎陈麦秸、陈绿豆水，陈松萝茶饮。乳香藤连根叶捣，酒冲服，渣敷。血出，沙糖、明矾搽，无血鸡屎搽。锡灰敷，旧锡器刮末亦可。瓦松、雄黄捣贴。金丝荷叶捣，沙糖调服。刘寄奴五钱，番木鳖一个，酒水煎服。蚓粪水调涂。地榆煮饮并研敷。威灵仙酒煎服。尿淋头垢敷，热牛屎涂四围。盐水浸，蓖麻子研贴。苍耳叶捣，酒冲服。半夏末擦。饮姜汁、韭汁。刮肉店板上油腻，拌沙糖敷。细辛、荜茇、雄黄各三分，麝五厘，共研，酒调服。野葡萄根捣汁，酒服。独茎防风、大南星泡七次，晒干，等分，研，每服二钱，白汤下。稍停再进一服，汗愈。斑蝥三个，去头翅足，研末，黄酒煎半杯，空心服，打下肉狗四十个为尽，如少数停，两日再一服。荔枝肉贴。杏仁、沙糖等分，捣敷。桃树头捣敷。元眼核去，漆皮煅灰搽。洋糖同葱捣敷。青布煎汁服。捣栗子敷。野菊花、香附、胎发，焙研末，酒服尽醉。解猫咬毒：雄鼠屎烧灰，油和敷。薄荷汁涂。解鼠咬毒：猫头毛烧灰，油调敷。猫屎揉敷。麝封。斑蝥去头足翅，烧灰，麝少许，津调涂。香椿树皮捣汁一酒杯，黄酒下。解虎咬毒：频饮青松汁，渣敷。常饮酒醉。烧青布熏伤口，生葛煮汁，频洗，并研，煎，频服。内多服姜汁，外用尿淋，白矾末敷。服沙糖并涂。蛴螬捣涂。土蚕捣敷。葱汤洗，生冬瓜皮瓤敷，频易。薤白捣汁饮，并涂。真香油灌，并洗。嚼栗涂。雄黄、硫黄、紫石英等分，研末搽。解马咬毒：益母草切，醋炒研搽。马齿苋煮食。独颗栗烧研敷。鸡冠血涂，牡马用雌，牝马用雄。人屎、马粪、鼠粪，焙研，猪油调搽。猪肉同饭，自嚼敷。薄荷汁涂。童便和韭汁服，寒水石末敷，踏伤同治。皂荚子烧灰，香油调搽。解猪咬毒：松香熬贴。龟板烧研，香油调搽。薄荷汤洗，白矾、樟脑末搽。屋漏中泥涂。解狼烟毒：服白萝卜汁。解虎熊狼爪伤毒：生铁煮水洗。山漆研，米饮服三钱，并嚼涂。接骨草一大把，浸水饮，渣敷。嚼小米涂。干姜末敷。刺猬油敷，服香油。

人类。解人咬毒：热尿洗去牙黄淤血，蝉酥涂。嚼生白果涂。鳖头烧灰，菜油调服。水洗后，嚼生栗、柿饼敷。龟板、鳖肚骨各一片，煅研，香油调搽。溏鸡屎涂。猪脊髓、鼠屎、葱白捣敷。两头尖鼠屎七粒，荔枝肉一个，红糖捣匀敷。大粪烧三钱，生大黄、花蕊石、炉甘石各二钱，轻粉一钱，甘草钱半，冰片五分，研细搽。白萝卜叶嚼敷。浸人尿内一宿。解吞发：雄黄五钱研，香油调敷。自己乱发煅灰一钱，开水下。解皮肤中毒：醋和燕窠土敷。附：老少头眩昏倒：生白果频频嚼咽。立解头痛：大鲜红萝卜皮贴太阳穴。痧症腹痛：误服生姜汤，无药可解。疔疮忌：误服火麻花，无药可解。骨蒸似怯症：误服生地黄，无药可解。渴极思水：误饮花瓶内水，无药可解。旱道无水，嚼葱一寸，可当水一升。青筋胀即乌沙胀：误认为阴症投药，无药可解。驴肉

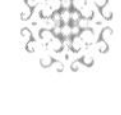

荆芥并食：一时误于并食，无药可解。鳖苋并食：不饮白马溺，无药可解。茅檐漏水：滴在肉上，食之无药可解。食三足鳖：误食，无药可解。肴馔过荆林：误食，无药可解。老鸡食百虫，久则有毒：误食，无药可解。蛇虺涎毒，暗入饮馔：误食，无药可解。解盛夏大热症：黄芩一两，煎汁一茶钟，微温，一气饮之，立愈。

《救急备用经验汇方》卷三：吞金、中黄金毒者，食鹧鸪肉。中白银毒者，以黄连甘草解之。又洗金以盐、骆驼、驴马脂、余甘子，皆能柔金。羊脂、藕子皆能柔银。吞金银入腹中，当服食前品，柔则易出。又服金者，用真轻粉研细，水调下，能令从大便出。一方，羊胫骨烧焦研末三钱，米饮下，从大便出，神效。误吞金银物在腹中，取水银服之。〇误吞铜钱：一方，烧红栗炭，带红即研细末，砂糖调服二三钱，即愈。又方，坚炭为末，熟猪油调服二三钱，即出。一方，多食肥猪肉、葵菜，自出。〇误吞钗环：取薤白晒萎，煮熟，切，食一大束，钗即随出。一方，水银半两，吞之，再服即出。治钗环金银。一方，多食白糖至数斤，当裹物自出。〇解中饮食毒：一觉腹中不快，即以生黄豆嚼之，不闻腥气，此中毒也。或嚼生矾一块，觉甜而不涩者，亦中毒也。急以升麻煎浓连饮，以手抠吐，即愈。或急用苦参三两，苦酒即米醋。一升半，煮半沸，陆续饮之，吐食出即瘥。水煮亦得。犀角汤亦可解。或荠苨、生甘草，各二两。剉细，水煎，停冷去渣，分三服，加蜜少许同煎亦妙。〇解毒药汁不可热食，诸毒病得热更甚，宜冷饮之。〇解中六畜肉毒：犀角磨浓汁一碗，服之。黄柏末、灶心土末、赤小豆烧末、东壁土末、头垢一钱、扁豆豉汁，并水服。一方，水煎墙上黄土二钱，饮之即解。解中自死六畜肉毒：黄柏末二三钱，水调服，不解再服。或壁上黄土，水调服二钱。或雄鼠屎两头尖者是。十四枚，研末，水和服。或饮人乳一升，愈。解中马肉毒：芦根汁，嚼杏仁，甘草汁，饮美酒。食酸马肉，不饮酒则杀人。一方，香豉二两、杏仁三两，蒸一食顷熟，杵之服，日再服。解中马肝毒：猪骨灰、雄鼠屎、豆豉、狗屎灰、人头垢，并水服。解中牛肉毒：乌桕树根皮酒煎，同热酒服。或菊花连根捣汁，酒服。猪脂化汤服。甘草煎汤。猪牙灰，水服。饮人乳汁一升，立愈。米泔洗头垢，饮一升，愈。解中独肝牛毒：人乳服之。解中牛马生疔毒：泽兰根擂水服，生菖蒲擂酒，猪牙灰水服，甘菊根擂水，甘草煎汤。解剥死牛马毒：开剥死牛马中毒，遍身生紫疱，俱溃叫痛，急服紫金锭，见分治门，胸乳部胞发疽。吐泻即愈。解中猪肉毒：杏仁研汁，韭菜汁，朴硝煎汁，猪骨灰调水，大黄煎汤。猪羊肉以桑楮柴煮炙食之，生寸白虫。一方，猪牙烧为末一钱，水送下。解中狗肉毒：杏仁研末水服。煮芦根，取汁饮之。解中羊肉毒：甘草煎汤服。解食郁肉漏脯毒：凡肉盛密器，盖之隔宿者，名为郁肉。又茅屋漏水，沾湿脯，名为漏脯，皆有毒，害人。人乳汁饮生韭菜汁三升。烧犬屎，酒服方寸匕。又烧人屎，和酒服。黑豆浓煎汁，饮数升。解食黍米中藏干脯毒：大豆浓煮汁，饮之数升，即解。亦治狸肉漏脯等毒。解食鸟兽肉毒：大豆汁，或盐汁服之。解食六畜鸟兽肝毒：水浸豆豉，绞取汁，服数升愈。中毒在胃，故用豆豉涌吐其毒。如肝色青黯，肾色紫黑，俱不可食。解自死鸟兽肝毒：取人头垢一钱，热汤化服。〇解中药箭肉毒：大豆煎汁。盐汤，狸骨烧灰，和水服。又，黑豆汁、蓝汁饮之。一方，雄黄末敷之，沸汗出愈。〇解食肉过伤：本畜骨灰水服，生韭汁，芫荽煎汁。解多食生脍不消，胸膈不快：瓜蒂散吐之。瓜蒂炒、赤小豆各等分，为末，每二钱，温浆水调下，取吐为度。或饮姜汁即消。若日久成癥病，大黄、朴硝、陈皮各三钱，水煮顿服，下之。又方，取水中石子数十枚，烧赤，投五升水中七次，即热饮之，三五度当利出瘕。又，狗粪烧存性，为末，和酒服二钱，日三，癥结即出。解食鹅鸭肉毒：糯米泔，或温酒饮之。又，秫米，水研取汁，饮一盏。一方，猪粪烧为末，每一钱，水送下。〇解食雉肉毒：吐下，用犀角末，和水服一钱。或以水浓磨，取汁饮。解食斑鸠毒：葛粉二合，水调服。姜汤调服，亦解。解黄蜡炒鸡毒：青菜汤，冬葵子汤，大麻子汁，波稜菜汤，俱可解。若未解下时，止可饮清水，断不可食有质有味之物。解食鸡子毒：好醋饮之即愈，未愈再服。〇解食鱼毒：觉胸腹烦乱，陈皮浓煎汁，冷服之即解。饮冬瓜汁最验。又，海獭皮煮汁饮之。又，鲛鱼皮烧灰，和水服之。橄榄捣汁服，亦佳。鱼无肠胆，戒食。解中鳖毒：饮蓝汁数碗，或靛青水亦可。食鳖肉误食苋菜成鳖腹胀，速饮白马尿一碗，即化。解中蟹毒：紫苏叶浓煮汁，饮之。或紫苏子汁，饮之。或捣藕汁，或捣蒜汁，饮之。或冬瓜汁，或食冬瓜，俱可。又，黑豆汁、豉汁，并解之。蟹有独螯，蟹目相向，足斑目赤，不可食。未遇霜，不可食。解食鳝鱼、龟、鳖、虾蟆、自死禽兽等毒：淡豆豉一合，新汲水煎浓，温服之。食鳝中毒，食蟹解之。解食鲈鱼鯸鮧毒：芦根煮汁，飲一二升。生汁亦可。解黄鳝鱼毒：食此犯荆芥，能害人，服地浆水解之。又食蟹解之。解食河豚毒：五倍子、白矾等分，为细末，水调服之。或鲜芦柴根捣汁饮之。干者，煎汁温饮之，即解。如仓卒无药，急以清油多灌之，使毒尽吐出，即愈。忌见吊灰，多服金汁即解。如难得于地上挖一潭，用水和泥，稍定，服一二碗，即解。或紫金锭，见分治门胸乳部脾发疽。更妙。急取热鸭血灌救，入喉即活。橄榄汁，或白茅根捣汁，冷饮亦愈。又，羊蹄叶，捣取汁饮之。其子尤毒，慎不可食。或，香油一碗灌之，吐出亦愈。或，人粪汁，多灌吐出，即愈。〇解饮食中蜈蚣等毒：舌头胀肿，以鸡冠血生饮之。伤损，则用血涂上。祛蜈蚣法：凡人家多蜈蚣，以头发常烧烟，或床下，或厨房，闻之入土三尺。解食物中蛇虫百脚游过毒：甘草煎汤，灌下，吐十余次，愈。一方，以苍耳草嫩叶，取汁灌之。毒入肠者，一方，以两刀相磨，取磨下之汁服。一方，用益母草煎服。解中蚯蚓毒：形如大麻风，须眉皆落。一方，用石灰泡热水，候凉，洗患处，浸之良久，愈。解食小虾蟆毒：小虾蟆有毒，食之令人小便秘涩，脐下闷痛，有至死者。一方，以生豉一合，投新汲水半盏，浸浓汁，顿饮之，即愈。解食蚂蝗：嗜芹菜者多此疾。空心时，食地泥少许，自下。〇解中豆腐毒：过食豆腐，腹胀气塞欲死。新汲水多饮即安。若饮酒即死。中豆腐毒，令人生疮，噫气，遗精白浊，萝卜煎汤饮之。又，杏仁水研，取汁饮之。〇解中面毒：以萝卜生啖之。或捣汁服之。麦面大热，惟萝卜能解其性。或大蒜嚼食之，亦善解面毒。又，地骨皮煮取汁，饮之。又赤小豆末，和水服，即愈。〇解盐卤毒：服盐卤，将常用擦桌布，洗水灌之，使吐即解。急取活鸭，或鸡，斩去头，将颈塞口中，以热血灌之，可解。若卤多者，必数只，方足尽收其鹹毒。一方，豆腐浆灌之。或肥皂水，皆能令呕吐。切不可饮热汤。饮活羊血，尤妙。一方，黄豆入水，捣汁灌之。或用生大黄一两，捣碎，再用生豆腐浆一碗，同捣数十下，服后泻数遍，即效。〇解中酒毒：经日不醒，谓之中酒。黑豆一升煮汁，温服一盏，不过三盏即愈。或锅盖上气水一杯，灌下即醒。或白萝卜汁，或热尿，灌，俱效。一方，葛花五钱，赤小豆、绿豆粉、柿霜各三钱，白豆蔻二钱、生藕汁，同煎服。令污泥搭胸前，燥即再搭，自愈。过饮烧酒中毒：则面青口噤，昏迷不醒，初觉便脱衣，推身滚转之无数，吐之即苏。若灌冷水，即死。又，葛根捣取汁，灌口中，渐愈而醒。〇解烟毒：砂糖调水服。〇解中砒霜毒：一方，砒霜服下未久者，取鸡蛋一二十个，打入碗内，搅匀，入明矾末三钱，灌之，吐则再灌，吐尽便愈。但服久，砒已入腹，则不能吐出，急用黑铅四两重一块，用井水于石上磨出黑汁，旋磨旋灌，尽则愈。即先吐出之后，亦宜再铅水服之，以尽余毒，方无后患。发狂，心腹绞痛，头眩呕吐，面色青黑，四肢逆冷，六脉洪数，饮食中得者为易愈，若空心酒、醋服者，难

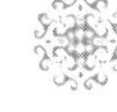

救。地浆水顿服，若吐出，又服，所谓洗净腹中毒，全凭地上浆是也。其法，掘地成坑，以水灌注，搅成混水饮之，谓之地浆。又方，粪清灌之，亦解。又方，豆豉浓煎汤，饮之可解。又方，熟豆腐浆灌之，亦效。一方，雄鸡血热饮，立愈。一方，绿豆半升，擂粉，入新汲水搅和，去渣，取汁饮之，解砒毒第一。一方，白洋糖、靛花、淡豆豉、甘草等分，研匀，冷水调灌，即苏。一方，新鲜羊血、鸭血，饮之，皆可解。一方，甘草同蓝汁饮之，即愈。一方，急用密陀僧一两，或二两，研细，冷井水飞，徐徐灌下，或吐或泻，则砒信裹在药末内出矣，神效无比。或外再以井底泥涂胸前。或以生蟹，或用田螺，捣涂脐四旁，更妙。一方，白蜡三钱，研末，调鸡子清三五枚，入口即愈。解人信毒，用藜芦根、青黛、皂荚、胆矾，苦瓜蒂、滑石、生甘草、生绿豆，各等分，捣末，凉水调灌。凡中砒毒，心腹绞痛，欲吐不吐，面青肢冷，用防风四两，煎汤飲之即解。一方，桐树叶捣烂，冲生白酒，饮之即解。一方，杨梅树皮，煎汤二三碗，饮之即愈。一方，紫蝴蝶花根，捣汁一碗，灌下立愈。一方，生桐油灌之，得吐即解。一方，冬青树苗汁，与水相半，灌下。无苗时，用老叶，带水捣取汁。一方，用甘草汤、绿豆汤、夏枯草汁，或鸡子五六枚，打碎和匀，灌下。总以吐尽毒为度，醒后仍颠者，以绿豆汤饮之，毒尽自愈。一方，用白矾三钱，新汲水化下，吐出即愈。一方，或香油一二升，灌服。又扁豆、青黛、甘草各一钱，巴豆去壳一个，一云半个，为末，砂糖大一块，水化调一盏饮之，毒随利下。又稻秆灰，和水淋取汁，冷服一碗，毒随利下。又蓝根、砂糖，擂和水服。一方，酱调水服。若在胸中作楚，急用胆矾研水，灌之。或用真菜油灌之，立解。一方，防风一两，研为末，水调服之。与前方分两、服法小异。〇解食胡粉毒：一方，上号洁白糖、靛花、淡豆豉、甘草等分，研匀，冷水调灌，即苏。一方，砂糖调水服。一方，肥皂捣烂，取汁灌下，皆效。一方，急用大黄、枳实、土茯苓、陈酱，水煎，加焙干雄猪屎入药中服。一方，饴糖四两，硫黄五钱，研末，入猪肠中，两头扎紧，用好陈酒并水，放瓦罐中，火炖一时，取出，再将饴糖与硫黄和匀，为丸如梧子大，每服二十丸，温水或甘草汤下。若有香油，调铅粉服者，肥皂水下。一方，生甘草四两，绿豆二升，汤煎浓，时时服之。一方，木瓜煎水，饮之。一方，生萝卜汁，食之。〇服水粉牙根腐烂，出血不止：一方，管仲、名贯众。黄连，各五钱。为末，水一钟，煎四五沸，入冰片少许，搅匀，漱口，每日一次，忌猪腥油腻一月。一方，麻油和蜜糖食之，亦能解水粉毒。解矾石毒：一方，黑豆煎汁，饮之。解服丹毒：一方，地浆服之为上。一方，蚌肉食之良。〇解食轻粉毒：一方，用黑铅五斤，打壶一把，盛烧酒十五斤，纳土茯苓要白色的半斤，乳香三钱，封固，重汤煮一日夜，埋土中出火毒，每日早晚任饮数杯，溺时以瓦盘接之，当有粉出，服至筋骨不痛乃已。五宝汤：紫草、金银花、山慈菇各一两，乳香、没药各五钱，新汲水六碗，好陈酒五碗，煎至六七碗，空心温服，取汗，不可见风，一二服其毒从大小便泻出。一方，腊猪头骨捶碎，土茯苓舂碎，金银花各一斤，水煎服，即愈。解中冰片毒：饮以新汲冷水，可解。解硫黄毒：令人心闷。一方，取猪、羊热血，饮之。又，宿冷猪肉及鸭肉羹，冷食之。又，黑锡煎取汁饮之。解硇砂毒：一方，生绿豆研取汁一二升，饮之。〇解中巴豆毒：下利不止，口干，两脸赤，五心热。炮姜、川连，炒各等分，为末。每服二钱，水调服，如人行五里许，再服。或煮绿豆汤，冷服之。或川连、甘草煎汁，凉饮之。或芭蕉叶根，捣汁饮之。或以大豆一升，煮汁饮之。又巴豆畏大黄、黄连、芦笋、菰笋、藜芦，各煎冷服，皆能止泻。一方，冷粥一碗，吃下即解。一方，黄连、黄柏煎汤，冷服。又，黑豆煮取汁，饮之。又，寒水石磨水服之。又，菖蒲，或葛根，捣取汁饮之，更以冷水浸手足，忌食热物。又，蓝根、砂糖擂烂，和水服。解食桐油，呕吐不止：将干柿饼食之，立解。急饮热酒，即解。解食闭口椒毒：口吐白沫，气闭欲绝。冷水饮之，解。地浆水更妙。或食蒜，或肉桂煎汁饮之。或煮淡豆豉，饮之。或吃大枣三枚，解之。又，浓煎黑豆汁饮之。又，人屎饮之。或饮醋解之。〇解食蕈中毒：忍冬花叶，亦名金银花叶，生啖之，愈。或煎浓汁，饮之。或人粪汁，饮一升。或地浆，饮一二升，尤效。或大豆浓煮汁饮，服吐利药，并解。饮地浆水三四碗。地浆能解百毒，真神方也。又，马蔺根叶捣取汁，服之。又，人头垢和水服，以吐为度。又，六畜及鹅鸭之属，刺取热血，饮之。又，油煎甘草，冷饮。只多饮香油亦可。中蕈毒，吐下不止，细芽茶为末，新汲水调服，神效。又，荷叶捣烂，和水服。鳖头煮汁，饮即愈。凡菌蕈，如夜中有光者，欲烂无虫者，煮不熟者，煮汁照人无影者，上有毛，下无纹者，仰卷赤色者，俱毒，杀人。六一散：滑石六钱，甘草一钱，研匀，每服二钱，水调服，皆效。〇解食芹菜毒：蛇嗜芹，人中其毒，手青，腹满痛不可忍。用米糖二三斤，日两度服之，吐出如蜥蜴三五枚，瘥。一方，田中泥土，为丸服之。治食芹菜，蚂蝗入腹作痛。解食枫菌毒：令人笑不休。一方，饮地浆，即解。一方，饮冬瓜蔓汁，解之。一方，苦菜、白矾，新汲水服之。一方，饮粪汁，亦可解。一方，采生金银花，嚼之可解。解中野芋毒：食之令人小便秘涩，脐下闷痛，有至死者。一方，以生豉一合，投新汲水半碗，浸浓，顿饮之即愈。〇解中天雄毒：一方，甘草、黑豆，浓煎饮汁。又，防风甘草汤，冷饮之。又，枣肉、饴糖，服之并解。又，干姜煮汁，冷饮之。又，多饮井水，大吐泻即愈。解食附子毒：头肿唇裂，血流，或见内热诸证。急用绿豆、黑豆捣汁，常饮。或大豆汁、饴糖、枣汤，并解之。或，田螺捣碎，绞汁，水调饮之。解中乌头草乌毒：令人麻痹晕闷。甘草煎浓汤，服之。或饴糖、黑豆、冷水解之。或米醋调砂糖，亦可。甘豆汤饮之，生姜汁饮之。又，童尿饮之。又，黄连汤饮之。江左山南有草乌头，其汁煎之，名射罔，俱大有热毒。而射罔更烈，涂破损处，立能杀人。用甘草汁、蓝汁，或小豆叶、浮萍、荠苨汁、冷水，解之。解食钩吻毒：俗名断肠草。生池旁，与芹菜相似，惟茎有毛，以此别之。误食杀人。一方，用荠苨八两，水六升，煮取二升，温分二服。一方，先用鸭蛋三个，将服毒人扶正，撬开牙关，剥开蛋壳，成个灌下三个，待蛋入胃，裹住毒草，次用猪膏溶化，温和灌下一饭碗，后又用黄豆一小升，笋鸡一只，不论雌雄，连毛带肠，同豆捣烂，用清水一饭碗，泡入鸡内，布袋滤去渣，取汁灌下，其毒即吐。如不吐，即用芋苗探喉，或用女人头发髮子探喉，鹅翎亦可，毒吐即愈。其毒在胃者可治，入肠者难治。一方，即取鸡卵未成雏者，研烂，和麻油灌，吐出毒物可生，迟则死也。一方，急以升麻汤探吐，亦好。一方，人屎汁，或白鸭、白鹅断头，滴血入口中。或羊血灌之亦好。一方，葱汁、蕹菜汁、葛汁、鸡蛋清，咸可。解大戟毒：泄泻不禁。一方，煎荠苨汁饮之。一方，菖蒲捣取汁，饮之。〇解芫花毒：一方，柑皮煮汁饮。又，甘草，或防风煎汁，服。解食鼠莽毒：一方，黑豆汁可解。一方，用枯莲房壳，带蒂梗阴干，咀，煎水二三碗，灌之。如无，用荷叶中心蒂，或用藕节，煎汤一碗，温冷灌之，毒即散。解食莨菪毒：一方，用甘草汁，或蓝青汁饮之，即愈。若服药即剧，绿豆汁饮之。甘草、荠苨汁饮之。又，犀角磨水，服之。又，蟹汁服之。又，甘豆汤浓煎，服之。〇解中胡蔓草毒：将粪汁灌之，可解。或饮浸草毒水，百窍溃血，急取抱卵不出之鸡蛋，研细，和麻油，开口灌之，吐出可救。或用韭菜汁，灌下亦可。解苦楝毒：服苦楝根泻不止，飲冷粥止之。解半夏毒：有中此毒，口不能言，倒地将死者，速用姜汁灌之，须臾自苏。又，干姜煮汁服。解斑蝥、芫青毒：中其毒者，必腹痛呕吐，烦躁欲死。一方，用猪膏、大豆汁、戎盐、蓝汁，饮之。又，或用大小黑豆汁服之，并瘥。或用肥皂水灌下，鹅翎探吐，绞喉数次，令吐即活。

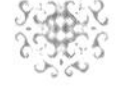

一方，生鸡鸭卵，开孔，灌入口中，连灌五六枚，得吐即活，止痛而愈。倘闭，以箸抉开，灌入。又急用绿豆，或黑豆，或糯米，和水研，取汁服之。又，蓝汁饮之。又，猪肠服之。又，泽兰叶，捼取汁饮。〇解藜芦毒：吐逆不止。一方，雄黄为末，温酒调服一钱。一方，煮葱汁服。又，香油灌之。又，温汤饮之。解雄黄毒：一方，汉防己煎汤，饮之。有用雄黄搽疮，或熏阴囊疮受毒者，防己煎汤，洗数次愈。解食桃得病：一方，取桃枭烧为末，和水服之，即愈。解苦杏仁毒：一方，用杏树皮，煎汤饮之，虽迷乱将死者，亦可救。一方，蓝叶汁饮之。一方，蓝子研水服则解。一方，香油多饮，吐之。又，地浆、蓝汁、甘草汁饮之。杏子双仁者有毒，人误食必死。若中其毒，用此解之，急取吐可解。解艾毒：艾叶久服亦有毒，毒发则热气冲上，狂躁不能禁止，攻眼，有疮出血者，甘豆汤冷服之。蓝叶汁、绿豆汁，饮之。解甘遂毒：一方，黑豆煎汁饮之。解狼毒毒：一方，杏仁研，水和取汁，服之。一方，蓝叶汁饮之。一方，白敛为末，和水服。解犀角毒：多服则令人烦。一方，麝香一字，调水饮之。解踯躅毒：一方，栀子煎取汁，饮之。解海菜毒：凡海中菜，多食损人，令腹痛发气，吐白沫。一方，饮热醋即安。凡海菜伤，皆同此法。解食莴菜毒：一方，生姜汁饮之。〇解食诸菜毒：猪骨烧灰，和水服。又，桂皮浓煎取汁，饮之。又，服瓜蒂散，吐之即愈。见上，解多食生脍不消。发狂烦闷，或吐下，葛根浓煎汁服。生汁尤佳。又，乌鸡屎烧为末，和水服。香油多饮之。又，人乳汁，或小儿尿，服二升即愈。蔬菜、鱼肉毒：苦参剉三两，苦酒即醋也。一升，煎服，吐出即愈。解中白果毒：小儿食之过多，胀闷欲死。急用白鲞头煎汤，频频灌之，少顷自定。解食杂瓜果子过多，腹胀气急。一方，桂心为末，饭丸绿豆大，以水吞下十丸，未愈再服。又方，桂心末五钱、麝香一钱，饭丸绿豆大，白汤下十五丸，即效。解诸果毒：一方，麝香一分，煎汤服。一方，猪骨烧灰，水调服。解食瓜毒：一方，石首鱼炙食。或煮汁服，自消。解苦瓠毒：食苦瓠，吐利不止。一方，饮黍穰灰汁，解之。解漆毒：红斑烂疮。一方，取生蟹黄涂之，不数次即愈。一方：杉木煎，洗之。解煤熏毒：一时运倒，不救杀人。饮冷水可解。或萝卜捣汁灌口鼻，移向风吹，便能醒。或用咸菜水灌之，即愈。〇解石药毒：人参，煮汁服。又，白鸭屎为末，和水服之。解信毒并银匠炉中子毒：锡灰一钱、鸡子七个，将二味搅匀，吃下即愈。〇按：锡灰即白铁消后，锅内所遗渣垢也。再连锅烧红，即化成灰，研为细末，每服二钱。若服毒过多，加倍用，神效。解食银销毒：将黄泥水服二三茶杯，即愈。又方，每日用饴糖四两，捻成小丸，不时以真芝麻油吞下。一方，生羊血灌之，吐尽即愈。〇解误服水银毒：在背阴处掘地二三尺，取泥为丸如梧子大，以冷井水下腹中即泻，水银随下矣。入耳，以黄金枕耳边，则自出。若水银入肉，令人筋挛。以金物熨之，水银乃出蚀金，其病即瘥。本草载荷叶、松叶、谷精、脂萱草、瓦松、夏枯草、水茨菇、雁来红、马蹄香，煎汤服，皆解汞。一方，肥猪肉煮，冷食之。又，猪脂服之。

《重庆堂随笔》卷下：解诸药毒：浓煎甘草汤凉饮。饮地浆水。白扁豆生研末。凉水和服。解误服人参：生芦菔捣汁饮，或芦菔子煎汤服。解诸热药毒：绿豆或甘草浓煎汤冷服。解蒙汗药毒：身不能动，目瞪不言，口吐涎沫者是。饮冷水。忌服姜。白茯苓五钱，生甘草二钱，甜瓜蒂七个，陈皮五分，水煎冷服，大吐而愈。解巴豆毒：芭蕉叶或石菖蒲捣汁饮。大黄、黄连煎汤冷服。巴豆贴肉溃烂，生黄连末水调傅。解椒毒：身冷而麻，口吐白沫者是。地浆水或新汲水饮。啖大枣数枚。解冰片毒：饮新汲水。解附子、乌头、天雄、草乌、射罔毒：绿豆或黑豆煎汤冷饮。甘草、黑豆同煎冷服。解钩吻毒：即断肠草，一名胡蔓草，又名火把花、雷公藤、黄藤、水莽藤，俗呼菜虫药。麻油或桐油或韭菜汁灌之。白矾化水服。金银花、甘草各一两，生大黄一钱，煎服。解藜芦毒：雄黄一钱，研水饮。藜芦傅肉，毒气入内，煎葱汤服。解仙茅毒：大黄、朴硝煎服。解芫花毒：防风煎汤服。解藤黄毒：韭菜水温服。解误服相反药毒：蚕蜕纸烧灰，冷水和服。解野蕈毒：生甘草二两，白芷二两，煎服，以鹅翎探喉，不吐即泻。金银花捣汁饮。绿豆生研，新汲水搅之，澄清服。解白果毒：骤然一声即晕去者是。白果壳煎汤服。白鲞头煎汤频灌。滚水磨木香，入麝香少许灌之。解苦杏毒：杏树皮煎汤服。解樱桃毒：青蔗浆灌之。解诸果毒：猪骨烧灰煎服。玉枢丹水调灌。解桐油毒：食干柿。解石药毒：芹菜或葵菜捣汁饮。解钟乳毒：猪肉煮食。解雄黄毒：防已煎服。解皂矾毒：麦面打糊频服。解砒毒：烦燥如狂，心腹痛，头旋，欲吐不吐，面色青黑，四肢极冷者是。硼砂一两研末，鸡子清七枚调灌。柏树根或冬青叶或夏枯草捣汁饮。明矾、大黄研末，新汲水调灌。中砒毒浑身紫瘰者，急作地浆频灌，待瘰散尽，一吐即苏，虽冬月亦须此法。砒霜傅身，患处痛溃，以湿泥频涂，设毒气入内而作吐泻，饮冷米醋解之，或生绿豆研末，麻油调服。瓷锋入腹：生红芦菔杵烂吞。干饧糖频吞。玉石入腹：葱白煮浓汁服。金银入腹：红枣煮烂恣食。鸡矢半升，水淋取汁一升，饮之，日三，已死者可活。铜铁锡入腹：木贼草研末，鸡子清调服。连根葱煮汁，麻油和服。解铅粉毒：面青，腹中坠痛欲死者是。芦菔或荸荠捣汁饮。麻油、蜂蜜、饴糖和服。解银黝毒：生羊血灌之，吐尽即愈。(〔王孟英〕刊：黝字俗写甚多，诸书所说不一。雄幼时不知所从，夜忽梦一人大声曰：当从北宫黝之黝为是，醒而异之。遍考字义，固宜作黝。语云：思之思之，鬼神通之。岂不信然！故附识之。)解水银毒：开口花椒吞二钱。解轻粉毒：川椒去目，白汤吞服。生扁豆浸透，捣汁饮。解蛊毒：含白矾不涩而反甘，嚼生豆不腥者是。畜刺猬则蛊毒不入。浓煎石榴皮饮。解盘蝥：蚖青毒：六一散凉水和服。解黄蜡毒：冬葵子或白菜煎汤饮。解蟹毒：生姜汁或藕汁、芦根汁灌之。误犯荆芥，误同柿食，均浓煎木香汤饮。解虾毒：橘皮煎汤饮。解蛙毒：车前草捣汁饮。解河豚毒：麻油灌之。茅根、芦根各一两，瓜蒂一个，煎服。紫苏或薄荷捣绞浓汁饮，或以干者煎浓服。解鳖毒：靛青水灌。盐化水饮。解鳝鱼毒：食蟹即愈，或地浆灌。犯荆芥亦饮地浆。解鸩羽毒：白眼朝天，身发寒颤，心中明白，口不能言，一闭目即死。犀角磨汁饮。金银花八两，煎汁二碗，入白矾、寒水石、花粉各三钱，石菖蒲二钱，麦冬五分，煎灌，待目不上视，口中能言，照方减半，再服二剂即愈。解鹤顶毒：糯米煮粥杵烂，过量啜之，亦解鸩羽毒。解雄鸡毒：磨犀角饮。醋饮之。解牛马肉毒：饮人乳。石菖蒲研水服。芦根或菊花连根捣汁，和酒服。解马肝毒：猪骨烧灰，或淡豆豉，或头垢，并水调服。服猪脂一斤。解狗狼肉毒：芦根捣汁饮。杏仁去皮尖四两，研，开水和，分三服。解羊肉毒：甘草煎服。栗子壳煎饮。解猪肉毒：芭蕉根捣汁饮。白沙糖一两，白汤调服。解盐卤毒：生甘草三两，煎汁冷饮。生黄豆水研绞汁饮。解酒毒：大醉不醒。人乳和热黄酒服，外以生熟汤浸其身，则汤化为酒，而人醒矣。瓜果过度者，亦可用此法。解烧酒毒：芦菔汁、青蔗浆随灌。绿豆研水灌，或浓煎枳椇子汤灌。大醉不醒，急以热豆腐遍体贴之，冷即易，以醒为度。外用井水浸其发，并以故帛浸湿，贴于胸膈，仍细细灌之，至苏为度。凡烧酒醉后吸烟，则酒焰内燃而死。亦有醉后内火如焚而反恶寒者，厚加衣被亦能致死。即口渴饮冷，只宜细细饮之，以引毒火外达，若连饮过多，热毒反为骤冷所遏，无由外达，亦多闭伏不救。(〔王孟英〕刊：海阳汪葵田先生《古愚消夏录》云：毒之为毒，暗藏于服食起居中，更有令人不可方物者，如日用饮食；其物性相反，不知误食，以及庖人不善烹饪，未得其法，食之即为中毒，不必服砒、鸩始为中毒

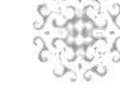

也。此言良是。其所辑《解毒编》一卷，最为详备，而近来尤有甚于砒、鸩者，则亚片烟也。以砒、鸩不易得，而亚片烟遍地皆有，故杀人为独广焉。爰附解救方如下：解亚片毒：肥皂或金鱼杵烂，或猪矢水和绞汁灌之，吐出即愈。生南瓜捣烂，绞汁频灌。甘草煎浓汁，候冷频灌。以亚片灌猪肠中，扎其两头，悬而待之，久则肠裂而断，其性之毒烈，能消刮脂膏也如此，忆甘蔗名接肠草，且甘凉解毒，榨汁频灌，必可得生。）

《青囊辑便》：解中诸毒。（药毒、砒毒、食毒、酒毒、铜铁。）金石药毒，用黑铅一斤镕化，投酒一升，如此十余次，待酒至半升，顿服（《胜金》）。解藜芦毒，水服雄黄末一钱（《外台》）。解狼毒毒，盐汁饮之（《千金》）。中巴豆毒，下痢不止，黄连、干姜等分，为末，水服方寸匕（《肘后》）。解乌头、附子、天雄、芫花、野菌毒，防风煎汁，饮之（《千金》）。雄黄毒，防己煎汁服（《备急》）。丹药毒，萱草根研烂，取汁服（《事林》）。服药过剂闷乱，饴糖食之（《千金》）。狼烟入口，醋少许饮之（《秘方》）。解钩吻毒，面青口噤欲死，葱涕啖之即解（《千金》）。解射罔毒，大麻子捣汁饮之（《千金》）。砒硫毒，黑铅煎汤，服之即解（《集简》）。中砒霜毒，郁金末二钱，入蜜少许，冷水调服（《事林》）。砒石毒，白芷末水服二钱（《事林》）。砒毒，以酱调水，服即解时珍。饮酽醋得吐即愈，不可饮水（《广记》）。桐油二升灌之，得吐即解华佗。将死，五倍子三两，煎水温服（《急救》）。生矾、熟矾各二钱，冷水下（《急救》）。矾、砒毒，大豆煮汁饮（《肘后》）。食毒，用硼砂四两，甘草四两，真香油一斤，瓶内浸之，遇毒服油一小盏。久浸更佳，兼治一切恶疮（《经验》）。闭口椒毒，吐白沫，身冷欲死，以地浆饮之（《急救》）。牛、马肉毒，甘草煮浓汁，饮一二升，或煎酒服，取吐或下，若渴，切不可饮水，饮之即死（《千金》）。食蟹中毒，紫苏煮汁饮二升，或用子亦可（《金匮》）。诸鱼毒，鸡苏浓煮汁饮，良（《肘后》）。鸡子过多，饮醋少许，即消（《广记》）。密器藏肉盖过夜者，为郁肉；屋漏沾者，为漏脯，并有毒，捣韭汁饮之（《备急》）。豆腐毒，饮萝卜汤即解《肘后》。莴苣诸菜毒，饮生姜汁即解(《小品》)。菌毒，梨叶捣汁服吴瑞。犬、马肉毒，心下坚硬，或腹胀，口干发热，妄语，及中鯸、鮧、蟹毒，并药箭毒，用芦根煮汁服（《急救》）。河豚毒，一时仓卒无药，急以清麻油，多灌令吐出毒物即解。兼治砒石、蛊毒（《易简》）。诸鸟肉毒，生扁豆末，冷水服之（《事林》）。服盐卤毒，豆腐浆灌之，吐即解。或青黛调服下（《急救》）。烧酒醉死，急以新汲水浸其发，外以故帛浸湿贴其胸膈，仍细细灌之，醒乃已（《急救》）。经日不醒，黑豆一升，煮取汁，温服三盏，愈（《急救》）。呕吐清水，赤小豆煮汁，徐徐饮之《肘后》。酒醉不醒，米醋半盏，皂角一钱，为末，调灌入口或鼻，即醒（《急救》）。误吞铜钱，多食胡桃自化出李楼。艾蒿一把，水五升，煎一升，顿服，便下（《箧中》）。苍耳头一把，以水一升，浸过十余度，饮水愈（《肘后》）。木贼为末，鸡子白调服一钱（《圣惠》）。生荸脐研汁，细细呷之，自化成水（《百一》）。误吞针铁入腹，医不能治，煮蚕豆同韭菜食之，针自大便出（《积善堂方》）。黄蜡一两，溶化入磁石细末一两，合匀，捻如针大，冷水送下，蜡裹针从便出（《急救》）。铁石、骨刺不下，危急，王不留行、黄柏等分，为末，汤浸蒸饼，丸弹子大，青黛为衣，线穿挂风处，用一丸，冷水化开，灌之（《百一》）。羊胫骨烧灰，煮稀粥食，神效之至（谭埜翁）。

《本草求原》卷一六：鳞部。附解蛇毒法：蛇蟠人足，淋以热尿，或沃以热汤即解。蛇入人窍，以艾灸蛇尾；或割蛇尾，塞以椒末，即出。内解蛇毒，宜雄黄、贝母、大蒜、薤白、苍耳；外解蛇毒，宜大青、鹤虱、姜黄、干姜、黑白豆叶、黄荆叶、蛇含草、犬粪、鹅屎。凡入山，佩雄黄、雌黄，或烧羖羊角烟，或筒盛蜈蚣，则蛇不敢近。

《一囊春》卷上：诸物毒。山岚障毒：羚羊角剉末，调姜汤服。酒毒：生甘草、藿香、砂仁、生姜、红枣，同煎水，冲竹沥服。又葛花五钱，生藕半斤，舂烂，煨水吃。又黑豆煮汁饮。又污泥搭胸前，以干为度。冷菜饭毒：甘草、偷油婆口嚼，吃。菌毒：甘草煎水服。又金银花藤煎水服。又绿豆浆冲水服。又地下土眼泥调冷水吃，黄泥尤妙。果毒：芒硝煎水，冲麝香服。食中不知何毒：绿豆粉一两，银朱一钱，鸡蛋白二个，调上药，冲冷水服。闷烟毒：姜汁水浸手巾，放枕边睡，则不受害。鸡子毒：醋解。并解诸菜毒。斑鸠肉毒：葛根、生姜煎汁服。牛马肉毒：甘草、淡豆豉熬水，冲人乳服。犬肉毒：杏仁、芦根解。蛇遗毒：雄黄为末，冲酒服。蛊毒：吮白矾味甘，嚼黑豆不腥，即是中蛊。石榴皮煎浓汤饮之；或热茶化胆矾一钱，探吐出毒；或米汤调郁金末三钱，令其泻下。又麝香二分，冲酒服。误吞蜈蚣毒：雄黄研末，调香油，和姜汤服。斑蝥毒：绿豆汁和猪油服。诸鱼毒：紫苏、陈皮解。鳖毒：服靛青水解之，蓝汁亦可。河豚毒：五倍子、白矾解。蟹毒：紫苏、藕、冬瓜、蒜并解。误吞水蛭毒：千脚泥为丸，香油滚过，空心温水下，其蛭随土而出。误吞蚂蝗毒：常以蜂糖调水服，自化。又靛青调水饮。○诸药毒。半夏毒：生姜解。藜芦毒：酒调雄黄，或葱汁并能解。杏仁毒：双仁者杀人。杏树皮熬水服。花椒毒：冷水解，或食枣子亦妙。乌头毒：甘草汤，或醋、砂糖服。附子毒：甘草、大枣、绿豆、黑豆、饴糖，共煎浓汁饮。巴豆毒：黄连、甘草煎汤服。钩吻毒：形似芹菜，误食杀人。生鸭血解。雄黄毒：汉防己解。硫黄毒：乌梅、白糖煎汤服。铅粉毒：麻油调蜂蜜、饴糖服。轻粉毒：陈醋调水服。砒霜毒：生白矾和井水服，或用甘草汁、蓝汁亦可。煤炭毒：土炕漏火气而臭秽者，人受熏蒸，不觉自毙。房中置水一盆则解；或用萝卜汁灌口鼻，移向风吹处便能醒，冷水亦好。石灰毒：冷水解。漆毒：生蟹、黄杉树皮煎水服。药箭毒：昏闷，顷刻即死。急饮麻油一杯，以人粪涂伤处。一切百毒：黄土和井水服，能解。误吞五金：砂仁、茨菰、木耳、核桃四味，每少许，口嚼烂，开水吞下。又蜀葵花十朵，煎水服。又胡桃肉多食，自化。又火炭末调猪油，蒸化服。又多食肥肉，自从大便出。

《本草省常·鱼虫类》：饮食解毒方。饮食诸毒：黑豆、甘草，水煎服。蛇遗水毒：明雄黄研细末，开水和服。守宫遗水毒：地浆水解之，或绿豆、甘草，水煎服。诸面毒：萝卜煎汤解之，或蒜汁解之。诸酒毒：葛花煎汤解之，或黑豆煎汤解之。诸菜毒：醋解之，或童便解之。诸菌毒：地浆水解之，或金银花煎汤解之。诸瓜毒：盐解之，或木瓜皮煎汤解之。诸果毒：猪骨烧灰研末，温酒和服。饮食未知何毒：犀角磨酒饮之；或饮苦参汤，令吐亦可；或灌香油，令吐亦可。自死禽兽毒：黄柏研细末，开水和服；或白扁豆研细末，开水和服。中箭禽兽毒：先用盐汤饮之，再煎黑豆汤服。禽兽肝毒：淡豆豉水浸，绞取汁服之，令吐即解。猪肉毒：大黄、枳实、川朴、元明粉水煎服，令泻即解。羊肉毒：甘草煎汤解之，或食栗子三四枚亦解。牛肉毒：甘草、淡豆豉，水煎服。啖蛇牛肉毒：米泔水洗头垢，饮之，令吐其毒。马肉毒：杏仁、甘草，水煎服。马肝毒：雄鼠屎二十七粒，开水和服；或狗屎烧灰，开水和服。犬肉毒：杏仁研细末，开水和服。屋漏滴肉上毒：狗屎烧灰，温酒和服；或饮生韭汁亦可。诸肉过伤：本畜骨烧灰，研细末，开水和服。诸肉停滞：还饮本汁即消，或食本畜脑亦消。鸡子停滞：饮醋少许即消。诸鱼毒：芦根汁解之，或陈皮煎汤解之。河豚毒：槐花微妙、干胭脂，共研细末，开水调服；或饮橄榄汁解之；或饮甘蔗汁亦可。鳖毒：靛青水解之，或饮小蓝汁亦可。蟹毒：生藕汁、热酒和服，或木香煎汤服，或饮蒜汁亦可。一切中毒将死：洁白糖、靛花、淡豆豉、甘草等分，研极细末，凉水调，灌之即苏。

药食慎忌

《活幼口议·议食忌》卷二：议曰：溥天之下，产育既同将护之，因有所不同者，贫富之谓欤。然富与贵，饮食卧具，有益于儿母，贫贱又何以言之。古人有云：病不服药，谓之中医。正如此说，外护寒邪，内节饮食，审物顺时，何疾之有？前云富与贵，伤其大过，贫与贱，用所不及。然不及之意，乃与中医之言，得其所哉？且如变蒸之候数至，其时温热有作，令儿渐固，舒展筋骨，生长百脉，和顺经络，自然之理，何必加药。凡儿渐长，必渐饮食。东西南北，地产果蓏，田种秔稻。山有粟麦，野有蕨笋，鱼有溪池，木有清浊。人之所生，随土地之所宜，饮食亦随其所有。南人不堪食北物，以面为膳，以枣为蔬。北人何可食南物，以鱼为菜，以稖为饭（稖城米）。近海啖之咸鹾，居山食之野味。北果多凉，南果多热，东果多酸，西果多涩，岂宜多食？五脏六腑强纳，疾病生焉。凡小儿心之有病，不可食咸卤。肺之有病，不宜食焦苦。肝之有病，不宜食辛辣。脾之有病，不宜食馊酸。肾之有病，不宜食甘甜。盖由助其它气，而害于我也。莲子、鸡头能通心气，石榴、余甘大涩肠胃，干柿、煮蔗犹能益肺，蒸藕、炊豆于肝宜利，五味唯枣五味子足，脾家可意。肺病忌食肥腻、鹅鸭、鱼虾、渔盐、膻腥咸鹾之类。脾病忌食生冷、甘甜、包气之物。谓馒头、包子、馄饨、鸭卵、肚脏夹饼，皆包气之物。心病忌食心、血、髓、肾、鸡、羊、炙脯、烩炒、煎炸。木肝病忌食肺、头、肚、猪、雀、油腻、湿面。应小儿不问有病无病，并不可与食腰子，及肚、髓、心、血，令患走马疳候。葱、韭、薤、蒜、荽、葛，亦不可与食，令儿心气壅结，水窦不通，三焦虚，神情昏昧。飞禽瓦雀不可与食，令儿生疮癣瘑疥，烦燥遁闷。鲑、鲞、虾、蟹、鳗、鳝、螺蛳、螃蚬之类不可与食，令儿肠胃不禁，或泄或痢，或通或闭。食甜成疳，食饱伤气，食冷成积，食酸损智，食苦耗神，食咸闭气，食肥生痰，食辣伤肺。食味淡薄，脏腑清气，乃是爱其子，惜其儿，故与禁忌。若也恣与饱，重与滋味，乃是惜而不爱怜之，有伤以至丁奚铺露，疾作无辜，救疗无门，悔之不及。育子之家，当宜知之，理宜戒之。

《医说续编·药戒》卷三：圣人谨疾。季康子馈药，孔子拜而受之曰：丘未达不敢尝。余乡有宋老人者，偶得一方，名百病丸，异其药寡而功多，遂合之以馈诸老。适有所厚者，病脾不起。此老亦馈之三丸，酒吞下。是夕愦乱，次早而终。哀哉！以孤弱之元气，加暴悍之毒药，速其未绝之命，可悲也。已世之畜方自信者，亦可为警，宜以圣人之言，冠《药戒》之首。

《本草发明·服药可慎》卷一：热中消中，不可服膏粱、芳草、石药。夫芳草之气美，石药之气悍，皆急疾坚劲，非缓心和人勿服。盖热气慓悍，药气亦然，二者相遇，内伤脾土。土畏木，服此药者，至甲乙日更论。

《阅微草堂笔记》下卷一九：神仙服饵，见于杂书者不一，或亦偶遇其人，然不得其法，则反能为害。戴遂堂先生言：尝见一人服松脂十余年，肌肤充悦，精神强固，自以为得力。然久而觉腹中小不适，又久而病燥结，润以麻仁之类，不应。攻以硝黄之类，所遗者细仅一线。乃悟松脂粘挂于肠中，积渐凝结愈厚，则其窍愈窄，故束而至是也。无药可医，竟困顿至死。又见一服硫黄者，肤裂如磔，置冰上，痛乃稍减。古诗云服药求神仙，多为药所误，岂不信哉！

《中风论》：食物不必过拘，不论寒热，皆可取食。盖食杂则无偏寒、偏热之患，若认定一类为食，则偏矣。《素问》曰：食增而久，谓专食一物者。夭之由也。可以知戒。尝见中风偏枯人，谨守医戒者，虽服药而不愈，其放饭流歠者，虽不药而自愈。可知治病之道，在于得诀，不在于戒口也。惟是习俗相沿，必多疑虑，今亦从俗，但戒动风之物，如雄鸡、鲤鱼、黄鳝、鲜虾、香椿、鲜菌六者而已，其他俱不必戒。至于日用荤肉蔬菜，与卫气相习已久，戒之则无以养胃气矣。〇凡服药饵，有不宜服而服之反无恙也，以其本无甚病，纵误服药饵，亦不过如多食寒物、多食热物而已。盖无病，则人身气血不为之动，故得无恙也。若因其无恙，而辄信为可服，服之日久，未有不增病者矣。此亦物增而久之义也。有不宜服而服之即有害者，以其本有病，稍一误用，则其害立应。盖有病，则人身气血已动，再加误药，以助其病，则病愈剧矣。故曰：不服药为中医。〇凡过服药饵者，其效迟，往往寒之不见其凉，温之不见其热，因其胃口与药习惯耳。有连服十数剂，不甚见功，其实已暗受其益，譬如嗜酒之人，一旦使之戒饮，则反难过矣。

《一囊春·病要禁忌》卷上：有病之人，营卫不固，脏腑违和，若或不慎风寒，不节饮食，以致邪乘虚入，病中添病，变症百端，轻者重，而重者危，可不慎欤？凡风寒未解，痧疹未出，胃气疼痛，惊狂呕吐等症，皆不可遽进饮食。至于烟酒五辛、炙煿厚味，皆助火生热，昏目发疮；鱼腥面食、油腻生冷，皆滞膈生痰，伤脾作泻。服药之人，谨遵禁忌，方保无泻滑。脉沉缓、沉紧，寒凉腹痛便；沉数，骨中如火热漫惊；迟脉濡虚，兼难和胃肺；脉迟涩，虫积迟微，仔细观，一见数弦，惊必急。临时审的要心专，望、闻、问、切细斟酌，少者怀之，寿百年。

《王氏医存·服药禁忌》卷四：古云三分医治，七分调养，信然。凡病未愈，忽添内外杂证，或旧疾复发，皆不善调养所致。如外感等病多热痰，故忌食生热生痰之物。疟疾乃膜原有积，故忌发时以前饮食，及平时粘滞之物。泻痢乃肠胃湿水积滞，故忌助湿添积之物。上有热痰忌补物，下有寒湿忌泻物。服温补药忌食寒性，服寒凉药忌食热性。此等禁忌，诸书皆详言之。又有与药相反相恶之类，尤须禁忌。

《喉证指南·药不须忌》卷二：喉科专家传授，各有忌药。有忌升麻者，有忌细辛者，有忌麻黄者，有忌白术、地黄者，更有全忌表药者。种种恶习，深可慨叹！夫证有必用，虽砒霜皆要药。证不可用，虽参、茸皆毒药。若舍证而言药，何药不忌？

诸家论服药慎忌

《北梦琐言·逸文》卷四：毒菌：江夏汉阳县出毒菌，号茹闾，非茅搜也，每岁供进。县司常令人于田野间候之，苟有此菌，即立表示人，不敢从下风而过，避其气也。采之日，以竹竿芟倒，遽舍竿于地，毒气入竹，一时爆裂。直候毒歇，仍以榉柳皮蒙手以取，用毡包之，亦榉柳皮重裹，县宰封印而进。其赍致役夫，倍给其直，为其道路多为毒熏，以致头痛也。张康随侍其父宰汉阳，备言之。人有为野菌所毒而笑者，煎鱼椹汁服之即愈，僧光远说也。

《卫生家宝产科备要·产前所忌药物》卷五：庐医周鼎集以为歌：斑蝥水蛭地胆虫，乌头附子配天雄。踯躅野葛蝼蛄类，乌喙侧子及虻虫。牛黄水银并巴豆，大戟蛇蜕共蜈蚣。牛膝藜芦加薏苡，金石锡粉对雌雄。牙朴芒硝牡丹桂，蜥蜴飞生更虫。代赭蚱蝉胡粉麝，芫花薇衔草三棱。槐子牵牛并皂角，桃子蛴螬和茅根。榄根硇砂与干漆，亭长溲疏菵草中。瞿麦茹蟹爪甲，猬皮鬼箭赤头红。马刀石蚕衣鱼等，半夏天南通草同。干姜蒜鸡及鸭子，驴马兔肉不须供。切忌妇人产前用，此歌宜记在心胸。

《夷坚志·景志》卷一〇：简坊大蕈：进贤县简坊市，皆诸简所居。田仆赵三，每日入山采薪。庆元元年七月，久雨乍晴，持斧至山颠，见巨松下一大蕈，其径一尺八寸，摘归夸语邻里，以为平生所未见。酒肆王翁尤异之，谓曰：我与尔钱，尔以与我，将挂于店外以诱饮客。赵许之，而嫌所酬之薄，与妻言：蕈如许大，而王翁只肯还五十钱，不如我一家自饱。傍人亦以是赞之。即分擘洗涤，和米加味作臛，唤妻子妇孙均食讫，乃就寝。未及交睫，皆觉腹痛雷鸣，竞奏厕，到明尽死，独一孙数岁，以呕吐得免，简氏为收育之。蕈之有毒固多，此祸一何惨也。王翁家与酒客亦危矣哉！

《医说·误饮蛇交水》卷六：陈斋郎，湖州安吉人，因步春渴，掬涧水两口咽之，数日觉心腹微痛，日久疼甚，服药无效。医诊之，云：心脾受毒，今心脉损甚。斋郎答云：去年步春渴饮涧水，得此。医云：斋郎吃却蛇交水，蛇在涧边，遗下不净在涧水内，蛇已成形在斋郎腹中，食其心而痛也。遂以水调雄黄，服下果下赤蛇数条，皆能走也（《名医录》）。

《儒门事亲·服药一差转成他病说》卷一：《语》云：子之所慎，齐、战、疾。又曰：丘未达，不敢尝。此言服药不可不畏慎也。然世有百十年相袭之弊，至今不除者，敢略数一二，使后车改辙，不蹈前覆。夫伤寒、温疫、时气、中暑、风温、风疟，与中酒伤食者，其初相类，此最误人。或先一日头痛，曾伤酒便归过于酒，曾伤食便归过于食。初觉满闷，医者不察其脉，不言其始，径用备急丹、缠积丹、软金丸、酒症丸。此药犯巴豆，或出油不尽，大热大毒，走泄五七行，或十余行。其人必津液枯涸，肠胃转燥，发黄瘀热，目赤口干，恍惚潮热，昏愦惑狂，诸热交作。如此误死者，不可胜举。若其人或本因酒食致过，亦能头痛身热，战栗恶寒。医者不察其脉，不究其原，反作伤寒食之，桂枝、麻黄、升麻之属，以汗解之。汗而不解，辗转疑惑，反生他证。如此误死者，可胜计哉？又如久病咳嗽，形体羸瘦，食饮减少，旦轻夜剧。医者不察，便与乌梅、罂粟壳、紫菀、枯矾，如此峻攻，嗽疾未除，涩滞之病作矣。嗽加之涩，饮食弥减。医者不察，更以热剂养胃，温剂和脾，致令头面汗出，燥热潮发，形容瘦瘁，涎液上出，流如涌泉。若此死者，不可胜数。又如妇人产余之疾，皆是败血恶物，发作寒热，脐腹撮痛，乳湩枯涸，食饮稍减。医者不察，便谓产后血出数斗，气血俱虚，便用温热之剂，养血补虚，止作寒治，举世皆然。岂知妇人之孕，如天地之孕物也。物以阴阳和合而后生，人亦以阴阳和合而后孕。偏阴偏阳，岂有孕乎？此与禾黍、瓜果之属何异哉？若水旱不时，则华之与实，俱痿落矣。此又与孕而不育者，复何异哉？七月立秋后十八日，寸草不结者，犹天寒故也。今妇人妊娠，终十月无难而生，反谓之寒，何不察其理之甚也？窃譬之冶砖者，炎火在下，以水沃其窑之巅，遂成砖矣。砖既出窑，窑顿寒邪！世俗竟传黑神散之属，治产后一十八证，非徒其不愈，则经脉涸闭，前后淋闭，呕吐嗽痰，凡百热证生矣。若此误死者，不可计之。曷若四物汤与凉膈散停对，大作汤剂而下之，利以数行，恶物俱尽，后服淡甘之剂自愈矣。又如小儿腹满，喘嗽痰涎不利，医者不察，便用白饼子之属。夫白饼子，巴豆大热有大毒，兼用腻粉，其后必生口疮，上喘咳嗽，呕吐不嗜饮食之疾。然此治贫家小儿，犹或可效，膏粱之家，必生他病，又何疑哉？又如泻利之疾，岁岁有之，医者不察，便用圣散子之属，干姜、赤石脂、乌梅、罂粟壳、官桂、石榴皮、龙骨、牡蛎之属，变生小便癃闭，甚者为胀，又甚者，水肿之疾生矣！间有愈者，病有微者也，甚则必不愈矣。又如人病停饮，或因夏月伤冷过多，皆为脾胃客气有余也。宜逐而去之。医者不可以为脾衰而补之，则痞者更痞，满者更满。复有巴豆丸下之者，病虽少解，必不嗜食，上燥之病生矣。又如人因闪肭膝髁肘腕大痛，医者不察，便用针出血，如未愈者，再三刺血。出血既多，遂成跛躄。《内经》曰：足得血而能步。血尽安得步哉？若余治闪肭则不然，以禹功散，或通经二三钱下；神佑丸，或除湿丹百余丸，峻泻一二十行，则痛出当痒发。痛属夏，痒属秋，〔秋〕出则夏衰矣！此五行胜复之理也。故凡腰胯胁痛，杖疮落马，坠堕打扑，莫不同然。盖此痛得之于外，非其先元虚元弱。古人云：痛随利减。宜峻泻一二十行毕。但忌热酒，可一药而愈。勿谓峻泻，轻侮此法。昔有齿痛，连月不止，以铁铃钮取之，血不止而死。又有人因上下齿痛，凡百痛者辄取，不数年，上下齿尽。至五十岁，生硬之物，皆不能食。夫上下齿痛，皆由手足阳明二经，风热甚而痛矣，可用大小承气汤、藏用丸、祛风丸等药泻之，则痛当自止。《内经》曰：诸痛痒疮疡，皆属心火。启玄子云：百端之起，皆自心生。心者，火也，火生土之故也。出牙之误，不可不知。又如治水肿痛者，多用水银、轻粉、白丸子，大毒之药下之，水肿未消而牙齿落，牙齿落而不进食，水尽而立毙。复有人于两足针之，水出如泉，水尽亦毙矣！

《儒门事亲·不忌反忌不忌口得愈》卷九：一男子，病泄十余年。豆蔻、阿胶、诃子、龙骨、枯矾，皆用之矣。中脘、脐下、三里，岁岁灸之。皮肉皴槁，神昏足肿，泄如泔水，日夜无度。戴人诊其两手脉，沉且微，曰：生也。病人忽曰：羊肝生可食乎？戴人应声曰：羊肝止泄，尤宜服。病人悦而食一小盏许，可以浆粥送之。病人饮粥数口，几半升，续又食羊肝（生）一盏许，次日泄几七分。如此月余而安。此皆忌口太过之罪也。戴人常曰：胃为水谷之海，不可虚怯，虚怯则百邪皆入矣。或思荤茹，虽与病相反，亦令少食，图引浆粥，此权变之道也。若专以淡粥责之，则病人不悦而食减，久则病增损命，世俗误人矣。

不可忌口。戴人常曰：脏毒、酒毒，下血、呕血，妇人三十已下血闭，六月七月间脓血恶痢，疼痛不止；妇人初得孕择食者，以上皆不忌口。

《宝庆本草折衷》卷二：《逢原纪略》记药石忌遽服。《泊宅编》云：服金石药者，潜假药力，以济其欲，然多讳而不肯言。一旦疾作，虽欲讳不可得也，可不戒哉！〇《三因方》举张长沙戒人妄服燥烈之药，谓药势偏有所助，胜克流变，则真病生焉，犹悯苗不长而揠（乌八切）之者也。揠，拔也。拔苗欲其速长也。以比人之欲壮其气体而服刚剂者，必有害焉。犹欲苗急长而拔之，反致其枯槁也。〇《避暑录》云世言不服药，胜中医，此语虽不可通行，然疾无甚，若为庸医妄投药，反败之多矣！其次有好服食，不量己所宜，但见他人得效，从而试之，无益而有害。〇《经验方》云：多服食药消食之药，是犹砻磨。快则快矣，其如薄何？有积者则可服。〇记草药尤加谨择。《夷坚志》云：舟中士人携一仆病，脚弱不能行，舟师悯之曰：吾有一药治此病，当以相与。饮胙颇醉，乃入山求得药渍酒，授病者。药入口即呻呼云：肠胃极痛，如刀割截而死。士人咎舟师，舟师恚，即取所余药自渍酒服之，不踰时亦死。盖山多断肠草，食之辄死。舟师取药，为根蔓缠结，醉不暇择，径投酒中，是以及于祸。则知草药不可妄服。〇论曰：昔林希谓非独察脉用方之难，而辨药尤不易也。今观舟师用一种草药，采摘一差，随即害人，矧医家常用，惟草类最繁，动辄数百种，其间有形色近似，而良毒之性迥异者至众也，学者可不于平时讲贯，临用决择耶？〇记下胎娠戒。孔平仲《说苑》云：吕公弼，申公之次子。始秦国妊娠而疾，将去之。医工陈逊煮药将熟，已三鼓，坐而假寐。忽然鼎覆；再煮，再覆。又煮而加火焉。困甚就榻，梦神人披金甲，持剑叱曰：在胞者，本朝宰相。汝何人，敢以毒加害？逊惧而寤，以白相国。后生公弼，位枢密使。〇《邵氏闻见录》

云：李夫人一夕梦神人，令以玉箸食羹一杯，告曰：当生佳儿！后夫人病瘦，医者既投药，又梦寝门之左右木瓜二株，右者已枯，因取药覆之。及期生康节。姓邵，名雍，谥康节。同堕一死胎，女也。后十余年，夫人病，卧堂上，见月色中一女子拜庭下，泣曰：母不察庸医，以药毒儿，可恨！夫人曰：命也。女子曰：何兄独生？夫人曰：汝死，兄独生，乃命也！女子涕泣而去。又十余年，夫人再见女子来泣曰：一为庸医所误二十年，方得受生。与母缘重，故相别。又涕泣而去。○张杲举《名医录》云：京师一妇人，姓白，有美容，京人皆称为白牡丹，货下胎药为生。忽患脑疼，日增其肿。夜夜梦数百小儿哑（子合切，咬也。）脑疼痛，遂死。○论曰：圣人立药以养人，而每虑夫药之害人。曰某药治某病，曰某药堕，胎顾不欲以养人者害人也。今返取毒药以害娠，亦有误投而贻殃及母者，深失圣人全生避患之意，以自速戾，岂不惧哉！

《汤液本草·服药可慎》卷二：热中、消中，不可服膏粱、芳草、石药。夫芳草之气美，石药之气悍，二者其气急疾坚劲，故非缓心和人不可以服此。夫热气慓悍，药气亦然，二气相遇，恐内伤脾。脾者，土也，而恶木。服此药者，至甲乙日更论。

《医经小学》卷一：妊娠服禁（出《便产须知》）：蚖斑水蛭及虻虫，乌头附子配天雄。野葛水银并巴豆，牛膝薏苡与蜈蚣。三棱代赭芫花麝，大戟蛇蜕黄雌雄。牙硝芒硝牡丹桂，槐花牵牛皂角同。半夏南星与通草，瞿麦干姜桃仁通。硇砂干漆蟹甲爪，地胆茅根莫用好。

《全幼心鉴》卷一：不可服凉药：足胫冷、腹虚胀、粪色青、吐乳食、眼珠青、面青白、脉沉微。○不可服热药：足胫热、两腮红、大便秘、小便赤、渴不止、上气急、脉紧数。○论脑、麝、银粉、巴、硝不可轻用。小儿急惊风，古人以其内外热炽，风气暴烈而无所泄，故用脑、麝、麻黄以通其关窍，银粉、巴、硝以下其痰热，盖不得已而用之，其实为风热盛实者设也。世俗无见，不权轻重，每见发热、发搐，辄用脑、麝、蟾酥、铅霜、水银、轻粉、巴豆、芒硝等剂，视之以为常，惟其不当用而轻用，或当用而过用之，是以急惊转为慢惊，吐泻胃虚，荏苒时月，惊风之所为难疗者，正在此也。万一发热惊搐，本为伤风、伤寒、伤食、疮痘而作，误药至此，其为害岂浅浅哉？以理观之，能用细辛、羌活、青皮、干姜、荆芥之类以为发散，胜如脑麝；能用独活、柴胡、山栀、枳壳、大黄之类以为通利，胜如银粉、巴、硝。设或当用而不可无之，亦须酌量勿过可剂，此《幼幼书》所谓泻青圆、导赤散，乃医用之上药者，良以是欤！故论此以为轻用药者，劝药忌脑、麝、腻粉、水银，及用针灸尤忌，皆不可轻用。

《医门秘旨》卷三：药味所忌：牛膝忌牛肉，土茯苓忌茶，天门冬忌鲤鱼，甘草、桔梗、黄连忌猪肉，香附、知母、菖蒲、生地忌铁。○妊娠服禁：芫花水蛭及虻虫，乌头附子配天雄，野葛水银并巴豆，牛膝薏苡与蜈蚣。三棱代赭蚖斑麝，大戟蛇退黄雌雄，牙硝朴硝牡丹桂，槐花牵牛皂角同。南星半夏与通草，瞿麦干姜桃仁通，硇砂干漆蟹甲爪，地胆藜芦都不中。

《医家赤帜益辨全书·服药禁忌歌》卷三：凡服药味实要穷，黄丹朱砂不相逢；随食茯苓忌酸醋，黄连猪肉返为凶；随食鳖甲忌苋菜，细辛远志不相同；随食野猪忌巴豆，地黄大枣不相逢；随食常山忌生葱，半夏羊肉不相同；白术切忌桃李子，兔肉干姜返为凶。凡食杏仁忌粟米，门冬鲫鱼不相逢；服药切忌油腻蒜，生物污臭药相充。面筋豆腐王瓜忌，盐酱从来返药凶。饮食所伤切须忌，兔腥鸡腥发黄肿；鹅肉返兔血不行，姜橘休食血气充；螃蟹芥菜呕吐血，生姜猪肉发为风。○孕妇切忌群肉等，食了兔肉子缺唇；或食羊肉子多疾，桑椹鸭肉子难通；休食鳖肉子项短，食讫犬肉子无声；驴马肉食延月余，食了冰片绝产凶。服药切要忌群物，凡忌一切病难侵。

《士林余业医学全书·用药法则·用药禁例》卷三：麻黄一药，冬月里密，用以发汗则宜。三时误用，令人汗多亡阳。故代以羌活，或苍术，或苏叶。桂枝一药，冬月表虚，用以和血则宜。三时误用，令人血燥生烦，故代以防风。杏仁一药，壮实痰气壅滞者则宜，如里虚误用，反泄大肠气而泻利，代以芎、芷。石膏一药，大寒之剂，胃火痰火甚者则宜，如胃虚误服，反伤胃下利，代以葛根。升麻一药，能散风气，但阳气下陷者则宜。如下虚气不足误服，反致昏闷。姜、附二药，大热有毒，施于沉寒痼冷者则宜。如里实误用，令人失血发狂。硝、黄二药，大寒之剂，施于燥实痞满者则宜。中虚误用，令人大便不禁。右所忌之药，正为寒凉耗其胃气，辛热损其汗液，燥热助其邪热，故不可不慎也。今人麻、桂、石膏辄漫用之，岂未闻此义乎？余窃为之三叹！○白粥、盐豉，皆淡渗利小便，大泻阳气，反行阴道。下虚切禁。脾胃虚者，朱、泽、苓、通、车、滑、灯草、琥珀，皆行阴道而泻阳道。大咸之物，助火邪而泻肾水真阴。及大辛味蒜、韭、醋、姜、桂之类，皆伤元气。

《百代医宗·辩用硝黄巴豆误人论》卷二：人病耗气失血之余，年老之人多有秘结之患。人皆不知此意，只用大黄、芒硝，重与牵牛、巴豆，随利随结，殊不知皆因血少津液枯竭，肠胃干燥之人，宜用麻仁、杏仁润滑之剂，肠润滋胃，其病自愈。若用大黄、巴豆之类，损其阴血，故病愈剧矣。所以《局方》制麻仁丸，少用大黄，治老人风秘血少，肠胃燥结者此也。但世俗不考，而利用者利之，而麻子仁治于不足之证，宜施老人者，今人且少用焉。硝、黄、巴豆，治于有余之证，施宜壮旺者可也。今俗不审长幼盛衰，而一施于硝、黄、巴豆，以言其功且速，其不谬哉？宁得不误人之天命也耶？而今而后药性病情，切要审详，毋得辄自孟浪。

《医宗粹言》卷四：当禁不禁，犯禁必死。张子和云：病肿胀既平，当节饮食，忌盐、血、房室，犯禁者病再作，乃死不救。病痨嗽，忌房室、膏粱，犯者死。○伤寒之后忌荤肉、房事，犯之者不救。水肿之后忌油盐。病脾胃伤者，节饮食。滑泻之后忌油腻。此数者决不可轻犯也。时病新差食蒜鲙者，病发必致大困。时病新愈食犬、羊肉者，必作骨蒸热。时病新愈食生枣及羊肉，必作膈上热蒸。时病新愈食生菜，令人颜色终身不平复。病人新愈饮酒、食韭，病必复作。○不必忌而忌之过。张子和曰：脏毒、酒毒、下血、呕血等症，如妇人三十已下血闭及六七月间血痢，妇初得孕择食者，已上皆不禁口。凡久病之人，胃气虚弱者，忽思荤茹，亦当少少与之，图引浆粥谷气入胃，此权变之道也。若专以淡粥责之，则病不悦，而食减不进，胃气斯所以难复，病所以难痊，此忌之之过也。智者通之。

《济阴纲目·论产后服热药之误》卷一一：丹溪曰：或问新产之妇，好血已亏，污血或留，彼黑神散非要药乎？答曰：至哉坤元！万物资生，理之常也。初产之妇，好血未必亏，污血未必积，脏腑未必寒，何以药为，饮食起居勤加调护，何病之有？诚有污血，体怯而寒，与之数帖，亦自简便。或有他病，当求病起何因，病在何经，气病治气，血病治血，何用拘执此方，例令服饵？设有性急者，形瘦者，本有怒火者，夏月坐蓐者，时在火令，姜、桔皆为禁药。生于将护之法，尤为悖理。肉汁发阴经之火，易成内伤之病，先哲具在训戒。胡为以羊、鸡浓汁作糜，而又常服当归建中汤、四顺理中丸，虽是补剂，并是偏热，脏腑无寒，何处消受？若夫儿之初生，母腹顿宽，便啖鸡子，且吃火盐，不思鸡子难化，火盐发热，展转生证，不知所因，率尔用药，宁不误人！予每见产妇之无疾者，必教之以却去黑神散，与夫鸡子、火盐、诸品肉食，且与白粥将理，间以些少石首鲞煮令甘澹食之，半月后方与少肉。若鸡子亦须豁开澹煮，大能养胃却疾。彼富贵之家，骄恣之妇，卒有白带，头风气痛，膈筑痰逆，口干，经事不调，发秃体热等证，皆是阳盛阴虚之病。天生血气，本自和平，曰盛曰虚，又乌知非此等谬妄，有以兆之耶！

《五杂俎》卷一：一人啖豆三年，则身重难行，象肉亦然；啖榆，则眠不欲觉；食燕麦，令人骨节解断；食燕肉，入水为蛟龙所吞；食冬葵，为狗所啮，疮不得差；食绿豆，服药无功；藕与蜜同食，可以休粮；大豆多食，可以不饥；芎䓖常服，令人暴亡，银杏亦然。

《治痘十全·痘药禁忌》卷三：三日之前勿用人参，况血热而痰壅及热咳而毒深。肺火勿用黄芪，及血热与斑红，咽痛音哑喘嗽，痘枯血滞休庸，浆足不可多用，恐难靥而生痈；施于红紫壮实，毒炽转黑无功。脓时如用白术，浆干燥而不行，热盛喘嗽，烦渴失音，热毒烦躁，不可胡斟。何况苍术燥烈难禁。苟脾虚而胃弱，去生地之寒凝；若必须用，酒炒方行。假寒阴虚内热，休将附子沾唇。当归宜用酒炒，大便滑者须停。麦冬早用，引毒内行。天冬伤脾寒胃，轻投便绝其生。夏天不宜二活，况汗多而表虚。痘后寒症，莫用柴胡。升麻多用，倒陷堪虞。川芎味性走窜，七日之后宜除，恐难收敛，发泄太虚。白芍补表收敛，七日前用宜疏。自初起以至灌浆，脉沉胃弱忌黄芩。痘之未出，黄连宜禁。防风走气耗血，味辛，不可以恒。阴虚火盛忌用白芷，血虚灌浆不宜，瘙痒甚时略取。干葛、升麻有五忌：汗、惊、唇白、眼稍红、见点勿用，夏月休逢。见点忌服麻黄，误用表虚气脱。细辛燥烈，不可乱服。木香多用，真气走泄，热症燥症，切不可啜。肾经痘及脾虚，忌用元参入药。菖蒲味辛多散，阴亏心散休庸。五味酸敛不宜痘中；咳嗽火盛未清，用此敛遏必凶。初泻有火，肉蔻休服。咳嗽、喉痛、音哑、灌脓，砂仁勿啜，如不得已，盐汤炒熟。虚人泄泻，并忌龙胆。茜草凉血，虚寒且慢。妄用大黄，脾胃则败。虚火上炎咽肿，山豆根兮休买。苟非黑陷烦躁秘结，不可妄用牵牛、大戟。痘疹陷伏，因于湿热，酒洗防己，方可煎服。痘夹血症，暂用蒲黄。肺胃毒盛，休使茴香。紫草性寒滑利，多用恐成泄泻。蒌仁不宜吐泻，薄荷多用泄气。半夏燥咽，兼损孕妇；灌浆痰燥，不可入口。牛蒡通肌滑窍，多服表虚动气；人虚弱则元气耗散，出不快而变泻，尤忌。实热痘后作痒，肉桂皆不可用。桂枝不宜痰嗽，能使血崩胎动；况血燥血热，而音哑咽痛。茯苓走渗，灌浆最忌，内防发渴，下泄水气。赤苓泻热不补，便汗阴虚宜去。痰癖食胀血积，方可暂加枳实，宜用麸炒，无故勿服。热盛气粗，食积气滞，方进枳壳。桑虫之性阴湿，忌投泄泻浆足。山栀苦寒伤胃，腹皮损脾下气。诃子阻塞肌窍，气虚使痘不进，暂可用兮，泄泻太甚。竹叶损气，灌浆最忌。胃强肺热宜竹沥，脾虚肠滑便不济。槟榔坠下，虚症休加。乳香辛香走气血，脓多痈溃莫沾牙。丹砂虽云解痘毒，热盛狂言方可服；心血一凉，痘何由发？轻粉凉血散毒，止堪合入掺药。胃寒禁用石膏，痘家只宜少服。热甚惊狂谵语，利便方用滑石，逐心腑之热结，轻投恐成冰伏。初起烦闷欲死，秘结朴硝斟酌。痘毒胀满，忌用神曲。内实壮热，莫进炮姜。夏月多汗，葱白休尝。陈皮不宜灌浆，血脱气虚尤禁。龙眼、山查便溏休进。初起可食核桃，却不宜于虚滑。犀角入心凉血，仅解痘后余毒；在后用则引毒入心，在初用则毒气冰伏；代以羚羊，清肺可服。麝香切勿多用，发泡爬便亡。川山甲而多用，耗血燥咽宜防。蝉蜕开肌滑窍，多服泄气表虚。大儿饮乳，便溏堪虞。紫河车、脐带虽为血肉之质，但一离人身，真气已脱，则是死人之肉耳。朽秽毒厉，切不可用。蚯蚓伤生，兼且有毒，无药可解。白鸽力小，用之有损无益，不如雄鸡力大。痘疮要回浆，与痈疽须出毒者迥别。今杭医治痘，多用治痈之品，故多顶破浆流，久而不靥，而不知其药性之不对证。他如无风而用全蝎，胃弱而用石膏，相习成风，所当救正也。出见三日，杭医不问虚实寒热，见点子不透，率用大黄下之，殊不知痘疮，有下之而即透者，有下之而不透者，有虽用大黄下之而不得下者，此各有所因，或因风寒闭塞肌理，或因体虚送毒不出。若不开通窍脉，补助正气，而妄用大黄下之，则毒必内攻而告变矣。语云：关门打贼，不如开门放贼。治痘亦然。为医者不可不明此理。近日更有用新鲜生地者，尤为可怜。夫怀庆大生地能滑肠下利，故古人重以为戒。即《本草》云：治伤寒阳强，痘症大热，乃言怀庆大生地以酒浸透，捣汁用之，非他处新鲜生地，可治此二病也。今杭医即用本地所产，阴寒湿毒，入口伤人，所以伤寒痘症，服此者十死八九，可不戒哉？可不惧哉？

《丹台玉案》卷五：怀孕药忌：蚖蝥水蛭地胆虫，乌头附子配天雄；踯躅野葛蝼蛄类，乌喙侧子及虻虫；牛黄水银并巴豆，大戟蛇蜕与蜈蚣；牛膝藜芦并薏苡，金石锡粉及雌黄；牙硝芒硝牡丹皮，蜥蜴飞生及䗪虫；代赭蚱蝉胡粉麝，芫花薇蘅草三棱；槐子牵牛并皂角，桃仁蛴螬和茅根；梡根硇砂与干漆，亭长波流菵草中；瞿麦茄蟹爪甲，猬皮赤箭赤头红；马刀石蚕衣鱼等，半夏南星通草同；干姜蒜鸡及鸡子，驴肉兔肉不须供；切要妇人胎前忌，此歌须记在心胸。○怀孕食忌：凡受孕之后，切宜忌不可食之物，非惟有感动胎气之戒。然于物理，亦有厌忌者。设或不能禁忌，非特延月难产，亦能令儿破形不寿。慎之！慎之！鸡肉、糯米同食，令儿生寸白虫。食蓟鱼、鲙鱼及鸡子，令儿成疳多疮。食犬肉令儿无音声。鸭子、桑椹同食，令儿倒生心寒。食螃蟹，令儿横生。食鳖，令儿项短及损胎。食兔肉，令儿唇缺。雀肉同豆酱食，令儿面生黑子。豆酱同藿香食，令之堕胎。食雀肉，令儿不耻多淫。食山羊肉，令儿多病。食椒、蒜，令儿损目。食生姜，令儿多指生疮。食虾蟆、鳝鱼，令儿喑哑。食驴、骡、马肉，令儿延月难产。

《裴子言医》卷一：病有以药伤而变重者，甚有变证莫识而卒致危亡者，不可不知，不可不慎。昔一妇患经闭，服血药过多，血不行而饮食反减，又增寒热呕逆，医犹为瘀血攻心，倍加峻削。病者忽发神昏齿噤，口角流涎，状类中风。胗其脉伏而微，心下按之满急且有声，曰：此饮证也。询之，乃为药所伤，非涌法不可。急取油鹅翎探之，一涌而出酸水四五升，随醒。先用燥湿宽中药，次与补脾健胃，俟饮啖起居如故，始进通经丸，血乃行。一人病疟兼旬，胸满而畏食，胃气不清故也。医不审，与以加减补中益气汤二服，疟反大剧。易用鳖甲、何首乌等药，作大剂以截之，更胀呕不胜，汤饮俱废。或疑其误服补药，与陈皮、莱菔等汤，病益加。予胗之，六脉濡弱，此湿气满胸膈也。以苍术为君，佐半夏、厚朴、泽泻、豆仁等，少加姜汁、食盐。徐徐与之。不食顷，然欲吐，即探引得吐黄涎恶水甚多，始平，疟亦渐止。又一小儿，甫三岁，得心腹痛疾。医者处剂太重，煎汁又浓，更灌之乳食后，反增呕吐，发寒热而兼喘。更数医，咸罔效，渐变昏瞶，不醒人事。其家以为不可救，遂勿药以俟之。自晨至昏，忽闻腹中汩汩声，上下者数四遗秽汁斗许而苏。凡此等病患者甚多，不能悉举。总之人身以胃气为本，胃气伤，虽对病之药皆不能运化而取效，反生他证。今之病家、医家，均不之察。凡有病辄投以药，不愈更医以药，旋已旋药，甚至病久脾虚，饮食不进，不思顾其生化之源，而犹乱投汤剂，致中气受伤，变证百出而死者不少矣，可不慎欤！

《元素集锦·戒律》：白术，痈疽禁用，为多生脓。肉苁蓉骤用则动大便。而小儿痘疹不作脓者，用白术以生脓。老人血少便秘者，用苁蓉以润燥。不特此也。甘遂、甘草同用则杀人，而古人用为吐药。是故明于理者，用其损亦益，昧于理者，用其益亦损。夫人参补虚之要药也，而实其实则杀之。医可不明理哉？

《疹症全书》卷上：杜仲、补骨脂、枸杞子：即腰疼，不可用。茯神、柏子仁、酸枣仁：即虚烦不寐，亦不可用。苁蓉、巴戟：尤所大忌。

《胎产指南》卷五：产妇禁药。一、产妇气不顺，禁用枳壳、厚朴等耗药。二、产后伤饮食，禁用枳实、大黄、蓬、棱。三、产后身热，禁用芩、连、栀、柏。四、产后七日内，禁用地黄、芍药。五、产后血块痛，禁用牛膝、蓬、棱、苏木。六、产后大便不通，禁用大黄、芒硝。七、不可服济坤丹，要损血气。八、不可服瘦胎丸，要伤胎。九、不可用《产宝》峻药方。○产后忌食诸物。一、果忌梨、藕、橘、柑、柿、西瓜，要停血作痛。二、食忌冷粉、绿豆、冷饭、荞麦，要停血作痛。三、忌鹅、犬、猪、牛首肉，恐犯诸药，又恐停血块作痛。四、忌苋菜、生菜、薹菜，停血痛。五、忌沙糖酒，要损新血。六、忌独煎山查汤，损新血。七、忌多食胡椒、艾、酒，行血致崩。八、忌生姜酒，宁波俗弊，发汗行血。九、忌浓茶汁，寒停血块痛。○乡俗产后十弊。一、产毕毋令食牛、羊、猪、鹅肉、鸡子、面物，虚人难消化。二、毋食凉粉、绿豆、粥澉汁、荞麦面。三、毋多食胡椒、艾、酒，血块虽得热流通，新血亦不宁，防崩漏。四、产后宁波俗弊，多用姜数斤，以消血块，发热亡血致危。五、产后毋食梨、橘、柑、藕、冷菜及冷药、冷水，致血块凝结。六、毋食橙丁、橘干、枳术、香砂等丸，重损新血。七、七日内，毋劳洗以劳神，毋勉强早起，以冒风寒。八、产后月之内，毋多言劳女工。九、产后暑月，毋用冷水洗手足。十、产后遇大寒月，用小衣烘热，常温腹内，冷则块痛久，虽药不行。○产后用药十误。一、产后误用耗气、顺气等药，胸膈饱闷，虽陈皮不可用至五分。二、误用消食药，多损胃减饭，甚至不进食，且凝血块。三、身热，误用芩、连、栀、柏，损胃增热，甚至不进食，且凝血块。四、三日内未服生化汤以消血块，毋轻用人参、耆、术、熟地，致块不消，至危亡。五、毋用地黄，以滞恶露。毋独用枳实、枳壳、牛膝以消块。六、毋用大黄、芒硝以通大便，致泄泻成鼓胀。七、毋用苏木、三棱、蓬术、牛膝以行血块，致损新血。八、俗多用山查一味煎汁，以攻血块，成危疾而死人，不可不知也。九、毋服济地丹两三丸，下胞下胎。十、毋信《产宝百问》及《妇人良方》。

《医学集要·妊娠忌药》卷一：乌头侧附与天雄，姜桂桃仁干漆同；牛膝薏苡及通草，丹皮瞿麦星半共。牵牛茅根槐皂子，芫花大戟蓬术棱；巴硝水银牛黄麝，金石锡粉与毒虫。

《嵩厓尊生全书·热补为害论》卷四：六味丸加桂附，益火也。乃今之豪贵者，不问阴阳虚实概用之，此拘于阳能生阴，阴不能生阳之说也。即间知桂附不宜轻用，而又引引火归源之说以为解。夫豪贵之家，酣饮助火，恣欲亡阴，往往用此，无依之火未归源，而阴火转炽，是未受阳生之益，先贻壮火之患也。故古人云：寒药不可多，热药不可久。

《胎产心法》卷上：妊娠药忌歌。蚖斑水蛭地蟾虫，乌头附子及天雄。野葛蝼蛄类，乌喙侧子与虫。牛黄水银同巴豆，大戟蛇蜕及蜈蚣。牛膝藜芦和薏苡，金银钖粉黄雌雄。牙硝芒硝牡丹桂，蜥蜴飞生与虫。代赭蚱蝉胡粉麝，芫花薇衔草三棱。槐子牵牛并皂角，蛴螬桃核共茅根。干姜硇砂与干漆，茼草伤胎一样同。瞿麦芦茹蟹甲爪，猬皮赤箭赤豆红。马刀石蟹衣鱼辈，半夏南星通草同。丹遇胎前除各味，又能活泼号良工。 ○产后药误须知。产后勿轻用乌药、香附、木香，及耗气顺气等药，用之反增满闷。虽陈皮，用不可过五分。 产后勿轻用青皮、厚朴、山查、枳壳、陈皮消食药，多损胃减食。即枳壳、香砂等丸，亦多损气血。 产后勿用青皮、枳实、苏子以下气定喘，用之元气必脱。 产后浮麦伤胃耗气，五味能阻恶露，枣仁油滑致泻，均为禁忌之品。产后身热，误用黄芩、黄连、黄柏、栀子，损胃增热，致不进饮食，且黄芩苦寒，无论恶露净与不净，皆非所宜。 产后四日内，未服生化汤以消血块，勿先用人参、耆、术，致块不除。 产后勿轻用牛膝、红花、苏木、枳壳等类以消块，犹忌多用、独用。至于三棱、莪术、枳实、山查等峻药，更不可用。若误用，旧血骤下，新血亦随之而损，祸不可测也。予每见俗用山查一味煎汁，以攻血块，致成危证，频服两三帖，必死。 产后勿轻用生地黄，以滞血路。 产后不可用大黄、芒硝以通大便，反成膨胀。 产后不可用五苓以通小便，用之愈闭。 产时不可用济坤丹以下胞胎。不可信《妇人良方》及《产保百问》，俗医多有守此二书以治产。用芎、归、白芍、生地，误人实甚，余可知矣。

《不居集·草药不可妄用》卷二〇：绍兴十九年三月，英州僧希赐往州南三十里洸口扫塔，有客船自番禺至，舟中士人携一仆，仆病脚弱不能行。舟师悯之曰：吾有一药，治此病如神，饵之而差者，不可胜计。当以相与，既赛庙毕，饮胙颇醉，乃入山求得药渍酒。授病者令天未明服之。如其言，药入口即呻吟，云肠胃极痛，如刀割截，迟明而死。士人以咎舟师。舟师恚曰：何有此？即取昨夕所余药，自渍酒服之，不踰时亦死。盖山多断肠草，人食之辄死。而舟师所取药，为根蔓所缠结，醉不暇择，径投酒中，是以反为祸。则知草药，不可妄服也。

《种痘新书》卷二：酌量药品。牛蒡：通肌滑窍而解毒，多服恐内动中气，外致表虚。蝉退：能开肌利窍，使痘上升，多服则泄元气，以致表虚，痘必虚抬空壳。紫草：解毒凉血而滑大肠，多服恐成溏便。白术：健脾养胃，其功敛脚干浆，初发虑其滞毒，起胀畏其干汁，是以初中皆忌，惟浆清收靥时宜用。苍术：去湿辟邪，多服则润湿之气不行，痘必难以行浆。猪苓、茯苓、车前、木通：皆利水渗湿之药，升水之时皆忌用，痘之前后则宜。诃子、龙骨、枯矾：皆能阻塞肌窍，使毒不得外宣，虽能止泄，亦不可多施。大黄：荡涤污秽，消耗胃气，虽遇实热，不得已而用之。然亦不可轻试。枳壳：下气宽中，多用则损中气，能令泄泻。惟初发可用，起胀收结俱忌。生地：凉血润肠，虚者恐生泄泻。干葛：退热解肌，多用恐致表虚，而痘反不长，痘出忌用。山查：消导解结，始终可用。然多则恐致内虚。麻黄：走泄发汗，慎勿妄用。砂仁：和中暖胃，多用亦能散气。参、芪：皆补气助火，虚症则宜。若热甚者误投之，则毒愈盛而血愈热矣。桂、附：有回阳之功，寒战咬牙用之效捷。若实热而妄用之，则必立变黑哑矣。此药品过用之弊，又为谆谆致戒也。

《金台医话·金石春房之药断不可服》：今人不知医道，误信一切方士之言，纯用阳药纵欲贪淫，藉此以为长夜之乐。抑或无子，藉此以为壮阳之具。皆非也。不知一人之身，全赖肾水滋养，犹草木赖雨露而后润泽也。金石春房之药，全是一片烈火，火焚有不燎原者乎？烧干肾水，有病丛生，其不死也几希。况近世之人，禀赋极薄，元气极亏，先天肾水十有九虚，再加欲火焚身，肾水更涸，是自求速死也，又何怪焉？故特戒之！

《卫生要诀·孕妇服药忌论》卷一：《经》曰：阳搏阴别，谓之有子。又云：少阴脉动盛者，妊子也。因思天地絪缊，万物化醇，男女媾精，万物化生。干道成男，坤道成女。男女居室，人之大伦。所以太极生两仪，两仪生四象，四象生八卦，八卦定吉凶。从可知吉凶之道，自古有之。而趋避之法，尤当急讲。妊娠之病，千条万绪，总归于一。一者，血也，血有不足，病端多矣。随症调摄之方，临盆产后之法，余于《达生编》中条分缕析矣，兹不复赘，用者可参考之。至妊娠之药，病时不能不用，用时不可不慎，一有不慎，为害百端。兹特择其于妊娠最忌者，胪列如下。〇孕妇忌服诸药：乌头、牵牛、通草、天雄、厚朴、红花、南星、槐子、苏木、半夏、桃仁、麦蘖、巴豆、茅根、葵子、大戟、干漆、赭石、芫花、瞿麦、常山、牛膝、三棱、水银、皂荚、鬼

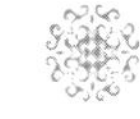

箭、锡粉、硇砂、砒石、水蛭、芒硝、硫黄、虻虫、雄黄、斑蝥、蜘蛛、蝼蛄、蜈蚣、蛇蜕、蜥蜴、牛黄、麝香、雌黄、兔肉、蟹爪甲、犬肉、马肉、驴肉、羊肝、龟、鳖、小蒜、雀肉、茜根、赤箭、附子、肉桂、丹皮、生姜、干姜、黄连。 〇孕妇忌服总结：以上孕妇忌服之药，共得六十种。往往病者不及检点，医士妄投方剂，一损两命，祸不堪言。惟末后六种附子、生姜、丹皮、肉桂、干姜、黄连，尚可酌用，即《内经》所谓有病则病受之是也，用者慎之。至孕妇饮食之品，有最相宜者，有最不相宜者，亦详叙《达生编》中，参阅可也。

《咽喉脉证通论·用药禁忌》：古有甘桔汤，乃清喉之要剂，今人见有患喉证者，即用之而无疑。嗟乎！此犹抱薪救火，非能愈疾，而更增其疾矣！何以言之？夫喉证乃火毒上升所致，须以降气泻火为要。甘草补中而不泻火，既受其补，则火愈炽，病愈重矣。桔梗引诸药上行，药既上行，则痰与火亦引之而上行，势必喉间壅塞，于病更加重矣。故小儿惊痰，大人痰火，桔梗是最忌者。《本草》云升麻引胃中清气上升，又可代犀角，似乎可用。不知一用，其痰火与气一齐上涌于咽喉之间，四肢逆冷，喘急异常，为害匪浅。若在他证，犹或可用，如锁喉服之，则不治矣。半夏虽消痰，若喉证痰重者，误用之，祸不旋踵，盖此乃治脾家湿滞之痰，至于喉证有痰，总不外肺中热火，何可以半夏之燥烈治之乎？老姜辛辣发散，虽喉证亦以发散为主。然过用辛辣之味，则以火益火，大非所宜。此五者与喉证关系甚重，故特表而出之，至别药之中，亦多禁忌，惟业医者审择用之，兹不多赘。

《类经证治本草》：诚斋妊娠药禁歌曰：堕胎之药最须明，犀角牛黄薏苡仁。皂角牵牛并淡竹，神红二曲及南星。半夏蒺藜花蕊石，苎根黑豆重黄金。益母木通茺蔚子，车前通草与三棱。鬼箭夜明砂鼠屎，冬葵滑石土瓜根。桑树有虫香禁麝，葛根榆白葧荠名。麦芽瞿麦兼硝朴，石脂故纸毒虻虫。肉桂伏龙肝附子，炮姜槐角不留行。朱雄蟹爪川山甲，蜀漆红花没药灵。商陆延胡兼大戟，紫葳巴豆贝珠名。以上妊娠俱忌此，不记真时误杀人。更有通经药品多，蛤花二粉射干和。马鞭茜草加葶苈，莪术姜黄卷柏留。川椒山甲灵脂蟹，寄奴连异漏芦收。原蚕皆是通经药，孕妇逢之便可愁。还下催生有十般，余粮海带蜀葵逢。预知子及山查子，蒲黄柞木芫花根。麻仁皆取催生育，无故临之祸转增。却怪胞衣不下来，栝蒌一味可能催。产后忌之赤白芍，犹嫌峻补自招灾。

《周氏秘珍济阴》卷上：茯毛、紫苏、香附、陈皮、枳壳之属，本行胎中滞气。黄芩、黄连之属，本清胎热。若用之太早，体虚者是益以虚，而堕胎必矣。惟胎至五六月，胎气渐逼，可斟酌用之。

《跌损妙方·药中禁忌》：乳香、没药二味，方中屡用，务要去油。若不去油，恐其再发。小儿骨一味，方中亦间用之。余谓小儿何辜，甫离母腹，骨化形销。以人治人，残忍殊甚。大造丸有紫河车。张景岳以为戕厥子之先天，劝人少用，况儿骨乎？余辑诸方，见有用此者，悉行裁去，以猴骨代之。

《归砚录》卷二：古书所载，有不尽然者。厚味生痈疽，膏粱之变，足生大疔。此忌口二字之所本也。余谓此为富贵之说法，非所以论大概也。《千金》《外台》无不以慎口腹为要务。东垣云：痈疽食肉，乃自弃也。究之诸公当日所交游者，皆富贵也。王氏自谓我术但治贫病，然以刺史之尊，于民间日用疾苦，相离尚远，其所称贫病，非藜藿无告之贫也。若劳苦贫人所患疡毒，皆由六淫外乘，而医者不知变通，甚至蔬腐不许入口，一餐之间有许多禁忌，几有绝食之苦，病人何以堪此？因之胃闭而病不能愈。此由见理不明，操技不精，藉忌口二字为口实，以文过而饰非。及至用药，则蜈蚣、桑虫、甲片、蜂房、蛇蜕、角刺诸毒药，浪用无忌，何独于寻常食品而严申禁戒乎？

习而不察，曷胜浩叹！若能于富贵人退之，贫苦人进之，庶乎两得其平。盖胃气充足，病必易愈，肌亦易生。设此义不知，亦焉能识病情而施妙治乎？

《冷庐医话·补编》：食忌。医书所载食忌，有无药可解者，录以示戒。痧症腹痛，误服生姜汤；疔疮误服火麻花；骨蒸似怯症，误服生地黄；青筋胀，即乌痧胀。误认为阴症投药；渴极思水，误饮花瓶内水；驴肉、荆芥同食；茅檐水滴肉上食之；食三足鳖；肴馔过荆林食之；老鸡食百足虫有毒，误食之；蛇虺涎毒，暗入饮馔食之。〇药忌。吴江徐灵胎征君大椿，谓医药为人命所关，较他事尤宜敬慎，今乃眩奇立异，欲骇愚人耳目，将古人精思妙法，反全然不考，其弊何所底止，略举数端，以示儆戒。〇余按：徐氏所指，诚切中要害，惟海参淡食，最能益人，尝有食之终身而康强登上寿者，惟不宜与熟地等药同煎耳。又枇杷露，治肺热咳嗽，获效颇速，似不当在屏弃之列。

《随息居重订霍乱论·治法篇》：附妊娠药禁。《潜斋丛书》云：甘遂没药破故纸，延胡商陆五灵脂，姜黄葶苈穿山甲，归尾灵仙樟（脑）续随，王不留行龟鳖甲，麻黄（川）椒（神）曲伏龙肝，珍珠犀角车前子，赤芍丹参益（母）射干，泽泻泽兰紫草郁（金），土瓜根滑石（自犀角至此，虽非伤胎之药，然系行血通窍之品，皆能滑胎，非坚实之体，不可轻用。）及紫葳（即凌霄花）。猛厉之药，皆能伤胎，人犹知之。如薏苡、茅根、通草、厚朴、益母之类，性味平和。又为霍乱方中常用之品，最易忽略，不可不加意也。〇产后。丹溪一代宗工，乃谓产后宜大补气血为主。虽有别证，从末治之。景岳已辨其非矣。而俗传有产后宜温之说，不知创自何人，最为悖谬。夫产后阴血尽脱，孤阳独立，脏腑如焚，经脉如沸，故仲圣专以养血消瘀为主。而石膏、竹茹亦不禁用。若夏令热产，虑感暑痧，无病者万勿轻尝药饵。不但生化汤不可沾唇，虽砂糖、酒亦须禁绝。设有腹痛，未审是否发痧，惟六一散最为双关妙药。若明系痧证，或患霍乱者，按常法治之。如果热炽毒深，不妨仍用凉化。如无虚象，勿以产后而妄投补药。如无寒证，勿以产后而妄施热剂。魏柳洲云：近时专科及庸手，遇产后一以燥热温补为事，杀人如麻。故治产后之痧邪霍乱者，尤当兢兢也。

《医灯集焰》卷上：妊娠用药禁忌赋。妊娠用药，品类宜详。既猛烈而必避；亦平淡之宜商。水蛭虻蜂，皆是害胎之物；蚖斑地胆，岂堪有孕者尝。蛇退蜈蚣，珍珠地鳖；蝉衣蟹爪，蜣甲牛黄。灵脂兮麝香莫用；明砂兮犀角难襄。尔乃然铜代赭，赤石余粮。滑石水银兮，与砒雄而并禁；硝硫花蕊兮，合硇伏以无将。曲避神红兮，总嫌孕堕；豆除刀赤兮，切忌胎伤。麻苡杏仁之宜慎；蒜姜齿苋而无忘。麦芽之消导可畏；蒲黄之破血须防。紫金锭、如意丹、备急丸、蟾酥丸皆宜并忌；来复丹、红灵丹、行军散、保花散切忌伤戕。没药冰片兮，槐花榆桃勿服；枳朴桂心兮，巴豆椒皂须防。若夫牛膝车前与丹皮而并禁；蒺藜通草若瞿麦兮相妨。野葛红延兮性烈；藜芦茜陆兮形狂。鬼箭凌常兮，大戟芫花休孟浪；大黄二丑兮，三棱莪术亦乖张。预知补骨兮，茼茹俱应勿取；葵子茅根兮，干漆岂属相当。尝闻刘寄奴兮，侧雄乌附；王不留兮，细半星狼。益母逐停经，原不用于重身之妇；鹿角锁交骨，切莫投于怀孕之娘。大凡破血通瘀，总须留意。此外有余不尽，还要临症参详。虽《内经》云有故无陨，亦无陨也，然孔子曰临事而惧，何用不藏。

《医理真传·胎前忌服药品解》卷四：近来有妊之妇，多有忌服药品，如半夏、大黄、巴豆、丑牛、槟榔、大戟、芫花、甘遂、麝香、三棱、莪术、附子、红花、三七之类，称为堕胎之品，凡有胎者，切不可服。今人死死记着，毫不敢易。予以为皆可服也，不必忌虑。总在看病之若何，

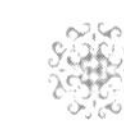

如病果当服半夏、大黄、附子，一切药品皆是安胎。病不当服，即参、茸、胶、桂，亦能堕胎。奈世人之不讲理何。予故为有胎者劝。凡妇人有妊三四月，即当慎言语，节饮食，戒房劳，皆是保生之道。设或有病，外感须按定六经提纲，不必问乎药品。内伤认定阳虚阴虚，亦不必问乎药品。饮食气滞，仍当推荡，亦不必问乎药品。总之，邪去则正复，即是安胎。何今人之不察病情，而只计忌服药品，此皆《医方捷径》一家之私言，未明变化神而明之之道也。学者切切不可为药所惑，而酿成死亡之候。病家更要明白，医家亦不可大意。还有一等妊妇，专意堕胎，竟不能堕，从可识也。难道不去觅些三七、麝香，一切极血之药乎？

《王氏医存》卷一二：保胎用药宜忌治。胎病总宜清凉固气固血之药，其最忌者，温热峻补、消克攻下、发汗、破气破血、一切毒恶不正之药。即如龟板、鳖甲、穿山甲，及奇鱼怪兽，狗肉兔肉、煎炒厚味、糟酒、姜、蒜、胡椒等，均宜禁忌。尤忌芒硝、大黄、半夏、牛膝、刘寄奴、绿豆、酒，一切伤胎之物。外忌麝香、冰片、安息香、降香、沉香、迦蓝珠、藏香，一切破气之物。偶一不慎，孕妇与胎，百病丛生，危亡立至矣。以药杀人，咎将谁逭哉。○产后药谬。近日金陵、安徽一带人家，每值产后，习用高丽参、洋参、益智仁、紫豆蔻、龙眼肉。于大便闭结，辄用大黄、肥皂、蜂蜜为丸服之，多致危殆。习气固然，然依样胡芦而妄画于产妇，果不知而为之者欤？抑忍心害理而为之者欤？○产后方药宜忌。产后诸方，惟《达生编》最稳。余书瑕疵互见。或尔时对证应用之方，非可概施于人人也。但参、术、桂、附、苓、芍等药，如产病果见为非此药不可，权宜用之。若一概混用，贻误不小。

《王氏医存》卷一五：诸证忌用之药。自胸至头，凡有热、有痰、有风、有疼等证，皆忌用温补升敛之药。失血、患目、患疮，三病皆忌虎骨。误用则病甚。有郁者忌涩滞热升之药。内外有疼处者及持戒茹素者同忌。二便有热者，皆忌温升涩补之药。大便润或泻者，忌滑湿下降之药。滑精、梦遗、白浊、下淋者，忌兴阳助湿下降之药。虚人有表邪者，于固本药中略加理气行滞之品，得微汗邪即去矣。或有积滞，惟于消解药中重用健脾理胃之药，胃气充，食即化矣。毛孔不闭者，忌麻黄、川芎、羌活、荆芥、防风、紫苏、升麻、豆豉、细辛、藁本、甘葛、柴胡、蔓荆子、生姜、桂枝，一切发汗之药。小便无热者，忌芒硝、木通、泽泻、车前、萹蓄、滑石、苡米，一切利水之药。大便不结者，忌大黄、巴豆、二丑、三仁、蜂蜜、苁蓉、生地、大麦芽，一切滑利大肠之药。口渴者忌茯苓、半夏、二术、干姜、胡椒、桂、附、吴茱萸、黄耆、灶心土，一切燥津耗液之药。胸膈饱胀者，忌黄精、熟地、糯米、芋头、山药、龙眼肉、高丽参、黄耆，一切横胸之药。腹疼者，忌滞气塞胸之药。瘟疟与诸疟异，乃由膜原而入腠理，故脉亦弦。六经皆传，非皆少阳证也。若泥用柴胡汤，非徒不愈，且多误也。平素后天弱者食少，表虚者常自汗，里虚者常便溏及晨泻，及小儿常泻。此等人，凡病皆慎用发汗攻下之药。又久病及泻痢甫愈，饮食未加，肌肉未丰，又患病者，皆慎用汗下。旧日吐血、下血、尿血、痔漏及肝郁而生上热诸证，业经愈后，久之再患他病，皆慎用鹿茸、故纸、胡椒，一切燥血生热之药。○有汗无汗药误之害。无汗实证，误用黄耆则热。与痰入腠理而结胸，误用参、术、升麻、杜仲则结胸。大便闭，误用牛膝、故纸，则尿血。误用五味子则敛邪入肺而咳不愈。误用钩藤则引邪入经络，而四肢抽搐。有汗实证，误用发散，则大汗不止。误用温补，则内热大作。误用攻下，则泻不止。近一门丁，感寒愈后冒风，误服桂、附、参、姜，内热大作，二日死。○虚证用桂附姜防汗脱滑精。虚证用温补之药，须固其表，防汗脱也。须固其肾，防精滑也。盖桂能舒肝，肝舒则疏泄之令行。附子能开周身之窍，姜能通周身经络，窍开则精易泄，经络通则汗易出。○滑精之药。牛膝引热下行，能滑精。山茱萸之核滑精，三仁润下，亦能滑精。凡左关尺沉盛者若用之，须固其精，勿温补肝肾。○诸药误用之害。误用温补，一经偏强，克其所胜之经，而泛溢于别经。误用攻伐，一经偏弱，受克于所不胜，而陷郁于别经。误用疏泄，防散阳气。误用收涩，防滞阴血。初感风寒，早用攻下，或误补，皆结胸。病后人嗜酒，人误用攻下，但觉心嘈必死。误用桂附皆多汗多尿，误用杜仲、牛膝，小便频，大便闭。误用茯苓、半夏、泽泻、苍术渗湿等药，津液竭而大渴，肠胃无热。或有湿，误用枳实、麦芽、槟榔、厚朴、二丑、大黄攻下等药，必大泻，目盲不见人。受风寒者，重用白芍，不兼解表疏散之药，风寒留于腠理，化热生嗽。误用五味子敛风寒于肺成久咳，若系肺虚成痨。凡人易受风者，皆肺弱表虚。受风之证皆自汗，若再发汗，是虚其虚也。变现肺虚诸证。

《医家必阅·热药不可轻服》：凡大热助阳之药及毒热春方，若信服图快一时，最能消耗真精。或患腰疽发背，或目昏失明，甚则丧命，不可不慎。至于子嗣艰难，最宜寡欲积德。男服生精补肾之药，女服养血调经之剂，自然生育。倘妄服大热之药，致令肾虚精乏，身亦难久，尚云子息耶？

诸家论食忌

《资暇集·药忌》卷下：医方云：牛膝忌牛肉。余好穷物性，尝于冬日以牛肉裹牛膝，经旬肉药俱不败，因知始创此论意者徒以名类然也。即思《本草》云茨令人脐下常痛，斯堪绝倒。若尔，则王莽末南方饿甿掘食，何不东观书载其多患脖脐气乎？牛膝之忌，当由痔疾不宜食雉肉。痔，风也。偶然此肉发动肠风，而病名与茨同尔。

《太平圣惠方·服诸药忌》卷二：有术勿食桃、李及雀肉、胡荽、大蒜、青鱼鲊等。有藜芦勿食狸肉。有巴豆勿食芦笋及野猪肉。○有黄连、桔梗，勿食猪肉。有地黄勿食芜荑。有半夏、菖蒲，勿食饴糖、羊肉。有细辛勿食生菜。有甘草勿食菘菜。有牡丹勿食生胡荽。有商陆勿食犬肉。有恒山勿食生葱、生菜。有空青、朱砂，勿食生血物。有茯苓勿食醋物。有鳖甲勿食苋菜。有天门冬勿食鲤鱼。服药，不可多食生胡荽及蒜杂生菜，又不可食诸滑物、果实等，又不可多食肥猪犬肉、油腻肥羹、鱼脍腥臊等物。

《圣济总录·叙例药忌》卷三：术忌桃李、胡荽、大蒜、青鱼鲊等。巴豆忌芦笋。黄连、桔梗忌猪肉。地黄忌芜荑。半夏、菖蒲忌饴糖、羊肉。细辛忌生菜。甘草忌菘菜。牡丹皮忌胡荽。商陆忌犬肉。常山忌生葱、生菜。空青、丹砂忌生血物。茯苓忌醋。鳖甲忌苋菜。天门冬忌鲤鱼。○古方逐名下并载此禁忌，谓如理中丸合忌桃李、胡荽、大蒜、青鱼鲊、菘菜等物。即使服饵者，多致疑惑，自非单行久服饵者，当依此法。仓卒治病，不必拘忌。今余药有相反者，已行删去外，所有逐病门通行药忌法，复具如下。凡风病通忌五辛、甘滑、生冷、油腻之类。凡伤寒时气，忌羊肉杂食，及病差后尤忌肉食。凡热病新差及大病之后食猪肉及肠血、肥鱼、油腻等，必大下痢，医不能疗也。又食饼饵粢饴脯、鲙炙、枣栗诸果及坚实杂消之物，必更结热，以药下之，则胃中虚冷，大利不禁，难救。凡脚气之病，极须慎房室、羊肉、牛肉、鱼蒜、蕺菜、菘菜、蔓菁、瓠子、酒、面、酥油、乳糜、猪、鸡、鹅、鸭，有方用鲤鱼头，此等并切禁，不得犯之；并忌大怒，及生果子、酸醋之食；又特忌食瓠子、蕺菜之类，犯之则一世治不愈也。凡癥瘕癖积，忌生冷酥滑物。凡吐逆下利等，忌生、冷酸、滑腻物。凡噎塞胀满及痼冷诸气，并忌生冷。凡积热忌鱼、酒、热面等。凡咳嗽咯血、吐血，忌诸热物。凡痰饮，忌酒醋。凡消渴，忌房室。凡水气，忌羊头、蹄及盐、一切咸物。凡服药不可食生胡荽、诸滑物及果实、肥猪犬肉、油腻肥羹，鱼鲙腥臊等物。又云服药通忌见死尸及产妇淹秽事。

《指南总论·论服药食忌》卷上：有术，勿食桃、李，及雀肉、胡荽、大蒜、青鱼鲊等物。有藜芦，勿食狸肉。有巴豆，勿食芦笋羹及野猪肉。有黄连、桔梗，勿食猪肉。有半夏、菖蒲，勿食饴糖及羊肉。有地黄，勿食芜荑。有细辛，勿食生菜。有天门冬，勿食鲤鱼。有甘草，勿食菘菜及海藻。有牡丹，勿食生胡荽。有商陆，勿食犬肉。有常山，勿食生葱、生菜。有空青、朱砂，勿食生血物。有茯苓，勿食醋物。有鳖甲，勿食苋菜。服药，不可多食生胡荽及蒜杂生菜，又不可食诸滑物、果实等，又不可多食肥猪犬肉、油腻肥羹、鱼脍腥臊物。服药，通忌见死尸及产妇淹秽物。

《医说·服药忌食》卷八：有术勿食桃李及雀肉、胡荽、大蒜、青鱼鲊等物。有藜芦勿食狸肉。有巴豆勿食芦笋羹及野猪肉。有黄连、桔梗勿食猪肉。有地黄勿食芜荑。有半夏、菖蒲勿食饴糖及羊肉。有细辛勿食生菜。有甘草勿食菘菜，又云勿食海藻。有牡丹勿食生胡荽。有商陆勿食犬肉。有恒山勿食生葱、生菜。有空青、朱砂勿食生血。有茯苓勿食醋物。有鳖甲勿食苋菜。有天门冬勿食鲤鱼。服药不可多食胡荽及蒜、杂生菜；又不可食诸滑物、果实等；又不可多食肥猪、犬肉、油腻肥羹、鱼鲙腥臊等物。服药通忌见死尸及产妇、厌秽事（《本草》）。

《妇人大全良方·食忌论》卷一一：受孕之后，不可食之物，切宜忌食。非唯有感动胎气之戒，然于物理，亦有厌忌者。设或不能戒忌，非特延月难产，亦能令儿破形母殒，可不戒哉！食鸡肉、糯米合食，令子生寸白虫。食羊肝，令子生多厄。食鲤鱼鲙及鸡子，令儿成疳，多疮。食犬肉，令子无声音。食兔肉，令子缺唇。盖兔乃不雄而孕，生子则口中吐出，是以忌焉。鸭子与桑椹同食之，令人倒生心寒。食鳖，令子项短及损胎。雀肉合豆酱食之，令子面生黑子。食豆酱，合藿食之，堕胎。食冰浆绝产。食雀肉，令子不耻多淫。食山羊肉，令子多病。食子姜，令子多指、生疮。食螃蟹，令子横生。食虾、鳝鱼，令儿喑哑。食驴、骡、马肉，延月难产。〇如此之类，无不验者。则知圣人胎教之法，岂非虑有自其然乎！

《宝庆本草折衷·序例萃英中》卷一：又述服药食忌（凡一章，分为五忌）。有朱砂勿食生血物。有茯苓勿食醋物。有鳖甲勿食苋菜。服药不可多食生胡荽及蒜、杂生菜、诸滑物、果实、肥猪犬肉、油腻肥羹、鱼脍腥臊等物。服药通忌见尸及产妇淹秽事。新集：《夷坚志》云：凡服风药，勿食河豘。（服诸药皆当忌之。有荆芥勿食黄颡鱼。）〇《遯斋闲览》云：服饵家尤忌羊血。（兼于羚羊角条续说论之矣。）

《饮膳正要》卷一：妊娠食忌。上古圣人有胎教之法，古者妇人妊子，寝不侧，坐不边，立不跸，不食邪味。割不正不食，席不正不坐，目不视邪色，耳不听淫声。夜则令瞽诵诗，道正事。如此则生子形容端正，才过人矣。故太任生文王，聪明圣哲，闻一而知百，皆胎教之能也。圣人多感生，妊娠故忌见丧孝、破体、残疾、贫穷之人；宜见贤良、喜庆、美丽之事。欲子多智，观看鲤鱼、孔雀；欲子美丽，观看珍珠、美玉；欲子雄壮，观看飞鹰、走犬。如此善恶犹感，况饮食不知避忌乎。 〇妊娠所忌。食兔肉，令子无声缺唇。食山羊肉，令子多疾。食鸡子、干鱼，令子多疮。食桑椹、鸭子，令子倒生。食雀肉，饮酒，令子心淫情乱，不顾羞耻。食鸡肉、糯米，令子生寸白虫。食雀肉、豆酱，令子面生䵟。食鳖肉，令子项短。食驴肉，令子延月。食冰浆，绝产。食骡肉，令子难产。〇乳母食忌：凡生子择于诸母，必求其年壮，无疾病，慈善，性质宽裕温良，详雅寡言者。使为乳母，子在于母资乳以养，亦大人之饮食也。善恶相习，况乳食不遂母性。若子有病无病，亦在乳母之慎口。如饮食不知避忌，倘不慎行，贪爽口而忘身适性致疾，使子受患，是母令子生病矣。〇乳母杂忌：夏勿热暑乳，则子偏阳而多呕逆；冬勿寒冷乳，则子偏阴而多咳痢。母不欲多怒，怒则气逆，乳之，令子颠狂；母不欲醉，醉则发阳，乳之，令子身热腹满。母若吐时，则中虚，乳之令子虚羸；母有积热，盖赤黄为热，乳之令子变黄不食。新房事劳伤，乳之，令子瘦痒，交胫不能行。母勿太饱乳之，母勿太饥乳之，母勿太寒乳之，母勿太热乳之。子有泻痢、腹痛、夜啼疾，乳母忌食寒凉发病之物。子有积热、惊风、疮疡，乳母忌食湿热动风之物。子有疥癣疮疾，乳母忌食鱼、虾、鸡、马肉，发疮之物。子有癖、疳、瘦疾，乳母忌食生茄、黄瓜等物。凡初生儿时，以未啼之前，用黄连浸汁，调朱砂少许，微抹口内，去胎热邪气，令疮疹稀少。凡初生儿时，用荆芥、黄连熬水，入野牙猪胆汁少许，洗儿。在后虽生班疹、恶疮，终当稀少。凡小儿未生疮疹时，用腊月兔头并毛骨，同水煎汤，洗儿。除热去毒，能令班疹、诸疮不生，虽有亦稀少。凡小儿未生斑疹时，以黑子母驴乳令饮之，及长，不生疮疹、诸毒。如生者，亦稀少。仍治小儿心热风痫。〇饮酒避忌：酒，味苦甘辛，大热，有毒。主行药势，杀百邪，去恶气，通血脉，厚肠胃，润肌肤，消忧愁。少饮尤佳，多饮伤神损寿，易人本性，其毒甚也。醉饮过度，丧生之源。饮酒不欲使多，知其过多，速吐之为佳，不尔成痰疾。醉勿酩酊大醉，即终身百病不除。酒不可久饮，恐腐烂肠胃，渍髓蒸筋。醉不可当风卧，生风疾。醉不可向阳卧，令人发狂。醉不可令人扇，生偏枯。醉不可露卧，生冷痹。醉而出汗当风，为漏风。醉不可卧黍穰，生癞疾。醉不可强食、嗔怒，生痈疽。醉不可走马及跳踯，伤筋骨。醉不可接房事，小者面生、咳嗽，大者伤脏、澼痔疾。醉不可冷水洗面，生疮。醉醒不可再投，损后又损。醉不可高呼、大怒，令人生气疾。晦勿大醉，忌月空。醉不可饮酪水，成噎病。醉不可便卧，面生疮疖，内生积聚。大醉勿燃灯叫，恐魂魄飞扬不守。醉不可饮冷浆水，失声成尸噎。饮酒，酒浆照不见人影勿饮。醉不可忍小便，成癃闭、膝劳、冷痹。空心饮酒，醉必呕吐。醉不可忍大便，生肠澼、痔。酒忌诸甜物。酒醉不可食猪肉，生风。醉不可强举力，伤筋损力。饮酒时，大不可食猪、羊脑，大损人。炼真之士尤宜忌。酒醉不可当风乘凉、露脚，多生脚气。醉不可卧湿地，伤筋骨，生冷痹痛。醉不可澡浴，多生眼目之疾。如患眼疾人，切忌醉酒食蒜。

《饮膳正要》卷二：服药食忌。但服药不可多食生芫荽及蒜、杂生菜、诸滑物、肥猪肉、犬肉、油腻物、鱼脍腥膻等物，及忌见丧尸、产妇、淹秽之事。又不可食陈臭之物。有术勿食桃、李、雀肉、胡荽、蒜、青鱼等物。有藜芦勿食狸肉。有巴豆勿食芦笋及野猪肉。有黄连、桔梗，勿食猪肉。有地黄勿食芜荑。有半夏、菖蒲，勿食饴糖及羊肉。有细辛勿食生菜。有甘草勿食菘菜、海藻。有牡丹勿食生胡荽。有商陆勿食犬肉。有常山勿食生葱、生菜。有空青、朱砂，勿食血。凡服药通忌食血。有茯苓勿食醋。有鳖甲勿食苋菜。有天门冬勿食鲤鱼。凡久服药通忌：未不服药，又忌满日。正、五、九月忌巳日。二、六、十月忌寅日。三、七、十一月忌亥日。四、八、十二月忌申日。〇食物相反。盖食不欲杂，杂则或有所犯，知者分而避之。马肉不可与仓米同食。马肉不可与苍耳、姜同食。猪肉不可与牛肉同食。羊肝不可与椒同食，伤心。兔肉不可与姜同食，成霍乱。羊肝不可与猪肉同食。牛肉不可与栗子同食。羊肚不可与小豆、梅子同食，伤人。羊肉不可与鱼脍、酪同食。猪肉不可与芫荽同食，烂人肠。马奶子不可与鱼脍同食，生癥瘕。鹿肉不可与鮠鱼同食。麋鹿不可与虾同食；麋肉脂不可与梅、李同食。牛肝不可与鲇鱼同食，生风。牛肠不可与犬肉同食。鸡肉不可与鱼汁同食，生癥瘕。鹌鹑肉不可与猪肉同食，面生黑。鹌鹑肉不可与菌子同食，发痔。野鸡不可与荞面同食，生虫。野鸡不可与胡桃、蘑菇同食。野鸡卵不可与葱同食，生虫。雀肉不可与李同食。鸡子不可与鳖肉同食。鸡子不可与生葱、蒜同食，损气。鸡肉不可与兔肉同食，令人泄泻。野鸡不可与鲫鱼同食。鸭肉不可与鳖肉同食。野鸡不可与猪肝同食。鲤鱼不可与犬肉同食。野鸡不可与鲇鱼同食，食之令人生癞疾。鲫鱼不可与糖同食；鲫鱼不可与猪肉同食。黄鱼不可与荞面同食。虾不可与猪肉同食，损精；虾不可与糖同食；虾不可与鸡肉同食。大豆黄不可与猪肉同食。黍米不可与葵菜同食，发病。小豆不可与鲤鱼同食。杨梅不可与生葱同食。柿、梨不可与蟹同食。李子不可与鸡子同食。枣不可与蜜同食。李子、菱角不可与蜜同食。葵菜不可与糖同食。生葱不可与蜜同食。莴苣不可与酪同食。竹笋不可与糖同食。蓼不可与鱼脍同食。苋菜不可与鳖肉同食。韭不可与酒同食。苦苣不可与蜜同食。薤不可与牛肉同食，生癥瘕。芥末不可与兔肉同食，生疮。

《慈济方·服药忌食》：药内有术，忌食桃、李、雀肉、羊肉、胡荽、大蒜、青鱼鲊、饧糖。有巴豆，忌芦笋、野猪肉。空青、朱砂忌生血物。半夏、昌蒲忌饧糖、羊肉。地黄、何首乌忌萝卜。甘草忌菘菜、海藻。牡丹忌胡荽。藜芦忌狸肉。常山忌生葱、生菜。细辛忌生菜。常山忌醋物。黄连、桔梗忌猪肉。鳖甲忌苋菜。黄精忌梅实。威灵仙忌茶、面汤。商陆忌犬肉。茯苓忌醋物。天门冬忌鲤鱼肉。地黄忌芜荑。远志忌生菜。

《食物辑要·饮食须知》卷八：同食相忌。猪肉忌生姜、荞麦、葵菜、芫荽、梅子、炒豆、牛肉、马肉、羊肝、麋鹿、龟鳖、鹌鹑、驴肉。猪肝忌鱼鲙、鹌鹑、鲤鱼及肠子。猪心、肺忌饴糖、白花菜、茱萸。羊肉忌梅子、小豆、豆腐、荞麦、鱼鲙、猪肉、醋、酪、酢。羊心、肝忌梅、小豆、椒、苦笋。犬肉忌麦、蒜、鲤鱼、鳝鱼、牛肠。白犬血忌羊、鸡。驴肉忌猪肉、凫茈、茶。牛肉忌黍米、韭薤、生姜、猪肉、犬肉、栗子。牛肝忌鲇鱼。麋脂忌桃、李。麋鹿忌生菜、鮠鱼、鸡、虾、菰蒲、雉肉。牛乳忌生鱼、酸物。马肉忌仓米、生姜、猪肉、鹿肉、稷米。兔肉忌生姜、芥末、鸡肉、獭肉、橘皮、鹿肉。麞肉忌生菜、梅、李、鸽、虾。鸡肉忌糯米、犬、李、鳖、芥末、野鸡、獭、兔、葱、鱼汁。鸡子忌同鸡。雉肉忌荞麦、木耳、鲫鱼、鹿肉、胡桃、蘑菇、鲇鱼、猪肝。野鸭忌胡桃、木耳。鸭子忌李子、鳖。鹌鹑忌菌子、木耳。雀肉忌李、猪肝、酱。鲤鱼忌猪肝、葵菜、犬肉、鸡肉。鲈鱼忌奶酪。鲟鱼忌笋干。鲫鱼忌鹿肉、鸡、猴、糖、猪肝、雉、蒜、芥末。青鱼忌豆藿。鱼鲊忌绿豆、麦酱、豆藿。黄鱼忌荞麦。鮰鱼忌野猪、野鸡。鲇鱼忌牛肝、鹿肉、野猪。鳖鱼忌苋菜、薄荷、鸭、猪肉、芥菜、桃子、兔、鸡子。李子忌浆水、鸭、雀、鸡、蜜。鳅鳝忌犬肉，桑柴煮。螃蟹忌荆芥、橘、枣、柿。虾子忌猪肉、鸡肉。橙、橘忌獭、槟榔。枣子忌葱、鱼。枇杷忌葱、鱼。梅子忌猪、鱼、羊肉、獐肉。杨梅忌生葱。银杏忌鳗鲡。慈姑忌食茱萸。诸瓜忌油饼。沙糖忌鲫鱼、葵菜、笋。荞麦忌猪肉、羊肉、黄鱼、雉。黍米忌葵菜、牛肉、蜜。绿豆忌榧子杀人、鲤鱼酢。生葱忌犬、鸡、枣、蜜、杨梅。韭、薤忌蜜。胡荽忌猪肉。大蒜忌鸡、犬、鲫鱼、鱼鲙鲊。苋菜忌鳖、蕨。白花菜忌猪心、肺。生姜忌猪、牛、马、兔。芥末忌鲫鱼、鳖、鸡、兔。干笋忌沙糖、鲟鱼、羊心肝。 〇孕妇忌食。食胡椒，助胎热，令子生疮。 食大蒜，令子目疾。 食生姜，助胎热。多食，令子生疮疥，或生多指。 多食辛辣物，皆损胎。 饮烧酒，令子惊痫。 多饮水浆，令后绝产。食酸齑菜，令绝产。食芫荽，令难产。多食茄子，损子宫。多食苋菜，滑胎；临月食之，易产。食马齿苋，堕胎。食葵菜，滑胎。食斜蒿，令汗臭，且难产。食薏苡仁，堕胎。食羊肉，令子多热；食羊肝，令子多厄。食羊目，令子睛白。食山羊肉，令子多病。食犬肉，令子失音，且生虫。食麋肉，令子目疾。食马、骡肉，并令子延月难生。食鹿肉，令堕胎。食兔肉，主逆生，令子唇缺。多食雀肉，令子雀目。食雀脑，动胎气，令子雀目。食雀多饮酒，令子多淫。食水老鸦，令逆生。多食鸡、鸭卵，令子失音，且生虫。鸡卵同鱼鲙食，令子生疳，发疮疥。鸡卵同鲤鱼食，令子生疥疮。鸡卵同桑椹食，令子逆生。食杨梅、李子，并令子生疮疥。食菌，令子风疾。食茨菰，能消胎气。多食酱，令子面生。豆酱同葵、藿食，能堕胎。食白果，滑胎。糯米同杂肉食，令子生疮疥。食干鱼，令子多病。食青蛙，令子声哑。食虾，令难产。食无鳞鱼，并令难产。食鳝鱼，令子声哑。食鳗鲡鱼，令胎不安。食蟹损胎，令子头短；多食蟹、蟛蜞，并令横生。食河鲀，令子赤游风。〇服药忌食。甘草忌猪肉、菘菜、海菜、鲛鱼、鲨鱼。黄连、胡黄连忌猪肉、冷水。苍耳忌马肉、猪肉、米泔。桔梗、乌梅忌猪肉。仙茅忌牛肉、牛乳。半夏、菖蒲忌羊肉、羊血、饴糖。牛膝忌牛肉。白术、苍术忌雀、李、桃、青鱼、菘菜。薄荷忌鳖肉。麦门冬忌鲫鱼。牡丹皮忌蒜、胡荽。当归忌湿面。厚朴、蓖麻忌炒豆。茯苓、茯神、丹参忌醋及一切酸。常山忌生葱、生菜。土茯苓、威灵仙忌面、茶。鳖甲忌苋菜。附子、乌头、天雄忌豉汁、稷米。巴豆忌野猪肉、菰笋、芦笋、酱豉、冷水。紫苏、天门冬、丹砂、龙骨并忌鲤鱼。荆芥忌驴肉、河鲀、一切无鳞鱼、蟹。补骨脂忌猪血、芸苔。吴茱萸忌猪肉、猪心。商陆忌犬肉。地黄忌莲须、莱菔、葱、蒜。何首乌忌葱、蒜、莱菔、一切血。细辛、藜芦忌狸肉、生菜。阳起石、云母、钟乳、矾石、硇砂，并忌羊肉。丹砂、轻粉、空青，并忌一切血。黄精忌梅实。大黄忌冷水。干漆忌猪脂。龙骨、龙齿并忌诸鱼。麝香忌大蒜。葶苈忌醋。甘遂忌盐、酱、甘草。〇凡服药，勿食油腻炙煿，羹鲙腥臊，大蒜、胡荽、生果、滑滞等物。《千金》云：伤寒新瘥后，食早猪、犬、羊、肥鱼，必下利；食鲙饼果实脯修硬物，必更结热难救。以其胃气尚弱，不能消化。出麻疹新瘥，误食鸡、鱼，则终身但遇天行时气，又令重出，必待四十九日之后，方无恙也。

《药性全备食物本草》卷四：汤水：冬日则饮汤，夏日则饮水，热物饮冷水。凡水照见人影动者不可饮之。凡诸饮酒疗疾，皆取新汲清泉，不用停污浊者，损人。饮水勿急咽，久成气疾或成水癖。盛夏冒暑难以全数饮冷，但刻意少饮，勿与生硬果菜、油腻甜食相犯，亦不至生病也。铜汤瓶汤饮之损声。伏热者不得饮水，冲寒者不得饮汤。凡山水甚强，若饮之皆令人病。饮不过多，谓未厌先止也。或欲酸甘而浆务爽口，而非为渴，则不免为痰饮之疾。〇盐：咸走血，故东方食鱼盐之人多黑色，走血之验。病嗽及水者宜全禁之。齿缝中多出血，常以盐汤漱口齿立止，益见走血之验也。盐多食伤肺，令人失色肤黑，损筋力。食甜粥已，食盐即吐。食甜瓜已，食成霍乱。漱口以盐揩齿，少时含浆水便洗眼，朝朝洗之可夜见字。〇醋：米醋最酽，谷气全也。产妇房中常得醋气则为佳，醋益血也。醋多食损人骨，能理诸药，消毒热。醋合酪食之令人血瘕。米醋多食损颜色，不益男子，只利女人。服诸药不可多食醋。醋多食损人胃。饮热醋尤能辟寒胜如酒。〇酱豉：雷不作酱，俗说令人肚内雷鸣。小豆酱合鱼鲊食之成口疮。麦酱和鲤鱼食之成口疮。酱无毒，杀一切鱼肉菜蔬蕈毒。豉食中之常用春夏天气不和蒸炒，以酒渍服之至佳。熬豉和白术浸酒常食之辟瘟疫。豉汤，豉本性太冷，只辟面毒，伤脏腑，倾元气，特宜忌。〇糖蜜：不可与虾同食，令人暴下，食多尤为害。鲊瓶不可盛蜜及蜜煎食之，损气。沙糖多食生长虫，消肌肉，损齿发疳。沙糖不可与笋同食，食之不消成癥，身重不能行履。沙糖不可与鲫鱼同食，食之令人成疳虫。白蜜不可合菰苜食之。白黍米不可与饴糖食之。食饴多饮酒大忌，又多食动脾风。○脯腊：茅屋漏水堕诸脯肉上，食成瘕结。暴肉不干，火炙不动，见水自动者不可食。脯藏米瓮中有毒，及经夏食之不消，化为虫。凡生熟肉脯以器盖密藏，气不泄者食之害人。○鲊：鳖头在鱼鲊内杀人。贮蜜瓶不可贮鲊，食必害人。青鱼鲊不可合胡荽食之，又不可合生葵及麦酱同食之。鱼目赤作鲊食之害人。凡鱼酱及肉酱多食落发，为陈久也。鲈鱼作鲊食尤佳。

《医四书·服药禁忌》卷下：服柴胡忌牛肉。服茯苓忌醋。服黄连、桔梗忌猪肉。服乳石忌参、术，犯者死。服丹石不可食蛤蜊，腹中结痛。服大黄、巴豆同剂，反不泻人。服皂矾忌乔麦面。服天门冬忌鲤鱼。服牡丹皮忌胡妥。服常山忌葱。服半夏、菖蒲忌饴糖、羊肉。服白术、苍术忌雀肉、胡妥、大蒜。服鳖甲忌苋菜。服商陆忌犬肉。服地黄忌萝菔。服细辛忌生菜。服甘草忌菘菜。服粟壳忌酸。服芫花、甘遂忌盐并甘草。服荆芥忌驴、马、鱼、蟹、河豚。服柿蒂忌蟹，犯者木香汤能解。服巴豆忌芦笋。服诸药末消化，不可食河鱼，食河鱼后，服药者口鼻流血而死。服蜜及蜜煎果实，忌鱼蟹。服藜芦忌狐狸肉。若疮毒未愈，不可食生姜、鸡子，犯之则肉长突出，作块而白。病肿胀既平，当节饮食，忌盐、血、房室，犯者病再作，死不救。病痨嗽忌房室、膏粱，犯者死。伤寒之后，忌荤肉、房事，犯者不救。水肿之后忌油盐。病脾胃伤者，节饮食。滑泻之后，忌油腻，决不可轻犯。时病新愈，食蒜鲙者，病发必致大困。时病新愈，食犬、羊肉者，必作骨蒸热。时病新愈，食生姜及羊肉，必作鬲上热蒸。时病新愈，食生菜，令人颜色终身不平复。病人新愈，饮酒食韭，病必复作。病人远行，不宜车载马驮，病已扰矣，甚者多死不救。一人为犬所啮，大痛不可忍，遍痒燥，自欲归，载至家二十里，一夕而死。时人皆不知车之误也。扰动则邪气益盛，是以死也。一小儿病痢，用车载数十里，就某寺中调理，入门即死。痢疾，下坠病也，以车载之，筑筑而又下坠也，所谓落井而又下石，安得不死乎？凡久病之人，胃气虚弱者，忽思荤茹，亦当少少与之，图引浆粥谷气入胃，此权变之道也。若专以淡粥责之，则病不悦而食减不进，胃气斯所以难复，病所以难痊。此忌之之过也，智者通之。

《炮炙大法·服药禁忌》：凡服药，不可杂食肥猪、犬肉、油腻羹脍、腥臊、陈臭诸物。凡服药，不可多食生蒜、胡荽、生葱、诸果、诸滑滞之物。凡服药，不可见死尸、产妇、淹秽等事。

《炮炙大法·妊娠服禁》：妊娠禁忌，前歌所列药品未尽，特为拈附。乌喙、侧子、藜芦、薇衔、厚朴、槐实、欓根、茹茜根、赤箭草、鬼箭、红花、苏木、麦蘖、葵子、常山、锡粉、硇砂、砒石、硫黄、石蚕、芫青、斑蝥、蜘蛛、蝼蛄、衣鱼、蜥蜴、飞生虫、樗鸡、蚱蝉、蛴螬、猬皮、牛黄、兔肉、犬肉、马肉、驴肉、羊肝、鲤鱼、虾蟆、羊踯躅、葛上亭长、鳅鳝、龟、鳖、生姜、小蒜、雀肉、马刀。

《宜麟策·饮食戒饮》：凡饮食之类，则人之脏气各有所宜，似不必过为拘执，惟酒多者为不宜。盖胎种先天之气，极宜清楚，极宜充实。而酒性淫热，非惟乱性，亦且乱精，精为酒乱，则湿热其半，真精其半耳。精不充实，则胎元不固，精多湿热，则他日痘疹惊风脾败之类，率已受造于此矣。故凡欲择期布种者，必宜先有所慎，与其多饮，不如少饮，与其少饮，犹不如不饮，此亦胎元之一大机也。欲为子嗣之计者，其毋以此为后着。

《医学秘奥·禁忌食物》：骡、驴、牛、羊、鸡、鹅、猪头、蹄爪、猪小肠，及诸物首足翅掌，獐、兔、猫、犬诸兽，鸳鸯、野鸭诸雀异鸟，虾、蟹、鲤、鲇鱼、鲈、鳜鱼、无鳞鱼、异名鱼，葫芦、茄子、大蒜、甜菜、波菜、芹菜、萱草、荞麦、莴笋、豆腐、麸粉，胡桃、大栗、银杏、桃、李、杨梅、杏子、樱珠、蒲萄、胡椒、花椒、醋、姜、糟物，煎炒炙煿，烧酒、酽酒等味，及生冷发风动气之物，推类详之。

《本草医旨·食物类》卷一：饮食禁忌。食猪肉：忌生姜、荞麦、葵菜、胡荽、梅子、炒豆、羊肝、麋鹿、龟鳖、鹌鹑、驴肉、牛马肉。猪肝：忌鱼鲙、鹌鹑、鲤鱼肠子。猪心肺：忌饴、白花菜、吴茱萸。 羊肉：忌梅子、小豆、豆酱、荞麦、鱼鲙、鲊。 羊心肝：忌梅、小豆、生椒、苦笋。犬肉：忌菱角、牛肠、蒜、鳝鱼、鳝鱼。 白狗血：忌羊肉、鸡肉。 牛肉：忌黍米、韭薤、生姜、猪肉、犬肉、栗子。 牛肝：忌鲇鱼。 牛乳：忌生鱼、酸物。 驴肉：忌凫茈、荆芥茶、猪肉。马肉：忌仓米、生姜、苍耳、粳米、猪肉、鹿肉。 兔肉：忌生姜、橘皮、芥末、鸡肉、鹿肉、獭肉。麞肉：忌梅、生菜、李、鸽、虾。 麋鹿：忌生菜、菰蒲、鸡、鮠鱼、雉、虾。 鸡肉：忌蒜葱、獭兔、犬肉、鲤、鳖、野鸡、芥李。 鸡子：忌同鸡。 雉肉：忌荞麦、木耳、胡桃、鲫、鲇、猪肝、鹿肉。 野鸭：忌胡桃、木耳。 鸭子：忌李子、鳖肉。 鹌鹑：忌菌子、木耳。 雀肉：忌李子、酱、生肝。 鲤鱼：忌猪肝、葵菜、犬肉、鸡肉。 鲫鱼：忌芥末、蒜、猪肝、鸡雉、鹿肉、糖。 青鱼：忌豆藿。 鱼鲊：忌豆藿、麦酱、蒜葵、绿豆。 黄鱼：忌荞麦。 鲈鱼：忌奶酪。 鲟鱼：忌干笋。鮰鱼：忌野猪、野鸡。 鲇鱼：忌牛肝、鹿肉、野猪。 鳅鳝：忌犬肉、桑柴煮。 鳖肉：忌苋菜、薄荷、芥末、桃子、鸡、鸭、猪、兔。 螃蟹：忌荆芥、柿子、橘子、软枣。 虾子：忌猪肉、鸡肉。李子：忌蜜、浆水、鸭、雀肉、鸡、獐。 橙橘：忌槟榔、獭肉。 桃子：忌鳖肉。 枣子：忌葱、鱼。 枇杷：忌热面。 杨梅：忌生葱。 银杏：忌鳗鲡。 慈姑：忌茱萸。 诸瓜：忌油饼。 沙糖：忌鲫鱼、葵菜。 荞麦：忌猪肉、羊肉、雉肉、黄鱼。 黍米：忌葵菜、蜜、牛肉。 绿豆：忌榧子杀人、鲤鱼鲊。 炒豆：忌猪肉。 生葱：忌蜜、鸡、枣、犬肉、杨梅。 韭、薤：忌蜜、牛肉。胡荽：忌猪肉。 胡蒜：忌鱼鲙、鱼鲊、鲫鱼、犬肉、鸡。 苋菜：忌蕨、鳖。 白花菜：忌猪心肺。梅子：忌猪肉、羊肉、獐肉。 凫茈：忌驴肉。 生姜：忌猪肉、牛肉、马肉、兔肉。 芥末：忌鲫鱼、兔肉、鸡肉、鳖。 干笋：忌沙糖、鲟鱼、羊心肝。 木耳：忌鸡肉、野鸭、鹌鹑。 胡桃：忌野鸭、酒、雉。 栗子：忌牛肉。 〇服药食忌。服甘草：忌猪肉、菘菜、海菜。 黄连、胡黄连：忌猪肉、冷水。 苍耳：忌猪肉、马肉、米泔。 桔梗、乌梅：忌猪肉。 仙茅：忌牛肉、牛乳。半夏、昌蒲：忌羊肉、羊血、饴糖。 牛膝：忌牛肉。 阳起石、云母、钟乳、硇砂、礜石：并忌羊血。 商陆：忌犬肉。 吴茱萸：忌猪心、猪肉。 丹砂、空青、轻粉：并忌一切血。 补骨脂：忌诸血、芸苔。 地黄、何首乌：忌一切血、葱、蒜、萝卜。 细辛、藜芦：忌狸肉、生菜。 荆芥：忌驴肉，反河豚、一切无鳞鱼蟹。 紫苏、天门冬、丹砂、龙骨：忌鲤鱼。 巴豆：忌野猪肉、菰笋、酱、豉、冷水。 苍术、白术：忌雀肉、青鱼、菘菜、桃、李。 薄荷：忌鳖肉。 麦门冬：忌鲫鱼。常山：忌生葱、生菜。 附子、乌头、天雄：忌豉汁、稷米。 牡丹：忌蒜、胡荽。 厚朴、蓖麻：忌炒豆。 鳖甲：忌苋菜。 威灵仙、土伏苓：忌面汤、茶。 当归：忌湿面。 丹参、伏苓、伏神：忌醋、及一切酸。 凡服药，不可杂食肥猪犬肉、油腻羹、鲙、腥臊、陈臭诸物。 凡服药，不可多食生蒜、胡荽、生葱、诸果、诸滑滞之物。 凡服药，不可见死尸、产妇、淹秽等事。〇妊娠忌食。食子姜：令子多指，生疮。食水浆，绝产。豆酱合藿食：坠胎。食桑椹、鸭子：令子倒生，心寒。食山羊肉：令子多疾，肝尤不可食。食鲤鱼鲙及鸡子：令儿成疳，多疮。食犬肉：令儿无

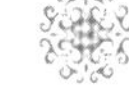

声音。食兔肉：令子缺唇。食骡、驴、马肉：延月难产。鸡肉合糯米食之：令儿多寸白虫。鸡子，干姜食之：令儿多疮。食雀肉饮酒：令子心淫乱。雀肉合豆酱食：令子面多黑。

《眼科百问》卷下：第一百零五问：饮食当忌何物也？答曰：忌辛辣。属火属热目病，皆肝木心火相并，故令目病也。葱、蒜、胡椒、姜、芥，固所当忌，盖辛辣。即葡萄、石榴酸热之物，亦当严戒。乃有禁用生菜、黄瓜、鸡蛋者，是市井不识字之人，听信愚人之所忌也。因阅《本草纲目》生菜、莴苣及芸紫粉、白松菜之可生用者，皆名生菜，味皆清凉，皆能明目。令一切忌之，不知当用何物也。余见读书明道之人，皆如碌碌，故敢谆谆也。第一百零七问：试药有何捷法？答曰：当用口尝之也。盖眼中皮肉嫩薄，不可用一物，惟于口中尝之。尝其味之苦者为黄连，味之凉者为冰片，味之光者为蜜与乳汁也。惟制药精善，方无别味。其余或酸，或辣，或涩，皆火候未精，故能令目肿目疼，皆能损目，不可用。

《喻选古方试验·食物宜忌》卷一：猪、羊心肝有孔，六畜自死口不闭，六畜疫病疮疥死，脯沾屋漏，诸兽中毒箭死，肉煮不熟，肉煮熟不敛水，六畜肉得盐酢不变色，肉落水浮，六畜肉堕地不沾尘。以上十种，食之杀人。○诸畜心损心，诸脑损阳滑精，六畜脾一生不可食，春不食肝，夏不食心，秋不食肺，冬不食肾，四季不食脾。阉鸡能啼者有毒，勿食；鸡不可合胡蒜、芥、李食；同生葱食，生虫痔；同糯米食，生蛔虫；小儿五岁内食鸡，生蛔虫。鸟兽自死者有毒，不可食，受疠气故也。羊肚久食，成反胃。驴肉动风，脂肥尤甚。服牛乳，必煮二三沸，停冷啜之；热食则壅，与酸物间食，令人腹中癥结。食白果满千枚者，必死，其花夜开，人不得见，阴毒之物也。榧子性热，同鹅肉食，生断节风。不食牛马犬肉者，不染瘟疫。○《右台仙馆笔记》载：菌蕈名笑矣乎，实有毒，食之，笑而不已，久之必死。方用薜荔一束，煎汤饮之，笑止即愈。

《食鉴本草·五味类》：病忌类（附五藏所宜食）。肝病所宜：小豆、大肉、李、韭。心病宜：小麦、羊肉、杏、薤。脾病宜：粳米、葵、枣。肺病宜：黄黍米、鸡肉、桃、葱。肾病宜：大豆、豕肉、粟藿、胡桃。有风病者勿食胡桃。有暗风者勿食樱桃，食之即发。时行病后勿食鱼鲙及蛏、蟮并鲤鱼，而复病不救。凡伤寒时病后百日之内，忌食猪羊肉，并其肠血、鱼腥、诸糟物，犯者必复病。凡下痢后五十日内忌食炙面及胡荽、蒜、韭、生虾、蟹等物，多致复发难治。疟后勿食羊肉，恐发热致重。愈后勿食诸鱼及鸡，必复发。眼病忌川椒、胡椒、犬肉、蒜、韭，并禁冷水冷物。不忌则害无已时。齿病勿食枣及糖。心病及心经疾忌獐。胎前忌兔肉、蟹。脚气忌甜瓜、瓠子、鲫鱼。食之永不痊。疮疖忌鸡、姜。黄疸忌羊、鹅、湿面、鱼、胡椒、蒜、韭，炙煿、腌、糟、醋物，食之难愈。咯血、吐血、衄血忌炙面、湿面，炙煿，韭、蒜、姜、椒、烧酒，糟、海味。痱风勿食鲤鱼，犯之不愈。瘦弱人勿食生姜，恐伤中气。病新瘥，忌用薄荷，误食虚汗不止。久病人勿食杏、李，犯之加重不愈。伤寒汗后不可饮酒，恐复引邪入内。凡痼疾人忌食黄瓜、面筋，鹿、马、驴肉及雉肉，犯之必发。凡产后忌一切生冷肥腻、滞硬难化之物，惟藕不忌，以其能利血也。

《寿世青编·服药忌食》卷下：凡服药，不可杂食肥腻、鱼酢、陈羹、犬豕诸肉，及胡荽、生蒜、葱、韭、生菜、瓜果、生冷、滑滞之物，并忌见死尸、产妇、淹秽等事。有苍白术：忌桃、李、雀肉、青鱼、蛤、菘菜。　有黄连、胡黄连：豕肉、冷水并忌。　有甘草：忌豕肉、海菜、菘菜。　有桔梗、远志、乌梅：忌豕肉、冷水、生葱。　有地黄、何首乌：忌一切韭、葱、蒜、莱菔。　有半夏、菖蒲、补骨脂：忌羊肉、饴糖。　有细辛、常山：忌生菜、生葱。　有丹参、茯神、茯苓：忌一切酸味物并醋。　有牡丹皮：忌胡荽、葱。　有仙茅、牛膝：忌牛乳、牛肉。　有苍耳：忌豕肉。　有吴茱萸：

忌豕心肺、豕肉、慈菇。 有荆芥：忌河豚、一切鱼蟹。 有二冬：忌鲤鱼、鲫鱼。 有鳖甲：忌苋菜。 有泽泻：忌海蛤。 有枸杞、萆薢：忌牛肉、牛乳。 有肉桂、蜂蜜：忌葱。 有厚朴、蓖麻：忌炒豆。 有巴豆：忌冷水。 有薄荷：忌鳖肉。 有紫苏、丹砂、龙骨：忌鲤鱼。 有商陆：忌犬肉。 有当归：忌湿面。 有附子、乌头、天雄：忌豉汁、稷米。 有土茯苓、威灵仙：忌茶、面汤。 有阳起、云母、钟乳、礜石、硇砂：并忌羊血。 〇饮食禁忌节要：不可同食。食猪肉：忌姜、羊肝。猪肝：忌鱼鲊。 猪心肺：忌饴。 羊肉：忌梅子酢。 羊心肝：忌椒、笋。 犬肉：忌蒜、鱼。 牛肉：忌姜、栗子。 牛肝：忌鱼。 牛乳：同上。 鸡肉、鸡子：同忌蒜、葱、芥、李。鸭子：忌李。 鹌鹑：忌菌、木耳。 雀肉：忌李、酱。 鲤鱼：忌鸡、猪肝、葵菜。 鲫鱼：忌猪肝、蒜、鸡、糖。 鱼鲊：忌绿豆、酱。 黄鱼：忌荞麦。 鲈鱼：忌奶酪。 鲟鱼：忌蟹、笋。 蟹：忌柿、橘、枣。 虾子：忌鸡、豕。 李子：忌蜜。 枣：忌葱、鱼。 韭：忌牛肉、蜜。 梅子：忌豕肉。胡荽、炒豆：忌豕肉。 苋菜：忌鳖。 杨梅：忌葱。 荞麦：忌豕羊鸡肉、黄鱼。 黍米：忌牛肉、葵菜、蜜。 绿豆：忌榧子，能杀人；鱼酢。

《痧症全书》卷上：食忌：生姜（痧所大忌，勿作药引）、圆眼、大枣（俱忌作引）、辣酱、花胡椒、烟、茶、火酒、醋、面、索粉、面筋、糯米、团粽、猪羊肉、鸡、鱼、葱、蒜、芥菜、瓜茄、水红菱、糖食、桃、梅、李、杏。 〇忌用热汤洗澡，愈洗愈将毒气赶入腹内。

《增广大生要旨》卷二：忌食有毒.伤胎诸物：牛、犬、羊、驴、马、兔、鳝、鳖、蟹、黑鱼、鲚鱼、无鳞鱼、鸡肉、鸡子、鸭子、雀肉、田鸡、猪头、猪脚、猪心、猪脑、葱、肝肠、血、胡椒、子姜、茨菇、香菌、苡仁、蒜、梅子、杏子、地栗、茄子、莴苣、冰浆、浆水粥、生冷油面等物，豆酱不可与藿同食。 〇附：忌服药品歌。乌头附子与天雄，牛黄巴豆并桃仁。芒硝大黄牡丹桂，牛膝藜芦茅茜根。槐角红花及皂角，三棱莪术薏苡仁。干漆茹瞿麦穗，半夏南星通草同。干姜大蒜马刀豆，延胡常山麝莫闻。黑丑槟榔同苏木，伤胎之药避其凶。此中有安胎止呕，不得不用半夏者，必用开水泡洗三次，以去燥烈之性，呕止即去。有热病闭结，伤寒传经入腑，而必欲大黄者。有中寒于阴，必欲姜、桂者。此即有病则病当之，乃从权也。然必不得已而用之，不可过剂，而药中亦必有顾胎之味。总之，胎前有病，重在保胎；产后有病，重在温补，此至稳至当之理。〇饮食宜淡泊不宜浓厚，宜清虚不宜重浊，宜和平不宜寒热。但富贵之家，肥甘悦口，抑今崇俭，势必不能酌其所宜开后。莲心、松子、熟藕、山药、芡实、鲫鱼、鸭、鲈鱼、海参、猪肚猪腰肺、麻油、淡菜、腐衣、笋。弗多饮酒，弗乱服药。〇一切宰杀凶恶之事不宜看，修造立木不宜看，龟兔怪异诸物俱不可见。

《痘疹专门秘授·食物禁忌》卷下：标内小胱，小儿不食者多。即食亦宜知禁。凡辛热荤腥之味，及笋尖鲜味，断不可犯。惟大胱日，则毫无所忌，鸡肉、鱼子及笋尖鲜味，听其自好。收后则又量为减省，即有所好，不可多与，恐脾胃消化不去，反添杂症。若痘后有热，鸡、鱼子又当全忌。少可食者，惟肉与鸭子。麻之始终，甜、酸、苦、辣，关乎终身。食咸者多后必咳嗽。早食豆，随后必作泻。收后可食者，惟鸭子一味。

《医学全书》卷一：病宜食（附五脏忌食）。 〇有风病者：勿食胡桃。 有暗风者：勿食樱桃，食之即发。 时行病后：勿食鱼鲙，及蛏、蟮，并鲤鱼，而复病不救。 伤寒病时、病后百日之内忌：食猪羊肉，并肠血，鱼腥糟物，犯则发。 下痢后：五十日内忌食炙面，及荽、蒜、韭、生虾、蟹等物，多致复发难治。 疟疾后：勿食羊肉，恐发热至重，愈后勿食诸鱼及鸡，必复发。 眼病忌：川椒、胡椒、犬肉、蒜、韭，并禁冷水、冷物，不忌则害无已时。 齿病勿食：枣及糖。 心痛及心经疾忌：獐。 胎前忌：一切异怪物，及蟹、兔，并作热物、破血滑胎诸物。 脚气忌：甜瓜、瓠子、鲫鱼，食之永不痊。 废风勿食：鲤鱼，犯之不愈。 疮疖忌：鸡、姜，并发物。 瘦弱人勿食：生姜，恐伤中气。 黄疸忌：羊、鹅、湿面、鱼、胡椒、蒜、韭、炙煿、腌、糟、醋物，食之难愈。 咯血、吐血、衄血忌：炙面、湿面、炙煿、韭、蒜、姜、椒、烧酒、糟、海味。 下疳忌：咸物及诸动风火发物，并烧酒。 肿胀忌：咸□，并滞气物。 病初愈：忌食薄荷，误食虚汗不止。 久病人：勿食杏、李，犯之加重不愈。 伤寒：汗后不可饮酒，恐引邪入内。 痼疾人：忌食黄瓜、面筋、鹿、马、驴肉及雉肉，犯之必发。 产后忌：一切生冷、肥腻、滞硬、难化之物。惟藕生无忌，以其能利血也。

《眼科总经药论·十恶》卷下：食昌蒲忌盐醋，猪肉忌羊肝，鱼肉忌石决，甘菊忌鸡肉，羚羊角忌面，蜜蒙花忌鸭肉，蝉退忌酒，葱反蜜，甘草忌甘遂。

《卫生要诀·服药忌食论》卷一：人禀阴阳五行之气以生。然天地之气，有邪有正，感之者因食而病，避之者虽食不病。饮食，人之大欲，饮以养阳，食以养阴，阴阳调和，斯为平人。偶有不节，失其常度，民病生焉。虽有上工调燮阴阳，而食物中之与药相忌者，尤所当谨，因择所忌如下。〇服药所忌食物。甘草：忌猪肉、海菜。黄连：忌猪肉。巴豆：忌野猪肉。苍耳：忌猪、马肉。桔梗：忌猪肉。薄荷：忌鳖肉。仙茅：忌牛肉、牛乳。乌梅：忌猪肉。常山：忌生葱。牛膝：忌牛肉。半夏：忌羊肉。牡丹：忌蒜。丹砂：忌一切血。菖蒲：忌羊肉。鳖甲：忌苋菜。空青：忌一切血。阳起石：忌羊血。当归：忌湿面。轻粉：忌一切血。商陆：忌犬肉。苍术：忌雀肉。地黄：忌葱、蒜、萝卜。吴茱萸：忌猪心。白术：忌雀肉。何首乌：忌葱、蒜、萝卜。补骨脂：忌猪血。麦冬：忌鲫鱼。细辛：忌生菜。荆芥穗：忌驴肉并反河豚。附子：忌稷米。紫苏：忌鲤鱼。土茯苓：忌面汤。乌头：忌稷米。天冬：忌鲤鱼。茯神：忌醋。天雄：忌稷米。龙骨：忌鲤鱼。丹参：忌醋。厚朴：忌炒豆。〇忌食物总结：以上用药时，而食物中之应忌者，共得三十九种。医者临症，叮宁病者，随时检点，庶不致误。 〇饮食相忌论。人生一日不再食则饥，朝饔夕飧，所以养胃气以滋荣卫者也。胃司受纳，脾司运化。胃中所积水谷，详注于后。膏粱之家，每食不下数十品，一遇宴会，更不难罗列珍羞。即藜霍之腹，如肩挑贸易辈，饥则得食即食，渴则得饮即饮。试思天地生物所以养人，原不以养人者害人，但其生也异时，其长也异地，其收获也异方，其烹调也异法。其取择运用也，又各因其俗。其物之寒热补泻也，又无不各具其性。一饮食间而补泻兼施，一酬酢间而寒热并进，已非养生之道。况其中之相忌，势如冰炭，畏若寇仇，真难枚举。一或不慎，有不终席而亡者，是以养人者害人矣。岂天地好生之心乎？故凡为人子者，力能养亲，食前方丈，芗膏珍肥，所以备酒醴者至矣。抑知其中之相忌者，正复不少，偶一错误，抱恨终天。单寒之家，得君羹以遗其母，采野蔬以饱其亲，问之孝子之心，亦不过共为子职而已。而蔬食菜羹中，生之非其地，采之非其时，煮之非其法者，又不可胜道。凡此皆以养人者害人矣。大生广生之中，竟不免伐生灭生之害，余深苦之。略就所知者，盥手敬谨，登写如左，愿为人子者，各书一通，悬之座右，以为养亲者之一助云尔。余今知养乎，余今何时乎，遂不禁泪随笔下。 〇饮食相忌各物。猪肉：忌荞麦、葵菜、炒豆、牛肉、马肉、龟、鳖、驴肉、羊肉、鹌鹑。猪肝忌：鱼鲙、鹌鹑、鲤鱼肠子。猪肺忌：同前。羊肉忌：梅子、小豆、荞麦、鱼鲙鲊、酪。羊心忌：梅、小豆、生椒、苦笋。羊肝：忌同前。犬肉忌：菱角、蒜、牛肠、鲤鱼、鳝鱼。驴肉忌：凫茈、荆芥、茶、猪肉。牛肉忌：黍米、韭、薤、猪肉、犬肉、栗子。牛肝：忌鲇鱼。牛乳忌：生鱼、酸物。马肉忌：仓米、生姜、粳米、猪肉、鹿肉。兔肉忌：生姜、橘皮、芥末、鸡肉、鹿肉。麞肉忌：梅、李、生菜、鸽、虾。麋鹿肉忌：生菜、菰蒲、鸡、鮠鱼、雉、虾。鸡肉忌：胡蒜、李子、犬肉、鲤鱼、兔肉、獭肉、鳖肉、野鸡。鸡蛋：忌同前。雉肉忌：荞麦、木耳、蘑菇、胡桃、鲫鱼、猪肝、鲇鱼、鹿肉。野鸭子忌：胡桃、木耳。鸭子忌：李子、鳖肉。鹌鹑忌：菌子、木耳。雀肉忌：李子酱、生肝。鲤鱼忌：猪肝、葵菜、犬肉、鸡肉。鲫鱼忌：芥末、蒜、糖、猪肝、鸡、雉、鹿肉、猴。青鱼：忌豆藿。鱼鲊忌：豆藿、麦酱、蒜、绿豆。黄鱼忌：荞麦。鲈鱼忌：奶酪。鲟鱼忌：干笋。鮰鱼忌：野猪、野鸡。鲇鱼忌：牛膝、鹿肉、野猪。鳖肉忌：苋菜、薄荷、芥菜、桃子、鸡子、鸭肉、猪肉、兔肉。螃蟹忌：荆芥、柿子、橘子、软枣。虾子忌：鸡肉。李子忌：蜜、酱、水鸭、雀肉、鸡、獐。橘子忌：槟榔、獭肉。桃子忌：鳖。枣子忌：葱、鱼。枇杷忌：热面。杨梅忌：生葱。银杏：忌鳗鲡。慈菇忌：茱萸。冬瓜忌：油饼。沙糖忌：鲫鱼、笋、葵菜。荞麦忌：猪肉、羊肉、雉肉、黄鱼。黍米忌：葵菜、蜜、牛肉。绿豆忌：榧子，杀人、鲤鱼鲊。炒豆忌：猪肉。生葱忌：蜜、鸡、枣、犬肉、杨梅。韭蒜忌：蜜、牛肉、鲫鱼、犬肉、鸡、鱼脍、鱼鲊。苋菜忌：蕨、鳖。生姜忌：马肉、兔肉、烧酒、海带。○易犯。芥末忌：鲊鱼、兔肉、鸡肉、鳖。木耳忌：雉肉、野鸭、鹌鹑。干笋忌：沙糖、鲟鱼、羊心肝。栗子：忌牛肉。大麦面：忌冷水。白薯：忌柿子。

犯所忌贻害引证。以上食物相忌诸品，共得五十八种。不惟同锅烹之不可，即同时食之亦不可。略引误食伤生数人，以为养生者戒。为人子者，朝夕养亲，可不慎与。○同乡有开姜店者，同事伙友四人，除夕饮酒，为生姜丝以佐之。元日至午尚未启门，人争视之，四人皆毙。有一少年尚余残喘，李伯年先生以绿豆汤解之，乃得生。○余同姓，由家至鹾城，与同事人坐谈家事，彻夜饮酒。次早天寒，命役冲生姜水饮之。移时腹痛异常，不过数刻而毙。○同乡有张姓者，为余至亲，任姓，贺喜往时饮蜂蜜水两碗，至则即饮酒，食虾米等物，移时吃面。自云心神恍惚，饭后即欲回去，少顷口不能言，手执面碗掷地，片刻而毙。○圃夫种园为生，自种大麦数亩。成熟时，即以大麦为馒头食之。食已，因烧汤不得，饮冷水一碗，移时殒命。○余乡善用芥末拌鸡，不知始自何人，饭店中往往有之。夫芥末性热而走肺，鸡肉属巽而入肝，二者之性格不相入，久服令人筋脉拘挛，如此者更难枚举。○直省多白薯，味颇甘。入都时，曾偶为尝之，觉其性下降而坠。余曰：久服此物，恐令人痢。数年往返保阳并都中，患下者如雷贯耳，始悟为此物之所伤也。外敷解毒散，内服升补清阳之剂，无不立奏肤功。及询之闽省、浙省诸友，而此物在彼处竟不为害，可见地气之不同有如是。夫或者宜于南而不宜于北乎？抑不可与柿子同食乎？有识之君子，随时随地考之，以补余见之所不及，则幸甚！

《医方易简新编·误食诸物恐致杀人并孕妇应忌各条》卷六：李子入水不沉者勿食。酒后饮瓶中瀼花水不救。瓜投水不浮者勿食。霜下瓜茄，大发番胃，勿食。土蕈上面有毛，下面光，仰卷赤色，煮投姜屑、饭粒色变者，误食必死，勿食。木瓜赤色仰生者，误食生毒。土茨菇田中所出，即土香芋，与黄瓜同日吃，断肠无救。鳖与苋菜同食，腹痛生小鳖，不救。葱汁和蜜不可同食，名甜砒霜。烧酒与生姜同食，坏肺，宜忌。柿子和烘青豆不可同食。柿子同蟹食，必成痢疾。猪、羊心肺有孔者大毒，勿食。狗悬蹄者勿食，食之必死。兔死眼闭者，食之杀人。牛身黑头白，误食必死。禽鸟、鸡、鹅自死，口不闭，足不伸，头白身黑，或身白头黑，并多年鸡头勿食。鸭目白者大毒，勿食。鱼头有白色连珠至脊，无腮无胆，勿食。鳝鱼、鲤鱼须赤者勿食，食之发旧病而死。暑天水缸须盖之，恐蛇入水中洗浴。蝎虎爱水中交媾，误饮必孕蛇胎蝎蛋。鳗昂首无腮，背有黑点，二三斤重者勿食，食之杀人。鳖目凹及独目，足不伸，无裙，腹有卜字、王字、五字纹，赤腹，二足者，食之必死。羊血同硫黄不可共食。虾无须，肚下通黑，煮之不湾而直，食之生疔不救。蟹独螯，独目眼赤，六足，腹下有毛，背有星点者，食之瞎目。羊头蹄肉性极补，水肿人慎勿食之，百无一愈。鸡养至三年毒人，因食百虫，其毒在头。枫树上蕈名曰笑蕈，误食令人笑死。烧酒锡器盛炖，过宿饮之毒人。河鲀鱼不见梁上灰尘，并去血、子尽，可食，否则杀人。洗衣鹹水误食之，即脱指甲，及目鼻出血。杏仁须去皮尖，炒熟，无害。半生食之有毒。草乌汁涂伤破处，立毙。冰片、细辛及巴豆，不可过用一钱，多用食之伤人。驴肉及诸鱼，不可同荆芥食，食之杀人。屋漏水滴肉上，宜洗尽方可食，否则必生毒疮。鲙生同酥乳食之，变诸虫。牛肉同猪肉食，久成寸白虫。羊肝同生椒食，破人肠脏。猪肉同胡荽食之，烂脐。母猪花肠，小儿食之生寸白虫。夏月曝衣，须放冷装箱，以免冬月取衣受暑。猪肉落水浮者，有瘟毒，勿食。猪油不可与梅子共食。猪肉、羊肝同食，心闷。羊蹄上悬白珠者勿食，食之成癫。猪肝、鱼鲙共食，生痈疽。犬肉同菱食，生癫。马肉生食伤人心。放马鞍之肉勿食，因久经汗渍，有毒，杀人。诸肉火炙而动，热血不断，有红点者，勿食。鸡、鸭蛋，有疮毒人勿食，食之恶肉突出。诸禽肉、肝青色者勿食，食之毒人。山鸡同鸟兽肉共食毒人。诸梨，凡有金疮损伤，及产妇勿食。生葱、雄鸡、白术三味共食，经年七窍流血。莼菜、野莴苣多食成痔。胡荽久食，耗人心血。芥菜、兔肉同食成疾。病人食熊肉，终身不治。小儿患痘瘖癍症，忌食鸡蛋。孕妇食犬肉及鳖，生子无声。孕妇食兔肉，生子缺唇。孕妇以鸡子同鲤鱼食，令子生疮。孕妇食雀肉，生子淫乱。孕妇食姜过多，养子生六指，并多疮癣。黄蜡炒鸡食之，杀人。鱼鲊不可同蜜共食。迅雷风烈，受胎生子肢体不全，非贫即夭。夫妇反背受胎，生孩哑。孕妇多食大蒜，生孩腥臭。

《冷庐医话·食忌》卷五：本草云：多食韭，神昏目暗。多食葱，神昏发落，虚气上冲。多食莱菔，动气。多食芥菜，昏目动风发气。又云：虚人食笋多致疾。浙人食匏瓜多吐泻。马齿苋叶大者，妊妇食之堕胎。此类不可胜数，寻常蔬菜亦足为患，其他可知，养生家所以必慎食物也。〇石门赵屏山明经宗藩自宁波旋里，过绍兴，访友于郡城，一仆家在城外，乞假归省，途中买鳝鱼至家，使其妻烹之，适其邻人来视，遂留共食，食毕皆口渴腹痛叫号，移时而死，其身化为血水，仅存发骨，识者谓误食斜耕而然，赵次日俟仆不至，遣人往问，始知其故，遂终身不食鳝。余按：鳝身尾皆圆，斜耕身尾皆扁，口有二须，可以此为辨。然鳝有昂头出水二三寸者，为他物所变，其毒亦能杀人，养生家宜慎用之。〇山谷产菌，种类不一，食之有中毒者，往往杀人，盖蛇虺毒气所蕴也。咸丰五年六月初三日，乌程县施家桥吴如玉之母，山中采菌甚多，族人吴聚昌之妻乞而分之，炒熟以佐夜饭，其子媳与女同食之，二更后，呕吐腹痛，至天明四肢抖缩，肉跳齿咬，四人同时殒命，如玉之母，亦食之而死，鸡食吐出之物，顷刻即毙，剖视腹中，只有硬肝，余皆腐成毒汁。夫山人食菌，本为常事，麦熟及寒露时，菌甚多，味极美，苏州有熬成油者，预为持斋过夏之需，取其鲜也。今吴姓家食菌而死者五人，可谓奇惨。乌程杨毅亭封翁炳谦，特为作记刊传以示戒。言若必欲食之，须用银器同煮，须久置待冷试验。银有青黑色者，断不可食，如中其毒，饮以粪汁可解，又地浆水亦可解毒，其法于墙阴地掘二三尺深，以水倾入搅匀，取上面澄清水冷饮之。（按《东林山志》云：五月雨水浸淫之时，蕈生于山谷，惟淡红色、黄色者无毒可食，寒露生者，色白名寒露蕈，亦无毒可食，其大红者、黑者有毒杀人，人或中之，食粪汁可解。又《卫生录》云：蕈上有毛，下面光而无纹者，及仰卷赤色者，或色黑及煮不熟者，并不可食。《物理小识》云：以灯心和蕈煮，或以银簪淬之，灯心与簪黑色者即有毒。)《清异录》云：湖湘习为毒药以中人，其法取大蛇毙之，厚用茅草盖罨，几旬则生菌，菌发根自蛇骨出，候肥盛采之，令干捣末，糁酒食茶汤中，遇者无不赴泉壤，世人号为休休散。观此则菌之生自蕴毒者，往往有之，服食家可不慎欤？

《本草省常·饮食说略》：饮以养阳，食以养阴。饮食宜常少，亦勿令过虚。不饥强食则脾劳，不渴强饮则胃胀。早饭宜早，中饭宜饱，晚饭宜少。食后不可怒，怒后不可食。食宜和淡，不可厚味；食宜温暖，不可寒冷；食宜软烂，不可坚硬。食罢勿便卧，饮罢勿就寝。先饥而食，食不过饱；先渴而饮，饮不过多。大饥勿大食，大渴勿大饮。粘硬难消之物宜少食，荤腥油腻之物宜少食，香燥炙煿之物宜少食，瓜果生冷之物宜少食，五谷新登者宜少食。食饐而餲、鱼馁而肉败勿食。色恶勿食，臭恶勿食。失饪勿食，不时勿食。食不厌精细，饮不厌温热。勿令五味胜谷气，勿令谷气胜元气。《物理论》曰：谷气胜元气，其人肥而不寿，故养生者常令谷气少，则病不生。谷气且然，况五味餍饫为五内害乎？酸多伤脾，苦多伤肺，咸多伤心，甘多伤肾，辛多伤肝。多食咸则脉凝涩而变色，多食苦则皮槁而毛拔，多食辛则筋急而爪枯，多食酸则肉胝而唇揭，多食甘则骨痛而发落。(胝音支，音皱。)酸伤筋，辛胜酸；苦伤气，咸胜苦；甘伤肉，酸胜甘；辛伤皮毛，苦胜辛；咸伤血，甘胜咸。春宜甘不宜酸，夏宜辛不宜苦，秋宜酸不宜辛，冬宜苦不宜咸，四季宜咸不宜甘。脾喜音乐。《周礼》云：乐以侑食。盖丝竹之声，耳才闻，脾即磨矣。故夜食多则脾不磨，以为无声可听也。脾喜暖而恶寒。然亦不可太热，反伤胃脘且损牙齿，所谓过犹不及也。大抵以热不炙唇为宜。脾喜燥而恶湿。茶以少饮，空心尤忌，惟食后饮之无妨。饮必热茶，凉则聚痰。酒宜少饮，仍忌粗与速。饮必温酒，热则伤肺，凉则伤肾。酒醇者良，茶细者佳。俗谓茶粗酒薄，不伤人者，非。日暮勿饱食，月暮勿醉饮。大醉伤肺，大饱伤脾，大饥伤气，大渴伤血。冬则朝勿饥，夏则夜勿饱。夜间勿食生葱、韭、薤、蒜，伤人心。正月勿食生葱，令人面生游风。宜食五辛，以辟厉气。二月勿食蓼，伤人肾。宜食韭，益人心。三月勿食小蒜，伤人志。宜食韭，益人心。四月勿食葫荽，伤人神。宜饮桑椹酒，暖丹田。五月勿食韭，昏人目；勿食茄，主动气。宜食温暖物。五月五日勿食生冷，发百病。宜饮雄黄酒，解百毒。六月勿食韭，昏人目。宜食西瓜，以解暑气。七月勿食苋，损人腹。宜食脂麻，以润脏腑。八月勿食生姜，伤人神。宜食韭，益人胃。九月勿食生姜，损人目；勿食葵菜，伤人脾。十月勿食生葱，伤人精；勿食椒，伤人脉。宜食法制槐豆，去百病。十一月勿食薤，令人多涕唾；勿食被霜生菜，令人病。十二月勿食虾蟹着甲之物，能伤人。宜食猪脂饼。

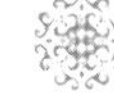

(R-0029.01)

ISBN 978-7-5088-5565-3

定　价：**288.00元**

科学出版社中医药出版分社

联系电话:010-64019031　010-64037449

E-mail:med-prof@mail.sciencep.com